HANDBUCH
DER INNEREN MEDIZIN

BEGRÜNDET VON

L. MOHR UND R. STAEHELIN

VIERTE AUFLAGE

HERAUSGEGEBEN VON

G. v. BERGMANN †   W. FREY   H. SCHWIEGK
MÜNCHEN   BERN   MÜNCHEN

NEUNTER BAND

HERZ UND KREISLAUF

VIERTER TEIL

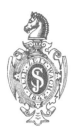

Springer-Verlag Berlin Heidelberg GmbH

1960

COR PULMONALE

HERZ- UND KREISLAUFSTÖRUNGEN BEI VERSCHIEDENEN KRANKHEITEN UND BELASTUNGEN

VEGETATIVE HERZ- UND KREISLAUFSTÖRUNGEN

BEARBEITET VON

O. H. ARNOLD · K.-D. BOCK · P. CHRISTIAN · A. GRUNDNER-
CULEMANN · H. HARTERT · H.-G. LASCH · A. LINKE · K. MATTHES
K. MECHELKE · W. ULMER · D. WITTEKIND

MIT 75 ABBILDUNGEN

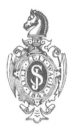

Springer-Verlag Berlin Heidelberg GmbH
1960

ISBN 978-3-662-37451-1   ISBN 978-3-662-38210-3 (eBook)
DOI 10.1007/978-3-662-38210-3

Inhaltsübersicht.

Erster Teil.

Pathophysiologie der Herzinsuffizienz. Von Professor Dr. H. SCHWIEGK und Dr. G. RIECKER-München. Mit 107 Abbildungen.

Therapie der Herzinsuffizienz. Von Professor Dr. H. SCHWIEGK und Dr. H. JAHRMÄRKER-München. Mit 31 Abbildungen.

Wirkung und Indikation der Bäderbehandlung bei Herzkranken. Von Professor Dr. R. KNE-BEL-Bad Nauheim. Mit 24 Abbildungen.

Die pathologische Anatomie der Herzinsuffizienz. Von Professor Dr. A. J. LINZBACH-Göttingen. Mit 37 Abbildungen.

Physiologische und pathophysiologische Grundlagen der Größen- und Formänderungen des Herzens. Von Professor Dr. H. REINDELL, Dozent Dr. K. MUSSHOFF-Freiburg i. Br. und Dozent Dr. H. KLEPZIG-Königstein (Taunus). Mit 37 Abbildungen.

Das Sportherz. Von Professor Dr. H. REINDELL-Freiburg i. Br., Dozent Dr. H. KLEPZIG-Königstein (Taunus) und Dozent Dr. K. MUSSHOFF-Freiburg i. Br. Mit 21 Abbildungen.

Schock und Kollaps. Von Dozent Dr. E. BUCHBORN-München. Mit 24 Abbildungen.

Zweiter Teil.

Die Rhythmusstörungen des Herzens (einschließlich der intramuralen Leitungsstörungen und des Alternans). Von Professor Dr. M. HOLZMANN-Zürich. Mit 168 Abbildungen.

Herzschädigung durch stumpfe Gewalteinwirkung. Von Professor Dr. F. GROSSE-BROCKHOFF und Dozent Dr. K. KAISER-Düsseldorf. Mit 33 Abbildungen.

Erkrankungen des Endokard. Von Professor Dr. P. SCHÖLMERICH-Marburg. Mit 78 Abbildungen.

Myokarditis und weitere Myokardiopathien. Von Professor Dr. P. SCHÖLMERICH-Marburg. Mit 33 Abbildungen.

Erkrankungen des Perikard. Von Professor Dr. P. SCHÖLMERICH-Marburg. Mit 71 Abbildungen.

Herz- und Perikardtumoren. Von Professor Dr. P. SCHÖLMERICH-Marburg. Mit 18 Abbildungen.

Spezielle Untersuchungsmethoden bei angeborenen und erworbenen Herzfehlern. Von Professor Dr. F. GROSSE-BROCKHOFF, Dozent Dr. F. LOOGEN-Düsseldorf und Professor Dr. A. SCHAEDE-Bonn. Mit 18 Abbildungen.

Erworbene Herzklappenfehler. Von Professor Dr. F. GROSSE-BROCKHOFF, Dozent Dr. K. KAISER und Dozent Dr. F. LOOGEN-Düsseldorf. Mit 115 Abbildungen.

Dritter Teil.

Pathologische Anatomie der angeborenen Herzfehler. Von Professor Dr. W. DOERR-Kiel. Mit 20 Abbildungen.

Angeborene Herz- und Gefäßmißbildungen. Von Professor Dr. F. GROSSE-BROCKHOFF, Dozent Dr. F. LOOGEN-Düsseldorf und Professor Dr. A. SCHAEDE-Bonn. Mit 233 Abbildungen.

Die Coronarinsuffizienzen (Coronarinsuffizienz, Angina pectoris und Herzinfarkt). Von Professor Dr. G. SCHIMERT, Dr. W. SCHIMMLER, Dr. H. SCHWALB und Dr. J. EBERL-München. Mit 132 Abbildungen.

Vierter Teil.

Herz und Kreislauf bei atmosphärischem Unterdruck und Überdruck. Von Professor Dr. K. MATTHES-Heidelberg.

Cor pulmonale. Von Professor Dr. K. MATTHES-Heidelberg, Privatdozent Dr. W. ULMER-Bochum und Privatdozent Dr. D. WITTEKIND-Heidelberg. Mit 14 Abbildungen.

Herz und Kreislauf bei chronischer Unterernährung. Von Dr. K.-D. BOCK-Basel und Professor Dr. K. MATTHES-Heidelberg.

Herz und Kreislauf bei Störungen der Schilddrüsenfunktion. Von Professor Dr. K. MATTHES-Heidelberg.

Herz und Kreislauf bei Hypophysenvorderlappeninsuffizienz und nach Hypophysektomie. Von Privatdozent Dr. D. WITTEKIND-Heidelberg.

Herz und Kreislauf bei Erkrankungen des Stoffwechsels. Von Privatdozent Dr. H.-G. LASCH und Professor Dr. K. MATTHES-Heidelberg. Mit 1 Abbildung.

Mineralstoffwechsel und Kreislauf. Von Dr. A. GRUNDNER-CULEMANN-Heidelberg. Mit 10 Abbildungen.

Herz- und Kreislaufstörungen in der Schwangerschaft. Von Professor Dr. O. H. ARNOLD-Essen.

Herz- und Kreislaufstörungen bei Infektionskrankheiten. Von Professor Dr. O. H. ARNOLD-Essen. Mit 7 Abbildungen.

Herz und Kreislauf bei Operationen. Von Professor Dr. H. HARTERT und Professor Dr. K. MATTHES-Heidelberg. Mit 1 Abbildung.

Herz und Kreislauf bei Erkrankungen des Blutes und der blutbildenden Organe. Von Professor Dr. A. LINKE und Professor Dr. K. MATTHES-Heidelberg. Mit 1 Abbildung.

Vegetative Herz- und Kreislaufstörungen. Von Professor Dr. K. MECHELKE und Professor Dr. P. CHRISTIAN-Heidelberg. Mit 41 Abbildungen.

Fünfter Teil.

Hypertonie. Von Professor Dr. E. WOLLHEIM-Würzburg und Professor Dr. J. MOELLER-Würzburg, jetzt Hildesheim. Mit 299 Abbildungen.

Hypotonie. Von Professor Dr. E. WOLLHEIM-Würzburg und Professor Dr. J. MOELLER-Würzburg, jetzt Hildesheim. Mit 20 Abbildungen.

Sechster Teil.

Krankheiten der Gefäße. Von Professor Dr. E. WOLLHEIM und Privatdozent Dr. J. ZISSLER-Würzburg. Mit 79 Abbildungen.

Sachverzeichnis für Teil 1—6.

Inhaltsverzeichnis.

Vierter Teil.

Seite

Herz und Kreislauf bei atmosphärischem Unterdruck und Überdruck.
Von Professor Dr. KARL MATTHES-Heidelberg 1

   I. Atmosphärischer Unterdruck 1

      1. Verhalten des gesamten O_2-Spannungsgradienten von der Inspirationsluft bis zur Gewebszelle im O_2-Mangel 2

        a) Abfall der O_2-Spannung von der Inspirationsluft bis zur mittleren Alveolarluft 2
        b) Abfall der O_2-Spannung von der mittleren Alveolarluft bis zu der des arteriellen Blutes 4
        c) Abfall der O_2-Spannung vom arteriellen Blut bis zum venösen Ende der Organcapillaren 5
        d) Abfall der O_2-Spannung vom venösen Ende der Capillaren bis zum Ort des Sauerstoffverbrauchs 7

      2. Neurohumorale Regelung des Kreislaufs im Sauerstoffmangel 10
        a) Allgemeine Kreislaufregelung 10
        b) Hirndurchblutung 14
        c) Coronardurchblutung 16
        d) Nierendurchblutung 17
        e) Leber- und Splanchnicusdurchblutung 18
        f) Lungendurchblutung 20

      3. Herz und Sauerstoffmangel 21
        a) Herzgröße 21
        b) Herzleistung in Ruhe und bei Belastung 22
        c) Pathologisch-anatomische Veränderungen 23
        d) Herzstoffwechsel 24
        e) EKG im Sauerstoffmangel 25

      4. Blutveränderungen im Sauerstoffmangel 25

      5. Akuter Unterdruck bzw. Sauerstoffmangel 26
        a) Akute Höhenumstellungsreaktion 27
        b) Höhenkollaps 28
        c) Paradoxe Sauerstoffwirkung. 29

      6. Pathologie des chronischen Unterdrucks im Hochgebirge 30
        a) Anpassung an verschiedene Höhenlagen. 30
        b) Chronische Bergkrankheit — Mongesche Krankheit 33
        c) Akute Bergkrankheit 34
        d) Tiefebenenkrankheit der Bergbewohner 35

      7. Herz- und Kreislaufkrankheiten und atmosphärischer Unterdruck (Gebirgsaufenthalt, Flugerlaubnis) 36
        a) Lungenfunktionsstörungen mit arterieller Hypoxämie 36
        b) Herzinsuffizienz 37
        c) Coronarerkrankungen. 37
        d) Nervöse Herz- und Kreislaufstörungen 38

  II. Atmosphärischer Überdruck 39

 III. Physikalische Wirkungen des Über- und Unterdrucks (Druckfall-Krankheit) . . 45

  Literatur 49

Seite

Cor pulmonale. Von Professor Dr. KARL MATTHES-Heidelberg, Privatdozent Dr.
WOLFGANG ULMER-Bochum und Privatdozent Dr. DIETRICH WITTEKIND-Heidelberg.
Mit 14 Abbildungen 59

A. Begriffliche Abgrenzung 59

B. Ursachen und verschiedene Formen des Cor pulmonale 62

C. Anatomie und Physiologie des Lungenkreislaufs unter normalen und pathologischen
   Bedingungen. 63
   1. Morphologie der Lungengefäße 63
   2. Druck und Strömungswiderstand im Lungenkreislauf 65
      a) Ruhedrucke 65
      b) Einfluß der Atmung 67
      c) Einfluß körperlicher Arbeit 67
      d) Einfluß des Nervensystems 69
      e) Frage des Blutdepots im Lungenkreislauf 70
      f) Pharmakologische Reaktionen des Lungenkreislaufs 71
      g) Einfluß der Blutgase auf den Lungenkreislauf 72
   3. Bronchialkreislauf 75
   4. Störungen des Gasaustausches in der Lunge und ihre Einwirkungen auf
      den Lungenkreislauf 79
      a) Diffusionsstörungen 79
      b) Verteilungsstörung und alveolare Hypoventilation 82
      c) Kurzschlußdurchblutung 85

D. Anpassung des Herzens an die Störungen des Lungenkreislaufs 86

E. Akutes Cor pulmonale 91
   I. Akute Lungenembolie 92
      1. Vorkommen und Bedingungen des Auftretens 92
      2. Pathophysiologie der Lungenembolie 97
      3. Klinisches Bild der Lungenembolie 103
         a) Allgemeine Klinik 103
         b) EKG-Befunde bei Lungenembolie 108
         c) Röntgen-Befunde bei Lungenembolie 112
      4. Differentialdiagnose der Lungenembolie 114
      5. Prophylaxe und Therapie der Lungenembolie 116
   II. Luftembolie 124
   III. Fettembolie 132
   IV. Fruchtwasserembolie 137

F. Chronisches Cor pulmonale 139
   I. Vorkommen und Häufigkeit 139
   II. Klinisches Bild des chronischen Cor pulmonale 141
      1. Allgemeine Diagnose 141
      2. Cor pulmonale mit Störung der alveolaren Ventilation 144
      3. Cor pulmonale ohne Störung der alveolaren Ventilation 149
      4. Röntgenbefund beim chronischen Cor pulmonale 151
      5. Die Veränderungen des Elektrokardiogramms beim chronischen Cor pul-
         monale 157
      6. Das Elektroencephalogramm beim chronischen Cor pulmonale . . . 161
   III. Prophylaxe und Therapie des chronischen Cor pulmonale. 167
   IV. Cor pulmonale bei Lungenemphysem, Asthma bronchiale und Bronchi-
       ektasen 177
      1. Zur pathologischen Anatomie des Lungenemphysems 178
      2. Zur Pathogenese verschiedener Emphysemformen 180
      3. Emphysem und Störungen der Lungenfunktion 181
      4. Lungenemphysem und Arbeitsbelastung 189
      5. Klinischer Verlauf und Prognose des Lungenemphysems 190
      6. Verschiedene Formen des Emphysems, Asthma bronchiale, Bronchi-
         ektasen 193
         a) Altersemphysem 193
         b) Obstruktives Emphysem, asthmatoide Bronchitis und Asthma bron-
            chiale 195

Seite

c) Bronchiektasen 196
d) Cystenlunge 196
e) Bullöses Emphysem 197
f) Mediastinales Emphysem 197

V. Cor pulmonale und Lungenfibrose 197
1. Verschiedene Formen der Lungenfibrose 197
2. Boecksches Sarkoid 200
3. Sklerodermie. 200
4. Andere Granulomatosen der Lunge 201

VI. Cor pulmonale bei der Pneumokoniose 203
1. Silikose 204
a) Häufigkeit des Cor pulmonale bei Silikose 204
b) Lungenfunktion und Cor pulmonale bei der Silikose 205
c) Morphologie des Lungenkreislaufs bei der Silikose 206
α) Das silikotische Granulom 207
β) Die silikotische Gefäßwandschädigung 209
γ) Der Lungenhilus bei der Silikose 210
δ) Die verschiedenen Formen des begleitenden Emphysems 211
d) Klinisches Bild der Silikose 213
e) Die akute Silikose 215
2. Andere silikogene Pneumokoniosen 216
a) Kieselgur- und Graphit-Pneumokoniose 216
b) Silikatosen 217
α) Asbest-Pneumokoniose 217
β) Talk-Pneumokoniose 218
γ) Kaolin-Pneumokoniose. 219
δ) Zementstaub-Pneumokoniosen 219
3. Nicht-silikogene Pneumokoniosen 219
a) Aluminium-Pneumokoniose 219
b) Beryllium-Pneumokoniose 220
c) Andere nicht-silikogene Pneumokoniosen 220

VII. Lungentuberkulose, thoraxchirurgische Eingriffe und Cor pulmonale . . . 221

VIII. Thoraxdeformität und Cor pulmonale 229

IX. Cor pulmonale bei alveolarer Hypoventilation infolge Fettsucht, zentraler
Atemstörung oder Trachealkompression 231

X. Erworbene Anomalien der großen Lungengefäße und Cor pulmonale . . . 232

XI. Chronische Embolisierung und Thrombosen der Pulmonalarterien 233

XII. Beeinträchtigung des Lungenkreislaufs durch Carcinommetastasen. (Subakutes Cor pulmonale.) 237

XIII. Bilharziose der Lungengefäße und Cor pulmonale 239

XIV. Cor pulmonale bei Sichelzellenanämie 240

XV. Cor pulmonale und Sklerose der Lungengefäße 241

XVI. Cor pulmonale bei Erkrankungen der Lungenvenen 250

XVII. Angeborene arteriovenöse Aneurysmen der Lungengefäße 251

XVIII. Cor pulmonale im frühen Kindesalter 255

Literatur 258

Herz und Kreislauf bei chronischer Unterernährung.
Von Dr. KLAUS-DIETER
BOCK-Basel und Professor Dr. KARL MATTHES-Heidelberg 293

Einleitung 293

1. Herz 293
a) Morphologie 293
b) Herzfrequenz 295
c) Auskultationsbefund 296

Seite
d) Elektrokardiogramm 297
e) Schlag- und Minutenvolumen, Herzarbeit 300
2. Peripherer Kreislauf. 301
a) Morphologie 301
b) Arterieller Blutdruck 302
c) Capillaren 303
d) Venendruck. 304
e) Zirkulierende Blutmenge 304
f) Extremitäten-Durchblutung 304
g) Nierendurchblutung 305
h) Kreislaufzeiten. 305
3. Das Verhalten des Kreislaufs bei Lagewechsel und Arbeit 305
4. Der Kreislauf in der Rehabilitationsphase 307
5. Herzinsuffizienz 309
6. Herz-Kreislaufkrankheiten und Unterernährung 309

Literatur 312

Herz und Kreislauf bei Störungen der Schilddrüsenfunktion. Von Professor Dr. KARL MATTHES-Heidelberg

KARL MATTHES-Heidelberg 316

I. Pathophysiologie 316
II. Klinisches Bild der Erscheinungen an Herz und Kreislauf bei Hyperthyreose . . 322
1. Herzfrequenz und Herzrhythmus 322
2. Klinischer Herzbefund 324
3. EKG bei Hyperthyreose 325
4. Hämodynamische Befunde 326
5. Herzinsuffizienz bei Hyperthyreose 327
6. Coronardurchblutungsstörungen bei Hyperthyreose 328
7. Differentialdiagnostische Abgrenzung von nervösen Herz- und Kreislaufstörungen 329
III. Klinisches Bild der Erscheinungen an Herz und Kreislauf beim Myxödem 330
1. Klinischer Herzbefund 330
2. EKG-Befunde 332
3. Hämodynamische Befunde 332
4. Herzinsuffizienz und Angina pectoris bei Myxödem 334

Literatur 335

Herz und Kreislauf bei Hypophysenvorderlappeninsuffizienz und nach Hypophysektomie. Von Privatdozent Dr. DIETRICH WITTEKIND-Heidelberg

physektomie. Von Privatdozent Dr. DIETRICH WITTEKIND-Heidelberg 342
Der Blutdruck 348

Literatur 350

Herz und Kreislauf bei Erkrankungen des Stoffwechsels. Von Privatdozent Dr. HANNS-GOTTHARD LASCH-Heidelberg und Professor Dr. KARL MATTHES-Heidelberg. Mit 1 Abbildung

Mit 1 Abbildung 353
Einleitung 353
I. Herz und Kreislauf bei Diabetes mellitus 354
1. Angiopathia diabetica 354
2. Herz und Kreislauf beim Coma diabeticum 375
3. Herz und Kreislauf bei hypoglykämischen Zuständen 378
II. Herz und Kreislauf bei der Fettsucht 382
III. Herz und Kreislauf bei der Beriberi 389
1. Klinik der kardiovasculären Form der Beriberi 389
2. Zur pathologischen Anatomie der Beriberi 392
3. Funktionelle Pathologie der Beriberi 394
4. Zur Therapie der kardiovasculären Form der Beriberi 396
IV. Herz und Kreislauf bei der Porphyrie 397

Literatur 402

Seite

Mineralstoffwechsel und Kreislauf. Von Dr. ALEXANDER GRUNDNER-CULEMANN-Heidelberg. Mit 10 Abbildungen 418

    Einleitung 418
    1. Kalium 419
    2. Natrium 439
    3. Calcium 446
    4. Magnesium 454

    Literatur 462

Herz- und Kreislaufstörungen in der Schwangerschaft. Von Professor Dr. OTTO HEINRICH ARNOLD-Essen 479

   I. Die Umstellung des Herzkreislaufsystems in der normalen Schwangerschaft. . . 479
  II. Das Verhalten der herzkranken Frau in der Schwangerschaft 485
    1. Allgemeines 485
    2. Erworbene Herzkrankheiten 487
    3. Kongenitale Herzkrankheiten 491
    4. Rhythmusstörungen des Herzens in der Schwangerschaft 495
    5. Pulmonale Hypertension und Cor pulmonale in der Schwangerschaft 496
    6. Sog. idiopathische Myokarderkrankung der Schwangerschaft 497
    7. Erkrankung der Kranzgefäße in der Schwangerschaft 498
    8. Beratung und Behandlung herzkranker Frauen vor und in der Schwangerschaft 498

 III. Das Verhalten von Frauen mit einer arteriellen Gefäßerkrankung in der Schwangerschaft 500
    1. Primäre Hypertonie 500
    2. Die Gefäßerkrankung bei Diabetes mellitus in der Schwangerschaft 504
    3. Das Verhalten von Frauen mit einer chronischen Nierenerkrankung in der Schwangerschaft 504
    4. Das Verhalten von schwangeren Frauen mit Hypertonie durch chromaffine Tumoren 510
    5. Die Schwangerschaftstoxikose 510
      a) Ätiologie 510
      b) Pathogenese 512
    6. Die Bedeutung der autochthonen Schwangerschaftstoxikose für die Entstehung chronischer Erkrankungen des arteriellen Systems 517
      Zusammenfassung 521
    7. Cerebrale Komplikationen in der Gravidität infolge von Zirkulationsstörungen 522

    Literatur 522

Herz- und Kreislaufstörungen bei Infektionskrankheiten. Von Professor Dr. OTTO HEINRICH ARNOLD-Essen. Mit 7 Abbildungen 529

 A. Einleitung 529
   I. Begrenzung des Themas 529
  II. Nosologische Prinzipien 529
 III. Die Umstellung des Kreislaufs während des Infektes 530
 IV. Die Keimstreuung 533
  V. Die Wirkung von Toxinen 533
 VI. Die Wirkung hyperergischer Vorgänge 534

 B. Die Erkrankungen des Herzens im Verlauf der Infektion 537
   I. Myokarditis 537
     a) Diagnostik der Myokarderkrankung 537
     b) Die Pathogenese der infektbedingten Myokarditis 539
     c) Die Myokarditis bei den verschiedenen Infektionskrankheiten 540

Seite

II. Endokarditis 551

   a) Diagnose der Endokarditis 551
   b) Die Pathogenese der Endokarditis 552
   c) Die Endokarditis bei den einzelnen Infektionskrankheiten 553

III. Perikarditis 554

   a) Pathogenese 554
   b) Die Perikarditis bei den einzelnen Infektionskrankheiten 554

C. Das Versagen von Herz und Kreislauf im Verlauf von Infektionen 555

  I. Die Herzinsuffizienz beim Infekt 555

  II. Die Kreislaufinsuffizienz beim Infekt 557

  III. Die perakuten Syndrome im Verlauf von Infekten 563

  IV. Die Störungen der Kreislaufregulation in der Nachinfektperiode 566
    1. Störungen der Herzschlagfolge 566
    2. Hypertonie 567

  V. Die verschiedenen Formen der postinfektiösen Angiitis 577

Literatur 577

Herz und Kreislauf bei Operationen. Von Professor Dr. HELLMUT HARTERT und Professor Dr. KARL MATTHES-Heidelberg. Mit 1 Abbildung 591

  I. Pathophysiologische Grundlagen der Wirkung von Anästhesie und Operationstrauma 591
    1. Wirkung der Narkose 592
    2. Die Wirkung des Operationstraumas 596
    3. Die postoperative Phase 597
      a) Postoperative kardiorespiratorische Insuffizienz 598
      b) Postoperativer Kreislaufschock bzw. -kollaps 599
      c) Das postoperative Nieren- und Leberversagen 605
      d) Postoperatives Herzversagen 606
      e) Postoperative thromboembolische Komplikationen 608

  II. Spezielle Verfahren der Narkose und Anästhesie 611
    1. Narkoseverfahren 611
      a) Lokale Betäubung, Spinalanästhesie, Periduralanästhesie 612
      b) Prämedikation 612
      c) Intravenöse Narkose 613
      d) Rectale Narkose 613
      e) Inhalationsnarkose 614
    2. Hilfsmittel der Narkose und besondere Narkoseverfahren 616
      a) Muskelrelaxantien 616
      b) Kontrollierte Blutdrucksenkung 616
      c) Potenzierte Narkose 617
      d) Pharmakologische Hibernation 618
      e) Hypothermie 618

  III. Die Beurteilung der Operabilität 619
    1. Einfluß des Alters auf die Operabilität 620
    2. Der Einfluß des Ernährungszustandes auf die Operabilität 625
    3. Die internistische Untersuchung zur Beurteilung der Operabilität . . . 626
      a) Allgemeinuntersuchung 626
      b) Die sog. Herzfunktionsproben 627
      c) Die Rolle der EKG-Untersuchung 628
      d) Die Beurteilung der Lungenfunktion 629

  IV. Das Operationsrisiko bei verschiedenen Erkrankungen 630

  V. Spezielle therapeutische Gesichtspunkte 634

Literatur 638

Seite
Herz und Kreislauf bei Erkrankungen des Blutes und der blutbildenden Organe.
Von Professor Dr. ADOLF LINKE und Professor Dr. KARL MATTHES-Heidelberg
Mit 1 Abbildung. 642

 I. Herz und Kreislauf bei Anämien 642
   1. Kreislaufregulation bei chronischen Anämien 642
      a) Allgemeine Pathophysiologie der Regelung der lokalen Durchblutungs-
         größen, der venösen Sauerstoffspannung und des Herzzeitvolumens . . . 642
      b) Das Verhalten der leicht meßbaren Kreislaufgrößen (Herzfrequenz, Blut-
         druck, Blutvolumen, Blutgeschwindigkeit, Venendruck). 645
      c) Gehirndurchblutung 646
      d) Nierendurchblutung 648
   2. Respiratorische Funktionen bei chronischen Anämien 648
      a) Gesamtenergieumsatz 648
      b) Verhalten der Sauerstoffbindungskurve 649
      c) Regulation der Atmung 649
   3. Das Herz bei chronischen Anämien 651
      a) Allgemeine Pathophysiologie 651
      b) Herzgröße und -form 652
      c) Auskultatorische und elektrokardiographische Befunde 653
      d) Coronardurchblutung und Angina pectoris. 655
      e) Herzinsuffizienz und Stauung 656
   4. Herz und Kreislauf bei akuter Blutungsanämie 657

 II. Herz und Kreislauf bei Polycythaemia vera 659
   1. Symptomatische Polyglobulien 659
   2. Blutbefunde bei Polycythaemia vera 660
      a) Erythrocytenzahl, Hämoglobingehalt, Blutviscosität 660
      b) Blut- und Plasmavolumen 661
   3. Herz- und Kreislaufregulation bei Polycythaemia vera 662
      a) Herzzeitvolumen und Kreislaufzeit 662
      b) Blutdruck. 663
      c) Herz 663
      d) Kreislaufperipherie 664
      e) Nierenzirkulation 665
      f) Hirnzirkulation 666
   4. Respiratorische Funktionen bei Polycythaemia vera. 666
   5. Verhalten der Blutgerinnung bei Polycythaemia vera 668
      a) Blutungsneigung 668
      b) Thromboseneigung 669

 III. Herz und Kreislauf bei Leukämien 670

 IV. Herzbeteiligung bei geschwulstartigen und systematisierten Neoplasien der blutbil-
     denden Organe und des RES 676

 V. Herzbeteiligung bei Lymphogranulomatose 678

 VI. Herz und Kreislauf bei Hämochromatose 681

 Literatur 688

Vegetative Herz- und Kreislaufstörungen. Von Professor Dr. KURT MECHELKE
und Professor Dr. PAUL CHRISTIAN-Heidelberg. Mit 41 Abbildungen 704

Einleitung und Begriffsbestimmung 704

 I. Häufigkeit, Alters- und Geschlechtsverteilung, Relation diagnostischer Unter-
    gruppen 705
   1. Häufigkeit 705
   2. Häufigkeitszunahme der vegetativen Herz- und Kreislaufstörungen 707
   3. Altersverteilung 707
   4. Geschlechtsverteilung 708
   5. Relation diagnostischer Untergruppen in bezug auf Häufigkeit und Lebens-
      alter 709

 II. Historische Entwicklungslinien und Ergänzungen zur Begriffsbestimmung . . 710
   1. Deutschland 710
   2. England und Amerika 714

                                                                            Seite
III. Pathophysiologie der vegetativen Herz- und Kreislaufstörungen. Untersuchungs-
     methoden 720
   1. Grundeinstellungen vegetativer Regulationen und ihre Bedeutung für die
      Systematik vegetativer Herz- und Kreislaufstörungen 720
      a) Vegetative Grundeinstellungen und pharmakologische Testmethoden . . 723
      b) ,,Sympathicotonie'' und ,,Parasympathicotonie'' vom Standpunkt der neu-
         eren Physiologie 725
   2. Kreislaufänderungen beim Wechsel der Körperlage vom Liegen zum Stehen
      (orthostatische Belastung) 728
      a) Die normale Regulation 728
      b) Die hypotone Regulationsstörung 732
      c) Die hypodyname Regulationsstörung 736
   3. Vegetative Herz- und Kreislaufstörungen unter dem Gesichtspunkt der Rege-
      lung 741
      a) Technische Regelung 742
      b) Die Regelung des Blutdrucks 744
         α) Meßeinrichtung des Blutdruckregelkreises 746
         β) Das Auswertesystem 747
         γ) Das dynamische Verhalten des Blutdruckregelkreises 748
      c) Die labile Blutdruckregelung bei Patienten mit vegetativen Herz- und
         Kreislaufstörungen (Übergangsfunktionen bei stabiler und labiler Regelung) 749
      d) Beziehung der labilen Blutdruckregelung zu anderen klinischen Einteilun-
         gen. Pathogenese der Grundformen der abnormen Blutdruckregelung 750
         α) Die statisch labile Druckregelung 750
         β) Dynamisch labile Druckregelung 751
            Zur Periodendauer der Blutdruckwellen. 752
            Über die Ursache der Blutdruckwellen. Die zentralnervöse Erklärung
            der dynamischen Labilität 753
      e) Sympathicovasale Krise und vagovasale Synkope unter dem Gesichtspunkt
         der Regelung 756
      f) Kausale Pathogenese der statischen und dynamischen Labilität 758
      g) Über den Wert einer Ordnung der vegetativen Herz- und Kreislaufstörun-
         gen nach den Formen der Blutdruckregelung 759
   4. Faint — Ohnmacht 760
   5. Kreislaufänderungen während und nach körperlicher Belastung 764
      a) Arbeitsbelastung bei statisch-labiler Druckregelung 768
      b) Arbeitsbelastung bei hypertoner Regulationsstörung mit dynamisch-labiler
         Druckregelung 771
   6. Valsalvascher Versuch (Bürgersche Preßdruckprobe) 775
   7. Kreislaufänderungen während Kälteeinwirkung (Kältetest) bei Patienten mit
      dynamisch-labiler Blutdruckregelung 783
   8. Das Elektrokardiogramm bei vegetativen Herz- und Kreislaufstörungen . . 787
         α) Ruhe-EKG 787
         β) Das EKG nach Belastung. 790
         γ) EKG im Stehen 791
      a) Zur Erklärung der EKG-Veränderungen 791
      b) Die Bedeutung des EKGs für die Diagnose der vegetativen Herz- und
         Kreislaufstörungen 797
IV. Klinik 797
   1. Die hypertone Kreislaufregulationsstörung mit dynamisch labiler Blutdruck-
      regelung 797
      a) Beschwerden und vegetative Symptomatik 798
      b) Psychosomatische Befunde 800
      c) Lebensgeschichtliche Zusammenhänge (Biographische Anamnesen.) . . . 802
      d) Zur nosologischen Stellung der hypertonen Regulationsstörung mit dyna-
         misch-labiler Blutdruckregelung 805
   2. Die hypotone Kreislaufregulationsstörung (statisch-labile Blutdruckregelung) 807
      a) Beschwerden und vegetative Symptomatik 809
      b) Habitus 810
      c) Magen- und Darmstörungen 810
      d) Verwandtschaft mit dem Formenkreis der Hypadrenie 810
      e) Die hypotone Regulationsstörung im Längsschnitt der Krankengeschichte 811

Seite

3. Hypotone Regulationsstörung mit dynamisch labiler Blutdruckregelung . . 812
4. Das nervöse Atmungssyndrom 814
   Ergebnisse der Lungenfunktionsprüfung 815
   Zur Erklärung des nervösen Atmungssyndroms 817
   Therapie 819
5. Die sog. „Herzneurose" (Cardiac neurosis) 819

V. Pathogenese 822
   1. Fehlregulation als Anpassungs-(Leistungs-)Störung 823
      a) Infekte 824
      b) Genußmittel und toxische Einflüsse 825
      c) Überlastung 827
      d) Regulative Fehlanpassung als Ich-Umweltstörung 829
   2. Konstitution 832
   3. Psychophysiologie und psychosomatische Gesichtspunkte. 835
      Psychophysiologie 835
      Psychosomatische Gesichtspunkte 838

VI. Therapie 840
   1. Zur Methodik und Bedeutung der Anamnese 840
   2. Soziologische Gesichtspunkte zur Therapie 841
   3. Rehabilitation, Prävention und Gesundheitserziehung 843
   4. Bewegungs- und physikalische Therapie 844
   5. Ärztliche Beratung der Lebensführung, psychotherapeutische Kurzbehand-
      lung und Indikationen für die große Psychotherapie 846
   6. Die medikamentöse Behandlung der vegetativen Herz- und Kreislaufstörungen 848
      a) Pharmaka mit vorwiegend peripherer Wirkung auf das vegetative Nerven-
         system 848
      b) Pharmaka mit vorwiegend zentraler Wirkung auf das vegetative Nerven-
         system 853
      c) Nebennierenrindenhormone 859
      d) Ionen 860
      e) Varia 860

VII. Prognose 861

VIII. Spezielle Syndrome und Differentialdiagnose 862
   1. Reflektorische Beeinflussung von Herz und Kreislauf durch andere Organ-
      systeme 862
      a) Das Cervicalsyndrom und andere vegetative Irritationsmechanismen . . 862
      b) Abdominalorgane 865
   2. Differentialdiagnostische Abgrenzung vegetativer Herz- und Kreislauf-
      störungen von Funktionsänderungen der Schilddrüse, der Nebennierenrinde
      und der Nebenschilddrüse 866
      a) Schilddrüse 866
      b) Nebennierenrinde 868
      c) Nebenschilddrüse 869
   3. Vegetative Herz- und Kreislaufstörungen bei Änderungen der Ovarialfunktion 870
      a) Das Klimakterium 870
      b) Das „vegetativ-endokrine Syndrom der Frau" 872
      c) Das prämenstruelle Syndrom 873
   4. Differentialdiagnose synkopaler Zustände 873
      a) Carotissinus- und Glossopharyngeussyndrom, zentrale Form der Adams-
         Stokesschen Anfälle, Hustensynkopen und Anfälle bei Aortenstenose . . 873
      b) Kardiovasomotorische Anfälle als Äquivalente der Epilepsie 875
   5. Diencephal-autonome Krisen („Diencephalic autonomic attacks") 876
   6. Vegetative Herz- und Kreislaufstörungen bei Depressionen 878
   7. Kreislaufregulationsstörungen bei Schädel-Hirntraumen und intrakraniellen
      raumbeengenden Prozessen 879
      a) Schädel-Hirntraumen 879
      b) Intrakranielle raumbeengende Prozesse 881

Literatur 881

Sachverzeichnis für Teil 1—6 am Schluß des sechsten Teilbandes.

Herz und Kreislauf bei atmosphärischem Unterdruck und Überdruck*.

Von

K. Matthes.

I. Atmosphärischer Unterdruck.

Der atmosphärische Unterdruck ist praktisch bedeutungsvoll in der Hochgebirgsforschung und im Flugwesen. Er ist nicht der einzige Faktor, der die physiologischen und pathologischen Höhenwirkungen bis zum Versagen des Organismus hervorruft, steht jedoch weit im Vordergrund. Neben der Wirkung des Unterdrucks müssen von Fall zu Fall andere klimatische Faktoren wie Temperatur und Strahlungswirkungen sowie Besonderheiten der Wetterlage, z. B. Föhneinwirkungen, berücksichtigt werden. Mit steigender Höhe nimmt der atmosphärische Druck ab. Bei 1 Atm. Gesamtdruck in Meereshöhe beträgt er in 5500 m Höhe noch $^1/_2$, in 10300 m Höhe $^1/_4$ Atm. Da die Zusammensetzung der Luft sich in den Menschen erreichbaren Höhen kaum ändert, nimmt der Partialdruck des Sauerstoffs entsprechend dem Gesamtdruck ab. Die Anpassung an den erniedrigten Sauerstoffpartialdruck der Inspirationsluft stellt daher das Hauptproblem beim Aufenthalt in großen Höhen dar. Andere physikalische Auswirkungen, wie die Änderungen des Volumens der in Körperhöhlen eingeschlossenen Gase, das Freiwerden physikalisch gelöster Gase in Geweben und Körperflüssigkeiten sind nicht als direkte Höhenwirkungen, sondern als Auswirkungen eines sehr schnellen Wechsels der Höhenlage zu betrachten. Sie entfallen bei genügend langsamen Wechsel der Höhenlage. Sieht man von den Wirkungen der herabgesetzten Sauerstoffspannung, die innerhalb gewisser Grenzen, d. h. bis etwa 13000 m, durch Sauerstoffatmung kompensiert werden kann, ebenso ab wie von den Auswirkungen eines raschen Wechsels der Höhenlage, so hat die Reduktion des Gesamtdrucks der Atmosphäre keinerlei weitere Auswirkungen auf den menschlichen Organismus, solange nicht extreme Höhen erreicht werden, bei denen etwa der Dampfdruck der Körperflüssigkeiten bei Körpertemperatur den Gesamtdruck der Atmosphäre überschreitet (etwa 28000m).

Sauerstoffmangel bei Aufenthalt in großen Höhen oder bei Atmung sauerstoffarmer Luftgemische wird sich letzten Endes dadurch im Organismus auswirken, daß die Sauerstoffspannung im Gewebe herabgesetzt wird. Die O_2-Spannung am venösen Ende der Capillaren der verschiedenen Organe ist für die O_2-Versorgung des auf die betreffende Capillare bezüglich der Sauerstoffversorgung angewiesenen Gewebscylinders maßgeblich. OPITZ (1941) wies darauf hin, daß die Peripherie des venösen Endes dieses Gewebszylinders von allen Gewebsteilen den niedrigsten Sauerstoffdruck erhält. Der Sauerstoffdruck in dieser „tödlichen Ecke" des Gewebscylinders ist maßgeblich dafür, ob unter Umständen irreversible hypoxämische Gewebsschäden eintreten.

* Unter Mitarbeit von M. STAMMBERGER.

Für eine Analyse der Anpassung des Organismus an Sauerstoffmangel in der Inspirationsluft erscheint es zweckmäßig, den Gradienten zwischen der durch die Höhenlage vorgegebenen Sauerstoffspannung der Inspirationsluft und der O_2-Spannung im Gewebe in mehrere Teilgradienten einzuteilen und das Verhalten dieser Teilgradienten bei den verschiedenen Arten des O_2-Mangels zunächst gesondert zu betrachten.

Die Unterteilung des Gesamtgradienten kann folgendermaßen erfolgen:

1. Abfall der O_2-Spannung von der Inspirationsluft zur mittleren Alveolarluft.
2. Abfall der O_2-Spannung von der mittleren Alveolarluft zu der des arteriellen Blutes.
3. Abfall der O_2-Spannung vom arteriellen Blut bis zum venösen Ende der einzelnen Organcapillaren.
4. Abfall der O_2-Spannung im Gewebe vom venösen Ende der Capillaren bis zur Peripherie des von diesen Capillaren versorgten Gewebscylinders.

1. Verhalten des gesamten O_2-Spannungsgradienten von der Inspirationsluft bis zur Gewebszelle im O_2-Mangel.

a) Abfall der O_2-Spannung von der Inspirationsluft bis zur mittleren Alveolarluft.

Der Abfall der Sauerstoffspannung von der Inspirationsluft bis zur mittleren Alveolarluft ist abhängig von dem Verhältnis der Ventilation des Alveolarraums zur Menge und Sauerstoffspannung des pro Zeiteinheit in die Lunge einströmenden Blutes. Nimmt man in erster Annäherung Lungendurchblutung und Sauerstoffsättigung des Pulmonalarterienblutes als konstant an, so wird der O_2-Spannungsabfall von der Inspirationsluft bis zur mittleren Alveolarluft in erster Linie durch die Ventilation der Lunge bestimmt. Atembedingte Änderungen der alveolaren O_2-Spannung sind dabei immer von entsprechenden Änderungen der alveolaren CO_2-Spannung begleitet und zwar entspricht das Verhältnis der O_2-Spannungsabnahme zur CO_2-Spannungszunahme in der Alveolarluft gegenüber der Inspirationsluft dem metabolischen respiratorischen Quotienten, soweit es sich um ein steady state handelt.

Die Zunahme des Atemvolumens ist in der Tat eine der ersten Reaktionen des Organismus auf eine Abnahme der O_2-Spannung der Inspirationsluft. Zuerst wurde sie, entsprechend der ersten Wintersteinschen Theorie (Winterstein 1911) als ein Ausdruck metabolischer Anoxie mit Acidose (Milchsäurebildung) aufgefaßt. Später wurde erkannt, daß tatsächlich im akuten O_2-Mangel eine respiratorische Alkalose vorliegt, und die metabolische Acidose wurde in die regulierenden Zellen des Atemzentrums verlegt (2. Theorie von Winterstein, Winterstein 1921; Gesell 1929). Dann wurde erkannt, daß die Ventilationssteigerung im akuten Sauerstoffmangel ausschließlich über die Chemoreceptoren ausgelöst wird (Heymans u. Bouckaert 1939; Euler et al. 1939).

Das Einspringen der Chemoreceptoren, die schon bei sehr geringer Senkung (um wenige Millimeter Hg) der Sauerstoffspannung des Blutes ansprechen, ja, die wahrscheinlich schon bei Luftatmung eine — wenn auch geringe — O_2-Mangelbedingte Erregung aufweisen (Gernandt 1946; v. Euler, Liljestrand u. Zottermann 1939), stellt zweifellos eine der wichtigsten Sicherungen gegen akuten O_2-Mangel dar. Sie wirken auf die Vasomotoren ebenso wie auf die Atmung. Die im akuten Sauerstoffmangel gesteigerte Ventilation bewirkt zuerst eine Absenkung von pCO_2 und damit eine respiratorische Alkalose, während $BHCO_3$ bei weiter gesteigerter Atmung nur sehr langsam absinkt und damit eine teilweise Kompensation der initialen Alkalose bewirkt. Die respiratorische

Alkalose ist somit nur ein vorübergehendes Phänomen; bei völliger Akklimatisierung normalisiert sich die p_H des Blutes. Die Atmung bleibt allerdings deutlich gesteigert, entsprechend dem abgesunkenen $BHCO_3$ wird ein niedrigeres pCO_2 durch die Atmung eingestellt. So berichten KEYS (1938) und CHIODI (1956) über normale p_H-Werte bei Personen, die dauernd in über 5000 m Höhe leben. Es verbleibt ein Gewinn von pO_2, entsprechend dem erniedrigten pCO_2 bei normalem Blut-p_H. Nach FITZGERALD (1914) nimmt bei voll akklimatisierten Höhenbewohnern pCO_2 linear mit der Höhe ab und zwar pro 100 mm Barometerdruck um 4,2 mm Hg. In gleicher Größenordnung dürfte auch der durch die Atemsteigerung erzielte Gewinn an pO_2 liegen.

Über die Dauer der durch den chemoreflektorischen O₂-Mangel-Antrieb bewirkten respiratorischen Alkalose während der Höhenakklimatisation bestehen in der Literatur noch divergente Ansichten. BJURSTED (1946) betont auf Grund von Experimenten an Hunden, daß schon nach 8—12 Std Sauerstoffmangel der anfänglich chemoreflektorische Atemantrieb bei gleichbleibend gesteigertem Atemvolumen fast ganz durch den zentrogenen p_H-abhängigen Atemantrieb ersetzt sei und auch RAHN u. OTIS (1949) sowie RILEY und HOUSTON (1951) sind der Meinung, daß beim höhenakklimatisierten Menschen die Atmung im wesentlichen durch p_H bzw. pCO_2 und weniger durch den O₂-Mangel reguliert wird. Demgegenüber findet ASTRAND (1954a u. b.) sowohl bei Katzen als bei Menschen nach einer Höhenakklimatisation von 66—115 Std in 4000 m Höhe noch einen deutlichen, durch Sauerstoffatmung jederzeit aufhebbaren fördernden Einfluß des Sauerstoffmangels auf die Atmung, der in der Größenordnung dem bei akuter Hypoxie entspricht. In Unterdruckkammerversuchen von HOUSTON (1946), die das Verhalten von Versuchspersonen bei einem langsamen, 30 Tage währenden Aufstieg bis 7200 m untersuchten, geht hervor, daß während dieser ganzen langen Zeit eine respiratorische Alkalose mit p_H-Werten über 7,5 sowohl in der Ruhe als während körperlicher Arbeit bestand. Auch HURTADO u. ASTE SALAZAR (1948) sind der Meinung, daß die Periode der Alkalose charakteristisch für den Akklimatisationsprozeß ist und Wochen und Monate dauern kann. Es ist daher noch keineswegs entschieden, in wie langer Zeit bei temporären Aufenthalten in großen Höhen das ausgeglichene Säuren-Basengleichgewicht erreicht werden kann, das für die dauernden Bewohner großer Höhenlagen charakteristisch zu sein scheint (CHIODI 1956; KEYS 1938).

Die Atemsteigerung bei chronischer Höhenanpassung unterscheidet sich von der bei akuter Hypoxie weniger durch ihre Größe, die bei akutem Sauerstoffmangel sehr wechselnd, meist aber geringer ist als während der Höhenanpassung, als vielmehr dadurch, daß sie konstanter und besser gesichert ist. Sauerstoffatmung beseitigt bei teilweise Höhenangepaßten nur etwa $1/4$ der Hyperpnoe, während im akuten Sauerstoffmangelversuch das Atemvolumen nach Sauerstoffatmung unter den ursprünglichen Ausgangswert absinkt (OPITZ u. PALME 1944; LUFT 1941). Der chemoreflektorische Atemantrieb wird durch einen gesteigerten zentrogenen unterstützt, während bei akuter Hypoxie der zentrogene Atemantrieb durch die nicht kompensierte respiratorische Alkalose vermindert ist. Andererseits vermindert sich der chemoreflektorische Atemantrieb im Laufe der Akklimatisation. Das Atemvolumen der Anden-Bevölkerung in 4000—5000 m Höhe ist daher geringer als das Zugereister selbst nach langer Akklimatisation (CHIODI 1956; ROTTA, CÁNEPA et al. 1956). Zusätzlicher akuter Sauerstoffmangel durch Atmung sauerstoffarmer Luftgemische wird im Verlaufe der Höhenanpassung mit einer besonders starken Atemsteigerung beantwortet (BECKER-FREYSENG, LOESCHKE et al. 1943). Dabei liegen die kritischen Schwellen der alveolaren O₂-Spannung, bei denen Änderungen der Handschrift oder des

EEGs eintreten, bei teilweise Höhenakklimatisierten um etwa 5 mm O_2-Spannung niedriger als im akuten Sauerstoffmangelversuch in der Ebene (LUFT 1941; BENZINGER u. DÖRING 1943; OPITZ 1941).

Diese Besonderheiten der Atemreaktion Höhenangepaßter auf zusätzlichen Sauerstoffmangel bleiben noch tage- bis wochenlang nach Rückkehr auf Meeresniveau erhalten (BECKER-FREYSENG, LOESCHCKE et al. 1943; BALKE 1944). Es besteht dann eine latente, überdauernd erhöhte Atembereitschaft, die im Belastungsversuch am Fahrrad-Ergometer eine höhere Leistung und größere maximale Sauerstoffaufnahme ermöglicht als durch Training in der Ebene allein erreicht werden kann (BALKE 1944). Auch der Rückgang des erhöhten Ruheatemvolumens und der niedrigen alveolaren CO_2-Spannung benötigt nach Rückkehr aus der Höhe längere Zeit (HOUSTON u. RILEY 1947).

Im akuten Sauerstoffmangelversuch ist das Ausmaß der Ventilationssteigerung individuell sehr verschieden. Meist beginnt die Atemsteigerung erst, nachdem pO_2 etwa auf 50—60 mm Hg abgefallen ist. Personen mit starker Ventilationssteigerung vertragen oft den Sauerstoffmangel besonders schlecht (MATTHES u. FALK 1941). Die Schwellenwerte der alveolaren O_2-Spannung für den Eintritt von Störungen der Handschrift und des EEGs liegen um so höher, je niedriger gleichzeitig die alveolare CO_2-Spannung ist (OPITZ 1950). Der Vorteil einer überstarken Ventilation durch Erhöhung der alveolaren pO_2 wird ausgeglichen durch die Verminderung der Hirndurchblutung bei erniedrigter CO_2-Spannung. Dieser Effekt ist bei Sauerstoffmangel mäßigen Grades deutlicher als bei sehr starkem Sauerstoffmangel.

b) Abfall der O_2-Spannung von der mittleren Alveolarluft bis zu der des arteriellen Blutes.

Bei herabgesetzter O_2-Spannung der Inspirationsluft vollzieht sich der Gasaustausch zwischen Alveolarluft und Blut im Bereich des steilen Teiles der O_2-Bindungskurve, d. h. pro Millimeter Spannungsanstieg im Blut müssen sehr viel mehr Sauerstoffmoleküle diffundieren als unter analogen Verhältnissen im flachen oberen Teil der Kurve. Gleiche Diffusionskapazität und gleiche alveolare Spannungsdifferenz am Anfang der Capillaren vorausgesetzt, müßte der Diffusionsvorgang längere Zeit beanspruchen als normalerweise. So könnte unter Umständen im Sauerstoffmangel schon die Verweildauer des Blutes in den Capillaren die Sauerstoffaufnahme begrenzen. Diese Auffassung gewinnt eine gewisse Stützung durch Beobachtung des Verhaltens der Sauerstoffsättigung des Blutes bei körperlicher Arbeit. Während bei normalem inspiratorischem Sauerstoffdruck körperliche Arbeit bei Gesunden keinen nachweisbaren Abfall der arteriellen Sauerstoffsättigung bewirkt, ist in großen Höhen auch bei Akklimatisierten die Zunahme der Cyanose bei Anstrengungen auffällig (HALDANE u. PRIESTLEY 1935). Entsprechend findet man bei der Arbeit im Sauerstoffmangel einen Abfall der arteriellen Sauerstoffsättigung sowie eine Zunahme der alveolararteriellen O_2-Spannungsdifferenz (MATTHES 1937; LILIENTHAL, RILEY et al. 1946), ein Verhalten also wie bei Diffusionsstörung durch relativ zu kurze Verweildauer des Blutes in den Lungencapillaren. Das Absinken der Sauerstoffsättigung bei Arbeit in O_2-Mangel erfolgt oft so schnell nach Arbeitsbeginn, daß es kaum durch p_H-Verschiebung des Blutes mit Verschiebung der O_2-Bindungskurve nach rechts erklärt werden kann, wenn auch das häufig längere Überdauern der Senkung der Sauerstoffsättigung nach Arbeitsversuch an eine Mitbeteiligung einer derartigen metabolischen Acidose denken lassen kann. Eine Erhöhung des Gesamt-Hb bei der Höhenadaptation kann eine zusätzliche Erschwerung der Diffusion bewirken (OPITZ 1953).

Ein gewisser Ausgleich gegenüber dieser Erschwerung der Sauerstoffdiffusion könnte durch eine Erhöhung der Diffusionskapazität der Lunge im
Sauerstoffmangel oder während der Akklimatisation an die Höhenhypoxie
geschaffen werden. So berechnet LILIENTHAL, RILEY et al. (1946) sowie BARTELS
(1956) eine Zunahme der Diffusionskonstante im chronischen Sauerstoffmangel
gegenüber dem Normalwert. Es erscheint wahrscheinlich, obwohl exakte Untersuchungen darüber nicht vorliegen, daß die sehr voluminösen Lungen von Menschen, die dauernd in Höhen über 4000 m leben, über eine höhere Diffusionskapazität verfügen als die von Ebenenbewohnern. Durch eine Erleichterung der
Lungendiffusion ist bei körperlicher Ruhe ein bedeutender Sauerstoffspannungs-
gewinn im arteriellen Blut nicht zu erwarten, da in Ruhe bei Sauerstoffmangel die
alveolar-arterielle Spannungsdifferenz nur wenige Millimeter Quecksilber beträgt.
Eine erhöhte Diffusionskapazität könnte jedoch bei Arbeitsbelastung einen
beträchtlichen Spannungsgewinn ermöglichen. Der Anstieg des Pulmonalarteriendruckes bei Sauerstoffmangel bedeutet eine zusätzliche Belastung für das
rechte Herz.

c) Abfall der O$_2$-Spannung vom arteriellen Blut bis zum venösen Ende der Organcapillaren.

Der Abfall der Sauerstoffspannung vom arteriellen Blut bis zum venösen
Ende der Organcapillaren muß für jedes Organ gesondert betrachtet werden, da
die Regelung der Blutstromverteilung unter Berücksichtigung des Sauerstoffbedarfs und der Vulnerabilität des Gewebes durch Sauerstoffmangel einen
wesentlichen Teil der Anpassungsvorgänge an akuten und chronischen Sauerstoffmangel ausmacht. Es soll jedoch zunächst der große Kreislauf als Ganzes betrachtet werden, um diejenigen Teile des Anpassungsvorganges zu erfassen, die
grundsätzlich für alle Organe gelten. Der Sauerstoffspannungsgradient zwischen
arteriellem und venösem Blut wird bei arterieller Hypoxie schon deswegen
abnehmen, weil der arterielle pO$_2$ aus den flachen Teilen der Sauerstoffbindungskurve in die steilen rückt und somit einer gleichgroßen Abnahme der Sauerstoffsättigung des Blutes ein geringerer Spannungsverlust entspricht. Es kann dabei
von der Voraussetzung ausgegangen werden, daß sich die Grundeigenschaften
des Hb, d. h. die Lage der Dissoziationskurve bei konstantem p$_H$ und Temperatur
im Laufe der Höhenakklimatisation nur wenig ändert. Eine geringe Verlagerung
der Grunddissoziationskurve nach rechts, die im Verlauf der Höhenakklimatisation, nicht bei den voll akklimatisierten Höhenbewohnern, von der Chile-Expedi-
tion 1935 (KEYS, HALL u. BARRON 1936) festgestellt wurde, fällt qualitativ nicht
sehr ins Gewicht (ASTE-SALAZON u. HURTADO 1944; CHIODI 1956). Keinesfalls
findet sich beim Menschen eine Linksverschiebung der Grunddissoziationskurve,
wie dies im Blut einiger Höhentiere (Lama, Vicuna) festgestellt wurde.

Auch die im Laufe der Höhenakklimatisation veränderte Lage der CO$_2$-Bindungskurve
wirkt sich nicht unmittelbar auf den Sauerstofftransport aus, da die mit Abnahme des CO$_2$-
Bindungsvermögens zu erwartende Verringerung des Pufferungsvermögens des Blutes, die
eventuell über einen stärkeren Bohreffekt eine Verminderung des arteriovenösen O$_2$-Span-
nungsgradienten bei gleicher CO$_2$-Aufnahme und O$_2$-Abgabe bewirken könnte, kompensiert
wird durch den steileren Verlauf der CO$_2$-Bindungskurve bei niedrigem pCO$_2$ und erhöhter
Gesamt-Hb-Konzentration (LUFT 1941).

Weiter kann die arteriovenöse Sauerstoffdifferenz vermindert werden durch
Zunahme der Durchblutung, d. h. auf den Gesamtkreislauf bezogen, durch
Anstieg des Herzminutenvolumens, sowie durch die im Laufe der Höhenakklima-
tisation eintretende Zunahme der Gesamthämoglobin-Konzentration.

Aus Daten von HOUSTON u. RILEY (1947) sei ein Beispiel für das Verhalten
des O$_2$-Spannungsgradienten zwischen Inspirationsluft und gemischtem Venenblut

für eine Versuchsperson in Meereshöhe und für eine andere, die in der Unterdruckkammer im Laufe von 30 Tagen einen allmählichen Aufstieg bis 6450 m
durchgemacht hatte, angeführt:

	O$_2$-Span-nung Inspira-tionsluft	Gradient	Alveolare O$_2$-Span-nung	Spannungs-gradient	O$_2$-Span-nung arteriell	Gradient	O$_2$-Span-nung venös	Gesamt-gradient
Meereshöhe .	152	52	100	5	95	60	35	117
6450 m . . .	64	26	38	2	36	8	28	36

Die teilweise höhenakklimatisierte Versuchsperson hatte ein Minutenvolumen
von 9,8 Liter, ein Gesamthämoglobin von 23,5 Vol.-% und einen Sauerstoffverbrauch von 329/cm³/min gegenüber 5 Litern, 18,5 Vol.-% und 272/cm³/min in
Meereshöhe. Berechnet man die O$_2$-Spannung des venösen Mischblutes für die
Versuchsperson in 6450 m Höhe unter den Annahmen, daß erstens das Herzminutenvolumen und die Sauerstoffkapazität des Blutes und zweitens die Sauerstoffkapazität des Blutes allein die gleichen geblieben wären wie bei der Versuchsperson in
Meereshöhe, so ergibt sich ein Anhalt für die relative Bedeutung des Minutenvolumenanstiegs und der Gesamt-Hämoglobinzunahme für den Sauerstoff-
gradienten. Für den Fall eines Herzminutenvolumens von nur 5 Liter und einer
Hämoglobin-O$_2$-Konzentration von nur 18,5 ergibt sich eine Sauerstoffspannung
des venösen Blutes von 19 mm, also ein arteriovenöser Spannungsgradient von
17 mm O$_2$-Spannung. Für den Fall eines Herzminutenvolumens von 9,5 und
einer O$_2$-Hämoglobin-Kapazität von 18,5 ergibt sich eine O$_2$-Spannung des
venösen Mischblutes von 26 mm O$_2$ und ein arteriovenöser Spannungsgradient von
10 mm O$_2$-Spannung. Demnach ist von der Gesamtverminderung des arteriovenösen Spannungsgradienten in 6450 m Höhe gegenüber Meeresniveau 60—8 mm
= 52 mm Hg, 60—17 = 43 mm Hg auf die Eigenschaften der Hämoglobin-
Dissoziationskurve zurückzuführen. Durch die Erhöhung des Gesamthämoglobins von 18,5 auf 23,5 ergibt sich ein weiterer Spannungsgewinn von 2 mm
Sauerstoffspannung, durch den Anstieg des Herzminutenvolumens von 5 auf
9,5 Liter ein zusätzlicher Spannungsgewinn von 7 mm Hg.

Im ganzen gesehen ist der Sauerstoffspannungsgradient von der Inspirationsluft zum venösen Mischblut beim Aufenthalt in 6450 m um 117—36 = 81 mm
Sauerstoffspannung geringer als in Meereshöhe. Trotzdem liegt die Sauerstoffspannung des venösen Blutes in 6450 m Höhe um 7 mm niedriger als auf Meeresniveau.

Von dem Spannungsgewinn von 81 mm ist ein sehr großer Teil, nämlich
52—26 = 26 mm Hg auf die stärkere Lungenventilation zu beziehen. Dieser
Anteil des Spannungsgewinnes dürfte bei voll Höhenangepaßten größer sein als
bei Personen, die nur einer kurzdauernden Hypoxie unterworfen sind. Von
relativ geringer Bedeutung ist der Gewinn aus der alveolar-arteriellen Sauerstoff-
Spannungsdifferenz: 5—2 = 3 mm O$_2$-Spannung. Dieser Anteil dürfte, besonders bei körperlicher Arbeit, mehr ins Gewicht fallen; er kann durch Erhöhung
der Diffusionskapazität der Lunge im Laufe der Höhenakklimatisation in der
Ruhe nur wenig, bei Arbeit in stärkerem Maße erhöht werden. Der sehr große
Spannungsgewinn aus dem Gradienten Arterienblut minus gemischtes Venen-
blut: 60 minus 8 = 52 mm O$_2$-Spannung ist nur zum kleinen Teil durch regulative
Umstellung ermöglicht, und zwar werden 2 mm Sauerstoffspannung durch die
Vermehrung des Gesamthämoglobins, weitere 7 mm durch die Vermehrung des
Herzminutenvolumens gewonnen. Der Rest erfolgt ohne Zutun der Regulation
in Konsequenz der Grundeigenschaften der Hämoglobindissoziationskurve.

Die Steigerung des Herzminutenvolumens im Sauerstoffmangel geht nach
LOESCHCKE (1943) nie über 350% heraus und liegt meist bedeutend niedriger
(100—200%). So hohe Minutenvolumenanstiege wie bei schwerer körperlicher
Arbeit werden nie erreicht. Es läßt sich zeigen, daß der venöse Sauerstoffspan-
nungsgewinn mit Zunahme des Herzminutenvolumens immer geringer wird,
so daß Steigerungen über 250% hinaus keinen wesentlichen weiteren Anstieg der
venösen O$_2$-Spannung bewirken.

Die Zunahme des Herzminutenvolumens dürfte besonders für die Umstellung
bei akutem Sauerstoffmangel von Bedeutung sein. Wenn das Herzminutenvolumen auch bei der chronischen Höhenakklimatisation noch wochenlang
dauernd gesteigert ist, so nimmt es doch im Laufe der Höhenanpassung langsam
ab, so daß sich das Herzminutenvolumen voll angepaßter Höhenbewohner nicht
wesentlich von dem in Meereshöhe lebender Personen unterscheidet (ROTTA,
CÁNEPA u. HURTADO 1956). Die erst im Laufe der Höhenakklimatisation auftretende Zunahme der Gesamt-Hämoglobinkonzentration reicht in ihrer Bedeutung für die Erhöhung der venösen Sauerstoffspannung nicht an den Einfluß
der Herzminutenvolumensteigerung heran.

Bei der akuten Hypoxie erfolgt die Höhenanpassung in erster Linie durch
Minutenvolumenanstieg plus Hyperventilation, bei der chronischen Höhenakklimatisation durch Hyperventilation plus Zunahme des Gesamthämoglobins.
Diese Überlegungen lassen allerdings den vielleicht wichtigsten Teil der Höhenanpassung und besonders der Höhenakklimatisation außer betracht: nämlich die
lokale Regulierung des Stromvolumens nach dem Sauerstoffbedarf der einzelnen
Organe, sowie die Verkürzung des Diffusionsweges durch vermehrte Capillarisierung und die eventuelle Anpassung der Organfunktion und des Stoffwechsels
an den Sauerstoffmangel. Bezüglich der Einzelheiten der Regelung der Verteilung des Herzminutenvolumens muß auf die die Organdurchblutung im
Sauerstoffmangel behandelnden Kapitel verwiesen werden. Hier genügt der
Hinweis, daß besonders Hirn- und Coronardurchblutung im Sauerstoffmangel
besonders gesichert erscheinen. Ein relativ größerer Anteil des Herzminutenvolumens wird diesen Organen zugeleitet, so daß die venöse Sauerstoffspannung
des Gehirnvenenblutes möglichst lang über der für die Hirnfunktion kritischen
Schwelle von 19 mm O$_2$-Druck anhalten wird. Trotz der erheblichen, alle anderen
Gewebe übertreffenden Vulnerabilität des Hirngewebes gegenüber Sauerstoffmangel treten daher bei akuter und chronischer Hypoxie organische Schäden im
Gehirn weniger leicht auf als in anderen Organen (OPITZ 1953, 1941).

d) Abfall der O$_2$-Spannung vom venösen Ende der Capillaren bis zum Ort des Sauerstoffverbrauchs.

Nach KROGH (1929) ist der Abfall der Sauerstoffspannung von den Capillaren
bis zur Peripherie des von ihnen versorgten Gewebscylinders abhängig vom
Sauerstoffverbrauch des Gewebes und vom Quadrat des Radius des Gewebscylinders. Nach Schätzungen von OPITZ u. SCHNEIDER (1950) beträgt der Sauer-
stoffspannungsabfall vom venösen Ende der Capillare bis zur Peripherie des
Gewebscylinders im Gehirn 2—7 mm Hg, bei der normalen Sauerstoffspannung
von 34 mm Hg ergeben sich minimale O$_2$-Drucke von 27—32 mm p$_{O_2}$. Für die
kritische Schwelle des Sauerstoffdrucks im Gehirnvenenblut (Bewußtseinsverlust
bei pO$_2$ = 19 mm) ergeben sich minimale Gewebsdrucke von 12—17 mm Hg.

Nach neueren Auffassungen (OPITZ und THEWS) ist die Atmung des Bindegewebes aber sehr gering und beträgt z. B. beim Herzen nur etwa $^1/_{100}$ der Atmung
der Muskelfasern. Der Sauerstoffdruck an den Zelloberflächen wäre dann prak-

tisch der gleiche wie an der Oberfläche der Capillaren. Entgegen den Vorstellungen von Krogh würde der Sauerstofftransport dann nicht exzentrisch von der Capillaroberfläche in die Peripherie eines Gewebscylinders erfolgen, sondern vorwiegend konzentrisch von der Oberfläche einer jeden Zelle zu deren Zentrum.

Folgt man den Kroghschen Vorstellungen, so würde eine Verminderung des Abstandes benachbarter Capillaren und damit des Radius des von jeder Capillare versorgten Gewebscylinders den Spannungsverlust bei der Gewebsdiffusion wesentlich herabsetzen. Auch einfache Erweiterung vorhandener Capillaren wird die Kontaktfläche zwischen Blut und Gewebe und damit die Diffusionsfläche vergrößern.

Tatsächlich spielt eine vermehrte Capillarisierung wichtiger Gewebe eine sehr wesentliche Rolle bei der Höhenanpassung. Schon bei der akuten Hypoxie erweitern sich nach Jäger (1947) die Gefäße des Augenhintergrundes beträchtlich. Bei der Anpassung an chronischen Sauerstoffmangel wird diese Vasodilatation gleichsam strukturell fixiert. Es tritt eine „Hypertrophie" der Gefäße, d. h. eine Erweiterung nach allen Dimensionen, also auch eine Verlängerung mit vermehrter Schlängelung der Gefäße neben der Radiuszunahme auf (Opitz 1952). Eine Neubildung von Capillaren ist nicht erwiesen. Reservecapillaren werden in denjenigen Organen eröffnet werden, in denen sie vorhanden sind, also besonders in den Organen mit rasch wechselnden Stoffwechselfunktionen, z. B. Muskeln.

Eine solche Hypertrophie der Gefäße mit vermehrter Capillarisierung haben Opitz (1952) für die Netzhautgefäße, Merker u. Opitz (1949) für die Gefäße der Pia mater, Merker u. Schneider (1949) sowie Opitz u. Kreutzer (1955) für die Gehirngefäße, Altland u. Highman (1951) sowie Kindred (1943) für die Nierengefäße, Merker u. Schneider (1949) für die Lebergefäße nachgewiesen. Merino (1950) berichtet über vermehrte Vascularisation der Schleimhäute der Höhenbewohner. Auch bei kongenitalen Herzfehlern mit Hypoxie findet sich eine vermehrte Vascularisation der Haut und der Schleimhäute (Mossberger 1949, Taussig 1947). Opitz u. Kreutzer (1955) berechnen das Capillarvolumen für die Hirngefäße von in 48 Tagen an 7000—7500 m höhenangepaßten Kaninchen. Sie finden einen Anstieg des Capillarvolumens von 2,5% auf 8,3% des Gewebsvolumens und messen infolgedessen dem Anstieg des Capillarvolumens im Hirn eine weitaus größere Bedeutung zu als der Zunahme des Gesamthämoglobins im Blut. Wird schon durch die Zunahme des Gesamthämoglobins die Sauerstoffkonzentration im Blut trotz Abnahme der Sättigung annähernd konstant gehalten, so wird durch die vermehrte Capillarisierung die Menge des O_2-Hämoglobins pro Kubikzentimeter Gewebe auf das fast 4fache gesteigert, ein Umstand, der dem Absinken der Sauerstoffspannung in den Capillaren entgegenwirkt. Bemerkenswert ist, daß dieser strukturelle Umbau der Gefäße bei Höhenakklimatisierten noch lange nach der Rückkehr in die Ebene erhalten bleibt. Diese größere aerobe Reserve im Gehirngewebe erklärt zu einem großen Teil die bessere Höhentoleranz der Angepaßten, die sich unter anderem in einer Senkung der kritischen Schwelle der alveolaren pO_2 bezüglich des Auftretens von EEG-Veränderungen ausdrückt. Ob neben der aeroben Anpassung, welche darin besteht, daß der Abfall der O_2-Spannung von der Inspirationsluft bis zur atmenden Zelle vermindert und die pO_2 in der Umgebung der Zellen relativ hoch gehalten wird, noch eine anaerobe Anpassung, d. h. eine Gewöhnung der Zellen an niedrigen O_2-Druck besteht, ist noch nicht eindeutig bewiesen. Opitz (1941) vertritt die Ansicht, daß für die akute Hypoxie durch N_2-Atmung, bei der die Spülung des Gewebes durch das Blut zunächst erhalten bleibt, nicht aber für die Ischämie (Unterbrechung der Blutzirkulation) nach Höhenanpassung eine solche Vermehrung der O_2-Mangeltoleranz des Gewebes wahrscheinlich gemacht werden kann. Diese spielt aber sicher eine sehr geringe Rolle gegenüber den zahlreichen Anpassungsvorgängen, als deren Wirkung die Sauerstoffspannung in den Gehirngefäßen und dem Gehirngewebe lange über dem für die Zellfunktion kritischen Wert gehalten wird. In keinem Fall wird der Gesamtstoffwechsel im Sauerstoffmangel vermindert. Dieser wird vielmehr bei akuter und chronischer Hypoxie vielleicht zum Teil als Folge der Alkalose (BALKE 1944) und der vermehrten Atemanstrengung eher geringgradig vermehrt gefunden. Diese Tatsache, daß Sauerstoffmangel im Körper mannigfaltige Wirkungen entfaltet, obwohl eine Einschränkung des Sauerstoffverbrauchs der Zellen nicht nachweisbar ist, bezeichnete OPITZ (1941) als hypoxämisches Paradoxon.

Die Atmung einer Zellsuspension beginnt bei Reduktion der Sauerstoffspannung der Umgebungsflüssigkeit erst abzusinken, wenn pO_2 auf sehr niedrige Werte abgesunken ist. Diesen Druck kann man als kritischen O_2-Druck bezüglich der Zellatmung bezeichnen. Er beträgt für das Warmblütergewebe etwa 4 mm Hg (KIESE u. REINWEIN 1953). Der Sauerstoff erreicht die Cytochromoxydase durch Diffusion aus dem Außenmedium vom Zellrand her. Da durch die Atmung auf dem Diffusionswege Sauerstoff verbraucht wird, sinkt der O_2-Druck zur Zellmitte hin ab. Infolge dieses Druckabfalls ist der kritische O_2-Druck einer Zelle größer als der kritische O_2-Druck der Cytochromoxydase. Je größer eine Zelle und je stärker ihre Atmung, um so größer ist auch ihr kritischer O_2-Druck (OPITZ u. LÜBBERS 1957). Dies dürfte besonders für die Zellen des Zentralnervensystems von Bedeutung sein. Gemessen in Zellhomogenaten liegt die kritische Schwelle der Sauerstoffspannung bezüglich der Zellatmung noch niedriger. So liegt die „halbmaximale O_2-Spannung", d. h. die Spannung, welche den Sauerstoffverbrauch auf die Hälfte herabsetzt, in Zellhomogenaten nach CHANCE (1957), LONGMUIR (1957), BÄNDER u. KIESE (1955) zum Teil erheblich unter 1 mm Hg bzw. unter $2 \cdot 10^{-6}$ Mol/Liter O_2. Untersuchungen von CHANCE (1957) haben ergeben, daß bereits weit oberhalb der kritischen O_2-Spannung, bei der eine Abnahme der Atmungsgeschwindigkeit beginnt, eine beträchtliche Reduktion der Cytochromoxydase einsetzt. Die Cytochromoxydase (Warburgsches Atmungsferment) sowie nach den Daten von HIGGINS, HOLMS u. BARR (unpublizierte Daten 1958) die Cytochrome, die sich nahe der Cytochromoxydase befinden, wie Cytochrom a, vielleicht auch Cytochrom c zeigen eine Änderung des prozentualen Redoxverhältnisses bei Konzentrationen, die zehnmal so hoch sind wie die Konzentrationen, die die Atmungsrate meßbar beeinflussen.

Damit wird gezeigt, daß, obwohl in keinem Falle der Gesamtstoffwechsel im Sauerstoffmangel vermindert ist, bereits erhebliche Änderungen im steady state der Cytochromoxydase und der benachbarten Cytochrome vorhanden sein können; möglicherweise ein wichtiger Punkt für die Erklärung des von OPITZ (1941) als hypoxämisches Paradoxon bezeichneten Phänomens.

Physiologische Funktionen, die nicht von der Atmungsrate, sondern von dem Redoxverhältnis der Cytochrome abhängen, werden unter solchen Bedingungen getroffen werden. Es wird so verständlich, daß z. B. im Gehirn schon bei Gewebsdrucken von 12—16 mm Hg Funktionsstörungen wie EEG-Veränderungen und Bewußtseinsverlust entstehen, während die kritische Schwelle des Sauerstoffdrucks für eine Beeinflussung des Gewebsstoffwechsels noch eine Zehnerpotenz tiefer liegt, ebenso daß die Schwellen der Sauerstoffspannung bezüglich Funktionsänderung und irreversibler Schädigung so beträchtlich auseinanderliegen. Darüber hinaus wird eine Störung der Atmungskettenphosphorylierung als Ursache von Bewußtseinstrübungen oberhalb des kritischen Druckes diskutiert. Es wird vermutet, daß in Zuständen von Hypoxie, in denen die normale Substratveratmung noch gewährleistet ist, der Aufbau von ATP schon erheblich eingeschränkt sein kann. Für die Leberzelle ist dieser Mechanismus bei Unterdruck erwiesen (Bassi und Bernelli 1955). Hier reagiert die oxydative Phosphorylierung empfindlicher auf das Absinken des Sauerstoffdrucks als der Sauerstoffverbrauch.

Durch die Abnahme der energiereichen Phosphatverbindungen während der Hypoxie wird der Energiestoffwechsel gestört (Thorn, Pfleiderer et al. 1955). Da die Energie für die Bindung von Essigsäure und Cholin zu Acetylcholin aus dem energiereichen Phosphat stammt, sinkt die Acetylcholinkonzentration, das „empfindliche Barometer" der oxydativen Phosphorylierung (Weil-Malherbe 1952) ab. In einer engen Beziehung zur Acetylcholinkonzentration scheinen die hirnelektrischen Spontanschwankungen zu stehen (Richter und Crossland 1949). Damit wird es verständlich, daß die neuronale Aktivität sich bereits ändert, wenn die O_2-Aufnahme der Nervenzelle noch dem Normwert entspricht.

Im übrigen steht das Nervensystem als Hauptangriffspunkt hypoxämischer Wirkungen ganz im Vordergrund. Wirkungen werden bei O_2-Mangel geringen Grades vorwiegend über die Chemoreceptoren ausgelöst. Bei höheren Graden von Hypoxie wird die aerobe Phase der Restitution des Membranpotentials erschwert. Am Muskel wird der Aktionsstrom verbreitert, unter besonderen Bedingungen auch bezüglich der Amplitude reduziert (Göpfert u. Schaefer 1941). Auch das Potential der motorischen Endplatte wird reduziert (Schaefer 1942). Abnahme der Membranpotentiale und damit des Potentials des Aktionsstroms kann zu synaptischer Blockierung führen. Je reicher an Synapsen nervöse Gewebe sind, desto empfindlicher sind sie nach Schaefer (1950) gegen Hypoxie.

2. Neurohumorale Regelung des Kreislaufs im Sauerstoffmangel.

a) Allgemeine Kreislaufregelung.

Herabsetzung der pO_2 des Arterienblutes bewirkt in denervierten Gefäßgebieten Vasodilatation und Herabsetzung des Widerstandes (Rein, Loose u. Otto 1941; Bernthal 1938; Fleisch, Sibul u. Ponomarev 1932). Das isolierte Säugetierherz reagiert auf O_2-Mangel zunächst mit einer geringen Zunahme, später mit einer Abnahme des Schlagvolumens und Dilatation bei unveränderter Herzfrequenz (Wiggers 1941). Bei erhaltener Innervation führt akuter O_2-Mangel zu phasisch wechselnden Reaktionen. Nach Rein (1941) tritt an den Muskelgefäßen der Extremitäten zunächst eine geringe Dilatation, dann eine nerval vermittelte Vasoconstriction ein, die schließlich bei stärkerem O_2-Mangel einer Dilatation Platz macht. Auch der Blutdruck zeigt ein wechselndes Verhalten. Beim Menschen sieht man im akuten O_2-Mangelversuch bis zu einer Nennhöhe von 4000—5000 m nur geringe und inkonstante Reaktionen, bei stärkerem O_2-Mangel (5000—7000 m) besteht eine Neigung zu systolischem Blutdruckanstieg, oft mit Vergrößerung der Blutdruckamplitude. Phasisch wechselnde Reaktionen, meist erst geringer Blutdruckabfall, dann bei stärkerer Hypoxie Blutdruckanstieg, werden häufig beobachtet. Dabei entspricht dem Blutdruckanstieg meist eine Vasoconstriction mit Abnahme der Durchblutung am Finger, während Blutdruckabfall mit Vasodilatation und Mehrdurchblutung am Finger einhergeht. Die Gefäße der Kopfhaut zeigen fast immer Vasodilatation und Mehrdurchblutung (Matthes u. Schlaudraff 1943). Bei schnell einsetzender und starker Hypoxie (N_2-Atmung, O_2—N_2-Gemische unter 8% O_2) tritt die Tendenz zu Blutdruckanstieg und Vasoconstriction am Finger immer deutlicher hervor. Ein kollapsartiges Abfallen des Blutdrucks tritt beim Menschen meist erst dann auf, wenn die arterielle Hypoxie die kritische Schwelle, bei der völliger Bewußtseinsverlust eintritt, erheblich überschreitet. Kollapszustände, die früher, bei erhaltenem Bewußtsein, eintreten, sind ähnlich zu bewerten wie Ohnmachten nach anderen Belastungen; sie treten bei bestimmten, dazu veranlagten Personen auf. Besonders starke, zu Akapnie führende Ventilation mag dabei eine fördernde Rolle spielen.

Auch das Verhalten der Herzfrequenz ist wechselnd. Den Blutdruckschwankungen entsprechen oft Herzfrequenzänderungen, die an eine pressoreceptorische Frequenzsteuerung denken lassen. Mit zunehmender arterieller Hypoxie wird jedoch eine Pulsbeschleunigung immer deutlicher. Sie entspricht zeitlich dem hypoxämischen Anstieg des Blutdrucks, ist also nicht über Pressoreceptoren vermittelt. Plötzlich auftretende Bradykardie findet sich beim Menschen erst jenseits der kritischen Schwelle, also nach Bewußtseinsverlust; aber auch sog. Frühkollapse können von Bradykardie begleitet sein. Das Herzminutenvolumen ist im akuten Sauerstoffmangelversuch stets gesteigert, wenn Nennhöhen über 4000 m erreicht werden (HERBST 1937; HERBST u. MANIGOLD 1937). Im Tierversuch findet sich ein Anstieg des Herzminutenvolumens bei einer Sauerstoffspannung der Inspirationsluft von weniger als 100 mm Hg (GOLLWITZER-MEIER 1928) oder einer arteriellen Sauerstoffsättigung unter 60% (GORLIN u. LEWIS 1954). Untersuchungen mit negativem Ergebnis hatten in zu geringer Nennhöhe stattgefunden. Die Zunahme des Herzminutenvolumens macht in einer Höhe von 7000—8000 m oft einer Abnahme Platz.

Die Zunahme des Herzminutenvolumens wird beim Menschen ganz vorwiegend durch Erhöhung der Herzfrequenz ermöglicht (HERBST u. MANIGOLD 1937). Beim Hunde findet WIGGERS (1941) bei stärkerer Hypoxämie auch eine Zunahme des Schlagvolumens. Das Ausmaß der Steigerung des Herzminutenvolumens ist von dem Grade der Hypoxie abhängig. Maximal wurde ein Anstieg auf 350% des Ausgangs-Herzminutenvolumens beobachtet (LOESCHKE 1943).

Gleichzeitig mit dem Anstieg des Herzminutenvolumens kommt es bei akuter Hypoxie auch zu einer Vermehrung der zirkulierenden Blutmenge (WOLLHEIM 1931). Bei Nennhöhen von 6000 m betrug die Zunahme bis 25%, auf 7000 m bis 50% (DÖRING 1940). Im Höhenkollaps dagegen kann es zur Verringerung der zirkulierenden Blutmenge bis zu 30% kommen. Bei der Vermehrung der Blutmenge handelt es sich zum Teil um eine Ausschüttung der Blutdepots in Leber, Milz und Splanchnicusgebiet. Im Tierversuch ist die Milzentspeicherung durch Hypoxie mehrfach beschrieben (KRAMER u. LUFT 1951). Beim Menschen ist die Bedeutung der Milz als Blutdepot geringer. LAWRENCE, HUFF et al. (1952) fanden bei kurzfristigem Aufenthalt im Hochgebirge (4500 m) sogar eine Abnahme des Blutvolumens (Bluteindickung), bei längerem Aufenthalt eine Zunahme durch Anstieg des Zellvolumens bei gleichbleibendem Plasmavolumen.

Ein großer Teil derjenigen Reaktionen, die das Verhalten des normal innervierten Kreislaufs im Sauerstoffmangel von dem des denervierten Kreislaufs unterscheiden, ist durch die Tätigkeit der Chemo- und Pressoreceptoren vermittelt. COMROE (1939) zeigte, daß der hypoxämische Blutdruckanstieg bei Hunden und Katzen nach Denervation der Carotissinus und Vagusdurchschneidung einer Blutdrucksenkung Platz macht. Bei Hunden waren vorwiegend die Chemoreceptoren der Aorta, bei Katzen daneben auch die des Carotissinus wirksam. Diese Versuche erlauben keine Unterscheidung zwischen Reizeffekten der Chemo- und Pressoreceptoren. Beide Receptoren werden oft synergisch in Tätigkeit treten. BERNTHAL, WOODCOCK (1951) konnten zeigen, daß der O_2-Mangelreiz der Chemoreceptoren allein — Blutdruckschwankungen waren ebenso ausgeschlossen wie eine zentrale Wirkung des O_2-Mangels — eine Steigerung des Vasoconstrictorentonus reflektorisch hervorruft. v. EULER u. ZOTTERMAN (1942) konnten die afferenten Aktionsströme der Chemoreceptoren von denen der Pressoreceptoren abgrenzen und dabei nachweisen, daß im Sauerstoffmangel die afferenten Impulse der Chemoreceptoren sehr stark zunehmen und erregend auf das Vasomotorenzentrum (Bjurstedt u. v. Euler 1942a), hemmend auf das Vaguszentrum einwirken. Der Regelbereich der Pressoreceptoren ist im O_2-Mangel verringert (Fasshauer 1938). Dieses, sowie die Tatsache, daß nach Ausschalten der Chemo- und Pressoreceptoren im Sauerstoffmangel der Blutdruck abnimmt, wurde von Opitz u. Tilman (1937) im Sinne einer Herabsetzung des zentralen Tonus des Vasomotorenzentrums und auch des Vaguszentrums in der *ersten Phase* der akuten Hypoxie gedeutet. Das Auftreten der Tachykardie wurde mit der größeren Bedeutung des Vagustonus gegenüber dem Sympathicustonus für die Regelung der Herzfrequenz erklärt. Der Tonusabnahme des Vasoconstrictorenzentrums wirkt bei erhaltenen Chemo- und Pressoreceptoren die durch deren Tätigkeit vermehrte Tonisierung des Vasomotorenzentrums entgegen. Schaefer (1950) hat darauf hingewiesen, daß die am entnervten Kreislauf nachgewiesene hypoxämische Vasodilatation im Zusammenwirken mit der chemoreflektorisch bedingten Zunahme des Sympathicustonus genügt, um die beobachteten Tatsachen zu erklären. Eine hypothetische Verminderung der efferenten Tätigkeit eines sympathischen Zentrums wird keine anderen Wirkungen haben, als eine Verminderung der Wirksamkeit gleichbleibender efferenter Innervation durch periphere Zustandsänderungen (hypoxämische periphere Vasodilatation). Die hypoxämische Pulsbeschleunigung ist nach Goepfert (1947) ebenfalls von dem Intaktsein des Carotissinus abhängig. Auch der phasische Wechsel verschiedener Zustandsänderungen in der Hypoxie kann durch den Antagonismus einer peripheren, nervenunabhängigen Vasodilatation und einer reflektorischen zentralen Wirkung erklärt werden. Bei beginnender Hypoxie überwiegt nach Rein, Loose u. Otto (1941) in der Extremitätendurchblutung die periphere Vasodilatation. Sie macht bald einer nerval vermittelten Vasoconstriction Platz, um bei schwerstem Sauerstoffmangel wieder deutlich hervorzutreten. Die chemoreflektorische Wirkung des Sauerstoffmangels wird dabei durch die Wirkung der CO_2-Spannung bzw. der p_H des Blutes unterstützt. Im Sauerstoffmangel ist die Wirkung der pCO_2 auf den Kreislauf deutlich verstärkt, so daß auch die im akuten Sauerstoffmangelversuch erniedrigte pCO_2 noch einen deutlichen tonisierenden Einfluß auf die Gefäße haben kann (Rein 1941). Ob dieser Einfluß der CO_2 ausschließlich über die Chemoreceptoren oder durch einen zusätzlichen zentralen Angriffspunkt vermittelt wird, erscheint noch nicht hinreichend geklärt.

Die Versuche von Malméjac, Chardon u. Gross (1949) machen jedenfalls einen solchen zusätzlichen zentralen Angriffspunkt des O_2-Mangels bzw. der CO_2-Wirkung wahrscheinlich. Im O_2-Mangelversuch tritt eine Vasoconstriction in einem künstlich mit sauerstoffreichem Blut durchströmten Gefäßgebiet (Niere, Extremität) noch ein, wenn Presso- und Chemoreceptoren ausgeschaltet und auch die Nebennieren entfernt sind.

Die bei schwerem fortschreitendem Sauerstoffmangel sich in der Peripherie trotz der reflektorischen, vielleicht auch zum Teil direkt zentralen Sympathicusaktivierung wieder durchsetzende Vasodilatation führt zu einer zunehmenden Kollapsneigung mit Tendenz zum Wiederabfall des Blutdrucks. Mateef u. Schwarz (1935) haben betont, daß im Sauerstoffmangel längeres Stehen besonders leicht zu einem orthostatischen Kollaps führt. Kollaps kann bei konstitutionell vegetativ-labilen Personen besonders auch unter dem Einfluß zusätzlicher Belastungen (Orthostase, Kinetose) schon bei leichterem bis mittlerem Sauerstoffmangel eintreten; in der Regel kommt es jedoch zu dem schweren Kollaps, der nach Opitz u. Tilman (1937) die Phase II der Sauerstoffmangelwirkung charakterisiert, beim Menschen erst nach Eintritt der Bewußtlosigkeit bei sehr schwerem Sauerstoffmangel. Dieser Kollaps tritt dann plötzlich ein mit einer starken

Bradykardie. Es lag nahe, diese Bradykardie ebenfalls als reflektorisch ausgelöst zu betrachten und einen Bezold-Jarisch-Reflex zur Entlastung des hypoxämischen Herzens anzunehmen, zumal BENZINGER, DÖRING u. HORNBERGER (1942) nachweisen konnten, daß die hypoxämische Verformung des Kammerendteils des EKG sich sofort normalisiert, wenn der Bradykardie-Kollaps eintritt. Versuche von GOEPFERT (1947) mit Durchblutung des Hundekopfes von einem Spendertier aus konnten jedoch zeigen, daß isolierte Hypoxie des Rumpfes und des Herzens diese Bradykardie nicht auslöst, während sie durch isolierte Hypoxie des Kopfes erzeugt werden konnte. Es handelt sich also nicht um einen proprioreceptiven Herzreflex, sondern um eine hypoxämische Reizung auch des Vaguszentrums. Beim Menschen tritt dieser bradykarde Kollaps erst jenseits der kritischen Schwelle, d. h. nach vollständigem Bewußtseinsverlust ein. Er leitet den Zusammenbruch des Kreislaufs ein und führt damit zu zusätzlichen zirkulatorisch bedingten, oft irreversiblen Schädigungen verschiedener Organe, unter anderem auch des Gehirns und des Herzens. Die letzte Phase des Sauerstoffmangels wird dann durch die Herzinsuffizienz charakterisiert.

Die in der ersten Phase des akuten Sauerstoffmangels chemoreflektorisch ausgelöste Sympathicuserregung führt zu einer vermehrten Ausschüttung von Adrenalin und Arterenol aus den Nebennieren (MALMÉJAC, CHARDON u. NEVERRE 1950; NAHAS, MATHER et al. 1954; LEHMAN u. MICHAELIS 1943; VAN LOO, SURTSHIN u. KATZ 1948). Der Adrenalingehalt der Nebennieren ist in der akuten Hypoxie beträchtlich vermindert (EMERSON u. VAN LIERE 1938). Direkte Einwirkung des Sauerstoffmangels auf die Nebenniere ist ohne Einfluß auf deren Adrenalinsekretion (MALMÉJAC, CHALDON u. GROSS 1950). In der Hypoxie wird die vasodilatorische Komponente der Adrenalinwirkung verstärkt, die vasoconstrictorische abgeschwächt. Der Blutdruckanstieg ist daher vermindert (GRANDPIERRE, FRANCK u. LEMAIRE 1949; VAN LOO, SURTSHIN u. KATZ 1948).

Diese Umstellung der Adrenalinwirkung ist auch bei lokaler Einwirkung des Sauerstoffmangels (künstliche Durchblutung einer innervierten Extremität mit sauerstoffarmem Blut) zu beobachten (GRANDPIERRE, FRANCK u. LEMAIRE 1949). Die im Sauerstoffmangel vermehrte Adrenalinausschüttung wird die Wirkung der neuralen chemoreflektorisch ausgelösten Sympathicuserregung (Blutdruckanstieg, Zunahme der Blutdruckamplitude, Milzentspeicherung usw.) verstärken. Sie wird außerdem über den Hypophysenvorderlappen eine vermehrte Ausschüttung von Nebennierenrindenhormon auslösen. Zeichen einer vermehrten Aktivierung der Nebennierenrinde finden sich vor allem bei akuter, auch intermittierender Hypoxie und in der ersten Phase der Höhenakklimatisation, sie fehlen bei völliger Höhenakklimatisation (STICKNEY u. VAN LIERE 1953). Möglicherweise spielt die Alkalose, welche in der akuten Hypoxie auftritt, bei zunehmender Akklimatisation aber zurückgeht, eine bestimmende Rolle für die Aktivierung der Nebennierenfunktion im Sauerstoffmangel.

Durch das Zusammenwirken der lokalen, vom Nervensystem unabhängigen, gefäßerweiternden Wirkung des Sauerstoffmangels mit der über Chemoreceptoren und Pressoreceptoren ausgelösten Sympathicuserregung, die auch eine Umstellung der Nebennierenfunktion einschließt, wird die Verteilung des Stromvolumens im Sauerstoffmangel geregelt. Die lokale stoffwechselbedingte Vasodilatation wird in denjenigen Organen, die einen besonders hohen O_2-Bedarf und eine entsprechende Vulnerabilität gegen O_2-Mangel haben, besonders ausgeprägt sein. Im Zusammenhang damit ist die vasoconstrictorische Wirkung der neuralen und humoralen Sympathicuserregung in diesen Organen herabgesetzt. So wird besonders der Anteil der Hirndurchblutung und der Coronardurchblutung am Gesamtminutenvolumen im akuten Sauerstoffmangel relativ gesteigert.

b) Hirndurchblutung.

Die Hirndurchblutung wird bei normalem arteriellem pO_2 fast ausschließlich durch den Blutdruck und die pCO_2 des Blutes bestimmt; sie kann bei extremer Hypokapnie, z. B. durch Hyperventilation so weit gesenkt werden, daß die pO_2 des Hirnvenenblutes unter die kritische Schwelle von 19 mm pO_2 abfällt. Bei normaler arterieller pO_2 und pCO_2 liegt die Sauerstoffspannung des Hirnvenenblutes etwa 15 mm über dieser Schwelle. Bei Herabsetzung der arteriellen pO_2 unter 60 mm Hg beginnt eine Durchblutungszunahme, durch die der Regelbereich der pCO_2 immer mehr eingeengt wird, so daß bei extrem niedriger pO_2 des Arterienblutes die Durchblutung ausschließlich vom venösen pO_2 (d. h. vom Gewebe her) bestimmt wird (Opitz u. Schneider 1950). Bei arteriellen Sauerstoffspannungen über 60 mm Hg wird die Hirndurchblutung im wesentlichen durch den Blutdruck und pCO_2 bestimmt. Durch diese Art der Durchblutungsregelung, zu der mit zunehmender Höhenakklimatisation in steigendem Maße auch eine Zunahme des Capillarvolumens pro cm^3 Hirngewebe kommt, ist die Hirndurchblutung im Sauerstoffmangel weitgehend gesichert, so daß die für die Sauerstoffmangeltoleranz entscheidende Sauerstoffspannung im Hirngewebe lange über der für die Hirnfunktion kritischen Schwelle gehalten wird. Ein weiterer Schutz des Gehirns vor irreversibler Schädigung durch Sauerstoffmangel ist dadurch gegeben, daß der strukturerhaltende Umsatz des Hirngewebes nur etwa 20% des normalen Tätigkeitsumsatzes beträgt (Schneider 1953). Eine Einschränkung der Hirndurchblutung auf $1/2$ der Norm bei normaler Arterialisierung kann die Erholungsfähigkeit des Hirngewebes erhalten, obgleich die Funktion während der Drosselung weitgehend eingestellt wird. Entsprechend werden auch sehr starke Einschränkungen der arteriellen pO_2 ohne anatomischen Schaden vertragen, solange überhaupt ein Kreislauf erhalten bleibt. Die Erhaltungslatenz nach Ischämie und entsprechend wohl auch nach Hypoxie ist dabei von der Gewebstemperatur abhängig und hat im Bereich von 26—24° ein Minimum (Schneider 1953).

Obwohl das Hirngewebe von allen Organgeweben bei kompletter Ischämie und Anoxie die weitaus kürzeste „Wiederbelebungszeit" (Zeitdauer der Einwirkung der Schädigung, nach der eine Erholung der Funktion noch möglich ist) und somit die größte Vulnerabilität gegenüber Sauerstoffmangel aufweist, fand Büchner (1950) nach Sauerstoffatmung Nekrosen zuerst in Leber, Niere und Herz; im Gehirn aber entweder gar nicht oder erst nach schwersten Graden der Hypoxämie, welche wahrscheinlich zu sekundärer Ischämie führen. Dies kann als Beweis dafür angesehen werden, daß im O_2-Mangel Kreislaufregulationen wirksam werden, die dieses verletzlichste aller Organe lange vor den Folgen der Anoxie und sekundären Ischämie bewahren. Das Gehirn ist somit der Hauptnutznießer der kollateralen Vasoconstriction, die durch die chemoreflektorisch ausgelöste Sympathicuserregung in großen Teilen des Kreislaufs bewirkt wird. Im Höhenkollaps findet sich allerdings mit dem Absturz des Blutdrucks in der „Vagusphase" ein kritisches Absinken auch der Hirndurchblutung auf niedrige Werte (Nocht u. Schneider 1942).

Es wurde bereits darauf hingewiesen, daß das Gehirn infolge der Besonderheiten seines Stoffwechsels (Glucose als Substrat, Fehlen von Stoffwechselreserven, auffallend hoher Ruhebedarf an Sauerstoff) in besonderem Maße zu hypoxydotischen Funktionsstörungen disponiert ist. Sie lassen sich im EEG gut erfassen. Seit Berger (1934) den ersten Hypoxieversuch mit Sackatmung und EEG-Ableitung mitteilte und eine Vergrößerung und Verlangsamung der Hirnwellen bis 3/sec in der hypoxämischen Bewußtlosigkeit fand, sind die Wirkungen der Hypoxie auf die Hirnfunktion von zahlreichen Autoren genau untersucht worden. Subtile Hypoxieversuche mit Luftgemischen von 7—10% O_2 haben KORNMÜLLER, PALME u. Mitarb. (1941—1943) mitgeteilt. Zusammenfassende Übersichten gaben BRAZIER (1948) und JUNG (1953 und 1957). — Bei der gleichen Person sind die EEG-Veränderungen durch die Hypoxie weitgehend konstant. Bei verschiedenen Personen wurden erhebliche interindividuelle Unterschiede der Höhenfestigkeit festgestellt (KORNMÜLLER, PALME, STRUGHOLD 1944; BEIGEL, HAARSTRICK und PALME 1943; NOELL und KORNMÜLLER 1944; DAVIS u. a. 1938).

Bei der Einatmung *sauerstoffarmer* Luftgemische lassen sich folgende Stadien abgrenzen: Nach einem störungsfreien Intervall zeigt das Hirnwellenbild zunächst 1. eine Beschleunigung und Abflachung (*Aktivierungs* und *Exzitationsstadium*). 2. Nach einer flüchtigen frontalen α-Aktivierung verschiebt sich das Frequenzspektrum kontinuierlich zur *langsamen* Seite (BRAZIER 1948). Es erscheinen die sog. ϑ-Wellen, die sich um 6/sec-Rhythmen gruppieren. Ihr Auftreten gilt als Warnungszeichen für das Einsetzen psychischer Störungen und wird zur Sicherung gegen den Sauerstoffmangel bei der Luftfahrt verwendet (ENGEL, WEBB und FERRIS 1945; PRAST und NOELL 1949). 3. In den späteren Phasen des Hypoxieexperimentes treten zunächst rhythmisch, später kontinuierlich 2—4/sec-Wellen auf. Typischerweise erscheinen die trägen Abläufe mit dem Einsetzen der Bewußtseinstrübung. 4. Bei schwerer Hypoxie erfolgt eine völlige elektrische Ruhe (NOELL und KORNMÜLLER 1944).

Nach erneuter Sauerstoffgabe bilden sich die Hypoxieveränderungen im EEG rasch zurück, wobei die einzelnen Stadien in umgekehrter Reihenfolge durchlaufen werden. Auch nach mehrstündigem Aufenthalt in der Unterdruckkammer reicht eine 10 min lange Atmung unter normalem Druck zur EEG-Normalisierung aus (ENGEL, WEBB und FERRIS 1945; LYMAN, CARLSON und BENSON 1941).

Bei reiner Anoxie, im schwersten Sauerstoffmangel, kommt es nach einer anfänglichen Depression der corticalen und subcorticalen Aktivität über wenige Sekunden zu einem plötzlichen Auftreten träger δ-Wellen im EEG und zu einem plötzlichen Bewußtseinsverlust. Die EEG-Abläufe repräsentieren hier den Zustand der verminderten Hirnfunktion als Ganzes.

Bei corticalen und gleichzeitigen subcorticalen Ableitungen wurde gezeigt, daß die langsamen Wellen an der Hirnrinde gleichzeitig mit den δ-Wellen im Thalamus — auch beim Menschen — erscheinen (OKUMA, SHIMEZONO 1957).

Die Befunde im EEG, in dem sich die Aktivitäten zahlreicher Neurone addieren, stimmen gut mit den Einzelentladungen corticaler Neurone während des Hypoxieexperiments überein. Durch direkte intracelluläre Ableitungen wurde tierexperimentell der Nachweis geführt, daß die einzelne Ganglienzelle unter Anoxie zunächst ihre Erregbarkeit steigert und aktiviert entlädt. Im δ-Stadium stellt die Hälfte der Neurone die elektrische Tätigkeit ein, die corticale neuronale Aktivität vermindert sich. Wenn alle Neurone den Zustand der Entladungsruhe erreicht haben, fehlen im EEG alle Wellen (CREUTZFELDT u. Mitarb. 1955, 1956, 1957).

Die schon geschilderten *klinischen Symptome* des Sauerstoffmangels, auch die psychischen Veränderungen der Stimmungslage und des Auffassungsvermögens dürften mit der veränderten Neuronentätigkeit zusammenhängen. Im leichten Sauerstoffmangel und zu Beginn der akuten Anoxie liegt eine ubiquitäre Aktivitätssteigerung der zentral-nervösen Schaltstellen und eine erhöhte Erregbarkeit der peripheren Nerven und Receptoren vor (JUNG 1953). Diesem Stadium entspricht klinisch die erhöhte Lebhaftigkeit der Sinneseindrücke und vielleicht die Euphorie des Höhenrausches. Später, mit zunehmender Bewußtseinstrübung, gibt die verminderte Neuronentätigkeit scheinbar die Basis für eine gedämpfte Aufmerksamkeitssteuerung ab, für den Verlust der Urteilsfähigkeit, für die höheren Sinnesschwellen, für die Apathie und letztlich für das Erlöschen jeder

Leistung im schweren Sauerstoffmangel. Experimentell konnten Gellhorn und Hailman (1944) diese Zusammenhänge wahrscheinlich machen. Bei der Prüfung der sensorischen Schwellen an Hand der Fusionsfrequenz der Lichtreize fanden sie eine gute Übereinstimmung zwischen der Minderung der corticalen Neuronenfunktion im EEG und den sensorischen Veränderungen während des laufend abnehmenden O_2-Partialdrucks.

Eine Erklärung der hypoxämischen Aktivitätsänderungen kann noch nicht gegeben werden. Bei der Aktivierungsreaktion dürfte es sich nicht — oder nicht nur — um eine direkte Wirkung des O_2-Mangels auf die corticalen Zellen handeln. Die Untersuchungen von Dell und Bonvallet (1956) haben hier gezeigt, daß die vermehrten afferenten Erregungen der Chemoreceptoren in der Hypoxydose über die Substantia reticularis das corticale EEG aktivieren können. — Jung (1953) glaubt, daß die Veränderungen der Neuronenaktivität (zuerst Aktivierung, dann Entladungsruhe) bei der Anoxie durch eine zunehmende Verminderung des Membranpotentials erklärt werden können. Dem Stadium I würde eine leichte, dem Stadium III bis IV eine stärkere bis völlige Depolarisation entsprechen. Wahrscheinlich sind diese Polarisationsvorgänge der Membran eine Folge der hypoxämischen Stoffwechselveränderungen der Nervenzellen. Über die näheren Korrelationen zwischen dem cellulären Energiewechsel und der nervösen Leistung lassen sich jedoch keine sicheren Aussagen machen. Ein schwerer Sauerstoffmangel stört letztlich die Funktion der kreislaufregulierenden Zentren und löst durch den zentralen hypoxydotischen Kollaps ein kritisches Absinken auch der Hirndurchblutung auf maligne Werte aus. Nicht selten bestimmt sowohl beim Spättod nach Höhenkrankheit wie bei den O_2-Mangelexperimenten deshalb die allgemeine Durchblutungsinsuffizienz das Schädigungsmuster des Gehirns (Büchner 1957).

c) Coronardurchblutung.

Im Vergleich zu anderen Organen ist die Sauerstoffausnutzung des Coronarblutes sehr hoch und beträgt im Mittel 12—14 Vol.-%, entsprechend einer Sauerstoffsättigung im Coronarvenensinus von 21—25% (Bing u. Mitarb. 1949; Gregg 1950; Alella 1954; Meesmann u. Schmier 1955; Lochner u. Mitarb. 1956). Nur unter extremsten Bedingungen kann das Coronarblut noch weiter ausgenutzt werden (Alella 1954; Eckenhoff u. Hafkenschiel 1948). Vermehrter Sauerstoffbedarf des Herzens oder Verminderung im arteriellen Sauerstoffangebot [z. B. arterielle Hypoxie (Markwalder u. Sterling 1913; Hilton u. Eichholz 1924/25) oder erniedrigter Hämoglobingehalt (Case u. Mitarb. 1955)] können nur durch erhöhte Coronardurchblutung ausgeglichen werden. So wurde bei arterieller Hypoxie stets ein beträchtlicher Anstieg der Coronardurchblutung gefunden, der bei 10% O_2-Atmung etwa 200%, bei 5% O_2-Atmung etwa 400% (Wiggers 1941) und bei extremer Anämie das 6—7fache der Ausgangsdurchblutung betragen kann (Case, Berglund u. Sarnoff 1955).

Die außerordentliche Empfindlichkeit, mit der die Coronardurchblutung schon bei geringen Änderungen der arteriellen Sättigung reagiert — worauf erstmals Rein (1951) hinwies — wurde im Tierexperiment systematisch von Alella untersucht. Schon bei einer Erniedrigung der arteriellen O_2-Spannung um etwa 15 mm Hg (entsprechend 4% O_2-Sättigungsabfall) steigt die Durchblutung in beiden Kranzgefäßen an, noch bevor Änderungen des arteriellen Druckes eintreten (Alella 1954). Das gilt für einen Bereich von 100—45% arterieller O_2-Sättigung und findet sich in quantitativ gleicher Weise auch beim völlig denervierten Herzen (Alella 1954). Der Leitfähigkeitskoeffizient der Coronarien vergrößert sich in der Hypoxämie; der Anstieg des mittleren Aortendruckes hat sehr wahrscheinlich bei der Coronarmehrdurchblutung in der Hypoxie keinen großen Anteil (ALELLA 1954 u. 1955). Während der absolute Wert der Utilisation (O_2-Abgabe je cm^3 Blut) mit fallender arterieller O_2-Sättigung abnimmt (ALELLA 1954), steigt die O_2-Abgabe im Verhältnis zu der im Blut vorhandenen O_2-Menge bei stärkerer Hypoxämie deutlich an (HACKEL et al. 1954). Die Coronarvasodilatation und Mehrdurchblutung in Hypoxie stellen nach ALELLA (1955) keine vollkommene Anpassung an den Sauerstoffbedarf des Herzens dar.

So kann akute schwere Hypoxie schließlich zum dynamischen Versagen des Herzens führen, das GOLLWITZER-MEIER (1928) in ihren Versuchen am Hund unterhalb von 40% arterieller O_2-Sättigung beobachtete, und ALELLA (1955) schon bei einer arteriellen Sättigung von rund 50% eintreten sah. MERCKER (1943) stellte in Hypoxieversuchen bei einer arteriellen Sauerstoffspannung von 15 mm Hg einen deutlichen Anstieg des zentralen Venendruckes fest, den er als Ausdruck einer hypoxischen Herzinsuffizienz wertete.

Weitere Untersuchungen ergaben, daß bei akuter, fortschreitender Hypoxämie das linke Herz stets früher und schwerer versagt als das rechte (MEESMANN u. SCHMIER 1955; CERLETTI u. Mitarb. 1953; MEESMANN 1957). Das erklärt sich durch die schon in Ruhe verschiedenen Leistungsbedingungen beider Herzhälften (MEESMANN 1957): Bei gleicher Anzahl von Muskelfasern und Capillaren in beiden Herzkammern des Erwachsenen und Zuordnung von jeweils einer Capillare auf eine Muskelfaser ist die Anzahl der Capillaren pro Volumeneinheit Myokard im linken Ventrikel kleiner als im rechten. Die verschiedene Massenzunahme beider Herzhälften erfolgt in Anpassung an die differenten Ruheleistungen beider Kammern des heranwachsenden Organismus, wobei im Verhältnis zum rechten Herzen gewissermaßen eine „physiologische Linkshypertrophie" (MEESMANN) resultiert. Dabei ist die Leistung des linken Herzens absolut schließlich 6—8mal, bezogen auf gleiche Muskelmassen 3—4mal größer als die des rechten. In Anpassung an diese Leistungsunterschiede ist auch die Coronardurchblutung pro Muskeleinheit im linken Ventrikel größer als im rechten, womit aber in Ruhe schon die Coronarreserve des linken Herzens im Vergleich mit dem rechten eingeschränkt ist (MEESMANN 1957).

Sowohl beim Menschen als auch beim Tier ließ sich nachweisen, daß chronische Anämie und auch Veränderungen, die eine längerwährende generelle oder umschriebene Anoxie des Herzens bewirken (z. B. Coronarverschluß, Coronarsklerose, Cor pulmonale und Herzhypertrophie) zu einer starken Entwicklung von interarteriellen Coronaranastomosen führen (ZOLL u. Mitarb. 1951; ECKSTEIN 1955). Die Anastomosenbildung erfolgt dabei wahrscheinlich auf verschiedene Weise, je nachdem, ob es sich um generellen O_2-Mangel (Anämie oder arterielle Hypoxämie) oder um umschriebene Durchblutungsstörungen der Coronarien handelt (MEESMANN 1958). Bei der begrenzten Durchblutungsstörung setzt eine Anastomosendurchblutung offenbar erst dann ein, wenn Myokardbezirke ischämisch werden. Der entstehende Druckgradient für die Anastomosendurchblutung vom unbeschädigten Coronargefäß zum hypoxischen Myokardbezirk scheint demgegenüber von untergeordneter Bedeutung zu sein (MEESMANN 1958).

d) Nierendurchblutung.

Akute Hypoxie, induziert beim gesunden Menschen durch Atmung sauerstoffarmer Luftgemische, bewirkt in der Regel einen geringen Anstieg der Nierendurchblutung und der Ausscheidung von Na und Cl (BERGER, GALDSTON u. HORWITZ 1949). Dieser Effekt ist kaum von dem gleichartigen der gleichzeitig ausgelösten Hyperventilation zu trennen (McCANCE u. WIDDOWSON 1936). Er ist nicht auf eine Änderung der PAH-Extraktion zurückzuführen (Fishman, Maxwell et al. 1951). Bei kurzfristiger Atmung sauerstoffarmer Gemische fanden Caldwell, Rolf u. White (1949) keine deutliche Beeinflussung der PAH und Inulin-Clearance beim Menschen. Für eine die Nierendurchblutung fördernde Wirkung arterieller Hypoxie spricht auch der Befund von Fishman, Maxwell et al. (1951), daß in Fällen von chronischem Cor pulmonale mit arterieller Hypoxämie Sauerstoffatmung die Nierendurchblutung und die Kochsalzausscheidung vermindert.

Auch beim Hunde fanden McDonald u. Kelley (1948) sowie Aas u. Blegen (1949) eine Zunahme der Nierendurchblutung bei akuter Hypoxie. Becker (1957) untersuchte Hunde, die 2 Jahre lang in der Unterdruckkammer bei 6110 m, entsprechend 8% Sauerstoff in Meereshöhe, gehalten waren, 1—2 Std nach Ausschleusen bei Atmosphärendruck. Sie fanden eine Abnahme des renalen Plasmaflusses und des Glomerulusfiltrates um 39% bzw. 27%, gleichzeitig aber wegen der enormen Zunahme des Hämatokrits von 40,7 auf 69,5% eine Zunahme des effektiven Blutstroms durch die Niere und damit eine Abnahme des Nierengefäßwiderstandes. Ein auffallender, nicht erklärter Befund war die Abnahme des Konzentrationsvermögens des Harns.

Becker, Schilling u. Harvey (1957) untersuchten Personen, die seit Generationen in 4500 m Höhe lebten. Das Glomerulusfiltrat hatte gegenüber Normalwerten auf Meereshöhe um 11%, der renale Plasmafluß um 52% abgenommen. Unter Berücksichtigung der enormen Zunahme des Gesamthämoglobins (Hämatokritanstieg um 44%) hat selbst die effektive Blutströmung der Niere noch etwas abgenommen. Dabei ist zu berücksichtigen, daß auch das Ruhe-Herzminutenvolumen nach Rotta, Canepa et al. (1956) bei den Dauerbewohnern solcher Höhen gegenüber den Normwerten in Meereshöhe meist eine deutliche Abnahme zeigt.

e) Leber- und Splanchnicusdurchblutung.

Unter Ruhebedingungen beträgt der auf das Pfortadergebiet und die Leber entfallende Anteil des Herzzeitvolumens etwas über 30%. Etwa ebenso groß ist der Anteil des O_2-Verbrauchs dieses Gebietes an der Sauerstoffaufnahme des Gesamtorganismus (Werner, McCanon u. Horath 1952). Im Mittel der Literaturangaben von Werner, Mc Canon u. Horath (1952), Schwiegk (1932), Burton-Opitz (1910, 1911), Barcroft u. Shore (1912), Grab, Janssen u. Rein (1929), Blalock u. Mason (1936) wird die Leber unter Ruhebedingungen zu 20—25% durch die A. hepatica durchblutet. Ihr Sauerstoffbedarf wird zu etwa 40—45% durch die Leberarterie und zu 55—60% durch die Pfortader gedeckt — bei Vernachlässigung des als unbeträchtlich anzusehenden O_2-Bedarfs der Gallenblase (Schwiegk 1932). Es ist sicher, daß die Leberzuflüsse durch die Leberarterie und die Pfortader intrahepatisch kommunizieren (Daniel u. Prichard 1951), so daß an die Leberzellen bereits das aus diesen Stromgebieten gemischte Blut herantritt (Olds u. Stafford 1930). Es besteht sicher die Möglichkeit einer vikariierenden Durchblutung der beiden Leberzuflüsse, jedenfalls soweit es die O_2-Versorgung betrifft.

1932 beschrieb Schwiegk erstmals, daß sehr häufig bei Durchblutungsänderungen A. hepatica und V. porta sich gegenläufig verhalten. Heymans, Boukaert u. Mitarb. (1936) wiesen pressoreceptorische Reflexe aus dem Gebiet der A. coeliaca nach, über die ein arterieller Druckabfall — unabhängig von den Pressoreceptoren im Carotissinus und im Arcus aortae — zu einer Einschränkung der Durchblutung im Splanchnicusgebiet und im Gefäßnetz der Hinterextremitäten führt. In späteren Untersuchungen zeigten Rein, Mertens u. Bücherl

(1949), REIN (1943) und MEESMANN u. SCHMIER (1955), daß die A. hepatica neben den Coronargefäßen zu den gegen O_2-Mangel empfindlichsten Gebieten des gesamten Kreislaufs gehört. Die Schwelle fällt für beide Gefäße genau mit jener zusammen, die für die Chemoreceptoren des Glomus caroticum ermittelt wurden. Eine Verminderung der Arterialisierung von 95 auf 93% vermag schon Erweiterungen der A. hepatica unter gleichzeitiger Einengung der Pfortaderdurchblutung auszulösen. Die bei allgemeiner Hypoxie einsetzende Mehrdurchblutung der Leberarterie kann ein Vielfaches der Ruhedurchblutung betragen und scheint unabhängig von der intakten Innervation zu sein, jedenfalls tritt sie auch nach Entnervung unvermindert auf.

Die Sonderstellung des Stromgebietes der A. hepatica im Kreislauf wird bei allgemeiner Hypoxie besonders deutlich, ist aber auch schon festzustellen, wenn z.B. im Experiment infolge einer hypoxämischen Herzinsuffizienz während Coronarverschluß der Blutdruck abfällt und das Herzzeitvolumen abnimmt (MEESMANN u. SCHMIER 1955). Bei gleichzeitiger Einschränkung des Pfortaderzuflusses erfolgt eine Widerstandsabnahme im Stromgebiet der Leberarterie, die sogar so stark sein kann, daß die Hepaticadurchblutung trotz der Hypozirkulation im Gesamtkreislauf noch über den Ausgangswert ansteigt (MEESMANN u. SCHMIER 1955). Als auslösende Ursache für diese Durchblutungszunahmen der Leberarterie sind nicht so sehr Drucksenkungen in diesem Gefäßgebiet (REIN 1943) anzusehen, sondern die außerordentliche Sauerstoffmangelempfindlichkeit der Leber (MEESMANN u. SCHMIER 1955). Dabei ist es offenbar gleichgültig, ob der O_2-Mangel in der Leber durch arterielle Hypoxie hervorgerufen wird oder durch verminderte O_2-Zufuhr infolge reflektorischer Vasoconstriction mit Durchblutungsabnahme im Pfortadergebiet. Es ist also verständlich, daß das Stromgebiet der Leberarterie nicht wie das Einstromgebiet der Pfortader zu den Gefäßgebieten gehört, die zur reflektorischen Regulierung des Kreislaufs, insbesondere des Blutdrucks, herangezogen werden (REIN, MERTENS u. BÜCHERL 1949 und MEESMANN u. SCHMIER 1955).

Auf Grund ihrer Untersuchungen über die physiologischen Beziehungen zwischen der Leber und dem oxydativen Energiestoffwechsel des Organismus, insbesondere des Herzens und der Bedeutung der Leber bei der Abwehr generellen O_2-Mangels (REIN, MERTENS u. BÜCHERL 1949), entwickelten REIN, MERTENS u. BÜCHERL (1949) die Anschauung, daß beim O_2-Mangel eine Umstellung der Leber von ihren „Ingestiv-Funktionen" auf eine „Regulationsfunktion für den oxydativen Stoffwechsel" erfolge und sahen in der Mehrdurchblutung der Leberarterie bei O_2-Mangelzuständen die wichtigste Voraussetzung für die Aufrechterhaltung dieser Regulationsfunktion. Bleibt aus irgendwelchen Gründen eine solche Widerstandsabnahme im Stromgebiet der Leberarterie — sei es bei generellem O_2-Mangel oder im Verlauf der Folgen einer hypoxämischen Herzinsuffizienz — aus, so wird auffallenderweise die jeweilige Belastung wesentlich schlechter vertragen und häufig tritt im Experiment der Exitus ein (MEESMANN u. SCHMIER 1955). Diese offenbar spontan einsetzenden „Regulationsfunktionen" der Leber lassen sich im Experiment durch elektrische Reizung der Milznerven besonders nachhaltig und zuverlässig auslösen (REIN, MERTENS u. BÜCHERL 1949; MEESMANN u. SCHMIER 1955; REIN 1951; MEESMANN u. SCHMIER 1956).

Unter diesen Bedingungen vermindert sich z.B. bei gleichbleibendem O_2-Mangel der O_2-Verbrauch des Gesamtorganismus (REIN, MERTENS u. BÜCHERL 1949), und der allgemeine Sauerstoffmangel wird besser verträglich (REIN, MERTENS u. BÜCHERL 1949). Mit Einsetzen der Milz-Leber-Reaktion, die mit einem Anstieg der äußeren Herzleistung einhergeht, wird die Durchblutung der Herzkranzgefäße erstaunlicherweise sogar kleiner, auch der Coronarvenensinusausfluß nimmt ab und trotz gesteigerter Herzarbeit tritt eine Einsparung des O_2-Verbrauchs des Herzens ein (MEESMANN u. SCHMIER 1956). Die hämodynamischen

2*

Folgen einer hypoxämischen Herzinsuffizienz (abgefallener Blutdruck, vermindertes Herzzeitvolumen und angestiegener Vorhofdruck) reparieren sich bei gleichzeitiger lang anhaltender Minderung der Coronardurchblutung (MEESMANN u. SCHMIER 1956). Die beschriebenen Wirkungen des Milz-Leber-Mechanismus auf das Herz sind nicht in einer Zunahme des anaeroben Stoffwechsels bei Einschränkung des aeroben zu sehen, sondern sind letztlich in einer Erhöhung des Wirkungsgrades zu suchen (REIN, MERTENS u. BÜCHERL 1949; MEESMANN u. SCHMIER 1956). Dabei wird angenommen, daß das Herz vorher die gerade zu leistende Arbeit nicht mit dem ihm möglichen höchsten Wirkungsgrad bewältigen konnte (MEESMANN u. SCHMIER 1956). Auffallend ist, daß sich die nach Auslösung des Milz-Leber-Mechanismus geschilderten Reaktionen durch kleine Strophanthingaben vorweg nehmen lassen. REIN (1953) selbst faßte in einer seiner letzten Veröffentlichungen seine Auffassungen so zusammen, daß „Wirkstoffe des Milzvenenblutes (früher Hypoxie-Lienin genannt) entscheidende Reaktionen unter O_2-Verbrauch in der Leber beeinflussen, die ihrerseits für die Energieentwicklung im Herzmuskel, besonders bei O_2-Mangel allgemeiner Art oder lokal im Herzmuskel selbst eine entscheidende Rolle spielen".

f) Lungendurchblutung.

Die Abhängigkeit der Lungendurchblutung von den Gasspannungen des Blutes ist bereits im Kapitel Cor pulmonale dieses Handbuches ausführlich dargestellt, so daß dieser Abschnitt hier auf eine kurze Zusammenfassung beschränkt werden soll.

Übereinstimmend wird bei Hypoxämie ein von Druckänderungen im großen Kreislauf unabhängiges Ansteigen des Pulmonalisdruckes angegeben. Wegen der Konstanz des Druckes im linken Vorhof ist dieser Effekt durch eine Zunahme des pulmonalen Gefäßwiderstandes oder durch ein Ansteigen des Herzzeitvolumens bedingt. Offenbar sind beide Mechanismen beteiligt, wobei der relative Anteil des einen oder anderen bisher nicht sicher festgestellt wurde.

Der Druckanstieg im Lungenkreislauf ist beim Menschen und im Tierexperiment bei akuter Sauerstoffmangelatmung nachgewiesen. Er ist durch Sauerstoffatmung reversibel und ist wahrscheinlich für die ersten Stadien der Höhenadaption von Bedeutung. Durch Herzkatheteruntersuchungen konnte nachgewiesen werden, daß Andenbewohner, die seit Generationen in Höhen über 4000 m leben, ebenfalls einen erhöhten Pulmonalisdruck haben. ROTTA, CÁNEPA et al. (1956) fanden als Durchschnittswert 38/15 gegenüber 21/7 mm Hg bei Vergleichsuntersuchungen in Meereshöhe. Dabei war bei den Höhenbewohnern das Herzzeitvolumen nicht erhöht (vgl. Tabelle 2 S. 33). Auch ließ sich der Pulmonalisdruck durch Sauerstoffatmung nicht senken. Möglicherweise spielt die erhöhte Viscosität des Blutes infolge der Polyglobulie sowie eine erhebliche Zunahme des Blutgehaltes dieser Lungen eine wesentliche Rolle für die Pulmonalisdruckerhöhung. Chronisch höhenkranke Andenbewohner, die eine extreme Polyglobulie sowie ein erhöhtes Herzzeitvolumen haben, zeigen eine besonders starke Erhöhung des Pulmonalisdruckes. Ebenenbewohner, die durch einen einjährigen Aufenthalt in Höhen über 4000 m angepaßt waren, zeigten eine bedeutend geringere Erhöhung des Pulmonalisdruckes, die sich auch durch Sauerstoffatmung noch etwas beeinflussen ließ (ROTTA, CÁNEPA et al. 1956). In jedem Fall stellt die chronische Erhöhung des Pulmonalisdruckes bei den Andenbewohnern die Grundlage dar für die bei ihnen so oft festgestellte Herzvergrößerung mit rechtsseitiger Herzhypertrophie (ROTTA 1955).

Das pulmonale Blutvolumen ist bei Andenbewohnern, die dauernd in 4000 bis 5000 m Höhe leben, beträchtlich erhöht. MONGE, CAZORLA, WHITTEMBERG et al. (1956) geben an, daß 19% des Gesamtblutvolumens sich in den Lungen befinden gegenüber 15,2% bei Personen in Meereshöhe. ROTTA, CÁNEPA et al. (1956) errechneten folgende Zahlen für das pulmonale Blutvolumen: Personen in Meereshöhe 0.74 Liter, davon 0,35 Liter Erythrocyten. Höhenadaptierte Ebenenbewohner nach 1 Jahr Aufenthalt in 4500 m Höhe: 1,18 (0,67) Liter. Andenbewohner dort 1,1 (0,69) Liter. Höhenkranke Andenbewohner 1,55 (1,25) Liter.

Bei akuter Einwirkung von Sauerstoffmangel konnten DOYLE, WILSON u. WARREN (1952) beim Menschen, HEMINGWAY (1952) beim Meerschweinchen keine Zunahme des Lungenblutvolumens feststellen. Demgegenüber konnten AVIADO, CERLETTI et al. (1952) sowie STROUD u. CONN (1954) beim Hunde in akuter Hypoxie eine Zunahme des Lungenblutvolumens nachweisen. DRINKER (1945) deutete ein in Hypoxämie entstehendes Lungenödem als Folge einer vermehrten Durchlässigkeit der Lungengefäße und weist auf eine vermehrte Drainage abführender Lymphgefäße des Lungenkreislaufs hin. KRITZLER (1944) berichtet, daß Lungenödem bei Fliegern gefunden wurde, die den Höhentod in Hypoxie gestorben sind. Vielleicht sind aber diese und andere entsprechende Befunde auch dadurch erklärbar, daß bei akuter Hypoxie terminal das linke Herz vor dem rechten versagt und so eine Lungenstauung resultiert (MEESMANN u. SCHMIER 1955a; MEESMANN 1957).

Im allgemeinen zeigen Andenbewohner nach HURTADO (1932) ein „physiologisches Emphysem", Zunahme der Totalkapazität bei Vergrößerung sowohl der Residualluft als der Vitalkapazität. Es ist daher nicht möglich, aus Änderungen der Vitalkapazität auf solche des pulmonalen Blutvolumens zu schließen. Bei nur vorübergehendem Aufenthalt im Hochgebirge sind die Befunde weniger einheitlich (HARTMANN, HEPP u. LUFT 1942; TENNEY, RAHN et al. 1953).

3. Herz und Sauerstoffmangel.

a) Herzgröße.

Sehr plötzlicher und schwerer Sauerstoffmangel (N_2-Atmung, Unterdruckkammer über 8000 m) führt beim Menschen zur Herzdilatation (LOEWI u. MEYER 1926; HERBST 1926). Bei akutem O_2-Mangel mäßigen bis mittleren Grades wurde ein Gleichbleiben oder eine Verkleinerung der Herzgröße beobachtet. Verkleinerung des Herzschattens kann z. B. beim Stehen im Unterdruck auftreten, da die Hypoxämie die Neigung zum orthostatischen Kollaps begünstigt, und so das intrathorakale Blutvolumen vermindert (MATTEEF u. SCHWARZ 1935). Nach HEDDAEUS (1940) tritt vor Beginn des Sauerstoffmangelkollapses eine Herzverkleinerung ein, die mit dem Einsetzen der Bradykardie in eine Dilatation übergeht. GRAYBIEL, PATTERSON u. HOUSTON (1950) beobachteten die Herzen gesunder Menschen während eines langsamen, 4 Wochen lang dauernden Aufstiegs in der Unterdruckkammer bis auf 7300 m. Sie stellten eine leichte Verkleinerung des Herzschattens fest. Unter den Bedingungen des akuten Sauerstoffmangels tritt daher Herzvergrößerung nur bei sehr schwerem Sauerstoffmangel ein. Bei Höhenbewohnern unter 2500 m weicht die Herzgröße nicht von der Norm ab (GOMEZ 1948). In größeren Höhen wird dagegen bei der einheimischen Bevölkerung häufig eine ausgesprochene Herzvergrößerung festgestellt (KERWIN 1944). Diese ist in Höhen über 4000 m meist durch eine rechtsseitige Herzhypertrophie bedingt (ROTTA 1947, 1955). Bei nur vorübergehendem Aufenthalt in entsprechenden Höhen wurden in der Regel Herzvergrößerungen nicht gefunden (BARCROFT et al. 1923; GRAYBIEL, PATTERSON u. HOUSTON 1950). Dagegen finden sich in der Literatur einige Hinweise auf Herzvergrößerungen bei Fliegern, die längere Zeit in sehr großen Höhen ohne Sauerstoffatmung geflogen waren (PESCADOR 1941; FIDALGO 1953; REVIGLIO 1934; SCHAARE 1939).

b) Herzleistung in Ruhe und bei Belastung.

Bei der Betrachtung der Herzleistung in Hypoxie sei daran erinnert, daß die Umstellungsreaktion im akuten Sauerstoffmangel vorwiegend vom Herzkreislaufsystem und Atmung, die Anpassung an chronische Hypoxie besonders durch Atmungssteigerung und Erhöhung der Sauerstoffkapazität des Blutes getragen wird. Die Anforderungen an das Herz sind daher im akuten Sauerstoffmangel beträchtlich. Besonders ist die Ruheausgangslage — Tachykardie, gesteigertes Herzminutenvolumen — für eine Arbeitsbelastung ungünstig. Nach einigen Tagen Aufenthalt auf der betreffenden Höhenstufe tritt dann eine Beruhigung des Kreislaufs ein mit Rückgang der Herzfrequenz und des Herzminutenvolumens, die eine günstigere Ausgangslage für die Arbeitsbelastung schafft (Hartmann, Hepp u. Luft 1942; Christensen u. Forbes 1937; Ewig u. Hinsberg 1931).

Der Kreislauf des optimal Höhenangepaßten (Hochlandbewohner, Tieflandbewohner nach monate- bis jahrelanger Akklimatisation an die Höhenlage) ist bis zu einem gewissen Grade dem Kreislauf des Arbeitstrainierten vergleichbar. Es findet sich trotz des Sauerstoffmangels ein normales oder sogar erniedrigtes Herzzeitvolumen, eine normale oder leicht bradykarde Herzfrequenz, ein relativ niedriger Arteriendruck (Rotta, Cánepa et al. 1956; Christensen u. Forbes 1937, siehe Tabelle 2, S. 33). Bei Bergsteigerexpeditionen in großen Höhen wirkt sich das im Laufe monatelangen Anstiegs eintretende Muskel- und Kreislauf-Training in gleicher Richtung aus. Trotzdem bedeutet Arbeit in großen Höhen auch für den optimal Angepaßten eine unverhältnismäßig größere Herzbelastung als Arbeit in Meereshöhe. Theilen, Gregg u. Rotta (1955) fanden für Höhenbewohner (4450 m Höhe) und Studenten in Meereshöhe folgende Durchschnittswerte:

Tabelle 1.

		Herzindex Liter/min/m²	Herz-Arbeitsindex[1] kg × M₂/min/m²	Sauerstoffverbrauch Liter/min/m²
Höhenbewohner 11 Versuchspersonen	Ruhe	4,22	5,97	0,209
	Arbeit 535 kg M/min/m²	7,5	12,3	1,048
	Arbeit 697 kg M/min/m²	13,5	23,4	1,128
Personen in Meereshöhe 7 Versuchspersonen	Ruhe	2,75	3,57	
	Arbeit 810 kg M/min/m²	8,12	12,06	1,353

[1] Linker Ventrikel.

Wenn auch die Herzzeitvolumenwerte wegen der verwandten Methode (Evans blue Farbtest mit kontinuierlich registrierendem Densitometer) einer Kritik unterzogen werden können, — die gleiche Arbeitsgruppe Rotta, Cánepa et al. (1956) fand später mit der direkten Fickschen Methode für Höhenbewohner niedrigere Herzzeitvolumina als für Personen in Meereshöhe — so geben sie doch wahrscheinlich die relativ viel größere Belastung des linken Ventrikels bei der Arbeit in großen Höhen richtig wieder.

Nach Ewig u. Hinsberg (1930, 1931) steigerten Arbeiten, die gegenüber dem Ruhewert einen etwa 3fachen Sauerstoffverbrauch bedingen, das Herzzeitvolumen in der Ebene um 130%, auf dem Jungfraujoch (3550 m) bei Nichtangepaßten um 210%, nach erfolgter Anpassung um 160%. Die der Leistung entsprechende Sauerstoffaufnahme bleibt von der Höhe unbeeinflußt (Christensen u. Forbes 1937). Aus diesen Zahlen ist ersichtlich, daß auch nach erfolgter Anpassung eine körperliche Belastung immer noch ausgiebigere Kreislaufreaktionen hervorruft als in der Ebene, wobei deren Ausmaß mit der Höhe ansteigt. Die Kompensation bis zur Normalisierung z. B. der Pulsfrequenz hat ohnedies ihre Grenzen. Auch bei optimaler Anpassung wird ab etwa 6000 m Höhe bereits bei absoluter Ruhe eine Pulsbeschleunigung beobachtet, die mit größerer Höhe rasch ansteigt. Auch die zusätzliche Pulsbeschleunigung durch körperliche Belastung ist unter hypoxischen Verhältnissen höher als normal und zeigt mit der Höhe zunehmende Progredienz (HARTMANN 1933). Die ins Verhältnis zur absoluten Höhe gesetzte Pulskurve zeigt unter gleicher Belastung einen deutlich steileren Verlauf als in Ruhe, auch bei kleinster körperlicher Anstrengung wie mit dem Hand-Dynamometer. Erwartungsgemäß liegen diese Arbeitspulskurven bei erfolgter Anpassung niedriger als ohne diese. Ruhe- und Arbeitspulskurven weichen in mittleren Höhen auseinander, um sich ab etwa 7000 m Höhe wieder einander zu nähern. Der durch Extrapolation gewonnene Treffpunkt der Kurven liegt bei etwa 9000 m. Das bedeutet, daß hier alle Leistungsreserven bereits in Ruhe ausgeschöpft sind und daß hier die Grenze der menschlichen Akkommodationsfähigkeit auch in Ruhe liegt (HARTMANN 1935).

Die Arbeit des Herzens in großen Höhen wird weiter dadurch erschwert, daß die in Ruhe schon niedrige arterielle Sauerstoffsättigung und damit die Sauerstoffversorgung des Coronarkreislaufs unter Arbeitsbelastung auch bei völliger Höhenakklimatisation weiter absinken dürfte, während sie in Meereshöhe annähernd konstant bleibt. Ferner dürfte der besonders bei Höhenbewohnern mit beträchtlicher Polyglobulie in der Ruhe schon deutlich erhöhte Pulmonalarteriendruck (ROTTA, CÁNEPA et al. 1956) bei der Arbeit relativ stärker ansteigen als der Aortendruck und dadurch einen relativ stärkeren Leistungsanstieg des rechten Herzens ergeben, der die große Häufigkeit rechtsventrikulärer Herzhypertrophie bei den Höhenbewohnern erklärt. Hierin besteht ein Gegensatz zu den Verhältnissen bei der akuten Hypoxie insofern, als bei akuter fortschreitender Hypoxie die linke Herzkammer frühzeitiger und stärker versagt als die rechte (MEESMANN u. SCHMIER 1955; CERLETTI, FERNANDEZ u. TAESCHLER 1953). Auch beim Menschen wird nach akutem Höhentod von Fliegern Lungenödem gefunden (KRITZLER 1944), das nach HEMINGWAY (1952) Folge eines terminalen Linksversagen des Herzens ist.

c) Pathologisch-anatomische Veränderungen.

Durch die Unmöglichkeit des Eingehens einer O^2-Schuld ist das Herz bei Insuffizienz der coronaren Kompensation gegen Sauerstoffmangel sehr empfindlich. Eine hypoxische Schädigung wird meist rasch morphologisch greifbar. Nach jeder etwas länger dauernden Bewußtseinsstörung infolge akuter Hypoxie muß mit Schädigungen des Myokards gerechnet und der Befallene entsprechend überwacht werden.

In den ersten Stadien der hypoxämischen Schäden kommt es zur fettigen Degeneration der Herzmuskulatur, einer reversiblen Veränderung.

Bereits relativ geringe Hypoxydose der Herzmuskelfaser führt zum Zellödem, das bei längerem Bestehen (10—20 Std) auch bei Hypoxien unter der letalen Grenze, den Zelltod herbeiführen kann. Vor dem Auftreten gröberer Strukturveränderungen ist das Ödem reversibel. Eine akute schwere Hypoxie bis an die letale Grenze und dadurch ausgelöste rasche und starke Flüssigkeitsaufnahme in die Zelle löst aktive Abwehrmaßnahmen aus: die Flüssigkeit wird als „kernnahe Vacuolen" isoliert und bei Überstehen der akuten Anoxie wieder ausgeschieden (GRUNDMANN 1951). Diese bereits schwerere, bei rechtzeitiger Reoxygenierung aber ebenfalls noch reversible morphologische Myokardschädigung, die vacuolige Degeneration, wurde auch am Menschen nach tödlichem Ausgang von Höhenunfällen nachgewiesen (BÜCHNER 1941, 1942b).

Irreversible schwere Schäden endlich stellen Nekrosen der Herzmuskelzellen dar, die mit Schwere und Dauer der Hypoxie parallel gehen. Beim Überleben des Organismus heilen sie zu Herzmuskelschwielen aus (BÜCHNER 1942a). Die vorwiegende Lokalisation dieser Veränderungen liegt im linken Herzen mit Bevorzugung der Innenschichten, der Spitze und der Papillarmuskeln (SCHIRRMEISTER 1939). Bei ohnehin gegebener pathologischer Rechtsbelastung, auch bei sehr chronischer Hypoxie kann das rechte Herz von zusätzlichen hypoxischen Schäden schwerer betroffen sein. Die Beziehung der Lokalisation von morphologischen Schäden zur Sauerstoffspannung wird auch aus dem bevorzugten Befallensein der Umgebung der venösen Capillaranteile des Gefäßnetzes ersichtlich (Büchner 1942a).

d) Herzstoffwechsel.

Bei den grundsätzlich mit anderen Geweben übereinstimmenden Reaktionsformen der Energiegewinnung betrifft das Charakteristische des energieliefernden Herzstoffwechsels die sarkosomale Lokalisation der Zellatmung, die Substrate der Zellatmung und schließlich die Art der Sauerstoffversorgung. Die Zellatmung ist in den Sarkosomen des Muskels lokalisiert (Retzius 1890). Die Sarkosomen sind im Vergleich zum Skeletmuskel in besonders hoher Konzentration entlang den Muskelfasern aufgereiht (Zusammenfassung siehe Kisch 1957) und enthalten alle bekannten Fermente zur oxydativen Phosphorylierung (Zusammenfassung siehe Opitz und Lübbers 1957; Chance und Williams 1956).

Als Substrate der Energiegewinnung werden nach Untersuchungen mit dem Herzkatheter am Herz-Lungenpräparat sowie in vitro-Ansätzen Kohlenhydrate, Aminosäuren, Fettsäuren und Ketokörper aus dem strömenden Blute extrahiert und verbrannt (Zusammenfassung s. Lübbers 1958). Bei einem Sauerstoffverbrauch von 100 ml werden 17,9% Glucose, 0,54% Brenztraubensäure, 16,46% Milchsäure (= insgesamt 35% Kohlenhydrate), 57% Fettsäuren, 4,3% Ketokörper und 5,6% Aminosäuren vom normalen Herzen umgesetzt (Bing 1954/55). Als lokales Depot der Stoffwechselsubstrate findet sich ein intracellulärer Glykogenspeicher sowie bei fettreichen Diäten wahrscheinlich ein Fettspeicher (Lübbers 1958).

Die Sauerstoffversorgung des in den Sarkosomen lokalisierten Warburgschen Atmungsfermentes wird per diffusionem geleistet. Als Sauerstoffspeicher — nicht als Sauerstoff-„Bahn" — muß das zwischen extracellulärem Raum und Sarkosomen im Cytoplasma lokalisierte Myoglobin angesehen werden, dessen Konzentration im menschlichen Herzmuskel mit etwa 1,5 g-% etwa halb so groß wie im Skeletmuskel ist (Zusammenfassung s. Biörck 1949). Die Sauerstoffspeicherungskapazität des Myoglobins reicht nach Lübbers beim Warmblüterherzen für einige Sekunden zur Deckung des Sauerstoffbedarfs aus und könnte funktionell als Puffer zu Überbrückungen von Latenzzeiten bei Steigerung des Sauerstoffbedarfs bis zum Einsetzen der Gefäßregulation dienen (Lübbers 1958).

Im Gegensatz zum Skeletmuskel wird im Herzmuskel die Kontraktionsenergie während der Tätigkeit des Herzens durch oxydative Phosphorylierung restituiert. Dementsprechend konnte jüngst gezeigt werden, daß Zellatmung und Kontraktionsleistung des Herzmuskels entsprechend der von Opitz und Thews (1952) postulierten rhythmischen Herzmuskelatmung synchron verlaufen. Damit gibt es beim Herzmuskel keine Sauerstoffschuld (Lübbers und Ramirez 1957).

Der Sauerstoffverbrauch des arretierten Herzens wird zu annähernd 30% eines natürlich durchströmten Herzens in situ angegeben (Bing und Michal 1958). Damit ist ein Maß für den Ruhe(= Struktur)-Umsatz vorhanden. Dabei verbraucht nach Untersuchungen mit dem Herzkatheter der linke schlagende menschliche Ventrikel 7,5—10 ml Sauerstoff pro 100 g Frischgewicht pro Minute in der Ruhe, mit einem Mehrbedarf von etwa 5 ml Sauerstoff pro 100 g pro Minute bei leichterer Arbeit (Bing, Hammond et al. 1949; Bing und Daley 1951; Bing 1951; Lombardo, Rose et al. 1953. Neuere Zusammenfassung s. Mercker, Lochner u. Bretschneider 1958).

Die Vulnerabilität der Herzmuskelleistung und damit seines Stoffwechsels kommt physiologisch nach den Definitionen von Opitz und Schneider in der Überlebenszeit (Zeit bis zum Beginn des Scheintodes: beim Menschen 7—18 min bei Körpertemperatur) und der Wiederbelebungszeit (Zeit bis zum Beginn des Zelltodes: beim Menschen 5—27 Std) zum Ausdruck (Opitz und Schneider 1950).

Als pathophysiologische Noxen kommen insbesondere mangelnde Sauerstoff- und/oder Substratzufuhr in Frage. Nach Drosselung der Sauerstoffzufuhr kommt der Pasteur-Mechanismus im Sinne einer anaeroben, glykolytischen Energieproduktion in Gang (Zusammenfassung s. Hess 1957). Während im normal schlagenden Herzen in situ bilanzmäßig keine Glykolyse nachgewiesen werden kann, tritt sie bei zunehmende Verminderung der Sauerstoffzufuhr in Erscheinung (Bing und Michal 1958). Das isolierte Froschherz kann unter totaler Anoxie bei ausreichender Glucosezufuhr 2 Tage und 13 Std schlagen (Bachmann 1927), Das isolierte Warmblüterherz — nicht in situ — schlägt bei totaler Anoxie für einige Stunden, längere Zeit nur nach hypothermischer Stoffwechselsenkung (auf 30° C; König 1928; zit. nach Schumann 1950). Diesem entspricht auch eine Verlängerung der Überlebenszeit in Hypothermie (Gollan und Nelson 1957). Morphologisch haben hypoxische Stoffwechselgleichgewichte ihr Äquivalent in der pathologischen Histologie der Herzmuskelsarkosomen und des Cytoplasmas. Nachweisbare Schäden treten beim Hund schon einige Minuten (etwa

10 min bei Körpertemperatur) nach Einsetzen der Anoxie bei intaktem Coronarkreislauf auf (OPITZ und SCHNEIDER 1950).

Neben dem Sauerstoffmangel kann gleichzeitig oder isoliert auch ein Substratmangel (bekannt im wesentlichen als Glucosemangel) zur Schädigung der Energieproduktion führen, da die herzeigenen Substratdepots wie Glykogen und eventuell Fettdepots klein sind. Glucosemangel schädigt besonders bei gleichzeitigem Sauerstoffmangel, da der Pasteur-Mechanismus einen hohen Bedarf an Glucose nach sich zieht (s. HESS 1957). Ein isolierter Substratmangel wird als Folge eines hypoglykämischen Schocks, morphologisch als Herzmuskelnekrose, beschrieben (BÜCHNER 1957). Über die prozentualen Anteile anderer Stoffwechselsubstrate an der Verbrennung unter diesen Bedingungen in situ ist nichts bekannt.

e) EKG im Sauerstoffmangel.

Bei niedrigem atmosphärischem Druck können pathologische Abweichungen der Herzstromkurve auftreten (Literatur zusammengestellt von SCHÜTZ 1950 und LEPESCHKIN 1951).

Bei leichtem bis mittlerem O_2-Mangel zeigt das EKG eine Frequenzzunahme, die Amplitude von P wird größer, PQ wird kürzer, die Spannung und Dauer von QRS nehmen ab, es können leichtere ST-Senkungen auftreten und die T-Zacken werden abgeflacht. Die relative QT-Dauer nimmt zu. Eine vorher vorhandene respiratorische Arrhythmie verschwindet (ANTHONY und HARLANDT 1938).

Bei schwererem O_2-Mangel, beim Menschen meist erst jenseits der Bewußtseinsschwelle, nimmt die Frequenz ab. Infolge sinuauriculärer oder atrioventrikulärer Leitungsstörungen können Ersatzrhythmen auftreten. P wird flacher, die Spannung und Breite von QRS nehmen wieder zu, die T-Zacken werden höher und die relative QT-Dauer verkürzt sich. Wie Tierexperimente zeigten, sinkt bei noch schwererem O_2-Mangel die Frequenz weiter ab, wobei heterotope Reizbildungszentren führen. Wenn noch eine atrioventrikuläre Erregungsleitung möglich ist, ist PQ verlängert. Die Dauer von QRS nimmt zu. Starke Verlagerungen der ST-Strecken können beobachtet werden. T wird überhöht. Final treten Kammerflattern oder Kammerflimmern auf.

Zwischen dem arteriellen Sauerstoffgehalt und dem Grad der EKG-Veränderungen besteht keine stramme Korrelation. Auch zwischen dem Allgemeinzustand und dem EKG-Befund lassen sich keine sicheren Beziehungen nachweisen. Bei bereits eingetretener Bewußtlosigkeit kann das EKG noch völlig normal sein (SCHÜTZ 1941; v. TAVEL 1943). Andererseits können erhebliche EKG-Veränderungen bei gutem Allgemeinzustand beobachtet werden (SCHÄFER 1939). Mit dem Eintreten eines Kollapses können die EKG-Veränderungen geringer werden (BENZINGER, DÖRING und HORNBERGER 1942). Bei wirksamer Höhenumstellung ist eine Rückbildung vorausgehender schwererer EKG-Veränderungen trotz fortdauernder Hypoxie beobachtet worden (ADAMASZEK 1939). Im Stehen treten die Abweichungen der Herzstromkurve stärker in Erscheinung (DOETSCH 1938). Wahrscheinlich superponieren sich dabei der Kurve orthostatische Veränderungen. Bei körperlicher Arbeit erscheinen EKG-Abweichungen früher (RÜHL 1938). Hochdruckkranke zeigen ausgeprägtere Veränderungen (KOLTZE und KÜHN 1939).

Die Ursache dieser pathologischen Abweichungen der Herzstromkurve ist offenbar der Sauerstoffmangel des Herzmuskels. Darüber hinaus können sich Einflüsse des vegetativen Nervensystems geltend machen. So soll bei leichtem O_2-Mangel eine Abnahme des Vagotonus, bei schwerem eine Zunahme des Vagotonus wirksam werden. Leichtere EKG-Veränderungen beruhen wahrscheinlich auf rückbildungsfähigen Stoffwechselstörungen. Es ist bekannt, daß Abweichungen der Herzstromkurve erst dann auftreten, wenn das Glykogen des Herzmuskels vermindert ist (SCHUMANN 1942). Bei schwereren EKG-Veränderungen in hochgradiger Hypoxie konnten Herzmuskelnekrosen nachgewiesen werden (SCHIRRMEISTER 1939).

Bei Menschen, die ständig in großer Höhe leben, finden sich in hohem Prozentsatz elektrokardiographische Zeichen einer vermehrten Rechtsbelastung des Herzens. ROTTA (1947) fand bei 100 Personen (zwischen 24 und 58 Jahren), die in einer Höhe von 4540 m lebten, 7mal einen Rechtsschenkelblock, 23mal das elektrokardiographische Bild einer Rechtshypertrophie und 27mal Hinweise für ein Rechtsüberwiegen.

4. Blutveränderungen im Sauerstoffmangel.

Schon bei der Umstellung während einer akuten Hypoxie wird oft eine Zunahme der Erythrocytenmenge beobachtet, die meist die Zahl von 6 Mill./mm³ nicht überschreitet (Bluteindickung, Depotentleerung). Bei anhaltender Hypoxie beginnt sich die hypoxämische Steigerung der Erythropoese auszuwirken. Man findet eine Vermehrung der Reticulocyten und beobachtet das Auftreten größerer,

oft etwas hämoglobinarmer Zellen im peripheren Blut. Die resultierende Höhenpolyglobulie ist als Anpassung an eine andauernde Hypoxie bei Höhenbewohnern
immer zu finden. Die erythrocytäre Reaktion beginnt bereits in etwa 1500 m
Höhe und ihr Ausmaß wird zum Teil vom Erythrocytenausgangswert mitbestimmt. In 7000 m Höhe werden Erythrocytenzahlen bis zu 8 Mill./mm³ beobachtet, ein Wert, der allerdings von Höhenbewohnern im Durchschnitt (7,25 Mill.)
nicht ganz erreicht wird.

Auch das Plasmaeiweiß nimmt beim Übergang in die Höhe rasch zu (Schönholzer und Lüthi 1944; Wiesinger und Tobler 1944). Zunächst sieht man
am ersten Tag einen relativ größeren Anstieg der Albumine (v. Muralt und
Notter 1948). Später bleibt der Albumin/Globulin-Quotient unverändert. Für
die anfängliche Eiweißzunahme wird als mögliche Ursache neben einer hypothetischen Entleerung von Blutdepots auch eine Bluteindickung diskutiert; diese
könnte Folge des Wasserverlustes sein, der sowohl durch eine alkalotische Höhen-
diurese als auch durch eine verstärkte hyperventilatorische Wasserabdunstung
als Anpassung an die trockene Höhenluft eintreten könnte. Das weitere Verhalten der Plasmaeiweißkörper ist weniger charakteristisch. Teils sinken sie
bei längerem Höhenaufenthalt wieder, teils bleiben sie konstant vermehrt und
fallen erst bei Rückkehr in die Ebene wieder auf normale Werte ab.

Die Zunahme von Blutzellen und Plasmaeiweiß, sowie die vermutete Ein-
dickung des Blutes müssen sich auf seine Viscosität auswirken. So wird eine
Zunahme der Viscosität des Gesamtblutes bei Aufenthalt in knapp 4000 m Höhe
gemessen (statistische Sicherung des Mittelwertes, erhebliche individuelle Schwankungen). In etwa 20 Tagen Höhenaufenthalt steigt die Viscositätszahl des
Gesamtblutes von 5,20 auf 5,60 an (Viscosimetrie nach Hess). Die Viscosität
im Serum steigt rascher an und bleibt bei diesen Messungen — in Übereinstimmung mit dem Verhalten des Plasmaeiweißes — auf dem rasch erreichten Höhen-
wert konstant (v. Muralt u. Notter 1948). Untersuchungen von Abderhalden,
Kotscheneff et al. (1927) zeigen, daß bei Zunahme der Viscosität des Gesamtblutes eine Abnahme von der des Plasmas festgestellt werden kann. Dies wiederum
steht in Übereinstimmung mit der Beobachtung, daß bei längerem Höhenaufenthalt und zunehmender Erythrocytenmenge die Eiweißkonzentration
wieder absinkt. Im gleichen Zeitraum geht auch die Harnmenge bei ansteigender
Konzentration zurück. Aus teleologischer Sicht könnte man hierin eine Tendenz
des Körpers sehen, durch Wasserretention und Plasmaverdünnung einer überhöhten Viscositätszunahme des Blutes entgegenzuwirken und damit einer weiteren
Belastung von Herz und Kreislauf vorzubeugen (Wiesinger u. Tobler 1944).

5. Akuter Unterdruck bzw. Sauerstoffmangel.

Eine wichtige Rolle bei der Einwirkung des atmosphärischen Unterdrucks
spielt der Zeitfaktor. Man kann einteilen in

1. kurzfristige Expositionszeiten über Minuten und Stunden, z. B. Höhenflug,
Unterdruckkammerversuch, Rückatmungsversuch;

2. langfristige Expositionszeiten über Tage, Wochen und länger, z. B. bei
Aufenthalt im Hochgebirge.

Die Umstellung des Organismus bei kurzfristiger Exposition wird als Höhenumstellung oder Akkommodation, die bei langfristiger Exposition als Höhenanpassung oder Akklimatisation bezeichnet. Höhenumstellung und Höhenanpassung erfolgen, wie oben im einzelnen für die Atmungs- und Kreislaufregulation dargelegt, durch unterschiedliche biologische Umstellungen. Dabei
wird bei langem Aufenthalt in großen Höhen die anfängliche Höhenumstellungs-

reaktion in Tagen, Wochen und Monaten durch die sich allmählich einstellende Höhenanpassung abgelöst.

Für die anfängliche Höhenumstellungsreaktion spielt die Geschwindigkeit des Wechsels der Höhenlage eine gewisse Rolle. Aufstiege im Hochgebirge, die sich in Stunden und Tagen, bei Bergexpeditionen zu den höchsten Gipfeln oft in Wochen und Monaten vollziehen, bewirken neben der akuten Höhenumstellungs-reaktion schon eine mehr oder weniger deutliche Höhenanpassung, (Akklimati-sation), zu der sich in diesem besonderen Falle noch die Wirkung des zunehmenden körperlichen Trainings gesellt. Demgegenüber hat man bei Bergbahnfahrten, Höhenflügen und beim Aufstieg in der Unterdruckkammer nur mit der akuten Höhenumstellungsreaktion zu rechnen. Ein besonderes Problem stellt die fast momentane Höhenexposition dar, wie sie etwa beim plötzlichen Versagen einer Überdruckkabine im Flugzeug eintritt. Diese Situation unterscheidet sich von dem momentan auftretenden Sauerstoffmangel (Beispiel: Aussetzen der Sauer-stoffatmung im Flugzeug ohne Druckkammer oder in der Unterdruckkammer bzw. Atmung sauerstoffarmer Luftgemische in Meereshöhe) dadurch, daß zusätz-lich die physikalischen Wirkungen der Druckänderung momentan einsetzen. Diese machen sich um so stärker geltend, je schneller die Änderung der Höhenlage erfolgt. Sie werden in Abschnitt III gesondert behandelt.

a) Akute Höhenumstellungsreaktion.

Werden nicht höhenangepaßte Menschen mehr oder weniger plötzlich und kurzfristig wechselnden Höhen bzw. entsprechenden Sauerstoffspannungen aus-gesetzt, so beginnen die ersten Umstellungsreaktionen zwischen 2000 und 3000 m (Reaktionsschwelle). Es handelt sich um eine geringfügige Steigerung der Lungen-ventilation mit Herabsetzung der alveolaren pCO_2 und Alkalose, eine Erhöhung der Pulsfrequenz und damit des Herzzeitvolumens, Erniedrigung der Schwellen für Sinnesreize (v. MURALT, Handbuch Bd. VI/2, 1954) und Reflexe (v. MURALT 1944). Nur bei vegetativ labilen Personen können leichte subjektive Beschwerden wie Kopfdruck, Schwindel, Schlafstörungen auftreten. Durch diese Umstellungen wird jedoch die Leistungsfähigkeit auch bei Arbeitsbelastung noch nicht merklich beeinträchtigt. Meist bestehen auch keine subjektiven Empfindungen. Oberhalb von 4000—5000 m wird die Störungsschwelle überschritten. Es sind dann bei objektiver Untersuchung meist schon deutliche beginnende Funktionsstörungen nachweisbar. Die schon in der Ruhe deutliche Ventilationssteigerung führt bei allen körperlichen Anstrengungen zu subjektiv empfundener Dyspnoe. Fast alle Sinneswahrnehmungen sind irgendwie beeinträchtigt (dunkler Sehen, Hyp-akusis, Gleichgewichtsstörungen). Besonders auffällig werden mit zunehmendem Sauerstoffmangel die Beeinträchtigung der geistigen Funktionen, Nachlassen von Denkleistung und Konzentration, Interesse und Antrieb. Im Schreibtest verfällt das Bild der Handschrift mehr und mehr. Subjektive Beschwerden sind meist sehr gering, Hitzegefühl, Druckgefühl im Kopf, selten Nausea. Die Hyper-ventilation kann bei individueller Disposition zu Alkalose mit tetanischen Pro-dromalsymptomen führen. Die Stimmungslage ist durch Euphorie und völlige Verkennung der eigenen schweren Beeinträchtigung und der Gefahr gekenn-zeichnet.

So können Flieger unter dem Einfluß der Hypoxie trotz warnender Symptome fortfahren höherzusteigen. Die reduzierte Urteilsfähigkeit kann dazu führen, daß die Sauerstoffmaske gedankenlos abgenommen wird. Nach Berichten angloamerikanischer Autoren wurden unter dem Einfluß der Hypoxie während des letzten Krieges wiederholt befreundete Ziele bom-bardiert (Literatur bei ALLISON 1950; JANZ 1942; MAYER 1953).

Ab etwa 7000—7500 m schwindet bei nicht angepaßten Menschen nach meist wenigen Minuten auch das Bewußtsein (kritische Schwelle), ein Zustand, der sich meist durch lokale Muskelzuckungen, die die Vorboten hypoxämischer Krämpfe sein können, ankündigt. Jenseits der kritischen Schwelle besteht die Gefahr, daß der Zustand der Bewußtlosigkeit bei längerem Verweilen in der Höhe in den akuten Höhentod übergeht. Dieser ist durch cerebrale Atem- und Kreislauf-lähmung bedingt; meist tritt zuerst der Atemstillstand, erst später der Herzstill-stand ein.

Bei zunächst „anoxischem Scheintod" sind Wiederbelebungsversuche durch künstliche Beatmung mit Sauerstoff innerhalb kurzer Zeit erfolgversprechend, sofern das Herz, meist bei extremer Bradykardie, einen minimalen Restkreislauf aufrechterhält. Ausschlaggebend für den Erfolg der Wiederbelebung ist die Erholungsfähigkeit des Herzens; ein Erfolg ist am Frequenzanstieg erkennbar. Das Zentralnervensystem und besonders das Atemzentrum folgen in der Er-holung später (Lutz 1943).

Bei der momentanen Höhen- bzw. Sauerstoffmangelexposition (s. oben) werden die oben geschilderten Phasen — Reaktionsschwelle, Störungsschwelle, kritische Schwelle, eventuell Höhentod — in zeitlicher Folge durchlaufen. Der Zeitpunkt des Erreichens der entsprechenden Schwellen hängt von der Geschwin-digkeit des Absinkens der Sauerstoffsättigung in den lebenswichtigen Zentren, diese von dem O_2-Partialdruck der Alveolarluft bzw. von der Höhe ab. Die sog. Zeitreserve, d. h. die Zeit, in der bis zum Eintritt der Störungsschwelle volles Bewußtsein und Handlungsfähigkeit noch erhalten sind, verkürzt sich dement-sprechend mit zunehmender Höhe (Opitz 1941).

Im allgemeinen geht bei der akuten Einwirkung von Sauerstoffmangel das funktionelle Versagen des Zentralnervensystems dem des Kreislaufs voraus. Bis zum Moment des Bewußtseinsverlustes bleibt die Kreislauffunktion, abgesehen von den Erscheinungen der akuten Höhenumstellung, Zunahme von Pulsfrequenz, Blutdruck und Herzzeitvolumen intakt. Bei jenseits der kritischen Schwelle fort-wirkendem Sauerstoffmangel kommt es dann allerdings auch zum Kreislauf-kollaps mit starker Bradykardie, endlich zum Herzstillstand und Höhentod.

b) Höhenkollaps.

Bei labiler Kreislaufregulation kann die Höhenschwelle bei akutem Sauerstoff-mangel direkt durch den Kreislauf bedingt sein. Es kommt zum sog. Frühkollaps der durch einen atypischen plötzlichen Eintritt aus vollem Bewußtsein charakteri-siert ist, bereits in der relativ geringen Höhe von 4500—6000 m, also erheblich unter der üblicherweise erreichten kritischen Schwelle. Es kommt plötzlich zu hochgradiger Blässe, Absinken des Blutdrucks, Pulsfrequenzanstieg eventuell mit folgendem Frequenzabfall, Schweißausbruch und endlich Bewußtlosigkeit (Schneider 1918; Schwarz 1937). Die Befallenen, sog. „Kollapstypen" oder „fainting types" sind fast immer Jugendliche aller Körpertypen, vorwiegend hochgewachsene Astheniker, bedingt vermutlich durch die stärkere Kreislauf-labilität Jugendlicher. Mit dieser Annahme übereinstimmend wurde immer wieder eine mit dem Alter zunehmende Höhenfestigkeit beobachtet (Schwarz 1937). Das Eintreten des Frühkollapses ist auch intraindividuell nicht immer konstant und offenbar auch weitgehend an die augenblickliche psychische Situation gebunden (Weltz 1944).

Das aktive Blutvolumen ist im Höhenkollaps durch Versacken des Blutes in die Kreislaufperipherie vermindert (Doering 1940). Die hypoxische Öffnung von Gefäßgebieten kann auch bei Entspeicherung der Blutdepots nicht mehr voll kompensiert werden, wenn die kollaterale Gefäßdrosselung versagt. Letzteres ist wohl bei der generellen Hypoxie durch die Belastung des Gesamtorganismus, im Gegensatz z. B. zur Muskelarbeit, ohnehin problematisch (HERBST u. MANIGOLD 1936; HANN 1940). Die Verschiebung des Blutes in die Peripherie erfolgt zum Teil hydrostatisch in abhängige Körperpartien; daraus erhellt der Einfluß der Körperstellung auf die Höhenfestigkeit. Im Stehen oder im Sitzen wird die kritische Höhenschwelle gegenüber der liegenden Körperstellung immer erniedrigt (DOETSCH 1938; SCHÄFER 1939). Andererseits ist die orthostatische Kreislaufreaktion im Unterdruck deutlich verstärkt (MATTEEF u. SCHWARZ 1935). Der Übergang vom Liegen oder Stehen kann schlagartig zum Frühkollaps führen (v. TAVEL 1941). Das Beinvolumen wurde dabei deutlich vermehrt gefunden (SCHWARZ 1937). Bei Anlegen von Beinbandagen oder leichten Anspannungen der Beinmuskeln konnte die orthostatische Störung beseitigt werden (MATTEEF u. SCHWARZ 1935). Auch die Herabsetzung der Beschleunigungsfestigkeit bei Hypoxie erklärt sich aus der Erschlaffung des peripheren Systems (v. DIRINGSHOFEN 1940). Die Zunahme des Herzminutenvolumens wurde teils im Liegen (SCHÄFER 1939), teils im Sitzen höher als sonst gefunden, in letzterem Falle teleologisch durch die schwierigere Sauerstoffversorgung des Gehirns erklärt (STARR u. McMICHAEL 1948).

Für die Beseitigung des Höhenkollapses und die übrigen Symptome der akuten Hypoxie ist, soweit nicht irreversible Schäden eingetreten sind, die Wiederherstellung normaler Luftdruckverhältnisse oder eines ausreichenden O_2-Partialdruckes schlagartig wirksam. Das bedeutet im Gebirge Abtransport in tiefere Lagen, im Flugzeug Aufsuchen geringerer Höhen; in beiden Fällen in der Höhe Sauerstoffbeatmung. Von den kreislaufwirksamen Pharmaka behalten während der Hypoxie vorwiegend zentral angreifende Substanzen ihre Wirksamkeit; zu ihnen wird man daher notfalls greifen. Peripher wirkende Substanzen sollen im Sauerstoffmangel in ihrer Wirkung vermindert sein (BÜSSEMAKER 1937; HERMANN 1950; SURTSHIN, RODBARD u. KATZ 1948), so auch das während der Hypoxie vermehrt ausgeschüttete Adrenalin, von dem eine zentral dilatorische Wirksamkeit in der Hypoxie sogar verstärkt sein soll (GRANDPIERRE, FRANCK u. LEMAIRE 1949).

c) Paradoxe Sauerstoffwirkung.

Bei Wiederzufuhr von Sauerstoff nach Asphyxie oder schwerster Hypoxämie, so auch bei Wiederbelebung Erhängter oder nach CO-Intoxikation, kommt es zu den bekannten Erregungszuständen mit tonischen und klonischen Krämpfen. Die Krämpfe, die in der Erholungsphase auftreten, zeigen im EEG eine neuronale Überaktivität. Sie ist der Ausdruck für eine Stoffwechselsteigerung. Durch die Stoffwechselsteigerung des Krampfes und die erhöhte O_2-Aufnahme werden unter Umständen die letzten Substratreserven verausgabt (OPITZ und SCHNEIDER 1950: PICHOTKA 1955).

Von diesen Krämpfen des Exzitationsstadiums vor dem Eintreten der neuronalen Lähmung oder in der Erholungsphase zu unterscheiden sind die tonischen *anoxämischen* Streckkrämpfe des schwersten O_2-Mangels. Sie werden von einem hirnelektrischen Schweigen begleitet; auch bei der Mikroableitung einzelner corticaler Neurone konnten hier keine Krampfströme nachgewiesen werden (CREUTZFELD 1957). Die rostralen höheren Hirnabschnitte (Telencephalon, Mesencephalon) sind hier funktionell ausgeschaltet im Gegensatz zu den sog. Reticulärformationen des Hirnstammes, die eine erregte Tätigkeit aufweisen (Lit. bei GASTAUT und FISCHER-WILLIAMS 1957). Die anoxämischen Streckkrämpfe hat man demnach als Enthemmungsphänomene des Hirnstammes zu deuten.

Grundsätzlich davon zu unterscheiden ist der sog. paradoxe O_2-Effekt, der bei O_2-Zufuhr nach leichter Hypoxie auftritt. Dabei kommt es zur Verschlimmerung des Allgemeinzustandes in ähnlicher Form, wie sie bei weiterer Zunahme der Hypoxie zu erwarten wäre. Wenige Sekunden nach dem Beginn der O_2-Beatmung tritt eine Blutdrucksenkung ein, die von Bradykardie und Atemverlangsamung gefolgt ist und bis zu Kollaps und Atemstillstand führen kann. Funktionelle Störungen des Zentralnervensystems können das Bild vervollständigen, wie gestörtes Denkvermögen bis zur Ohnmacht, Tremor, Kloni usw. Subjektiv werden oft Schwindel, Hitzegefühl im Kopf, starke Helligkeitsempfindung und Unsicherheit angegeben. Häufigkeit und Schwere des Effektes hängen meist vom Grade der vorausgegangenen Hypoxie ab. Oft tritt er nur ganz vorübergehend auf und ist überhaupt nur durch subtile objektive Untersuchung faßbar (Grand-pierre u. Franck 1952; Grandpierre, Franck u. Lemaire 1950; Latham 1951; Noell u. Roeder 1944; Schwarz 1940).

Der Mechanismus dieser paradoxen Störung wird recht verschieden erklärt. Häufig wurde eine überdauernde Hypokapnie dafür verantwortlich gemacht, so daß mit Wegfall der hypoxischen zentralen Sensibilisierung die gedrosselte Peripherie wieder eröffnet und die Gehirndurchblutung absinken müsse (Noell u. Schneider 1941); CO_2-Zuatmung sollte danach den Paradoxeffekt verhindern oder aufheben. Andere Autoren sehen gerade in dem plötzlichen Überangebot von O_2 die mögliche Grundlage für die Dysregulation (Lutz, Wendt et al. 1943; Schwarz 1940). Jedenfalls wurde die ausschlaggebende Rolle der CO_2 und der günstige Einfluß einer CO_2-Zuatmung oft nicht bestätigt. Auch der plötzliche Fortfall der hypoxischen Erregung der Chemoreceptoren in Carotis und Aorta mit konsekutiver peripherer Vasodilatation wurde als Ursache in Erwägung gezogen (Malmejac, Chardon u. Neverre 1947). Einzelne Beobachtungen vor-wiegend motorischer Störungen, wie Atonie oder Rigor, auch Athetose ließen ein konstitutionell bedingtes subcorticales Geschehen vermuten (Noell u. Roeder 1944). Nach den EEG-Untersuchungsbefunden von Noell, Kornmüller und Gremmler (1943) sind beim paradoxen O_2-Effekt die für den Sauerstoffmangel typischen abnormen trägen Wellen verschwunden und haben einer Reduktion der Spannungsproduktion Platz gemacht. Die zu beobachtende α-Blockierungs-reaktion fällt mit dem Höhepunkt des Paradox-Effektes zusammen. Diese bio-elektrischen Besonderheiten deuten ebenso wie das klinische Bild — Angst, Zu- und Abnahme des Muskeltonus u. a. als „subcorticale Reizphänomene" (Altmann und Schubothe 1942) — auf eine Aktivierungsreaktion der vege-tativen Anteile des Hypothalamus und Thalamus. Für das Auftreten scheint ein konstitutioneller Faktor notwendig zu sein. In größerem Abstand von der Been-digung des O_2-Mangels lassen sich bioelektrische Ermüdungszeichen und schlaf-ähnliche Abläufe ermitteln (Kippreaktion?).

Die Kenntnis des Paradox-Effektes ist von großem praktischem Interesse. Der unerwartete Eintritt schwerer Störungen kann, besonders in der Fliegerei, schwerwiegende Folgen haben. Es ist daher wichtig zu wissen, daß auch nach relativ schwerer Hypoxie der Paradox-Effekt durch entsprechend langsame und vorsichtige O_2-Zufuhr vermieden werden kann. Bei Auftreten von hypoxischen Störungen, nach Überschreiten der Reaktionsschwelle auch ohne diese, darf die O_2-Beatmung zur Vermeidung des Paradoxeffektes nur allmählich einsetzen. Selbstverständlich muß angestrebt werden, daß im Höhenflug die O_2-Beatmung rechtzeitig vor dem auch nur möglichen Auftreten von O_2-Mangel-Symptomen einsetzt. Im allgemeinen ist der Beginn der O_2-Atmung bei Erreichen der Reak-tionsschwelle, also bei etwa 3000 m Höhe, vorgeschrieben.

6. Pathologie des chronischen Unterdrucks im Hochgebirge.

a) Anpassung an verschiedene Höhenlagen.

Schon in relativ niedrigen Höhen (1800—2500 m) können charakteristische höhenabhängige Reaktionen von Kreislauf und Atmung eintreten, die zwar

selten subjektiv bemerkbare Störungen des Befindens hervorrufen, aber doch
einer objektiven Beobachtung zugänglich sind. In diesen geringen Höhen ist die
Vermehrung des Atemvolumens und die Herabsetzung der alveolaren CO_2-Span-
nung eben meßbar (GRANDJEAN u. GAUTIER 1950); auch signifikante Erhöhungen
von Hb und Erythrocytenzahl lassen sich eben feststellen (TERZIOGLU u. TUNA
1954). JUNGMANN (1952) sowie HAUS u. JUNGMANN (1953, 1954) beobachteten
unmittelbar nach Erreichen solcher Höhen mit einer Bergbahn eine „vagotone"
Phase mit Pulsfrequenzabnahme, geringer Abnahme des Herzminutenvolumens
und des systolischen Blutdrucks, die schon nach 1 Std in eine „amphotone"
Phase mit leichtem Sympathicusüberwiegen, Anstieg von Pulsfrequenz und Herzzeitvolumen überging. Bei längerem Aufenthalt in der Höhe kommt es wieder
zu einer Senkung von Pulsfrequenz und Herzzeitvolumen. Diese Schwankungen
in der Einstellung des vegetativen Nervensystems sind bei vegetativ Labilen,
besonders Hypotonikern deutlicher ausgeprägt als beim vegetativ Stabilen,
besonders älteren Versuchspersonen, sie können bei Empfindlichen, besonders in
der „vagotonen" Phase zu leichten subjektiven Beschwerden (Übelkeit, Herzsensationen) führen.

v. MURALT und seine Arbeitsgruppe (1944) fand nach der Bergbahnfahrt auf
das Jungfraujoch (3450 m) Zeichen einer Aktivitätssteigerung sowohl des Sympathicus als auch des Parasympathicus mit Überwiegen des ergotropen Tonus
(Amphotonie). Hinsichtlich der Kreislauforgane finden sie einen Anstieg von
Blutdruck, Pulsfrequenz und Herzminutenvolumen sowie eine Zunahme der
zirkulierenden Blut- und Plasmamenge. Daneben ist in dieser Höhe die Herabsetzung der arteriellen Sauerstoffsättigung auf 80—85%, die Erniedrigung der
alveolären Kohlensäurespannung und die initiale Erhöhung der Blut-p_H schon
ausgesprochen. Bei längerem Aufenthalt in dieser Höhe zeigen die ergotropen
Reaktionen des Kreislaufs eine Tendenz zum Rückgang zur Norm; ebenso normalisieren sich das Plasmavolumen und die Blut-p_{HS}, während der Hb-Gehalt und
die Erythrocytenzahl, die Vermehrung des Atemvolumens, die Erniedrigung der
alveolaren Kohlensäurespannung bestehen bleiben, ebenso wie die beobachtete
Erniedrigung der Schwellenwerte für die meisten Sinnesreize und Reflexe. Es
findet sich somit nach v. MURALT in diesen mittleren Höhen eine Steigerung der
Erregbarkeit des gesamten Nervensystems, meßbar an der Schwellenerniedrigung
für Sinnesreize und Reflexe, die sich im Bereich des vegetativen Nervensystems
in der amphotropen Reaktion mit anfänglichem Überwiegen des ergotropen Anteils
äußert.

Kürzlich berichtete QUEROL (1958) über EEG-Untersuchungen an 12 Probanden einer peruanischen Fliegerschule, die er in Lima auf Meereshöhe und in
Morococha auf 4540 m ü. M. untersuchte. Während des Akklimatisationsprozesses
im Verlauf der ersten Woche erhöhte sich im Hochgebirge die Grundfrequenz im
EEG statistisch signifikant unter Verminderung der Amplituden und Kontinuität.
Für diese Erregbarkeitssteigerung cortico-subcorticaler Strukturen, für die
„vegetative Hyperamphotonie", nimmt der Autor humorale, respiratorische und
primär nervöse Faktoren an. Nach der Rückkehr der Flugschüler auf Meeresniveau
minderte sich die Frequenz der Grundrhythmen und ihre Kontinuität und
Amplitude vergrößerte sich, wobei die neuen Werte zwischen denjenigen lagen, die
im Hochgebirge gemessen wurden und denjenigen, die vor dem Versuch bestanden.
Nach der Rückkehr zum Meeresniveau ließ sich eine stärkere cerebro-vasculäre
Labilität mit gröberer Hyperventilationsveränderung nachweisen.

Die Höhenanpassung erreicht ihr Maximum bei längerem Aufenthalt in Höhen
von 4000—5300 m. In dieser Höhe liegen die höchsten, dauernd bewohnten
menschlichen Siedlungen und es ist damit die Grenze einer vollständigen und
dauernden Höhenanpassung erreicht. Zwar haben Bergsteiger wochenlang in

Hochlagern zwischen 6000 und 7000 m gelebt und kurzfristig fast 9000 m erreicht, aber selbst ausgelesenen und hochtrainierten und optimal angepaßten Menschen ist ein Aufenthalt in solchen Höhen nur für begrenzte Zeit möglich.

Menschen, die dauernd, seit Generationen, in Höhen von 4000—5300 m Höhe leben, haben, was Hurtado (1932) ein physiologisches Emphysem nennt. Das Gesamtlungenvolumen ist im Vergleich zur Bevölkerung auf Meereshöhe deutlich vermehrt. Dies betrifft sowohl den Anteil der Vitalkapazität, als den der Residualluft. Die Atemmittellage ist nach der Seite der Inspiration zu verschoben. Das Atemvolumen ist im Vergleich zur Bevölkerung auf Meereshöhe erhöht, jedoch nicht so hoch als das von Zugereisten während des Prozesses der Akklimatisation. So fand Chiodi (1956) in Meereshöhe $3,8 \pm 0,13$ Liter/min/m², bei der Bevölkerung in 4515 m Höhe $4,9 \pm 0,1$ Liter/min/m², bei Zugereisten nach 2—3 Wochen Anpassung an diese Höhen 5,6 Liter/min/m². Die Ergebnisse von Rotta, Cánepa et al. (1956) (Tabelle 2) zeigen, daß bei den Zugereisten noch nach einjähriger Höhenanpassung das Atemvolumen größer war als bei der Höhenbevölkerung. Arterielles p_Hs und die Lage der O_2-Bindungskurve waren bei der Andenbevölkerung normal, bei vollständig angepaßten Zugereisten war p_Hs etwas nach der alkalischen Seite, die Sauerstoffbindungskurve gering nach rechts verschoben (Chiodi 1956; Keys 1938). Sauerstoffatmung verminderte die Ruheventilation bei den Zugereisten stärker als bei der Andenbevölkerung, senkte sie jedoch nicht auf das Niveau, das bei Personen in Meereshöhe beobachtet wird. Über die Atemumstellung bei kurzfristiger Höhenanpassung s. Tenney, Rahn et al. (1953). Bei der Andenbevölkerung fällt das vollfarbene, an Polycythämie erinnernde Aussehen auf, das teilweise durch die immer vorhandene Polyglobulie, teils durch die vermehrte Capillarisierung der Haut und Schleimhäute bedingt ist, die besonders an den Wangen, den Konjunktiven und der Mundschleimhaut deutlich ist (Merino 1950). Hämoglobingehalt, Erythrocytenzahl und Hämatokritwert steigen gesetzmäßig mit der Höhe an (Hurtado, Merino u. Delgado 1945). Während das Plasmavolumen etwa gleich bleibt, zeigt die Gesamtblutmenge einen beträchtlichen Anstieg. Das Erythrocytenvolumen kann um 94% ansteigen, wenn die Erythrocytenzahl nur um 20% zunimmt (Stickney u. van Liere 1953). Der Bilirubinspiegel im Serum ist erhöht, die Urobilinogenausscheidung jedoch nur der Menge des Gesamt-Hb entsprechend erhöht (Merino 1950). Das Herzminutenvolumen wird nur in der akuten Phase der Höhenumstellung und bei noch unvollständig Höhenangepaßten erhöht gefunden. Bei Höhenbewohnern ist es normal oder sogar leicht erniedrigt (Rotta, Cánepa et al. 1956; Christensen 1937; Ewig u. Hinsberg 1930). Die in früheren Arbeiten des Limaschen Arbeitskreises angegebenen erhöhten Herzminutenvolumina bzw. Herzindices (Theilen, Gregg u. Rotta 1955, erscheinen durch die sorgfältige mit Herzkatheter und direktem Fickschem Prinzip erarbeiteten Werte von Rotta, Cánepa et al. (1956) überholt.

Auch im Gegensatz zu der akuten Höhenumstellungsreaktion ist die Pulsfrequenz niedrig normal und der arterielle Blutdruck sogar erniedrigt, dagegen ist der Pulmonalisdruck deutlich erhöht; er läßt sich im Gegensatz zu dem ebenfalls erhöhten Pulmonalisdruck bei der akuten Höhenumstellung nicht durch Sauerstoffatmung senken. Gegenüber Meereshöhe ist die Leistung der rechten Herzkammer vermehrt, die der linken vermindert. Entsprechend findet Rotta (1947) bei der Andenbevölkerung in 59% eine Rechtsabweichung der elektrischen Herzachse; eine Linksabweichung nur in 21%.

Röntgenfernaufnahmen der Hochlandbevölkerung zeigen in $^2/_3$ der Fälle deutlich vergrößerte Herzen. Der Querdurchmesser bzw. die frontale Herzfläche waren um durchschnittlich 20% gegenüber der Tieflandbevölkerung vergrößert.

Röntgenuntersuchungen zeigten, daß vorwiegend eine rechtsseitige Herzvergrößerung vorlag (ROTTA 1947, 1955). Hinsichtlich der Herzvergrößerung ist zu sagen, daß die Hochlandbevölkerung zu einem großen Teil schwer körperlich arbeitet und daß Arbeit in großen Höhen eine viel größere Leistungssteigerung des Herzens erfordert als die gleiche Arbeit in Meereshöhe (THEILEN, GREGG u. ROTTA 1955). Die vergrößerten Herzen sind daher, soweit nicht schon Mongesche Krankheit oder ein anderes Herzleiden vorliegt, zum Teil als ,,Sportherzen" aufzufassen.

Eine Übersicht über die Befunde am Kreislauf bei Höhenbewohnern, die seit Generationen in Höhen über 4500 m wohnen im Vergleich zu Personen, die ein Jahr lang an diese Höhe angepaßt waren, und zu Vergleichspersonen in Meereshöhe ergibt Tabelle 2 (ROTTA, CÁNEPA u. Mitarb. 1956).

Sowohl bei den Ureinwohnern als auch bei den lange Akklimatisierten liegen die Veränderungen in der oben angedeuteten Richtung, wobei auffällt, daß die Eingeborenen weniger stark ventilieren, dafür eine stärkere Polyglobulie und auch einen höheren Pulmonalarteriendruck aufweisen als die nur ein Jahr lang Akklimatisierten. Im Vergleich dazu sind in Spalte 4 die Durchschnittswerte von 2 Eingeborenen mit Mongescher Krankheit aufgenommen.

Tabelle 2.

	Alter	Körperoberfläche m²	Ruheatemvolumen Liter/min	Alv. pCO₂	Blut Hb g-%	Blutvolumen	Art. Hb O₂	Blutdruck
Bevölkerung in Meereshöhe	21,1	1,71	6,68	42,9	15,4	84	98	129/72
Nach 1jährigem Aufenthalt in 4500 m . . .	21,2	1,66	10,71	23,7	19,0	96,1	84	102/70
Höhenbevölkerung 4500 m	23,7	1,59	9,51	31,5	20,7	104	79,6	102/65
2 Eingeborene mit Monges-Krankheit . .	33	1,59	7,73	37,7	26,2	137,4	70,6	90/67

Puls	O₂-Verbrauch	A-V O₂-Differenz cm³/Liter	Herzminutenvolumen	Herzindex	Schlagvolumen	Pulmonalisdruck	Mittlerer Pulmonalisdruck	Rechter Ventrikeldruck	Pulmonaler Gefäßwiderstand dynes × sec × cm⁻⁵	Herzarbeit rechter Ventrikel Youles/min
79	241	40,5	5,98	3,5	76	21/7	12	21/2	162	9
74	226	45,8	4,97	3,0	67	25/12	18	25/3	287	12
72	232	44,3	5,29	3,33	76	38/15	24	36/4	372	17
78	240	33,7	7,23	4,51	94	49/27	35	41/9	325	40

b) Chronische Bergkrankheit — Mongesche Krankheit.

Chronische Höhenkrankheit, sog. Mongesche Krankheit (MONGE 1937, 1951) tritt bei der Eingeborenenbevölkerung in sehr großen Höhen (3500—5300 m) ebenso auf wie bei lange akklimatisierten Zugereisten: Subjektive Erscheinungen, Müdigkeit, Schläfrigkeit, Unfähigkeit zu körperlicher Arbeit, die sofort zu stärkster Cyanose führt, Kopfschmerzen, Übelkeit. Objektive Zeichen: Extrem plethorisches Aussehen wie bei schwerer Polycythämie mit gleichzeitiger deutlicher Cyanose, entsprechend dem Aussehen mancher Fälle von dekompensiertem Cor pulmonale, Trommelschlegelfinger. Bei der Untersuchung (s. Tabelle 2) findet man eine Vermehrung des Hämoglobins und der Erythrocytenzahl, die über das bei der angepaßten Höhenbevölkerung auf der entsprechenden Höhenstufe übliche weit hinausgeht und extreme Werte erreicht. Entsprechende extreme Vermehrung der zirkulierenden Blutmenge mit allgemeiner Capillarerweiterung, häufig Milzschwellung. Bei beträchtlich erhöhten Pulmonalisdrucken aber niedrigem Arteriendruck findet sich, solange keine Herzinsuffizienz vorliegt, in der Ruhe ein deutlich erhöhtes Herzminutenvolumen bei mäßiger Beschleunigung der Herzfrequenz. Dagegen ist die Lungenventilation bei vorhandenem Emphysem niedriger als bei gesunden Höhenbewohnern, der alveolare pCO_2 relativ erhöht, der alveolare pO_2 und damit die arterielle Sauerstoffsättigung deutlich erniedrigt. Es handelt sich demnach um eine relative alveolare Hypoventilation, die die Hypoxämie wesentlich verstärkt, und dadurch zu einer exzessiven Steigerung aller anderen möglichen Anpassungsmechanismen führt. Wenn auch die Art der wahrscheinlich zugrunde liegenden Lungenfunktionsstörung noch nicht näher analysiert ist, so kann angenommen werden, daß das bei Höhenbewohnern physiologische Emphysem zusammen mit der Überbeanspruchung der Atemwege durch immer gesteigerte Ventilation und der des Lungenkreislaufs durch immer etwas erhöhten Pulmonalisdruck zu einer Lungenfunktionsstörung führt, deren Folge die alveolare Hypoventilation sein kann. Ob in Einzelfällen bei den Minenarbeitern noch exogene Einflüsse, z. B. Silikose, hinzukommt, muß dahingestellt bleiben. Die Erscheinungen der Mongeschen Krankheit gehen bei Übersiedlung in tiefere Gebirgslagen weitgehend zurück. Dies stellt die einzig rationelle Therapie dar. Je nach dem verschiedenen Grade der Ausprägung von Einzelsymptomen hat man einen emphysematösen Typ von einem polycythämischen Typ der Mongeschen Krankheit abzugrenzen versucht. Keys (1938) hat eine gutartigere Zwischenform zwischen der physiologischen Höhenerythrämie und der exzessiven beim Vollbild der Mongeschen Krankheit als subakute Höhenerythrämie abgrenzen wollen. Ein Analogon der Mongeschen Krankheit ist die Höhenkrankheit der Rinder und Schafe (Brisket disease), die in Höhen zwischen 2000 und 4000 Metern einen Teil der dort gehaltenen Weidetiere befällt und in einer hochgradigen Dilatation und Hypertrophie des rechten Herzens mit Herzinsuffizienz besteht (Alexander u. Jensen 1959).

In jedem Fall ist die Mongesche Krankheit mit ihren definierten pathologisch-anatomischen und pathologisch-physiologischen Befunden abzugrenzen von der akuten Höhenkrankheit, die meist ein passageres, funktionelles Geschehen unter dem Einfluß des Höhenklimas darstellt.

c) Akute Bergkrankheit.

Akute Höhenkrankheit kann bei akklimatisierten und nichtakklimatisierten Personen in Höhen ab 3000 m auftreten. Sie kann andererseits unter besonders günstigen Bedingungen selbst in sehr großen Höhen fehlen. Symptome der akuten Bergkrankheit sind Blässe, Schweißausbruch, Kopfdruck, Übelkeit und Erbrechen, Tachykardie, Herzklopfen, Müdigkeit, Apathie, dabei oft Schlaflosigkeit oder unruhiger Schlaf, der oft von Cheyne-Stokes-Atmen begleitet ist. Es handelt sich demnach zu einem Teil um über das vegetative Nervensystem ausgelöste Symptome, welche die Erscheinungen der akuten und chronischen Hypoxie in wechselndem Ausmaß begleiten können. Ausgelöst werden die Erscheinungen oft im Rahmen der akuten Höhenumstellungsreaktion, die bei dem an eine bestimmte Höhenlage Akklimatisierten, besonders aber bei weiterem Höhenwechsel, bei Schwankungen des Barometerdrucks, auch wohl im Anschluß an einen Abfall der arteriellen Sauerstoffsättigung nach körperlichen Anstrengungen auftreten kann. Die bei der akuten Höhenumstellungsreaktion auftretende Ventilationssteigerung mit Alkalose begünstigt das Eintreten der akuten Bergkrankheit. Auch kann schon die physiologische Alkalose nach der Nahrungsaufnahme, mehr noch Gabe von Bicarbonat, das Auftreten der Symptome hervorrufen. Ebenso wie Kinetosen können orthostatische Belastungen das Eintreten der akuten Bergkrankheit begünstigen. Meteorologische Einflüsse wie Hitze, Kälte, Strahlung, Frontendurchgang, Föhneinwirkung, können sich als zusätzliche Belastung für das durch den Sauerstoffmangel in seiner Erregbarkeit gesteigerte vegetative Nervensystem auswirken. Daß die akute Bergkrankheit oft mehr an bestimmte Lokalbedingungen im Hochgebirge als an die absolute Höhenlage gebunden erscheint, mag daran liegen, daß dort der Bergsteiger besonderen psychischen und körperlichen Stress-Faktoren unterliegt. Individuelle Unterschiede der Empfindlichkeit sind weitgehend konstitutionell bedingt. Daneben haben akute und chronische Infekte fast immer einen ungünstigen Einfluß auf die Höhentoleranz. Eine Auslösung über die Psyche liegt wie bei allen über das vegetative Nervensystem vermittelten Reaktionen immer im Bereiche der Möglichkeit. Die Beobachtung, daß Kinder und ältere Leute im allgemeinen seltener an akuter Bergkrankheit erkranken und daher eine größere Höhenfestigkeit aufweisen als Personen in dem der Pubertät unmittelbar folgenden Lebensjahrzehnt, spricht ebenfalls für die Bedeutung des vegetativen Nervensystems für die Höhenfestigkeit.

Auch die Beobachtungen von KORNMÜLLER, PALME, STRUGHOLD (1941), daß schon leichte Infekte der oberen Luftwege ausreichen, um die Hypoxieschwelle zu erniedrigen und die abnormen Wellen des Sauerstoffmangels früher erscheinen zu lassen, deuten auf die wichtige Rolle der vegetativen Steuerungssysteme.

Selbstverständlich hat die akute Bergkrankheit in verschiedenen Höhen ein unterschiedliches Gesicht. In den niedersten Höhen, 1500—3000 m, sind es im wesentlichen konstitutionell vegetativ labile Menschen, die besonders im Anschluß an plötzlichen Höhenwechsel, z. B. Bergbahnfahrten, für einige Zeit über Kopfdruck, Schwindel, Herzklopfen und Schlafstörungen klagen. In größeren Höhen tritt die mehr oder weniger alle Menschen betreffende Einschränkung der körperlichen Leistungsfähigkeit immer deutlicher hervor und modifizieren die durch die Höhenakklimatisation bedingten Umstellungen des Kreislaufs das Bild der sich auf diesem Hintergrund abspielenden akuten Bergkrankheit. Diese Unterschiede sind aber mehr quantitative als qualitative, so daß es nicht berechtigt erscheint, etwa die Soroche der Anden von der Höhenkrankheit niedriger Berglagen grundsätzlich abzutrennen.

d) Tiefebenenkrankheit der Bergbewohner.

Entsprechend der Höhenumstellungsreaktion beim Übergang aus der Ebene in hohe Gebirgslagen gibt es auch eine Umstellungsreaktion beim Übergang von angepaßten Bergbewohnern in die Tiefebene. Auch sie geht mit einer vorübergehenden Minderung der Leistungsfähigkeit und des Wohlbefindens einher (MONGE 1951). Ein Teil dieser Störungen mag durch klimatische Unterschiede, subtropische Hitze der tiefen Regionen, bedingt sein. Andererseits bilden sich anscheinend alle Höhenanpassungserscheinungen bei anschließendem Daueraufenthalt auf Meereshöhe früher oder später zurück. Bezüglich der Rückbildung der Atemumstellung, die in Wochen oder Tagen erfolgt, sei auf HOUSTON u.

RILEY (1947) hingewiesen, ebenso wie auf BALKE (1944), OPITZ (1941). Die Rückbildung der Höhenpolyglobulie geht mit einer Verlangsamung der Erythropoese und Verminderung der Lebensdauer der Erythrocyten einher (PACE, MEYER u. VAUGHAN 1956; MERINO 1950; HUFF, LAWRENCE et al. 1951; REISMAN, BURCKHARDT u. HOELSCHER 1952). Allein FRYERS u. BERLIN (1952) vermissen eine gesteigerte Hämolyse unter diesen Umständen. Auch die vermehrte Capillarisierung der verschiedenen Organe bildet sich nach tierexperimentellen Befunden von HUERKAMP u. OPITZ (1950) im Laufe einiger Monate zurück.

7. Herz- und Kreislaufkrankheiten und atmosphärischer Unterdruck (Gebirgsaufenthalt, Flugerlaubnis).

Bei Herz- und Kreislaufkrankheiten wird dann eine besondere Gefährdung durch atmosphärischen Unterdruck entstehen, wenn die Reserven, die der Gesunde zur Kompensation der Hypoxie im Rahmen der Höhenumstellung und Höhenanpassung einsetzen kann, schon durch das Leiden selbst beansprucht oder verbraucht sind.

a) Lungenfunktionsstörungen mit arterieller Hypoxämie.

In erster Linie gilt dies für alle Kranke, die infolge einer Störung der Lungenfunktion eine Herabsetzung der arteriellen Sauerstoffsättigung schon in Meereshöhe haben. Wenn alveolare und arterielle Sauerstoffspannung im Bereich des steilen Teils der Sauerstoffbindungskurve liegen, wird eine weitere Senkung des alveolaren Sauerstoffdrucks durch atmosphärischen Unterdruck einen sehr starken Abfall der arteriellen Sauerstoffsättigung zur Folge haben. Dazu kommt, daß weder die Atmung noch der Kreislauf Reserven zur Kompensation einer zusätzlichen Hypoxie zur Verfügung stellen. Das Atemvolumen ist meist nicht mehr steigerungsfähig, oder wenn dies der Fall ist, kommt seine Steigerung wegen der zirkulatorischen oder ventilatorischen Verteilungsstörung der alveolaren Ventilation kaum zugute; das Herzminutenvolumen ist schon durch Hypoxämie gesteigert und die Reserve der Polyglobulie ist ebenfalls oft schon eingesetzt. Zusätzliche arterielle Hypoxämie wird zudem die Entwicklung in Richtung eines Cor pulmonale weitertreiben. Ein Patient mit 88% arterieller Sauerstoffsättigung in Meereshöhe entsprechend $pO_2 = 58$ mm würde bei einem Aufstieg auf 2000 m auf eine arterielle Sauerstoffspannung von etwa 42 mm = 77% Sauerstoffsättigung abfallen; dies entspricht bei einem Gesunden einer Meereshöhe von mehr als 5000 m. Es ist ohne weiteres einleuchtend, daß eine Fahrt mit der Bergbahn in solche Höhen oder eine Flugreise hier eine starke Belastung der Kompensation zur Folge haben kann. Solche Patienten sollten niedere Meereshöhen aufsuchen. Ein Aufenthalt höher als 300—500 m ist ihnen dringend zu widerraten. Ebenso eine Flugreise. Im Falle dringender Notwendigkeit müßte während des ganzen Fluges, selbst wenn eine Überdruckkabine vorhanden ist, dauernd Sauerstoff geatmet werden.

Ein leichtes arterielles Sauerstoffdefizit ist nun keineswegs selten oder immer bei der ärztlichen Untersuchung auffällig. Selbst gesunde Patienten mit physiologischem Altersemphysem haben oft nur eine arterielle Sauerstoffsättigung von 93%, entsprechend pO_2 etwa 70 mm (DILL, GRAYBIEL et al. 1940). Sie leben in einer „physiologischen Höhe" von fast 2000 m und eine Reise auf 2000 m bzw. ein Flug in einem Flugzeug mit Überdruckkabine entsprechend einer „Kabinenhöhe" von 1500—2000 m bedeutet für sie eine eben so große Belastung wie für einen Jüngeren ein Aufenthalt in 4000 m. Eine Fahrt auf das Jungfraujoch (3450 m) kann sie sehr stark belasten.

Grundsätzlich das gleiche gilt für kongenitale Vitien mit arterieller Hypoxie infolge Rechts-zu-Links-Shunt, obgleich diese in kurzfristigen Sauerstoffmangelversuchen eine erstaunliche Resistenz aufweisen (NEUHAUS 1954).

Wer in großen Höhen (über 2500 m) an einer akuten Erkrankung der Lunge, die die Arterialisation des Blutes verschlechtert, erkrankt (Lobärpneumonie, Bronchopneumonie, Pleuraerguß), sollte sofort in niedere Lagen abtransportiert werden, da die Prognose sich mit der Höhe deutlich verschlechtert.

b) Herzinsuffizienz.

Bei dekompensierten Herzkranken kann die im Rahmen der Höhenumstellungsreaktion notwendige Steigerung des Herzminutenvolumens nicht vollzogen werden. Daher ergibt sich mit dem Absinken des arteriellen pO_2 ein entsprechendes Absinken der Gewebe pO_2. So vermißten DOYLE, WILSON u. WARREN (1952) in Herzkatheter-Experimenten den Anstieg des Herzminutenvolumens und des Pulmonalisdruckes, der bei Gesunden im akuten Sauerstoffmangel immer eintritt; dafür trat erheblich stärkere Dyspnoe ein. HERBST u. MANIGOLD (1936) weisen darauf hin, daß die Pulsfrequenzerhöhung sehr viel früher, schon bei Nennhöhen von 1000 m eintritt. Dabei kann der Venendruck weiter ansteigen (STEINMANN u. KÖNIG 1950) und das Herzzeitvolumen sogar absinken (HERBST u. MANIGOLD 1936). Auch kann die Zunahme der Blutviscosität bei Anstieg von Hämoglobin und Erythrocytenzahl das Herz zusätzlich belasten. Auch eine Lungenstauung kann den Gasaustausch in der Lunge erschweren.

Darüber hinaus können die Einwirkungen der Höhe auf das vegetative Nervensystem sich als Belastung für das Herz auswirken. Daher ist die Höhentoleranz dekompensierter Herzkranker immer als stark herabgesetzt anzusehen. Aufenthalt in mehr als 800 m Höhe sollte im allgemeinen widerraten werden, wenn auch verschiedentlich gute Verträglichkeit von Höhenlagen bis zu 1200 m für leicht dekompensierte Vitien angegeben wurden. Luftreisen sind bei Vorliegen echter Herzinsuffizienz mit Stauung kontraindiziert, zumal auch die physikalischen Wirkungen des Unterdrucks, Ausdehnung der Darmgase, zu berücksichtigen sind. Im Falle der dringenden Notwendigkeit dürfen sie auch in Überdruckkabine nur unter Sauerstoffatmung durchgeführt werden. Kompensierte Vitien können dagegen Luftreisen in den üblichen Verkehrsflugzeugen mit Überdruckkabine ohne Gefahr durchführen. Bei gegebener körperlicher Belastungsfähigkeit kann ihnen auch ein Hochgebirgsaufenthalt gestattet werden, aber nur sofern dort körperliche Ruhe gehalten werden kann. Auch der Transport in die Höhe sollte in allen Fällen, in denen er nur mit Vorbehalt gestattet werden kann, nach Möglichkeit in Etappen erfolgen.

c) Coronarerkrankungen.

Da die Höhenhypoxämie immer eine Vermehrung der Coronardurchblutung erfordert, sind Patienten mit Coronarsklerose besonders gefährdet. Über die Minderung der Sauerstoffmangeltoleranz liegen durch vielfältige Anwendung des Hypoxie-Testes Erfahrungen vor. Patienten mit sich oft wiederholenden Angina pectoris-Anfällen sollten daher nicht in Kurorte über 800 m Höhe geschickt werden, ebensowenig Rekonvaleszenten nach Herzinfarkt mit noch eingeschränkter Arbeitstoleranz. Berichte in der Literatur über das Auftreten von Myokardinfarkten bei Bergsteigern halten nicht immer den Einfluß der Höhe und den der ungewohnten körperlichen Arbeit auseinander (FORCHER-MAYR 1952). Daher ist zu betonen, daß älteren Personen mit sonst städtischen Lebens-

gewohnheiten, die immer eine latente Coronarsklerose haben können, bei Urlaubs-
reisen ins Gebirge ein ganz allmählich fortschreitendes Training zu raten ist,
bevor sie sich schwereren körperlichen Anstrengungen, wie z. B. Hochtouren
aussetzen. Ärztliche Aufsicht ist dabei zu empfehlen. Für die Flugerlaubnis
bei Patienten mit Angina pectoris-artigen Beschwerden ist vor allem wichtig,
daß ein frischer Myokardinfarkt mit aller Sicherheit ausgeschlossen werden kann.
Im allgemeinen ist auch für einen Flug mit Überdruckkabine zu fordern, daß die
Bewältigung einer Strecke von 1 km zu Fuß bei normaler Marschgeschwindigkeit
ohne pektanginöse Beschwerden möglich ist (WHITTINGHAM, BARBOUR u. MAC-
GOWN 1949). Für Rekonvaleszenten mit Herzinfarkt sollte für mindestens ein
halbes Jahr ein Flugverbot ausgesprochen werden.

Eine generelle Beantwortung der Frage nach der Flugerlaubnis ist gerade
bei Patienten mit Coronarsklerose oft nicht möglich. Jeder Einzelfall liegt anders
hinsichtlich der Schwere der Erkrankung und Belastbarkeit. Auch die psychische
Einstellung zum Flug ist wesentlich. Der erste Flug mit seinen Spannungen und
Aufregungen ist wesentlich mehr belastend als die Luftreise eines Flugerfahrenen.
Die Möglichkeit der ebenfalls für Patienten schwerwiegenden Kinetose muß
erwogen werden, und bei Neigung dazu muß eventuell vom Fliegen abgeraten
werden. Die Dauer, Höhe der Luftreise und die Art des Flugzeuges — Überdruckkabine — müssen in Betracht gezogen werden, soweit möglich selbstverständlich auch das Wetter. Die Möglichkeit zur Sauerstoffatmung während des
Fluges muß immer gegeben sein. Sportfliegerei in großen Höhen ohne Druckkabine ist selbst mit Sauerstoffatmung allen älteren möglicherweise nicht ganz
herzgesunden Menschen zu widerraten, während die übliche Verkehrsfliegerei in
Flugzeugen, deren Druckkabinen auch bei Flügen in der Substratosphäre eine
Kabinenhöhe von 1500 bis höchstens 2000 m Höhe einzuhalten gestatten, nur
eine verhältnismäßig geringe Belastung darstellt.

Patienten mit essentieller Hypertonie zeigen oft eine besonders gute Höhenfestigkeit. Der Zustand stellt also, zumal maßvolles körperliches Training
therapeutisch wertvoll ist, keine Kontraindikation für Aufenthalt im Hochgebirge oder Flugreisen dar. Zurückhaltend mit Hochgebirgs- und Flugerlaubnis
wird man allerdings sein, wenn neben der Hypertension eine schwerere Cerebralsklerose, etwa ein Zustand nach ein oder mehreren apoplektischen Insulten
vorliegt. Vorsicht wird auch empfohlen bei maligner Hypertension mit schweren
Augenhintergrundsveränderungen und bei dekompensiertem renalem Hochdruck.

d) Nervöse Herz- und Kreislaufstörungen.

Vegetativ Labile, besonders Personen mit nervösen Herz- und Kreislaufstörungen, zeigen oft eine herabgesetzte Höhenfestigkeit im Unterdruckkammer-
test. Es ist angenommen worden, daß die Herabsetzung der Höhenfestigkeit
im ersten Jahrzehnt nach der Pubertät, die in späteren Jahren einer zunehmenden
Höhenfestigkeit weicht, auf die größere Häufigkeit der vegetativen Labilität in
diesem Alter zurückzuführen sei. Der Einfluß des vegetativen Nervensystems
auf das Befinden in wechselnden Höhen ist im Hochgebirge mit seinen mannigfaltigen klimatischen Einwirkungen deutlich größer als bei entsprechendem Unter-
druckkammer- oder Sauerstoffmangelversuchen. Die Reaktionsschwellen liegen
im Gebirge tiefer. Dem entspricht, daß der Großteil der Klagen die in niedrigeren
bis mittleren Gebirgslagen (1500—3500 m) über die Wirkung des Höhenklimas
geäußert werden, auch sonst empfindliche, vegetativ labile und wetterfühlige
Menschen betreffen.

Die schon beim Normalen nach plötzlicher Höhenexposition in zeitlicher Folge
einander ablösenden Phasen vegetativer Gleichgewichtslage — vagoton, ampho-

ton, ergotrop — (v. MURALT, Handbuch Bd. VI/2; HAUSS u. JUNGMANN 1954) wirken sich beim Vegetativ-Labilen im verstärkten Maße aus. Dabei ist entgegen der Wilderschen Regel jeweils mit einer vorübergehend stärkeren Betonung der jeweiligen Ausgangslage zu rechnen, die zu einer vorübergehenden Verschlimmerung des individuell charakteristischen Beschwerdetyps führt. Auch für die Zeit nach erfolgter Adaption läßt sich beim Vegetativ-Labilen nur schwer eine Voraussage machen, da zum Teil ein wesentlich besseres Befinden als in der Ebene, zum Teil auch eine weitere Verschlechterung des Zustandes eintreten kann. In der Phase der Akklimatisation, die der beschriebenen Umstellungsphase folgt, treten oft besonders vagotone Reaktionen in den Vordergrund wie Bradykardie, Blutdruckabnahme, Müdigkeit, vermehrtes Schlafbedürfnis, die therapeutisch bei bestimmten Typen nervöser Herz- und Kreislaufstörungen, selbst bei Hyperthyreosen günstig wirken können. Die Beschwerden der Vegetativ-Labilen brauchen im allgemeinen nicht als eine Kontraindikation für Luftreisen mit den üblichen Verkehrsmaschinen betrachtet werden.

II. Atmosphärischer Überdruck.

Der atmosphärische Überdruck ist von praktischer Bedeutung für Taucher, Unterwasserschwimmer und Caisson-Arbeiter. Unter den schädigenden Faktoren steht auch hier der veränderte Sauerstoffpartialdruck der Atemluft ganz im Vordergrund, die alleinige Erhöhung des Sauerstoffdruckes der Inspirationsluft ohne Erhöhung des umgebenden Atmosphärendrucks, d. h. also Atmung sauerstoffreicher Gasgemische, löst gleichartige Reaktion aus wie eine entsprechende Erhöhung von pO_2 durch atmosphärischen Überdruck.

Atmung von mehr als 530 mm Sauerstoffspannung (65% O_2 bei Atmosphärendruck; 3,3 Atm bei Luftatmung) wird von den meisten Warmblütern schlecht vertragen, und führt nach einer Einwirkung von Tagen bis Wochen regelmäßig zum Tode. Niedrigere O_2-Partialdrucke sind unschädlich, so z. B. reine Sauerstoffatmung in Höhen über 3500 m. Das sich entwickelnde Symptomenbild hängt vom Partialdruck des Sauerstoffs und von der Zeit der Einwirkung ab. Atmung von reinem Sauerstoff bei Atmosphärendruck wird vom gesunden Menschen viele Stunden lang ohne schädigende Reaktion ertragen. Erst nach 12 und mehr Stunden kommt es zu Husten, Druckgefühl unter dem Brustbein sowie zu funktionellen Störungen am Nervensystem, besonders in Form von Parästhesien. Am 2. Tag der Sauerstoffatmung kann fieberhafte Bronchitis bzw. Bronchopneumonie mit ständigem Absinken der Vitalkapazität bei Puls- und Temperatursteigerung auftreten (CLAMANN u. BECKER-FREYSENG 1940; BECKER-FREYSENG u. CLAMANN 1943).

Auch im Tierexperiment führt lang dauernde Sauerstoffatmung bei Atmosphärendruck zu Hyperämie und Atelektase der Lunge, pneumonischen Veränderungen bis zum Lungenödem (HEMINGWAY u. WILLIAMS 1952; ORZECHOWSKI u. HOLSTE 1938). An Ratten wurde im Überdruck bei 675 mm Sauerstoffspannung nach 3 Wochen ein beträchtlicher Anstieg des Pulmonalisdruckes mit entsprechenden Gefäßveränderungen in der Lunge sowie Dilatation und Insuffizienz des rechten Ventrikels nachgewiesen (BENNET, GRANVILLE u. SMITH 1934). Die resultierende Diffusionsstörung in der Lunge führt schließlich zur Hypoxämie mit den entsprechenden Organveränderungen, welche die eigentliche Todesursache darstellt. Am Tier sind vor Eintritt des Todes schwere Dyspnoe, im EKG die charakteristischen Erscheinungen des Sauerstoffmangels zu beobachten (PICHOTKA u. KUHN 1947, 1949).

Bei viel höheren Sauerstoffdrucken, z. B. bei Sauerstoffatmung im Überdruck von 3 Atm (pO$_2$ = 2280 mm) kommt es schon innerhalb weniger Stunden zu Muskelzuckungen, schließlich zu generalisierten Krämpfen, die zum Tode führen können. Die auch hierbei nachweisbaren Lungenveränderungen sind wegen der kurzzeitigen Entwicklung geringfügig. Eine grobe Lungenfunktionsstörung kann nicht angenommen werden. Auch fehlen die für eine allgemeine Hypoxämie charakteristischen Organveränderungen. Der Tod tritt also noch während der Phase der Hyperoxie bei stark erhöhten Sauerstoffspannungen des arteriellen Blutes und der Gewebe ein. Auffallend ist, daß die an O$_2$-Vergiftung gestorbenen Tiere eine Vergrößerung der Nebenniere aufweisen, die auf eine Überaktivität dieses Organs vielleicht im Rahmen einer Stress-Reaktion hinweisen (Bean u. Johnson 1954).

Diese beiden Formen der Erkrankung durch Erhöhung des inspiratorischen Sauerstoffdrucks gehen ineinander über und es hat daher wenig Zweck, eine Form der Erkrankung bei Sauerstoffatmung bei Atmosphärendruck von einer Vergiftung bei Überdruck abzugrenzen, zumal es auf pO$_2$ allein ankommt und nicht darauf, ob ein bestimmter Sauerstoffdruck durch Überdruck oder durch Anreicherung der Atemluft erzeugt wurde.

Von den Kreislaufgrößen ist die leicht meßbare Pulsfrequenz am häufigsten als Indicator hyperoxischer Reaktionen untersucht worden. Fast völlig übereinstimmend wurde unter Beatmung mit reinem Sauerstoff oder mit sauerstoffreichen Gasgemischen bzw. im Überdruck ein Absinken der Pulsfrequenz beobachtet (Meda 1950; Parkinson 1912; Anthony 1940). Die Schwelle liegt bei 300 mm alveolarem Sauerstoffdruck, dem entspricht ein Sauerstoffgehalt der Inspirationsluft von etwa 50% bzw. ein Überdruck von 2,3 Atm. Die Pulsfrequenz sinkt bei größeren individuellen Differenzen in den ersten Minuten um etwa 3—10% des Ausgangswertes ab. Durchschnittlich nach 20 min zeigt auch unter weiterer Sauerstoffbeatmung die Pulsfrequenz eine Tendenz zum Wiederansteigen und erreicht nach 50 min Sauerstoffbeatmung wieder den Ausgangswert (Anthony u. Kümmel 1939; Meda 1950). Bei Sauerstoffpartialdrucken, die 1 Atm. wesentlich überschreiten bleibt die Pulsverlangsamung bestehen. Kurz vor dem Auftreten hyperoxischer Krämpfe bzw. mit dem Auftreten pneumonischer Lungenveränderungen tritt wieder eine Pulsbeschleunigung ein.

Offenbar wird die Pulsverlangsamung reflektorisch über den Vagus ausgelöst. Bei stärkerem Sauerstoffüberdruck von 5—6 Atm. tritt der Effekt auch an decerebrierten und großhirnlosen Tieren ein. Die Intaktheit des Vagus war in jedem Fall die Voraussetzung für den Eintritt der Bradykardie (Bean u. Rottschafer 1938). Schlagvolumen und Herzzeitvolumen wurden unter Sauerstoffatmung beim Menschen gemessen und eine Abnahme des ersteren um 6—7%, des letzteren um 10—20% festgestellt (Anthony 1940; Lent u. Müller 1940). Der Sauerstoffverbrauch blieb dabei unverändert, so daß eine erhöhte Sauerstoffausnutzung des Blutes eintreten mußte. Auch diese Kreislaufveränderungen zeigten unter fortlaufender Sauerstoffatmung rückläufige Tendenz.

Der Blutdruck blieb bei Menschen unter Hyperoxie meist unbeeinflußt. Im Tierversuch waren unter Sauerstoffatmung die Veränderungen ebenfalls insignifikant. Stärkere Erhöhung des Atmosphärendrucks auf 10 Atm. dagegen führte nach vorübergehender Blutdrucksenkung nach Minuten zu Blutdrucksteigerungen um maximal 60 mm Hg. Nach Atmung von 10 Atm. reinem Sauerstoff blieb dieser Blutdruckanstieg auch nach Entlastung noch lange bestehen (Aggrazzotti 1941).

Im EKG findet sich nach Überschreiten der hyperoxischen Schwelle zunächst eine Bradykardie bei unveränderter oder nur unwesentlich verlängerter elektrischer Kammersystolie, also eine Verkürzung der relativen QT-Dauer. Die P-Zacke weist nur geringere Veränderungen, meist Abflachung auf. Die Amplituden von R und T werden regelmäßig größer, der abfallende Schenkel von T wird steiler. Die Vergrößerung von T ist bei Herzkranken offenbar besonders ausgeprägt; pathologische T-Zacken können noch deutlicher werden. Die Dauer von PQ, QRS und QT bleiben meist unbeeinflußt. Ein vorher verlängertes PQ oder QT kann unter Sauerstoffatmung sogar auf normale Werte zurückgehen. Auch eine bei pektanginösen Beschwerden gesenkte ST-Strecke kann dabei isoelektrisch werden (ANTHONY u. KÜMMEL 1939; BARACH u. STEINER 1940; MEDA 1950). BREU (1940) sah in 41% der von ihm untersuchten Caisson-Arbeiter hochpositive T-Zacken auch nach der Dekompression.

Decerebrierte Hunde in reinem Sauerstoff bei 27 Atm. zeigten neben der Bradykardie eine Verlängerung der atrioventrikulären Überleitungszeit bis 300%, häufig auch atrioventrikulären Block. Manchmal kam es zu Vorhofflimmern oder zum Knotenersatzrhythmus. Offenbar wird zuerst der Schrittmacher und die Erregungsleitung beeinträchtigt. P wurde stark abgeflacht, T erhöht und verbreitert. Ein Vaguseinfluß ist unverkennbar. Derartig hohe Drucke greifen aber offenbar auch am Herzen selbst an, da weder Kälteblock noch Vagotomie sie ganz verhindert (WHITEHORN u. BEAN 1952). Unter extremen Überdrucken zeigen ausgeschnittene überlebende Kaltblüterherzen ab 300 Atm. Druck Verformungen von QRS und T, bei weiterer Drucksteigerung ist die Amplitude von R und T stark vergrößert. Bei 600—800 Atm. werden die Zackenamplituden wieder erheblich reduziert (EBBECKE 1935).

Auch das Blut ist von hyperoxischen Veränderungen betroffen. Sofort nach Beginn der Sauerstoffatmung sinken Erythrocyten und Hämoglobin im Gesamtblut ab; die Erythrocyten im Durchschnitt um 7—8%, Hämoglobin um 3—5%, so daß eine leichte Erhöhung des Färbeindex resultiert. Diese Veränderungen des Blutbildes sind durch Einschwemmung von Blutflüssigkeit und von hämoglobinreichen Erythrocyten bedingt (ANTHONY 1940; ANTHONY u. BIEDENKOPF 1938). In Analogie zum zeitlichen Ablauf der hyperoxischen Pulsfrequenzveränderungen werden auch diese Alterationen im Blut nach etwa 15—20 min rückläufig und erreichen nach etwa 50 min wieder die Ausgangswerte. Bei weiter anhaltender Sauerstoffatmung allerdings nehmen die Werte erneut ab.

Diese hyperoxische Hypoglobulie wurde auch beim Hund nachgewiesen, bei Atmung von reinem Sauerstoff in den ersten Stunden eine Erythrocytenverminderung um 30% (BINET u. BOCHET 1941). Bei Bluterkrankungen mit verkürzter Lebensdauer der Erythrocyten war bei kontinuierlicher Beatmung mit sauerstoffreichen Gasgemischen in wenigen Tagen ein erheblicher Abfall der Erythrocyten, des Hämoglobins und des Hämatokritwertes wie auch der Proerythrocyten festzustellen, besonders drastisch bei der Sichelzellen-Anämie. Auch der Eiseneinbau in die Erythrocyten war dabei bis auf die Hälfte vermindert (TINSLEY, MOORE et al. 1949). Mit der Erythrocytenmenge sinken bei Sauerstoffatmung auch deren Durchmesser und Volumen um 2 bzw. 6%, der Hämatokritwert von 38 auf 35%. Diese Größenänderung bleibt während der Hyperoxie dauernd bestehen und ist bedingt durch das erhöhte Alkalibindungsvermögen des volloxydierten Hämoglobins und durch den konsekutiven Austritt von Chlorionen aus den Erythrocyten, der eine gleichgerichtete Flüssigkeitsbewegung bewirkt (ANTHONY u. BECHTHOLD 1939).

Die Respiration wird schon unter Sauerstoffatmung bei normalem Druck (BAKER u. HITCHCOCK 1956), mehr noch bei zusätzlichem atmosphärischem Überdruck gesteigert, bei Sauerstoffatmung in 3,5 Atm. Überdruck um etwa 25%. Meist wird dabei die Atemtiefe vermehrt, die Atemfrequenz bleibt unverändert (DAUTREBANDE u. HALDANE 1921; LAMBERTSEN, STROUD et al. 1953). Im Gegensatz dazu wird die Atmung während schwerer körperlicher Arbeit durch

Sauerstoffatmung vermindert (Asmussen u. Nielsen 1947). Auch Schaefer (1955), der Unterwasserschwimmer, die in 6,5 und 13 m Tiefe reinen Sauerstoff atmeten, untersuchte, berichtet über rasches oberflächliches Atmen mit inspiratorischer Hemmung während der Arbeit des Schwimmens. Die Atemhemmung wird von Schaefer dem Dominieren des Vagustonus zugeschrieben, der sich besonders auch auf die Pulsfrequenz auswirkt. Arbeit, die den Sauerstoffverbrauch auf 1750 cm^3 steigerte, steigerte bei den Unterwasserschwimmern die Pulsfrequenz nur um 13%, während die gleiche Arbeit am Fahrradergometer bei normaler Luftatmung die Pulsfrequenz um 61% steigerte. In 13 m Tiefe kann der Vagustonus so stark werden, daß der Unterschied der Pulsfrequenz zwischen Arbeit und Ruhe ganz schwindet. Dies wird als ein warnendes Zeichen angesehen, da bald darauf Pulsfrequenzsteigerung und allgemeine hyperoxische Krämpfe einsetzten.

Bei Atmung von reinem Sauerstoff mit 3,5 Atm. Überdruck sind im arteriellen Blut etwa 6,5 Vol.-% Sauerstoff in physikalischer Lösung. Bei einem Defizit des gemischten Venenblutes von etwa 5 Vol.-% O_2 gegenüber dem arteriellen Blut, kann angenommen werden, daß der Körper seinen Sauerstoffbedarf fast ganz aus dem physikalisch gelösten Sauerstoff decken kann, ohne die Reserve des Hämoglobin O_2 in Anspruch zu nehmen. Dies gilt mit Sicherheit für alle Organe, die in Relation zu ihrem Stoffwechsel eine hohe Durchblutung haben, und daher eine geringe O_2-Utilisation ausweisen, wie z. B. die Haut, besonders an den Acren. Es gilt wahrscheinlich nicht für den Coronarkreislauf, dessen O_2-Ausnutzung 15 und mehr Vol.-% betragen kann und wohl auch nicht für die Gefäße der arbeitenden Skeletmuskulatur.

Die Hirnzirkulation hat normalerweise eine Sauerstoffutilisation von etwa 6 Vol.-%. Bei 6,5 Vol.-% freiem Sauerstoff in physikalischer Lösung (entsprechend 3,5 Atm. reinem O_2 in der Inspirationsluft) könnte angenommen werden, daß auch in der Hirnzirkulation die Reserve des an Hämoglobin gebundenen Sauerstoffs nicht angebraucht wird und damit der venöse Sauerstoffdruck und zum Teil auch der Gewebssauerstoffdruck auf sehr hohe Werte ansteigen kann. Dagegen fanden Lambertson, Kough et al. (1953a) im Bulbus venae jugularis bei Menschen, die 3,5 Atm. Sauerstoff atmeten, noch 11% reduziertes Hämoglobin als Mittelwert, also eine venöse Sauerstoffspannung beträchtlich unter 100 mm Hg. Die Hirndurchblutung hatte im Durchschnitt um 25% abgenommen, der cerebrale Gefäßwiderstand um 55% zugenommen. Die Ursache dieser cerebralen Vasoconstriction bei Atmung sehr hoher Sauerstoffdrucke, die das Gehirn eine Zeitlang vor der Sauerstoffeinwirkung schützt, ist noch nicht geklärt; diskutiert wurde die Herabsetzung der arteriellen pCO_2 infolge Hyperventilation. Lambertsen, Kough et al. (1953a) fanden den CO_2-Druck im abfließenden Hirnvenenblut bei 3,5 Atm. O_2 in der Inspirationsluft gegenüber Luftatmung bei Atmosphärendruck nur um 3 mm Hg erhöht. Gleichzeitig war pCO_2 arteriell als Folge der Hyperventilation um 5 mm abgefallen, d. h. die arteriovenöse Differenz also um 8 mm gestiegen. Der Anstieg der arteriovenösen pCO_2-Differenz (von 11 auf 19 mm Hg) ist wohl darauf zurückzuführen, daß die wichtige Rolle der Erythrocyten und des Hämoglobins beim CO_2-Transport fast ganz entfällt und das Hämoglobin nicht mehr oder fast nicht mehr reduziert wird. Wird das Hämoglobin durch permanente Oxydation vom Kohlensäuretransport ausgeschaltet, so wird die arteriovenöse pCO_2-Differenz pro Vol.-% vom Blut aufgenommener CO_2 nahezu verdoppelt. Der durch diesen Effekt ausgelöste Anstieg von pCO_2 im Jugularvenenblut und in den regulierenden Zentren könnte, wie quantitative Untersuchungen von Lambertsen u. Kough (1953b) gezeigt haben, genügen, um die beobachtete Ventilationssteigerung mit Abfall der arteriellen pCO_2 zu erklären. Vielleicht trägt die Senkung der arteriellen pCO_2 über arterielle Chemoreceptoren wiederum dazu bei, die beobachtete Minderung der Hirndurchblutung zu erzeugen, und dadurch die Wirkung der Hyperoxie auf das Hirngewebe zu vermindern.

Die Beobachtung, daß Zusatz von CO_2 zur Atemluft die Latenzzeit der Intoxikationssymptome bei Sauerstoffvergiftung verkürzt, sowie die Auslösbarkeit allgemeiner Konvulsionen durch Atmung sehr hoher Konzentrationen von CO_2 haben zu der Hypothese geführt, die zentralen Symptome der Sauerstoffvergiftung seien vorwiegend durch den CO_2-Stau in der Peripherie bedingt, der aus der Insuffizienz des CO_2-Transportes im Blut bei dauernder Vollsättigung des Hämoglobins mit O_2 resultiere.

CAMPBELL (1929), SEELKOPF u. v. WERZ (1948), TAYLOR (1949) haben in terminaler Hyperoxie sehr hohe CO_2-Drucke (274, 368, 246 mm Hg) in intraperitonealen oder subcutanen Gasblasen gefunden. Diese Versuche sind aber nicht voll beweisend, da bei den kleineren Versuchstieren, die die Autoren verwandten, schwere Lungenfunktionsstörungen und damit echte Asphyxie nach Atmung sehr hoher Sauerstoffspannungen auftreten können. Die Untersuchungen von LAMBERTSEN, KOUGH et al. (1953a u. b), die am Hirnvenenblut des Menschen bei Atmung von 3,5 Atm. reinem Sauerstoff nur eine Erhöhung von pCO_2 um 3 mm feststellen konnten, sprechen unbedingt gegen diese Theorie, zumal einige der Versuchspersonen von LAMBERTSEN beginnende Muskelzuckungen und auch Krämpfe aufwiesen. Auch BEHNKE, SHAW et al. (1934), in deren Versuchen die Hyperventilation durch Narkose möglicherweise vermindert war, fanden im gemischten Venenblut bei 3,8 Atm. Sauerstoff einen Anstieg von pCO_2 um nur 6,5 mm Hg. GOOR u. JONGBLOOD (1949a u. b) weisen darauf hin, daß vermehrte CO_2-Ausscheidung in Sauerstoffüberdruckversuchen erst nach und nicht vor dem Eintritt generalisierter Krämpfe stattfindet und sehen daher in der Anhäufung von CO_2 in der Peripherie die Folge, nicht die Ursache dieser Krämpfe. Die Verkürzung der Latenz hyperoxämischer Krämpfe bei Zugabe von CO_2 zur Atemluft könnte ihre Erklärung finden in einer Zunahme bzw. geringeren Abnahme der Hirnzirkulation bei Anstieg der arteriellen pCO_2. So ist die Erschwerung des Kohlensäuretransportes im Blut bei hochgradiger Hyperoxämie wohl als eine Begleiterscheinung der Sauerstoffwirkung, nicht aber als Ursache der wesentlichen Symptome der Sauerstoffintoxikation anzusehen.

Es ist somit wahrscheinlicher, daß die cerebralen Symptome der Sauerstoffintoxikation direkt durch die Einwirkung sehr hoher Sauerstoffspannungen auf das Hirngewebe zustande kommen. In vitro läßt sich nachweisen, daß sehr hohe Sauerstoffspannungen (3 Atm. O_2) die Atmung von Ratten-Hirngewebsbrei nach einigen Stunden irreversibel hemmen (GOOR u. JONGBLOOD 1949). Hirngewebe erweist sich dabei als empfindlicher als Leber, Nieren und Muskelgewebe. Die Hemmung der Oxydation betrifft besonders den Abbau der Kohlenhydrate, speziell die Brenztraubensäure-Oxydase. In vivo sind annähernd ebenso hohe Sauerstoffspannungen in der Inspirationsluft (etwa 2000 mm Hg und mehr) notwendig, um cerebrale motorische Reizsymptome meist schon nach kürzerer Latenzzeit zu erzeugen. Bei solchen arteriellen Sauerstoffspannungen ist nach LAMBERTSEN, KOUGH et al. (1953a, b) meist das Hirnvenenblut noch nicht voll arterialisiert, daher die mittlere Gewebssauerstoffspannung sicher unter 100 mm. Dies schließt jedoch nicht aus, daß Zellen, nahe dem arteriellen Capillarende, sehr viel höheren Sauerstoffspannungen ausgesetzt sind und daß für einzelne Teile des Hirnkreislaufs die Sauerstoffutilisation kleiner ist als die Menge des im Blut frei gelösten Sauerstoffs. Diese unter besonders hohen Sauerstoffspannungen stehenden Zellen könnten nach Art eines Trigger-Mechanismus generalisierte Krämpfe auslösen.

Mittlere Sauerstoffspannungen (500—1500 mm Hg) bewirken nach vielstündigen bis tagelangen Einwirkungen eine Schädigung der Lunge. Diese wird meist als das Ergebnis einer direkten Schädigung dieses Organs durch die hohen, nur dort unmittelbar einwirkenden Sauerstoffspannungen angesehen. Experimentelle Untersuchungen zur Klärung der Pathogenese dieser Lungenschädigung beschäftigen sich meist mit der Einwirkung viel höherer Sauerstoffspannungen, nämlich 2000—5000 mm Hg. Bei diesen sehr hohen Sauerstoffspannungen tritt die Lungenschädigung in sehr viel kürzerer Zeit ein. Hier gehen jedoch zeitlich fast immer allgemeine hypoxämische Krämpfe voraus, die auch Konvulsionen der Atemmuskulatur und schwerste Dyspnoe einschließen. Dadurch wird der Lungenschädigung eine besondere Note gegeben und es erscheint zweifelhaft, ob Rückschlüsse aus Versuchen über Lungenschädigungen bei sehr hohen Sauerstoffdrucken auf die Lungenschädigung bei Atmung von Sauerstoff unter Spannungen in der Nähe des Atmosphärendrucks immer berechtigt sind.

PENROD (1956) weist darauf hin, daß bei der Lungenschädigung Atelektasenbildungen eine wesentliche Rolle spielen können. Wird während der Einwirkung hoher Sauerstoffspannung ein Bronchus blockiert, so entwickeln sich die Lungenveränderungen vorwiegend und sehr schnell in der blockierten Lunge, die der direkten Einwirkung hoher Sauerstoffspannungen entzogen ist. Durch die Denitrogenisation wird sicher die Atelektasebildung gefördert, da Sauerstoff im Gegensatz zu Stickstoff rasch vom Blutstrom fortgeschafft werden kann. Einflüsse, die bei Sauerstoffatmung die Wegsamkeit der Bronchien vermindern, können so besonders leicht zu Atelektasen führen.

Sehr hohe Sauerstoffspannungen rufen nach BEAN u. JOHNSON (1954a u. b), GERSCHMAN u. FENN (1954) als „Stress-Reaktion" eine Aktivitätssteigerung des Hypophysen-Nebennierensystems hervor, die histologisch durch eine Vergrößerung und Aktivitätssteigerung der Nebennierenrinde nachweisbar wird. Dies begünstige durch vermehrte Produktion von Nebennierenrindenhormon die Lungenschädigung (BEAN u. SMITH 1953). So schützt sowohl Hypophysektomie (BEAN 1952) als auch Adrenalektomie (BEAN u. JOHNSON 1954 a u. b) vor den Lungenwirkungen hoher Sauerstoffspannungen, während Cortison diese begünstigt. Aber auch Adrenalin erhöht die Giftwirkung hoher Sauerstoffspannungen, und zwar sowohl beim adrenalektomierten als auch beim normalen Tier (BEAN u. JOHNSON 1954b, 1955). Die zu einer Lungenschädigung durch Sauerstoffatmung führenden Bedingungen enthalten nach BEAN u. JOHNSON eine bedeutsame neurogene Komponente, sympathischen, vielleicht hypothalamischen Ursprungs. Dafür spricht auch, daß die Lungenschädigungen besonders bei Tieren auftreten, die starke Krämpfe hatten. Über welche Wirkungsmechanismen sympathischer Nervenreiz, Adrenalin und Nebennierencorticoide die Toleranz des Lungengewebes gegenüber hohen Sauerstoffspannungen verschlechtert, — die Wegsamkeit der peripheren Atemwege wird durch diese Faktoren eher begünstigt, ist noch nicht hinreichend klar. Ebensowenig die Ursache der Verkehrung der Vorteile einer mußmaßlichen „Stress-Reaktion" in Nachteile.

Erwähnt sei ferner, daß sehr hohe Sauerstoffdrucke für Strahlenschädigungen sensibilisieren und umgekehrt, Röntgenbestrahlungen die Überlebenszeit von Mäusen in hohen Sauerstoffdrucken verkürzen (GERSCHMAN, GILBERT et al. 1954; GILBERT, GERSCHMAN u. FENN 1955). Vergeht zwischen Bestrahlung und Einwirkung sehr hoher Sauerstoffdrucke allerdings ein größeres Zeitintervall (mehr als 24 Std), so kann eher eine „Schutzwirkung" der Bestrahlung demonstriert werden. Dies hängt wahrscheinlich mit der durch die Bestrahlung induzierten Anorexie zusammen, da auch Hungern eine gewisse Schutzwirkung gegen die Einwirkung sehr hoher Sauerstoffdrucke zu haben scheint (GILBERT, GERSCHMAN u. FENN 1955).

Für die Praxis ist die Sauerstoffvergiftung von relativ geringer Bedeutung. Intermittierende Sauerstoffatmung von einigen Stunden täglich wird von Gesunden ohne Schaden vertragen. Ob bei vorgeschädigter Lunge diese Schwelle tiefer liegt, ist schwer zu entscheiden. Zu bedenken ist, daß die Denitrogenisation die Neigung zu Atelektasebildung begünstigt und eine solche dürfte immer vorliegen, wenn wie bei Asthma bronchiale usw. Unwegsamkeiten besonders der feineren Bronchialwege vorliegen. Daher ist bei allen praktisch-therapeutischen Anwendungen die Beimischung von Sauerstoff zur Inspirationsluft durch Nasensonde usw. der Maskenatmung von reinem Sauerstoff vorzuziehen. Durch diese und andere Maßnahmen einschließlich Sauerstoffzelt, wird die Sauerstoffspannung der Inspirationsluft annähernd verdoppelt. Gasgemische mit bis zu 66% Sauerstoff sind aber auch bei Daueratmung unschädlich. Über die Kontraindikation, die z. B. beim Vorliegen von alveolarer Hyperventilation gegen Sauerstoffatmung vorliegen: s. Kapitel Cor pulmonale.

Künstliche Beatmung mit reinem Sauerstoff (Poliomat, Engström-Apparatur usw.) ist wahrscheinlich weniger gefährlich, weil durch die künstliche Beatmung die Atelektaseneigung vermindert wird. In der Fliegerei ist Maskenatmung von reinem Sauerstoff unbedenklich. Schon oberhalb 3500 m kann, da der Barometerdruck unter 500 mm Hg liegt, reiner Sauerstoff beliebig lange vertragen werden. Sauerstoffatmung vermindert zudem durch Denitrogenisation die Gefahren der Druckfallkrankheit.

Für Caisson-Arbeiter liegt das gesetzlich festgelegte Maximum bei 30, in einigen Ländern bei 35 m Tiefe, d. h. 3,0—3,5 Atm. Die Gefahren der Caisson-Arbeit liegen weniger in der Sauerstoffvergiftung als in der Druckfallkrankheit beim Ausschleusen. Diese Gefahr besteht beim plötzlichen Ausschleusen ab 13 m Wassertiefe (1,3 Atm.). Bis zu 3 Atm. (etwa 500 mm O_2-Spannung) besteht auch bei Dauerluftatmung keine Gefahr der Sauerstoffvergiftung. Auch bei 3,5—5 Atm. dürfte die Arbeitszeit im Caisson nicht für die Manifestierung von Schäden ausreichen. Längeres Atmen von reinem Sauerstoff im Caisson muß jedoch als bedenklich angesehen werden. Zur Denitrogenisation ist eine Helium-Sauerstoffmischung vorzuziehen.

Grundsätzlich das gleiche gilt für Taucher und Unterwasserschwimmer. Unterhalb 35 m Tauchtiefe muß der Sauerstoffgehalt der Inspirationsluft entsprechend der Tauchtiefe herabgesetzt werden, damit pO_2 500 mm Hg nicht wesentlich übersteigt. Zur Denitrogenisation vor dem Ausschleusen sind Sauerstoffmischungen mit Helium vorzuziehen. Während der Ausschleusung kann der Sauerstoffgehalt entsprechend der Tauchtiefe erhöht werden.

III. Physikalische Wirkungen des Über- und Unterdrucks (Druckfall-Krankheit).

Die Änderungen der Sauerstoffspannung als bei weitem wichtigsten Faktor des atmosphärischen Über- und Unterdrucks wurde bisher ganz in den Vordergrund der Besprechung gestellt. Jedoch darf auch der physikalische Effekt (Veränderung des Atmosphärendrucks) in seiner Wirkung auf Herz und Kreislauf nicht unberücksichtigt bleiben.

Grundsätzlich sind hier die Wirkungen von Unterdruck und Überdruck nicht zu trennen. Es kommt auf das Ausmaß der Änderung des Atmosphärendrucks in der Zeiteinheit an. Dabei ist eine Zunahme des Drucks von physiologisch weit geringerer Wirkung und Bedeutung als eine Abnahme. Da die durch Druckänderungen auf physikalischem Wege ausgelösten Erscheinungen (Gasausdehnung und sog. Druckfallkrankheit) den Kreislauf nur am Rande betreffen, kann die Darstellung sich auf das Notwendigste beschränken, und im übrigen auf v. Muralt, Bd. VI/2 dieses Handbuches verweisen.

Beim Aufstieg nimmt das Volumen der in Körperhöhlen eingeschlossenen Gase in gleichem Maße zu wie der Druck der umgebenden Atmosphäre sich mindert. Der Gesamtdruck von 1 Atm. in Meereshöhe verringert sich auf $1/2$ Atm. in 5500, auf $1/4$ in 10300, auf $1/10$ in 16000 m Höhe. Ein gegebenes Gasvolumen etwa in Meereshöhe dehnt sich entsprechend auf das Doppelte, das 4- und 10fache aus. Entsprechendes ereignet sich beim Auftauchen aus 2, 4 und 10 Atm. Überdruck auf Meereshöhe. Bei langsamen Druckänderungen kann die Luft im allgemeinen aus der Paukenhöhle und aus den Nasennebenhöhlen leicht entweichen. Bei schnellen Druckänderungen treten Schmerzen auf und es droht die Gefahr der Trommelfellperforation. Anders bei den im Magen-Darmtrakt eingeschlossenen Gasen. Deren Volumenzunahme gleicht sich aus zum Teil durch Vorwölbung der Bauchdecken, zum Teil durch Hochdrängen des Zwerchfells. Subjektiv macht sich dieser Meteorismus durch Blähung und Druckgefühl im Leib bemerkbar. Die vasomotorischen Reflexe bei starker Ausdehnung von Gasen in Körperhöhlen sind bekannt. Eine erhöhte Neigung zu höhenbedingten Störungen, z. B. nach reichlichen und vor allem blähenden Mahlzeiten, ist dadurch erklärt (Lipin u. Whitehorn 1951; v. Tavel 1941). Als zusätzlicher Faktor kann der Druck auf die großen Venen mit Störung des Blutrückflusses zum Herzen angesehen werden. Die Funktion des Herzens selbst, wenigstens des gesunden, wird dadurch kaum in Mitleidenschaft gezogen, das Roemheld-Syndrom hierbei beim Gesunden offenbar nie ausgelöst. So lassen sich auch die beschriebenen Veränderungen des Höhen-EKG selbst bei starkem Überdruck vermeiden, wenn nur der Sauerstoff-Partialdruck auf normalen Werten gehalten wird. Auch unter diesen Umständen läßt sich aber mit der Vektoranalyse meist eine erhebliche Lageänderung der Herzachse durch Hochdrängung des Zwerchfells im EKG nachweisen (Becker-Freyseng u. Stammberger 1954).

Neben der Ausdehnung freier Gase bewirkt die Herabsetzung des atmosphärischen Drucks die Freisetzung von Gasen, die in quantitativer Abhängigkeit von ihrem Partialdruck in den Körperflüssigkeiten physikalisch gelöst sind. Bei langsamer Entwicklung freier Gase aus Körperflüssigkeiten können diese auf dem Blutweg aus den Geweben in die Lunge und von dort an die Umgebung eliminiert werden. Bei genügend großer und rascher Abnahme des Lösungsdruckes können, wenn das anfallende Gasvolumen vom Stromvolumen des Blutes nicht mehr bewältigt wird, intra- und extravasale Gasbläschen entstehen. Von den freigesetzten Gasen sind CO_2 und O_2 relativ harmlos. Beide haben spezifische Transportsysteme im Blut und können daher rasch chemisch abgebunden und eliminiert werden. Der freiwerdende Sauerstoff wird darüber hinaus zum Teil an Ort und Stelle verbraucht. Stickstoff dagegen ist entsprechend der Zusammensetzung der Außenluft in größeren Mengen zudem wegen des Fehlens chemischer Bindungsmöglichkeiten in Blut und Gewebe ausschließlich physikalisch gelöst. So kommt es zuerst und vor allem beim Stickstoff zur Bildung von Bläschen. Die dadurch ausgelösten Symptome werden zusammengefaßt zum Bilde der Druckfallkrankheit (Benzinger u. Hornberger 1941; Hornberger 1950). Symptome der Druckfallkrankheit entstehen beim raschen Aufstieg im Flugzeug und Unterdruckkammer in größere Höhen, beim Versagen einer Überdruckkammer, beim Auftauchen von Tauchern, Unterwasserschwimmern oder Caisson-Arbeitern zum Normaldruck. Neben dem Zeitfaktor ist dabei ausschlaggebend das Verhältnis von Ausgangsdruck zum Enddruck. Ein Höhenaufstieg auf 8000 m (der unteren Höhengrenze der Druckfallkrankheit) würde demnach dem Auftauchen aus einer Wassertiefe von 18,6 m entsprechen (2,86 Atm. zu

1 Atm. = 1 Atm. zu 0,35 Atm.). Daß trotzdem die zum Eintritt der Druckfall-krankheit erforderlichen unteren Grenzen der physikalischen Größen bei Über- und Unterdruck auseinanderliegen (die geringste Wassertiefe, bei der nach dem Auftauchen Symptome von Druckfallkrankheit beobachtet wurden, liegt nicht bei 18,6 sondern bereits bei 13,0 m und würde also einem Höhenaufstieg lediglich bis 6500 m gleichkommen), mag die allein ausschlaggebende Rolle der Gas-ausdehnung zweifelhaft erscheinen lassen. Die absolute Druckhöhe wird ebenfalls eine Rolle spielen, da die Menge der gelösten Gase von ihr abhängt (CATCHPOLE u. GERSH 1947).

Die Bildung von Gasbläschen ist unter anderem abhängig von der Anwesenheit sog. Gaskerne, d. h. Ansammlungen von Gasmolekülen an Unebenheiten von Oberflächen. Intravasal liegen sie offenbar an den Gefäßwänden. Auch die Durchblutungsgröße der Gewebe und das Verhältnis von Capillaroberfläche zu Gewebsvolumen ist ausschlaggebend.

In Tierversuchen besteht eine auffallend enge Korrelation zwischen der Bildung von Gasbläschen und einer Abnahme des Herzzeitvolumens im Unter-druck (BLOOD, SMITH u. D'AMOUR 1950). Gut durchblutete Gewebe wie Schild-drüse und Nieren, bleiben von Druckfallschädigungen im allgemeinen verschont. In schlecht durchbluteten Geweben entstehen Gasblasen bevorzugt, falls der vorangehende Überdruck lange genug dauerte, um alle Gewebe gleichmäßig bis zur Blutgasspannung zu sättigen. Wesentlich ist ferner die Löslichkeit des Stick-stoffs in den verschiedenen Geweben. Fettgewebe hat eine besonders hohe Stick-stoffkapazität. Hierin und in der relativ schlechten Durchblutung fettreicher Gewebe liegt die besondere Gefährdung adipöser Menschen und die Anfälligkeit der fettreichen Gewebe, auch des lipoidreichen Nervengewebes. Parästhesien und neurologische Ausfälle können die Folge sein auf der morphologischen Grundlage disseminierter Degenerationsherde der weißen Substanz.

Auch die Synovialflüssigkeit hat ein hohes Lösungsvermögen für Stickstoff. Ein weiterer, die Bildung von Gasbläschen begünstigender Faktor ist die Bewe-gung der Gelenke mit den dadurch lokal entstehenden Druckänderungen und so liegen die Gelenke in der Häufigkeit des Befalls durch die Druckfallkrankheit an erster Stelle. Sie äußert sich hier in stechenden Schmerzen, den sog. „Bends" der angelsächsischen Literatur. Sehr häufig sind auch stichartige Schmerzen in der Haut, begleitet oft von kleinen lokalen Durchblutungsstörungen in Form von Ischämie und Hyperämie, auch Ekchymosen, die offenbar auf lokalen Gefäß-reaktionen auf Grund der Bildung von Gasbläschen beruhen.

Verlegung von Lungengefäßen durch Gasembolien verursacht die „Chokes", heftige retrosternale Schmerzen mit Hustenreiz, die sich bis zu schwerer Atem-not steigern können.

Für die intravasale Entstehung von Gasblasen ist unter anderem der hydro-statische Druck bedeutungsvoll. Dies begrenzt den Entstehungsort praktisch auf den intrathorakalen Anteil der Venen des großen Kreislaufs und die Lungen-venen. Die im venösen Anteil des großen Kreislaufs entstehenden Blasen werden im Lungenkreislauf abgefangen und sind daher, abgesehen von dort auftretenden Lokalerscheinungen, Chokes usw., ungefährlich. Im Venenanteil des Lungen-kreislaufs dürften weniger Blasen entstehen als im großen Kreislauf, weil der Druck dort etwas höher ist. Diese können jedoch frei in den großen Kreislauf embolisieren.

Die Therapie der Druckfallkrankheit ist klar vorgeschrieben mit der Wieder-herstellung des Ausgangsdrucks, im Flugzeug also durch raschen Abstieg, wobei das Unterfliegen von Höhen unter 8000 m meist genügt, im Caisson und bei Tauchern durch Wiedereinschleusen. Entsprechende zeitliche Verzögerung beim

Aufstieg oder Ausschleusen läßt die Beschwerden von vornherein vermeiden. Auf die entsprechenden gesetzlichen Unfallverhütungs-Vorschriften, die sich auf die Auftauch-Tabellen von Haldane (1922, 1935) gründen, sei hingewiesen. In Abhängigkeit von Tiefe des Tauchens und Zeit des Verweilens in maximalem Überdruck werden bestimmte Aufenthaltsstufen in verschiedenen Tiefen während des Auftauchens vorgeschrieben.

Eine sehr wirksame Vorbeugungsmaßnahme ist die Denitrogenisation, die eine Verkürzung der Auftauchzeiten gestattet. Die Verdrängung des physikalisch gelösten Stickstoffs in Blut und Gewebe durch Atmung von reinem Sauerstoff unmittelbar vor der geplanten Druckänderung. In fettreichen Geweben braucht die Stickstoffverdrängung relativ lange Zeit. Im allgemeinen ist eine einstündige Sauerstoffatmung bei Normaldruck ausreichend für ein anschließend gefahrloses Befliegen von Höhen bis zu 12000 m unter Sauerstoffatmung. Bei Überdruckatmung (Caisson-Arbeitern, Tauchern, Unterwasserschwimmern) ist eine Denitrogenisation durch Sauerstoff wegen der Gefahr der Sauerstoffvergiftung nur begrenzt möglich. Möglich ist aber ein Ersatz des Stickstoffs durch Helium, das nur $1/3$ der Löslichkeit von Stickstoff hat und zudem wegen seiner Diffusibilität leichter ausgeschieden wird (Behnke 1940).

Im Tierversuch wurde auch ein Gemisch von Sauerstoff und Wasserstoff verwendet (Bohnenkamp 1955).

Sofern es nicht zu massiven Gasembolien kommt, wird — wie oben erwähnt — das gesunde Herz durch die physikalischen Auswirkungen von Druckänderungen wenig beeinflußt. Dagegen wurde im Unterdruck mehrfach, bei sicherer Ausschaltung hypoxischer Einflüsse durch entsprechende Sauerstoffbeatmung ein deutlicher Einfluß auf den peripheren Kreislauf nachgewiesen, und zwar im Sinne einer peripheren Vasoconstriction. Der Effekt wurde beim Menschen demonstriert an einem Absinken des Fingervolumenpulses in einer Nennhöhe von etwa 12000 m, noch bevor Druckfallsymptome auftraten (Clarke, Liberman et al. 1943), an einer Abnahme der Fingertemperatur und an einer Constriction der skleralen Bindehautarteriolen. Auch narkotisierte Hunde zeigen unter ähnlichen Versuchsbedingungen bei praktisch unveränderten zentralen Kreislaufgrößen in etwa 11000 m Höhe einen Abfall der Hauttemperatur, besonders der Acren (Lipin u. Whitehorn 1951). Als auslösende Faktoren müssen wohl reflektorische Folgen beider physikalischer Mechanismen des Unterdrucks in Betracht gezogen werden, d. h. der Ausdehnung von in Körperhöhlen eingeschlossener Gase und der Freisetzung von Gasen in Gewebe und im Blut. Die überlegene Bedeutung von letzteren wird dabei in Zweifel gestellt durch die Tierversuche, die selbst nach 4stündiger Prä-Oxygenierung der Tiere noch eine unverändert deutliche Steigerung des peripheren Strömungswiderstandes im reinen physikalischen Unterdruck aufzeigten (Girling u. Maheux 1952, 1953).

Diese Veränderungen der peripheren Strömung gingen dem Auftreten von Bends meist kurz voraus. Daraus kann wohl geschlossen werden, daß die periphere Gefäßdrosselung die Gaselimination aus dem Gewebe behindert und damit dem Auftreten der Druckfallkrankheit Vorschub leistet. Diese selbst hat vermutlich wieder reflektorische Rückwirkungen auf den Kreislauf. Unter diesen begünstigenden Umständen könnten vielleicht besonders in sehr großen Höhen auch Sauerstoffbläschen Symptome von Druckfallkrankheit machen (Lipin u. Whitehorn 1951). Höhenzwischenfälle auch bei optimaler Sauerstoffbeatmung sowie sicher nicht hypoxisch bedingte Reaktionen nach Höhenflügen finden hierin vielleicht ihre Erklärung (Halboty u. Long 1953).

Der Dampfdruck der Körperflüssigkeiten liegt bei 37° bei etwa 36 mm. Wird der Gesamtluftdruck unter diese Grenze gesenkt, entsprechend etwa 28000 m

Höhe, so kommt es durch Sieden der Körperflüssigkeiten zu Pneumothorax und unförmiger Schwellung des ganzen Körpers, gleichzeitig besteht komplette anoxische Anoxie, da in der Lunge der Dampfdruck von Wasser + CO_2 den Gesamtluftdruck übersteigt (EDELMANN u. HITCHCOCK 1952). Erstaunlicherweise überleben Warmblüter eine „explosive" Dekompression bis zu entsprechenden Barometerdrucken, wenn für Rekompression mit der Geschwindigkeit des freien Falls nach längstens 1—2 min gesorgt wird. Auch ein Mensch hätte also bei einem Flugzeugunfall in diesen Höhen der Stratosphäre bei sofortigem Absprung mit zunächst geschlossenem Fallschirm eventuell noch eine Chance.

Im Experiment kommt es zunächst zu einem beträchtlichen Anstieg des intraabdominalen und intrathorakalen Druckes durch Gasausdehnung, der sich auch dem Blutdruck zunächst mitteilt, also zu einem Valsalva-ähnlichen Effekt, danach wie beim Valsalva, zur Abnahme des Herzzeitvolumens mit gleichzeitiger Bradykardie. Dieser Effekt wird durch die sich anschließende Anoxie verstärkt. Autoptisch finden sich in den Lungen Atelektasen, Blutungen und Zerreißungen des Gewebes.

Diese sind zu einem Teil Folge der „explosiven Dekompression" selbst, zum anderen Teil Folge der anoxischen Schnappatmung und Dyspnoe (HALL u. COREY 1950; COREY u. LEWIS 1950). Der Tod ist in erster Linie Folge der anoxischen Anoxie. Sichere Beweise für Gasblasen-Embolie wurden bei dieser Versuchsanordnung nicht gefunden. Auch Denitrogenisation durch Sauerstoffatmung hatte keinen Einfluß auf die Letalität (GELFAN 1950; GELFAN, NIMS u. LIVINGSTON 1947, 1950; GELFAN u. WERNER 1951).

Literatur.

AAS, K., and E. BLEGEN: The renal blood flow and the glomerular filtration rate in congestive heart failure and some other clinical conditions. Scand. J. clin. Lab. Invest. 1, 22 (1949). — ABDERHALDEN, E., N. KOTSCHNEFF, E. S. LONDON, A. LOEWY, L. RABINKOWA, G. ROSKE, E. ROSSNER u. E. WERTHEIMER: Wirkung des Höhenklimas auf den tierischen Organismus. Pflügers Arch. ges. Physiol. 216, 362 (1927). — ADAMASZEK, W.: Zum Vergleich der Wirkung von Unterdruck und Sauerstoffreduktion am Menschen. EKG-Untersuchungen. Luftfahrtmed. 3, 125 (1939). — AGGRAZZOTTI, A.: Ricerche esperimentali sul comportamento della pressione del sangue nell' aria compressa. Ann. Med. nav. colon. 47, 403 (1941). — ALELLA, A.: Beziehungen zwischen arterieller Sauerstoffsättigung, Sauerstoffsättigung im Sinus coronarius und Sauerstoffausnützung im Myokard unter Berücksichtigung von Sauerstoffkapazität und Arteriendruck. Pflügers Arch. ges. Physiol. 259, 436 (1954). — Coronardurchblutung und Hypoxie. Pflügers Arch. ges. Physiol. 261, 373 (1955). — ALEXANDER, A. F., and R. JENSEN: Gross cardiac changes in cattle with high mountain (Brisket) disease and in experimental cattle maintained at high altitudes. Amer. J. vet. Res. 20, 680 (1959). — ALLISON, R. S.: Symptomatologie des Sauerstoffmangels im Gehirn und verwandter Zustände. Ein klin. Bericht. Schweiz. Arch. Neurol. Psychiatr. 66, 1 (1950). — ALTLAND, P. D., and B. HIGHMAN: Effect of a folic acid antagonist (9-Methyl PGA) upon rats exposed to high altitudes. Amer. J. Physiol. 176, 1 (1954). — ALTMANN, H. W., u. H. SCHUBOTHE: Funktionelle und organische Schädigungen des ZNS bei der Katze im Unterdruckexperiment. Beitr. path. Anat. 107, 3 (1942). — ANTHONY, A. J.: Die Zusammensetzung des Blutes bei Hyperoxämie. Folia haemat. (Lpz.) 63, 363 (1940). — Sauerstoffatmung, Blut und Kreislauf. Luftfahrtmed. 4, 11 (1940). — ANTHONY, A. J., u. K. BECHTHOLD: Der Durchmesser menschlicher Erythrocyten bei Sauerstoffatmung. Z. ges. exp. Med. 105, 423 (1939). — ANTHONY, A. J., u. H. BIEDENKOPF: Der Einfluß kurzdauernder Sauerstoffatmung auf Hämoglobingehalt und Erythrocytenzahl des menschlichen Blutes. I. Z. ges. exp. Med. 103, 451 (1938). — ANTHONY, A. J., u. W. HARLANDT: Die respiratorische Arrhythmie bei Hypoxämie. Z. Kreisl.-Forsch. 30, 241 (1938). — ANTHONY, A. J., u. H. KÜMMEL: Herzfrequenz und Herzstromkurve bei Gesunden nach kurzdauernder Sauerstoffatmung. Z. ges. exp. Med. 106, 303 (1939). — ASMUSSEN, E., and H. NIELSEN: Studies in the regulation of respiration in heavy work. Acta physiol. scand. 12, 121 (1947). — ASTE-SALAZON, H., and A. HURTADO: The affinity of hemoglobin for oxygen at sea level and at high altitudes. Amer. J. Physiol. 142, 733 (1944). — ÅSTRAND, P. O.: (a) A study of chemoreceptor activity in animals exposed to prolonged hypoxia. Acta physiol. scand. 30, 335 (1954). — (b) The respiratory activity in man exposed to prolonged hypoxia. Acta physiol. scand. 30, 343 (1954). — AVIADO, D. M., A. CERLETTI, J. ALANIS, P. H. BULLE and C. F. SCHMIDT: Effects of anoxia on pressure, resistance and blood volume of pulmonary vessels. Amer. J. Physiol. 169, 460 (1952).

Bachmann, H.: Leistungsfähigkeit und Automatie des Kaltblüterherzens in Anoxybiose. Pflügers Arch. ges. Physiol. 217, 151 (1927). — Bänder, A., u. M. Kiese: Die Wirkung des sauerstoffübertragenden Ferments in Mitochondrien aus Rattenleber bei niedrigen Sauerstoffdrucken. Naunyn-Schmiedeberg's Arch. exp. Path. Pharmak. 224, 312 (1955). — Baker, S. P., and F. A. Hitchcock: Immediate effects of inhalation of 100% oxygen at one atmosphere on ventilation volume, carbon dioxide output, oxygen consumption and respiratory rate in man. J. appl. Physiol. 10, 363 (1956). — Balke, B.: Energiebedarf im Hochgebirge. Klin. Wschr. 23, 223 (1944). — Barach, A. L., and A. Steiner: Effect of inhalation of high oxygen concentrations, with and without carbon dioxide, on the electrocardiogramm. Proc. Soc. exp. Biol. (N. Y.) 45, 175 (1940). — Barcroft, J., and L. E. Shore: Gaseous metabolism of liver. In fasting and late digestion. J. Physiol. (Lond.) 45, 296 (1912). — Barcroft, J., and E. K. Marshall jr.: Observations upon the effect of high altitude on the physiological processes of the human body, carried out in the Peruvian Andes, chiefly at Cerro de Pasco. Phil. Trans. B 211, 351 (1923). — Bartels, H.: Neuere Anschauungen über den Vorgang des Gasaustausches in der Lunge. Verh. dtsch. Ges. inn. Med. 62, 25 (1956). — Bassi, M., and A. Bernelli: Preliminary studies on the metabolism of vacuolated cells following hypoxia. Experientia (Basel) 11, 105 (1955). — Bean, J. W.: The hypophysis as a determinant in the reaction of the mammalian to oxygen at high pressure. Amer. J. Physiol. 170, 508 (1952). — Bean, J. W., and P. C. Johnson: Adrenocortical response to single or repeated exposure to oxygen at high pressure. Amer. J. Physiol. 179, 410 (1954a). — Epinephrine, a neurogenic factor in the pulmonary edema and C.N.S. reactions induced by O_2 at high pressures. Amer. J. Physiol. 180, 438 (1954b). — Bean, J. W., and G. Rottschafer: Reflexogenic and central structures in oxygen-poisoning. J. Physiol. (Lond.) 94, 294 (1938). — Bean, J. W., and Ch. W. Smitt: Hypophysical and adrenocortical factors in pulmonary damage induced by oxygen at atmospheric pressure. Amer. J. Physiol. 172, 169 (1953). — Becker, E. L.: Renal function in polycythemic dogs. J. appl. Physiol. 10, 75 (1957). — Becker, E. L.; Y. A. Schilling and R. B. Haroly: Renal function in man acclimatized to high altitude. J. appl. Physiol. 10, 79 (1957). — Becker-Freyseng, H., u. H. G. Clamann: Die Wirkung langdauernder Sauerstoffatmung in verschiedenen Höhen auf den Menschen. Luftfahrtmed. 7, 272 (1943). — Becker-Freyseng, H., H. Loeschcke, M. Luft u. E. Opitz: Atemvolumen und Kohlensäuresystem bei akutem Sauerstoffmangel vor, während und nach Höhenanpassung. Luftfahrtmed. 7, 180 (1943). — Becker-Freyseng, H., u. M. Stammberger: Über nicht-sauerstoffmangelbedingte Veränderungen des Höhen-Elektrokardiogramms. Wiss. Ges. f. Luftfahrt, Jb. 1954, S. 184. — Behnke, A. R.: High atmospheric pressure; physiological effects of increased and decreased pressure; application of these findings to clinical medicine. Ann. intern. Med. 13, 2217 (1940). — Behnke, A. R., A. Shaw, C. W. Schilling, R. M. Thomson and A. C. Messer: Studies on effects of high oxygen pressure; effect of high oxygen pressure upon carbon-dioxide and oxygen content, acidity and carbondioxide combining power of blood. Amer. J. Physiol. 107, 13 (1934). — Beigel, A., R. Haarstrick u. Fr. Palme: Untersuchung der Hirnaktionsströme nach O_2-Atmung in verschiedenen Höhenlagen. Luftfahrtmed. 7, 305 (1943). — Höhenumstellung (Hirnaktionsströme) nach Unterbrechung der Sauerstoffzufuhr. Luftfahrtmed. 7, 319 (1943). — Benett, P., A. Granville and F. C. J. Smith: Pulmonary hypertension in rats living under compressed air conditions. J. exp. Med. 59, 181 (1934). — Benzinger, Th.: General evaluation of oxygen systems. German aviation medicine, world war II. Department of the Air Force 1950, S. 429. — Benzinger, Th., u. H. Doering: Höhenanpassung für 8000 m erworben auf 2000 m ü. M. Luftfahrtmed. 7, 141 (1943). — Benzinger, Th., H. Döring u. W. Hornberger: Wissenschaftliche Grundlagen der Prüfung auf Höhenfestigkeit mittels Atmung definierter Gasgemische. Luftfahrtmed. 6, 234 (1942). — Benzinger, Th., u. W. Hornberger: Die Druckkrankheit der Höhenflieger. Z. Dtsch. Akad. Luftfahrtforsch. 1941, Nr 34. — Berger, E. Y., M. Galdston and S. A. Horwitz: The effect of anoxic anoxia on the human kidney. J. clin. Invest. 28, 648 (1949). — Berger, H.: Das Elektroencephalogramm des Menschen. IX. Arch. Psychiatr. Nervenkr. 102, 538 (1934). — Bernthal, Th.: Chemo-reflex control of vascular reactions through the carotid-body. Amer. J. Physiol. 121, 1 (1938). — Bernthal, Th., and C. C. Woodcock: Responses of the vasomotor center to hypoxia after denervation of carotid and aortic bodies. Amer. J. Physiol. 166, 45 (1951). — Binet, L., et M. Bochet: Hyperoxygénation et hypoglobulie. Sang 14, 433 (1941). — Bing, R. J.: The coronary circulation in health and disease as studied by coronary sinus catheterization. Bull. N. Y. Acad. Med. 27, 407 (1951). — The metabolism of the heart. Harvey Lect. 49, 27 (1954/55). — Bing, R. J., and R. Daley: Behavior of the myocardium in health and disease as studied by coronary catheterization. Amer. J. Med. 10, 711 (1951). — Bing, R. J., M. M. Hammond, J. C. Handelsman, S. R. Power, F. C. Spencer, J. E. Eckenhoff, W. T. Goodale, J. H. Hafkenschiel and S. S. Kety: The measurement of coronary blood flow, oxygen consumption and efficiency of the left ventricle in man. Amer. Heart J. 38, 1 (1949). — Bing, R. J., and G. Michal: Myocardial efficiency. Ann. N. Y. Acad. Sci. 72, 1959. — Bjurstedt, A. G. H.:

Interaction of centrogenic and chemoreflex control of breathing during oxygen deficiency in the rat. Acta physiol. scand. Suppl. 38, 12, 1 (1946). — Bjurstedt, H., u. U. S. v. Euler: Blutdrucksteigerung durch hypoxische Erregung der Chemoreceptoren beim Hund. Acta physiol. scand. 4, 175 (1942). — Blörck, G.: On myoglobin and its occurence in man. Acta med. scand. Suppl. 226 (1949). — Blood, F. R., D. L. Smith and F. E. D'Amour: Cardiac output in the rat at normal and at high altitudes and its relationship to gas embolism. Amer. J. Physiol. 163, 268 (1950). — Bohnenkamp, H.: Die Überwindung der Druckluft- und Caissonkrankheit. Verh. dtsch. Ges. inn. Med. 58, 353 (1955). — Brazier, M. A. B.: Physiological mechanism underlying the electrical activity of the brain. J. Neurol. Neurosurg. Psychiatr. 11, 118 (1948). — Breu, W.: Elektrokardiographische Untersuchungen bei Caissonarbeitern. Wien. klin Wschr 53, 400 (1940) — Büchner, F.: Durchblutungsstörungen des Herzmuskels. (Nach Beobachtungen bei der Truppe.) Dtsch. Milit.-Arzt 6, 570 (1941). — Über experimentelle Höhenpathologie. Luftfahrtmed. 5, 1 (1941). — Strukturveränderungen durch allgemeinen Sauerstoffmangel insbesondere bei der Höhenkrankheit. Luftfahrtmed. 6, 281 (1942a). — Die pathogenetische Wirkung des allgemeinen Sauerstoffmangels, insbesondere bei der Höhenkrankheit und dem Höhentode. Klin. Wschr. 1942b, 721. — Die pathogenetische Wirkung des allgemeinen Sauerstoffmangels. Dienstbespr. Dtsch. Path. Breslau. Ref. Zbl. Path. 83, 53 (1945/48). — Allgemeine Pathologie. München u. Berlin: Urban & Schwarzenberg 1950. — Hypoxydotische Schädigungen des Gehirns. In Handbuch der speziellen pathologischen Anatomie und Histologie, Bd. IV, Teil 2, S. 612. Berlin-Göttingen-Heidelberg: Springer 1957. — Büssemaker, J.: Über den Einfluß einiger Analeptica auf den orthostatischen Kreislaufkollaps im Unterdruck. Z. ges. exp. Med. 100, 808 (1937) (Ref.). — Burton-Opitz, R.: Vascularity of liver. I. Flow of blood in hepatic artery. J. exp. Physiol. 3, 297 (1910). — II. Influence of portal blood-flow upon flow in hepatic artery. Quart. J. exp. Physiol. 4, 93 (1911). — III. Effect of stimulation of single nerves of hepatic plexus upon flow in hepatic artery. Quart. J. exp. Physiol. 4, 103 (1911). — IV. Magnitude of portal inflow. Quart. J. exp. Physiol. 4, 113 (1911).

Caldwell, F. T., D. Rolf and H. L. White: Effects of acute hypoxia on renal circulation in man. J. appl. Physiol. 1, 597 (1949). — Campbell, J. A.: Tissue oxygen tension and carbon monoxyd poisoning. J. Physiol. (Lond.) 68, 81 (1929). — Case, R. B., E. Berglund and St. J. Sarnoff: Ventricular function. VII. Changes in coronary resistance and ventricular function resulting from acutely induced anemia and the effect thereon of coronary stenosis. Amer. J. Med. 18, 397 (1955). — Catchpole, H. R., and I. Gersh: Pathogenetic factors and pathological consequences of decompression sickness. Physiol. Rev. 27, 360 (1947). — Cerletti, A., E. Fernandez u. M. Taeschler: Über das verschiedene Verhalten des rechten und linken Herzens bei indizierter und spontaner Insuffizienz des Herz-Lungen-Präparates. Helv. physiol. Pharmacol. Acta 11, C 13 (1953). — Chance, B.: Spektrophotometry of intracellular respiratory pigments. Science 120, 767 (1954). — Cellular oxygen requirements. Fed. Proc. 16, 671 (1957). — Chance, B., and G. R. Williams: The respiratory chain and oxidative phosphorylation. Advanc. Enzymol. 17, 65 (1956). — Chiodi, H.: Respiratory adaptations to chronic high altitude hypoxia. J. appl. Physiol. 10, 81 (1956). — Christensen, E. H.: Das Herzminutenvolumen. Ergebn. Physiol. 39, 348 (1937). — Christensen, E. H., u. W. H. Forbes: Der Kreislauf in großen Höhen. Skand. Arch. Physiol. 76, 75 (1937). — Clamann, H. G., u. H. Becker-Freyseng: Einwirkung des Sauerstoffs auf den Organismus bei höherem als normalem Partialdruck unter besonderer Berücksichtigung des Menschen. Luftfahrtmed. 4, 1 (1940). — Clarke, R. W., A. M. Liberman, L. F. Nims, J. Nyboer and J. Tepperman: Peripheral circulation during decompression—digital volume—puls. National Research Council, Div. Med. Sci. C. A. M. Rept. No 232, 1943. — Comroe, J. H.: The location and function of the chemoreceptor in the aorta. Amer. J. Physiol. 127, 176 (1939). — Corey, E. L., and E. G. Lewis: Etiology of explosive decompression. Amer. J. Physiol. 162, 452 (1950). — Craig, F. N., and H. K. Beecher: Effect of oxygen tension on metabolism of cerebral cortex, medulla and spinal cord. J. Neurophysiol. 6, 135 (1943). — Creutzfeld, O., A. Kasamatsu u. A. Vaz-Ferreira: Aktivitätsänderungen einzelner corticaler Neurone im akuten Sauerstoffmangel und ihre Beziehungen zum EEG bei Katzen. Pflügers Arch. ges. Physiol. 263, 647 (1957). — Creutzfeld, O., A. Vaz-Ferreira and A. Kasamatsu: The behavior of single cortical neurones under conditions of anoxia. Electroenceph. clin. Neurophysiol. 7, 661 (1955).

Daniel, P. M., and M. M. Prichard: Variations in the circulation of the portal venous blood within the liver. J. Physiol. (Lond.) 114, 521 (1951). — Dautrebande, L., and J. S. Haldane: The effects of respiration of oxygen on breathing and circulation. J. Physiol. (Lond.) 55, 296 (1921). — Davis, P. A., H. Davis and J. W. Thompson: Progressive changes in the human electroencephalogram under low oxygen tension. Amer. J. Physiol. 123, 51 (1938). — Dell, P., et M. Bonvallet: Mise en jeu des effects de l'activité réticulaire par le milieu extérieur et le milieu intérieur. XXe Congr. Internat. Physiol. 1956, Bruxelles, Rapports, S. 286—306. — Dill, D. B., A. Graybiel, A. Hurtado, u. A. Taquini: Der Gasaustausch in den Lungen im Alter. Z. Alternsforsch. 2, 1, 20 (1940). — Diringshofen, H. v.: Untersuchungen im Flugzeug über die erhöhte Kollapsgefahr durch gleichzeitige Einwirkung von Höhe und Beschleunigung. Verh. dtsch. Ges. Kreisl.-Forsch. 13, 92 (1940). — Döring, H.: Über das Verhalten der kreisenden Plasma- und Gesamtblutmenge im Unterdruck. Luftfahrtmed. 4, 138 (1940). — Doetsch, W.: Vergleichende Untersuchungen über die Veränderungen des Elektrokardiogramms bei verschiedener Körperstellung unter Einwirkung von Sauerstoffmangel im Unterdruck. Luftfahrtmed. 2, 354 (1938). — Doyle, J. T., J. S. Wilson and J. V. Warren: The pulmonary vascular response to short-term hypoxia in human subjects. Circulation 5, 263 (1952). — Drinker, C. R.: Pulmonary edema and inflammation. Cambridge Mass.: Harvard University Press 1945.

Ebbecke, U.: Über die Wirkung hoher Drucke auf Herzschlag und EKG. Pflügers Arch. ges. Physiol. 236, 416 (1935). — Eckenhoff, J. E., and J. H. Hafkenschiel: The oxygen content of coronary venous blood as affected by anoxia and cytochrome C. Amer. Heart J. 36, 893 (1948). — Eckstein, R. W.: Development of interarterial coronary anastomosis by chronic anemia. Disappearance following correction of anemia. Circulat. Res. 3, 306 (1955). — Edelmann, A., and F. A. Hitchcock: Observations on dogs exposed to an ambient pressure of 30 mm Hg. J. appl. Physiol. 4, 807 (1952). — Engel, G. L., J. P. Webb and E. B. Ferris: Quantitative Electroencephalographic studies in humans: Comparison with acute alcoholic intoxication and hypoglycaemia. J. clin. Invest. 24, 691 (1945). — Euler, U. S. v., and G. Liljestrand: Observations on the pulmonary arterial blood pressure in the cat. Acta physiol. scand. 12, 301 (1947). — Euler, U. S. v., G. Liljestrand u. Y. Zotterman: Über den Reizmechanismus der Chemorezeptoren im Glomus caroticum. Acta physiol. scand. 1, 383 (1941). — Euler, U. S. v., and Y. Zotterman: Action potentials from the baroreceptive and chemoceptive fibers in the carotid sinus nerve of the dog. Acta physiol. scand. 4, 13 (1942). — Ewig, W., u. K. Hinsberg: Kreislaufstudien. III. Beobachtungen im Hochgebirge. Z. klin. Med. 115, 732 (1931).

Fasshauer, W.: Beitrag zur Tonusfrage vegetativer Zentren. Klin. Wschr. 1938 I, 260. — Fidalgo, M. A.: Trastornos fisiologicos en el mal de altura. (Physiologische Störungen bei Höhenkrankheit.) Med. colonial 21, 136 (1953). — Fishman, A. P., M. H. Maxwell, Ch. H. Crowden and P. Morales: Kidney funktion in cor pulmonale. Circulation 3, 702 (1951). — Fitzgerald, M. P.: Further observations on the changes in the breathing and the blood at various altitudes. Proc. roy. Soc. B 88, 248 (1914). — Fleisch, A., J. Sibul u. V. Ponomarew: Über nutritive Kreislaufregulierung; Kohlensäure und Sauerstoffmangel als auslösende Reize. Pflügers Arch. ges. Physiol. 230, 814 (1932). — Forcher-Mayr, O.: Hochgebirgstauglichkeitsuntersuchungen. Med. Klin. 1952, 1179. — Friers C. R., and N. J. Berlin: Mean red cell life of rats exposed to reduced barometric pressure. Amer. J. Physiol. 171, 465 (1952).

Gänshirt, H.: Die Sauerstoffversorgung des Gehirns und ihre Störung bei der Liquordrucksteigerung und beim Hirnödem. Monogr. Neurol. Psychiat. 81 (1957). — Gänshirt, H., L. Drans Feld u. W. Zylka: Das Hirnpotentialbild und der Erholungsrückstand am Warmblütergehirn nach kompletter Ischämie. Arch. Psychiat. Nervenkr. 189, 23 (1952). — Gänshirt, H., u. W. Zylka: Die Erholungszeit am Warmblütergehirn nach kompletter Ischämie. Arch. Psychiat. Nervenkr. 189, 23 (1952). — Überlebenszeit, Erholungslatenz und Elektrocorticogramm des Warmblütergehirns in ihrer Abhängigkeit vom Blutdruck. Pflügers Arch. ges. Physiol. 256, 181 (1952). — Gelfan, S.: Explosive decompression of macaque monkey to extreme altitudes and recompression at free-fall rates. J. appl. Physiol. 3, 254 (1950). — Gelfan, S., L. F. Nims and R. B. Livingston: Cause of death from explosive decompression at high altitudes. Fed. Proc. 6, 110 (1947). — Explosive decompression at high altitude. Amer. J. Physiol. 162, 37 (1950). — Gelfan, S., and A. Y. Werner: Cardiovascular responses following explosive decompression of macaque monkeys to extreme altitude. J. appl. Physiol. 4, 280 (1951). — Gellhorn, E.: Subcortical centers as pace makers of cortical activity. Proc. Soc. exp. Biol. (N. Y.) 70, 107 (1949). — Gellhorn, E., and H. Hailman: The parallelism in changes of sensory function and electroencephalogram in anoxemia and the effect of hypercapnia under these conditions. Psychosom. Med. 6, 23 (1944).

Gellhorn, E., and C. Heymans: Differential action of anoxia, asphyxia and carbon dioxide on normal and convulsive potentials. J. Neurophysiol. 11, 261 (1948). — Gernandt, B. E.: A study of the respiratory reflexes from the aortic and carotid bodies. Acta physiol. scand. 11, Suppl. 35, 1 (1946). — Gerschman, R., and O. W. Fenn: Ascorbic acid content of adrenal of rat in oxygen poisoning. Amer. J. Physiol. 176, 6 (1954). — Gerschman, R., D. L. Gilbert, S. W. Nye, P. Dwyer and O. W. Fenn: Oxygen poisoning and x-irradiation: a mechanism in common. Science 119, 623 (1954). — Gesell, R.: Regulation von Kreislauf und Atmung. Ergebn. Physiol. 28, 341 (1929). — Gibbs, E. A., H. Davis and W. G. Lennox: The electroencephalogram in epilepsy and in conditions of impaired consciousness. Arch. Neurol. Psychiat. (Chicago) 34, 1133 (1935). — Gibbs. E. A., X. Williams and E. L. Gibbs: Modification of the cortical frequency spectrum by changes in CO_2, bloodsugar and O_2. J.

Neurophysiol. 3, 49 (1940). — GILBERT, J. L., R. GERSCHMAN and O. W. FENN: Effects of fasting and irradiation on oxygen poisoning of mice. Amer. J. Physiol. 181, 272 (1955). — GIRLING, F., and C. MAHEUX: Peripheral circulation and simulated altitude. J. Aviat. Med. 23, 216 (1952); 24, 446 (1953). — GÖPFERT, H.: Zur Frage der Kreislaufreflexe bei Erstickung und Sauerstoffmangel. Nach Versuchen am gekreuzten Kreislauf. Pflügers Arch. ges. Physiol. 249, 209 (1947). — GOLLAN, F., and J. A. NELSON: Anoxic tolerance of heart during perfusion at various temperatures. Fed. Proc. 16, 208 (1957). — GOLLWITZER-MEIER, K.: Anoxaemie und Kreislauf. Pflügers Arch. ges. Physiol. 220, 434 (1928). — GOMEZ, G. E.: Question of cardiac hypertrophy in residents of high altitudes. J. Amer. med. Ass. 137, 1297 (1948). — GOOR, H. VAN and J. JONGBLOOD: Oxygen poisoning. Enzymologia 13, 313 (1949). — GORLIN, R., and B. M. LEWIS: Circulatory adjustments to hypoxia in dogs. J. appl. Physiol. 7, 180 (1954). — GRAB, W., S. JANSSEN u. H. REIN: Über die Größe der Leberdurchblutung. Z. Biol. 89, 324 (1929). — GRANDJEAN, E., u. E. GAUTIER: Physiologische Wirkungen des mittleren Höhenklimas. Bull. schweiz. Akad. med. Wiss. 6, 34 (1950). — GRANDPIERRE, R., and C. FRANCK: The paradoxical action of oxygen. J. Aviat. Med. 23, 181 (1952). — GRANDPIERRE, R., C. FRANCK et R. LEMAIRE: Mécanisme des modifications de l'activité vasomotrice de l'adrénaline au cours de l'anoxémie hypocapnique. J. Physiol. (Paris) 41, 189 (1949). — l'-action paradoxale de l'oxygène. J. Physiol. (Paris) 42, 5 (1950). — GRAYBIEL, A., J. L. PATTERSON and C. S. HOUSTON: The changes in heart size in man during partial acclimatization to simulated high altitudes. Circulation 1, 991 (1950). — GREGG, D. E.: Coronary circulation in health and disease. Philadelphia: Lea u. Febiger 1950. — GRUNDMANN, E.: Histologische Untersuchungen über die Wirkungen experimentellen Sauerstoffmangels auf das Katzenherz. Beitr. path. Anat. 111, 36 (1951).

HACKEL, D. B., W. GOODALE and J. M. KLEINERMAN: Effects of hypoxia on the myocardial metabolism of intact dogs. Circulat. Res. 2, 169 (1954). — HALBOUTY, M. R., and D. R. LONG: Neurocirculatory collapse in aircraft flight. J. Aviat. Med. 24, 301 (1953). — HALDANE, J. S.: Respiration. New Haven 1922. — HALDANE, J. S., and J. G. PRIESTLEY: Respiration. New Haven 1935. — HALL, W. M., and E. L. COREY: Anoxia in explosive decompression injury. Amer. J. Physiol. 160, 361 (1950). — HANN, J.: Pulsfrequenz und Blutdruck bei Unterbrechung der Sauerstoffzufuhr in großen Höhen (Zeitreserveversuch). Luftfahrtmed. 4, 318 (1940). — HARTMANN, H.: Experimentell-physiologische Untersuchungen auf der deutschen Himalaya-Expedition 1931. Z. Biol. 93, 391 (1933). — Die Wirkung großer Höhen auf den Organismus vor und nach erfolgter Anpassung. Verh. dtsch. Ges. inn. Med. 47, 48 (1935). — HARTMANN, H., G. HEPP u. U. LUFT: Physiologische Beobachtungen am Nanga Parbat 1937/1938. Luftfahrtmed. 6, 1 (1942). — HAUS, F., u. H. JUNGMANN: Kreislaufreaktionen bei kurzdauerndem Höhenwechsel in den Alpen. Schweiz. med. Wschr. 83, 1156 (1953). — Höhenreaktion des Kreislaufs bei Gesunden und Kranken in den Alpen. Schweiz. med. Wschr. 84, 1265 (1954). — HEDDÄUS, J.: Röntgenkymographische Herzbefunde bei Kreislaufkollaps in der Unterdruckkammer. Luftfahrtmed. Abh. 3, 20 (1940). — HEMINGWAY, A.: Pulmonary edema in guinea pigs during severe hypoxia. J. appl. Physiol. 4, 868 (1952). — HEMINGWAY, A., and W. L. WILLIAMS: Pulmonary edema in oxygen poisoning. Proc. Soc. exp. Biol. (N. Y.) 80, 331 (1952). — HEPPENSTALL, M. E., and D. GREVILLE: Biochemistry. In HILL and PARR, Electroencephalography, pp. 127. London: MacDonald 1950. — HERBST, R.: Herzgröße und Luftdruckverminderung. Z. Kreisl.-Forsch. 28, 371 (1936). — Der Einfluß des Sauerstoffmangels auf den Kreislauf. Luftfahrtmed. 1, 20 (1937). — HERBST, R., u. K. MANIGOLD: Kreislaufinsuffizienz und Sauerstoffmangel. Z. klin. Med. 129, 710 (1936). — Das Verhalten von Kreislauf und Atmung bei O₂-Mangel. Z. Arbeitsphysiol. 9, 166 (1937). — HERMANN, H.: Modification de l'action vasomotrice de diverses substances par l'anoxémie chez le chien. C. R. Soc. Biol. (Paris) 144, 849 (1950). — HESS, B.: Zwischenstoffwechsel, in THANNHAUSERS Lehrbuch des Stoffwechsels und der Stoffwechselkrankheiten. Stuttgart: Georg Thieme 1957. — HEYMANS, C.: Survival and revival of nervous tissues after arrest of circulation. Physiol. Rev. 30, 375 (1950). — HEYMANS, C., et J. J. BOUCKAERT: Les chémo-récepteurs du sinus carotidien. Ergebn. Physiol. 41, 28 (1939). — HEYMANS, C., J. J. BOUCKAERT, S. FARBER and F. Y. HSU: Spinal vasomotor reflexes associated with variations in blood pressure. Amer. J. Physiol. 117, 619 (1936). — HIGGINS, J., W. S. HOLMES u. R. BARR: Nicht veröffentlichte Daten. — HILTON, R., and F. E. EICHHOLTZ: The influence of chemical factors on the coronary circulation. J. Physiol. (Lond.) 59, 413 (1924/25). — HIRSCH, H. W., M. KRENKEL, M. SCHNEIDER u. F. SCHNELLBÄCHER: Der Sauerstoffverbrauch des Warmblütergehirns bei Sauerstoffmangel durch Ischämie und der Mechanismus der Mangelwirkung. Pflügers Arch. ges. Physiol. 261, 402 (1955). — HOAGLAND, H.: Brain metabolism and brain wave frequencies. Amer. J. Physiol. 123, 102 (1938). — HOLMBERG, G.: The EEG during hypoxia and hyperventilation. Electroenceph. clin. Neurophysiol. 5, 371 (1953). — HORNBERGER, W.: Ein schwerer Fall von Höhenkrankheit im Flugzeug. Luftfahrtmed. 4, 118 (1940). — HOUSTON, CH. S.: Operation Everest. A study of acclimatization to anoxia. Amer. Naval Med. Bull. 46, 1783 (1946). — HOUSTON, C. S., and R. RILEY: A study of the physiological changes which occur during acclimatization to high altitude. Respiratory and circulatory findings. Bull. Med. Res. Proj. No. X—720 (Av-376-s) Rept. No. 4 (1947). — Respiratory and circulatory changes during acclimatization to high altitude. Amer. J. Physiol. 149, 565 (1947). — Huff, R. L., J. H. Lawrence, W. E. Siri, A. R. Wasserman and T. G. Hennessey: Effects of changes in altitude on hematopoetic activity. Medicine (Baltimore) 30, 197 (1951). — Hurtado, A.: Respiratory adaptation in Indian natives of Peruvian Andes. Amer. J. Anthropol. 17, 131 (1932). — Studies at high altitude; blood observation on Indian natives of Peruvian Andes. Amer. J. Physiol. 100, 487 (1932). — Hurtado, A., C. Merino and E. Delgado: Influence of anoxemia on the hemapoetic activity. Arch. intern. Med. 75, 284 (1945). — Residents at high altitudes true normal plasma volume. Zit. nach L. Becker 1957.

Jäger, A.: Die Netzhautgefäße bei Unterdruck. Klin. Mbl. Augenheilk. 112, 44 (1947). — Jung, R.: Hirnelektrische Befunde bei Kreislaufstörungen und Hypoxieschäden des Gehirns, Verh. dtsch. Ges. Kreisl.-Forsch. 19, 170 (1953). — Tierexperimentelle Grundlagen und EEG-Untersuchungen bei Bewußtseinsveränderungen des Menschen ohne neurologische Erkrankungen. 1. Congr. internat. des sciences neurologiques Bruxelles, 1957, Rapports 148—185. — Jungmann, H.: Kreislaufwirkungen von Bergfahrten (Oberstdorf-Nebelhorn). Z. ges. exp. Med. 119, 280 (1952).

Kasamatsu, A.: An experimental study of consciousness disturbance with some thoughts on nature of consciousness. Psychiat. Neurol. jap. 54, 744 (1953). — Kasamatsu, A., u. O. Creutzfeldt: Die Tätigkeit einzelner corticaler Neurone und das Elektrocorticogramm bei reiner Anoxie. Klin. Wschr. 1956, 166. — Kerwin, A. J.: Observations on the heart size of natives living at high altitudes. Amer. Heart. J. 28, 69 (1944). — Kety, S. S., and C. F. Schmidt: The effects of altered arterial tensions of carbon dioxide and oxygen on cerebral blood flow and cerebral oxygen consumption of normal young men. J. clin. Invest. 27, 484 (1948). — Keys, A.: Die Wirkung des Höhenklimas und die Akklimatisierungsprozesse in großer Höhe. Ergebn. inn. Med. Kinderheilk. 54, 585 (1938). — Keys, A., F. G. Hall and E. S. Guzman-Barron: The position of the oxygen dissociation curve of human blood at high altitude. Amer. J. Physiol. 115, 292 (1936). — Keys, A., J. P. Stapp and A. Violante: Responses in size, output and efficiency of the human heart to acute alteration in the composition of inspired air. Amer. J. Physiol. 138, 763 (1943). — Kiese, M., u. D. Reinwein: Untersuchungen über Cytochrome. II. Die Reaktion des in Cholatlösung isolierten sauerstoffübertragenden Ferments mit Cytochrom C und Sauerstoff. Biochem. Z. 324, 51 (1953). — Kindred, J. E.: The effects of low barometric pressures on the structure of the kidneys of the white rat. Amer. J. Physiol. 140, 387 (1943). — Kisch, B.: Der ultramikroskopische Bau von Herz und Kapillaren. Darmstadt: Dr. Dietrich Steinkopf 1957. — König, W.: Herzarbeit ohne Sauerstoff. III. Mitteilung: Herzmittelwirkung am Warmblüterherzen. Naunyn-Schmiedeberg's Arch. exp. Path. Pharmak. 127, 349 (1928). — Koltze, H., u. W. Kühn: Zur Frage der Anpassung an den O_2-Mangel im Unterdruck. Luftfahrtmed. 3, 183 (1939). — Kornmüller, A. E., F. Palme u. H. Strughold: Über Veränderungen der Gehirnaktionsströme im akuten Sauerstoffmangel. Luftfahrtmed. 5, 161 (1941). — Kramer, K., and U. C. Luft: Activities of the vascular system during hypoxia. I. The activity of the spleen in hypoxia. USAF Sch. Av. Med. Proj. No. 21—23—013 Rept. No. 1, 1950. — Kritzler, R. A.: Acute high altitude anoxia. War Med. (Chicago) 6, 369 (1944). — Krogh, A.: Anatomie und Physiologie der Kapillaren. Berlin: Springer 1924/1929.

Lambertsen, C. J., M. W. Stroud, R. A. Gould, R. H. Kough, J. H. Ewing and C.F. Schmidt: Oxygen toxicity. Respiratory responses of normal men to inhalation of 6 and 100 per cent oxygen under 3,5 atmospheres pressure. J. appl. Physiol. 5, 487 (1953). — Latham, F.: The oxygen paradox. Experiments on the effects on oxygen in human anoxia. Lancet 1951 I, 77. — Lawrence, J. H., R. L. Huff, W. Siri, R. L. Wasserman and T. G. Hennessy: A physiological study in the Peruvian Andes. Acta med. scand. 142, 117 (1952). — Lehmann, G., u. H. F. Michaelis: Hypoxaemie und Adrenalinspiegel. Luftfahrtmed. 7, 292 (1943). — Lepeschkin, E.: Modern electrocardiography. Baltimore: Williams & Wilkins Company 1951. — Lilienthal, J. L., B. L. Riley, D. D. Proemmel and R. E. Franke: An experimental analysis in man of the oxygen pressure gradient from alveolar to arterial blood during rest and exercise at sea level and at altitude. Amer. J. Physiol. 147, 199 (1946). — Lipin, J. L., and W. V. Whitehorn: Circulatory adjustments to reduced barometric pressure. J. Aviat. Med. 22, 278 (1951). — Lochner, W., H. Mercker u. E. Schürmeyer: Die Wirkung vasoaktiver Pharmaka auf die Sauerstoffsättigung des Coronarsinusblutes. Naunyn-Schmiedeberg's Arch. exp. Path. Pharmak. 227, 373 (1956). — Loeschke, H. H.: Die Grenzen der Kreislaufumstellung im akuten O_2-Mangelversuch. Luftfahrtmed. 7, 1 (1943). — Loewy, A., u. A. E. Meyer: Über experimentell erzeugte akute Herzerweiterung beim Menschen. Klin. Wschr. 5, 1213 (1926). — Lombardo, Th. A., L. Rose, M. Taeschler, S. Tuluy and R. J. Bing: The effect of exercise on coronary blood flow, myocardial oxygen consumption and cardial efficiency in man. Circulation 7, 71 (1953). —

LONGMUIR, I. S.: Respiration rate of rat-liver cells at low oxygen concentration. Biochem. J. 65, 378 (1957). — LOO, A. VAN, A. SURTSHIN and L. N. KATZ: Nature of the two pressure responses to acute hypoxemia with some observations on the rôle of the adrenals in hypoxia. Amer. J. Physiol. 154, 397 (1948). — LÜBBERS, D.: Die Gewebsatmung der Herzmuskelfaser in Bad Oehnhausener Gespräche. Berlin-Göttingen-Heidelberg: Springer 1958. — LÜBBERS, D., and F. F. JÖBIS: Myoglobin disoxygenation in relation to muscular activity. Meeting Soc. Gen. Physiol. Woodshole, 1957. — LÜBBERS, D., u. W. NIESSEL: Ein Kurzzeit-Spektral-analysator zur Registrierung raschverlaufender Änderungen der Absorption. Naturwiss. 44, 60 (1957). — LÜBBERS, D., u. J. RAMIREZ: Unveröffentlichte Befunde. 1957. — LUFT, U. C.: Die Höhenanpassung. Ergebn. Physiol. 44, 256 (1941). — LUTZ, W.: Der anoxische Scheintod. Luftfahrtmed. 8, 171 (1943). — LUTZ, W., H. J. WENDT, RV. WERZ u. M. ZIRN-GIBL: Über die Wirkung von Kohlensäure auf die Erholung aus Sauerstoffmangel. Luftfahrtmed. 8, 249 (1943). — LYMAN, R. S., W. A. CARLSON and O. O. BENSON: Effects of reduced atmospheric pressures on the electroencephalogramm. J. Aviat. Med. 12, 115 (1941).

MALMÉJAC, P., G. CHARDON and A. GROSS: Action excitante directe de l'anoxie sur les centres vaso-moteurs: influence sur la circulation splanchnique. Limites de son efficacité. J. Physiol. (Paris) 41, 220 A (1949). — Discussion sur les effects adrénalinosécrétoires, centraux ou périphériques de l'anoxie. C. R. Soc. Biol. (Paris) 144, 522 (1950). — MALMÉJAC, P., G. CHARDON et G. NEVERRE: Injection continue d'adrénaline et réactions adrénalino-sécrétices d'origine centrale à l'anoxie. Localisation de l'action de l'hormone de la médullosur-rénale. C. R. Soc. Biol. (Paris) 144, 518 (1950). — MARKWALDER, J., and E. H. STARLING: A note on some factors which determine the blood-flow through the coronary circulation. J. Physiol. (Lond.) 47, 275 (1913). — MATEEFF, D., u. W. SCHWARZ: Der orthostatische Kreislaufkollaps — Gravitationsschock — bei vermindertem Luftdruck. Pflügers Arch. ges. Physiol. 236, 77 (1935). — MATTHES, K.: Über die Regulation von Kreislauf und Atmung im Dienste des respiratorischen Gasstoffwechsels. Ergebn. inn. Med. Kinderheilk. 53, 164 (1937). — MATTHES, K., u. R. FALK: Untersuchungen über den Einfluß von Sauerstoffmangel und Kohlensäureatmung auf den peripheren Kreislauf. Luftfahrtmed. 5, 127 (1941). — MATTHES, K., u. K. SCHLAUDRAFF: Über das Verhalten des systolischen Blutdrucks beim Menschen im akuten Sauerstoffmangel. Luftfahrtmed. 8, 161 (1943). — McDONALD, R. K., and V. C. KELLEY: Some observations on effect of altitude anoxia on renal function. Proj. No. 506, School of Aviation Medicine, Randolph Field, Texas, 1948. — MEDA, E.: Effetti della respirazione di miscele ricche di O_2 sull'apparato cardiovascolare dell'uomo. Nota I. Boll. Soc. ital. Biol. sper. 26, 930 (1950). — Variazioni elettrografiche nell'uomo durante la respirazione di O_2. Nota II. Boll. Soc. ital. Biol. sper. 26, 931 (1950). — MEESMANN, W.: Die verschiedenen Leistungsbedingungen beider Herzkammern in Ruhe. Klin. Wschr. 35, 557 (1957). — Untersuchungen zur Funktion der interarteriellen Coronaranastomosen beim Herzinfarkt. Z. Kreisl.-Forsch. 48, 193 (1959). — MEESMANN, W., u. J. SCHMIER: Sauerstoffverbrauch des Herzens bei Koronarverschluß. Z. Kreisl.-Forsch. 44, 304 (1955). — Kreislaufdynamische Untersuchungen bei Schädigungen des ganzen Herzens. Pflügers Arch. ges. Physiol. 261, 32 (1955). — Durchblutungsänderungen im Einstromgebiet der Leber bei hypoxämischen Myokardinsuffizienzen. Pflügers Arch. ges. Physiol. 261, 495 (1955). — Auswirkungen einer elektrischen Milznervenreizung auf die Coronardurchblutung. Pflügers Arch. ges. Physiol. 263, 293 (1956). — Sauerstoffverbrauch des Herzens im „Milz-Leber-Mechanismus". Pflügers Arch. fes. Physiol. 263, 304 (1956). — MERCKER, H.: Zur Frage der Herzinsuffizienz im Sauerstoffmangel. Z. Luftfahrtmed. 8, 217 (1943). — MERCKER, H. B., W. LOCHNER u. H. J. BRET-SCHNEIDER: Die Sauerstoffversorgung des Herzmuskels. Dtsch. med. Wschr. 83, 17, 61, 102 (1958). — MERCKER, H., u. E. OPITZ: Die Gefäße der Pia mater höhenangepaßter Kaninchen. Pflügers Arch. ges. Physiol. 251, 117 (1949). — MERCKER, H., u. M. SCHNEIDER: Über Capillarveränderungen des Gehirns bei Höhenanpassung. Pflügers Arch. ges. Physiol. 251, 49 (1949). — MERINO, C. F.: Studies on blood formation and destruction in the polycythemia of high altitude. Blood 5, 1 (1953). — MEYER, H. H.: Die psychischen Veränderungen bei cerebralen Durchblutungsstörungen. Verh. dtsch. Ges. Kreisl.-Forsch. 19, 142 (1953). — MONGE, C.: La enfermedad de los Andes. Faculdad de Medicina, Lima 1928. — High altitude disease. Arch. intern. Med. 59, 32 (1937). — Syndromes biologiques et cliniques produits par les changements d'altitude. Bull. schweiz. Akad. med. Wiss. 3/4, 187 (1951). — MOSSBERGER, Z. J.: Anoxia of central nervous system and congenital heart disease; report of 3 cases with note on history of asphyxia. Amer. J. Dis. Child. 78, 28 (1949). — MURALT, A. v.: Klimatophysiologische Untersuchungen in der Schweiz. Helv. physiol. pharmacol. Acta Suppl. II 3, 7 (1944). — Krankheiten durch verminderten Luftdruck und Sauerstoffmangel. In Handbuch der inneren Medizin, Bd. VI/2, S. 285. 1954. — MURALT, A. v., u. B. NOTTER: Die Bluteiweiße im Hochgebirge. Helv. physiol. pharmacol. Acta (6) 4, 649 (1948).

NAHAS, G. G., G. W. MATHER, J. D. M. WARGO and W. L. ADAMS: Influence of acute hypoxia on sympathectomized and adrenalectomized dogs. Amer. J. Physiol. 177, 13 (1954). — NEUHAUS, G.: Anpassung an chronischen Sauerstoffmangel. Physiologische Befunde beim

Morbus coeruleus. Jahrbuch 1954 der Wissensch. Ges. für Luftfahrt (W.G.L.) S. 213. — Noell, W., A. E. Kornmüller u. J. Gremmler: Über den „Paradoxeffekt der O_2-Gabe". Eine hirnelektrische und klinische Untersuchung. Arch. Psychiat. Nervenkr. 116, 394 (1943). — Zur Sauerstoffmangelwirkung auf die Hirnrinde. Eine bioelektrische Untersuchung. Pflügers Arch. ges. Physiol. 247, 685 (1944). — Noell, W., u. W. Roeder: Zur Erholung aus Sauerstoffmangel, insbesondere über den Paradoxeffekt der Sauerstoffgabe. Luftfahrtmed. 8, 339 (1944). — Noell, W., u. M. Schneider: Die Gehirndurchblutung bei O_2-Mangel und bei Übergang von O_2-Mangel auf reinen O_2 und auf O_2/CO_2-Gemische. Luftfahrtmed. 5, 234 (1941). — Über die Wirkung der Kohlensäure auf Blutdruck und Gehirndurchblutung im Sauerstoffmangel. Luftfahrtmed. 5, 251 (1941). — Über den Einfluß der Hyperventilation auf die Gehirndurchblutung. Luftfahrtmed. 5, 263 (1941).

Okuma, T., Y. Shimezono and H. Narabayashi: Cortical and subcortical electrograms in anesthesia and anoxia in man. Electroenceph. clin. Neurophysiol. 9, 609 (1957). — Olds, J. M., and E. St. Stafford: On the manner of anastomosis of the hepatic and portal circulations. Bull. Johns Hopkins Hosp. 47, 176 (1930). — Opitz, E.: Über akute Hypoxie. Ergebn. Physiol. 44, 315 (1941). — General physiology of oxygen deficiency. German aviation medicine. World War II, Bd. I, 131. Washington D.C.: M.S. Government Printing Office 1950. — Hypertrophie der Retinagefäße während chronischer Hypoxie beim Kaninchen. Pflügers Arch. ges. Physiol. 254, 549 (1952). — Über die Sauerstoffaufnahme in der Lunge. Beitr. Klin. Tuberk. 110, 1 (1953). — Opitz, E., u. Kreuzer: Über das Verhalten des Kaninchengehirns gegenüber Ischämie und Anoxie bei Höhenanpassung unter EEG-Kontrolle Pflügers Arch. ges. Physiol. 260, 480 (1955). — Opitz, E., u. D. Lübbers: Allgemeine Physiologie der Zell- und Gewebsatmung. In Handbuch der allgemeinen Pathologie, herausgeg. von F. Büchner, E. Letterer u. F. Roulet, Bd. 4, Teil 2, S. 395. Berlin-Göttingen-Heidelberg: Springer 1957. — Opitz, E., u. F. Palme: Darstellung der Höhenanpassung im Gebirge durch Sauerstoffmangel. III. Mitt. Graduierung der Höhenkrankheit durch das Elektroencephalogramm. Pflügers Arch. ges. Physiol. 248, 330 (1944). — Opitz, E., u. M. Schneider: Über die Sauerstoffversorgung des Gehirns und den Mechanismus der Mangelwirkungen. Ergebn. Physiol. 46, 126 (1950). — Opitz, E., u. G. Thews: Einfluß von Frequenz und Faserdicke auf die Sauerstoffversorgung des menschlichen Herzmuskels. Arch. Kreisl.-Forsch. 18, 137 (1952). — Opitz, E., u. O. Tilmann: Experimentelle Untersuchungen über das Verhalten des Blutkreislaufes und der Atmung im Unterdruck. I. Mitt. Luftfahrtmed. 1, 69 (1937). — Orzechowski, G., u. K. Holste: Sauerstoffvergiftung. Naunyn-Schmiedeberg's Arch. exp. Path. Pharmak. 190, 198 (1938).

Pace, N., L. B. Meyer and B. E. Vaughan: Erythrolysis on return of altitude acclimatized individuals to sea bord. J. appl. Physiol. 9, 141 (1956). — Parkinson, J.: The effect of inhalation of oxygen on the rate of the pulse in health. J. Physiol. (Lond.) 44, 54 (1912). — Penrod, K. E.: Nature of pulmonary damage produced by high oxygen pressure. J. appl. Physiol. 9, 1 (1956). — Pescador, L.: Einige Bemerkungen über die Veränderungen des Herzens bei Flügen in großer Höhe. Rev. clin. esp. 2, 449 (1941). — Pichotka, J.: Tierexperimentelle Untersuchungen zur pathologischen Histologie des akuten Höhentodes. Beitr. path. Anat. 107, 117 (1942). — Pichotka, J., O. Creutzfeldt u. W. Roeder: Die Bewegungen von Körpertemperatur und Sauerstoffaufnahme beim Wechsel zwischen normalen und erniedrigten Sauerstoffspannungen. Naunyn-Schmiedeberg's Arch. exp. Path. Pharmak. 225, 323 (1955). — Pichotka, J., u. H. A. Kühn: Experimentelle und morphologische Untersuchungen zur Sauerstoffvergiftung. Naunyn-Schmiedeberg's Arch. exp. Path. Pharmak. 204, 336 (1947). — Untersuchungen zur Frage der chronischen Sauerstoffvergiftung. Naunyn-Schmiedeberg's Arch. exp. Path. Pharmak. 206, 495 (1949). — Prast, J. W., u. W. Noell: Usaf. aviat. Randolf Field Proj. Nr. 2102050, Rap. I, 1949. Zit. nach Jung 1957.

Querol, M.: The electroencephalogram in a group of normal subjects at sea level and at 14900 feet. Electroenceph. clin. Neurophysiol. 10, 69 (1958).

Rahn, H., and A. B. Otis: Man's respiratory response during and after acclimatization to high altitude. Amer. J. Physiol. 157, 445 (1949). — Rein, H.: Über die Bedeutung der Kohlensäure für die Höhenatmung. München u. Berlin: R. Oldenbourg 1941. — Vasomotorische Schutzreflexe aus dem Stromgebiet der Arteria hepatica. Pflügers Arch. ges. Physiol. 246, 866 (1943). — Zur physiologischen Bedeutung des vasomotorischen Hepaticareflexes. Pflügers Arch. ges. Physiol. 246, 880 (1943). — Über die Drosselungstoleranz und die kritische Drosselungsgrenze der Herz-Coronargefäße. Pflügers Arch. ges. Physiol. 253, 105 (1951). — Die physiologische Abwehr überkritischer Drosselungen an den Coronararterien des Herzens. Pflügers Arch. ges. Physiol. 253, 309 (1951). — Die Beeinflussung von Coronar- oder Hypoxiebedingten Myokard-Insuffizienzen durch Milz und Leber. Pflügers Arch. ges. Physiol. 253, 435 (1951). — Milz-, Leber- und Herzmuskel-Tätigkeit. Nachr. Akad. Wiss. Göttingen, Math.-Physik. Kl. 17 (1953). — Rein, H., K. E. Loose u. U. Otto: Blut-Sauerstoff und Blutverteilungs-Regelung. Z. Kreisl.-Forsch. 33, 241 (1941). — Rein, H., O. Mertens u. E.

BÜCHERL: Über ein Regulationssystem „Milz-Leber" für den oxydativen Stoffwechsel der Körpergewebe und besonders des Herzens. Naturwiss. 86, 233 (1949). — REISSMAN, R. R., W. L. BURCKHARDT and B. HOELSCHER: Blood destruction in polycythemia induced by hypoxia. Blood 7, 337 (1952). — RETZIUS, G.: Muskelfibrille und Sarkoplasma. Biol. Unters., H. F. 1, 51 (1890). — REVIGLIO, G. M.: Contributo alla conoscenza delle modificazioni ei diametri cardiaci e del volume del couor riscontrata all'indagine roentgenologica nei piloti. Rass. med. appl. lavoro industr. 5, 154 (1934). — RICHTER, D., and J. CROSSLAND: Variations in acetylcholin content of brain with physiological state. Amer. J. Physiol. 159, 247 (1949). — RILEY, R. L., and C. S. HOUSTON: Composition of alveolar air and volume of pulmonary ventilation during long exposure to high altitude. J. appl. Physiol. 3, 526 (1951). — ROTTA, A.: Ann. Fac. Med. Lima 27, 49 (1944). — Physiologic condition of heart in the natives of high altitude. Amer. Heart J. 33, 669 (1947). — Rev. peru. Cardiol. 4, 71 (1955). — ROTTA, A., A. CÁNEPA, A. HURTADO, T. VELASQUEZ and R. CHAVEZ: Pulmonary circulation at sea level and at high altitude. J. appl. Physiol. 9, 328 (1956). — RÜHL, A.: Über die Bedeutung schwerer Anoxieveränderungen der Nachschwankungen im Elektrokardiogramm von Gesunden. Z. Kreisl.-Forsch. 30, 393 (1938). — RUFF, S., u. H. STRUGHOLD: Grundriß der Luftfahrtmedizin. Leipzig: Johann Ambrosius Barth 1939.

SCHAARE, U.: Veränderungen der Lunge und des Herzens als Anpassung an fliegerische Beanspruchung. Luftfahrtmed. 3, 104 (1939). — SCHÄFER, E.: Über den Einfluß der Körperhaltung auf die Höhenfestigkeit. Luftfahrtmed. 3, 257 (1939). — SCHAEFER, H.: The heart and heart reflexes in hypoxia. German aviation medicine, World War II, Bd. I, 213. Washington 25 D.C.: U.S. Government Printing Office 1950. — Physiology of the cell in anoxia with special reference to electrophysiology. German aviation medicine, World War II, Bd. I, 256. Washington 25 D.C.: U.S. Government Printing Office 1950. — SCHAEFER, R. E.: Oxygen toxicity; Studies in underwater swimming. J. papl. Physiol. 8, 524 (1955). — SCHIRRMEISTER, S.: Vergleichende elektrokardiographische und histiographische Untersuchungen des Herzmuskels im Unterdruckexperiment. Arch. Kreisl.-Forsch. 5, 264 (1939). — SCHMIDT, C. G.: Gehirn und Nerven. In: Physiologische Chemie, Bd. II/2a, S. 183. Berlin-Göttingen-Heidelberg: Springer 1956. — SCHNEIDER, E. C.: Medical studies in aviation. II. Physiologic observations and methods. J. Amer. med. Ass. 71, 1384 (1918). — SCHNEIDER, M.: Durchblutung und Sauerstoffversorgung des Gehirns. Verh. dtsch. Ges. Kreisl.-Forsch. 19, 1 (1953). — SCHÖNHOLZER, G., u. K. LÜTHI: Das Erythrocytenvolumen im Hochgebirge. Helv. physiol. pharmacol. Acta Suppl. 3, 81 (1944). — SCHÜTZ, E.: Die hypoxämischen Veränderungen des Elektrocardiogramms. Luftfahrtmed. 5, 278 (1941). — Electrocardiogram and oxygen deficiency. German Aviation medicine. World War II. 1950. — SCHUMANN, H. Untersuchungen über den Muskelstoffwechsel des Herzens. Ergebn. inn. Med. Kinderheilk. 62, 869 (1942). — Der Muskelstoffwechsel des Herzens. Darmstadt: Dr. Dietrich Steinkopf 1950. — SCHWARZ, W.: Der Einfluß des Alters auf die Widerstandsfähigkeit gegen Sauerstoffmangel. Luftfahrtmed. 1, 39 (1937). — Untersuchungen über die verschiedenen arteriellen Blutdruckreaktionen bei Sauerstoffmangel. (Inst. Luftfahrtmed., Hamburg-Eppendorf.) Luftfahrtmed. 1, 82 (1937). — Beitrag zur vegetativen Steuerung der Blutverteilung unter besonderer Berücksichtigung der Hypoxämie. Luftfahrtmed. 1, 296 (1937). — Folgeerscheinungen therapeutischer O_2-Gaben bei Sauerstoffmangel. Luftfahrtmed. 4, 14 (1940). — SCHWIEGK, H.: Untersuchungen über die Leberdurchblutung und den Pfortaderkreislauf. Naunyn-Schmiedeberg's Arch. exp. Path. Pharmak. 168, 693 (1932). — SEELKOPF, R., u. R. v. WERZ: Über die Rolle der Kohlensäure bei der Sauerstoffvergiftung. Naunyn-Schmiedeberg's Arch. exp. Path. Pharmak. 205, 351 (1948). — STARR, J., and M. McMICHAEL: Oxygen transport, circulation and respiration in healthy subjects at simulated altitudes of 16.000—18.000 ft. J. appl. Physiol. 1, 430 (1948). — STEINMANN, B., u. H. KÖNIG: Über die Wirkung sauerstoffarmer Luftgemische auf den Kreislauf des Gesunden und Herzkranken. Helv. med. Acta, Ser. A 17, 179 (1950). — STICKNEY, J. C., and E. J. VAN LIERE: Acclimatization to low oxygen tension. Physiol. Rev. 33, 13 (1953). — STROUD, R. C., and H. L. CONN jr.: Pulmonary vascular effects of moderate and severe hypoxia in the dog. Amer. J. Physiol. 179, 119 (1954). — SUGAR, O., and R. W. GERARD: J. Neurophysiol. 1, 558 (1938). — SURTSHIN, A., S. RODBARD and L. N. KATZ: Inhibition of epinephrine action in severe hypoxemia. Amer. J. Physiol. 152, 623 (1948).

TAUSSIG, H. B.: Congenital malformation of the heart. New York: Commonwealth Fund 1947. — TAVEL, F. v.: Neuere Ergebnisse über die Beanspruchung der Zirkulationsorgane im militärischen Hochleistungsflug. Helv. med. Acta 8, 784 (1941). — TAYLOR, H. J.: The role of carbon dioxide in oxygen poisoning. J. Physiol. (Lond.) 109, 272 (1947). — TENNEY, S. H., H. RAHN, R. C. STROUD and J. C. MITHOEFER: Adaptation to high altitude: changes in lung volumes during the first seven days at Mt. Evans, Colorado. J. appl. Physiol. 5, 607 (1953). — TERZIOOĞLU, M., and N. TUNA: Variations in blood volume at 1.85 km altitude. J. appl. Physiol. 6, 417 (1954). — THEIELEN, E. O., D. E. GREGG and A. ROTTA: Exercise and cardiac work response at high altitude. Circulation 12, 383 (1955). — THORN, W.,

G. Pfleiderer, R. A. Frowein u. I. Ross: Stoffwechselvorgänge im Gehirn bei akuter Anoxie, akuter Ischämie und in der Erholung. Pflügers Arch. ges. Physiol. **261**, 334 (1955). — Tinsley, J. C., C. V. Moore, R. Dubach, V. Minnich and M. Grinstein: The role of oxygen in the regulation of erythropoesis. Depression of the rate of delivery of new red cells to the blood by high concentrations of inspired oxygen. J. clin. Invest. **28**, 1544 (1949).

Weil-Malherbe, H.: In: Die Chemie und der Stoffwechsel des Nervengewebes. 3. Colloquium der Ges. für Physiol. Chem. Berlin-Göttingen-Heidelberg: Springer 1952. — Weltz, G. A.: Die kleinen Ohnmachten des täglichen Lebens. Z. Kreisl.-Forsch. **36**, 289 (1944). — Werner, A. Y., D. M. MacCanon u. St. W. Horath: Einfluß eines kleinen Blutverlustes auf die Durchblutung und den O_2-Verbrauch der Leber. Amer. J. Physiol. **170**, 624 (1952). — Whitehorn, W. V., and J. W. Bean: Cardiac changes induced by O_2 at high pressure, CO_2 and low O_2, as manifest by the electrocardiogram. Amer. J. Physiol. **168**, 528 (1952). — Whittingham, H., A. B. Barbour and J. C. Macgown: Medical fitness for air travel. Brit. med. J. **1949,** I 603. — Wiesinger, K., u. R. Tobler: Die zirkulierende Plasma- und Blutmenge im Hochgebirge. In v. Muralt, Klimaphysiologische Untersuchungen in der Schweiz. Basel: Benno Schwabe 1944. — Wiggers, C. J.: Cardiac adaptations in acute progressive anoxia. Ann. intern. Med. **14**, 1237 (1941). — Winterstein, H.: Automatische Tätigkeit der Atemzentren. Arch. f. Physiol. **128**, 159 (1911). — Die Reaktionstheorie der Atemregulation. Arch. f. Physiol. **186/187**, 293 (1921). — Wollheim, E.: Die zirkulierende Blutmenge und ihre Bedeutung für Kompensation und Dekompensation des Kreislaufs. Z. klin. Med. **116**, 269 (1931).

Zoll, P. W., St. Wessler and M. J. Schlesinger: Interarterial coronary anastomoses in the human heart, with particular reference to anemia and relative cardiac anoxia. Circulation **4**, 797 (1951).

Cor pulmonale.

Von

K. Matthes, W. Ulmer und D. Wittekind*.

Mit 14 Abbildungen.

A. Begriffliche Abgrenzung.

Der Terminus „Cor pulmonale" ist nicht ohne weiteres übersetzbar. Er wurde in Amerika vor etwa 30 Jahren erstmalig gebraucht und hat sich wegen seiner Kürze und seiner allgemeinen Fassung sehr bald durchgesetzt. 1933 hatte WHITE die ähnliche Bezeichnung „Pulmonary heart disease" eingeführt, während sich KIRCH schon 1924 des Ausdrucks „Pulmonale Herzhypertrophie", entsprechend dem „Cor pulmonale chronicum", bediente. Der in älteren Arbeiten gebräuchliche Name „Emphysem-Herz" umfaßt einen Teil dessen, was wir heute Cor pulmonale nennen.

Unter Cor pulmonale versteht man die Reaktion des Herzens auf eine akute oder chronische, durch eine Erkrankung der Lunge bedingte Drucksteigerung im Lungenkreislauf. Der Drucksteigerung wird meist eine Zunahme des pulmonalen Gefäßwiderstandes oder mindestens eine mangelnde Anpassung des pulmonalen Gefäßwiderstandes an das geforderte Minutenvolumen zugrunde liegen. Die Reaktion des Herzens auf die Drucksteigerung im Lungenkreislauf muß über das rein Funktionelle hinaus faßbar sein, um ein klinisches Krankheitsbild zu konstituieren, d. h. es muß pathologisch-anatomisch eine Formänderung des Herzens infolge der vermehrten Belastung nachweisbar sein, die auch klinisch unter Umständen im Röntgenbild erkannt werden kann und oft im EKG ihren Ausdruck finden wird.

Eine solche Definition läßt es verständlich erscheinen, daß verschiedene Stadien der Anpassung des Herzens an den erhöhten Druck im Lungenkreislauf vorkommen, die pathologisch-anatomisch etwa von der tonogenen Dilatation über die tonogene Hypertrophie zur konzentrischen und exzentrischen rechtsseitigen Hypertrophie führen können und klinisch ein kompensiertes Stadium von dem mit zusätzlicher Rechtsinsuffizienz abgrenzen lassen.

Auch der zeitliche Verlauf der Belastung durch pulmonalen Hochdruck ist von wesentlichem Einfluß auf die Anpassung des Herzens. Die akute Drucksteigerung im kleinen Kreislauf (Beispiel Lungenembolie) wird sich anders auswirken als ein chronischer pulmonaler Hochdruck (daher mögliche Einteilung in akutes, subakutes und chronisches Cor pulmonale). Intermittierende Drucksteigerung im Lungenkreislauf kann zu morphologisch nachweisbaren Umformungen des Herzens führen, ohne daß in der Ruhe überhaupt ein pulmonaler Hochdruck nachweisbar ist. Andererseits vergeht auch bei einem pulmonalen Dauerhochdruck mäßigen Grades einige Zeit, bis es zur Entwicklung eines erkennbaren Cor pulmonale kommt. Pulmonaler Hochdruck infolge Lungenerkrankung ist daher nicht identisch mit Cor pulmonale.

---

* Mit Teilbeiträgen von G. FRIESE und J. E. KRUMP.

Zum Cor pulmonale werden ferner nur die Auswirkungen derjenigen Formen von pulmonalem Hochdruck gerechnet, die ursächlich durch eine Erkrankung der Lunge bedingt sind. So werden z.B. Sportherzen mit Rechtshypertrophie gemeinhin nicht zum Cor pulmonale gerechnet.

Rautmann (1951) hat darauf hingewiesen, daß bei Dauerleistungen, z. B. Langstreckenlauf, das rechte Herz mehr belastet wird als das linke. Diese Beobachtungen sind heute besser verständlich, nachdem durch Herzkatheteruntersuchungen am Menschen die Druckflußrelation im Lungenkreislauf bei der Arbeit zum Teil bekannt ist. Vergleichende Untersuchungen am großen und kleinen Kreislauf sprechen für eine relativ geringere Abnahme des pulmonalen Gefäßwiderstandes bei körperlicher Arbeit (Bühlmann, Schaub und Luchsinger 1955, Donald, Bishop u. Mitarb. (1955), so daß das rechte Herz zusätzlich zu der Volumenbelastung einer verhältnismäßig hohen Druckbelastung ausgesetzt ist. Auch die Rechtshypertrophie des Dauersportlers ist also die Folge des während der Leistung auftretenden pulmonalen Hochdrucks, der lange genug andauern muß, um morphologische Veränderungen zu erzeugen.

Im Lichte der Erfahrungen mit Erkrankungen des Lungenkreislaufs kann darauf hingewiesen werden, daß jede Einschränkung des Querschnitts der Lungenstrombahn (Pneuektomie, pulmonale Arterienerkrankung usw.) dazu führt, daß der Anstieg des Pulmonalisdrucks bei der Arbeit bei immer geringeren Steigerungen des Herzminutenvolumens eintritt. Körperliche Arbeit bzw. Sport bewirkt also kein Cor pulmonale, zu dem ex definitione eine Erkrankung der Lunge gehört, stellt jedoch einen Faktor dar, der bei vorhandener Lungenerkrankung die Entwicklung eines Cor pulmonale begünstigen kann.

Ganz Analoges kann vom Sauerstoffmangel gesagt werden. Aufenthalt in großen Höhen führt zu einer Druckerhöhung im Lungenkreislauf und vermehrter Belastung des rechten Herzens (Rotta, Miranda und Acosta 1952, Chavez, Espino-Vela u. Mitarb. 1953). Eine so entstandene Hypertrophie des rechten Herzens fällt nicht unter den Begriff des Cor pulmonale, jedoch begünstigt Aufenthalt in großen Höhen bei vorhandener Lungenkrankheit zweifellos die Entwicklung eines Cor pulmonale.

Besondere Schwierigkeiten kann die Abgrenzung des Cor pulmonale bei anderen Herzerkrankungen machen, die eine vermehrte Belastung des Lungenkreislaufs und des rechten Herzens bedingen. Die Definition des Begriffes Cor pulmonale durch die New York Heart Association fordert ausdrücklich den Nachweis des Fehlens jedes anderen selbständigen Herzleidens, schließt also auch Erkrankungen der Lunge, die im Gefolge eines anderen, selbständigen Herzleidens auftreten, als Ursache eines Cor pulmonale aus.

So kann bei kongenitalen Vitien eine rechtsseitige Herzhypertrophie nicht nur in unmittelbarem Zusammenhang mit dem Klappenfehler entstehen (Beispiel Pulmonalstenose), sondern sie kann sich auch im Gefolge einer pulmonalen Arteriosklerose entwickeln, die langsam unter den besonderen durch den Klappenfehler geschaffenen hämodynamischen Bedingungen entsteht (Beispiel Eisenmenger-Komplex, Vorhofseptumdefekt). Es erscheint schon aus didaktischen Gründen zweckmäßiger, diese Form des sekundären Cor pulmonale bei kongenitalen Vitien gemäß der Definition der New York Heart Association im Zusammenhang mit der Grundkrankheit zu behandeln. Das gleiche gilt für die viel häufigeren Erkrankungen des linken Herzens und ihre Rückwirkung auf den Lungenkreislauf.

Eine Erkrankung des linken Herzens, die zu einer Druckerhöhung im linken Vorhof führt, ist eine häufige Ursache einer Druckerhöhung im kleinen Kreislauf. In besonderem Maße gilt dies für die Mitralstenose, aber auch für alle anderen hypertensiven, ischämischen, klappenbedingten Schädigungen der linken Herzkammer, die zu einer Erhöhung des linken Vorhofdrucks führen. Eine Erhöhung des Druckes im linken Vorhof hebt zunächst alle Drucke im kleinen Kreislauf, „Capillardruck" und Pulmonalarteriendruck auf ein höheres Niveau, führt aber darüber hinaus bei Überschreitung einer gewissen Schwelle zu einer Vermehrung des Widerstandes im kleinen Kreislauf und damit zu einem unverhältnismäßig hohen Anstieg des Pulmonalisdrucks (Dexter, Dow u. Mitarb. 1950). Besonders bei der Mitralstenose ist der erhöhte Widerstand im kleinen Kreislauf oft durch eine Arteriitis und Arteriolosklerose der Pulmonalgefäße organisch fixiert. (Bredt, 1941), so daß für den Blutstrom ein doppeltes Hindernis in den Lungengefäßen und in der stenosierten Mitralklappe besteht. Bei diffusen und schweren Erkrankungen der Lungenarteriolen könnte man auch hier von einem Cor pulmonale sprechen, welches sich zusätzlich zum Bilde der Mitralstenose entwickelt.

Vom eigentlichen Cor pulmonale unterscheiden sich diese Zustände dadurch, daß der sog. pulmonale Capillardruck („p.c.p.") bei primärer Linksinsuffizienz und besonders bei der Mitralstenose stets erhöht ist. DENOLIN (1955) will diesen Befund zur Abgrenzung gegenüber dem Cor pulmonale verwenden, bei dem der pulmonale Capillardruck stets normal bleibt. Begrifflich ist eine solche Abgrenzung klar; sie hat den Nachteil, daß eine nur schwer bestimmbare, in der Bewertung problematische und daher in der Praxis kaum je tatsächlich ermittelte Größe zum Hauptkriterium einer klinischen Unterscheidung gemacht werden soll. Einfacher für die praktische Beurteilung dürfte es sein, gemäß dem Vorschlag der New York Heart Association alle selbständigen anderen Herzerkrankungen, zu denen Mitralstenose und Linksinsuffizienz gehören, bei der Definition des Cor pulmonale auszuschließen, selbst wenn diese, ähnlich den oben erwähnten kongenitalen Kardiopathien, zu funktionellen und morphologischen Umstellungen der Lungengefäße führen, die völlig denen gleichen, die bei bestimmten Formen des Cor pulmonale beobachtet werden.

Ein solches Vorgehen hat auch den Vorteil, daß jede Überbewertung eines Einzelbefundes (erhöhter „p.c.p.") vermieden wird. Der „p.c.p." könnte auch einmal dann erhöht sein, wenn zu einem sonst typischen Symptomkomplex des echten Cor pulmonale zufällig eine geringe Erhöhung des linken Vorhofdrucks infolge leichter Linksinsuffizienz, allgemeiner hochgradiger Sympathicuserregung (SARNOFF und BERGLUND 1952) usw. kommt. Auch scheint es nicht zweckmäßig, Erkrankungen der Lungenvenen (thrombotischer Verschluß, Kompression, Narbenbildung) scharf vom Cor pulmonale abzugrenzen, nur weil auch sie mit einem erhöhten „p.c.p." einhergehen. Diese dürften klinisch von anderen Erkrankungen der Lungengefäße nur sehr schwer abgrenzbar sein.

Das akute Lungenödem wird, obwohl es zu einer Erhöhung des Pulmonalisdruckes führen kann, meist, und auch in dieser Darstellung, nicht unter den zum Cor pulmonale führenden Erkrankungen behandelt. Zwar gibt es rein pulmonale Formen, z. B. Phosgenvergiftung, welche formal die Bedingungen der Definitionen erfüllen. Die große Mehrzahl der Fälle, auch die sog. neurogenen, bei denen eine extreme Vasoconstriction im großen Kreislauf eine Blutüberfüllung des Lungenkreislaufs zur Folge hat, hat jedoch viel engere Beziehungen zu einer Insuffizienz des linken Ventrikels, als zu Überlastung und Versagen des rechten Herzens. Dem entspricht auch das klinische Bild.

Erkrankungen der Lunge können Gestalt und Funktion der Herzens auch auf andere Weise beeinflussen als über eine Zunahme des pulmonalen Gefäßwiderstandes, der zu pulmonaler Hypertension und damit zum Cor pulmonale führt. Erwähnt seien infektiöse und toxische Schädigungen des Herzens bei primärer Lungenerkrankung, das direkte Übergreifen von Lungenerkrankungen (Tumoren, Entzündungen) auf Herzbeutel und Herzmuskel, auch die Inaktivitätsatrophie des Herzens bei konsumierenden Erkrankungen.

Andererseits sind es keineswegs immer primäre Lungenleiden, die das typische Cor pulmonale verursachen können. Allgemeinleiden, wie Tumoren, Granulomatosen, Sklerodermie, Xanthomatosen, primäre Erkrankungen des Thorax (Kyphoskoliose, Bechterewsche Erkrankung) können die Lungen so in Mitleidenschaft ziehen, daß infolge der pulmonalen Mitbeteiligung ein pulmonaler Hochdruck mit Ausgang in Cor pulmonale resultiert. Cor pulmonale ist keine Krankheit, sondern ein Symptomkomplex, der durch die Adaption der Funktion des rechten Herzens an eine vermehrte Belastung bei pulmonaler Hypertension pulmonaler Genese zustande kommt. So ist Cor pulmonale oft das Endstadium sehr vieler heterogener Krankheiten.

B. Ursachen und verschiedene Formen des Cor pulmonale.

Von der klinischen Symptomatologie her gesehen, zerfällt der Symptomen-komplex des Cor pulmonale in zwei, dem ersten Anschein nach völlig verschiedene Symptomenbilder, in das akute und das chronische Cor pulmonale. Durch den Begriff des Cor pulmonale werden diese Krankheitsbilder in einen ursächlichen und pathophysiologischen Zusammenhang gestellt.

Beim akuten Cor pulmonale trifft der plötzliche Druckanstieg in der Arteria pulmonalis infolge der Lungenembolie ein ganz unvorbereitetes Herz, beim chronischen Cor pulmonale kann eine langsame morphologische und funktionelle An-passung an die Druckumstellung erfolgen. Bei aller Verschiedenheit der klinischen Symptomatologie sind Übergänge zwischen beiden Erscheinungsbildern möglich. Die rezidivierende Lungenembolie gehört zum Bilde des chronischen Cor pulmo-nale. Ein chronisch eingeengter Lungenkreislauf kann auf eine zusätzliche akute Belastung mit Symptomen reagieren, die denen des akuten Cor pulmonale ähnlich sind. Beispiel: akute Überblähung der verbliebenen Lunge nach großen Lungen-resektionen.

Das sog. subakute Cor pulmonale, die diffuse metastasierende Lungencarcinose, stellt demgegenüber nur eine besonders schnell und maligne verlaufende Form des chronischen Cor pulmonale dar.

Die mannigfaltigen Ursachen des akuten und chronischen Cor pulmonale seien zunächst der Übersicht halber in einer Tabelle zusammengestellt.

Tabelle 1.

A. Akutes Cor pulmonale
1. massive Lungenembolie
2. venöse Luftembolie
3. Fettembolie
4. akute Lungenkompression (z. B. Ventilpneumothorax)
5. akute Belastung verschiedener Art bei präexistenter Einengung des Lungenkreislaufs
6. akute Perforation z. B. eines Aneurysmas der Aorta in die arterielle pulmonale Strom-bahn

B. Chronisches Cor pulmonale
  I. Erkrankungen der Gefäße des kleinen Kreislaufs
    a) Kompression bzw. Verlegung der großen Lungenarterien
    b) diffuse Verengung der Arteriolen des kleinen Kreislaufs
      1. primäre pulmonale Arteriolosklerose
      2. arteriitische Erkrankungen der kleinen Lungengefäße
      3. chronisch rezidivierende Embolisierung der Äste der A. pulmonalis (durch Throm-ben, Carcinomzellen, Bilharziaeier, Sichelzellenagglutinate usw.)
    c) Zirkulationsbehinderung in den abführenden Lungenvenen
  II. Erkrankungen des Lungenparenchyms
    a) Lungenemphysem und Asthma bronchiale
    b) Lungenfibrosen mit Begleitemphysem
      1. Lungentuberkulose
      2. Pneumokoniosen
      3. Bronchiektasen
      4. interstitielle Lungenfibrosen
      5. Lungengranulomatosen (Boecksches Sarkoid, Hodgkin, Sklerodermie, Xantho-matosen)
      6. multiple Lungencysten
  III. Erkrankungen des Brustkorbs und der Pleura
    a) Pleuraverschwartungen
    b) Zustände nach thoraxchirurgischen Eingriffen
    c) Kyphoskoliose
    d) Spondylitis ankylopoetica

Eine solche Aufzählung möglicher Ursachen bedeutet nur, daß die genannten Krankheiten unter bestimmten Umständen zum Symptomenbild des Cor pulmonale führen können. Sie bedeutet keineswegs, daß Cor pulmonale zwangsläufig das Endstadium dieser Erkrankungen begleiten müßte. Alle genannten Krankheiten kommen ohne Cor pulmonale vor. Viele von ihnen können zum Tode führen, ohne daß sich ein Cor pulmonale entwickelt.

Tabelle 2 gibt einen Überblick über den Angriffspunkt der verschiedenen Noxen am Gefäßsystem der Lunge.

Tabelle 2.

I. Organische Veränderungen des Querschnittes der Lungenstrombahn
   a) Stenosierung der großen Lungenarterien
   b) Stenosierung bzw. Obliteration von Lungenarteriolen
   c) Untergang von Lungencapillaren
   d) funktionelle oder anatomische Ausschaltung größerer Lungenteile mit allen dort ver-
      laufenden Gefäßen
   e) Stenosierung der Lungenvenen
II. Funktionelle Momente, die eine Engstellung der Lungenstrombahn bewirken. Hierher
    gehören alle Störungen der Lungenventilation sowie alle Veränderungen am Alveolar-
    kreislauf, die zu einem Abfall von pO_2 bzw. zu einem Anstieg von pCO_2 im Bereich der
    Alveolarcapillare führen, ferner alle Zustände von passiver Blutüberfüllung des Lungen-
    kreislaufs.

C. Anatomie und Physiologie des Lungenkreislaufs unter normalen und pathologischen Bedingungen.

1. Morphologie der Lungengefäße.

Die physiologischen Anforderungen an den Lungenkreislauf sind von den an den großen Kreislauf gestellten grundverschieden. Während der große Kreislauf sehr verschiedene Teilgebiete versorgt, deren Blutbedarf großen, voneinander unabhängigen Schwankungen unterliegt, versorgt der kleine Kreislauf ein einheitliches Stromgebiet, den Alveolar-Kreislauf. Eine Regelung der Blutverteilung ist nur insofern nötig, als der Blutstrom denjenigen Lungenteilen bevorzugt zugeleitet wird, die den Gasaustausch am besten gewährleisten. Während im großen Kreislauf der Blutbedarf der einzelnen Teilgebiete die Größe des Herzminutenvolumens selbst bestimmt, muß sich der Lungenkreislauf den großen Schwankungen des Herzminutenvolumens anpassen. Eine weitere Besonderheit des Lungenkreislaufs besteht in der Tatsache, daß die Lungencapillaren „direkt" an die Luft des Alveolarraums grenzen. Eine Drucksteigerung in ihnen, die den Betrag des kolloidosmotischen Druckes übersteigt, wird daher leicht zu Transsudation und Lungenödem führen, während im großen Kreislauf die unter gleichen Umständen bestehende Tendenz zu Ödembildung zunächst nur unerhebliche Folgen hat. Weiterhin hat die Lunge zwei Quellen der Blutzufuhr: neben der Arteria pulmonalis und ihren Ästen (Vasa publica) wird sie durch die Aa. bronchiales (Vasa privata) mit arteriellem Blut durchströmt.

Hauptaufgaben des Lungenkreislaufs sind:

1. Verteilung des Blutstroms mit Bevorzugung der am besten beatmeten Lungenteile.

2. Anpassung an die großen Schwankungen der Gesamtdurchblutung.

3. Verhinderung eines unphysiologischen Druckanstiegs in den Lungencapillaren, der die Gefahr eines Lungenödems mit sich bringen würde.

Diesen Anforderungen ist der Lungenkreislauf in bewundernswerter Weise
angepaßt. Die vergleichsweise zum großen Kreislauf geringeren Anforderungen an
eine differenzierende Blutverteilung machen im kleinen Kreislauf einen hohen
Arteriolenwiderstand und damit einen hohen arteriellen Blutdruck ebenso überflüssig wie zuleitende Arterien vom muskulären Typ, die eine aktive Änderung ihres
Querschnitts gestatten.

Der histologische Aufbau der größeren Lungenarterien entspricht bis herab zu
einem Radius von 1 mm dem Bau der Arterien vom elastischen Typ, d. h. abgesehen von der geringeren Wandstärke dem der Aorta. Die glatte Muskulatur dieser
Gefäße ist zwischen den elastischen Membranen so angeordnet, daß sie sowohl
Spannung wie Entspannung dieser Membranen bewirken kann. Somit kann die
Gefäßmuskulatur dem Gefäßsystem eine abstufbare Elastizität verleihen (Benninghoff 1935). Entsprechend den Elastizitätsverhältnissen und dem niedrigen
Blutdruck ist die Pulswellengeschwindigkeit im Lungenkreislauf erheblich lang-
samer als in der Aorta (Siedeck, Wenger und Gmachl 1951). Durch diesen sehr
weit in die Peripherie reichenden elastischen Gefäßabschnitt der Lunge wird der
Blutstrom gleichmäßig an das respiratorische Gewebe herangeführt. Infolge des
niedrigen Druckes und des niedrigen peripheren Strömungswiderstandes ist das
Verhältnis des Speichervolumens des Windkessels zum Gesamtschlagvolumen
relativ niedrig. Nach Knebel (1955) werden im kleinen Kreislauf 20—30% des
Schlagvolumens vom Windkessel aufgenommen gegenüber den 50% Speicher-
volumen des großen Kreislaufs. Entsprechend errechnet Knebel einen hohen
Wert für E' im kleinen Kreislauf (1000 E gegenüber 1200 E für den großen Kreislauf). So ist der Windkessel im kleinen Kreislauf trotz seiner relativ großen Ausdehnung weniger wirksam, es besteht an seinem peripheren Ende ein ausgesprochen
diskontinuierlicher Abstrom und die zur Regulation des Strömungswiderstandes
befähigten peripheren Arterien unterliegen dem Einfluß der intermittierenden
systolischen Dehnung.

Die kleinen Lungenarterien sind nach v. Hayek (1940) bis zu den Arteriolen hin von
periarteriellen Lymphräumen umgeben und dadurch dem direkten Einfluß der Volumenschwankungen der Lunge weitgehend entzogen. Nach Merkel (1949) geht dagegen das
elastische System der mittleren Pulmonalarterien Verbindungen mit dem elastischen Lungengerüst ein. Arteriolen, Präcapillaren, Postcapillaren und Venen sind eng mit dem umgebenden
Lungengewebe verbunden (v. Hayek 1953). Ihre Weite und damit ihr Blutgehalt wird daher
weitgehend von der Spannung des Lungengewebes abhängig sein.

An den peripheren arteriellen Gefäßen von weniger als 1 mm Durchmesser
findet sich nach Sato und Okayama (1926, 1927), Merkel (1949) und v. Hayek
(1953) eine Gefäßmuskulatur, die zu aktiven Querschnittsveränderungen, d. h. zur
Regulierung des Blutstroms fähig sein dürfte. Die Adventitia auch dieser Gefäße
zeigt reich entwickeltes elastisches Gewebe (v. Hayek 1948). Es ist anzunehmen,
daß nicht kontrahierte kleinste Arterien von 90 μ Durchmesser sich bis auf einen
Durchmesser von 30 μ kontrahieren können. Dies bedeutet, daß durch die Kontraktion der Strömungswiderstand auf das 27fache ansteigen kann (v. Hayek
1953). Schließlich sind noch sphincterartige Muskelzüge am Beginn der Arteriolen
und Präcapillaren vorhanden (v. Hayek 1940), die eine weitere Regulation der
Blutverteilung bewirken. Diese Kontraktionsfähigkeit der kleinsten Arterien ist
wohl die Ursache, weshalb die Angaben über ihren Durchmesser bei den verschiedenen Autoren variieren (Merkel 1949, Vandendorpe 1936 und v. Hayek
1953). Diese Gefäße zeigen im Gegensatz zu den Arteriolen des Körperkreislaufs,
die nur eine Gitterfasermembran haben, eine deutliche Elastica interna, was mit
der starken Beanspruchung durch die respiratorischen Volumenschwankungen der
Lunge zusammenhängen mag.

Die Zweiteilung der Lungenarterien in einen ausgedehnten elastischen Abschnitt, der bis zu den Gefäßen von 1 mm Durchmesser reicht, und in einen der

Regulation des Blutstroms dienenden peripheren Abschnitt gewinnt insofern eine pathophysiologische Bedeutung, als bei Erkrankungen, die zu einem pulmonalen Hochdruck führen, der elastische Abschnitt eine starke Dehnung erfahren kann. Hierdurch kommt ein deutlicher Gegensatz zwischen den erheblich erweiterten größeren Gefäßstämmen des Lungenhilus und der gefäßarmen Lungenperipherie zustande (HOHENNER 1940, 1941).

Zwischen den kleinsten Arterien, die noch alle Gefäßwandschichten enthalten, und den Capillaren finden sich im Lungenkreislauf relativ weite muskelfreie Präcapillaren, die jedoch über eine gut ausgeprägte Elastica verfügen. Auch die postcapillaren Venen sind muskelfrei. Dagegen haben die Venolen etwa ab 80 μ eine relativ kräftig entwickelte Ringmuskulatur, die wohl zu aktiven Kaliberveränderungen befähigt ist (MERKEL 1949, v. HAYEK 1953, BENNINGHOFF 1935).

Die den Alveolen anliegenden Capillaren haben eine Weite von 10—12 μ und eine das Blut von der Luft trennende Membran, deren Dicke zwischen 2 μ und weniger als 0,1 μ variiert.

Die Endothelschläuche darstellenden Alveolarcapillaren können nach v. HAYEKs Untersuchungen an der Maus (1951b) durch aktive Formänderungen die Dicke der für die Diffusion maßgeblichen Membran beeinflussen. Bei Sauerstoffmangel und Sympathicusreiz erfolgt Abkugelung der Alveolarepithelien und damit Reduktion der Membrandicke, die die Luft des Alveolarraumes von dem Capillarblut trennt, praktisch auf die Dicke des Capillarendothels.

2. Druck und Strömungswiderstand im Lungenkreislauf.

a) Ruhedrucke.

Nach Untersuchungen mit der Herzkathetermethode (COURNAND, LEQUIME und REGNIERS 1952, FOWLER, WESTCOTT u. Mitarb. 1953), schwankt der systolische Pulmonalisdruck normalerweise zwischen 16 und 39 mm, im Mittel 22,9 mm Hg, der diastolische Pulmonalisdruck schwankt zwischen 5 und 13 mm Hg, im Mittel 9,1 mm. Der Mitteldruck in der Pulmonalarterie liegt zwischen 10 und 18 mm Hg, im Durchschnitt bei 14,4 mm Hg.

Führt man einen Herzkatheter soweit in die Peripherie der Lungenarterie vor, bis er steckenbleibt und das Gefäß verschließt, so kann man arterielles Blut aspirieren und einen Druck messen, der als pulmonaler Capillardruck bezeichnet wird (HELLEMS, HAYNES und DEXTER 1949, LAGERLÖF und WERKÖ 1949). Der mittlere pulmonale Capillardruck (p. c. p.) beträgt nach FOWLER, WESTCOTT und SCOTT (1953) zwischen 4,5 und 13 mm H_2O, im Durchschnitt 8,4 mm H_2O beim Gesunden.

Über die Bedeutung dieses sog. pulmonalen Capillardrucks ist eine lebhafte Diskussion entstanden. Durch vielfältige Messungen scheint es erwiesen, daß der „mittlere Capillardruck" bei Fällen von Mitralstenose und Linksinsuffizienz um 10—20 mm Hg höher liegen kann als bei Gesunden, und daß bei Fällen von Cor pulmonale dieser Druck normal ist. DENOLIN (1955) nimmt die Höhe des pulmonalen Capillardrucks in seine Definition des Cor pulmonale auf. Gleichzeitige Messungen des „p.c.p." und des linken Vorhofdrucks sind von verschiedenen Autoren vorgenommen worden, indem entweder der linke Vorhof durch einen Septumdefekt katheterisiert wurde (CONNOLLY, KIRKLIN und WOOD 1954) oder vom Rücken aus (BJÖRK, MALMSTRÖM und UGGLA 1954) und von der Trachea aus mit Hilfe eines Bronchoskops (EPPS und ADLER 1953) punktiert wurde. Alle genannten Autoren stimmen darin überein, daß der mittlere „p.c.p." als ein Maß des linken Vorhofdrucks betrachtet werden kann. Denjenigen, die Fälle von Mitralstenose untersuchten, gelang es auch, phasische Schwankungen des „p.c.p." nachzuweisen, die denen des Vorhofdrucks entsprechen, ja in einzelnen Fällen die Refluxwelle der Mitralinsuffizienz im „p.c.p." zu entdecken. Führt man umgekehrt einen Katheter durch einen Septumdefekt bis zum Anschlag in eine Lungenvene ein, so erhält man nach WILSON, EVANS u. Mitarb. (1954a) einen dem mittleren Pulmonalarteriendruck entsprechenden Druckwert, während CONNOLLY, KIRKLIN und WOOD (1954) nur feststellten, daß der so gemessene Druck höher sei als der Vorhofdruck und bei niedrigem, aber nicht bei hohem Pulmonalisdruck diesem entsprechen könnte. Physiologen, die solche Befunde im Tierexperiment zu reproduzieren suchten, sind nicht ganz so optimistisch. Ankeney (1953) hielt phasische Druckschwankungen in „p.c.p."-Kurven für Artefakte und vermißte sie auch bei experimenteller Mitralstenose und Insuffizienz. Haddy u. Mitarb. (1953) fanden eine Korrelation zwischen „p.c.p." und linkem Vorhofdruck nur bei erhöhtem, nicht bei normalem Vorhofdruck. Wiggers (1953) und Burton (1953) warnen vor einer voreiligen Interpretation der erhobenen Befunde. Tatsächlich erscheint die Vorstellung, daß nach komplettem Verschluß einer doch immerhin noch recht großen Arterie ein Druck innerhalb einer stehenden Blutsäule durch ein vielverzweigtes Netz von Capillaren von den Dimensionen kaum eines roten Blutkörperchens bis zu den Venen oder gar zum Vorhof ohne wesentliche Dämpfung übertragen werden soll, geradezu phantastisch. Burtons Einwand, daß druckentlastete Arteriolen sich schließen müßten, entsprechend den anerkannten Vorstellungen vom kritischen Schließungsdruck, erscheint ebenfalls schwer widerlegbar. Die Druckübertragung kann also wohl kaum intravasal erfolgen, sondern sie wird wahrscheinlich durch das Gewebe vermittelt. Es ist durchaus vorstellbar, daß der mittlere Gewebsdruck in der Lunge wesentlich durch die Füllung der Lungenvenen bestimmt ist. Bei sehr starker Venenfüllung wie bei Mitralstenosen, könnten sogar phasische Füllungsschwankungen übertragen werden. Ähnlich wie bei der Registrierung der Vorhofpulse im Oesophagus sind dann die aufgezeichneten Druckschwankungen eher Pulskurven als ordinatengetreuen Druckregistrierungen zu vergleichen. Ganz bestimmt sind sie keine dynamischen Capillardruckkurven (Wilson u. Mitarb. 1953), da ja die Strömung sistiert. Es ist also nicht zulässig, aus der Druckdifferenz zwischen Arterien und Capillardruck einen pulmonalen „Arteriolenwiderstand" zu berechnen, zumal dies den Eindruck vermittelt, als sei der postarteriolare Capillarwiderstand etwas Zusätzliches und vielleicht sogar durch die Druckdifferenz „p.c.p." —Vorhofdruck Erfaßbares. Diese Druckdifferenz wurde von Werkö, Varnauskas u. Mitarb. (1953) auf 2—3 mm Hg geschätzt, von späteren Autoren negiert. Aus neun gleichzeitigen Messungen von Björk, Malmström und Uggla (1954) ergibt sich, daß der „p.c.p." im Mittel 1 mm niedriger war als der Vorhofdruck. Es ist daher eher vertretbar, den „p.c.p."-Wert zu einer Schätzung des Gesamtwiderstandes des Lungenkreislaufs zu verwenden.

Im ganzen muß zugegeben werden, daß der sog. „p.c.p." langsame Schwankungen des linken Vorhofdruckes mit einer für klinische Zwecke ausreichenden Genauigkeit wiedergeben kann. Jedenfalls hat er sich für die Unterscheidung zwischen Cor pulmonale und Linksinsuffizienz bzw. Mitralstenose praktisch bewährt. Der Ausdruck p.c.p. sollte besser vermieden werden oder mindestens durch Anführungsstriche gekennzeichnet werden, da er falsche Vorstellungen erweckt. Leider sind die vorgeschlagenen Alternativen „pulmonary arterial wedge pressure" und „impacted small artery pressure" kaum übersetzbar.

Bezüglich einer Niederdruckzirkulation wie dem Lungenkreislauf kann die Frage auftauchen, ob das Capillargebiet selbst den wesentlichen Teil des Gesamtwiderstandes der Lungenstrombahn darstellt, oder ob, wie im großen Kreislauf, der Einfluß der regulierenden arteriellen Gefäßstücke (Arteriolen) überwiegt. Exakt ist diese Frage nicht zu beantworten, da dynamische Druckmessungen im Capillargebiet des Lungenkreislaufs nicht vorliegen. Daß die Messung des „p.c.p." hier nicht weiterhelfen kann, wurde schon erwähnt.

Im Lungenkreislauf ist jedoch die Weite der capillaren Strombahn annähernd durch die Bestimmung der Diffusionskapazität (Kap. III, 4a) bestimmbar. Jede Abnahme des Gesamtquerschnitts der capillaren Strombahn muß gleichzeitig mit der Zunahme des „Capillarwiderstandes" zu einer vermehrten Strömungsgeschwindigkeit des Blutes in den Capillaren und damit zu einer Abnahme der Diffusionskapazität führen. Falls der Gesamtwiderstand im Lungenkreislauf im wesentlichen durch den Capillarwiderstand bestimmt wird, müßten pulmonaler Hochdruck und Erniedrigung der Diffusionskapazität einander immer quantitativ entsprechen, mindestens insoweit, als Membranveränderungen (echte Pneumonose) als Ursache von Änderungen der Diffusionskapazität unwahrscheinlich sind. Von einer solchen quantitativen Entsprechung kann aber nicht die Rede sein. Es gibt Fälle von schwerem pulmonalen Hochdruck ohne gleichzeitige Cyanose und Diffusionsstörung; auch O_2-Mangel bewirkt wohl Druckanstieg in der Pulmonalis, aber nicht gleichzeitig ein Absinken der Diffusionskapazität. Andererseits gibt es zahlreiche Fälle, bei denen pulmonaler Hochdruck und Diffusionsstörung gleichzeitig und einander entsprechend auftreten. Dies ist zu erwarten, wenn der Querschnitt der Arteriolen und Capillaren gleichzeitig reduziert ist. Zur Erklärung eines pulmonalen Hochdrucks bei Diffusionsstörung bedarf es daher nicht in allen Fällen des O_2-Mangelmechanismus, ja, es ist bezweifelt worden, ob dieser bei Diffusionsstörungen überhaupt wirksam wird, solange die alveolare O_2-Spannung normal ist (ROSSIER, BÜHLMANN und WIESINGER 1956). Es ist demnach wohl sicher, daß der Gesamtwiderstand des Lungenkreislaufs nicht allein vom Querschnitt der capillaren Strombahn bestimmt wird; zu welchem Anteil dies geschieht, ist kaum bestimmbar.

b) Einfluß der Atmung.

Der Einfluß der Atmung auf den Strömungswiderstand im Lungenkreislauf ist ein besonders in der alten Literatur viel diskutiertes Thema (WAGNER 1940). Bei der Inspiration werden die Lungengefäße nicht nur in der Längsrichtung gedehnt, sondern auch in der Querrichtung erweitert (SANTE 1949, ALTMANN 1954). Wie sich der Strömungswiderstand im Lungenkreislauf bei gleichzeitiger Längs- und Querdehnung der Gefäße verhält, ist auch deshalb nicht einfach zu beurteilen, weil inspiratorisch der venöse Rückstrom und damit das Schlagvolumen des rechten Herzens zunimmt (BAXTER und PEARCE 1951, BRECHER und HUBAY 1955). Bei der Analyse der Druckkurven muß auch der linke Vorhofdruck berücksichtigt und die effektive Druckdifferenz ermittelt werden. Die Kenntnis des linken Vorhofdrucks kann nur bedingt durch die Berücksichtigung des intrathorakalen Druckes oder des sog. pulmonalen Capillardrucks ersetzt werden. Ältere Untersuchungen, die nicht alle diese Faktoren berücksichtigen, sind daher nicht beweisend. Nach den Befunden von LAUSON, BLOOMFIELD und COURNAND (1946) und WERKÖ (1947) sind beim Menschen keine wesentlichen Änderungen des pulmonalen Gefäßwiderstandes mit der Atmung zu erwarten. BRECHER und HUBAY (1955) finden inspiratorisch beim Hund eine sehr geringe Zunahme des Widerstandes. HELMAN, RODBARD et al. (1957) nehmen beim Menschen eine Zunahme des Gefäßwiderstandes während der Inspiration an. PATEL und BURTON (1957) geben einen Überblick über die widerspruchsvolle Literatur der letzten 20 Jahre. BURTON (1959) hält das komplexe Problem für noch ungelöst. Bei jeder Form passiver Druckdifferenzbeatmung, bei der die träge Masse des Thorax durch die Druckdifferenz passiv bewegt werden muß, kommt es inspiratorisch durch Kompression zu einem Anstieg des pulmonalen Gefäßwiderstandes. Bei diesen Formen der Beatmung ist es daher wichtig, daß die Beatmung nicht allein durch inspiratorisch wirkende Kräfte (intrathorakaler Überdruck oder extrathorakaler Unterdruck), sondern alternierend auch durch exspiratorische Kräfte erfolgt (BJURSTEDT 1953, BJURSTEDT und HESSER 1953, ALTMANN 1954, BRÜNER, HÖRNICKE und STOFFREGEN 1955).

c) Einfluß körperlicher Arbeit.

Eine Zunahme des Herzminutenvolumens läßt beim Normalen den Pulmonalisdruck nur ganz geringfügig ansteigen. So fanden HICKAM und CARGILL (1948), BÜHLMANN, SCHAUB und LUCHSINGER (1955) bei körperlicher Arbeit, die das Minutenvolumen auf das Doppelte und mehr des Ruhewertes ansteigen ließ, den Mitteldruck der A. pulmonalis unbeeinflußt oder nur ganz geringfügig angestiegen. Ebenso verändert die Unterbindung eines pulmonalen Hauptastes oder eine Pneumektomie beim Menschen den Pulmonalisdruck nicht merklich (Cournand 1947), wie im Tierexperiment Lichtheim schon 1876 zeigen konnte.

Zuverlässige Untersuchungen der Druckflußrelation im Lungenkreislauf, die auch den linken Vorhof bzw. wenigstens den „p.c.p." berücksichtigen, liegen nur in geringer Anzahl vor (Westcott, Fowler u. Mitarb. 1951, Doyle, Wilson und Warren 1952). Nach Bühlmann, Schaub und Luchsinger (1955) sinkt bei einer Arbeit, welche das Herzminutenvolumen auf etwa 15 Liter, die Sauerstoffaufnahme auf etwa 2000 cm^3/min erhöht, der pulmonale Gefäßwiderstand von 100—140 dyn cm $\times$ sec^{-5} auf etwa 50—70 dyn cm $\times$ sec^{-5} ab, während Donald, Bishop u. Mitarb. (1955) in ihren Arbeitsversuchen (cardiac index bis 9,3 Liter, O_2-Aufnahme bis 1013 cm^3/m^2) kein Absinken des Gefäßwiderstandes, dafür einen deutlichen Anstieg des mittleren Pulmonalisdrucks fanden. Selbst wenn man unterstellt, daß der pulmonale Gefäßwiderstand bei Anstieg des Herzminutenvolumens auf etwa 50% seines Ausgangswertes absinken kann, wofür besonders qualitative Beobachtungen bei Unterbindungsversuchen und Arbeitsversuchen zu sprechen scheinen, so bedeutet dies noch nicht einen Beweis für eine regulative Anpassung des Strömungswiderstandes an das Herzminutenvolumen. Es ist anzunehmen, und durch Strömungsversuche von Wezler und Sinn (1953) sowie Untersuchungen am Kreislauf der Katze von Hild, Mechelke und Nusser (1956) wahrscheinlich gemacht, daß die Druckrelation in der Lunge wie in anderen peripheren Kreislaufgebieten nicht dem für starre Röhren und homogene Viscosität geltenden Poiseuilleschen Gesetz, das eine Konstanz des Widerstandes fordert, folgt. Mit steigendem Druck erfahren die Lungenarteriolen eine Dehnung, durch die der Widerstand abnimmt.

Vergleichende Untersuchungen des Strömungswiderstandes im Lungenkreislauf und im großen Kreislauf sprechen für eine relativ geringe Abnahme des pulmonalen Gefäßwiderstandes bei schwerer körperlicher Arbeit (Donald, Bishop u. Mitarb. 1955, Bühlmann, Schaub und Luchsinger 1955). Bei schwerer Arbeit, besonders bei Dauerleistungen, wird daher das rechte Herz relativ mehr belastet als das linke, was mit den Erfahrungen der Sportärzte übereinstimmt.

Im großen Kreislauf steht die Vasodilatation in den Gefäßen der arbeitenden Muskulatur in einer natürlichen Korrelation zum Anstieg des Herzminutenvolumens, während die Anpassungsfähigkeit der Lungengefäße an steigende Durchblutung ihre natürliche Grenze hat.

Bei organischen Erkrankungen der Lungenstrombahn (Arteriolosklerose, Verminderung der Zahl der Lungencapillaren beim Emphysem, funktioneller oder anatomischer Verlust von Lungenparenchym) wird oft der Pulmonalarteriendruck in der Ruhe im Normbereich, während der Arbeit jedoch deutlich erhöht gefunden. Dieser auffallende Befund hat seinen Grund zum Teil in der Ungenauigkeit der Messung der Ruhedrucke. Liegen die Normwerte für den mittleren Pulmonalarteriendruck zwischen 10 und 18 mm Hg (Fowler, Westcott und Scott 1953), so ergibt sich bei einem angenommenen linken Vorhofdruck von 5 mm Hg eine normale Schwankungsbreite der wirksamen Druckdifferenz von 5—13 mm Hg; eine entsprechende Schwankungsbreite weisen auch die „normalen" Werte für den peripheren Strömungswiderstand auf. Da mit dem Widerstand die Druckflußrelation sich versteilert, nimmt es nicht wunder, daß bei höherem Herzminutenvolumen ein erhöhter Widerstand sich durch meßbar erhöhte Druckwerte manifestiert, während in der Ruhe Druckwerte noch scheinbar im Normbereich lagen. Dazu mag allerdings kommen, daß die beim Normalen schon nicht sehr beträchtliche Abnahme des Widerstandes mit steigendem Druck bei eingeschränkter Lungenstrombahn noch geringer ist oder ganz fehlt. So kann ein mäßig erhöhter pulmonaler Gefäßwiderstand durch die Pulmonalisdruckmessung nicht in der Ruhe, wohl aber bei der Arbeit erkennbar sein, und doch schon, besonders bei Personen, die häufigen Belastungen ausgesetzt sind, eine merkliche Belastung für das rechte Herz bedeuten.

Neben dem Arteriolenwiderstand wird gerade für den Lungenkreislauf die Frage des zusätzlichen Widerstandes der capillaren Strombahn diskutiert werden müssen. Es ist oft darauf hingewiesen, daß für den Gasaustausch bei Anstieg des Herzminutenvolumens eine Eröffnung neuer Capillaren zweckmäßiger sein würde als die Beschleunigung der Stromgeschwindigkeit in erweiterten, auch in der Ruhe durchströmten Capillaren. Unter anderem spricht die Zunahme der Diffusionskapazität der Lunge während der Arbeit (Lilienthal und Riley 1954, Bartels, Beer u. Mitarb. 1955) für eine Eröffnung neuer Capillaren mit Anstieg der Lungendurchblutung; inwieweit allerdings auch die Dehnung des Lungencapillarbettes an der Vergrößerung der effektiven Alveolar-Capillarfläche beteiligt ist, läßt sich noch nicht sicher entscheiden (FORSTER 1959).

Nach den Berechnungen ROUGHTONs (1945) beträgt das Blutvolumen der Alveolarcapillaren bei körperlicher Ruhe 60 cm^3, bei schwerer Muskelarbeit (Anstieg des Herzminutenvolumens von 4,7 auf 16 Liter je min) 95 cm^3, während die Verweildauer des Blutes in den Alveolarcapillaren von 0,73 auf 0,34 sec abnimmt. Bei einem Anstieg des Herzminutenvolumens auf das 4fache nimmt also das Volumen der Alveolarcapillaren und die Strömungsgeschwindigkeit des Blutes auf etwa je das Doppelte zu. Etwas größere Zahlen für das Alveolarcapillarvolumen und entsprechend längere Kontaktzeiten nehmen WILSON, EVANS u. Mitarb. (1954a) an. Bei einer linearen Beziehung zwischen Lungen-Capillarblutmenge und dem Stromvolumen im Lungen-Capillarbett findet FORSTER (1959) bei einer Steigerung der Strömung auf das 3fache des Ruhewertes einen Anstieg des Lungen-Capillarblutes um knapp das Doppelte (von 70 cm^3 auf 120 cm^3).

WAGNER glaubte 1935 die Eröffnung neuer Capillaren im Lungenkreislauf mechanisch erklären zu können, indem ein geringer arterieller Druckanstieg den Schließungsdruck ruhender zuführender Gefäße überwindet. Inzwischen ist die Lehre vom kritischen Schließungsdruck von BURTON (1953) weiter ausgebildet worden. Auf Grund der La Placeschen Regel, der zufolge die Querspannung der Gefäßmuskulatur gleich dem Produkt aus Druck mal Radius ist $(T = p \cdot r)$, besteht im Bereich niederer Arteriendrucke eine funktionelle Instabilität kleinster Gefäße, indem diese sich spontan schließen, wenn ein kritischer Druck erreicht ist, dessen Höhe vom Vasomotorentonus abhängt. In einer Niederdruckzirkulation wie dem Lungenkreislauf ist zu erwarten, daß die Regelung der Strömung durch Öffnen und Schließen kleinster Gefäße eine besondere Rolle spielt, zumal der kritische Schließungsdruck der Lungengefäße nach BURTON (1953, 1959) wahrscheinlich im Bereich physiologischer Pulmonalisdrucke liegt. Schwankungen des Vasomotorentonus können somit nicht nur durch Änderung der Weite und Dehnbarkeit der kleinsten Arterien, sondern auch durch Variation des kritischen Schließungsdruckes kleinster Lungengefäße Einfluß auf die Druck-Flußregulation im Lungenkreislauf nehmen. Die Annahme einer Reserve von in der Ruhe nicht durchströmter Lungencapillaren, die sich in Abhängigkeit vom Vasomotorentonus und vom Pulmonalisdruck beim Anstieg des Herzminutenvolumens öffnen, würde gleichzeitig den Anstieg der Diffusionskapazität und die Abnahme des pulmonalen Gefäßwiderstandes bei der Arbeit verständlich machen. Auch der funktionelle Zustand der verschiedenen Anastomosen (arterioarterielle zu den Bronchialarterien, arteriovenöse zu den Lungenvenen) wird wahrscheinlich durch den spezifischen, seinerseits wieder vom Nervensystem abhängigen kritischen Schließungsdruck dieser Gebilde bestimmt. Es ist allerdings bisher noch nicht gelungen, eine solche hypothetische Funktion der kleinsten Lungengefäße und der Anastomosen (Öffnung und Schließung bei kritischen Drucken) experimentell an der Hand von Druck-Flußkurven wahrscheinlich zu machen, geschweige denn die in Frage kommenden Schließungsdrucke sicher zu messen.

d) Einfluß des Nervensystems.

Die glatte Muskulatur der Lungengefäße ist mit Nervenendigungen reichlich versorgt (LARSELLE und DOW 1933), so daß an einer vasomotorischen Kontrolle des Lungenkreislaufs nicht gezweifelt werden kann. DE BOURGH-DALY u. Mitarb. (1933, 1937, 1948, 1952a und b) haben in sorgfältigen Untersuchungsreihen gezeigt, daß beim Hund durch Reizung der zur Lunge ziehenden sympathischen und vagischen Nervenfasern vasoconstrictorische, im geringeren Maße auch vasodilatorische Gefäßreaktionen ausgelöst werden können, die Druck und Fluß in den Lungengefäßen nachweisbar beeinflussen. Auch Receptoren sind im Bereiche der Lungengefäße vorhanden.

SCHWIEGK (1935) konnte durch Erhöhung des statischen Druckes in den vom Kreislauf isolierten Gefäßen einer Lunge Bradykardie und Druckabfall im großen Kreislauf erzeugen (Lungenentlastungsreflex). DE BOURGH-DALY, LUDANY u. Mitarb. (1937) konnten Pressoreceptoren auf der venösen Seite des Lungenkreislaufs wahrscheinlich machen. AVIADO, LI u. Mitarb. (1951) bestätigten diese Befunde und beschreiben eine pressosensible Zone im Anfangsteil der Pulmonalarterien. PEARCE and WHITTERIDGE (1951) schlossen aus der zeitlichen Koinzidenz von in Einzelfasern registrierten Aktionsströmen mit der Pulswelle in

peripheren Pulmonalarterien auf Pressoreceptoren in der arteriellen Peripherie des Lungenkreislaufs, lokalisierten aber später diese Receptoren in die Vorhöfe. Chemoreceptoren in den
Lungengefäßen bewirkten Bradykardie und Blutdruckabfall im großen Kreislauf sowie Atemerregung (Dawes 1952).

Während es als sicher betrachtet werden kann, daß von diesen Receptoren-
feldern Informationen ausgehen, die reflektorische Umstellungen im Lungenkreislauf, im großen Kreislauf sowie Wirkungen auf Bronchomotorik und Atmung
hervorrufen, ist über die spezielle Funktion einzelner Receptoren und die von
ihnen gesteuerten Regelmechanismen noch kaum etwas bekannt.

Es ist vielfach vermutet, daß der Druck in der A. pulmonalis eine geregelte Größe sei,
doch sind Beweise dafür nicht erbracht. Die lokale Anpassung der Durchblutung an die
Ventilation wird zu einem großen Teil durch direkte Chemosensibilität der Lungengefäße,
wahrscheinlich aber auch unter Mitwirkung des Nervensystems gesteuert. Die in einer Niederdruckzirkulation besonders wichtige Anpassung des Kreislaufs an das wechselnde Gravita-
tionsfeld wird wahrscheinlich ähnlich wie im großen Kreislauf durch venovasomotorische
Reflexe gesteuert (Burton 1953), doch sind Einzelheiten darüber für den Lungenkreislauf
nicht bekannt. Der Einfluß der Gravitation wird nicht vollständig ausgesteuert, denn in
Seitenlagerungsversuchen während der Bronchospirographie steigt die O_2-Aufnahme der
unten liegenden Lunge eindeutig an (Björkmann 1955, Löhr und Ulmer 1957). Für die
Regelung des pulmonalen Venendrucks und damit des pulmonalen Capillardrucks ist ein
Regelkreis, der den pulmonalen Arteriolenwiderstand und vielleicht auch Bronchomotorik
und Vasomotorik im großen Kreislauf beeinflußt, wahrscheinlich. Welche Beziehungen ein
solcher hypothetischer Regelkreis zur allgemeinen Blutvolumenregelung hat, für die neuerdings auch intrathorakale Receptoren vorwiegend im linken Vorhof in Anspruch genommen
werden (Gauer 1956, Sjöstrand 1953), ist noch weitgehend unklar.

Während vom Lungenkreislauf ausgehende Reflexe eine deutliche Wirkung
auf die Gefäße des großen Kreislaufs haben können, ist umgekehrt eine reflektorische Beeinflussung des Lungenkreislaufs vom großen Kreislauf her schwer
nachweisbar. Carotissinus-Reflexe lassen den Lungenkreislauf unbeeinflußt
(Condorelli 1952, v. Euler und Liljestrand 1946). Blutdruckwellen dritter
Ordnung sind im Pulmonalisdruck nicht nachweisbar (Lee, Mattens und
Sharpey-Schäfer 1948), dagegen finden sich die auf die hämodynamische Wirkung der Atmung zurückzuführende Wellen zweiter Ordnung auch im Pulmonalisdruck. Rückwirkungen von Umstellungen des großen Kreislaufs auf den Lungenkreislauf sind meist hämodynamisch vermittelt.

So entsteht das „neurogene Lungenödem" bei intrazisternaler Fibrininjektion nach
Sarnoff u. Mitarb. (1951) dadurch, daß eine intensive Sympathicuserregung, die im großen
Kreislauf zu Blutdruckanstieg und Vasoconstriction führt, eine große Blutmenge aus dem
großen Kreislauf in den kleinen verlagert. Der linke Vorhofdruck steigt beträchtlich an, mit
ihm der Pulmonalisdruck, ohne Änderung des pulmonalen Gefäßwiderstandes. Die Entstehung des Lungenödems ist also dem bei akuter Linksinsuffizienz vergleichbar. Bei der
Mitralstenose steigt ebenfalls der Pulmonalisdruck proportional dem „p.c.p." an, solange
dieser einen Wert von 20—25 mm Hg (den kolloidosmotischen Druck der Plasmaeiweißkörper) nicht übersteigt. Bei höheren Werten des „p.c.p." steigt jedoch der Pulmonalisdruck unverhältnismäßig hoch an, so daß eine erhebliche Zunahme des pulmonalen Gefäßwiderstandes angenommen werden muß (Dexter, Dow u. Mitarb. 1950). Dieser Befund
wurde hypothetisch gedeutet im Sinne einer protektiven, nerval vermittelten Vasoconstriction im arteriellen Schenkel der Pulmonalgefäße bei Gefahr eines Lungenödems. So steigt
bei Arbeitsbelastung einer Mitralstenose oft der Pulmonalisdruck sehr erheblich an, während
das Herzminutenvolumen nur ganz geringfügig zunimmt. Bei älteren Mitralstenosen findet
sich oft eine ausgedehnte pulmonale Arteriolosklerose, die den pulmonalen Hochdruck
organisch fixiert und so ein den Lungencapillaren vorgeschaltetes Stauungshindernis schafft,
welches plötzliche Schwankungen des Herzminutenvolumens, die linken Vorhof- und Lungencapillaren aufstauen könnten, verhindert.

e) Frage des Blutdepots im Lungenkreislauf.

Die Frage, ob der Lungenkreislauf, besonders in seinem venösen Anteil, ein „Blutdepot" enthalten kann, ist noch nicht geklärt. Das mit Farbstoffmethoden erfaß-

bare zentrale Blutvolumen (EBERT, BORDEN u. Mitarb. 1949a und b) umfaßt neben den Lungengefäßen auch die Herzhöhlen. HAMILTON (1951, 1950) ist der Meinung, daß den Herzhöhlen selbst in viel größerem Maße eine Depotfunktion zukommt als den Lungengefäßen. SJÖSTRAND (1953) möchte linken Vorhof und Lungenvenen bis zu den kleinen Venolen hin zu einem Blutdepot zusammenfassen, welches den venösen Rückstrom zum linken Herzen kontrolliert. Auch auf ältere Arbeiten HOCHREINs (1932a und b), der in der Lunge auf Grund von Messungen der Durchblutung mit der Reinschen Stromuhr ein Ausgleichsdepot für kurzdauernde Verschiedenheiten der Schlagvolumina beider Herzhälften vermutete, sei hingewiesen. Demgegenüber weisen OSHNER (1952), LENARI und AGREST (1954) sowie SARNOFF und BERGLUND (1952) auf Grund von Bestimmungen der Volumenelastizität an der Hundelunge in situ auf die geringe Dehnbarkeit der Lungengefäße hin, die sich aus dem deutlichen Ansteigen des Druckes im kleinen Kreislauf nach Kochsalzinfusion beim Menschen zu ergeben scheinen (DOYLE, WILSON u. Mitarb. 1951). Ob allerdings kurzfristige Dehnungsversuche immer geeignet sind, die Depotfunktion von Gefäßgebieten, die in ausgesprochenem Maße das Phänomen der Nachdehnung (delayed compliance) zeigen (SARNOFF 1951, SARNOFF und BERGLUND 1952), ausreichend zu beurteilen, muß dahingestellt bleiben. Keinesfalls ist es möglich, auf Grund von Bestimmungen des zentralen Blutvolumens mit der Farbstoffmethode, irgendwelche Aussagen zu machen über das Volumen der Lungencapillaren, welche im Austausch mit der Alveolarluft stehen. Dieser physiologisch wichtigste Teil des Blutvolumens der Lunge kann am besten durch die Bestimmung der Diffusionskapazität der Lunge erfaßt werden (ROUGHTON 1945). EBERT, BORDEN et al. (1949) bestimmten das gesamte Lungenblutvolumen beim Menschen mit etwa 1000 cm³.

f) Pharmakologische Reaktionen des Lungenkreislaufs.

Die Beurteilung pharmakologischer Einwirkung auf den Lungenkreislauf ist schwierig, weil Pharmaka, soweit sie im großen Kreislauf wirksam sind, hämodynamische Rückwirkungen auf den Lungenkreislauf durch Änderungen des Herzzeitvolumens und Blutvolumenverschiebungen zwischen großem und kleinem Kreislauf, evtl. auch durch Wirkungen auf den Bronchialkreislauf zeigen, die besonders beim Menschen, da der linke Vorhofdruck nicht oder nur indirekt durch den „p.c.p." erfaßbar ist, schwer von Eigenreaktionen des kleinen Kreislaufs zu unterscheiden sind. Gerade bei denjenigen Pharmaka, die erhebliche Umstellungen im großen Kreislauf hervorrufen, ist die Frage der Eigenwirkung auf den Lungenkreislauf am schwersten zu klären. So verhält sich nach HAMILTON (1951) der Lungenkreislauf des Hundes nach Epinephrin passiv, da pulmonaler Arteriendruck und linker Vorhofdruck gleichmäßig ansteigen. EDWARDS (1951) fand dagegen im isolierten Lungenlappen des Hundes einen Anstieg des Widerstandes. GADDUM und HOLTZ (1933) fanden unterschiedliche Reaktionen des arteriellen und des venösen Schenkels der Lungenstrombahn, die noch dazu bei Hunden und Katzen verschieden ausfielen. Schon BERRI und DALY (1931) wiesen darauf hin, daß sowohl ein Anstieg des linken Vorhofdrucks bei temporärer Herzinsuffizienz als auch ein Anstieg des Volumens der Bronchialzirkulation eine Zunahme des Pulmonalarteriendrucks bewirken kann. Auch die Wirkung des Epinephrins auf die Bronchomotoren kann den pulmonalen Gefäßwiderstand beeinflussen. So enthalten sich WITHAM und FLEMING (1951), die in sehr sorgfältigen Untersuchungen am Menschen in einigen Fällen eine Zunahme des pulmonalen Gefäßwiderstandes nach Adrenalin nachweisen konnten, eines Urteils über die Frage der Beeinflussung der pulmonalen Vasomotorik. Nach FOWLER, WESTCOTT u. Mitarb. (1950a) steigt beim Menschen Pulmonalarteriendruck und „p.c.p." nach Noradrenalin gleichmäßig an. Ähnliche Schwierigkeiten bestehen für die Deutung der Wirkung des Acetylcholins, das in kleinen Dosen dilatierend, in großen verengend auf die Lungengefäße zu wirken scheint (ALCOCK, BERRY und DALY 1935, GADDUM und HOLTZ 1933). Histamin wirkt nach BAXTER und PEARCE (1951), DALY (1937) vasoconstrictorisch, ebenso Ergotamin (LOGARAS 1947), Amylnitrit gefäßerweiternd (BAXTER und PEARCE 1951). Interessant sind die anatomischen Feststellungen von v. HAYEK (1943, 1951b), nach denen Adrenalin bei der Maus und beim Meerschweinchen ebenso wie der Rückatmungsversuch Abkugelung von Alveolarepithelien bewirkt, was eine Diffusionserleichterung bedeuten könnte. Nach hohen

Dosen von Atropin, beim Meerschweinchen auch nach Sauerstoffatmung und Histamin, werden die Epithelienzellen flacher und breiten ihre Ausläufer über die Capillaren hin aus. Solche Effekte könnten unter Umständen die Diffusionskapazität beeinflussen.

Ganglienblockierende Substanzen, wie Tetraäthylammonium, Dibenamin, Priscol, erniedrigen nach übereinstimmenden Berichten von Dresdale, Schultz und Michtom (1951), Fowler, Westcott u. Mitarb. (1950), Halmagyi, Felkai u. Mitarb. (1952) den Pulmonalarteriendruck in Fällen mit pulmonalem Hochdruck, während bei Normalen keine sichere Wirkung beobachtet wurde (Fowler, Westcott u. Mitarb. 1950). Dabei fiel der auf Grund von Messungen des „p.c.p." berechnete pulmonale Gefäßwiderstand deutlich ab (Fowler, Westcott u. Mitarb. 1950). Auch bei Fällen mit Hochdruck im großen Kreislauf sank der normale Pulmonalarteriendruck nach Tetraäthylammonium (Frisk, Hammarström u. Mitarb. 1948) und Hexamethonium (Werkö, Frisk u. Mitarb. 1951). Dies wird jedoch, da auch „p.c.p." absank, auf eine Verminderung des Herzminutenvolumens und des pulmonalen Blutvolumens als Folge der Vasodilatation im großen Kreislauf zurückgeführt (Werkö, Frisk u. Mitarb. 1951). Wilson und Keeley (1953) sahen nach großen Dosen von Hexamethonium einen stärkeren Abfall des Pulmonalisdruckes, als des Druckabfalls im großen Kreislauf. Die Ergebnisse von Sancetta (1955) und Davies (1954) bei Patienten mit pulmonalem Hochdruck sind aber nicht einheitlich. Hamalgyi (1957) untersuchte den Einfluß von Serpasil auf den Lungenkreislauf. Bei 12 Patienten, die auf dem Boden einer Mitralstenose, und bei einem Patienten, der bei einem Ventrikelseptumdefekt Pulmonalishypertension hatten, sank auf 1 mg Serpasil der Pulmonalisdruck signifikant ab. Weniger stark waren die Veränderungen des Herz-Minutenvolumens.

g) Einfluß der Blutgase auf den Lungenkreislauf.

Von großer Bedeutung für die Druckregulation im kleinen Kreislauf sind offensichtlich die Gasspannungen des Blutes (O_2- und CO_2-Spannung). Nachdem schon Lichtheim (1876) darauf hingewiesen hatte, daß Asphyxie den Pulmonalisdruck steigert, konnten v. Euler und Liljestrand (1946) nachweisen, daß der Pulmonalisdruck der Katze nach Sauerstoffmangelatmung ansteigt und nach Sauerstoffatmung absinkt. Auch eine erhöhte CO_2-Spannung der Inspirationsluft führt zu einem Anstieg des Pulmonalisdrucks. Da der linke Vorhofdruck nicht ansteigt, kann ein Anstieg des Pulmonalisdrucks bei Sauerstoffmangelatmung entweder durch eine Zunahme des pulmonalen Gefäßwiderstandes oder durch einen Anstieg des Herzminutenvolumens oder durch beides gleichzeitig bedingt sein. Stroud und Rahn (1952) finden bei narkotisierten Hunden nach O_2-Mangelatmung einen geringen Anstieg des Herzzeitvolumens und einen deutlichen Anstieg des Widerstandes im Lungenkreislauf. Hürlimann und Wiggers (1953) finden ebenfalls einen Anstieg des Widerstandes, halten aber die Zunahme des Herzminutenvolumens für die bedeutsamere Ursache des Anstiegs des Pulmonalisdrucks. Nahas, Vischer u. Mitarb. (1954) fanden an unnarkotisierten Hunden (Angiostomiemethode) nur eine Zunahme des Pulmonalisdrucks und des Minutenvolumens ohne Änderung des pulmonalen Gefäßwiderstands. Aviado, Cerletti u. Mitarb. (1952) schließen aus Experimenten an der isolierten Hundelunge sogar auf eine Vasodilatation als Grundwirkung des Sauerstoffmangels. Der Pulmonalisdruckanstieg käme durch Zunahme des Herzminutenvolumens zustande. Lewis und Gorlin (1952) finden bei Sauerstoffmangel mäßigen Grades (arterielle Sauerstoffsättigung bis 55%) vorwiegend Vasoconstriction im Lungenkreislauf, bei stärkerem Sauerstoffmangel vorwiegend Minutenvolumenvermehrung als Ursache des Anstiegs des Pulmonalisdrucks. Lilienthal und Riley (1954) weisen darauf hin, daß bei starkem Sauerstoffmangel der Zwang zu einer Steigerung des Herzminutenvolumens andere, bei geringerem Sauerstoffmangel sinnvolle Regulationen, wie die Widerstandszunahme im Lungenkreislauf, aufheben kann.

Beim Menschen fanden Motley, Cournand u. Mitarb. (1947) bei Sauerstoffmangelbeatmung einen Anstieg des Pulmonalisdrucks und bezogen ihn, da das Minutenvolumen nicht zunahm, auf eine Zunahme des pulmonalen Gefäßwiderstandes. Später fand Cournand (1950) bei Abfall der Sauerstoffsättigung auf

Werte unter 79% immer eine Zunahme des Herzminutenvolumens sowie einen Anstieg des Drucks. WESTCOTT, FOWLER u. Mitarb. (1951) sowie DOYLE, WILSON und WARREN (1952) konnten den Anstieg des pulmonalen Gefäßwiderstandes bei Sauerstoffmangelatmung durch gleichzeitige Messung von Herzminutenvolumen, Pulmonalisdruck und „p.c.p." direkt nachweisen. Wenn auch der relative Anteil des Minutenvolumenanstiegs und der Zunahme des pulmonalen Gefäßwiderstandes beim Zustandekommen der Drucksteigerung im Lungenkreislauf nach Sauerstoffmangelatmung im Tierexperiment sowie am Menschen noch nicht völlig abgeklärt erscheinen (WHITAKER 1954), so zeigt doch ein Vergleich des Verhältnisses von Druckanstieg und Minutenvolumenanstieg bei körperlicher Arbeit und bei Sauerstoffmangel die Bedeutung der zumindest relativen Vermehrung des pulmonalen Gefäßwiderstandes bei Sauerstoffmangel.

An der isolierten Katzenlunge fanden NISELL (1951a) sowie DUKE (1951) bei Sauerstoffmangelatmung einen Anstieg des pulmonalen Gefäßwiderstandes. Auch der Einfluß des CO_2-Gehaltes der Inspirationsluft auf den Widerstand der Lungengefäße konnte am isolierten Lungenpräparat sichergestellt werden (DUKE 1950, 1951, HEBB und NIMMO-SMITH 1948). Wenn somit eine direkte, vom Nervensystem unabhängige Wirkung der Blutgase auf die Gefäßmuskulatur der Lunge erwiesen zu sein scheint, so deuten andere Beobachtungen darauf hin, daß der Zustand des Nervensystems nicht ganz gleichgültig für den Ablauf dieser Reaktion ist. So vermißten STROUD und RAHN (1952) an total sympathektomierten Hunden die Reaktion des Pulmonalisdrucks auf Sauerstoffmangelatmung, JUDSON, HOLLANDER und ARROWOOD (1954) erhoben entsprechende Befunde an sympathektomierten Menschen. STROUD und RAHN konnten auch feststellen, daß diese Reaktionen durch Penthobarbitalnarkose stark gedämpft werden.

Nimmt man an, daß die Atemgase direkt, ohne Vermittlung des Nervensystems auf die Gefäßmuskulatur der Lunge einwirken, so liegt es nahe, den Ort der Widerstandsänderung stromab vom Capillargebiet zu suchen. Dies konnte von NISELL (1950, 1951) in Durchströmungsversuchen an isolierten Katzenlungen durch den Nachweis wahrscheinlich gemacht werden, daß bei Anstieg des arteriellen Druckes der venöse abfällt und das Blutvolumen in den Lungen zunimmt. HALL (1953) kommt in Versuchen, bei denen auch die Bronchialzirkulation ausgeschaltet war, zu dem gleichen Ergebnis.

NISELL (1951) konnte darüber hinaus nachweisen, daß die Atemgase auch die Bronchialmuskulatur beeinflussen. Sauerstoffmangel und CO_2-Überschuß erweitern die Bronchiolen, falls deren Vagustonus erhalten ist. So konnten Sauerstoffmangel und CO_2-Überschuß die Ventilation der davon betroffenen Lungenteile erleichtern und die Respiration gleichmäßiger gestalten. Wenn Sauerstoffmangel und Kohlensäureüberschuß alle Lungenteile betreffen, so wird die Ventilation der ganzen Lunge erleichtert. Der elastische und viscöse Widerstand der Lungen je Einheit Atemvolumen (Elastance und Viscance; BAYLYSS und ROBERTSON 1939, OTIS, FENN und RAHN 1950) nimmt ab. Besonders die Abnahme der Elastance erleichtert nach NISELL (1951) den Blutabfluß aus den Lungen durch Beeinflussung der Lungenvenen. Nach RODBARD (1953) können Änderungen des Bronchomotorentonus besonders beim Vorhandensein bronchitischer Schleimhautschwellungen auch direkt durch Beeinflussung des intraalveolaren Druckes über eine Bronchostenose auf die Zirkulation in den Lungencapillaren einwirken.

Auch der arterielle Schenkel der Lungengefäße kann möglicherweise durch die Blutgase direkt beeinflußt werden. Nach NISELL (1951) führt Perfusion einer isolierten Lunge bei konstanter Ventilation mit sauerstoffarmem oder hyperkapnischem Blut zu Widerstandsabnahme durch Beeinflussung des arteriellen Schenkels der Lungengefäße. Sauerstoffmangel vom Pulmonalarterienblut her würde daher die Lungendurchblutung durch Beeinflussung der Arteriolen erleichtern, Sauerstoffmangel von den Alveolen her sie durch Venoconstriction erschweren. Durchströmungsversuche von NAHAS, VISCHER u. Mitarb. (1954) bestätigen diese Auffassung, während AVIADO, CERLETTI u. Mitarb. (1952) in jedem Falle eine Dilatation der Lungengefäße beobachteten.

Schon v. EULER und LILJESTRAND (1946) haben darauf hingewiesen, daß eine solche Beeinflussung der Lungendurchblutung durch die Atemgase eine Bedeutung für die Durchblutungsregulation der Lunge haben kann. Der Blutstrom könnte so von schlecht ventilierten Lungenteilen, in deren Bereich der Strömungswiderstand zunimmt, abgelenkt und besser ventilierten Lungenteilen zugeleitet werden. Eine solche aktive Durchblutungsdurchlüftungsregelung ist mit Rücksicht auf die erwiesenen Ungleichmäßigkeiten der Ventilation der verschiedenen Lungenteile, besonders bei Zuständen von Atembehinderung und Hypoventilation beim Gesunden und der trotzdem vorhandenen Gleichmäßigkeit der Zusammensetzung der Alveolarluft geradezu ein Postulat (Matthes 1937). Daß eine solche Verteilungsregelung mit Hilfe der von v. Euler und Liljestrand (1946) entdeckten Beeinflußbarkeit der Lungenvasomotorik durch die Atemgase erfolgen kann, dafür sprechen besonders bronchospirographische Untersuchungen, die eine getrennte Beatmung der beiden Lungenhälften mit verschiedenen Gasgemischen ermöglichen. Dirken und Heemstra (1948) wandten diese Technik zuerst an der Kaninchenlunge an und beobachteten eine langsame Abnahme der Durchblutung der mit niedriger Sauerstoffspannung beatmeten Lungenhälfte, die in 8 Std ihr Maximum erreichte. Beim Hund fanden Atwell, Hickam u. Mitarb. (1951) sowie Peters und Roos (1952a) in der Mehrzahl der Versuche eine maximale Durchblutungsabnahme der hypoxischen Lunge schon nach 20 min, Rahn und Bahnson (1950) nach 10 min.

Beim Menschen beobachteten Hertz (1956) sowie Ulmer und Wenke (1957) schon nach 5 min eine maximale Durchblutungsabnahme der hypoxämischen Lunge, die Regulation erfolgt also in Hinsicht auf die zu erwartenden alveolaren Gasspannungsänderungen genügend rasch, sie erfolgt jedoch auch bei gesunden Versuchspersonen zumindest bei stärkerer Hypoxie nicht so quantitativ, daß dadurch eine normale arterielle Sauerstoffsättigung erhalten bleibt. So fanden Ulmer und Wenke (1957) bronchospirographisch, daß durch eine Lunge, deren alveolare Sauerstoffspannung der des venösen Blutes entsprach, während die andere durch Sauerstoff beatmet wurde, nach 25 min noch 70—80 % ihrer normalen Durchblutung strömt. Die Wirksamkeit dieser Regulation sollte daher in ihrer quantitativen Ausprägung nicht überschätzt werden, ein wichtiger Gesichtspunkt für die Beurteilung der klinisch bedeutsamen, als Verteilungsstörung bezeichneten Störung der Lungenfunktion.

In einer kürzlich erschienenen Arbeit berichtet auch Cournand (1955) über Versuche am Menschen, die bei bronchospirometrischer Anordnung gleichzeitig den Pulmonalisdruck, die Gesamtdurchblutung der Lungen und die jedes einzelnen Lungenlappens nach dem Fickschen Prinzip zu messen gestatten. Sie vermißten bei einseitiger Sauerstoffmangelatmung eine relative Durchblutungsabnahme dieser Lunge völlig und fanden nur eine Zunahme des Gesamtherzminutenvolumens bei unverändertem Pulmonalisdruck. Bei doppelseitiger Sauerstoffmangelatmung stiegen Pulmonalisdruck und Herzminutenvolumen an. Inzwischen vertreten Fritts und Cournand (1959) die Ansicht, daß bei ventilatorischen Verteilungsstörungen eine Anpassung der Durchblutung in Grenzen möglich ist, wenn die Hypoxie in den hypoventilierten Bezirken erheblich ist.

Es bleibt aber zu bedenken, daß alle sowohl an Menschen wie an Tieren durchgeführten Untersuchungen unter der Einwirkung von Narkotica oder stark wirkenden Pharmakas abgelaufen sind.

Wie Stroud und Rahn (1952) bei Hunden fanden, daß Penthobarbiturat die auf Sauerstoffmangel einsetzende Blutdruckerhöhung im kleinen Kreislauf dämpft, so konnte Cournand (1955) zeigen, wie doch mit großer Wahrscheinlichkeit auch beim Menschen mit einer Vasoconstriction unter Sauerstoffmangel zu rechnen ist, die durch eine bei den Untersuchungen übliche Atropin-Prämedikation nicht mehr oder nicht mehr so deutlich zum Ausdruck kommt. Cournand (1955) fand, wie bei Hypoxie unter Acetylcholin ein Abfall des Pulmonalisdrucks beobachtet werden kann, der unter Bedingungen normaler Sauerstoffspannung nicht eintritt.

Wie die Versuche von ULMER und WENKE (1957) und HERTZ (1956) lassen diese Ergebnisse von COURNAND an der ausschließlichen Bedeutung der lokalen Hypoxie für die Durchblutungs-Durchlüftungs-Regulation zweifeln.

Mechanische Momente, wie eine Begünstigung der Alveolardurchblutung durch stärkere lokale respiratorische Schwankungen des Alveolarvolumens könnten zusätzlich eine Rolle spielen.

Der unbezweifelbare Anstieg des Pulmonalisdrucks bei Sauerstoffmangelatmung geht wohl meist mit einem Anstieg des Herzminutenvolumens einher. Auch nach COURNAND (1956) ist ein zusätzlicher Faktor wahrscheinlich, der in einer Vasoconstriction im Lungenkreislauf oder in einer Blutverlagerung vom großen in den kleinen Kreislauf bestehen könnte. Wie etwas Derartiges ausgelöst werden kann, ob lokal durch direkte Chemosensibilität der Lungengefäße oder reflektorisch, ob im Falle der Annahme eines Reflexes dieser von zentralen Chemoreceptoren oder von den Lungengefäßen selbst ausgeht, ist noch weitgehend unklar. Wenn also die experimentelle Klärung dieser Fragen noch vieles offen läßt, so zeigt gerade die klinische Erfahrung, daß bei schwerer alveolarer Hypoventilation eine Korrelation zwischen Sauerstoffsättigungsdefizit und Höhe des Pulmonalisdrucks besteht (HARVEY, FERRER u. Mitarb. 1951). Dies kann andererseits nicht als Argument für die Beeinflussung des pulmonalen Gefäßwiderstandes durch alveolare Hypoxie oder Hyperkapnie verwendet werden. Fälle mit schwerer alveolarer Hypoventilation sind auch in anderer Hinsicht die schwersten Fälle einer Reihe von Emphysematikern. Andere, mit dem Sauerstoffmangel zusammenhängende Umstände könnten eine Rolle spielen. Diese Umstände können jedoch wohl kaum rein anatomische sein, da eine Korrelation zwischen dem Ausmaß der pulmonalen Gefäßveränderungen und dem Ausmaß gerade der rechtsseitigen Herzhypertrophie anscheinend nicht besteht. Die zahlreichen Versuche zur Druckerniedrigung mit Sauerstoffatmung bei pulmonaler Hypertension zeigten, daß in den wenigsten Fällen eine Normalisierung des Pulmonalisdruckes erreicht wird. In den meisten Fällen ist allerdings ein deutlicher Druckabfall zu erkennen (FOWLER 1959; ROSSIER, BÜHLMANN und WIESINGER 1956).

Da nach diesen neueren Untersuchungen noch weitgehend unklar ist, auf welchem Wege der Sauerstoffmangel bzw. CO_2-Überschuß den Pulmonalisdruck beeinflussen, so erscheint es noch verfrüht, darüber zu diskutieren, ob der Anstieg des Pulmonalisdrucks von der alveolaren Gasspannung oder von der Gasspannung im Blut am Ende der Alveolarcapillaren ausgelöst wird und auf welchem Wege dies geschieht (ROSSIER, BÜHLMANN und WIESINGER 1956). Rein arterielle Hypoxie infolge von grobem pulmonalen oder extrapulmonalen Rechts-Links-Shunt beeinflußt die Höhe des Pulmonalisdrucks nicht.

Auch nach Verschluß eines Hauptbronchus zeigt die Durchblutung der atelektatischen Lunge einen entsprechenden Rückgang (PETERS und ROOS 1952b). Klinische Beobachtungen bei plötzlichem Bronchusverschluß durch Fremdkörper zeigen ebenfalls, daß diese Reaktion häufig nicht so ausgiebig erfolgt, daß eine arterielle Hypoxämie vermieden werden kann. Die resultierende Hypoxämie vermindert sich allerdings meist im Laufe von 1—2 Tagen beträchtlich.

3. Bronchialkreislauf.

Der Bronchialkreislauf und sein Verhältnis zum Lungenkreislauf hat in letzter Zeit vermehrtes Interesse beansprucht. Die Bronchialarterien sind zunächst die Vasa nutritia der Bronchien, der Lungengefäße, deren Vasa vasorum dem Bronchialkreislauf entstammen, und der übrigen Hilusgebilde, Lymphknoten usw.

Sie versorgen darüber hinaus das gesamte elastische Stützgewebe der Lunge bis zu den Alveolen hin mit arteriellem Blut (CUDKOWICZ und ARMSTRONG 1951).

Sie gehen in 1—3 Stämmchen für jede Lunge von der Aorta rechts, häufiger auch von einer rechten Intercostal-Arterie kurz nach dem Abgang aus der Aorta ab (v. HAYEK 1953, CUDKOWICZ und ARMSTRONG 1951). Ihre Verzweigungen verlaufen mit den Bronchien und lassen sich bis zu den Bronchioli respiratorii verfolgen (MILLER 1937). Vorher werden Äste für die Mediastinal- und Hiluslymphknoten sowie einen Teil der mediastinalen Pleura abgegeben. Beim Hunde gelangen Äste der Bronchialarterien bis zum Perikard und anastomisieren nach HAHN, HOLMANN u. FRERICHS (1951) mit den Zweigen der Coronararterie. Injektionen von Farbstoff und Bariumembolien in die Bronchialarterien finden ihren Weg in die Muskulatur des rechten Ventrikels. Auch kann durch Injektion septischer Emboli in die rechte Bronchialarterie eine septisch hämorrhagische Läsion der Mediastinalorgane (Pleura, Brustwand, Perikard, Myokard) entstehen.

Im Bereich der Segmentbronchien lassen sich nach MARCHAND, GILLROY und WILSON (1950) auch Bronchialvenen erkennen, die, mit den Bronchien verlaufend, in die Vena azygos, hemiazygos, teilweise auch in die Intercostalvenen einmünden. Das Capillarnetz der Bronchialgefäße steht in ausgedehnter Verbindung mit dem der Pulmonalarterie. Nach SHEDD, ALLEY und LINDSKOG (1951) kehrt das Bronchialarterienblut zu zwei Drittel nicht über die Bronchialvenen, sondern durch die Pulmonalvenen zum Herzen zurück. Vollständiger Verschluß aller Bronchialarterien bewirkt nach ELLIS, GRINDLAY und EDWARDS (1951, 1952) fieberhafte Erkrankungen mit Ulcerationen und Infarktbildung im Bereich der Hauptbronchien, während für die Lungenperipherie die Bronchialarterie durch die A. pulmonalis ersetzt werden kann. Während MILLER (1937) sowie BRUNNER und SCHMIDT (1947) ausschließlich capillare Verbindungen zwischen Bronchialarterie und Pulmonalarterie annehmen, berichten v. HAYEK (1953), VERLOOP (1948), LAPP (1950), TOBIN (1952), KUCSKO (1953) über ausgedehnte präcapillare Anastomosen zwischen Bronchialarterie und Pulmonalarterie. v. HAYEK (1953) sowie VERLOOP (1948), LAPP (1951), MERKEL (1942) geben an, daß die Anastomosen von sog. Sperrarterien ausgehen, sowie daß die Anastomosen selbst den Charakter von Sperrarterien aufweisen. Durch die arterio-arteriellen Anastomosen kann der Lungenstrombahnperipherie eine den jeweiligen Bedürfnissen angepaßte Menge arterialisierten Blutes zugeführt werden, was von besonderer Bedeutung sein dürfte, wenn Teile des Parenchyms von der Blutversorgung durch die Pulmonalarterien ausgeschaltet sind. Unterbindet man im Tierexperiment einen Hauptast der A. pulmonalis, so wird die Ernährung der Lunge und auch die Durchblutung des Alveolarkreislaufes nach einiger Zeit völlig von der Bronchialarterie übernommen (SCHLAEPFER 1926, MATHES, HOLMAN und REICHERT 1932, BLOOMER, HARRISON u. Mitarb. 1949). Nach einigen Monaten findet sich eine sehr starke Erweiterung der Bronchialarterie mit Ausbildung makroskopisch sichtbarer arterio-arterieller Anastomosen. Diese finden sich ziemlich peripher im Lungenkreislauf im Bereich der lobulären Arterien (LIEBOW, HALES u. Mitarb. 1949, COCKETT und VASS 1951). WILLIAMS und TOWBIN (1955) fanden an Hundeversuchen 1 Jahr nach Unterbindung eines Hauptastes der A. pulmonalis einen Anstieg des Kollateralkreislaufs von der Bronchialarterie zur Lungenarterie von 4,4—9 cm³/min auf 68—376 cm³/min. BLOOMER, HARRISON u. Mitarb. (1949) schlossen aus bronchospirometrischen Untersuchungen auf ein Minutenvolumen dieses Kollateralkreislaufes von mehr als 1 Liter/min. Am Menschen konnten ROH, GREENE u. Mitarb. (1949) feststellen, daß 2 Jahre nach Unterbindung des linken Hauptastes der A. pulmonalis die CO_2-Abgabe der linken Lunge 24% (normal 35—50%) der Gesamt-CO_2-Abgabe betrug, während die Sauerstoffaufnahme nur 6% der Gesamtsauerstoffaufnahme ausmachte. Hierbei ist allerdings zu berücksichtigen, daß das Verhältnis der CO_2-Abgabe wegen der relativen Hyperventilation der linken Lunge nicht dem Durchblutungsverhältnis entspricht.

Bei chronischen Bronchiektasen fanden LIEBOW, HALES u. Mitarb. (1949) mit der Vinilit-Korrosions-Technik zahlreiche Anastomosen bis zu 2 mm Lumen zwischen stark erweiterten Bronchialarterien und in Pulmonalgefäßen, die eine Versorgung des infiltrierten Lungenteils fast ausschließlich aus der Bronchialarterie ermöglichen (vgl. auch COCKETT und VASS 1951).

In geringerem Ausmaß findet sich eine Vermehrung der Bronchialsperrarterien (arterio-arterielle Anastomosen) auch beim chronischen Emphysem, pulmonaler Endangiitis und Mitralstenose (LAPP 1951). Die physiologische Bedeutung der kollateralen Zirkulation über die Bronchialarterien besteht wohl darin, das Lungenarterienblut von den nicht mehr ventilierten, entzündlich veränderten Lungenpartien in der Umgebung der Bronchiektasen, deren Versorgung von der Bronchialarterie übernommen wird, abzudrängen und den noch beatmeten Lungenpartien zuzuführen. Die Arterialisierung des Blutes wird so durch die Kollateralzirkulation über die Bronchialarterie verbessert, indem die Durchblutung nicht mehr ventilierbarer Lungenteile von der Bronchialarterie übernommen wird. Das Minutenvolumen der Kollateralzirkulation via Bronchialarterie, deren Blut größtenteils über die Pulmonalvenen zum linken Vorhof zurückkehrt, kann eine zusätzliche Belastung für das linke Herz darstellen (GRAY, LURIE und WHITTEMORE 1951), die als Erklärung für den oft erhobenen Befund einer Hypertrophie des linken Herzens bei Fällen von Cor pulmonale von einigen Autoren herangezogen wird. Bei Ratten konnten allerdings LORING und LIEBOW (1954) nach Unterbindung eines Astes der A. pulmonalis und nach Entwicklung eines entsprechenden Kollateralkreislaufes keine Anzeichen einer vermehrten Belastung des linken Herzens finden. Auch könnte der Einstrom arteriellen Blutes in die Pulmonalarterien zur Genese einer pulmonalen Hypertension beitragen. Bei bronchospirographischen Untersuchungen an Patienten mit einseitigen Bronchiektasen ist es uns allerdings nicht gelungen, eine im Verhältnis zur O_2-Aufnahme erhöhte CO_2-Abgabe als Hinweis auf eine zusätzliche Versorgung von Teilen des Alveolarkreislaufs durch Bronchialarterien nachzuweisen. Diese Befunde am Menschen warnen vor einer Überschätzung der quantitativen Bedeutung dieser vorwiegend in Tierexperimenten nachgewiesenen Kollateralzirkulation.

Auch in der Umgebung tuberkulöser Lungenherde sind die Bronchialarterien oft stark erweitert, während die Pulmonalarterien obliteriert oder thrombosiert sind. Die mangelnde Versorgung solcher Herde von der Pulmonalarterie aus kann angiographisch nachgewiesen werden (GOBBEL, GORDON und DIGNAM 1951). Kavernenwände werden meist ausschließlich von der Bronchialarterie aus versorgt, so daß Hämoptysen arteriellen Ursprungs sein können (CUDKOWICZ 1952, DELARUE, SORS u. Mitarb. 1955).

Auch für die Pathogenese des hämorrhagischen Lungeninfarktes nach Embolie ist die Bronchialzirkulation wichtig. CHRISTELLER (1917) sowie MATHES, HOLMAN und REICHERT (1932) fanden nach künstlicher Lungenembolie Erweiterungen der Bronchialarterien. Ob es nach Embolien zum hämorrhagischen Infarkt kommt, hängt von den zeitlichen Verhältnissen der Ausbildung einer hypoxämischen Gefäßschädigung einerseits und der Herstellung des Kollateralkreislaufs via Bronchialarterie andererseits ab. Stauung und andere Schädigung des Lungengewebes begünstigen das Auftreten eines hämorrhagischen Infarktes (ELLIS, GRINDLAY und EDWARDS 1952). Im übrigen sei bezüglich der Infarkte auf den Abschnitt akutes Cor pulmonale verwiesen.

Werden Pulmonalarterien rekanalisiert, so von den Vasa vasorum aus, die arterielles Bronchialarterienblut enthalten. GILROY, WILSON und MARCHAND (1951) fanden in Pulmonalarterienästen, die zu nicht ventilierten Teilen kollabierter Lungen ziehen, hellrotes arterielles Blut, das wahrscheinlich aus den Bronchialarterien stammt. Nach BJÖRK (1953) verhält sich die Pulmonalarterie chronisch atelektatischer Lungen wie ein Blindsack, in den eine sehr geringe Menge arteriellen Blutes aus den Vasa vasorum via Bronchialarterie einströmt. Der Blutfluß über die Pulmonalis ist nahezu aufgehoben. Die großen Arterien im Bereich der Atelektase bleiben offen und können mehrere Jahre lang normales Kaliber behalten, oder sich im Laufe der Jahre auf etwa die Hälfte ihres Umfangs verkleinern. Eine Ausweitung des Bronchialkreislaufes mit Anstieg der Durchblutung findet sich nach Ellis et al. (1952) bei der reinen Atelektase durch Bronchusverschluß nicht. Diese tritt erst dann ein, wenn eine Infektion des Lungengewebes hinzukommt oder die A. pulmonalis zusätzlich verschlossen ist (Ellis, Grindlay und Edwards 1951).

Bei akuten Atelektasen bleibt derBlutfluß durch die atelektatischen Lungenteile zunächst nur wenig verändert, so daß eine erhebliche Untersättigung des arteriellen Blutes resultiert. Die Umstellung auf den chronischen Zustand vollzieht sich in einigen Tagen, bei langsamem Bronchusverschluß unmerklich, in Anpassung an die langsame Verminderung der Ventilation.

Bei manchen Fällen scheint auch nach einer monatelang bestehenden Atelektase einer ganzen Lungenhälfte, wie sie nach Bronchusabriß beobachtet wird, wobei aber die Gefäße nicht verletzt wurden, keine Veränderung der Durchblutungsmöglichkeit via Pulmonalkreislauf aufzutreten. Krauss (1956) konnte nach operativer Heilung eines 98 Tage bestandenen Bronchusabrisses mit Lungenatelektase postoperativ ein bronchospirometrisch normales funktionelles Ergebnis feststellen. Löhr und Ulmer (1957) konnten bei einem Bronchusabriß, der über $4^1/_2$ Monate mit Lungenatelektase bestanden hat, bronchospirometrisch eine praktisch normale Funktion der wieder an der Atmung beteiligten Lunge nachweisen. Die für jede Lungenhälfte getrennt gemessenen CO_2-Spannungen waren gleich hoch.

Bei kongenitalen Herzfehlern mit unzureichender Lungendurchblutung und Cyanose wird ebenfalls eine zusätzliche Lungendurchblutung über stark erweiterte Bronchialarterien beobachtet (Bing, Vandam und Gray 1947, Schönmakers 1950), die durch Zufuhr von ebenfalls nicht ausreichend oxydiertem Aortenblut zur Lunge eine ähnliche Funktion erfüllt wie eine Blaloksche Anastomose oder ein offener Ductus Botalli. Ob dem sich bei erworbenen Lungenleiden, die oft auch mit schwerer Cyanose verlaufen, entwickelnden Kollateralkreislauf über die Bronchialarterien in Einzelfällen eine ähnliche Funktion zuerkannt werden kann, ist zumindest nicht erwiesen, jedenfalls wird die eigentümliche Tatsache, daß das Minutenvolumen dieses Kollateralkreislaufs bei Bronchiektasen und Verschluß von Ästen der A. pulmonalis das nutritive Bedürfnis des Lungengewebes oft so erheblich übersteigt, dadurch nicht verständlicher, da die Bedingungen für eine nutzbringende respiratorische Funktion dieses Zusatzkreislaufs meist nicht erfüllt zu sein scheinen.

Auch die venösen Anastomosen zwischen Pulmonal- und Bronchialkreislauf können einer bevorzugten Ableitung des Blutes in der einen oder anderen Richtung dienen. So veranlaßt nach Ferguson, Kobilak und Deitrick (1944) bei Mitralstenosen die Erschwerung des Abflusses zum linken Vorhof hin das Blut, die zur V. azygos und hemiazygos hinziehende Bronchialvenenbahn bevorzugt zu benutzen. Es kommt so zu einer Blutüberfüllung der submukösen Bronchialvenen mit Varicenbildung. Bei den bei Mitralstenose häufigen kleinen Hämoptysen soll das Blut vorwiegend aus diesen Gefäßen und nicht so sehr aus dem Lungenkreislauf stammen. Umgekehrt glaubt Liebow (1953), daß es bei Fällen von Emphysem, bei denen die zur V. azygos hinziehenden Bronchialvenen stark erweitert sein können, im Falle von Klappeninsuffizienz im Strömungsgebiet der V. azygos und hemiazygos zu einer Umkehr der Zirkulation mit Strömung des Blutes aus diesen Venengebieten retrograd in Richtung zu den Lungenvenen kommen kann, wodurch sich ein Rechts-zu-Links-Shunt entwickelt. Ein solcher venöser Shunt kann beim dekompensierten Cor pulmonale, wenn der Druck in den Venen des großen Kreislaufs erhöht ist, eventuell die arterielle Hypoxämie verstärken (Denolin 1955).

Weiter finden sich im Lungenkreislauf von Bronchialsperrarterien abgehende Anastomosen zu den Pulmonalvenen (Lapp 1951), sowie besonders nach v. Hayek

(1953) auch arteriovenöse Kurzschlüsse zwischen Pulmonalarterien und Pulmonalvenen. PRINTZMETAL, ORNITZ u. Mitarb. (1948) glauben das Vorhandensein arteriovenöser Kurzschlüsse im Lungenkreislauf durch die Beobachtung, daß Glaskugeln von 100—250 μ Durchmesser in Einzelfällen den Lungenkreislauf passieren können, nachgewiesen zu haben. Auch lassen perfundierte menschliche Lungen einzelne Glasperlen bis zu 500 μ Größe passieren (TOBIN und ZARIQUIEY 1950). Vielleicht haben solche arteriovenösen Anastomosen einen sehr hohen kritischen Schließungsdruck, so daß sie bei normalem Pulmonalisdruck nicht in Erscheinung treten. Hierfür könnten Versuche von RAHN, STROUD und TOBIN (1952) sprechen; nach Thorotrast-Injektion durch einen Katheter in Äste der A. pulmonalis konnte ein direkter Übergang in die Venen nur dann photographisch dargestellt werden, wenn der Katheter fest in einen peripheren Arterienast eingeklemmt war. Die geringe physiologische alveolar-arterielle O_2-Spannungsdifferenz spricht dafür, daß solche Shunts, zu denen auch die Mündung der Vv. Thebesii in das linke Herz und der zu den Lungenvenen abfließende Teil des Bronchialarterienkreislaufs gehört, normalerweise keine sehr große Rolle spielen. Nach OPITZ (1953) entspricht der normalen arteriell-alveolaren Spannungsdifferenz ein Kurzschlußvolumen von maximal 2—3% des Herzminutenvolumens. Gegen das Vorliegen von arteriovenösen Anastomosen von mehr als 19 μ Durchmesser sprechen tierexperimentelle Befunde von GORDON, FLASCHER und DRURY (1953).

4. Störungen des Gasaustausches in der Lunge und ihre Einwirkungen auf den Lungenkreislauf.

Störungen des Gasaustausches in der Lunge, die zu mangelnder Arterialisierung des Lungenblutes mit oder ohne Erhöhung der Kohlensäurespannung führen, gehen fast immer mit pulmonalem Hochdruck einher. So konnten HARVEY, FERRER u. Mitarb. (1951), BÜHLMANN, SCHAUB und ROSSIER (1954) Korrelationen zwischen der arteriellen O_2-Sättigung bzw. dem Grad der alveolaren Hypoxie und dem Pulmonalisdruck aufzeigen.

Diese Störungen werden im Prinzip von der funktionellen Seite aus von allen Autoren in etwa gleicher Art eingeteilt. Die Terminologie dieser Störungen weicht von Schule zu Schule etwas ab. ROSSIER, BÜHLMANN und WIESINGER (1956) haben die verschiedenen Terminologien vor kurzem in ihren begrifflichen Beziehungen abgegrenzt und gegenübergestellt.

a) Diffusionsstörungen.

Normalerweise wird dem zum linken Herzen strömenden Blut derjenige Teil des Bronchialarterienblutes, der durch Lungenvenen zurückkehrt, beigemengt, außerdem das Blut der noch hypothetischen arteriovenösen Anastomosen des Lungenkreislaufs und das Blut der Vv. Thebesii. Da die Differenz der Sauerstoffspannung zwischen Alveolarluft und gemischtem arteriellem Blut nur 5 mm Hg, höchstens 8 mm Hg, Sauerstoffspannung beträgt (OPITZ 1953), mag sich diese sehr geringe Untersättigung des arteriellen Blutes nahezu vollständig durch das physiologisch beigemengte Kurzschlußblut erklären, d.h. die Sättigung des Blutes erfolgt in der normalen Lunge nahezu in allen Alveolen vollständig bis zur alveolaren Sauerstoffspannung. Die Diffusionskapazität der Lunge ist groß genug, um bei körperlicher Ruhe einen vollständigen Spannungsausgleich zwischen Alveolarluft und Blut zu ermöglichen. Neuere Untersuchungen von BARTELS, BEER u. Mitarb. (1955) lassen annehmen, daß bis zu Leistungen, die den Sauerstoffverbrauch auf das *sechs*fache ansteigen lassen, beim Gesunden keine Spannungsdifferenz zwischen Alveolarluft und Blut auftritt.

Unter Diffusionskapazität der Lunge versteht man diejenige Gasmenge (O_2, CO_2), welche je Minute und je Millimeter Hg Spannungsdifferenz zwischen Alveolarluft und Blut diffundiert.

Da die Diffusionsfähigkeit der Kohlensäure etwa 20mal größer ist als die des Sauerstoffs, spielt die Diffusionskapazität für Kohlensäure (D_{CO_2}) neben der für Sauerstoff (D_{O_2}) klinisch keine Rolle. Zur Ermittlung der Diffusionskapazität (D_{O_2}) ist es notwendig, den längs der Alveolarcapillaren von Punkt zu Punkt wechselnden Spannungsgradienten durch einen mittleren Spannungsgradienten zu ersetzen, der die gleiche Gasaufnahme wie der tatsächlich wechselnde Gradient ermöglichen würde (Bohr 1909).

Verschiedene Methoden sind vorgeschlagen, um die Errechnung dieses mittleren Spannungsgradienten zu ermöglichen. Sie benutzen teils CO (Krogh 1915, Filley, Gregoire und Wright 1954), teils Sauerstoff (Lilienthal, Riley u. Mitarb. 1946, Bartels, Beer u. Mitarb. 1955) als diffundierendes Gas. Die Ergebnisse stimmen in der Größenordnung überein. In der Ruhe fand Krogh für gesunde Personen 23—43, Filley u. Mitarb. 13—28, Lilienthal 12—36, Bartels 13,8—21,5 cm³ O_2/min/mm Hg.

Die Diffusionskapazität ist eine Funktion der Ausdehnung der Kontaktfläche zwischen Blut und Gas, d.h. der Oberfläche der Alveolarcapillaren, soweit diese durchströmt sind und im Austausch mit ventilierten Lungenalveolen stehen, und der Permeabilität dieser Fläche je Flächeneinheit. Bei gleichbleibendem Herzzeitvolumen bedeutet eine Abnahme der Kontaktfläche gleichzeitig immer eine Verkürzung der Kontaktzeit zwischen Blut und Gasphase.

Eine Diffusionsstörung resultiert, wenn die Kontaktzeit des Blutes mit der Gasphase zu kurz ist, um einen vollständigen Spannungsausgleich zu ermöglichen. Der zu niedrige Wert von D_{O_2} kann auf einer in Relation zum O_2-Verbrauch zu kleinen Kontaktfläche (Reduktion der Zahl und Weite der Alveolarcapillaren) oder auf einer Änderung der Membraneigenschaft beruhen. Funktionsanalytisch ist es nur sehr schwer möglich, zwischen diesen beiden Arten einer Erschwerung des Gasaustausches zu differenzieren. Neuerdings gab Forster (1959) eine Methode an, die es wahrscheinlich ermöglicht, den Membranfaktor von den Diffusionswiderständen abzugrenzen. Da bisher nur wenige Untersuchungen mit dieser Methode vorliegen, bleiben Ergebnisse abzuwarten. In der Klinik machen Bestimmungen der Diffusionskapazität erhebliche Schwierigkeiten, da oft der aus dem Alveolarluftanteil der exspiratorischen Kohlensäurekonzentrationskurve ermittelte Gasdruck nicht dem effektiven alveolären entspricht, wie gleichzeitige Messungen des so bestimmten alveolären und arteriellen Kohlensäuredruckes gezeigt haben. Beim Menschen konnten Ulmer (1960), im Tierexperiment, Gerst, Rattenborg und Holaday (1959) alveolär/arterielle Kohlensäuredruckgradienten von 10 und mehr mm Hg nachweisen.

Riley und Cournand (1951) sowie Bartels, Beer u. Mitarb. (1955) haben komplizierte funktionsanalytische Verfahren angegeben, mit deren Hilfe es möglich ist, Diffusionsstörungen von Störungen der alveolaren Ventilation quantitativ abzugrenzen. Auf Grund der mit diesen Methoden gemachten Erfahrungen wird es heute vielfach möglich sein, das klinische Bild der Diffusionsstörung mit Hilfe relativ einfachen Methoden abzugrenzen.

Charakteristisch für eine reine Störung des Gasaustausches infolge herabgesetzter Diffusionskapazität wären folgende Befunde: 1. normale oder herabgesetzte arterielle Sauerstoffsättigung in der Ruhe, 2. deutlicher Abfall der arteriellen Sauerstoffsättigung bei körperlicher Arbeit, 3. in Ruhe und Arbeit normale bzw. infolge kompensatorischer Hyperventilation leicht herabgesetzte arterielle Kohlensäurespannung, 4. keine Behinderung der alveolaren Ventilation, insbesondere normale bzw. durch Hyperventilation bestimmte alveolare Gasspannungen, 5. kein Anhalt für grobe Ungleichmäßigkeit der Zusammensetzung der Alveolarluft (s. unten).

AUSTRIAN, McCLEMENT u. Mitarb. (1951) beschreiben das Bild der Diffusionsstörung, von ihnen „alveolo-capillarer Block" genannt, bei einer Reihe von Erkrankungen, die histologisch durch diffuse, die Diffusion erschwerende Veränderungen der Alveolarmembran, physiologisch durch eine niedrige Diffusionskapazität charakterisiert sind. Es handelt sich vorwiegend um Fälle von Lungenberylliose, Boecksches Sarkoid, Sklerodermie und andere Formen diffuser interalveolärer Fibrose und Granulomatose. Auch die allgemeine Miliartuberkulose gehört in diese Gruppe (McCLEMENT, RENZETTI u. Mitarb. 1953). Diese Gruppe entspricht etwa dem, was BRAUER (1932) Pneumonose genannt hat. Wenn auch AUSTRIAN, McCLEMENT u. Mitarb. (1951) für ihre Fälle die Erschwerung der Diffusion je Flächeneinheit der Kontaktfläche in den Vordergrund stellten, so darf doch nicht übersehen werden, daß Granulome in der Alveolarmembran auch die Capillaren zerstören und so die Kontaktfläche selbst reduzieren.

Diffusionsstörungen sind ferner immer dann zu erwarten, wenn ein großer Teil der Lungencapillaren zugrunde gegangen, bzw. nicht mehr durchblutet ist, also bei obliterierenden Erkrankungen der Lungenarterien, ausgedehnten Embolisierungen des Lungenkreislaufs, nach großen Lungenresektionen, bei manchen Fällen von Lungenemphysem mit hochgradigem Schwund der Alveolarsepten und der in ihnen verlaufenden Capillaren. In allen diesen Fällen bedingt die Einengung des Gesamtquerschnittes der noch funktionierenden Lungencapillaren eine erhöhte Strömungsgeschwindigkeit mit verkürzter Kontaktzeit. Bei einem großen Teil dieser Fälle entsteht allein infolge der anatomisch bedingten Vermehrung des pulmonalen Arteriolenwiderstandes unabhängig von einer vielleicht zusätzlich vorhandenen Diffusionsstörung ein pulmonaler Hochdruck. Durch die hinzutretende Diffusionsstörung wird vielleicht die Tendenz zu pulmonalem Hochdruck insoweit vermehrt, als pO_2 innerhalb der Lungencapillaren absinkt.

Die Diffusionskapazität der Lunge zeigt mit zunehmendem Alter eine deutliche Abnahme, die wohl der Ausdruck einer Verminderung der Lungencapillaren bei physiologischem Altersemphysem ist (COHN, CAROLL und RILEY 1954).

Bei körperlicher Arbeit zeigt die Diffusionskapazität der Lunge gesunder Menschen eine deutliche Zunahme. LILIENTHAL, RILEY u. Mitarb. (1946) fanden 50—76 cm³ gegenüber 12—36 in Ruhe, KROGH (1915) 37—56 gegenüber 23—46, FILLEY, GREGOIRE und WRIGHT (1954) 23—55 gegenüber 13—28 in der Ruhe. Eine solche erhebliche Zunahme der Diffusionskapazität weist auf eine entsprechende Vermehrung der Kontaktfläche zwischen Alveolarluft und Blut hin, die kaum anders als durch Eröffnung von in Ruhe nicht durchströmten Lungencapillaren zustande kommen kann. Entsprechend zeigt die alveolar-arterielle O_2-Spannungsdifferenz bei Arbeit nur einen geringfügigen Anstieg von 6,9 auf 10,1 mm Hg nach BARTELS, BEER u. Mitarb. (1955), nach LILIENTHAL, RILEY u. Mitarb. (1946) von 9,3 auf 16,5, nach SUSKIND, BRUCE u. Mitarb. (1950) sogar eine Abnahme von 9 auf 7 mm Hg. Entsprechend bleibt die arterielle Sauerstoffsättigung bei Gesunden während der Arbeit unverändert (MATTHES 1951).

Bei Kranken mit herabgesetzter Diffusionskapazität der Lunge kommt es dagegen bei Arbeit u. U. erst zur Manifestierung der Diffusionsstörung. Meist tritt dann eine Verschlechterung der arteriellen Sauerstoffwerte unter Arbeit ein, wenn schon in Ruhe eine diffusionsbedingte Untersättigung des arteriellen Blutes nachweisbar war. Die herabgesetzte Diffusionkapazität steigt bei der Arbeit nur wenig an (COHN, CAROLL und RILEY 1954), ein Ausdruck dafür, daß schon in der Ruhe die Reserve an nicht durchströmten Lungencapillaren fast verbraucht ist. Andererseits braucht nicht jeder Abfall der Sauerstoffsättigung bei der Arbeit Ausdruck einer Diffusionsstörung zu sein, da eine alveolare Hypoventilation sich bei der Arbeit verstärken oder erst manifestieren kann.

Mit steigender Arbeitsleistung nimmt beim Gesunden die Diffusionskapazität der Lunge zunächst rasch zu, um dann von etwa 1200 cm³/min Sauerstoffaufnahme an einen etwa konstanten Maximalwert zu erreichen (RILEY, SHEPHARD u. Mitarb. 1954). Dieser Befund stützt die Vorstellung, daß die Zunahme der Diffusionskapazität bei der Arbeit Ausdruck einer Eröffnung von Reservecapillaren der Lunge ist. Nach Aufbrauch dieser Reserven ist eine weitere Steigerung der Diffusionskapazität nicht mehr möglich. Bei Kranken mit herabgesetzter Diffusionskapazität ist die Zahl der Reservecapillaren geringer und daher nur eine geringere Steigerung der Diffusionskapazität bei der Arbeit möglich.

Sauerstoffmangel bzw. Aufenthalt in großen Höhen bedeutet auch insofern eine Erschwerung der Sauerstoffaufnahme in der Lunge, als der Anstieg des Sauerstoffdrucks in den Lungencapillaren langsamer erfolgen muß, da zum Ausgleich einer bestimmten Spannungsdifferenz im Bereich des steilen Teils der Sauerstoffbindungskurve die Diffusion von mehr Sauerstoffmolekülen erforderlich ist als im oberen Flachteil. Wie bei der Arbeit besteht dann die Gefahr, daß die Kontaktzeit des Blutes für einen vollständigen Gasaustausch nicht ausreicht. BARTELS, BEER u. Mitarb. (1955) berechnen, daß im Sauerstoffmangel die Diffusionskapazität der Lunge zunimmt, ein Zeichen, daß auch in diesem Zustand neue Reservecapillaren eröffnet werden. Kommen Sauerstoffmangel und Arbeit zusammen (z. B. bei körperlicher Arbeit in großen Höhen), so wird die Reserve bald erschöpft, und es kommt zu deutlichem Abfall der arteriellen Sauerstoffsättigung mit Anstieg der alveolar-arteriellen Sauerstoffspannungsdifferenz, also zu den Symptomen einer Diffusionsstörung (MATTHES 1934) schon beim Gesunden.

Auch beim Kranken ist Sauerstoffmangel ebenso wie Arbeit ein Faktor, der geeignet ist, eine vorhandene Diffusionsstörung deutlicher hervortreten zu lassen.

b) Verteilungsstörung und alveolare Hypoventilation.

Auf die verschiedenen Arten der Störungen der alveolaren Ventilation wird im Kapitel Emphysem näher eingegangen werden. Hier kann nur ein kurzer Überblick gegeben werden.

Reine Lungenblähung (Emphysem, Zunahme der Residualluft) führt nicht notwendigerweise zu einer Störung des Gasaustausches. Die Erhöhung der Residualluft vermindert selbst bei unveränderter Totalkapazität die Atemkapazität. Daher kommt es leicht zu Dyspnoe, wenn das Atemvolumen, wie z. B. bei Arbeit, ansteigt. Diese Dyspnoe ist aber nicht notwendigerweise von Zeichen des gestörten Gasaustausches (mangelnde O_2-Aufnahme, CO_2-Retention) begleitet. Tritt eine solche Dyspnoe schon in der Ruhe oder nach geringen Anstrengungen auf, so spricht man von ventilatorischer Insuffizienz. Trotz stark vermehrter Residualluft braucht das Ruheatemvolumen nicht wesentlich erhöht zu sein, falls die Atemwege nicht verengt (Spasmen, Bronchitis), oder in ihren terminalen Abschnitten nicht entsprechend der Blähung des Alveolarraumes ebenfalls erweitert sind. Wohl immer vermehrt ist die Atemarbeit je Einheit Atemvolumen (WYSS 1955, FRY, EBERT u. Mitarb. 1954), was eine Steigerung der Ventilation oft wegen der gleichzeitigen Stoffwechselsteigerung in ihrem Nutzeffekt vermindert. Reine Lungenblähung ohne nennenswerte Bronchusstenosierung findet man z. B. beim Altersemphysem mit seinen geringen Rückwirkungen auf Lungenkreislauf und alveolare Ventilation. Eine wesentliche Erschwerung der Situation tritt ein, wenn es infolge von Bronchospasmen oder entzündlichen Veränderungen der Bronchialschleimhaut zu lokal wechselnden Bronchostenosen kommt. Diese Bronchostenosen sind vorwiegend exspiratorisch wirksam, da die Druckdifferenz, Intrathorakaldruck, endobronchialer Druck bzw. Atmosphärendruck exspiratorisch am geringsten ist; sie fördern also die Lungenblähung. Gleichzeitig führen sie, da sie lokal in verschiedenem Grade wirksam sind, zu einer ungleichmäßigen Belüftung des Alveolarraumes.

Eine Anpassung der Alveolardurchblutung an die so stark ungleichmäßige Durchlüftung ist nur teilweise möglich, zumal anatomische und funktionelle Gegebenheiten dem entgegenstehen können (unterschiedliche Größe und somit Capillarisierung der verschiedenen Alveolen, Druckunterschiede in Alveolen bei unterschiedlicher Bronchusstenosierung). Die ungleichmäßige Zusammensetzung der Alveolarluft ist das Ergebnis einer Störung der Relationen der Verteilung von Ventilation und Zirkulation in den verschiedenen Lungenabschnitten (Verteilungsstörung bzw. Partialinsuffizienz [ROSSIER, BÜHLMANN und WIESINGER 1956]). Der Nachweis dieser durch unterschiedliche Behinderung des Gasstromes in den Atemwegen ungleichmäßigen Zusammensetzung der Alveolarluft gelingt am elegantesten durch Aufzeichnung der Zusammensetzung der Exspirationsluft mit schnell anzeigenden, fortlaufend registrierenden Geräten.

Registriert man mit einem Infrarot-Analysator die Änderung der CO_2-Spannung der Exspirationsluft während der Exspiration, so kann man beim Gesunden immer ein „alveolares Plateau" nachweisen, in dessen Bereich die CO_2-Spannung nur entsprechend dem Verhältnis der je Zeiteinheit abgegebenen Kohlensäuremengen zur Größe des Kohlensäure aufnehmenden Raumes („equivalent lung volume", DUBOIS, BRITT und FENN 1952) ansteigt. Patienten mit ausgesprochener „Verteilungsstörung" zeigen einen kontinuierlichen Übergang zwischen dem Totraumanteil und dem alveolaren Anteil der Exspirationsluft. Das „alveolare Plateau" ist nicht nachweisbar, da eine gleichmäßige Alveolarluft nicht existiert und der endexspiratorische Wert der CO_2-Spannung abnorm stark mit der Exspirationstiefe schwankt.

Eine Verteilungsstörung, die so mit dem Infrarot-Analysator nachgewiesen werden kann, ist eine „sukzessive", d. h. der zuerst ausgeatmete Teil der Exspirationsluft stammt vorwiegend aus den am besten, der zuletzt ausgeatmete Teil vorwiegend aus den am schlechtesten ventilierten Lungenalveolen (ULMER 1955). Es gibt auch eine „simultane Verteilungsstörung", z. B. als Resultat unterschiedlicher Durchblutung beider Lungen bei einseitiger Hypoplasie einer Pulmonalarterie (LAUR und WEDLER 1955), bei der in jedem Zeitraum ein gleicher Anteil aus den Alveolarbezirken mit hoher und niedriger pCO_2 ausgeatmet wird. Diese simultane Verteilungsstörung kann mit dem Infrarot-Analysator allein nicht nachgewiesen werden. Simultane Verteilungsstörungen lassen sich mit dieser Methode nur bei gleichzeitiger Arterienpunktion nachweisen. Hat z. B. die Durchblutung verschiedener gleichgut ventilierter Alveolarbezirke ein stärker differierendes Ausmaß angenommen, dann kommt es zu Differenzen zwischen der mittleren alveoären und mittleren arteriellen Kohlensäurespannung.

Die Begriffe „sukzessive" und „simultane" Verteilungsstörung decken sich annähernd mit den Begriffen „ventilatorische" und „zirkulatorische" Verteilungsstörung (BARTELS 1956). Werden zwei Alveolarbezirke unterschiedlich stark ventiliert, aber gleichmäßig durchblutet, so ergibt sich eine ventilatorische (sukzessive) Verteilungsstörung, werden sie gleich gut beatmet, aber unterschiedlich durchblutet, eine zirkulatorische (simultane) Verteilungsstörung. In praxi können ventilatorische und zirkulatorische, sukzessive und simultane Verteilungsstörungen gleichzeitig nebeneinander vorhanden sein.

Funktionell ergibt sich aus einer Verteilungsstörung, die zu ungleichmäßiger Zusammensetzung der Alveolarluft führt, wegen der S-förmigen Krümmung der O_2-Bindungskurve eine Beeinträchtigung der Sauerstoffsättigung.

Wenn auch der „mittlere alveolare O_2-Druck" bei ungleichmäßiger Zusammensetzung der Alveolarluft nicht vom Normalen abzuweichen braucht, so wird die mittlere Sauerstoffsättigung des arteriellen Blutes auch bei lokal vollständigem Spannungsausgleich niedriger sein, als diesem Mitteldruck entspricht, da infolge des Verlaufs der O_2-Bindungskurve die Sauerstoffsättigung in Alveolen mit hoher O_2-Spannung nicht über 100% ansteigen kann. Da die CO_2-Bindungskurve im physiologischen Bereich fast gradlinig verläuft, resultiert keine vergleichbare Beeinträchtigung der CO_2-Abgabe.

Das Funktionsbild der ventilatorischen Verteilungsstörung besteht in einer mäßigen Herabsetzung der arteriellen Sauerstoffsättigung (selten weniger als 90%) bei normaler oder durch Hyperventilation leicht erniedrigter arterieller CO_2-

Spannung. Das Ruheatemvolumen ist vermehrt, da die Ventilation eines in bezug auf die Gasspannungen ungleichmäßig zusammengesetzten Alveolarraumes zur Aufrechterhaltung einer bestimmten arteriellen CO_2-Spannung eine vermehrte alveolare Ventilation erfordert (Matthes und Ulmer 1957). Es gilt dies sowohl für die sukzessive als die simultane Form der Verteilungsstörung. Diese Vermehrung des „funktionellen Totraumes" kann als ein zuverlässiges, wenn auch nur qualitatives Zeichen für das Vorliegen einer Verteilungsstörung angesehen werden.

Reine Verteilungsstörung trägt nicht zur Erhöhung des Pulmonalarteriendruckes bei, da die mittlere alveolare bzw. endcapilläre Sauerstoffspannung trotz herabgesetzter arterieller O_2-Sättigung nicht vermindert ist. Bei körperlicher Arbeit nimmt bei reiner Verteilungsstörung das arterielle Sauerstoffdefizit kaum zu, da die Verteilungsstörung sich meist bei körperlicher Arbeit bessert (Rossier, Bühlmann und Wiesinger 1956, Ulmer 1955, Gegensatz zu Diffusionsstörung). Bei Sauerstoffatmung verschwindet das durch die Verteilungsstörung entstandene arterielle O_2-Sättigungsdefizit (Gegensatz zu Kurzschlußdurchblutung).

Der Anstieg des Atembedarfs bei eingeschränkten Atemreserven und erhöhtem Arbeitsaufwand je Einheit Atemvolumen führt zu einer erheblichen Steigerung der Atemarbeit, die wegen der dadurch bedingten Stoffwechselsteigerung den Nutzeffekt der Atmung mindert und in schweren Fällen oft eine alveolare Hypoventilation als regulativen Kompromiß erscheinen läßt, zumal der Abfall des Sauerstoffdrucks und der Anstieg der Kohlensäurespannung in der Alveolarluft, wenn sie auch die Abgabe von CO_2 in und die Aufnahme von O_2 aus dem Alveolarraum erschwert, doch den Effekt der verbleibenden alveolaren Ventilation erhöht. So ist vorwiegend die ventilatorische Verteilungsstörung oft der Wegbereiter der alveolaren Hypoventilation.

Alveolare Hypoventilation (Globalinsuffizienz der Lungenventilation) ist gekennzeichnet durch das Absinken des mittleren alveolaren Sauerstoffsdrucks und den Anstieg des mittleren alveolaren CO_2-Drucks; sie wird am besten durch die Analyse der arteriellen Blutgase erkannt. Es findet sich eine stark herabgesetzte Sauerstoffsättigung und ein beträchtlich erhöhter Gesamtkohlensäuregehalt des arteriellen Blutes. pCO_2 ist erhöht, pO_2 stark vermindert. Akut einsetzende alveolare Hypoventilation führt meist zu schwerer unkompensierter respiratorischer Acidose, wobei der p_H-Wert des arteriellen Blutes erheblich absinkt. Bei langsamem Einsetzen und längerer Dauer der Hypoventilation kann die respiratorische Acidose ganz oder teilweise kompensiert sein. Bei stark erhöhter arterieller pCO_2 kann die CO_2-Bindungskurve sich so verändern (Zunahme der Alkalireserve), daß das p_H des Blutes ganz oder fast ganz im Normbereich verbleibt. Alveolare Hypoventilation wirkt insoweit selbstverstärkend, als der centrogene Atemantrieb bei sehr hohen CO_2-Spannungen vermindert ist und der chemoreflektorische O_2-mangelbedingte Antrieb an Bedeutung gewinnt. Daher besteht bei O_2-Atmung die Gefahr weiterer Verminderung der alveolaren Ventilation und des CO_2-Anstieges im Blut (s. Kapitel F III, S. 171).

Ein lang anhaltender Zustand von diffuser alveolarer Hypoventilation führt nahezu zwangsläufig zum Cor pulmonale, da mit dem Absinken der Sauerstoffspannung und dem Anstieg der CO_2-Spannung in den Alveolarcapillaren immer eine Erhöhung des Pulmonalarteriendrucks verbunden ist. Die Fälle von Harvey, Ferrer u. Mitarb. (1951), welche eine so schöne lineare Beziehung zwischen der Höhe des Pulmonalarteriendrucks und dem Sauerstoffdefizit des arteriellen Blutes zeigen, gehören alle zu dieser sehr häufigen Gruppe Sauerstoffmangel und

Kohlensäureüberschuß des arteriellen Blutes tragen in gleicher Weise zur Erhöhung des Pulmonalarteriendrucks bei.

Der Nachweis der alveolaren Hypoventilation beweist daher, daß ein Cor pulmonale entweder schon vorliegt oder sich in der Entwicklung befindet. Bei einer reinen Verteilungsstörung wird, wie oben erwähnt, der Pulmonalisdruck nicht zusätzlich erhöht. Es kann also nicht auf das Vorliegen eines Cor pulmonale geschlossen werden.

In der Praxis erscheint eine scharfe Abgrenzung zwischen Verteilungsstörung und alveolarer Hypoventilation in ihrer Beziehung zum pulmonalen Hochdruck deshalb etwas theoretisch, weil häufig Übergänge von Verteilungsstörung in alveolare Hypoventilation und umgekehrt zu beobachten sind. Die Annahme, daß bei Patienten, bei denen sich zu einem bestimmten Zeitpunkt lediglich eine Verteilungsstörung feststellen läßt, das rechte Herz nicht vermehrt belastet wird, ist deswegen nicht immer berechtigt, wie die Beobachtung von eigenen Fällen über mehrere Jahre gezeigt hat (MATTHES und ULMER 1957).

c) Kurzschlußdurchblutung.

Als Extremfälle der Verteilungsstörung mit ungleichmäßiger Zusammensetzung der Alveolarluft kann man Totraumventilation nicht durchbluteter Alveolen und Kurzschlußdurchblutung nicht ventilierter Alveolen auffassen. Totraumventilation (Beispiel bullöses Emphysem) führt zu weiterer Steigerung des Ruheatemvolumens. Kurzschlußdurchblutung (Atelektasen, lockere Infiltration von Alveolen) führt zu weiterem Absinken der arteriellen Sauerstoffsättigung mit kompensatorischem Anstieg des Atembedarfs. Beide führen, da mittlere alveolare und endcapillare O_2-Spannung nicht beeinflußt werden, nicht zu einem Anstieg des Pulmonalisdrucks, wenn auch besonders die Kurzschlußdurchblutung durch das Absinken der arteriellen Sauerstoffsättigung die Arbeitsbedingungen für das rechte Herz verschlechtert.

Echte Kurzschlußdurchblutung findet sich oft zusätzlich bei Fällen mit alveolarer Hypoventilation und schwerer Verteilungsstörung. Sie wird dadurch erkennbar, daß bei Atmung von Sauerstoff die arterielle Sauerstoffsättigung nicht bis 100% ansteigt. Da durch ein bei Sauerstoffatmung persistierendes Sauerstoffsättigungsdefizit nur relativ große Kurzschlußvolumina (mehr als 10% des Herzminutenvolumens) nachgewiesen werden können, haben BERGGREN (1942), RILEY, COURNAND u. Mitarb. (1951) sowie BARTELS, RODEWALD und OPITZ (1953) Methoden angegeben, die es gestatten, durch Messung der alveolar-arteriellen O_2-Spannungsdifferenz bei erhöhter alveolarer O_2-Spannung auch kleinere Kurzschlußvolumina zu erfassen.

Lokale Kurzschlußdurchblutung findet sich oft auch unabhängig von einer alveolaren Hypoventilation und Verteilungsstörung bei Fällen von pulmonalen arteriovenösen Aneurysmen sowie innerhalb fibrotischer und verschwartender Lungenherde. Die Erkennung solcher lokaler Kurzschlußdurchblutung ist oft von großer Bedeutung, da sie einen operativen Eingriff (Lungenresektion) indizieren kann. Besonders wichtig ist dann die Abgrenzung von einer Diffusionsstörung, die im allgemeinen solche Eingriffe kontraindiziert. Die klinische Erfahrung zeigt, daß besonders bei schweren Fällen von Cor pulmonale alle Arten Störungen der alveolaren Ventilation miteinander und mit Diffusionsstörungen kombiniert vorkommen können. Eine differenziertere Lungenfunktionsprüfung, die imstande ist, die einzelnen Komponenten voneinander abzugrenzen, wird auch zur Frage des Vorliegens eines Cor pulmonale wesentliche Aussagen machen können.

D. Anpassung des Herzens an die Störungen des Lungenkreislaufs.

Das rechte Herz des gesunden Menschen ist an stark wechselnde Volumenleistung bei relativ geringer Druckleistung angepaßt. Da der Mitteldruck im großen Kreislauf etwa 6mal höher ist als im kleinen Kreislauf und die Muskelmasse des linken Herzens etwa doppelt so groß als die des rechten, so ergibt sich je Einheit Muskelgewicht eine 3fach größere Leistung des linken Herzens. Entsprechend sind die Muskelfasern des linken Herzens dicker und länger als die des rechten (GOLDENBERG 1886, WENDT und HESSE 1947), auch weist die Anordnung der Muskelfasern im rechten Herzen ein lockereres Gefüge auf als die des linken Herzens. Die anatomische Form der Herzhöhlen, links mehr zylinderförmig, rechts infolge der Wölbung des Kammerseptums spaltförmig den linken Ventrikel umgreifend, ist für eine Druckleistung des linken Herzens günstiger. Die diastolische Dehnbarkeit der Herzhöhlen ist rechts und links verschieden. So ist die rechte Herzkammer des Hundes 1,6mal dehnbarer als die linke; etwa das gleiche Verhältnis gilt für die Vorhöfe (ULLRICH, RIECKER und KRAMER 1954, OPDYKE, DUOMARKO u. Mitarb. 1948, BERGLUND 1954).

Es ist bemerkenswert, daß diese Unterschiede im Bau der Herzkammern sich erst im Laufe des Lebens entwickeln. Bei der Geburt ist der Druck im großen und kleinen Kreislauf etwa gleich. Entsprechend zeigt die rechte und linke Kammer etwa die gleiche Anzahl von Muskelfasern annähernd gleicher Dicke. Entsprechend der im Laufe des Lebens links zunehmenden Druckbelastung nehmen links die Muskelfasern an Länge und Dicke stärker zu als rechts, so daß sich eine relative „physiologische Hypertrophie" der linken Kammer entwickelt (LINZBACH 1947, 1950a, b). Dabei bleibt die Zahl der Fasern rechts und links gleich. Bedeutungsvoll ist ferner die Feststellung, daß jeder Muskelfaser nur eine einzige Capillare zugeordnet bleibt (WEARN 1928, WEARN, METTIER u. Mitarb. 1933, FRANK 1951). Nach DOERR (1951) besteht in der rechten Kammer ein um 30% günstigeres Verhältnis von capillarer zu muskulärer Oberfläche als in der linken; obwohl also die Zahl der Capillaren zwar nicht relativ zur Zahl der Muskelfasern, wohl aber relativ zur Muskelmasse links kleiner ist als rechts, ist die Ruhedurchblutung je Einheit Muskelmasse links größer als rechts, da sie sich der Herzleistung anpaßt. (Für die Annahme eines größeren Wirkungsgrades der Muskulatur der linken Kammer besteht bisher experimentell und theoretisch kein genügender Anhalt.) So besteht Grund zu der Annahme, daß die „Coronarreserve" im Bereich der rechten Herzkammer in Ruhe größer ist als im Bereich der linken (MEESMANN 1957). Dem entspricht, daß Unterbindung eines Kranzgefäßes im Bereich der rechten Kammermuskulatur weniger leicht zur Infarzierung führt als im linken Herzen (PRINZMETAL, BERGMANN u. Mitarb. 1948). Unter Berücksichtigung der O_2-Diffusionsbedingungen im Myokard läßt sich errechnen, daß das Verhältnis von capillarer zu muskulärer Oberfläche für das normale Herz ohne wesentliche Bedeutung ist, da selbst in den am schlechtesten versorgten Muskelfaserabschnitten ein erheblicher Sauerstoffüberschuß an der Faseroberfläche besteht (OPITZ und THEWS 1952).

Die anatomischen und funktionellen Unterschiede beider Kammern erklären sich durch die Anpassung an die verschiedenen Arbeitsbedingungen und erweisen sich als sinnvoll bei zusätzlichen, in physiologischen Grenzen auftretenden Belastungen beider Herzhälften. Diese Unterschiede werden sehr wichtig, wenn das Herz überlastet oder geschädigt wird.

So wird ein akuter Druckanstieg im arteriellen System (Beispiel: Lungenembolie) das rechte Herz mehr belasten als das an Drucksteigerungen besser angepaßte linke Herz. Andererseits wird ein sehr langsamer Anstieg des arteriellen Druckes eine Anpassung des rechten Herzens durch Hypertrophie und Dilatation ermöglichen. Für einen solchen Anpassungsprozeß bietet die Ausgangssituation (kleinere und dünnere Muskelfasern, größere „Coronarreserve") vielleicht sogar eine besonders günstige Basis. Im Laufe der Hypertrophie wird die Form der rechten Herzhöhle durch Verlagerung des Kammerseptums günstiger für die mechanische Leistung werden, eventuell kann sogar eine Vorwölbung des Kammerseptums und der linken Kammerhöhle die Funktion der linken Kammer beeinträchtigen („inverted BERNHEIM").

Andererseits kann eine beide Herzhälften gleichmäßig treffende Schädigung, wie hochgradige akute arterielle Hypoxie, das „kräftigere" linke Herz schwerer beeinträchtigen als das rechte (CERLETTI, FERNANDEZ und TAESCHLER 1953, MEESMANN und SCHMIER 1955), da die O_2-Aufnahme bei gegebener arterieller Sättigung durch die Coronarreserve und die Dicke der Herzmuskelfasern limitiert wird. In beider Hinsicht ist das gesunde rechte Herz besser gestellt als das linke.

Diese Verhältnisse ändern sich, wenn das rechte oder das linke Herz hypertrophiert sind oder wenn eine Coronarsklerose vorliegt, durch die meist das linke Herz mehr vorbelastet ist als das rechte. Die zusätzliche hypoxämische Schädigung beider Herzhälften kann von großer Bedeutung für die Pathologie des Cor pulmonale sein.

Bei der Belastung des Herzens durch ein gesteigertes Minutenvolumen hängt die relative Belastung des linken und rechten Herzens vom Verhalten der Widerstände im großen und kleinen Kreislauf ab. Falls der Anstieg des Herzminutenvolumens mit einer starken Herabsetzung der Widerstände im großen Kreislauf zusammenhängt, kann eine relativ vermehrte Rechtsbelastung resultieren.

Auch bei einer primären gleichmäßigen Schwächung der Kontraktionskraft des Herzens (diffuse Myokarditis, Kaliummangel, Stoffwechselerkrankungen) kann eine relativ vermehrte Rechtsbelastung zustande kommen, da der Widerstand im großen Kreislauf und damit die Arbeit des linken Herzens regulativ in Anpassung an die Leistungsschwäche des Herzens in höherem Grade herabgesetzt werden kann.

Beim akuten und chronischen Cor pulmonale kann es sich um eine Belastung allein durch Widerstandsvermehrung im Lungenkreislauf oder um eine gleichzeitige Belastung durch arterielle Hypoxämie und Zunahme des Herzminutenvolumens handeln. Die Belastung kann akut wirksam werden oder, sich chronisch entwickelnd, Zeit zur Anpassung lassen.

Die akute oder chronische Entwicklung einer Hypertension im kleinen Kreislauf erfordert eine gestaltliche und funktionelle Anpassung des Herzens an die geänderten Arbeitsbedingungen. KIRCH (1924) gebührt das Verdienst, die Morphologie des Cor pulmonale in besonders prägnanter Form beschrieben zu haben. Er hat den von MORITZ (1913) vor allem für die Verhältnisse am linken Herzen geprägten Begriff der „tonogenen Dilatation" auf das rechte Herz übertragen und diese tonogene Dilatation als das wesentliche Merkmal des Cor pulmonale acutum und als das Anfangsstadium der Hypertrophie der rechten Herzkammer herausgestellt. Unter „tonogener Dilatation" verstand MORITZ die Vergrößerung der Kammerlichtung eines völlig gesunden Herzens in Anpassung an einen erhöhten Kammerdruck infolge Widerstandsvermehrung im großen Kreislauf. Synonyma sind „barogene Dilatation" (HERING 1921) und „Widerstandsdilatation" (ZDANSKY 1951).

Der Begriff „tonogene Dilatation" setzt die Gültigkeit des Starlingschen Gesetzes voraus und sollte heute vielleicht besser vermieden werden. Erhöhter Arteriendruck führt demnach, bei bald wieder einreguliertem unverändertem Schlagvolumen zu erhöhter diastolischer Füllung (bei unveränderter Ruhedehnungskurve) und so zu vermehrter, dem Druckanstieg angepaßter Herzleistung. Wir wissen heute, daß eine Zunahme der Herzleistung — sei es bei vermehrter Volumen- oder Druckbelastung — auch durch inotrop wirkende Sympathicuserregung bei verminderter Restblutmenge zustande kommen kann. Dennoch kommt es bei sehr starken und besonders plötzlichen Druckbelastungen zu akuter Volumenvergrößerung des Herzens, von der kaum immer gesagt werden kann, ob sie bei unveränderter Ruhedehnungskurve erfolgt oder nicht. Sicher ist, daß struktureller Umbau des Herzens bei chronischer Hypertrophie und Dilatation die Ruhedehnungskurve verändert.

Kirch konnte nachweisen, daß die Widerstandsdilatation des rechten Herzens vorwiegend mit einer Verlängerung der Herzkammer, weniger mit einer Querdilatation einhergeht. Die Verlängerung beginnt mit der „Ausflußbahn" von der Ventrikelspitze bis zum Pulmonalostium, später verlängert sich auch die „Einflußbahn", Tricuspidalis-Herzsspitze, noch später kommt es zur Querdilatation der Kammer. Durch die Verlängerung der Herzkammer wird das Herz „höher". Der Conus pulmonalis tritt im Röntgenbild deutlicher hervor, während die Herzspitze tiefer tritt. Ferner ist die „tonogene Dilatation" verbunden mit einer partiellen Linksrotation des Herzens (Drehung um die Längsachse im Uhrzeigersinn, von der Herzspitze aus gesehen). Dadurch rückt bei der Ansicht von vorn die Grenze zwischen rechtem und linkem Ventrikel nach links, der linke Ventrikel wird von der Vorderwand des Herzens nach links seitlich und hinten abgedrängt. Reine Widerstandsdilatation tritt bei plötzlicher stärkster Belastung einer sonst gesunden rechten Herzkammer auf, so besonders bei der akuten Lungenembolie, aber auch im Anfangsstadium chronischer, besonders intermittierender Drucksteigerungen im Lungenkreislauf; sie ist reversibel, wie unter Umständen die Drucksteigerung selbst, kann aber auch zu ausgesprochener Herzinsuffizienz mit Stauung, dann auch mit Querdilatation der Kammer und Vorhofdilatation führen. Bei gleichbleibendem hohem Druck kann sie allmählich in die tonogene Rechtshypertrophie übergehen (Kirch 1938), wobei der immer noch nach oben und unten verlängerte rechte Ventrikel die Herkunft dieser Art der Hypertrophie meist noch für einige Zeit erkennen läßt. Bei der Aufsicht auf das Herz von ventral erscheint der linke Ventrikel gleichsam von der Vorderfläche verdrängt, die Herzspitze ist plump und wird ausschließlich vom rechten Ventrikel gebildet. In dem in der Frontalebene aufgeschnittenen Herzen kann unter Umständen im Gegensatz zum normalen Verhalten der rechte Ventrikel das Kammerseptum zum linken Ventrikel hin vorwölben. Die Linksrotation des Herzens ist nur von vorn erkennbar. Auf der Rückseite des Herzens ist sie nicht wahrzunehmen. Der Sinus coronarius liegt an gehöriger Stelle. Man kann die „tonogene" Rechtshypertrophie nach Kirch als das eigentliche morphologische Substrat des Cor pulmonale chronicum ansehen.

Die „tonogene" Rechtshypertrophie kann bei lange bestehendem pulmonalem Hochdruck in die „konzentrische" Rechtshypertrophie übergehen. Der rechte Ventrikel zeigt dann eine erhebliche Verdickung der Wand, die Kammer ist jetzt relativ kurz und nach unten zugespitzt. Die Linksrotation geht ebenfalls zurück, die Kammerlichtung ist eng. Äußerlich kann das Herz jetzt wieder einem Normalherzen gleichen, lediglich das Gewicht wird höher sein. Aus der tonogenen ebenso wie aus der konzentrischen Rechtshypertrophie kann sich die „exzentrische" Rechtshypertrophie entwickeln, wenn auf Grund einer Schädigung der Kammermuskulatur eine Querdilatation der Herzkammer hinzukommt.

Die von Kirch (1955) als unterschiedliche Autopsiebefunde bei Cor pulmonale beschriebenen Gruppen „tonogene" Dilatation, „tonogene" Hypertrophie, „konzentrische" Hypertrophie, „exzentrische" Hypertrophie sind nicht als konsekutive Bilder einer Entwicklungsreihe anzusehen. Die Querdilatation der rechten Kammer nach Kirch, das Kennzeichen exzentrischer Herzhypertrophie, stellt gegenüber der

Längsdehnung der Kammer ein fortgeschritteneres Stadium der Dilatation dar; sie kann schon bei akuter Dilatation auftreten, ist oft mit Herzinsuffizienz verbunden, setzt aber keineswegs das Vorliegen einer solchen voraus. Die konzentrische Hypertrophie, d. h. die Hypertrophie ohne Dilatation, kann sich bei langsamem Anstieg des Druckes in der Pulmonalis unmittelbar entwickeln, andererseits aus der tonogenen Dilatation oder tonogenen Hypertrophie durch Rückgang der Dilatation entstehen. Bei fortschreitender Dilatation des rechten Ventrikels kann es zu relativer Tricuspidalinsuffizienz und zur Erweiterung des rechten Vorhofs kommen. Dies kann sowohl beim akuten als auch beim chronischen Cor pulmonale eintreten.

Über das Verhalten des linken Ventrikels beim Cor pulmonale sind die Mitteilungen nicht sehr zahlreich. KOUNTZ, ALEXANDER und PRINTZMETAL (1936) fanden beim Lungenemphysem häufig eine Hypertrophie beider Herzkammern. GRIGGS, COGGIN und EVANS (1939) konnten diese gleichzeitige Hypertrophie beider Kammern bei verschiedenen Lungenerkrankungen bestätigen. LAVENNE (1951) fand sie bei 100 Patienten, die an Pneumokoniosen gestorben waren, nur 6mal. WALZER und FROST (1954) konnten bei den meisten ihrer Fälle eine Linkshypertrophie nicht feststellen.

Eine befriedigende Erklärung für das gelegentliche Vorkommen einer Linkshypertrophie bei chronischem Cor pulmonale konnte bis in neuere Zeit nicht gegeben werden. Vielleicht kann man für manche Fälle tierexperimenteller Ergebnisse von LIEBOW, HALES u. Mitarb. (1949) sowie pathologisch-anatomische Studien von v. HAYEK (1951 a), LAPP (1951) heranziehen, denen zufolge bei chronischen Lungenerkrankungen die Bronchialarterien erheblich an Kaliber zunehmen und besonders die Versorgung nicht mehr ventilierter Lungenabschnitte übernehmen, aber auch arterialisiertes Blut direkt über arterio-arterielle Anastomosen den Pulmonalarterien zuführen. Die Last dieser Mehrdurchblutung hätte dann der linke Ventrikel zu tragen. PARKINSON und HOYLE (1936) fanden eine Linkshypertrophie beim Cor pulmonale relativ häufig und glaubten, sie auf eine Hypertension im großen Kreislauf zurückführen zu können. Daneben muß die arterielle Hypoxämie, durch die die Muskulatur der linken Herzkammer besonders bei etwa zusätzlich vorhandener Coronarsklerose selektiv geschädigt wird (CERLETTI, FERNANDEZ und TAESCHLER 1953, MEESMANN und SCHMIER 1955), als verursachender Faktor diskutiert werden. Weniger überzeugend ist die Ansicht (SCOTT und GARVIN 1941), daß die besondere Verflechtung der Muskelfasern beider Ventrikel bei Hypertrophie des einen eine gleichsinnige Reaktion des anderen zur Folge habe.

KIRCH (1933) vertritt demgegenüber die Auffassung von der gegenseitig sehr weitgehenden funktionellen Unabhängigkeit beider Herzhälften. Tierexperimentelle Ergebnisse zu dieser Frage sind widerspruchsvoll (BAKOS 1950, KAGAN 1952).

FRIESE (1955) fand bei Kranken mit chronischem Cor pulmonale (ohne Zeichen einer gleichzeitig bestehenden Erkrankung, die zu einer vermehrten Linksbelastung des Herzens führt) die gleichen pathologischen Veränderungen des Oesophagoatriogramms wie bei Kranken mit einer vermehrten Linksbelastung des Herzens. Die Kurven zeigten eine Überhöhung der Vorhofkontraktionswelle und ein diastolisches Plateau. Dies sind Veränderungen des Vorhofpulsbildes, die für eine vermehrte diastolische Füllung des linken Vorhofs charakteristisch sind. So müßte man annehmen, daß auch beim chronischen Cor pulmonale eine vermehrte Füllung des linken Vorhofs vorliegt, obwohl sich kein sicherer Grund angeben läßt, warum die linke Herzkammer das Blutangebot nicht bewältigen sollte. FRIESE (1955) glaubt, daß es infolge einer Verlagerung des Kammerseptums nach dem linken Ventrikel, wie sie von Susman, Steinberg und Grishman (1942) angiokardiographisch nachgewiesen wurde, zu einer Funktionsbehinderung der linken Herzhälfte kommen kann. Auch Zorn (1951), Blumberger (1954) und Blumberger, Kämmerer und Linke (1955) fanden bei Kranken mit Lungen- emphysem die gleichen Veränderungen der Anspannungs- und Austreibungszeit wie bei Kranken mit einer Hypertonie des großen Kreislaufs. Diese Verände- rungen des zeitlichen Ablaufs der Herzkontraktion waren bei Kranken mit Lungen- emphysem und Rechtshypertrophie des Herzens sogar häufiger zu finden als bei Kranken mit Hypertonie.

So ist in Erwägung zu ziehen, ob es beim chronischen Cor pulmonale durch Zusammenwirken mehrerer Faktoren (arterielle Hypoxämie, Abflußbehinderung des Sinus coronarius bei Erhöhung des rechten Vorhofdrucks, Verlagerung des Kammerseptums, Mehrdurchblutung des Bronchialkreislaufs) zu einer Störung der Hämodynamik auch der linken Herzhälfte kommen kann. Dies würde er- klären, daß zuweilen bei lange bestehendem chronischem Cor pulmonale Symptome einer Linksinsuffizienz mit Lungenstauung und Lungenödem hinzutreten können (Zeh 1951).

Die Entscheidung, ob eine Hypertrophie des rechten Ventrikels vorliegt, ist in ausgeprägten Fällen leicht, dagegen kann die Erfassung von Anfangsstadien und Übergangsformen, besonders bei gleichzeitiger Dilatation des linken Ventrikels, manchmal schwierig sein. Bei Messung der Wanddicke 3 cm unterhalb der Pulmonalklappe wird man Stärken unter 5 mm als normal, zwischen 6 und 8 mm als mäßig hypertrophisch, solche über 8 mm als deutlich hypertrophisch bezeich- nen können. Ganz zuverlässig ist aber die Wanddickenmessung, gerade mit Hinblick auf den Einfluß der Dilatation, keineswegs. Es wurde deshalb oft emp- fohlen, beide Ventrikel getrennt zu wiegen und die Gewichte zueinander in Be- ziehung zu setzen (Müller 1883).

Berblinger (1943) hat sich mit der Methode der getrennten Ventrikelwägung, insbesondere dem Verfahren nach Müller, sowie Herrmann und Wilson (1922), anläßlich zahlreicher Sektionen Tuberkulosekranker eingehend befaßt und bespricht die möglichen Rückschlüsse, die sich aus dem Ergebnis solcher Wägungen ziehen lassen. Er empfiehlt Vorsicht beim Ver- such, die Hypertrophie des rechten Ventrikels nach dem Massenverhältnis der beiden Ventrikel zu beurteilen. Der funktionelle Index kann eine Massenzunahme des rechten Ventrikels nicht eindeutig erkennen lassen, da das Verhältnis linker Ventrikel:rechter Ventrikel ja auch von dem Verhalten der linken Herzkammer abhängig ist. Im Falle einer Atrophie der linken Kammer beispielsweise kann eine Massenzunahme des rechten Ventrikels vorgetäuscht werden. Auch die Beziehung Herzgewicht: Körpergewicht darf nicht außer acht gelassen werden. Berblinger (1943) fordert, daß außer dem Massenverhältnis der Ventrikel auch die absoluten Kammergewichte, ihr Verhältnis zum Gesamtgewicht des Herzens und dessen Verhältnis zum Körpergewicht berücksichtigt werden. Nur dann sind aus dem funktionellen Index Rück- schlüsse auf die Hypertrophie der Herzkammern erlaubt. Das Verhältnis RV:LV liegt normalerweise um 0,43—0,54. Bei Rechtshypertrophie können Werte um 1,0 ermittelt werden. Husten (1951) hat bei Silikotikern beide Herzhälften getrennt gewogen und findet, daß auf den rechten Ventrikel, bei einem Normalwert von 35% des Gesamtgewichts beider Kammern, bis zu 60% des Gesamtgewichts beider Kammern entfallen können (Thomas 1948). Kirch (1933) hält die genaue Beurteilung der Herzform, die bereits besprochen wurde, für aufschluß- reicher als die Messung der Wandzunahme und der Ventrikelgewichte.

Zdansky (1951) hat darauf hingewiesen, daß beim Emphysem das Herz im Röntgenbild oft klein erscheint, und auch bei genauer Röntgenuntersuchung die Charakteristika der Rechtsdilatation oder Rechtshypertrophie vermißt werden. Diese Kleinheit des Herzens ist oft durch den Zwerchfelltiefstand vorgetäuscht, der zu Steil- und Medianstellung führt. Darüber hinaus finden sich aber bei Emphysematikern und auch bei Tuberkulösen oft tatsächlich kleine Herzen, was zum Teil mit der durch die chronische Erkrankung erzwungenen Inaktivierung zu- sammenhängen mag (Berblinger 1947). Da solche Patienten oft eine erhebliche

Dyspnoe zeigen, unter Umständen sogar leicht hypoxämisch sind, ist der Gegensatz zwischen dem manifesten Lungenleiden und der Kleinheit des Herzens oft auffällig. ZDANSKY (1949) hat vom kleinen Cor pulmonale gesprochen. Dies erscheint KIRCH (1955) mit Recht als ein Widerspruch in sich. Die Kleinheit des Herzens beweise in diesen Fällen geradezu, daß trotz des chronischen Lungenleidens keine langdauernde pulmonale Hypertension und daher noch kein Cor pulmonale vorliegt. Die klinischen Symptome sind durch das Lungenleiden selbst, nicht durch die Herzerkrankung bedingt. Besonders gefährdet sind solche Kranken mit Emphysem, wenn sich bei ihnen im Anschluß an einen respiratorischen Infekt oder einen schweren Status asthmaticus akut eine alveolare Hypoventilation und damit eine pulmonale Hypertension entwickelt, dann kann es zu einer akuten Dilatation der rechten Herzkammer dieser an sich kleinen Emphysemherzen kommen, wie ZDANSKY (1949) beobachtet hat. Dieses Stadium der Dilatation wäre dann als „Cor pulmonale" zu bezeichnen. Daß der Pathologe oft ebenso wie der Kliniker eine Korrelation vermißt zwischen dem Grade der rechtsseitigen Herzhypertrophie und der Schwere des Lungenleidens, erscheint verständlich, wenn man bedenkt, daß nur gewisse Teilkomponenten der sehr komplizierten Lungenfunktionsstörung zu pulmonaler Hypertension und Cor pulmonale führen. Die Wirksamkeit dieser Teilkomponenten geht nicht immer parallel zum klinisch und autoptisch feststellbaren Schweregrad des Lungenleidens, zumal andere Teilkomponenten, wie Inaktivität und Kachexie, eher eine Abnahme der Herzgröße bewirken können. Von Cor pulmonale sollte man nur sprechen, wenn das Herz eine nachweisbare gestaltliche oder funktionelle Anpassung an den pulmonalen Hochdruck erkennen läßt. Dies kann vom Morphologischen her nur in einer Dilatation bzw. Hypertrophie der rechten Herzkammer bestehen. In bezug auf die feingeweblichen Strukturänderungen des Herzens beim akuten und chronischen Cor pulmonale sei auf die pathologisch-anatomische Literatur verwiesen.

E. Akutes Cor pulmonale.

Die häufigste Ursache einer akut auftretenden Widerstandsvermehrung im kleinen Kreislauf mit konsekutivem Druckanstieg in der rechten Herzkammer und der Pulmonaliswurzel ist die akute Lungenembolie. Diese führt zum Bilde des akuten Cor pulmonale, wenn die Verstopfung der Lungenarterienäste mit thrombotischem Material so erheblich ist, daß daraus eine beträchtliche Widerstandsvermehrung im Lungenkreislauf resultiert. Ob dies der Fall ist, hängt nicht nur von der Größe des Embolus, sondern auch vom Zustand der Lungengefäße, vielleicht auch von zusätzlichen nervös-reflektorischen Umstellungen ab. Lungenembolie ist daher nicht identisch mit akutem Cor pulmonale, sondern nur unter bestimmten Bedingungen resultiert bei einer Embolisierung der A. pulmonalis dieses Krankheitsbild. Es kann auch durch andere Einwirkungen erzeugt werden, die den pulmonalen Gefäßwiderstand plötzlich erhöhen (s. Tabelle 1, S. 62), und zwar um so leichter, je höher schon vor dem Eintreten des akuten Ereignisses der pulmonale Gefäßwiderstand ist.

Im vorliegenden Kapitel wird neben der akuten Lungenembolie die akute Luft- und Fettembolie behandelt. Die anderen, zum klinischen Bild des akuten Cor pulmonale führenden Umstände werden im Rahmen der Differentialdiagnose der Lungenembolien besprochen. Die Behandlung der in Frage stehenden Krankheitsbilder (Lungenembolie, Luftembolie, Fettembolie) kann sich nicht auf das ihnen unter bestimmten Umständen gemeinsame Symptom des akuten Cor pulmonale beschränken, sondern sie muß im Interesse einer sinnvollen Darstellung umfassender erfolgen. So wird bei der Lungenembolie auch der Lungeninfarkt, bei der Luftembolie auch die arterielle Luftembolie, bei der Fettembolie die cerebrale Fettembolie mindestens am Rande mitbehandelt.

I. Akute Lungenembolie.

1. Vorkommen und Bedingungen des Auftretens.

Die akute fulminante Lungenembolie setzt einen thrombotischen Prozeß in den Venen des großen Kreislaufs voraus. Dieser wird meist in großkalibrigen, über lange Strecken unverzweigt verlaufenden Venen seinen Sitz haben. In der überwiegenden Anzahl der Fälle sind die großen Venen der unteren Körperhälfte, V. cava inferior, V. iliaca, V. femoralis und ihre Quellgebiete, Ausgangspunkt der Embolie. Thrombosen dieser großen Venenstämme nehmen oft ihren Ursprung weit in der Peripherie, so z. B. in den Venen der Wadenmuskulatur, in Plantarvenen, im Bereich des Plexus prostaticus und parauterinus. Solche peripher entstandenen Thrombosen können sich, wie besonders Bauer (1940) durch phlebographische Untersuchungen zeigen konnte, sehr rasch zentralwärts ausbreiten. Sie führen in der Regel erst dann zu massiver Embolisierung, wenn die Hauptvenenstämme am Bein, also die Oberschenkelvenen, erreicht sind. Wohl wegen der in ihnen herrschenden raschen Strömung sind die Nierenvenen relativ selten Ausgangspunkt fortschreitender Thrombosen, dasselbe gilt von den Venen des Quellgebietes der oberen Hohlvene (Gross 1955), die zusammen mit dem Herzen als Ausgangspunkt von weniger als 4% aller Lungenembolien in Frage kommen. Auch die große Häufigkeit organischer Schäden an der Venenwand, wie sie im Bereich der Armvenen durch intravenöse Injektionen und die ihnen so häufig folgenden lokalen Thrombosen und im Bereich der V. jugularis als Folge eitriger Prozesse in deren Quellgebiet zukommen, ändert daran nichts.

Thrombophlebitiden oberflächlicher Hautvenen führen selten direkt zu massiven Lungenembolien, sie können jedoch, wiederum besonders an der unteren Extremität, Anlaß von fortschreitenden Phlebothrombosen der gleichen Seite oder der Gegenseite werden. Septische Thrombophlebitiden innerer Organe führen oft zu kleinen septischen Lungeninfarkten, aber selten zu massiven Embolien mit Cor pulmonale. Diese septischen Embolien entstammen relativ häufig auch der oberen Körperhälfte (septische Jugularisthrombose). Thrombenbildungen im Herzen selbst (Parietalthromben nach Herzinfarkten, Herzohrthromben) führen gelegentlich zu kleineren (Zimmermann, Miller und Marshall 1949), kaum zu massiven Lungenembolien.

Für das klinische Bild der Lungenembolie ist die Herkunft der Embolie insofern bedeutsam, als Größe, Form und Konsistenz des Embolus die Lokalisation der Lungenembolie bestimmen.

Große Lungenembolien verschließen häufig den Hauptstamm der A. pulmonalis und können so den sofortigen Tod herbeiführen. Doppelseitiger Verschluß beider Hauptäste kann die gleiche Wirkung haben. Auch sehr große Embolien können bei noch lockerer Konsistenz weitgehend im Herzen fragmentiert werden und dann multipel große bis mittlere Äste der Pulmonalarterie verschließen. Einseitiger Verschluß eines Hauptastes der A. pulmonalis kann, soweit die andere Seite intakt ist, überstanden werden, bleibender Verschluß eines Pulmonalishauptastes durch organisierten Embolus wurde mehrfach beobachtet (Caroll 1950). Bei den häufig multiplen Embolien mittlerer bis kleinerer Pulmonalarterienäste werden bevorzugt die Unterlappen, der rechte etwas häufiger als der linke, befallen. Nach erfolgtem embolischem Verschluß eines Lungenarterienastes können retrograd (herzwärts) fortschreitende sekundäre Thrombosen die Zirkulation weiter einengen [nach P. Möller (1949) in 50% der Fälle]. Statistisches Material bezüglich der Häufigkeit des Befalls verschiedener Äste der A. pulmonalis sowie der einzelnen Lungenlappen findet sich bei Gross (1955), Spohn (1951), Hamptom und Castleman (1940), Gsell (1935), Krause und Chester (1941), Evoy (1949).

Die Quelle der Lungenembolie in Gestalt einer örtlichen Venenthrombose ist oft bei der üblichen Sektionstechnik auch autoptisch nicht auffindbar, klinisch entgeht sie noch häufiger dem Nachweis. Barker, Nygaart u. Mitarb. (1941) gelang es nur in 25,3% aller tödlichen Lungenembolien pathologisch-anatomisch in 14,8% aller tödlichen Lungenembolien klinisch eine Venenthrombose nachzuweisen. Nach Allen, Linton und Donaldson (1947) war in 38%, nach Murray (1948) in 28,7%, nach Zilliacus (1946) in 25% der beobachteten Fälle die Lungenembolie das erste Zeichen eines thromboembolischen Geschehens. Daß eine tödliche Lungenembolie die erste Manifestation des Krankheitsgeschehens darstellt, fanden Jorpes (1951) in 7,2%, Evans und Dee (1948) in 23% ihrer Fälle.

Bei den meisten Statistiken, die eine Geschlechtsverteilung angeben, sind Frauen häufiger betroffen als Männer. Die Angaben schwanken zwischen 1:1,2 und 1:3 männlich:weiblich (Brass und Sandritter 1949, 1950, Hillemanns 1951, Spohn 1951, Staemmler und Wilhelms 1953, Zeitelhofer und Reiffenstuhl 1952, Evoy 1949).

Wenn auch Embolien in jedem Lebensalter auftreten können, so sind sie doch im Kindesalter eine Seltenheit. Ab dem 15. Lebensjahr beginnt die Kurve anzusteigen (Gross 1955, Barker, Nygaart u. Mitarb. 1940, Zimmermann, Miller und Marshall 1949, Oberndörfer 1928a, Gruber 1930, Merz 1950). Bei über 70jährigen fanden Spitzer, Rosenthal u. Mitarb. (1949a und b) in 21% aller Sektionen Lungenembolien, bei 50—70jährigen nur in 7%.

Sektionsstatistiken aus gemischten Krankenhäusern geben am ehesten über die Häufigkeit der Lungenembolien als Todesursache Auskunft. Nach Angaben von Krause und Chester (1941), Chrutscher (1948), Hamptom und Castleman (1940) fanden sich unter 23000 Sektionen 2,44% tödliche Lungenembolien. Zimmermann, Miller und Marshall (1949) geben bei 5588 Sektionen 1% tödliche Lungenembolien an. In den USA wurden im Jahre 1937 insgesamt 30000 Todesfälle an Lungenembolien gezählt (Barnes 1937). Bei Statistiken, die sich auf autoptische Unterlagen stützen, ist zu berücksichtigen, daß eine größere Anzahl von Lungenembolien im Finalstadium einer Krankheit, die primär zum Tode führen würde, zustande kommen und somit lediglich als unmittelbare Todesursache, aber nicht als selbständiges Leiden aufzufassen sind. Auf Zahlen, die sich auf klinische Angaben stützen oder auf amtlich gemeldete Zahlen, ist kaum Verlaß, da die Differentialdiagnose der Lungenembolie häufig sehr schwierig ist und ohne Spezialuntersuchungen nicht entschieden werden kann.

Nach Hillemanns (1951) wechseln die Angaben über die Häufigkeit der Lungenembolie an verschiedenen Orten in Europa und zu verschiedenen Zeiten zwischen 6,4 und 0,89%. Bei der Unterschiedlichkeit der Häufigkeit der Lungenembolien spielen offenbar nicht näher definierbare regionäre Klimaverhältnisse eine Rolle. In der ganzen Rheinebene z. B. sind thromboembolische Erkrankungen offenbar häufiger als im übrigen Deutschland. Die Häufigkeit der Lungenembolie ist auch periodischen Schwankungen unterworfen, die bei größeren Untersuchungsreihen sich z.T. als statistisch signifikante Unterschiede nachweisen lassen (Hillemanns 1951, Brass und Sandritter 1949). Geissendörfer kommt 1935 zu der Auffassung, daß die Zunahme der Embolien durch die Überalterung der Bevölkerung zu erklären sei. Eine gewisse Rolle hat er auch Grundkrankheiten, der Geschlechtsdisposition und dem Ernährungszustand eingeräumt. Als Hauptursache der periodischen Schwankungen sehen hingegen Zink (1936), Jeuther, Koeper u. Mitarb. (1947) sowie Brass und Sandritter (1950) den wechselnden Ernährungszustand der Bevölkerung an. So sahen Fahr (1927), Oberndörfer (1928), Rohden (1933), Schleussing (1929) sehr niedrige Zahlen an Embolien bei den zur Sektion gekommenen Patienten in den Jahren des ersten Weltkrieges und kurz danach, während in den späteren Jahren die Zahl der Lungenembolien, die zwei Drittel aller Emboliefälle ausmachten, erheblich zunahm. Zu ähnlichen Ergebnissen kam v. Lucadou (1931). Neben Jeuther, Koeper und Piontek (1947) fanden Brass und Sandritter (1949) wiederum während des zweiten Weltkrieges sehr niedrige Zahlen von autoptisch gesicherten Lungenembolien unter den Gesamtautopsien. Selbst in der Schweiz soll trotz der relativ geringen Lebensmittelbeschränkung während des zweiten Weltkrieges die Thromboemboliehäufigkeit zurückgegangen sein. Merz (1950), Werthemann und Rutishauser (1954) fanden in den letzten Jahren vor 1954 in der Schweiz, wie die oben genannten Autoren in Deutschland, ebenfalls eine wesentliche Zunahme der tödlichen Lungenembolien. Die besondere Gefährdung der Fettleibigen (Typus embolicus) läßt sich am besten an geburtshilflichem Material nachweisen, bei dem Altersunterschiede keine wesentliche Rolle spielen (Schaefer 1943). Auch aus den Zusammenstel-

Tabelle 3.

	Gesamtzahl der Patienten	Thrombosen %	Lungenembolien %	Tödliche Lungenembolien %
Geburten	162436	0,99	0,169	0,036
Operationen . . .	212501	1,58	0,71	0,24
Interne Behandlungsfälle . . .	34098	2,17	0,93	0,42

	Somit bekamen von den Thrombosen Embolien %	Von den Embolien waren tödlich %
Geburten	17,2	20,7
Operationen . . .	45,0	34,9
Interne Behandlungsfälle . . .	42,5	44,0

lungen von Hillemanns (1951), Spohn (1951) und Zeitelhofer und Reiffenstuhl (1952) geht die Zunahme der tödlichen Lungenembolie mit dem Körpergewicht eindeutig hervor. Brass und Sandritter (1950) sind der Meinung, daß bei Fettleibigen weniger die Thromboseneigung als die Tendenz zur Loslösung und Verschleppung der Thromben vermehrt ist.

Nach Hillemanns (1951) ist auch bei der Geschlechterverteilung der Lungenembolie der bessere Ernährungszustand der Frauen von Bedeutung, während Gross (1955) in den zusätzlichen Lungenembolien bei geburtshiflichen und gynäkologischen Erkrankungen die Hauptursache der höheren Beteiligung des weiblichen Geschlechts sieht.

In den größeren Sammelstatistiken schwankt nach einer Zusammenstellung von Gross (1955) auf chirurgischen Abteilungen der Prozentsatz der tödlichen Lungenembolien zwischen 0,4 und 0,14% der Durchgänge bzw. Operierten, an Frauenkliniken zwischen 0,27 und 0,1% der Operationen und 0,035 und 0,015% der Geburten, auf internen Abteilungen zwischen 0,6 und 0,08% der Durchgänge. Jorpes (1951), der ein größeres Material von verschiedenen Autoren zusammentrug, fand unter Geburten, Operationen und internen Behandlungsfällen die in Tabelle 3 aufgeführte Häufigkeit an Thrombosen und Embolien.

Aus diesem vor Einführung der Therapie mit Antikoagulantien zusammengestellten Material ergibt sich, daß Thrombosen in inneren Kliniken etwas häufiger zur Beobachtung kommen als im Durchschnittsmaterial der chirurgischen Kliniken, daß bei den Thromboseerkrankungen in chirurgischen und inneren Kliniken etwa gleichhäufig Lungenembolien auftreten, und daß die Zahl der tödlichen Lungenembolien in der inneren Klinik wiederum am höchsten liegt. Das geburtshilfliche Material zeigt in allen Aufschlüsselungen weit günstigere Ergebnisse. Dies wird an dem niedrigeren Durchschnittsalter dieses Personenkreises und auch an der Seltenheit komplizierender Erkrankungen, die die Thromboseneigung wie Embolieneigung steigern, liegen. Auch Beobachtungen von MERZ (1950), wonach es in der postoperativen Gynäkologie häufiger tiefe Beinvenenthrombosen gibt als oberflächliche Hautvenenthrombosen, wogegen in der Geburtshilfe die oberflächlichen Thrombosen wegen der physiologischen Veränderungen an den Venen während der Schwangerschaft 8mal häufiger vorkommen, mögen hierbei eine Rolle spielen.

Bei chirurgischen Patienten kommen Thromboembolien bei bestimmten Operationen weit häufiger vor als bei anderen, was für die postoperative Zeit dieser Gefährdeten besondere Aufmerksamkeit erfordert. ALLEN, BARKER u. Mitarb. (1946) fanden an der Mayoklinik bei 85000 Operationen in absteigender Häufigkeit bei folgenden Eingriffen Thromboembolien: Splenektomien, abdominelle Uterusexstirpationen, Darmresektionen, doppelseitige Herniotomien, Kaiserschnitt, Magenresektionen, Colostomie, Appendektomien, Eingriffe an Prostata und Blase. Die größte Gefährdung besteht zwischen dem 2. und dem 15. Tag postoperativ. Nach EISENREICH (1954) erfolgten jedoch 12% der tödlichen Lungenembolien nach dem 21. Tag postoperativ.

Aus dem Material der inneren Klinik geben WERTHEMANN und RUTISHAUSER (1954) folgende Thromboemboliehäufigkeit an: Es erkrankten an Thromboembolie von Patienten mit

Herz- und Kreislaufaffektionen 10,0%
Lähmungen nach cerebralen Affektionen 5,6%
Kachexien 4,3%
Infektionen 1,6%

Die Thromboembolie als alleinige Grundkrankheit konnte RUTISHAUSER (1954) nur in 9,5% seiner gesamten Emboliefälle feststellen.

Patienten mit Herzinsuffizienz, Stauung, absoluter Arrhythmie, Herzklappenfehlern und Myokardinfarkt sind besonders gefährdet. HINES und HUNT (1941) fanden bei den Sektionen von 234 Herzkranken in 34,6% der Fälle Lungenembolien. In der inneren Klinik trifft mindestens die Hälfte der Lungenembolien auf ausgesprochene Herz- und Kreislaufleiden (EVOY 1949).

Auch WICK (1956), der 130 Fälle von Lungenembolie überprüfte, fand, daß die herzkranken Patienten wesentlich stärker gefährdet sind als die herzgesunden. Insbesondere sind bei Herzgesunden nur die ersten 24 Std nach der Embolie quo ad vitam kritisch. Bei Herzkranken dagegen kann die kritische postembolische Phase über Wochen dauern.

Wahrscheinlich ist die verlangsamte Strömung des Blutes, welche die latente periphere Gerinnung (LASCH 1954) begünstigt, ein wesentlicher thrombosefördernder Faktor. Dies erklärt sowohl die Thromboembolieneigung dekompensierter Herzkranker, als auch das häufige Auftreten von Thrombosen und Embolien nach Kollapssituationen aller Art, zu denen auch postoperative und posttraumatische Zustände zählen.

Unter den Kreislaufkrankheiten, welche die Thromboseentstehung weniger durch die Strömungsverlangsamung als durch lokale Gefäßwandveränderungen fördern, seien genannt:

Die Thrombangiitis obliterans in ihrer auch die Venenwände ergreifenden Variante (MURPHY 1953) und die idiopathische Thrombophlebitis, welche besonders beim Befallensein der unteren Extremität in einem hohen Prozentsatz zu Lungenembolie führt (Murphy 1953, Vinther Paulsen 1952, de Bakey 1954).

Daß bei Polycythämien häufiger Embolien vorkommen, läßt sich aus der Thrombocytenvermehrung und Phlebothromboseneigung bei dieser Krankheit ableiten. Auch beim Morbus Cushing mit Vermehrung der Thrombocyten und gesteigerter Blutviscosität kommen häufiger thromboembolische Komplikationen zur Beobachtung. Die besondere Gefährdung der Splenektomierten läßt sich mit dem postoperativen Thrombocytenanstieg in Zusammenhang bringen.

Yagi (1954) fand für die Universitäts-Frauenklinik Okayama, daß stärkere Anämien eine Ursache für gesteigerte Thrombose- und Emboliebildung darstellen. Er fand bei Patienten mit

51 und mehr % Hb in 1,18% Thrombosen, mit
50 und weniger % Hb in 7,71% Thrombosen.

Bei der Anaemia perniciosa tritt eine Thrombosegefährdung besonders nach Therapiebeginn ein, da die regenerative Krise häufig mit einem Thrombocytenanstieg verbunden ist.

Die Häufigkeit der Embolien bei Tumorkranken wird von Barker, Nygaart u. Mitarb. (1940/41) nicht nur auf deren schlechtere Kreislaufverhältnisse zurückgeführt. Vielleicht spielt die erhöhte Thrombokinaseaktivität, die durch zerfallende Tumorzellen zustande kommen soll (Lenggenhager 1947), eine wesentliche Rolle. Infekte, Fieber und allgemeiner Marasmus sind sicher an dem Auftreten der Thromboembolien bei malignen Tumoren mitbeteiligt. Eine gewisse Rolle scheint auch die von Schulz (1953) gefundene Fibrinogenvermehrung, besonders bei Bronchialtumoren, zu spielen.

Bei Infektionskrankheiten wirkt das Darniederliegen des Kreislaufs und die Immobilisation der Kranken thrombosefördernd. Ein Anstieg des Kälteagglutinationstiters mag bei einzelnen Infekten (Viruspneumonien) zusätzlich eine Rolle spielen. Lokale Entzündungen können zu lokalen septischen Thrombophlebitiden Anlaß geben, die aber wegen ihrer festeren Haftung an den Gefäßwänden viel seltener zur Embolisierung führen.

Auch unser therapeutisches Eingreifen bei verschiedenen Erkrankungen wurde oft in der Literatur daraufhin überprüft, ob nicht hierdurch eine Thromboseneigung und die Thromboembolie ausgelöst werden könnte. Koller (1951) glaubt, daß unter ACTH und Cortison eine erhöhte Thrombosegefahr besteht. Eine vorübergehende Zunahme der Thrombocyten (Cosgriff 1951) oder auch ein direkter Antagonismus des ACTH gegen Heparin (Koller 1950, Köhler, Lolk u. Sika 1952, Weissbecker und Hitzelberger 1953) werden diskutiert. Auch bei Unterdosierung mit Heparin kann möglicherweise die Gefahr bestehen, daß die Neigung zur Mobilisation von Thromben ansteigt (Merz 1950, Beller 1954).

Auf die Möglichkeit einer Begünstigung der Neigung zu Thromboembolie durch stark entwässernde Herztherapie mit salzarmer Kost und Quecksilberdiuretica hat Singer, Bornstein und White (1947) hingewiesen. Arbeiten von Marvel und Shullenberger (1951) bestätigen, daß im Verlauf der Entwässerung durch Hämokonzentration eine Vermehrung von Fibrinogen und Prothrombin zustande kommt, die zu einer Thrombenbildung begünstigenden Situation führt. Auch Jürgens (1952) sieht in der Besserung der Herzkraft, in zu rascher Entwässerung durch Diuretica, im Nachlassen der Leberstauung eine Gefahr für die Entwicklung thromboembolischer Komplikationen. Keller, Spang und Hartert (1952) fanden, daß die Thrombosebegünstigung bei hydropischen Herzkranken immer nur dann auftritt, wenn eine nicht zu chronische Leberstauung zurückgeht und die funktionelle Erholung der Leber zu einer Überproduktion von gerinnungsfördernden Faktoren führt. Thromben in dilatierten Vorhöfen können besonders beim Übergang von Vorhofflimmern zu Sinusrhythmus zu Embolien führen, wegen des häufigen Sitzes im linken Vorhof allerdings meist zu arteriellen Embolien. Die Zunahme der Herzkraft begünstigt indirekt auch die Loslösung von Thromben dadurch, daß die Motilität der Patienten, vor allem ihrer Beine, zunimmt.

Krankheiten, die zu einer Störung des Gerinnungsvorganges führen, verursachen weit seltener thromboembolische Prozesse, wenn Kreislaufveränderungen oder auch andere Bedingungen dies erwarten ließen. SPITZER, ROSENTHAL u. Mitarb. (1949) fanden bei 97 autoptisch untersuchten Lebercirrhosen etwa die gleiche Thrombosehäufigkeit wie bei Kontrollgruppen anderer Krankheiten. Bei keinem der Cirrhose-Patienten konnte eine Lungenembolie nachgewiesen werden, während bei den Vergleichspatienten die Emboliehäufigkeit bei 12% (202 Patienten) lag. Dies deutet auf einen Faktor hin, der im wesentlichen die Mobilisierung der Thromben beeinflußt. Nach HARTERT (1956) ist die Ursache hierfür in der geringeren Geschwindigkeit der Thrombenbildung und der damit größeren Haftfestigkeit der Thromben bei Lebercirrhose zu erblicken.

Immer wieder wird die Bedeutung des Wetters oder des Klimas für die Entstehung von Embolien in Erwägung gezogen. Die Anschauungen der einzelnen Autoren differieren noch sehr. So glaubten SANDRITTER und BECKER (1951), CAROLI und PICHOTKA (1954) einen Zusammenhang annehmen zu müssen. Vorsichtiger beurteilen die Zusammenhänge STAEMMLER und WILHELMS (1953). BERG (1954) glaubt, daß dem Wettergeschehen nur eine untergeordnete Rolle, vielleicht eine gelegentliche Mitwirkung zuzusprechen sei. Nach DAUBERT (1955) sollen jahreszeitliche Häufungen in den Monaten Februar bis März, Oktober bis November vorliegen; tageszeitlich soll ein Anstieg in den Vormittagsstunden und Nachmittagsstunden und ein Abfall in den Nachtstunden festgestellt sein. Embolien sollen bei stabilen wie labilen Aufgleitvorgängen aus dem Südostraum vorkommen. Auch andere Wettervorgänge seien von Einfluß, wenn auch diese Angaben strenggenommen nur für den süddeutschen Raum, wo sie gewonnen wurden, Geltung haben können.

Im Raum Pilsen beobachteten BOBEK, CEPELAK und CARCAL (1958) in den Jahren 1950—1955 457 tödliche Lungenembolien und brachten sie mit den Wetterveränderungen in diesem Gebiet in Beziehung. In den Wintermonaten wurden 20—12 Std vor dem Tode Warmfronten festgestellt. Während der Sommermonate waren die Warmfronten um die Todesstunde am häufigsten zu beobachten. Während der Übergangsmonate waren Anhäufungen von Todesfällen an Lungenembolie nur bei Okklusionsfronten von Bedeutung. Auch unter Anwendung der strengen 3-Sigmengrenze war die Anhäufung von Todesfällen bei Okklusionsfronten in den Übergangsmonaten nachweisbar. Jahresschwankungen der Todesfälle an Lungenembolie wurden nicht festgestellt. Die Autoren führen die Anhäufung der tödlichen Lungenembolien in den Früh-, Vormittags- und Abendstunden auf die in dieser Zeit von den Kranken in stärkerem Maße durchgeführten körperlichen Bewegungen zurück. Ein Zusammenhang zu meteorologischen Einflüssen oder mit Tagesrhythmen der Lebensfunktion des Menschen wird als unwahrscheinlich abgelehnt.

2. Pathophysiologie der Lungenembolie.

Eine akute Lungenembolie kann mechanisch den größten Teil der Lungenstrombahn verlegen. Es entsteht dann eine akut einsetzende Zirkulationssperre im Lungenkreislauf. Infolge des plötzlichen Anstieges des Widerstandes der

Lungenstrombahn kommt es zu einer vorübergehenden Dilatation der rechten Herzkammer mit erheblichem Anstieg des systolischen Kammerdrucks und des Druckes in der Pulmonaliswurzel. Die morphologische Umformung des Herzens unter diesen Umständen wurde besonders von Kirch (1955) untersucht und S. 86 geschildert. Es wurde schon dort darauf hingewiesen, daß die akute Dilatation unmittelbar in eine Insuffizienz mit Anstieg des diastolischen Kammerdrucks, des Vorhof- und Venendrucks übergehen kann. Der Blutstauung vor dem Kreislaufhindernis entspricht der Abfall des Stromvolumens dahinter. Der Blutzustrom zum linken Herzen nimmt plötzlich ab, entsprechend sinken das Stromvolumen und der Druck in der Aorta kritisch ab, es kommt zum „kardialen Kreislaufkollaps" (Schwiegk 1938) mit unzureichender Durchblutung und konsekutivem Sauerstoffmangel im gesamten großen Kreislauf. Ist die Zirkulationssperre nahezu total, so tritt der Tod in wenigen Minuten infolge der Einschränkung der Hirndurchblutung ein. Die Atmung sistiert daher früher als die Herztätigkeit (Dunn 1920, Zwillinger 1937). Viel seltener kommt ein Herztod durch Kammerflimmern zur Beobachtung. Ist die Zirkulationssperre weniger vollständig, so kann durch reflektorische Umstellung der Widerstandsverteilung im großen Kreislauf im Sinne einer „Zentralisation" (Duisberg und Schröder 1944) eine für die Erhaltung des Lebens ausreichende Durchblutung der Hirn- und Coronargefäße zunächst bestehen bleiben. Es verbleibt jedoch weiterhin die Gefahr der hypoxämischen Gewebsschädigung besonders für die großen parenchymatösen Organe (Niere, Leber), deren relativer Durchblutungsanteil im Rahmen der Zentralisation sich noch weiter vermindert, aber auch für das Myokard, dessen Tätigkeitsstoffwechsel nicht vermindert werden kann. Es wird dann von der Kraft des rechten Herzens und dem Zustand der Lungengefäße abhängen, ob die Zirkulationssperre im Lungenkreislauf sich genügend schnell so weit vermindert, daß ein für die Erhaltung der Integrität und Funktion der Organe ausreichendes Herzminutenvolumen wieder zustande kommen kann.

Es muß auch daran gedacht werden, daß bei einem Schockzustand das Auftreten einer allgemeinen Neigung zu Fibrinolyse eine lokale Verkleinerung und u. U. vollständige Auflösung des Embolus zustande bringt. Eine Verkleinerung des Embolus könnte auch seine Verschiebung peripherwärts bewirken und damit ein Wiederansteigen des Herzminutenvolumens begünstigen.

Das ärztliche Interesse an diesem Ablauf der Ereignisse ist naturgemäß eng verknüpft mit der Frage nach der Möglichkeit einer therapeutischen Einflußnahme. Infolgedessen wurde frühzeitig die Frage diskutiert, ob an diesem Geschehen Reflexe beteiligt sind, die im Sinne eines circulus vitiosus wirken und deren Ausschaltung therapeutisch möglich sein könnte. Trotz vieler aufgewandter Arbeit ist diese Frage auch heute noch nicht gelöst.

Tierexperimentelle Befunde an narkotisierten Hunden stützten zumeist die Auffassung, daß eine embolische Verlegung des überwiegenden Teils der Lungenstrombahn notwendig ist, bis bedrohliche Erscheinungen, eventuell der Tod, eintreten. Nach Ochsner und de Bakey (1949, 1950) müssen 85% der Strombahn verschlossen sein, damit der Tod eintritt. Zu ähnlichen Ergebnissen kamen Holden, Shaw u. Mitarb. (1949), Hachmeister (1941), Gibbon, Hopkinson und Churchill (1932). Auch Tourniaire, Tartulier und Deyrieux (1952), Griffin, Essex und Mann (1951) sehen in den mechanischen Faktoren des direkten Verschlusses des größten Teils der Lungenstrombahn die wesentliche Ursache des Embolietodes und messen reflektorischen Einflüssen keine wesentliche Bedeutung zu. Moore, Graff et al. (1958) führten bei Hunden mit verschiedener Dosierung von Barium eine Lungenembolisation durch. Ihre Ergebnisse geben ebenfalls keinen Anhalt für das Vorliegen vasospastischer Reflexe. Von ent-

scheidender Bedeutung für die Erträglichkeit der Embolisation war das Gefäßgebiet, in welches die Partikel eindrangen. Eine wesentlich größere Menge von
Emboli wurde im Capillargebiet als im Arteriolengebiet vertragen. Auch hierfür
wird das größere Fassungsvermögen des Capillargebiets verantwortlich gemacht.

Andererseits ist besonders von klinischer Seite darauf hingewiesen worden,
daß die Größe der Embolie nicht immer dem beobachteten Ablauf entspricht.
DE TAKATS, BECK und FENN (1939) fanden 7mal unter 35 tödlichen Embolien
nur kleine Emboli. Nach LERICHE (1947) sind etwa 30% der tödlichen Embolien
auf solche kleinen Embolien zurückzuführen. GROSS (1955) ist der Ansicht, daß
etwa ein Fünftel der Embolie-Todesfälle keine mechanisch ausreichende Unterbrechung der pulmonalen Strombahn zeigen. Ähnliche Anschauungen wurden
von MOORE und BINGER (1927), FINEBERG und WIGGERS (1936), STEINBERG und
MUNDI (1936) vertreten.

Wenn es auch sehr schwer ist, aus solchen Beobachtungen exakte Schlüsse
zu ziehen, da ja neben der Embolie andere Umstände für den Eintritt des Todes
maßgeblich gewesen sein können, so haben doch diese Beobachtungen mancherlei
Hypothesen über eine mögliche reflektorische Mitverursachung der Symptome
der Lungenembolie Nahrung gegeben. Vorgeschlagen sind pulmokardiale (pulmo-
coronare) Reflexe, Reflexe von der Lunge auf den großen Kreislauf sowie pulmo-
pulmonale Reflexe.

Unter pulmokardialen (pulmocoronaren) Reflexen verstanden SCHERF und
SCHÖNBRUNNER (1937) eine reflektorische Verminderung der Coronardurchblutung bei Lungenembolie bzw. Drucksteigerung in der A. pulmonalis. Ihr
Wirksamwerden bei der Lungenembolie kann nicht einfach durch den Nachweis
einer verminderten Coronardurchblutung oder durch Demonstration entsprechender EKG-Veränderungen erwiesen werden (RADNAI und MOSONYI 1936a, ZWIL-
LINGER 1937). Allein die mechanischen Gegebenheiten bei der Lungenembolie
— Druckabfall im großen Kreislauf bei Druckanstieg im rechten Vorhof — müssen
die Durchblutung der Coronargefäße herabsetzen. Eine so bedingte Minderung
der Coronardurchblutung trifft das ganze Herz, sie wirkt sich allerdings besonders
katastrophal auf die rechte Herzkammer aus, die gleichzeitig eine maximale Anstrengung zu verrichten hat. Zu erwarten wäre also das Bild einer Rechtscoronarinsuffizienz. Falls allerdings im Bereich des linken Herzens sich schwere organische
Veränderungen der Kranzgefäße finden, können auch Zeichen von Linkscoronarinsuffizienz auftreten, wenn das wirksame Druckgefälle im Coronarkreislauf absinkt, ohne daß daraus auf ein reflektorisches Geschehen geschlossen werden darf.
Auch wenn der sichere Nachweis geführt werden könnte, daß die auf eine Verminderung der Coronardurchblutung hindeutenden Symptome in tiefer Narkose
(HACHMEISTER 1941, 1950) oder nach Ausschaltung der Vagi durch Atropin oder
Durchschneidung ausbleiben (SCHERF und SCHÖNBRUNNER 1937), so würde dies
keineswegs die Existenz solcher Reflexe beweisen, da der Wegfall der Innervation auch auf andere Weise das komplexe Geschehen beeinflussen kann. Zudem
wurde die Behauptung, daß Vagotomie oder Atropingabe den Ablauf der Lungenembolie günstig beeinflussen könnte, von der Mehrzahl der Nachuntersucher nicht
bestätigt (FINEBERG und WIGGERS 1936, STEINBERG und MUNDI 1936, HOLDEN,
SHAW u. Mitarb. 1949, GIBBON, HOPKINSON und CHURCHILL 1932).

Nach HOCHREIN und SCHNEYER (1937) nimmt bei deutlicher Veränderung des Pulmonalisdrucks, des Arteriendrucks und der Aortendurchblutung das Stromvolumen der rechten
Coronararterie ab, während das der linken zunimmt. ECKARDT (1938) fand beim narkotisierten Hund nach Erzeugung von Lungenembolien durch Bariumsulfat-Eisenchloridthromben
zunächst einen druckpassiven Abfall der Coronardurchblutung. Die mit der Reinschen Stromuhr gemessenen Werte zeigten in einer 2. Phase eine Mehrdurchblutung, die rechts deutlicher
als links nachzuweisen war. Auch nach Ausschaltung der extrakardialen Herznerven und nach

Denervation der Lunge blieben diese Reaktionen erhalten. Eckardt (1938) erklärt dieses Verhalten der Coronardurchblutung als Interferenz zwischen druckpassiven Einflüssen einerseits und der Anpassung der Herzdurchblutung an die Herzminutenleistung andererseits. Die Existenz pulmocoronarer Reflexe scheint ihm nicht erwiesen.

Schließlich sei zu dieser Frage noch erwähnt, daß zum Coronarinfarkt nicht selten eine Lungenembolie hinzutreten kann (Miller, Jordan u. Mitarb. 1952, Mintz und Katz 1947, Nay und Barnes 1945, Hellerstein und Martin 1947). Scherf und Boyd (1951) sind der Meinung, daß der zweite Anfall beim Coronarinfarkt des öfteren nicht von den Coronargefäßen ausgeht, sondern Folge einer Lungenembolie darstellt. Die Deutung elektrokardiographischer Befunde beim Menschen wird auch deshalb unter Umständen mit großer Vorsicht zu geschehen haben.

Trotz der vielen Einzeluntersuchungen haben wir keine überzeugenden Ergebnisse gefunden, die sich nicht auch ohne die Annahme sog. pulmocoronarer Reflexe hätten erklären lassen. Immerhin haben diese Untersuchungen klar die Bedeutung der Herzmuskeldurchblutung bei der Lungenembolie vor Augen gestellt.

Die Auslösung depressorischer Reflexe auf den großen Kreislauf von den Lungengefäßen aus erscheint grundsätzlich möglich, da solche Reflexe tierexperimentell nachgewiesen sind (Schwiegk 1935, de Burgh-Daly 1937, Parin 1947, Schweitzer 1937). Es ist jedoch wenig wahrscheinlich, daß die Receptoren des depressorischen Lungengefäß-Chemoreflexes (Dawes 1952) auf Druckschwankungen in den Gefäßen ansprechen, und auch ihre Reizung durch chemische Stoffe, die vom Thrombus ausgehen könnten — in Frage käme Serotonin — ist mindestens nicht erwiesen. Auf ähnliche Schwierigkeiten bezüglich der Beziehungen des Coronar-Chemoreflexes zum Myokardinfarkt sei hingewiesen. Beim Schwiegkschen Lungenentlastungsreflex ist über die Lokalisation der Receptoren im Lungenkreislauf nichts bekannt, ebensowenig über seine mögliche Bedeutung bei der Lungenembolie. Falls die pressosensible Zone auf die venöse Seite des Lungenkreislaufs beschränkt sein sollte (de Burgh-Daly 1937), käme sie für die Lungenembolie nicht in Frage. Irgendein sicherer Beweis für das Wirksamwerden solcher Reflexe bei der Lungenembolie konnte auch tierexperimentell nicht erbracht werden (Henze 1936, Amman, Jarisch u. Mitarb. 1941, Holden, Shaw u. Mitarb. 1949, Schweitzer 1937).

Die Annahme pulmo-pulmonaler Reflexe, d.h. zusätzliche reflektorischspastische Verengerungen des embolisch verstopften Lungengefäßes, wodurch kleinere Embolien relativ größere Gefäße verschließen können und eventuell auch den spastischen Verschluß von Nachbargefäßen bewirken, wodurch die pulmonale Hypertension vermehrt werden könnte, gründet sich zum Teil auf analoges Verhalten im großen Kreislauf, wobei reflektorische Verengerungen eines verschlossenen arteriellen Gefäßes und seiner Kollateralen arteriographisch erwiesen sind. Einen analogen angiokardiographischen Nachweis pulmo-pulmonaler Reflexe glauben Lenègre und Hatt (1951) geführt zu haben, indem sie beim Menschen eine Abnahme des Kalibers nicht von der Embolie betroffener Lungenarterien beschreiben konnten. Tierexperimentell konnten Binet und Burstein (1946) sowie Dunn (1920) die Hypothese pulmo-pulmonaler Reflexe stützen, während Griffin, Essex und Mann (1951) nicht zu überzeugenden Ergebnissen kamen.

Knisely, Wallace u. Mitarb. (1957) haben an Hand umfangreicher Tierversuche kritisch zu der Frage pulmo-pulmonaler Reflexe Stellung genommen. Die Autoren führten Versuche an anaesthesierten, nicht anaesthesierten, vagotomierten und mit Papaverin vorbehandelten Tieren durch. Alle Serien brachten das gleiche Ergebnis. Auch die gleichzeitig während der Embolisation durchgeführte mikroskopische Beobachtung der Lungengefäße brachte keinen Anhalt für irgendeine Art reflektorischen Geschehens an den Lungengefäßen. Auch unter Berücksichtigung von Literaturangaben, die zu entgegengesetzten Schluß-folgerungen kamen, folgern die Autoren, daß der direkte mechanische Verschluß die Todesursache bei der Lungenembolie darstellt.

Gegen eine ausschlaggebende Bedeutung pulmo-pulmonaler Reflexe und anderer, von den Lungengefäßen ausgehender Reflexe bei der Lungenembolie lassen sich auch die Erfahrungen beim Menschen mit der Herzkathetermethode anführen. Wird mit Ballonsonden ein Hauptast der A. pulmonalis akut ver-schlossen (NORDENSTROEM 1954), was eine Einschränkung der Lungenstrombahn von 40—60% bedeutet, so findet sich kein Anhalt für das Wirksamwerden irgendwelcher den Kreislauf beeinträchtigender Reflexe. Der Druck in der A. pulmonalis kann unverändert bleiben oder ansteigen, je nach dem Zustand des Gefäßsystems der in der Zirkulation verbleibenden Lunge. Daß diese Unter-suchungen beim Menschen ohne Narkose gemacht werden, macht sie bezüglich des Ausschlusses von Reflexen besonders beweisend. Auch periphere Lungen-arterien werden oft katheterisiert und zwecks Messung des pulmonalen Capillar-drucks mit dem Katheter verschlossen, ohne daß katastrophale reflektorische Folgen eintreten. Es ist nicht recht einzusehen, warum die Lungengefäße, die solche Kathetermanipulationen ohne erkennbare reflektorische Reaktion ver-tragen, beim Verschluß durch einen Embolus Ausgangspunkt verheerender Reflexe sein sollen.

Vielleicht können die von MARION, TARTULIER u. Mitarb. (1953) mitgeteilten Untersuchungsergebnisse eine Überbrückung der gelegentlichen Diskrepanz zwischen der Kleinheit des pathologisch-anatomischen Substrates und dem töd-lichen Ausgang der Lungenembolie bringen.

Diese Autoren beschreiben 3 Fälle, bei denen das klinische Bild einer foudroyanten töd-lichen Lungenembolie bestand, bei denen aber bei der Autopsie in den großen Lungengefäßen nur kleine, nichtobturierende Emboli gefunden wurden. In Hundeversuchen, die die Autoren wegen dieser Diskrepanz durchgeführt haben, leiteten sie Gerinnungsthromben mit einer lichten Weite von 8 mm in die V. cava inferior. Dabei ergab sich, daß alle schon retrahierten Thromben die Hauptäste der A. pulmonalis verstopften, wenn sie nicht schon im Tricuspidal-ostium sich festsetzten. Frischere, noch nicht völlig retrahierte Thromben konnten dagegen im Herzen und in den großen Pulmonalgefäßen nur in kleinsten Fragmenten wiedergefunden werden. Die feineren Pulmonaläste waren hierbei mit feinen lockeren Gerinnseln verstopft, die sich kaum von postmortalen Gerinnselbildungen unterscheiden ließen. Das klinische Erscheinungsbild der tödlichen Lungenembolie war in beiden Fällen das gleiche.

Aus den Ergebnissen schließen die Autoren, daß solche lockeren Thromben in den Herzhälften weitgehend fragmentiert werden, aber trotzdem in kleinen Gefäßen den größten Teil der Lungenstrombahn verschließen können. Zeichen eines Reflextodes wurden nicht beobachtet. Das tödliche Bild entsprach einer akuten Asphyxie mit akutem Cor pulmonale. Bei Tieren, die die Embolie über-lebten, konnten später keinerlei Thromben in den Lungenarterien gefunden werden. So scheint die Annahme berechtigt, daß durch Fibrinolyse mindestens kleine Embolusfragmente aufgelöst werden können.

Von diesem Gesichtspunkt aus ist es überhaupt fraglich, wieweit man von der Größe postmortal gefundener Embolien in den Lungengefäßen auf deren Ausmaß zum Zeitpunkt der Embolisierung schließen kann. HALSE (1948) konnte zeigen, daß gerade bei Erstickungstod durch humorale Vorgänge eine sehr starke fibrino- und fibrinogenolytische Aktivität auftritt, die den Obduzenten in der Regel flüssiges fibrinogenfreies Blut finden läßt.

Andererseits sollen kleine Embolusfragmente in den Lungenarterien den An-stoß zu fortschreitenden lokalen Thrombosen geben und so noch nach Stunden oder Tagen einen letalen Ausgang herbeiführen können. Auch für den Menschen nehmen die Autoren eine derartige Fragmentation relativ lockerer Gerinnsel an und erklären so den negativen Autopsiebefund in den großen Gefäßen bei tödlichen Lungenembolien, der immer wieder Überlegungen über die Wirkung von Reflexen ausgelöst hat.

Nach dem gesamten Stand der Forschung scheint der mechanischen Verlegung der Lungenarterien die größte Bedeutung für das Geschehen bei der Lungenembolie zuzukommen. Dabei sind spezielle, im Sinne eines circulus vitiosus wirksame direkte Reflexe nicht erwiesen. Reflektorische Umstellungen komplexer Natur können durchaus wirksam sein. Ein Beispiel ist die reflektorische Anpassung des großen Kreislaufs an das verminderte Minutenvolumen.

Nicht übersehen läßt sich zur Zeit noch der direkte Effekt humoral wirkender Produkte aus dem sich retrahierenden und fibrinolytisch im Abbau befindlichen Embolus. Es ist hierbei an das Serotonin zu denken, welches bei der Gerinnung aus den Plättchen frei wird. Auch aus dem Embolus freiwerdende fibrinolytische Stoffe kämen in Frage. Bei Embolien spielen diese Faktoren möglicherweise eine Rolle, da gerade bei Schockzuständen hohe fibrinolytische Aktivitäten auftreten. Eine offenbar humorale Wirkung scheint auch den Thrombosen zuzukommen, wie dies im Kletterpuls ohne Fieber bei frischen Beinthrombosen (Mahlersches Zeichen) zu beobachten ist.

Für den Ausgang der Lungenembolie wird neben der Größe des embolischen Verschlusses die Leistungsreserve des Herzens von entscheidender Bedeutung sein, was wiederum unter anderem mit dem Zustand des Coronargefäßsystems in engem Zusammenhang steht. Auch die Beschaffenheit des Lungengefäßbettes ist von ebensolcher Wichtigkeit. Sowohl die zahlenmäßige Reserve an Lungencapillaren als deren Zustand, was Dehnbarkeit und Strömungswiderstand anlangt, wird über den Ausgang des akuten Ereignisses mitentscheiden. Ein schon im Sinne eines chronischen Cor pulmonale vorbelasteter Lungenkreislauf wird eine zusätzliche Lungenembolie schlechter vertragen.

Häufig kommt bei Lungenembolien eine schwere Dyspnoe zur Beobachtung. Diese bei der Lungenembolie auftretende Dyspnoe wird reflektorisch über im Lungenvagus verlaufende Fasern ausgelöst. DUMM (1919), CHURCHILL und COPE (1929), CHRISTIE (1938), MEGIBOW, KATZ und STEINITZ (1942) zeigten in ihren Versuchen, wobei sie mit Stärkekörnchen Embolien erzeugten, daß nur bei multiplen Verschlüssen peripherer Präcapillaren und Capillaren eine Tachypnoe mit sehr oberflächlicher Atmung einsetzt, während die Abklemmung, ebenso wie ein embolischer Verschluß großer Gefäße die Atmung nicht in solcher Art beeinflußt. MEGIBOW, KATZ und FEINSTEIN konnten 1943 zeigen, daß Druckanstiege in der A. pulmonalis bei Lungenembolie zu einer Beschleunigung der Atmung führten. Die Frage der Receptoren und der Leitung dieser Impulse erscheint noch nicht völlig geklärt.

Bei den mehr chronisch verlaufenden Fällen hat die oft zu beobachtende Dyspnoe sicher noch andere, vielleicht wesentlichere Gründe. Die Bronchien der von der Embolie betroffenen Lungenbezirke werden durch Spasmen und Sekretbildung ganz oder teilweise verschlossen. Neben dem Gefühl der Dyspnoe kommt es auf diesem Wege zu röntgenologisch objektivierbaren Atelektasen wie umschriebenen Lungenblähungen (WESTERMARK 1938, DE TAKATS und JESSER 1940, BOYER und CURRY 1944).

Inwieweit das Ausmaß der oft zu beobachtenden Cyanose arterieller Natur und inwieweit sie auf die Strömungsverlangsamung zurückzuführen ist, läßt sich für den Einzelpatienten oft schwer sagen. Da durch die Embolisierung ein großer Teil des Alveolar-Capillar-Bettes ausfällt, wird durch den noch vorhandenen funktionstüchtigen Rest unter erhöhtem Druck ein möglichst großes Minutenvolumen strömen, was auf Kosten der Verweildauer in den Alveolarcapillaren geschehen muß. Mit Erreichung der kritischen Kontaktzeit muß die arterielle Sauerstoffsättigung absinken.

Aber auch der alveolare Sauerstoffdruck kann unter seinen physiologischen Wert absinken. Wie oben schon erwähnt, können Spasmen und Atelektasen die alveolare Ventilation herabsetzen. Durch die oberflächliche Tachypnoe beansprucht der funktionelle Totraum einen ungleich größeren Teil des Atemminutenvolumens als unter normalen Bedingungen, so daß auch hierdurch der funktionelle Alveolarraum unterbelüftet wird. Schließlich können pleuritische Begleitschmerzen, die allerdings erst einige Zeit nach dem akuten Ereignis bedeutsam werden, einer optimalen Belüftung der Alveolen hinderlich sein. Es erscheint deshalb zweckmäßig, solange man nicht ganz sicher ist, daß das arterielle Blut völlig mit Sauerstoff gesättigt ist, Sauerstoff zu verabreichen. Die alveolare Hypoventilation könnte zu einer weiteren Gefäßverengung in den Gebieten mit niedrigem Sauerstoffdruck führen (LEWIS und GORLIN 1952).

Von der Kohlensäure dürften solange keine Gefahren drohen, als die alveolare Ventilation ausreicht, da wegen der leichteren Diffusionsfähigkeit eine Verminderung der Kontaktzeit nicht ins Gewicht fällt.

In seltenen Fällen mag eine arterielle Cyanose auch einmal durch einen Shunt durch ein offenes Foramen ovale bei hohem Druck im rechten Vorhof hervorgerufen sein.

3. Klinisches Bild der Lungenembolie.

a) Allgemeine Klinik.

Die klinischen Erscheinungen bei der akuten Lungenembolie hängen in erster Linie von der Größe des Embolus ab. Gleichzeitig spielen der Zustand des Herzens und die Beschaffenheit der Lungenstrombahn für den Ablauf und für den Ausgang der Erkrankung eine entscheidende Rolle.

Bei fulminanter Lungenembolie kann der Tod innerhalb von wenigen Sekunden eintreten. Bei weniger vollständigem Verschluß der pulmonalen Strombahn kann es Minuten, Stunden oder Tage dauern, bis der Exitus erfolgt; oder es können sich auch nach anfangs dramatischer Symptomatologie die Erscheinungen völlig zurückbilden.

Über die Häufigkeit des perakuten und des mehr subakuten Verlaufes bei tödlicher Lungenembolie gehen die Statistiken sehr auseinander. Nach EVOY (1949) starben von 246 tödlichen Lungenembolien 46% innerhalb der ersten 10 min, nach SPOHN (1951, 294 Fälle) 76% innerhalb von 15 min. Demgegenüber starben von den 70 von DE TAKATS, BECK und FENN (1939) beobachteten Fällen nur 8,5% innerhalb von 10 min, 60,5% nach mehr als einer Stunde. TOWBIN (1954) gibt plötzlichen Tod nur in 18%, subakute Verläufe (1—7 Tage) in 42% und chronische Verläufe (Tod nach mehr als einer Woche) in 40% seiner Fälle an. Der Tod an Lungenembolie tritt also nur bei einem Teil der Fälle rasch und plötzlich ein. Häufig wird ein mehr protrahierter Verlauf beobachtet, der noch Zeit zu therapeutischem Handeln läßt.

Bei dem sehr unterschiedlichen Verlauf ist es wenig sinnvoll, die durchschnittliche Letalität in Prozenten angeben zu wollen. Es genügt der Hinweis, daß auch Fälle, die anfangs sehr schwer und perakut aussehen, gut ausgehen können, und daß andererseits primär offenbar leichtere Fälle meist durch Embolierezidiv tödlich enden können.

Zwischen der schweren perakuten Embolie und dem Bild des isolierten Lungeninfarkts, bei dem das akute Embolieereignis oft ganz symptomlos verläuft und erst die Pleurareizung durch den ausgebildeten Infarkt Erscheinungen macht, finden sich klinisch alle Übergänge.

Roe und Goldthwait (1949) haben bei ihren 93 Embolietodesfällen in 53% keine vorherigen Warnungszeichen finden können. Kirby und Fitts (1950) konnten beim Vergleich zweier größerer Reihen feststellen, daß in 71% bzw. 92% vor der Embolie kein klinischer Anhaltspunkt für die drohende Gefahr gefunden wurde. de Takats und Jesser (1940) haben bei 100 Fällen von massiver akuter Lungenembolie die vom Pflegepersonal vor der Embolie beobachteten Symptome mitgeteilt. Hierbei wurden in 42% Dyspnoe beobachtet, 32% der Patienten hatten Brustschmerzen, 24% Cyanose, schneller und schwacher Puls war in 28% der Fälle nachweisbar, Schock in 12%, Unruhe in 9%. Zwischen 6 und 4% zeigten Brechreiz bzw. Erbrechen. Leibschmerzen, Frösteln, Krämpfe waren in 3% beobachtet worden. Benommenheit wurde in 2% festgestellt. Eine perakute Lungenembolie ohne irgendwelche Prodromi war nur in 4% zur Beobachtung gekommen. Wenn somit die Häufigkeit der Prodromalerscheinungen überraschen mag, so ist deren Art aber sehr uncharakteristisch. Falls solche Prodromi aber tatsächlich in ursächlichem Zusammenhang mit der Lungenembolie stehen, so muß daran gedacht werden, daß die Entwicklung des vollen Schockbildes eine gewisse Zeit beansprucht, so daß die sog. „Prodromi" den Augenblick der eigentlichen Embolisierung kennzeichnen. Dies erscheint auch im Hinblick auf die physikalischen und chemischen Veränderungen, denen der Embolus unterliegt, durchaus möglich. In einem Teil der Fälle mag es sich auch einfach um Symptome der Grundkrankheit gehandelt haben. Eine gewisse Häufung von subjektiven Beschwerden unmittelbar vor dem Embolieereignis deutet darauf hin, daß der massiven Lungenembolie möglicherweise kleine und kleinste Embolisierungen aus gleicher Quelle vorausgehen, die Anlaß zu den angeführten Beschwerden geben.

Somit sind wir, wenn wir auch in einigen Fällen an die Gefahr gedacht haben, von dem plötzlich eintretenden Ereignis der akuten Lungenembolie doch meist mehr oder weniger überrascht. Eine geringe Anstrengung, etwa während einer Defäkation oder während des Bettens durch die Schwester, oder eine geringe Aufregung während eines Besuches geht gelegentlich einer Lungenembolie unmittelbar voraus.

Bei den akutesten Fällen schwindet nach einer Geste, die eine plötzlich aufkommende Übelkeit andeutet, rasch das Bewußtsein, die Haut wird extrem blaß, der vielleicht noch eben palpable Puls zeigt eine beträchtliche Tachykardie, der Blutdruck ist nicht mehr meßbar. Eine Schnappatmung, selten auch Krämpfe, zeigen die rasch einsetzende cerebrale Hypoxämie. Bald sistiert die Atmung völlig, während die Herzaktion meist noch einige Zeit anhält. Das Gesamtbild vermittelt den Eindruck einer massiven Asphyxie infolge Aufhörens der Blutzirkulation.

Bei den etwas protrahierter verlaufenden Fällen steht ebenfalls noch das Bild des akuten Kollapses ganz im Vordergrund. Übelkeit, Brechreiz, Schweißausbruch und große Unruhe sind oft die ersten Zeichen. Blässe und Cyanose sind in wechselnder Intensität vorhanden. Das Bewußtsein ist meist deutlich getrübt oder schwindet vorübergehend. Der Puls ist frequent und fadenförmig, der Blutdruck kaum meßbar, die Atmung ist stark beschleunigt, oft von dem Gefühl schwersten Lufthungers begleitet. Präkordiale Schmerzen, oft verbunden mit Angstgefühl, sind häufig vorhanden, sie werden später als ein Gefühl des Gewürgt- oder Zusammengepreßtwerdens über dem Brustkorb geschildert. Ausstrahlende Schmerzen in die Schultergegend oder in den Hals können vorhanden sein.

Das klinische Bild kann einem Myokardinfarkt sehr ähnlich sein, wenn auch oft die subjektiven und objektiven Zeichen von seiten der Atmung besonders deutlich hervortreten. Charakteristisch für das Krankheitsbild der akuten Lungenembolie ist jedoch die Kombination der oben genannten Symptome (Kollaps, Dyspnoe, Präkordialsensationen) mit denen der zunehmenden Überlastung, Dilatation, unter Umständen Insuffizienz des rechten Herzens, die das Krankheitsbild des akuten Cor pulmonale darstellen.

Dieser Symptomenkomplex des akuten Cor pulmonale tritt daher nur bei einer bestimmten Verlaufsform der Lungenarterienembolie auf. Perakute Fälle sterben, bevor er sich klinisch erkennbar entwickelt hat. Bei leichteren Fällen kommt es überhaupt nicht zur Entwicklung von pulmonalem Hochdruck und akutem Cor pulmonale.

Oft fällt in der Gegend des Conus pulmonalis in der Höhe des 2. Intercostalraums links parasternal eine verstärkte Pulsation auf. Der 2. Pulmonalton ist verstärkt und manchmal gespalten. Über den Pulmonalklappen ist gelegentlich ein lautes systolisches Geräusch zu hören, das als Littensches Geräusch bezeichnet wird und oft nach kurzer Zeit wieder verschwindet. Geräusche, denen Pulmonalklappeninsuffizienz zugrunde liegt und die auf eine relative Insuffizienz zurückgeführt werden müßten, scheinen selten zu sein. Meist sind die Jugularvenen gestaut und pulsieren ausgesprochen. Häufig tritt ein positiver Leber- und Venenpuls auf, was mit dem gelegentlichen systolischen Geräusch über der Tricuspidalis für das Vorliegen einer Tricuspidalinsuffizienz spricht, ein Symptom, das als ein ernstes prognostisches Zeichen gewertet werden muß. Auch ein präsystolischer oder protodiastolischer Galopprhythmus kann vorhanden sein. Eine erst mit der Lungenembolie auftretende absolute Arrhythmie mit Vorhofflimmern oder -flattern hat als ein bedenkliches Zeichen zu gelten. Diese Symptome einer akuten Überlastung des rechten Herzens können die anfänglichen Kollapssymptome ablösen oder neben ihnen bestehen bleiben. Sie treten auch bei Fällen auf, die Kollapserscheinungen ganz vermissen lassen und bei denen der Blutdruck unverändert bleibt. Zu den Symptomen der akuten Rechtsüberlastung sind auch die Retrosternalschmerzen zu rechnen, welche von vielen Autoren als Dehnungsschmerzen aufgefaßt werden (WOLFF 1952). Sie sind jedoch von durch unzureichende Coronardurchblutung ausgelösten Angina pectoris-Schmerzen nicht sicher abzugrenzen (GROSSE-BROCKHOFF 1951). Daß auch das Myokard an der Auslösung dieser Schmerzen beteiligt sein kann, darf als sicher gelten.

Diese mit der Überdehnung des rechten Herzens und der Pulmonalis bzw. der nicht ausreichenden Coronardurchblutung zusammenhängenden, im Anschluß an das Embolieereignis auftretenden Schmerzen sind grundsätzlich zu trennen von Pleuraschmerzen, die erst 12—24 Std nach dem akuten Ereignis aufzutreten pflegen. Je kleiner und peripherer die Embolisierung war, desto früher scheint der Pleuraschmerz einzusetzen. WOLFF (1952) weist darauf hin, daß Pleuraschmerzen oft durch Lokalanaesthesie zu beseitigen sind. Meist wird jedoch eine sorgfältige klinische Untersuchung mit Beachtung der zeitlichen Distanz beider Schmerztypen eine Klärung auch ohne diese Maßnahmen herbeiführen können.

Neben der Belastung des rechten Herzens bereitet der kardiale Kollaps nach der Lungenembolie, hervorgerufen durch den Abfall der Auswurfleistung des linken Herzens, welches infolge der Blockade des Lungenkreislaufs zu wenig Blut erhält, die größte Sorge. Dieser Kollaps mit der Zentralisation des Kreislaufs, der extremen Blässe der Haut, den kalten Extremitäten, der Strömungscyanose der Akren, dem niedrigen Blutdruck bei stark beschleunigter Herzfrequenz kann rasch vorübergehen, aber auch viele Stunden, selbst tagelang anhalten. Übelkeit und Brechreiz, kalter Schweiß, Verwirrtheit, unter Umständen sogar neurologische Zeichen cerebraler Durchblutungsstörung sind Symptome dieser Kollapsphase. Bei längerem Anhalten der Kollapssituation kommt es zu hypoxydotischen Erscheinungen im großen Kreislauf, Schockniere mit Anurie und Rest-N-Anstieg, zentrale Läppchennekrose der Leber sowie Störungen des Ionenhaushaltes (Koslowski 1952) usw. Dieser Zustand kann Spät-Todesfälle nach Lungenembolie, meist unter den Erscheinungen der Urämie, im Gefolge haben.

Bei einem Teil der Patienten kann man nach dem akuten Ereignis eine spastisch asthmatoide Bronchitis feststellen. Diese kann eine zusätzliche Erschwerung des Lungenkreislaufs und Mehrbelastung für das rechte Herz bedeuten. Die Spasmen in den Bronchialwegen verursachen leicht Verteilungsstörungen, wobei es bei stärkerer Ausprägung zu einer alveolaren Hypoventilation kommen kann. Zäher Schleim, der manchmal abgehustet wird, wird weiterhin die Atemwege verengen. Bei ausgesprochener asthmatoider Bronchitis kann die Differentialdiagnose gegenüber einem Bronchialasthma schwierig sein.

Arterielle Cyanose gehört nicht zu den obligaten Symptomen einer Lungenembolie, kann jedoch sehr ausgeprägt sein. Die verschiedenen Ursachen, Störungen der alveolaren Ventilation, Diffusionsstörungen infolge Reduktion der Lungencapillaroberfläche, intraatrialer Shunt bei offenem Foramen ovale, werden S. 102 diskutiert. Die Drucksteigerung im rechten Vorhof infolge der Lungenembolie begünstigt bei offenem Foramen ovale den Übertritt von Blut (Cyanose) und thrombotischem Material in das linke Herz und kann so zu paradoxer Embolisierung Veranlassung geben (Ross und Sprague 1948).

Elliot und Beamish (1953) beschreiben ein klinisches Syndrom des Verschlusses eines offenen Foramen ovale durch einen Embolus bei Lungenembolie. Nach einer schweren Lungenembolie folgte eine teilweise Erholung, gleichzeitig bestand deutliche, durch O_2-Atmung nicht behebbare arterielle Cyanose als Folge eines Rechts-Links-Shunts durch das Foramen ovale. Die EKG-Zeichen des akuten Cor pulmonale können wegen dieser Entlastung des rechten Herzens fehlen. Folgt nun der Verschluß des Foramen ovale durch einen Embolus, so tritt plötzlicher Tod ein. Über ähnliche Beobachtungen berichtet Robinson (1950).

Gewöhnlich werden bei größeren Lungenembolien zunächst die Zeichen einer Lungeninfarzierung vermißt. Verschluß eines Hauptastes der A. pulmonalis durch einen Embolus führt ebensowenig zu einem hämorrhagischen Infarkt einer ganzen Lunge wie dessen operative Unterbindung. Dagegen kommt es bei embolischem Verschluß mittlerer bis kleinerer Lungenarterienäste häufiger zu einer Infarzierung. Etwa in 50% der von Elfmon (1955) beobachteten Fälle von Lungenembolie kam es nach 12—24 Stunden zu den typischen klinischen und röntgenologischen Infarzierungszeichen. Patienten mit Herzfehlern und Lungenstauung werden häufiger als Patienten mit normalen Kreislaufverhältnissen betroffen (Karsner und Ash 1912, Gsell 1935). Bei Patienten mit Infarzierung kommt es dann häufig zu Hämoptysen oder doch blutig tingiertem Sputum. Elfmon (1955) findet Hämoptysen in 40% seiner Fälle, die neben der Lungenembolie an einem Herzfehler litten, wogegen bei herzgesunden Patienten Hämoptysen nur in 17% beobachtet wurden. Gross (1955) findet Blutbeimengungen im Sputum als nahezu regelmäßigen Befund, wogegen größere Blutungen Seltenheiten darstellen sollen. Er beschreibt allerdings selbst einen Fall, bei dem unter Antikoagulantientherapie täglich über 150 cm³ Blut ausgehustet wurden (Gross 1954). Nach eigenen Erfahrungen ist das völlige Fehlen von Blutbeimengungen im Sputum durchaus häufig.

Gelegentlich kommt es zu einer aseptischen Einschmelzung des infarzierten Gebietes, und nach Abhusten größerer, meist blutig tingierter Sputummengen mit nachweisbaren Gewebsresten ist röntgenologisch eine Infarktkaverne nachweisbar. Diese Kavernen infizieren sich meist und man muß die von hier aus weniger für den Kreislauf direkt drohenden Gefahren rechtzeitig erkennen. Das infarzierte Gebiet kann, häufiger bei älteren Patienten, mangelnde Tendenz zur Lösung zeigen. Kommt der Infarkt auch nach längerer Zeit nicht zur Resorption, so muß im allgemeinen der Funktionsverlust dieses Lungenabschnitts angenommen werden. Sind an mehreren Stellen in der Lunge solche sich nicht lösende Infarktgebiete vorhanden, so kann dieser Funktionsverlust Bedeutung für die Entwicklung eines chronischen Cor pulmonale bekommen.

Im Gefolge der sich entwickelnden Lungeninfarkte kommt es zu pleuritischen Reizungen. Etwa ein Viertel aller Patienten zeigen nach Lungenembolien Pleurareiben. Bei 50% der Patienten (GSELL 1935) tritt eine seröse Pleuritis nach postembolischen Infarkten auf, wobei allerdings allgemein die Ansicht vertreten wird, daß die Ergüsse nur klein bleiben. SHORT (1952) glaubt, daß pleuritische Schmerzen bei Patienten mit gleichzeitigem Herzfehler weniger häufig zu beobachten sind, wogegen bei diesen Patienten häufiger ein Pleuraerguß zur Entwicklung kommen soll. Beim Übergreifen einer Pleuritis auf das benachbarte Perikard kommt es nicht allzu selten zu einer postembolischen Perikarditis. Wird diese Perikarditis manifest, so tritt sie klinisch oft so in den Vordergrund, daß die Diagnose der vorangegangenen Lungenembolie oft nur durch sorgfältige Erhebung der Anamnese möglich ist (GSELL 1935).

Die Entwicklung einer Infarktpleuritis gibt oft Anlaß zu erheblichen Pleuraschmerzen, deren Lokalisation von der der Lungeninfarkte abhängt. Die Lungenembolisierung betrifft viel häufiger die Unterlappen als die Oberlappen. Unter 200 von GSELL (1935) beobachteten Lungenembolien waren nur in 10% der Fälle die Oberlappen befallen, nur in 1% die Oberlappen allein. Der rechte Unterlappen wird häufiger betroffen als der linke (GSELL 1935, ZINS 1949). KRAUSE und CHESTER (1941) fanden den rechten Unterlappen allein in 27% ihrer 344 Fälle, den linken Unterlappen allein in 15% befallen. Alle Autoren betonen die Häufigkeit des gleichzeitigen Befalls mehrerer Lungenlappen, besonders häufig beider Unterlappen. Bei vorwiegend einseitiger Lungenembolie findet sich häufig ein Hochstand des Zwerchfells auf der am meisten betroffenen Seite, nach SHORT (1952) in 35% seiner Fälle.

Entsprechend der häufigen Lokalisation in den Unterlappen werden Pleuraschmerzen meist in die unteren seitlichen Thoraxabschnitte lokalisiert, sie können besonders bei Mitbeteiligung der diaphragmatischen Pleura vorwiegend ins Abdomen ausstrahlen und an eine akute abdominelle Erkrankung denken lassen, aber auch durch Vermittlung des Phrenicus nach der Halsgegend oder der Schulter zu ausstrahlen (SCHERF und BOYD 1951, HAGEN 1951). Auch Schmerzen an der Außenseite des Oberarms und im Rücken können ihre Ursache in einer Lungenembolie haben. Bei zwerchfellnahen Lungenembolien wird gelegentlich ein hartnäckiger Singultus beobachtet.

Bei großen Embolien und immer bei Infarzierung kommt es in den folgenden Tagen zu leichtem Temperaturanstieg. Nach 3—4—5 Tagen pflegt dieses Fieber, das aseptisch-reaktiver Genese ist, abzuklingen.

Immer dann, wenn die Temperaturen erst einige Tage nach dem Embolieereignis ansteigen, haben wir an bakterielle Infektionen sekundärer Natur, wie wir sie als Infarktpneumonie, Infarktabsceß oder als bronchopneumonischen postembolischen Zustand bei Lungenembolie kennen, zu denken. Unmittelbar nach der Embolie auftretendes höheres Fieber, besonders Schüttelfröste, deuten auf eine septische Embolie hin. Entzündliche Erkrankungen im Kopf- und Halsbereich mit fortschreitender Venenthrombosierung kommen neben bakteriell infizierten Embolien aus dem Plexus uterinus nach Aborten oder puerperalen Entzündungen am häufigsten in Frage, wenn auch jedes infizierte Venengebiet Ausgangsort einer septischen Embolie sein kann.

Auch die Serumeiweiße zeigen reaktive Veränderungen, wobei innerhalb 24—48 Std die β-Globuline (DONZELOT u. Mitarb. 1949), später die α- und γ-Globuline (RASBACH und WALZ 1953) vermehrt sein sollen.

Daß ein Leukocytenanstieg, vorwiegend der Granulocyten, einsetzt, ist ebenso wie ein Anstieg der BKS zu erwarten. Es ist aber zu betonen, daß diese

Veränderungen wegen ihrer komplexen Kausalität in recht unterschiedlichem Ausmaße eintreten.

Auch relativ große Lungenembolien können besonders bei Schwerkranken sehr symptomarm verlaufen. Eine kurzdauernde Beklemmung und Atemnot, eine sonst unerklärliche Pulsbeschleunigung, leichte Temperatursteigerung oder einfach eine plötzliche Verschlechterung des Allgemeinbefindens eines Herzkranken können die einzigen Hinweise auf eine Embolie darstellen (Miller u. Berry 1951), so daß oft nur genaue Beobachtung durch das Pflegepersonal den Verdacht auf eine Embolie aufkommen läßt. Sehr oft wird bei zu Infarkten führenden Embolien das initiale embolische Ereignis nicht bemerkt, und erst der Schmerz der Infarktpleuritis weist auf die Embolie hin. Bei nicht zu Infarkten führenden Embolien fehlt auch dieser Hinweis und man wird bei gefährdeten Patienten besonders auf die oben genannten Symptome zu achten haben, um rechtzeitig zu entscheiden, ob die Antikoagulantientherapie nötig ist. In einem von uns beobachteten Fall wiesen nur die Pulsfrequenz, eine geringe Leukocytose, eine Verschlechterung des Allgemeinbefindens mit Entgleisung eines sonst kompensierten Diabetes, auf eine nicht unerhebliche Lungenembolie hin. Temperatur, EKG und Röntgenbild waren normal.

In der Literatur wird des öfteren der Begriff des Infarkt-Ikterus zitiert, der ätiologisch noch nicht abgeklärt erscheint. Während in früheren Arbeiten die Annahme im Vordergrund stand, daß die Gallenfarbstoffbildung im infarzierten Gebiet als extrahepatische zustande käme (Literatur bei Aschoff 1928), wird immer mehr die Ansicht vertreten, daß der auftretende Ikterus doch hepatischer Natur sei, wobei die Stauung in der Leber das ursächliche Moment darstellt (Elfmon 1955, Gross 1955; s. auch Aschoff 1932). Patienten mit dekompensierten Herzfehlern und Leberstauung sollen besonders häufig bei zusätzlichen Lungenembolien von einer Gelbsucht betroffen werden. Während in der älteren Literatur die Kombination von Lungeninfarkt und Ikterus betont wird — auch Short (1952) teilt mit, daß bei 30% der Herzkranken mit Lungeninfarkt ein Ikterus nachweisbar war — konnten sich Gross (1955) und Gsell (1935) nicht von der Häufigkeit des Zusammentreffens überzeugen.

Bei sorgfältiger Überwachung werden in einer beträchtlichen Anzahl von Fällen von Lungenembolie zweite oder mehrere Schübe feststellbar sein. Jeder neue Schub kann tödlich verlaufen und jeder neue Schub kompliziert in zweierlei Hinsicht das Krankheitsgeschehen: Erstens treten häufig immer mehr bronchialspastische Symptome auf, die ein Bild wie bei einem Asthma bronchiale oder einer Bronchopneumonie entstehen lassen können. Die Gefahren für den Gesamtkreislauf werden durch die gleichzeitig bestehende arterielle Hypoxämie vermehrt. Eine weitere, wenn auch kleinere Embolie, kann den tödlichen Ausgang zur Folge haben. Schließlich läßt sich nach Überschreiten der Kapazität der Strombahnreserven das Herzzeitvolumen nur noch durch Drucksteigerung von seiten des rechten Herzens bewältigen. So treten zunehmend die Zeichen des chronischen Cor pulmonale in den Vordergrund (Schlitter und Müller 1955, Lenègre und Gerbaux 1952, Bobek und Vaněk 1953, Davison, Armitage und McIlveen 1956), wobei die Lungenfunktion meist durch eine weitgehend isolierte Diffusionsstörung für den Sauerstoff charakterisiert ist. Der Exitus kann viele Monate nach der letzten Embolie unter den Zeichen des chronischen Cor pulmonale erfolgen. (Siehe S. 233 ff.)

b) EKG-Befunde bei Lungenembolie[1].

Das akute Cor pulmonale kann Veränderungen des EKG hervorrufen, die so charakteristisch sein können, daß sie eine Diagnosestellung ermöglichen. Dabei zeigt das Kurvenbild die folgenden Veränderungen:

Im Extremitäten-EKG finden sich die von McGinn und White (1935), Barnes (1937), Scherf und Schönbrunner (1935) zuerst beobachteten Kurven-

---

[1] Unter Mitarbeit von G. Friese.

eigentümlichkeiten. S_1—Q_3-Typ. Senkung der ST-Strecken in Ableitung 1 und 2 mit nach oben gerichteten T-Zacken und Hebung von ST_3 mit Übergang in ein spitz negatives T_3. Ein sog. treppenförmiger Anstieg von ST_1 wird dabei besonders hervorgehoben. Die unipolaren Extremitätenableitungen (PHILLIPS und LEVINE 1950, ZUCKERMANN, RODRIGUEZ u. Mitarb. 1950) zeigen in aVR eine Qr-Form der Kammer-Anfangsschwankung. ST ist oft gehoben und geht in ein negatives T über, so daß diese Ableitung der Ableitung 3 des Extremitäten-EKG ähnelt. In aVL tritt gelegentlich eine S-Zacke auf. In aVF findet sich oft eine kleine schmale Q-Zacke. In den Brustwandableitungen ist häufig die Übergangszone nach links verschoben (KUO und VAN DER VEER 1950, PHILIPS und LEVINE 1950). In den rechtspräkordialen Ableitungen sind die T-Zacken negativ (HOLZMANN 1937, WOOD 1941), wobei man gelegentlich die von HOLZMANN „überdehnte

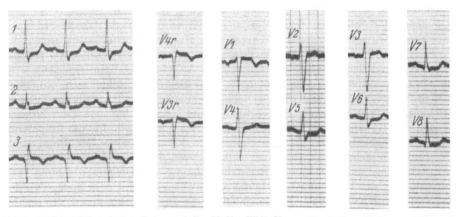

Abb. 1. (H. F.) 4 Std nach einer Lungenembolie. McGinn White-Kurve. S_1—Q_3-Typ. Senkung von ST_1 und ST_2, Hebung von ST_3. T_1 und T_2 sind nach oben gerichtet, T_3 spitz negativ. In den präkordialen Ableitungen in V_4r—V_2 negative T-Zacken.

T-Negativität" benannte Form der Kammerendschwankung beobachten kann (HOLZMANN und RAMER 1953), s. Abb. 1.

Dazu kann das Bild des unvollständigen oder auch vollständigen Rechts-schenkelblockes treten (PICK 1936, DURAND, GINSBURG und ROESSLER 1939, KUO und VAN DER VEER 1950, PHILIPS und LEVINE 1950, ZUCKERMANN, ROD-RIGUEZ u. Mitarb. 1950), wobei die Flüchtigkeit dieser Leitungsstörungen ein weiteres Kurvencharakteristikum des akuten Cor pulmonale darstellt.

Meist besteht eine Sinustachykardie. Rhythmusstörungen, wie Vorhofflattern, Vorhofflimmern, supraventrikuläre paroxysmale Tachykardien, sowie Vorhof- und Kammerextrasystolen kommen gelegentlich zur Beobachtung.

Die Veränderungen des Lagetyps im Extremitäten-EKG sind gering. Nur vereinzelt wurde eine Rechtsdrehung des Integralvektors von QRS beobachtet (ZUCKERMANN, RODRIGUEZ u. Mitarb. 1950). Die P-Zacke zeigt, abgesehen von frequenzbedingten Abweichungen, keine nennenswerten Veränderungen. Ein P-Pulmonale gehört nicht zum Bild des akuten Cor pulmonale, falls es nicht bereits vorher vorhanden war. Nur ELIASER (1952) beobachtete zweimal im Spätstadium einer Lungenembolie die Entwicklung eines P-Pulmonale.

Nur in einem kleinen Teil der Fälle von akutem Cor pulmonale kommen sämt-liche dieser genannten Veränderungen gleichzeitig zur Beobachtung. Sehr oft finden sich die Kurvenabweichungen nur zum Teil. So fehlen häufig im Extremi-täten-EKG Veränderungen der Zwischenstrecken. Oft zeigen die Standardableitungen keinerlei charakteristische Kurveneigentümlichkeiten, und nur die negativen T-Zacken der rechtspräkordialen Brustwandableitungen deuten auf die akute Rechtsbelastung hin. Daß die Herzstromkurve keinerlei Veränderungen aufweist, ist bei Fällen mit klinisch deutlichen subjektiven und objektiven Krankheitserscheinungen ungewöhnlich. Es ist jedoch möglich, daß bereits vor dem Eintreten des akuten Cor pulmonale vorhandene Kurvenveränderungen dominieren. So ist bekannt, daß eine Linkshypertrophiekurve die Kurvenabweichungen überdecken kann (PHILIPS und LEVINE 1950, FRIESE 1954).

Ein weiteres Kennzeichen ist die Flüchtigkeit der elektrokardiographischen Veränderungen. Unmittelbar nach dem Einsetzen der Symptome des akuten Cor pulmonale sind die Abweichungen am ausgeprägtesten. Bereits Stunden nach dem akuten Ereignis können die Veränderungen nur noch teilweise vorhanden sein. Das gilt in besonderem Maße für den unvollständigen und vollständigen Rechtsschenkelblock. Für eine Diagnosestellung mit Hilfe des EKG ist entscheidend, daß möglichst frühzeitig abgeleitet wird. Länger als 24 Std nach dem akuten Ereignis registrierte Kurven sind oft schon uncharakteristisch.

Im Verlauf bildet sich zuerst die Abweichung des Extremitäten-EKG zurück. Meist verschwindet zunächst die Q-Zacke in Ableitung 3. Beim Linkstyp wird sie von einer kleinen R-Zacke ersetzt. S_1 wird kleiner und bildet sich schließlich zurück. Ebenso verliert sich die deutliche Invertierung von T_3. Falls der Zustand der akuten Rechtsbelastung nur vorübergehend bestand, hat sich 1—2 Wochen danach das Gliedmaßen-EKG normalisiert. Das gleiche gilt für die unipolaren Extremitätenableitungen. Länger bleiben die Veränderungen der Brustwandableitungen bestehen. Sie überdauern alle anderen Abweichungen und gestatten auch noch Tage nach der akuten Rechtsüberlastung eine Diagnosenstellung. Die Verschiebung der Übergangszone bildet sich gleichzeitig mit dem S_1-Q_3-Typ des Extremitäten-EKG zurück. Am längsten ist die Invertierung von T der rechtspräkordialen Ableitungen zu beobachten. In der Regel werden nach einem Monat die T-Zacken wieder positiv, gelegentlich kann die Rückbildung bis zu 8 Wochen dauern (Abb. 2).

Wenn die Veränderungen des Extremitäten-EKG wenig ausgeprägt sind, können sie übersehen werden, da ein S_1—Q_3-Typ und ein negatives T_3 auch bei Kreislaufgesunden beobachtet werden können. Die McGinn-White-Kurve ähnelt dem Bilde des Hinterwandinfarktes. Das Verhalten der Ableitung 2, die sich beim akuten Cor pulmonale gleichsinnig zur Ableitung 1 verhält, im Gegensatz zum Hinterwandinfarkt, gestattet meist die differentialdiagnostische Trennung. Eine Ausnahme, wobei bei autoptisch gesicherten Lungenembolien im Extremitäten-EKG das Bild eines frischen Hinterwandinfarktes bestand, ist beschrieben worden (HOLZMANN und RAMER 1953). In jedem Fall lassen jedoch die invertierten T-Zacken in den rechtspräkordialen Ableitungen an die Rechtsüberlastung denken. Das Verhalten der Brustwandableitungen kann zu Verwechslungen mit einem Vorderwandinfarkt Anlaß geben. Jedoch fehlen beim akuten Cor pulmonale Veränderungen der R-Zacke. Gegen die Annahme einer Infarzierung im vorderen Septumbereich spricht die Tatsache, daß sich die Invertierung von T meist nur rechts von der Übergangszone findet, während beim Septuminfarkt das Maximum der Veränderungen des Kammerendteiles im Bereich der Übergangszone mit Ausbreitung nach rechts und nach links gelegen ist (MYERS 1950).

Zum Kurvenbild des chronischen Cor pulmonale bestehen sinngemäß fließende Übergänge, wobei die klinische Symptomatik vor Verwechslungen schützt.

Für die elektrokardiographischen Kurvenabweichungen werden ursächlich verantwortlich gemacht: erstens die bei akuter Rechtsüberlastung auftretende Lageänderung des Herzens und zweitens die sich dabei entwickelnde Coronar-

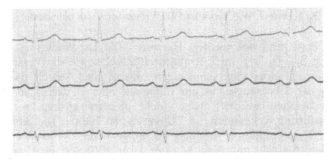

a

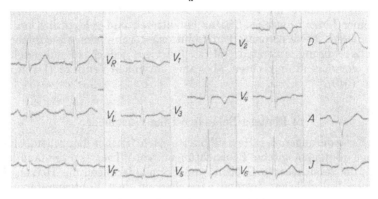

b

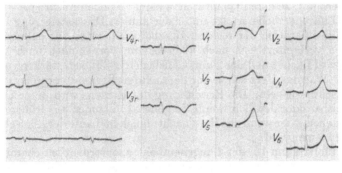

c

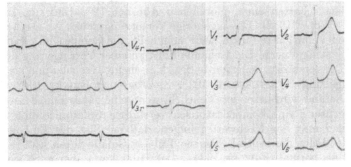

d

Abb. 2a—d. (R. B.) a Normales Extremitäten-EKG, das 1 Jahr vor der Lungenembolie geschrieben wurde.
b 2 Std nach der Embolie. S_1—Q_3-Typ, T_3 ist negativ geworden. Deutlich negative T in VR, S-Zacke in VL,
kleine Q-Zacke in VF. In V_1—V_4 spitz negative T-Zacken. c Einen Monat nach der Embolie. Frequenzrückgang.
S_1 hat sich zurückgebildet. Q_3 ist von einer kleinen R-Zacke abgelöst worden: T_3 nur noch flach negativ. In den
Brustwandableitungen in V_{4r}—V_1 noch ausgeprägte Negativität von T. d 5 Monate nach der Embolie. Jetzt
wieder unverdächtiger normaler Erregungsablauf.

insuffizienz vorwiegend des rechten Herzens. Die Lageänderung des Herzens verursacht den S_1—Q_3-Typ im Extremitäten-EKG sowie die Verschiebung der Übergangszone der Brustwandableitungen. Dabei darf jedoch das Bild einer Verschiebung der Übergangszone nur dann auf eine anatomische Verlagerung des Septums bezogen werden, wenn nicht gleichzeitig eine rechtsventrikuläre Leitungsstörung vorhanden ist (Lutterotti 1953). Die übrigen Veränderungen der Herzstromkurve können als Folge einer Coronarinsuffizienz angesehen werden, die sich mit Absinken der Druckdifferenz im Coronarkreislauf entwickelt. Meist scheint dabei die Rechtscoronarinsuffizienz zu überwiegen. Bei älteren Menschen mit bereits geschädigtem Coronarsystem können jedoch Zeichen einer Linkscoronarinsuffizienz hinzutreten und gelegentlich im Kurvenbild dominieren. Diese coronare Durchblutungsstörung kann als vorübergehende funktionelle Störung auftreten. Meist führt sie jedoch zu subendokardialen Nekrosen, vorwiegend im rechten, aber auch im linken Ventrikel (Dack, Master u. Mitarb. 1949).

c) Röntgen-Befunde bei Lungenembolie.

Über Veränderungen der Herzsilhouette nach frischer Lungenembolie liegen nur wenige röntgenologische Beobachtungen vor. Dies ist verständlich, weil Embolien, die zu sichtbaren Größen- und Formänderungen des Herzens führen, immer einen bedrohlichen Zustand darstellen, in dem Röntgenuntersuchungen kaum zumutbar sind. Bestenfalls am liegenden Patienten im Bett sind Röntgenaufnahmen erlaubt, an deren Qualität man keine zu hohen Ansprüche stellen darf.

Bei der Lungenembolie erfolgt unter der akuten Drucksteigerung im kleinen Kreislauf eine Dilatation der rechten Herzhöhlen (akutes Cor pulmonale). Der Herzschatten verbreitert sich nach allen Seiten, vornehmlich nach links. Die Herzbucht wird flacher und der Pulmonalisbogen wölbt sich stärker vor (Ljungdahl 1928). War das Herz schon vor dem akuten Ereignis vergrößert, kann die Erkennung schwierig sein. Die Erweiterung des Herzens wird unter Umständen erst nachweisbar oder deutlich, wenn Vergleichsaufnahmen aus früherer Zeit zur Verfügung stehen, oder wenn das Herz nachträglich im Laufe der klinischen Besserung wieder kleiner wird.

Das Gefäßbild kann bei der Lungenembolie außerordentlich charakteristisch sein und bei klinischem Verdacht die Diagnose fundieren, und zwar um so mehr, je zentraler das betroffene Gefäß liegt. Beim Verschluß größerer Äste ohne Infarkt zeigt der Gefäßschatten einen plötzlichen Abbruch (Westermark 1938), wie „amputiert" (Wolff 1952). Das zugehörige Versorgungsgebiet, sei es ein Segment, ein Lappen oder eine ganze Lunge, wird aufgehellt; die Gefäße sind peripherwärts vom Embolus kontrahiert. Die Ischämie führt zu einer Verringerung der Gefäßzeichnung. Der verstärkt transparente Bezirk erscheint avasculär und kontrastiert mit der Umgebung (Westermark 1938, Shapiro und Rigler 1948, Barden 1952). Der Befund wird besonders deutlich, wenn eine ganze Lunge betroffen ist und die Gegenseite eine kompensatorisch verstärkte Gefäßzeichnung aufweist. In Einzelfällen mag der Nachweis gelingen, daß bei Sitz des Embolus in der Peripherie des Hilus der zentral gelegene Teil der Gefäße durch Blutüberfüllung breiter wird als normal (Fowler 1934). Der Hilus kann aber auch weitgehend durch das dilatierte Herz und vor allem links durch den Pulmonalisbogen überdeckt sein, zumal bei Röntgenaufnahmen im Liegen. Erfolgt der Verschluß an einem Hauptast der Pulmonalarterie, so kann der Hilusgefäßschatten nahezu völlig verschwinden. Progression der verminderten Vascularisation, eventuell auf die Gegenseite durch weitere Embolien oder Appositionsthromben ist prognostisch ungünstig (TOURNIAIRE, TARTULIER u. Mitarb. 1951, 1952). Aus eigenen röntgenologischen Erfahrungen kann gesagt werden, daß der besonders von WESTERMARK (1938) betonte und immer wieder zitierte Befund der Avascularität der infarzierten Lungenpartie doch nur recht selten erhoben werden kann.

Durch angiokardiographische Kontrastdarstellungen läßt sich der Verschluß einzelner Zweige der Lungenarterien in vivo nachweisen (LENÈGRE, HATT u. Mitarb. 1951). Dabei zeigt sich, daß häufig mehrere Äste niederer Ordnung der Lungenarterien embolisch verschlossen waren. Andererseits konnte eine Verminderung der Vascularisation in Lungenabschnitten beobachtet werden, deren Pulmonalarterien nicht durch Embolie verlegt waren, ein Befund, der auf kollaterale Vasoconstriction im Lungenkreislauf schließen läßt. Nach Angaben der Autoren ist die Deutung dieser Befunde allerdings schwierig und die Irrtumsmöglichkeit groß. Angiokardiographische Untersuchungen im Anschluß an artifizielle Embolien im Tierversuch haben gezeigt, daß die Dilatation von Herz und Gefäßen reversibel sein kann und sich üblicherweise innerhalb von 24 Std zurückbildet.

Ein sehr wichtiges röntgenologisches Symptom der frischen Lungenembolie, das gleichzeitig auf die Seite der hauptsächlichen Embolisierung hinweist, kann der Nachweis eines einseitigen Hochstandes des Zwerchfells sein (ZWEIFEL 1935, WESTERMARK 1938).

Tritt zur Lungenembolie ein Infarkt, so ist sein Nachweis im Röntgenbild im allgemeinen nicht vor 24, frühestens 12 Std nach der Lungenembolie zu erwarten. Die anatomisch charakteristischen keilförmigen Infarktschatten, deren Spitzen hiluswärts zeigen, sind bei der sagittalen Durchleuchtung nur selten nachweisbar, da die Achse des Keils der Hauptrichtung der Lungengefäße folgt, die im Unterfeld nur zu einem kleinen Teil frontal verlaufen, sondern meist eine dorsale, zum Teil auch ventrale Richtung haben. Sorgfältige Durchleuchtung in den schrägen Durchmessern ist daher notwendig. Auch wird das Bild durch Exsudatbildung, bronchopneumonische Herde und Zeichen einer Lungenstauung oft verschleiert. Häufiger sind rundliche oder auch fleckig wolkige Verschattungen, die bronchopneumonischen Herden ähnlich sehen und meist in den Unterfeldern lokalisiert sind. Multiple Infarkte sind häufig. Die rechte Seite erscheint bevorzugt. Einseitiger Zwerchfellhochstand und verminderte respiratorische Verschieblichkeit sind indirekte Infarkthinweise. Unter 200 Fällen fand GSELL (1935) 84 Infarkte rechts, 52 links und 64 beiderseits (vgl. hierzu auch SCHINZ, BAENSCH, FRIEDL, UEHLINGER 1950).

Lungeninfarkte können zu echten bakteriellen Infarktpneumonien führen. Die Abgrenzung kann klinisch schwierig sein, da auch der blande Infarkt mit Fieber und Leukocytose einhergeht. Auch Einschmelzungen mit Kavernenbildung können im Infarktbereich vorkommen. Exsudative Pleuritiden treten etwa in der Hälfte der Fälle auf, auch Perikarditiden sind beschrieben. In der Mehrzahl der Fälle pflegen sich jedoch die Infarktschatten im Verlauf einiger Wochen zurückzubilden. Es kann jedoch eine gewisse Sklerose des interstitiellen Bindegewebes zurückbleiben und zu Bronchiektasenbildung führen. Es ist fraglich, ob die Umstellung der Zirkulation von der Pulmonal- auf die Bronchialarterie, die durch Erweiterung von Anastomosen eintritt, sich selbst bei röntgenologisch völliger Klärung des Infarktgebietes ganz wieder zurückbildet.

Differentialdiagnostisch kann die Abgrenzung der Lungeninfarkte von Atelektasen bei Bronchusstenose, Lungeninfiltrationen der verschiedensten Ätiologie, bei multiplem Auftreten auch von Viruspneumonien, große Schwierigkeiten bereiten. Stets wird man sämtliche klinischen Daten mitheranziehen müssen. Manchmal wird erst der Verlauf, besonders bei kurzfristiger Rückbildung der

Herzvergrößerung und der Lungenstauung weitere Klarheit bringen. Das gleiche gilt für die Lungenembolie ohne Infarkt. Bei segmentaler Hypovascularität muß an ein lokales Emphysem durch Ventilstenose des zugehörigen Bronchus gedacht werden. Bei letzterem ist der überhellte Lungenbezirk entsprechend dem vergrößerten Volumen nach außen konvex begrenzt. Das Zwerchfell steht auf der gleichen Seite tiefer und das Mediastinum wandert bei der Exspiration nach der Gegenseite (Shapiro und Rigler 1948).

Ist durch Embolie eine ganze Lungenhälfte hypovascularisiert, so daß das Bild der „einseitig hellen Lunge" (Laur und Wedler 1955) entsteht, müssen differentialdiagnostisch die seltenen Befunde einer Mißbildung (Hypoplasie der Pulmonalarterie), entzündliche Prozesse (Lues, Tbc) und einer Tumorkompression in Erwägung gezogen werden. Man darf sich dabei nicht verleiten lassen, das größere Augenmerk dem kompensatorisch breiteren Hilus der Gegenseite zu schenken und dadurch abwegige differentialdiagnostische Betrachtungen anzustellen.

4. Differentialdiagnose der Lungenembolie.

Die verschiedenartigen Verlaufsformen der akuten Lungenembolie können zu sehr unterschiedlichen differentialdiagnostischen Erwägungen Anlaß geben. Das Bild der akuten schweren Lungenembolie wird in erster Linie von dem des akuten Coronarinfarktes abzugrenzen sein. Der akute Beginn mit Kollapserscheinungen, Übelkeit, Schweißausbruch, Tachykardie mit Blutdruckabfall kann beiden Erkrankungen gemeinsam sein, ebenso die allgemeine Unruhe und der Substernalschmerz, wenn auch ein sehr starkes Hervortreten der Schmerzen und besonders die Ausstrahlung in den linken Arm mehr für Coronarinfarkt, besonders starke und als quälend empfundene Atemnot sowie eine deutliche Cyanose mehr für Lungenembolie sprechen. Die allgemeinen reaktiven Erscheinungen, Temperatur, Leukocytose, Blutzuckeranstieg, sind beiden Erkrankungen gemeinsam. Ein Anstieg der Transaminase und der Milchsäuredehydrogenase im Serum spricht für Myokardinfarkt und gegen Lungenembolie (Amelung und Horn 1956, Horn und Amelung 1957). Einseitiger Zwerchfellhochstand und in dem späteren Verlauf pleuritische Reizzustände sprechen mehr für Lungenembolie, der Nachweis perikardialen Reibens für Herzinfarkt, wenn auch herznahe Lungenembolien einmal mit Perikard- und Pleurareiben, Coronarinfarkt mit Stauungstranssudaten einhergehen können. Der klinische Nachweis der vermehrten Belastung bzw. Überlastung des rechten Herzens (s. S. 86) sowie das Vorliegen einer stärkeren Halsvenenstauung spricht für Lungenembolie. Bezüglich der Unterschiede des elektrokardiographischen Befundes kann auf S. 108 verwiesen werden. Darüber hinaus sei daran erinnert, daß die EKG-Symptome bei der Lungenembolie sich meist rasch zurückbilden, während das Infarktelektrokardiogramm seine typische Entwicklung durchmacht.

Lungenembolien werden nach Herzinfarkten oft als Zweitkrankheiten beobachtet, wobei Sedierung und Bettruhe und der darniederliegende Kreislauf eine Fernthrombose begünstigen, aber auch Herzwandthromben im Infarktbereich als Quellen allerdings meist kleinerer Lungenembolien in Frage kommen (Miller, Jordan u. Mitarb. 1952, Mintz und Katz 1947, Seitz 1954, Nay und Barnes 1945, Hellerstein und Martin 1947, Scherf und Boyd 1951, Mintz und Katz 1951). Sie werden häufig für Rezidive des Herzinfarkts gehalten. Auch das Umgekehrte, Coronarthrombose nach vorausgehender Lungenembolie, wurde mehrfach beobachtet.

In Einzelfällen kann ein akuter Vasomotorenkollaps unterschiedlicher Genese an eine Lungenembolie denken lassen, besonders wenn er unter Bedingungen auftritt (postoperativ usw.), die die Diagnose der Lungenembolie nahelegen. Meist wird das völlige Fehlen aller auf eine vermehrte Belastung des rechten Herzens hinweisenden Symptome Klarheit bringen.

Auch unter dem Bilde eines Asthma cardiale-Anfalls bzw. eines akuten Lungenödems kann sich unter Umständen eine Lungenembolie verbergen. Eine eigene Beobachtung, nach der eine tödliche Lungenembolie bei einer ausgesprochenen Linksinsuffizienz unter den Erscheinungen eines Lungenödems verlief, läßt daran denken, daß bei venös gestauter Lunge eine Lungenembolie die protektive Vasoconstriction der Lungenarteriolen aufheben kann, so daß der bei erhöhtem Pulmonalisdruck vermehrte Einstrom des Blutes in Lungenteile mit nicht embolisch verschlossenen Pulmonalarterien eine Erhöhung des Capillardrucks und damit Lungenödem herbeiführt.

Eine sich nach Lungenembolie entwickelnde asthmatoide Bronchitis kann zu Fehldiagnosen (Asthma bronchiale usw.) Anlaß geben.

Eine mit schweren perikardialen Schmerzen und Beklemmungsgefühl einhergehende akute Perikarditis wird sich durch das meist hohe Fieber und den charakteristischen EKG-Befund von der Lungenembolie abgrenzen lassen.

Bei vorzeitiger Placentalösung kann es zu einem Syndrom kommen, das in die Literatur als Syndrom d'hémorragie par défibrination (MAYER, DREYFUS, BUGUARD 1954) eingegangen ist, aber auch unter einer Reihe anderer Bezeichnungen abgehandelt wird. In einer ersten thromboplastischen Phase kommt es während der Placentalösung durch das Einströmen von Placentathromboplastin zu einer intravasalen Gerinnungsneigung, bevor die zweite Phase, die als fibrinolytische mit allgemeiner Blutungsneigung bezeichnet wird, beginnt (JÜRGENS und STEIN 1954).

Wenn auch gewöhnlich bei diesem Syndrom die Krampfneigung, Albuminurie, Hypertonie wie die allgemeine Blutungsneigung mehr das Bild beherrschen, so kommt es doch nicht selten zu einer massiven Thrombosierung und zu Embolien in der Lunge, neben Gerinnungsvorgängen in den großen Herzgefäßen und überall im peripheren Strombett. Ein akutes Cor pulmonale kann dann die Todesursache bei diesem Syndrom darstellen. Vielleicht ist der Fall von VRIES und ECKERLING (1952) so zu deuten, bei dem bei einem drohenden Abort im 3. Schwangerschaftsmonat rezidivierende Lungenembolien beobachtet wurden. Die deshalb eingeleitete Heparintherapie zeigte eine extreme Heparinüberempfindlichkeit, die sich nach der Abrasio wieder normalisierte. Auch tierexperimentelle Ergebnisse von JÜRGENS und STUDER (1948), bei denen nach Thrombokinaseinfusionen eine intravasale Gerinnung bis zu massiven Thromboembolien zu beobachten war, wie die Tierexperimente von SEEGERS und SCHNEIDER (1951), die nach Injektion großer Thrombokinasemengen massive Thrombosen und Embolien in der Lunge fanden, zeigen, daß bei diesem Syndrom auch mit einer akuten vermehrten Belastung des rechten Herzens gerechnet werden muß. Bei dem von JÜRGENS und STEIN (1954) mitgeteilten Fall konnte noch während des Lebens die Diagnose der Lungenembolie nach einer wegen unvollständig ausgestoßener Placenta durchgeführten manuellen Nachtastung gestellt werden. Neben allen Symptomen, die zu dem Krankheitsbild gehören, auf die hier nicht eingegangen werden soll, fand sich bei der Sektion eine Thromboembolie beider Hauptlungenschlagadern und ihrer Verzweigungen.

Gelegentlich kann auch die Symptomatologie des akuten Cor pulmonale vorhanden sein, ohne daß eine Lungenembolie vorliegt. Besteht vorher das Bild eines chronischen Cor pulmonale, so können ein Spontanpneumothorax, ein mediastinales Emphysem (KLEIN 1947), eine akute Pneumonie oder ein im Gefolge eines thorax-chirurgischen Eingriffs auftretender Lungenkollaps das klinische und elektrokardiographische Bild des akuten Cor pulmonale erzeugen und so an Lungenembolie denken lassen (MACK, HARRIS und KATZ 1950).

8*

Plötzliche Kommunikationen zwischen rechtem und linkem Herzen, wie etwa der Durchbruch eines Aortenaneurysmas in die A. pulmonalis (SCOTT 1924) oder in den Conus pulmonalis (SCHWAB und SANDERS 1931) oder in den rechten Vorhof (HERRMANN und SCHOFIELD 1947), ein Septumdurchbruch infolge Infarkt oder septischer Endokarditis (FOWLER und FAILEY 1948), können ein der Lungenembolie ähnliches Bild mit den Symptomen des akuten Cor pulmonale erzeugen. Meist wird das auftretende Herzgeräusch an die eingetretene Kommunikation denken lassen.

Die besonders im Stadium der Infarktbildung bestehenden Pleuraschmerzen und Reizungen können zu weiteren diagnostischen Überlegungen führen. Bei dem häufigen basalen Sitz der Lungenembolie sind in das Abdomen ausstrahlende Schmerzen nicht selten. Fehldiagnosen, wie Cholecystitis, Appendicitis, Milzruptur, Pankreatitis, können vorkommen (BOCK 1951) und durch den Nachweis von Fieber, Leukocytose, Tachykardie, Kollapserscheinungen scheinbar gestützt werden. Selbst ileusartige Symptome sind nach Lungenembolie beobachtet worden.

Das Zusammentreffen von abdominellen Schmerzen und Schulterschmerzen sollte unter anderem auch an Lungenembolie denken lassen (GROSS 1955). In allen derartigen Fällen würde der Nachweis eines einseitigen Zwerchfellhochstandes, einer Verschleierung des Zwerchfellwinkels durch Erguß, ein Infarktschatten für Lungenembolie sprechen.

Auf die Abgrenzung der Infarktschatten von anderen Lungeninfiltrationen kann an dieser Stelle nicht näher eingegangen werden. Es sei nur darauf hingewiesen, daß viel zu häufig die besonders in den Unterfeldern lokalisierten Infarktschatten für Bronchopneumonien, Viruspneumonien usw. gehalten werden, obgleich diese Befunde einen wichtigen Hinweis auf die dringende Notwendigkeit einer Antikoagulantientherapie geben können.

Es muß immer wieder darauf hingewiesen werden, wie symptomarm Lungenembolien verlaufen können. Besonders in thrombo-emboliegefährdeten Situationen (in den ersten 3 Wochen nach Operationen, Geburten, Unfällen, bei rekompensierenden bettlägerigen Herzkranken usw.) kann jede kleine Veränderung des Befindens zum Schlechten (plötzliche Verschlechterung der Kreislauflage, Auftreten von Cyanose oder Kurzatmigkeit, leichtes, sonst schwer erklärbares Fieber usw.) Zeichen einer stattgehabten Lungenembolie sein und eine Antikoagulantientherapie dringend indizieren. Der Nachweis einer lokalen beginnenden Phlebothrombose oder Thrombophlebitis muß mit aller Sorgfalt geführt werden. Er wird den Verdacht auf Lungenembolie immer erwecken, unter Umständen auch die nachträgliche Deutung bestimmter Erscheinungen in diesem Sinne gestatten. Die Gerinnungsanalyse, besonders der Nachweis einer verkürzten $r + K$-Zeit im Thromboelastogramm kann den Verdacht oft stützen, ohne immer eine Entscheidung zu bringen, da manche alternativ in Frage kommenden Zustände, wie z. B. der Myokardinfarkt, oft ebenfalls eine verkürzte Gerinnungszeit zeigen. In Zweifelsfällen würde ein solcher Befund den Beginn einer Antikoagulantientherapie indizieren.

5. Prophylaxe und Therapie der Lungenembolie.

Auf die allgemeine Prophylaxe der Venenthrombose, besonders auf die unter diesem Gesichtspunkt notwendigen Maßnahmen bei der Behandlung Frischoperierter, Unfallgeschädigter, Frischentbundener usw., kann in diesem Zusammenhang nicht eingegangen werden. Es sei auf das Kapitel Herz- und Kreislauf bei operativen Eingriffen verwiesen.

Es sei nur erwähnt, daß durch eine gute prä- und postoperative internistische Kreislaufbehandlung, die besonders auch ein nicht zu kurz bemessenes Ausruhen der Patienten vor dem operativen Eingriff ermöglicht, zusammen mit den bekannten postoperativen physikalischen Maßnahmen (Früh- bzw. Sofortaufstehen, Kompressionsverband der unteren Extremitäten bei Hochlagerung, aktive und passive Bewegungsübungen der unteren Extremitäten und Massage) ein wesentlicher Rückgang der Thromboemboliefrequenz in chirurgischen und gynäkologischen Kliniken beobachtet werden konnte (STAMM 1957). Nach MERZ (1954a) war dieser Rückgang deutlicher als der, der später durch Einführung der Therapie mit Antikoagulantien erzeugt werden konnte. Diese physikalische Thromboseprophylaxe ist um so bedeutender, als sie unmittelbar nach dem Eingriff einsetzen kann, während die Prophylaxe mit Antikoagulantien wegen der Blutungsgefahr meist erst einige Tage (höchstens 2—3 Tage) nach dem Eingriff angewandt werden darf. Bei internistischen Fällen ist oft die mit der physikalischen Thromboseprophylaxe verbundene Behandlung, wie etwa Aufstehen, nicht zumutbar, man sollte jedoch in jedem Fall von Thrombosegefährdung (z. B. auch bei Myokardinfarkt) auf gewisse, auch im Bett durchführbare Anteile der physikalischen Prophylaxe nicht verzichten. Dazu gehört das feste Wickeln der Beine, besonders bei Varicenträgern, vorsichtige Beingymnastik und Massage, eventuell Hochlagerung der Beine oder Kniestütze. Diese leicht durchführbaren Maßnahmen werden zweifellos auf manchen internen Abteilungen noch viel zu wenig beachtet. Unbestritten ist die Notwendigkeit einer Therapie mit Antikoagulantien bei jeder erkannten frischen tiefen Venenthrombose, besonders der unteren Extremitäten und bei manchen Zuständen, bei denen eine erhebliche Thrombosegefährdung angenommen werden muß.

So zeigt die Statistik der Züricher Medizinischen Klinik, daß ohne Antikoagulantien von 205 Thrombosekranken 17% an Lungenembolie starben, während mit Antikoagulantientherapie von 252 Thrombosekranken nur 1,2% an Lungenembolie starben, während 0,8% an Blutungen und deren Folgen zugrunde gingen. Auch die Statistiken größerer operativer Kliniken in allen Ländern zeigen eindeutig einen Rückgang der Frequenz der Lungenembolie, insbesondere der tödlichen Lungenembolie, nach der Einführung der prophylaktischen Behandlung mit Antikoagulantien (MILCH 1953, KISTNER und SMITH 1954, JORPES 1951, GROSS 1955).

Die angeführten Statistiken sind trotz generell übereinstimmender Ergebnisse nicht ohne weiteres vergleichbar, da Unterschiede sowohl in der Indikation zur Therapie mit Antikoagulantien als auch in der Art der Durchführung dieser Therapie bestehen. Grundsätzlich ist eine Thromboseprophylaxe mit Antikoagulantien zu erwägen bei allen Frischoperierten, Unfallgeschädigten und Frischentbundenen. Aus dem internistischen Krankengut sind besonders thrombose- und emboliegefährdet bettlägerige Patienten höheren Alters mit Adipositas, Carcinomträger, in Rekompensation begriffene hydropische Herzinsuffizienzen und Patienten mit Myokardinfarkt. Bei allen diesen, als thrombosegefährdet anzusehenden Patienten ist täglich auf eventuelle klinische Zeichen einer beginnenden Thrombose zu achten: Ansteigen des Pulses ohne Temperaturanstieg (Mahlersches Symptom, MERZ 1954), Plantardruckschmerz, Wadendruckschmerz (TSCHMARKE 1931, HOMANS 1939), Loewenberg-Test, lokale Schwellungen sowie Temperatur- und Hautfarbedifferenzen an den unteren Extremitäten, eventuell Lokalbefund eines schmerzhaften Venenstranges. Auch auf eventuell vorhandene subjektive Beinbeschwerden ist regelmäßig und mit Sorgfalt einzugehen. Alle diese klinischen Zeichen lassen oft im Stich, da eine frische Phlebothrombose oft unbemerkt bleibt und gerade in diesem Stadium besonders leicht zur Ablösung von Emboli führen kann.

Eine generelle Behandlung mit Antikoagulantien aller oben angeführten Thrombosegefährdeten ist an manchen chirurgischen Kliniken, Frauenkliniken und inneren Kliniken mit gutem Erfolg durchgeführt worden. Sie hat sich jedoch nicht allgemein durchgesetzt, da, abgesehen von dem sehr großen Aufwand, eine Gefährdung eines vielleicht unnötig großen Kreises von Patienten durch die Antikoagulatientherapie in Kauf genommen werden muß, die, wenn auch wahrscheinlich geringer als die Gefährdung durch thromboembolische Erkrankungen, besonders bei chirurgischen Patienten nicht vernachlässigt werden darf. Die Auswahl der am meisten gefährdeten Patienten zum Zwecke einer gezielten Thromboseprophylaxe und -therapie auf Grund klinischer Kriterien hat sich als weitgehend unsicher erwiesen. Daher bemühen sich verschiedene Labormethoden durch Feststellung einer erhöhten Gerinnungsneigung schon vor dem Auftreten klinischer Zeichen einer Thrombose, die Thrombosegefährdung festzustellen. In Frage kommen vor allem Methoden, die eine sehr komplexe und sensible Erfassung der Gesamtgerinnungssituation ermöglichen. Ein relativ einfacher, nicht ganz so komplexer Test wie der nachfolgende ist der Heparintoleranztest, von dem es eine Reihe verschiedener Ausführungsarten gibt Sigg 1952, Marbeth und Winterstein 1953/54). Aufwendiger, aber größere Sicherheit bietend, ist die Thromboelastographie (Hartert 1951, 1953, Della Santa und Duraffourd 1954), welche durch Messung des $r + K$-Wertes eine Verkürzung der Gerinnungszeit bei Thromboseneigung anzeigt. Nach einer Statistik der Med. Univ.-Klinik Heidelberg waren z. B. bei 210 thrombelastographisch kontrollierten Fällen von Thrombose und Thrombosegefährdung 2, d. h. nur 0,95% tödliche Embolien zu verzeichnen, die jedoch beide kurz vor der Embolie wegen ungenügender Dosierung des Anticoagulans relative Gerinnungsbeschleunigungen zeigten, also bei größerer Erfahrung vermeidbar gewesen wären. Es ereigneten sich keine tödlichen Blutungen.

Es wäre vom Standpunkt der Lungenembolieprophylaxe grundsätzlich zu empfehlen, bei allen Thrombosegefährdeten der oben angeführten Kategorie in 1—2tägigen Abständen die Gerinnungsneigung des Blutes durch Heparintoleranztest oder besser Thromboelastographie zu kontrollieren und bei allen Fällen mit verkürzter Gerinnungszeit sowie bei allen Fällen mit klinisch nachgewiesener Venenthrombose oder nachgewiesener Lungenembolie eine Therapie mit Antikoagulantien durchzuführen. Durch ein solches Vorgehen wird erreicht, daß einerseits eine nicht zu große Zahl Operierter oder Frischentbundener den immerhin vorhandenen Gefahren einer generellen Thromboseprophylaxe mit Antikoagulantien ausgesetzt wird, andererseits alle wirklich Gefährdeten erfaßt werden. Es muß allerdings darauf hingewiesen werden, daß die Labormethoden erfahrungsgemäß nur in gut eingerichteten Laboratorien und vor allem mit eingearbeitetem Personal zu brauchbaren Ergebnissen führen. Bei so erwiesener Thrombose oder Thrombosegefährdung mit bzw. ohne Lungenembolie wird eine Antikoagulantientherapie nach entsprechenden Richtlinien mit Dicumarol bzw. Heparin + Dicumarol eingeleitet (Einzelheiten s. Abschnitt Operation und Kreislauf).

Bei frischer Lungenembolie empfiehlt sich eine höhere Dosierung des Heparins erste Injektion etwa 25000 E, Tagesdosis 40000 bis 80000 E. Nach solchen intravenösen Injektionen von Heparin entsteht oft der Eindruck einer rasch, manchmal schon unter der Injektion einsetzenden klinischen Besserung. Eine solche schnelle günstige Wirkung einer Heparininjektion kann kaum allein auf die Verhinderung weiterer Gerinnungsthrombose im Anschluß an den Embolus bezogen werden. Es wurde daher diskutiert 1. eine gefäßerweiternde Wirkung, 2. eine fibrinolytische Wirkung des Heparins.

Beide Wirkungen können noch nicht als sicher bewiesen betrachtet werden. Bezüglich der gefäßerweiternden Wirkung stehen positive Befunde (AHLQUIST 1950) negativen gegenüber (FRIEDRICH 1954). Verschiedene Autoren weisen darauf hin, daß nur Gefäße im Zustand der Vasoconstriction eine Erweiterung nach Heparininjektionen zeigen (KONTZ und BÜCHERL 1952, MURPHY 1953). Untersuchungen an Lungenarterien sind nicht bekannt.

Eine fibrinolytische Wirkung des Heparins wurde von einigen Autoren wahrscheinlich gemacht (BEST, COWAN u. Mitarb. 1938, LOEWE, HIRSCH u. Mitarb. 1948, SANDRITTER, BERGERHOFF u. Mitarb. 1954). Dem steht jedoch entgegen, daß bei thromboelastographischer Kontrolle heparinbehandelter Patienten niemals eine so nennenswerte Beschleunigung der Fibrinolyse beobachtet wurde, daß sie klinische Bedeutung haben könnte (HARTERT 1954). Demgegenüber wird etwa nach Injektion pyrogener Substanzen thromboelastographisch eine starke Fibrinolyse beobachtet.

Trotz dieser nicht eindeutig verwertbaren Befunde rechtfertigt oft der klinische Eindruck einer unmittelbar günstigen Wirkung die Anwendung intravenöser Injektionen hoher Dosen von Heparin bei frischen Lungenembolien. Gleichzeitige Gabe von Dicumarol (Marcumar) ersetzt vom dritten Tage an die Heparingabe. Die Dosierung wird am besten mit Hilfe des thromboelastographischen Gerinnungsindexes ($r + K$-Wert) überwacht. Dabei werden Stauungszustände, andere Schäden der Leber in der Kontrolle automatisch miterfaßt; auf das eventuelle Vorliegen anderer Gegenindikationen zur Antikoagulantientherapie, z. B. Niereninsuffizienz, ist zu achten. Die Furcht vor einer leichteren Mobilisierung der Thromben durch die Antikoagulantientherapie scheint bei ausreichender Dosierung ungerechtfertigt, wie auch theoretische Vorstellungen (MILCH 1953) verständlich erscheinen lassen. Gelegentlich werden sich heute noch trotz sorgfältiger Überwachung Überdosierungen der Antikoagulantien nicht immer vermeiden lassen. Leichtere Blutungen aus den Nieren und ableitenden Harnwegen, aus dem Magen-Darm-Trakt oder aus den Nasenschleimhäuten, oder besonders starke Menses-Blutungen kommen zwar selten, aber doch gelegentlich zur Beobachtung. Im allgemeinen werden diese Gefahren eher überschätzt. Nach vorübergehendem Absetzen der gerinnungshemmenden Mittel und eventuell zusätzlicher Gabe von Vitamin K_1, bzw. Protamin-Zinksulfat, kommt die Blutung fast immer zum Stehen. Wir sind aber in solchen Fällen eher vorsichtig mit der Gabe von gerinnungsfördernden Mitteln oder von Mitteln, die die Marcumarwirkung coupieren, vermeiden sie nach Möglichkeit ganz. Die Gefahr, hier zu viel zu tun, ist größer als die Gefahren einer leichten Blutung. Dennoch entbindet die allgemeine Erfahrung von der Ungefährlichkeit kleinerer Blutungen im Verlauf einer gut kontrollierten Therapie mit Antikoagulantien nicht davon, genau nach der Blutungsquelle zu fahnden und den Patienten sorgfältigst zu überwachen. Wir selbst mußten erleben, wie ein Patient, der keinerlei Magen-Anamnese hatte, unter Antikoagulantien bei Lungenembolie aus einem frischen Magengeschwür verblutete. Im übrigen führt plötzliches Absetzen der Marcumartherapie bei noch bettlägerigen und hinfälligen Patienten sehr häufig zum Auftreten von Phlebothrombosen und Embolien.

Insgesamt überwiegen die Vorteile einer Antikoagulantientherapie sicher die seltenen Komplikationen. Je besser die Überwachungsmöglichkeiten sind und je größer die Erfahrung, um so günstiger werden die Ergebnisse sein. Ohne genügende Überwachung der Gerinnungsverhältnisse ist diese Therapie jedoch nicht zu verantworten. Dies fordert nicht dazu auf, auf die Vorteile der Antikoagulantientherapie zu verzichten. Es erscheint zweckmäßiger, einem Kranken mit Lungenembolie raschestens die Aufnahme in ein entsprechend eingerichtetes Krankenhaus zu ermöglichen.

Die Antikoagulantientherapie muß nach einer Thrombose oder Lungenembolie immer unter thromboelastographischer Kontrolle der Gerinnungsneigung des Blutes über mindestens 5 Tage nach dem ersten Auftreten, bei rezidivierender Thrombose bzw. Fortbestehen der erhöhten Gerinnungstendenz eventuell über Monate, unter Umständen Jahre, durchgeführt werden (Hartert 1956, H. Hartert und I. Hartert 1953).

Bei nachgewiesenen Thrombosen im Bereich der unteren Extremitäten und besonders bei rezidivierender Lungenembolie muß oft zu der Frage der Gefäßunterbindung Stellung genommen werden. Die prophylaktische Unterbindung einer der beiden Venae femoralis, in Sonderfällen auch der Vena cava inferior (Gay und Proctor 1946, Gaston und Folsom 1945, Thebaut und Ward 1947) hat in Amerika Anhänger gefunden (Homans 1947, Allen, Linton u. Mitarb. 1947, Marton, Makoney u. Mitarb. 1947). Die prophylaktische Venenunterbindung macht die Therapie mit Antikoagulantien nicht überflüssig, da an den Unterbindungsstellen neue Thrombosen entstehen können. Eine Überlegenheit der Venenunterbindung gegenüber der Antikoagulantientherapie allein ist nicht sicher erwiesen (Allen, Barker u. Mitarb. 1946, Masson 1946). Auf der internationalen Thrombose- und Embolietagung in Basel 1955 wurde die Venenunterbindung von den meisten Autoren abgelehnt. Wir selbst hatten nie den Eindruck, daß wir durch die Unterlassung einer Venenunterbindung ein Versäumnis begangen hätten. Es ist meistens nicht möglich, über den genauen Sitz der Thrombose etwas auszusagen. Oft reichen die Thrombosen weiter zentral, als zuerst angenommen wurde; oft ist die andere Extremität ebenfalls befallen, und gelegentlich greifen die Thrombosen später trotz der Unterbindung auf die andere Extremität über. Auch Short (1952) räumt der Femoralisunterbindung, um die es sich in den meisten Fällen handelt, nur ein schmal begrenztes Feld ein. Sie kann erwogen werden, wenn trotz Antikoagulantientherapie wiederholte Embolien aus dem Gebiet der Vena femoralis stattgefunden haben und wenn Antikoagulantien primär kontraindiziert sind.

Wenn eine Kontraindikation für die Anwendung der Antikoagulantien (Leberparenchymschädigung, Niereninsuffizienz, alle Formen der Blutungsübel, Endocarditis lenta, floride Ulcera des Magens und Zwölffingerdarms, offene granulierende Wunden, Gravidität, Menses, postoperative Zeit nach Eingriffen am Zentralnervensystem) bei Lungenarterienembolie besteht, kann man Butazolidin verwenden. In letzter Zeit haben wir auch manchmal gleichzeitig Antikoagulantien und Butazolidin gegeben. Man muß dabei aber beachten, daß durch die sog. Retardwirkung des Butazolidin (Pulver und Wilhelmi 1952) die Ausscheidung der Dicumarine in schwer überschaubarer Weise verzögert wird. Sigg, Pestalozzi u. Mitarb. (1956) wiesen auf die Verstärkung der Dicumarolwirkung durch Butazolidin hin. Um Blutungen zu vermeiden, sollte die Dosierung der Dicumarine bei gleichzeitiger Anwendung mit Butazolidin fast auf die Hälfte vermindert werden. Während die meisten Untersucher keinen Einfluß des Butazolidin auf die Blutgerinnung im fördernden oder hemmenden Sinn fanden, stellten Beiglböck und Kaiser (1956) einen Einfluß des Butazolidin auf den Heparintoleranztest im Sinne einer Hypokoagulabilität fest.

Seit den Mitteilungen von Sigg (1954, 1955), Stein (1954, 1955) und Ellerbroek (1956) wird Butazolidin zur Prophylaxe und Therapie der oberflächlichen und tiefen Beinvenenthrombosen verwendet. Sein pharmakologischer Effekt bezieht sich nicht auf eine Veränderung der Blutgerinnung und der Thrombocyten, sondern auf eine antiphlogistische Wirkung an der Gefäßwand. Küng

(1955) und STEIN (1955 b) bewiesen diese lokale antiphlogistische Wirkung des Butazolidin auf eine artifizielle sterile Thrombophlebitis im Tierversuch. Die Schnitte der Butazolidin-behandelten Thrombosen wiesen perivasculär normales, straff angeordnetes Bindegewebe auf, welches bei den unbehandelten Thrombosen deutlich aufgelockert und zum Teil exsudathaltig erschien.

Auf Grund dieser Ergebnisse haben wir das Butazolidin auch bei der akuten Lungenarterienembolie mit Lungeninfarkt angewandt, wenn hohes Fieber und Schmerzen bestehen, wenn ein stark hämorrhagisches Sputum erscheint und wenn sich ein hämorrhagischer Pleuraerguß entwickelt. Wir haben einen günstigen Eindruck gewonnen, da das Butazolidin nicht nur stark antiphlogistisch, antipyretisch und analgetisch wirkt, sondern wahrscheinlich auch eine deutliche Antischockwirkung mit Auffüllung des Gefäßsystems infolge vermehrter Wasser- und Salzrückresorption besitzt (LINKE 1955). Während man durch die Antikoagulantientherapie die Häufigkeit des Auftretens weiterer und dann oft tödlicher Embolien vermindert, kann man durch das Butazolidin die Ausbildung der Emboliefolgen vermindern und die Rückbildung beschleunigen. Die erhöhten Temperaturen normalisieren sich innerhalb weniger Stunden, die starke Atemnot und die Schmerzen gehen zurück und das Allgemeinbefinden des Patienten bessert sich. Als Dosierung empfehlen wir am 1. Tag 2mal 0,6 g Butazolidin intramuskulär, am 2. Tag 1mal 0,6 g intramuskulär, am 3. Tag 4mal 0,2 g peroral und am 4. Tag 2mal 0,2 g peroral. Wenn notwendig, kann diese niedrige Dosierung bis zu 14 Tagen fortgeführt werden, ohne daß eine Wasser- und Kochsalzretention befürchtet werden muß.

Über die Prophylaxe postoperativer und postpartaler thrombo-embolischer Komplikationen mit Butazolidin berichten STAMM und TRIEBOLD (1957). Es fand sich eindeutig ein Rückgang der oberflächlichen Phlebitiden, aber keine sichere Abnahme tiefer Phlebothrombosen und Embolien, dagegen wurde der postoperative Verlauf und die gleichzeitige Durchführung der physikalischen Thromboprophylaxe in mancher Hinsicht erleichtert. Auch die an 6 Schweizer Kliniken gemachten mehrjährigen Erfahrungen in der Thromboembolieprophylaxe mit besonderer Berücksichtigung von Butazolidin, welche im Beiheft Nr. 24 der Schweizer Medizinischen Wochenschrift (1957) zusammengetragen wurden, entsprechen diesen Erfahrungen. THEOPHANIDIS und KARANTANIS (1959) haben bei der Anwendung von Butazolidin als Prophylakticum, aber auch als Therapeuticum bei oberflächlichen Thrombophlebitiden wie bei tiefen abortiven Thrombophlebitiden sehr gute Erfahrungen gemacht. Weniger eindrucksvoll waren die Ergebnisse bei tiefen typischen Thrombophlebitiden, bei denen es primär zur intravasalen Blutgerinnung gekommen war.

Um auf dem Wege über die Fibrinolyse einen Erfolg zu erzielen, wurden in neuerer Zeit Versuche mit fermentativ wirkenden fibrinolytischen Substanzen unternommen. MENEGHINI (1954) kommt auf Grund seiner Versuche in vitro wie am Patienten zu der Ansicht, daß die weitere Anwendung dieser Substanzen erfolgversprechend sei. Zunächst sind jedoch die Erfolge bei Anwendung hochgereinigter Trypsinlösungen unsicher, zumal Nebenwirkungen bei den erforderlichen Dosierungen auftreten können (LAUFMAN und ROACH 1953, WRIGHT 1953, BIERSTEDT 1954).

EICHENBERGER (1954) fand mit dem Hartertschen Thromboelastographen bei Injektion pyrogener Substanzen eine erhebliche Aktivierung der Fibrinolyse. Damit scheint eine Möglichkeit gegeben, die Auflösung obturierender Thromben oder Emboli zu beschleunigen, der allerdings durch die Gefahren, die eine Injektion pyrogener Substanzen als zusätzliche Kreislaufbelastung mit sich bringt, besonders bei akuten Ereignissen enge Grenzen gesetzt sein dürften. Eine Einzelbeobachtung (HARTERT 1956a) zeigt, daß sogar frische arterielle Beinembolien durch Fibrinolyse nach Pyrogeninjektion innerhalb von Stunden verschwinden können.

Bei der akuten fulminanten Lungenembolie wird die operative Beseitigung des Embolus, die theoretisch das mechanische Hindernis in idealer Weise beseitigen könnte, praktisch nur in den seltensten Fällen in Frage kommen. Diese Operation, von Trendelenburg (1908) zu einer Zeit angegeben, in der Operationen im Thorax kaum durchführbar waren, hat damals unter geschickten Händen einige wenige Aufsehen erregende Erfolge neben zahlreichen Mißerfolgen gehabt.

Wenn auch heute die Aussichten bei thoraxchirurgischen Eingriffen unter einem gut eingearbeiteten Operationsteam wesentlich günstiger sind, so bleiben doch immer wieder schwere Bedenken gegen das Wagnis der Operation. Zunächst muß festgehalten werden, daß die Diagnose der Lungenembolie nicht immer, zumal anfänglich, sicher genug gestellt werden kann. Sauerbruch (1932) selbst hat gewarnt und angegeben, daß mehrfach Kranke mit akutem Herzversagen bei Myokarditis oder Coronarsklerose operiert worden sind. Die erhebliche zusätzliche Belastung einer Operation wird in solchen Fällen den sicheren Tod des Patienten bedeuten. Auch bei schwersten Embolien bessert sich oft der Zustand bei konservativer Behandlung, wogegen die Mortalität des Eingriffs immer recht groß ist. So hielt Sauerbruch (1932) die Frühoperation für gewagt und die Spätoperation im Erfolg für durchaus ungewiß. Auch Nägeli und Matis (1954) halten trotz der Fortschritte in der Thorax-Chirurgie die Indikation zur Operation kaum mehr für gegeben. Bei der perakuten Form läßt sich kaum etwas aussagen über die Lokalisation des Embolus. Wenn es sich um multiple kleinere periphere Embolien handelt, wird die Prognose durch den Eingriff wesentlich verschlechtert. So waren von über 100 mitgeteilten Operationen nach Trendelenburg nur wenige lebensrettend (Merz 1950). Vielleicht sind beim subakuten einseitigen Hauptaderverschluß, soweit er sich sichern läßt, in manchen Fällen die operativen Ergebnisse besser. Tourniaire, Marion u. Mitarb. (1954) empfehlen dann einen operativen Eingriff (der nur den Seitenast, nicht den Hauptstamm eröffnet), wenn der Zustand des Patienten sich trotz aktiver konservativer Therapie im Sinne zunehmender Rechtsinsuffizienz und deutlicher werdender EKG-Befunde verschlechtert und wenn sich die Lokalisation des Embolus in einem Hauptast im Röntgenbild sichern läßt.

Die interne Therapie der akuten Lungenembolie wird abgesehen von der immer notwendigen sofortigen Behandlung mit Antikoagulantien je nach dem klinischen Bild verschiedene Wege einzuschlagen haben. Oft steht die Notwendigkeit, die sehr erregten Kranken schnellstens zu beruhigen, zunächst im Vordergrund (Hartert 1956). Intravenöse Injektionen von Dilaudid (0,01) oder Pantopon (0,05—0,01) können erforderlich sein. In weniger dringenden Fällen genügen subcutane Injektionen von Morphinderivaten, von Polamidon, Dolantin oder Scophedal. Barbiturate können im weiteren Verlauf die Opiate ersetzen.

In allen Fällen, die klinisch einen schweren Eindruck machen, empfiehlt es sich, unabhängig davon, ob sichtbare Cyanose vorhanden ist — die Abschätzung der arteriellen Hypoxämie aus dem klinischen Eindruck der Cyanose ist sehr unsicher — sofort eine Sauerstoffatmung, am besten mit Hilfe eines Nasenkatheters zu beginnen. de Takats et al. konnten 1939 an Kaninchen und Hunden nachweisen, daß unter Sauerstoffatmung erst das Doppelte der Menge einer embolisierenden Suspension tödlich wirkt, die bei Zimmerluftatmung sicher schon den Tod als Emboliefolge hervorruft.

Bei allen Fällen ist auch eine Digitalisierung indiziert. Welches Glykosid gegeben wird, ist weniger wichtig. Wir selbst geben bei dem akuten Geschehen gern Strophanthin und stimmen hier mit Gross (1955) überein, wogegen Scherf und Boyd (1951) Digitalisglykosiden den Vorzug geben. Die Strophanthindosis soll, wenn das Bild des akuten Cor pulmonale vorliegt, nicht zu klein gewählt werden ($^1/_4$ mg eventuell 2mal am Tage).

Die weitere Behandlung richtet sich in erster Linie nach dem Zustand des Kreislaufs. Ist der Blutdruck im Kollaps auf unmeßbare Werte abgefallen, so kann nur die sofortige Anlegung eines Noradrenalindauertropfes helfen. Zur Überbrückung der Zeit bis zum Ingangsetzen des Dauertropfes wird intramuskuläre Injektion von 0,5 cm³ Noradrenalin empfohlen. Der Noradrenalintropf ist durch laufende Blutdruckmessungen alle 5—10 min zu überwachen und so einzustellen, daß der systolische Blutdruck 100 mmHg keinesfalls übersteigt. Die Dosis schwankt zwischen 0,1 und 0,5 γ je Kilogramm Körpergewicht und Minute.

Liegt eine Kollapssituation mit Absinken des Blutdrucks unter 100 mm Hg systolisch vor, so sind alle Maßnahmen, die geeignet sind, den arteriellen Blutdruck noch weiter zu senken, kontraindiziert. Dies gilt vom Aderlaß ebenso wie von ganglienblockierenden Substanzen, Theophyllinderivaten, Nitriten und Spasmolyticis.

Sinkt der Blutdruck nicht nennenswert ab und besteht das klinische Bild des akuten Cor pulmonale mit oder ohne manifester Insuffizienz des rechten Herzens, so ist zu überlegen, ob Maßnahmen getroffen werden können, die geeignet sind, den Widerstand im Lungenkreislauf herabzumindern bzw. den Blutstrom zum rechten Herzen zu vermindern. Ausgehend von der Vorstellung, daß die Lungenembolie eine Vasoconstriction im Lungenkreislauf bzw. in den Coronargefäßen hervorrufen könnte, wurde vielfach versucht, eine Vasodilatation im Lungenkreislauf zu erreichen. S. 99 wurde ausgeführt, daß die Hypothesen pulmopulmonaler oder pulmocoronarer Reflexe keineswegs bewiesen sind. Demgegenüber wurde mit einem gewissen Recht der Standpunkt vertreten, daß, solange die Mitwirkung vasoconstrictorischer Reflexe nicht als völlig ausgeschlossen erscheint, ärztlich so gehandelt werden sollte, als ob diese Reflexe existierten (GROSS 1955). Nach der Literatur scheint die klinische Erfahrung diesem Standpunkt bis zu einem gewissen Grade recht zu geben. So sahen verschiedene Autoren nach Stellatumblockade eine eindrucksvolle Besserung des Zustandes nach akuter Lungenembolie [LERICHE (1947), BAGEANT und RAPPEE (1947), FAXON, FLYNN u. Mitarb. (1951)]. Andere halten die Wirkung für unzuverlässig (GROSS 1955). Bei der spontanen Reversibilität auch schwerster Erscheinungen bei günstigem Ausgang ist die Beurteilung therapeutischer Erfolge nicht einfach. Wir halten uns nicht für berechtigt, diesen Eingriff, der auch zu Komplikationen führen kann, generell zu empfehlen. Intravenöse Injektionen von Novocain (BAGEANT und RAPPEE 1947), von Panthesin und Hydergin (CAITHAML 1954, RAPPERT 1952), wurden empfohlen; größere Verbreitung hat der Vorschlag gefunden, Eupaverin (5 cm³ alle 3—4 Std) oder Papaverin intravenös zu injizieren (JAENICKE und ROESSLER 1941). Die Erfolge sollen gut sein. Schäden sind, wenn schwere Kollapssituationen ausgeschlossen wurden, kaum zu erwarten. Eigene Erfahrungen sind weniger überzeugend. Nitrite wurden wegen der abrupt blutdrucksenkenden Wirkung meist abgelehnt. Intravenöse Injektionen von Euphyllin und anderen Theophyllin-Derivaten werden besonders dann günstig wirken, wenn eine asthmoidspastische Bronchitis im Gefolge einer Lungenembolie eintritt. Auch wir haben deutliche Besserungen gesehen.

Aderlaß bzw. Injektionen von Pendiomid (BEIN 1952), Gangliostat und ähnlichen ganglienblockierenden Präparaten können das rechte Herz durch Verminderung des venösen Zustroms entlasten, andererseits zur Senkung des arteriellen Blutdrucks beitragen. Indiziert sind sie, wenn lungenödemartige Erscheinungen auftreten, was in sehr seltenen Fällen der Fall sein kann, wenn eine Lungenembolie bei einer deutlichen Linksinsuffizienz auftritt. Andernfalls können sie höchstens dann erwogen werden, wenn eine extreme Halsvenenstauung bei normalem arteriellen Blutdruck vorliegt. Besonders mit Pendiomid wird Vorsicht empfohlen; höhere Dosen als 10 mg intravenös bzw. 10—20 mg intramuskulär sind mindestens bei der Erstinjektion zu widerraten, eher ist es möglich, die Einzelgabe nach $1/2$—1 Std zu wiederholen und auch zu erhöhen. Ein Aderlaß muß ausgiebig sein, 400—500 cm³, wenn er bei beginnendem Lungenödem oder extremer Venenstauung Erfolg haben soll.

Bei langdauerndem Darniederliegen des Kreislaufs muß besonders auf Nieren- und Leberfunktion, Rest-N und Ionenhaushalt geachtet werden. So kann z. B. Butazolidin, das besonders bei höheren Temperaturen vielfach gegeben wird, wegen seiner Wirkung auf den Wasserhaushalt, kontraindiziert sein, wenn eine Schocknierenanurie droht.

Bei Lungeninfarzierungen sind wegen der die Atmung erschwerenden Pleuraschmerzen Opiate meist notwendig. Eine Behandlung mit Antibioticis erscheint auch bei aseptischer Embolie prophylaktisch nötig, da oft sekundär bronchogen eine Infektion erfolgt. Meist empfiehlt sich Penicillin mit Streptomycin (500000 E + 0,5 g Streptomycin), seltener, wenn etwa intramuskuläre Injektionen wegen der Blutungsneigung nicht erwünscht sind, ein peroral oder intravenös zu verabreichendes Breitspektrumantibioticum.

Bei septischer Embolie steht die gerichtete antibiotische Therapie (Erregernachweis) ganz im Vordergrund. Ligatur der Ausgangsvene kann notwendig sein.

Nach Beherrschung der akuten Gefahr gilt pflegerischen Gesichtspunkten, der genau eingeteilten Antikoagulantientherapie und der sorgfältigen klinischen Überwachung des Patienten das Hauptaugenmerk. Auftretende Komplikationen, wie etwa bakterielle Infektion, allergische Zustände, ein Pleuraerguß, eine Änderung der diabetischen Stoffwechsellage, müssen richtig erkannt und nach den für diese Erkrankungen geltenden Gesichtspunkten behandelt werden. Auch ein Embolierezidiv muß rechtzeitig erkannt werden. Die rezidivierende Embolie stellt besondere Probleme: Antikoagulantientherapie über lange Zeit, die häufig auch ambulant durchgeführt werden muß, Digitalis- bzw. Strophanthin-Therapie, Erkennung und eventuell Ausschaltung der Emboliequelle.

II. Luftembolie.

Tritt Luft in größeren Mengen in eine Vene des großen Kreislaufs ein, wie das etwa bei einer Verletzung der tiefen Halsvenen bei einer Operation vorkommen kann, so kommt es fast augenblicklich zu einem schweren Kreislaufkollaps mit starker Dyspnoe, Atemunregelmäßigkeiten, Cyanose, Blässe der Haut, Abfall des arteriellen Blutdrucks, Bewußtseinsverlust, der in kurzer Zeit zum Tode führen kann. Man hört am Herzen ein lautes Geräusch (Mühlengeräusch). Bei der Autopsie findet man ein stark dilatiertes rechtes Herz sowie ein schaumiges Gemisch von Blut und Luft in den Höhlen des rechten Herzens und in der Arteria pulmonalis. Die massive Luftembolie führt zu einer ausgedehnten Gasblasenverlegung der Arteriolen und Capillaren des kleinen Kreislaufs und damit praktisch zu einem Stop der Zirkulation mit Abfall des arteriellen Blutdrucks, Bewußtlosigkeit und Tod.

In Tierversuchen ist von Single (1936) sowie Oppenheimer, Durant und Lynch (1953) ein Anstieg des Drucks in der Arteria pulmonalis nachgewiesen. Die Arbeit des rechten Herzens wird abgesehen von der Zunahme des Lungenwiderstandes auch durch Füllung der Herzhöhlen mit Luft erschwert, da ein Teil der Herzarbeit zur Kompression der Luft verbraucht wird und außerdem eine Luftfüllung den Schluß der Pulmonalklappen nicht in gleicher Weise garantiert wie eine Blutfüllung. DURANT, LONG und OPPENHEIMER (1947) beobachteten, daß bei Hunden in Rückenlage eine große Luftblase sich in der Gegend des Conus pulmonalis fängt, der in dieser Lage den höchsten Punkt des Herzens darstellt. Eine Drehung des Tieres in die linke Seitenlage, welche die Luftblase aus dem Gebiet des Conus pulmonalis entfernt, führt zu einer wesentlichen Besserung der Herzaktion und der Überlebenschancen der Tiere. Das Verweilen der Luftblase im Conus pulmonalis bzw. der Arteria pulmonalis und ihr Verschwinden in linker Seitenlage konnte auch bei geschlossenem Thorax angiokardiographisch demonstriert werden. Auch beim Menschen gelang bei einer akzidentellen Luftembolie während der Angiokardiographie eine solche Beobachtung (DURAND, OPPENHEIMER u. Mitarb. 1954).

Gleichzeitig mit der Dilatation des rechten Herzens beobachteten DURAND, LONG und OPPENHEIMER (1947) eine Ischämie besonders der Vorderwand des rechten Ventrikels; sie deuten dies mit einer Abnahme des Druckgefälles im Coronarkreislauf, in dem der Arteriendruck absinkt und andererseits der venöse Druck im Bereich des Sinus coronarius und noch mehr im rechten Ventrikel, dem Mündungsort der thebesischen Gefäße ansteigt. Entsprechend findet man im EKG die Zeichen der vermehrten Rechtsbelastung S_1—Q_3-Typ, Rechtsschenkelblock, ST_1-Depression, Hebung von ST_2 und ST_3 sowie Rhythmusstörungen, AV-Block und absolute Arrhythmie. Auch infarktähnliche EKG-Veränderungen nach Luftembolie sind beobachtet worden (STRATMANN und UHLENBRUCK 1928, EGEDY, DUDITS u. Mitarb. 1933, GROEDEL, KISCH und MILLER 1949, CAMERON 1945, HEINE und NAGEL 1954, DASHER, WEISS und BOGEN 1955).

Die viel diskutierte Frage, ob Luft ähnlich wie Fett beim Menschen den Lungenkreislauf passieren und im großen Kreislauf zu Embolisierungen führen kann, ist auch heute noch nicht einwandfrei entschieden. Das Symptombild der venösen Luftembolie entspricht in der überwiegenden Anzahl der Fälle einer Beteiligung nur des kleinen Kreislaufs. Bei einigen Fällen, die Symptome einer Embolisierung auch des großen Kreislaufs aufwiesen, konnten ein Vorhofseptumdefekt bzw. ein offenes Foramen ovale autoptisch nachgewiesen werden (HELPER, TRUTER und HUNT 1947, THOMASSEN 1938). Bei anderen entsprechenden Fällen fehlen eindeutige Angaben über den Befund am Vorhof- und Ventrikelseptum. Bei langsamen intravenösen Injektionen größerer Luftmengen sind mehrfach Zeichen einer cerebralen Luftembolisierung gesehen worden. Doch ist ein offenes Foramen ovale nicht in allen Fällen ausgeschlossen (SANDERS und ISOE 1947). Die Möglichkeit der Passage von Luftblasen durch den Lungenkreislauf in das linke Herz ist beim Pferd (JEDLICKA 1935) und beim Kaninchen (RADNAI und MONSONYI 1936b), nicht aber beim Hund (FREY 1929, HOFFHEINZ 1933) erwiesen. Offensichtlich genügt der niedrige Druck in der Arteria pulmonalis in der Regel nicht, um Gasblasen durch die Lungencapillaren hindurchzutreiben. Auf Grund von Modellversuchen haben HERTZ und HERTZ (1953) Berechnungen über das Zustandekommen der Luftembolie im großen und kleinen Kreislauf angestellt. Diese ergeben, daß im kleinen Kreislauf ein Passieren der Capillaren für Gasblasen nur unter besonderen Bedingungen (extrem starke Arteriendruckerhöhung, arteriovenöse Anastomosen) möglich ist, während im großen Kreislauf der hohe Arteriendruck das Passieren des Capillargebietes für Gasblasen leichter ermöglicht. In der Regel wirkt beim Menschen der Lungenkreislauf als Sperre für Gasembolien, wenn auch ein Durchtritt von Gasbläschen in kleinen Mengen, besonders bei sehr langsamer Luftinjektion, bei der das durch grobe Luftfüllung nicht beeinträchtigte rechte Herz einen erheblichen Anstieg des Pulmonalisdruckes zustande bringen kann, eine gewisse Wahrscheinlichkeit hat (Schubert 1953, Sigwart 1956). Klinische Einzelbeobachtungen über das Vorkommen kombinierter Luftembolie, besonders bei sehr langsamem Eindringen von Luft in Körpervenen, könnten so ihre Erklärung finden.

Luft kann auch durch den Coronarsinus in die Coronarvenen eintreten (Kerber 1938) oder auf dem Venenwege die Hirnsinus retrograd erreichen (Bohorfoush 1943). Böhme (1936b) konnte nachweisen, daß infolge der sich bei der Luftfüllung des Herzens entwickelnden Insuffizienz der Tricuspidalklappe ein retrograder Transport der Luft in das Venensystem in großem Ausmaße stattfindet. Es ist jedoch nicht einzusehen, wie durch solche Luftblasen im Venensystem eine Zirkulationsbehinderung stattfinden kann.

Die Menge der Luft, die notwendig ist, um eine tödliche Luftembolie herbeizuführen, ist schwer zu schätzen. Sie hängt von der Geschwindigkeit der Injektion sowie von der Lage der Person im Moment der Injektion ab (Durand, Long und Oppenheimer 1947). Bei langsamer intravenöser Injektion können nach Sanders und Isoe (1947) mehrere Hundert Kubikzentimeter Luft vom Menschen ertragen werden. Dabei treten jedoch Beschwerden auf: Druckgefühl in der Brust, Husten, Schweißausbruch, Cyanose mit starkem Absinken der arteriellen Sauerstoffsättigung, in Einzelfällen auch zentralnervöse Ausfälle (epileptiforme Anfälle, Facialislähmung, Aphasie). Dies spricht für einen Übergang der Luft in den großen Kreislauf. Kleine Luftmengen, etwa bis zu 10 cm³, werden bei intravenöser Injektion beim Menschen symptomlos vertragen (Nemec 1935). Es ist jedoch anzunehmen, daß größere Mengen über 50 cm³, wenn sie plötzlich in die Venen gelangen, bedrohliche Erscheinungen, vielleicht sogar den Tod herbeiführen können (Hoffheinz 1933, Roer 1951, Schaefer 1953). Sicher ist, daß sehr große Luftmengen bei langsamer Injektion resorbiert werden können. Jedlicka (1935) injizierte Pferden 18—22 Liter Luft intravenös. Die Tiere blieben am Leben, hatten aber schaumiges Blut in den Arterien des großen Kreislaufs. Luftblasen verschwinden aus den Organen, aus der Lunge, aus dem Gehirn, aus den Herzgefäßen sehr viel schneller als Fettembolien. Sie üben jedoch lokal eine stärkere Reizwirkung aus (Chase 1934).

Venöse Luftembolien sind beschrieben bei Operationen im Bereich des Kopfes, des Halses und des Thorax, die Venen bzw. Sinus verletzten, auch bei Schädelbrüchen, bei diagnostischen Luftinjektionen, wie perirenale Luftfüllung, Pneumoperitonaeum (besonders, wenn dabei die Leber anpunktiert wurde, Hartleib 1955), Tubendurchblasungen, Luftfüllungen von Blase und Nierenbecken, ferner bei Nebenhöhlenspülungen, Curettagen, kriminellen Aborten, Pudereinblasungen in die Scheide, hygienischen Scheidenduschen, während des Geburtsaktes besonders bei Placenta praevia, auch bei der Knie-Ellenbogenlage unmittelbar nach der Geburt. Ferner sind Luftinjektionen bei intravenösen Infusionen und Transfusionen vorgekommen.

Luftembolien während Operationen (arterielle wie venöse) sind seit Einführung der intratrachealen Überdrucknarkose sehr viel seltener geworden, da bei dieser Narkose der intrathorakale Unterdruck nahezu aufgehoben wird. Erhöhung des Intratrachealdrucks stellt auch bei während der Operation eintretender Luftembolie eine wirksame therapeutische Maßnahme dar.

Von der venösen Luftembolie des kleinen Kreislaufs muß die arterielle Luftembolie des großen Kreislaufs streng getrennt werden. Die Ausdrücke „venöse" und „arterielle" Luftembolie sind nicht sehr glücklich gewählt. In beiden Fällen dringt die Luft durch Venen (Körpervenen bzw. Lungenvenen) in den Körper ein und landet embolisierend in Arterien des großen bzw. des kleinen Kreislaufs. Da die oben erwähnten Ausdrücke venöse und arterielle Luftembolie sich jedoch weitgehend, auch international eingebürgert haben, werden sie auch in folgendem verwendet (venöse Luftembolie = Luftembolie des kleinen Kreislaufs — arterielle Luftembolie = Luftembolie des großen Kreislaufs).

Luftembolien des großen Kreislaufs entstehen besonders dann, wenn Lungenvenen so verletzt werden, daß Luft in sie eindringen kann, so besonders bei Pneumothoraxfüllungen, Punktionen von Pleuraergüssen und Empyemen, Stellatumblockade, Lungenpunktion und intrathorakalen Operationen usw. Bei offenem Foramen ovale kann eine arterielle Luftembolie in all den Situationen auftreten, die zu einer Luftembolie des Lungenkreislaufs führen können. Der bei venöser Luftembolie eintretende Druckanstieg im rechten Herzen ermöglicht den Übertritt der Luft in das linke Herz durch den Defekt.

Die Erscheinungen der arteriellen Luftembolie beginnen plötzlich, meist mit Bewußtseinsverlust, oft geht ein kurzdauerndes Schwindelgefühl oder das Gefühl einer drohenden Ohnmacht voraus. Oft ist auch der Verlust des Sehvermögens eines der ersten subjektiv empfundenen Zeichen. Die Pupillen sind meist stark erweitert, seitendifferent, oft lichtstarr, seltener verengt. Häufig werden lokale oder generalisierte epileptiforme Krämpfe beobachtet. Neurologische Ausfallserscheinungen, wie Augenmuskellähmungen, Nystagmus, Déviation conjugée, Facialislähmung, Monoplegie, Hemiplegie, können auftreten, ebenso Kollapserscheinungen, Erbrechen, schlecht fühlbarer Puls, Blässe, Cyanose, Blutdruckabfall. Charakteristisch sind auch die halbseitigen, scharf umschriebenen segmentären oder sektorenförmigen Anämien einer Zungenhälfte, die LIEBERMEISTER (1929) beschrieben hat, auch wohl eine Marmorierung der Haut, besonders an den hochgelegenen Teilen des Körpers. Luftblasen können unter Umständen in den Augenhintergrundgefäßen direkt gesehen werden (REYER und KOHL 1926, WONG 1941, STARGARDT 1913). Herzgeräusche werden bei der arteriellen Luftembolie gewöhnlich nicht gehört, wenn nicht eine primäre venöse Luftembolie bei offenem Foramen ovale vorliegt. Häufig tritt der Tod in der ersten Viertelstunde nach Beginn der akuten cerebralen Erscheinungen ein. Es sind jedoch Fälle beobachtet, die erst nach mehreren Stunden, auch nach 1 bis 2 Tagen, selbst nach vorübergehender Besserung zum Exitus gekommen sind. Wird die akute Phase überwunden, so pflegen sich die neurologischen Symptome weitgehend zurückzubilden.

Es können jedoch auch bei günstig ausgehenden Fällen der komatöse Zustand tagelang anhalten, fokale und generalisierte epileptiforme Krämpfe noch nach 1—2 Tagen auftreten, fokale Herdsymptome im Stadium der sekundären Hirnschwellung (nach 1—2 Tagen) deutlicher hervortreten. Der komatöse Zustand kann in einen Verwirrtheitszustand mit mehr oder weniger starker motorischer Erregung übergehen. Die spätere retrograde Amnesie ist meist komplett. Man ist immer wieder überrascht von der Vollständigkeit der Rückbildung auch schwerer neurologischer Ausfälle, selbst bei Patienten, die ein tagelang schweres Krankheitsbild mit deutlichen Zeichen sekundärer Hirnschwellung zeigen. Die Amaurose, die sowohl auf retinalen als auch corticalen Durchblutungsstörungen beruhen kann, bildet sich nahezu regelmäßig zurück; es können jedoch lokalisierte Gesichtsfeldeinschränkungen verbleiben. Im Einzelfall bleiben auch andere neurologische Residuen: leichte und schwere Intelligenzdefekte, Restparesen usw.

Häufig klagen Patienten, die den ersten Sturm neurologischer Erscheinungen überwunden haben, über infarktartige Schmerzen in der Herzgegend, Dyspnoe, Übelkeit, Brechreiz (KORB 1948). Infarktartige Veränderungen des EKGs nach arterieller Luftembolie sind von DURAND (1935), CAMERON (1945) sowie HEINE und NAGEL (1951) beschrieben worden. BRATKOV und VERTNIKOWA (1939) beobachteten bei einem Patienten, der 24 Std nach Luftembolie starb und über infarktartige Herzbeschwerden klagte, eine hämorrhagische Infarzierung des Herzmuskels (s. auch Pollak 1933). Luft kann nach Roer (1951) auch über die Coronargefäße in das Perikard eindringen.

Im Gehirn findet sich autoptisch bei frischen Fällen eine Luftfüllung der Hirngefäße, der perivasculären Räume sowie ein Eindringen von Luft in die Gliakammern und in die pericellulären Räume der Ganglien (Rössle 1947, 1948). Die Luft kann weiter durch die Hirnsubstanz bis zur Hirnoberfläche bzw. bis zu den Hirnventrikeln vordringen. Blasige Abhebungen der Pia und des Ventrikelependyms sind beobachtet worden (Loeschke 1950). Bei Patienten, die Luftembolien länger als 24 Std überleben, finden sich infarktartige Nekrobiosen mit Plasmaaustritt aus den Gefäßen sowie besonders bei massiver Luftembolie diffuse Hämorrhagien, ähnlich wie bei der Fettembolie (Neubürger 1925, Roessle 1947, 1948).

Luftembolie kann unmittelbar während eines Eingriffs, z. B. einer Pneumothoraxfüllung, aber auch einige Minuten, selbst Stunden nach dem Eingriff auftreten. Dies beweist, daß die embolisierte Luft nicht in allen Fällen von außen stammt, also etwa durch die Nadel aus dem Pneumothoraxapparat in die Vene eindringt, sondern daß häufig auch Luft aus einem Pneumothorax oder aus dem Alveolarraum in die Venen gelangt, die vorher durch Stich verletzt waren.

Bezüglich der intraarteriellen Insufflation von gasförmigem Sauerstoff zur Behandlung peripherer Durchblutungsstörungen (Lemaire 1950, Möller 1953, 1954, Duff, Greenfield und Whelan 1953, Ratschow 1954, 1956) wird auf das entsprechende Kapitel dieses Handbuches verwiesen.

Nach arterieller O_2-Insufflation sind für einige Minuten feinste Gasbläschen im venösen Blut nachweisbar (Hasse, Köble und Linker 1955). Auch kommt es häufig zu einem retrograden Transport von Gas im arteriellen System. Das zeigt sich einmal an dem fast regelmäßig erscheinenden fleckförmigen Erythem im Epigastrium sofort nach der Insufflation in die A. femoralis, an dem nicht selten vorkommenden Übertritt von Gas in das kollaterale Bein und am Auftreten von Harn- und Stuhldrang (Judmaier 1951, Scherer, Würmeling und Loew 1954, Hasse, Köble und Linker 1955, Hess und Bartelmess 1956). In einem Fall kam es zu Schmerzen im rechten Unterbauch, Schweißausbruch und Kreislaufkollaps (Hess und Barthelmess 1956). Weitere schwere Zwischenfälle mit cerebralen Erscheinungen, die Judmaier und Bischof (1953) und Hasse, Köble und Linker (1955), Fey und Boxberg (1956) mitgeteilt haben, sind höchstwahrscheinlich die Folge cerebraler Gasembolien durch retrograden Transport des Gases von der Insufflationsstelle (A. femoralis) aus.

Unter diesen Umständen erscheint die von Hasse, Köble und Linker (1955) und Ratschow (1956) bei doppelseitigem Verschluß der Iliacalgefäße oder der unteren Aorta empfohlene intraaortale O_2-Insufflation trotz aller Vorsichtsmaßnahmen (Kopftief-Beinhochlagerung, Bauchlage) nicht unbedenklich. In einem Fall wurden dabei ein schwerer Kollaps, anhaltendes Erbrechen und kolikartige Leibschmerzen beobachtet. In einem weiteren Fall von Fey und Boxberg (1956) entwickelte sich nach einer intraaortalen Insufflation unter heftigen Darmspasmen eine irreparable Querschnittlähmung in Höhe von D 11/12; der Kranke verstarb 4 Monate später an einer Urosepsis.

Luftblasenbildung in arteriellen Gefäßen kann auch bei plötzlicher Dekompression, also bei der Caisson-Krankheit vorkommen, jedoch unterscheiden sich die Erscheinungen bei dieser Krankheit (die an anderer Stelle im Handbuch bearbeitet wird) von denen bei Luftembolie dadurch, daß bei der Caisson-Krankheit die Hauptmasse der Luft nicht im Blut, sondern in den Geweben, besonders in denjenigen mit hohem Lipoid- und Fettgehalt frei wird.

Dagegen kann bei sehr plötzlicher Dekompression, besonders dann, wenn die plötzliche Ausdehnung der Lungenluft durch gleichzeitigen Glottisschluß behindert ist, es zu einem Übertritt der Alveolarluft in lädierte Gefäße des Lungenkreislaufs kommen. So beobachtete BENZINGER (1943) bei plötzlichen Druckstürzen von Atmosphärendruck bis zu einem Druck, der einer Höhe von 12000 m entspricht, eine schlagartige Bewußtseinsstörung im Augenblick des Druckabfalls, der die subjektive Empfindung eines heftigen Stoßes in Brustkorb und Hals voranging. BENZINGER reproduzierte diese Verhältnisse, indem er Hunde mit verschlossener Luftröhre derartigen Druckstürzen aussetzte. Bei der Sektion derartiger Tiere konnte RÖSSLE (1947) Rupturen von Bronchiolen und direkten Übergang von Luft in perivasculäre Räume und in die Lungengefäße nachweisen. Daß ein derartiges Undichtwerden der Lunge bei plötzlicher Ausdehnung der Alveolarluft auch bei Tauchern vorkommt, konnten POLLAK und ADAMS schon 1932 nachweisen. Die aus Alveolen und Bronchiolen unter diesen Umständen in die Lungengefäße eingedrungene Luft führt zu cerebralen und coronaren Luftembolien. SCHUBERT (1951, 1953) konnte ferner cerebrale Luftembolie bei Erhängten nachweisen. Auch dabei ist die Trachea verschlossen und krampfartige Atembewegungen können zu Gefäßeinrissen und zu Undichtwerden des Alveolarraumes führen. Auch tierexperimentell konnte am Kaninchen durch Trachealverschluß und Auslösen krampfartiger Atembewegungen Luftembolie erzeugt werden (SCHUBERT 1951). Desgleichen konnte bei Kindern mit Keuchhusten cerebrale Luftembolie beobachtet werden. Terminale Luftembolien werden ferner bei Patienten mit Bronchopneumonien sowie nach Verschüttungen beobachtet. In allen Fällen mögen forcierte Atembewegungen, verbunden mit einer Behinderung der Luftzirkulation, Ursachen des Einsaugens von Luft in Lungenvenen sein (SCHUBERT 1951). Mangelnde Blutfüllung der Thoraxorgane (Kollaps, Orthostase) begünstigen die Einsaugung der Luft. Beim Valsavaschen Versuch sind Luftembolien bisher nicht beobachtet.

Ein ähnliches Undichtwerden des Alveolarraumes beschreibt RÖSSLE (1947) als Folge der Wirkung naher Explosionen. Durch den bei der Detonation auftretenden Luftstoß bzw. Wasserstoß, wenn sich der Körper im Wasser befindet, können nebeneinanderliegende Gewebe verschiedener Dichte wegen ihrer verschiedenen Trägheit bis zur Zerreißung ihrer Verbindungen verschoben werden. Dadurch kommt es, wie RÖSSLE nachwies, zum Einreißen von Lungengefäßen und Blutungen im Lungenparenchym bei gleichzeitigen Verletzungen der Alveolen und Bronchien. Die einer plötzlichen Kompression und Wiederausdehnung ausgesetzte Lungenluft hat nun Gelegenheit, in die Gefäße einzudringen. So beschreiben RÖSSLE (1947), BENZINGER (1943) und DESAGA (1944) bei Tieren, die durch den Luftstoß von Detonationen getötet wurden, ausgedehnte Embolien der Hirngefäße und Coronargefäße, die nach RÖSSLE (1947) die hauptsächliche Todesursache darstellen. Auch bei einem unter ähnlichen Umständen bei einem Luftangriff zu Tode gekommenen Menschen konnte RÖSSLE Luftembolien des Gehirns und der Kranzgefäße nachweisen. Eine Luftembolie des Gebietes der Vena portae beschrieb FROBOESE (1947) nach einer Tubendurchblasung. Die Luft war hier durch Anastomosen zwischen den uterinen Venen und den kranialen Rectumvenen in das Gebiet der Vena portae und gleichzeitig in das rechte Herz gelangt.

Die beste Prophylaxe jeder Art von während der Operation auftretenden Luftembolien ist das Operieren mit intratrachealer Überdrucknarkose, welche den intrathorakalen Unterdruck vermindert oder zum Verschwinden bringt und damit auch den Unterdruck in den zentralen Venen des großen und kleinen Kreislaufs aufhebt. Sollte trotzdem während der Operation eine Luftaspiration in venöse Gefäße eintreten, so ist eine Erhöhung des intratrachealen Drucks eine einfache und fast sofort wirksame Maßnahme. Auch bei Eingriffen, die nicht in Intratrachealnarkose erfolgen, ist an die hydrostatischen Verhältnisse zu denken. Beckenhoch- und Kopftieflagerung erhöht den Druck in den zentralen Venen. Ein Wundgebiet, in dem Gefäßquerschnitte eröffnet sind und klaffen, soll nicht über Herzhöhe emporgehoben werden (Beispiel: Luftembolie aus uterinen Venen bei Frischentbundenen in Knie-Ellenbogen-Lage). Pleurapunktionen, Pneufüllungen und Lungenpunktionen sollen nicht am bequemsten höchsten Punkt des Thorax, sondern möglichst unter Herzhöhe vorgenommen werden (v. Arnim 1951). Bei jeder Lufteinblasung in Körperhöhlen, Pleura, Peritoneum, Blase, Nierenbecken usw. oder in das Gewebe (retroperitoneale oder perirenale Luftfüllung usw.) muß die Gefahr der Lungenembolie dem den Eingriff ausführenden Arzt stets vor Augen stehen und ihn zu sorgfältiger Beachtung aller Sicherungen (z. B. Aspiration vor Insufflation) verpflichten. Besonders leicht kommt es zu Luftembolien, wenn beim Versuch der Anlage eines Pneumoperitonaeums die Leber anpunktiert wird.

Die Gefahren einer Lufteinblasung können auch dadurch vermindert werden, daß ein Gas verwendet wird, dessen Löslichkeit im Blut wesentlich günstiger ist als die Luft (Rubin 1926, Teschendorf 1951). So ist der Löslichkeitskoeffizient von CO_2 und N_2O im Serum etwa 20fach größer als der von N_2 oder O_2; dazu kommt, daß CO_2 ebenso wie O_2 in beträchtlichem Umfang von den Erythrocyten gebunden werden. Kohlensäure erscheint daher als das geeignetste Gas. Es wurde berichtet, daß bei Hunden eine rasche intravenöse Injektion von 7,5 cm³/ kg nicht lebensgefährlich sei und eine Röntgenkontrastdarstellung der Höhlen des rechten Herzens ermögliche (Stauffer, Durant und Oppenheimer 1956). Auch beim Menschen seien rasche intravenöse Injektionen von 100—150 cm³ CO_2 ohne schwere Reaktionen vertragen worden. Gegenüber dem Versuch, auch beim Menschen eine Gasangiographie der Herzhöhlen mit CO_2 zu versuchen, muß eingewandt werden, daß der Vorteil der schnelleren Resorption hauptsächlich dann in Erscheinung tritt, wenn Gas- und Blutphase schaumartig innig gemischt werden, während große Gasblasen mit geringer Kontaktfläche zum Blut sich länger halten und z. B. besonders bei ungeeigneter Körperlage die A. pulmonalis oder deren Hauptäste blockieren können; auch dürfte die Gefahr einer paradoxen Gasembolie nie mit Sicherheit auszuschließen sein. Gegenüber der Gefahr einer arteriellen Gasembolie bietet die Verwendung von O_2 nur einen geringen Vorteil gegenüber Luft, da das fast O_2-gesättigte arterielle Blut nur wenig mehr O_2 aufnehmen kann als N_2 CO_2 soll auch diese Gefahr vermeiden, aber nicht aufheben.

Bei Infusionen und Bluttransfusionen besteht die Gefahr der Luftembolie, wenn Apparate verwendet werden, die Flüssigkeit ansaugen (Oehleckerscher Bluttransfusionsapparat oder ähnliches). Auch bei intraarteriellen Eingriffen (fortlaufende Blutdruckmessung mit Gegenspülung, intraarterielle Infusionen und Injektionen) besteht die Gefahr der arteriellen Luftembolie bei Defekt im druckerzeugenden System, falls dieses mit komprimierter Luft arbeitet. In besonders hohem Maße besteht die Gefahr bei jeder Art intraarterieller Sauerstoffinsufflation zum Zweck der Behandlung peripherer Durchblutungsstörungen. Bei akzidenteller oder beabsichtigter intraarterieller Zufuhr von Gasen ist zu berücksichtigen, daß Gasblasen retrograd gegen den Blutstrom große Strecken zurücklegen und zur Embolisierung zentraler Arterien führen können. So sind von der Radial- und Femoral-Arterie aus cerebrale und spinale Luftembolien erfolgt.

Bei der Therapie der erfolgten Luftembolie muß zwischen venöser und arterieller Luftembolie unterschieden werden. Bei Luftembolie des kleinen Kreislaufs ist die Eintrittsstelle zu verschließen und der Körper so zu lagern, daß die Eintrittsstelle tief liegt. Auch andere Maßnahmen zur Erhöhung des lokalen oder allgemeinen Venendrucks (Erhöhung des Intratrachealdrucks, Abstauung des Verletzungsgebietes) können von Erfolg sein. Der Körper ist in linke Seitenlage zu bringen, um Ansammlung von Luft in Conus und A. pulmonalis zu verhindern (DURAND, LONG u. Mitarb. 1947). Diese Maßnahmen haben so schnell als möglich, bereits beim ersten Anzeichen einer Luftembolie (Einsauggeräusch, Mühlengeräusch, Schwindel, Nausea, Kollaps) zu erfolgen. Bei lautem Mühlengeräusch und schwerem Kollaps kann eine Punktion des rechten Ventrikels mit Aspiration der Luft versucht werden (GANGLER 1950, FELIX 1956). Auch durch einen Herzkatheter kann die Luft abgesaugt werden. Sauerstoffatmung wird immer von Vorteil sein. Bei Bewußtlosen sind die Atemwege freizuhalten. Bei Unregelmäßigkeit der Atmung und bei Atemstillstand muß sofort künstliche Atmung einsetzen. Atmung und Kreislauf sind im Bedarfsfall durch Analeptica zu stützen. Eine günstige Wirkung gefäßerweiternder Mittel (Novocain oder Papaverininjektion, Stellatumanaesthesie) ist nicht sicher erwiesen. Bei sehr massiver Luftembolie werden diese Maßnahmen oft zu spät kommen. Bei kleineren Luftembolien setzt meist schon nach einigen Minuten eine deutliche Besserung ein.

Bei arterieller Luftembolie kommt die Lageänderung (Kopftief- und Beckenhochlagerung mit gleichzeitiger Tieflagerung der möglichen Einstichstelle) oft zu spät. Sie ist trotzdem durchzuführen und besonders bei Punktionen im Lungenbereich auch längere Zeit beizubehalten, da ein Nachströmen von Luft aus dem Alveolarraum erfolgen kann. Sauerstoffatmung ist sofort zu installieren, am besten mit einem Zusatz von 5% CO_2 (cerebralgefäßerweiternde Wirkung der CO_2-Gegenwirkung gegen Hyperventilationsalkalose). Im übrigen hat sich die Therapie den meist rasch wechselnden Symptomen anzupassen. Manchmal sprechen die initialen, mehr fokalen Krämpfe auf Luminal (0,3—0,4 intramuskulär) oder kleine wiederholte intravenöse Evipandosen an. Eine Stellatumanaesthesie oder intravenöse Euphyllin- oder Novocain-Injektion kann versucht werden, wenn der Kreislauf dies erlaubt. Bei schwerem Kollaps oder Atemstillstand kann intramuskuläre Arterenolinjektion und künstliche Atmung notwendig sein. Hält die Bewußtlosigkeit über Stunden an und treten später sich wiederholende, oft generalisierte Krämpfe ein, so hat neben der cerebralen Hypoxämie auch das dann meist anzunehmende Hirnödem das Leitmotiv des therapeutischen Handelns zu sein. Mitunter wirkt sich in solchen Fällen eine größere Liquorentnahme günstig aus. Die üblichen Sedativa (Penthotal, Paraldehyd und Barbiturate) versagen häufig bei den Hirnstammkrämpfen, die infolge des anoxämischen Hirnödems auftreten. Man wird Analeptica (Coffein, Cardiazol, Pervitin) jetzt vermeiden, um nicht durch Erhöhung des Sauerstoffbedarfs des Hirngewebes die bereits vorhandene Hypoxämie noch zu verschlechtern. Das Augenmerk ist auf eine konsequente dehydrierende Behandlung zu richten. Als dehydrierende Maßnahmen gegen das hypoxämische Hirnödem werden einmal Infusionen von humanem Serumalbumin, von Blutplasma und letztlich auch Bluttransfusionen empfohlen (LUCAS 1950, MOUSEL 1953, SELDON, FAULCONER u. Mitarb. 1949), ferner die übliche Osmotherapie, wie hochprozentiger Traubenzucker bzw. Saccharose, Magnesiumsulfateinläufe, unter Umständen Salyrgan, Flüssigkeitsbeschränkung. Noch immer kann es sinnvoll sein, mit Purinkörpern, mit Procain intravenös, mit Papaverin oder aber mit Stellatumblockade die sekundären cerebralen Gefäßspasmen zu lösen. Der Hypoxämie gilt es mit über Tage dauernden Sauerstoff-Insufflationen (Nasenkatheter, Sauerstoffzelt) zu

begegnen. Man will damit die physikalisch gelöste, für die Gewebsatmung maßgebende Sauerstoffmenge im Blut erhöhen und hofft so, daß dadurch schlecht
oder kaum durchblutete Hirnteile besser mit O_2 versorgt werden. Kommt es
zu einer zentralen Hyperthermie, ist Megaphen bzw. eine Winterschlafbehandlung
angezeigt. Eine mäßig erhöhte Temperatur dagegen erweist sich tierexperimentell
sogar als günstig, um cerebrale Embolien passieren zu lassen und scheint das
cerebro-vasculäre System zu entspannen (Swank und Hain 1952). Tritt bei
arterieller Luftembolie der Tod nicht innerhalb der ersten Stunden ein, so ist
auch nach schweren cerebralen Störungen eine weitgehende Wiederherstellung
möglich.

Allgemein gültige therapeutische Richtlinien lassen sich nur schwer aufstellen,
da es sich bei solchen Fällen meist um Einzelbeobachtungen handelt, so daß
nach dem günstigen Ausgang nie sicher bestimmbar ist, worauf nun der therapeutische Effekt zurückzuführen war. In diesem Sinne möchten wir noch die
Beobachtung von Carlström und Diamant (1956) anführen, die ein gutes Ansprechen der hypoxämischen Krämpfe und des Hirnödems auf Atropin beobachteten. Die Verordnung von anticholinergischen Substanzen geht von der Vorstellung aus, daß die Hypoxie eine Destruktion der Enzyme der Nervenzellen
bewirkt, die auch die Cholinesterasen umfaßt. Vermehrung von Acetylcholin
soll für die Krämpfe mitverantwortlich sein und auch die cerebralen Permea-
bilitätscharakteristika verändern.

Auch dem carboanhydrasehemmenden Diamox (500 mg intravenös) wird
eine günstige Wirkung auf hypoxämische Krämpfe zugeschrieben, ohne daß der
Wirkungsmechanismus geklärt wäre (Pateisky und Ringel 1956). Man wird
sich weiterhin bei der Behandlung solcher Patienten daran erinnern müssen,
daß die Nebennierenrindenhormone, sowohl die Mineralocorticoide wie Cortison,
eine günstige Wirkung auf das Hirnödem ausüben.

III. Fettembolie.

Zu einer Fettembolie kann es kommen, wenn bei einer Verletzung des Fettgewebes das Fett aus lädierten Fettzellen frei wird und in ebenfalls zerrissene
Blutgefäße, besonders kleine Venen, aufgenommen wird (Hoffheinz 1933,
Scuderi 1941, Newman 1948, Vance 1931, Groendahl 1911, Grosskloss
1935). Überdruck im Gewebe, wie er sich besonders bei Knochenbrüchen, in
der geschlossenen Markhöhle, unter dem Einfluß entzündlicher Schwellung und
komprimierender Verbände entwickeln kann, begünstigt die Aufnahme des freigesetzten Fettes in die Blutgefäße. Eine Passage des Fettes durch die Lymph-
bahn und den Ductus thoracicus in die Venen erscheint unmöglich, da die Lymphknoten größere Fetttropfen nicht durchlassen (Wegelin 1923). Fettembolien
werden besonders häufig bei Frakturen der langen Röhrenknochen — Tibia
und Femur — beobachtet. Schon Erschütterungen dieser Knochen ohne Bruch
können genügen. Oft sind dann Hämorrhagien als Zeichen der Markläsion im
Knochenmark vorhanden. Auch Traumen des subcutanen Fettgewebes, z. B.
Schußverletzungen können zu Fettembolien führen. Ebenso kann das Geburts-
trauma eine Schädigung des mütterlichen Fettgewebes herbeiführen. Nach
Leberrupturen und Hirnschüssen sind Fettembolien beobachtet worden (Engel
1901, Siegmund 1918). Das Auftreten von Fettembolien nach Verbrennungen
(Olbrycht 1922, Weimann 1928, Groendahl 1911) erscheint erwiesen, ist
jedoch sicher nicht von Bedeutung. Pankreasfettgewebsnekrosen können zu
portalen und allgemeinen Fettembolien führen (Lynch 1954). Das Auftreten
von Fettembolien nach Vergiftungen mit Phosphor, Chlorkali usw. ist von einigen

Autoren behauptet worden; es ist jedoch nicht sicher erwiesen, daß die Fettembolie durch den betreffenden Stoff verursacht war (VANCE 1931).

Autoptisch läßt sich der Nachweis einer Fettembolie in den Lungengefäßen bei 50—60% aller Fälle mit Knochenbrüchen führen (HOFFHEINZ 1933, MUSSELMAN u. Mitarb. 1952).

SÄKER (1955) fand unter 100 letalen Verkehrsunfällen 59 schwere und 36 mäßige bis leichte Fettembolien der Lungen, so daß also in 95% insgesamt anatomisch eine Lungenfettembolie nachweisbar war. Bei den massiven Fällen von Lungenembolie waren 23mal auch die Organe des großen Kreislaufs betroffen. Cerebrale Fettembolie fand KRAUSS (1955) in 37,6% aller Fälle von Unfallstoten; in 4,7% der Fälle waren lokale Erweichungsherde nachweisbar. Nach einer Literaturzusammenstellung von HOFFHEINZ waren unter 3300 Frakturen in 21 Fällen = 0,635% Fettembolie die hauptsächlichste Todesursache.

Es ist daher anzunehmen, daß Fettembolien häufiger vorkommen, als sie klinisch diagnostiziert werden, zumal sie häufig unter dem Bilde des Schocks, welcher die Verletzung begleitet, untergehen. Im Gegensatz zur Häufigkeit der anatomisch nachweisbaren Fettembolie ist jedoch das klinische Bild der eindeutigen pulmonalen oder cerebralen Fettembolie ausgesprochen selten. Fettembolien werden bei Kindern seltener beobachtet als bei Erwachsenen. Dies mag damit zusammenhängen, daß ihre Röhrenknochen weniger Fett enthalten und auch ihr Gewebsfett weniger Olein und daher weniger flüssig ist als das der Erwachsenen (LANDOIS 1926).

Fetttröpfchen passieren die Lungencapillaren leichter als Luftblasen; sie passieren noch leichter — wegen des hohen Arteriendruckes — die Capillaren des großen Kreislaufs. Schon wenige Minuten nach einem Unfall können Fetttröpfchen mehrere Capillargebiete passiert haben. Es handelt sich infolgedessen im Grunde nicht um eine Embolisierung mit der Folge der Stase des Blutes im embolisierten Gebiet, sondern um ein sehr langsames Strömen infolge der durch die Fettbeimengung erhöhten Viscosität des Blutes (MOSER und WURNIG 1954). Der periphere Strömungswiderstand des betroffenen Kreislaufabschnittes ist entsprechend der Viscositätszunahme des Blutes stark erhöht. Je geringer die Vis a tergo (Blutdruck), desto langsamer wird die Strömung des Blutes und desto größer die „Fettfilterung", das Liegenbleiben des Fettes in den Capillaren des großen oder kleinen Kreislaufs. Im darniederliegenden Kreislauf, z. B. während des traumatischen Schocks, werden Fettembolien viel schlechter vertragen als beim normalen Kreislauf (GOLD und LÖFFLER 1923, MOSER und WURNIG 1954). Im ersten Fall findet sich das Fett vorwiegend in den Lungen (auch wenn arteriell injiziert wurde), da dort der Blutdruck am niedrigsten ist, während bei normalem Kreislauf injiziertes Fett mehr gleichmäßig verteilt wird (MOSER und WURNIG 1954). Fettembolie der Lungen kann somit einerseits durch Widerstandszunahme im Lungenkreislauf und damit Durchblutungsabnahme, allgemeinen Kreislaufschock erzeugen, andererseits kann ein Kreislaufschock bei kreisendem Fett im Blut zu dessen selektiver Filterung in den Lungencapillaren führen.

Wahrscheinlich hat das Fett in den Capillaren, die es verstopft, nicht nur eine mechanische, sondern auch eine chemische Wirkung. Nach HARRIS, PERRETT und LACHLIN (1939) wird bei intravenöser Injektion von menschlichem Fett bei Kaninchen die tödliche Dosis um eine Zehnerpotenz verringert, wenn das Fett vorher mit Salzsäure hydrolysiert ist. Besonders der hämorrhagische Charakter der Exsudate war nach Injektion derartiger Fettsäuregemische stärker. Das Verhalten der Lipasen des Plasmas und der Organe hat nach HESS (1948) einen wesentlichen Einfluß auf das Schicksal der Fettembolie. In Kaninchenversuchen

steigen die Lipasen des Plasmas und des Lungengewebes deutlich an. Nach
Hemmung der Lipasen durch Atoxil und Chinin blieb embolisiertes Fett wesentlich länger in den Lungencapillaren liegen, und es stieg die Mortalität der künstlichen Fettembolien.

Sichere Anhaltspunkte für ein reflektorisches Geschehen im Rahmen der
Fettembolie (reflektorische Vasoconstriction im großen oder kleinen Kreislauf)
lassen sich weder aus der tierexperimentellen noch aus der klinischen Literatur
ableiten (Moser und Wurnig 1954).

Die bei experimentellen intravenösen Fettinjektionen tödliche Dosis ist sehr
stark von Tierart und Injektionsdauer abhängig (Fahr 1947). Beim Menschen
wurden irrtümlich intravenös verabreichte Injektionen von 3—5 cm³ Campferöl
meist symptomlos vertragen; dagegen berichtet Koch (1927) über schwere Fettembolie nach „subcutaner" Injektion von 24 cm³ ausgelassenen menschlichen
Fettes und Groendahl (1911) über tödliche Fettembolie nach intravenöser
Injektion von 50 cm³ Olivenöl.

Bei tödlichen Fettembolien fanden Killian (1931) und Beöthy (1931) in
den Lungen eine Fettmenge zwischen 5 und 30 g. Nach tierexperimentellen
Untersuchungen mit Fettinjektionen besteht Grund zu der Annahme, daß die
tödliche Dosis sehr stark vom Zustand des Gesamtkreislaufs abhängt (Moser
und Wurnig 1954).

Bei der traumatischen Fettembolie gelangt das freigesetzte Fett zunächst
aus den Venen über das rechte Herz in einen mehr oder weniger großen Teil der
Lungencapillaren. Bei großer Ausdehnung der Fettembolie kann es zum Bilde
des akuten Cor pulmonale mit Dilatation des rechten Herzens, pulmonaler
Hypertension, Cyanose, Dyspnoe und Lungenödem kommen. Bei sehr akuten
Fällen können diese Erscheinungen schon wenige Stunden nach dem Unfall
auftreten und in kurzer Zeit zum Tode führen. Bei der Mehrzahl der Fälle kommt
es nach einem freien Intervall von 24 Std bis zu 6 Tagen nach dem Unfall zu präkordialen Schmerzen, Tachykardie, Venendruckanstieg, Unruhe, Cyanose,
Rasselgeräusche über den Lungenfeldern, Husten mit oft blutigem Auswurf
und hohem Fieber. Hämorrhagien in den Lungen können zu einer deutlichen
Abnahme des Hb-Gehaltes und der Erythrocytenzahl des Blutes führen (Lenggenhager 1941). Der Blutdruck kann erniedrigt sein, normal bleiben oder zunächst sogar ansteigen; im späteren Verlauf einer schweren Fettembolie wird
er meist abfallen.

Röntgenbilder zeigen symmetrische, weich-fleckige Verschattungen der Ober-
felder und der Hilusgegend, oft ein ähnliches Bild wie bei Lungenödem. Diese
Veränderungen sind röntgenologisch oft noch nachweisbar, wenn die klinischen
Symptome verschwunden sind (Dunphy und Ilfeld 1949).

Das klinische Bild auch der schweren pulmonalen Fettembolie kann sich
völlig unter dem des schweren posttraumatischen Schocks verbergen.

Von der pulmonalen Fettembolie muß die Fettembolie des großen Kreislaufs
mit ihrer Einwirkung hauptsächlich auf Hirndurchblutung unterschieden werden
(cerebrale Fettembolie). Das Fett gelangt durch die Lungencapillaren in den
großen Kreislauf und führt besonders im Gehirn zu schweren Ausfällen, während
die gleichzeitige Fettembolie in anderen Gefäßgebieten, in den Nieren und auch
in den Coronargefäßen meist keine faßbaren klinischen Erscheinungen macht.
Die klinischen Zeichen cerebraler Fettembolie pflegen 1—9 Tage nach dem
Unfall aufzutreten; sie können sich an die Erscheinungen der pulmonalen Fettembolie anschließen, aber auch ganz ohne Vorboten pulmonaler Art auftreten.
Krauss (1955) konnte schon wenige Minuten nach dem Unfall leichte Grade
cerebraler Fettembolie nachweisen. Fünf Stunden nach dem Unfall wurden

schon schwere Fettembolien mit lokalen Erweichungsherden beobachtet. Auch klinisch kann das symptomenfreie Intervall weniger als 24 Std betragen (STRAUSS 1933), wenn auch nach WINKELMANN (1942) 3—6 Tage als Mittelwert zu gelten haben.

Patienten mit schwerer cerebraler Fettembolie zeigen das Bild einer schweren diffusen Hirnschädigung; sie sind unruhig, schlaflos, desorientiert, oft delirant, können epileptiforme Krämpfe, allgemeine Muskelrigidität, Trismus zeigen. Oft verfallen sie in einen schlafartigen soporösen Zustand, der allmählich in ein tiefes Koma übergeht. Lokale Erscheinungen, wie Facialislähmungen, Augenmuskelparesen, Hemiparesen, Hemianopsie, Blickkrämpfe, Déviation conjugée, können auftreten.

Bei Patienten, die den Zustand überlebten, bestand eine Amnesie für die Dauer der cerebralen Erkrankung. Fieber und Leukocytose werden bei der cerebralen Form der Fettembolie nahezu regelmäßig beobachtet (RÜCKERT 1935, BECKER, GROSSMANN u. Mitarb. 1954).

Anatomisch finden sich kleine Infarkte mit perivasculären Nekrosen und hämorrhagischen Randzonen, sog. Ringblutungen, besonders in der weißen Substanz. In der Rinde finden sich multiple kleine Erweichungsherde, die dem örtlichen Sauerstoffmangel in Versorgungsgebieten embolisch verstopfter Capillaren entsprechen (NEUBÜRGER 1927, BODECHTEL und MÜLLER 1930, WEIMANN 1929; KRÜCKE 1948, HARTER 1947).

Diagnostisch wichtig sind kleine petechiale Blutungen am Hals und in der Schultergegend, oft auch in den Conjunctiven. Es bestehen jedoch keine Beziehungen zwischen der Schwere der Erkrankung und der Zahl dieser Petechien. Auch im Augenhintergrund können Blutungen, unter Umständen auch Fett in den Gefäßen gesehen werden.

Die Fettembolie der übrigen Stromgebiete des großen Kreislaufs (Coronargefäße, Nierengefäße usw.) zeigt meist keine spezielle eigene Symptomatologie, sondern diese geht unter in dem Symptomenkomplex der verminderten Organdurchblutung, die auch sonst in Zuständen, bei denen Fettembolien auftreten, als Folge des Kreislaufschocks beobachtet wird. So wird die häufige Fettembolie der Nierengefäße zur Entwicklung des nephrotischen Nierenschadens mit Anurie beitragen können (LYNCH 1954, WAALER 1943).

EKG zeigen bei massiver Fettembolie Zeichen einer vermehrten Rechtsbelastung (FRIEDBERG 1942), sonst Bilder, die durch eine Verminderung der Coronardurchblutung bedingt sein können.

Differentialdiagnostisch wird es meist schwer sein, das Bild der Fettembolie von dem des posttraumatischen Schocks mit Herzversagen abzugrenzen, zumal beide Zustände in einem wechselseitigen Auslösungsverhältnis stehen können. Charakteristisch für reine Fettembolie ist das Auftreten nach einem freien Intervall, das einige Stunden aber auch mehrere Tage betragen kann (ROBB-SMITH 1941), ebenso die Kombination von Lungensymptomen im Sinne des Cor pulmonale mit den später hinzutretenden cerebralen Symptomen. Posttraumatischer Schock tritt meist früher nach dem Unfall auf, kann aber von Fettembolie begleitet und überlagert werden; der Blutdruck ist dann deutlich gesenkt. Bei der reinen Fettembolie ist er anfangs meist noch normal oder leicht erhöht. Auch fehlen beim Schock die charakteristischen Lungensymptome, ausgedehnte Rasselgeräusche über allen Lungenfeldern sowie die röntgenologisch nachweisbaren Lungenverschattungen. Die thrombotische Lungenembolie setzt meist später ein als die Fettembolie. Sie ist ein plötzliches Ereignis im Gegensatz zu der sich langsam entwickelnden Fettembolie. Blutiger Auswurf kann auch bei der pulmonalen Form der Fettembolie vorkommen. Ausgedehnte hämorrhagische

Exsudate in den Lungen können dabei sogar zu einem erheblichen Absinken des Hämoglobins und der Erythrocytenzahl führen (Lenggenhager 1951).

Fettembolien können in den Gefäßen des Augenhintergrundes gelegentlich direkt gesehen werden. Dieses zuverlässige Symptom ist jedoch nur in einem kleinen Teil der Fettemboliefälle nachweisbar. Der Nachweis von Fett im Sputum (Neussle 1951) oder der von großen runden Zellen, die Elting und Martin (1925) beschrieben haben, gelingt nicht immer und ist auch nicht pathognomonisch (Scuderi 1941). Dagegen gelingt oft der Nachweis des Fetts im Urin (Fettzylinder). Im Blut können „unphysiologische Fette" mit der Phosphin R 3-Probe (Peltier 1954) nachgewiesen werden. Der Nachweis einer Erhöhung des Blutlipasespiegels (Titze und Fries 1954) kann einen Anhaltspunkt geben. Auch eine Untersuchung des Blutes auf Chylomikronen kann Fetttropfen, die viel größer sind als die Chylomikronen, nachweisen. Eine spezifische Bedeutung kommt diesen Proben jedoch nicht zu, besonders sagen sie nichts darüber aus, ob die anatomisch bei der Mehrzahl der Frakturen vorhandene Fettembolie klinisch relevant ist. Eine Beziehung zwischen dem Fettgehalt des Blutes und der Fettembolie besteht nicht. Lipämien, wie bei Diabetes und Nephrosen, führen nicht zu klinisch nachweisbaren Fettembolien; anatomisch sind bei Diabetikersektionen Fettembolien geringen Ausmaßes beobachtet worden (Kent 1955).

Urämische und hypoglykämische Zustände nach Fettembolie sind von Paul und Windholz (1924) beschrieben worden. Möglicherweise handelt es sich um Begleiterscheinungen des Kreislaufschocks.

Die Prognose der Fettembolie ist besonders dann, wenn ausgesprochen cerebrale Symptome vorliegen, immer sehr ernst. Die Möglichkeiten einer therapeutischen Beeinflussung sind relativ gering. Andererseits zeigt die Beobachtung, daß auch anatomisch schwere Fettembolien keine klinischen Symptome hervorzurufen brauchen und daß bei Patienten, die klinisch eine sichere schwere Fettembolie durchgemacht haben, bei späteren Sektionen kein Fett mehr in den Gefäßen gefunden wurde, daß auch ausgedehnte Fettembolien symptomlos ausheilen können. Das Fett wird dabei teils durch die Nieren ausgeschieden, teils in den Gefäßen abgebaut.

Prophylaktisch und therapeutisch wichtig ist eine möglichst vollkommene Ruhigstellung der verletzten Gliedmaßen unmittelbar nach der Fraktur, da Erschütterungen, wie sie besonders auf Transporten vorkommen, das Eintreten der Fettembolie begünstigen. Aktive Maßnahmen, wie Unterbindung der abführenden Venen, Ausräumung von Bruchhämatomen, sind ohne Einfluß auf die Fettembolisierung. Bei pulmonaler, ebenso wie bei cerebraler Fettembolie ist langdauernde Sauerstoffatmung von erheblichem Nutzen (Brücke 1942) und vielleicht die wichtigste therapeutische Maßnahme. Wahrscheinlich ist eine Zugabe von 5% CO_2 zum Sauerstoff (Carbogengas) zweckmäßig, da CO_2 die Hirngefäße erweitert, gleichzeitig aber den arteriellen Kreislauf tonisiert. Einzelne klinische Beobachtungen über günstige Wirkung von CO_2-Atmung bei cerebraler Fettembolie liegen vor (Sacharov 1929, Porter 1925).

Im übrigen ist der bei jeder schweren Fettembolie auftretenden Neigung zu Hirnödem mit dehydrierenden Maßnahmen zu begegnen (Osmotherapie: hochprozentige Traubenzuckerlösung, Magnesiumsulfateinläufe usw., aber auch Transfusion von Blutplasma, humanem Serumalbumin oder auch Vollblut).

Die grundsätzliche Frage, ob der Blutdruck im großen und kleinen Kreislauf niedrig gehalten werden soll, um eine Ausschwemmung von Fett aus den Lungen in den großen Kreislauf, eventuell auch aus dem Bruchhämatom in die Venen zu verhindern, oder ob Blutdrucksenkung und Schock in jedem Fall zu bekämpfen sind, ist wohl in dem Sinne zu beantworten, daß die Schockbekämpfung ohne Rücksicht auf eine etwa gleichzeitig vorhandene Fettembolie vorgenommen werden sollte.

Die Prognose der Fettembolie ist, wie auch Tierexperimente gezeigt haben, bei darniederliegendem Kreislauf eindeutig schlechter. Mit der Besserung des Gesamtkreislaufs bessern sich auch die Chancen der Fettembolie. Arterenol-dauerinfusionen, Bluttransfusionen sind, wenn der Kreislaufzustand das erforder-lich macht, anzuwenden. Dagegen sind ausgesprochene Krampfgifte, wie Coramin, Cardiazol, welche den Sauerstoffbedarf des hypoxämischen Hirns erhöhen, ohne die Hirndurchblutung bessern zu können, zu vermeiden. Ganglienblocker und „Winterschlaf"-erzeugende Mittel sind nur anzuwenden, wenn keine Gefahr der Verstärkung einer Kollapssituation besteht. Bei völlig stabilem Kreislauf und Hypoxämie des Gehirns können sie ausnahmsweise indiziert sein. Auch bezüglich der Anwendung lokal gefäßerweiternder Mittel, wie Amylnitrit, Ronicol, Papaverin und Eupaverin, intravenöse Novocain-Injektion, Stellatum-Anaesthesie, wird mit Rücksicht auf die Gefahren einer Blutdrucksenkung Zurückhaltung empfohlen.

Zur Förderung der Emulgierung der Fetttröpfchen wurde die intravenöse Injektion großer Dosen von Decholin empfohlen (RAPPERT 1936, 1938). Auch Calciumionen (intravenöse Injektion von Calciumgluconat) sollen günstig wirken (BROWN und DE WITT 1954). Heparinanwendung zum Zweck der Fettemulgie-rung dürfte wegen der bei jeder schweren Fettembolie ohnehin bestehenden hämorrhagischen Diathese (Lungenblutungen, Hirnblutungen) gefährlich sein. Eine Behandlung mit Lipasen ist mangels geeigneter injizierbarer Präparate nicht möglich.

IV. Fruchtwasserembolie.

In Kapitel I, 4, S. 114, wo die Differentialdiagnose der Lungenembolie abge-handelt wurde, war auf ein mit der Fruchtwasserembolie verwandtes Syndrom d'hémorragie par défibrination hingewiesen worden.

Bereits 1926 hatte MEYER über eine „embolia pulmonar amnio-caseosa" berichtet. Von STEINER und LUSHBAUGH (1941) wurden 8 Todesfälle beschrieben, bei denen sich autoptisch in den Lungengefäßen Amnionbestandteile fanden. Inzwischen sind über 70 Fälle bekannt geworden, bei denen eine Fruchtwasser-embolie als Todesursache während der Geburt angenommen werden mußte (GRUNDMANN 1959).

Pathologisch-anatomisch finden sich in Arterien und Capillaren aller Lungen-teile Talgschollen und Schleimfäden mit angelagerten Granulocyten. Auch Meconiumschollen und Lanugohaare sind nachweisbar. Selbst in Gehirn und Nieren sind Fruchtwasserbestandteile gefunden worden, die das Lungencapillar-bett passiert haben müssen (SHOTTON, TAYLOR 1949, MARTIN 1954 u. 1956, ATT-WOOD 1956). Die Lungen sind mit massivem Ödem angefüllt, alle Organe ent-halten viel flüssiges Blut und die rechte Herzkammer ist im Sinne eines akuten Cor pulmonale erweitert und ebenfalls mit vorwiegend flüssigem Blut angefüllt.

Bei einem Teil der beschriebenen Fälle mußte eine direkte Verbindung zwi-schen dem Innern der Eihäute und den mütterlichen Venen als Ursache des Übertrittes der Amnionflüssigkeit in den mütterlichen Kreislauf angesehen werden (MARTIN 1954 u. 1956, SCHUBERT 1956, LOLK und SIKA 1952, LUSHBAUGH und STEINER 1942, MARTIN und FANGER 1954, STEINER, LUSHBAUGH und FRANK 1949, AHLSTROEM und WIDLUND 1952, FRUHLING, MAYER, MÜLLER 1958, KOUTZKY, LUKAWSKY 1954, LANDING 1950, WATKINS 1948).

Bei einer Reihe von Fällen waren aber keine größeren Verbindungen zwischen mütterlichem Venensystem und dem Inhalt der Eihäute nachweisbar. Es wird angenommen, daß sich an der Stelle des Blasensprunges Fruchtwasser zwischen Eihäute und Uteruswand pressen kann, wobei der vorliegende Kopf während der Wehen einen anderweitigen Abfluß des Fruchtwassers verhindert (Grundmann 1957, Hemmings 1947, Landing 1950, Leary 1950, Lepage, Lemerre, Dupay 1956, Martin 1954, 1956, Steiner, Lushbaugh und Frank 1959, Wyatt und Goldenberg 1948).

Im Tierexperiment gelingt es nicht, das Bild der Fruchtwasserembolie mit Fruchtwasserfiltrat hervorzurufen, während bei Kaninchen, Hunden und Ratten mit Salzsuspension von Fruchtwasserinhalt bzw. mit menschlichem Fruchtwasser bei intravenöser Injektion das typische Bild der Fruchtwasserembolie hervorgerufen werden kann (Cron u. Mitarb. 1952, Schubert, W. 1956, Steiner und Lushbaugh 1941).

Das histologische Bild des rechten Herzens kann durchaus dem bei der thrombotischen Lungenembolie entsprechen (Grundmann 1959), wobei in der Wand des rechten Herzens frische Fasernekrosen bei nicht ganz akut Verstorbenen feststellbar sind. Auch elektrokardiographisch kommen die Zeichen des akuten Cor pulmonale zur Darstellung (Attwood 1956, Fowler und Good 1958, Hager, Davies 1952; Martin 1954). Bei den tödlich verlaufenden Fällen tritt der Tod meist innerhalb von Minuten bis wenigen Stunden nach den ersten Symptomen auf.

Bei überstandener Fruchtwasserembolie sind häufig röntgenologisch herdförmige Verschattungen in den Lungen nachzuweisen. Nach wenigen Tagen gehen diese Verschattungen zurück, um bald ganz zu verschwinden (Hager, Davies 1952, Koutzky, Lukawsky 1954, de Rezende, Perricelli, Gérk 1955, Shuder, Lock 1952, Lushbaugh und Steiner 1942, Selzer und Schuman 1947). Diesen röntgenologischen Veränderungen entsprechen wahrscheinlich die von Lushbaugh und Steiner (1942) bei einer 7 Tage nach Fruchtwasserembolie verstorbenen Frau in der Lunge gefundenen Fremdkörpergranulome. Diese Fremdkörpergranulome waren um Fruchtwasserbestandteile angeordnet. Auch tierexperimentell konnten solche Fremdkörpergranulome nach Fruchtwasserembolie nachgewiesen werden (Grundmann 1957, Lushbaugh und Steiner 1942).

Für die Entstehung der vermehrten Belastung des rechten Herzens kommen neben den festen Bestandteilen des Fruchtwassers vor allem aber noch gleichzeitig einsetzende Gerinnungsvorgänge im mütterlichen Blut in Frage. Thornton (1953) konnte in den Uterusvenen massive Thromben nachweisen, die in ihrem Zentrum Fruchtwasser enthielten. Auch Grundmann (1957) fand multiple, frische intravasale Blutgerinnsel. Diese Fibringerinnsel sind nicht allein auf die Lunge begrenzt. Tuller (1957) fand sie zahlreich in Nieren und Hypophyse. Die Thromboembolisierung der Niere kann bei Überstehen der akuten Erscheinungen noch zu einer tödlichen Urämie führen.

Durch diese Gerinnungsprozesse wird bei hochgradiger Verminderung des Fibrinogens (Eames 1952, Graham 1955, Lepage, Lemerre, Dupay 1955, Reid, Weiner, Roby 1953, Sluder, Lock 1952, Tuller 1957, Weiner, Reid 1950) oft eine erhebliche Blutungsneigung hervorgerufen, durch welche die Patientinnen nach überstandener akuter Phase noch tödlich gefährdet sind. Rendelstein u. Mitarb. (1951), Szirmai (1956) wiesen im Fruchtwasser einen der Gewebsthrombokinase entsprechenden Stoff nach, der nach Wille (1956) noch bei stärkster Verdünnung gerinnungsfördernd wirksam ist.

Nicht bei jeder Fruchtwasserembolie treten Blutungen auf (Denniss, Goldie und Polson 1954). Ob es sich hierbei nur um quantitative oder auch qualitative

Unterschiede im Entstehungsmechanismus handelt, ist noch nicht zu entscheiden.

Die Therapie der Fruchtwasserembolie hat zunächst die akute Embolisierung des Lungenkreislaufes zu berücksichtigen, wobei die im Kapitel I/5, S. 116 für die Lungenthromboembolie beschriebenen Maßnahmen einzusetzen sind. Gleichzeitig soll eine Entlastung des unter Überdruck stehenden Fruchtwassers angestrebt werden, was im allgemeinen durch eine möglichst rasche, die Mutter schonende Beendigung der Geburt zu erreichen sein wird. Gleichzeitig muß eine sorgfältige Überwachung der Gerinnungsverhältnisse des mütterlichen Blutes erfolgen, da bei einem Absinken der Gerinnungsneigung unstillbare Uterusblutungen drohen. Rechtzeitige Frischblut- oder Fibrinogeninfusionen (REID, WEINER 1953, TULLER 1957, WEINER, REID 1950) lassen die großen Gefahren, die bei Blutungen frisch Entbundener drohen, herabsetzen. Wegen der Behandlung der noch drohenden Niereninsuffizienz sei auf den entsprechenden Band dieses Handbuches verwiesen.

F. Chronisches Cor pulmonale.

I. Vorkommen und Häufigkeit.

Es ist nicht einfach, sich an der Hand der Literatur ein Bild über die Häufigkeit des chronischen Cor pulmonale zu machen. Auch die sich auf Autopsiematerial stützenden Befunde schwanken außerordentlich. So fanden:

SCOTT und GARVIN (1941)	unter 6548 Sektionen	50	(0,76%)
ZIMMERMANN und RYAN (1952)	unter 4021 Sektionen	52	(1,3%)
McKEOWN (1952)	unter 6770 Sektionen	111	(1,6%)
KIRCH (1955)	unter 2692 Sektionen	62	(2,3%)
GRIGGS, COGGIN und EVANS (1939)	unter 18000 Sektionen	179	(1,0%) Fälle
von Cor pulmonale.			

Noch wesentlich größer werden die Unterschiede, wenn man die Zahl der Fälle von Cor pulmonale zur Gesamtzahl der Kardiopathien in Beziehung setzt. So fanden WHITE und JONES (1928) unter 2314 Herzkranken nur 0,9%, CLAWSON (1941) unter 4678:1,5%, SCOTT und GARVIN (1941) unter 790:6,3%, ZIMMERMANN und RYAN (1952) unter 743:7,1% Fälle von Cor pulmonale.

WALZER und FROST (1954) finden unter 176 Sektionen, unter denen 106 Herzkranke waren, 54 Fälle mit einer Wanddicke des rechten Ventrikels von über 5 mm bei gleichzeitiger Lungenerkrankung, also bei 51% aller Herzkranken, ein Cor pulmonale.

Die Angaben über den Anteil des Cor pulmonale an der Gesamtheit der Herzkranken schwanken also zwischen 0,5 und 51%.

Wenn auch zweifellos unterschiedliche Maßstäbe in der Klassifizierung einen Teil dieser Divergenzen erklären, so ist darüber hinaus zu bedenken, daß die Häufigkeit des Cor pulmonale von der der Grundkrankheiten abhängt, die zu Cor pulmonale führen. Berufskrankheiten wie die Staublungenerkrankung, werden regionär gehäuft auftreten. Auch das Auftreten von Asthma, Emphysem, Bronchitis ist von klimatischen Faktoren abhängig. Der Anteil der Tuberkulose am Gesamtsektionsmaterial ist örtlich verschieden. So war in einer Industriestadt (Sheffield) Cor pulmonale die häufigste Ursache der Herzinsuffizienz mit Stauung. Von 159 Männern mit dekompensiertem Herzen hatten 64 (40%) Cor pulmonale, von 141 Frauen nur 12 (8,5%) (FLINT 1954). Das gleiche Überwiegen des männlichen Geschlechts finden auch andere Autoren, z. B. GELFAND (1955), FULTON (1953), SPAIN und HANDLER (1946). Dies wird, abgesehen von den Berufskrankheiten, auf die größere Häufigkeit von Emphysem und Bronchitis bei der äußeren Schäden mehr exponierten männlichen Bevölkerung zurückgeführt. Allein die Zusammenstellung von Vaquero u. Mitarb. (1948), die keine Pneumokoniosen enthält, zeigt eine gleichmäßige Geschlechterverteilung. Cor pulmonale findet sich entsprechend dem Ablauf der zugrunde liegenden Erkrankungen (Emphysem, Silikose usw.) vorwiegend in höheren Altersklassen (5.—7. Lebensjahrzehnt). Es wird jedoch in jedem Lebensalter, selbst im Kindesalter, beobachtet. Rossier, Bühlmann und Wiesinger (1956) gaben an, daß 1954 unter 15417 Patienten der Medizinischen Poliklinik Zürich 64mal die

Tabelle 4. *Relative Häufigkeit der Hauptursachen des chronischen Cor pulmonale.*

	Autoren							
	Scott und Garvin 1941	Spain und Handler 1946	Spain 1950	Mc Keown 1951	Fulton 1953	Flint 1954	Walzer und Frost 1954	Taquini 1954
Zahl der Fälle	50	60	100	111	50	24	54	170
Emphysem	32	40	51	39	42	23[1]	22[1]	144[1]
Bronchiektasen		7	9	17	7			
Asthma			6	6	14			
Tuberkulose	6	2	6	7	1		32	17
Silikose	9[1]	3	6					2
Kyphoskoliose		1	1	3				
Thorakoplastik			5					
Primäre Pulmonalsklerose			1					
Diffuse Lungenfibrose . .	1		5	4				
Bilharziose			1					
Multiple Embolien . . .			3	5				2
Thrombose der A. pulmonalis		1	2					
Sklerodermie			1					
Boecksche Krankheit .			2					1
Kompression großer Gefäße	2							
Carcinomatose				5				2
Arteriitis				4				
Lungencysten				2				
Organisierte Pneumonie .				2				
Unbestimmt		1		9				2

[1] Isoliert oder verbunden mit anderen Krankheiten.

Diagnose chronisches Cor pulmonale gestellt wurde, bezogen auf organisch Herzkranke (nicht berücksichtigt nervöse Herzbeschwerden, allgemeine Arteriosklerose und essentielle Hypertonie) waren es immerhin 20% aller beobachteten Fälle.

Über die Aufgliederung der von verschiedenen Autoren beobachteten Fälle von Cor pulmonale nach der Ätiologie orientiert Tabelle 4 (Denolin 1955).

Aus Tabelle 4 geht hervor, daß das chronische Lungenemphysem, insbesondere diejenigen Formen des Emphysems, die mit Störungen des Gasaustausches einhergehen, die weitaus häufigste Ursache des chronischen Cor pulmonale darstellen. Von 619 Fällen von Cor pulmonale waren 339 (64,3%) durch Lungenemphysem allein oder in Verbindung mit anderen Krankheiten bedingt. Hinzu kommt noch, daß bei den in der Zusammenstellung als Bronchiektasen, Asthma, Tuberkulose, Silikose, Kyphoskoliose bezeichneten Erkrankungen das begleitende Lungenemphysem von wesentlicher Bedeutung für die Entwicklung des chronischen Cor pulmonale ist. Nimmt man auch diese Fälle aus, so bleiben nur 49 Fälle

= 7,9%, bei denen wahrscheinlich das chronische Lungenemphysem keine wesentliche Rolle für die Entwicklung des Cor pulmonale gespielt hat.

Tabelle 5 (nach DENOLIN 1955) gibt eine Übersicht über die Häufigkeit des Cor pulmonale bei den verschiedenen verursachenden Krankheiten.

Die Wahrscheinlichkeit der Entwicklung eines chronischen Cor pulmonale ist demnach bei den einzelnen Krankheiten der Lunge sehr verschieden. Zu 100% der Fälle führt die primäre Pulmonalsklerose zu Cor pulmonale, zu nur 3,7% der Fälle die Lungentuberkulose. Bei Kyphoskoliose, Pneumokoniose und diffuser Lungenfibrose ist die Wahrscheinlichkeit der Entwicklung eines Cor pulmonale mehr als 50%, beim Lungenemphysem etwa 30%.

Tabelle 5. *Häufigkeit des chronischen Cor pulmonale bei verschiedenen Lungenerkrankungen.*

Autoren	GRIGGS et al. (1939)		McKEOWN (1952)	
Diagnose	Zahl der Fälle	% mit Cor pulm. chron.	Zahl der Fälle	% mit Cor pulm. chron.
Emphysem	45	28,9	101	31
Bronchiektasen	68	8,8	80	21
Asthma	—	—	24	51
Tuberkulose	1470	3,7	92	7
Karnifikation der Lunge . .	—	—	42	12
Embolien	—	—	103	5
Pneumokoniosen	24	54,2	—	—
Fibrosen	14	64	—	—
Kyphoskoliosen	5	60	—	—
Primäre Pulmonalsklerosen .	7	100	—	—

II. Klinisches Bild des chronischen Cor pulmonale.

1. Allgemeine Diagnose.

Die Erkennung der vermehrten Belastung des rechten Herzens bei der direkten Krankenuntersuchung ist oft nicht einfach, da die Symptome des zugrunde liegenden Lungenleidens weitgehend die des beginnenden Herzleidens verdecken können. Nahezu jede Form des chronischen Cor pulmonale hat ein Vorstadium, dessen Symptomatik der des verursachenden Lungenleidens entspricht. Da aber dieses keineswegs zwangsläufig in den Zustand des Cor pulmonale ausmündet, andererseits die Wendung zum Cor pulmonale meist eine entscheidende Verschlechterung des Krankheitsbildes bedeutet, die ein sofortiges therapeutisches Eingreifen notwendig macht, ist eine frühzeitige Erkennung der vermehrten rechtsseitigen Herzbelastung von großer diagnostischer und therapeutischer Wichtigkeit.

Die Herzfigur ist häufig durch emphysematöse Lungenränder überdeckt. Dies sowie die beim Emphysem häufige Steilstellung des Herzens macht den perkutorischen Nachweis einer Herzvergrößerung meist unmöglich, wenn es sich nicht um einen der doch seltenen Fälle von erheblicher allseitiger Herzvergrößerung bei Cor pulmonale handelt. Die Herztöne können infolge der Überlagerung besonders leise sein, so daß eine Verstärkung des zweiten Pulmonaltones weniger deutlich hervortritt. Viel weniger als bei Mitralfehlern kann man sich beim Cor pulmonale auf dieses Symptom eines erhöhten Pulmonalisdruckes verlassen (FULTON 1953, MARTIN, ROCHE und ODE 1947). Dies liegt zum Teil daran, daß der Pulmonalisdruck beim Cor pulmonale nur selten in der Ruhe so hoch ist wie z. B. bei Mitralstenosen, zum Teil an dem höheren Alter der

Patienten, welches auch A 2 deutlicher hervortreten läßt. Lavenne (1951) hält eine Doppelung des 2. Tones über dem Sternum zwischen dem 4. Intercostalraum links und der Auskultationsstelle der Pulmonalis, oft verbunden mit leichter Akzentuation, für das sicherste Zeichen des Cor pulmonale bei Silikotikern. Präsystolischer und protodiastolischer Galopprhythmus kann vorkommen, ist aber keineswegs regelmäßig oder auch nur häufig. Systolische Geräusche über dem unteren Sternum und rechts davon können auf eine relative Tricuspidalinsuffizienz hinweisen, ein Befund, der durch Beobachtung und Registrierung des Venenpulses, eventuell auch durch Nachweis einer Leberpulsation erhärtet werden kann. Es handelt sich meist um ein Spätsymptom bei schon manifester Herzinsuffizienz. Ein leises diastolisches Geräusch über dem 2. bis 3. linken Intercostalraum kann auf eine Insuffizienz der Pulmonalklappen bei einem erweiterten Conus pulmonalis hinweisen, es ist oft nicht leicht von einem zufällig vorhandenen Aortengeräusch zu differenzieren.

Alle diese Geräusche sind keineswegs regelmäßig, eher selten hörbar. In der Mehrzahl der Fälle ist der Auskultationsbefund, oft auch der Perkussionsbefund, ganz unauffällig. Eine verstärkte Pulsation im Epigastrium kann auf eine Hypertrophie des rechten Ventrikels hinweisen, ist jedoch gerade bei Fällen von Emphysem mit vermehrtem Tiefendurchmesser des Thorax oft nicht nachweisbar. Das gleiche gilt von der verstärkten Pulsation in der Gegend des Conus pulmonalis, die beim akuten Cor pulmonale meist deutlicher hervortritt.

Der konstanteste Befund am Herzen ist eine mäßige bis erhebliche Beschleunigung der Pulsfrequenz bei regelmäßigem Sinusrhythmus. Extrasystolen werden gelegentlich beobachtet. Arrhythmia absoluta ist selten und deutet meist auf eine anderweitige Herzerkrankung als Komplikation hin.

Die Dyspnoe, bei der Linksinsuffizienz ein so zuverlässiges Zeichen der beginnenden Herzinsuffizienz, läßt als diagnostisches Kriterium weitgehend im Stich, da das Lungenleiden allein, entweder schon in der Ruhe, besonders aber bei körperlicher Anstrengung, Atemnot verursacht, welche von der kardialen Dyspnoe durch einfache Beobachtung nicht unterscheidbar ist. Zwar ist es möglich, durch Lungenfunktionsprüfungen die Art der Ventilationsstörungen näher zu differenzieren, etwa ein erhöhtes Atemvolumen bei erhöhter funktioneller Residualluft und herabgesetztem Atemgrenzwert als Ursache der Dyspnoe festzustellen, oder eine Herabsetzung der Diffusionskapazität der Lunge, eine Verteilungsstörung oder eine alveolare Hypoventilation nachzuweisen; aber diese Funktionsprüfungen gestatten keine direkte Aussage über die Höhe des Pulmonalisdruckes und die Belastung des rechten Herzens. Ja, es kann noch nicht einmal eine manifeste Insuffizienz des Herzens auf diese Weise sicher erkannt werden. Die hinzutretende Insuffizienz des rechten Herzens vermehrt nicht immer die durch das Lungenleiden bedingte Dyspnoe. Fälle mit alveolarer Hypoventilation und dekompensiertem Cor pulmonale können sogar frei von subjektiv empfundener Atemnot sein. Die für die Linksinsuffizienz so charakteristische Orthopnoe kann bei dekompensiertem Cor pulmonale fehlen.

Die Insuffizienz des rechten Herzens kann meist durch die Halsvenenstauung und die Erhöhung des Venendruckes leicht erkannt werden. Auch eine geringfügige Venendruckerhöhung, ebenso wie der Nachweis eines deutlichen und anhaltenden Venendruckanstiegs bei Druck auf die Leber (hepatojugulärer Reflux) spricht für beginnende rechtsseitige Herzinsuffizienz (Plesch 1909, Hitzig 1943, Paley und Alexander 1948, Gillanders 1949). Beim kompensierten Cor pulmonale ist der Venendruck normal, es können jedoch nach Altmann (1955) Formabweichungen der Venenpulskurven (vorzeitiger und stark reduzierter systolischer Kollaps) schon im noch kompensierten Stadium auf eine geänderte Hämodynamik des rechten Ventrikels hinweisen.

Vergrößerung und Druckempfindlichkeit der Leber wird meist als Symptom der Herzinsuffizienz zu werten sein. Es ist jedoch zu bedenken, daß ein Tiefstand des Organs auch ohne Herzinsuffizienz bei Zwerchfelltiefstand vorkommen kann. Epigastrische Schmerzen, die offensichtlich mit der Stauungsleber zusammenhängen, sind bei Cor pulmonale häufig; sie werden bei körperlicher Arbeit oft verstärkt, können zu Erbrechen führen, sind oft mit Widerwillen gegen bestimmte Speisen, Fett und Fleisch, verbunden (Stauungs-Gastritis). Echte Magenulcera sind besonders bei Kyphoskoliotikern nicht selten. PLOTKIN (1957) beschreibt unter 65 Fällen von chronischem Lungenemphysem mit Cor pulmonale 21 Träger von Ulcera ventriculi und duodeni. Es wird darauf hingewiesen, daß das Ulcus beim Cor pulmonale oft klinisch sehr symptomenarm verläuft, wenn auch Hyperaciditäten meist vorhanden sind. Auf Vorkommen von Perforation und Blutungen bei klinisch stummem Ulcus wird hingewiesen. Es kann vermutet werden, daß bei diesen Patienten eine erhöhte Nebennierenrindenaktivität vorliegt. Vorsicht bei Behandlung mit ACTH ist daher zu empfehlen. Auf die Häufigkeit der Kombination der Ulcuskrankheit mit chronischem Lungenemphysem weisen auch WEEVER und GREGG (1955) hin.

Ausgesprochene Stauungslebercirrhosen sind dagegen bei Fällen von Cor pulmonale seltener als bei sekundärer Rechtsinsuffizienz infolge Erkrankungen des linken Herzens, was daran liegen mag, daß das Stadium der manifesten Herzinsuffizienz bei Fällen von Cor pulmonale meist kürzere Zeit andauert als bei primärer Linksinsuffizienz oder Mitralstenose.

Stauungsödeme sind ein Spätsymptom, sie werden trotz deutlicher Halsvenenstauung oft lange Zeit vermißt. Im Endstadium kann allerdings ein allgemeiner schwerer Hydrops auftreten.

Das Symptom der Cyanose ist ähnlich vieldeutig wie das der Dyspnoe. Leichte Grade von Cyanose können bei chronischen Lungenleiden beobachtet werden, ohne daß ein beginnendes Cor pulmonale vorliegt. Eine Herabsetzung der Diffusionskapazität der Lunge kann besonders bei Anstrengungen zu arterieller Hypoxämie führen. Eine Verteilungsstörung bei Emphysem kann schon in der Ruhe ein geringes Sauerstoffdefizit des arteriellen Blutes verursachen. Beide Störungen können lange Zeit bestehen, ohne daß sich ein Cor pulmonale entwickelt. Es kann also aus dem Nachweis einer geringen bis mäßiggradigen arteriellen Hypoxie noch nicht geschlossen werden, daß die Entwicklung eines Cor pulmonale nahe bevorsteht. Dagegen deutet der Nachweis einer deutlichen alveolaren Hypoventilation mit starkem O_2-Defizit und Anstieg der freien und gebundenen CO_2 im arteriellen Blut darauf hin, daß ein Cor pulmonale entweder schon besteht oder sich entwickelt. Diese Fälle, bei denen die Störung der alveolaren Ventilation über die Veränderungen der Blutgasspannungen die Entwicklung eines pulmonalen Hochdrucks und eines Cor pulmonale auslöst, stellen eine Sonderform des chronischen Cor pulmonale dar, die durch den Ausdruck hypoxämische Form des Cor pulmonale (WOOD 1952) allerdings nicht ganz ausreichend pathophysiologisch charakterisiert ist.

Ihnen gegenüber stehen diejenigen Fälle, bei denen eine alveolare Hypoventilation nicht vorliegt. Der pulmonale Hochdruck ist oft primär durch eine meist organisch fixierte Widerstandserhöhung im kleinen Kreislauf bedingt (Widerstandsform des pulmonalen Hochdrucks). Sauerstoffmangel spielt hier keine auslösende Rolle (soweit nicht zusätzlich eine Diffusionsstörung eintritt); es besteht keine Beziehung zwischen dem Sauerstoffdefizit des arteriellen Blutes und der Höhe des Pulmonalisdruckes.

Es empfiehlt sich, das klinische Bild beider Formen gesondert zu beschreiben.

2. Cor pulmonale mit Störung der alveolaren Ventilation.

Es handelt sich vorwiegend um Patienten mit chronischem obstruktivem Lungenemphysem oder anderen Krankheiten, die mit Emphysem vergesellschaftet sind. Nach einem oft jahrelangen Vorstadium, in dem nur die Symptome des chronischen Emphysems (Husten, leichte Dyspnoe) vorhanden sind, kommt es meist im Anschluß an einen respiratorischen Infekt, eine diffuse Bronchitis, einen Status asthmaticus oder eine Bronchopneumonie zu einem Umschwung des bis dahin chronisch und symptomarm verlaufenden Krankheitsbildes. Die akute Krankheit mit ihrer zusätzlichen Erschwerung der schon gefährdeten alveolaren Ventilation ist oft der auslösende Mechanismus, der die Wendung zum Schlechten verursacht. Jedoch kommen auch langsam zunehmende Verschlechterungen der alveolaren Ventilation vor.

Die Pathogenese der alveolaren Hypoventilation beim Lungenemphysem ist in Kapitel F IV 2 u. 3, S. 180 eingehend geschildert; bezüglich der Pathophysiologie der verschiedenen Ventilationsstörungen sei auf Kapitel C/4 S. 79 verwiesen.

Mit zunehmender Verschlechterung der alveolaren Ventilation beherrschen Zeichen des O_2-Mangels und des Kohlensäurestaus das klinische Bild. Oft gehören hartnäckige Kopfschmerzen zu den ersten Symptomen, Schlafneigung und Apathie wechseln ab mit innerer Unruhe und scheinbar unbegründeter Erregung. Meist fällt der Umgebung schon die Cyanose des Patienten auf, die sich beim Einschlafen verstärkt. Oft sind auch klonische Zuckungen im Gesicht und an den Extremitäten erkennbar, ähnlich denen, die man im akuten Sauerstoffmangel fast regelmäßig sieht.

Das Atemvolumen kann gegenüber der Norm erhöht, normal oder erniedrigt sein, in jedem Falle ist es zu klein für eine ausreichende Ventilation des Alveolarraumes. Infolge der Erlahmung des centrogenen Atemantriebs, der den chemoreflektorischen O_2-Mangelantrieb nur unvollständig ersetzt, fehlt oft das subjektive Gefühl der Dyspnoe. Phasenhafte, oft unregelmäßige Schwankungen der Atemtiefe und -frequenz werden häufig beobachtet, während echtes Cheyne-Stokessches Atmen selten ist. Die Atemfrequenz ist häufig auf Kosten der Atemtiefe gesteigert. Der Puls ist sehr frequent, aber regelmäßig. Die cyanotischen Extremitäten sind oft auffallend warm. Trommelschlegelfinger sind sehr häufig, fast regelmäßig vorhanden, wenn der Zustand schon lange besteht oder rezidivierend auftritt. Dann findet sich auch häufig eine Polyglobulie mit Erythrocytenzahlen bis zu 7,5 Mill. und Hb-Werten bis 130%. Das Zellvolumen pflegt noch schneller zu steigen als der Hb-Gehalt (chlorotische Polyglobulie) (Harvey, Ferrer u. Mitarb. 1951). Das allgemeine Blutvolumen steigt entsprechend der Vermehrung der Zellphase, während das Plasmavolumen nur zunimmt, falls eine Herzinsuffizienz mit Stauung hinzukommt.

Polyglobulie und Hypervolämie bei solchen Patienten mit lange herabgesetzter arterieller Sauerstoffsättigung entsprechen in jeder Weise derjenigen, die beim Normalen beim Aufenthalt in großen Höhen als Folge des Sauerstoffmangels auftreten.

Häufig verhindern anämisierende Infekte, wie sie bei Bronchiektasen und chronischen Bronchitiden usw. vorkommen, die Ausbildung der Polyglobulie und Hypervolämie auch in Fällen, bei denen sicher über lange Zeit eine chronische arterielle Hypoxämie bestanden hat (Wilson, Borden und Ebert 1951).

Der Grad der sichtbaren Cyanose kann nur sehr bedingt als ein Maßstab der arteriellen Hypoxämie angesehen werden. Bei vorhandener Polyglobulie ist man geneigt, den Grad der arteriellen Untersättigung zu überschätzen; andererseits kann Anämie, stark pigmentierte Haut, cutane Vasoconstriction dazu führen, daß auch hohe Grade von arterieller Hypoxämie selbst von geübten Beobachtern übersehen oder erheblich unterschätzt werden. Aus eigener Erfahrung sind uns Fälle bekannt, bei denen bei einer arteriellen Sauerstoffsättigung von nur 80% O_2 Hb keine besonders auffällige Cyanose bestand.

Eine Arterienpunktion mit Bestimmung der Sauerstoffkapazität und Sauerstoffsättigung nach VAN SLYKE, HALDANE-DOUGLAS-COURTICE oder auch photoelektrisch bzw. des Sauerstoffdruckes und des Kohlensäuregehaltes nach VAN SLYKE sowie des p_H des Blutes ist daher eine der wichtigsten diagnostischen Maßnahmen. Sie zeigt unmittelbar die akute Gefährdung durch Sauerstoffmangel und Kohlensäurestau und gibt damit wertvolle therapeutische Hinweise. Eine oxymetrische Bestimmung des Sauerstoffdefizits kann die Arterienpunktion nicht ersetzen, schon deshalb nicht, weil die Kenntnis des Blutkohlensäuregehaltes ebenso wichtig ist wie die Feststellung des arteriellen Sauerstoffdefizites. Auch ist sie hinsichtlich der Ermittlung des Absolutwertes der Sauerstoffsättigung besonders bei Fällen, in denen nicht damit gerechnet werden kann, daß die Sauerstoffsättigung nach Sauerstoffatmung 100% erreicht, der direkten Analyse des Arterienblutes nicht gleichwertig.

Ein grober Rechts-Links-Shunt als Ursache der arteriellen Hypoxie kann durch Wiederholung der arteriellen Blutnahme nach etwa halbstündiger Atmung sauerstoffangereicherter Luft ausgeschlossen werden, wobei die im Kapitel Therapie geschilderten Vorsichtsmaßnahmen hinsichtlich der vermehrten Gefährdung durch Kohlensäurestau bei Sauerstoffatmung beachtet werden müssen. Bei reiner alveolarer Hypoventilation sollte die arterielle Sauerstoffsättigung nach Sauerstoffatmung auf 100% ansteigen. Praktisch wird dieser Wert oft nicht erreicht, da Bronchialspasmen und Sekretverlagerungen in einzelnen Alveolarbezirken eine Kurzschlußdurchblutung hervorrufen können. Die von uns unter O_2-Atmung gemessenen Werte bewegen sich in solchen Fällen

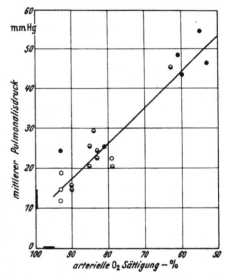

Abb. 3. Beziehung zwischen arterieller O_2-Sättigung und mittlerem Pulmonalisdruck. Verstärkter Teil der Achsen zeigt den Normalbereich des mittleren Pulmonalisdruckes. Nach HARVEY, FERRER u. Mitarb. (1951).

zwischen 90 und 100% O_2-Sättigung. Der Anstieg der O_2-Sättigung erfolgt, wie sich oxymetrisch leicht nachweisen läßt, stark verzögert, hat aber nach etwa 15 min meist den Endwert erreicht (MATTHES 1951, ULMER 1956).

Bei alveolarer Hypoventilation fanden wir Sauerstoffsättigungswerte bis 25% im arteriellen Blut. Die arterielle CO_2-Spannung war bis auf Werte von 105 mm Hg, der Kohlensäuregehalt des arteriellen Blutes bis 106 Vol.-% vermehrt, wobei p_H-Werte bis 7,1 gemessen wurden.

Wie aus Untersuchungen der Cournandschen Schule bekannt ist, besteht bei derartigen Fällen fast immer eine Erhöhung des Pulmonalarteriendruckes, und zwar ist die mittlere Höhe des Pulmonalarteriendruckes proportional der Größe des Sauerstoffdefizits im arteriellen Blute (Abb. 3, HARVEY, FERRER u. Mitarb. 1951).

Das rechte Herz ist vermehrt belastet. Die Herzinsuffizienz ist oft unmittelbar bevorstehend. Infolge der arteriellen Hypoxämie ist die Coronardurchblutung erheblich vermehrt, die Coronarreserve entsprechend vermindert. Kardiale Oppressionen und Angina pectoris-ähnliche Beschwerden, häufige Klagen bei diesen Patienten, können mit der Hypoxämie des Coronararterienblutes und der

verminderten Coronarreserve zusammenhängen. Dies erscheint für die hypoxämischen Formen des Cor pulmonale wahrscheinlicher als die Annahme eines
pulmonalen Hochdruckschmerzes. Auf ein akutes Herzversagen infolge coronarer
Anoxämie bei dekompensiertem Cor pulmonale sind wahrscheinlich auch die
schweren Kollapserscheinungen zu beziehen, die gelegentlich bei Patienten mit
schwerer Rechtsinsuffizienz und arterieller Hypoxämie beobachtet werden. Die
Patienten haben ein aschgraues Aussehen, kleinen, fadenförmigen Puls, niedrigen
Blutdruck und kalte, klamme Extremitäten; es handelt sich immer um ein sehr
ernstes, oft terminales Ereignis.

Kurz dauernde Anfälle von Bewußtseinsverlust können im Anschluß an Hustenanfälle
auftreten. Charcot (1876) beschrieb sie als „vertige laryngé", Lian und Danset (1951) als
„ictus laryngé des bronchitiques", McCann, Bruce u. Mitarb. (1949) sprachen von „tussive
syncope". Diese Hustensynkopen bestehen in einem meist nur wenige Sekunden dauernden
Bewußtseinsverlust mit oder ohne Zusammenstürzen, meist in unmittelbarem Anschluß an
schwere Hustenattacken. Zungenbiß und unwillkürlicher Stuhlgang werden nicht beobachtet,
dagegen können motorische Entäußerungen leichterer Art (klonische Zuckungen im Facialis-
gebiet und in den Extremitäten) vorkommen. Das EEG kann leicht abnorme Befunde, wie
eine gesteigerte hirnelektrische Erregbarkeit aufweisen (Krump 1957, Desmond, Doherty
und Curry 1952), läßt aber Krampfströme vermissen. Eine Zugehörigkeit zum epileptischen
Formenkreis wird von allen Autoren verneint. Lian und Danset (1951) glauben wegen der
mitunter als Aura angegebenen abnormen Sensation in der Kehlkopfgegend an einen vom
Larynxbereich ausgelösten Vasomotorenreflex. Andere Autoren (McCann 1951, Sharpey-
Shafer 1953) weisen auf die Analogie zum Kollaps während eines Preßdruckversuches hin.
Nach Lüthy (1956) fällt beim Emphysematiker während eines Valsalvaschen Versuches der
Druck tiefer ab als bei normalen Versuchspersonen. Verschiedene Möglichkeiten der Patho-
genese diskutieren Baker (1949), Kerr und Derbes (1953), Withby (1943), Spang (1954).

Der pulmonale Hochdruck ist zu wechselndem Anteil durch eine Erhöhung
des Herzminutenvolumens und des pulmonalen Gefäßwiderstandes bedingt.

Patienten mit herabgesetzter Sauerstoffsättigung haben, wie McMichael
(1950) gezeigt hat, oft ein mäßig erhöhtes Herzminutenvolumen. Durch die
stärkere Durchblutung wird ähnlich wie bei der Anämie der Mangel des arteriellen
Blutes an Sauerstoff bis zu einem gewissen Grade ausgeglichen; Harvey, Ferrer
u. Mitarb. (1951) haben diesen Befund bestätigt. Ihre Fälle von Cor pulmonale
mit reversibler Herzinsuffizienz und schwerer arterieller Hypoxämie zeigten ein
mäßig erhöhtes Minutenvolumen, während die schwer dekompensierten meist
ein herabgesetztes Minutenvolumen hatten. Die Gruppe der nicht-kreislauf-
insuffizienten Emphysemherzen sowie die Rekonvaleszenten nach kardialer
Dekompensation lassen bei allerdings nur mäßiger arterieller Hypoxämie in der
Ruhe meist keine eindeutige Erhöhung des Herzminutenvolumens erkennen.
Auch die Angaben von Hickam und Cargill (1948) sowie von Borden, Wilson
u. Mitarb. (1950) und Mounsey, Ritzmann u. Mitarb. (1952) lassen die Annahme
einer generellen Erhöhung des Herzminutenvolumens beim Emphysematiker
nicht zu. Fowler, Westcott u. Mitarb. (1952) fanden bei 12 Fällen von Cor
pulmonale ein normales oder erniedrigtes Ruhe-Herzminutenvolumen, jedoch
war das Minutenvolumen deutlich höher als bei Patienten mit Herzinsuffizienz
infolge Hypertension oder Klappenfehler. Auch die Ergebnisse von Blount
(1959) zeigten bei Emphysematikern in Ruhe etwa normale Herzindexwerte,
unter Arbeitsbelastung lagen die Werte eher unter denen von gesunden Personen.
Im ganzen scheint der Schluß berechtigt, daß arterielle Hypoxämie ein Umstand
ist, der eine Tendenz zur Erhöhung des Herzminutenvolumens mit sich bringt.
Dem kann jedoch im Einzelfall ein schlechter Zustand des Herzens oder eine
besonders starke Erhöhung des pulmonalen Gefäßwiderstandes entgegenstehen.
Eine Korrelation zwischen Erniedrigung der arteriellen Sauerstoffsättigung und
Erhöhung des Herzminutenvolumens ist daher kaum zu erwarten, da gerade die
besonders stark hypoxämischen Fälle oft geschädigte Herzen und stark erhöhten

pulmonalen Gefäßwiderstand haben. Nach Lewis, Samuels u. Mitarb. (1952) ist bei Fällen von Cor pulmonale und Polyglobulie infolge arterieller Hypoxämie der Anstieg des Herzminutenvolumens nach Arbeit inadäquat.

Das klinische Bild des chronischen Cor pulmonale bei alveolarer Hypoventilation wird im fortgeschrittenen Stadium durch Symptome mitbestimmt, die auf eine Hirnfunktionsstörung hinweisen. Je nach der individuellen Reaktionslage im Seelischen, dem Tempo der Veränderungen und dem Schweregrad der arteriellen Hypoxie, aber auch der CO_2-Anreicherung findet sich ein vermehrtes Ruhebedürfnis, eine verminderte Aktivität und eine allgemein desinteressierte und passive Haltung. Weniger oft sind die Kranken von einer inneren Unruhe erfüllt, reizbar, ängstlich und schlaflos (Spang 1954). Aber auch dann hat man den Eindruck einer schweren Erschöpfung des Organismus, die Kranken wirken müde in ihrem Ausdruck und gleichgültig. Sie kümmern sich in ihrer seelischen Sparstellung lediglich um die Dinge, die in Beziehung zur eigenen Körperlichkeit stehen und zur erstrebten Ruhe verhelfen. Überläßt man die Patienten sich selbst, so verbringen sie den größten Teil des Tages schlafend; dieser Schlaf jedoch bringt keine Erquickung, er ist unberechenbar, unruhig und wird häufig von Angstvorstellungen, nicht mehr atmen zu können, unterbrochen. Der Nachtschlaf ist am häufigsten gestört. Trotz der Schläfrigkeit sind aber zuerst nach dem Wecken die seelischen Leistungen sofort aktivierbar, die Aufnahmefähigkeit ist intakt, und es besteht eine „gezielte" Wahrnehmungsklarheit für die Vorgänge der Umgebung.

Im Oszillieren zwischen Schlafen und Wachen gewinnt die Schlafsucht und später die Bewußtseinstrübung zunehmend die Oberhand. Die Rückkehr zum Wachsein dauert beim Ansprechen längere Zeit, die Sinneseindrücke werden unwirklich und fern. Skizzenhafte Halluzinationen — oft als illusionäre Umdeutung halbbewußter körperlicher Sensationen (Fleck 1942) — können jetzt vorkommen. Immer noch ist eine kurzdauernde Unterhaltung möglich; dabei entdeckt man zunehmend Gedächtnislücken und Orientierungsdefekte (Hitzenberger 1933). Die Kranken schlafen jetzt bei jeder Gelegenheit ein, sie atmen dabei oberflächlich und flach und werden meist noch cyanotischer. In der Terminalphase beobachtet man Patienten, die vom Schlaf ins Koma kommen und gewissermaßen schlafend sterben.

Psychomotorische Agitationen und Angstzustände können andererseits den sich vertiefenden „Schlaf" unterbrechen. Oft sind die stark benommenen Kranken auch dauernd hochgradig erregt, sie finden in keiner Stellung Ruhe, delirieren, toben und sind nur mit Gewalt im Bett zu halten.

Manifestiert sich eine Rechtsinsuffizienz erstmalig anläßlich einer akuten Bronchiolitis oder Pneumonie, so können die psychiatrischen Symptome (Verwirrtheit, Dösigkeit, Halluzinationen, Verfolgungsideen) das erste Zeichen der Infektion sein. Teilweise wurde bei intensiver Cyanose auch eine auffällige Euphorie mit mangelnder Krankheitseinsicht beobachtet (Stone, Schwartz u. Mitarb. 1953, Simpson 1954, Harvey, Ferrer u. Mitarb. 1951). Die an sich seltenen symptomatischen Psychosen der Endphase (Paranoide Zustände, manieartige Erregung und Depressionen) gehen der Schwere der körperlichen Erkrankung nicht immer parallel (Roger 1953, Ewald 1938). Ihr Verlauf ist im allgemeinen progressiv, sie exacerbieren vor allem am Abend und gegen Morgen (Urechia 1950, Hatieganu 1931).

Auf die motorischen Störungen in Form klonischer, auch fibrillärer, hypoxämiebedingter Zuckungen im Gesicht und an den Extremitäten wurde schon hingewiesen. Echte epileptische Krämpfe werden ebenso beobachtet (Hartieganu 1931, Urechia 1950, Bodechtel 1953, Ludwig 1955) wie meist vorübergehende herdförmige neurologische Ausfälle, Paresen, Sprachstörungen und Augenmuskellähmungen (Jahn 1952). Klagen über Kopfschmerzen, Schwindel und Kongestionen kommen vor. Hartnäckige Kopfschmerzen finden sich bezeichnenderweise weit öfter als bei anderen Formen von Herzerkrankung (Flint 1954). Sie hängen mit der Liquorhypertension zusammen, nehmen deshalb beim Husten zu und können sich nachts zu Paroxysmen steigern, offenbar als Folge der dann physiologischerweise eintretenden zusätzlichen Hirnvolumvermehrung (Mangold 1954). Ungleiche Pupillen können vorhanden sein. Dem Auftreten eines Papillenödems (Simpson 1948, Cameron 1945, Westlake und Kay 1954, Flint 1954, Mithoefer 1952) gehen retinale Venenerweiterungen und -schlängelungen voraus.

Eine akute Lungeninfektion kann die Fundusveränderungen rasch akzentuieren und zur vorübergehenden Entwicklung einer Stauungspapille einmal Anlaß geben (McCann, Bruce u. Mitarb. 1949). Das Vorliegen einer Polycythämie ist dabei nicht immer nachzuweisen (Simpson 1954). Gleichzeitige retinale Hämorrhagien sind selten (McMichael und Lennox 1949, Westlake und Kaye 1954). Bisher wurde kein Fall einer Opticusatrophie nach Papillenödem beim Cor pulmonale beschrieben (Moore 1954).

Dieses klinische Bild der „Emphysemencephalopathie" mit Papillenödem und unterschiedlich hohem Liquordruck kann sich völlig unabhängig von der Therapie entwickeln. Die intrathekale Druckerhöhung [200—350 mm Wasser; (Westlake und Kaye 1954 u. a.)] und die Fundusveränderungen stehen dabei auch nicht in einem Verhältnis von Ursache und Wirkung, sondern sie sind ähnlich wie bei der hypertonischen Encephalopathie (Taylor, Corcoran und Page 1954) lediglich kollaterale Symptome der hypoxämischen Schädigung des Nervensystems. Stauungspapille und Kopfschmerzen können klinisch so dominieren, daß an einen raumbeengenden Prozeß im Schädel gedacht wird (Urechia 1950, Bodechtel 1953). Ludwig (1955) berichtet von einem Patienten, der — trotz interner Diagnose — als Hirnabszeßverdacht encephalographiert und letztlich trepaniert wurde. Auch ohne Stauungspapille kann der Tod — unter Umständen wechseln Erregungszustände und Somnolenz vorher miteinander ab — plötzlich unter profusen Schweißausbrüchen und Hyperthermie durch zentrale Atemlähmung eintreten. Das Elektroencephalogramm ist oft erheblich verändert (Engel und Margolin 1942, Romano und Engel 1944, Stuhl, Cloche und Kartun 1952, Krump 1953). Insbesondere in Fällen mit erniedrigtem cerebralen O_2-Verbrauch war das EEG pathologisch (Heine 1953).

Clearance-Untersuchungen zeigen bei der hypoxämischen Form des dekompensierten Cor pulmonale ein ähnliches Bild wie bei anderen Formen kardialer Dekompensation. Das Glomerulusfiltrat ist geringgradig, die Nierendurchblutung erheblich herabgesetzt, so daß die Filtrationsfraktion deutlich ansteigt (Dexter 1949, Blount and Anderson 1951, Davies and Kilpatrick 1951). Die NaCl-Ausscheidung im Harn ist vermindert. Daher steht die Abnahme der Nierendurchblutung in keinem Verhältnis zur Abnahme des Herzminutenvolumens, sie ist bei dekompensiertem Cor pulmonale immer vermindert, auch wenn das Herzminutenvolumen normal oder erhöht ist (Lewis, Samuels u. Mitarb. 1952, Davies, Kilpatrick 1951). Wiederherstellung der Kompensation durch adäquate Behandlung führt beim Cor pulmonale meist zu einem deutlichen Anstieg der Nierendurchblutung und einer geringen Zunahme des Glomerulusfiltrats. Auch die NaCl-Ausscheidung der Niere bessert sich deutlich. Im Gegensatz dazu bleiben bei dekompensierten rheumatischen Herzfehlern Nierendurchblutung und Glomerulusfiltrat meist unverändert, auch wenn eine wesentliche Besserung des Zustandes eintritt. Auch das Kochsalzausscheidungsvermögen der Niere bleibt schwer gestört (DAVIES und KILPATRICK 1951). Sauerstoffatmung bewirkt bei Fällen von Cor pulmonale mit Anoxämie und CO₂-Retention einen weiteren Abfall der Nierendurchblutung und der NaCl-Ausscheidung, Sauerstoffmangel-atmung dagegen Zunahme der Nierendurchblutung und der NaCl-Ausscheidung (FISHMAN, MAXWELL u. Mitarb. 1951). Wahrscheinlich ist nicht die Veränderung der Sauerstoffsättigung des Blutes, sondern der Anstieg der CO₂-Spannung bei Sauerstoffatmung der ausschlaggebende Faktor für diesen Effekt (DENTON, MAX-WELL u. Mitarb. 1952, McCANCE und WIDDOWSON 1936). Bei der respiratori-schen Acidose bewirkt die starke Vermehrung von BHCO₃ und Phosphat ein relatives Zurücktreten der Cl-Ionen im Plasma. Das Natrium/Cl-Verhältnis verschiebt sich zugunsten des Natrium (DENTON, MAXWELL u. Mitarb. 1952). Auch extrarenale adaptive Ionenverschiebungen treten bei der respiratorischen Acidose auf (GIEBISCH, BERGER und PITTS 1955).

Charakteristisch für die hypoxämische Form des chronischen Cor pulmonale ist bis zu einem gewissen Grade die Reversibilität aller klinischen durch Anoxämie und Kohlensäurestau bedingten Erscheinungen, falls es gelingt, der zugrunde liegenden funktionellen Störung, der alveolaren Hypoventilation Herr zu werden. Auch die beginnende oder schon voll entwickelte Herzinsuffizienz kann sich weitgehend zurückbilden. Bezüglich der Methoden der Therapie sei auf das entsprechende Kapitel verwiesen. Die grundsätzliche Reversibilität auch der Erscheinungen des pulmonalen Hochdrucks und der Herzinsuffizienz zeigt, daß der Vermehrung des pulmonalen Gefäßwiderstandes in der Mehrzahl der Fälle keine organisch fixierten und daher irreversiblen Gefäßveränderungen zugrunde liegen.

3. Cor pulmonale ohne Störung der alveolaren Ventilation.

In diesen Fällen liegt meist eine Erhöhung des pulmonalen Gefäßwiderstandes vor, die durch Kompression von Lungengefäßen, organische Veränderungen der Lungenarteriolen, Capillarschwund, Abflußbehinderung im Bereich der Lungen-venen oder Ausschaltung großer Lungenteile bedingt ist. Es besteht das Bild einer sich langsam entwickelnden Rechtsinsuffizienz mit Venenstauung, Leber-schwellung und terminalen Ödemen. Eine Tendenz zum Anstieg des Herzminuten-volumens fehlt. Diese ist im Gegenteil, entsprechend dem Grade der Herz-insuffizienz, vermindert. Der Anstieg des Herzminutenvolumens bei der Arbeit ist unzureichend. Bei der Arbeitsbelastung zeigen sich auch die ersten Symptome: rasch zunehmende Dyspnoe, unter Umständen auch eine auf arterieller Hypox-ämie beruhende Cyanose, wenn die Diffusionskapazität der Lunge vermindert ist und somit bei ansteigendem Herzminutenvolumen die Kontaktzeit zur völligen Sättigung des Blutes nicht ausreicht. Die körperliche Leistungsfähigkeit ist sehr stark eingeengt, schon vor Entwicklung deutlicher Symptome kardialer Stauung. Bei herabgesetztem Herzminutenvolumen kann eine Cyanose vom peripheren Typ entstehen. Die Extremitäten sind kalt. Trommelschlegelfinger werden nur selten beobachtet. Ebenso findet sich meist keine Polyglobulie und Hyper-volämie. Eine Herabsetzung der arteriellen Sauerstoffsättigung mäßigen Grades kann in der Ruhe vorhanden sein, wenn gleichzeitig eine Verteilungsstörung vorhanden ist oder die Diffusionskapazität der Lunge stark herabgesetzt ist. Es finden sich jedoch eine normale oder leicht erniedrigte CO₂-Spannung und CO₂-Gehalt des arteriellen Blutes bei normaler Wasserstoffionenkonzentration. Der Grad und die Art der Dyspnoe ist von dem zugrunde liegenden Lungenleiden abhängig. Die Zunahme der Atemnot bei jeder körperlichen Anstrengung ist jedoch auffällig. Angina pectoris-ähnliche Zustände werden relativ selten be-obachtet (POSSELT 1908, 1909, BRILL und KRYGIER 1941). Sie sind nach PARADE

(1943) auf organische Veränderungen im Coronarkreislauf zu beziehen. Nach
Stuckey (1955) ist die Abnahme der Coronardurchblutung, die bei der Arbeit
eintritt, wenn durch vermehrten pulmonalen Gefäßwiderstand das Herzminutenvolumen sehr stark eingeschränkt ist, für das Auftreten des Schmerzes verantwortlich. Viar und Harrison (1952) weisen darauf hin, daß substernale Schmerzen bei allen Zuständen auftreten können, die mit Hypertension im kleinen
Kreislauf einhergehen, so bei Mitralstenose (Burgers und Ellis 1942), Asthma
und Emphysem, bei Lungenembolie, bei kongenitalen Herzfehlern mit pulmonalem Hochdruck, wie Eisenmenger, Ductus Botalli, aber nicht bei der Fallotschen
Tetralogie. Dieser sog. pulmonale Hochdruckschmerz, gedeutet als Dehnungsschmerz der Pulmonaliswurzel, ähnelt insoweit dem Angina pectoris-Schmerz,
als er durch körperliche Anstrengung und Sauerstoffmangel, welche beide den
Druck im kleinen Kreislauf erhöhen, meist verstärkt wird. Er reagiert jedoch
meist nicht auf Nitroglycerin, eher auf Sauerstoffatmung. Man sollte an diese
Art des Retrosternalschmerzes denken, wenn bei Patienten, bei denen nach dem
klinischen Symptomenbild ein pulmonaler Hochdruck vorliegt, Schmerzen auftreten, die in ihrem zeitlichen Verlauf der bei Angina pectoris und Myokardinfarkt üblichen Verlaufsweise nicht entsprechen, so etwa tagelang bis wochenlang anhaltender Oppressionsschmerz, Schmerzen, die zeitlich einem Asthmaparoxysmus entsprechen usw. Der Ausdruck „hypercyanotische Angina"
erscheint nicht zweckmäßig, da Cyanose und pulmonaler Hochdruck nicht notwendigerweise aneinander gekoppelt sind. Gerade bei Fällen von primärer
Pulmonalsklerose, die oft nicht hypoxämisch sind, wird pulmonaler Hochdruckschmerz häufig beobachtet (Turchetti und Schirosa 1952). Bezüglich der Auslösung dieser Symptome kann an eine Dehnung der A. pulmonalis oder an
eine Diskrepanz zwischen der stark vermehrten Leistung des rechten Ventrikels
und seiner Coronardurchblutung (relative Coronarinsuffizienz ohne autoptisch
nachweisbare Coronarsklerose) gedacht werden.

Patienten, die eine Polypnoe haben, ohne daß diese sofort ins Auge fallen
müßte, klagen häufig über Rückenschmerzen an den oberen und unteren Thoraxpartien; es dürfte sich hierbei um Schmerzen, die von den Ansatzpunkten der
auxiliären Atemmuskeln ausgehen, handeln.

Vorübergehende, ohnmachtsähnliche Anfälle, die nach körperlichen Anstrengungen auftreten, wurden besonders bei der sog. primären Pulmonalsklerose
beobachtet (Dressler 1952, Delius und Witzenhausen 1949, Howarth und
Lowe 1953). Diese in der Literatur als „Effort syncope" beschriebenen Anfälle
hängen vielleicht damit zusammen, daß der venöse Rückstrom zum linken Vorhof infolge der „Stenosierung" des Lungenkreislaufs bei der Arbeit nicht ausreichend ansteigen kann. Die durch Muskelaktion im großen Kreislauf ausgelöste Vasodilatation kann dann zu einem Abfall des Blutdrucks bei der Arbeit
führen, andernfalls müßte an einen Entlastungsreflex, der von Pressoreceptoren
im Lungenkreislauf ausgeht, gedacht werden.

Eine einmal eingetretene Insuffizienz des Herzens bei dieser Form des chronischen Cor pulmonale ist meist nur schwer reversibel. Die zur Überbelastung des
rechten Herzens führenden Veränderungen im Lungenkreislauf sind meist organisch fixiert. Sauerstoffatmung hat keinen oder nur geringen Effekt, Ruhe
und Digitalis und salzarme Diät können die Insuffizienz oft nur vorübergehend
bessern.

Bei weiter fortgeschrittenen Stadien dieser primär durch Schädigung des
Gefäßsystems verursachten Form des chronischen cor pulmonale kommt es nicht
selten zu schweren Sauerstoffuntersättigungen des arteriellen Blutes. Diese auf
Diffusionsstörung zurückzuführende Sauerstoffuntersättigung führt dann auch

zu hypoxämischen Schäden, die gelegentlich auch cerebrale Bilder hervorrufen können, wie sie für das auf Störungen der alveolären Ventilation zurückzuführende Cor pulmonale im vorigen Kapitel beschrieben wurden. Bei den ventilatorisch bedingten Formen treten diese Hirnfunktionsstörungen aber viel häufiger und vor allem über längere Zeit während des Krankheitsablaufes auf. Bei den meisten irreversiblen, durch Gefäßschäden verursachten Formen des chronischen Cor pulmonale kommt es erst spät zu hypoxämischen Schäden am Zentralnervensystem. Treten bei diesen Formen zentralnervöse Symptome auf, so steht der tödliche Ausgang des Leidens meist kurz bevor. So schwere Erregungszustände, wie sie bei den ventilatorischen Formen nicht allzu selten zu beobachten sind, konnten wir bei Cor pulmonale ohne Störungen der alveolären Ventilation nicht beobachten.

In Endstadien des auf Gefäßprozesse zurückzuführenden chronischen Cor pulmonale kommen dann nicht selten ventilatorische Störungen hinzu. Durch zirkulatorische Verteilungsstörung entstandener Totraum im Alveolarraum macht oft eine erhebliche Steigerung des Ruheatemvolumens notwendig. Oft entwickelt sich auch eine chronische Bronchitis mit gelegentlichen bronchopneumonischen Schüben, wobei dann eine ventilatorische Verteilungsstörung oder auch nicht selten eine alveoläre Hypoventilation zu der ursprünglichen Diffusionsstörung hinzutreten. Wenn es nicht möglich war, den funktionellen Ablauf des Leidens zu verfolgen, so ist in diesem Stadium eine Differenzierung nach dem Überwiegen des ventilatorischen oder zirkulatorischen Schadens nur schwer möglich. Im allgemeinen sind bei den Leiden mit primären Prozessen am Gefäßsystem, bei welchen die ventilatorischen Störungen erst im Endstadium hinzutreten, die therapeutischen Erfolge wesentlich bescheidener als bei den Formen des chronischen Cor pulmonale, die durch vorwiegende Ventilationsbehinderung zustande kommen.

4. Röntgenbefund beim chronischen Cor pulmonale.

Die Röntgenuntersuchung ermöglicht es, die Rückwirkungen der Überlastung des kleinen Kreislaufs auf das (rechte) Herz und den pulmonalen Gefäßbaum unmittelbar wahrzunehmen und ist daher von besonderem Wert für die Diagnose und Verlaufsbeurteilung des chronischen Cor pulmonale. Der deutliche Kontrast der Gefäße im hellen Lungenparenchym bietet in hervorragender Weise die Voraussetzungen dazu.

Leichte Grade der Rechtsüberlastung führen zu keiner eindeutigen Form- oder Größenänderung des Herzens und sind röntgenologisch kaum oder überhaupt nicht zu erfassen. Zudem ist das Herz bei Emphysem oft klein (DIETLEN 1923, ROESLER 1943, ZDANSKY 1949). Dieser Eindruck wird durch häufigen Zwerchfelltiefstand und der daraus resultierenden Steil- und Medianstellung noch verstärkt. Bei pyknischem Habitus und kräftiger Bauchdeckenspannung kann das Zwerchfell trotz schweren Emphysems hochstehen und das Herz hochdrängen. Die Bewegung, die das Herz bei Änderung des Zwerchfellstandes ausführt, ist komplex. Sie erfolgt vor allem um die Sagittalachse (Steil- und Querstellung), ferner in geringerem Maße um die anatomische Herzachse, bei Zwerchfelltiefstand im Sinne des Uhrzeigers (von der Spitze aus gesehen), bei Zwerchfellhochstand umgekehrt. Die dritte Bewegungskomponente um die frontale Achse ist von untergeordneter Bedeutung (ASSMANN 1949, ZDANSKY 1949, HOLZMANN 1952 b). Durch diese verschiedenen Lagerungen wird die Form der Herzsilhouette stärker beeinflußt als durch die Hypertrophie des rechten Ventrikels, wenn sie nicht sehr ausgesprochen ist bzw. mit einer Dilatation einhergeht. Auch dann

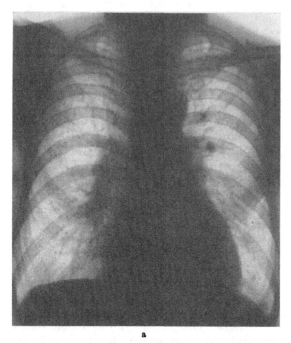

a

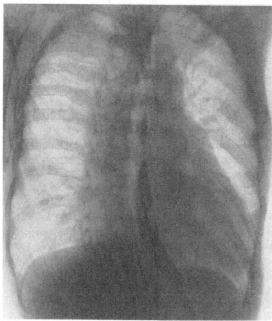

b

Abb. 4a—c. a Cor pulmonale chronicum, ♂, 58 Jahre. Schweres Emphysem, chronische Bronchitis. Arbeitsdyspnoe. Steiltyp im EKG. 88% O₂ Hb. 73,2 CO₂ Vol.-%. Herzvergrößerung besonders nach links und oben. Vorwölbung des Pulmonalisbogens. Flache Kerbe an der Gefäßkammergrenze links. Erweiterte und scharf begrenzte Gefäße im Lungenkern. b Rechte vordere Schrägstellung: Verlängerung der pulmonalen Ausflußbahn, stärkere Prominenz des Conus bzw. der A. pulmonalis. Keine Erweiterung des linken Vorhofes.

werden diese Einflüsse der Lagerung des Herzens jeweils zu berücksichtigen sein. Nur in ¹/₅ der Fälle des chronischen Cor pulmonale im Anfangsstadium konnten LE-NÈGRE, MAURICE und SCE-BAT (1954) die Hypertrophie des rechten Ventrikels röntgenologisch erfassen. Eine Unterscheidung, was nur Hypertrophie des rechten Ventrikels ist oder schon Dilatation, erscheint röntgenologisch kaum gerechtfertigt, da mit Ausnahme der akuten Dilatation in der Regel mit einer Vergesellschaftung von Hypertrophie und Dilatation zu rechnen ist (HOLZMANN 1952 b).

Beim normalen Herz wird die rechte Kammer im Vorderbild nicht oder kaum sichtbar. Stehen die Zwerchfelle tief, so kann ein kleiner Konturabschnitt rechts epiphrenisch der rechten Kammer angehören. Solange der Herzmuskel intakt ist, resultiert unter vermehrter Belastung durch die Widerstandserhöhung eine „praktisch reine Verlängerung der Kammern" (MORITZ 1935), die, wie KIRCH (1933) gezeigt hat, am Ende der Ausflußbahn beginnt, um im weiteren Verlauf auf die Herzspitze und Einflußbahn sich auszudehnen (Widerstandsdilatation, ZDANSKY 1949). Die Verlängerung der pulmonalen Ausflußbahn, die an der Herzspitze beginnt und nach vorne oben nahezu senkrecht aufsteigt, ist es, die der Form des Cor pulmonale chronicum das Gepräge gibt: Das Herz wird höher. Der Conus pulmonalis (Endteil der Kammerausflußbahn) und mit ihm der erweiterte Stamm der Pulmonalarterien werden hochgehoben und bilden eine glatte, mehr oder weniger große konvexe Prominenz unterhalb des Aortenbogens. Der Übergang vom Conus zur A. pulmonalis ist fließend und läßt sich kaum abgrenzen (ROESLER 1943, SCHWEDEL 1946). Diese Vorwölbung führt zu einer Abflachung der Herzbucht und damit zu einer Annäherung an die Mitralkonfiguration. Reine Formen der Rechtsdilatation lassen sich bereits im Vorderbild erkennen (Abb. 4a). An der Grenze zwischen Conus bzw. A. pulmonalis und linkem Ventrikel entsteht eine flache Einsenkung oder Kerbe, eine Stelle, an der sich beim Mitralherz das erweiterte linke Herzohr vorwölbt. Dieses wird nach hinten abgedrängt.

Deutlicher werden die Befunde, wenn man die schräge Richtung des Strahlenganges zu Hilfe nimmt. Zur Erkennung initialer Formen der Rechtskonfiguration ist man darauf angewiesen. Bei Drehung in den ersten schrägen Durchmesser (rechte vordere Schrägstellung) wird schon physiologischerweise die pulmonale Ausflußbahn profilbildend, ohne im allgemeinen zu prominieren. Bestenfalls kommt es zu einer Akzentuierung der Herzwölbung an dieser Stelle. Zwerchfellhochstand und Linkskonfiguration wirken dem Phänomen entgegen. Ist die Ausflußbahn verlängert, so stellt sie sich in dieser Projektion optimal dar (Abb. 4b). Dies ist bedeutsam für die An-

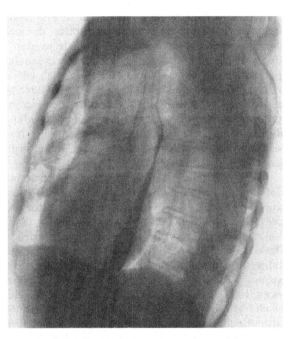

Abb. 4 c. Linke vordere Schrägstellung: Betonte Rundung der Herzvorderwand (rechter Ventrikel). Großer Ovalärschatten hinter der Aorta ascendens durch die erweiterte rechte Pulmonalarterie. (Fernaufnahmen in 2 m Abstand.)

fangsstadien, die im Vorderbild noch nicht in Erscheinung treten und sich lediglich auf Grund der erweiterten Pulmonaläste mit dem groben Hilus vermuten lassen. Auf den vergrößerten und intensiven ovalären Schatten, den die Bifurkation zusammen mit dem focusnahen Hauptstamm der Pulmonalarterie verursacht (DIETLEN 1923), wurde neuerdings wieder von MARKS und ZIMMERMANN (1951) hingewiesen. Gleichzeitig sieht man, ob der linke Vorhof vergrößert ist und eine vermehrte Impression am kontrastgefüllten Oesophagus hervorruft. Meistens ist der Oesophagusverlauf beim Cor pulmonale vom Aortenbett abwärts ausgesprochen gestreckt.

Im zweiten schrägen Durchmesser (linke vordere Schrägstellung) wird der rechte Ventrikel rechts randbildend. Mit fortschreitender Dilatation kommt es zu einer Verlängerung und Ausrundung dieser Kontur (Abb. 4c), während sie beim Normalen flachbogig bis steil unterhalb der Aorta ascendens abfällt. Der üblicherweise spitze Winkel mit dem Zwerchfell wird flacher oder sogar stumpf, je nach der Höhe des Zwerchfellstandes (ZDANSKY 1949).

Die in ihrer Breiten- und Tiefendimension vergrößerte rechte Kammer führt jetzt auch im Ventralbild zu einer stärkeren Ausladung des Herzschattens nach links und rechts. Der Querdurchmesser braucht lange Zeit oder überhaupt nicht, auch nicht bei Kreislaufdekompensation, die Hälfte der Thoraxinnenbreite zu überschreiten (Lungen-Herzquotient Groedel 1915), d. h. eine pathologische Vergrößerung des Herzens im ganzen kann lange, selbst terminal ausbleiben (Aalsmeer und Wenckebach 1929). Verminderte Blutzufuhr spielt hierbei eine Rolle. Die dilatierende rechte Kammer hat die Tendenz, den linken Ventrikel nach links hinten und den rechten Vorhof nach rechts abzudrängen. Inwieweit dies erfolgt und die rechte Kammer beiderseits konturbildend wird, hängt nicht nur vom Ausmaß ihrer Erweiterung ab, sondern wird noch durch eine Reihe anderer Faktoren beeinflußt. Eine gleichzeitige Hypertrophie der linken Kammer wirkt der Linksdrehung des Herzens entgegen. Hinzu kommen Einwirkungen des Zwerchfellstandes (vgl. oben), alles in allem Kräfte, die sich teils gleichsinnig, teils gegensinnig auswirken, so daß es unmöglich werden kann, zu entscheiden, ob eine Herzvergrößerung, selbst wenn sie mehr nach links gerichtet ist, auf die linke, die rechte oder beide Kammern zu beziehen ist. Je mehr die Dilatation sich nur auf eine Kammer beschränkt, um so günstiger wird sich die Analyse gestalten lassen. In seltenen Fällen markiert sich am rechten Herzbogen die Vorhofkammergrenze mit einer hochliegenden seichten Kerbe (Zehbe 1916). In der Regel gelingt der exakte röntgenologische Nachweis einer Erweiterung des rechten Vorhofes nicht; bei stärkerer Erweiterung des rechten Ventrikels muß jedoch immer daran gedacht werden.

Wertvolle Hinweise auf ein Cor pulmonale bietet die Beachtung der Gefäßstruktur der Lungen und ihrer Bewegungsvorgänge besonders im Hilus. Nur im Thorax werden die Gefäße unter natürlich gegebenem Kontrast sichtbar und gestatten direkte Aussagen über Durchblutung und Blutverteilung der Lunge. Mit der Beurteilung des in den Gefäßen herrschenden Druckes und der Pulsationen ist es schwieriger. Die Bemühungen um eine indirekte annäherungsweise Druckmessung auf Grund von Kaliber und Bewegungsänderung der zentralen Lungengefäße im Preßdruckversuch (Westermark 1938, Thurnher und Weissel 1950) sind fehlgeschlagen. Beim chronischen Cor pulmonale findet man konstant als Ausdruck der Blutüberfüllung bzw. Drucksteigerung eine Erweiterung der zentralen Pulmonalarterien (Hilusvergröberung). In der Peripherie ist die Gefäßzeichnung rarefiziert. Der Kaliberabfall ist sprunghaft und mehr oder weniger scharf abgesetzt. Im Gegensatz zur Lungenstauung, die nicht zum Krankheitsbild gehört, sind die Konturen scharf. Das selten fehlende Emphysem begünstigt die Konturschärfe weiterhin. Peribronchiale Verdichtungen, fibrotische Veränderungen und pneumonische Herde usw. können andererseits die Gefäßdarstellung beeinträchtigen.

Das Kaliber der Pulmonalarterien wird zweckmäßig auf der Herzfernaufnahme rechts an der größten Breite des „Kommas", am absteigenden Ast nach der Kreuzung mit dem rechten Hauptbronchus, gemessen (Assmann 1949, Schwedel 1946). Die Werte betragen beim Normalen 11—14 mm, im Mittel 13 mm, normales Maximum 14 bis höchstens 15 mm. Zu dem gleichen Ergebnis kamen später auch Lian und Marchal (1942), die den Durchmesser des linken Hauptastes der A. pulmonalis in linker Seitenstellung messen. Querschnitte über 15 mm bedeuten Blutüberfüllung. Bei Pulmonalsklerose wurden Durchmesser bis zu 32 mm beobachtet. Die dichten Rundschatten der orthograd getroffenen Gefäße sind größer als die Ringschatten der angrenzenden Bronchien und sind besonders im Randgebiet des Hilus beiderseits oben gut zu sehen.

Ein wertvolles Hilfsmittel zur ergänzenden Beurteilung der Gefäßarchitektonik ist die Tomographie. Im sagittalen, frontalen und besonders auch in den schrägen Durchmessern lassen sich Kaliber, Verjüngung und Verlaufsrichtung der

Pulmonalarterien und -venen weiter analysieren und präzisieren (Hornykiewitsch und Stender 1953, Giraud, Latour und Chatton 1950, Denolin 1955, Lavenne 1951). Das gleiche gilt für die Betrachtungsweise in der dritten Dimension durch das transversale Schichtverfahren (Gebauer, Schanen und Wachsmann 1955).

Noch eindrucksvoller sind die Ergebnisse der Angiokardiographie. Sie ermöglicht eine getrennte Darstellung der Arterien und Venen und gibt exakte Auskunft über die ersten Anfänge der Hypertrophie des rechten Ventrikels (Sussmann und Jakobson 1955, Meessen 1951). Selbst bei normaler Herzsilhouette lassen sich hierbei die verdickte Wand des rechten Ventrikels, eine linkskonvexe Ausbiegung des Kammerseptums und Ausweitung der pulmonalen Ausflußbahn wahrnehmen (Robb und Steinberg 1939, Segers, Meyers und Uyterhoeven 1952, Sussmann und Jacobson 1955). Die Angiopneumographie bringt darüber hinaus noch Aufschlüsse über das Verhalten der peripheren arteriellen Zirkulation (Mériel 1952, Bolt 1954). So bedeutsam die angiographischen Untersuchungsergebnisse auch sind, so zurückhaltend wird man in der Anwendung dieses mit Gefahren verbundenen Verfahrens sein, das im allgemeinen den Patienten mit Cor pulmonale nicht zumutbar ist.

Die Erweiterung der Pulmonalarterienäste erfolgt bei akuten Drucksteigerungen im Lungenkreislauf weitgehend

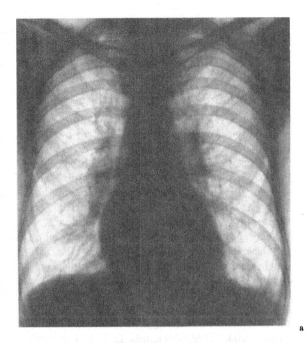

a

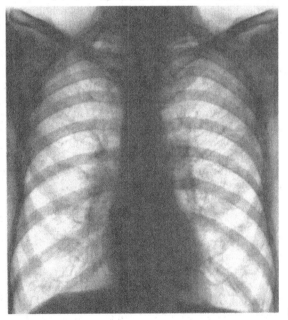

b

Abb. 5a u. b. a Dekompensiertes Cor pulmonale chronicum. ♂, 56 Jahre. Chronische Emphysem-Bronchitis. Seit 8 Tagen zunehmende Atemnot. Ruhedyspnoe. Tachykardie. Schwere Cyanose. Leichtes Fieber. Leberschwellung. Im EKG Zeichen vermehrter Rechtsbelastung und Rechtshypertrophie. Hb 120%. 78,3 O_2 Hb. 72,9 CO_2 Vol.-%. Herz nicht pathologisch vergrößert (im Sinne des Herz-Lungenquotienten Groedels). Dilatierte Pulmonalarterien, besonders im Hilus. Pulmonalisbogen im Vorderbild wenig, im linken schrägen Durchmesser deutlich vorspringend. b 12 Tage später: kompensiert. Herz bei kaum verändertem Zwerchfelltiefstand $2^{1}/_{2}$ cm kleiner. Kaliber der Gefäße wesentlich verringert, Rarifizierung in der Peripherie.

proportional dem Pulmonalarteriendruck. Gefäß- und Herz-Dilatation können
sich nach akuter Druckbelastung wieder zur Norm zurückbilden (Abb. 5a, b).
Bei chronisch erhöhtem Pulmonalisdruck wird die Dilatation strukturell fixiert
und bildet sich beim abfallenden Druck nicht sogleich zurück. So kann aus
der Breite der Pulmonalarterien kein quantitativer Schluß auf den in ihnen herrschenden Druck gezogen werden. Sehr geringe, aber lang anhaltende Druckerhöhung (Beispiel: Erhöhtes arterielles Durchflußvolumen beim Rechts-Links-Shunt,
kongenitaler Herzfehler) kann die Pulmonalgefäße beträchtlich erweitern.

Bei den Pulsationen der Gefäße im Hilus und perihilär, die man bei der
Durchleuchtung beobachten und im Kymogramm festhalten kann, muß zwischen
Eigenpulsation (systolische Expansivbewegung, ZDANSKY 1949), mitgeteilten
Pulsationen vom Herzrand und der Aorta und Mischbewegungen unterschieden
werden. Im einzelnen ist dies oft nicht möglich. Die Eigenbewegung, zuerst von
SCHWARZ (1910) beschrieben, ist durch Verbreiterung der Gefäße und Verringerung der Schattentiefe gekennzeichnet, während die mitgeteilte Bewegung
in einer einfachen passiven Seitenverschiebung besteht. Kymographisch sind
bei der ersteren die Zacken auf gleicher Rasterhöhe gegensinnig, bei der letzteren
gleichgerichtet. Bei der Mischbewegung kommt noch eine Höhenverschiebung
hinzu. Deutlich wahrnehmbare Eigenpulsationen des Lungenhilus (hilar dance)
treten nur bei beträchtlich vermehrter Druckamplitude im Windkessel auf. Das
Phänomen weist auf eine vermehrte Auswurfmenge des Herzens je Herzschlag
hin und wird bei kongenitalen Herzfehlern mit Links-Rechts-Shunt (Vorhofseptumdefekt, offener Ductus Botalli, Lutembacher- und Eisenmenger-Syndrom)
häufig beobachtet. Eine Mitteldruckerhöhung ohne Zunahme der Blutdruckamplitude, also ein pulmonaler Hochdruck ohne Erhöhung des Schlagvolumens
des rechten Herzens, wie sie bei den meisten Fällen von Cor pulmonale beobachtet
wird, führt in der Regel, soweit nicht eine Pulmonalklappeninsuffizienz vorliegt,
nicht zu wahrnehmbaren Eigenpulsationen der oft erweiterten Hilusgefäße. Mit
zunehmendem Mitteldruck nimmt die Dehnbarkeit der Gefäße eher ab. Eine
vermehrte oder verminderte Eigenpulsation der Hilusgefäße allein auf Grund
einer Änderung ihrer elastischen Eigenschaften ist nicht bekannt. So wird bei
pulmonaler Hypertension ohne Schlagvolumenvermehrung das für die angeführten angeborenen Herzfehler so charakteristische Hilusflottieren nicht sicher
beobachtet und ist auch kymographisch nicht einwandfrei erwiesen. Was man
häufig wahrnimmt, sind meist mehr oder weniger deutliche, als fortgeleitet
aufzufassende Pulsationen.

Differentialdiagnostisch zeigt der Stauungshilus beim Mitralherz oder auch aus
anderer Ursache neben einer verstärkten Gefäßzeichnung verwaschene Begrenzung und diffuse Trübung (Transsudation), die mehr oder weniger weit in die
Peripherie reicht (HOHENNER 1941). Pulsationen sind kaum wahrnehmbar
(HAUBRICH 1952, THURN 1951). Beim Cor pulmonale hingegen sind die oft
tumorartig erweiterten Arterien im Hilus scharf abgesetzt. Einseitige derartige
Ausweitungen lassen an erworbene Aneurysmen der Pulmonalarterie denken,
besonders wenn sie noch pulsieren (SCHLUDERMANN 1952). Nach elektrokymo-
graphischen Feinanalysen sollen Unterschiede im pulsatorischen Verhalten des
rechten Ventrikels bei Mitralstenose und Cor pulmonale bestehen (GADERMANN
1955). Perihiläre Narbenfelder und Schwielen im oberen Mediastinum links
können zur Ausziehung des Pulmonalisbogens führen und dadurch die Konfiguration des Cor pulmonale im Vorderbild nachahmen. In der Regel ist diese
narbige Deformierung mit einer Verlagerung und Drehung des Herzens nach
links vergesellschaftet (ZDANSKY 1949, PENNACCHIO 1953).

Es ist aufschlußreich, bei den engen dynamischen Beziehungen zwischen
rechtem Herz und pulmonalem arteriellem Gefäßbaum den Blick auf Herz und
Gefäße zugleich zu richten und auf diese Weise von vornherein das anatomische

Studium mit einer funktionellen Betrachtung zu verbinden. Das gleiche trifft für die Aorta und das linke Herz zu. Da eine Überbeanspruchung der rechten Kammer mit nachfolgender Hypertrophie und Dilatation nicht nur durch pulmonale Ursache erfolgt, wie sie in der Namensgebung zum Ausdruck kommt, sondern bei erworbenen und angeborenen Herzfehlern intrakardial bedingt ist, kann man nicht erwarten, daß es ein streng pathognomonisches Röntgenbild des Cor pulmonale gibt. Andererseits lassen sich die differentialdiagnostisch in erster Linie interessierenden Mitralfehler durch die Erweiterung des linken Vorhofes oft abgrenzen. Zusammen mit dem Gefäßbild des Hilus und der Lungen werden somit auf Grund der Konfiguration des Herzens und der Bewegungsabläufe weitreichende röntgenologische Schlußfolgerungen möglich, die unter Berücksichtigung des klinischen Befundes im Rahmen der Gesamtbeurteilung des Krankheitsbildes neben dem EKG und der Lungenfunktionsuntersuchung von maßgebender Bedeutung sind.

5. Die Veränderungen des Elektrokardiogramms beim chronischen Cor pulmonale[1].

Das Verhalten der Herzstromkurve beim chronischen Cor pulmonale wird beeinflußt durch die mit der Erkrankung der Lungen einhergehende extrakardial ausgelöste Lageänderung des Herzens. Dazu treten Veränderungen, die durch die chronische Druckerhöhung im arteriellen Teil des kleinen Kreislaufs, bzw. durch die sich entwickelnde Rechtshypertrophie verursacht werden.

Das Lungenemphysem sowie alle mit einem Emphysem einhergehenden Erkrankungen der Lunge verursachen Lageänderungen des Herzens. Durch den Zwerchfelltiefstand tritt auch das Herz tiefer. Es dreht sich um seine sagittale Achse, d. h. es stellt sich steiler. Gleichzeitig tritt eine geringe Drehung um die anatomische Achse im Uhrzeigersinn (von der Spitze aus gesehen) ein. Im EKG finden diese Herzlageänderungen beim Emphysem ohne wesentliche Drucksteigerung im Lungenkreislauf Ausdruck in einer Rechtsverlagerung des Integralvektors von QRS im Extremitäten-EKG und in einer geringgradigen Verschiebung der Übergangszone nach links in den Brustwand-Ableitungen, die jedoch den physiologischen Rahmen noch nicht überschreitet. Außerdem kann man eine Niederspannung der Standardableitungen und der linkspräkordialen Ableitungen beobachten, die durch die Zunahme des das Herz umgebenden Luftmantels erklärt werden kann.

Ferner können Abweichungen des EKG auftreten bei Verlagerung des Mediastinums aus der Mittellinie bei chronischen Lungenerkrankungen, die mit Schrumpfung einhergehen. Solche Verziehungen des Herzens nach einer Thoraxhälfte äußern sich im wesentlichen in einer Verschiebung der Übergangszone der präkordialen Ableitungen. Auch beim Pneumothorax treten, unabhängig von der diese Maßnahme veranlassenden Lungenerkrankung, Abweichungen des Integralvektors von QRS auf. So sieht man sowohl bei rechtsseitiger als auch bei linksseitiger Pneuanlage eine Rechtsabweichung des QRS-Vektors (LEPESCHKIN 1951, WEINSHEL, MACK u. Mitarb. 1951). Die Übergangszone verschiebt sich beim rechtsseitigen Pneumothorax nach links, beim linksseitigen sind keine nennenswerten Verlagerungen vorhanden (WEINSHEL, MACK u. Mitarb. 1951). Der linksseitige Pneumothorax geht mit einer Amplitudenabnahme der präkordialen Ableitungen einher (LEPESCHKIN 1951, WEINSHEL, MACK u. Mitarb. 1951). Nach Ausschaltung des Nervus phrenicus, Thorakoplastiken und Pneumonektomien wurden ebenfalls Abweichungen des Lagetyps und der Übergangszonen mitgeteilt, die je nach der Art der postoperativen Herzverlagerung

---

[1] Unter Mitarbeit von G. FRIESE.

wechseln Lepeschkin 1951, Weinshel, Mack u. Mitarb. 1951). Auch bei
angeborenen und erworbenen Thoraxverformungen sind derartige EKG-Veränderungen bekannt (Lepeschkin 1951). Dagegen finden sich keine Kurvenveränderungen des Kammerendteiles, die charakteristisch für einen dieser
lungenchirurgischen Eingriffe wären.

Besteht zusätzlich eine Drucksteigerung im arteriellen Teil des kleinen Kreislaufs, so kann das EKG gleiche Veränderungen aufweisen wie bei chronischer
Rechtsbelastung anderer Ursachen. Diese Abweichungen der Herzstromkurve
werden entsprechend dem dabei zu beobachtenden anatomischen Umbau des
Herzens als Rechtshypertrophiekurven bezeichnet. Dabei sind die Veränderungen
meist nicht so hochgradig wie bei den mit vermehrter Rechtsbelastung einhergehenden angeborenen und erworbenen Herzfehlern. Grundsätzlich verhalten
sich die Kurven jedoch gleichsinnig.

Im einzelnen zeigt das Kurvenbild beim chronischen Cor pulmonale folgende
Eigentümlichkeiten:

Die Herzschlagfolge ist meist erhöht. Sinusrhythmus überwiegt. Reizbildungsstörungen (fehlortiges Reizbildungszentrum, Extrasystolen) kommen
vor, stellen aber keinen charakteristischen Befund dar. Vorhofflimmern ist
selten. Die Vorhoferregung, die P-Zacke, bietet im Extremitäten-EKG meist
das Bild des P-pulmonale (Winternitz 1935). Die Überhöhung von P kann
bei fehlortiger Reizbildung fehlen, wobei sich der Integralvektor der Erregung
beider Vorhöfe anders auf die Frontalebene projiziert. In aVF ist P meist
ebenfalls hoch positiv, eine negative P-Zacke in aVL ist oft zu beobachten
(Zuckermann, Cabrera u. Mitarb. 1948, Lavenne 1951). In V1 ist P fast
immer diphasisch und zeigt manchmal die von Schmidt und Mittweg (1950)
als P-dextro-kardiale bezeichnete Form. Der Erregungsrückgang der Vorhöfe,
die Ta-Welle, vertieft sich entsprechend der Flächenzunahme von P und kann
Verformungen von QRS und des Anfangsteiles von ST hervorrufen (Friese 1954).

In den Standardableitungen wird neben den genannten P-Veränderungen eine
Rechtsabweichung des Integralvektors von QRS beobachtet. In den von
Zuckermann u. Mitarb. (1948) beobachteten Fällen lag $\widehat{A}$ QRS zwischen $+90$
und -90^0. Sehr häufig sind S1—Q3 und S1, S2, S3-Typen (Zuckermann,
Cabrera u. Mitarb. 1948; Lavenne 1951). Die Rechtsabweichung des Vektors
von QRS kann fehlen, wenn vor der Entwicklung eines chronischen Cor pulmonale bereits ein pathologischer Lagetyp vorlag, z. B. ein überdrehter Linkstyp
im Sinne Schaefers (1951): QRS ist kleiner als 0,12 sec. Der Kammerendteil
zeigt in Ableitung 1 ein isoelektrisches oder leicht gehobenes ST und eine nach
oben gerichtete T-Zacke. In der Mehrzahl der Fälle sind ST2 und ST3 gesenkt
und die T-Zacken zeigen in diesen Ableitungen eine —+-Diphasie oder sind
negativ. Die QT-Dauer bewegt sich innerhalb normaler Grenzen (Alexander,
Ferrer u. Mitarb. 1951).

Die unipolaren Extremitätenableitungen zeigen meist eine Vertikallage nach
Wilson, Johnston u. Mitarb. (1944). In aVF weist der Kammerendteil die
gleichen Veränderungen wie in Ableitung 3 auf. aVR läßt häufig eine QR-Form
der Kammeranfangsschwankung erkennen (Kilpatrick 1951, Lavenne 1951,
Lutterotti 1953).

In den Brustwand-Ableitungen finden sich bei schwerster Rechtsüberlastung
in den rechtspräkordialen Ableitungen nach oben gerichtete Kammeranfangsschwankungen mit einem verspäteten Negativitätsbeginn von R. Eine kleine
Q-Zacke kann R vorausgehen. Der Kammerendteil verhält sich in diesen Ableitungen häufig entgegengesetzt zu QRS, ST ist gesenkt, T negativ. Links-
präkordial sind im Gegensatz zum normalen Verhalten die R-Zacken klein, die

S-Zacken tief, ST verläuft isoelektrisch oder leicht gehoben, T ist nach oben gerichtet (Abb. 6). Diese Veränderungen kommen jedoch selten zur Beobachtung. In den meisten Fällen sieht man in den Brustwand-Ableitungen kleine R-Zacken und tiefe S-Zacken, die im Gegensatz zum normalen Verhalten bis V 6 nachzuweisen sind. Dieses Bild einer „Verschiebung der Übergangszone" darf nur dann auf eine anatomische Verlagerung des Septums bezogen werden, wenn

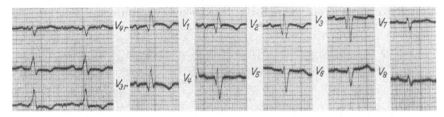

Abb. 6. Ch. G. 70jähriger Patient mit schwerer Rechtsinsuffizienz bei Emphysem. Autoptisch Rechtshypertrophie des Herzens. Im Extremitäten-EKG Rechtstyp. P-Zacken nicht nennenswert verändert. S_1-, S_2-, S_3-Typ. ST_2 und ST_3 sind gesenkt, T_2 und T_3 negativ. In den Brustwandableitungen Diphasie von P in V_1. Rechtspräkordial in V_4r—V' nach oben gerichtete Kammeranfangsschwankungen mit verspätetem Negativitätsbeginn von R. Die T-Zacken sind in diesen Ableitungen negativ. Bis V_8 nur kleine R-Zacken und deutliche S-Zacken.

nicht gleichzeitig eine rechtsventrikuläre Leitungsstörung vorhanden ist (LUTTEROTTI 1953). Die Dauer von QRS liegt ebenfalls unter 0,12 sec. Die T-Zacken sind rechtspräkordial oft deutlich invertiert (Abb. 7).

Häufig kommt ein unvollständiger Rechtsschenkelblock vor. Seltener wird ein vollständiger Rechtsschenkelblock beobachtet, wobei QRS 0,12 sec oder mehr beträgt. Der unvollständige und vollständige Rechtsschenkelblock allein sind noch kein für ein chronisches Cor pulmonale charakteristischer Befund. Nur

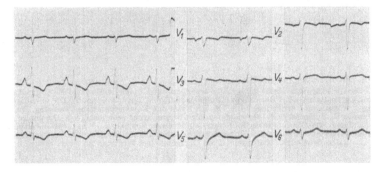

Abb. 7. E. F. 55jähriger Mann mit Rechtsinsuffizienz bei chronischer Emphysembronchitis. Im Extremitäten-EKG Rechtstyp, P-pulmonale. In Ableitung II und III Senkung der Zwischenstrecken und negative T-Zacken. In den Brustwandableitungen Diphasie von P in V_1. Verschiebung der Übergangszone nach links. In V_4 nur kleines R und tiefes S.

wenn sich gleichzeitig Veränderungen der P-Zacken finden, ist man berechtigt anzunehmen, daß sich der Rechtsschenkelblock im Rahmen einer vermehrten Rechtsbelastung entwickelt hat.

Vergleichende elektrokardiographische und anatomische Untersuchungen von MYERS, KLEIN und STOFER (1948) haben zeigen können, daß die genannten Abweichungen des EKG anatomisch einer Rechtshypertrophie des Herzens entsprechen. Ebenso konnten JOHNSON, FERRER u. Mitarb. (1950) nachweisen, daß man bei derartigen Veränderungen der Herzstromkurve eine Drucksteigerung im arteriellen Teil des kleinen Kreislaufs annehmen darf. Dieser Autor fand, daß das EKG dann Abweichungen zu zeigen beginnt, wenn der Mitteldruck in der

A. pulmonalis einen Wert von 30 mm Hg überschritten hat. Bei Mittel-
drucken von 15—30 mm Hg sah er noch keine regelmäßigen Veränderungen,
ebenso wenn eine Drucksteigerung erst nach Belastung registriert werden konnte.
Diese Ergebnisse wurden von Scott, Kaplan u. Mitarb. (1955) bestätigt. Diese
Autoren fanden ferner eine Beziehung zwischen dem Grad der elektrokardio-
graphischen Veränderungen und dem Widerstand der Lungenstrombahn.
Schaub, Vögtlin u. Mitarb. (1955) zeigten, daß unterhalb einer alveolären
Sauerstoffspannung von 83 mm Hg elektrokardiographische Zeichen einer

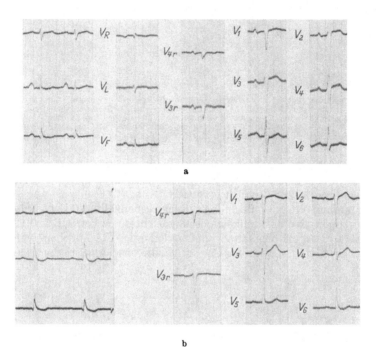

Abb. 8 a u. b. Ch. H. 48jähriger Mann mit Asthma bronchiale und Emphysembronchitis. Obere Kurve bei der
Aufnahme: Im Extremitäten-EKG Rechtstyp, P-Pulmonale, T$_2$ und T$_3$ sind abgeflacht. Die unipolaren Extremitätenableitungen zeigen eine Vertikallage. Im VR QR-Form der Kammeranfangsschwankung. In den Brustwandableitungen in V$_1$ diphasisches P. Verschiebung der Übergangszone nach links (V$_6$). Die untere Kurve nach
8wöchiger Behandlung: Das Extremitäten-EKG zeigt wieder einen Normaltyp. P hat jetzt normale Amplitude.
Die noch bestehenden Veränderungen des Kammerendteiles sind auf die Strophanthinisierung zurückzuführen.
In den Brustwandableitungen ist die Übergangszone wieder an normaler Stelle.

Rechtshypertrophie manifest werden. Sie wiesen eine lockere proportionale
Beziehung zwischen der Arbeit des rechten Ventrikels und der Höhe von R
in V 1 nach.

Die elektrokardiographischen Veränderungen bei Drucksteigerung im arteriellen Teil des kleinen Kreislaufs lassen sich zum Teil erklären mit einer Lageänderung des Herzens. Diese Lageänderung vollzieht sich unabhängig von extrakardialen Faktoren und ist Folge der Ausbildung einer Rechtshypertrophie, die
eine weitere Drehung des Herzens um seine anatomische Achse im Uhrzeigersinn und eine Rückwärtswendung der Herzspitze verursachen kann. Damit
lassen sich die Abweichungen von QRS in den Standard- und präkordialen
Ableitungen deuten (Kossmann, Berger u. Mitarb. 1948, Zuckermann,
Cabrera u. Mitarb. 1948). Auch das P-pulmonale kann als das Ergebnis
einer Änderung der Herzlage und weniger als Ausdruck einer Hypertrophie des rechten Vorhofs angesehen werden (Nordenfeldt 1948, Fox und

KREMER 1943, GOLDBERGER und SCHWARTZ 1946, ZUCKERMANN, CABRERA u. Mitarb. 1948). Die Veränderungen des Kammerendteiles werden von ZUCKERMANN, CABRERA u. Mitarb. (1948) auch auf die Herzlage bezogen. Dabei ist jedoch zu diskutieren, ob nicht die Abweichungen von ST und T in Ableitung 2 und 3 des Extremitäten-EKG und eine oft verstärkte Invertierung von T der rechtspräkordialen Ableitungen Ausdruck einer Rechtsschädigung sind (REINDELL und KLEPZIG 1950, SPANG und WELSCH 1950, LUTTEROTTI und MOLL 1951, HOLZMANN 1952). Auch beim akuten Cor pulmonale findet sich die vermehrte Invertierung der T-Zacken in den rechtspräkordialen Ableitungen bei einer ungleich geringeren Lageänderung. Auch der Rechtsschenkelblock, wahrscheinlich auch der unvollständige Rechtsschenkelblock dürfen als Ausdruck einer Rechtsschädigung angesehen werden. Die Schädigung der Muskelmasse des rechten Ventrikels kann in gleicher Weise wie bei der Linkshypertrophie als Folge einer relativen Coronarinsuffizienz bei Hypertrophie mit ungenügendem Wachstum der Capillaren gedeutet werden (LINZBACH 1947).

Eine vollständige Rückbildung der elektrokardiographischen Veränderungen des chronischen Cor pulmonale kann eintreten, wenn es gelingt, die Ursache der pulmonalen Drucksteigerung zu beheben. Das ist selten möglich. Häufig kann man jedoch beobachten, daß bei klinischer Besserung die Abweichungen der Herzstromkurve weniger deutlich werden und sich teilweise zurückbilden. Die Amplitude von P wird kleiner, die Rechtsabweichung des Integralvektors von QRS wird weniger ausgeprägt und in den Brustwand-Ableitungen verschiebt sich die Übergangszone wieder nach rechts (Abb. 8a u. b). Auch das Bild des unvollständigen Rechtsschenkelblocks kann sich zurückbilden.

6. Das Elektroencephalogramm beim chronischen Cor pulmonale[1].

Wir haben auf die Häufigkeit seelisch geistiger Veränderungen beim chronischen Cor pulmonale mit deutlichem O_2-Defizit und CO_2-Stau bereits andernorts (S. 147ff.) verwiesen. Die allgemeinen Klagen über Schwäche, Ermüdbarkeit, mangelhaftes Wohlbehagen, fehlenden Appetit unterscheiden sich nur anfangs nicht von den Allgemeinsymptomen jeder schwereren körperlichen Erkrankung. Jedoch bei stärkerer arterieller O_2-Untersättigung und Kohlensäureüberladung wird das klinische Bild „spezifischer" durch die Störungen des Wach-Schlafrhythmus, durch eine pathologische Schlafsucht, zunächst bei noch erhaltener Selbstkontrolle und wenig veränderten „corticalen" Funktionen.

Später tritt eine allgemeine Senkung des psychischen Energieniveaus ein, mit Minderung des Antriebs, einer Stimmungsindifferenz und einer konstanteren Schmälerung des Wachbewußtseins. Nicht selten findet man dabei gleichlaufende „trophotrope" vegetative Symptome, wie kleine Pupillen, eine eigentümlich verschwollene Haut als Folge eines veränderten Turgors (CLICHE, JOUASSET und PY (1956) und hervortretende Bulbi (SIMPSON 1948). Die häufigen profusen Schweißausbrüche weisen ebenso auf eine Beteiligung der vegetativen Zentralstellen.

Die Diagnose des oft abrupt und scheinbar beziehungslos auftretenden Komas ist leicht, wenn man an die Trias: fluktuierende Bewußtseinstrübung, Cyanose und Dyspnoe denkt und weiß, daß bei diesen Kranken neurologische „Masken" in Form eines gesteigerten Hirndrucks bzw. anoxämische Psychosen vorkommen können.

Die Frage nach den vermutlichen Ursachen der psychischen und neurologischen Alterationen beim Cor pulmonale kann nur diskutiert, aber nicht endgültig beantwortet werden. Gemäß den methodischen Grenzen beschränkt sich hier das

---

[1] Unter Mitarbeit von J. E. KRUMP.

gesicherte Wissen lediglich auf einzelne Teilgebiete, wobei auch hier noch viele Fragen offen bleiben. Für die Deutung des psychischen Syndroms, das einmal Symptome einer subcorticalen, zum anderen Zeichen einer allgemeinen Hirnfunktionsstörung enthält, sind die Veränderungen des EEG nicht unwesentlich.

Bei der nahen Beziehung zwischen Hirnstoffwechsel und bioelektrischer Aktivität wäre zu erwarten, daß beim chronischen Cor pulmonale im EEG faßbar Störungen der Hirnfunktion sich dann einstellen, wenn die kompensatorischen Mechanismen der chronischen Hypoxämie, wie die vermehrte Hirndurchblutung (Patterson, Heyman und Duke 1952, Kety 1950, Bodechtel 1953, Bernsmeier, Blömer und Schimmler 1955), die Hämoglobinvermehrung u. a., ihre Grenze erreicht haben, bzw. wenn Acidose oder CO_2-Vermehrung zu einer klinisch bedeutsamen Störung des cerebralen „milieu interne" führen.

So hat bereits Berger (1933) bei einem 54jährigen Patienten mit schwererer Cyanose und geistigen Veränderungen eine Verlangsamung der normalerweise 8—12/sec betragenden Hirnrhythmen auf 6—7/sec beobachten können. Später beschrieben Engel u. a. 1942 und 1944 generalisiert verlangsamte, hochgespannte Rhythmen bei 4 deliranten Emphysematikern mit pulmonaler Infektion. Diese Kranken waren stuporös, sie hatten eine Hyperreflexie und Klonismen. Nur ein Patient blieb am Leben. Von den 12 Patienten mit Cor pulmonale, über die Stuhl, Cloche und Kartun (1952) berichteten, hatte die Hälfte der Fälle deutlich oder schwer pathologische Hirnwellenbilder. Beim Vergleich zwischen EEG-Befund und cerebralen Kreislaufanalysen beobachteten Scheinberg, Blackburn u. Mitarb. (1953) bei Emphysematikern mit normalen Analysewerten auch physiologische EEG-Befunde. Keine sichere Beziehung zwischen den cerebralen Durchblutungsgrößen und den bei 9 von 13 Patienten mit Cor pulmonale nachgewiesenen EEG-Abnormitäten sah Heine (1953). Auffällig blieb, daß immer dann, wenn pathologische Hirnwellenbilder vorlagen, auch eine Minderung der cerebralen O_2-Aufnahme nachgewiesen werden konnte. — In einem größeren Untersuchungsgut von 52 chronischen Emphysematikern fand Krump (1957) bei 11 Patienten mit fehlender oder nur leichter Anoxämie, bei normalen oder nur wenig erhöhten CO_2-Werten keine sicher pathologischen EEG-Befunde. Von 74 Einzeluntersuchungen bei ausgeprägtem Cor pulmonale waren 20% leicht, 35% deutlich pathologisch (allgemeine Verlangsamung innerhalb des Theta-Bandes; 5—7/sec). Eine generalisierte Delta-Aktivität (14%) kennzeichnete die Schwerstkranken und die Terminalstadien.

Die konstantesten EEG-Veränderungen sind eine zunehmende Verlangsamung und Vergrößerung der Hirnpotentiale. Bevor es zu einer manifesten Beeinträchtigung des neuronalen Stoffwechsels kommt, stellen sich in normalen oder nur wenig allgemein veränderten Kurvenbildern — ähnlich wie dies bei beginnender oder abklingender experimenteller Hypoxie bekannt ist (vgl. Jung 1953) — Symptome einer neuronalen Erregbarkeitssteigerung ein (überhohe Alpha-Spindeln, steile Synchronien). Nach einer episodischen Verlangsamung bei noch erhaltenem Grundrhythmus — S_1 nach Gibbs — treten später mit dem Deutlicherwerden der Anoxämie auch deutlich pathologische Hirnwellenbilder auf in Form einer generalisierten 5—7/sec-Aktivität (S_2). Verstärkt sich die ventilatorische und alveolorespiratorische Insuffizienz, so wird die Kurve zunehmend desorganisiert und noch langsamer, so daß letztlich das Theta-Wellenstadium — über ein episodisches Einstreuen träger Wellenformen (S_{2-3}) — von einer diffusen Delta-Aktivität, als Zeichen der schwersten Hirnfunktionsstörung, abgelöst wird (S_3).

Eine sehr hohe CO_2-Spannung kann beim komatösen Patienten mit Cor pulmonale das geschilderte übliche Schädigungsmuster — hochgespannte langsame Delta-Aktivität — verändern. Die charakteristischen Effekte der Hypoxie werden dann durch die CO_2-Narkose überdeckt. Die Ausbruchstätigkeit der langsamen Wellen verschwindet, die Spannung wird extrem reduziert, es erscheint periodisch eine niedergespannte rasche Aktivität (14—20 sec, —20 µV). Dieser Befund, der auch experimentell beobachtet werden kann (GOLDENSOHN, BUSSE u. Mitarb. 1950, BUSSE, PARRY u. Mitarb. 1952), deutet im Zusammenhang mit den Suppressionsphasen auf einen hohen Grad der Hirnschädigung, auf eine Blockade der cellulären Aktivität (vgl. FISHGOLD, TORRUBIA u. Mitarb. 1955). Trotz der scheinbar nur mäßigen

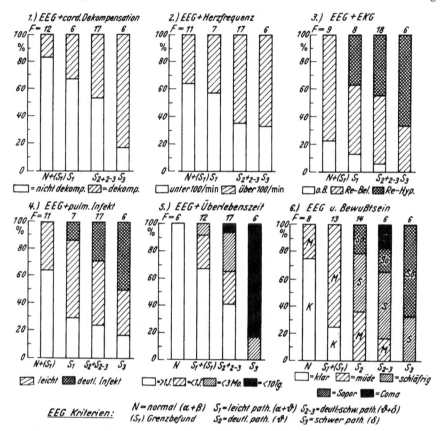

Abb. 9. Illustration der Beziehung zwischen der hirnelektrischen Störung (S_1—S_3) zu einzelnen klinischen Kriterien bei 41 Patienten mit deutlichem Cor pulmonale. 1. Mit zunehmender Verlangsamung im EEG wächst die Häufigkeit der kardialen Dekompensation. 2. Eine ähnliche Beziehung besteht zur Herzfrequenz; bei einer deutlichen und schweren Verlangsamung der Hirnrhythmen findet man häufiger Tachykardien über 100. 3. Das Ausmaß der EKG-Abnormitäten steht in einer Beziehung zur niederen EEG-Frequenz. 4. Mit zunehmender hirnelektrischer Störung wird das Vorkommen deutlicher pulmonaler Infekte (peribronchiektatische Entzündung, Bronchopneumonie) häufiger. Die Hälfte der Patienten mit leicht pathologischem EEG hatte eine floride Bronchitis, z. T. mit leichter BKS-Beschleunigung (= leichter Infekt). 5. Die Lebenserwartung hängt mit vom Grad der Hirnfunktionsstörung ab. Kein Patient mit überwiegender Delta-Aktivität (S_3) lebte länger als 3 Monate. In der Gruppe mit Katamnesen über 1 Jahr hatte nur $^1/_4$ der Kranken eine deutliche Allgemeinveränderung (S_1, Theta-Rhythmus). 6. Störungen der Wachheit nehmen mit der Verlangsamung des EEG zu. Klagen über Müdigkeit kommen bei noch physiologischem EEG vor; eine Schlafneigung bis zur schläfrigen Teilnahmslosigkeit (S) kennzeichnet die Hälfte der Patienten mit S_2 oder S_2—S_3, d. h. mit einer allgemeinen Verlangsamung im Theta-Band, ohne bzw. mit episodischer Delta-Aktivität.

Verlangsamung und den nicht völlig unterdrückten frequenten Phasen liegt hier unter Umständen eine vitale Gefährdung der Patienten vor.

Von einer deutlichen Hirnfunktionsstörung werden typischerweise nur Patienten betroffen, die sich bereits im Stadium der manifesten Insuffizienz (Störung der Austauschfunktion für O_2 und CO_2) befinden. In den meisten Fällen bestehen eine erhebliche CO_2-Retention und schwerere arterielle O_2-Untersättigung. Immer liegt eine deutliche Cyanose vor, nur manchmal eine sekundäre

Polycythämie. Das veränderte EEG ordnet sich von einer gewissen Grenze ab in den Krankheitsverlauf ein. Über die Beziehung zu den einzelnen klinischen Kriterien unterrichtet das beigefügte Diagramm der Abb. 9. Das Ausmaß der bioelektrischen Störung stimmt im Einzelfall mit den aktuellen peripheren Blutgasveränderungen nicht überein. Trotz größerer interindividueller Streuungen bestehen aber gewisse Korrelationen zwischen dem Ausmaß der neuronalen Funktionsstörung und den mittleren Blutgaswerten. Die Verhältnisse illustriert Abb. 10.

Diskrepanzen beobachtet man häufig im Therapieverlauf: Bei einer längeren Dauer einer schweren Entgleisung der Blutgasverhältnisse hinken die bioelektrischen Veränderungen der Besserung der Blutgaswerte zum Teil erheblich nach; andererseits kommen Normalisierungseffekte im EEG bei praktisch unveränderten Blutgaswerten und gleichen EKG-Befunden vor, wenn sich das „vitale Befinden" des Kranken erhöht, z. B. nach Rückbildung einer kardialen Dekompensation oder Abklingen einer pulmonalen Infektion, auch bei gleichbleibendem „Cor pulmonale".

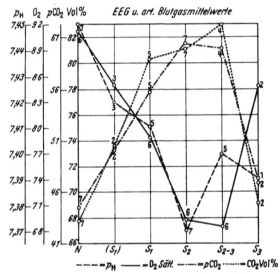

Permanente Hirnfunktionsstörungen bzw. Hirnschädigungen werden zunehmend wahrscheinlicher, je länger die schädigenden Faktoren wirksam sind. Wiederholte schwere Entgleisungen der Blutgasspiegel scheinen sich kumulativ auf die Hirnfunktion auszuwirken. Nur so erklärt es sich, daß man nach wiederholten Komaepisoden auch im beschwerdearmen Intervall, z. B. bei ambulanten Patienten mit nur mäßiger Hypoxämie, deutliche Hirnfunktionsstörungen beobachten kann und ferner, daß die Schwere der bioelektrischen Veränderungen in den der ersten Entgleisung folgenden komatösen Zuständen in der Regel

Abb. 10. Beziehung zwischen dem Grad der bioelektrischen Störung (S₁—S₃) und den Mittelwerten der arteriellen Blutgasspiegel an Hand von 27 Untersuchungsbefunden bei 22 Patienten. Die Anzahl der den einzelnen Punkten entsprechenden Untersuchungen ist angeführt. Die annähernd parallelen Kurven des pH und der arteriellen O₂-Sättigung bzw. des pCO₂ und der CO₂ Vol.-% kreuzen einander in Höhe der sicheren Hirnfunktionsstörung —S₁—(S₁) — und verlaufen später gegensinnig bis in Höhe der deutlich pathologischen Hirnwellenbilder, S₂. Bei schwererer hirnelektrischer Störung, Theta-Aktivität und episodischer Delta-Tätigkeit (= S₂—S₃) kommen extrem saure pH-Werte etwas weniger oft vor als bei S₁. Das Präterminalstadium von 2 Patienten mit autoptisch gesichertem Hirnödem und allgemeiner Delta-Tätigkeit (S₃) ordnet sich nicht ein, es ist unabhängig von den aktuellen Blutgasverhältnissen.

zunimmt: in der letzten Krankheitsphase des Cor pulmonale belasten „Erholungsrückstände" in zunehmendem Maße den cerebralen Stoffwechsel.

Schon von ROMANO und ENGEL (1944) wurde darauf hingewiesen, daß eine mäßige, der stärkeren Bewußtseinstrübung scheinbar widersprechende Verlangsamung im EEG prognostisch günstig zu bewerten ist. Die Kranken können ihr erstes Koma (z. B. bei einer 6 bis 7 sec-Aktivität mit episodischen Delta-Gruppen) oft noch 2 Jahre überleben (KRUMP 1957). Fehlen aber normalfrequente Wellenformen völlig und zeigt das EEG eine monomorphe oder desorganisierte Delta-Aktivität von 1—3 sec, die durch Augenöffnen nicht beeinflußt wird, so sind dies nach den bisherigen Erfahrungen Patienten, die ihrem Leiden innerhalb weniger Tage oder Wochen erliegen. Die cerebralen Reserven scheinen bei diesen Kranken erschöpft zu sein.

Nach den elektroencephalographischen Befunden ist also anzunehmen, daß die Spätstadien des Cor pulmonale sich durch die Episoden der kardialen und pulmonalen Dekompensation, durch auftretende Lungeninfekte, aber auch durch die deutlicher werdende Anoxämie und CO₂-Vermehrung zunehmend in eine allgemeine Hirnschädigung hineinschaukeln. Ein laufend absinkendes cerebrales Energieniveau und eine Verminderung der Stoffwechseltätigkeiten der Neurone läßt sich aus der Verlangsamung der corticalen Potentiale erschließen. Die völlige Reversibilität akuter Dekompensationsphasen ist in den letzten Krank-

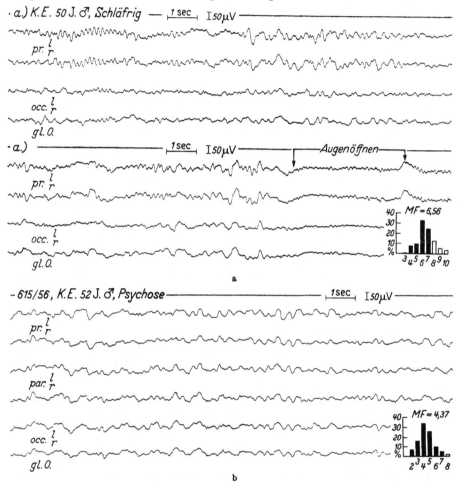

Abb. 11a u. b. EEG im Krankheitsverlauf beim chronischen Cor pulmonale. Die beiden oberen Kurven zeigen in fortlaufender Registrierung die schlafähnlichen Fluktuationen der Aktivität bei einem 50jährigen Patienten mit chronischem Emphysem und Kyphoskoliose anläßlich der ersten schweren Rechtsinsuffizienz. Man sieht (als Zeichen der Cor pulmonale-Encephalopathie) eine allgemeine Verlangsamung und (als Hinweis auf die subcorticale Funktionsstörung) rhythmische Fluktuationen der Grundaktivität mit 2 Aspekten: Eine langsame Periodik mit Delta-Ausbrüchen von 10—20 sec Dauer und eine frequentere und flache Phase mit präzentralen 7—8 sec-Wellen. 3. Kurve: Terminale Cor pulmonale-Encephalopathie beim gleichen Patienten $2^1/_4$ Jahre später. Eine Woche vor der Abl. wegen eines ausgedehnten Erysipels pulmonal und kardial dekompensiert, dabei generalisierter epileptiformer Anfall mit nachfolgendem Delir. Später wechseln Zustände von Verwirrtheit mit leidlicher Ansprechbarkeit. Polyglobulie, Hb 18,6, leichtes Papillenödem. Arterielle O_2-Untersättigung ohne Acidose (O_2-Sättigung 87,7, CO_2 Vol.-% 78,45, pCO_2 55,75, pH 7,4). Im EEG gleichförmige flache Delta-Aktivität bis 1,5 sec. Fluktuationen. Das Frequenzdiagramm hat sich stärker in den pathologischen Bereich (schwarze Säulen) verschoben, der Frequenzmittelwert (MF) ist abgesunken. 3 Tage später verstarb der Patient nach präterminalem Anstieg des Blutdrucks. Autoptisch: Hirnödem. Multiple petechiale Blutungen im Bereich der oberen Brückenkerne, des Fornixschenkels und unter dem Ependym des 3. Ventrikels. Ausgeprägtes Lungenemphysem mit Pulmonalsklerose, bronchopneumonische Herde, schwere Rechtshypertrophie.

heitsmonaten nicht mehr gewährleistet. Nach schweren kardialen und pulmonalen Dekompensationszuständen kann auch einmal das Hirnödem einen eigenen Krankheitswert erhalten und — unabhängig vom wieder erholten Gasstoffwechsel — den weiteren Verlauf bestimmen (vgl. Abb. 11a u. b).

Noch bevor es zu einer allgemeinen — corticalen — Hirnwellenverlangsamung kommt, lassen sich bei den Patienten mit leicht bis mäßig erhöhtem pCO_2 — ihren Klagen über Schwäche und Ermüdbarkeit entsprechend — *Ermüdungssymptome im EEG* nachweisen mit einer veränderten psychosensoriellen Reaktion beim Augenöffnen u. a. Diese Ermüdungssymptome werden auf eine veränderte — „trophotrope" — Steuerung der corticalen Aktivität bezogen (vgl. Jung 1954). In den späteren Krankheitsstadien — bei deutlicher Anoxämie und stärkerer CO_2-Vermehrung — akzentuiert sich die *subcorticale* Funktionsstörung zu schlaf-ähnlichen Fluktuationen der Hirnrhythmen.

Die hier zu beobachtende spontane Periodik zwischen langsamer und rascher Aktivität bedeutet ein Fluktuieren des corticalen „Tonus", des Wachheitsspiegels, oder, energetisch betrachtet, einen Widerstreit zwischen Dämpfungs- (langsame Potentiale) und Aktivierungs-effekten (rasche Potentiale). Grundsätzlich ähnliche Anstiege und Abfälle, die ein dauerndes Oszillieren des Patienten zwischen den extremen Polen des Wachseins und der tieferen Bewußtseinstrübung anzeigen, sind geläufig beim Einschlafen und Aufwachen, bei Narkosen und beim Präkoma. Vom physiologischen Schlaf unterscheiden sich die periodischen Varia-tionen beim Cor pulmonale durch das Fehlen der Schlafspindeln, die Phasen sind starrer und uniformer, sie sind weniger moduliert. Die solchen Fluktuationen der Hirnerregbarkeit zugrunde liegenden Faktoren sind unbekannt (vgl. Kaada 1953). Die Erscheinungen dürften mit periodischen Aktivitätsänderungen subcorticaler Steuerungssysteme zusammenhängen, etwa im Sinne einer phasischen Zu- und Abnahme einer zu postulierenden „Back ground"-Erregbarkeit.

Bei einigen dieser Kranken besteht dabei auch klinisch die Neigung zur Somnolenz und ein „Oszillieren" zwischen Schlafen und Wachen, bei anderen hingegen ist eine Bewußtseinstrübung, ja selbst eine Minderung der Wachheit weit weniger evident. Erst bei genauer Exploration und Prüfung zeigt sich zwar im Einzelfall keine feste, im gesamten jedoch eine „statistische" Beziehung zwischen dem reduzierten „Energieniveau" und einer allgemeinen Depression seelisch-geisti-ger Funktionen (Nachlassen der Aufmerksamkeit und Konzentration, Minderung der Denkleistungen, emotionale Abstumpfung und Apathie, allgemeine Anspruchs-losigkeit und verlangsamte Psychomotorik). Auch beim Euphorischen, Erregten und Gereizten lassen sich Hirnfunktionsstörungen nachweisen. Erst in den späten Krankheitsstadien wird das seelische Erscheinungsbild uniform, die schwere Gasstoffwechselstörung überdeckt dann die mehr persönlichen Aspekte des Verhaltens. — Oft ist es erstaunlich, wie selbst in Endzuständen des Cor pul-monale, auch bei episodischer träger Delta-Aktivität, durch den Patienten noch jederzeit eine Wachleistung schlagartig eingeschaltet werden kann und für die Dauer der Beanspruchung durch „innere" Aufmerksamkeit oder äußere Reize ein „höhertransformiertes" Aktivitätsniveau beibehalten wird.

Bei manchen präkomatösen und komatösen Patienten läßt sich eine meist nur temporäre Parallelität zwischen den Phasen des EEG und dem periodischen Atmen beobachten: Das EEG bessert sich im allgemeinen während der hyperpnoischen Phase und zeigt mehr Ab-normitäten während der respiratorischen Arretierung und Bradykardie.

Sicherlich ist für die Störung der Hirnfunktion und die EEG-Veränderungen beim Cor pulmonale nicht allein die Hypoxie entscheidend. Die p_H-Verschie-bungen, die CO_2-Vermehrung bilden im Einzelfall nicht trennbare ursächliche Teilfaktoren. Sie wirken von einem bestimmten pathologischen Niveau ab — wie eine „körperfremde" Noxe — synerg schädigend auf den Organismus ein. Der klinische Eindruck der schwer erschöpften Kranken erinnert ja häufig an eine Endotoxikose; bezeichnenderweise ist der Allgemeinzustand — vor allem bei hohem pCO_2 — nicht selten deutlich reduziert.

Der klinische Wert wiederholter EEG-Untersuchungen beim Cor pulmonale beruht darin, daß die cerebrale Beteiligung am Krankheitsgeschehen damit abschätzbar wird. Die Wiederherstellung eines normalen biochemischen Milieus des Gehirns nach erfolgreicher Therapie ist damit ebenso zu objektivieren wie die zunehmende Hirnschädigung im präterminalen Krankheitsverlauf. Das Vorliegen manifester corticaler und subcorticaler Hirnfunktionsstörungen verdient eine besondere Aufmerksamkeit, damit weitere schädigende Faktoren, z. B. Drogen, die die Hirnaktivität und den Bewußtseinszustand zusätzlich beeinträchtigen, bei diesen Kranken vermieden werden.

III. Prophylaxe und Therapie des chronischen Cor pulmonale.

Bei der Behandlung von Fällen mit chronischem Cor pulmonale befinden wir uns grundsätzlich in der gleichen Situation wie bei der Behandlung anderer Zustände sekundärer Herzinsuffizienz, etwa der Herzinsuffizienz bei Hyperthyreose, Fettsucht, Hochdruck usw. Neben der eigentlichen Herztherapie steht gleichberechtigt die Behandlung des die Herzinsuffizienz auslösenden Grundleidens, in diesem Falle der Lungenerkrankung.

Wie bei anderen Fällen sekundärer Herzinsuffizienz bietet die Möglichkeit der Behandlung des Grundleidens zusätzliche Besserungschancen, die die Prognose in günstig gelagerten Fällen oft besser erscheinen läßt als die von Fällen primärer Herzinsuffizienz. Mehr noch als bei der Therapie der primären Herzinsuffizienz, die oft die Anwendung gewisser Grundsätze der Herztherapie auf ätiologisch verschiedene Herzerkrankungen gestattet, ist die diagnostische Klärung der kausativen Lungenerkrankung besonders hinsichtlich der zu beobachtenden Funktionsstörung eine unerläßliche Voraussetzung für einen Erfolg der einzuschlagenden Therapie.

Die Prophylaxe des Cor pulmonale ist identisch mit der der Initialstadien aller derjenigen Lungenerkrankungen, die zu Cor pulmonale führen können. So ist die klimatische, chemotherapeutische und operative Therapie der Lungentuberkulose gleichzeitig eine Prophylaxe des Cor pulmonale, wenn auch gerade die Erfolge dieser Therapie, welche durch die bessere Beherrschung des pulmonalen Infektes zu einem Überleben von Patienten mit ausgedehnten Narbenzuständen, welche die Lungenfunktion gefährden und die Entwicklung eines Cor pulmonale begünstigen, geführt haben. Die Erkenntnis der Gefahr des Cor pulmonale hat die neueren Ansichten über die Therapie der Lungentuberkulose weitgehend beeinflußt. Sie hat die Zurückhaltung gegenüber der Pneumothoraxtherapie, die leicht zu Pleuraschwarten Anlaß gibt, vermehrt, die Notwendigkeit der Untersuchung der Lungenfunktion vor thoraxchirurgischen Eingriffen jeder Art klar erkennen lassen, die Indikation zu solchen Eingriffen mitbestimmt. Die sozialhygienische Betreuung der Silikosegefährdeten gilt der Prophylaxe des Cor pulmonale mindestens in gleichem Maße als der Verhütung der silikogenen Tuberkulose. Die Behandlung des Asthma bronchiale, die rechtzeitige Ausschaltung von Bronchiektasen, überhaupt die sorgfältige Behandlung jeder zum Chronischwerden neigenden Bronchitis, zählt zu den wichtigsten prophylaktischen Maßnahmen gegen die Entwicklung von Emphysem und Cor pulmonale.

Für die Prophylaxe und Behandlung des beginnenden Lungenemphysems kann eine gute Atemgymnastik von großer Bedeutung sein. Sie hat die Exspiration zu fördern, dabei aber zu berücksichtigen, daß ein gesteigerter Exspirationsdruck die Luftströmung in den Bronchien behindert (WYSS 1955). Die entspannte, aber ausgiebige Ausatmung muß angestrebt werden. Ist es einmal zu Verkrampfungen auch der auxiliären Hilfsmuskeln gekommen, so können allgemeine Gymnastik und Massage mit besonderem Augenmerk auf die entspannte Exspiration sehr nützlich sein. Eine gleichzeitige psychische Einwirkung auf den Kranken wird vielfach angestrebt.

In der Literatur sind verschiedene Atem- und allgemein gymnastische Übungen angegeben, die im allgemeinen die gleichen, oben angegebenen Ziele verfolgen. Von Wichtigkeit ist, daß wirklich geschultes Personal, das Verständnis für die pathophysiologischen und psychophysischen Zusammenhänge besitzt, die Übungen leitet, da sonst ebenso leicht geschadet wie genützt werden kann (Parow 1953, Fein, Cox und Green 1953, Segal und Dulfano 1953, Miller 1954).

Von großer Wichtigkeit kann die körperliche Schonung sein. Bei Kranken mit beginnendem Lungenemphysem kann jede Vermehrung des nicht selten in der Ruhe schon gesteigerten Atemvolumens als Reiz für bronchitische Prozesse wirken und außerdem die Neigung zu alveolarer Hypoventilation und Cor pulmonale begünstigen. Vermeidung ungünstiger klimatischer Einwirkungen und jedweder Atemreize durch chemische Stoffe ist von großer Bedeutung. Wichtig ist weitgehende körperliche Schonung besonders für solche Patienten, die eine Einengung der pulmonalen Strombahn mit oder ohne Diffusionsstörung haben. Jede Anstrengung wird den Pulmonalisdruck zum Ansteigen und unter Umständen den Sauerstoffdruck des arteriellen Blutes zum Absinken bringen. Da es sich hier oft um irreversible Prozesse handelt (pulmonale Arteriolosklerose), ist extreme körperliche Schonung die einzige Möglichkeit, auf den Lungenprozeß im Sinne einer Drucksenkung und Entlastung des rechten Herzens einzuwirken.

Für die Behandlung des beginnenden und manifesten Cor pulmonale wird man versuchen, die Patienten auf Grund von allgemein-klinischen Untersuchungen und Lungenfunktionsproben in eine der folgenden Gruppen einzuteilen:

1. Cor pulmonale bei organisch fixierter Widerstandsvermehrung im kleinen Kreislauf ohne Störung der alveolaren Ventilation
    a) ohne nachweisbare Diffusionsstörung;
    b) mit Diffusionsstörung.
2. Cor pulmonale bei Störungen der alveolaren Ventilation
    a) mit Verteilungsstörung;
    b) mit alveolarer Hypoventilation;
    c) mit alveolarer Hypoventilation und respiratorischer Acidose.

In allen Gruppen kann eine Herzinsuffizienz mit Stauung vorhanden sein oder fehlen. Alle Gruppenmerkmale können miteinander kombiniert vorkommen.

Die einmal organisch fixierten Einschränkungen des Lungenkreislaufs bedürfen vor allem einer Schonung der Herzleistung. Alles, was das Herzminutenvolumen steigert, besonders körperliche Anstrengung, muß nach Möglichkeit vermieden werden. Wenn schon in der Ruhe eine arterielle Untersättigung auf dem Boden einer Diffusionsstörung vorhanden ist, wird die Situation bald kritisch. Das rechte Herz dilatiert und hypertrophiert, und bald sind die ersten Zeichen der Herzinsuffizienz festzustellen. Die Prognose dieser Formen von Cor pulmonale ist meist weniger günstig, da die Therapie in der Lunge keinen rechten Ansatzpunkt findet. Bei arterieller Hypoxämie wird Sauerstoffatmung indiziert sein, die am besten als Langzeit-Therapie mit Nasensonde oder in einem Sauerstoffzelt durchgeführt wird. Maskenatmung von reinem Sauerstoff über lange Zeiträume ist zu vermeiden, sowohl wegen der Totraumvermehrung als auch besonders wegen der das Lungenepithel schädigenden Wirkung sehr hoher Sauerstoffspannungen (Becker-Freysing 1939). Sauerstoffatmung in nicht zu hoher Konzentration ist bei reinen Diffusionsstörungen völlig ungefährlich, da der Kohlensäuregehalt des arteriellen Blutes und die alveolare Kohlensäurespannung normal sind. Durch Normalisierung der arteriellen Sauerstoffsättigung,

Senkung des Herzminutenvolumens und vielleicht auch des pulmonalen Gefäßwiderstandes kann die Sauerstoffatmung wesentlich zur Besserung des Zustandes
beitragen. Liegt keine Diffusionsstörung vor, so wird durch Sauerstoffatmung
nur ein sehr geringer Effekt erzielt, der den Aufwand kaum lohnt. Die spezielle
Therapie der verschiedenen Erkrankungen, die zu einer Einengung des Lungenkreislaufs ohne Beeinträchtigung der alveolaren Ventilation führen, wird in den
entsprechenden Kapiteln abgehandelt. Hier ist zu ergänzen, daß bei der Sarkoidose und bei Fibrosierungen bei schweren Fällen ein Versuch mit Nebennierenrindenhormonen oder ACTH lohnend erscheint. Im wesentlichen wurde allerdings
von RILEY, RILEY und HILL (1952) unter ACTH nur ein Einfluß auf die gleichzeitig bestehende Verteilungsstörung gefunden, während die Diffusionskapazität
nicht wesentlich gebessert wurde. Die Vitalkapazität, der Atemgrenzwert, die
Sauerstoffspannung und die röntgenologischen Befunde zeigten eine erhebliche
Besserung. STONE, SCHWARTZ u. Mitarb. (1953) fanden von 7 Behandelten bei
2 praktisch eine vollständige Normalisierung, bei 1 besserte sich der Befund, während
bei den übrigen zum Teil unter der Therapie eine Verschlechterung eintrat. ORIE
sah nach mündlicher Mitteilung bei sehr schweren Fällen von Sarkoidose während
der Schwangerschaft dramatische Besserungen des Gesamtbefundes. Leider
rezidivierten ein Teil der Patienten nach Ende der Schwangerschaft. Bei rezidivierenden Embolien wird neben der Behandlung mit Antikoagulantien die
Herdsuche von entscheidender Bedeutung sein. Unter günstigen Bedingungen
kann durch chirurgische Intervention der Herd ausgeschaltet werden.

Soweit der Lungenbefund nicht oder nur sehr bedingt durch unsere therapeutischen Bemühungen zu bessern ist, tritt die Therapie des Herzens in den
Vordergrund. Diese soll weiter unten für alle Formen des chronischen Cor pulmonale gemeinsam abgehandelt werden.

Von einer Diffusionsstörung ist die echte Kurzschlußdurchblutung abzugrenzen, die ebenfalls eine arterielle Hypoxämie bei etwa normaler arterieller
CO_2-Spannung bewirkt.

Echte Kurzschlußdurchblutung ist therapeutisch beeinflußbar, falls es gelingt, ihre Ursache, einen Bronchialverschluß, oder broncho-pneumonische Herde
zu beeinflussen. Bei chronischem Emphysem mit alveolarer Hypoventilation
kann die oft zusätzlich vorhandene Kurzschlußdurchblutung im Rahmen der
Besserung der spastischen Verteilungsstörung verschwinden. Bei lokalem Kurzschluß in atelektatischem oder fibrotischem Lungengewebe können operative
Eingriffe in Frage kommen, durch die der den Kurzschluß beherbergende Lungenteil reseziert wird. Dies kann notwendig werden bei Lungentuberkulose mit
arteriovenösem Kurzschluß und selbstverständlich besonders beim pulmonalen
arteriovenösen Aneurysma. Genaue Funktionsproben, eventuell mit temporärer
vasculärer Ausschaltung des zu resezierenden Lungenteils durch Ballonkatheter
haben einer operativen Therapie immer vorauszugehen.

So kontraindiziert ein durch Diffusionsstörung bedingtes Sauerstoffsättigungsdefizit des arteriellen Blutes meist einen operativen Eingriff, während der Nachweis eines lokalen Kurzschlusses ihn geradezu indiziert. Sauerstoffatmung kann
auch bei Kurzschlußdurchblutung von Vorteil sein, da der physikalisch gelöste
Sauerstoff einen Teil des Sauerstoffdefizits deckt.

Für die Mehrzahl der Fälle von chronischem Cor pulmonale steht die Behandlung der Störungen der alveolaren Ventilation ganz im Vordergrund des Interesses.
Die zugrunde liegende Stenosierung der Atemwege kann bronchospastischer oder
infektiöser Natur sein, sie kann auch durch Kongestion der Lunge mitverursacht
sein. Kombinationen von je 2 oder allen 3 Komponenten sind häufig, zumal
eine oft die Voraussetzungen für das Auftreten der anderen schafft. Daher wird

auch die Therapie meist die Kombination mindestens von spastischer und infektiöser Bronchitis zu berücksichtigen haben, wenn auch der Schwerpunkt im
Einzelfall verschieden gelagert sein mag.

Besonderer Wert ist auf die Inhalationstherapie zu legen, wobei Zerstäuber
mit günstiger Teilchengröße, wie sie die modernen Aerosolgeräte erzeugen, den
Handzerstäubern oder einfachen Druckzerstäubern deutlich überlegen sind.
Zweckmäßigerweise wird die Inhalation broncholytischer Mittel, wie Isolevin,
Bronchovidrin oder Aludrin mit der entsprechender Antibiotica in der Weise
kombiniert, daß zunächst 2—3 min lang ein Broncholyticum, danach das Antibioticum (Penicillin + Streptomycin oder ein anderes durch Testung ermitteltes
Antibioticum) inhaliert werden. Moderne Aerosolgeräte haben 2 Medikament-
gefäße an einem System, so daß eine sofortige Umschaltung möglich ist. Diese
Inhalationen müssen mit großer Konsequenz mehrfach täglich, bei Schwerkranken mehrfach stündlich durchgeführt werden. Die Patienten spüren oft
große Erleichterung, und eine durch Verteilungsstörung und alveolare Hypoventilation bedingte Cyanose kann zurückgehen. Oft ist es erforderlich, wenn
der Infekt beherrscht ist, das Spasmolyticum öfters und über längere Zeit in-
halieren zu lassen, wobei das Antibioticum in seiner Dosierung herabgesetzt oder
ganz fortgelassen werden kann.

Die Inhalationstherapie kann ergänzt werden durch oral oder parenteral zu
verabfolgende Spasmolytica und Antibiotica. In Frage kommen die bekannten
Asthmamittel, adrenalinhaltige, wie Asthmolysin, Asthmadrin, Asthmo-Kranit,
theophyllinhaltige, z. B. intravenöse Injektionen von Euphyllin, aber auch peroral anwendbare Präparate, wie Taumastham, Felsol usw. Auch parenterale oder
perorale Anwendung entsprechender Antibiotica kann zweckmäßig sein, wenn der
Bronchialinfekt von Bedeutung ist.

Eine konsequent und sachgemäß durchgeführte Atemgymnastik kann diese
Therapie sehr wirksam unterstützen (s. unten). Auch Bäderbehandlung und
besonders klimatische Kuren können nach Überwindung des akuten Zustandes
von großem Wert sein. Desensibilisierung, Reizkörpertherapie und Mittel, wie
das Padisal aus der Reihe der Phenothiazine, nach dessen Anwendung in Form
einer Dauertherapie wir deutliche Besserung der Spasmenneigung auch mit
Rückbildung einer Herzvergrößerung gesehen haben, sind manchmal von Nutzen.

In Fällen, die mit diesen mehr oder minder herkömmlichen Präparaten nicht
wesentlich zu bessern sind, kommt dem ACTH wie den Nebennierenrindenhormonen oft eine kaum zu überschätzende Bedeutung zu. ACTH, Hydrocortison und neuerdings Dehydrocortison, die fluorierten oder methylierten
Prednisolone haben sich uns in hervorragender Weise bewährt. Auch funktionsanalytisch sind diese Ergebnisse zu sichern. In den letzten Jahren ist
über die Anwendung dieser Hormone bei spastischen Lungenleiden eine
beträchtliche Literatur entstanden: Barrach, Bickermann und Beck (1955),
Holler, Weinmann und Lorenz (1953), Braun, Samueloff und Cohen
(1953), Burrage und Irwing (1953). Im allgemeinen decken sich die Erfahrungen dieser Autoren mit unseren eigenen. Nach Absetzen der Mittel bei
kurzzeitiger Therapie ist im allgemeinen die Wirkung rasch abgeklungen und
die Spasmenneigung beginnt sich wieder zu manifestieren (Ferris, Affeldt und
Kriete 1951, Segal und Dulfano 1953). Die Anwendung dieser Substanzen
kann bei jeder Art spastischer Bronchitis, nicht nur beim typischen Asthma
bronchiale erfolgen.

Auch das Vorliegen eines dekompensierten Cor pulmonale ist nicht als Gegenindikation gegen ACTH oder Prednisolon anzusehen, da die Besserung der Lungenfunktion für die Therapie des Herzens meist bedeutsamer ist als eine vielleicht vor-

übergehende zusätzliche Belastung des Herzens (SEGAL, SALOMON und HERSCHFUS 1954). Bei sicher dekompensierten Patienten in bedrohlichem Zustand beginnen wir häufig mit einem intravenös zu verabreichenden Prednisolon-Präparat. Immer wieder muß aber betont werden, daß das Abwägen der Gefahr bei den schwerkranken Patienten oft ein sehr individuelles Vorgehen verlangt.

Bei diesen Patienten erscheint es oft erforderlich, mit den Hormonen eine Langzeit-Therapie durchzuführen, die bei sorgfältiger ärztlicher Kontrolle mit gelegentlichen Laboruntersuchungen des Ionenhaushaltes sich über Monate, ja Jahre erstrecken kann. Die besten Erfahrungen machten wir mit einer abwechselnden Gabe von ACTH und Dehydrocortison (10—20 E ACTH, 1—2 mal wöchentlich 2,5—15 mg Dehydrocortison täglich). Auch ANDERSON (1955) machte mit einer ambulanten Langzeit-Therapie mit diesen Substanzen gute Erfahrungen. Bei sorgfältiger Überwachung besonders des Ionenhaushaltes drohen keine Gefahren. In jedem Fall ist es erforderlich, die kleinstmögliche Dosis, die einen genügenden Effekt zeigt, nicht zu überschreiten, da bei sehr lange dauernder Therapie (mit den modernen Präparaten zwar selten) Überdosierungszeichen gefunden werden, wie sie in Form eines Pausbackengesichtes, Virilisierung bei Frauen zu beobachten sind, und darüber hinaus die Gefahr des Aufflackerns von Infekten oder die Manifestation eines Diabetes mellitus immer gegeben ist. NaCl-freie Diät ist zur Verminderung von Wasserretention meist auch ohne Hormontherapie angezeigt.

Bei allen Fällen mit stark herabgesetzter arterieller Sauerstoffsättigung wird man sich mit der Frage der Behandlung mit Sauerstoffatmung auseinandersetzen müssen. Da wir wissen, daß unter Sauerstoffatmung bei Patienten mit Hypoxämie infolge der Ausschaltung des chemoreceptorisch vermittelten Sauerstoffmangelantriebs das Atemvolumen sehr stark absinken kann und hiermit der Kohlensäuregehalt im arteriellen Blut ansteigt, ist es vor der Sauerstofftherapie von erheblicher Bedeutung, über die CO_2-Verhältnisse im Blut orientiert zu sein. Man muß sich stets die Frage vorlegen, von welcher Seite (Sauerstoffmangel oder CO_2-Überschuß) dem Gasstoffwechsel die größere Gefahr droht. Leider genügt zur Entscheidung dieser Frage die Kenntnis der alveolaren pCO_2 oder des Gesamt-CO_2-Gehaltes des arteriellen Blutes nicht allein. Besonders gefährdet sind Patienten mit akuter respiratorischer Acidose, bei denen die Erhöhung der arteriellen CO_2-Spannung nicht durch eine entsprechende Erhöhung der Alkalireserve kompensiert ist.

Die mehr chronischen Fälle von kompensierter respiratorischer Acidose vertragen trotz erheblicher CO_2-Retention im Blut Sauerstoffatmung meist besser. So kommt es bezüglich der Toleranz gegenüber Sauerstoffatmung letztlich auf die Wasserstoffionenzahl des Blutes an. Durch die rasche Aufoxydation des stark untersättigten Blutes wird allein durch den Bohr-Effekt ein Absinken des p_H-Wertes um mehrere Hundertstel Einheiten auftreten. Wenn schon die Acidose an der Grenze des noch mit dem Leben zu Vereinbarenden stand, kann diese akute Verschlechterung zu einer sehr erheblichen Gefährdung führen. Hinzu kommt die schon erwähnte Minderung des Atemvolumens durch Wegfall des O_2-Mangelatemantriebs, welche CO_2-Spannung und p_H-Wert weiter ansteigen läßt, sowie andere in gleicher Richtung wirkende Stoffwechselvorgänge, wie eine Verschiebung des Milchsäure-Brenztraubensäure-Gleichgewichtes. Gewiß bewirkt der Anstieg der Sauerstoffspannung im Blut auf die Dauer auch eine Abnahme der fixen Säuren und damit der Acidität des Blutes (MATTHES und ULMER 1957), aber diese reparativen Stoffwechselvorgänge kommen oft zu spät, um eine akute Verschlechterung des Gesamtzustandes nach Sauerstoffatmung zu verhindern.

Die Ergebnisse von Neil (1959) lassen annehmen, daß auch die Chemorezeptoren bei stärkeren Graden von Hypoxie durch massive Impulsaussendung
eine reflektorische Vasoconstriction im großen Kreislauf auslösen können. Wird
bei hypoxischen Patienten durch Sauerstoffgabe dieser von den Chemorezeptoren
gesteuerte vasoconstrictorische Effekt aufgehoben, so ist denkbar, daß es auch auf
diesem Wege zu einer durch Sauerstoffatmung ausgelösten Kollapssituation
kommen kann. Die Verhältnisse sind jedoch experimentell noch nicht genügend
abgeklärt, so daß es verfrüht erscheint, auf Grund dieser Hinweise eine Warnung
vor O_2-Atmung bei kollapsgefährdeten hypoxämischen Patienten auszusprechen.
Klinisch ist die akute Verschlechterung des Allgemeinbefindens der Patienten,
besonders hinsichtlich der cerebralen Erscheinungen nach Sauerstoffatmung bei
gleichzeitiger Verlangsamung und Verflachung der Atmung oft sehr deutlich.
Sie mahnt zu größter Vorsicht bei der Anwendung der Sauerstoffatmung bei
schwer hypoxämischen Patienten mit respiratorischer Acidose. Praktisch wird
es oft unmöglich sein, durch genaue Analyse des arteriellen Blutes die Größe der
Gefährdung vor Therapiebeginn festzustellen. Dann empfiehlt sich Vorsicht mit
Sauerstoffatmung in allen Fällen mit deutlicher arterieller Hypoxämie.
Atmung von reinem Sauerstoff mit einer der üblichen Atemmasken sollte
grundsätzlich vermieden werden, da die Maske in jedem Fall den Totraum vermehrt und so die Schwierigkeit der Elimination der Kohlensäure noch verstärkt,
und außerdem reine Sauerstoffatmung den Sauerstoffgehalt des Blutes innerhalb
von 2—3 min auf fast 100% ansteigen läßt, was die genannten gefährlichen
Erscheinungen hervorrufen kann. Viel besser ist Sauerstoffatmung durch Nasenkatheter, bei welcher mit einer sehr geringen Sauerstoffzugabe anzufangen ist.
Dieses Verfahren ist bei den oft unruhigen Patienten auch einer Behandlung im
Sauerstoffzelt vorzuziehen. Es ist jedoch damit zu rechnen, daß auch bei der
Zufuhr von reinem Sauerstoff mit Nasenkatheter ebenso wie im Sauerstoffzelt
die arterielle Sauerstoffsättigung, wenn auch langsamer als bei Maskenatmung,
so doch auf fast 100% ansteigt, wenn die alveolare pO_2 etwa 200 mm erreicht.
Will man dies vermeiden, so ist es nach unseren Erfahrungen sicherer, die Sauerstoffzufuhr zeitlich zu fraktionieren, als mit Sauerstoffluftgemischen niederer
Sauerstoffspannung zu arbeiten. Wir verwenden bei Nasenkatheteratmung
einen mechanischen Unterbrecher, der nach jeweils 20 sec Sauerstoffatmung
die Sauerstoffzufuhr für 40 sec abstellt (Fa. Draeger, Lübeck). Da nach Um-
schalten auf Sauerstoffatmung die arterielle Sauerstoffsättigung mindestens
2—3 min braucht, um 100% zu erreichen, wird dies nach 20 sec nie erreicht.
Andererseits gestattet die regelmäßige periodische Sauerstoffzufuhr doch eine
wirksame Sauerstofftherapie. Mit kontinuierlicher Atmung von Sauerstoffluft-
mischungen ist es nach unserer Erfahrung kaum möglich, eine wirksame Sauerstofftherapie zu betreiben und doch eine nahezu vollständige Sauerstoffsättigung
des Blutes zu vermeiden. Bei der Mehrzahl der Patienten gewinnen nach einigen
Stunden oder Tagen fraktionierter Sauerstoffatmung, besonders wenn gleichzeitig eine broncholytisch wirkende Inhalationstherapie einsetzt, die reparativen
Prozesse soweit die Überhand, daß das Blut-p_H sich annähernd normalisiert,
manchmal auch überhaupt die alveolare Hypoventilation verschwindet. Dann
ist es oft auch möglich, mit kontinuierlicher Sauerstoffatmung weiter zu behandeln. Diese ist dann bei Verwendung eines Nasenkatheters mit einer Sauerstoffzufuhr von 1—4 Liter/min ungefährlich, da nie exzessiv hohe alveolare
Sauerstoffspannungen erreicht werden.
Nimmt trotz aller Vorsicht unter der Sauerstoffatmung die alveolare Ventilation weiter ab, so darf nicht auf Sauerstoffatmung ganz verzichtet werden,
sondern es muß eine künstliche Ventilation mit Sauerstoff einsetzen. Diese wird

am besten mit einem Poliomaten oder einem ähnlichen Gerät mit möglichst geringem Totraum durchgeführt. Als Atemgas ist Sauerstoff zu verwenden. Das verwendete Atemgerät soll nach Möglichkeit eine alternierende Über- und Unterdruckatmung gestatten (BJURSTEDT 1953).

Die künstliche Beatmung wird am besten alle Stunden ein oder mehrmals für etwa 10 min durchgeführt. In den Pausen soll fraktioniert Sauerstoff mit Nasenkatheter gegeben und eine Inhalationsbehandlung durchgeführt werden. Dies Verfahren hat sich uns besser bewährt als Beatmung in einer eisernen Lunge, in der sich Patienten mit Emphysem und Cor pulmonale sehr beengt fühlen. Schwierigkeiten entstehen in der eisernen Lunge sehr häufig auch dadurch, daß der Patient sich nicht dem vorgegebenen Atemrhythmus anpassen kann. Diese Schwierigkeiten fallen beim Poliomat weg. Gelingt es, bei solchen schwerkranken Patienten durch eine künstliche Beatmung eine bessere Durchlüftung zu erreichen, so darf nicht zu rasch die Wasserstoffionenkonzentration des Blutes zur alkalischen Seite verschoben werden, da eine Minderung der Gehirndurchblutung (OPITZ und SCHNEIDER 1950) ernste Folgen haben kann. Überdruck-Unterdruck-Atmung kann mit Vorteil mit Inhalation bronchodilatierender Mittel kombiniert werden (FOWLER, HELMHOLZ u. Mitarb. 1953), indem diese Mittel dem druckerzeugenden Sauerstoff beigemischt werden.

Bei Patienten, die mit einer Bronchopneumonie oder akut exacerbierten chronischen Bronchitis bei alveolärer Hypoventilation zur Behandlung gelangen, ist es häufig unmöglich, mit Beatmungsgeräten eine ausreichende Ventilation des Alveolarraumes zu erzwingen. Die mit zähem, puriformem Sekret angefüllten Atemwege sind für die Atemgase nicht mehr zugänglich.

Bei solchen Patienten, die oft wegen der Kohlensäurenarkose und der hypoxischen cerebralen Schädigung auf den normalen Hustenreiz nicht mehr reagieren und so nicht mehr abhusten, die auch oft nur noch ganz oberflächlich atmen, liegt alles daran, die Atemwege von Sekret frei zu bekommen.

Bei diesen meist bewußtlosen oder doch sehr somnolenten, gelegentlich auch deliranten Patienten gelingt es unter Umständen mit einem dünnen Katheter (uns hat sich wegen seiner Krümmung an der Spitze der Tiemann-Katheter bewährt), über die Nase in die Trachea zu gelangen. Es ist erstaunlich, welche Mengen Sekretes aus den größeren Bronchialwegen abgesaugt werden können. Durch geschickte Katheterführung gelingt es auch, in den Haupt- und Lappenbronchien abzusaugen.

Durch den ohne Lokalanästhesie eingeführten Katheter wird neben der Sekretabsaugung noch ein zweiter Vorteil erzielt. Durch den erheblichen Fremdkörperreiz, der unter Umständen durch Auf- und Abwärtsbewegen des Katheters verstärkt werden muß, läßt sich doch noch ein Abhusten auslösen. Hierdurch kommt das zähe Sekret meist auch nur in den Absaugebereich des Katheters, wo es aber doch entfernt werden kann.

Das zum Abhusten notwendige Durchatmen und das Freiwerden von Alveolen läßt dann die trotz intermittierender Sauerstoffatmung tief cyanotischen Patienten nach einigen Hustenstößen deutlich weniger cyanotisch werden. Oft setzt dann auch wieder eine bessere Eigenventilation ein.

Diese Behandlung, die oft über mehrere Stunden abwechselnd mit Inhalation antibiotischer und bronchospasmolytischer Mittel durchgeführt werden muß, wobei ständig intermittierend über Nasenkatheter Sauerstoff gegeben werden soll, hat immer darauf zu achten, daß der Patient genügend ventiliert.

Manchmal ist es erforderlich, wenn zunächst die Eigenatmung ganz unzureichend erscheint, durch Lobelin wenigstens kurzfristige Ventilationssteigerungen hervorzurufen, bis durch Spasmolyse und Freisaugen der Atemwege eine bessere Eigenatmung möglich wird. Kleine Dosen von Coffein können die starke Schlafneigung der Patienten etwas hintanhalten. Dies ist anzustreben, da während des Schlafes gewöhnlich die Ventilation geringer wird, wobei rasch wieder der Zustand der völligen Bewußtlosigkeit durch Kohlensäureretention und Hypoxie eintritt. In verzweifelten Fällen ist es oft besser und noch lohnend, eine Tracheotomie auszuführen, die dann Bronchialtoilette und künstliche Atmung ohne Schwierigkeiten ermöglicht.

In der Kombination von Freihalten der Atemwege, künstlicher Beatmung, Inhalation von Antibiotikas und spasmolytischer Mittel, intermittierender Sauerstoffatmung, Digitalisierung und parenteraler Zufuhr antibiotischer Substanzen ist oft selbst bei Fällen mit schwerster alveolärer Hypoventilation noch eine Kompensation von Ventilation und Kreislauf zu erreichen. Oft sind solche Patienten über Jahre dann, bei entsprechender ärztlicher Führung, kompensiert zu halten.

Morphinpräparate können durch zusätzliche Beeinträchtigung des schon vorgeschädigten Atemzentrums die alveolare Hypoventilation erheblich verschlimmern, eine plötzliche Bewußtlosigkeit auslösen, ja, unter Umständen den Tod durch Atemlähmung herbeiführen (Katz, Chandler 1948, Roussak 1951 und Ludwig 1955). Morphin vermindert darüber hinaus die Reaktion des Carotissinus auf Hypoxie, p_H und pCO_2 (Salter 1952, Wilson, Hoset und Dempsey 1954). Morphinpräparate sind daher bei allen Fällen mit alveolarer Hypoventilation oder schwerer Verteilungsstörung absolut kontraindiziert.

Im Tierversuch gelingt es, mit Morphin über eine Zunahme der arteriellen CO_2-Spannung eine Liquordrucksteigerung und Erhöhung der cerebralen Durchblutung zu erzielen, die durch Hyperventilation vermieden werden kann (Keats und Mithoefer 1955). Eine ähnliche, wenn auch weniger deletäre Wirkung kommt im Experiment auch den Barbituraten zu (Marshall und Rosenfeld 1936). Auch danach wurden Zwischenfälle beim Cor pulmonale beobachtet (Michelson, Frahm und Katz 1954). Sind Sedativa nicht zu vermeiden, so empfiehlt Simpson (1954) Paraldehyd in kleinen wiederholten Gaben zu verordnen. Aber selbst dabei kann es bei Fällen mit respiratorischer Acidose zu einem erheblichen Anstieg des arteriellen pCO_2 kommen (Cohn, Caroll und Riley 1954). Die Sorge um die Wiederherstellung einer ausreichenden Ventilation steht bei der Behandlung dieser Fälle im Vordergrund.

Eine am Herzen selbst angreifende Behandlung tritt in ihre Rechte, sobald die ersten Zeichen von Herzinsuffizienz (Halsvenenstauung, Leberstauung, Ödeme) aufzutreten beginnen. Dies gilt für alle Formen von Cor pulmonale in gleicher Weise. Die Streitfrage, welches Herzglykosid gegeben werden soll, ob Strophanthin oder Digitalis oder ein Digitaloid, ist wohl von untergeordneter Bedeutung (Wollheim 1955). Jedes dieser Präparate ist wirksam innerhalb der Beschränkungen, welche die gleichzeitige Erkrankung der Lungengefäße seiner Wirkung auferlegt. Die Tatsache, daß ein Teil der Fälle von Cor pulmonale zur Gruppe der sog. „high output failure" gehören, begründet keine Sonderstellung bezüglich der Glykosid-Therapie (McMichael 1954). Die Dekompensation beginnt, wenn der Herzmuskel das durch die besonderen Umstände (O_2-Mangel) geforderte erhöhte Minutenvolumen nicht mehr zu leisten imstande ist. Remzi, Ozcan u. Mitarb. (1951) fanden beim dekompensierten Cor pulmonale nach Cedilanid einen Anstieg des Herzminutenvolumens, der als echte Herzwirkung gedeutet wird (Frank 1951). Auch Harvey, Ferrer und Cournand (1953) sprechen sich für die Anwendung von Digitalis in Form einer Langzeit-Therapie beim dekompensierten Cor pulmonale aus. Horwarth, McMichael und Sharpey-Schäfer (1947) sahen allerdings nach intravenöser Digitoxin-Injektion eine Abnahme des Herzminutenvolumens. Die von ihnen vermutete direkte Wirkung des Digitoxins auf den Venendruck wurde jedoch nicht bestätigt (Wood und

PAULETT 1949). GRAY, WILLIAMS und GRAY (1952b) sahen nach intravenösen Injektionen von 1,6 mg Lanatosid C einige Male einen Abfall der arteriellen Sauerstoffsättigung. Sie diskutieren eine Zunahme der Kurzschlußdurchblutung. So wird verständlich, daß einige Autoren zu vorsichtiger Digitalisierung oder auch zur Anwendung von Glykosiden zweiter Ordnung raten (WOLLHEIM 1955). Auch BOLT (1954) sah von der Anwendung von Bulbus scillae gute Wirkung.

Wenn dies in Einzelfällen, besonders bei Vorhandensein von Kurzschlußdurchblutung und Diffusionsstörung seine Berechtigung haben mag, so sprechen doch klinische Erfahrungen nicht gegen eine Anwendung von Strophanthin und Digitalispräparaten in der auch sonst bei Herzinsuffizienz üblichen Dosierung bei der Mehrzahl der Fälle von dekompensiertem Cor pulmonale. Daß bei dieser Behandlung allein ein Erfolg oft nicht eintritt, liegt an dem bestimmenden Einfluß der durch Digitalis nicht beeinflußbaren Störungen des Lungenkreislaufs auf den Kreislauf.

Auch die Beurteilung des Aderlasses ist in der Literatur nicht ganz einheitlich. Sicherlich wird der Hämoglobingehalt durch den Aderlaß gesenkt und damit geht für den schon so unzureichenden Sauerstoff noch ein Teil des Transportmittels verloren. Da aber die möglicherweise bestehende Polyglobulie auch zur Erschwerung des Kreislaufs beiträgt und die oft vorhandene Hypervolumämie das versagende rechte Herz mehr belastet, so können Indikationen für einen Aderlaß bestehen. Dies gilt besonders, wenn eine zusätzliche beginnende Linksinsuffizienz die Zirkulation im kleinen Kreislauf durch Stauung erschwert. Aderlässe von 300—500 cm³ unter Kontrolle von Hämoglobin und Hämatokritwert werden sich bei diesen Zuständen als sehr nützlich erweisen (HARVEY, FERRER und COURNAND 1953, DE VRIES, FRYD u. Mitarb. 1950). Auch SPANG (1954) empfiehlt beim dekompensierten Cor pulmonale wiederholte kleine Aderlässe. DENOLIN (1955) spricht sich bei somnolenten Patienten und bei Patienten mit Kephalea für Aderlässe aus.

Ähnliche Indikationen wie für den Aderlaß gelten für einen Behandlungsversuch mit ganglienblockierenden Substanzen (Pendiomid, Depotgangliostat. Initialdosis nicht über 10 mg intramuskulär; einzelne Patienten vertragen bis 50 mg intramuskulär). Man wird an diese Präparate denken, wenn einer Blutüberfüllung des Lungenkreislaufs bei zusätzlicher Linksinsuffizienz oder Hypervolumämie entgegengetreten werden soll und wenn keine Veranlassung zur Reduzierung des Gesamthämoglobingehaltes besteht. Diese Indikation ist relativ eng umgrenzt. Von einer unterschiedslosen Behandlung aller Fälle von Cor pulmonale mit ganglienblockierenden Substanzen haben wir klinisch keine überzeugenden Erfolge gesehen, obwohl experimentell eine den Druck im Lungenkreislauf herabsetzende Wirkung beim pulmonalen Hochdruck gesehen worden ist (vgl. Abschnitt b 2f).

Liegt eine Dekompensation mit Wasserretention vor, so sind Diuretica einzusetzen, ebenso wie bei der Linksinsuffizienz des Herzens. Wie dort muß angeraten werden, die Entwässerung nicht zu brüsk und unter Ionenkontrolle durchzuführen. Theophyllin ist wegen seines vielseitigen Angriffspunktes von besonderem Wert. Quecksilber-Diuretica sollten erst eingesetzt werden, wenn eine systematische Behandlung der Lungengefäßveränderungen und Digitalisierung vorausgegangen sind.

In letzter Zeit wird gerade beim Cor pulmonale ein neues Diureticum, das Diamox, viel diskutiert. Chemisch handelt es sich dabei um einen von den Sulfonamiden abgeleiteten Körper, der eine spezielle Carboanhydrase-hemmende

Wirkung hat. Durch diesen Effekt bewirkt das Diamox eine Alkalisierung des Harns und eine Säuerung des Blutes. Dieser, die Alkalireserve erniedrigende Effekt könnte für das chronische Cor pulmonale von Bedeutung sein. Heiskell, Belsky und Klaumann (1954) glauben Gutes von dieser Substanz gesehen zu haben. Sie fanden immer die oben beschriebene Säuerung im Blut und die Alkalisierung des Harnes. Nadell konnte 1953 den die CO_2-Spannung erniedrigenden Effekt dieser Droge zeigen. Galdstone, Hunter u. Mitarb. (1954) und Galdstone (1954) fanden bei schwerem Lungenemphysem allerdings keinen die CO_2-Spannung erniedrigenden Effekt.

Leider wird der diuretische und die Alkalireserve senkende Effekt mit einer Säuerung des Blutes erkauft, die bei Patienten mit respiratorischer Acidose nicht unbedenklich sein kann. Bell, Smith und Andreae (1955) gaben 6 Patienten mit CO_2-Retention bei Emphysem über 18—54 Tage Diamox (10—25 mg/kg Körpergewicht). Am 3. oder 4. Tag war die Wasserstoffionenkonzentration um 0,03—0,15 p_H-Einheiten zur sauren Seite verschoben. Darauf setzte ein allmählicher Anstieg zum Normwert ein, der aber nie ganz erreicht wurde. Die arterielle Sauerstoffspannung stieg in allen Fällen 14—20 mm Hg an. Die Autoren fanden, daß bei schwerkranken Patienten die Anwendung ohne Nutzen blieb. Wir möchten bei Patienten mit Acidosen vor der Anwendung dringend warnen, da meist die alveolare Ventilation schon so bis zu ihrem Maximum gesteigert ist und eine weitere Säuerung des Blutes nicht kompensiert werden kann. Bei den mehr kompensierten Patienten bedarf es erst noch weiterer Beobachtung, ob mit einer Langzeitbehandlung wirklich die Kohlensäurespannung gesenkt und die alveolare Ventilation dauerhaft gebessert wird. Die Ergebnisse von Bell, Smith und Andreae (1955) lassen das zum mindesten als sehr zweifelhaft erscheinen. Wohl von mittelschweren Fällen teilte Schwab (1957) kürzlich über Monate hinaus beobachtete Erfolge einer Langzeit-Therapie mit Diamox mit. Schließlich bleibt zu sagen, daß wir selbst einige Male doch schwerere Nebenerscheinungen in Form von Sensibilitätsstörungen und paralytischen Erscheinungen von seiten des Magen-Darmkanals gesehen haben. Größere Dosen hemmen so massiv die Carboanhydrase der roten Blutkörperchen, daß ein Gradient für die Kohlensäure vom Blut zu den Alveolen meßbar wird (Carter, Seldin, Teng 1959). Daß ein solcher Effekt auf alle Fälle zu vermeiden ist, braucht keine Bestätigung.

Auf jeden Fall ist eine intermittierende Dosierung bei Diamox angezeigt. Bei den nicht allerschwersten Fällen von chronischem Cor pulmonale mit alveolärer Hypoventilation bringt dann die Gabe von Diamox an zwei aufeinanderfolgenden Tagen bei dann darauffolgenden 1 oder 2 diamoxfreien Tagen meist gute diuretische Effekte.

Ob der von Tenney und Tschetter (1959) bei längerer Verabreichung von Diamox im Tierversuch gefundenen Verminderung des Sauerstoffverbrauches, die durch eine echte Herabsetzung des Grundumsatzes bewirkt wurde, klinische Bedeutung zukommt, scheint fraglich.

Auch Chlorothiazid ist ein von den Sulfonamiden abgeleitetes peroral gut wirksames Diureticum, welches sich durch eine Steigerung der Ausscheidung von Natrium und Chlor in annähernd äquivalentem Verhältnis auszeichnet. Es tritt allerdings auch eine verstärkte Kaliurese ein. Eine Überwachung des Ionenhaushaltes ist ratsam, damit rechtzeitig Natrium und Kalium substituiert werden können. Noch stärker natriuretisch und diuretisch wirken Hydrochlorothiazid (Esidrix), das fluorierte Hydrochlorothiazid (Rodiuran) und das neue Isoindolinderivat (Hygroton).

Da unter der Therapie mit diesen Substanzen oft gleichzeitig eine Blutdrucksenkung eintritt, müssen gleichzeitig verabreichte Ganglienblocker oder Raupinaalkaloide vorsichtig dosiert werden.

Es fällt des öfteren auf, daß eine Reihe von Patienten mit chronischem Cor pulmonale bei alveolärer Hypoventilation im Gegensatz zu Patienten mit kardialer Dyspnoe eine flache Lagerung des Oberkörpers vorziehen. Durch diese flache Lagerung wird die Zwerchfellbeweglichkeit erleichtert, wodurch diesen Patienten eine bessere Ventilation ihres Alveolarraumes gelingt. BARACH (1959) nützt diesen Effekt aus und bringt diese Patienten in Kopftieflage. Er berichtet, daß hierdurch bei einer wesentlichen Einschränkung des Atemminutenvolumens die alveoläre Ventilation gleich gut bleibt. Da durch eine Einschränkung des Atemminutenvolumens aber wesentliche Atemarbeit gespart wird, wird durch die Kopftieflage (18°) ein wünschenswerter Effekt erreicht. Es ist aber darauf hinzuweisen, daß bei weitem nicht alle Patienten für diese Therapie geeignet sind. In geeigneten Fällen kann aber durch intermittierende Kopftieflagerung eine Erleichterung der anstrengenden Atemarbeit für den Patienten erreicht werden. Auch die Behandlung mit dem in der Poliomyelitistherapie verwendeten Schaukelbett hat sich in einigen Fällen bewährt.

Da bei vielen Patienten mit chronischem Cor pulmonale jeder neue Schub der meist im Frühjahr und Herbst bronchopneumonisch exacerbierenden chronischen Bronchitis eine neue Dekompensation des rechten Herzens bewirkt, wurde durch BUCHMAN u. Mitarb. (1958), wie durch EDWARDS und FEAR (1958) bei entsprechenden Patienten eine Langzeittherapie mit Oxytetracyclin in den kritischen Jahreszeiten durchgeführt. Es ließ sich hierdurch in den meisten Fällen eine Exacerbation verhüten. Die Ergebnisse für das rechte Herz und für die Lungenfunktion waren besser als bei Vergleichsgruppen. Wenn auch der Entschluß, generell eine solche Therapie durchzuführen, schwerfällt, so zeigen doch diese Ergebnisse, daß kaum mit unerwünschten Nebenwirkungen zu rechnen ist. Eine länger dauernde Therapie mit Breitbandantibiotikas wird in geeigneten Fällen manchen neuen, gefährlichen Schub einer Dekompensation des rechten Herzens verhindern lassen.

Die Diät-Therapie der Fälle mit dekompensiertem Cor pulmonale unterscheidet sich nicht von der anderer Fälle von Herzinsuffizienz mit Stauung.

Es bleibt zusammenfassend festzustellen, daß die Prognose dort relativ günstig ist, wo das chronische Cor pulmonale vorwiegend auf Grund funktioneller ventilatorischer Störungen entstanden ist. Näheres über den Verlauf, die systematische Behandlung und die Prognose ist im Kapitel Emphysem nachzulesen. Dort, wo schwerere, anatomisch faßbare Schäden an den Gefäßen oder im Interstitium vorhanden sind, ist die Prognose weitaus schlechter.

IV. Cor pulmonale bei Lungenemphysem, Asthma bronchiale und Bronchiektasen.

Das chronische Lungenemphysem ist bei weitem die häufigste Ursache des Cor pulmonale. Nach Tabelle 4, S. 140 waren von 619 Fällen von Cor pulmonale 64,3% allein durch chronisches Lungenemphysem bedingt, weitere 27,8% durch Erkrankungen des Lungenparenchyms, bei denen das begleitende Emphysem zur Entwicklung des Cor pulmonale beitrug.

An klinischem Material fanden MILLER, FOWLER und HELMHOLZ (1953) in 7,9% von 240 Fällen, BALDWIN, COURNAND und RICHARDS (1949) in 13% von 68 Fällen eine manifeste Insuffizienz des rechten Ventrikels. Autoptisch fanden MÜLLER (1883) mit der Methode der getrennten Ventrikelwägung in 37 von 57 Fällen,

Merkel (1941) in 5 von 24, Kountz, Alexander und Prinzmetal (1936) in
10 von 17 Fällen eine Rechtshypertrophie. Durch Messung der Wanddicke des
rechten Ventrikels stellten Griggs, Coggin und Evans (1939) in 13 von 45,
McKeown (1952) in 31 von 101 Fällen eine Hypertrophie fest.

Das chronische Lungenemphysem führt demnach in etwa $^1/_3$ der Fälle zu
einer rechtsseitigen Herzhypertrophie (Cor pulmonale). Andererseits geht aus
dieser Zusammenstellung hervor, daß das Emphysem keineswegs zwangsläufig
zu Cor pulmonale führt. In mehr als der Hälfte der Fälle erfolgt der Tod durch
andere Ursachen.

Auch klinisch und pathophysiologisch steht das Lungenemphysem im Mittelpunkt der Problematik des Cor pulmonale insofern, als die vermehrte Herzbelastung auf sehr verschiedene Arten zustande kommen kann, die oft nur schwer
gegeneinander abgrenzbar sind.

1. Zur pathologischen Anatomie des Lungenemphysems.

Dem Pathologen erscheint als ein wesentlicher Befund beim Emphysem die
„Gefügedilatation" des Acinus, welche zu Atriumbildung im Bereich der Bronchioli respiratorii und zur Distension der Alveolargänge führt. In diese Distension
werden die Alveolen einbezogen, sie platten sich muldenförmig ab, während die
Interalveolarsepten mit den in ihnen verlaufenden Gefäßen eine regressive Entwicklung zeigen. Schließlich kann der ganze Acinus zu einem mehr oder weniger
gegliederten Sack umgewandelt werden.

Von einer Vergrößerung des eigentlichen *anatomischen* Totraumes kann man nicht reden,
da auch der Bronchiolus respiratorius noch zum Alveolarraum gerechnet werden muß, und
der Bronchiolus terminalis nicht oder nur an seinem terminalen Ende geringgradig erweitert
ist. Dagegen ist der *funktionelle* Totraum meist vermehrt insofern, als die Homogenität
der Gasmischung schon in jedem einzelnen der größeren Hohlräume nicht mit Sicherheit
gewahrt ist und in verschiedenen Lungenteilen durch respiratorische und zirkulatorische Verteilungsstörung immer gefährdet ist.

Im Gegensatz zur akuten Lungenblähung geht das chronische Emphysem
stets mit einem Substanzverlust der Lunge einher, der in einer Minderung des
elastischen Retraktionsvermögens der Lunge und in einer Abnahme der Zahl der
Alveolarcapillaren und damit einer Verringerung der Austauschfläche Alveolar-
luft/Blut ihren Ausdruck findet. Bezüglich der Änderung der elastischen Eigenschaft der Lunge und des Thorax sei auf die Ausführungen von Lottenbach und
Noelpp-Eschenhagen (1956 in Bd. IV/II dieses Handbuches) verwiesen.

Die Auswirkungen auf den Lungenkreislauf können alle Abschnitte der pulmonalen und bronchialen Zirkulation, insonderheit aber den periphersten Anteil
der Strombahn betreffen.

Zusammen mit der Verminderung der capillaren Strombahn kann die Rari-
fikation der peripheren arteriellen Verzweigungen eine erhebliche Reduktion
des Gesamtquerschnitts der Lungenstrombahn im Gefolge haben. Schoenmakers und Vieten (1952a) und Meessen (1951) haben in postmortalen Angio-
grammen diese Verhältnisse anschaulich gezeigt: „Die Hauptäste der A.
pulmonalis sind stark, lang ausgezogen und stehen wie entlaubte Bäume im
Brustraum, da die feine netzförmige Zeichnung der kleinen Arterienverzwei-
gungen in großen Bezirken fehlt" (Schoenmakers und Vieten 1952a). Entsprechend zeigt die Schnittfläche der Lunge mikroskopisch nur spärliche Gefäßquerschnitte und im Röntgenbild fällt die vermehrte Transparenz als Zeichen des
verminderten Blutgehaltes auf. Sekundäre pulmonale Arteriosklerose (fibro-
elastische Intimahypertrophie der kleinen Gefäße) sind beim Emphysem beschrieben worden (Brenner 1935, Welsh und Kinney 1948, Civin und Ed-

WARDS 1950, KÖNN 1958). Nach McKEOWN (1952) sind allerdings die organischen Gefäßwandveränderungen bei Fällen mit rechtsseitiger Herzhypertrophie nur unwesentlich stärker ausgebildet als bei Emphysemfällen ohne Herzhypertrophie und bei Kontrollfällen gleicher Altersstufen, so daß die morphologischen Veränderungen an den Arterien nicht allein als die wesentliche Basis des pulmonalen Hochdrucks angesehen werden können.

ISAAKSON (1871) hat mit injektionstechnischen Verfahren nachgewiesen, daß die Zahl der offenen Capillaren in den gedehnten Alveolen bei substantiellem Emphysem sehr viel kleiner ist als normalerweise. LOESCHKE (1928) hat diese Befunde bestätigt. Entsprechend ist die emphysematöse Lunge blaß und im Röntgenbild vermehrt strahlendurchlässig. Auch bei angiographischen Untersuchungen läßt sich die Capillarphase im Röntgenbild schlecht darstellen — ein Hinweis darauf, daß die Blutströmung entsprechend der Reduktion des capillaren Strombetts schneller erfolgt (BOLT und RINK 1951).

Eine grobe Schätzung der Größe des Ausfalls an Lungencapillaren bei Emphysematikern läßt sich auf Grund eines Vergleichs der Diffusionskapazitäten ($D O_2$) durchführen, welche der Größe der Gasaustauschfläche = Lungencapillaroberfläche proportional sind. Während beim Gesunden $D O_2$ im Mittel 20 cm³ je mm Hg (15—25) beträgt, maßen DONALD, RENZETTI u. Mitarb. (1952) bei 7 Emphysematikern ohne Cor pulmonale $D O_2 = 10,6$ (7—14), bei 8 Emphysematikern mit Cor pulmonale (Gruppe 3 und 4) $D O_2 = 6,1$ (4—9) cm³/mm Hg.

Demnach war die Oberfläche der Lungencapillaren bei der 1. Gruppe auf 53%, bei der 2. Gruppe auf 30% des durchschnittlichen Normalwertes eingeengt. Dabei ist zusätzlich zu berücksichtigen, daß beim Gesunden während körperlicher Arbeit $D O_2$ auf das 2—3fache ansteigt, während beim Emphysematiker dieser Anstieg nur sehr gering ist oder ganz fehlt.

Vermutlich stehen dem Emphysematiker Reservecapillaren, die den Anstieg von $D O_2$ bei der Arbeit beim Gesunden bewirken können, nicht zur Verfügung.

Der Einfluß einer Verengung der capillaren Strombahn auf den Gesamtwiderstand im Lungenkreislauf ist schwer abzuschätzen. Sicherlich liegt auch im Lungenkreislauf ein wesentlicher Teil des Gesamtwiderstandes präcapillar. Dieser Anteil ist keineswegs mit Hilfe des p. C. p. meßbar (sog. pulmonaler Arteriolenwiderstand). Es gibt Fälle von arteriolarem pulmonalem Hochdruck ohne Diffusionsstörung, andererseits Diffusionsstörungen mit in der Ruhe nur ganz geringfügig erhöhtem Pulmonalisdruck. Die Reduktion der Lungencapillaren bestimmt also mindestens nicht allein die Höhe des pulmonalen Gefäßwiderstandes. Dennoch besteht in der Regel eine Konkordanz zwischen pulmonalem Arteriolenwiderstand und pulmonalem Capillarwiderstand, so daß ROSSIER, BÜHLMANN und WIESINGER (1956) mit Recht darauf hinweisen, daß Diffusionsstörungen meist mit organisch fixierten Widerstandsvermehrungen im kleinen Kreislauf einhergehen. Beim Emphysem tritt der Einfluß einer etwa vorhandenen organisch-fixierten Erhöhung des pulmonalen Gefäßwiderstandes deutlich zurück gegenüber dem reversiblen Einfluß der Störungen des respiratorischen Gaswechsels.

Nach CUDKOWITZ und ARMSTRONG (1953) zeigen die Bronchialarterien häufig das Bild einer ausgedehnten obliterierenden Endangiitis, zugleich finden sich abnorm erweiterte Anastomosen zwischen Bronchial- und Pulmonalgefäßen. Die Bedeutung dieser Befunde ist noch nicht geklärt. Eine „Aortalisation des Lungenkreislaufs" als eine wesentliche Ursache des pulmonalen Hochdrucks (GIESE 1956) erscheint beim Emphysem weniger wahrscheinlich als bei manchen Fällen von Bronchiektasen; noch zu prüfen wäre, ob eine ausgedehnte Oblitera-

tion der für die Ernährung des elastisch-muskulären Stützgerüstes der Lunge
zuständigen Bronchialzirkulation auch für die Pathogenese mancher Emphysemformen in Frage kommt.

2. Zur Pathogenese verschiedener Emphysemformen.

Nur um verschiedene Emphysemformen gegeneinander abzugrenzen, sei
ganz kurz auf die Frage der Pathogenese eingegangen.

Schon Eppinger (1876), später besonders Kountz und Alexander (1934)
stellten das Emphysem durch Blähung bei exspiratorisch wirksamer Bronchiolostenose in den Vordergrund der Pathogenese bestimmter Emphysemformen
(obstructive emphysema), die sich durch rasche Progredienz und Neigung zu
Störung der alveolaren Ventilation auszeichnen. Die spastische Broncho- bzw.
Bronchiolostenose (Asthma, chronische asthmatoide Bronchitis) ist das Musterbeispiel solcher diffuser Bronchusstenosierungen. Rossier hat darauf aufmerksam gemacht, daß auch bei Fällen, die auskultatorisch eine asthmatoide Bronchitis nicht erkennen lassen, der Adrenalinversuch das Vorhandensein einer
bronchospastischen Komponente durch den Nachweis einer Besserung der
Lungenventilation wahrscheinlich machen kann (Bronchitis spastica inapercepta,
Rossier und Mean 1943).

Auf die Problematik des Asthmaanfalls und die schwierige Frage der Bronchostenose
kann in diesem Zusammenhang nicht näher eingegangen werden. Es sei auf das Kapitel von
Noelpp und Noelpp-Eschenhagen in Bd. IV/2 dieses Handbuches verwiesen. Es wird im
folgenden immer dann von Bronchospasmus gesprochen, wenn eine kurzfristig durch Bron-
cholytica zu beseitigende Ventilationsstörung mit oder ohne Folgen für den Gasaustausch
eintritt.

Daß bronchitische Schleimhautschwellung und Sekretbildung ebenso wie
Kongestion der Schleimhaut bei Zuständen von Lungenstauung die Wirksamkeit
von Bronchospasmen verstärken, erscheint kaum bezweifelbar. Die klinische
Beobachtung der Häufigkeit asthmatoider Bronchitis bei Zuständen von Lungenstauung, bei Linksinsuffizienz, nach Lungenembolien, bei unspezifischen pulmonalen Infekten mit bronchopneumonischen Herden, bei Bronchiektasen läßt
darüber hinaus daran denken, daß die spastische asthmatoide Bronchitis oft durch
infektionsallergische und kongestive Zustände begünstigt bzw. ausgelöst werden
kann (Neergardt 1934). Andererseits erscheint es nicht als berechtigt, jede
Art von Bronchitis mit der Pathogenese des Emphysems in Verbindung zu
bringen (Giese 1956). Eine Bronchitis der großen und mittleren Bronchien ist
bei chronischem substantiellem Lungenemphysem meist nicht nachweisbar. Die
akute Bronchitis, meist eine Begleiterscheinung von Viruskrankheiten und
schweren Infektionskrankheiten, hat mit der Emphysempathogenese kaum
etwas zu tun. Eine lokale größere Bronchien stenosierende Bronchitis deformans
wird eher zur Atelektase, lokalen Infiltrationen und Bronchiektasen als zu
lokalem Emphysem führen (Schulze 1956).

Eine anatomisch nachweisbare Bronchiolitis findet Giese (1956) in etwa 50%
seiner Fälle von Emphysem, auch Altersemphysem. Sie ist meist das einzige
morphologisch nachweisbare Entzündungssubstrat und muß eher als Folge, denn
als Ursache des Emphysems betrachtet werden, wenn sie auch ihrerseits das
Fortschreiten des Emphysems begünstigen kann.

Emphysem kann außer durch exspiratorische Ventilbronchostenose auch
durch Überblähung der Alveolen durch Zug von außen entstehen; außerdem
durch eine Konstitutions- und altersgemäße Atrophie von Teilen des Lungengewebes. Ebenso, wie chronische Dehnung eine Atrophie des Alveolargewebes
erzeugen kann, bewirkt eine primäre Gewebsatrophie eine Erweiterung der

Alveolen. Allen diesen Emphysemarten gemeinsam ist das Fehlen einer schweren, wechselnden Bronchusstenosierung und damit der Tendenz zur Entwicklung einer progredienten Ventilations- und Gaswechselstörung und eines Cor pulmonale.

Völlig scharf ist jedoch die Abgrenzung dieser Emphysemarten nicht. Auch beim Altersemphysem ist die Ventilation der Alveolen gefährdet, da die nicht kartalaginär gestützten Teile des Bronchialbaumes nur durch ihre Verbindung mit dem elastischen Lungengerüst offen gehalten werden und wenn dessen Retraktionsfähigkeit nachläßt, während der Exspiration kollabieren oder stark verengt werden. Wenn dies der Fall ist, so entsteht eine Verteilungsstörung mit Anstieg des Atembedarfes. Dieser kann wiederum durch vermehrte Reizung der Bronchialschleimhaut zur Entwicklung einer Bronchiolitis und vielleicht über eine Infektionsallergie zu einer asthmatoid-spastischen Bronchitis führen. So ist der Unterschied zwischen dem harmlosen Altersemphysem und dem progredienten obstruktiven Emphysem nicht immer ein so grundsätzlicher, sondern nur ein quantitativer; immerhin kann die eine Erkrankung jahrzehntelang ohne Gaswechselstörungen und ohne vermehrte Belastung des rechten Herzens verlaufen, während die andere innerhalb kurzer Zeit zu alveolarer Hypoventilation und Cor pulmonale führt. Der Übergang in die obstruktive Form wird vermittelt durch das Auftreten einer meist auch klinisch nachweisbaren rezidivierenden asthmatoid-spastischen Bronchitis.

Emphysema per distensionem entsteht nach Pneumektomien und Lobektomien, im kyphotisch vergrößerten und starren Thoraxraum, in der Umgebung größerer bis kleinster undehnbarer Narbenzüge im Lungengewebe. Bezeichnungen wie kompensatorisches Emphysem haben nur von der anatomischen Sicht her einige Berechtigung; pathophysiologisch erschwert die hinzukommende Emphysembildung die durch den ursprünglichen Defekt gesetzte Situation. KOUNTZ und ALEXANDER (1934) rechnen alle diese Emphysemarten zum nicht obstruirenden und daher klinisch relativ gutartigen Typ des Emphysems. Dies wird vor allem dann der Fall sein, wenn ein ganzer, strukturell intakter Lungenlappen sich ausdehnt, wie um nach einer Lobektomie den ganzen Thorax zu füllen. Bei regionalen Narbenbildungen, die infolge ihrer mangelhaften Dehnbarkeit perifokal oft nur im mikroskopischen Bereich zu lokaler Emphysembildung führen, ist die Ventilation der geblähten Anteile oft gestört. Es kann zu Bronchusstenosen und Verteilungsstörungen kommen. Dies gilt auch für Fälle, bei denen ein lokal primär entzündlicher Prozeß Ursache der umschriebenen Emphysembildung ist. Gewöhnlich stehen aber bei diesem nicht obstruktiven Narbenemphysem die zirkulatorischen Schäden durch Untergang von kleinen Gefäßen in der Lunge im Vordergrund. Oft entwickelt sich hierbei ein chronisches Cor pulmonale ohne wesentliche ventilatorische Schäden. Bei dem einseitigen regionären Dehnungsemphysem der Kyphoskoliose kommt es zu besonders erheblichen respiratorischen, wenn auch zum Teil simultanen Verteilungsstörungen, die den Atembedarf bei meist sehr eingeengtem Atemgrenzwert stark ansteigen lassen. Zusätzlich auftretende asthmatoid-spastische Bronchitis kann die Entwicklung in Richtung obstruktives Emphysem mit zunehmender sukzessiver Verteilungsstörung begünstigen.

3. Emphysem und Störungen der Lungenfunktion.

In der Klinik gilt meist die Größe der Residualluft bzw. deren Verhältnis zur Totalkapazität der Lunge als Maßstab der Emphysembildung. Diese Größe ist leicht und zuverlässig meßbar (NEEDHAM, ROGAN und McDONALD 1954, RAHN, FENN und OTIS 1949), sie ist von funktioneller Bedeutung, zumal die sog.

funktionelle Residualluft (Lungenvolumen in normaler Exspirationsstellung) zu ihr in einer leicht ermittelbaren Beziehung steht. Erhebliche Vergrößerung der Residualluft allein kann eine sog. ventilatorische Insuffizienz herbeiführen, da das zur Atmung zur Verfügung stehende Lungenvolumen (Totalkapazität minus Residualluft) abnimmt.

Tabelle 6. *Patienten mit schwerer Emphysembildung und unterschiedlichen Gasstoffwechselstörungen (Untersuchungen in Ruhe).*

	Emphysem			
	ohne Gasstoff-wechselstörung	mit Diffusions-störung	mit sukzessiver Verteilungs-störung	mit alveolarer Hypoventilation
Residualluft				
in % der Total-Kapazität . .	72	69	65	81
cm³ Ist	6060	3500	5150	5530
cm³ Soll	2110	1270	1985	1715
Arterielle O_2-Sättigung.	96,3	87,4	91,1	70,7
Arterielle CO_2 Vol.-%	55,7	55,6	58,0	83,9
Arterielle P_{CO_2}	33,9	35,4	35,8	69,5
Vitalkapazität (%)	−56	−36	−8	−47
Einsekundenwert (%)	46	32	27	23
Atemgrenzwert in % über Ruhe-atemminutenvolumen	+67	+106	+242	+85
Atemminutenvolumen (%) . . .	+61	+44	+68	+61
Alter des Patienten in Jahren . .	53	44	56	47

Tabelle 7. *Zusammenhang zwischen Residualluftvermehrung und einzelnen Emphysemformen.*

	Emphysem mit			
	alleiniger Ein-schränkung der Atemreserven	Diffusions-störung	Verteilungs-störung	alveolarer Hypoventilation
Anzahl der Patienten	106	18	31	48
Alter (Jahre)	45	50	52	60
Größe (cm)	167	165	167	172
Gewicht (kg)	65	66,8	60,5	60,5
Residualluft in % der Total-kapazität	46,8	47,2	60	62
Altersnorm	35	37	37	43
Residualvolumen (cm³)	2490	2510	3820	3580
3 σ_M	±441	—	±760	±573

Trotz ihrer funktionellen Bedeutung geht die Vermehrung der Residual-luft nicht parallel den anatomischen Kriterien, die den Emphysembegriff des Pathologen bestimmen. Dies zeigt schon die Erhöhung der Residualluft bei akuter Lungenblähung, bei der überhaupt kein „substantielles" Emphysem vor-handen zu sein braucht. Auch geht die Erhöhung der Residualluft keineswegs parallel der Höhe des Pulmonalisdruckes und damit der Tendenz zur Entwicklung eines Cor pulmonale (Harvey, Ferrer u. Mitarb.1951), auch nicht der Ausbildung bestimmter, mit funktionsanalytischen Methoden feststellbarer Störungen der Lungenfunktion.

Tabelle 6 zeigt als Beispiel die Ergebnisse einer Lungenfunktionsprüfung bei 4 Versuchspersonen mit beträchtlich erhöhter Residualluft, aber unterschiedlichen Störungen der Lungenfunktion. Man sieht, daß die Bestimmung der Ventilationsdaten, Vitalkapazität, Einsekundenwert, Atemgrenzwert, Residualluft, Atemminutenvolumen allein noch keinen Rückschluß auf die Art der Lungenfunktionsstörung oder die Entwicklung eines Cor pulmonale gestattet. Ein Cor pulmonale kann mit Sicherheit nur bei den Patienten mit alveolarer Hypoventilation angenommen werden.

Gruppiert man andererseits die Kranken nach der Art ihrer dominanten Lungenfunktionsstörung (Tabelle 7), so kann man beobachten, daß Patienten

Tabelle 8. *Rückbildung der Residualluftvermehrung bei gleichzeitiger Besserung der Verteilungsstörung und der alveolaren Hypoventilation (Fall 3) unter der Therapie.*

Patient	Untersuchungsdatum	Arterielle O_2-Sättigung	CO_2 Vol.-%	Arterielle P_{CO_2}	Residualluft %	T. C. cm³	Atemmin. Vol.-%	Atemtiefe cm³	1 Sec-Wert	Vitalkapazität
38/56, 34 Jahre	16. 2.	89,5	58,7	40,9	75	4530	+52	475	26	−52
	14. 3.	94,1	51,6	40,6	34	1990	+13	487	52	−22
210/55, 51 Jahre	3. 11.	—	—	37,5	71	4360	+45	460	30	−25
	1. 3.	97,8	55,1	32,9	52	2965	+32	495	49	+ 6
144/55, 53 Jahre	20. 7.	79,7	71,4	53,4	82	4330	+20	325	22	−61
	4. 8.	87,2	65,4	49	60	3090	+58	415	—	−33
38/55, 34 Jahre	16. 2.	89,5	58,7	40,9	75	4430	+52	474	26	−52
	14. 3.	94,1	51,6	40,6	34	1960	+13	487	52	−22

mit Verteilungsstörung und solche mit alveolarer Hypoventilation bei weitem die größten Residualluftwerte haben. Dieses Ergebnis gilt statistisch für den Mittelwert, nicht für den Einzelfall.

Spricht dieses Ergebnis schon dafür, daß die zur Verteilungsstörung und alveolarer Hypoventilation führenden Umstände, nämlich lokale und diffuse Bronchostenosen durch Infekte, Spasmen usw. auch die Entwicklung der Lungenblähung (Vermehrung der Residualluft) begünstigen, so wird dieser Eindruck noch verstärkt durch die Beobachtung, daß eine auf eine Beseitigung der spastischen asthmatoiden Bronchitis gerichtete Therapie auch die Vermehrung der Residualluft zum Rückgang bringt. Diese erweist sich somit bei einem Teil der Fälle als ein reversibles, rückbildungsfähiges Krankheitssymptom (Tabelle 8).

Eine Übersicht über das Verhalten des Pulmonalisdruckes bei 29 Patienten mit schwerem Lungenemphysem ergibt folgende einer Arbeit von HARVEY, FERRER u. Mitarb. (1951) entnommene Tabelle 9.

In der Tabelle 9 sind jeweils die Mittelwerte einer Reihe von Fällen, die nach folgenden Kriterien zusammengefaßt wurden, aufgeführt. Gruppe 1 sind Fälle von Emphysem mit leichter Hypoxämie, aber normalen Kohlensäurewerten. Der Pulmonalisdruck ist normal. Gruppe 2 sind schwerere Fälle mit arteriellen O_2-Sättigungswerten, die schon deutlich pathologisch sind. Die erhöhte CO_2 spricht für das Vorliegen einer verminderten alveolaren Ventilation. Der Pulmonalisdruck liegt schon im Pathologischen. Bei Belastung sinkt der Wert für die arterielle Sauerstoffsättigung stark weiter ab, was sowohl Folge einer noch schlechter werdenden alveolaren Ventilation während der Belastung als auch einer Diffusionsstörung sein kann.

In der 3. Gruppe sind 11 Fälle zusammengefaßt, die einen Zustand von rechtsseitiger Herzinsuffizienz durchgemacht haben, aber zur Zeit der Untersuchung kardial kompensiert waren (normaler diastolischer Ventrikeldruck). Die Werte dieser Gruppe stimmen weitgehend mit denen der 2. Gruppe überein. Die 4. Gruppe sind Fälle von Cor pulmonale mit therapeutisch noch beeinflußbarer Herzinsuffizienz. Die Blutgase zeigen eine schwere alveolare Hypoventilation. Der Druck in der A. pulmonalis betrug mehr als das Doppelte der Normalwerte. In der 5. Gruppe sind Fälle mit schon irreversibler Herzinsuffizienz enthalten. Sie zeigen trotz der Hypoxie ein stark herabgesetztes Minutenvolumen. Die übrigen Meßwerte differieren in den entscheidenden Punkten kaum von

Tabelle 9. *Übersicht über experimentelle Data von verschiedenen Gruppen Emphysem-Kranker unterschiedlichen Schweregrades* (Harvey, Ferrer u. Mitarb. 1951).

	Anzahl der Personen	Atemgrenzwert in % des Soll	Residualluft / Totalkapazität %	Arterielle O_2-Sättigung %	Arterielle CO_2-Spannung mm Hg
Normalwerte	—	100	18	97 (97)[1]	40
Gruppe 1	6	48	48	93 (94)	40
Gruppe 2	6	28	61	86 (54)	51
Gruppe 3	11	43	49	81 (73)	50
Gruppe 4	4	32	48	58	65
Gruppe 5	2	16	69	75	61

	Herzindex l/min m² Körperoberfläche	Pulmonalisdruck mm Hg	Diastolischer Druck rechter Ventrikel mm Hg	Blutvolumen cm³/m²	Hämatokrit %	Pulsfrequenz
Normalwerte	3,12	30/10	5	1900	45	80
Gruppe 1	3,24	26/9	2	2770	39	75
Gruppe 2	3,57	40/13	2	3240	49	77
Gruppe 3	3,44	40/16	2	3630	52	84
Gruppe 4	4,65	71/36	13	5180	65	104
Gruppe 5	2,82	—	11,5	4275	61	106

[1] Zahl in der Klammer = Zustand bei leichter Arbeitsbelastung.

denen der 4. Gruppe. Es wird deutlich, daß es nicht gelingt, aus diesen Meßwerten eine sichere Prognose abzuleiten.

Bemerkenswert ist, daß der Anstieg des Blutvolumens, der bei den Fällen mit Herzinsuffizienz am deutlichsten ist, schon in Gruppe 1—3 erkennbar wird. Der Anstieg des Hämatokrits und der Pulsfrequenz findet sich bei den Fällen, die klinisch ein sicheres Cor pulmonale haben.

Baldwin, Cournand und Richards (1949) fanden unter 68 Patienten mit chronischem Lungenemphysem bei 9 eine manifeste Herzinsuffizienz. 34 hatten eine deutlich herabgesetzte Sauerstoffsättigung und damit wahrscheinlich ebenfalls einen erhöhten Pulmonalisdruck. Nach Harvey, Ferrer u. Mitarb. (1951), Yu, Lovejoy, Joos u. Mitarb. (1953), Mounsey, Ritzmann u. Mitarb. (1952), Borden, Wilson u. Mitarb. (1950), Bühlmann, Schaub und Rossier (1954) steht die Verminderung der arteriellen Sauerstoffsättigung in unmittelbarer linearer Korrelation zur Höhe des mittleren Pulmonalisdruckes. Rossier, Bühlmann und Wiesinger (1956) finden bei 32 Fällen von Emphysem eine lineare Beziehung zwischen dem Anstieg des Pulmonalisdruckes und dem Abfall der alveolaren Sauerstoffspannung. Nahezu alle Patienten, bei denen eine solche

Korrelation gefunden wurde, hatten gleichzeitig eine erhöhte CO_2-Spannung des arteriellen Blutes. Nach YU, LOVEJOY u. Mitarb. (1953) ist die Korrelation zwischen arteriellem p CO_2 und mittlerem Pulmonalisdruck sogar besser als die zur arteriellen Sauerstoffsättigung.

Nach ROSSIER ist die alveolare bzw. die in den Lungencapillaren vorhandene O_2- und CO_2-Spannung und nicht die arterielle maßgeblich für die Gefäßreaktion im Lungenkreislauf. Alveolare Spannungen sind jedoch bei diesen Patienten meist nicht direkt meßbar, da sie infolge der meist vorhandenen Verteilungsstörung nicht definiert sind.

Die Einzelwerte der Beziehung Sauerstoffsättigung des Blutes zu mittlerem Pulmonalisdruck zeigen, wie nicht anders zu erwarten, eine nicht unerhebliche Streuung, da andere Faktoren, wie die jeweilige Größe des Herzminutenvolumens, die Viscosität des Blutes bei der oft vorhandenen Polyglobulie, irreversible Veränderungen des pulmonalen Gefäßwiderstandes infolge pulmonaler Arteriolosklerose und Capillarschwund, diese Relation im Einzelfall beeinflussen können. Es konnte jedoch gezeigt werden, daß zwischen der Größe des Herzzeitvolumens und der Blutviscosität einerseits und der Höhe des Pulmonalisdruckes andererseits ohne Berücksichtigung der Gasspannung des Blutes keine eindeutige Korrelation besteht (BORDEN, WILSON u. Mitarb. 1950, MOUNSEY, RITZMANN u. Mitarb. 1952). Spricht dies schon für die überwiegende Bedeutung des Einflusses der Gasspannung des arteriellen Blutes, so wird dieser Eindruck noch gefestigt durch den klinisch wichtigen Hinweis auf die Reversibilität der Pulmonalisdrucksteigerung durch eine Therapie, die auch eine Verbesserung der Blutgasspannungen zur Folge hat.

Gelingt es therapeutisch, eine bestehende alveolare Hypoventilation bei Cor pulmonale zu beseitigen, so beobachtet man mit der Besserung der Gasspannungen auch einen Rückgang des erhöhten Pulmonalisdruckes (MOUNSEY, RITZMANN u. Mitarb. 1952, HARVEY, FERRER u. Mitarb. 1951, WHITACKER 1954). Dagegen gelingt es nicht immer, durch einfache Sauerstoffatmung den erhöhten Pulmonalisdruck erheblich zu senken (WHITACKER 1954, MOUNSEY, RITZMANN u. Mitarb. 1952, BÜHLMANN, SCHAUB und ROSSIER 1954), was nicht wundernimmt, da unter diesen Umständen die pCO_2 des arteriellen Blutes meist weiter ansteigt. Erst die gleichzeitige Erniedrigung auch der Blutkohlensäurewerte brachte nach BÜHLMANN, SCHAUB und ROSSIER (1954) den Pulmonalisdruck wieder in den Normbereich.

Die grundsätzliche Reversibilität der Erhöhung des Pulmonalisarteriendruckes beim Emphysem durch therapeutische Maßnahmen, die geeignet sind, Störungen der alveolaren Ventilation durch bronchitische Schleimhautschwellung und Bronchospasmen zu bessern, weist auf die Bedeutung des funktionellen Momentes, besonders der Störungen der alveolaren Ventilation für die Genese des pulmonalen Hochdrucks hin. Die Einschränkung des Querschnittes der pulmonalen Strombahn durch irreversible Veränderungen (Arteriolosklerose und Capillarschwund) erreicht selten einen Grad, der allein einen dauernden Hochdruck im kleinen Kreislauf unterhalten könnte.

Schicksal und Entwicklung des Lungenemphysems hängen ganz wesentlich von dem Grad und der Dauer der Behinderung der Luftströmung in den Bronchien ab. Maligne Formen von Lungenemphysem, bei denen es frühzeitig zu Cor pulmonale und zum Tode kommt, sind gleichzeitig diejenigen, bei denen die Ventilationsbehinderung durch Bronchusstenosierung am ausgeprägtesten sind. Bronchusstenosierung kann in gleicher Weise durch Spasmen, wie durch entzündliche Schleimhautschwellung und Sekretbildung zustande kommen.

Die Luftströmung in dem in dem Thorax eingeschlossenen Bronchialbaum ist dadurch erschwert, daß die bewegende Kraft, der intrathorakale Druck, nicht nur auf die Alveolen, sondern auch auf die zuführenden Bronchien und Bronchiolen einwirkt. Da der Hauptwiderstand in den alveolennahen feinsten Bronchien gelegen ist, wird auf die zentralen Bronchien innen nahezu der Atmosphärendruck, außen der Intrathorakaldruck einwirken. Diese Druckdifferenz, an sich geeignet, die Bronchien offen zu halten, wird inspiratorisch zunehmen, exspiratorisch abnehmen. Entsprechend wird sich das Lumen der Bronchien verhalten. Bei forcierter Exspiration und bei Hustenstößen kann die Druckdifferenz sich umkehren und es kann zu einem Verschluß der Bronchien bzw. zu einer Einstülpung des membranösen Teiles der knorpligen Atemwege kommen. Das kann röntgenologisch nachgewiesen (DI RIENZO 1949, STUTZ 1949) und bronchoskopisch gesehen werden (WYSS 1955). Gegen dieses Vorkommen sind Trachea und große Bronchien durch die Knorpelringe, die feineren Bronchien und Bronchiolen, weniger vollständig durch die Verbindung mit dem elastischen Lungengerüst geschützt.

Die Strömung der Luft in den Bronchien erfolgt unter dem Einfluß 1. der elastischen Dehnung der Lunge einschließlich der Alveolen, 2. des Strömungswiderstandes in den Atemwegen. Bei sehr langsamer Strömung ist die elastische Dehnung allein maßgeblich für den Strömungseffekt, da der Strömungswiderstand vernachlässigt werden kann. Bei schnellerer Atmung kann der Strömungswiderstand wirksam werden und die Strömung limitieren. Messungen am gesunden Menschen haben gezeigt, daß mit steigender Atemfrequenz die Volumenänderungen der Lunge je Einheit Differenz des intrathorakalen Druckes zum Atmosphärendruck konstant bleiben, während sie beim Emphysematiker mit steigender Atemfrequenz erheblich kleiner werden (MEAD, LINDGREN und GAENSLER 1955). Dies ist wahrscheinlich darauf zurückzuführen, daß der Strömungswiderstand in den Bronchien sich limitierend geltend macht.

Der Strömungswiderstand in den Bronchien ist nach MEAD, LINDGREN und GAENSLER (1955) bei ruhiger Atmung beim Normalen exspiratorisch und inspiratorisch gleich (Durchschnitt 1,9 cm H_2O/Liter/sec), beim Emphysematiker exspiratorisch höher (24,7) als inspiratorisch (21,7 cm/Liter/sec). Beschleunigung der Atemfrequenz auf das 3,5fache ließ beim Normalen sowie beim Emphysematiker den inspiratorischen Atemwiderstand unverändert, während der exspiratorische beim Normalen von 1,9 auf 25, beim Emphysematiker aber von 24,5 auf 247 cm H_2O/Liter/sec anstieg. Dieser enorme Anstieg des exspiratorischen Widerstandes ist die Folge der Kaliberabnahme der kleinen Bronchien unter dem Einfluß des exspiratorisch ansteigenden intrathorakalen Druckes.

FRY, EBERT u. Mitarb. (1954) konnten zeigen, daß der exspiratorische Atemwiderstand beim Emphysematiker mit zunehmendem Lungenvolumen sich vermindert. Bei erhöhter respiratorischer Mittellage ist daher das Verhältnis der bewegenden Kräfte zum Atemeffekt günstiger als in Normallage. WYSS (1955) wies darauf hin, daß bei manchen Asthmatikern eine vermehrte Tonisierung der inspiratorisch wirkenden Muskeln vorliegt, durch welche die Entwicklung eines exspiratorisch gefährlich hohen Pleuradruckes, der die Bronchiolen ganz oder teilweise blockieren könnte, verhindert wird.

Es besteht also beim Emphysematiker eine kritische Situation, wenn der Atembedarf ansteigt. Mit steigender Atemfrequenz werden bei gleichbleibender Druckdifferenz (Intrathorakaldruck zu Atmosphärendruck) immer geringere Atemvolumina gefördert. Eine Steigerung der Atemtiefe aber bewirkt exspiratorisch ein noch stärkeres Ansteigen des intrathorakalen Druckes und damit die Gefahr des weiteren Anstieges des exspiratorischen Strömungswiderstandes, eventuell des Bronchialverschlusses. So steigt meist die Atemfrequenz auf Kosten der Atemtiefe mit entsprechender Zunahme der unökonomischen Totraumventilation.

Der Weg zur globalen alveolaren Hypoventilation führt jedoch, wenn diese Folge einer Bronchialobstruktion ist und nicht etwa einer zentralen Atemlähmung, nahezu immer über die Partialinsuffizienz (Verteilungsstörung). Eine Bronchokonstriktion im Asthmaanfall oder eine bronchitische Schleimhautschwellung kann nie so gleichmäßig sein, daß der vermehrte Widerstand überall gleichmäßig wirksam wird. Sind die Widerstände unterschiedlich angestiegen, so werden Alveolargebiete, denen größere Widerstände vorgelagert sind, weniger ventiliert als andere.

Grenzfall einer schlechten Ventilation durchbluteter Alveolen ist der arteriovenöse Kurzschluß, Grenzfall einer kompensierenden Hyperventilation anderer, vielleicht schlechter durchbluteter Alveolarbezirke ist eine Ventilation zusätzlichen Totraumes. So beobachten wir bei der „Verteilungsstörung" einen Anstieg des Atembedarfs bzw. des Ruheatemvolumens entsprechend einer Zunahme des „funktionellen Totraumes" (Rossier, Bühlmann und Wiesinger 1956).

Aus eigenem Material zeigt Abb. 12 die Beziehungen zwischen arterieller CO_2-Spannung

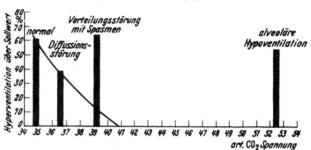

Abb. 12. Beziehung zwischen Hyperventilation und arterieller Kohlensäurespannung bei Emphysematikern ohne Störung des Gasstoffwechsels („normal") und bei Emphysematikern mit Diffusionsstörungen, Verteilungsstörungen und alveolarer Hypoventilation. Der eingezeichnete Bogenverlauf stellt die Hyperventilation und alveolare Kohlensäurespannung bei 2 Minuten dauernder aktiver Hyperventilation bei gesunden Versuchspersonen dar. (Mittelwerte von 103 Emphysematikern ohne Gasstoffwechselstörung, 17 Emphysematikern mit Diffusionsstörung, 71 mit successiver Verteilungsstörung und 48 Emphysematikern mit alveolarer Hypoventilation).

und Ruheatemvolumen bei Emphysematikern ohne Störung des Gasstoffwechsels und bei solchen mit vorwiegender Diffusionsstörung, Verteilungsstörung und alveolarer Hypoventilation. Zum Vergleich ist eine Kurve, welche die Beziehung zwischen Atemvolumen und arterieller CO_2-Spannung beim Gesunden nach 2 min langer, unterschiedlich starker Hyperventilation zeigt, eingezeichnet. Man sieht, daß Emphysematiker ohne Gasstoffwechselstörung (alleinige Einschränkung der Atemreserven) und solche mit reinen Diffusionsstörungen die im Verhältnis zur Ventilationsleistung günstigsten pCO_2-Werte aufweisen. Sukzessive Verteilungsstörung und die aus ihr entstehende alveolare Hypoventilation zeigen dagegen eine wesentlich schlechtere Beziehung zwischen Atemvolumen

Tabelle 10. *Atemtiefe und Atemfrequenz als Mittelwerte in ihrer Beziehung zur O_2-Untersättigung des arteriellen Blutes.*

O_2-Sättigung	Anzahl der Patienten	Atemtiefe bei Zimmerluft in cm³	Atemzüge/min bei Zimmerluft
95—100	30	605	16,5
90— 95	6	617	19,6
80— 90	12	542	19,1
70— 80	5	452	21,5
unter 70	4	344	29,7

Beziehung zwischen Atemtiefe und O_2-Sättigung in einem unausgewählten klinischen Material.

und arterieller CO_2-Spannung, also eine erhebliche Vermehrung des funktionellen Totraumes. Je höher die Atemfrequenz, je geringer die Atemtiefe, desto ungünstiger wird diese Relation. Tabelle 10 zeigt für Gruppen von Emphysematikern mit verschiedenen Werten der arteriellen Sauerstoffsättigung die Relation von Atemfrequenz zu Atemtiefe. Da besonders häufig die ventilatorischen Störungen zu Sauerstoffuntersättigungen führen, besteht im Mittel auch zwischen der Sauerstoffuntersättigung und der Abnahme der Atemtiefe bzw. der Zunahme der Atemfrequenz eine Korrelation, wie Tabelle 10, von eigenen Emphysempatienten gewonnen, zeigt.

Da außerdem beim Emphysematiker der Arbeitsaufwand der Atemmuskulatur je Einheit Atemvolumen, gemessen am Verhältnis der Druckdifferenz Atmosphärendruck/Pleuradruck, zum Strömungseffekt sehr ungünstig ist, wird infolge der durch die vermehrte Tätigkeit der Atemmuskeln herbeigerufenen Stoffwechselsteigerung der Wert der Aufrechterhaltung einer normalen arteriellen CO_2-Spannung immer problematischer, zumal dieses Ziel durch Steigerung der Ventilationsleistung nicht immer erreicht werden kann (Ulmer 1956). So wird aus der ungleichmäßigen Ventilation des Alveolarraumes (Verteilungsstörung) in zunehmendem Maße die globale alveolare Hypoventilation mit ihren Konsequenzen für Pulmonalisdruck und Herzfunktion. Diese wirkt weiter selbstverstärkend durch die noch nicht in allen Einzelheiten aufgeklärte Dämpfung der zentralen Atemerregung durch den gleichzeitigen Anstieg der freien und gebundenen CO_2 im Blut (Alexander, West u. Mitarb. 1955).

In diesen Zuständen sind dann meist alle Funktionsstörungen der Lunge gleichzeitig vorhanden. Globale alveolare Hypoventilation, grobe Verteilungsstörung, vielleicht auch echte Diffusionsstörungen, besonders bei Arbeitsbelastung und dann, wenn infolge der arteriellen Hypoxämie bei eingeschränktem Lungenkreislauf eine Steigerung des Herzminutenvolumens eintritt. Bei völligem Verschluß einzelner Bronchien durch entzündliche Veränderungen und Spasmen kann auch eine echte Kurzschlußdurchblutung hinzukommen. Eine funktionsanalytische Differenzierung ist nicht immer einfach, läßt sich jedoch durch eine eingehende Lungenfunktionsuntersuchung heute weitgehend erreichen.

Neben den funktionellen und reversiblen Einflüssen einer Störung der alveolaren Ventilation auf den Lungenkreislauf muß auch der anatomische Zustand der Lungengefäße beim Emphysem berücksichtigt werden. Daß dieser nicht allein ausschlaggebend sein kann für die Höhe des Pulmonalisdruckes, zeigte schon die Tatsache, daß es durch eine Besserung der alveolaren Ventilation meist gelingt, den Pulmonalisdruck bis fast zur Norm zu senken.

Im allgemeinen kann auf Grund der in der Literatur niedergelegten Erfahrungen gesagt werden, daß beim Lungenemphysem die Reduktion des Querschnitts der Lungenstrombahn durch Capillarschwund und Arteriolosklerose selten einen solchen Grad erreicht, daß dadurch allein der Pulmonalisdruck in körperlicher Ruhe erhöht wird (Hickam und Cargill 1948, Harvey, Ferrer u. Mitarb. 1951). Bei körperlicher Arbeitsbelastung ist allerdings ein Anstieg des Pulmonalisdruckes zu erwarten. Dazu kommt, daß bei einem derartig eingeschränkten Lungenkreislauf zusätzliche Faktoren besonders leicht einen Anstieg des Pulmonalisdruckes hervorrufen können. Als solche kommen in Frage:

1. eine zusätzliche Störung der alveolaren Ventilation durch Bronchitis, Asthma usw.,

2. eine Herabsetzung der arteriellen Sauerstoffsättigung infolge Diffusionsstörung,

3. ein Anstieg des Herzminutenvolumens (infolge Arbeit, Hypoxämie usw.),

4. eine Vermehrung des Blutvolumens in der Lunge (durch Linksinsuffizienz oder allgemeine Vasoconstriction im großen Kreislauf).

Die bei erheblicher Einengung der Capillarenstrombahn zu erwartende Diffusionsstörung ist als dominanter Befund in Ruhe relativ selten. Von 203 von uns funktionsanalytisch untersuchten Emphysematikern hatten 18 vorwiegend eine Diffusionsstörung. Die Diffusionsstörung ging nicht dem Schweregrad des Emphysems parallel. Im Durchschnitt hatten die Patienten mit vorwiegender Diffusionsstörung nur eine relativ geringe Vermehrung der Residualluft. Häufiger sind zusätzliche Diffusionsstörungen bei schwersten Fällen mit gleichzeitiger alveolarer Hypoventilation und Kurzschlußdurchblutung. Diffusionsstörungen

Gefahr der Entstehung kongenitaler Anomalien geringer. Ob man allerdings grundsätzlich im ersten Trimester die Commissurotomie der Unterbrechung vorziehen soll, ist bisher noch nicht endgültig entschieden. Tatsächlich sind mehrfach sehr günstige Verläufe nach der Operation einer Mitralstenose beschrieben worden.

IGNA u. Mitarb. (1956) sahen 5 Fälle, die sich weitgehend besserten und komplikationslos entbanden. MENDELSON (1955), der 35 Valvulotomien während der Schwangerschaft überblickt, hatte ebenfalls günstige Ergebnisse. 25 Frauen entbanden normal, eine hatte eine Frühgeburt bei lebendem Kind, 7 hatten bei der Publikation noch nicht entbunden, einmal mußte wegen der Schwere der resultierenden Mitralinsuffizienz doch noch unterbrochen werden (s. auch LOGAN und TURNER 1952). GLOVER u. Mitarb. (1955) empfehlen die operative Exploration der Klappen in jedem Fall und sahen nach Valvulotomien entscheidende Besserungen, die vom Grad III bis IV der Herzinsuffizienz zu II, ja sogar I gingen.

Im Gegensatz zu diesen Erfahrungen wird von HAMILTON (1954) darauf hingewiesen, daß noch zu wenig Erfahrungen über das Verhalten der operierten Kranken mit Mitralstenose unmittelbar nach dem Eingriff zur Verfügung stehen. Bei manchen Frauen dauere die Umstellung des Kreislaufs nach der Sprengung der Mitralklappe längere Zeit. Es sei zu fürchten, daß die Frauen mit der Belastung der Schwangerschaft bei dieser Umstellung zu sehr benachteiligt sind. Außerdem sind die febrilen Komplikationen der Valvulotomie zu berücksichtigen. Es wird ja immer wieder darüber berichtet, daß nach der Sprengung der Mitralklappe fieberhafte Zustände mehr oder weniger schwerer Art auftreten, die als Rezidive des rheumatischen Leidens gedeutet werden (SOLOFF u. Mitarb. 1953). In der relativ kleinen Serie von IGNA u. Mitarb. (1956) wurde dieses Postcommissurotomiesyndrom allerdings nicht beobachtet. BURWELL und METCALFE (1958) sind in ihrer neuen Monographie ebenfalls hinsichtlich der Operation der Mitralstenosen während der Schwangerschaft sehr zurückhaltend. Sie erinnern nachdrücklich daran, daß auch die gelungene Operation keineswegs die Gefahr für Mutter und Kind sicher bannt.

In den ersten drei Monaten der Schwangerschaft ist demnach die Commissurotomie im allgemeinen der Unterbrechung vorzuziehen ist, wenn die Situation des Kreislaufs über die allgemeine, diätetische und medikamentöse Therapie ein Eingreifen überhaupt notwendig macht, was stets mit größter Sorgfalt zu prüfen ist, da der größte Teil der Frauen bei guter konservativer Therapie erfahrungsgemäß die Gravidität übersteht (BURWELL und METCALFE 1958; s. a. O'DRISCOLL, BARRY u. DRURY 1957). Man wird bei dieser Entscheidung allerdings neben der sozialen, ökonomischen Situation auch den Willen der Frau zum Kinde berücksichtigen müssen und bei einer erwünschten Schwangerschaft sich mehr zur Operation entscheiden, während bei der begründet unerwünschten doch vielleicht in vielen Fällen noch die Unterbrechung anzuraten ist.

Der optimale Termin der Herzoperation liegt vor dem 4. Monat der Gestationsperiode. Jenseits dieses Zeitpunktes, an dem ja die Unterbrechung der Gravidität nicht mehr möglich ist, kann jedoch in dringlichen Fällen die operative Korrektur der Mitralstenose immer noch vorgenommen werden. Die größte Belastung des Herzens durch die Schwangerschaft liegt bekanntlich um die 32. Woche. Die nach Ablauf des I. Trimenons notwendigen Herzoperationen sollten deshalb möglichst noch vor diesem Termin angesetzt werden.

COOLEY und CHAPMANN (1952) berichteten über einen Fall im 4. Schwangerschaftsmonat und eine zweite Kranke, bei der ein schweres Lungenödem in der 36. Woche die Commissurotomie notwendig machte. 62 Std später konnte die Entbindung erfolgreich durchgeführt werden. BROIK (1952) berichtet über 3 Mitralstenosen und eine Pulmonalstenose ohne Septumdefekt, die den Eingriff auch im späteren Teil der Schwangerschaft gut überstanden haben. Von MENDELSONS (1955) erfolgreichen Fällen waren 4 im zweiten Trimester und 7 im dritten Trimester der Schwangerschaft. Es ist sogar ein Fall beschrieben, in dem 12 Std vor dem Niederkunftstermin eine Valvulotomie mit Erfolg gewagt wurde (O'Connell und Mulcahy 1955).

Bei diesen Fällen handelt es sich jedoch zweifellos um Ausnahmefälle, bei denen besondere Verhältnisse vorlagen. Allgemein wird man daran festhalten, daß nur im ersten Trimenon eine operative Korrektur der Mitralstenose vorgenommen werden soll. Das Risiko der Operation steigt nach dem 4. Monat erheblich. Nach Laurence und Mitarbeiter (1957) sollte nach dem 8. Monat nicht mehr operiert werden, auch wenn eine erhebliche Herzinsuffizienz besteht. Wir haben schon mehrfach besprochen, daß die Belastung des Herzens durch die Schwangerschaft im 9. Monat wieder erheblich geringer wird.

Die Kontraindikationen gegen eine Herzoperation sind vom Herzen her gesehen die üblichen, sonst allgemein anerkannten, bei der schwangeren Frau sind sie jedoch schwerwiegender (Mendelson 1955): Alter über 40 Jahre, Vorhofflimmern, Pulmonalarteriensklerose, Kombination der Mitralstenose mit einer beträchtlichen Insuffizienz, zusätzlicher Fehler der Aortenklappe, starke Kalkeinlagerung im Klappenring und floride Endokarditis.

Bei Frauen mit einer *aktiven rheumatischen Endokarditis* in der Schwangerschaft ist die Prognose, sowohl für die Krankheit, als auch die Schwangerschaft schlecht. Beide Prozesse scheinen sich ungünstig zu beeinflussen (Hamilton 1954). Deshalb sollte bei kürzer zurückliegenden rheumatischen Episoden stets eine Penicillinprophylaxe angesetzt werden. Nach den Erfahrungen von Horowitz u. Mitarb. (1951) ist ein Schub eines akuten rheumatischen Fiebers in der Gravidität oft mit einer Katastrophe verbunden. Die sofortige antirheumatische Behandlung mit entzündungshemmenden Corticoiden oder dem corticotropen Hormon des Hypophysenvorderlappens ist hier dringend indiziert. Eine Unterbrechung der Schwangerschaft sollte erst nach dem Abklingen des fieberhaften Schubs in Erwägung gezogen werden.

Wegen der Gefahr sowohl einer *subakuten bakteriellen Endokarditis* als auch eines Rezidivs der rheumatischen Endokarditis während der Schwangerschaft bei Frauen mit einem Herzklappenfehler ist dringend zu empfehlen, zu Beginn der Wehen und auch im Wochenbett eine *prophylaktische Therapie mit einem Antibioticum*, am besten oral mit Penicillin, zu betreiben. Nach den bisher vorhandenen Erfahrungen scheint gerade das Wochenbett für den Ausbruch der bakteriellen Endokarditis eine gewisse Disposition zu schaffen. Deshalb ist auch während der Schwangerschaft bei Eingriffen in der Mundhöhle und den oberen Luftwegen stets eine Prophylaxe notwendig, wenn rheumatische oder angeborene Herzfehler bestehen. Die Sterblichkeit der Schwangeren, bei denen eine aktive subakute bakterielle Endokarditis mit der Schwangerschaft zeitlich zusammenfällt, ist seit der Verbesserung der antibiotischen Therapie erheblich geringer geworden. Deshalb ist der Status infectiosus selbst nicht ausreichende Veranlassung dafür, die Gravidität zu unterbrechen, *sondern nur die damit verbundene*, nicht mehr zu kompensierende *Herzinsuffizienz*. Mendelson (1948) sah bei 7 Patientinnen eine normale Geburt ohne Komplikationen. Pedowitz und Hellman (1953) verloren 5 von 35 Frauen, sodaß die Gefahr für die Kranken durch die Schwangerschaft offenbar nicht größer wird, als sie bei nicht schwangeren Frauen ist. Für das Kind entstehen durch die Bakteriämie oder die damit verbundenen allergischen Vorgänge z. B. in den Nieren nach den bisherigen Erfahrungen keine Gefahren. Frauen, die schon längere Zeit, also etwa 1 Jahr, eine bakterielle Endokarditis hinter sich haben und die keinerlei Zeichen einer Aktivität des endokarditischen Prozesses bieten, haben kein größeres Risiko bei der Austragung der Schwangerschaft, als Kranke mit einem inaktiven rheumatischen Herzklappenfehler gleicher Art. Allerdings sollte bei allen diesen Fällen während der Schwangerschaft unbedingt eine prophylaktische antibiotische Therapie betrieben werden, am besten in der Form immer wiederholter Sicherungskuren mit Penicillin und Streptomycin oder mit dem früher in den Testen wirksam gefundenen Antibioticum. Vom Beginn der Wehen bis in die ersten Wochen nach der Entbindung hinein muß in jedem Fall ein antibiotischer Schutz gewährleistet sein. Findet früher als 6 Monate nach der klinischen Ausheilung einer Endocarditis lenta eine Konzeption statt, sollte unterbrochen werden. Das Wiederaufflackern der Endocarditis lenta in der Schwangerschaft wurde beschrieben, wenn auch nicht sicher ist, daß sie besonders dazu disponiert. Die Entbindung sollte auch stets auf normalem Wege, mit Hilfe der Beckenausgangszange erfolgen. Für einen Kaiserschnitt entscheidet *nur* die gynäkologische Indikation (MENDELSON 1948; PEDOWITZ und HELLMAN 1953).

Grundsätze für das Handeln. Wenn wir versuchen, aus der Fülle der zum Teil sich widersprechenden Äußerungen in der Literatur über die Therapie bei der durch ein erworbenes Vitium cordis entstandenen Herzinsuffizienz allgemein gültige Grundsätze für das Handeln herauszuarbeiten, ergibt sich:

Der überwiegende Teil der Frauen mit erworbenen Herzklappenfehlern aller Art übersteht bei guter Behandlung, zu der bei den Frauen mit Erscheinungen einer Insuffizienz eine stationäre Therapie vor der Entbindung gehört, die Schwangerschaft gut, so daß sowohl eine Unterbrechung der Schwangerschaft, als auch eine Herzoperation im schwangeren Zustand nur selten zu erwägen sind.

Treten trotz guter Behandlung Lungenödem, zunehmende Stauung vor dem rechten Herzen, Vorhofflimmern auf, sollte bei operablen Herzklappenfehlern, also vorzugsweise der Mitralstenose, die *operative Behandlung* angestrebt werden. Diese sollte möglichst vor dem Ablauf des I. Trimenons erfolgen. Später ist das Risiko größer; es sollte übernommen werden, wenn eine strenge Behandlung im Krankenhaus die schwere Dekompensation nicht beseitigen kann.

Eine *therapeutische Unterbrechung der Gravidität* wird nur noch in besonderen Ausnahmefällen zu verantworten sein. Die psychologische, soziale und ökonomische Situation der Kranken sollte bei der Entscheidung zur Unterbrechung besonders berücksichtigt werden. Bei diesen Frauen und auch solchen, bei denen die Schwangerschaft mit großem Risiko noch günstig beendet werden konnte, ist die Frage der *Sterilisation* zu prüfen.

Herzkranke Schwangere mit erworbenen Herzklappenfehlern sollen nicht durch Kaiserschnitt entbunden werden, es sei denn, schwerwiegende frauenärztliche Gesichtspunkte machen dies notwendig.

3. Kongenitale Herzkrankheiten.

Die Kombination einer *kongenitalen Herzerkrankung* mit einer Schwangerschaft ist selbstverständlich nicht allzu häufig. Man schätzt, daß allgemein in 1,5—2,5% der schwangeren Herzkranken ein kongenitaler Defekt des Herzens vorliegt. KERR und SODEMANN (1951) haben aus den letzten 10 Jahren 33 Fälle mit zusammen 80 Geburten zusammengestellt. Bei den kongenitalen Herzfehlern ist die hohe Bereitschaft zur Schwangerschaftstoxikose auffällig (LUND 1948). Die mütterliche Sterblichkeit liegt bei angeborenen Herzfehlern über der von durchschnittlich 3% bei herzkranken Müttern im allgemeinen. Eine *Komplikation durch eine subakute bakterielle Endokarditis* ist stets zu fürchten. Deshalb muß eine prophylaktische antibiotische Therapie spätestens kurz vor der Entbindung eingeleitet werden (KERR und SODEMANN 1951). Bei der Erörterung der Frage, ob während der Gravidität ein operativer Eingriff am Herzen oder den großen Gefäßen vorgenommen werden soll, ist stets zu berücksichtigen, daß die

Schwangerschaft die Gefäßwand in ungünstiger Weise verändert (Burwell und Metcalfe 1958).

Bei offenem *Ductus arteriosus* ist die Gefahr für die Schwangere nicht sehr groß; wenn keine nennenswerte Herzinsuffizienz vorhanden ist, kann man mit einem günstigen Verlauf rechnen (Hamilton 1947, Jensen 1947). Also auch bei dieser Gruppe von Kranken ist das Ausmaß der Herzinsuffizienz für den Ausgang der Schwangerschaft entscheidend. Die Frauen neigen zur Präeklampsie. Nach der Entbindung sinkt der Blutdruck besonders bei präeklamptischen Frauen so plötzlich ab, daß Kollapse vorkommen. Bei einigen Kranken mit dieser Anomalie traten überraschend nach der Entbindung sogar Todesfälle ein. Es wird angenommen, daß die plötzliche Umkehr des Blutstromes durch die Anastomose, die die Folge der arteriellen Hypotonie sein kann, die Ursache eines akuten Herzversagens war. Die *Kollapsprophylaxe* ist deshalb bei diesen Frauen besonders wichtig (Vermeidung der Präeklampsie, keine plötzliche Entleerung des Uterus, Bandagieren und Hochlagern der Beine, sofortige Bluttransfusion bei Blutverlusten, Hochhalten des Blutdrucks mit Arterenoltropf oder anderen medikamentösen Maßnahmen) (Burwell und Metcalfe 1958). Frauen mit operiertem Ductus arteriosus überstehen eine Schwangerschaft im allgemeinen gut (Hamilton 1954). Auch wird bei bereits bestehender Schwangerschaft die Operation empfohlen. Da diese nicht so eingreifend ist wie die der Klappenfehler und besonders auch die Rekonvaleszenz kürzer ist, kann bei einer dringenden Indikation nach Hamilton (1954) die Frage nach einer Operation bei bestehender Schwangerschaft fast stets im bejahenden Sinn entschieden werden, besonders, wenn diese noch im ersten Trimester ist. Demgegenüber betonen Burwell und Metcalfe (1958), daß die Durchtrennung des D. arteriosus nicht als Notoperation vorgenommen werden sollte. Sie kann meist bis nach der Schwangerschaft aufgeschoben werden oder sie sollte, wenn eine schwere Insuffizienz dazu zwingt, erst nach einer Unterbrechung durchgeführt werden.

Bei Kranken mit *Septumdefekten* der Kammer und besonders Vorhofseptumdefekten, dem Eisenmengerkomplex und sogar auch solchen mit dem Lutembacher Syndrom, wird nach den bisherigen Erfahrungen angenommen, daß sie die Schwangerschaft gut überstehen. Es kommt jedoch wie bei allen Herzkranken im wesentlichen darauf an, wie stark die Dekompensationssymptome und die Dilatation der Herzkammern vor der Schwangerschaft waren. Bei größeren Septumdefekten ist, ähnlich wie bei offenem Ductus arteriosus während der Schwangerschaft und besonders auch während und kurz nach der Entbindung eine Umkehr des Blutstromes durch die Öffnung im Septum und Kurzschluß des Lungenkreislaufs zu fürchten, was auftreten kann, ohne daß vorher eine merkbare Herzinsuffizienz vorhanden ist. Diese sog. „Shuntumkehr" ist besonders bei Frauen zu fürchten, die operativ entbunden werden, wahrscheinlich wegen der plötzlichen Entleerung des Uterus und der damit verbundenen akuten Zunahme des Drucks im rechten Vorhof. Die Vorsichtsmaßnahmen sind dieselben wie beim offenen Ductus arteriosus (Burwell und Metcalfe 1958). Ob intra graviditatem eine operative Korrektur eines Vorhofsseptumdefektes gewagt werden kann, ist heute noch nicht zu übersehen.

Bei der Trilogie und auch bei der Tetralogie von Fallot sind Schwangerschaften selten, weil durch diese Herzfehler die körperliche Entwicklung und damit die Fruchtbarkeit stark beeinträchtigt wird. Deshalb bestehen wenig Erfahrungen über diese Art von Herzfehlern und Schwangerschaft. Zweifellos sind Mutter und Kind durch diese Vitien besonders gefährdet. Bei der Tetralogie nach Fallot ist nach der Entleerung des Uterus eine Verschlechterung des Zustandes in der gleichen Weise zu befürchten wie bei den eben erwähnten

Herzfehlern mit einem Kurzschluß zwischen dem großen und kleinen Kreislauf. Erfolgreiche Schwangerschaften bei den nach BLALOCK operierten Frauen sind beschrieben (IGNA u. Mitarb. 1956). Bei der angeborenen Pulmonalstenose ohne Septumdefekt, von der BURWELL und METCALFE (1958) 7 während der Gravidität beobachtet haben, verlief die Schwangerschaft normal. Nur in Notfällen mit sonst nicht zu beherrschender Herzinsuffizienz sollte unterbrochen werden. Die Valvulotomie in der Schwangerschaft wird von diesen Autoren abgelehnt. Während und nach der Entbindung kommen Kollapse mit tiefer Ohnmacht vor.

Bei der *Isthmusstenose der Aorta* ist das Verhalten der Kranken in der Schwangerschaft schwer vorauszusagen. Selbstverständlich hängt die Prognose weitgehend von der Größe des Lumens in dem verengten Teil der Aorta ab. Ein Teil der Kranken zeigt, ebenso wie die Patienten mit der essentiellen Hypertonie, im Verlauf der Schwangerschaft ein Absinken der Blutdruckwerte. Auf der anderen Seite besteht, ebenso wie bei den Hypertonien anderer Pathogenese jedoch auch die Möglichkeit, daß der Blutdruck im dritten Teil der Schwangerschaft steil ansteigt und daß zu dieser Zeit Herzinsuffizienz, Atemnot und sogar auch eine Encephalopathia hypertonica auftreten. Erstaunlicherweise kann dieses Verhalten bei mehrfacher Schwangerschaft nur bei einer einzigen vorhanden sein (HAMILTON 1954; GODWIN 1958). Die postpartale Hypertension ist ebenfalls bei diesen Fällen häufig. Dagegen verursacht die Isthmusstenose nicht, wie man an sich vermuten sollte, vermehrte Anfälligkeit gegenüber der Toxikose (SHANAHAN u. Mitarb. 1958). Als besondere Komplikation bei Frauen ist bei der Niederkunft die Aortenzerreißung zu fürchten, die durch die Umwandlung der Gefäßwand in der Gravidität begünstigt wird. ROSENTHAL (1955) hat die kasuistische Literatur über diese Komplikation der Schwangerschaft zusammengetragen und Berichte über 96 Fälle gefunden (s. auch weitere Literaturzusammenstellung unten!).

FURMAN u. Mitarb. (1952) haben einen Fall von Isthmusstenose beschrieben, bei dem ein Aneurysma dissecans auftrat. Die Patientin überlebte und der Verlauf wurde arteriographisch festgehalten.

Zur *Behandlung* wird von manchen Autoren vorgeschlagen, alle Frauen mit einer Isthmusstenose auch, wenn sie operativ korrigiert ist, durch Kaiserschnitt zu entbinden. Demgegenüber machen LUND (1948) und KERR und SODEMANN (1951) geltend, daß die Entbindung durch Kaiserschnitt nicht als Grundsatz gelten dürfe. Sie weisen darauf hin, daß die plötzliche Entleerung des Uterus bei diesen Frauen zum tiefen Kollaps und auch zum Tod führen kann. Außerdem ist für die Ruptur der Aorta die Wehentätigkeit meist gar nicht verantwortlich. Die Frauen mit Isthmusstenose sollen an sich schon zur überstürzten Geburt und den damit verbundenen Gefahren für das Herz neigen. In der frühen Schwangerschaft sollte in schwierig gelagerten Fällen die Operation der Stenose erwogen werden. MILLER und FALOR (1952) und ROSENTHAL (1955) haben über günstige Fälle berichtet. Die Gefahr einer Zerreißung der Anastomosestelle ist jedoch stets zu berücksichtigen. Man sollte deshalb die Operation nur bei dringender Indikation in der Gravidität durchführen und in diesen Fällen stets prüfen, ob nicht vorher unterbrochen werden soll.

Die Mitteilungen über die Mortalität geben wegen der geringen Zahl der beobachteten Fälle keine bindenden Aufschlüsse über die Gefahren der Schwangerschaft einer Isthmusstenose.

MILLER und FALOR (1952) berichten über eine Mortalität von 74%, SUNDFOR (1950) hat jedoch bei 58 Fällen, die er aus der Literatur sammelte und 3 eigenen, nur einen Todesfall gesehen, der auf die Hypertension bei der Geburt zurückzuführen war. Trotzdem hält dieser Autor wegen der möglichen Gefahren in den späteren Schwangerschaften eine Sterilisation für angebracht. VAN DER VEER und KUO (1950) haben über eine Sammlung von 45 Fällen mit durchschnittlich 3 Schwangerschaften berichtet. Sieben Todesfälle traten unmittelbar nach

oder während der Geburt auf. Bei 10 Fällen war eine sichere Verschlechterung der Herzleistung nach der Schwangerschaft festzustellen. Vier Todesfälle wurden durch Aortenzerreißung, je einer durch eine bakterielle Endokarditis, durch eine Herzinsuffizienz oder
durch einen cerebralen Insult verursacht. Soulie u. Mitarb. (1950) berichten in gleicher
Weise über 64 Fälle. Bei 36 verlief die Schwangerschaft ohne Komplikationen, auch mehrfache Schwangerschaften wurden gut vertragen; 9 Frauen starben bei der Niederkunft oder
kurz danach. Davon waren 5 Todesfälle durch Aortenruptur hervorgerufen. Bei 16 Fällen
fanden diese Autoren eine fortlaufende Verschlechterung der Herzleistung während der
Schwangerschaft (s. auch Rosenthal 1955).

Wenn auch, wie besonders auch die neueste Zusammenstellung von Burwell und Metcalfe (1958) zeigt, die meisten Frauen mit Aortenstenose die
Schwangerschaft normal überstehen können, bedingt diese Anomalie nach der
eben gegebenen Literaturübersicht allgemein gesehen zweifellos erhebliche
Gefahren für die Mutter.

Über die *Coarktation der Aorta abdominalis* und ihr Verhalten in der Gravidität
berichten Miettinen, Hakkila und Sipilä (1956), wobei sie 12 Publikationen
der Weltliteratur zusammenfassen.

Zusammenfassung. Wenn wir die Literatur über die Therapie der Frauen mit
angeborenen Vitien zusammenfassend überblicken, ergibt sich, wie aus der eben
gegebenen kurzen Zusammenstellung schon zu ersehen ist, ein recht uneinheit-
liches Bild. Da die einzelnen Autoren bei der relativen Seltenheit der Kombination Gravidität — angeborenes Vitium cordis meist nur kleinere Serien übersehen,
steht eine allgemein anerkannte Erfahrung für diese Darstellung noch nicht zur
Verfügung. Besonders gehen die Meinungen hinsichtlich der Therapie — konservativ — Unterbrechung — Operation während der Schwangerschaft — auseinander. Um jedoch einigermaßen erprobte Richtlinien für das Handeln zu
geben, sei versucht, aus der Fülle der einzelnen Mitteilungen gewisse Grundsätze
herauszuarbeiten.

Die Frauen mit einer krankhaften Links-Rechtsverbindung am Herzen oder
an den großen Gefäßen (offener Ductus arteriosus, Kammerseptum — Vorhofseptumdefekte) sind neben der Gefahr der Herzinsuffizienz besonders der des
Kollapses während oder kurz nach der Entbindung ausgesetzt, der Ursache
vieler Todesfälle ist. Die Blutdruckstürze müssen verhindert werden, besonders
weil sie die für das Herz katastrophale sog. Shuntumkehr zur Folge haben können.
Diese wird entweder durch eine Verminderung des Drucks im großen oder eine
Erhöhung im kleinen Kreislauf hervorgerufen. Die dazu geeigneten Maßnahmen
wurden besprochen.

Bei den verschiedenen Formen von Hindernissen im großen oder kleinen
Kreislauf (z. B. Isthmusstenose, Pulmonalstenose) ohne krankhafte Links-
Rechtsverbindung besteht diese Gefahr nicht. Hier ist die Herzinsuffizienz die
einzige Möglichkeit der Komplikation; der Verlauf der Schwangerschaft ist bei
guter allgemeiner und medikamentöser Therapie meist ungestört. Die viel-
besprochene Gefahr der Aortenzerreißung oder Aneurysmabildung ist im ganzen
gesehen nicht so groß, wie vielfach angenommen wird.

Die Kombination von Gravidität und komplizierten angeborenen Herzfehlern,
bei denen eine Stenose im kleinen Kreislauf mit einer pathologischen Rechts-
Linksverbindung besteht (z. B. Tetralogie Fallot, Eisenmenger-Komplex), ist
selten, weil die Konzeptionsfähigkeit gering ist. Während der Schwangerschaft
sind die Frauen sehr gefährdet, teils durch Herzinsuffizienz, teils durch Kollaps
während und nach der Entbindung.

Allgemein ist heute die Ansicht vertreten, daß wie auch bei den erworbenen
im überwiegenden Teil aller Fälle mit kongenitalen Herzfehlern die konservative
Therapie zum guten Ende führt.

Die Unterbrechung der Schwangerschaft aus den Gründen einer nicht zu beeinflussenden Herzinsuffizienz wird immer seltener notwendig. Über die Zweckmäßigkeit einer Korrektion eines operablen Herzfehlers in der Schwangerschaft herrscht noch keine Einigkeit. Selbstverständlich ist sie überhaupt nur zu diskutieren, wenn die interne Behandlung nicht ausreicht. Die Frage der Herzoperation kommt im I. Trimenon als Alternative zur Unterbrechung zur Diskussion. Später ist die oft sehr schwere Entscheidung zu fällen, ob die Operation oder die Fortsetzung der konservativen Therapie das geringere Risiko hat. Im ganzen herrscht noch die Tendenz vor, Herzoperationen in der Schwangerschaft zu vermeiden, ein Verhalten, das durch die Erfahrung begünstigt wird, daß selbst schwer insuffiziente Frauen mit angeborenen Vitien die Schwangerschaft gut überstehen, wenn sie in jeder Hinsicht zureichend behandelt und auf die Entbindung vorbereitet werden.

Nach Operationen am Herzen sollte eine Gravidität 1—2 Jahre lang vermieden werden. Dann ist mit keinem besonders großen Risiko mehr zu rechnen.

Die Entbindung durch Schnitt wird immer mehr bei den Frauen mit angeborenen Vitien zugunsten einer möglichst verkürzten normalen Entbindung verlassen.

Alle Frauen mit angeborenen Vitien sollten vor der Niederkunft und im ersten Teil des Wochenbettes prophylaktisch am besten mit oralem Penicillin (2mal 400000 E), behandelt werden. Alle Eingriffe im Munde (Zahnextraktionen, Tonsillektomien) sollten, wenn sie überhaupt vorgenommen werden, unter Penicillinschutz erfolgen.

4. Rhythmusstörungen des Herzens in der Schwangerschaft.

Das Auftreten von Rhythmusstörungen des Herzens in der Schwangerschaft ist im überwiegenden Teil Folge einer der eben abgehandelten Erkrankungen des Herzens, wie z. B. das Vorhofflimmern bei der Mitralstenose. Die Beurteilung und Therapie entspricht der, die bei diesen Krankheiten auch ohne Gravidität allgemein anerkannt ist.

Gegenstand dieser Besprechung sollen deshalb vorwiegend die Formen von Störungen des Herzrhythmus sein, die ohne nachweisbare selbständige Erkrankung des Herzens in der Schwangerschaft vorkommen. Dieser Erörterung ist die Feststellung voranzustellen, daß, wie SPANG (1958) in seiner großen Monographie über Rhythmusstörungen des Herzens auch ausdrücklich schreibt, es keine Störung der Herzschlagfolge gibt, die in zweifelsfreiem Zusammenhang mit der Schwangerschaft steht. Eine Unterbrechung aus diesem Grunde allein kommt also nicht in Frage.

Eine *Sinustachykardie*, die bei allen Schwangeren bis zu 100 Schlägen pro Minute noch als normal anzusehen ist, findet man bei vielen Frauen bei irgendwelchen Belastungen. Nimmt sie höhere Ausmaße an und persistiert sie in Ruhe, sind eine Thyreotoxikose, eine Anämie und auch infektiöse Zustände auszuschließen. Während der Geburt steigt der Puls deutlich an, um in der Phase der Uteruskontraktionen rhythmisch anzusteigen und wieder abzufallen. Eine Sinusbradykardie ist bei vielen Frauen unmittelbar nach der Entbindung zu sehen, ohne daß ihr meist eine Bedeutung für den Kreislauf im ganzen zukommt (BURWELL und METCALFE 1958).

Extrasystolen vom Vorhof oder der Kammer sind auch bei herzgesunden jungen Frauen in der Schwangerschaft ab und zu zu finden. Sie sind ohne Bedeutung, es sei denn, sie treten in Serien auf. Dann ist wegen der Möglichkeit, daß es sich um Vorboten einer Vorhof- oder Kammertachykardie handelt, eine Therapie mit Novocamid oder bei Vorhofextrasystolien unter Umständen auch mit Digitalis angebracht. Dieser Situation wird man sich jedoch nur bei kranken Herzen gegenübersehen. Die Kammertachykardie ist neben dem Adams-Stokes die einzige Rhythmusstörung, die eine Beendigung der Gravidität notwendig machen kann (Spang 1958).

Die *paroxysmale supraventriculäre Tachykardie* kommt auch bei herzgesunden schwangeren Frauen vor, wenn sie bei herzkranken auch häufiger ist. Bei manchen Frauen trat die Störung mehrfach wiederholt nur in der Schwangerschaft auf (Szekely und Snaith 1953). Diese Form der Rhythmusstörung, die ja überhaupt oft Ausdruck psychischer Einflüsse ist, kann in der Schwangerschaft Ausdruck einer gestörten seelischen Verarbeitung des Erlebnisses der Schwangerschaft sein. Die Therapie ist die bei dieser Form der Rhythmusstörung allgemein übliche, Chinidin kommt allerdings nicht in Frage (Spang 1958).

Das *Vorhofflimmern* ist in der überwiegenden Zahl aller schwangeren Frauen Folge eines Herzklappenfehlers, meist einer Mitralstenose, wobei es als Ausdruck einer Verschlechterung auch in der Schwangerschaft zum erstenmal auftreten kann. Diese Störung des Herzrhythmus kommt jedoch auch, oft anfallsweise, ohne Erkrankung des Herzens in der Schwangerschaft vor und ist dann vielfach Ausdruck einer Thyreotoxikose.

Burwell und Metcalfe (1958) teilen einen Fall mit, bei dem bei einer scheinbar herzgesunden 37jährigen Frau eine Tachyarrhythmia absoluta in der Schwangerschaft entstand, die mit Chinidin regularisiert werden konnte.

Ein *Herzblock*, ob erworben oder angeboren, braucht den Verlauf einer Schwangerschaft nicht zu beeinträchtigen. Eine künstliche Entbindung ist manchmal (Spang 1958) zu empfehlen, wenn ein längerer Geburtsverlauf zu erwarten ist, da das Herz nicht in der Lage, sich der stärkeren Belastung durch Pulsbeschleunigungen anzupassen. Es kommt hinsichtlich der Prognose bei der erworbenen Form auf die Funktion des Herzens an und nicht auf die Art der Reizleitungsstörung (Burwell und Metcalfe 1958). Die Störung ist günstiger zu beurteilen, wenn sie schon länger besteht, als wenn sie während der Gravidität erst entstanden ist. Dabei ist das Auftreten eines Morgagni-Adams-Stokesschen Symptomenkomplexes zu fürchten, der dann zu einer schweren Gefahr für die Gravidität werden kann.

Mowbray (1948) hat 20 Fälle von erworbenem Block und 15, davon 3 eigene, von der kongenitalen Form gesammelt. Die letztgenannte kommt bei Frauen mit sonst gesundem Herzen vor, ist aber oft mit anderen Mißbildungen des Herzens kombiniert. Außer einer Kranken, die in der Schwangerschaft an einem kongenitalen Herzfehler starb, hatten alle Frauen mit kongenitalem Block einen günstigen Verlauf ihrer Schwangerschaft. Anfälle von Adams-Stokes-Syndrom sind beim kongenitalen Block seltener und weniger gravierend für die Prognose als beim erworbenen, bei dem sie meist Ausdruck eines aktiven Myokardprozesses sind.

5. Pulmonale Hypertension und Cor pulmonale in der Schwangerschaft[1].

Bei den jüngeren Frauen ist das *Asthma bronchiale* und die *Kyphoskoliose* wohl die häufigste Ursache für die Entstehung der pulmonalen Hypertension, bzw. der Rechtsinsuffizienz des Herzens. Die normale Schwangere steigert bekanntlich ihre Ventilation um 30—40%.

Für den stärker deformierten Thorax bei der Kyphoskoliose ist dies schwer oder nicht möglich, besonders, wenn die Zwerchfelle im Verlauf der Gravidität

---

[1] Siehe hierzu die Darstellung von Matthes über das Cor pulmonale. Es werden hier nur die besonders für die Schwangerschaft wichtigen praktischen Gesichtspunkte berücksichtigt.

hochtreten. Neuere Erfahrungen über das Verhalten von Graviden mit Kyphoskoliose sind von HAMILTON und THOMAS (1941) und MENDELSON (1948) mitgeteilt worden. Die älteren Autoren werden in einer zusammenfassenden Darstellung von BURWELL und METCALFE (1958) berücksichtigt.

Nach den Erfahrungen dieser Autoren ist bei der *Behandlung*, wie bei allen Fällen mit respiratorischer Insuffizienz, besonders darauf zu achten:

a) daß keine Infektion der oberen Luftwege oder der Lunge Platz ergreift. Ist sie eingetreten, ist Behandlung im Krankenhaus dringend notwendig.

b) Alle Medikamente beruhigender Art, die eine Wirkung auf das Atemzentrum haben, sind zu vermeiden (cave Morphium!).

c) Bei länger dauernder Hyperkapnie ist die Sauerstoffzufuhr mit Vorsicht zu handhaben, um eine zusätzliche Hypoventilation zu vermeiden.

d) Eine sorgfältige Schonung und medikamentöse Behandlung des Herzens ist notwendig. Der Zustand des rechten Herzens ist besonders gut durch fortlaufende Prüfung des Venendrucks im Verlauf der Gravidität zu beurteilen.

Neben der Kyphoskoliose als mögliche Ursache einer pulmonalen Hypertension ist in seltenen Fällen auch eine *primäre pulmonale Hypertension* Ursache des chronischen Cor pulmonale in der Schwangerschaft.

BURWELL und METCALFE (1958) geben für das Verhalten von Kranken mit chronischem Cor pulmonale in der Schwangerschaft folgende therapeutische Hinweise:

a) Die Rechtsinsuffizienz soll mit größter Sorgfalt mit den dafür üblichen Mitteln verhindert werden (Digitalis, Reserpin, salzarme Kost, Diuretica).

b) Die besonders große Neigung dieser Frauen zum Kreislaufkollaps, der oft tödlich ist, ist zu berücksichtigen. Ihr Verhalten ist ähnlich, wie wir es schon bei den Herzfehlern mit Überlastung des rechten Herzteiles geschildert haben. Der in dieser Hinsicht kritischste Zeitabschnitt ist der kurz nach der Entbindung. Deshalb wird sofort nach der Entbindung empfohlen, den venösen Rückfluß durch Bandagieren der Beine und des Abdomens zu fördern und bei allen nicht manifest insuffizienten Frauen das Kochsalz in der Kost nicht zu beschränken. Blutverluste sind zu vermeiden, bzw. sofort zu ersetzen. Beim Aufstehen ist größte Vorsicht nötig, Blutdruck und subjektives Befinden sind die wichtigsten Hinweise für den Zustand des Herzens. Dyspnoe und substernaler Schmerz ermahnen zur Vorsicht.

6. Sog. idiopathische Myokarderkrankung der Schwangerschaft.

1870 hat schon VIRCHOW auf eine eigenartige Myokarderkrankung aufmerksam gemacht, die in der späten Schwangerschaft, öfter jedoch im Puerperium in Erscheinung tritt. Sie wird deshalb auch *postpartale Myokardosis* genannt. HULL und HAFKESBRING (1937) gaben die erste zusammenfassende Darstellung dieses eigenartigen Phänomens. GOULEY u. Mitarb. (1937) brachten die ersten pathologisch-anatomischen Untersuchungen zu diesem Thema. Das Versagen des linken Herzens kommt, ohne daß es durch eine prägravide bestehende Herzkrankheit zu erklären wäre, sowohl bei Erstgebärenden als auch in den späteren Schwangerschaften vor. MEADOWS (1957), der das ganze Problem kürzlich auf Grund eigener und auch bereits publizierter Fälle wieder aufgenommen hat, gibt an, daß die ersten Erscheinungen der Krankheit, die einmal bei 1300 Geburten gesehen wurde, in der Mehrzahl der Fälle gegen Ende der 7. Woche post partum auftraten. Die Symptome sind die der Herzinsuffizienz mit Stauung, weiterhin Brust- und Bauchschmerzen, Neigung zu Embolien, vorübergehende Hypertension, die meist nur zu Beginn des Herzversagens besteht, Galopprhythmus, elektrokardiographische Veränderungen, meist der Kammerendschwankung mit Inversion, die Infarkte vortäuschen konnten. Die Veränderungen verschwanden oft nur sehr langsam. Röntgenologisch war das Herz im ganzen stark vergrößert; diese Vergrößerung geht meist zurück, kann in einzelnen Fällen aber auch persistieren.

Meadows (1957) sah in $^2/_3$ seiner Fälle eine völlige Rückbildung der Erscheinungen, wobei ein erneutes Auftreten bei späteren Schwangerschaften beobachtet wurde. Todesfälle kamen vor (von Bonsdorff 1939; Vilter und McKee 1943; McKinnon 1949; Woolford 1952; Meadows 1957).

Pathologisch-anatomisch zeigt sich eine Dilatation des Herzens bei weichem und schlaffem Herzmuskel, wandständige Thrombosierungen. Die Coronarien sind frei. Histologisch zeigen sich herdförmige und auch diffus angeordnete Auflösungserscheinungen an den Herzmuskelbündeln, Blutungen und Verfettung. Eine lymphocytäre Reaktion ist manchmal vorhanden. In den subendokardialen Partien, die mit Thromben belegt sind, finden sich diese Veränderungen am stärksten. Die Ursache der Erkrankung ist unbekannt. Die Hypertonie ebenso wie Gefäßprozesse können als Ursache ausgeschlossen werden.

Die Behandlung besteht im wesentlichen in strenger ausgedehnter Bettruhe, die im größten Teil der Fälle ausreicht. Digitalis wird nur in einem kleineren Teil der Fälle nötig. Eine Therapie mit gerinnungshemmenden Mitteln kommt meist zu spät, da die Embolie meist das Initialsymptom darstellt.

7. Erkrankung der Kranzgefäße in der Schwangerschaft.

Die Angaben über das Verhalten von Frauen mit einer Erkrankung der Coronargefäße sind spärlich. Burwell und Metcalfe (1958) berichten aus eigener Erfahrung von 13 Frauen mit Myokardinfarkten und zwei mit Angina pectoris während der Gravidität. Mendelson (1952) berichtet über 25 Fälle mit fraglicher Coronarerkrankung. Eine Kontraindikation für eine Schwangerschaft oder eine Unterbrechung in den ersten 3 Monaten ist nur bei den Frauen gegeben, bei denen die Coronarerkrankung durch eine schwere Herzinsuffizienz kompliziert ist. Es sind Fälle beschrieben, bei denen in der Gravidität ein Coronarinfarkt gut überstanden wurde (Brock, Russel und Randall 1953; Siegler u. Mitarb. 1956). Eine Unterbrechung sollte nie im Stadium des frischen Infarktes erfolgen (Mendelson 1952). Die Schwangerschaft verschlimmert die Coronarerkrankung nicht.

8. Beratung und Behandlung herzkranker Frauen vor und in der Schwangerschaft.

Aus dieser Darstellung des Verhaltens der Schwangeren mit Herzkrankheiten verschiedener Art ergibt sich die grundsätzliche Einstellung für den Arzt, der von herzkranken Frauen zur Beratung aufgesucht wird. Von einer Schwangerschaft sollte stets abgeraten werden, wenn irgendwelche Zeichen eine Dekompensation vorhanden sind. Außerdem ist eine Schwangerschaft nicht wünschenswert bei allen Frauen, die auch ohne Dekompensationszeichen ein Mitralvitium mit vorwiegender Stenose haben, wobei bei dieser Gruppe eine erhebliche Besserung der Chance, eine Schwangerschaft durchzuhalten, durch die *vorsorgliche Commissurotomie* erreicht werden kann. Das gleiche gilt für alle operablen, angeborenen Fehler des Herzens oder der großen Gefäße. Sonst kommt es bei allen Herzfehlern weniger auf die Art des Klappenfehlers als auf die Leistungsfähigkeit des Herzens an. Die neueren Untersuchungen stimmen in den Ergebnissen überein, daß auch mehrere Graviditäten keine nennenswerte Verschlechterung der

Prognose des Herzleidens bedingen. Bei Frauen, die vor kurzem eine Endokarditis durchgemacht haben, sollte ebenfalls eine Konzeption vermieden werden. Bei rezidivierender Polyarthritis ist die Aussicht auf einen neuen Schub während der Schwangerschaft um so geringer, je älter die Patientin beim Beginn ihrer Schwangerschaft ist und je länger der letzte Schub zurückliegt. Deshalb ist bei jungen Frauen zweckmäßig eine Verschiebung der Schwangerschaft anzuraten. Bei älteren Frauen muß man dabei jedoch berücksichtigen, daß die Schwangerschaft an sich bei der Frau schwieriger jenseits des 35. Lebensjahres verläuft. Bei der Beratung wird der Arzt sehr oft von den Frauen mit einem Herzklappenfehler gefragt, ob überhaupt eine Schwangerschaft in dem Sinn verantwortbar sei, daß es ihnen die Krankheit später unmöglich machen könnte, genügend für das Kind zu sorgen. Wenn auch die Tatsache, daß der größere Teil aller Frauen mit Herzklappenfehlern nicht nur eine, sondern auch mehrere Schwangerschaften ohne eine nennenswerte Gefährdung von Mutter und Kind überstehen kann, so ist doch immer daran zu denken, daß die Lebensaussicht fast aller Herzkranken an sich erheblich verkürzt ist.

Das Problem der Schwangerschaftsunterbrechung aus medizinischer Indikation wird viel, auch sehr unsachlich, diskutiert, weil es religiöse und weltanschauliche Bereiche berührt. Es sollte durch eine vorsorgliche Beratung aller schwerer herzkranken Frauen in Zukunft die *Vermeidung der Schwangerschaft* angestrebt werden. Es ließe sich außerordentlich viel an Sorgen, Vorwürfen und Kummer für die Frauen ersparen, wenn sie vor dem Eingehen einer Ehe oder vor einer Gravidität hinsichtlich des Risikos in der Schwangerschaft gut beraten würden. Der Schwerpunkt der ärztlichen und besonders auch der internistischen Bemühung bei Frauen mit Herzerkrankungen sollte vielmehr hierin liegen als in der Stellungnahme zur medizinisch indizierten Unterbrechung.

Vom rein ärztlichen Standpunkt aus gesehen ergibt sich durch die Fortschritte der Medizin eine kleine, durch die Fortschritte der internen und chirurgischen Therapie immer geringer werdende Zahl von *absoluten Indikationen* für die Schwangerschaftsunterbrechung, besonders bei der reinen Mitralstenose und den angeborenen Vitien, die wir oben besprochen haben. Es sollte bei all diesen Entscheidungen nie vergessen werden, daß der Wunsch der Mutter, das Kind auszutragen, stets ein schwerwiegendes Argument *gegen* eine Unterbrechung sein sollte. Entgegen allen Erfahrungen und wider jede Statistik ist bei dem Willen der Mutter zum Kind eine glückliche Beendigung einer Schwangerschaft möglich, besonders wenn dazu noch alles von seiten des Arztes getan wird, um das Herz bis zur Beendigung der Schwangerschaft leistungsfähig zu erhalten. Es wird sich dabei in vielen Fällen nicht vermeiden lassen, die Frauen, besonders in der Zeit der größten Gefährdung, d. h. also zwischen dem 6. und 9. Monat, zu einer strengen diätetischen und medikamentösen Behandlung in die Klinik aufzunehmen. Bei allen Frauen mit einer Mitralstenose sollte die Entbindung auf diese Weise vorbereitet werden. Nach dem 3. Monat der Schwangerschaft ist eine Unterbrechung nur noch unter ganz besonderen Umständen vorzunehmen. Von diesem Zeitpunkt an ist jede Unterbrechung sicher eine größere Belastung für den Kreislauf als die normale Entbindung. Eine künstliche Beendigung der Geburt ist ebenfalls nicht zu empfehlen. Wir haben schon ausgeführt, daß die Kreislaufbelastung in den letzten Wochen vor der Niederkunft erheblich geringer wird. Auch ist im allgemeinen bei den Herzkranken eine natürliche Geburt der Entbindung durch den Kaiserschnitt vorzuziehen, für den im wesentlichen nur gynäkologische Indikationen gelten sollten (HAMILTON und THOMSON 1941; MENDELSON 1944; HAMILTON 1947; CORELL und ROSENBAUM 1950; BRAMWELL 1952).

Entschließen wir uns bei einem schwerwiegenden Herzleiden zu einer Schwangerschaftsunterbrechung oder ist die Schwangerschaft bei einer derartigen Kranken nur mit einem großen Risiko und großen Gefahren glücklich beendet worden, so sollte mit dem Frauenarzt die Frage der *Sterilisation* besprochen werden. Man muß sich in allen Fällen dazu entschließen, in denen die Art des Herzfehlers, der Herzkrankheit eine Besserung auch nicht durch operative Korrektion des Herzfehlers im weiteren Verlauf des Lebens nicht erwarten läßt.

III. Das Verhalten von Frauen mit einer arteriellen Gefäßerkrankung in der Schwangerschaft[1].

1. Primäre Hypertonie.

Obwohl die Überzahl aller Frauen im jugendlichen Alter schwanger werden, hat die *primäre Hypertension*, also die wahrscheinlich konstitutionelle Form der chronischen Erkrankung des arteriellen Systems, bei dem wir keine sichere auslösende Ursache kennen, für die Schwangerschaft eine größere Bedeutung, als man bei oberflächlicher Betrachtung annehmen sollte. Deshalb soll hier besprochen werden, *wie der Verlauf einer Gravidität durch eine arterielle Hypertonie beeinflußt wird und welchen Einfluß die Gravidität auf eine präexistente Hypertonie hat.* Die Verbindung des Symptoms Hochdruck mit einer Schwangerschaft wurde von Currens u. Mitarb. (1956) ohne Rücksicht auf die Genese der Blutdrucksteigerung in 87⁰/₀₀ gefunden, als die Periode von 1941—1944 überprüft wurde. In den Jahren 1951—1954 fanden dieselben Autoren in der gleichen Klinik nur 47⁰/₀₀, was sie auf die bessere Fürsorge und dabei besonders auf die Kochsalzentziehung und die Bettruhe zurückführen.

Auf die Einzelheiten der Diagnose einer primären Hypertension kann hier nicht eingegangen werden. Wichtig für die Beurteilung und Behandlung einer schwangeren Frau mit Hypertonie ist die *Differentialdiagnose* der primären Hypertonie gegenüber der Blutdrucksteigerung bei der Schwangerschaftstoxikose d. h. der der Gravidität eigentümlichen akuten Erkrankung des arteriellen Systems. Obwohl im Falle eines Zusammentreffens beide Krankheiten sich nachhaltig beeinflussen, ist die Blutdrucksteigerung jeweils der Ausdruck eines pathogenetisch grundsätzlich verschiedenen Vorganges. Es ist, wenn frühere Untersuchungen fehlen, sehr schwer zu entscheiden, ob eine Hypertonie ante graviditatem schon vorhanden war, oder ob die Blutdrucksteigerung Ausdruck einer Präeklampsie ist. Mit der Ausnahme der Blasenmole findet man allerdings in der ersten Hälfte der Schwangerschaft eine selbständige Schwangerschaftstoxikose sehr selten. Eine Hypertonie in dieser Zeit spricht deshalb sehr viel mehr für eine präexistente primäre Hypertension, die unabhängig von der Schwangerschaft entstanden ist. Diese Form der Hypertonie sinkt häufig in der Mitte der Gestationsperiode deutlich ab (Browne 1947).

Finnerty (1954) hat bei 666 Frauen mit primärer Hypertonie in der Gravidität ein Absinken des erhöhten Blutdrucks bis zur Norm in 196 Fällen gesehen. Mastboom (1952) teilt eine Krankengeschichte mit, in der der Blutdruck einer hypertonischen Frau von 230/150 auf 105/65 mm Hg absank und im Wochenbett langsam wieder auf die ursprüngliche Höhe anstieg.

Selbstverständlich ist die primäre Hypertonie häufiger bei älteren und mehrgebärenden Frauen, während bei den jungen Erstgebärenden eine Hypertonie von vornherein sehr viel wahrscheinlicher auf einer autochthonen Toxikose beruht.

---

[1] Siehe auch die Bearbeitung des Themas im Zusammenhang mit der gesamten Darstellung der arteriellen Hypertonie durch Wollheim (Bd. IX/5).

Gegenüber diesem grundsätzlich sicher richtigen differentialdiagnostischen Vorgehen ist jedoch einzuwenden, daß FINNERTY (1954) in einer Serie von 216 Frauen, bei denen die Gravidität durch eine primäre Hypertension kompliziert war, 20, d. h. 9% Frauen unter 18 Jahren hatte. Dabei muß man allerdings berücksichtigen, daß in der Klinik von FINNERTY sehr viel Negerinnen behandelt wurden; die Neger entwickeln in der Zivilisation früher eine Hypertension als die Weißen (SCHULZE und SCHWAB 1936).

Die Differentialdiagnose der Hypertonie während einer Gravidität wird dadurch erschwert, daß eine primäre Hypertonie durch eine Schwangerschaft manchmal auch erstmalig manifestiert werden kann (TENNEY 1953; CHESLEY 1954). Die Entscheidung, ob es sich um eine Schwangerschaftshypertonie oder eine essentielle Hypertonie handelt, kann deshalb oft erst nach Beendigung der Schwangerschaft gefällt werden. Bei der Überzahl aller „echten" Schwangerschaftstoxikosen sinkt der Druck nach der Entbindung zur Norm ab. Dazu muß jedoch auch wieder einschränkend gesagt werden, daß die einmal durch die Schwangerschaft manifestierte primäre Hypertonie auch nach der Entbindung bestehen bleiben kann (s. hierzu auch: MILLIEZ und FRITEL 1951). Weiterhin ist das Phänomen der *sog. postpartalen Hypertonie* beschrieben. Es gibt Fälle, bei denen erstmals, ohne daß je Symptome einer Toxikose oder einer Hypertonie während der Schwangerschaft beobachtet worden wären, im Puerperium ungefähr 3—4 oder 5 Wochen nach der Geburt eine Hypertonie auftritt, die nach einiger Zeit wieder verschwindet (STOUT 1934; MEYER und NADLER 1941; FINNERTY 1954, 1956). Eine Hypertonie unmittelbar nach der Niederkunft ist oft nur auf das erneute Ansteigen des Drucks bei hypertonischen Frauen, bei denen der Druck durch die Schwangerschaft gesenkt war, zurückzuführen. Die Genese der spät auftretenden postpartalen Hypertonien ist nach wie vor ein ungelöstes Problem. Vorläufig muß man diese Erscheinung so deuten wie die in der Schwangerschaft erstmals auftretende primäre Hypertonie. In diesem Fall ist vielleicht das Wochenbett der Manifestationsfaktor für eine in der Disposition schon vorbereitete Hypertonie, so wie wir es auch manchmal nach Infektionskrankheiten sehen (ARNOLD 1949, 1950, 1952). Auf die Frage, ob die autochthone Toxikose Ursache einer chronischen Hypertonie sein kann, indem sie eine Bereitschaft zur Hypertension zurückläßt, die sich später z. B. bei einer späteren Schwangerschaft wieder äußern kann, gehen wir unten ausführlich ein (s. S. 517).

Wie aus diesen Erörterungen hervorgeht, ist die *Differentialdiagnose zwischen der Aufpfropfgestose einerseits*, d. h. also der Zustand, bei dem eine Toxikose eine präexistente arterielle Erkrankung überlagert oder der selbständigen Toxikose andererseits, die ohne Vorerkrankung als Attribut der Schwangerschaft selbst entsteht, sehr schwierig, ja oft unmöglich. FINNERTY (1954, 1956) hat auf Grund seiner Untersuchungen differentialdiagnostische Kriterien herausgearbeitet, die sich im wesentlichen durch die Untersuchung des Augenhintergrundes ergeben.

Das wesentliche ophthalmologische Kennzeichen der Schwangerschaftstoxikose ist das eigenartige Ödem der Retina. Dieses Ödem tritt außer der Toxikose z. B. auch bei der akuten Nephritis auf. Nach KYRIELEIS (1954) handelt es sich bei diesen Veränderungen um rundliche und punktförmige Reflexe, die sich beim Wanderlassen des Augenspiegellichtes über den Fundus ständig ändern. Es entsteht dadurch ein eigenartiger Schimmer des Fundus, den FINNERTY als „retinal sheen" bezeichnet. Die französischen Autoren nennen dieses Bild „oedème pailleté". Veränderungen an den Gefäßen selbst macht die selbständige Schwangerschaftstoxikose nach FINNERTY nicht, wenn man von geringfügigen segmentalen Spasmen der Arterien absieht. Demnach muß immer dann eine präexistente Hypertonie angenommen werden, wenn wir bei einer Schwangeren einen Fundus hypertonicus mit den bekannten Erscheinungen der Begleitstreifen, der Gunnschen Phänomene, der Schlängelung usw. sehen. Kombiniert sich das Netzhautödem mit diesen Zeichen, so nimmt man eine überlagerte Toxikose an. Findet man keine Augenhintergrundsveränderungen, weder im Sinne des Fundus hypertonicus noch der retinalen Schwellung, dann ist eine beginnende Hypertonie anzunehmen, die noch kein strukturelles Äquivalent hat. Weitere Untersuchungen müssen noch zeigen, ob dieser Standpunkt von Finnerty sich in der absoluten Form, in der er ihn ausspricht, aufrechterhalten werden kann.

Pollak u. Mitarb. (1956) haben durch Nierenbiopsie eine weitere Möglichkeit der Differentialdiagnose der Hypertonie in der Gravidität ausgearbeitet (s. S. 516).

Die *Komplikation einer primären Hypertonie durch eine Schwangerschafts-toxikose* kennzeichnet sich:

1. durch ein schnelles Ansteigen des Blutdrucks auf ein höheres Niveau,
2. durch Auftreten oder Zunahme einer Proteinausscheidung im Harn,
3. durch schnelle Gewichtszunahme.

Es ist allgemein anerkannt, daß die primäre Hypertonie stark zum Auftreten einer toxämischen Komplikation disponiert. Browne (1942, 1947) teilt nach seinen Erfahrungen mit, daß die Präeklampsie 7mal und die voll ausgebildete Eklampsie 10mal so häufig ist bei Frauen mit einer primären Hypertonie gegen-über Frauen mit einem normalen Blutdruck vor der Schwangerschaft (s. auch Jones und Providence 1951). Nach Chesley u. Mitarb. (1947) ist bei 35 % — es wurden 300 Gravide mit einer chronischen Hypertension untersucht — mit einer Aufpfropfgestose zu rechnen. Bei diesen Angaben muß immer berücksichtigt werden, daß verschiedene Autoren verschiedenes unter einer Toxikose verstehen (s. S. 519). Wenn man z. B. den Blutdruckanstieg im dritten Teil der Schwanger-schaft allein als Anzeichen dafür wertet, muß man ungefähr bei 50—70 % aller hypertonischen Graviden eine Aufpfropfgestose annehmen (Page 1953). Dies ist zweifellos jedoch unrichtig.

Eine endgültige Entscheidung darüber, ob und in welchem Ausmaß die präexistente Hypertonie zur Toxikose disponiert, ließe sich nur dadurch gewinnen, daß eine größere Zahl von Frauen vom Beginn der Schwangerschaft an bis weit über diese hinaus verfolgt wird. Nur dann ist eine sichere Differentialdiagnose zwischen „echter Toxikose" und „Aufpfropfgestose" zu stellen (Kyank 1955). Finnerty (1956) hat als erster Ergebnisse aus einer derartigen Toxikoseklinik in den USA berichtet. Bei 1081 Patientinnen waren 666 mit primärer Hypertonie und 90 mit einer Aufpfropfgestose auf dieser Grundlage.

Es ist noch keine Einigkeit darüber, *ob das Ausmaß der Hypertonie einen Hinweis hinsichtlich der Wahrscheinlichkeit einer toxämischen Komplikation gibt.* Während Chesley u. Mitarb. (1947) annehmen, daß das Ausmaß der Hypertonie keine Prognose in dieser Hinsicht erlaubt, haben Browne u. Mitarb. (1942, 1947) aus der Untersuchung ihrer Kranken den Schluß gezogen, daß eine sichere Be-ziehung zwischen der Schwere der Hypertonie und den Komplikationen besteht. Ohne Zweifel ist jedoch eine ausgesprochene Erkrankung des Gefäßsystems, die sich am Augenhintergrund oder einer gestörten Nierenfunktion ausdrückt, ein sehr schlechtes Vorzeichen für den Verlauf der Schwangerschaft. Deshalb ist es besser, sich bei der Prognosestellung mehr nach dem Ausmaß der Gefäßerkrankun-gen als nach der Höhe der Hypertonie allein zu richten. Hendelmann und Philpot (1952) fanden keine Verschlimmerung der Hypertonie und keine wesent-liche Gefährdung für das Kind, wenn keine Gefäßerkrankung oder keine wesent-lichen Symptome seitens der Nieren bestehen. Jones und Providence (1951) errechneten auf Grund ihrer Erfahrungen eine 35fach größere *Gefahr für das Leben der Mutter,* wenn eine primäre Hypertension durch eine Aufpfropfgestose kompli-ziert wird.

Hinsichtlich der *Sterblichkeit der Kinder* hat nach Browne (1947) die Höhe des Blutdrucks im Verlauf der Schwangerschaft eine große Bedeutung. Nach den Erfahrungen dieses Autors ist die Prognose für die Geburt eines lebenden Kindes günstig, wenn der Druck 160 mm Hg systolisch nicht überschritten hat. Bei den Frauen, die einen Druck über 160 mm Hg hatten, hat er nur 31 % lebende

Kinder gesehen. PAGE (1954) ist nach seinen Erfahrungen optimistischer. Aber auch hinsichtlich der Prognose für das Kind ist die Beurteilung des strukturellen Anteils der hypertonischen Erkrankung der Mutter von großer Bedeutung. Damit haben sich LANDESMAN u. Mitarb. (1952) eingehend befaßt. Sie fanden, daß dann, wenn die arterielle Hypertonie mit einem Fundus hypertonicus zusammen auftrat, eine erheblich schlechtere Prognose für die Geburt eines lebendigen Kindes besteht. Sie geben folgende Zahlen: Kombiniert sich die Hypertonie mit einem Fundus hypertonicus vom Typ I, dann ist die Sterblichkeit 20% gegenüber der Norm erhöht. Beim Fundus hypertonicus II beträgt die entsprechende Zahl 50%, beim Fundus hypertonicus III 70%. Deshalb treten diese Autoren dafür ein, beim Fundus hypertonicus III die Schwangerschaft zu unterbrechen. Eine sofortige Beendigung der Schwangerschaft wird gefordert, wenn ein Papillenödem und Blutungen am Augenhintergrund erscheinen. *Nach den größeren Statistiken ist also, im Überblick betrachtet, bei den hypertonischen Schwangeren ungefähr bei 40% der Verlust des Kindes zu befürchten* (BROWNE und DODDS 1942; BROWNE 1947; CHESLEY u. Mitarb. 1947; JONES und PROVIDENCE 1951).

Die Frage, *ob eine Schwangerschaft den Verlauf der durch die Hypertonie angezeigten chronischen Erkrankung des arteriellen Systems ungünstig beeinflußt*, ist von TENNY (1943), CHESLEY u. Mitarb. (1947) und BROWNE (1947) so beantwortet worden, daß dann, wenn die Schwangerschaft ohne eine Aufpfropfgestose vorübergegangen ist, eine Verschlimmerung der Hypertonie im weiteren Verlauf des Lebens nicht zu befürchten ist. Dagegen verschlechtert sich die Lebensaussicht nach einer Aufpfropfgestose sicher. Beim Überblick über größere Nachuntersuchungen konnte CHESLEY pro Jahr bei Frauen mit einer Aufpfropfgestose Todesfälle in 43% finden, im Gegensatz zu 14% bei den Schwangerschaften mit Hypertonie, die ohne Komplikation verliefen. Jede toxämische Komplikation führt also zu einer deutlichen Beschleunigung des Ablaufes der Hypertonie und unter Umständen sogar zu einem Umschlag in die sog. maligne Verlaufsform.

Diese Darstellung hat gezeigt, wie schwierig und verantwortungsvoll die Aufgabe für den behandelnden Arzt ist, eine Schwangere mit einer arteriellen Hypertonie zu *beraten*. Von einer Schwangerschaft sollte abgeraten werden oder eine bestehende Schwangerschaft sollte unterbrochen werden, wenn bei einer hypertonischen Frau Anzeichen einer deutlichen allgemeinen arteriellen Gefäßerkrankung vorhanden sind. Diese sind am besten durch die Untersuchung des Augenhintergrundes aufzudecken. Eine Retinopathia angiospastica oder auch nur ein schwerer Fundus hypertonicus ist eine Gegenindikation für eine Gravidität. Eine eingehende Prüfung der Nierenfunktion, die in Grenzfällen auch mit den Clearancetesten durchgeführt werden sollte, deckt weiterhin auch eine schwere Beeinträchtigung der Nierendurchblutung und Nierenfunktion auf. Die Untersuchung des Harns und die Prüfung der Konzentrationsfähigkeit reichen manchmal zu einer sicheren Beurteilung der Nieren nicht aus. Bei den benigne verlaufenden Hypertonien ist dagegen eine Schwangerschaft meist zu verantworten, bei Mehrgebärenden jedoch nur, wenn die früheren Schwangerschaften nicht durch eine Toxikose kompliziert waren.

Die Gefahren der Aufpfropfgestose sind durch eine sorgfältige *Behandlung*[1] sehr weitgehend zu bannen. Es muß besonders darauf geachtet werden, ob die Patienten in den beiden letzten Trimestern plötzlich an Gewicht zunehmen. Ist dies der Fall, so steht eine Präklampsie bevor. Durch strenge Entziehung des Kochsalzes (Tagesausscheidung nicht höher als 1 g pro Tag) kann die Gefahr jedoch meist noch abgewendet werden. Gelingt es durch diese diätetischen

---

[1] Eine ausführliche Darstellung der Therapie des Hochdrucks in der Schwangerschaft erfolgt durch WOLLHEIM (s. Bd. IX/5).

Maßnahmen nicht, die Gewichtsabnahme zu erzielen oder tritt Eiweiß im Harn in größeren Mengen auf oder steigt der Blutdruck plötzlich an, so ist eine stationäre Behandlung in einer Klinik dringend erforderlich. Ist auch hier der Versuch, die Präeklampsie durch kochsalzarme Kost, Diuretica und Saluretica, blutdrucksenkende Mittel und Digitalis zu beseitigen, ergebnislos, sollte eine vorzeitige Beendigung der Schwangerschaft angestrebt werden. Es ist bekannt, daß die Dauer des Bestehens einer Präeklampsie für die Prognose der hypertonischen Gefäßerkrankung von ganz entscheidender Bedeutung ist (Tenney 1953; Finnerty 1956). Bei allen Frauen mit einer schweren Hypertonie sollte dann, wenn sie in der Schwangerschaft eine Aufpropfgestose hatten, eine Sterilisation erwogen werden. Jede weitere Schwangerschaft ist für diese Frau dann eine Gefahr für ihr Leben.

2. Die Gefäßerkrankung bei Diabetes mellitus in der Schwangerschaft.

Frauen, die eine allgemeine Erkrankung des arteriellen Systems bei einem *Diabetes mellitus* haben, sind durch die Gravidität besonders gefährdet. Es gehört selbstverständlich nicht zu dem Gegenstand dieser Abhandlung, die schwierigen Beziehungen zwischen der Gravidität und dem gestörten Kohlenhydratstoffwechsel beim Diabetes mellitus zu besprechen. Es sei nur darauf hingewiesen, daß noch stärker als bei der arteriellen Hypertonie der Grundsatz gilt, daß das Ausmaß der strukturellen Beteiligung des arteriellen Systems an der Krankheit, also der Arteriosklerose, das entscheidende Kriterium für die Beurteilung der Aussichten der Schwangerschaft sein sollte. Die *Retinopathia diabetica* kann sich bei der Gravidität so verschlechtern, daß eine beträchtliche Sehstörung, ja Erblindung, eintreten kann. Deshalb sollte eine Gravidität unterbrochen werden, wenn die Gefäßerkrankung am Augenhintergrund zu Beginn der Schwangerschaft schon sehr stark ist. Dieses Verhalten der Gefäße an der Retina der diabetischen Frau in der Schwangerschaft steht im Gegensatz zu den Fundusveränderungen bei der Hypertonie. Hier findet man fast nie schwere Sehstörungen, selbst beim ausgeprägtesten Fundus angiospasticus (Kyrieleis 1954).

3. Das Verhalten von Frauen mit einer chronischen Nierenerkrankung in der Schwangerschaft.

Neben den primären Hypertonien sind selbstverständlich auch die *sekundären Formen der Erkrankung des arteriellen Systems* für die Gravidität von entscheidender Bedeutung. Davon stehen nach der Häufigkeit die Nierenerkrankungen ganz an der Spitze. Hier überwiegen wieder die chronischen Glomerulo- und Pyelonephritiden. Auch diese Krankheiten schaffen in dem Maße eine Disposition zur Aufpfropfgestose, in dem das allgemeine arterielle System an dem Prozeß beteiligt ist.

In einer gemeinsam mit Wimhöfer (1955) angestellten Erhebung fanden wir bei 80 Frauen die in der Medizinischen Klinik Heidelberg wegen einer Glomerulonephritis behandelt worden waren, bei 57% eine Präeklampsie oder eine Eklampsie in den nachfolgenden Schwangerschaften. Von den 80 Frauen hatten 35 eine normale Schwangerschaft, 31 eine Präeklampsie und 14 eine Eklampsie. Interessant ist, daß von den Frauen, die als geheilt aus der Klinik entlassen waren, 19 eine normale Gravidität hatten, 6 eine Präeklampsie und 1 eine Eklampsie. Von den Frauen, die ungeheilt entlassen waren, hatten 16 eine normale Gravidität, 25 eine Präeklampsie und 13 eine Eklampsie.

Daraus geht hervor, daß auch bei den „geheilt" entlassenen Frauen, also den Patienten, die klinisch keine Symptome einer chronischen Nephritis mehr aufwiesen, eine Disposition für die Eklampsie und Präeklampsie zurückbleibt. Page (1953) schätzt den Anteil der auf primäre Nierenerkrankungen aufgepfropften Toxikosen mit 5% aller Fälle von Präeklampsie und Eklampsie.

HAMILTON (1952) aus der Schule von KELLAR, gibt folgende Zahlen aus der Frauenklinik in Edinburgh: Bei 39 407 Aufnahmen von 1940—1949 waren 4947 Frauen toxämisch. Davon hatten eine sichere akute Nephritis eine und eine sichere chronische Nephritis 18 Frauen. Diese Zahlen erschienen uns sehr klein. Man muß aber bei der Beurteilung derartiger Mitteilungen berücksichtigen, daß sie sehr stark vom Standpunkt und auch von der Genauigkeit des Untersuchers und den angewendeten Untersuchungsmethoden abhängen. Deshalb nehmen andere Autoren, wie z. B. WIMHÖFER (1955) unter dem Eindruck der durch die systematischen Clearanceuntersuchungen bei der Nephritis gefundenen klinisch latenten Fällen von Nephritis (ARNOLD und MESSMER 1952, 1955) an, daß eine sehr viel größere Zahl von Schwangeren mit Toxikose vor der Schwangerschaft schon einen Schaden an ihrer Niere hatten. Wenn wir zur endgültigen Beurteilung dieser Frage auch noch weitere Erfahrungen abwarten müssen, so ist es sicher, daß Nierenschäden mit den üblichen klinischen Methoden oft übersehen werden. Nur mit feineren Methoden, wie z. B. der Nierenbiopsie oder dem Clearance-Test sind oft restliche Schäden, die eine Glomerulonephritis hinterlassen hatte, aufzudecken. Andererseits werden ohne diese Methoden manche Hypertonien fälschlicherweise als primäre Hypertonien gedeutet. Diese haben aber zweifellos, was die Schwangerschaft angeht, eine viel bessere Prognose als die päexistenten Nierenerkrankungen. Wenn wir diesen Standpunkt, der in Deutschland u. a. besonders auch von WIMHÖFER vertreten wird, für richtig halten, dann müssen wir gleichzeitig auch annehmen, daß die Zahl der autochthonen Toxikosen erheblich geringer ist als bisher geglaubt wurde.

Sehr oft gelingt es auch in den ersten Monaten der Schwangerschaft nicht mehr, *eine Differentialdiagnose der Hypertonie* zu stellen. Sehr wichtig sind selbstverständlich die Anhaltspunkte der Anamnese. Es gilt auch bei den Nierenerkrankungen der Grundsatz, daß Symptome von seiten der Nieren oder eine arterielle Hypertonie in den ersten beiden Trimestern in der Schwangerschaft mehr für eine präexistente, von der Gravidität unabhängige Nierenkrankheit sprechen. Ein wichtiger Hinweis ist auch noch, daß — es sei denn, eine Aufpfropfgestose besteht — der Blutdruck bei den Schwangeren mit einer präexistenten chronischen Nephritis meist nicht sehr hoch ist. Wenn dagegen eine Frau mit einer primären Hypertonie eine Proteinurie zeigt, ist die Hypertension meist sehr beträchtlich (HAMILTON 1952). Im dritten Trimester der Schwangerschaft ist die Differentialdiagnose: Nephritis —autochthone Toxikose — primäre Hypertension unmöglich, wenn aus der Vorgeschichte keine Anhaltspunkte bekannt sind. Tritt von Schwangerschaft zu Schwangerschaft in regelmäßiger Wiederkehr eine Gestose auf, die immer früher einsetzt, so spricht dies für eine primäre, von der Gravidität unabhängige Nierenerkrankung. Es ist ja allgemein bekannt, daß die selbständige Schwangerschaftstoxikose die erste Schwangerschaft bevorzugt und sich meist auch nicht wiederholt.

Zwei Verläufe, die die gesamte hier dargestellte Problematik gut beleuchten, zeigen folgende Krankengeschichten[1]:

K., Gertrud, geboren am 24. 9. 21 (Krankenblatt Medizinische Klinik Heidelberg 6/1953). Als Kind Masern, später Otitis. 1938 Zwölffingerdarmgeschwür. Damals Harn und Blutdruck o. B. 1948 Fehlgeburt.

November 1949 Mens VI intrauteriner Fruchttod. RR: 230/160 mm Hg. Harn 14⁰/₀₀ Protein; Sed.: Leuko, Erythro, gran. Zyl. Bei Entlassung aus der Frauenklinik am 20. 11. 49: RR 165/120 mm Hg, Rest-N: 50 mg-%, Harn: 3⁰/₀₀ Proteine).

[1] Herrn Prof. Dr. RUPP, Landes-Frauenklinik Karlsruhe, danken wir für die Überlassung der Befundberichte.

11. 12. 51. Aufnahme in die Medizinische Klinik wegen Koliken im Oberbauch. RR: 190—200/110—140 mm Hg. Fundus: Papillenödem, Blutungen, enggestellte Arterien. Retinaler diastolischer Druck 73 rechts, 90 links bei Binnendruck von 15. *Harn:* Proteine manchmal schwach positiv, Sed.: einzelne Erythrocyten. Konzentration bis 1026 in 8 Std. *Klärwerte: Thiosulfat 82 ccm/min, PAH 417, Filtrationsfraktion 10%, TmPAH 64 mg/min.* Rest-N 26 mg-%. Bei Entlassung am 26. 2. 52 nach Bettruhe, Diät, Rauwolfia: Blutdruck 130/85 mm Hg, Fundus weitgehend gebessert.

Nachuntersuchung am 8. 9. 52. RR 125/80 mm Hg unter Rauwolfia. Harn: Protein Spur, Fundus normal.

Nachuntersuchung am 8. 1. 53 (Medizinische Klinik). RR 150/110 mm Hg. Harn normal. Herzgröße normal. Fundus o. B. *Klärwerte: Thiosulfat 89 ccm/min., PAH 418 cm³/min, TmPAH 57 mg/min, Filtrationsfraktion 21, Hämatokrit 35.* Weitere Graviditäten dringend abgeraten.

Am 11. 3. 55 Aufnahme in Frauenklinik mit Grav. Mens V. Harn o. B. Keine Ödeme. RR 195/115 mm Hg. 9. 5. 55 Spontanausstoßung eines toten Kindes. Im Wochenbett RR 145/105 mm Hg. Harn: hyaline Zyl., sonst o. B. 29. 6. 55 Harn o. B. RR 140/90 mm Hg.

Nachuntersuchung am 30. 5. 56 (Medizinische Klinik). RR 215/150 mm Hg. Harn: Protein (+), Sed. o. B. Rest-N 24 mg-%. Maximale Konzentrationsleistung 1028. *Klärwerte: Inulin 66 cm³/min. PAH 301. Filtrationsfraktion 21%, TmPAH 46 mg/min.* Fundus hypertonicus in mäßig starker Ausbildung.

Epikrise. Ohne daß ein Nierenleiden bekannt war, mit 17 Jahren untersucht mit normalem Harn und Blutdruck, mit 27 Jahren Fehlgeburt, mit 28 schwere Präklampsie mit Fruchttod Mens VI. Mit 31 Jahren Aufnahme in Medizinische Klinik wegen maligner Hypertension. Klärwerte wie bei chronischer Nephritis. Nach Behandlung mit Rauwolfia, Diät, Bettruhe, Rückbildung der Retinopathie, Absinken des Drucks auf normale Werte. Bei etwas erhöhtem Druck und gleichen Klärwerten hält sich der Zustand befriedigend bis zu einer trotz Warnung neuen Schwangerschaft mit 34 Jahren. Diesmal keine Präklampsie, jedoch Blutdruckanstieg und Fruchttod Mens VII. Danach zunehmende Verschlechterung des Zustandes. Mit 35 Jahren beträchtlicher Hypertonus (215/150 mm Hg) und Abnahme der Klärwerte für Inulin und PAH gegenüber den früheren Untersuchungen. Es handelt sich danach um eine Aufpfropfgestose, wohl auf der Grundlage einer nicht erkannten oder latenten chronischen Glomerulonephritis. In der zweiten Schwangerschaft keine ausgesprochene Toxikose, jedoch Fruchttod Mens VII. Interessant ist die Exacerbation der Hypertonie mit Retinopathie 1951, 2 Jahre nach der Toxikose ohne neue Gravidität und die völlige Rückbildung unter Behandlung mit Rauwolfia. Die zweite Gravidität führte wieder zu einer erheblichen Verschlechterung.

In dem folgenden Fall war dagegen durch die Anamnese die Nephritis vor der Gravidität bekannt:

N., Ruth, geboren am 17. 2. 26 (Krankenblatt Medizinische Klinik Heidelberg 1568/1954). Mutter nierenleidend. Mit 7 Jahren, belegt durch Krankenblatt der Kinderklinik Heidelberg, Glomerulonephritis. 1949 erste Gravidität. Sectio caesarea wegen Eklampsie. Kind lebt. Mens VI waren Ödeme und Proteinurie aufgetreten. Im Mai 1952 stationäre Beobachtung. Harn: Protein + (1°/₀₀). Sediment o. B. Konzentration im Durstversuch 1021/22 St. Rest-N 22 mg-%. *Klärwerte:* S₂O₃ 44 cm³/min, PAH 200 cm³/min. Filtrationsfraktion 22%. TmPAH 27 mg/min. 2. 8. 52 zweite Gravidität. Wieder schon Mens IV—V Beschwerden, Ödeme. Präklampsie. Vorzeitige Einleitung der Geburt. Kind lebt.

Vom 7. 3.—13. 4. 54 interne Behandlung wegen Hypertonie. Einlieferung im Zustand der beginnenden Encephalopathie. Blutdruck 220/120 mm Hg. Rest-N 40 mg-%. Harn: Protein 5°/₀₀. Sediment: Erythrocyten, granulierte Zylinder. *Klärwerte: Inulin 33 cm³/min (!).* PAH 148 cm³/min (!), TmPAH 31 mg-%, Filtrationsfraktion 22. Hämatokrit 42. Konzentrationsleistung 1022 in 36 Std. *Fundus:* Enge Arterien, keine Blutungen, keine Herde. Intravenöses Pyelogramm: Verminderte Ausscheidung, etwas kleine Nieren, doppelseitiger Parenchymschaden. Unter Bettruhe, Diät, Reserpin Normalisierung des Blutdrucks. Besserung. Die Patientin wurde bis Ende 1954 weiter verfolgt, der Blutdruck konnte mit Rauwolfiapräparaten um 140—150/100—110 mm Hg bei ambulanten Untersuchungen gehalten werden. Befinden gut.

Neben der Hypertonie, die als der Ausdruck der im wesentlichen funktionellen Umstellungen im arteriellen System zu werten ist, muß selbstverständlich auch die *Proteinurie* als wichtiges Symptom berücksichtigt werden. Beim Auftreten einer Proteinurie allein steht man bei einer Primipara vor der Frage: Ist die Eiweißausscheidung Ausdruck einer Toxikose, oder wird durch die Gravidität lediglich eine präexistente Nierenerkrankung zu dieser Manifestation veranlaßt. Bei einer Mehrgebärenden kommt noch dazu, daß dann, wenn in einer vorigen Gravidität eine Proteinurie aufgetreten war, zu fragen ist, ob es sich nicht jetzt um eine Proteinurie als Ausdruck einer von der vorigen Gravidität zurückgelassenen chronischen Nierenschädigung handelt. Allgemein steht man jedoch auf dem Standpunkt, daß Nierenschäden aus einer Schwangerschaft nur dann hervorgehen, wenn die Toxikose eine Aufpfropfgestose war. Die autochthone Toxikose soll keine Nephropathie hinterlassen. Diese Frage kann erst dann endgültig beantwortet werden, wenn wir mehr über die Bedeutung der latenten Nierenschäden wissen. Diese Schwierigkeiten der Differentialdiagnose illustrieren länger zurückliegende Untersuchungen von GIBBERD (1929).

Dieser Autor hatte 51 Patientinnen, die eine Proteinurie in den letzten Monaten der Gravidität hatten, nachuntersucht, mindestens über 2 Schwangerschaften hinweg. Vier mußten ausscheiden, weil sie sicher eine Nephritis vor der ersten Gravidität gehabt hatten. 47 hatten sich bei genauer Untersuchung als nierengesund herausgestellt, bevor in der Gravidität die Eiweißausscheidung zum ersten Mal auftrat. Von diesen 47 Frauen hatten 6 eine persistierende Proteinurie nach der Entbindung. Bei 41 verschwand die Proteinurie im Wochenbett wieder. Sie trat jedoch bei der nächsten Schwangerschaft bei 22 Frauen wieder auf.

Dieselben Probleme begegnen uns wieder bei der rekurrierenden posttoxämischen Hypertension der Mehrgebärenden (s. S. 520).

Die *Lebenserwartung* einer Frau mit einer chronischen Nephritis oder Pyelonephritis wird durch eine Schwangerschaft in der Regel verschlechtert, besonders, wenn der Zustand vor der 28. Gestationswoche sich deutlich verschlechtert.

DODDS und BROWNE (1947) fanden eine Verschlechterung der Nephritis in 47% der Fälle (47 Frauen, 21 Schwangerschaften). Neun Patientinnen der erstgenannten Autoren kamen ohne Verschlimmerung durch die Gravidität. Die Reihe von HAMILTON (1952), die 18 Patientinnen verfolgte, wies eine Verschlechterung der Nierenfunktion in 16 Schwangerschaften auf. Die Schwangerschaft mußte vorzeitig beendet werden. Nur 2 Frauen gingen ohne zusätzliche Schäden durch die Schwangerschaft. Die Ergebnisse der Nachuntersuchung sind schwer zu beurteilen, da die chronische Nephritis auch zu einer selbständigen Progression neigt. Immerhin waren bei einer Nachuntersuchung nach 1—11 Jahren 6 Frauen gestorben; 12 waren noch am Leben, sie hatten keine Beschwerden. Jedoch waren die typischen Symptome der Nephritis vorhanden. Drei hatten eine weitere Schwangerschaft. Alle 3 Frauen entwickelten eine Aufpfropfgestose, die Schwangerschaft mußte vorzeitig beendet werden.

WERKÖ und BUCHT (1956) haben dagegen an 17 Fällen den Einfluß der Gravidität auf die Frau mit chronischer Glomerulonephritis studiert und mit der Clearance-Technik Verlaufskontrollen durchgeführt. Dabei ergab sich, daß auch bei der kranken Niere der übliche Anstieg der Inulin- und Paraaminohippursäureclearance erfolgte, wie bei der gesunden Frau. Zusätzliche Schäden durch die Gravidität waren bei Kontrollen nach der Niederkunft bei den untersuchten Fällen nicht zu sehen, dies gilt auch für 3 Frauen, die eine Toxikose entwickelten.

Das *Kind* hat in diesen Fällen lediglich eine Chance unter 50% lebend zur Welt zu kommen. Entweder es stirbt in utero ab oder bei den Wehen. Von den lebend geborenen Kindern überlebt wieder nur die Hälfte endgültig (HAMILTON 1952). Gegenüber diesen Untersuchungen fanden DODDS und BROWNE (1940) etwas günstigere Ergebnisse. Man muß bei der Bewertung dieser Zahlen daran denken, daß hier nur die ganz schweren Nephritiden berücksichtigt wurden. Bei allen leichteren Formen wird meist die Prognose auch für das Kind sehr viel besser sein.

Diese Beobachtungen, die an relativ kleinem Material gewonnen sind, dürfen uns jedoch keinesfalls zu der Ansicht veranlassen, daß nicht *auch schwer nierenkranke Frauen ohne irgendwelche Beeinträchtigung eine Schwangerschaft überstehen können.* ADDIS (1950), ein ausgezeichneter Kenner der Nierenerkrankungen, weist in seinem Buch ausführlich darauf hin. Die Ursachen für dieses unterschiedliche Verhalten sind noch nicht sicher geklärt.

TILMAN (1951) hat 40 Fälle von Glomerulonephritis verfolgt. Bei 10 Schwangeren mit einem Zustand nach jüngst ausgeheilter akuter Glomerulonephritis bekam nur eine Patientin eine Toxikose mit dem Verlust des Kindes. Bei 14 Frauen mit der *sog. nephrotischen Verlaufs-form* der Glomerulonephritis ohne Hypertonie wurde bei allen Frauen ein normaler Erfolg der Schwangerschaft erreicht. Jedoch hatten von 16 Frauen mit chronischer Nephritis *und* Hypertonie 11 eine Präeklampsie und 33 verloren ihr Kind. Nach den Untersuchungen von LANDESMANN u. Mitarb. (1952) gibt — wie wir es auch schon bei der primären Hypertonie gesehen haben — die Spiegelung des Augenhintergrundes einen guten Hinweis für die Pro-gnose hinsichtlich des Kindes. Sind keine Veränderungen am Augenhintergrund, so ist die Aussicht, ein lebendes Kind zu gebären, relativ gut. Ein Fundus im Sinne der schweren Retinopathie schließt die Geburt eines lebenden Kindes fast sicher aus.

Aus diesen Erfahrungen ist wohl abzuleiten, daß *die Nierenerkrankung an sich für den Verlauf der Schwangerschaft und das Kind weniger gefährlich ist, als die Beteiligung des gesamten arteriellen Systems* am Prozeß.

Die *chronische Pyelonephritis* ist für die Schwangere dann ebenfalls eine Ge-fahr, wenn dadurch eine wesentliche Beeinträchtigung des Nierenparenchyms ent-standen ist. Die chronische interstitielle Nephritis bei diesen Formen bedeutet eine erhebliche Gefahr für die Schwangere und die Schwangerschaft. Da die chronische Pyelonephritis bei der Frau wohl die am häufigsten auftretende Nieren-erkrankung ist, sollte man annehmen, daß sie in der Schwangerschaft eine sehr bedeutende Rolle spielt. Dies ist jedoch nicht der Fall, weil die schwere Beein-trächtigung in der Niere im Verlauf der chronischen Pyelonephritis meist erst in späteren Lebensabschnitten in Erscheinung tritt. Es herrscht hier, wie überhaupt bei der chronischen Nephritis, die Regel, daß die Pyelonephritis umso mehr eine Disposition zur Schwangerschaftstoxikose schafft, als sie zu einer allgemeinen Erkrankung des arteriellen Systems, also Hochdruck und strukturellen Verände-rungen im Bereich der Arteriolen außerhalb der Nieren geführt hat. Ist dies der Fall, dann sind dieselben diagnostischen und prognostischen Schlußfolgerungen zu ziehen, wie sie bei der diffusen Glomerulonephritis eben besprochen wurden. FINNERTY (1956) gibt aus seinen großen, an einer Toxikose-Klinik gewonnenen Erfahrungen einen Bericht über 73 Fälle von Pyelonephritis in der Gravidität, die fälschlich als Toxikose aufgefaßt wurden; 34 hatten eine aufgepfropfte Toxikose. Auf die Bedeutung einer Therapie mit Antibioticis oder Sulfonamiden wird hin-gewiesen.

Das gleiche gilt, soweit wir bei unseren sehr geringen Kenntnissen darüber überhaupt etwas aussagen können, auch für die chronische interstitielle Nephritis anderer Genese. Diesen Formen wird neuerdings, besonders auch von der WOLL-HEIMschen Schule (MOELLER und REX 1951) und von ZOLLINGER und Mitarbeitern (1945), SPÜHLER und ZOLLINGER (1953), SPÜHLER (1953) besonderes Interesse zuge-wandt. In diesem Zusammenhang ist auch daran zu erinnern, daß nicht nur diese, mehr oder wenig ätiologisch schwer zu definierenden chronischen Nierenerkran-kungen, sondern auch die akuten tubulären Nekrosen, die sogenannten akuten Nephrosen nach Intoxikation oder bei Kreislaufstörungen der Nieren in ein ähnliches Bild ausmünden können. Anatomisch gesehen bleiben immer beträcht-liche strukturelle Schäden an den Nieren nach derartigen akuten Niereninsuffi-zienzen zurück, allerdings meist ohne Beteiligung des gesamten arteriellen Systems (OLIVER u. Mitarb. 1951; OLIVER 1953). Klinisch sind diese Funktions-ausfälle meist schwer zu fassen. Trotzdem sollte man, bevor man mehr darüber weiß, grundsätzlich annehmen, daß auch diese chronischen Nierenschädigungen als Dispositionsfaktoren für eine Schwangerschaftstoxikose wirksam werden können.

Wenn wir also die Grundsätze, die bei der *Beratung einer nierenkranken Frau* hinsichtlich einer Schwangerschaft vorherrschen sollten, nochmals zusammen-fassen, so ergibt sich, daß von einer Schwangerschaft auf jeden Fall abzuraten ist, wenn eine chronische Nephritis vorhanden ist; es sei denn, sie sei ganz geringfügiger Natur. In solchen Grenzfällen ist die Heranziehung der Inulin- und Paraaminohippursäure-Clearance für die Beurteilung des Ausmaßes der Nierenfunktionsstörung außerordentlich wertvoll (s. auch LANZ und HOCHULI 1955; WERKÖ und BUCHT 1956). Wird die Patientin nach der Konzeption in den drei ersten Monaten zum ersten Mal untersucht, ist die Indikation zur Unterbrechung gegeben, wenn sich besonders aus der Untersuchung des Augenhintergrundes und des Blutdrucks eine allgemeine arterielle Erkrankung ergibt. Außerdem sind selbstverständlich die Symptome einer Niereninsuffizienz oder auch nur eine deutliche Veränderung der Inulin- oder der Paraaminohippursäure-Clearance eine Gegenindikation für die Fortsetzung der Schwangerschaft. WERKÖ und BUCHT (1956) glauben, daß eine Gravidität nur gewagt oder erhalten werden sollte, wenn die Clearance-Werte in der Nähe des Normbereiches liegen.

Bei der Bewertung des *Konzentrationsversuches* muß daran erinnert werden, daß bis zu einem gewissen Grade bei allen Schwangeren eine Konzentrationsschwäche besteht. Eine Konzentrationsleistung von 1022 innerhalb von 24 Std müßte jedoch immer erreicht werden.

Bei der Untersuchung der Nieren durch die *Ausscheidungspyelographie*, die wegen der Möglichkeit der Strahlenschädigung vermieden werden sollte, ist daran zu denken, daß in der Schwangerschaft die Form des Nierenbeckens und der Ureter durch eine Atonie verändert werden können. Beim Unerfahrenen kann dies zu der Diagnose einer „chronischen Pyelitis" Anlaß geben. Diese Ureteratonie spielt auch bei den Clearance-Testen eine Rolle und kann zu falschen Werten führen, wenn die Methodik dieser Erweiterung der Nierenbecken nicht angepaßt wird (BRANDSTETTER und SCHÜLLER 1954).

Nach der allgemeinen Erfahrung können also nur Frauen mit einer nur wenig durch eine Nephritis oder Pyelonephritis geschädigten Niere eine sichere Aussicht auf eine normale Schwangerschaft und spontane Entbindung haben. Wenn die Nierenerkrankung nicht von einer Hypertonie begleitet ist., ist die Prognose für die Schwangerschaft stets günstiger. Ist bei einer Schwangeren mit einer Nephritis die erste Gravidität gut überstanden und ein lebendes Kind geboren, so sollte durch eine Sterilisation eine weitere Schwangerschaft unmöglich gemacht werden. Die Chancen für Mutter und Kind werden von Gravidität zu Gravidität schlechter (TENNEY 1953).

Die *Behandlung* der Schwangeren mit Nephritis besteht vorwiegend in der diätetischen Einstellung, sie ist dieselbe wie die bei Patienten ohne Schwangerschaft. Eine zu schnelle Gewichtszunahme muß bekämpft werden. Bei den nephritischen Schwangeren ist die Ödemneigung oft durch einen Albuminschwund im Blut verstärkt. Sehstörungen, Zunahme der Eiweißausscheidung sind ebenfalls, wie stets in der Schwangerschaft, Anlaß zu energischem therapeutischem Eingreifen. Bei nierenkranken Frauen mit superponierter Toxikose findet man häufig eine deutliche Niereninsuffizienz mit hohen Reststickstoffwerten. Die Toxikose allein macht selten eine Niereninsuffizienz. Deshalb ist diese Kombination ein schlechtes Zeichen und Anlaß für eine sofortige Unterbrechung der Schwangerschaft im Interesse der Mutter ohne Rücksicht auf das Kind. Im Gegensatz zu den herzkranken Müttern ist bei den Nierenkranken der letzte Monat vor der Schwangerschaft der gefahrenreichste. In allen Fällen sollte vor der Geburt eine längere Behandlung im Krankenhaus erfolgen. Eine künstliche Beendigung der Schwangerschaft muß dann erwogen werden, wenn die Symptome der Nierenkranken im gleichen Maße weiter bestehenbleiben. Die Lebensaussicht des Kindes wird in diesem Monat immer schlechter und die Gefahr für die Verschlimmerung des Grundleidens durch die Toxikose für die Mutter immer größer. Die Entscheidung, wann eine Schwangerschaft beendet werden soll, ist sehr verantwortungsvoll. Bei Mehrgebärenden wird allgemein die normale Beendigung der Schwangerschaft empfohlen. Bei Erstgebärenden wird jedoch manchmal die Sectio caesarea notwendig sein.

4. Das Verhalten von schwangeren Frauen mit Hypertonie durch chromaffine Tumoren.

Diese seltene Kombination einer Gravidität mit einem Phäochromozytom bedingt eine starke Neigung zur Schwangerschaftstoxikose und postpartal zur Blutungsneigung mit Kollaps. Uterusrupturen sollen vorkommen. Bisher sind 20 Fälle dieser Kombination publiziert (PEELEN und de GROAT 1955).

5. Die Schwangerschaftstoxikose [1].

a) Ätiologie.

Die Schwangerschaftstoxikose ist eine der Schwangerschaft eigentümliche akute Erkrankung, die, pathogenetisch gesehen, ihren Schwerpunkt im wesentlichen im Bereich der Endstrombahn des arteriellen Systems hat. Die unbedingte Voraussetzung dafür ist das Vorhandensein einer Frucht; es gibt dafür weder ein Äquivalent in der Tierpathologie noch im Experiment. Wir beschränken uns bei der Besprechung auf die für die innere Medizin wichtigen Probleme und gehen soweit nur auf die pathogenetischen Probleme ein, als sie für das Verständnis der krankhaften Phänomene von Bedeutung sind.

Über das *Wesen der Schwangerschaftstoxikose*, worunter wir heute ausschließlich *Spätgestosen* in Form der *Präeklampsie* und *Eklampsie* verstehen, ist trotz sehr großer Anstrengungen in den letzten Jahrzehnten noch nicht viel bekannt. Es handelt sich dabei um die heute wichtigste und bedeutungsvollste Komplikation der Schwangerschaft. Es fallen ihr immer noch recht große Zahlen von Frauen zum Opfer. Durch günstige äußere Bedingungen und besonders auch eine zweckmäßige ärztliche Behandlung ist der Prozentsatz der Frauen, die an der Schwangerschaftstoxikose erkranken, in den letzten Jahren oder Jahrzehnten deutlich geringer geworden. Er beträgt jetzt nach CHESLEY u. Mitarb. (1948) ungefähr 0,3% aller Schwangerschaften. Bei schlechten Ernährungsbedingungen erhöht sich der Prozentsatz erheblich. Dagegen wird aus den Zeiten nach dem Kriege in Deutschland von einer Abnahme der Spättoxikosen berichtet. Möglicherweise spielen die sonstigen Umstände einer schlechten sozialen Lage eine größere Rolle als die damit verbundene mangelhafte Ernährung selbst. Die *Mortalität* der Frauen liegt bei 10%, die der Kinder bei ungefähr 33%.

Die *Ätiologie* ist ungeklärt. Es existieren viele Hypothesen. Zur Zeit ist die am meisten begünstigste Theorie die, daß, ganz ähnlich, wie man es bei der Theorie des renalen Hypertonus vermutet, die Schädigung der Placenta, die durch ein Zusammenwirken verschiedener disponierender Faktoren entsteht, zu einer Ischämie und damit zu einer „Trophopathie" führt, deren Folge die Ausschwemmung von Toxinen ist, die die Toxikose bewirken (van BOUWDIJK BASTIANSE 1954). PAGE (1953) hat in seiner Monographie über die Schwangerschaftstoxikose diese Theorie noch weiter ausgebaut. Die Faktoren, die direkt oder indirekt eine schlechtere Durchblutung der Placenta bedingen, sind in der Reihenfolge der Wichtigkeit: *Fettsucht, Zwillingsschwangerschaft, Hydramnion, primäre Hypertonie, Nephritis (Glomerulonephritis, Pyelonephritis), Diabetes mellitus, schwere Anämie, Beriberi.* In etwas scherzhafter Weise kennzeichnet PAGE die Situation so, daß z. B. eine fette diabetische Frau mit chronischem Hochdruck bei Zwillingsschwangerschaft nur wenig Aussicht hat, einer Toxikose zu entgehen. KREMLING

---

[1] Die Pathogenese, Ätiologie und Therapie der Schwangerschaftstoxikose wird von WOLLHEIM in Bd. IX/5 im Anschluß an die Darstellung der arteriellen Hypertonie ausführlich behandelt, so daß wir uns hier auf das praktisch Wesentliche beschränken können; wobei wir auf therapeutische Fragen überhaupt nicht eingehen.

(1953) weist im Gegensatz hierzu allerdings darauf hin, daß bei 226 Fällen von Hydramnion nur in 7 ein Nierenschaden und nur in einem Fall eine Eklampsie bestand. Die Erstgebärenden sind besonders gefährdet, wahrscheinlich weil die Festigkeit der Bauchdecken den intraabdominellen Druck in der Schwangerschaft sehr hoch werden läßt. Das gleiche gilt auch für die pyknisch gebaute fettsüchtige Frau. Psychische Traumen befördern das Auftreten der Toxikose. Auch Infektionen sind für die Auslösung der Toxikose wichtig. Selbstverständlich wirken alle Krankheiten, bei denen das Gefäßsystem wesentlich beeinträchtigt ist, wie z. B. beim Diabetes oder der chronischen Hypertonie, direkt auf die Durchblutung der Placenta ein. Die auslösende Ursache der Toxikose wäre nach dieser Anschauung eine Ischämie der Placenta. Anatomisch gesehen gibt es einige Hinweise für eine derartige Durchblutungsstörung. Zu nennen wären die schon oben erwähnten roten Infarkte, die zwar nicht immer nur bei der Toxikose gefunden werden. Außerdem ist beobachtet worden, daß in den mütterlichen Gefäßen der Decidua bei der Schwangerschaftstoxikose sich ausgeprägter als in der Norm eine akut entstandene Atheromatose findet. Die vorzeitige Lösung der Placenta ist bei der Toxikose 4mal so häufig wie bei der normalen Schwangerschaft (WELLEN 1952). Diese vorzeitige Lösung der Placenta, das sei hier nur nebenbei erwähnt, führt sehr häufig zu einer Überschwemmung des Organismus mit Thrombokinase und damit zu einer Schockniere.

Die *chemischen Vermittler der Schwangerschaftstoxikose* sind noch nicht im einzelnen definiert. Die Zahl der verdächtigen Substanzen ist sehr groß. Zur Zeit bevorzugt man die Ansicht, daß es sich bei der wirksamen Substanz um ein Steroid handelt, das vielleicht im Zusammenwirken mit dem Kochsalz zu dem Symptom der Toxikose führt (CHART, SHIPLEY und GORDON 1951; MASTBOOM 1953). Diese Hypothese wird durch die nicht zu bezweifelnde Tatsache begünstigt, daß die Anhäufung von Kochsalz im Organismus zur Schwangerschaftstoxikose sehr stark disponiert und daß im Gegensatz dazu die Entziehung von Kochsalz die Toxikosegefährdung stark herabsetzt. Das der menschlichen Toxikose am ähnlichsten sehende Bild beim Tier läßt sich bisher durch die Injektion von Desoxycorticosteron, gleichzeitig gegebenen großen Kochsalzmengen und zusätzlicher Gabe von reninhaltigen Stoffen aus der Niere erzeugen (MASSON u. Mitarb. 1951). Die Versuche, die das gleiche mit Hypophysenhinterlappenhormon und Wasser zu erreichen suchen, sind weniger überzeugend (MØLLER-CHRISTENSEN 1953). Daß alle diese Versuche keineswegs als Paradigma für die menschliche Schwangerschaftstoxikose angesehen werden können, geht aus den Versuchen von ASSALI u. Mitarb. (1953, 1954) hervor, die zeigen konnten, daß bei Dosen bis zu 60 mg Desoxycorticosteron und 9 g Kochsalz und auch corticotropen Hormonen bei kochsalzreicher Kost im letzten Trimester bei der Frau keine Veränderungen gefunden werden können, die auf eine Toxikose hindeuten. Auch Cortison hat keinen Einfluß in dieser Richtung.

Wir müssen also daran festhalten, daß es bisher noch nicht gelungen ist, beim Tier experimentell eine Schwangerschaftstoxikose zu erzeugen, die dem Syndrom des Menschen in allen Einzelheiten so völlig gleicht, wie es z. B. mit der experimentellen Nephritis nach MASUGI gelingt. In diesem Zusammenhang ist es interessant, daß es sehr zweifelhaft ist, ob überhaupt spontan bei Tieren eine Toxikose vorkommt. Alle Bilder, die von den Veterinären als Schwangerschaftserkrankung beschrieben worden sind und die manchmal mit der Toxikose in Beziehung gesetzt werden, beruhen auf anderen Ursachen. Dies hat die interessante Diskussion zwischen Ärzten und Tierärzten anläßlich des Ciba-Symposium im Jahre 1950 klar ergeben [1]).

---

[1] Toxemias of pregnancy Churchill Ltd. London 1950.

Das oder die wirksamen chemischen Prinzipien der Schwangerschaftstoxikose haben ihren wichtigsten Effekt auf die Blutgefäße. Die äußert sich nicht nur in einer akuten Erkrankung der Arteriolen, sondern auch in einer Wirkung auf die Capillaren der Glomerula der Nieren. Das gesamte arterielle System wird enger gestellt. Diese Engerstellung führt zu einer Hypoxie im Gewebe und befördert damit die Bildung von Ödemen. Dieser Vorgang im Gehirn kann auch zu Krämpfen führen und zwar besonders bei Frauen, die an sich zu Krampfleiden disponiert sind. Blutungen in der Leber kommen auf der gleichen Grundlage vor. Die dadurch hervorgerufene Spannung der Leberkapsel führt manchmal zu schweren epigastrischen Schmerzen. Ähnliche Blutungen findet man im Herzen, in den Nebennieren, im Darm und anderen Organen. Es gibt auch sicher Schwangerschaftstoxikosen ohne eine Hypertonie. Die Hypertonie ist also nicht das Wesen der Schwangerschaftstoxikose, sondern ähnlich wie bei der akuten Nephritis, nur eines ihrer Symptome. Es besteht keine kausale Beziehung, sondern eine pathogenetische Koordination. Das gleiche gilt auch bis zu einem gewissen Grad für das Ödem, das meist vor dem Spasmus im Arteriolensystem auftritt. Die Nierenveränderungen können ebenfalls einer Hypertonie vorhergehen. Die Eiweißausscheidung und auch die Verminderung der Nierenleistung, gemessen mit der Harnstoffclearance, sind meist vorhanden bevor der Blutdruck steigt (Page 1952).

b) Pathogenese.

Eingangs dieser Darstellung haben wir die *Umstellung des Kreislaufs* in der normalen Schwangerschaft besprochen. Bei der Toxikose verschieben sich die Verhältnisse, wenn man sie mit der normalen Schwangerschaft vergleicht, in mancher Hinsicht. Die *Gewichtszunahme* ist eine fast regelmäßige Erscheinung der Schwangerschaft. Eine sehr starke Gewichtszunahme innerhalb kurzer Zeit im dritten Trimester ist dagegen ein wichtiges Symptom drohender Präeklampsie oder Eklampsie. Diese entspricht auch einer Zunahme des gesamten austauschbaren Natriums, wie Studien mit Isotopen ergaben (Gray und Plentl 1954). Wie die Schule von Dieckmann (1949, 1950, 1951, 1952) besonders herausgestellt hat, ist die starke Anreicherung des Organismus bei den Frauen, die eine Schwangerschaftstoxikose später bekommen, durch ein Unvermögen, Kochsalz auszuscheiden, bedingt (s. auch Röttger 1954). Interessant ist es, daß es nicht auf das Natrium-Ion allein ankommen soll, sondern daß ähnlich wie es die Schule von Martini (1954) für die Pathogenese der akuten Nephritis und vielleicht auch der arteriellen Hypertonie annimmt, an sich nur das Natrium in der Form des Kochsalzes in dieser Hinsicht bedeutungsvoll ist. Die Zufuhr von Natriumlaktat und Natriumkarbonat in äquivalenten Mengen konnte im Gegensatz zu der von Natriumchlorid keine Blutdrucksteigerung, keine Gewichtszunahme und keine Albuminurie bei den zur Toxikose disponierten Frauen hervorrufen, ein Test, der von Dieckmann, Pottinger und Rynkiewicz (1952) für sehr zuverlässig angesehen wird. Diese Retention von Natrium führt zu einer erheblichen Zunahme des extracellulären Flüssigkeitsraumes und auch zu einer Verschiebung von Kalium und Natrium zwischen der Zelle und der sie umgebenden Flüssigkeit. Diese Verschiebung nimmt bei der Toxikose ein ganz besonders großes Ausmaß an. Das *Plasmavolumen* sinkt bei der schweren Präeklampsie ab, während es bei der normalen Schwangerschaft, wie schon beschrieben, langsam ansteigt (Freis und Kenney 1948). Berlin u. Mitarb. (1952) bestimmten das Blutvolumen in der Präeklampsie mittels P^{32} markierten roten Blutkörperchen und fanden eine geringe Abnahme. Im Stadium der Eklampsie erfolgt, gemessen mit dem Hämatokrit, eine starke Hämokonzentration im Gegensatz zu der deutlichen Verdünnung des Plasmas bei der normalen Schwangerschaft (Dieckmann u. Mitarb.

1949). Nach dem Anfall tritt dagegen eine plötzliche Verdünnung des Blutes ein. Der *Venendruck* verändert sich in der Präeklampsie gegenüber der normalen Schwangerschaft nicht (McLennan 1943). Die *Viskosität* ist in der Präeklampsie unverändert (Kellar 1950). Das *Schlag- und Minutenvolumen* ist im Gegensatz zu der normalen Schwangerschaft nicht regelmäßig erhöht (Hamilton 1949). Die Hypertonie bei der Präeklampsie und der Eklampsie ist vorwiegend durch eine Steigerung des peripheren Widerstandes bedingt (Page und Ogden 1939). Die Verengerung der terminalen arteriellen Strombahn ist, wie Volhard schon in den dreißiger Jahren betonte, ein wesentliches, wenn auch sicher nicht das einzige pathogenetische Moment der Toxikose. Die Messung der *Durchblutung in den einzelnen Organen* hat meist keine Verminderung der Durchblutung aufgezeigt, was bei gleichzeitig erhöhtem Blutdruck bedeutet, daß der Gefäßwiderstand gegen die Norm erhöht ist.

Die in der Gravidität an sich schon hohe *Zirkulation* in der Haut und in der Muskulatur wird durch die Toxikose noch weiter gesteigert (Burt 1950). Die Gehirndurchblutung, gemessen mit der Methode nach Kety und Schmidt fand McCall (1949) bei der Präeklampsie, wie bei der Schwangerschaft überhaupt, unverändert. Nur bei den eklamptischen Frauen tritt vorübergehend eine gewisse Verminderung auf. Der Gefäßwiderstand des Gehirns ist selbstverständlich bei der Eklampsie beträchtlich erhöht. Diese Beobachtungen könnten die oft geäußerte Hypothese, die Eklampsie sei durch eine cerebrale Ischämie bedingt, als fraglich erscheinen lassen, wenn auch neuerdings erhebliche Zweifel über die Zuverlässigkeit der Methode entstehen. An einer kleinen Zahl von Fällen fanden Munnel und Taylor (1947) eine normale oder gering vermehrte Leberdurchblutung. Die Permeabilität der Capillaren ist bei der Schwangerschaftstoxikose vergrößert. Albers (1939) und Browne (1950), später auch Parviainen und Soiva (1952) fanden nach Stauungen bei den Schwangeren mit einer Toxikose alle Fraktionen der Blutproteine bei der Elektrophorese in der Ödemflüssigkeit, während bei einer normalen Graviden nur die Albumine das Capillarfilter passieren Es ist also möglich, daß außer der Natriumchlorid-Retention durch die Nieren auch noch ein Capillarfaktor bei der Entstehung des Ödems eine Rolle spielt. Dagegen ist jedoch einzuwenden, daß der Eiweißgehalt des spontanen Ödems auch bei der Toxikose nach Switzer u. Mitarb. (1950) ca. 0,27 g-% ist, ein Wert, der nicht für eine vermehrte Durchlässigkeit des capillaren Filters für Proteine spricht. Die Veränderung der *Steroidausscheidung*, insbesondere des Aldosterons bei der Toxikose wurde bereits im allgemeinen Teil besprochen (s. S. 483).

Die *Funktion der Nieren*, geprüft mit den Clearance-Testen, ergab bei der Schwangerschaftstoxikose immer einen erheblichen Abfall der „Filtrationsgröße".

Die Bestimmung mit der Thiosulfat-Clearance scheint bei Graviden nach den Untersuchungen von Lambiotte u. Mitarb. (1950) methodisch bedenklich zu sein. Es kommen erhebliche Abweichungen von der *Inulin-Clearance* bei Blutspiegeln des Thiosulfats unter 16 mg vor. Deshalb sollte bei der Untersuchung von Schwangeren nur die *Inulin-Clearance* verwendet werden.

Chesley (1951) fand in der Übersicht von 10 Publikationen einen Abfall des Durchschnitts des „Glomerulusfiltrates" von 126 cm³ bei normalen Schwangeren, auf 96 in der Toxikose. Auch de Alvarez und Richards (1954) bestätigen diese Befunde. Sie fanden bei der milden Präeklampsie Werte unter 110 cm³ pro Minute in 6 von 14 Fällen, in der schweren Form in 13 von 24 Fällen. In vielen Einzelfällen findet man Verminderung bis auf 60 cm³ pro Minute und weniger (s. auch Turner und Houck 1950). Die Filtrationsfraktion ist normal bis vermindert.

Corcoran und Page (1941) fanden bei Clearancestudien, daß die echte Toxikose verminderte Werte für die Filtration bei normaler Blutdurchströmung, also eine verminderte sog. Filtrationsfraktion aufweist, die Toxikosen auf der Grundlage einer präexistenten Hypertonie jedoch eine erhöhte.

Ein derartiger Abfall des Glomerulusfiltrates könnte allein schon als eine der Ursachen des Ödems angesehen werden. Andererseits müssen wir berücksichtigen, daß es Toxikosefälle mit Ödem gibt, bei denen das Glomerulusfiltrat normal ist. Es sind Zweifel darüber entstanden, ob die Tubuli contorti I bei der Toxikose gegen ein größeres Konzentrationsgefälle zurückresorbieren können, als beim Normalen (ASALLI u. Mitarb 1953). Auf das anatomische Substrat dieser Funktionsstörung gehen wir später noch ein. Eine *Verminderung der Nierendurchblutung* ist wohl nicht die Ursache des Absinkens des Glomerulusfiltrates, da dieses immer sehr viel stärker gesenkt ist als die Durchblutung.

Die *Paraaminohippursäure-Clearance* als Maß der Nierendurchblutung war in der milden Form der Präeklampsie in den Untersuchungen von de ALVAREZ und RICHARDS (1954) in 8 von 13 Fällen deutlich vermindert. Auffälligerweise waren bei 24 schweren Fällen von Präeklampsie nur bei 7 die Werte niedrig (s. auch KENNEY u. Mitarb. 1950; TURNER und HOUCK 1950; LANZ und HOCHULI 1955). KENNEY u. Mitarb. sahen keine Beziehung zwischen der Nierendurchblutung und der Höhe des Blutdrucks. Die Verminderung der PAH-Clearance war viel hochgradiger bei von der Schwangerschaft unabhängigen Nierenleiden, wie die Pyelonephritis oder die chronische Glomerulonephritis und die maligne Hypertonie (s. ASSALI u. Mitarb. 1953).

Die Verminderung der Nierendurchblutung kann in Einzelfällen *längere Zeit in das Puerperium hinein* fortdauern (KENNEY u. Mitarb. 1950). Bei Verlaufskontrollen zeigte sich, daß die während der Eklampsie stark verminderten Werte der Inulin- und Paraaminohippursäure-Clearance sich doch in der Regel schnell wieder der Norm nähern. Allerdings fand FRIEDBERG (1951) bei 4 von 13 eklamptischen Fällen bis zu 6 Wochen später noch Veränderungen im Clearancetest.

Daß gelegentlich die Nierenfunktion, gemessen mit dem Klärwerttest, auch bei normalen Harnbefunden viele Monate noch leicht gestört sein kann, zeigt folgendes Beispiel einer höchstwahrscheinlich autochthonen, postpartalen Eklampsie.

L., Irmgard, 25 Jahre, geb. 12. 12. 28 (Krankenblatt-Nr. 1870/54, Medizinische Universitätsklinik Heidelberg).

Früher angeblich nie krank. Partus I. 6. 10. 53 postpartale Eklampsie. Blutdruck 180/125 mm Hg. Harn: Protein 1⁰/₀₀. Sediment: Erythrocyten +. 9. 4. 54 Blutdruck 105/70. Harn o. B. Internistische Untersuchung vom 10. 5. 54 bis 13. 5. 54 (7 Monate nach dem Partus). Blutdruck 110/80 mm Hg. Harn normal. Konzentrationsleistung 1024 nach 4 Std Dursten. Intravenöses Pyelogramm o. B. *Klärwerte:* Inulin 84 cm³/min, PAH 650 cm³ je Minute, TmPAH 64 mg=min, Filtrationsfraktion 13, Hämatokrit 39. Fundus: Körnelige Pigmentierung der Macula, früheres Netzhautödem (?), sonst o. B. 6. 5. 52: Harn o. B. Blutdruck 130/85 mm Hg.

Nachuntersuchung am 10. 7. 55. Harn o. B. Blutdruck 120/80. Klärwerte: Inulin 118 cm³/min, PAH 594 cm³/min, TmPAH 74 mg/min, Filtrationsfraktion 20. Normale Clearance.

Die folgende Krankengeschichte zeigt die Klärwerte nach einer Präeklampsie, die eine im Laufe der Jahre sich fast ganz ausgleichende Verminderung der Werte für die Glomerulusfiltration zeigen.

F., Elfriede, 27 Jahre, geb. 26. 7. 27 (Krankenblatt-Nr. 3573/54, Medizinische Universitätsklinik Heidelberg).

Frühere Krankheiten: Scharlach, Diphtherie, Polyarthritis, Masern. Aufnahme am 9. 10. 51. Gravide Mens IX. Seit Mens V Ödeme, seit Mens VIII—IX Proteinurie. Vorher bei mehrfacher Untersuchung Harn o. B. Blutdruck 4 Wochen ante partum 200/140 mm Hg. Harn: Protein +, Sediment: Leukocyten, granulierte Zylinder. 18. 10. 51 Blutdruck 160/110 mm Hg. Partus, Kind lebt. 22. 11. 51 Blutdruck 140/90—130/80 mm Hg. Harn: Protein +. Sediment o. B. Konzentration bis 1032. Fundus o. B. *Klärwerte:* Thiosulfat 73 cm³/min, PAH 512, TmPAH 69 mg/min, Filtrationsfraktion 15. Entlassung bei Wohlbefinden 27. 11. 51.

Nachuntersuchung 6. 9. 54. Blutdruck 120/80 mm Hg, Harn o. B., Sediment o. B., Konzentration 1034/20 Std. Fundus o. B. Klärwerte: Inulin 98 cm³/min, PAH 542 cm³/min, TmPAH 71 mg/min, Filtrationsfraktion 18, Hämoglobin 80%.

Bei der Anwendung blutdrucksenkender Stoffe, wie der Hydrozinophtalazine, der Protoveratrine und des Reserpins, steigen bei der Präeklampsie und auch der Eklampsie die verminderten Klärwerte an, oft schon vor einer nennenswerten Blutdrucksenkung, jedoch nur, wenn der Blutdruck langsam absinkt. Bei plötzlicher Blutdrucksenkung fallen die Klärwerte. Die Ganglioplegica senken die Durchblutung der Niere stets (LANZ und HOCHULI 1955). TURNER und HOUCK (1950) haben das Verhalten der Klärwertgrößen bei der Toxikose nach Novocainblockade untersucht. Die verminderte Inulinclearance wurde größer. Die anderen Größen blieben unverändert oder die Veränderung war nicht gesetzmäßig.

Die Nierenleistung ist, was die *Rückresorption von Natriumchlorid* angeht, auch in der Toxikose sehr gut. Es wurde schon erwähnt, daß diese Funktion nach den Untersuchungen von DIECKMANN in der Genese der Störung eine entscheidende Rolle spielt. Die Kaliumausscheidung ist jedoch bei der Toxikose, sowie in der normalen Schwangerschaft nicht verändert (EHRNROOTH 1950). Die *Oligurie, bzw. die Anurie*, die während der Eklampsie und auch der Präeklampsie vorkommt, ist höchstwahrscheinlich nicht durch eine Verminderung der Filtration zu erklären, sondern vorwiegend durch eine exzessive Rückresorption von Wasser. LANZ und HOCHULI (1955) fanden bei hochgradiger Oligurie nur ein geringgradig vermindertes Glomerulusfiltrat.

Die Nieren sind bei der Eklampsie nicht regelmäßig strukturell beteiligt. OBER u. Mitarb. (1956) fanden nur in 50% von sezierten eklamptischen Frauen nennenswerte Veränderungen an den Nieren, diese betrafen oft auch nur einzelne Glomerula. BELL (1932) fand bei 52 dagegen 51mal krankhafte Veränderungen. Über die vorliegenden *anatomischen Untersuchungen* bei der Schwangerschaftstoxikose geben wir nur einen kurzen Überblick. Sie leiden vielfach darunter, daß meist nicht zwischen „echter" und aufgepfropfter Toxikose unterschieden wird.

WAY (1947) hat 23 Obduktionsbefunde mitgeteilt. In der *Leber* findet man fibrinoide Nekrosen. Regelmäßige Bezirke von Blutungen sind verbunden mit Nekrosen oder atrophischen Bezirken. Es finden sich auch anämische Nekrosen. Die Hämorrhagien sind oft unter der Kapsel angeordnet. Die kleinen Leberarterien oder -venen sind gewöhnlich im Bereich der Nekrosen thrombosiert. Es ist fraglich, ob die Thrombosen primärer Natur sind. Sie können auch die Folge einer Nekrose sein (BELL 1950). Es finden sich ähnliche herdförmige Nekrosen im Myokard, im Pankreas, im Gehirn auf Grund einer Arteriitis bzw. Arteriolitis.

Die *Nieren* sind makroskopisch gesehen meist stark vergrößert. Sie zeigen eine ausgesprochene trübe Schwellung. Das Gewicht liegt um 300 g oder mehr. Die histologischen Veränderungen an der Niere sind glomulärer Art, außerdem findet man Veränderungen an den Arteriolen, die sich bei schweren Fällen zum Bild der Arteriolonekrose steigern können. Die Schilderung der glomerulären Veränderungen weicht bei den einzelnen Autoren voneinander ab. Dies ist im wesentlichen darauf zurückzuführen, daß auch über die Struktur des normalen Glomerulus keineswegs Einigkeit besteht (JONES 1951; s. auch MUELLER, C. B., A. D. MASON jr., D. G. STOUT. Amer. J. Med. 18, 267 (1955)]. Die von LÖHLEIN (1918) und auch später von FAHR (1920) erstmals zutreffend beschriebenen Veränderungen am Glomerulus bestehen in einer Vergrößerung der Glomeruli, die auffällig blutarm sind. Die Glomeruli sind nicht so groß, wie die bei der akuten Glomerulonephritis. Die Anzahl der Kerne ist geringer, die Lumina der Capilaren kaum sichtbar. Die Wände berühren sich oft gegenseitig völlig. Die Grundmembran der Capillaren wird als stark verdickt geschildert und die epithelialen Zellen der Glomeruli als geschwollen. Diese beiden Vorgänge werden als die Ursache der Einengung des Capillarlumens angesehen. Die Kerne des Endothels sind in manchen Fällen vermehrt, aber keineswegs so ausgesprochen wie bei der akuten Glomerulonephritis. Die Veränderungen bei der Schwangerschaftstoxikose sind mehr degenerativer Natur. Die Hinweise auf eine entzündliche Erkrankung sind sehr spärlich. Es ist nicht wahrscheinlich, daß eine Anämie oder Anoxämie der Niere besteht. Auch finden sich keine Anhaltspunkte dafür, daß ein Spasmus der afferenten Gefäße besteht.

Eine etwas andere Deutung des histologischen Bildes gibt SHEEHAN (1950). Auch dieser Autor weist darauf hin, daß die Glomeruli etwas vergrößert sind und manchmal etwas in das tubuläre System hinein vorgebuchtet. Die Capillarschlingen zeigen große Varianten in ihrer Größe. Sie sind aufgebläht bis zu ihrem doppelten Durchmesser. Die endothelialen Zellen sind stark geschwollen und scheiden Fibrillen aus, welche manchmal unter der Grundmembran angeordnet sind und manchmal als Netzwerk zwischen den Zellen. Diese Veränderungen werden oft fehlgedeutet und als Verdickung und Verdoppelung der Grundmembran angesehen. Diese ist jedoch nach der Ansicht von Sheehan im Gegensatz zu anderen Autoren, wie z. B. dem vorhin zitierten Bell (9150) unverändert. Die endothelialen Zellen über den Schlingen werden manchmal sehr vergrößert durch eine Vermehrung ihres Zytoplasmas. Das afferente Gefäß im Stiel des Glomerulus zeigt häufig dieselben endothelialen Fibrillen, die in der Schlinge gefunden werden. Die afferenten Arteriolen zeigen keine Veränderungen. Der Tubulus contortus erster Ordnung hat ein sehr stark abgeplattetes Epithel und das Lumen enthält feine Ablagerungen von Protein. Einzelne Tubuli enthalten hyaline Tropfen. Die Sammelröhrchen sind oft durch Zylinder verstopft. Die Glomeruli werden nach der Entbindung schnell wieder normal. Bleibende Veränderungen wurden von Sheehan nicht beobachtet. Govan (1954) bezweifelt die spezifische Natur der Glomerulusveränderung, da die Veränderung der Basalmembran auch bei Graviden ohne Toxikose gefunden wird.

Dieses eben geschilderte histologische Bild entspricht den Veränderungen bei der akuten Toxikose der Primiparae. Bei der Eklampsie, die sich bei älteren Erstgebärenden und Mehrgebärenden entwickelt, sind die Veränderungen der Glomeruli erheblich stärker ausgeprägt. An einzelnen sieht man Veränderungen, die über das Bild der Toxikose an sich hinausgehen. Es treten Verwachsungen zwischen den einzelnen vergrößerten Schlingen und der Kapsel auf, auch am Vas afferens. Im Stiel des Glomerulus findet man Vermehrung der fibrillären Veränderungen, das Gefäß ist oft erweitert. Die afferente Arteriole außerhalb des Glomerulus zeigt kleine, lokalisierte Polster, die durch eine Schwellung der Elastica interna entstehen und die aussehen wie kleine hyaline Perlen. Bei Frauen, die unabhängig von der Schwangerschaft schon eine Hypertonie hatten und die eine Eklampsie entwickeln, findet man die Veränderungen der malignen Hypertension aufgepfropft auf die eklamptischen Veränderungen. Es findet sich eine fibrinoide Nekrose der Arteriolen, verschiedene Grade von Infarktionen der Glomerula, außerdem Herde von älteren hypertonischen Veränderungen. Sheehan hat in den seltenen Fällen, in denen eine Niere bei der Präklampsie untersucht werden konnte, meist keine wesentlichen Veränderungen an den Glomeruli gefunden, die Tubuli waren normal.

Pollak u. Mitarb. (1956) haben neuerdings Befunde vorgelegt, die sich auf Verlaufskontrollen durch bioptische Untersuchungen der Nierenpunktionen schwangerer Frauen gründen, wobei sogar eine Möglichkeit der so schwierigen Differentialdiagnose echte Toxikose-Aufpfropfgestose sich abzeichnet. Die von früheren Autoren schon viel diskutierte Verdickung der Basalmembran ist, durch Ablagerung von Mucopolysacchariden hervorgerufen, irreversibel, ja sogar manchmal progredient. Die für die Präklampsie auf der Grundlage einer „echten Toxikose" typische Veränderung soll eine allgemeine Schwellung des Glomerulum sein, die nach der Entbindung stets verschwindet. Die Verdickung der Basalmembran wird dagegen als Ausdruck einer persistierenden Gefäßerkrankung gewertet, entweder im Sinne einer aufgepfropften Gestose oder einer autochthonen, die von vornherein bleibende Schäden verursacht.

Die Frage, ob bleibende Veränderungen an den Nieren zurückbleiben, wird jetzt meist mit „nein" beantwortet. Bell (1950) hat in dieser Hinsicht seine ursprüngliche Ansicht revidiert und kommt nach einer längeren Literaturübersicht zu dem Schluß, daß alle beschriebenen Veränderungen Ausdruck einer selbständigen, von der Schwangerschaft unabhängigen Nierenerkrankung sind, wenn sie die Schwangerschaft und das erste Puerperium überdauern. Die meisten Veränderungen entsprechen dann denen, die man bei der primären Hypertonie zu finden gewohnt ist. Allerdings sagt er abschließend wörtlich: „Der einzige Typ, welcher einige Schwierigkeiten in der Deutung, entsprechend der eben gegebenen Interpretation ist, ist der, in dem die Patientin einen normalen Blutdruck vor der Schwangerschaft hate und eine hypertensive Toxikose entwickelt und eine persistierende Hypertonie von dieser Zeit an behält". Page und Cox (1938) glauben dagegen noch an eine selbständige chronische glomeruläre Erkrankung, die aus der Gravidität hervorgehen kann. Sie haben bei Frauen, die zufällig später zur Sektion kamen und sicher eine Toxikose durchmachten, die typischen Veränderungen am Glomerulus mit Verdickung der Basalmembran noch gefunden.

In der Placenta findet man ganz verschiedene Veränderungen, bei deren Beurteilung berücksichtigt werden muß, daß jede Placenta bei der Geburt schon Rückbildungsveränderungen aufweist. Bei der Toxikose sind diese jedoch sehr viel stärker ausgeprägt. An den Gefäßen findet man bei $^3/_4$ aller Placenten bei Toxikose akute atheromatöse Veränderungen, manchmal auch Gefäßverschlüsse. Hinsichtlich der syncytialen Degeneration findet man nach TENNEY und PARKER (1940) bei 70—90% einen Schwund der protoplasmatischen Überzüge. Man spricht von sog. nackten Chorionzotten. Bei primären nierenkranken Frauen zeichnet sich die Placenta durch weiße und gelbe Infarkte aus, die dann, wenn sie ein Drittel der gesamten Placenta ergriffen haben, zum Absterben des Kindes führen. Im Gegensatz zu diesen Infarkten sind die Infarkte bei der reinen Eklampsie, die eine Zeitlang außerordentliches Interesse fanden und auch mit der Pathogenese dieser Krankheit in Beziehung gebracht wurde, meist hämorrhagisch und imponieren als rote Infarkte (TENNEY 1953; THOMSEN 1954).

Fast wie in einem anatomischen Präparat sind die Veränderungen am Gefäßsystem an der *Retina* zu studieren. Auf die Bedeutung der Untersuchung des Augenhintergrundes gehen wir später noch ein. Erstaunlich ist die schnelle Rückbildungsfähigkeit der Veränderungen. In ganz besonders schweren Fällen kann eine komplette Ablösung der Retina mit Blindheit auftreten. Von KINUKAWA (1938) sind pathologisch-anatomische Befunde der Retinitis bei der Eklampsie beschrieben. Er fand unter der Retina seröse Exsudate und Veränderungen degenerativer Art in den epithelialen Zellen der Pigmentschicht.

Als *Todesursache steht bei der schweren Schwangerschaftstoxikose* die Herzinsuffizienz mit Lungenödem ganz an der Spitze. Bei anderen ist ein irreversibler Kreislaufschock oder ein Gehirnödem mit oder ohne cerebrale Blutung die Todesursache (OBER u. Mitarb. 1956). Besonders bei Frauen mit einer präexistenten Nephritis kann auch einmal eine Niereninsuffizienz zum Tod mit Anurie und Urämie führen. Sonst ist die Niere selten die Todesursache. WAY (1947) sah in 11 seiner Fälle *Blutungen in die Nebenniere*. In 5 waren diese Blutungen so schwer, daß sie als Todesursache in Frage kommen. Die vorzeitige Lösung der Placenta ist bei der Eklampsie auch recht häufig. Sie führt durch eine Thromboplastineinschwemmung in das Blut zu einer akuten Schockniere, die das histologische Bild der akuten tubulären Nephrose bietet. Als seltene Ursache des Todes in der Eklampsie ist noch die akute gelbe Leberatrophie zu erwähnen.

6. Die Bedeutung der autochthonen Schwangerschaftstoxikose für die Entstehung chronischer Erkrankungen des arteriellen Systems.

Für den Internisten ist von den vielen Problemen, die die Schwangerschaftstoxikose heute noch bietet, die Frage am wichtigsten, ob die Präeklampsie und die Eklampsie allein bleibende Schäden am arteriellen System verursachen können oder nicht. Bei der Besprechung der chronischen Hypertonie und der chronischen Nephritis haben wir dies schon kurz berührt.

Der Internist, der unbelastet von allen Kenntnissen, die die Frauenheilkunde und die pathologische Anatomie über diese Krankheit zusammengetragen hat, die Phänomenologie der Krankheit studiert, wird stets von der Tatsache beeindruckt sein, wie sehr die Symptomatologie und auch die Problematik der Pathogenese bei der Schwangerschaftstoxikose der bei der akuten Glomerulonephritis ähnlich ist: Es handelt sich um eine akute Erkrankung, die sich vorzüglich im Bereich des arteriellen Systems abspielt. Die Kardinalsymptome Hochdruck, Ödem, Proteinurie sind *pathogenetisch gesehen koordinierte Erscheinungen*. Die arterioläre Konstriktion ist ebenso wie bei der Glomerulonephritis nicht der erste und einzige pathogenetische Faktor. Eine Hypertension kann fehlen, obwohl pathologisch-anatomisch die typischen Veränderungen der Toxikose, z. B. an den Capillaren der Leber, vorhanden sind. Eine Eklampsie kommt auch bei normalem Blutdruck oder nach Senkung durch die hypotensiv wirkenden Stoffe vor, ja auch beim Fehlen von Ödemen und Nierensymptomen

(Chesley 1954). Die cerebrale Komplikation der Schwangerschaftstoxikose ist symptomatologisch nicht von der akuten Nephritis zu unterscheiden.

Wenn man diese Übereinstimmung im Auge hat, so fällt es prima vista schwer, anzunehmen, daß diese plötzliche, manchmal in eine Katastrophe ausmündende akute Erkrankung im arteriellen System nicht auch die Fähigkeit haben soll, dauernde Schäden zu hinterlassen. Wir wissen von der Verlaufskontrolle der akuten Nephritis, daß zwar ein kleinerer, aber doch sicher definierter Teil aller Kranken jeweils in eine chronische Nephritis ausmündet, wenn auch ein hoher Prozentsatz von ungefähr 70—90% aller Kranken wieder ganz gesund wird.

Den heutigen Stand der Diskussion unter den Frauenärzten und den pathologischen Anatomen kann man etwas vereinfacht vielleicht so skizzieren: Eine größere Anzahl von Autoren glaubt, daß die Toxikose für sich allein stets abheile und nur dann Schäden hinterlasse, wenn vor der Schwangerschaft eine chronische Erkrankung der Nieren oder des Kreislaufsystems bestanden hat (Dieckmann 1950; Theobald 1933; Seitz 1951, 1954; Sauter 1953). Eine andere Gruppe von Autoren, z. B. E. W. Page (1953) billigt dagegen der Präeklampsie und der Eklampsie die Fähigkeit zu, selbständig ohne Vorerkrankung des Gefäßsystems eine chronische Nephropathie oder eine Hypertonie zu erzeugen. Chesley hat sich in seinen Ansichten etwas gewandelt. In seinen früheren Arbeiten (1948) nahm er noch die selbständige Bedeutung der Toxikose für die Entstehung einer allgemeinen Erkrankung des arteriellen Systems an. In einer späteren Publikation aus dem Jahre 1954 wird er zumindest zweifelhaft.

Alle Nachuntersuchungen größeren Stils stimmen in ihren Ergebnissen darin überein, daß wenn man von der Gesamtzahl aller Toxikosen, also auch der aufgepfropften, ausgeht, in dem beträchtlichen Prozentsatz von 25—45% eine Hypertonie zurückbleibt. Der Prozentsatz der einer Toxikose folgenden Hypertension und Proteinurie bei *nachfolgenden* Schwangerschaften soll zwischen 45 und 65% liegen. Diese Zahlenangaben entnahmen wir der Monographie von E. W. Page (1953), der eine Reihe von katamnestischen Untersuchungen von Frauen, die eine Eklampsie oder Präeklampsie durchgemacht haben, zusammengefaßt hat (die einzelnen Autoren sind: Gibberd 1929; Browne und Dodds 1939; Reid und Teel 1939).

Das wichtigste Ergebnis der Verlaufsuntersuchungen ist, *daß eine sichere Beziehung zwischen der Dauer der Toxikose und der Schwere der nachfolgenden Schädigung besteht.* Die Beobachtungen der Schwangeren nach der Gravidität ergab keine Anhaltspunkte für die Annahme, daß die Toxämie nur Ausdruck einer doch später einsetzenden Hochdruckkrankheit ist.

Eine weitere Mitteilung über Nachuntersuchungen größeren Stils stammt von Chesley u. Mitarb. (1948). Es wurde der Verlauf bei 248 Frauen mit einer Schwangerschaftstoxikose verfolgt. Die Frauen waren in den Jahren 1931—1945 im Margaret Hague Maternity Hospital in Jersey beobachtet worden. 1940 und 1946 wurden Nachuntersuchungen veranstaltet. Sie leiden allerdings alle mehr oder weniger unter der Tatsache, daß die Trennung zwischen echter Toxikose und einer der primären Hypertonie aufgepfropften Gestose nicht genügend sicher durchgeführt wurde.

Innerhalb von 6 Jahren hatten 22 Frauen, die eine Toxikose durchgemacht hatten, 1940 noch eine Hypertonie. Bei 5 war 1946 der Druck zur Norm zurückgegangen, der Rest hatte noch einen erhöhten Blutdruck. Drei Frauen, die 1940 einen normalen Blutdruck hatten, waren 1946 hypertonisch geworden. Chesley (1954) hat die katamnestische Literatur über 2200 Frauen mit Eklampsie zusammengefaßt und einen Prozentsatz von 22,5 persistierenden Hypertonien gefunden. Schreier u. Mitarb. (1955) verfolgten 239 Frauen mit Toxikose, die in der I. Gravidität zu Beginn einen normalen Blutdruck hatten und auch sonst völlig kreislaufgesund waren, 5 bzw. 10 Jahre lang. 11,5% entwickelten später im Durchschnitt mit 26 Jahren eine permanente Hypertonie. Die normale statistische Erwartung einer Hypertonie bei gleichaltrigen Frauen beträgt 8,4%. Auch nach der Ansicht dieser Gruppe begünsti-

sind also bei Emphysematikern zwar häufig, stehen aber selten im Vordergrund
der Lungenfunktionsstörung, die ganz wesentlich von den Störungen der alveolaren Ventilation bestimmt wird (DONALD, RENZETTI u. Mitarb. 1952, SHEPHARD,
COHN u. Mitarb. 1955). Ganz entsprechend wird das Ausmaß des pulmonalen
Hochdrucks weniger durch irreversible anatomische Einengungen der Lungenstrombahn als durch funktionelle Gegebenheiten (Gasstoffwechselstörung)
bestimmt.

Echte Kurzschlußdurchblutung findet sich relativ oft bei schweren Emphysematikern mit Verteilungsstörung und alveolarer Hypoventilation. Sie entsteht
als Grenzfall der ungleichmäßigen Ventilation der Lungenstrombahn durch
vollständigen Verschluß eines Bronchus durch Sekret oder Spasmus. Bei stark
erhöhtem Venendruck können erweiterte veno-venöse Anastomosen über Bronchialvenen zu den Lungenvenen als Ursache eines Rechts-Links-Shunts in
Frage kommen. Kurzschlußdurchblutung stärkeren Grades (mehr als 10%
des gesamten Herzminutenvolumens) kann daran erkannt werden, daß das
arterielle Blut sich nach Sauerstoffatmung nicht bis 100% aufsättigt — ein
häufiger Befund bei schwerem Emphysem. Methoden zum Nachweis geringerer
Kurzschlußvolumina neben Diffusionsstörungen haben BARTELS, RODEWALD u.
Mitarb. (1953) angegeben.

Ein durch Kurzschlußdurchblutung entstandenes Sauerstoffsättigungsdefizit
des arteriellen Blutes trägt nicht zur Genese des pulmonalen Hochdrucks bei
(ROSSIER, BÜHLMANN und WIESINGER 1956).

4. Lungenemphysem und Arbeitsbelastung.

Oft kann das Verhalten der Emphysematiker bei Belastung mit körperlicher
Arbeit zur Diagnose eines Cor pulmonale beitragen. Es wurde schon darauf
hingewiesen, daß bei leichter Arbeitsbelastung von Emphysematikern oft ein
deutlicher Anstieg des in der Ruhe im Streubereich der Norm liegenden Pulmonalisdruckes gefunden wird (HICKAM und CARGILL 1948, HARVEY, FERRER u.
Mitarb. 1951). Dieses Verhalten ist in der Regel als Ausdruck der irreversiblen
organischen Einengung der Gefäße und des Capillarbettes im Lungenkreislauf
anzusehen.

Bei Belastung mit körperlicher Arbeit ist es erstaunlich, daß bei einem großen
Teil der Emphysematiker nicht eine Insuffizienz des Gasaustausches (Hypoxämie,
Hyperkapnie), sondern nur eine ventilatorische Insuffizienz (Dyspnoe) in Erscheinung tritt. Dyspnoe tritt allerdings bei wesentlich geringerer Wattbelastung
ein als bei Gesunden. Dies gilt von dem Großteil der Emphysematiker, die in
der Ruhe keine Störung des Gasstoffwechsels aufweisen, ebenso wie von den
meisten Fällen von Verteilungsstörung. Die arterielle Sauerstoffsättigung
bleibt bis zur Grenze der Arbeitstoleranz nahezu unverändert. Die endexspiratorische CO_2-Spannung (Uras) zeigt zwar einen Anstieg, dieser ist jedoch allein
auf die der Stoffwechselsteigerung entsprechend vermehrten Differenz zwischen
endinspiratorischer und endexspiratorischer alveolärer Kohlensäurespannung
zurückzuführen, während die mittlere, bzw. die arterielle Kohlensäurespannung
unverändert bleibt (DU BOIS, BRITT und FENN 1952, LARMI 1953, 1954), bzw.
nicht mehr ansteigt als bei gesunden Versuchspersonen auch (ULMER und
KATSAROS 1959).

Dieses Ergebnis weist darauf hin, daß während der Arbeit die Bronchial-
widerstände sich verringern und angleichen, da bei gleichbleibend lokal unterschiedlichen Bronchialwiderständen mit Anstieg der Strömungsgeschwindigkeit
eine Verschlechterung der Verteilungsstörung zu erwarten wäre. Normale

arterielle O_2-Sättigung während der Arbeit schließt auch eine nennenswerte Diffusionsstörung aus. Eine unmittelbar bevorstehende Entwicklung eines Cor pulmonale ist bei einem solchen Befunde unwahrscheinlich.

Bei einem kleinen Teil der Fälle mit Verteilungsstörung findet sich bei der Arbeit ein Übergang in alveolare Hypoventilation mit Abfall der arteriellen Sauerstoffsättigung und deutlicher Anstieg der endexspiratorischen und auch der arteriellen CO_2-Spannung. Auch eine Diffusionsstörung kann sich bei Arbeitsbelastung durch Abfall der arteriellen Sauerstoffsättigung bei normalem Verhalten der alveolaren Gase manifestieren. Alle Fälle, die bei Arbeitsbelastung einen deutlichen Abfall der arteriellen Sauerstoffsättigung mit oder ohne Anstieg der CO_2-Werte in Blut und Alveolarluft zeigen, sind ebenso wie die Fälle von alveolarer Hypoventilation schon in der Ruhe als Fälle von beginnendem oder manifestem Cor pulmonale zu betrachten, da sie meist schon in der Ruhe, immer aber bei der Arbeit, einen erhöhten Pulmonalisdruck aufweisen.

Rein methodisch gesehen gibt es verschiedene Möglichkeiten die Leistungsreserven eines chronischen Cor pulmonale zu prüfen. Die Zusammenstellung der verschiedenen Einzelteste, die schließlich ein Bild des Gesamtzustandes ergeben, wechselt von Schule zu Schule mehr oder weniger. Knipping und seine Mitarbeiter haben besonders in der Spiroergometrie und in der spiroergometrischen Bestimmung des „Sauerstoffdefizits" Methoden entwickelt, die in der Hand des Erfahrenen zu entsprechenden Beurteilungen kommen lassen. Auch Rossier und sein Arbeitskreis haben mit der sorgfältigen Analyse des arteriellen Blutes im Vergleich mit Spirometrie-Werten Methoden entwickelt, die für die Klinik des chronischen Cor pulmonale von großem praktischen und Erkenntniswert sind. Es ist nicht möglich, an dieser Stelle auf diese Differenzen und auf alle sonstigen Methoden auch nur größerer Arbeitskreise im nichtdeutschen Schrifttum einzugehen. Gute zusammenfassende Darstellungen sind gerade in den letzten Jahren von verschiedenen Schulen gegeben worden, wobei hier auf die Monographien von Knipping, Bolt, Valentin und Venrath (1955), Rossier, Bühlmann, Wiesinger (1956), Comroe, Forster u. Mitarb. (1955) sowie von Cournand, Lequime und Regniers (1952) verwiesen sei.

5. Klinischer Verlauf und Prognose des Lungenemphysems.

Aus einer einmaligen Lungenfunktionsuntersuchung, selbst wenn sie mit Katheterisierung des rechten Herzens durchgeführt wird, läßt sich oft nur mit Vorsicht beurteilen, inwieweit das Emphysem mit seinen den Gasstoffwechsel betreffenden Komplikationen das rechte Herz vermehrt belastet. Das wechselnde Bild, welches nicht selten die zum chronischen Cor pulmonale führenden Lungenfunktionsstörung zeigt, läßt eine sichere Beurteilung der Zusammenhänge nur zu, wenn Patienten über längere Zeit beobachtet werden können.

Das ohne Gasstoffwechselstörungen einhergehende „Alters"-Emphysem führt im allgemeinen nicht zur Entwicklung eines chronischen Cor pulmonale. Die Prognose dieser Emphysemform ist ausgesprochen gut, wenn die Einschränkung der Arbeitsfähigkeit, die durch die Begrenzung der Atemreserven gegeben ist, eingehalten wird und wenn nicht, wie etwa durch Infekte, Komplikationen entstehen.

Immer aber führt die alveolare Hypoventilation zum chronischen Cor pulmonale und trübt damit die Prognose dieser Patienten erheblich. Mit einer manifesten alveolaren Hypoventilation ist der Emphysematiker als arbeitsunfähig zu betrachten. Die Prognose quoad vitam ist aber zunächst unter günstigen Behandlungsbedingungen und körperlicher Schonung nicht schlecht, wenn auch für den Einzelfall immer mit Vorsicht zu stellen.

Wir haben Patienten seit Jahren in Beobachtung, die seit dieser Zeit in etwa gleicher Art ihre alveolare Hypoventilation aufzuweisen haben. Diese Patienten kommen bei jedem stärkeren Aufflackern ihrer chronischen Bronchitis wieder in die Klinik mit Sauerstoffsättigungswerten bis herab zu 25% und CO_2-Spannungswerten bis zu 100 mm Hg. Trotz des jeweils Besorgnis erregenden Zustandes tritt unter entsprechender Therapie sehr oft wieder eine erhebliche Besserung der ventilatorischen Verhältnisse ein und mit diesen ein leidlich kompensierter Zustand des rechten Herzens.

Tabelle 11 zeigt den Krankheitsverlauf eines Patienten, bei dem schon seit 1950 auf Grund klinischer Befunde ein sicheres Cor pulmonale vorhanden war. Der Patient wurde jedesmal mit schwerster arterieller Hypoxämie und Hyperkapnie eingeliefert. Trotz der

Tabelle 11. *Verlaufskontrolle der Blutgaswerte eines chronischen Cor pulmonale.*
E. H., 52 Jahre alt.

Datum	O_2-Sättigung %	CO_2 Vol.-%	pH	PCO_2	
4. 12. 53	53,2	111	7,47	67,6	3. Klinikaufenthalt seit 1950
9. 12. 53	87,4	96,2	7,55	49,0	Schwerst dekompensiert bei
14. 12. 53	64,0	100	7,45	63,7	Bronchopneumonie
13. 1. 54	92,0	72	7,52	39,3	
					Entlassung
14. 7. 54	68,0	89,4	7,38	66,4	Wiederaufnahme hochgradig
26. 7. 54	86,4	83,2	7,37	63,0	dekompensiert bei Broncho-
					pneumonie
					Entlassung
13. 10. 54	54,0	—	7,35	77,6 (alv.)	Wiederaufnahme mit spastischer
27. 10. 54	82,0	84,3	7,39	61,1	Bronchitis, Entlassung in doch
					recht schlechtem Zustand
14. 4. 55	72,0	109	7,43	72,6	
27. 5. 55	74,0	105,6	7,43	70,3	
					Entlassung mit schweren cerebra-
					len Veränderungen, Patient
					steht aber auf und fühlt sich
					relativ gut

schweren alveolaren Hypoventilation konnte doch immer wieder ein Zustand erreicht werden, der als kompensiert für das rechte Herz betrachtet werden durfte. Die Normalisierung der erhöhten Blutkohlensäurewerte gelang allerdings immer weniger. Auch der Atemtyp wurde pathologischer. Beim letzten Aufenthalt wurde ein ausgesprochen periodisches Atmen registriert, das weitgehend einem Cheyne-Stokesschen Typ entsprach. Zu Hause ist der Patient 1956 an einem neuen Schub seiner chronischen Bronchitis verstorben.

Oft sterben die Patienten auch an ihrem chronischen Cor pulmonale, ohne daß zum Zeitpunkt des Todes eine besondere Veränderung in der Lungenfunktion einschließlich der Blutgaswerte, über das hinausgehend, was seit Jahren immer wieder gemessen wurde, nachzuweisen wäre. Der Zeitfaktor bei der vermehrten Belastung des rechten Herzens spielt eine ganz entscheidende Rolle.

Fälle mit schwerster alveolarer Hypoventilation können durch konsequente Therapie weitgehend gebessert werden. So beobachteten wir einen Patienten, der mit 27,9% arterieller Sauerstoffsättigung und einer Kohlensäurespannung von 51,7 mm Hg eingeliefert wurde. Nach etwa 1 Jahr konnte er die Klinik mit einer Sauerstoffsättigung von 93,7% und einer Kohlensäurespannung von 45 mm Hg verlassen. Auch bei diesem Patienten rezidivierte das Leiden mehrfach. Autoptisch fand sich ein ausgesprochenes Cor pulmonale.

Wir sahen wiederholt Patienten, die mit CO_2-Spannungen von 60—80 mm Hg aus der Klinik bei relativem Wohlbefinden entlassen wurden. Im akuten Versuch tritt bei gesunden Versuchspersonen im allgemeinen bei entsprechenden alveolären CO_2-Spannungen Bewußtlosigkeit ein. Auch hier spielt der Zeitfaktor eine wesentliche Rolle. Bei Patienten mit langsam sich entwickelnder alveolärer Hypoventilation sind Bewußtlosigkeit und sonstige Zeichen einer CO_2-Intoxikation selten. Die Wasserstoffionenkonzentration des Blutes bleibt trotz hoher Kohlensäurewerte im Normbereich. Patienten mit akuten Verschlechterungen kommen oft mit gleich hohen Kohlensäurespannungswerten im Blut bewußtlos oder im Exzitationsstadium einer CO_2-Narkose zur Aufnahme. Das Serum-p_H ist dann immer nach der sauren Seite verschoben, oft bis zu Werten um 7,15. Bei den schwersten Zuständen ist es oft erstaunlich, wie durch eine ununterbrochene konsequente Therapie manchmal, nachdem sich über Tage und Wochen das Zustandsbild verschlechtert hatte und die alveolare Hypoventilation immer ausgeprägter wurde, doch noch eine Verbesserung erzielt werden kann, die sich dann über Monate, eventuell Jahre hinaus bei entsprechender Lebensweise erhalten läßt. Es ist allerdings kaum möglich, aus den Lungenfunktionswerten, dem klinischen Bild und der Anamnese eine Prognose zu stellen; scheinbar gleichartige Fälle nehmen trotz konsequenter Behandlung einen verschiedenen Verlauf.

Tabelle 12. *Rückbildung einer alveolaren Hypoventilation bis zu Normalblutgaswerten*

Datum	O_2-Sättigung %	CO_2 Vol.-%	p_H	pCO_2
3. 5. 56	52,5	86,2	7,39	68,3
8. 5. 56	76,1	74,5	7,43	49,5
14. 5. 56	78,4	83,5	7,47	50,9
30. 5. 56	89,4	63,45	7,45	40,5
3. 7. 56	95,4	—	7,43	41,9 (alv.)

An der Tatsache, daß die chronische alveolare Hypoventilation zu einem chronischen Cor pulmonale führt, besteht kein Zweifel. Schwieriger liegen die Probleme bei der Verteilungsstörung.

Wenn oben gezeigt werden konnte, daß klinisch die ventilatorische, sukzessive Verteilungsstörung häufig in eine alveolare Hypoventilation übergeht (S. 187), so ist doch häufig auch zu beobachten, wie bei entsprechender Behandlung eine alveoläre Hypoventilation in eine Verteilungsstörung, oder seltener, in eine Lungenfunktion mit normalen Blutgaswerten rückgeführt werden kann. Tabelle 12 gibt ein Beispiel für die Normalisierung eines Falles von alveolarer Hypoventilation.

Auch eine völlige Normalisierung der für eine schwere Verteilungsstörung sprechenden Uras-Kurven nach der Therapie haben wir mehrfach gesehen.

Oft bilden sich die Zeichen des chronischen Cor pulmonale zurück, wenn der Zustand, was die Gasstoffwechselstörung anbelangt, lange genügend kompensiert gehalten werden kann. Leider gelingt es oft nicht, die völlige Normalisierung zu erreichen. Meist bleibt eine mehr oder weniger ausgeprägte Verteilungsstörung, oft auch eine alveolare Hypoventilation mit kompensiertem p_H-Wert zurück. Die theoretische Ansicht, daß die Verteilungsstörung nicht zum chronischen Cor pulmonale führt (Rossier, Bühlmann und Wiesinger 1956), ist zwar grundsätzlich richtig, klinisch beobachten wir jedoch in der Mehrzahl der Fälle ein häufiges Wechseln von Verteilungsstörung zu alveolarer Hypoventilation und umgekehrt, unter Umständen auch mit Phasen völliger Normalisierung der Blutgaswerte. Bei diesem wechselnden klinischen Bild sehen wir häufig Patienten mit Verteilungsstörungen, die ein chronisches Cor pulmonale zeigen.

Beispiele zeigt Tabelle 13, in der die letzten Gaswerte vor dem Tode bei 3 Patienten angeführt sind, bei denen wir über viele Jahre schwere Verteilungs-

Tabelle 13.

	O$_2$-Sättigung %	CO$_2$ Vol.-%	pH	pCO$_2$	Uras-Kurve
M. B., 46 Jahre, ♂	88,4	57,4	7,46	35,75	Schwere Verteilungsstörung
P. A., 42 Jahre, ♀	91,7	61,4	7,43	40,9	Schwere Verteilungsstörung
B. A., 47 Jahre, ♀	93,0	56,4	7,49	32,5	Leichte Verteilungsstörung

störungen beobachtet haben, die gelegentlich in alveolare Hypoventilation umschlugen, aber immer wieder zum Zustand der Verteilungsstörung gebracht werden konnten. Alle 3 Patienten hatten autoptisch ein schweres Cor pulmonale.

Vom Standpunkt der Klinik möchten wir hinsichtlich Entstehung, Entwicklung und Prognose eines chronischen Cor pulmonale nicht so scharf in Patienten mit Verteilungsstörung und solche mit alveolarer Hypoventilation trennen. Bei dem wechselvollen Bild, welches Patienten mit Verteilungsstörung im allgemeinen zeigen, hängt die Entwicklung eines chronischen Cor pulmonale und damit die Prognose einmal von der Schwere der Verteilungsstörung ab, zum anderen von der Häufigkeit von Schüben mit alveolarer Hypoventilation und schließlich von der Dauer der gesamten Krankheit. Von den individuellen Reserven der Herzkraft hängt es weitgehend ab, ob ein Herz schon frühzeitig versagt, oder bei allmählicher Entwicklung und Gewöhnung eine jahrelang bestehende Hypoventilation vertragen wird. Die Prognose der Verteilungsstörung für das rechte Herz ist also keineswegs absolut günstig, wenn sie auch im allgemeinen günstiger zu stellen ist als die der alveolaren Hypoventilation. Vor allem haben Patienten mit Verteilungsstörung viel häufiger die Aussicht einer so weitgehenden Besserung durch die Therapie, daß sich die klinischen Zeichen der Überlastung des rechten Herzens für lange Zeit zurückbilden.

Was die Diffusionsstörung anbelangt, so hängt für das rechte Herz alles davon ab, wieviel an diffusionsfähigen Gefäßen in der Lunge noch vorhanden ist. Kommt der Prozeß, der die Diffusionsstörung verursacht, zum Stillstand, oder bildet er sich zurück, so läßt sich meist auch das chronische Cor pulmonale kompensiert halten, oder es bildet sich ebenfalls zurück. Häufiger aber bei einem Weiterfortschreiten des durch die Diffusionsstörung hervorgerufenen Prozesses kommt es zum Hochdruck im kleinen Kreislauf, der dann nicht nur ein Problem der Hypoxämie darstellt, sondern ebenso ein Problem des Gefäßbettes.

6. Verschiedene Formen des Emphysems, Asthma bronchiale, Bronchiektasen.

a) Altersemphysem.

Das atrophische oder Altersemphysem stellt eine Emphysemform dar, die oft lange Zeit ohne Störungen der alveolaren Ventilation abläuft. Zum sog. obstruktiven Emphysem mit Störungen der alveolaren Ventilation bestehen klinisch fließende Übergänge, selbst in der Krankheitsentwicklung des gleichen Patienten. Die physiologische fortgesetzte Atrophie des Lungengewebes im Alter sowie die Störungen der Ernährung des Stützgewebes und des Alveolargerüstes bei Arteriolosklerose der Bronchialgefäße (CUDKOWITZ und ARMSTRONG 1953) werden begünstigt durch rezidivierende Bronchitiden und asthmatoide Zustände.

Andererseits ist eine Minderung der elastischen Retraktionskraft der Lunge nicht ganz ohne Einfluß auf den Atemwiderstand in den Luftwegen, da die kleineren, nicht cartilaginär gestützten Abschnitte der Bronchien durch den elastischen Zug des umliegenden Lungengewebes exspiratorisch ausgespannt gehalten werden (Fry, Ebert u. Mitarb. 1954). Daher bewirkt selbst das atrophische Altersemphysem, bei dem eine zusätzliche Bronchusverengung durch Bronchitis oder Asthma nicht vorliegt, eine gewisse Behinderung der Luftströmung in den Bronchien während der Exspiration, die sich, wie oben ausgeführt ist, vorwiegend bei einer Beschleunigung der Luftströmung in den Bronchien, d. h. bei Erhöhung des Atemvolumens geltend macht.

Das Funktionsbild des Altersemphysems zeigt oft eine erheblich vermehrte funktionelle Residualluft. Eine sukzessive Form von Verteilungsstörung läßt sich durch den Nachweis einer normalen Form des Anstieges der CO_2-Konzentration der Exspirationsluft, die zu einem definierten Alveolarplateau führt, ausschließen. Nicht selten findet sich ein Gradient zwischen dem arteriellen pCO_2 und dem aus dem Alveolarluftanteil der exspiratorischen Kohlensäurekonzentrationskurve gemessenen CO_2-Druck (Ulmer 1960) als Ausdruck einer „Paralleltotraumbildung" (Folkow und Pappenheimer 1956), der eine Steigerung des Ruheatemvolumens notwendig macht. Totalkapazität und Vitalkapazität sind meist annähernd normal; dagegen zeigen der Atemgrenzwert und die Tiffeneau-Probe deutlich verminderte Werte als Ausdruck der Behinderung der Strömung der Luft in den Bronchien bei stark vermehrter Luftströmungsgeschwindigkeit. Die arterielle CO_2-Spannung ist in der Ruhe normal; die arterielle Sauerstoffsättigung kann herabgesetzt sein, wenn als Folge der Reduktion des Lungenkreislaufs die Diffusionskapazität der Lunge stark erniedrigt ist. Als Beispiel sei folgender Fall angeführt:

B. H., 58 Jahre, Diagnose: Thrombophlebitis, Lungenemphysem. Leichte Dyspnoe in Ruhe, deutlich verstärkt nach Anstrengung. EKG und Röntgenbild: kein Anhalt für Cor pulmonale. Vitalkapazität —23%. Residualluft 43,5% der Totalkapazität. Atemminutenvolumen +23,5. Atemgrenzwert nur 175% über Ruheatemminutenvolumen. Einsekundenwert 51% der Vitalkapazität. Arterielle Sauerstoffsättigung 92,2%, nach O_2-Atmung 100%. CO_2-Spannung 38,9%. Völlig normale Kurve der exspiratorischen CO_2 mit Alveolarluftplateau bei 39 mm Hg CO_2-Spannung. Nach tiefer langsamer Exspiration Anstieg der alveolaren CO_2-Spannung bis 42 mm Hg. Hb 107, Erythro 5,9. Es handelt sich also um ein substantielles Emphysem mit guter alveolarer Ventilation ohne nachweisbare Verteilungsstörung. Leichte arterielle Hypoxämie, wohl infolge Herabsetzung der Diffusionskapazität. Im Verhältnis zum herabgesetzten Atemgrenzwert hohes Ruheatemminutenvolumen. Noch kein Cor pulmonale. Jedoch ist größte körperliche Schonung notwendig, da bei Arbeitsbelastung eine weitere diffusionsbedingte Erniedrigung der arteriellen Sauerstoffsättigung zu erwarten ist und außerdem bei dem niedrigen Atemgrenzwert leicht eine alveolare Hypoventilation bei Arbeit auftreten kann. Der Entwicklung eines Cor pulmonale kann durch körperliche Schonung vorgebeugt werden. Es handelt sich um größtenteils irreversible Veränderungen. Behandlung mit Inhalation usw. daher zwecklos. Zusätzlich auftretende Bronchitiden können den Kranken in große Gefahren bringen.

In seltenen Fällen können der Gefäß- und Elastizitätsverlust der Lunge so hochgradig werden, daß auch ohne schwerere ventilatorische Verteilungsstörung eine alveoläre Hypoventilation resultiert.

Als extremes Beispiel mag der Befund von einer bei uns untersuchten 81jährigen Patientin (F. M.) dienen. Die Patientin klagte erst in den letzten Jahren über zunehmende Atemnot. Klinisch fand sich ein schwerstes diffuses, aber nicht obstruktives Lungenemphysem. Eine Residualluftmessung konnte der Patientin nicht mehr zugemutet werden. Die übrigen Lungenfunktionswerte ergaben eine Sauerstoffsättigung von 54,6%. Der endexspiratorisch alveoläre Kohlensäuredruck betrug 54 mm Hg bei normalem Verlauf der exspiratorischen Kohlensäurekonzentrationskurve, die arterielle Kohlensäurespannung betrug 69,8 mm Hg, Atemminutenvolumen +1%, Vitalkapazität —30%, Atemtiefe 286 cm³, Atemfrequenz 22. Bei der Obduktion wurde ein ausgesprochenes chronisches Cor pulmonale nachgewiesen.

Die Mehrzahl der Fälle von Altersemphysem, soweit sie nicht durch starke, zu Diffusionsstörung führende Gefäßerkrankungen oder Bronchospasmen und

Stenosen kompliziert sind, stellen eine gutartige, nicht zu Progredienz und Cor pulmonale neigende Erkrankung dar.

b) Obstruktives Emphysem, asthmatoide Bronchitis und Asthma bronchiale.

Als Prototyp des Emphysems mit Verteilungsstörung mit oder ohne Phasen alveolarer Hypoventilation können Patienten mit Emphysem und Asthma bronchiale gelten.

Beispiel: A. P., 45 Jahre, seit 2 Jahren schwerstes Bronchialasthma. Die Lungenfunktion ergab vor und nach der Behandlung folgendes Bild: Residualluft 73%, 49% der Totalkapazität; Atemminutenvolumen $+73\%$, $+29\%$, Vitalkapazität -38, -17, arterielle O_2-Sättigung 87%, 94,5%; arterielle pCO_2 57 mm Hg, 42,8, CO_2-Anstieg in Exspiration: typisch für schwere sukzessive Verteilungsstörung — völlig normal. Die Gegenüberstellung zeigt vor der Behandlung eine schwere Verteilungsstörung mit beginnender alveolarer Hypoventilation, nach der Behandlung, abgesehen von der mäßiggradigen Erhöhung der Residualluft, völlig normale Verhältnisse. Röntgenbild und EKG: kein Anhalt für Cor pulmonale. Später Tod im akuten Asthma-Anfall. Sektion: mäßiggradige Hypertrophie und Dilatation des rechten Herzens, Lungenblähung, kein schweres chronisches Emphysem.

In diesem Fall hat also ein chronisch-rezidivierendes Asthma bronchiale, welches periodisch eine schwere Verteilungsstörung mit alveolarer Hypoventilation erzeugte, obwohl diese Störungen weitgehend reversibel waren, immerhin zu einer meßbaren rechtsseitigen Herzhypertrophie geführt. Es kann angenommen werden, daß während der Anfälle mindestens dann, wenn eine alveolare Hypoventilation vorliegt, ein pulmonaler Hochdruck besteht (REGLI, WYSS u. Mitarb. 1954).

MAURICE, LENÈGRE u. Mitarb. (1951) fanden bei jüngeren Asthmatikern im Intervall normale Pulmonalisdruckwerte bei auch sonst unauffälligem Herzbefund. Im Anfall (ausgelöst durch Acetylcholinaerosol) zeigte der Pulmonalisdruck einen deutlichen Anstieg. Bei älteren Asthmatikern mit Emphysem fanden sich erhöhte Ausgangsdruckwerte und ein stärkerer Druckanstieg im Anfall. Gleichlaufend damit wurden EKG-Veränderungen und andere Zeichen des beginnenden Cor pulmonale beobachtet. Die Pulmonalgefäße zeigten angiographisch mit zunehmender Progredienz des Asthmas eine fortschreitende Dilatation der zentralen Stämme mit gefäßarmer Lungenperipherie (STUHL, MAURICE u. Mitarb. 1952). Diese Veränderungen sind oft in verschiedenen Lungenteilen in unterschiedlicher Weise ausgeprägt.

Berichte über das Vorliegen von Cor pulmonale beim Asthmatiker finden sich bei SCHILLER, COLMES und DAVIS (1943), COLTON und ZISKIN (1937), GELFAND (1951), Untersuchungen über die Lungenfunktion bei HERSCHFUS, BRESNICK und SEGAL (1953).

Wenn auch der akute Asthmaanfall zweifellos eine zusätzliche Belastung für das rechte Herz ergibt, so ist doch bei chronischen Fällen die Wirkung des Asthmas von der des obstruktiven Emphysems nicht zu trennen. GELFAND (1951) und SCHILLER, COLMES und DAVIS (1943) sind der Meinung, daß bei chronisch schwerem Asthmaleiden von mehr als 5jähriger Dauer in einem hohen Prozentsatz der Fälle mit der Entwicklung eines Cor pulmonale gerechnet werden muß. SCHILLER, COLMES und DAVIS (1943) fanden unter 69 Asthmatikern, deren Krankheitsdauer im Durchschnitt 13 Jahre betrug, in 16% der Fälle röntgenologisch nachweisbare Herzvergrößerungen; bei der Hälfte dieser Fälle bestand außer dem Asthmaleiden kein anderer Grund für eine Herzvergrößerung. Über das EKG bei Asthma bronchiale berichteten COLTON, ZISKIN u. Mitarb. (1937), KAHN (1927), UNGER (1931) und SAMUELSSON (1950).

Eine Korrelation der Ergebnisse der Lungenfunktionsprüfung mit dem Zustand des Herzens ist nicht zu erwarten, da diese jeweils nur den Momentzustand des Leidens erfaßt.

Das gleiche Funktionsbild des obstruktiven Lungenemphysems kann durch chronisch rezidivierende Infekte der Bronchialschleimhaut mit Schleimhautschwellung, Sekretbildung und Fibrose verursacht werden, zumal diese Zustände sehr häufig von einer bronchospastischen Komponente begleitet sind, die sich im Adrenalinversuch oder durch Aludrin-Inhalationen nachweisen läßt (Rossier und Mean 1944, Wyss 1955).

Die lokalen Formen des Emphysems (kompensatorisches Emphysem, perifokales Emphysem) treten vorwiegend im Gefolge anderer Lungenerkrankungen auf und werden daher dort abgehandelt.

c) Bronchiektasen.

Bei Bronchiektasen spielt neben dem begleitenden Emphysem auch die Durchblutung der infiltrierten Lungenteile mit arteriellem Blut aus den Bronchialarterien (arterio-arterielle Anastomosen) eine Rolle (Liebow, Hales u. Mitarb. 1949, Cockett und Vass 1951). Gray, Lurie u. Mitarb. (1951) berechneten auf Grund ihrer Befunde, daß das erhebliche Blutvolumen, das solche Anastomosen durchströmt, eine Belastung auch für das linke Herz bedeuten kann (vgl. Abschnitt C, 3). Diese kollaterale Zirkulation vermindert zwar das Sauerstoffdefizit, indem sie das Pulmonalarterienblut von den schlecht ventilierten Lungenteilen ablenkt, vermehrt aber unter Umständen durch direkten Zustrom den Druck in der A. pulmonalis. Die Autoren weisen darauf hin, daß auch bei Emphysemherzen mit Cor pulmonale eine sonst schwer erklärbare, auch linksseitige Herzhypertrophie beschrieben wurde (Scott und Garvin 1941, Kountz, Alexander und Prinzmetal 1936, Spain und Handler 1946) und daß bei Emphysem und bei der Kyphoskoliose ein derartiger Anastomosenkreislauf vorliegen kann. Bei einer stärkeren Einengung des Alveolar-Capillarbetts bedeuten solche präcapillaren bronchopulmonalen Anastomosen eine weitere Beeinträchtigung für die Strömung des Pulmonalarterienblutes.

Im übrigen wird die Herzbelastung bei Bronchiektasen ausschließlich durch das Ausmaß des begleitenden Emphysems bestimmt. Lokale Bronchiektasen ohne allgemeines Emphysem führen nicht zum Cor pulmonale. Das klinische Bild wird bei Bronchiektasen jeder Art oft weitgehend durch den chronischen Infekt geprägt. Infektiöse Herzmuskelschädigung kann die Entwicklung eines Cor pulmonale begünstigen, ebenso die Infektanämie, die sich oft anstelle der Sauerstoffmangelpolyglobulie entwickelt. Auf dem Wege über eine Allergisierung kommt es bei Bronchiektasen häufig zu spastischen Reaktionen, die dann immer mit sukzessiven Verteilungsstörungen einhergehen. Geht aus diesen Verteilungsstörungen eine alveolare Hypoventilation hervor, so kann mit Sicherheit das Vorliegen eines chronischen Cor pulmonale angenommen werden.

d) Cystenlunge.

Kongenitale Cystenlungen sind oft mit Emphysem kombiniert und können zu Dyspnoe, Hypoxämie und Cor pulmonale führen (Willius 1937). Sie können auch zu rezidivierendem Pneumothorax Anlaß geben (Bruce 1939). Sind sie infiziert, so nehmen sie den gleichen Verlauf wie erworbene putride Bronchiektasen.

Auch die cystischen Lungenveränderungen bei der tuberösen Sklerose können zu Cor pulmonale Anlaß geben (Berg und Zachrisson 1941, de Fine Licht 1942).

Bei ausgedehnten kongenitalen Bronchiektasen kann das Foramen ovale offen bleiben, da die im Augenblick des ersten Atemzuges zu erwartende Druckentlastung des rechten Ventrikels wegen des hohen Strömungswiderstandes dieser verbildeten Lungen ausbleibt (LÜCHTRATH 1951). Durch Infekte kommt es auch hier über Bronchialspasmen, Schleimhautschwellungen und Sekretverlegungen zur Verteilungsstörung, die auch hier die Entstehung einer alveolaren Hypoventilation begünstigt und damit die Entwicklung eines chronischen Cor pulmonale besiegelt.

e) Bullöses Emphysem.

Besondere Erwähnung verdient das bullöse Emphysem, zumal einzelne sehr große Emphysemblasen durch Verdrängung der Lunge eine erhebliche ventilatorische Insuffizienz bedingen können und schließlich in ähnlicher Weise wie ein Spannungspneumothorax zu Cyanose, schwerster Dyspnoe und Cor pulmonale führen (SCHOENSIEDES 1947, ROROI 1947). Derartige Cysten nehmen am Gaswechsel nicht teil, da sie meist durch eine Ventilstenose von der Atmung durch die Spannung ihrer Wand von der Zirkulation ausgeschaltet sind. Sie gefährden durch Verdrängung der Lunge (WEST, BALDWIN u. Mitarb. 1951). Für die sich entwickelnde Ateminsuffizienz ist der Grad des begleitenden diffusen Emphysems mitbestimmend. Pneumothorax als Komplikation kann den Zustand verschlechtern. Eine chirurgische Behandlung durch Lobektomie oder Cystektomie kann indiziert sein (BURNETT 1949).

f) Mediastinales Emphysem.

Ein mediastinales Emphysem kann sich im interstitiellen Lungengewebe besonders längs der perivasculären Gefäßscheide bis zur Lungenperipherie hin ausbreiten (KLEIN 1947), andererseits kann interstitielles Lungenemphysem auch in der Lungenperipherie, etwa durch Ruptur einer Emphysemblase, entstehen (SANTE 1941). Durch Kompression der Lungengefäße (nach den Katzenversuchen von McLEAN 1944, besonders der Lungenvenen) kann es zu akuter und subakuter Überlastung des rechten Herzens (Cor pulmonale) mit schwerem und unter Umständen tödlichem Verlauf kommen (FAGIN und SCHWAB 1946).

V. Cor pulmonale und Lungenfibrose.

Fibrose, d. h. Bindegewebsvermehrung in der Lunge, findet sich im Gefolge einer großen Anzahl bekannter Erkrankungen der Lunge, z. B. bei der Lungentuberkulose, bei den verschiedenen Formen der Pneumokoniosen, bei granulomatösen Erkrankungen des Lungenparenchyms, bei der Sklerodermie (KINTZEN 1952), nach intensiven Röntgenbestrahlungen der Lunge (WIDMAN 1942), schließlich auch bei einer kleinen Anzahl von Fällen ohne erkennbare Ursache als idiopathische oder unspezifische Lungenfibrose (HAMAN und RICH 1933, 1935, 1944, GRIGGS, COGGIN und EVANS 1939).

1. Verschiedene Formen der Lungenfibrose.

Zwischen dem Ausmaß der röntgenologisch feststellbaren Bindegewebsentwicklung in der Lunge und dem Grad der Funktionsstörung, insbesondere auch der Belastung des rechten Herzens, finden sich, wie besonders aus den Erfahrungen bei den Pneumokoniosen hervorgeht, keine eindeutigen Beziehungen. Es kommt daher wohl weniger auf die Menge des Bindegewebes in der Lunge, als auf den speziellen Sitz der narbigen Veränderungen innerhalb des Lungengewebes an. Spain (1950) unterscheidet eine peribronchiale, eine interstitielle, eine parenchymatöse (intraalveolare), eine herdförmige, eine vasculäre und eine pleurale Fibrose.

Peribronchiale Fibrose entsteht nach Entzündungen oder Schädigungen der Bronchiolen. Im Narbenstadium kommt es zu Verschluß und Stenosierung oder zu Wandschädigung mit Ektasien der betroffenen Bronchiolen und nicht selten zur Ausbildung eines obstruktiven Emphysems der nachgeordneten Alveoli, das eventuell mit lokalen Atelektasen gemischt ist (Amberson und Spain 1947). Das Emphysem bei peribronchialer Fibrose ist häufig bullös. Auf das Vorkommen kleiner und großer Emphysemblasen und Cysten bei Lungenfibrosen mit Emphysem ist von röntgenologischer Seite häufig hingewiesen worden (Robbins 1948). Die Auswirkungen der peribronchialen Fibrose auf den Lungenkreislauf entsprechen denen des obstruktiven Lungenemphysems. Peribronchiale Fibrose wird besonders dann eintreten, wenn die zur Narbenbildung führende Schädigung vom Bronchialbaum aus einwirkt, so bei Vergiftungen mit Phosgen und ähnlich wirkenden Reizstoffen (Coman, Brunner u. Mitarb. 1947, Durlacher und Bunting 1947), sie kann jedoch ebensogut durch das Übergreifen peribronchialer Prozesse auf die Bronchien entstehen. Neben der vorhandenen peribronchialen Fibrose können allerdings, genau wie bei anderen, noch nicht fibrotischen Zuständen, auch funktionelle Momente, wie Bronchusspasmen, Schwellungen der Bronchialschleimhaut und Exsudatbildung, zur Bronchusstenose und damit zur Emphysembildung beitragen. Für die Wirksamkeit solcher Momente spricht in vielen Fällen die Beeinflußbarkeit durch bronchialerweiternde Substanzen. Granulomatöse Erkrankungen können ebenfalls bei vorwiegend peribronchialem Sitz zu lokalem, oft bullösem Emphysem führen (Spain 1950). Bronchiektasen werden dann zu Emphysem und eventuell Cor pulmonale führen, wenn es sich um ausgedehnte diffuse Bronchiektasen mit peribronchialer Fibrose handelt, meist steht hier aber die gleichzeitig vorhandene spastische Bronchitis im Vordergrund.

Die interstitielle Fibrose der Alveolarsepten führt zu einer Verdickung der Alveolarwand und damit, wenn sie diffus auftritt, zu einer Erschwerung der Diffusion in den Alveolen (echte Pneumonose) (Austrian, McClement u. Mitarb. 1951). Von Haman und Rich (1944), Kneeland und Smetana (1940), Potter und Gerber (1943), Beams und Harmos (1949), Callahan, Sutherland u. Mitarb. (1952), Rubin, Kahn und Pecker (1952), Silverman und Talbot (1953), Hämmerli (1955) sind seltene Fälle von akuter, diffuser, interstitieller Lungenfibrose beschrieben worden, die innerhalb weniger Wochen bis Monate tödlich verliefen und starke Dyspnoe, arterielle Hypoxie und häufig Cor pulmonale zeigten. Spain (1950), Katz und Auerbach (1951) beschrieben weitere Fälle mit zum Teil längerer Krankheitsdauer (2 über 1 Jahr). Die Ursache ist unbekannt. Einzelne Autoren denken an Folgen einer Viruspneumonie. Nach Untersuchungen von Austrian, McClement u. Mitarb. (1951) liegt eine Diffusionsfibrose vor (Pneumonose, alveolo-capillärer Block). Entsprechend ist die nach Riley und Cournand (1951) bestimmte Diffusionskapazität der Lunge schon in der Ruhe niedrig; sie steigt bei körperlicher Arbeit nicht wie beim Normalen an. Die in der Ruhe oft noch normale Sauerstoffsättigung des arteriellen Blutes fällt infolgedessen nach der geringsten Anstrengung stark ab, obwohl der Atemgrenzwert meist normal, die Residualluft nicht vermehrt ist. Das Ruheatemvolumen ist meist deutlich erhöht. Entsprechend findet sich meist eine normale oder niedrige arterielle CO_2-Spannung. Der Pulmonalisdruck ist in der Ruhe geringfügig, nach der Arbeit deutlich erhöht. Polyglobulie tritt erst im Endstadium auf, da die arterielle Sauerstoffsättigung in Ruhe lange normal bleibt. In diesem Endstadium entwickeln sich dann auch oft rechtsseitige Herzinsuffizienz und Cor pulmonale. HARVEY, FERRER u. Mitarb. (1951) sowie AUSTRIAN, McCLEMENT u. Mitarb. (1951) konnten zeigen, daß neben den von HAMAN und RICH (1944) beschriebenen idiopathischen Fällen auch Fälle mit Berylliumintoxikation (WRIGHT 1950), Sklerodermie, Boeckschem Sarkoid und anderen Granulomatosen der Lunge das gleiche Funktionsbild der alveolaren Diffusionserschwerung zeigen können. Auch Fälle von miliarer Tuberkulose können eine ähnliche, wenn auch geringer ausgeprägte Funktionsstörung zeigen (McCLEMENT, RENZETTI u. Mitarb. 1951).

Wir selbst konnten einige Fälle von Miliartuberkulose beobachten, bei denen sehr schwere Sauerstoffuntersättigungen (in Ruhe 79%, bei arterieller CO_2-Spannung von 34,8 mm Hg) gemessen wurden. O_2-Gabe ist dann dringend indiziert. Wenn es gelingt, die miliare Aussaat zu beherrschen, tritt meist eine weitgehende oder vollständige Normalisierung der Blutgaswerte ein; so betrug bei dem gleichen Patienten nach 5 Wochen Behandlung die arterielle O_2-Sättigung 93,4% bei einer arteriellen CO_2-Spannung von 37,5 mm Hg.

Intraalveolare Fibrose entsteht durch Ausfüllung der Lungenalveolen mit Fremdgewebe, so z. B. mit intraalveolar wuchernden Carcinomzellen, intraalveolarem Exsudat bei Pneumonie, dessen fibrotische Umwandlung bei nicht erfolgter Lösung, im Wesen entsprechend auch durch Kollaps der Lungenalveolen bei der Atelektase. Funktionsstörungen im Sinne eines arteriovenösen Kurzschlusses werden dann auftreten, wenn die Durchblutung der nicht mehr ventilierten Alveolen weiterbesteht, wie bei manchen Fällen von Carcinomausbreitung, Bronchopneumonien, Anfangsstadien von Atelektasen. Ist auch die Durchblutung gedrosselt bzw. sind die Alveolarwände durch den Alveoleninhalt komprimiert, so entspricht diese Form der Fibrose hinsichtlich der Lungenfunktion der lokalen herdförmigen Fibrose des Lungenparenchyms.

Lokale herdförmige Fibrose des Lungenparenchyms ist vielleicht die häufigste Form der Lungenfibrose. Sie führt zu lokalen Zerstörungen der Alveolen und ihrer Gefäße und Ersatz des Parenchyms durch Bindegewebe bzw. granulomatöses Gewebe. Beispiele sind lokale, knotenförmige Silikose, tuberkulöse Herde, lokale Zerstörung durch granulomatöse Herde, Tumoren oder Abscesse. Die Herde können nur wenige Alveolen, aber auch ganze Lungenlappen und mehr umfassen. Sie können einzeln, aber auch multipel oder diffus auftreten. Die physiologische Wirkung entspricht der eines funktionellen Ausfalls der betreffenden Lungenteile. Funktionsanalysen haben gezeigt, daß Lungenlappen, die einer solchen lokalen Fibrose anheimgefallen sind, von der Durchlüftung, aber auch von der Durchblutung mit der Zeit weitgehend ausgeschaltet werden (WRIGHT und FILLEY 1951, BOLT und ZORN 1951b). RIMINI, RODRIGUEZ u. Mitarb. (1952) bestätigten diese Befunde durch angiographische Untersuchungen. Gemessen am Gasgehalt des arteriellen Blutes, zeigen solche Lungen keine Funktionsstörung, solange nicht ein sehr großer Teil des Lungenparenchyms, mehr als die Hälfte, durch fibröse Umwandlung ausgeschaltet ist. Eine Belastung des rechten Herzens durch pulmonale Hypertension wird bei den großen Funktionsreserven des Lungenkreislaufs ebenfalls erst bei sehr großer Ausdehnung des ausgeschalteten Lungenteiles zu erwarten sein. Dagegen ist bei ausgedehnten schrumpfenden Lungenprozessen die Entwicklung eines „kompensatorischen" Emphysems die Regel. Dadurch können zusätzliche Störungen der Lungenfunktion und Belastungen des rechten Herzens entstehen.

Über die Fibrose der Lungengefäße (vasculäre Fibrose) wird in den Abschnitten Sklerose der Lungengefäße und Pneumokoniose berichtet.

Pleurale Fibrose, d. h. große Pleuraschwarten, wie sie z. B. nach Hämatothorax, Pleuritis, Empyem usw. entstehen können, beeinträchtigen oft in hohem

Maße die Exkursionsfähigkeit der betreffenden Thoraxhälfte. Auf Einzelheiten wird in dem Kapitel Lungentuberkulose und Cor pulmonale eingegangen.

Unter den speziellen Formen der Lungenfibrose werden die Pneumokoniosen und die Lungentuberkulose in gesonderten Abschnitten behandelt. Hier sollen einige seltenere Lungenerkrankungen kurz erwähnt werden.

2. Boecksches Sarkoid.

Das Cor pulmonale ist ein nicht seltener Befund bei der durch Morbus Boeck verursachten Lungenfibrose (Ricker und Clark 1949, Schaumann 1936, Longcope und Freiman 1952, Rubinstein und Kroop 1952). Die bei der epitheloidzelligen Granulomatose beobachteten Veränderungen am Kreislaufsystem lassen sich nach Leitner (1946) in 3 Gruppen einteilen:

1. primärer Herzschaden infolge Befallenseins des Herzens durch die Krankheit selbst (Longcope und Fischer 1941, Garland und Thompson 1933),

2. sekundäre Schäden infolge Überlastung des rechten Herzens bei langem Bestehen erheblicher Lungenläsionen und

3. entzündliche Herzschädigungen.

Coates und Comroe (1951) weisen darauf hin, daß beim Morbus Boeck die Funktionsanalyse der Lunge mehr für das Vorliegen eines Emphysems bei peribronchialer Fibrose neben der interstitiellen Fibrose spricht. McClement, Renzetti u. Mitarb. (1953) sowie Harvey, Ferrer u. Mitarb. (1951) beschrieben Fälle mit dem Funktionsbild einer Diffusionsfibrose (alveolo-capillarer Block). Meistens werden allerdings beim Morbus Boeck nur lokale Veränderungen im Lungenparenchym ohne Bedeutung für Respiration und Herzbelastung vorkommen (Wright 1950). Leitner (1946) findet, daß die miliare Form der epitheloidzelligen Granulomatose zahlreiche Mikronarben, die röntgenologisch oft nur schwer nachweisbar sind, als Restzustand zurücklassen kann. Diese kleinen Narben sind bezüglich ihrer Wirkung auf den Kreislauf günstiger zu beurteilen als die massigen, flächig infiltrierenden Herde, die das Endstadium nach der grobknotigen Lungengranulomatose darstellen. Beim Morbus Boeck scheinen also verschiedene Arten der Lungenfibrose und damit auch der Lungenfunktionsstörung nebeneinander vorkommen zu können (McClement, Renzetti u. Mitarb. 1953). Williams (1952) fand keine Beziehung zwischen der Schwere des Röntgenbefundes und der Beeinträchtigung der Lungenfunktion.

Während der Verlauf der Erkrankung in etwa 80% chronisch progredient ist (Löfgren 1953), kann die Erkrankung ohne wesentliche Residuen abheilen, wie röntgenologische und pathologisch-anatomische Nachuntersuchungen gezeigt haben (Danbolt 1943, Kuznitzky und Bittorf 1915, King 1941, Garland 1947, Reisner 1944). In etwa 12% der an Morbus Boeck erkrankten Patienten führt die bei stationär veränderter oder progredient erkrankter Lunge sich allmählich einstellende Insuffizienz des rechten Herzens im 5.—6. Lebensjahrzehnt zum Tode (Fresen 1958). Die Mehrzahl der an Lungensarkoise Erkrankten stirbt aber infolge intercurrent auftretender Erkrankungen, wobei die Tuberkulose relativ häufig vorkommt.

3. Sklerodermie.

Generalisierte Sklerodermie kann die Lunge im Sinne einer diffusen interstiellen Fibrose beteiligen. Auch peribronchiale Fibrose mit sekundärem Emphysem und Cystenbildung sowie obliterierende Gefäßveränderungen wurden beobachtet (Kintzen 1952, Matsui 1924, Getzowa 1945, Church und Ellis

1950, Shuford, Seamann und Goldmann 1953, Spain und Thomas 1950, Wachtler und Grabenwoeger 1952).

Die Beteiligung der Lungen ist meist ein Spätsymptom der generalisierten Sklerodermie. Ausgesprochenes Cor pulmonale ist daher selten (Shudorf, Seamann und Godmann 1953). Viel häufiger kommt eine Herzinsuffizienz auf Grund einer Erkrankung des Herzmuskels selbst zustande (Weiss, Stead u. Mitarb. 1943, Glaser und Smith 1953). Lungenstauung und Lungenödem können im Rahmen der Linksinsuffizienz besonders bei urämischen Fällen auftreten (Shuford, Seamann und Goldmann 1953). Der Verlauf ist chronisch und nicht so maligne wie bei den von Haman und Rich (1944) beschriebenen Fällen von diffuser interstitieller Lungenfibrose. Lungenfunktionsproben zeigten das Bild der Diffusionsbehinderung (alveolo-capillary block) (Harvey, Ferrer u. Mitarb. 1951, Best, McClement u. Mitarb. 1951, Baldwin, Cournand und Richards 1949) sowie in Einzelfällen (Harvey, Ferrer u. Mitarb. 1951) pulmonale Hypertension. Die Therapie mit ACTH ist meist erfolgreich.

Über Lungenläsionen bei Periarteriitis nodosa und Lupus erythematodes generalisatus siehe Kapitel Sklerose der Lungengefäße.

4. Andere Granulomatosen der Lunge.

Andere Formen von Lungenfibrosen und Granulomatosen, die gelegentlich zu Cor pulmonale führen können, seien nur kurz erwähnt.

Bei der Hand-Schüller-Christianschen Krankheit kann schaumzelliges Granulationsgewebe mit sekundärer Fibrose auch die Lungen durchsetzen. Röntgenbilder können an Pneumokoniosen, Lymphangiitis carcinomatosa oder Miliartuberkulose denken lassen. Der Ausgang in Cor pulmonale mit Insuffizienz des rechten Herzens ist relativ häufig (Chiari 1931, Henschen 1931, Sundelius 1936).

Auch bei der Sphyngomyelinose (Niemann-Picksche Krankheit) (Baumann, Esser und Wieland 1936) und bei der Gaucherschen Krankheit (Myers 1932) sind Lungeninfiltrate mit lipoidspeichernden Zellen bekannt, dagegen keine ausgesprochenen Fälle von Cor pulmonale.

Chronische Ölpneumonie mit ausgedehnter Fibrose der Lungen (Corrigansche Lungencirrhose) kann nach jahrelanger Paraffininstillation in den Kehlkopf (Fischer-Wasels 1933, Bodmer und Kallós 1933, Gärtner 1938) oder nach Perforation eines Oleothorax in die Atemwege entstehen (Roth 1940). Das Vorkommen von echtem Cor pulmonale erscheint nach Art der Lungenfunktionsstörung möglich; Samuelsson (1951) beschreibt einen Fall bei einem 12jährigen Kind (Ölpneumonie nach Lebertranmedikation).

Auch Rossier und Bühlmann (1949) weisen auf die Gefahr der Ölpneumonie bei Applikation ölhaltiger Substanzen in die Luftwege hin.

Trotz ihrer Seltenheit haben die Ölpneumonien eine relativ große Beachtung im Schrifttum der letzten Jahrzehnte gefunden. Häufiger sind sowohl funktionelle als auch morphologische Lungenveränderungen, wie sie nach Anwendung *ölhaltiger Kontrastmittel zu diagnostischen Zwecken* (Bronchographie, z. B. mit Lipiodol) beobachtet werden können (Besançon, Delarue u. Mitarb. 1935, F. K. Fischer 1950a, Douglas 1935, Hasche-Klünder 1945, Roth 1940). Die ersteren Autoren berichteten über die Anwesenheit von Jodöl nach 2—12 Tagen und noch nach 6 Jahren, wobei es besonders in bereits geschädigten Lungengeweben zur Ablagerung kommt. Die morphologischen Veränderungen nach Einwirkung von Öl auf das Lungengewebe wurden besonders von amerikanischen Autoren eingehend beschrieben (Cannon 1935, Bromer und Wolman 1939,

Pinkerton 1940 u. a.). Ausmaß und Schwere der Gewebsreaktion hängen unter anderem von der Art des verwendeten Öls ab (pflanzliche, tierische, mineralische). Am wenigsten reizen Pflanzenöle, sie verursachen oft nur leichtere Grade von proliferativer Reaktion. Im einzelnen kann man zu Beginn akute pneumonische Prozesse mit Makrophagen und Rundzellen sehen, später auch Übergänge in demarkierte Fibrosen sowie multiple Granulationen im Lungengewebe.

Besonders eindrucksvoll sind die Fälle von Douglas (1935) (chronische Pneumonie im rechten Unterlappen nach Bronchographie wegen Carcinoms im Mittellappen) und von Fischer (1950a), der über einen Patienten berichtet, welcher wegen Verdacht auf Bronchialcarcinom pneumektomiert wurde, nachdem 6 Monate zuvor bereits mit jodölhaltigem Kontrastmittel bronchographiert worden war. Es fanden sich in der operierten Lunge Bronchiektasen, außerdem Jodölgranulome sowie eine exzentrische Hypertrophie des rechten Herzventrikels. Deren Entstehung ist sicher nicht alleine auf jene anatomischen Veränderungen zurückzuführen, die im Anschluß an die Monate vor dem Tode durchgeführte Bronchographie aufgetreten sind; es kann aber andererseits auch als wahrscheinlich angesehen werden, daß ein solcher zusätzlicher, manchmal doch recht ausgedehnter Ausfall an noch funktionstüchtigem Lungengewebe gerade dann für das rechte Herz eine Mehrbelastung bedeuten kann, wenn die den diagnostischen Eingriff erfordernde Grundkrankheit bereits die Lungenfunktion beeinträchtigt hat.

So zeigte der Fall von Roth (1949) bei der Autopsie eine Hypertrophie des rechten Herzventrikels bei ausgedehnten Bronchiektasen, derentwegen man eine Bronchographie mit ölhaltigem Kontrastmittel etwa 8 Tage vor dem Tode durchgeführt hatte. Die anschließend entstandene Ölpneumonie hatte maßgeblich zu dem ungünstigen Ausgang beigetragen. Wenn man hier auch mit Sicherheit nicht die Rechtshypertrophie in kausalen Zusammenhang mit der terminalen Pneumonie bringen wird, so hat doch diese zweifellos eine besonders schwere Belastung für eine ohnehin schon an der Grenze ihrer Leistungsfähigkeit arbeitende rechte Herzhälfte bedeutet.

Schließlich ist noch zu bedenken, daß im Falle späterer strahlentherapeutischer Maßnahmen Kontrastmittelrückstände Anlaß zur Entstehung von Streustrahlen geben können, die ihrerseits wieder eine fibrotische Reaktion nach Röntgenbestrahlung zu begünstigen vermögen (Fischer 1950a).

Diese und andere Nachteile der Bronchographie mit ölhaltigen Kontrastmitteln waren der Anlaß, weshalb, vor allem von schwedischen Autoren (Morales u. Heiwinkel 1948, Morales 1949, Hellström u. Holmgren 1949) die Verwendung wasserlöslicher Kontrastmittel empfohlen worden war. Als Viskositätsträger dient in dem von ihnen verwendeten Präparat die Carbomethylcellulose und die chemisch ähnliche Verbindung Celluloseglykolsäureäther in dem Präparat Joduron B, welches von F. K. Fischer (1948), sowie von Fischer und Mülly (1948) eingeführt wurde.

Fischer (1950b) und Zollinger (1951) hatten zunächst angenommen, die Anwendung wasserlöslicher Kontrastmittel habe keinerlei Gewebsreaktionen zur Folge. Daß es jedoch zu einer vorübergehenden Beeinträchtigung der Lungenfunktion kommt, war von Fischer (1950b) und Bühlmann bereits in einer der ersten Mitteilungen berichtet worden.

Vor sowie nach der Bronchographie wurde in 3stündigen Intervallen das arterielle Blut hinsichtlich Sauerstoffsättigung, Kohlensäuregehalt und p_H-Veränderungen untersucht. Es ergab sich eine Partialinsuffizienz entsprechend den Befunden bei akuter und chronischer Bronchitis mit leicht verminderter Sauerstoffsättigung bei normaler oder leicht erniedrigter CO_2-Spannung. Die Lungenventilation wird durch die Kontrastfüllung nicht eingeschränkt, sondern unregelmäßig, was zu dieser Partialinsuffizienz führt. Die nachgewiesenen Veränderungen werden zwar als flüchtig bezeichnet — sie seien nach 24—36 Std wieder abgeklungen; es erscheint jedoch auch hier denkbar, daß bei vorgegebener Störung der Lungenfunktion solche Folgen der Bronchographie eine zusätzliche Belastung des rechten Herzens verursachen können (FISCHER 1950b).

Daß aber auch wasserlösliche Kontrastmittel morphologische Veränderungen des Lungengewebes auslösen können, muß inzwischen als erwiesen angesehen werden (VISCHER 1951, WERTHEMANN und VISCHER 1951, MAGNENAT 1951, HELLSTRÖM 1953, ZOLLINGER und FISCHER 1953, HESS 1954, WITTEKIND und HARTLEIB 1955). Über Art und Ausmaß der zu beobachtenden Veränderungen stimmen die Berichte noch nicht völlig überein. Manchmal waren lediglich kleine Granulome und geringe Faserneubildung zu beobachten, die insgesamt als funktionell belanglos angesehen werden (ZOLLINGER und FISCHER 1953). Ausschaltung größerer Lungenbezirke ist dagegen nach VISCHER (1951) doch möglich. HESS (1954) fand noch 4 Jahre nach der Bronchographie Granulome und in ihrem Bereich fibrotische Veränderungen. Diese Reaktionen werden durch den im Alveolarbereich zurückbleibenden Viskositätsträger (Celluloseglykolsäureäther u. ä.) ausgelöst. Fehlerhafte bronchographische Technik kann nach HESS nicht für das Zustandekommen der Granulome ausschlaggebend sein; sie seien wohl immer dann zu erwarten, wenn der Viskositätsträger in die Alveolarräume gelangt. — Insgesamt wird man eine schwere und dauerhafte Beeinträchtigung der Lungenfunktion nur in recht seltenen Fällen zu erwarten haben, auch ist möglich, daß Reaktionen in bereits vorgeschädigtem Lungengewebe stärker auftreten (MAGNENAT 1951). Immerhin erscheint erwähnenswert, daß Kontrastmittelrückstände auch innerhalb von Lungengefäßen gefunden wurden (WITTEKIND und HARTLEIB 1955), ohne daß über den Modus, wie diese Rückstände dorthin gelangten, sichere Angaben gemacht werden könnten.

Im allgemeinen wird die Meinung vertreten, daß bei vorsichtiger Füllung des Bronchialbaumes — möglichst nur selektiv des Gebietes, dessen Darstellung interessiert — die aus dem Eingriff möglicherweise resultierenden Gefahren auch nicht überschätzt werden sollten. Unter vorsichtiger Füllung ist zu verstehen, daß besonders die periphere Darstellung des Bronchialbaumes oder gar der Alveolen so weit wie möglich vermieden wird. Mit guter Technik und Erfahrung ist diese Forderung nicht allzu schwierig zu erfüllen.

Das Krankheitsbild der Mikrolithiasis alveolaris (PUHR 1933, SHARP und DAMINO 1953) kann, soweit sich aus den spärlichen Literaturberichten ersehen läßt, zu Cor pulmonale führen, auch wenn es nicht mit Mitralstenose kompliziert ist (LANDES und LEICHER 1948).

VI. Cor pulmonale bei der Pneumokoniose.

Unter den Lungenfibrosen verlangen die Pneumokoniosen wegen ihrer sozialmedizinischen Bedeutung eine gesonderte Besprechung. Nach GROETSCHEL (1954) entfallen in Deutschland 73% der entschädigungspflichtigen Berufskrankheiten auf die Silikose. In den USA waren 1938 1,2 Millionen Menschen als silikosegefährdet anzusehen (SEEVERS, ENZER und BECKER 1938).

Unter Pneumokoniosen versteht man seit ZENKER (1867) fibrotische Lungenveränderungen nach Ablagerung von atmosphärischem Staub. Während diese Begriffsbestimmung auf die Lungenfibrose, das wesentlichste Merkmal der wichtigsten Unterform der Pneumokoniosen, der Silikose, abzielt, fassen spätere Definitionen den Begriff oft weiter, so die der 3. Sachverständigen-Konferenz in Sidney 1950: „feststellbare Krankheit der Lunge durch Inhalation von Staub, wobei unter Staub feste Teilchen unter Ausschluß lebender Mikro-Organismen zu verstehen sind" oder die von LAVENNE (1951): „pathologische

Veränderungen der Lunge durch Staub, wobei es zu Imprägnation des Gewebes oder zu einer mechanischen oder toxischen Wirkung auf das respiratorische System kommt". Solche Definitionen schließen „benigne" Pneumokoniosen ein, die wörtlich nur „Staublungen", d. h. Staubablagerungen in der Lunge ohne Gewebsreaktion sind, wie manche Formen reiner Anthrakose; andererseits begrenzen sie die Wirkung des Staubes auf die Lunge. Sie schließen resorptiv toxische Wirkungen, wie sie auch bei der Aufnahme von Blei- oder Quecksilberstaub vorkommen können, bei denen die Lunge mehr Eintrittspforte als Erfolgsorgan ist, ebenso aus, wie Staubwirkungen, die sich nur auf die Schleimhäute der Luftwege beziehen, wie auch viele organische Staube pflanzlicher und tierischer Herkunft.

1. Silikose.

Von den Pneumokoniosen hat fraglos die Silikose größte Bedeutung. Dieser Ausdruck bedarf einer Erklärung, denn keineswegs sind die im deutschen Schrifttum unter der summarischen Bezeichnung „Silikose" bekannten Pneumokoniosen etwa des Ruhrbergbaus mit klassischer Silikose identisch, wie sie erstmals im südafrikanischen Bergbaugebiet in größerer Zahl beobachtet wurde, aber auch bei Arbeitern am Sandstrahlgebläse, bei Steinbruch- und Tunnelarbeitern bekannt ist. Es handelt sich bei den häufigsten Staublungenerkrankungen des Bergbaus vielmehr um Mischstaub-Pneumokoniosen, bei denen dem Kohlenstaub, der für sich allein als ungefährlich angesehen werden kann, ein zumindest das morphologische Bild modifizierender Einfluß zukommt, während als schädigendes Moment die Wirkung des Quarzes angesehen wird.

In den USA hat sich für diese Mischstaub-Pneumokoniosen der Ausdruck Anthrako-Silikose durchgesetzt (Coggin, Griggs und Stilson 1938), ebenso in Belgien (Denolin 1955, Lavenne 1951, Giering und Charr 1939). In England wird meist von coal miners pneumoconiosis gesprochen (Gough 1940, Belt und Ferris 1942, Fletscher 1948/1951, Gough, James und Wentworth 1949). Goughs (1940) Beobachtung, daß gleichartige Veränderungen auch bei Kohlentrimmern in englischen Häfen gesehen werden, hat Anlaß zur Diskussion der Frage gegeben, ob nicht dem Kohlenstaub allein, unabhängig von den geringen, auch in reiner Kohle enthaltenen Quarzmengen (Di Biasi 1954), bei quantitativ massiver Einwirkung eine gefäßschädigende, fibroseerzeugende Wirkung zukommt (Heppleston 1947, Fletcher 1948). Die Ansicht, daß bestimmte Kohlenarten, wie der Anthrazit, das Gewebe stärker schädigen als andere, scheint nach Untersuchungen von McVittie (1949) nicht hinreichend gestützt. Übereinstimmung besteht bei den meisten Autoren bezüglich der absolut schädigenden Wirkung des Quarzes auf das Lungengewebe.

a) Häufigkeit des Cor pulmonale bei Silikose.

Als Zeichen einer vermehrten Belastung des rechten Herzens findet sich bei Silikose und Anthrakosilikose sehr häufig eine Hypertrophie und Dilatation des rechten Herzens, und neben der Lungentuberkulose ist die Insuffizienz des rechten Herzens die häufigste Todesursache. Lavenne (1951) berichtet über 358 Sektionen von Anthrakosilikosen. Die Todesursachen verteilen sich wie folgt:

1. Dekompensation des rechten Herzens . . . . 85 Fälle (23,7%)
2. Tuberkulose . . . . 49 Fälle (13,7%)
3. Unspezifische pulmonale Infekte . . . . 35 Fälle (9,8%)
4. Respiratorische Insuffizienz (ohne manifeste Herzinsuffizienz). . . . . 28 Fälle (7,8%)
5. Andere Herzerkrankungen (darunter 2 Fälle von Cor pulmonale bei Bronchialasthma) . . . . 85 Fälle (23,7%)
6. Verschiedene nicht-kardiale Todesursachen . . . . . 76 Fälle (21,3%)

Mit der Methode der getrennten Ventrikelwägung fand HUSTEN (1931a, b, 1951) in der Mehrzahl der Fälle eine deutliche Hypertrophie des rechten Ventrikels, die bis zu 60% des Gesamtgewichtes des Herzens erreichte. THOMAS (1951) fand bei 38 von 50 Herzen einen Ventrikelquotienten (Li.V/Re.V.) von unter 1,4. 20 an Cor pulmonale Gestorbene hatten im Mittel einen Ventrikelquotienten von 0,9. Auch BERBLINGER (1947) betont das Vorkommen der Rechtshypertrophie bei der Silikose, hält sie jedoch nicht für häufiger als bei schweren Fällen von Lungentuberkulose. Er stellt fest, daß der Grad der Herzhypertrophie nicht der autoptisch feststellbaren Minderung des Querschnitts der Lungenstrombahn entspricht.

COGGIN, GRIGGS und STILSON (1938) fanden durch Messung der Wandstärke des rechten Ventrikels in 44,1% von 102 Fällen eine isolierte Hypertrophie des rechten Ventrikels (bei 1470 Fällen von Lungentuberkulose nur in 3,7%). SAMUELSSON (1950) fand in 50% seiner Fälle von Silikose eine rechtsseitige Herzhypertrophie.

b) Lungenfunktion und Cor pulmonale bei der Silikose.

BOLT und ZORN (1950) registrierten den Pulmonalarteriendruck auch im Stadium III nicht immer erhöht. Sie vertreten die Ansicht, daß für den Grad der Herzbelastung in erster Linie das die silikotischen Veränderungen begleitende Emphysem maßgebend sei. HARVEY, FERRER u. Mitarb. (1954) fanden bei 6 Silikotikern, die in Ruhe und nach Arbeitsbelastung noch eine normale arterielle Sauerstoffsättigung und keine Polyglobulie hatten, den Pulmonalisdruck leicht erhöht (im Mittel 34/13). Bei Fällen mit Polyglobulie und arterieller Hypoxämie waren die Pulmonalisdrucke beträchtlich erhöht; im Gegensatz zu den Fällen mit reinem Emphysem war das Herzzeitvolumen auch bei den hypoxämischen Formen niemals erhöht. Die Autoren schließen aus ihren Befunden, daß bei Silikosen die organischen Einschränkungen im Lungenkreislauf neben der Hypoxämie von größerer physiologischer Bedeutung sind als beim reinen Emphysem. Auch ROSSIER, BÜHLMANN und LUCHSINGER (1955) betonen, daß bei Silikose sowohl eine alveolare Hypoventilation mit arterieller Hypoxämie und Hyperkapnie als auch eine Diffusionsstörung infolge Einschränkung der capillaren Lungenstrombahn vorkommen. Fälle mit Globalinsuffizienz hatten stets einen beträchtlich erhöhten Pulmonalisdruck. Fälle mit „Diffusionsstörung" hatten in Ruhe leicht erhöhten Pulmonalisdruck und gering herabgesetzte arterielle Sauerstoffsättigung; bei Arbeitsbelastung stiegen der Pulmonalisdruck und das arterielle Sauerstoffdefizit stark an, während die arterielle CO_2-Spannung in Ruhe und Arbeit im normalen Bereich verblieb. So kommen auch bei der Silikose alle beim Emphysem bekannten Lungenfunktionsstörungen vor, rein ventilatorische Insuffizienz mit hoher Residualluft und gesteigertem Ruheatemminutenvolumen, Verteilungsstörungen verschiedenen Schweregrades, alveolare Hypoventilation und Diffusionsstörungen bei eingeschränkter capillarer Strombahn. Alle Störungen können einzeln, werden aber meist kombiniert auftreten. Ihre Beziehung zur pulmonalen Hypertension ist die gleiche wie beim Emphysem. Gegenüber dem reinen Emphysem scheinen die Einschränkung der capillaren Strombahn und damit Diffusionsstörungen vom Typ der Herabsetzung der Diffusionskapazität eine größere Rolle zu spielen. Die größere Häufigkeit des Cor pulmonale bei den Silikosen im Vergleich zu reinem Emphysem erscheint so erklärt. Die ventilatorischen Störungen setzen im allgemeinen relativ spät, oft erst in den Endstadien ein, während in den Anfangsstadien die zirkulatorischen Schäden mit Diffusionsstörung das funktionelle Bild beherrschen.

Im allgemeinen sind bei röntgenologisch fortgeschrittenen Fällen auch die Lungenfunktions- und Kreislaufveränderungen schwerer. Es werden aber immer wieder Fälle beobachtet, die bei schweren röntgenologischen Veränderungen kaum Störungen der Lungenfunktion bzw. nur leichte ventilatorische Störungen und auch keine Beteiligung des rechten Herzens erkennen lassen. Andererseits sind bei leichteren röntgenologischen Befunden oft ausgesprochene Beschwerden und Funktionsstörungen nachweisbar. Rossier, Bühlmann und Luchsinger (1955) fanden bei Silikosestadium I in 5% von 153 Fällen, Stadium II in 16% von 105 Fällen, Stadium III in 33% von 77 Fällen ein Cor pulmonale. Nur bei 7 Fällen mit Cor pulmonale konnten sie schwere Störungen der Lungenfunktion (alveolare Hypoventilation und Diffusionsstörungen) nachweisen. Wie beim Emphysem kommt der Lungenfunktionsprüfung eine sehr große Bedeutung für die Frühdiagnose des Cor pulmonale zu.

Demgegenüber gelingt der elektrokardiographische und röntgenologische Nachweis des Cor pulmonale nicht mit der gleichen Sicherheit. Rossier, Bühlmann und Luchsinger (1955) konnten bei 49 Silikosen mit erhöhtem Pulmonalisdruck nur 22mal mit den üblichen Standardableitungen, bei zusätzlicher Vektorkardiographie in etwa 55% der Fälle sichere Zeichen von rechtsseitiger Herzhypertrophie nachweisen. Röntgenologisch konnte der Nachweis des Cor pulmonale nur in einzelnen Fällen geführt werden. Auch Johnson, Ferrer u. Mitarb. (1950) fanden nicht in allen Fällen mit erhöhtem Pulmonalisdruck typische EKG-Veränderungen. Dagegen fand Zorn (1951) unter 25 Fällen von Silikose mit pulmonalem Hochdruck elektrokardiographisch 21mal auch Zeichen von vermehrter Rechtsbelastung. Nach eigenen Beobachtungen sind bei klinisch manifesten Silikosen elektrokardiographisch relativ häufig Zeichen vermehrter Rechtsbelastung vorhanden. Ein ausgesprochenes Cor pulmonale ist in über der Hälfte der Fälle nachweisbar.

c) Morphologie des Lungenkreislaufs bei der Silikose.

Das morphologische Bild der silikotischen Pneumokoniose ist in den letzten Jahrzehnten von erfahrenen Autoren ausführlich beschrieben worden (Scheid 1931b, Husten 1931, Gerstel 1933, Di Biasi 1933, 1935, 1949a, b, 1951a, b, Policard 1930a, b, 1938, 1947, 1953, Fletcher 1948, 1951, Fletcher und Gough 1950, Gough 1940, 1947a, b, Gough, James und Wentworth 1949, Gardner 1934a, b, 1942, Gardner, Middletone und Ohrenstein 1930, Vorwald 1930, 1950, Mottura 1941, 1951, Eickhoff 1950, Siegmund 1950 und schließlich die umfassende Übersicht von Worth und Schiller 1954).

Von grundlegender Bedeutung für die Lungenfunktion ist die Fähigkeit des siliciumhaltigen Staubes, das Lungengewebe zur Zellproliferation und Bindegewebsbildung zu veranlassen, also irreversible Veränderungen herbeizuführen. Diese Reaktion schädigt die Lunge in ihrer doppelten Funktion, sowohl als Organ der Atmung als auch des Kreislaufs. Nicht wenige Lungenfibrosen, auch solche nach Einatmung gewerblichen Staubs, beeinträchtigen zunächst überwiegend die Atmung, den Durchstrom des Blutes aber erst sehr spät. Andererseits können anatomische Veränderungen, wie im Fall der sog. primären Pulmonalsklerose, auf den Gefäßapparat beschränkt bleiben und führen vor allem durch die Störung des Blutumlaufs zum Tode. Zwischen diesen beiden Extremen finden sich die wegen ihrer großen Häufigkeit so viel wichtigeren Übergangsstadien, in denen die kardiale und respiratorische Leistung zu jeweils verschiedenen Anteilen gestört sein kann. Die Tatsache, daß die Silikosen in einem so hohen Prozentsatz auf das rechte Herz rückwirken, läßt die Beziehung des Quarzstaubes zum Gefäßapparat als besonders bedeutsam erscheinen. In der Tat ist eine solche Affinität zu den Gefäßen bereits in den Anfangsstadien der Silikose zu beobachten. Bei Fortschreiten der silikotischen Veränderungen wird auch das Lungenparenchym mehr und mehr geschädigt, unmittelbar durch den Ausfall an Atemfläche durch die Schwielen und in wechselndem Ausmaß mittelbar durch die Veränderungen im Sinne des Emphysems. Im wesentlichen sind es drei, untereinander in mannigfaltiger Wechselbeziehung stehende Faktoren, die teils direkt durch Verengung der Lungenstrombahn, teils indirekt über den Hypoxämie-Mechanismus, zu einer Drucksteigerung im kleinen Kreislauf und zum chronischen Cor pulmonale führen:

1. die Einengung der pulmonalen Strombahn durch direkte intrapulmonale Gefäßschädigung,

2. die Verziehung des Herzens und der großen Lungengefäße durch Entwicklung und Schrumpfung hilusnaher Bindegewebsschwielen,

3. die verschiedenen Formen des Emphysems.

α) Das silikotische Granulom.

Die zur Störung der pulmonalen Zirkulation führenden Lungenveränderungen gehen vom sog. silikotischen Granulom (GIESE 1933) aus. Dieses entsteht aus der Ansammlung von Staubzellen im periadventitiellen und peribronchialen Bindegewebe.

Dabei erscheint noch nicht restlos geklärt, ob die Staubteilchen durch Alveolarphagocyten in die Lymphspalten gebracht werden (POLICARD 1953), oder ob sie direkt durch die Gewebsspalten in das Lungengerüst gelangen, wie es bereits ASCHOFF (1936) und nach ihm AKAZAKI (1936), GÜTHERT (1948), MOTTURA (1951/52) und DI BIASI (1954) mit guten Gründen angenommen hatten. Der Transport von Staubteilchen vollzieht sich sicher ausschließlich in den Lymphbahnen. DI BIASI (1954) betont aber, daß diese entgegengesetzt einer oft geäußerten Ansicht keinesfalls vollständig veröden, daß sogar in silikotischen Lungen Lymphangiosis carcinomatosa beobachtet werden könne. „Die Pneumokoniosen sind weniger eine Krankheit der Lymphgefäße als vielmehr ihrer Wurzeln im Gewebe, d. h. der Gewebs- und Saftspalten" (MOTTURA 1951/52). Zunächst können die Staubteilchen bis zu den Lymphknoten des Hilus, der Bifurkation und paratrachealen Gewebes gelangen. Von hier aus können die später noch zu besprechenden, manchmal besonders ausgedehnten, hilusnahen Schwielen entstehen. Die Staubteilchen werden wahrscheinlich in den intrapulmonalen Lymphknötchen an den Teilungsstellen von Gefäßen und Bronchien gesammelt, wo sie dann von Phagocyten aufgenommen werden. Die Affinität staubbeladener Phagocyten zum periadventitiellen Bindegewebe hatten schon RUPPERT (1878) und v. INS (1878) erkannt.

Diese Phagocyten sind die cellulären Elemente des etwa stecknadelkopfgroßen silikotischen Granuloms, aus dem sich, über eine langsam fortschreitende Zerstörung der Zellbestandteile durch den Quarz, nach Untergang dieser Zellen das typisch silikotische Knötchen entwickelt.

Zunächst entsteht im Zentrum ein grobmaschiges Geflecht kollagener Fasern. Um diese Kernzone lagern sich schalenartig weitere kollagene Fasern an. Das völlig kernfreie Zentrum ist von einem Saum von Staubzellen umgeben, dessen Breite von der Staubart — reiner Quarzstaub oder Mischstaub — abhängig ist. Bei der reinen Silikose ist dieser Saum sehr schmal. Er enthält neben Phagocyten und Lymphocyten Plasmazellen, bietet also durchaus das Bild der chronischen Entzündung. Wesentlich an diesem Vorgang ist eben seine Chronizität, die von Anfang an so überwiegt, daß ein akutes Stadium der Entzündung meist nicht gesehen wird. ZOLLINGER (1946) schildert in prägnanter Weise, wie man sich das relativ einheitliche Kaliber der typischen Silikoseknötchen zu erklären hat. Seiner Genese liegt der cyclische Vorgang Phagocytose — kolloidale Lösung — Zellzerfall mit schließlichem Ausgang in Bindegewebsbildung zugrunde. Der anfangs scheinbar harmlos in den Phagocyten liegende Quarzstaub schädigt (GYE und PURDY 1922a, b, 1924) die Wirtszelle, wird dadurch wieder freigesetzt und von neuen Phagocyten wieder aufgenommen, die dann das gleiche Schicksal erleiden, „sie mumifizieren sich" (MAVROGORDATO 1915, 1918). Die untergegangenen Zellen werden durch Bindegewebe ersetzt. Diese langsam wachsenden Faserschalen kapseln nun den im Zentrum liegenden Quarzstaub ab, verhindern ein weiteres Abwandern staubhaltiger Phagocyten nach dem Hilus und damit den Abbau des Quarzdepots. Zugleich verhindern sie aber auch den Zellzustrom. Es handelt sich also um einen Prozeß, der sich selbst ein Ende setzt.

Die kritische Größe der Knötchen liegt etwa bei $^3/_4$—1 mm. Da ihr Entstehungsmodus sie immer in die unmittelbare Nachbarschaft der Gefäße bringt, können sie bei genügend reichlicher Anzahl durchaus den Gefäßquerschnitt in solchen Fällen verlegen, so daß eine Steigerung des pulmonalen Arteriendrucks hinreichend erklärt ist. Oft sind die Gefäßläsionen bei der kleinknotigen Silikose allerdings nur mäßig ausgeprägt und vorwiegend in den kleinen Arterien, Arteriolen, Venolen und Capillaren nachzuweisen (Geever 1947).

Anders, und in seiner Verschiedenheit von erheblicher Bedeutung für den Lungenkreislauf, ist der Bau der Knötchen bei Mischstaub-Silikosen. Sie zeigen viel weniger Tendenz zum Stillstand, sondern wachsen mit ihrem breiten Staubgranulationsgewebesaum über sternförmige Ausläufer in die Umgebung vor, wobei es zwischen diesen oft zu einer Blähung und Zerreißung des Lungengewebes kommen kann, für welche Erscheinung Gough (1940, 1947, 1952) die Bezeichnung „perifokales Emphysem" geprägt hat. Diese Knötchen der Anthrakosilikose zeigen auf Grund ihrer zentrifugalen Wachstumstendenz nicht selten Neigung zusammenzuwachsen und größere, schwielige Knoten zu bilden. Zwischen den Knoten zunächst intakt bleibende Alveolen können später kollabieren. Es entstehen mächtige, bis faustgroße Knoten, die allein durch ihre Verdrängung an Atemfläche die Lungenstrombahn bis auf ein Drittel des normalen Querschnittes zu reduzieren vermögen.

Die Ansicht von Fletcher, Mann u. Mitarb. (1949), Gough (1949, 1952), Heppelston (1951) u. a., daß die progressive massive Fibrose die Mitwirkung eines zweiten, infektiösen Prozesses zur Voraussetzung habe, wird anscheinend nicht allgemein geteilt. Gough räumt zwar ein, daß ein Anhalt für aktive tuberkulöse Infektion autoptisch nicht immer gefunden werde und der Tod an Herzinsuffizienz erfolgt sei, er und andere englische Autoren glauben aber doch, daß auch in solchen Fällen die Tuberkulose eine fördernde Rolle gespielt habe. Auch der gleiche Prädilektionsort, die oberen Anteile des Mittelfeldes, besonders die basalen Oberlappenpartien, seien ein Argument für die aktive Teilnahme der Infektion.

Diese massiven silikotischen Schwielen bedürfen in diesem Rahmen deshalb besonderer Erwähnung, weil sie für die Störung der pulmonalen Zirkulation große Bedeutung haben. Thomas (1948) fand die Veränderungen des rechten Ventrikels an das Vorhandensein dieser Schwielen und des Emphysems gebunden. Andererseits sind es nicht immer die grobknotigen Formen der Silikose, welche die schwersten Funktionsausfälle mit nachfolgendem chronischen Cor pulmonale verursachen. So werden z. B. bei einer Form, die röntgenologisch zunächst als weniger schwer imponieren möchte, wobei meist diffus über beide Lungenfelder feinste, eben erkennbare Verdichtungsherde verteilt sind, erhebliche Ausfallserscheinungen von seiten der Lungenfunktion relativ häufig gefunden. Bei dieser in der englischen Nomenklatur als „pinhead"-Typ und in der deutschen Nomenklatur als Gittertüllunge bezeichneten Form finden sich, wenn die röntgenologischen Veränderungen ausgeprägt sind, in einem hohen Prozentsatz Diffusionsstörungen mit den Zeichen einer vermehrten Belastung des rechten Herzens. Diesem Funktionsbild entsprechen auch die pathologisch-anatomischen Vorstellungen Reichmanns (1949), der annimmt, daß die röntgenologisch erkennbaren Verdichtungsherde sich hauptsächlich entlang den Gefäßen entwickeln. Die großen silikotischen Bindegewebsmassen oder „Pseudotumoren" der französischen Literatur wirken zunächst durch die Wegnahme wirksamer Atemfläche, aber auch durch die besonderen Beziehungen zwischen den silikotischen Schwielen und den Gefäßwänden. Mit Hinblick auf ihre Bedeutung bemerken

LAVENNE (1951) sowie FRUHLING und CHAUMOND (1954), der Silikotiker im Endstadium leide vor allem am Versagen des Gefäßapparates, der facteur respiratoire trete gegenüber dem facteur circulatoire, gebunden an die Belastung des rechten Herzens nach Schädigung der arteriellen und venösen Pulmonalgefäße, an Bedeutung zurück.

β) Die silikotische Gefäßwandschädigung.

Staubmetastasen in verschiedenen Organen, die ein Durchwandern der Gefäßwand zur Voraussetzung haben, wurden von SOYKA (1878), ARNOLD (1885) und ASKANAZY (1906) beschrieben. GERSTEL (1933) hat darauf hingewiesen, daß die Entwicklung des Staubgranuloms im perivasculären Gewebe bereits eine Schädigung der Adventitia darstellt. Diese wird von den Phagocyten durchwandert und schließlich in einen dichten, fibrösen Mantel umgewandelt. Während dieser Veränderungen der Adventitia kommt es gleichzeitig zu einer lebhaften, von Makrophagen und Fibrocyten getragenen Intimaproliferation (BOVAY 1948). Da BOVAY eine Durchwanderung der Makrophagen durch die zunächst intakte Elastica für nicht sicher möglich zu halten scheint, nimmt er an, der Staub werde auf dem Blutweg von einem fortgeschritteneren silikotischen Herd aus angeschwemmt. Dagegen wird von ZOLLINGER (1946) die Beobachtung von ARNOLD klar bestätigt, daß die Staubmakrophagen die Gefäßwand permeieren, wobei die Art des transportierten Staubes — Kohlenstaub, Quarzstaub usw. — ohne Bedeutung ist. Nur bleiben bei Anwesenheit nicht quarzhaltiger Staubarten die elastischen Fasern intakt. Die Intimaproliferation entwickelt sich in dem Gefäßsektor, dem das silikotische Bindegewebe in der Adventitia anliegt. Man findet in diesen Polstern, die das Lumen sehr oft erheblich einengen, außer den Quarz- und begleitstaubspeichernden Zellen auch intracelluläre Hämosiderinspeicherung, Plasmazellen und Lymphocyten. In der Adventitia und der Intima kommt es zur gleichen Reaktion zwischen Quarzstaub und Gewebe wie im silikotischen Granulom. Der Dauerzustand ist schließlich durch ein kernfreies, hyalines Bindegewebe gekennzeichnet, wobei nur dank der flächenhaften Verteilung des Quarzes manschettenartige Schwielen um die Gefäße gefunden werden. Bemerkenswert ist das Verhalten der Lamina elastica. Sie bereitet zunächst dem vordringenden Staubgranulationsgewebe Widerstand, geht aber an dem in scharf begrenzten Abschnitten vordringenden Granulationsgewebe zugrunde, so daß sich dessen Anteile aus der Intima und der Adventitia miteinander vereinigen können (GERSTEL 1933, GEEVER 1947, NUNZIANTE und PECCHIAI 1947). „Die Gefäße erscheinen durch das vordringende Granulationsgewebe geradezu aufgebrochen. Durch die Breschen strömt es wie durch einen Engpaß in die inneren Wandschichten ein" (ZOLLINGER 1946). Die übrigen Sektoren der Gefäßwand bleiben zunächst weitgehend intakt. FARAONE und FERRARA (1953) fanden aber eine Hyalinose der Media in ihrem gesamten Umfang. In der Intima kommt dann das staubreiche Gewebe in unmittelbaren Kontakt mit dem strömenden Blut. Innerhalb größerer silikotischer Schwielen erinnern manchmal nur einzelne Bruchstücke elastischer Fasern an ein früher vorhandenes Gefäß. Dieser von WÄTJEN (1944) als Elastolyse bezeichnete Vorgang scheint spezifisch für die Silikose als das Standardbeispiel eines eminent chronischen entzündlichen Prozesses zu sein. Die Ansicht GERSTELS (1933), die Wandstrukturen werden dort zuerst geschädigt, wo sie zwischen der Blutwelle und den unelastischen, der Gefäßwand unmittelbar anliegenden Staubknoten besonderen mechanischen Belastungen ausgesetzt sei, wird nicht allgemein geteilt.

GEEVER (1947) weist darauf hin, daß der Prozeß an Arterien und Venen grundsätzlich in gleicher Weise abläuft, nur bieten die schwächer ausgebildeten Wandschichten der Venen den Staubzellen geringeren Widerstand und oft geht deshalb der venöse Verschluß dem der Arterien voraus. Der Autor bestätigt damit ähnliche Feststellungen GERSTELs. Eine Drucksteigerung in den vorgeschalteten Lungencapillaren mit kleinen Hämoptysen und Bildung von Herzfehlerzellen kann die Folge sein.

LAVENNE (1951) hebt bei seinen Fällen das Fehlen jeglicher Vascularisation der großen silikotischen Schwielen hervor. Kleine, durchaus noch durchgängige Arterien sind aber von NICOD (1945) und von BOVAY (1948) inmitten großer Pseudotumoren beobachtet worden. Die silikotischen Gefäßwandreaktionen können zur völligen Obliteration des Lumens führen. GEEVER (1947) und COSTERO (1948) halten eine Rekanalisation für möglich. COSTERO nimmt dabei eine Capillarproliferation von außen an, die auch gemeinsam mit der Wirkung der proteolytischen Fermente der Phagocyten zur Erweichung der Knötchen führen soll.

Im übrigen kann hier auf das Schicksal silikotischer Schwielen nicht näher eingegangen werden. Geever (1947), Masshoff (1952a, b) u. a. haben sich mit dieser Frage ausführlich auseinandergesetzt. Sie ist für den pulmonalen Kreislauf wohl nicht von unmittelbarer Bedeutung, da der Ausfall an Atemfläche irreparabel ist und man auch von der Rekanalisation begrenzten Ausmaßes im Bereich der groben Schwielen eine wesentliche Entlastung des Lungenkreislaufs nicht erwarten kann.

Das besonders häufige gleichzeitige Vorkommen von grobknotiger Silikose und Thrombose mittlerer und größerer Arterienstämme wird von Geever (1947), Lavenne (1951) und Gough betont. In einzelnen Fällen reichen diese Thromben bis in die Hauptäste der A. pulmonalis. Bei gleichzeitigem Vorhandensein silikotischen und tuberkulösen Gewebes findet Bovay (1948) die Elasticaveränderungen immer im Bereich der silikotischen, nicht der tuberkulösen Partien.

Es fragt sich, wieweit diese Gefäßveränderungen den Gesamtquerschnitt der pulmonalen Strombahn einzuengen vermögen, welche unmittelbare Bedeutung sie also für die Entwicklung eines Cor pulmonale haben. Wenigstens begrenzte Hinweise können hier die Ergebnisse der Angiopneumokardiographie geben, mit der sich Croizier, Roche und Ode (1945), Bulgarelli (1954), Weiss, Witz und Koebele (1950), Reichmann (1950) und Zorn (1951), Bolt und Zorn (1950, 1951, 1952) beschäftigten. Mit dieser Methode findet man in den Anfangsstadien der Silikose noch eine normale arterielle Zirkulation, während der venöse Rückstrom bereits gestört sein kann, eine Beobachtung, die vielleicht geeignet ist, die anatomischen Befunde von Gerstel (1933) und Geever (1947) zu stützen, wonach zuerst die weniger widerstandsfähigen Venenwände durch den silikotischen Prozeß geschädigt werden. Später werden auch die Arterienkonturen unregelmäßig, eingeengt, manchmal brechen sie plötzlich ab („images d'amputation"). Stenotische und gut erhaltene Partien sind an einem Gefäß oft im Wechsel zu erkennen. Im Verlauf sehr schwerer Silikosen können diese vasculären Läsionen auch an größeren Gefäßen, sogar an den Lobusarterien beobachtet werden. Auch das postmortale Angiogramm (Meessen 1951, Schoenmakers und Vieten 1952a, b, c) vermag wertvolle Aufschlüsse über das Ausmaß der Gefäßveränderungen zu geben. Besonders die mittel- und grobknotige Silikose ist durch Gefäßstümpfe, Gefäßausfälle, gefäßfreie Bezirke und durch geschlängelt verlaufende Gefäße im peripheren Bereich silikotischer Veränderungen gekennzeichnet.

γ) Der Lungenhilus bei der Silikose.

Veränderungen des Lungenhilus bei der Silikose haben in der pathologischen Anatomie schon sehr frühzeitig Beachtung gefunden. Schmorl (1925) und Gey (1925), die den Begriff der Bronchitis deformans prägten, haben zwar ihre Aufmerksamkeit vor allem der Auswirkung einer Schrumpfung anthrakochalikotischer Lymphknoten auf die Bronchialwand gerichtet, eine Beeinflussung von Gefäßen und Nerven wurde aber bereits erwähnt. 1939 berichtete Orsos über plötzliche Todesfälle mit einer Hypertrophie des rechten Ventrikels als anatomischen Hauptbefund. Als Ursache vermutete er eine sanduhrförmige Einengung der Lungenarterien durch eine schwielige Sklerose der Hiluslymphknoten mit Beteiligung der benachbarten Gebilde (schiefrige Induration der Lungenpforte). Nach Ansicht späterer Untersucher hat es sich hierbei wohl um silikotische Schwielen gehandelt. 1944 beschäftigte sich Wätjen eingehend mit den Hilusveränderungen bei der Mansfelder Staublunge. Er fand ebenso wie später auch andere Untersucher, daß es beim Übergreifen des silikotischen Prozesses auf die Umgebung zu einer Hemmung der durch lockeres Bindegewebe und Fettgewebe garantierten Eigenbeweglichkeit der großen Hilusgefäße kommt und diese in einen starren Block eingemauert werden. Die perivasculäre Verschwielung erfaßt auch die Gefäßwand und es läuft hier extrapulmonal der gleiche Prozeß ab, wie er oben bereits für die Lungengefäße ausführlich beschrieben wurde. Erst neuerdings wieder betont DI BIASI (1954) die Bedeutung dieser Hilusveränderungen für die Entstehung einer Rechtshypertrophie, des Emphysems, der Bronchitis deformans und der Bronchiektasen. Er glaubt aber, daß die Schwielen allein durch Druck die Gefäßwände zum Schwinden bringen können. Der Nachweis dieser Gefäßeinengung in situ ist SCHOENMAKERS und VIETEN (1952) mit der Methode der postmortalen Angiographie eindrucksvoll gelungen. — Naturgemäß müssen die Hilusgefäßveränderungen einen gewissen Umfang erreicht haben, ehe man ihnen einen Einfluß auf die Lungenzirkulation einräumen wird. Induration der Hiluslymphknoten ist ein überaus häufiger autoptischer Befund (BOHN 1949), und die Mehrzahl der chronischen Silikosen beginnt mit schwieligen Veränderungen der Hiluslymphknoten, da der Staub nach Passage der zunächst intakten Lungenlymphbahnen hier zuerst gesammelt wird. NICOD (1952, 1953) macht auf die manchmal überraschende Diskrepanz zwischen den wenig eindrucksvollen klinischen Befunden und den oft hochgradigen silikotischen Hilusdrüsenveränderungen aufmerksam. Sie können auch, wie bereits ORSOS (1939) gefunden hatte, die Bronchien einengen, durch Bronchusstenose die Entwicklung eines Emphysems fördern und so auch mittelbar das rechte Herz belasten.

Bei der Frage nach den Beziehungen zwischen Hilusinduration und der Störung des pulmonalen Kreislaufs muß auch an die Lungenvenen gedacht werden, von denen man annehmen kann, sie würden den silikotischen Schwielen weniger lange standhalten (GERSTEL 1933, GEEVER 1947). Beobachtungen über isolierte Kompression der Lungenvenen liegen nur vereinzelt vor (s. Kapitel XVI). Es kann jedoch angenommen werden, daß auch auf diese Weise ein Cor pulmonale bei silikotischer Hilusinduration zustande kommen kann.

Silikotische Gefäßwandläsionen sind nur zum Teil für die Entwicklung des pulmonalen Hochdrucks und des Cor pulmonale verantwortlich, da Störungen der alveolaren Ventilation im Gefolge von Emphysem und Bronchitis über Sauerstoffmangel und CO_2-Anhäufung im Blut ebenfalls zur Entwicklung des pulmonalen Hochdrucks beitragen. Es ist infolgedessen nicht verwunderlich, daß der Grad der objektiven, autoptisch feststellbaren Beeinflussung der Lungenzirkulation dem der rechtsseitigen Herzhypertrophie nicht immer entspricht. Es ist jedoch bemerkenswert, daß LAVENNE (1951) bei der Mehrzahl seiner Fälle mit silikotischen Pseudotumoren, als den fortgeschrittensten Stadien der Silikose, die Einengung der pulmonalen Strombahn auf mehr als 50% des Gesamtquerschnitts einschätzt. Auch ROSSIER, BÜHLMANN und LUCHSINGER (1955) finden bei den fortgeschrittensten Fällen in erster Linie eine Einschränkung des Lungenkreislaufs und Abnahme der Diffusionskapazität. Diesem Befund entspricht die Irreversibilität der kardialen Dekompensation im Endstadium der Silikose. Daneben finden sich — allerdings wesentlich seltener — in allen Stadien der Silikose reversible und therapeutisch beeinflußbare Belastungen des rechten Herzens infolge von Störungen der alveolaren Ventilation und damit der Sauerstoffaufnahme und CO_2-Abgabe.

δ) Die verschiedenen Formen des begleitenden Emphysems.

Das Emphysem ist eine so regelmäßige Begleiterscheinung der schwereren Silikose, daß kaum von einer Komplikation durch eine zusätzliche Erkrankung ge-

sprochen werden kann (Worth und Schiller 1954, Enzer 1948), jedoch geht der
Grad des Emphysems keineswegs immer parallel der Intensität der Fibrose, besonders entspricht er nicht immer den röntgenologisch feststellbaren Veränderungen. Lavenne (1951) teilte sein Material von 200 Silikotikern in je 4 Gruppen
nach dem Grade der Ausdehnung des Emphysems und der Fibrose. In der Gruppe
mit der geringsten (A) und der stärksten (B) Ausbildung des Emphysems finden
sich folgende Zahlen von Patienten mit dem Fibrosegrad I—IV:

A: $36 \times$ I, $34 \times$ II, $19 \times$ III, $6 \times$ IV;
B: $4 \times$ I, $2 \times$ II, $0 \times$ III, $13 \times$ IV.

Verschiedene Arten des Emphysems kommen in Frage:

1. Das senile oder atrophische Emphysem. Es steht in keiner Relation zur
Silikose und ist kaum allein Ursache von Cor pulmonale. Es kann jedoch bei
älteren Silikotikern zusätzlich vorhanden sein.

2. Das diffuse, obstruierende oder hypertrophische Emphysem (Emphysem bei
Asthma und chronischer Bronchitis). Echtes Asthma ist bei Bergleuten kein
häufiges Ereignis, nach Parrisius (1950) deshalb nicht, weil die bereits früh
mani.est werdende Konstitutionseigenart die Asthmatiker diesen Beruf meiden
läßt. Eine unspezifische chronische infektiöse Bronchitis ist bei schwereren
Graden von Silikose häufig zu finden (Worth und Schiller 1954). Bronchialspasmen und asthmatoide Bronchitiden sind jedoch nicht sehr häufig; wenn
vorhanden, stellen sie die Ursache der Behinderung der Luftströmung in den
Bronchien dar. Sie führen zu Verteilungsstörung und alveolärer Hypoventilation,
ebenso wie zu diffusem Lungenemphysem. Diese Entwicklung ist aber bei den in
Deutschland zu machenden Beobachtungen nur für die Endstadien und da nicht
immer zu erwarten.

3. Perifokales Emphysem. Neben dem diffusen Emphysem hat gerade bei den
Silikosen eine lokale, in enger Beziehung zu den chronisch entzündlichen Gewebsveränderungen stehende Emphysembildung eine erhebliche Bedeutung. In der
Umgebung anthrakosilikotischer Knötchen finden sich mikroskopisch und an
Großschnitten (Gough und Wentworth 1949), auch makroskopisch gut vom
diffusen Emphysem unterscheidbar, — lokale, zunächst auf mikroskopische
Dimensionen beschränkte — Emphysembildungen (di Biasi 1954, Heppleston 1951). Sie wurden bei Anthrakosilikose viel häufiger beobachtet als bei
reiner Quarzsilikose. Es kann daher angenommen werden, daß der breite Saum
des Granulationsgewebes und dessen in die Umgebung vordringende Ausläufer
nicht ohne Bedeutung für ihre Entstehung sind (Gough 1949).

Mikroskopisch finden sich, zunächst auf den Bereich eines Lobulus beschränkt,
Erweiterungen der Endabschnitte der Luftwege mit Beteiligung der Alveolen,
der Ductus alveolares und der Bronchioli terminales, also eine Art Kombination
von Mikrobronchiektasen und lokalem Emphysem. Ursächlich wurde an lokale
peribronchiale Fibrose mit Bronchusstenosierung gedacht (Worth und Schiller
1954, Gough 1949), aber auch auf die vermehrte Beanspruchung der Gewebs-
elastizität durch die ständige Bewegung in der Umgebung starr gewordener
Lungenteile hingewiesen (Heppleston 1951, Policard 1951).

4. Das sog. kompensatorische oder vikariierende Emphysem entsteht in der
Umgebung großer schrumpfender silikotischer Schwielen und Pseudotumoren.
Schon makroskopisch ist die Lunge durch Bindegewebszüge stark deformiert
und in Pseudolobuli aufgeteilt. Bei Schrumpfung ganzer Lungenlappen entwickeln sich ähnliche funktionelle Verhältnisse wie bei Zuständen nach Lobektomie. Die Durchblutung der überdehnten Lungenabschnitte ist meist noch
wesentlich stärker herabgesetzt als ihre Durchlüftung. Es kommt zu immer

stärkerer Totraumventilation und einer „simultanen" Verteilungsstörung (ULMER 1955). Funktionell wird daher das Grundleiden durch diese Form des Emphysems keineswegs kompensiert, sondern eher verschlechtert.

5. *Bullöses Emphysem* ist bei allen Formen peribronchialer Fibrose, besonders bei der knotigen Form der Anthrakosilikose häufig. Die großen, nicht an Gaswechsel und Durchblutung teilnehmenden Cysten wirken vorwiegend raumbeanspruchend und können bei großer Ausdehnung eine wesentliche Funktionseinschränkung bewirken. Gerade bei diesen Formen finden sich dann häufig erhebliche Differenzen zwischen dem Kohlensäuredruck des arteriellen Blutes und dem aus dem Alveolarluftanteil der exspiratorischen Kohlensäurekonzentrationskurve meßbaren Kohlensäuredruck (ULMER 1960).

Bei all diesen Emphysemformen, mit Ausnahme des relativ seltenen obstruktiven diffusen Lungenemphysems, geht die Residualvolumenvermehrung nicht dem Schweregrad der Emphysembildung parallel. Schrumpfungsvorgänge stehen emphysematösen Veränderungen gegenüber, so daß der Gesamtgehalt der Lunge an Luft nicht vermehrt zu sein braucht, da unter Umständen trotz ausgeprägter lokaler emphysematöser Veränderungen die Residualluft vermindert sein kann (WORTH u. Mitarb. 1959).

Alle erwähnten Formen des Lungenemphysems können sich bei der Silikose kombinieren und bewirken in ihrer Gesamtheit eine zusätzliche Belastung des Lungenkreislaufs durch Verteilungsstörung, Mehrbeanspruchung der Atmung durch kompensierende Steigerung des Ruheatemvolumens, schließlich seltener durch alveolare Hypoventilation, arterielle Hypoxämie und Kohlensäurestauung. Bei dem organisch meist stark eingeschränkten Lungenkreislauf werden solche Belastungen um so mehr zur Entwicklung pulmonaler Hypertension und Cor pulmonale beitragen.

d) Klinisches Bild der Silikose.

Am klinischen Bild der Silikose ist immer wieder auffällig die nicht regelmäßige Korrespondenz der im Röntgenbild nachweisbaren Ausdehnung des fibrotischen Lungenprozesses und der darauf gegründeten Stadieneinteilung der Silikose mit dem Grade der Beeinträchtigung der Funktion von Lunge und Kreislauf. Dies macht nahezu in jedem Fall eine sorgfältige Analyse der Lungen- und Kreislauffunktion bei der Feststellung des Grades der Erwerbsminderung und Festlegung der Therapie notwendig.

Von den anwendbaren Untersuchungsmethoden wird die Herzkatheteruntersuchung nur in seltenen Ausnahmefällen in Frage kommen. Derartige Untersuchungen haben vorwiegend wissenschaftliches Interesse; sie können, nachdem durch die Untersuchungen des Cournandschen Arbeitskreises (JOHNSON, FERRER u. Mitarb. 1950, HARVEY, FERRER u. Mitarb. 1951) sowie durch ROSSIER, BÜHLMANN und WIESINGER (1956), BOLT und ZORN (1950, 1951a) das Grundsätzliche festgestellt ist, für die Praxis ersetzt werden durch weniger eingreifende Untersuchungsmethoden.

Die besten Anhaltspunkte, auch für den Grad der Belastung des rechten Herzens, ergibt eine eingehende Lungenfunktionsprüfung. Hinsichtlich deren Durchführung und Beurteilung sei auf Kapitel VI b sowie auf die letzten monographischen Darstellungen verwiesen (KNIPPING, BOLT, VALENTIN und VENRATH 1955, ROSSIER, BÜHLMANN und WIESINGER 1956, COMROE, FORSTER u. Mitarb. 1955).

Auf Grund der Lungenfunktionsprüfung kann bei Nachweis einer alveolaren Hypoventilation oder einer groben Diffusionsstörung in der Ruhe mit Sicherheit auf das Vorliegen eines Cor pulmonale geschlossen werden. Eine grobe Verteilungsstörung mit arterieller Hypoxämie in der Ruhe deutet besonders dann, wenn diese sich bei Arbeitsbelastung oder dem Versuch einer Hyperventilation verschlechtert, ebenfalls in Richtung eines Cor pulmonale. Das Manifestwerden einer alveolaren Hypoventilation oder das Auftreten einer Diffusionsstörung bei leichter Arbeitsbelastung zeigt die Grenze der Belastbarkeit solcher Patienten und deutet ebenfalls auf die Entwicklung eines Cor pulmonale hin.

Die röntgenologische und elektrokardiographische Erkennung der vermehrten Belastung des rechten Herzens bietet keine Besonderheit gegenüber anderen Formen des Cor pulmonale.

Bei der einfachen klinischen Untersuchung spricht eine konstante Tachykardie (Frequenz über 100/min) in der Ruhe für eine stärkere Herzbelastung. Eine Doppelung des zweiten Tones über dem Sternum zwischen dem 4. Intercostalraum links und der Auskultationsstelle der Tricuspidalis, manchmal verbunden mit einer geringen Akzentuierung, hält Lavenne (1951) für das konstanteste Zeichen einer vermehrten Belastung des rechten Herzens bei Silikotikern. Er konnte diesen Befund 11mal unter den 15 Fällen seiner Serie von 200 Silikose-Patienten, die eine röntgenologisch nachweisbare Ausweitung des Pulmonalisbogens hatten, feststellen. Auch ein protodiastolischer Galopp über der Tricuspidalis wurde einige Male bei Silikosen mit beginnendem Cor pulmonale beobachtet. Ein ausgesprochenes Insuffizienzgeräusch über der Tricuspidalis (Lutembacher 1916) ist dagegen nach Lavenne (1951) ein Spätzeichen, das er zweimal bei manifester kardialer Dekompensation beobachten konnte. Coggin, Griggs und Stilson (1938) halten die Akzentuation von P 2 für ein wichtiges diagnostisches Zeichen bei der Silikose, während Martin, Roche und Ode (1947) dies nicht bestätigen. Lavenne (1951) findet unter 200 Patienten mit Silikose nur 4mal einen leicht klingenden P 2. Er hält die oben erwähnte Verdoppelung des zweiten Tones über dem Sternum für ein weitaus zuverlässigeres Zeichen des beginnenden Cor pulmonale. Ein diastolisches Geräusch über der Pulmonalis ist nach McMichael (1948) selten. Auch Lavenne (1951) und Coggin, Griggs und Stilson (1938) haben es in ihren Serien nicht beobachtet.

Dyspnoe und Husten, sehr häufige Klagen bei allen Patienten mit Silikose, können ebenso durch das Lungenleiden allein, als infolge einer kardialen Insuffizienz zustande kommen. Auch die Verschlimmerung der Dyspnoe beim flachen Liegen kann nicht zur sicheren Unterscheidung zwischen kardialer und pulmonaler Dyspnoe dienen (Lavenne 1951). Nach McMichael (1948) findet sich Orthopnoe vorwiegend bei Patienten mit bronchitischer Atembehinderung, während Cor pulmonale-Fälle mit freien Atemwegen trotz erheblicher Venenstauung flach liegen konnten. Cyanosen verschiedenen Typs sind bei Silikosen nicht selten, ihre diagnostische Bewertung sollte nur im Rahmen der Lungenfunktionsprüfung erfolgen. Die Zeichen der Herzinsuffizienz (Leberstauung, Jugularvenenstauung, Ödeme) bieten bei Silikose nichts Besonderes gegenüber den anderen Fällen von Cor pulmonale.

Für die Therapie des durch Silikose bedingten Cor pulmonale gilt im Prinzip das, was über die Therapie des Cor pulmonale im allgemeinen zu sagen ist. An besonderen Aufgaben taucht hier die genaue Berufsüberwachung auf, insbesondere sprechen die Ergebnisse in der Schweiz, wonach vielleicht doch nicht jede Silikose, wenn frühzeitig erkannt, progredient verlaufen muß, für die großen Aufgaben der überwachenden Medizin. Durch Untersuchungen von Rossier und seiner Schule (1955) konnte bei 46 Silikosekranken, die anscheinend frühzeitig aus dem Staubmilieu genommen wurden, mehr als die Hälfte röntgenologisch nach 4 Jahren als nicht verschlechtert befunden werden. In etwa der Hälfte der Fälle wurde die Lungenfunktion in der gleichen Zeit besser. Die Arbeitsplatzüberwachung und alle sonstigen modernen Mittel der Arbeitshygiene werden weiter dazu beitragen, die Zahl der staubbedingten Lungen- und Herzkrankheiten zu vermindern.

Bei der manifesten Lungenfibrose, wenn eine Lungentuberkulose ausgeschlossen werden kann, sind Versuche mit ACTH und Cortison lohnend (KENNEDY, PARE u. Mitarb. 1951). Auch bei 2 Patienten mit Berylliumgranulomatose sahen die Autoren mit der Hormontherapie gute Erfolge. Spätere Ergebnisse mit 14tägiger Cortison-Therapie mit 100 mg Cortison pro die (KENNEDY 1954) lassen keinen objektiven Nachweis einer Besserung erkennen. Tierexperimente über die Wirkung von Cortison auf die experimentelle Silikose an Mäusen, Ratten und Affen zeigen untereinander und bei verschiedenen Tierarten keine einheitlichen Ergebnisse (HARRISON, KING u. Mitarb. 1952, MAGAREY und GOUGH 1952).

Über den günstigen Einfluß einer ausreichend dosierten Prednisonbehandlung des Emphysems und der Lungenfibrose berichten BARACH, BICKERMANN und BECK (1955). Die hohe Initialdosis betrug 60—80 mg täglich. Je nach Reaktion des Patienten wurde dann alle 2—3 Tage um 10—20 mg reduziert. Etwa nach einer Woche konnte dann auf die Erhaltungsdosis — meist 10—25 mg Prednison — übergegangen werden. Es kam zu einer schnellen Abnahme der Dyspnoe infolge Rückgangs der durch entzündliche und allergische Schleimhautschwellung bedingten Bronchostenose. Bei den Lungenfibrosen soll auch die Sauerstoffdiffusion verbessert werden. Außerdem läßt sich mit Prednison leichter, im Gegensatz zu Cortison, eine durchaus erwünschte Diurese mit entsprechendem Gewichtsverlust erreichen.

Ohne alle therapeutischen Angriffspunkte der Nebennierenrindenhormone bisher in der Therapie der Silikose übersehen zu können, ist ihr Einsatz bei schwereren Formen kaum mehr wegzudenken. Die bei den ersten Versuchen gefürchtete Gefahr des Aufflackerns einer Tuberkulose ist bei den Endstadien der Silikose, für die die Nebennierenrindenhormontherapie vorwiegend in Frage kommt, sicher gering. Es gibt keinen Zweifel darüber, daß durch die Nebennierenrindenhormontherapie das Leben vieler Silikosekranker um Monate und in nicht wenigen Fällen um Jahre in einem erträglicheren Zustand verlängert wird.

Leider ist bei der gefährlichsten Berufskrankheit, die neben der rein menschlichen Tragik so große sozialmedizinische und politische Auswirkungen hat, noch keine praktisch durchführbare kausale Therapie möglich (WORTH und SCHILLER 1954). Somit ist auch eine Kausaltherapie des durch diese Koniose bedingten Cor pulmonale noch nicht durchführbar.

e) Die akute Silikose.

Die akute Silikose bedarf noch einer besonderen Erwähnung. Sie wird in verschiedenen Staubberufen angetroffen, wo reiner Quarzstaub in hohen Mengen frei wird und wo auf Grund der Arbeitsbedingungen die Exposition der Arbeiter besonders intensiv ist (bei Stollenarbeitern: UEHLINGER 1947, 1950; Sandstrahlgebläsearbeitern, Sandmüllern, Tunnelarbeitern: GARDNER 1933, SIEGMUND 1950, LOCHTKEMPER und TELEKY 1932 u. a., TERGRÜGGEN und MOHNKE 1953; bei Ziegelsteinschneidern, bei Arbeitern der Putzmittelindustrie: GERLACH und GANDER 1932). Ein Fall von akuter Silikose nach Einatmung von Marschstraßenstaub wird von LETTERER (1954) beschrieben. Die Expositionszeit beträgt etwa 10 Monate bis zu 3—6 Jahren. Betroffen sind vor allem jugendliche Arbeiter.

Durch das massive Angebot des reinen und besonders schädlichen Quarzstaubes kommt es nach UEHLINGER (1950), TERBRÜGGEN und MOHNKE (1953), HUSTEN (1951) zunächst zu einer Überschwemmung und Obliteration der Lungenlymphgefäße, ehe noch die Hiluslymphknoten in stärkerem Ausmaß beteiligt werden. Nur Graber (1952) berichtet über eine ausgedehnte, knotige Silikose der Hiluslymphknoten. Der pathologisch-anatomische Befund an den Lungen unterscheidet sich von dem bei der häufigeren chronischen Silikose durch das Fehlen der typischen Knötchen, es überwiegt bei weitem die diffuse Fibrose.

Im Verlauf unterscheidet Uehlinger (1950) 2 Phasen. Die erste Phase, klinisch gekennzeichnet durch Atemnot, zeigt im Röntgenbild lediglich eine feine Marmorierung. In der zweiten Phase, der Spätphase, beobachtet man starke Dyspnoe und Cyanose. Funktionell besteht das Bild einer schweren respiratorischen Insuffizienz bei normalem oder nur gering beeinträchtigtem Kreislauf. Die Ruheatmung ist erhöht, der Puls beschleunigt, die Thoraxexkursionsbreite vermindert. Die BKS ist erheblich beschleunigt. Im Spätstadium läßt das Röntgenbild ausgedehnte massive Verschattungen erkennen. Histologisch findet man im Frühstadium eine Staubeinlagerung entlang den Bronchien und Gefäßen. Eine röntgenologisch oft festzustellende Trübung ist vielleicht auf eine serös zellige Exsudation in die Alveolen zurückzuführen. Um die kleineren Gefäße kommt es zu einer relativ lebhaften Histiocytenwucherung, ebenso auch in den Alveolarwänden. Es kommt zu einer Verstärkung des Lungengerüstes, die eine Verschlechterung des Gasaustausches zur Folge haben muß (echte Pneumonose, alveolo-capillarer Block).

Die zweite Phase ist durch eine ausgedehnte Hyalinisierung des histiocytären Speichers gekennzeichnet. Um die Gefäße bilden sich breite kollagene Fibrillen, die bei weiterer Schrumpfung das Lumen einengen. In den Arterien sieht man eine Intimaproliferation verschiedener Intensität. Die Alveolen werden durch die verdickten Septen zusammengedrängt. Insgesamt erfährt das Lungengewebe eine erhebliche Massenzunahme. Die röntgenologisch nachzuweisenden ausgedehnten Verschattungen sind nicht durch massive knotige Einzelherde, sondern durch eine diffuse Lungensklerose zu erklären, allerdings mit Bevorzugung der Unterlappen.

Diese Veränderungen des Lungenparenchyms und der Gefäße führen besonders häufig zu einer Steigerung des Pulmonalarteriendrucks und zur Rechtshypertrophie. Nach Uehlinger (1950) kann die intakte Muskulatur des rechten Ventrikels bei diesen meist jungen Individuen den gesteigerten peripheren Widerstand oft lange Zeit kompensieren. Der rechte Ventrikel erreicht Wandstärken von 10—12 mm und kann den linken an Gewicht übertreffen. Statistische Untersuchungen über das Verhalten des rechten Herzens bei der akuten Silikose dürften angesichts der relativen Seltenheit des Leidens noch nicht vorliegen. Man kann aber annehmen, daß das chronische Cor pulmonale hier in einem besonders hohen Prozentsatz gefunden wird.

2. Andere silikogene Pneumokoniosen.

a) Kieselgur- und Graphit-Pneumokoniose.

Vigliani und Mottura (1948) berichten über 11 Fälle von diffuser Lungenfibrose nach Einatmung von Kieselgurstaub. Ein Fall wurde autoptisch untersucht und zeigte Hypertrophie und Dilatation des rechten Ventrikels. Dunner und Hermon (1952) erwähnt kleinfleckige Lungenverschattungen bei den Reinigern von Schiffskesseln. Auf dem Röntgenbild ist oft ein betonter Pulmonalbogen zu sehen. Klinisch kommt es nicht selten zum Herzversagen. — Bei der Einatmung von Schwefeldioxydgas ist wahrscheinlich die mitinhalierte Kieselsäure das wirksame Agens beim Zustandekommen einer Fibrose (Dunner, Hardy und Bagnall 1949).

Auch von der Graphit-Pneumokoniose kann man eine Störung des pulmonalen Kreislaufs erwarten. A. MÜLLER (1953), DUNNER und BAGNALL (1946), DÜNNER (1949), ROODHOUSE-GLOYNE, MARSHALL und HOYLE (1949) und andere Autoren sind auf Grund ihrer autoptischen Befunde der Ansicht, daß auch hier das Silicium der pathogene Faktor ist. Zwei neuere Mitteilungen von JAFFÉ (1952) sowie RÜTTNER, BOVET und AUFDERMAUR (1952) zeigen aber, daß auch ohne Kieselsäure Bindegewebsbildungen in der Lunge vorkommen. Letztere Autoren fanden in der Lunge ein Gemisch von Graphit und Carborund. Pathologisch-anatomisch ließ sich kein Unterschied gegenüber einer Mischstaubsilikose erkennen. JAFFÉ (1952) beobachtete ausgedehnte Gefäßveränderungen, Verdickungen der Adventitia und subintimale Fibrose bis zum Verschluß. Der Herzbefund wird nicht eigens erwähnt. ROODHOUSE-GLOYNE, MARSHALL und HOYLE (1949) fanden in einem Fall ein chronisches Cor pulmonale, der andere zeigte ein schlaffes, dilatiertes Herz.

b) Silikatosen.

Eine Silikatose ist eine der Silikose gleichende Pneumokoniose, hervorgerufen durch die aus den Silikaten freiwerdende Kieselsäure (DI BIASI 1950). Bei Beurteilung der Wirkung verschiedener Silikatstaube auf die Lunge muß man berücksichtigen, daß viele Silikate beträchtliche Mengen von Quarz enthalten, die eben nach Inhalation die entsprechenden Gewebsreaktionen auslösen; daher wohl der Einwand GARDNERS (1940), daß es sich bei den Silikatosen wohl nur um modifizierte Silikosen handelt. Als Voraussetzung für die Wirkung der Kieselsäure gilt ihre Lösung im Lungengewebe. Da aber die Frage, ob die Kieselsäure nur in gelöster Form wirksam wird (s. JÖTTEN und KLOSTERKÖTTER 1958), als noch nicht entschieden angesehen werden kann, bleiben diese Vorstellungen noch hypothetisch. Das gilt auch für die Silikate (KOELSCH 1950). Die Wirkung der Silikate auf die Lunge ist zwar silikoseähnlich, trotzdem werden die Silikatosen wegen einiger doch vorhandener Eigenarten und wegen ihrer Beziehung zu anderen Krankheiten in eine eigene Gruppe eingeordnet.

α) Asbest-Pneumokoniose.

Die wichtigste Silikatose ist die Asbestose. Sie wird aber insofern nicht als eine typische Silikatose angesehen, als eine rein mechanische Mitwirkung der Asbestteilchen bei dem Zustandekommen der Fibrose kaum ausgeschlossen werden kann. Es handelt sich um eine diffuse, zellarme Fibrose, an Intensität von kranial nach caudal zunehmend. Sie führt zu einer oft erheblichen Lungenstarre. Die Asbestose ist geradezu als Typ der diffusen Lungenfibrose angesehen worden. Eine knötchenförmige Bindegewebsbildung scheint ausgeschlossen, da die Größe der die Fibrose hervorrufenden Asbestnadeln den Abtransport auf dem Lymphweg verhindert (NORDMANN 1952). Auf das Vorkommen der Rechtshypertrophie bei Asbestose hatte bereits DI BIASI (1938) hingewiesen. Über das wohl umfangreichste, bezüglich einer Herzbeteiligung untersuchte Patientengut konnte STONE (1940) berichten. 90 von den 150 untersuchten Patienten zeigten verbreiterte Pulmonalgefäße. Der Transversaldurchmesser des Herzens war in 50% der Fälle vergrößert. Organische Herzfehler, wie Hochdruckherz, Coronarsklerose und rheumatische Herzleiden waren ausgeschlossen worden. 13 Patienten oder 8% der Gesamtzahl zeigten eine Rechtshypertrophie. Es geht aus den Berichten nicht eindeutig hervor, wieweit diese klinischen Befunde autoptisch kontrolliert worden sind. Der Verfasser ist auf Grund seiner Ergebnisse der Ansicht, Herz und Perikard seien bei der Asbestose in höherem Maße beteiligt als bei jeder anderen Pneumokoniose. Die Herzsilhouette ist oft unscharf, da sie von verdichteten Lungenfeldern verwischt wird. Das Röntgenbild kann auch durch Lungenstauung modifiziert werden. Stone (1940) glaubt, die klinischen Symptome seien sehr weitgehend durch die Überlastung des Herzens mitbedingt und die zeitweise auftretende Dyspnoe sei eher kardialer als pulmonaler Herkunft. Dreessen, Dalla Valle u. Mitarb. (1938) berichten in einer umfangreichen Studie über die Asbestose, daß ursächliche Beziehungen zu einer gestörten Herzfunktion nicht bestünden. An einer Gruppe von Asbestarbeitern — die genaue Zahl wird nicht genannt — seien elektrokardiographische Erhebungen durchgeführt worden. Danach hätten Patienten mit fortgeschrittener Asbestose normale Herzen. Behrens (1952) betont, die Mitteilungen über das Verhalten des Kreislaufapparates bei der Asbestose seien spärlich. Wedler (1939) hebt die Schwierigkeiten hervor, die sich einem exakten klinischen Nachweis der Rechtsüberlastung des Herzens bei Asbestose entgegenstellen. Zwei seiner 3 autoptisch untersuchten Patienten zeigten deutliche Merkmale der Rechtshypertrophie. Wegelius (1947) bemerkt, die Herzinsuffizienz sei der Faktor, der in fortgeschrittenen Fällen am häufigsten die unmittelbare Todesursache darstellt.

β) Talk-Pneumokoniose.

Talk, eine Sammelbezeichnung für eine Gruppe chemisch ähnlicher Gemische hydrierter Magnesiumsilikate mit anderen Begleitmineralien, wurde lange Zeit als harmlos angesehen, bis Dreessen (1933) die Arbeitsbedingungen in einigen Tremolitminen und -mühlen näher untersuchte und bei nicht weniger als 67% der an staubgefährdeten Stellen Beschäftigten eine Pneumokoniose des II. Stadiums fand. Allerdings war nur ein Patient nach 40jähriger Tätigkeit in der Tremolitmühle in einem fortgeschrittenen Stadium. Eason, Price, Carpentier u. Mitarb. (1939) berichten über massive Lungenfibrose bei Pyrophyllite-Mineuren. Bei einer klinischen Untersuchung von Talkarbeitern fanden Hogue und Mallette (1949) unter 20 untersuchten Personen 4 mit mäßiger Herzvergrößerung. Die Arbeiter waren nach Art und Dauer der Exposition ausgesucht, die Untersuchung erstreckte sich auf die am meisten gefährdeten Personen. Es fanden sich die uncharakteristischen Symptome Dyspnoe und Husten, über die auch von Hobb (1950) berichtet wird. Cyanose und Trommelschlegelfinger wurden nicht beobachtet. Jaques und Benirschke (1952) berichten über einen Fall von Talkpneumokoniose mit schwerem Cor pulmonale; am Herzen fand sich außerdem granulomatöses und fibrotisches Gewebe im Bereich des Epikards, welches aber in seinen tieferen Schichten histologisch unverändert erschien. Die Lunge zeigte gleichfalls fibröse und granulomatöse Partien, und zwar in erheblichem Ausmaß, außerdem Arteriosklerose und Blutungen. Fast jede Pulmonalarterie zeigte ausgedehnte Intimaverdickung durch subendotheliale Fibrose und Atheromatose. Hobbs (1950) betont, daß bisher im Verhältnis zur Zahl der an diesem Leiden verstorbenen Patienten nur relativ wenige Sektionsbefunde von Talkum-Pneumokoniosen vorliegen. Von mehreren Autoren wurde betont, daß die Talk- und Asbest-Pneumokoniosen vieles gemeinsam haben. Die diffuse Fibrose wird wesentlich häufiger gefunden, jedoch berichten Schinz, Baensch u. Mitarb. (1952) auch über knötchenförmige Herde. Hogue und Mallette (1949) erinnern an die Möglichkeit, daß die Lungenveränderungen durch Quarzbeimischungen verursacht sein können. Reichmann (1944) ist aber doch der Ansicht, man sollte die Talkumpneumokoniose als eigenes Krankheitsbild ansehen. Di Biasi (1950) beschreibt eine Talkumlunge mit großen, mittleren und kleineren pneumokoniotischen Herden, die nicht aus Bindegewebe, sondern aus einem feinen

Fasernetz mit vielen eingelagerten Staubphagocyten bestanden. Das Herz zeigte Hypertrophie und Dilatation des rechten Ventrikels.

γ) Kaolin-Pneumokoniose.

Nur wenige pathologisch-anatomische Untersuchungen liegen vor. BASTE-NIER (1950) vergleicht den Lungenbefund mit dem bei Asbestpneumokoniosen. LYNCH und McIVER (1954) beschreiben 2 Fälle mit ausgedehnter, obliterierender Arteriitis, bei welcher Fremdkörperpartikelchen in den Gefäßwänden und sogar im lockeren intravasalen Bindegewebe nachweisbar waren. Außerdem fand sich eine Thrombose beider Hauptäste der A. pulmonalis. Eine genaue Untersuchung des Herzens war nicht möglich. Das pathologisch-anatomische Bild der Lunge läßt durchaus möglich erscheinen, daß es zu erheblichen Störungen des Pulmonalkreislaufes kommt.

δ) Zementstaub-Pneumokoniosen.

DOERR berichtet 1952 über einen Zementarbeiter, der nach jahrzehntelanger Inhalation von Zementstaub an einer Pneumokoniose verstarb, die sowohl die Merkmale einer Mischstaubsilikose als auch überwiegend diejenigen der sog. Silikatosen zeigte. Der rechte Ventrikel war dilatiert, die Muskelfasern der rechten Kammer bei mikroskopischer Untersuchung hypertrophiert. In der Lunge fanden sich vorwiegend locker gefügte, aus kollagenen Bündeln aufgebaute Narbenfelder.

Über weitere Silikatosen und ihre pathologisch anatomischen Eigenarten sowie Literaturhinweise siehe WORTH und SCHILLER (1954).

3. Nicht-silikogene Pneumokoniosen.

Als Beispiel nicht-silikotischer Pneumokoniosen, die eine Belastung des rechten Herzens zur Folge haben können, seien im folgenden die Aluminium-Pneumokoniosen und die Beryllium-Pneumokoniose kurz besprochen.

a) Aluminium-Pneumokoniose.

Die Aluminium-Pneumokoniose ist wohl die am meisten bekannte nicht-silikotische Pneumokoniose mit dem pathologisch-anatomischen Bild der diffusen Fibrose. Sie wurde von KAHLAU (1941, 1942) an Hand mehrerer, von GORA-LEWSKI klinisch untersuchter Fälle morphologisch ausführlich beschrieben. Sie zeigt eine Fibrose der Alveolarsepten und im fortgeschrittenen Stadium die Verdichtung größerer Bindegewebsherde, teils mit, teils ohne topographische Beziehung zum perivasculären Gewebe. BAADER (1949) betont die ausgedehnte hyaline Umwandlung des Lungengerüstes und den Untergang der elastischen Fasern. Häufig wird ein Spontanpneumothorax beobachtet (SHAVER 1948). Wie bei der Silikose kann der einmal in Gang gekommene Prozeß auch ohne weitere Staubeinwirkung selbständig fortschreiten (LEDERER 1953).

Bei den ersten 6 der von KAHLAU (1941) untersuchten Fälle wurde nur einmal eine Erweiterung des rechten Herzens gefunden. Die übrigen Patienten waren allerdings einem Unglück zum Opfer gefallen. WYATT und RIDDELL (1949) fanden bei ihren 6 Fällen von Aluminium-Pneumokoniose öfters Bilder ähnlich der Endarteriitis obliterans. Der Herzbefund wird nicht besonders erwähnt. KIRCH (1942) teilte einen Fall von Aluminium-Staublunge mit, bei dem es nach 4 Jahren Fabrikarbeit durch Inhalation von Aluminiumstaub zu einer tödlichen

Lungenfibrose gekommen war. Autoptisch fanden sich eine deutliche Rechtshypertrophie und Dilatation, sowie Zeichen von Stauungen des großen Kreislaufs.

Zwar liegen auch für die Aluminium-Staublunge noch keine ausführlichen
Berichte über das Verhalten des rechten Herzens vor, jedoch kann man auf
Grund der schweren Lungenveränderungen annehmen, daß es hier nicht selten
zur Ausbildung eines Cor pulmonale kommt.

Bei Korund-Schmelzern sind ähnliche Lungenveränderungen beobachtet
worden wie bei den Aluminiumarbeitern (Shaver und Riddell 1947). Jäger
(1942, 1949) vertritt die gut begründete Meinung, das wirksame Agens sei eher
die *Gammatonerde* als das bei der Verarbeitung ebenfalls freiwerdende Silicium-
dioxyd.

b) Beryllium-Pneumokoniose.

Die akute Beryllium-Intoxikation führt zu bronchopneumonischen und
lobären Infiltrationen in verschiedenen Lungenabschnitten mit Bevorzugung
der Unterlappen. Histologisch findet sich ein diffuses intraalveolares Exsudat,
bestehend aus großen mononucleären Phagocyten und Ödemflüssigkeit. Es
besteht Husten, manchmal etwas blutiger Auswurf und eine auffallende, sich
bei Anstrengungen verstärkende Dyspnoe. Leichtes Fieber kann vorhanden
sein, aber auch fehlen. Die Krankheit dauert einige Wochen bis Monate, hat
eine hohe Mortalität von 10—20%, kann abheilen, aber auch in die chronische,
granulomatöse Form der Lungenberylliose übergehen. Diese kann auch schlei-
chend beginnen. Die ersten Symptome sind Kurzatmigkeit, trockener Husten,
Inappetenz und Gewichtsabnahme. Später entwickeln sich hochgradige
Dyspnoe, Cyanose, Trommelschlegelfinger und terminal rechtsseitige Herzinsuffizienz. Die Krankheit führt oft im Verlauf von 1—5 Jahren zum Tode.
Nahezu alle an Lungenberylliose Verstorbenen hatten ein Cor pulmonale (Dutra
1952, 1948, Pascucci 1948, Albahari 1950, Wright 1950). Die Lungen
zeigen ein hochgradiges Emphysem, zusammen mit einer diffusen interstitiellen
und nodulären Fibrose, mit einer charakteristischen, granulomatösen Reaktion
(Dutra 1948, Chesner 1950). Die oft sehr stark ausgeprägte respiratorische
Insuffizienz ist teils durch eine echte Pneumonose (Austrian, McClement
u. Mitarb. 1951 — alveolo-capillarer Block bei interstitieller Lungenfibrose),
teils durch vermehrte Totraumventilation und Durchblutung schlecht ventilierter Lungenalveolen bedingt (Bruce, Lowejoy u. Mitarb. 1949, 1950). Hierbei
wurden, wie zu erwarten, von Austrian u. Mitarb. (1951) sowie von Bruce
u. Mitarb. (1950) erhöhte Pulmonalisdrucke gemessen. Es besteht also das Bild
einer Diffusionsstörung, kombiniert mit den Folgen des Emphysems. Bruce
u. Mitarb. warnen hierbei vor Dauersauerstoff-Therapie, da es zu starker Verminderung des Atemvolumens kommen kann. Nach Behandlung mit ACTH
sind Besserungen gesehen worden.

c) Andere nicht-silikogene Pneumokoniosen.

Bei der Chromat-Lunge treten seltener Lungenfibrosen auf. Bei den Side-
rosen treten im Röntgenbild frühzeitig kleine Fleckschatten auf; die Progredienz
wie bei der Silikose und der chronischen Berylliumlunge fehlt, meist fehlen
auch klinische Symptome (Hamlin und Weber 1950), was annehmen läßt,
daß Veränderungen im kleinen Kreislauf und Entstehung eines Cor pulmonale
selten sind. Kombinationen mit Silikose und Asbestose kommen vor.

Zinnoxyd und Vanadiumpentoxyd führen nur zu geringfügigen und benignen
Lungenreaktionen, so daß kaum Veränderungen im kleinen Kreislauf zu erwarten sind.

Thomasschlackenstaub führt neben Manganstaub ebenfalls zu entschädigungspflichtigen Berufserkrankungen. Es sind aber vorwiegend Pneumonien bekannt geworden, die durch diese Staubarten hervorgerufen werden. Auch Cadmiumdämpfe verursachen mehr Bronchitiden und akute Entzündungen. Eigentliche typische pneumokoniotische Veränderungen sind hier nicht bekannt. Das gleiche gilt von Zinkdämpfen, die ja auch akute Fieberschübe verursachen, die als Gießfieber bekannt sind (KOELSCH 1953).

Bleistaub kann nach Ergebnissen von MORENO-COBOS und MUNUERA-MOROSOLI (1931) eine richtige Pneumokoniose hervorrufen. Die schweren röntgenologischen Veränderungen dieses Falles waren nur durch Blei, wie die autoptische Untersuchung nachweisen konnte, hervorgerufen. Es darf als sicher anzusehen sein, daß auch bei der Bleilunge — meist liegen Kombinationen mit SiO_2 vor — ein Cor pulmonale entstehen kann.

Schließlich verursachen auch organische Stäube Lungenerkrankungen, die aber vorwiegend in katarrhalischen Veränderungen und deren Komplikationen ihre Ursache haben. Eine Ausnahme macht der Getreidestaub, der nach DOERR (1952) Silicium als wirksamen Bestandteil enthält (RUTTNER und STAFER 1954). Das gleiche gilt nach McCORMICK, SMITH u. Mitarb. (1948) auch für die Lungenschäden nach Tabakverarbeitung — Tabakosis. KRÜGER, ROSTOSKI und SAUPE (1928) vertreten demgegenüber die Auffassung, daß Tabakstaub lediglich unspezifische entzündliche Erscheinungen der oberen, vielleicht auch der unteren Luftwege, jedoch keine echte Pneumokoniose oder Fibrose, auch kein Cor pulmonale erzeugt.

Die Baumwolle verursacht eine katarrhalische Erkrankung des Atemtraktes („Byssinose"), wobei häufig dann Fieberschübe auftreten, wenn die Exponierten dem Staub einige Zeit ferngeblieben sind (Montag-Fieber). Bei massiver Exposition und langer Expositionszeit kommt es zu chronischer asthmatoider Bronchitis mit Emphysem und diffusen Lungenfibrosen (SCHINZ, BAENSCH u. Mitarb. 1952, WEGMANN 1956). Ausgang in Cor pulmonale mit Herzinsuffizienz ist nicht selten.

Ähnliche, aber leichter verlaufende Lungenerkrankungen werden nach Staubinhalation in der hanfverarbeitenden Industrie beobachtet (Hanflunge). Auch der bei der Zuckerrohraufbereitung entstehende Staub verursacht katarrhalische Erscheinungen, spastische Bronchitiden, aber auch Übergänge zu Fibrosen („Bagassose", BAADER 1951). Hierbei, ebenso wie bei der Farmerlunge (STUDDERT 1953) und bei der Paprikaspalterlunge sind auch eingeatmete Pilze als Ursache diskutiert, so daß diese Erkrankungen mehr als Mykosen der Lungen aufzufassen wären (STUDDERT 1953, KOVATS 1936, SCHINZ, BAENSCH u. Mitarb. 1952).

VII. Lungentuberkulose, thoraxchirurgische Eingriffe und Cor pulmonale.

Die Frage der Entstehung des Cor pulmonale bei Lungentuberkulose und nach thoraxchirurgischen Eingriffen soll gemeinsam behandelt werden, da die Lungentuberkulose in steigendem Maße eine Indikation für thoraxchirurgische Eingriffe (Thorakoplastik, Lungenresektionen) abgibt. Dabei gelten die Überlegungen über die Entstehung des Cor pulmonale nach thoraxchirurgischen Eingriffen sinngemäß auch für die aus anderer Indikation durchgeführten Eingriffe.

Die Angaben über die Häufigkeit einer rechtsseitigen Herzhypertrophie bei konservativ behandelten Fällen von Lungentuberkulose schwanken sehr stark.

Griggs, Coggin und Evans u. Mitarb. (1939) fanden unter 1470 Sektionen von Lungentuberkulösen in nur 3,7% der Fälle eine Wandstärke des rechten Ventrikels über 0,5 mm, 1,8% hatten eine manifeste Herzinsuffizienz. Diese Autoren sind der Meinung, daß die Lungentuberkulose von allen chronischen Lungenerkrankungen den geringsten Prozentsatz von Fällen mit Cor pulmonale aufwiese, wenn auch wegen der Häufigkeit der Lungentuberkulose die Rechtsinsuffizienz bei Lungentuberkulose einen beträchtlichen Anteil aller Fälle von Cor pulmonale ausmacht.

Demgegenüber fanden Autoren, die mit der Müllerschen Methode der getrennten Ventrikelwägung arbeiteten (Hirsch 1899, Wiederoe 1911, Pfeil 1937, Higgins 1944, Berblinger 1947), bei Lungentuberkulose sehr häufig (nach Pfeil in bis zu 66% der Fälle) einen Ventrikelindex Vr/Vl, welcher den von Müller gefundenen Normalwert von 0,4—0,6 übersteigt. Berblinger (1943) hat in einer sehr sorgfältigen Untersuchungsreihe die Ergebnisse der direkten Ventrikelwägung zusammengefaßt und auf die Notwendigkeit der Berücksichtigung der Relation der Herzgewichte zum Körpergewicht und der möglichen Inaktivitätsatrophie besonders des linken Ventrikels hingewiesen. Unter Berücksichtigung eigener Untersuchungen und der Angaben von Higgins (1944) [324 Fälle] kommt er zu dem Schluß, daß eine ausgesprochene Rechtshypertrophie bei 24,5% aller Fälle vorliegt. Ein Ventrikelindex über 0,7 findet sich nach Berblinger bei 35%, nach Pfeil bei 36% aller Fälle. Berblinger weist darauf hin, daß die anatomische Einengung des Lungenkreislaufs nicht immer der Hypertrophie des rechten Ventrikels entspricht; wie auch sonst beim Cor pulmonale tragen funktionelle Momente zur Entwicklung der pulmonalen Hypertension bei. Die Bettlägerigkeit und Kachexie kann die Herzhypertrophie hintanhalten; andererseits kann Sauerstoffmangel infolge Störung der alveolaren Ventilation oder der Diffusion den Widerstand des Lungenkreislaufs über das durch die anatomische Einengung gegebene Maß erhöhen.

Grosse-Brockhoff (1951) findet die arterielle Sauerstoffsättigung selbst bei fortgeschrittenen Tuberkulosen in der Ruhe normal oder nur geringgradig vermindert. Wir können dies aus eigener Erfahrung bestätigen, wenn wir auch bei chronisch verlaufenden, aber progressiven Fällen einige Male eine deutliche arterielle Untersättigung gefunden haben.

Auch elektrokardiographisch ist es nur ausnahmsweise möglich, bei Tuberkulösen eine vermehrte Belastung des rechten Herzens sicher nachzuweisen. So fand Di Maria (1952) bei 3500 Lungentuberkulosen nur in 1,81% ein P. pulmonale, und auch Fox und Kremer (1943) kommen zu dem Ergebnis, daß die Veränderungen der P-Zacke nicht als Kriterium für die Existenz eines Cor pulmonale bei Lungentuberkulose dienen können. Übersichten über das Verhalten des EKG bei Lungentuberkulose stammen von Weth (1933), Leverton (1938), King und Hansen (1930) und Samuelsson (1952). Zeichen vermehrter Herzbelastung wurden vor allem bei chronischen Fällen beobachtet (Weth 1933). Samuelsson konnte in seiner allerdings kleinen Untersuchungsserie Zeichen einer vermehrten Belastung oder Vergrößerung des rechten Herzens elektrokardiographisch in 30%, röntgenologisch in 22% der Fälle nachweisen. Dies stimmt gut mit den von Berblinger erhobenen autoptischen Befunden überein.

Klinisch besteht zweifellos der Eindruck, daß ausgesprochenes Cor pulmonale mit Herzinsuffizienz bei der Lungentuberkulose ein nicht häufiges Ereignis ist, etwa entsprechend den Angaben von Griggs, Coggin und Evans. Mindestens bestand dieser Eindruck zu Recht, bevor durch die Einführung moderner chemotherapeutischer und chirurgischer Methoden eine Besserung der Chancen einer Infektheilung auch bei fortgeschrittenen Fällen eintrat.

Herzbeschwerden sind bei Tuberkulösen nicht selten. Es handelt sich jedoch meist um Klagen über Herzklopfen, Pulsbeschleunigung, Dyspnoe, die meist mehr durch die Tuberkulose selbst als durch eine Erkrankung des Herzens bedingt sind. Die oft zu beobachtenden terminalen Schwellungen der Leber und leichte Beinödeme sind auch nicht sicher auf das Versagen des Herzens zurückzuführen, da ebenso der kachektische hypoproteinämische Zustand zu Ödemen führt und ein Amyloid eine Leberschwellung bedingen kann. Im allgemeinen starb der Tuberkulöse an seiner Krankheit selbst und nicht an der Insuffizienz des rechten Herzens, die die terminalen Stadien gelegentlich begleitete. Die schweren Formen von Funktions- und Substanzverlust der Lunge führen oft dazu, daß die Erkrankten in der terminalen Zeit, die Monate und Jahre betragen konnte, wegen ihres tuberkulösen Infektes kaum noch imstande waren, das Bett zu verlassen. Traten aber Zeichen eines Cor pulmonale auf, so betrug die Lebenserwartung schon wegen des schweren Infektes nur noch Wochen, kaum Monate (SAMUELSSON 1950). ORIE, VAN BUCHEM u. Mitarb. (1954) kommen auf Grund ihrer vergleichenden Studien zu dem Ergebnis, daß die Seltenheit der Entstehung eines Cor pulmonale bei der chronischen Lungentuberkulose seinen Grund in der bei dieser Lungenerkrankung selten vorkommenden diffusen Bronchialinfektion hat.

Durch die Chemotherapie in Kombination mit moderner Heilstättenbehandlung und unter Zuhilfenahme thoraxchirurgischer Eingriffe gelingt es heute zuweilen, auch relativ weit fortgeschrittene Prozesse zum Stillstand zu bringen. Damit tritt die Infektion in den Hintergrund und die Patienten, deren Lungenparenchym und Lungengefäßsystem nicht unerhebliche Einbußen an Substanz und bei ungünstiger Entwicklung auch größere Einbußen an Funktion erlitten haben, werden dann wieder in den Lebensprozeß eingegliedert. Hierdurch treten nun zusätzliche Belastungen für den Kreislauf auf, die wegen der starken Einengung des Gefäßquerschnittes in der Lunge zu Druckerhöhungen im Lungenkreislauf führen können. Diffusionsstörungen, die besonders bei Erhöhung des Herzminutenvolumens wirksam werden, sind zu beobachten. Bei starker Verschwartung der Pleurablätter wie bei fibrotischen Prozessen in der Lunge kommen Bilder von alveolarer Hypoventilation vor. Diese funktionellen Veränderungen, die schließlich eine Erniedrigung der arteriellen O_2-Spannung bewirken, führen über den Mechanismus der sauerstoffspannungsabhängigen Hypertonie im kleinen Kreislauf zu einer zusätzlichen vermehrten Belastung des rechten Herzens, wobei gleichzeitig der Sauerstoffmangel direkt ungünstige Arbeitsbedingungen für das Herz schafft. Auf Grund der individuellen Verschiedenheiten der Einschränkung von Parenchym und Gefäßen und deren Kombination mit rein funktionellen Störungen ist es schwer vorauszusehen, in welchem Umfang es bei solchen Patienten zu chronischem Cor pulmonale kommt.

Je mehr wir dazu kommen, die Tuberkulose als Infektion auszuheilen und solange dies immer noch bei relativ fortgeschrittenen Prozessen geschieht, um so mehr werden uns die Probleme der Entwicklung eines chronischen Cor pulmonale beschäftigen müssen. Dies gilt von der konservativen wie von der chirurgisch behandelten Tuberkulose (DADDI 1955).

Das folgende Beispiel mag zeigen, bei welch schweren organischen Veränderungen der spezifische Prozeß zum Stillstand gebracht werden kann, wie aber eine vermehrte Belastung des rechten Herzens, selbst wenn äußerste körperliche Schonung eingehalten wird, gar nicht aufzuhalten sein wird.

Der Patient R. A. kam zur Begutachtung der Frage, ob seine Aufnahme als Beamter des höheren Dienstes möglich ist. Da eine nicht aktive, praktisch klinisch ausgeheilte Tuberkulose bestand, wurde eine Lungenfunktionsprüfung mit Belastung durchgeführt. Das Röntgenbild zeigte den Befund eines ausgedehnten doppelseitig cirrhotischen Oberlappenprozesses mit regionärem Narbenemphysem im Perihilus und zylindrische Bronchiektasen rechts mehr als links. In den Schichten kamen keine Kavernen zur Darstellung. Eine grobe, die ganze rechte Lunge zirkulär umgreifende Pleuraschwarte, besonders über dem Spitzenobergeschoß mit Verziehung und Ausweitung der Trachea nach rechts, kam deutlich zur Darstellung. Auch waren Verschwielungen medial-basal vorne und interlobär zu sehen. Auch links bestand eine pleuroepikardiale Schwiele. Das EKG zeigte keinen krankhaften Befund. Die Lungenfunktionsprüfung ergab eine um 20% eingeschränkte Vitalkapazität. Der Einsekundenwert lag mit 37% ganz erheblich unter dem Sollwert, das Atemminutenvolumen war schon in der Ruhe mit $+50\%$ gesteigert, die alveolare Kohlensäurespannung betrug 42,9 mm Hg, wobei der Anstieg der Konzentration der CO_2 in der Exspirationsluft während der Ausatmung einen normalen Verlauf zeigte. Die arterielle Sauerstoffsättigung war mit 93,8% an der unteren Grenze der Norm. Bei der Aufforderung zu aktiver Hyperventilation wurde nur eine Ventilationssteigerung von 390% erzielt. Während dieser Hyperventilation sank die alveolare CO_2-Spannung aber nur um 50% dessen ab, was wir normalerweise bei gleichgroßer Ventilationssteigerung gesunder Versuchspersonen zu sehen gewohnt sind. So mußte die Diagnose einer in Ruhe leicht verminderten alveolaren Ventilation, die durch eine entsprechende Atemminutenvolumensteigerung kompensiert wird, gestellt werden. Bei der Belastung mit 100 W sank die Sauerstoffsättigung rasch auf Werte um 80% ab, während die alveolare Kohlensäurespannung auf 44 mm Hg anstieg. Es läßt sich berechnen, daß unter der Belastung eine Diffusionsstörung manifest wird. Die vermehrte Belastung des rechten Herzens bei nur leichter Arbeit steht hiermit außer Zweifel, und es wird weitgehend von dem Untersuchten abhängen, ob er durch entsprechende körperliche Schonung die Entwicklung eines Cor pulmonale aufzuhalten in der Lage ist.

Durch Pneumothorax und Thorakoplastik wird die Ventilation und die Durchblutung der betroffenen Seite etwa im gleichen Verhältnis herabgesetzt. Es entsteht so kein Defizit der Sauerstoffsättigung des Blutes (Steinberg, McCoy und Dotter 1950), wohl aber eine Verminderung der ventilatorischen Funktion der betreffenden Lungenseite, die bei der Plastik irreversibel ist. Auch beim Doppelpneu wird in der Regel bei vorsichtiger Handhabung die Grenze nicht erreicht, bei der ventilatorische Lungeninsuffizienz, Hypoxie und pulmonale Hypertension eintreten. Immerhin ist bei langzeitiger Aufrechterhaltung eines doppelseitigen Pneumothorax, besonders dann, wenn die Patienten gleichzeitig arbeiten, mit einer vermehrten Herzbelastung, eventuell mit der Entwicklung eines Cor pulmonale zu rechnen. Auch beim einseitigen Pneumothorax und bei der Thorakoplastik kann es dann zu einer vermehrten rechtsseitigen Herzbelastung kommen, wenn auf der Gegenseite Fibrose und Emphysem zu einer erheblichen Einschränkung der Lungenstrombahn geführt haben. Es kann dann, besonders wenn nach Ausheilung des tuberkulösen Infektes wieder ein aktiveres Leben mit Arbeitsbelastungen geführt wird, eine stärkere Belastung des rechten Herzens zustande kommen (Powers und Himmelstein 1951, Mendelson, Zimmermann und Adelmann 1950).

Von besonderer Bedeutung für die Lungenfunktion und für die Entwicklung eines Cor pulmonale sind jedoch die Pleuraverschwartungen, die sich im Anschluß an eine Pneumothoraxtherapie ebenso wie nach lungenchirurgischen Eingriffen entwickeln können. Abb. 13 zeigt einige Ergebnisse bronchospirometrischer Untersuchungen bei Patienten, die eine Thorakotomie bzw. eine Plastik durchgemacht hatten. Während nach einer einfachen, glatt verlaufenden Thorakotomie Ventilation und Sauerstoffaufnahme der operierten Lunge sich kaum ändern, bedeutet die Thorakoplastik eine deutliche Funktionsminderung, indem Sauerstoffaufnahme und Ventilation gleichmäßig abfallen. Besonders eindrucksvoll ist jedoch die Funktionsminderung bei Fällen, die ein Empyem mit nachfolgender Pleuraverschwartung durchmachten. Die Funktionsminderung kann fast der nach einer Pneumektomie gleichkommen. Bemerkenswert ist, daß die Durchblutung der betroffenen Seite noch stärker abnimmt als die Ventilation. Entsprechende Verschwartungen können auch nach Pneumothoraxbehandlung entstehen.

Bei der Ausbildung schwerer Verschwartungen kann die Dekortikation einen Teil des Funktionsausfalles beseitigen. Mit unbefriedigenden Ergebnissen wird man zu rechnen haben, wenn bei der selektiven Angiographie der Lungengefäße die Peripherie Atrophie und Rarifizierung zeigt (BOLT, KNIPPING und RINK 1953). Die Erfolge der Dekortikationsbehandlung erfahren eine sehr unterschiedliche Beurteilung (GORDON und WELLES 1949, WRIGHT, YEA u. Mitarb. 1949, CAROLL, McCLEMENT u. Mitarb. 1951, LINDAHL 1954).

Unter einer gutsitzenden Thorakoplastik ist das Lungengefäßsystem weitgehend dem Umfang des operativ gesetzten Kollapses entsprechend gedrosselt. Der Grad der rechtsseitigen Herzbelastung wird daher im wesentlichen durch das Vorhandensein von Emphysem und Fibrose in den nichtkollabierten Lungenteilen bestimmt (BOLT, KNIPPING und RINK 1953). Da in der Ruhe ein Lungenflügel für das notwendige Herzminutenvolumen ausreicht, um die Sauerstoffsättigung des Blutes zu gewährleisten, werden selbst funktionelle Zustände nach Schwartenbildung, die denen einer Pneumektomie gleichen, im Ruhezustand ohne wesentliche Belastung des rechten Herzens ertragen. Der Beginn einer vermehrten Belastung des rech-

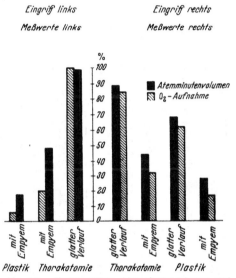

Abb. 13. Postoperatives Atemminutenvolumen und Sauerstoffaufnahme bei Thorakotomien und Plastiken mit glattem Verlauf und Empyem als Mittelwerte.

ten Herzens unter Arbeit wird davon abhängen, wie groß die Atemreserve und wie groß das Ausmaß der funktionsfähigen Alveolarcapillaren geblieben ist.

BOLT und RINK (1951) konnten bei schlecht sitzender Plastik mit Nischenbildung Symptome eines vasculären Kurzschlusses nachweisen, was für das rechte Herz eine zusätzliche Belastung bedeutet.

Genaue Funktionsanalysen lassen die Gefahren, die für die Entwicklung eines chronischen Cor pulmonale drohen, weitgehend erfassen. Oft erst Jahre nach dem Eingriff, wenn wieder ein aktiveres Leben geführt wird, kann es zu stärkerer Belastung des rechten Herzens kommen (POWERS und HIMMELSTEIN 1951, BOLT, KNIPPING und RINK u. Mitarb. 1953, GNÜCHTEL, LÖHR und ULMER u. Mitarb. 1955). Postoperative Entwicklung von Kyphosen begünstigen die Entwicklung einer pulmonalen Hypertension zusätzlich.

Diesen mehr konservativen Operationen stehen die Resektionen gegenüber, die je nach Ausdehnung und Indikation einzelne Segmente oder Lappen oder eine ganze Lunge betreffen. Je größer die Resektion ist, um so mehr an Lungengewebe einschließlich seiner Gefäße geht definitiv verloren. Bei der Pneumektomie gehen 50% der alveolaren Capillarreserven verloren. Das gleiche Minutenvolumen muß durch die verbleibende Lungenhälfte strömen. Unsere Nachuntersuchungen ergaben bei diesen Patienten in Ruhe eine Sauerstoffsättigung im Mittel von 92,8% (20 Patienten). Der niedrigste Wert lag bei 83,9, der höchste bei 98,2% O_2Hb. Die Mehrzahl der Werte lag im Normbereich.

Die alveolare CO_2-Spannung war mit einem Mittelwert von 38,1 mm Hg ebenfalls im Normbereich. Wir haben also keinen Anlaß, eine alveolare Hypoventilation, sukzessive Form von Verteilungsstörung oder Diffusionsstörung in Ruhe
anzunehmen. Unterschiedliche Grade von simultaner Form von Verteilungsstörung kommen sicher häufiger vor.

Sauerstoffaufnahme und Atemminutenvolumen der einer Resektionsoperation
(Segmentresektion oder Lobektomie) unterzogenen Seite gibt Abb. 14 wieder.
Die Lobektomien reduzieren die Sauerstoffaufnahme der operierten Seite recht
deutlich, während die Ventilation weniger beeinflußt wird. Wieder ist der die
Funktion schwerer beeinträchtigende Einfluß von Schwartenbildungen zu erkennen. Die dargestellten
Säulen stellen Mittelwerte
aus größeren Untersuchungsreihen dar.

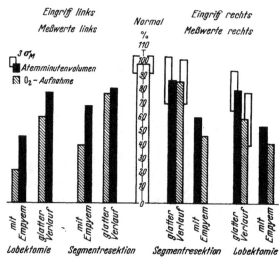

Abb. 14. Postoperatives Atemminutenvolumen und Sauerstoffaufnahme als Mittelwerte bei Segmentresektionen und Lobektomien.

Die verbleibende Lungen-
hälfte wird unter Umständen,
wenn das Mediastinum zur
Resthöhlenseite ausweicht,
überdehnt. Vermehrung der
Residualluft, Einschränkung
des Einsekundenwertes sind
hierfür Symptome. Nach der
Pneumektomie findet sich
häufig ein Druckanstieg im
Lungenkreislauf, der manchmal erst nach Zeitspannen
bis zu einem Jahr wieder
normal wird (Zorn 1951).
Mendelson, Zimmermann
und Adelmann (1950) fan-
den unmittelbar nach der
Pulmonalisunterbindung einen Anstieg des Pulmonalisdrucks um 40% systolisch und 16—33% diastolisch. Nach Beendigung der Operation kehrte dieser
Druckanstieg in der Mehrzahl der Fälle zur Norm zurück.

Daß bei Segmentresektion und noch mehr nach Lobektomien ausgesprochene Überdehnungszeichen der Restlunge gefunden werden, ist nicht verwunderlich. Das Atemvolumen der resezierten Seite wird viel weniger eingeschränkt als die Sauerstoffaufnahme (Hirdes 1952, Gnüchtel, Löhr und
Ulmer 1955).

Auch hier haben Schwartenbildungen verheerende Folgen für die Funktion
des Gastausches und damit auch für die Entwicklung eines chronischen Cor
pulmonale (Derra und Rink 1954, Gnüchtel, Löhr und Ulmer 1955). Die
bessere Durchlüftung der überdehnten Lunge führt bei stärkerem Ausmaß zu
einer simultanen Form von Verteilungsstörung (Löhr und Ulmer 1955), auf
deren Boden es zu leichten Sauerstoffuntersättigungen des gesamten arteriellen
Blutes kommen kann. Wir haben keinen Nachweis dafür, daß diese so entstehenden Partialinsuffizienzen „zu einer wesentlichen Druckerhöhung im
kleinen Kreislauf führen, aber es wird verständlich, daß solche Patienten, um
ihre Sauerstoffsättigung im Normbereich halten zu können, mehr als Gesunde
ventilieren müssen".

Zur Vermeidung der Entwicklung eines postoperativen Cor pulmonale ist
präoperativ eine eingehende Lungenfunktionsprüfung zu fordern (Söderholm

1959). Diese hat das Verhältnis von Atemvolumen zu Atemgrenzwert zu berücksichtigen und einen Abfall der Sauerstoffsättigung des Blutes und einen Anstieg der endexspiratorischen CO_2-Spannung bei leichter Arbeitsbelastung auszuschließen. Eine bronchospirographische Untersuchung sollte nachweisen, daß die zu belassende Lunge keine grobe Verteilungsstörung (Untersuchung mit Infrarot-Absorptionsschreiber) und keine Diffusionsstörung aufweist. In Zweifelsfällen kann eine Herzkatheteruntersuchung, eventuell sogar eine temporäre Ausschaltung eines Hauptastes der Pulmonalarterie mit Ballonkatheter notwendig sein (NORDENSTRÖM 1954). Eine leichte Belastung während der Herzkatheteruntersuchung (100 W) kann weitere Aufschlüsse geben.

Ergibt die präoperative Lungenfunktionsprüfung eine normale Funktion der verbleibenden Lunge (keine alveolare Hypoventilation, Verteilungs- oder Diffusionsstörung), so kann angenommen werden, daß auch postoperativ keine der typischen Lungenfunktionsstörungen auftritt (OVERHOLT, WALKER und ETSTEIN 1954). Die simultane Verteilungsstörung nach Lobektomie stellt meist keine schwerwiegende Störung dar, insbesondere beeinträchtigt sie nicht das Vermögen, durch Hyperventilation die arterielle CO_2-Spannung zu senken (GNÜCHTEL, LÖHR und ULMER 1955), während bei den schweren Formen der sukzessiven Verteilungsstörung (Asthma und Emphysem) der Einfluß einer Hyperventilation auf die arterielle pCO_2 oft ganz ungenügend ist (ULMER 1956).

Aus diesen Ergebnissen ist für den Thoraxoperierten zu schließen, daß für die Abrauchung der Kohlensäure der begrenzende Faktor die Einengung der Atemreserve darstellt. Hierbei fällt der unmittelbaren postoperativen Zeit besondere Bedeutung zu (MAURATH 1955, KUGEL 1951, FRANKE 1955). Die Resektion ohne gleichzeitige Plastik ist der Plastikoperation für die Kohlensäureabrauchung in funktioneller Hinsicht überlegen. Auch droht bei der Plastikoperation die Komplikation eines postoperativen Empyems mehr als bei einfachen Resektionen.

Bei der Lobektomie ohne Plastik kann sich dagegen auf dem Boden der Überdehnung eine simultane Form der Verteilungsstörung entwickeln. Die Überdehnung der verbleibenden Lungenlappen wird nicht ohne Einfluß auf die Elastizitätsverhältnisse des Lungengewebes bleiben. Es gibt aber eine Reihe von Patienten, die die Dehnung der Restlunge so gut vertragen, daß die Sauerstoffaufnahme in dieser lobektomierten Seite genau den gleichen Wert beibehält wie vor der Operation. Auch das Atemminutenvolumen kann konstant bleiben. Diese Chance, die jeder Lobektomierte hat, sollte ihm durch eine gleichzeitige Plastik nicht genommen werden (GNÜCHTEL, LÖHR und ULMER 1955). Auch MAURATH und FRANKE (1955) nehmen gegen die gleichzeitige Plastik post resectionem Stellung.

Wenn also für die CO_2-Abgabe die möglichst günstig zu haltende Atemreserve den begrenzenden Faktor darstellt, so kommt für die Sauerstoffaufnahme, die mit zunehmender Einengung des Alveolar-Capillarbettes immer weniger Diffusionsfläche zur Verfügung hat, die Verkürzung der Kontaktzeit hinzu. Wo hier bei den einzelnen Resektionsarten die Grenzen liegen, wissen wir noch nicht. In der Ruhe wird eine solche Störung meist nicht manifest. Bei Arbeitsbelastung liegen die Grenzen für den genügenden Gasaustausch und damit für die vermehrte Belastung des rechten Herzens bei Patienten, die einer größeren Resektion unterzogen wurden, sicher bei viel geringeren Belastungen als bei gesunden Personen. COURNAND, RILEY u. Mitarb. (1950) fanden nach Lobektomie den Pulmonalisdruck meist im Normbereich. Nach körperlicher Arbeit steigt aber der Pulmonalisdruck steil an, wenn das Herzminutenvolumen um etwa das $1\frac{1}{2}$fache der Norm zunimmt. Die Kapazitätsverminderung des Lungenkreislaufs führt dann leicht zu dessen Überlastung und es kann zum Lungenödem kommen, wenn die zirkulierende Blutmenge zu sehr zunimmt. Vor der postoperativen Überlastung des Kreislaufs durch Bluttransfusionen und Infusionen ist deshalb dringend zu warnen (Bolt, Stani-scheff und Zorn 1951). Es braucht kaum mehr erwähnt zu werden, daß auch Lobektomie und Segmentresektion bei Ausbildung stärkerer Schwarten funktionell einer Pneumektomie entsprechen können.

Wenn der Operierte entsprechend seinen Funktionseinbußen sich körperlich schont, ist die Gefahr der Entwicklung eines chronischen Cor pulmonale nach unserem heutigen Wissen nicht allzugroß. Spätere, noch längere postoperative Zeiten überblickende Untersuchungen werden zeigen, ob nicht noch andere Faktoren eine Rolle spielen und inwieweit die mit einer größeren Resektion von ihrer Lungentuberkulose Geheilten in der Lage sind, diesen, ihnen von ärztlicher Seite vorzuschreibenden Einschränkungen ihrer körperlichen Leistungen nachzukommen. Orie, v. Buchem u. Mitarb. (1954) haben bei Pneumektomien nur selten die Entwicklung eines chronischen Cor pulmonale gesehen.

Bei doppelseitigen Operationen und Resektionen von größeren Lungenteilen kommt es leicht schon in der Ruhe zu einer arteriellen Sauerstoffuntersättigung, die als Diffusionsstörung infolge Verkürzung der Kontaktzeit oder in anderen Fällen als Verminderung der alveolaren Ventilation aufzufassen ist (Flores, Adams und Perkins 1954 und eigene Beobachtung). Solche Funktionsänderungen müssen zu vermehrter Belastung des rechten Herzens führen, wobei der Beginn der Dekompensation nicht vorausgesagt werden kann, die Gefahr aber ständig droht. Bei solchen Eingriffen ist immer eine eingehende funktionelle Analyse präoperativ unerläßlich. Nur vitale Indikation wird solche Eingriffe rechtfertigen.

Bei einem schon älteren Herzen oder bei einer schon vor der Operation vorhandenen, vermehrten Belastung des rechten Herzens ist noch daran zu denken, daß die Operation selbst und die Zeit unmittelbar nach der Operation eine erhebliche Belastung für das Herz bedeuten kann. Es können Zustände auftreten, die zum akuten und subakuten Cor pulmonale zu rechnen haben. Schon während der Operation passiert es allzu leicht, daß die Kohlensäurespannung ansteigt und hierdurch der Kreislauf vermehrt belastet wird (Stead, Martin und Jensen 1953). Unmittelbar nach der Unterbindung der Pulmonalarterie tritt, wie wir oben schon feststellen konnten, eine Druckerhöhung im kleinen Kreislauf auf. In den ersten Wochen nach der Pneumektomie tritt eine erhebliche Herabsetzung der arteriellen Sauerstoffsättigung ein (Sprenger 1950a), und unmittelbar postoperativ fanden Martin und Stead (1953) nicht unerhebliche Erhöhungen der CO_2-Spannung mit beträchtlicher Vermehrung der Wasserstoffionenkonzentration (p_H 7,405 nach 7,155, CO_2-Spannung von 41 nach 82 mm). Auch Maier und Cournand (1943) sowie Björk und Hilty (1954) fanden in der ersten postoperativen Zeit Verminderungen der arteriellen Sauerstoffsättigung. Wir wissen, daß Hypoxämien und vielleicht Hyperkapnien in der Lage sind, das rechte Herz beträchtlich zu belasten. Gerade in der schon auch ohnehin für den Kreislauf oft problematischen postoperativen Phase sind solche Belastungen nicht zu unterschätzen.

Die wesentliche Aufgabe für die Therapie dieser akuten und subakuten Belastung des rechten Herzens liegt in ihrer Verhütung. Der Anaesthesist soll nach Möglichkeit die Kohlensäurespannung während der Intubationsnarkose überwachen, was mit den modernen Geräten auf einfachste Weise absolut zuverlässig gelingt. Der postoperative Schmerz führt leicht zu alveolarer Hypoventilation, die nur für die Sauerstoffsättigung des Blutes durch Sauerstoff-

atmung beherrscht werden kann. Die Kohlensäureabrauchung ist nur durch
selbständige Atmung des Patienten möglich. Möglichst weitgehende, über
längere Zeit anhaltende lokale Schmerzbekämpfung im Operationsgebiet wird
die Atmung verbessern helfen. Zentrale Schmerzmittel sind sehr vorsichtig anzuwenden, da ihre positive Wirkung auf die Atemmechanik durch die Schmerz-
ausschaltung durch zentrale Dämpfung des Atemzentrums wieder zunichte
gemacht werden kann. DERRA und RINK (1954) fanden, daß es Wochen bis
Monate dauern kann, bis die restierenden Segmente nach einer Segmentresektion wieder voll funktionstüchtig sind. Sorge für die Wiederausdehnung der
Lunge und für die Vermeidung von Schwartenbildungen wird auch in diesem
Stadium entscheidend sein für die Entlastung des kleinen Kreislaufs für die
unmittelbar postoperative Zeit, wie für die weitere Zukunft des Patienten.

VIII. Thoraxdeformität und Cor pulmonale.

Bei über 70% der Fälle von schwerer Kyphoskoliose findet sich bei der
Autopsie eine deutliche Hypertrophie und Dilatation des rechten Ventrikels,
also ein Cor pulmonale (BACHMANN 1899, CHAPMAN, DILL und GRAYBIEL 1939,
SAMUELSSON 1950, FISCHER, DOLEHIDE 1954). Die ersten Beschreibungen
stammen von LATHAM (1847) und PAUL (1883). Rechtsseitige Herzinsuffizienz
ist die hauptsächliche Todesursache bei den Kyphoskoliotikern, die ihre Lebenserwartung stark verkürzt (HILL 1948, STEINMANN 1951). Nach BACHMANN
(1899) betrug das durchschnittliche Lebensalter von 111 Männern mit schwerer
Kyphoskoliose 40 Jahre, von 158 Frauen 52 Jahre. Unter den klinischen Symptomen ist eine gewisse Kurzatmigkeit, die sich bei Anstrengungen verschärft,
das Auffallendste. Sie geht der eigentlichen Herzinsuffizienz um viele Jahre
voraus und braucht die Arbeitsfähigkeit zunächst nicht wesentlich zu beeinträchtigen. Kyphoskoliotiker leiden häufig an Erkältung, Husten und Bronchopneumonie. Asthmatoide Bronchitis und echt asthmatische Anfälle werden häufig
beobachtet. Auch Pleuritiden sind häufig, und bei der Sektion werden oft ausgedehnte Pleuraverwachsungen gefunden. Die Atmung ist vorwiegend abdominal, da die Ausdehnungsfähigkeit des Thorax begrenzt ist.

Bei fortgeschrittenem Emphysem erschwert der Tiefstand des Zwerchfells
auch die Bauchatmung. Kommt es zur Herzinsuffizienz, so verstärkt sich die
gewohnte Atemnot erheblich. Man beobachtet auch in der Ruhe eine erhebliche
Herzbeschleunigung, selten eine Arrhythmie. Meist besteht eine deutliche
Cyanose und arterielle Hypoxie. Auch Polyglobulie kann vorhanden sein,
soweit nicht anämisierende Infekte dem entgegenwirken. Im Stadium der
Herzinsuffizienz bestehen deutliche Venenstauung, Vergrößerung und Schmerz-
haftigkeit der Leber, ganz spät treten Ascites und Ödeme auf. Schwindelgefühl
und Kopfschmerzen, selten ohnmachtsartige Anfälle (CHAPMAN, DILL und
GRAYBIEL 1939) sowie gelegentlich Angina pectoris-artige Beschwerden vervollständigen das Symptomenbild. Die Röntgenuntersuchung wird meist nur die
abnorme Lage des Herzens nachweisen können. Bei der häufigeren rechtskon-
vexen Skoliose erscheint das Herz nach links verschoben. Der linke Herzrand
erscheint gestreckt wie bei Mitralfehlern. Dreht man den Patienten etwas nach
rechts, so ähnelt die Herzform mehr der normalen und man kann dann unter
Umständen eine Prominenz des Conus pulmonalis feststellen (EDEIKEN 1933).
Auch die Interpretation des EKG wird durch die Veränderung der Herzlage
erschwert (MEEK und WILSON 1925). Die Zeichen einer vermehrten Rechtsbelastung lassen sich daher seltener elektrokardiographisch nachweisen als bei
anderen Formen des Cor pulmonale (LACHNIT 1947). SAMUELSSON (1950) fand sie

in 37% seiner Fälle. Atelektase und Fibrose in den komprimierten Teilen der Lunge, Emphysem der anderen Lunge, Pleuraverwachsungen, bronchospastische Zustände, bronchitische und bronchopneumonische Prozesse in den Lungen sowie die Starre des Thorax können dazu beitragen, den pulmonalen Gefäß- widerstand zu erhöhen und die Entwicklung eines Hochdrucks im kleinen Kreis- lauf zu begünstigen.

Schaub, Bühlmann u. Mitarb. (1954) kommen auf Grund genauer Lungen- funktionsuntersuchungen bei Kyphoskoliotikern, wobei sie bei einigen den Blut- druck in der rechten Herzkammer und in der A. pulmonalis messen konnten, zu der Ansicht, daß die veränderte Lage des Herzens und der großen Gefäße nicht die Ursache des Kyphoskoliose-Herzens darstellt. Die Einschränkung der Lungenfunktion, wobei Diffusionsstörungen, Verteilungsstörungen und alveolare Hypoventilation primär oder auch als Folge von spastischen und infektiösen Bronchitiden vorkommen, wird als wesentliche Ursache der vermehrten Belastung des rechten Herzens angesehen. Steinmann (1951) konnte broncho- spirometrisch zeigen, daß die Störung der respiratorischen Funktion auf der konkaven Seite der deformierten Wirbelsäule rascher und ausgeprägter auf- tritt. Die Funktion der Lunge auf der Seite der Konvexität wurde besser ge- funden.

Meist ist bei Patienten mit Kyphoskoliose die Thoraxatmung sehr stark eingeschränkt. Schaub, Bühlmann u. Mitarb. (1954) halten die Thoraxstarre für den wesentlichen Faktor bei der Störung der respiratorischen Funktion. Diese Autoren erwähnen auch, daß ähnliche Probleme beim fortgeschrittenen Morbus Bechterew vorliegen. In diesem Zusammenhang stehen auch Ausfüh- rungen von Rix (1953), der die Thoraxstarre bei Spondylarthritis ankylopoetica wie bei Spondylosis deformans für eine wesentliche Ursache der Entstehung der Rechtshypertrophie des Herzens hält. Die Fixierung des Thorax in Exspira- tionsstellung, die bei der Spondylitis ankylopoetica meist vorliegt, ist für die Funktion der Lunge besonders ungünstig, da Bronchusstenosen begünstigt werden, wenn die Elastizität des Lungengewebes abnimmt (Fry, Ebert u. Mitarb. 1954).

Die durch die mangelnde Bewegungsfähigkeit des Thorax gegebene Tendenz zu alveolarer Hypoventilation wird sich bei jeder Lungenerkrankung, Emphysem, spastischer und infektiöser Bronchitis sehr ungünstig auswirken.

Trichterbrust und andere Thorax-Deformitäten führen nur in seltenen Fällen zu Cor pulmonale (Wegmann und Schaub 1953). EKG-Befunde bei Fällen mit Trichterbrust können zu Fehldeutungen Anlaß geben, wenn nicht die zu- grunde liegende Thorax-Deformität und die hierbei vorkommenden EKG- Veränderungen ohne Krankheitswert entsprechend berücksichtigt werden (Schaub und Wegmann 1954).

Therapeutisch wird man bei Kyphoskoliotikern auf die Vermeidung und gründliche Bekämpfung spastischer und infektiöser Bronchitiden den größten Wert legen. Die eingeschränkte Leistungsfähigkeit der Ventilation darf nicht durch zu schwere Arbeit überfordert werden. In neuerer Zeit sind uns auch bei schweren Thoraxdeformitäten, z. B. Trichterbrust, von die Thoraxdeformitäten verbessernden Operationen gute Erfolge bekannt geworden. Atemgymnastik sowie orthopädische Behandlung und notfalls die zur Behebung der arteriellen Hypoxie und Hyperkapnie notwendigen Maßnahmen stehen neben der Herz- therapie an gleichwertiger Stelle. Die Prognose der einmal eingetretenen Herz- insuffizienz bei Fällen mit Kyphoskoliose ist stets als sehr ernst zu be- trachten.

IX. Cor pulmonale bei alveolarer Hypoventilation infolge Fettsucht, zentraler Atemstörung oder Trachealkompression.

BURWELL, ROBIN, WHALEY und BICKELMANN (1956) beschrieben ein Krankheitsbild mit alveolärer Hypoventilation bei Fettsucht als Pickwickian-Syndrom. In den letzten Jahren wurde über eine Reihe von Fällen mit alveolärer Hypoventilation bei stärkerer Fettsucht berichtet (KAUFMAN, FERGUSON und CHERNIACK 1959, BERLYNE 1958). Wenn auch bei diesem Krankheitsbild eine primäre Lungenerkrankung fehlt, so kann diese auf dem Boden der Fettsucht wegen erhöhter Atemwiderstände (KAUFMAN, FERGUSON und CHERNIACK 1959) entstandene Verminderung der alveolären Ventilation doch zu einem Bild führen, welches dem eines chronischen Cor pulmonale entspricht. Die alveoläre Hypoventilation kann durchaus der, wie sie bei schweren Formen des obstruktiven Emphysems zu beobachten ist, gleichen. Ob die elastischen Widerstände oder ob die Gewebsdeformitätswiderstände (BRODY, CONNOLLY und WANDER 1959) erhöht sind, ist noch nicht entschieden. In jedem Fall normalisieren sich die ventilatorischen Verhältnisse, wenn eine ausreichende Gewichtsreduktion erreicht wird. Mit der Normalisierung der ventilatorischen Verhältnisse läßt auch die vermehrte Belastung des rechten Herzens nach, womit hier ein ausgesprochenes Beispiel für die Möglichkeit rein funktioneller Schädigung des rechten Herzens vorliegt. Inwieweit sich das rechte Herz nach der Gewichtsreduktion erholt, hängt vom Ausmaß der während der Belastung gesetzten organischen Schäden ab. Im allgemeinen ist die Tendenz zur klinischen Heilung gut.

Die Untersuchungen an den Fettsüchtigen sprechen auch für die Hypothese, daß die Entwicklung einer respiratorischen Acidose einen adaptiven Mechanismus zur Einsparung von Atemarbeit, die nicht in genügendem Ausmaß der Ventilation zugutekommt (CAIN und OTIS 1949; RILEY 1954), darstellt.

Auch bei alveolären Hypoventilationen bulbären Ursprungs entwickelt sich gelegentlich ein chronisches Cor pulmonale (RAPIN 1958). Auch hierbei ist die Lunge primär nicht erkrankt. Die gestörte Lungenfunktion beherrscht aber das Kreislaufgeschehen, welches über eine vermehrte Belastung des rechten Herzens zu dessen Dekompensation führt. Als Ursache der bulbär ausgelösten alveolären Hypoventilation kommen Encephaletiden, traumatische Schäden, Gefäßschäden, Intoxikationen und Tumoren in Frage. Ist der cerebrale Prozeß zum Stillstand gekommen, so entwickelt sich bei entsprechender alveolärer Hypoventilation ein chronisches Cor pulmonale, welches bei angepaßter Lebensweise und Therapie meist sehr lange beherrscht werden kann. Neben der oft beträchtlichen Cyanose fällt bei den Patienten häufig ein rhythmisches Atmen mit Verschiebung der Atemmittellage und mit Phasen sehr unterschiedlicher Atemtiefe auf. Dyspnoe wird von diesen Patienten gar nicht oder in nur sehr geringem Ausmaß empfunden.

Nach der Definition DENOLINs (1955), wonach ein chronisches Cor pulmonale dann vorliegt, wenn der „Lungencapillardruck" nicht erhöht ist, müßten diese Krankheitsbilder zum chronischen Cor pulmonale gerechnet werden. Da aber bei diesen Krankheitsbildern die primäre Ursache des pulmonalen Hochdruckes nicht in einer Erkrankung des Lungengewebes oder des Thorax liegt, läßt sich über ihre rein formale Zuordnung diskutieren. Da bei dem Pickwickian-Syndrom wie bei der alveolären Hypoventilation bulbären Ursprungs für das rechte Herz aber in pathophysiologischer Sicht die gleichen Endstrecken ausschlaggebend sind, scheint ihre Erwähnung an dieser Stelle gerechtfertigt.

Alveoläre Hypoventilation kann auch durch Einengung der Trachea oder der großen Bronchien zustandekommen. In der Literatur haben MILLER, WHITE und POTTS (1959) an Hand von zwei eigenen Fällen 5 Fälle zusammengetragen, bei denen durch anomalen Verlauf der A. pulmonalis eine Trachealkompression zustande kam. Da dieses Leiden operativ zu beseitigen ist, meist kommt es schon im Kindesalter zur klinischen Manifestation, ist bei Verdacht eine broncho-skopische Untersuchung angezeigt. Aber auch eine die Trachea einengende Struma oder Lymphdrüsenvergrößerungen (s. auch Abschnitt VI c, 8) führen zu Tracheal- oder Bronchialobstruktion, die Verteilungsstörung und alveoläre Hypo-ventilation mit vermehrter Belastung des rechten Herzens verursachen kann.

X. Erworbene Anomalien der großen Lungengefäße und Cor pulmonale.

Aneurysmen der Lungenschlagader sind selten (SCHLUDERMANN 1952). DETERLING und CLAGETT (1947) fanden unter 4126 Aneurysmen verschiedener Lokalisation 6mal Aneurysmen der Pulmonalgefäße und berichten von 147 bisher in der Literatur beschriebenen Fällen. In etwa der Hälfte der Fälle sind kongenitale Anomalien, besonders das Offenbleiben des Ductus Botalli und Vorhofseptumdefekte, die Ursachen der Aneurysmenbildung (BOYD and McGA-VACK 1939). Aneurysmen der A. pulmonalis können besonders, wenn sie mit Thrombosebildung im Aneurysmasack und thrombo-embolischen Prozessen im Lungenkreislauf verbunden sind, zu Cor pulmonale führen.

Unter den Ursachen der erworbenen Aneurysmen stehen Lues und mykoti-sche Prozesse an erster Stelle. Die Lues des Pulmonalarterienstammes ist selten, sie entspricht der Mesaortitis luetica (HEDLUND 1942, BRENNER 1935). Myko-tische Aneurysmen der A. pulmonalis finden sich häufig bei Endocarditis lenta, besonders des Ductus Botalli (HÖRA und WENDT 1941). Sie sind auch bei Thrombo-embolie nach septischer Venenthrombose beobachtet worden (PIRANI u. Mitarb. 1949, BOUCHER, BERTEIN u. Mitarb. 1951). Mykotische Aneurysmen wurden auch bei der Grippenpneumonie 1918 beobachtet (OBERNDÖRFER 1928). Meist finden sich gleichzeitig thrombangiitische Prozesse an den kleinen Lungengefäßen, welche die Entwicklung des Cor pulmonale begünstigen.

Atheromatöse Veränderungen der Lungenschlagader können in ganz seltenen Fällen bei aus anderen Ursachen vorliegendem pulmonalen Hochdruck zu Aneurysmenbildung führen (KÄPPELI 1933, THOMPSON und GERSTL 1946). Meist wird bei pulmonalem Hochdruck wohl eine diffuse Erweiterung, nicht aber Aneurysmenbildung der A. pulmonalis beobachtet. Idiopathische, konge-nitale, diffuse Erweiterungen der A. pulmonalis ohne pulmonalen Hochdruck wurden von KAPLAN, SCHLICHTER u. Mitarb. (1953) beschrieben. Sie führen nicht zu vermehrter Herzbelastung und Cor pulmonale.

Die Diagnose der Aneurysmen der Lungenschlagader ist nicht einfach und wird in erster Linie röntgenologisch unter Heranziehung von Kymographie und Angiokardiographie gestellt werden (DOTTER und STEINBERG 1949). Unter den klinischen Zeichen sind Atemnot, Husten, blutiger Auswurf und Brust-schmerzen, später Cyanose und Zeichen rechtsseitiger Herzinsuffizienz be-merkenswert. Aneurysmen der Lungenschlagader werden wegen der häufigen kongenitalen Verursachung im Durchschnitt häufiger bei jüngeren Menschen beobachtet als das Aortenaneurysma; sie verteilen sich auf die Geschlechter etwa gleichmäßig. Der linke Hauptast der A. pulmonalis ist häufiger Sitz des Aneurysmas als der rechte. Lokale Aneurysmen der Pulmonalgefäße können mit pulmonaler Hypertension und Cor pulmonale gemeinsam auftreten, ohne daß die Art der wechselseitigen Beziehungen im Einzelfall immer aufgeklärt werden kann (McKanzie und Clagett 1953).

Etwa ein Drittel der Fälle mit Aneurysma der A. pulmonalis sterben an Hämoptyse infolge einer Ruptur des Aneurysmas; daher sollte eine chirurgische Behandlung in geeigneten Fällen in Erwägung gezogen werden. Blades, Ford und Clark (1950) beschreiben die gelungene operative Entfernung eines Aneurysmas der linken A. pulmonalis. Sie raten, die Lungen nach Excision des Aneurysmas und Ligatur der A. pulmonalis zu belassen, da sie via Bronchialarterie ausreichend mit Blut versorgt werden.

Mechanische Kompression des Conus pulmonalis oder des Hauptstammes der A. pulmonalis kann durch ein luisches Aortenaneurysma bewirkt werden (Garvin und Siegel 1935, Pearson und Nichol 1951, Krasemann 1952). Es kann so die Symptomatologie der Rechtsüberlastung des Herzens bei nachgewiesenem Aortenaneurysma entstehen. Ein Durchbruch eines Aortenaneurysmas in die A. pulmonalis oder in den Conus pulmonalis bewirkt ein der akuten Lungenembolie ähnliches Krankheitsbild mit schweren präkordialen Schmerzen, starker progressiver Dyspnoe, Dilatation der A. pulmonalis und des rechten Herzens, Venenstauung, Leberschwellung und Ödeme. Der Tod erfolgt, je nach der Größe der Perforation, unter zunehmenden Erscheinungen der rechtsseitigen Herzdilatation und Insuffizienz innerhalb weniger Tage bis Wochen. Bei mehr allmählich verlaufenden, kleineren Durchbrüchen können diese alarmierenden Erscheinungen fehlen. Es kommt jedoch zu einer langsam zunehmenden Arbeitsdyspnoe mit pulmonalem Hochdruck, Dilatation der Äste der A. pulmonalis und des rechten Herzens und zunehmender Herzinsuffizienz (Jennings 1950). Meist werden systolische oder kontinuierliche Geräusche über der Herzbasis hörbar sein. Bei diesen, mehr chronisch verlaufenden Fällen ähnelt die Kreislaufsituation der bei offenem Ductus Botalli (Levin, Randel und Ratner 1953, Krasemann 1952).

Chronische Stenosierungen der Hauptäste der A. pulmonalis können auch durch Druck eines Mediastinaltumors oder durch schrumpfende mediastinale Prozesse, z. B. Hilusdrüsentuberkulose oder Silikose, bedingt werden (Tiedemann 1875, Samuelsson 1950, Wätjen 1944; s. Kapitel „Pneumokoniosen"). Primäre maligne Tumoren (Sarkome) der A. pulmonalis sind bisher in 6 Einzelfällen beschrieben (Moegen 1951), sie haben in allen Fällen zu Cor pulmonale geführt.

XI. Chronische Embolisierung und Thrombosen der Pulmonalarterien.

Multiple, kleinere und größere Lungenembolien können zu einer weitgehenden Verlegung der Lungenstrombahn durch organisierte größere oder kleinere Lungenarterien obturierende Thromben führen. Pulmonale Hypertension und Cor pulmonale entsteht, wenn ein genügend großer Teil der Lungenstrombahn (50—75%) durch Embolie und sich daran anschließende lokale Thrombosen bzw. durch sekundäre Gefäßwandveränderungen ausgeschaltet ist.

Schon von Virchow wurde die Ansicht vertreten, daß thrombotische Prozesse im Bereich der Lungenschlagader fast immer embolischen Ursprungs sind. Dieser Lehre sind spätere Untersuchungen (Lubarsch 1905, Belt 1939, Moeller 1949) beigetreten. Es wurde jedoch auch das Vorkommen autochthoner Thrombenbildung im Bereich von Aneurysmen und anderen organischen Gefäßwandläsionen sichergestellt (Fossel 1940, Levy, Mayer und Gobart 1950, Laubry und Lenègre 1941).

Das klinische Bild der vermehrten Belastung und schließlichen Insuffizienz des rechten Herzens bei rezidivierenden Embolien wurde zuerst von Ljung-dahl (1928), später von Castleman und Bland (1946), Bernoulli und Schind-ler (1947), Caroll (1950), Lenègre und Gerbeaux (1952), Owen, Thomas u. Mitarb. (1953), Magidson und Jacobson (1955) beschrieben. Meist wird eine sich langsam, oft in Schüben entwickelnde Insuffizienz des rechten Herzens beobachtet, deren Endstadium durch Halsvenenstauung, auffallende Dyspnoe, Lebervergrößerung, oft Ascitesbildung und allgemeine Ödeme gekennzeichnet ist (Cor pulmonale ohne alveolare Hypoventilation). Klagen über Husten und starke, bei jeder Anstrengung zunehmende Dyspnoe bestehen seit Monaten, oft seit vielen Jahren. Die Anamnese kann in einzelnen Fällen ein Ereignis nachweisen, das einer akuten schweren Lungenembolie entspricht. Dieses kann Jahrzehnte zurückliegen (Bobek und Vanek 1953). Gelegentlich gelingt es, auch ein rezidivierendes thromboembolisches Ereignis nachzuweisen. In anderen Fällen deutet die Anamnese auf eine zurückliegende Venenthrombose oder ein Ereignis (Unfall, Operation usw.), das eine solche verursacht haben kann. Hämo-ptysen, die Ausdruck kleinerer Lungeninfarkte sein können, werden häufig beob-achtet (in 5 von 12 Fällen von Owen, Thomas u. Mitarb. 1953). Andererseits sind auch Fälle bekanntgeworden, deren Anamnese keinerlei Anhalt für ein thromboembolisches Geschehen ergab, obwohl autoptisch der Befund der embo-lischen Verlegung der Lungenarterie eindeutig war. Akute Lungenembolien können bekanntlich fast ohne subjektive Symptome verlaufen.

Bei sehr starker Verlegung der Lungenstrombahn kann arterielle Unter-sättigung erheblichen Grades schon in der Ruhe auftreten. Es handelt sich um eine extreme Erniedrigung der Diffusionskapazität und Verkürzung der Kontakt-zeit; vielleicht öffnen sich bei sehr hohem Pulmonalisdruck auch arteriovenöse Anastomosen (Rahn, Stroud und Tobin 1952). Die Ausschaltung eines Teiles des Alveolarraumes aus der Zirkulation infolge von Embolien führt zu ,,Parallel-totraum" (Folkow und Pappenheimer 1956) und erheblicher Steigerung des Ruheatemminutenvolumens. Der aus dem Alveolarluftanteil der exspiratorischen Kohlensäurekonzentrationskurve gemessene CO_2-Druck liegt oft 10—15 mm Hg unter dem meist normalen oder leicht erniedrigten, arteriellen Kohlensäuredruck. Effort-Synkope (s. S. 150) wird häufig beobachtet.

Periphere Cyanose infolge verlangsamter Strömung wird zusätzlich vor-handen sein. Polyglobulie und Trommelschlegelfinger sind anfangs relativ selten entsprechend der dann meist noch normalen arteriellen Sauerstoffsätti-gung, können aber in Endstadien der Krankheit vorhanden sein.

Der 2. Pulmonalton ist meist deutlich betont; häufig sind, besonders wenn der organisierte Embolus im Hauptstamm oder in Hauptästen der A. pulmonalis lokalisiert ist, laute systolische Geräusche über der Herzbasis, besonders über dem linken Sternalrand zu hören, die oft im Verein mit der Cyanose an ein kongenitales Vitium denken lassen. Bei peripherer Lokalisation der Embolie fehlen solche Geräusche. Ein stark erhöhter Pulmonalisdruck kann durch Herz-katheter festgestellt werden (Caroll 1950, Castleman und Bland 1946). Elektrokardiographisch bestehen die Zeichen des chronischen Cor pulmonale. Bei der Röntgenuntersuchung können sich finden:

1. ein mehr oder weniger stark erweitertes Herz mit den Formcharakteri-stiken des chronischen Cor pulmonale,

2. bei Sitz des Thrombus in den Hauptästen der A. pulmonalis

a) Dilatation der Pulmonalis proximal vom Thrombus,

b) Verbreiterung und Konturveränderung des Gefäßes am Orte des Thrombus,

c) Abnahme des Gefäßkalibers distal vom Thrombus mit vermehrter Strahlendurchlässigkeit des Lungengewebes im entsprechenden Lungenteil (CAROLL 1950, HANELIN und EYLER 1951)

3. bei peripherem Sitz multipler Embolien bzw. Thrombosen

a) symmetrisch stark erweiterte, meist nicht pulsierende Pulmonalarterien,

b) relativ schattenarme Lungenperipherie (HOHENNER 1941).

Lungeninfarkte können im Verlauf der Krankheit auftreten, aber auch gänzlich fehlen. Pleuraverwachsungen und lokale Lungenfibrosen können auf durchgemachte Lungeninfarkte hinweisen.

Die Prognose des Leidens ist immer ernst. Ist einmal das Stadium der Herzinsuffizienz erreicht, so schreitet diese meist unbeeinflußbar fort. Der manifesten Herzinsuffizienz kann ein jahre- bis jahrzehntelanges Stadium leidlicher Kompensation in Ruhe bei stark herabgesetzter Leistungsfähigkeit vorangehen. In dieser Zeit wäre die Ausschaltung der Emboliequelle die wichtigste therapeutische Maßnahme. Als solche kommen alle Venen des großen Kreislaufs, auch das rechte Herz selbst in Frage. Auch das Pfortadergebiet kann als Quellgebiet für rezidivierende Embolien in Frage kommen, wenn Anastomosen zum Venengebiet des großen Kreislaufs als Durchgangskanal dienen. MANTZ und CRAIGE (1951) beschreiben einen Fall von chronischem Cor pulmonale bei Lebercirrhose, bei dem solche Embolien den Weg über Oesophagusvenen genommen hatten.

Organisierte Embolien finden sich vor allem an den Teilungsstellen der Lungengefäße. Bei Sitz an der Hauptteilungsstelle können sie den einen oder anderen Hauptast der A. pulmonalis, meist den linken, ganz oder teilweise verschließen (CAROLL 1950, BELT 1939, OWEN, THOMAS u. Mitarb. 1953). Der Funktionsausfall einer Lunge könnte dann bronchospirometrisch nachgewiesen werden. Embolien mittlerer Größe pflegen, meist relativ gleichmäßig über die Lungen verteilt, mittlere Lungenarterienzweige zu verschließen; sie werden von der Intima organisiert (CASTLEMAN und BLAND 1946, LJUNGDAHL 1928) und können zu fortschreitenden lokalen Thrombosen Anlaß geben, aber auch rekanalisiert werden. Kleine und kleinste Embolien können ihren Weg bis in die äußerste Peripherie des arteriellen Systems nehmen und dort kleinste Lungenarterien und Arteriolen verschließen (GOEDEL 1930, EPPINGER und WAGNER 1920). Schon LJUNGDAHL (1928) ist die topographische Beziehung embolischer Verschlüsse mittlerer Lungenarterien zu arteriosklerotischen Veränderungen proximal von der Verschlußstelle aufgefallen. Die Auffassung, daß kleine Embolien der Lungengefäße die Entwicklung einer pulmonalen Arteriosklerose anstoßen oder beschleunigen können, erhielt neuen Auftrieb durch Tierversuche von MUIRHEAD und MONTGOMERY (1951), BARNARD (1953/54), HARRISON (1951). Wiederholte intravenöse Injektionen von aus dem eigenen Blut hergestellten, zerkleinerten Fibrin- und Blutgerinnseln bewirkten ausgedehnte Läsionen der kleinsten Pulmonalarterien, die im akuten Stadium einer Periarteriitis nodosa, später einer Endarteriitis obliterans der Lungengefäße sehr ähnlich sehen (MUIRHEAD und MONTGOMERY 1951). BARNARD (1953/54) beschreibt, wie die Fibrinteilchen zunächst in die Intima der kleinen Arterien aufgenommen werden und dort eine exzentrische Intimaverdickung hervorrufen, während daneben konzentrische Intimahypertrophien mit oder ohne Neubildung elastischer Membranen beobachtet werden, die den klinischen Bildern der pulmonalen Arteriolosklerose weitgehend entsprechen. Alle Versuchstiere entwickelten, abhängig von der Zahl der Injektionen, ein ausgesprochenes Cor pulmonale. Die Art, wie diese Mikroembolien eine so ausgedehnte vasculäre Sklerose hervorrufen, ist noch ungeklärt. MUIRHEAD und MONTGOMERY (1951) halten die lokale, durch den Embolus verursachte ischämische nekrotisierende Arteriitis für die primäre

Läsion, Fibrose und Endarteriitis seien das Ergebnis weniger hervortretender und chronischer Störungen der Innenschichternährung. BARNARD (1954) diskutiert den Einfluß der postembolischen Hypertonie auf die Gefäße und weist besonders einem hypothetischen, mit der Embolie selbst oder der Hypertonie im Zusammenhang stehenden Vasospasmus eine erhebliche Rolle zu. In jedem Fall erscheint jedoch die kausale Kette zwischen Mikroembolie einerseits und Hypertension, diffusen, vasculären Läsionen, Cor pulmonale andererseits, geschlossen. Die Frage der Bedeutung solcher Zusammenhänge für die menschliche Pathologie ist noch nicht geklärt.

Daß rezidivierende kleinere Embolien häufig vorkommen, vielleicht bei der Mehrzahl der Thrombosen, ist nicht unwahrscheinlich (MOELLER 1949). Kleinste Fibrinembolien entstehen spontan, wenn plötzlich große Mengen thromboplastischer Substanzen ins Blut geraten, wie z.B. bei der forcierten Placentarlösung. Dabei kann es infolge akuter Verstopfung von Lungenarteriolen sogar zu einem dem akuten Cor pulmonale ähnlichen Bild kommen (SCHNEIDER 1951, McKAY, WEINER u. Mitarb. 1953). Chronisches Cor pulmonale entsteht nicht, da der Vorgang sich nicht wiederholt. Der Versuch, diesen Ablauf tierexperimentell mit Thromboplastininjektionen zu wiederholen, gelang nicht eindeutig, da auf das nicht körpereigene Thromboplastin allergische Reaktionen in den Lungengefäßen entstanden (BARNARD 1954). Immerhin muß daran gedacht werden, daß Thrombin normalerweise im Blut immer in geringer Menge entsteht (STERNBERGER 1952), indem Prothrombin in Thrombin + Faktor 7 zerfällt (LASCH und ROKA 1953). Die so dauernd entstehenden kleinen Fibrinmengen werden wohl normalerweise der Fibrinolyse anheimfallen. Es sind jedoch Störungen des Gleichgewichts der Blutgerinnung und Fibrinolyse fördernden und hemmenden Faktoren denkbar, die dazu führen könnten, daß irgendwo im Körper kleine Fibringerinnsel entstehen, die dann dem Lungenkreislauf zugeführt werden. Solche Vorstellungen sind vorerst spekulativ, solange Beziehungen zwischen Blutgerinnung und pulmonaler Gefäßsklerose, abgesehen von dem erwähnten Beispiel der Fibrinembolie bei forcierter Placentarlösung, nicht nachgewiesen sind. Daß Embolien kleinster Blutgerinnsel zu pulmonaler Gefäßsklerose, Hypertension und Cor pulmonale führen können, ist am klassischen Beispiel des Cor pulmonale bei Sichelzellenanämie hinreichend erwiesen (YATER und HANSMANN 1936). Auch auf die Carcinomzellenembolie der Lungenschlagader kann in diesem Zusammenhang hingewiesen werden, da intravasculäre Carcinomzellen stets in Fibrinthromben eingebettet erscheinen und die bei der Organisation dieser Thromben auftretenden Intimaveränderungen von arteriosklerotischen kaum unterscheidbar sind (BARNARD 1953, SAPHIR 1947).

BARNARD (1954), CRAWFORD und LEVENE (1952), MEHROTRA (1953), MUIRHEAD und MONTGOMERY (1951) sind daher der Meinung, daß die bei Pulmonalarteriolosklerose beobachteten Thromben ebensogut Ursache wie Begleiterscheinungen der Sklerose sein können und daß auch in manchen Fällen sog. primärer Pulmonalsklerose thromboembolische Vorgänge als Ursache diskutiert werden sollten.

Intravenös injizierte Fremdkörper, so z.B. Wollfäden, bewirken in den kleinen Lungenarterien die Bildung von Fremdkörpergranulomen. Diese durchbrechen die Gefäßwand, so daß das zunächst verschlossene Gefäß nach Ausstoßung des Granuloms wieder durchgängig werden kann (v. GLAHN und HALL 1949). Eine ähnliche Wanderung durch die Gefäßwand machen auch embolisierte Bilharzia-Eier (s. Kap. XIII, S. 239) durch.

Wenn auch beim Vorhandensein von Thromben in den Lungenarterien, die jeden, irgendwo im Körper abgelösten Thrombus auffangen müssen, in erster

Linie an Embolien zu denken ist, so kann doch nicht bestritten werden, daß sich in den Lungengefäßen, wie in jedem anderen Gefäßgebiet auch autochthone Thromben bilden können.

Eine autochthon entstandene Thrombose kann man nur vermuten, wenn autoptisch keinerlei Anzeichen einer peripheren Venenthrombose zu finden sind, eine Aussage, die mit aller Sicherheit nur selten gemacht werden kann. LENÈGRE und GERBAUX (1952) fanden unter 31 Fällen von ausgedehnter Thrombose der Lungenarterien 29mal bei systematischem Suchen auch eine periphere Venenthrombose. Sie heben jedoch hervor, daß dies nicht in allen Fällen der bestimmende Faktor gewesen zu sein braucht, da auch einmal Koinzidenz multipler Thrombosen vorliegen könnte.

Die Möglichkeit der Entstehung lokaler Thrombosen ist von BRENNER (1935), SAVACOOL und CHARR (1941), BRYSON (1949) mit Beispielen belegt worden. FOSSEL (1940) bringt überzeugende Beispiele für eine lokale Entstehung der Thromben in den Lungenarterien auf Grund schwerer lokaler Gefäßveränderungen. Besonderer Wert wird auf das Übergreifen lokaler Entzündungen, Pneumonien, besonders Grippepneumonien, auf die Lungengefäße gelegt (s. auch OBERNDÖRFER 1928).

Über die Möglichkeit einer Thrombose großer Lungenarterienäste auf Grund lokaler rheumatischer Gefäßveränderungen berichten ZISCHKA (1951) sowie LEVY und GOBARD (1953). Über die Beziehungen zwischen rheumatischen Herzleiden und „rheumatischen" Erkrankungen der Lungengefäße liegen ausführliche Mitteilungen von BREDT (1932), MERKEL (1949), STAEMMLER (1937), WIESE (1936) u. a. vor.

XII. Beeinträchtigung des Lungenkreislaufs durch Carcinommetastasen. (Subakutes Cor pulmonale.)

Ausgedehnte Lungenmetastasen lungenferner Carcinome können zu einer schweren Beeinträchtigung des Lungenkreislaufs mit Cyanose, pulmonaler Hypertension, Überlastung und Insuffizienz des rechten Herzens und ihren Folgeerscheinungen führen. Meist sind Magencarcinome, besonders cirrhöse Krebse (MORGAN 1949), seltener Pankreascarcinome, Coloncarcinome (GREENSPAN 1934), Brustkrebse (MASON 1940), Uteruscarcinome, Prostatacarcinome oder das maligne Chorionepitheliom (v. WYKOFF und BUNIN 1935) der Ausgangspunkt solcher Metastasierungen. Die Carcinomzellen können die Lungengefäße auf dem Blutwege direkt oder indirekt via Ductus thoracicus — V. cava superior erreichen und zu embolischem und thrombotischem Verschluß zahlreicher kleiner arterieller Gefäße führen (M. B. SCHMIDT 1897). Es entsteht oft innerhalb einiger Wochen oder Monate das Bild eines thromboembolischen Verschlusses aller Lungenarterien mit den entsprechenden Intimaveränderungen.

Noch häufiger erreichen die Carcinomzellen die Lunge auf dem Lymphweg und breiten sich dann längs der perivasculären Lymphscheiden aus und führen so, teils durch Kompression, teils durch direkte Invasion der Lungengefäße mit sekundärer Intimahyperplasie und Thrombosierung. zum Verschluß der kleinen Arterien und Arteriolen (GREENSPAN 1934). Invasionen der Lymphwege der Lungen können auch zu Kompressionen der Alveolen und Bronchiolen mit oder ohne gleichzeitige Beteiligung der Lungengefäße führen (COSTEDOAT 1933). Nach CAIN (1953) besteht auch die Möglichkeit einer aerogenen Verteilung der Carcinomzellen in die Lungenalveolen nach Einbruch eines Carcinoms in den Bronchus. Die Kranken bieten das Bild einer rasch, meist in wenigen Monaten zum Tode führenden Rechtsinsuffizienz. Eine schwere, bei der gleichzeitigen Blässe oft nicht so auffallenden Cyanose — MCMICHAEL (1948) fand

78%, Storstein (1951) 40% arterielle Sauerstoffsättigung — ist besonders bei den auch Alveolen und Bronchien beteiligenden Formen oft vorhanden; sie kann mit Polyglobulie und Trommelschlegelfingern einhergehen.

Bei einem an unserer Klinik beobachteten Fall von diffuser Lungenmetastasierung eines Prostatacarcinoms bestand eine schwere, sich bei Anstrengungen verstärkende Dyspnoe und Cyanose. Die Sauerstoffsättigung betrug 85% bei einer Sauerstoffkapazität von 28,2 Vol.-%, die arterielle CO_2-Spannung nur 40,9 mm Hg. Nach Sauerstoffatmung stieg die Sauerstoffsättigung auf 94%. Die mit dem Ultrarotanalysator geschriebene Kurve der CO_2-Spannung der Exspirationsluft ließ eine gröbere Verteilungsstörung ausschließen. Es bestand also eine durch Sauerstoffatmung nicht beeinflußbare Kurzschlußdurchblutung neben einer vielleicht schon in Ruhe vorhandenen Diffusionsstörung, während die alveoläre Ventilation normal war (normale arterielle und alveoläre CO_2-Spannung). Bemerkenswert und für die Analyse der Formen des Cor pulmonale ohne nachweisbare Störung der alveolaren Ventilation wichtig ist, daß eine Kurzschlußdurchblutung wie Diffusionsstörung eine so starke Polyglobulie und auch Trommelschlegelfinger hervorriefen. Unter diesen Umständen muß damit gerechnet werden, daß der Sauerstoffmangel auch an der Erhöhung des Pulmonalisdruckes teilhaben kann.

Der Pulmonalarteriendruck ist erhöht, meist schon in der Ruhe, stärker bei körperlicher Arbeit (Storstein 1951). Das Herzminutenvolumen kann erhöht (McMichael 1948) oder normal (Storstein 1951) sein; mit Zunahme der Herzinsuffizienz kann es absinken. Das Röntgenbild der Lunge zeigt miliare, fein- bis grobknotige Verschattungen oder vom Hilus ausgehende streifige Zeichnung, die den perivasculären Tumorinfiltraten entsprechen. Diese röntgenologischen Zeichen können jedoch auch in ausgesprochenen Fällen fehlen (Brill und Robertson 1937). Der Primärtumor ist oft während des Lebens nicht nachweisbar; er wurde in einigen Fällen auch bei der Sektion nicht gefunden (Krygier und Brill 1942). Wegen des oft in kurzer Zeit zum Tode führenden Verlaufes (Wochen bis Monate), wird diese Insuffizienz des rechten Herzens oft als subakutes Cor pulmonale bezeichnet (Brill und Robertson 1937, Mason 1940).

In einzelnen Fällen, die klinisch sehr ähnlich aussehen können, handelt es sich nicht um Metastasen, sondern um ein sog. Alveolarzellcarcinom. Die Terminologie dieser primären carcinomatösen Lungenerkrankung ist nicht einheitlich. Wir finden Bezeichnungen, wie multizentrisches, alveologenetisches Carcinomatoid, maligne Adenomatose der Lungen, Lungencarcinose und terminales Bronchialcarcinom. Smith, Knudtson und Watson (1949) sind der Meinung, daß die verschiedenen Bezeichnungen Folge der unklaren Histogenese dieser Erkrankung sind. Da kein typisches Röntgenbild besteht, ist die Diagnose schwierig. In die Lunge metastasierende Carcinome, Bronchialcarcinome, diffuse Fibrosen und Morbus Boeck sind an erster Stelle differentialdiagnostisch zu erwägen.

In der Literatur sind mehrere solcher primärer Lungencarcinome beschrieben, wobei klinisch immer wieder die respiratorische Insuffizienz neben der ständigen Progredienz des Krankheitsbildes im Vordergrund steht (Slikke und Orie 1953, Davis und Simon 1950, Kennamer 1951). Häufig werden größere Sputummengen beobachtet (470—940 cm³ je Tag in den Fällen von Weir 1950), bei deren histologischer Untersuchung oftmals die Diagnose gestellt werden kann. Bei den von Watson und Smith (1951) veröffentlichten 33 Fällen wurde nur in zwei Drittel röntgenologisch die Diagnose eines malignen Lungentumors gestellt. Das Alveolarzellcarcinom wächst zum Teil circumscript, und es ist verständlich, daß wir hierbei im allgemeinen weniger mit einer vermehrten Belastung des rechten Herzens zu rechnen haben als bei den diffus wachsenden, sich oft über die ganze Lunge ausdehnenden Prozessen. Diese diffuse Form kam bei WATSON und SMITH (1951) in ein Drittel ihrer Fälle zur Beobachtung.

Auch Bronchialcarcinome können zum Cor pulmonale führen. Dies wird der Fall sein, wenn Gefäße eingeengt oder infiltriert werden. Auch Verwachsungen der Pleurablätter, Stenosen der Atemwege und Atelektasenbildung in größeren Bezirken können beim Bronchialcarcinom das rechte Herz besonders belasten (SAMUELSSON 1950). Das Stadium eines ausgesprochenen Cor pulmonale wird jedoch von diesen Kranken selten erlebt.

Nach thoraxchirurgischen Eingriffen bei Bronchialcarcinom kommen postoperative Zustände zur Beobachtung, die bei schwerer Pleuraverschwartung nach Lobektomien oder Pneumektomien durchaus in der Lage sind, im Sinne einer Belastung des rechten Herzens wirksam zu sein. Da diese postoperativen Zustände, wenn die ursprüngliche Krankheit durch die Operation beseitigt ist, die gleichen sind wie bei operativen Eingriffen bei Lungentuberkulose, sei auf dieses Kapitel verwiesen.

XIII. Bilharziose der Lungengefäße und Cor pulmonale.

Bei der ägyptischen Bilharziose kann es zu massiver und rezidivierender Embolisierung der Lungengefäße mit Bilharziaeiern kommen, die aus den Lebervenen und anderen Körpervenen, vielleicht auch portocavalen Anastomosen bei Lebercirrhose stammen. Die Eier bewirken in den kleinen Lungengefäßen eine nekrotisierende und obturierende Arteriitis, durchwandern später die Gefäßwand und führen zu perivasculärer Granulombildung, während das verschlossene Gefäß durch ein stark vascularisiertes Bindegewebe (Angiomatoid) teilweise rekanalisiert wird. GIRGIS, GUIRGUIS u. Mitarb. (1953) vertreten demgegenüber die Meinung, daß die so veränderten Gefäße nicht rekanalisierte Pulmonalarterien, sondern erweiterte arterioarterielle Anastomosen zwischen Bronchialarterien und Pulmonalarterien darstellen. Seltener können auch Würmer embolisch in die Lungen verschleppt werden und dort pneumonische Reaktionen bewirken (SHAW und GHAREEB 1938).

Die Erkrankung führt zu aneurysmaähnlichen diffusen Erweiterungen der großen Pulmonalisäste, pulmonalem Hochdruck und Cor pulmonale mit Herzinsuffizienz. Der Herzbefund entspricht röntgenologisch und elektrokardiographisch den anderen Formen des Cor pulmonale. Cyanose kann vorhanden sein, ist aber meist vom peripheren Typus und weniger deutlich als bei anderen Formen von chronischem Cor pulmonale. Trommelschlegelfinger werden gelegentlich, aber nicht regelmäßig beobachtet. Der Röntgenbefund der Lunge ist meist, abgesehen von der Hilusverbreiterung durch erweiterte Lungengefäße (MAINZER 1953), negativ. Gelegentlich sind feinfleckige Verschattungen oder an Miliartuberkulose erinnernde Herdschatten beobachtet worden (KENAWY 1950). Systolische Geräusche über Herzspitze und Pulmonalis sind häufig, ebenso ein betonter P2, und können die Abgrenzung gegenüber Mitralfehlern erschweren. Hämoptysen werden gelegentlich beobachtet. Im Sputum finden sich meist keine Bilharziaeier (KENAWY 1950). Über den Nachweis des pulmonalen Hochdrucks bei der kardiopulmonalen Form der Bilharziose berichten EL RAMLY, SOROM u. Mitarb. (1953). Differentialdiagnostisch wird, abgesehen von der Herkunft der Patienten, der Nachweis der Erkrankung der Blase oder Hepatosplenomegalie an Schistosomiasis denken lassen. Die kardiopulmonale Form der Bilharziose wird meist bei der hepatolienalen, durch Bilharzia mansonii verursachten Erkrankung beobachtet, seltener bei der durch Bilharzia haematobia verursachten Blasenbilharziose. Nach KENAWY (1950) finden sich Cor pulmonale in 7,3% von 682 Fällen ägyptischer Splenomegalie. Auch im Myokard sind gelegentlich entzündliche Reaktionen bei Lungenbilharziose gefunden worden, nach Clark und Graef (1935) sogar Bilharziaeier.

Die kardiopulmonale Form der Bilharziose ist in Ägypten seit langem bekannt (Bedford, Aidaros und Girgis 1946, Girgis 1952, Day 1937, Sami 1951, Erfan, Moussa und Deeb 1949, Vesell und Schack 1952, Gelfand 1949, Effat 1953). Über Fälle von Mansonii-Infektionen mit Cor pulmonale in Südamerika berichten Clark und Graef (1935).

XIV. Cor pulmonale bei Sichelzellenanämie.

Yater und Hansmann beschrieben 1936 2 Fälle von Sichelzellenanämie mit Cor pulmonale. In dem einen Fall waren die kleinen und mittleren Lungenarterien angefüllt mit Thromben in verschiedenen Stadien der Organisation und Rekanalisation. Der 2. Fall zeigte das Bild einer ausgedehnten Endarteriitis obliterans der feinen Lungengefäße ohne wesentliche Thrombenbildung. In beiden Fällen fand sich eine erhebliche Dilatation und Hypertrophie des rechten Ventrikels, der im Fall 1 zu ausgesprochener Rechtsinsuffizienz geführt hatte. Thrombenbildung und pulmonale Arterienveränderungen werden mit der Sichelzellenbildung und einer Neigung der veränderten Erythrocyten zu Agglutination in Zusammenhang gebracht. Ob die Thromben erst lokal in der Lungenarterie entstehen oder diese als Emboli erreichen, wird nicht diskutiert. Es wird jedoch auf gleichartige Arterienveränderungen in Milz, Niere, Leber, Plexus chorioideus hingewiesen. Nach Margolies (1951) können Sichelzellenthromben auch die Zirkulation in den Coronargefäßen beeinträchtigen.

Klinisch ist das Krankheitsbild charakterisiert durch das Zusammentreffen der Symptome einer chronischen Anämie mit Cor pulmonale ohne alveolare Hypoventilation. Schon infolge der Anämie ist eine etwa vorhandene Cyanose visuell schwer erkennbar. Andererseits wird der durch die Anämie bedingte Anstieg des Herzzeitvolumens bei gegebener Einschränkung der Lungenstrombahn zu weiterer Erhöhung des Pulmonalisdrucks in ähnlicher Weise beitragen wie der sauerstoffmangelbedingte Anstieg des Herzzeitvolumens bei den hypoxämischen Formen des Cor pulmonale. Cor pulmonale ist keineswegs der normale Ausgang jeder Sichelzellenanämie.

Light, Snieder u. Mitarb. (1954) fanden unter 12 genau untersuchten Fällen mit schwerer Sichelzellenanämie nur 1 Fall mit Cor pulmonale. Die Diagnose des Cor pulmonale bei Sichelzellenanämie dürfte nicht einfach sein, da die meisten Symptome, z. B. Dyspnoe, schließlich auch die Herzinsuffizienz, auch Folge der lang dauernden Anämie sein können. Die gleichen Schwierigkeiten bestehen bezüglich des Nachweises organischer Herzklappenläsionen neben den Symptomen schwerer Anämie (Klinefelder 1942, Light, Snieder u. Mitarb. 1954). Nach den Angaben von Light, Snieder u. Mitarb. (1954) hatten die Fälle von Sichelzellenanämie ohne kardiovasculäre Komplikationen auffallend niedrige Werte für den Strömungswiderstand im großen und kleinen Kreislauf (474 bzw. 43 dyn cm × Sec^{-5} — Durchschnitt von 11 Fällen). Dies ist zum Teil Folge der niedrigen Blutviscosität, zum Teil vielleicht auch Anpassung an das gesteigerte Herzminutenvolumen, das im Durchschnitt 10,4 Liter je Minute betrug. Der einzige Fall mit Cor pulmonale hatte einen pulmonalen Gefäßwiderstand von 188 dyn cm × Sec^{-5} (normal 100—140 dyn cm × Sec^{-5}) bei 10,2 Liter/min Herzminutenvolumen. Die arterielle Sauerstoffsättigung betrug 82%, der mittlere Pulmonalisdruck 31 mm Hg (46/22), „p.c.p." 7 mm. Bei Arbeitsbelastung stiegen das Herzminutenvolumen auf 15,1 Liter/min, der mittlere Pulmonalis-druck auf 44 mm Hg, der pulmonale Gefäßwiderstand auf 204 dyn cm × Sec^{-5}. Auffallenderweise stieg auch die arterielle Sauerstoffsättigung auf 88,2% an, was — falls der Befund verwertbar ist — gegen eine Diffusionsstörung als Ur-sache der arteriellen Untersättigung in der Ruhe sprechen würde.

XV. Cor pulmonale und Sklerose der Lungengefäße.

Das klinische Bild der pulmonalen Hypertension mit Cor pulmonale ohne nachweisbare Störung der alveolaren Ventilation wird, abgesehen von den im letzten Kapitel behandelten Fällen, bei denen ein thromboembolischer Prozeß im Lungenkreislauf als Ursache wahrscheinlich gemacht werden kann, bei einer Reihe von Fällen als selbständiges Krankheitsbild beobachtet. Diese, meist als primäre Pulmonalsklerose bezeichneten Fälle wären dann noch abzugrenzen von Zuständen, bei denen die Arteriopathie des Lungenkreislaufs als Teil-erscheinung eines allgemeinen Gefäßleidens, etwa einer Periarteriitis nodosa, einer Bürger-Winiwaterschen Krankheit oder eines generalisierten Lupus ery-thematodes angesehen werden muß. Schließlich ist noch darauf hinzuweisen, daß Diffusionsstörungen ohne Behinderung der alveolaren Ventilation (Pneumo-nose, alveolo-capillarer Block, Zustände nach Pneumektomie usw.) ein ähnliches klinisches Bild hervorrufen können.

Die sog. primäre Pulmonalsklerose hat seit der ersten ausführlichen Be-schreibung durch ROMBERG (1891) in der pathologisch-anatomischen und klini-schen Literatur eine Beachtung gefunden, die in keinem Verhältnis zu der rela-tiven Seltenheit des Leidens zu stehen scheint. Die Problematik des Leidens liegt nicht zuletzt darin, daß es, verglichen mit anderen Krankheiten, die zum Cor pulmonale führen, die geringsten morphologischen Veränderungen an der Lunge aufzuweisen hat. Oft wurden ihm auch Fälle zugerechnet, bei denen das Cor pulmonale den einzigen anatomischen Befund darstellte. Schon der Name primäre Pulmonalsklerose ist ungenau. Er wäre eher für die diffusen Lungen-fibrosen, also die Parenchymerkrankungen, zutreffend, während hier die Be-zeichnung primäre pulmonale Arteriolosklerose (PARMLEY und JONES 1952) genauer wäre. Über die Problematik des Beiwortes „primär" wird noch zu sprechen sein. Andere Bezeichnungen sind von den erstbeschreibenden Autoren oft nach dem jeweils vorherrschenden morphologischen Bild gewählt worden, wobei einige der unten genannten Namen inhaltlich der primären Pulmonal-arteriolosklerose entsprechen, während bei anderen der entzündliche Prozeß eine eigene Ursache haben kann: Sklerose der Lungenarterien (ROMBERG 1891), Arteriopathia pulmonalis (BREDT 1941), Endarteriitis pulmonalis (ARRILAGA 1913), Thrombarteriitis obliterans (WIESE 1936), arteriologene entzündliche Pulmonalsklerose (HOHENNER 1940 und ANTENUCCI 1935).

Die primäre pulmonale Arteriolosklerose wird heute definiert als ein seltenes, fortschreitendes Leiden mit infauster Prognose, gekennzeichnet durch eine allgemeine Verengerung der Lungenarteriolen, durch einen arteriolosklerotischen Prozeß mit obligatorischer Hypertrophie des rechten Herzventrikels. BRENNER (1935) legte auf die wesentliche Einschränkung Wert, daß keine morphologischen Anzeichen eines pulmonalen Leidens vorliegen dürfen, auch die Rechtshyper-trophie soll keine andere — kardiale — Ursache haben. Er war dabei vorsichtig genug, für die Rechtshypertrophie und die primäre pulmonale Arteriolosklerose eine gemeinsame Ursache anzunehmen, enthielt sich jedoch jeder bestimmten Aussage über deren Natur. BRENNER (1935) und andere Autoren (MÖNCKE-BERG 1907, SANDERS 1909, HART 1916, McCALLUM 1931, KILLINGWORTH und

Gibson 1939, de Navasquez, Forbes und Holling 1940, Brill und Krygier 1941, Raaschou und Samuelsson 1947) möchten die morphologischen Lungenveränderungen auf die Sklerose der Arteriolen beschränkt wissen. Lediglich mäßige Verdickung der Alveolarsepten (Brenner 1935) und der Capillarwände (Sokoloff und Stewart 1933) wurden gelegentlich beobachtet. Damit wären allerdings diese Gefäßveränderungen ihrer — noch immer umstrittenen — Ursache nach von jenen abgegrenzt, die sich im Zusammenhang mit einer primären Erkrankung des Lungenparenchyms entwickeln, also von der großen Gruppe der sekundären Pulmonalsklerosen.

Diese Unterscheidung zwischen primärer und sekundärer Pulmonalsklerose ist allerdings eine rein ätiologische, da morphologisch eine Abgrenzung nicht möglich ist (Brenner 1935), von manchen Autoren auch grundsätzlich abgelehnt wird (Jervell 1950). Die Bezeichnung „primär" ist der Pulmonalsklerose von anatomischer Seite zu einer Zeit gegeben worden, als bei einer rein morphologischen Betrachtungsweise die Sklerose der Arteriolen tatsächlich an den Anfang des Geschehens gestellt wurde. Die Hypertonie wurde dabei als Folge der aus der Wandverdickung resultierenden Strombahnverengung angesehen, und bereits Romberg sah in ihr das Bindeglied zwischen Gefäßläsion und Herzhypertrophie. Schließlich wurde von Moschkowitz (1949), Rosenthal (1930), Steinberg (1929), Staemmler (1938), später auch von Parker (1940), Spain und Handler (1946), McKeown (1952), Spencer (1950), Barrett und Cole (1946) der Hypertonie die führende Rolle zuerkannt, und die Arteriolosklerose als deren Folge angesehen. Damit begann auch für den kleinen Kreislauf die funktionelle Betrachtungsweise an Einfluß zu gewinnen, die pulmonale Hypertonie wurde als Analogon zur essentiellen Hypertonie des großen Kreislaufs angesehen. Folgerichtig lehnten Moschkowitz (1949) und andere Autoren die Bezeichnung primäre Pulmonalsklerose ab und erst neuerdings hat wieder Kirch (1955) mit Hinblick auf die kausale Bedeutung der Hypertonie diesen Begriff „primäre Pulmonalsklerose" zurückgewiesen.

Zweifellos ist der heute am meisten diskutierte kausale Faktor die arterielle Hypertension des kleinen Kreislaufs. Wenn nach der Ansicht von Moschkowitz (1949) vor allem die Dauer und weniger die Höhe der pulmonalen Hypertonie für die Entwicklung der Gefäßsklerose wichtig ist, so muß zu erwarten sein, daß auch einmal Fälle ohne oder mit mäßiger anatomischer Gefäßveränderung, aber mit klinisch bereits nachzuweisender pulmonaler Hypertonie beobachtet werden. Tatsächlich haben Wittenberg (1950) und Soothill (1951) bei Patienten mit erheblicher, durch Herzkatheter festgestellter Hypertonie nur geringfügige vasculäre Läsionen gefunden. Spain (1950) berichtet sogar, man habe durch Herzkatheter pulmonale Hypertonien ohne Rechtshypertrophie gefunden, so daß hier anzunehmen wäre, es habe sich um so frühe Stadien der Hypertonie gehandelt, daß noch nicht einmal eine morphologische Anpassung des rechten Ventrikels erfolgt sei.

Daß auch die Höhe des pulmonalen Druckes eine gewisse Parallele zum Ausmaß vasculärer Läsionen haben könnte, läßt der Hinweis von Soulièr (1951) vermuten, man würde bei Druckwerten unter 60 mm Hg meist nur geringe, bei solchen über 70 mm generalisierte Arteriolosklerose finden.

Berichte über Patienten, die als einzige morphologische Veränderung eine Herzhypertrophie aufwiesen, liegen von Ulrich (1932), East (1940), de Navasquez, Forbes und Holling (1940), Samuelsson (1950), McKeown (1952) u. a. vor. Auch bei ihnen kann man vermuten, daß nach längerer Lebensdauer auch noch arteriolosklerotische Veränderungen auftreten werden. Es liegt keine zwingende Notwendigkeit vor, im rein morphologischen Sinne mit de Navas-

QUEZ am Begriff der idiopathischen Herzhypertrophie festzuhalten. GILMOUR und EVANS (1946), DELIUS und WITZENHAUSEN (1949) haben vorgeschlagen, an Stelle von primärer Pulmonalsklerose von einer primären pulmonalen Hypertension zu sprechen. Diese kann aber als funktioneller Begriff keineswegs mit dem morphologischen der Sklerose identisch sein. Einerseits muß nämlich an den Hinweise BRENNERs erinnert werden, daß — allerdings in seltenen Fällen — ausgedehnte Arteriolosklerosen in den Lungen ohne Hypertrophie des rechten Ventrikels beobachtet worden sind, andererseits kann die Arteriolosklerose als ein Endstadium einer Mehrzahl von Vorgängen entzündlicher oder thromboembolischer Natur angesehen werden, die keineswegs von einer Hypertonie ihren Ausgang nehmen müssen, aber sehr wohl eine solche im Gefolge haben werden, wenn das pulmonale Strombett genügend eingeengt wird (nach LICHTHEIM zu $^3/_4$, nach BOLT zu etwa $^2/_3$ des Ausgangswertes). Der erhöhte intraarterielle Druck kann dann seinerseits im Sinne eines Circulus vitiosus die schon vorhandenen morphologischen Veränderungen weiter verstärken. Mit dieser Aussage wird der Hypertonie als einer möglichen Ursache der Arteriolosklerose nichts von ihrer Bedeutung genommen. Diese kann im Sinne von TURCHETTI und SCHIROSA (1952) und SCHMIDT (1953a und b) durchaus das anatomische Endstadium einer pulmonalen Hypertonie darstellen.

Naturgemäß wird ihrerseits die Stellung der Hypertonie in einer kausalen Reihe von Interesse sein. Ein erhöhter pulmonaler Druck ist genauso wenig „primär" wie die essentielle Hypertonie des großen Kreislaufs. Es ist zur Zeit noch nicht möglich, irgendwelche Angaben über das Zustandekommen einer hypothetischen „essentiellen" Hypertonie im kleinen Kreislauf zu machen. Veränderungen der Blutgasspannungen — bekannte Ursache für Änderungen des Tonus der Gefäßmuskulatur im Lungenkreislauf — kommen nicht in Frage, da diese erst im Endstadium der primären Pulmonalsklerose auftreten, wenn die Einengung des Lungenkreislaufs so weit fortgeschritten ist, daß die Diffusionskapazität der Lunge sehr stark herabgesetzt ist. Auch eine Erhöhung des linken Vorhofdrucks oder pulmonalen Capillardrucks liegt bei der primären Pulmonalsklerose nicht vor. Der allgemeine Hinweis darauf, daß die Gefäßmuskulatur der Lunge einer nervalen und humoralen Beeinflussung unterliegt, trägt kaum viel zum Verständnis bei. Und auch die Annahme eines pressoreceptorischen Regelkreises im Lungenkreislauf (CONDORELLI 1952, PUPILLI 1925) sagt nichts darüber aus, warum die Regelgröße bei der „primären" pulmonalen Hypertension verstellt sein soll.

Eher ist es möglich, zu der Frage Stellung zu nehmen, ob eine im kleinen Kreislauf erzeugte Hypertension in allen Fällen eine pulmonale Arteriolosklerose nach sich zieht. Es kann in diesem Zusammenhang auf die der pulmonalen Arteriolosklerose weitgehend analogen Veränderungen im Lungenkreislauf hingewiesen werden, die sich bei kongenitalen Herzfehlern entwickeln, bei denen der Druck im Lungenkreislauf infolge eines Links-Rechts-Shunts dauernd beträchtlich erhöht ist (Cor triloculare biatriatum, EDWARDS und CHAMBERLAIN 1951; Eisenmenger-Komplex, STEWART und CRAWFORD 1933, CIVIN und EDWARDS 1950, SELZER und LAQUEUR 1951; Offenbleiben des Ductus Botalli, HULTGREN, SELZER u. Mitarb. 1953), ebenso auf die Entstehung einer pulmonalen Arteriolosklerose nach künstlicher Anastomosierung von Arterien des großen Kreislaufs mit den Lungenarterien im Tierexperiment.

Eine recht übersichtliche Darstellung der bei chronischem Cor pulmonale — abgesehen von den Pneumokoniosen — vorkommenden morphologischen Lungengefäßveränderungen gibt neuerdings KÖNN (1956). Er unterteilt nach seinen Befunden in prähypertonische und posthypertonische Lungenveränderungen, Begriffe, die sich nicht völlig mit denen der primären und sekundären Pulmonalsklerose decken. Es erscheint fraglich, ob eine solche Klassifizierung für klinische Erfordernisse geeignet ist, schon deshalb, weil in die Kategorie „prähypertonische Lungenveränderungen" die primär entzündlichen Veränderungen kleinster Lungengefäße mit einer für den Hochdruck unmittelbar ursächlichen Bedeutung zusammengefaßt werden mit den Gefäßalterationen bei Lungenemphysem und Fibrosen, die diese selbständige Bedeutung nicht haben. Unter den posthypertonischen Lungenveränderungen sind auch jene eingeordnet, die sich abhängig von Hindernissen im linken Herzen entwickeln, die also strenggenommen keine unmittelbare Beziehung zum chronischen Cor pulmonale haben.

Im einzelnen sei bezüglich der auch für den großen Kreislauf geltenden Beziehungen zwischen Erhöhung des intravasalen Drucks und der Entwicklung endarteriitischer Veränderungen auf das Kapitel Hypertension dieses Handbuchs verwiesen.

Über die Häufigkeit der sog. primären Pulmonalsklerose waren früher die Auffassungen recht unterschiedlich. Das erklärt sich zum Teil vielleicht daraus, daß man nicht scharf genug die einfache Atherosklerose und die senile Pulmonalsklerose, die jenseits des 50. Lebensjahres zu den gewöhnlichen Sektionsbefunden zählt, von der eigentlichen Sklerose der kleinen, meist peripher beginnenden Regulationsarterien (Hiltbold 1954) abgegrenzt hat. Die Sklerose größerer Arterienäste ist im allgemeinen auf den Lungenkreislauf ohne Einfluß. So dürften die Angaben über die Häufigkeit der primären Pulmonalsklerose von Miller (1937) 7,4% bei 800 Autopsien und von Moschkowitz (1949) 6,25% unter 770 Sektionen zu hoch gegriffen sein. Zutreffender erscheinen die Zahlen von Seely (1938) 1:3800, McCallum (1931) 1:12000, Jenssen (1948) 1:1860, Goodale und Thomas (1954) 2:10000.

H. Schmidt (1953) berichtet in einem Zeitraum von 4 Jahren über die erstaunliche Zahl von 21 Fällen von sog. primärer Pulmonalsklerose (1949—1952). Evans, Short und Bedford (1957) berichten über 11 eigene Fälle mit Sektions- und Herzkatheterbefunden. In einer kritischen Darstellung glaubten Parmley und Jones (1952), bis 1952 nur 31 Fälle des Schrifttums im Sinne der oben genannten Definition anerkennen zu können. 3 eigene Beobachtungen fügen sie an. Brenner erkannte 1935 17, Brill und Krygier 1941 20 Fälle als primäre Pulmonalsklerose an. Auch wenn man berücksichtigt, daß es immer schwieriger wird, das gesamte Schrifttum zu überblicken, so sind dies doch recht kleine Zahlen. Sie machen verständlich, daß die Existenz der primären Pulmonalsklerose als ein selbständiges Krankheitsbild immer wieder angezweifelt worden ist.

Über das bevorzugte Lebensalter gehen die Ansichten auseinander. Staemmler (1938) empfiehlt, gerade bei älteren Menschen dem Auftreten der primären pulmonalen Hypertonie mehr als bisher Beachtung zu schenken. Ein Altersminimum von 6 Lebensmonaten (Goodale und Thomas 1954), 7 Monaten (Herdenstam 1949) sowie ein Maximum von 74 Jahren sind beschrieben. Dazwischen sind alle Altersstufen vertreten, wenn auch eine gewisse Bevorzugung des 3. und 4. Lebensjahrzehntes vorzuliegen scheint. Unter 24 Fällen waren nach Samuelsson (1950) 2 im 2., 9 im 3., 8 im 4., 4 im 6. und einer im 8. Lebensjahrzehnt. Dresdale, Schultz und Michtom (1951) und Evans, Short und Bedford (1957) glauben, daß Frauen häufiger betroffen sind.

Das klinische Bild der primären Pulmonalarteriolosklerose entspricht dem im Kapitel II 3 geschilderten des Cor pulmonale ohne nachweisbare Störung der alveolaren Ventilation. Dyspnoe, die meist nur bei Anstrengungen auftritt, ist wohl das erste und häufigste Symptom. Zahlreiche Patienten leiden an

chronischem, aber nicht besonders intensivem Husten. Bronchitiden mäßigen
Grades treten nicht selten auf; ihnen will Jervell (1950) eine ursächliche Be-
deutung für die Gefäßsklerosierung beimessen (vgl. auch Staemmler und
Schmitt 1951).

Neben der „effort dyspnoe" wird auf das häufige Vorkommen von sub-
sternalen Angina pectoris-ähnlichen Schmerzen, besonders bei körperlichen
Anstrengungen (effort angor), aber auch in der Ruhe hingewiesen, nach Dresdale, Schultz und Michtom (1951) in etwa 20% der Fälle (pulmonaler Hochdruckschmerz, Viar und Harrison 1952).

Synkopale Anfälle (effort syncope) sind nach Dressler (1952) sowie Howarth und Lowe (1953) bei diesem Krankheitsbild häufig, wurden aber bei den
Fällen von Turchetti und Schirosa (1952) nicht beobachtet.

Kleinere Hämoptysen werden nach Schmidt (1953), Parmley und Jones
(1952) gelegentlich beobachtet. Die wechselnden Angaben in der Literatur über
das Vorhandensein von Cyanose, die von Brenner (1935) und East (1940)
als das hervorstechendste Symptom angesehen werden, von anderen (Brill
und Krygier 1941) in der Mehrzahl der Fälle vermißt wurden, beruhen wohl
darauf, daß in den Anfangsstadien des Leidens höchstens eine periphere Strömungscyanose, aber keine nennenswerte Herabsetzung der arteriellen O_2-Sätti-
gung vorhanden ist. In den Endstadien, bei extrem herabgesetzter Diffusionskapazität der Lunge kann allerdings eine mäßige bis schwere arterielle Untersättigung schon in der Ruhe vorliegen. Dann erst können sich auch eine Polyglobulie und Hypervolämie, eventuell Trommelschlegelfinger entwickeln, die
bei der Mehrzahl der nicht so fortgeschrittenen Fälle vermißt werden.

Wenn das Leiden, oft schon nach einigen Monaten, selten länger als nach
1—3 Jahren, sein Endstadium erreicht, entwickelt sich eine meist irreversible
Herzinsuffizienz mit Stauung und Ödemen. In 10 von Evans, Short und Bedford (1957) mitgeteilten Fällen betrug die mittlere Lebensdauer $2^1/_2$ Jahre
(5 Monate bis 7 Jahre).

Dresdale, Schultz und Michtom (1951) haben 3 Fälle von primärer pulmonaler Hypertension einer eingehenden Funktionsanalyse unterzogen. Der Pulmonalisdruck war in allen Fällen stark erhöht und lag zwischen 121/47 und
73/41, der pulmonale Gefäßwiderstand zwischen 1965 und 1550 dyn sec $\times$ cm^{-5}.
Der diastolische Druck im rechten Ventrikel und im rechten Vorhof war bei
2 Fällen deutlich erhöht. Das Herzminutenvolumen war erniedrigt und betrug
zwischen 3,7 und 2,16 Liter/min. Die arterielle Sauerstoffsättigung war völlig
normal. Auch während körperlicher Arbeit zeigte sich nur bei einem der Fälle
ein geringer Abfall auf 93,2%. Die Pulsfrequenz war erhöht. Von 2 Fällen
liegen auch Untersuchungen der Lungenfunktion vor. Vitalkapazität und Atemgrenzwert waren bei dem einen völlig normal, bei dem anderen nur gering herabgesetzt. Es handelte sich also um einen Widerstandstyp des pulmonalen Hochdrucks mit herabgesetztem Minutenvolumen bei normaler Sauerstoffsättigung
und normaler Lungenfunktion.

Im Röntgenbild bieten die sehr stark erweiterten größeren Äste der A. pulmonalis, die sich oft tumorartig in die sonst schattenarme, da wenig durchblutete Lungenperipherie vorwölben, oft ein sehr charakteristisches Bild (Hohenner 1940). Das EKG zeigt meist deutlich das Bild des chronischen Cor
pulmonale.

Differentialdiagnostisch kann die „primäre" Pulmonalsklerose von der rezidivierenden Thromboembolie des Lungenkreislaufs nur vermutungsweise auf Grund
der in Richtung Thromboembolie unergiebigen Anamnese abgegrenzt werden.
Im übrigen ist es notwendig, Mitralvitien und kongenitale Vitien auszuschließen;

Herzgeräusche bei relativer Klappeninsuffizienz können dabei zu Fehldiagnosen Anlaß geben (Hohenner 1940).

Bei der Bewertung der Gefäßsklerose sind sich alle Autoren darüber einig, daß nur eine Erkrankung im Bereich der „Regulationsarterien", d. h. der muskulären Arterien von einem Kaliber von 1 mm herab bis zu den Arteriolen, für den Druck im kleinen Kreislauf und für die Herzbelastung von Belang sein kann. Die Atherosklerose der großen Pulmonaliäste — ein häufiger Sektionsbefund bei älteren Leuten —, besonders ausgeprägt oft bei Fällen mit pulmonaler Hypertension und rechtsseitiger Herzhypertrophie, ist ein belangloser Nebenbefund ohne pathogenetische Bedeutung.

Die Veränderungen an den kleinen Lungengefäßen hat man vielfach nach dem histologischen Befund und nach der Lokalisation der Veränderungen in bestimmte Gruppen eingeteilt. So könnte man etwa die „nekrotisierenden Angiitiden (Zeek, Smith und Weeter 1948) den Gefäßveränderungen vom Typ der Endangiitis obliterans gegenüberstellen. Bezüglich der Lokalisation wird darauf zu achten sein, ob die Veränderungen allein im Lungenkreislauf vorkommen oder ob ein allgemeines Gefäßleiden vorliegt (z. B. Periarteriitis nodosa, Bürger-Winiwartersche Krankheit, Lupus erythematodes), mit vorzugsweisem Befallensein von Pulmonalarterien, Bronchialarterien oder den Anastomosen vermittelnden Sperrarterien.

Bezüglich der Pathogenese sind entzündliche (Allergie, Rheumatismus) und thromboembolische Vorgänge, neben dem Einfluß der Blutdruckerhöhung selbst auf die Gefäße, in Anspruch genommen worden. Die Hoffnung, von einer bestimmten histologischen Struktur und Lokalisation einer Veränderung auf die Pathogenese schließen zu dürfen, hat sich weitgehend nicht erfüllt. Galt es früher nach den Arbeiten von Gruber (1923) für nahezu erwiesen, daß die Periarteriitis nodosa, der Prototyp der „nekrotisierenden Angiitis", auf eine allergische Pathogenese hindeutete, so haben Tierexperimente gezeigt, daß nahezu gleichartige Veränderungen auch bei der künstlichen Erzeugung einer Hypertension durch Niereneinkapselung (Smith und Zeek 1947) oder durch Mineralocorticoide erzeugt werden können, ja auch bei der malignen Hypertension des Menschen vorkommen.

Die perakute maligne Hypertension vermag anscheinend im wesentlichen alle an der Gefäßwand vorkommenden morphologischen Veränderungen hervorzurufen (Staemmler 1938, Symmers 1952), wobei den unterschiedlichen lokalen Befunden verschiedene Stadien eines Prozesses entsprechen, die durch morphologische Bilder der akuten, subakuten und chronischen „Entzündung", schließlich der Sklerose illustriert werden. Andererseits kann es nicht zweifelhaft sein, daß ein allergisches Geschehen, etwa die einer Tetanusinjektion folgende Serumkrankheit, prinzipiell gleichartige Arterienveränderungen ohne Hochdruck hervorrufen kann (Berblinger 1950, Rich, Voisin und Bang 1953, Clark und Kaplan 1937). Beweisen läßt sich aus dem histologischen Momentanbild bezüglich der vielfachen möglichen Verursachung nur wenig. Auf eine Vielzahl verursachender Faktoren hält das Gewebe nur eine sehr begrenzte Zahl von morphologischen Reaktionen bereit, während andererseits ein Störfaktor, je nach Art und Dauer der Einwirkung, die ganze Skala möglicher Gewebereaktionen zur Auslösung bringen kann.

Die ätiologische Diagnose hat — soweit sie überhaupt möglich ist — aus dem klinischen Gesamtbild zu erfolgen.

Tritt eine Arteriopathie der Lunge im Rahmen einer generalisierten Arterienerkrankung auf, so hat das Lungenleiden oft nur lokale Bedeutung. Wenn Zeek, Smith und Weeter (1948) aus dem Sammelbegriff der Periarteriitis nodosa (nekrotisierende Arteriitis) eine besondere „hypersensitivity"-Angiitis abtrennt (Serumkrankheit, Allergie gegen Sulfanomide, Penicillin, Thiouracyl, Jod), so geschieht dies auf Grund des besonderen akuten Verlaufs und einer bestimmten Verteilung der Gefäßläsionen, welche die Nieren- und Herzgefäße, oft die Lungenarterien und die Follikelarteriolen der Milz, seltener Magen-Darm und Pankreas-Gefäße befallen. Die Beteiligung der Lungengefäße erlangt meist keine selbständige Bedeutung; ein Cor pulmonale ist nicht bekannt.

Bedeutungsvoll für den Lungenkreislauf mag auch die sog. allergisch-granulomatöse Arteriitis sein, die KNOWLES (1952) sowie CHURGE und STRAUSS (1951) weiter von der Periarteriitis nodosa abtrennen möchten. Dieses meist mit schwerem Asthma, Fieber, Eosinophilie und Neuritis einhergehende und in wenigen Jahren tödlich verlaufende Leiden beteiligt im Rahmen einer generalisierten Arteriitis in einem hohen Prozentsatz der Fälle (6 von 9 Fällen von CHURGE und STRAUSS) die Lungengefäße im Sinne einer nekrotisierenden Arteriitis mit riesenzellhaltiger Granulomatose. Schicksal und Herzbefund der Patienten werden durch das Allgemeinleiden bestimmt. Ausgesprochenes Cor pulmonale ist nicht bekannt. Histologisch ähnlich aussehende Befunde an den Lungengefäßen finden sich nach BERGSTRAND (1946), EHRLICH und ROMANOFF (1951) auch beim allergischen Lungengranulom und bei den flüchtigen Lungeninfiltraten der Loefflerschen Krankheit.

Andere Fälle von Periarteriitis nodosa beteiligen nur ganz ausnahmsweise die Lungengefäße. Auch der Lupus erythematodes generalisatus befällt nur in Ausnahmefällen die Lungengefäße. Fälle von Cor pulmonale sind nicht bekannt.

SYMMERS (1952) und McKEOWN (1952) beschreiben Fälle von schwerer nekrotisierender, auf die Pulmonalgefäße beschränkter Arteriitis mit pulmonalem Hochdruck und Cor pulmonale. Die Zuordnung solcher Bilder zur Periarteriitis nodosa und „hypersensitivity"-Arteriitis muß zweifelhaft bleiben, zumal auch das klinische Bild extrapulmonale Symptome und Hinweise auf eine allergische Erkrankung vermissen ließ. SYMMERS (1952) diskutiert daher die Möglichkeit des Entstehens solcher Veränderungen im Gefolge der Entwicklung eines pulmonalen Hochdrucks. Andererseits kann der Fall von ACKERMAN (1939) (generalisierte nekrotisierende Angiitis mit besonderer Beteiligung der Lungengefäße und Cor pulmonale, ebenfalls ohne extrapulmonale Symptome, ohne Eosinophilie und allergische Erkrankung) nicht allein mit dem Hinweis auf eine pulmonale Hypertension erklärt werden.

Auf den Lungenkreislauf beschränkte, nekrotisierende Arteriitiden sind bei kongenitalen Vitien beschrieben, so beim Eisenmenger-Komplex (OLD und RUSSEL 1950, KIPKIE und JOHNSON 1951). Auch hier können der pulmonale Hochdruck eine Rolle spielen, aber vielleicht doch auch andere Faktoren auf die in einem Fall eine gleichzeitig vorhandene Glomerulo-Nephritis und eine Sulfonamid-Überempfindlichkeit hinzuweisen scheinen (KIPKIE und JOHNSON 1951).

Ausgedehnte hyperplastische und nekrotisierende Arteriolitis im Lungenkreislauf ist bei Fällen von Mitralstenose häufig beschrieben worden (BREDT 1941, PARKER und WEISS 1936, SYMMERS 1952, HICKS 1953). BREDT (1941) sieht in der Arteriitis bei Mitralstenose einen der rheumatischen Endokarditis nebengeordneten entzündlichen Gefäßprozeß. Man wird heute nicht umhin können, auch der Hypertension im kleinen Kreislauf eine mindestens fördernde Rolle für die Entwicklung dieses Gefäßprozesses zuzuerkennen. Das gleiche gilt für die von BREDT (1941) beschriebenen Fälle isolierter Pulmonal-Arteriolosklerose mit Cor pulmonale, welche ebenfalls die ganze Skala arteriitischer Veränderungen von der einfachen Intimahyperplasie bis zur nekrotisierend granulomatösen Arteriitis umfaßt. ROESSLES (1933) Versuch, die Arteriopathie pulmonalis BREDTs mit der Periarteriitis nodosa und der Endarteriitis obliterans zur Gruppe der rheumatischen Gefäßerkrankungen zusammenzufassen, steht die Auffassung STAEMMLERs, welcher als Grundursache der mannigfaltigen Bilder eine primäre Hypertonie im kleinen Kreislauf zugrunde legt, als gleichberechtigte Deutung gegenüber. Eine Entscheidung ist nur im Einzelfalle unter Berücksichtigung des klinischen Gesamtbildes möglich und wird oft gar nicht getroffen werden können.

Eine Beteiligung der Lungengefäße am Krankheitsbild der Bürger-Winiwaterschen Erkrankung scheint außerordentlich selten, wenn überhaupt vorzukommen. JULITZ (1953) berichtet über einen Fall, der jedoch nicht ausreichend histologisch dokumentiert ist. Keineswegs sollten isolierte Erkrankungen der Lungengefäße ähnlichen histologischen Typs ohne weiteres der Bürger-Winiwarterschen Krankheit zugerechnet werden (ROTHSCHILD und GOLDBLOOM 1938).

In diesem Zusammenhang muß noch ein in der neueren Literatur gelegentlich diskutiertes Krankheitsbild erwähnt werden: die „progressive Lungendystrophie" (HEILMEYER und SCHMID 1956, im amerikanischen Schrifttum auch als „vanishing lung" (BURKE 1937, ALLISON 1942) oder „cotton candy lung" (CRENSHAW 1954) bezeichnet. Unter Bezugnahme auf pathologisch-anatomische Untersuchungen von CUDKOWITZ und ARMSTRONG (1953), sowie auf eigene Röntgenbefunde nehmen HEILMEYER und SCHMID an, daß hier eine primäre Gefäßerkrankung vorliegt, für die möglicherweise Bronchial- und Lungeninfekte, vielleicht auch das Nicotin, ätiologische Bedeutung haben. Es wurde eine Fibrose der Media und Adventitia kleiner peripherer Pulmonalarterienäste gefunden, also nicht das histologische Bild einer Bürgerschen Erkrankung der Lungenarterien, die HEILMEYER und SCHMID zunächst diskutiert hatten.

Es wird notwendig sein, die selbständige Existenz dieses Krankheitsbildes durch weitere pathologisch-anatomische Untersuchungen, vor allem auch der mittleren und großen Lungengefäße, zu sichern. Der fortschreitende Schwund, die „Auflösung" von Lungengewebe im Bereich eines Lungenlappens, müßte ja mit bestimmten Gefäßveränderungen einhergehen bzw. diesen nachfolgen. HEILMEYER und SCHMID lehnen die Möglichkeit der Erklärung ab, es könnte dieser Gewebsschwund auf dem Boden einer Druckatrophie nach Anwachsen einer großen Spannungsblase bei bullösem Emphysem entstanden sein, wie dies von BURKE (1937) und ALLISON (1942) angenommen wurde. Am wahrscheinlichsten sei ein gleichzeitiger Verschluß der Bronchial- und Pulmonalarterien.

Bei der klinischen Untersuchung können in den leichten Fällen Atemnot und Cyanose fehlen, in den fortgeschrittenen Fällen werden sie kaum vermißt. Über besondere Auskultationsphänomene ist nichts bekannt. Die Lungenfunktionsprüfungen ergaben pathologische Werte bei Messung der Vitalkapazität, Verminderung des Atemgrenzwertes, Behinderung der Exspiration im Tiffenau-Test, Verlängerung der Atemzeitquotienten und der Mischungszeit, starke Erhöhung der Residualluft und Verminderung der Reserveluft. In einem Fall wurde der Druck der A. pulmonalis leicht, aber doch signifikant erhöht gefunden.

Röntgenologisch findet man vor allem eine Aufhellung der erkrankten Lungenpartien, bei Gesamtbeteiligung einer Seite kann das Bild der von ZORN (1951) sowie LAUR und WEDLER (1955) beschriebenen „hellen" Lunge beobachtet werden, die aber nicht mit dem hier beschriebenen Geschehen zu identifizieren sei. Ähnliche, aber eben doch nicht gleiche Röntgenbefunde sollen sich bei Spontanpneumothorax, Waben- und Cystenlunge und grobbullösem Emphysem ergeben. Bei einem Patienten wurde eine Angiokardiographie vorgenommen mit dem wesentlichen Ergebnis, daß sich in den befallenen Abschnitten die Lungengefäße nicht darstellen ließen.

Im EKG erkennt man nicht selten die Zeichen der vermehrten Rechtsbelastung.

Die Schnelligkeit der Progredienz ist unterschiedlich. Alle Patienten wurden mehrere Jahre, einer sogar über 16 Jahre beobachtet. HEILMEYER und SCHMID nehmen an, daß die ungünstige Prognose des Leidens durch den Ausgang in Herz- und Ateminsuffizienz bestimmt wird. Es wird also bei ausgedehntem Gewebsuntergang infolge der intensiven Beteiligung der Lungengefäße zu der bereits nachgewiesenen Druckerhöhung im kleinen Kreislauf und damit zum Cor pulmonale chronicum kommen.

Ob nun die oben mitgeteilten Daten wirklich ein selbständiges Leiden kennzeichnen oder nur Varianten schon bekannter Krankheitsbilder vertreten, wird man, wie bereits erwähnt, erst nach Mitteilung weiterer, umfangreicherer klinischer und anatomischer Studien entscheiden können. Auf die Notwendigkeit weiterer Forschungen hinsichtlich Ätiologie und Pathogenese der Erkrankung hatte schon KRÖKER (1956) hingewiesen.

Besonders für die sich in früher Jugend manifestierenden Fälle von primärer Pulmonalsklerose sind auch angeborene Fehlbildungen in Anspruch genommen worden (SELZER und LAQUEUR 1951). GILMOUR und EVANS (1946) diskutieren eine an der Gefäßwand sich manifestierende Mesenchymschwäche, die zu Atrophie der Media und kompensatorischer Intimaverdickung führt. GOODALE und THOMAS (1954) halten eine Persistenz der im Fetalleben verdickten Media der Pulmonalarterie für eine Ursache der Hypertension des Cor pulmonale im Kindesalter. LANGE (1948) wies auf familiäres Vorkommen der sog. primären Pulmonalsklerose hin.

Eine ausgedehnte obliterierende Endarteriitis speziell der Bronchialarterien beschreiben CUDKOWITZ und ARMSTRONG (1953) bei manchen Fällen von Emphysem. KUCSKO (1953) beschreibt lokale endständige oder an Gefäßabgängen lokalisierte Gefäßverschlüsse an kleinen Lungenarterien, deren Morphologie und Lokalisation an pathologisch veränderte arteriovenöse Anastomosen denken läßt. Der in diesen Fällen beobachtete pulmonale Hochdruck und Cor pulmonale werden mit dem Verschluß dieser arteriovenösen Anastomosen wohl kaum zureichend erklärt. FEUARDENT (1953) beschreibt offensichtlich analoge Befunde, kann sich aber auf Grund sehr sorgfältiger Rekonstruktionen des Gefäßverlaufs in Serienschnitten nicht davon überzeugen, daß diese Gebilde arteriovenöse Anastomosen darstellen. Ob diese „endofibrose obliterante idiopathique des arterioles pulmonaires" eine besondere Form der Pulmonalsklerose darstellt oder nur einen auffälligen Befund innerhalb der Skala reaktiver Gefäßveränderungen, kann noch nicht entschieden werden.

Einen besonderen Befund stellen auch die von WIESE (1936) als Thromboendarteriitis obliterans pulmonalis beschriebenen Veränderungen dar, lumenwärts gerichtete Endothelzellwucherungen mit Einlagerungen fibrinoiden und thrombotischen Materials. Auch für diesen morphologischen Befund wurden sowohl infektallergische Gefäßreaktionen (WIESE 1936) als auch der pulmonale Hochdruck (STAEMMLER 1937), als auch thromboembolische Vorgänge in Anspruch genommen. Es erscheint nicht hinreichend begründet, eine Sonderstellung dieser Fälle bezüglich der Pathogenese anzunehmen.

Die bei Erkrankungen des Lungenparenchyms auftretende „sekundäre", besser, „begleitende" Pulmonalsklerose kann morphologisch von der sog. „primären" Pulmonalsklerose nicht unterschieden werden. Funktionell tritt sie gegenüber den Folgen der Parenchymerkrankung mehr oder weniger stark in den Hintergrund. Ursächlich kommen wie bei den primären Formen verschiedene Faktoren in Frage, neben den Folgen des pulmonalen Hochdrucks thromboembolische Prozesse, auch vor allem infektiöse und allergische Vorgänge, die zum Teil als Reaktion auf die Parenchymerkrankung in Erscheinung treten. So hat besonders FOSSEL (1941) auf den Einfluß akuter und chronischer Lungenentzündungen auf die Lungengefäße hingewiesen. STAEMMLER und SCHMITT (1951) berichten über Cor pulmonale bei einer obturierenden entzündlichen Arteriitis, die vor allem Lungenarterien von etwa 1 mm Durchmesser befällt, aber die Peripherie des Lungenkreislaufs freiläßt, und möchten diese auf eine Sensibilisierung zurückführen, die von einem infektiösen Prozeß in den begleitenden Bronchien ausgehen könnte. LIEBOW, HALES u. Mitarb. (1949) sahen besonders bei Bronchiektasen, aber auch beim Emphysem eine vermehrte Anastomosenbildung zwischen A. pulmonalis und A. bronchialis.

Es scheint angebracht, die Besprechung der sog. primären Pulmonalsklerose mit einem Hinweis auf den Begriff des sog. Morbus Ayerza abzuschließen. AYERZA selbst hat Patienten vor einer medizinischen Gesellschaft demonstriert, die er wegen der tiefen Cyanose als cardiacos negros bezeichnete. Er erwähnte die Rechtshypertrophie. Histologische Befunde der Lungengefäße liegen aber nicht von ihm, sondern erst von seinem Schüler Arrilaga (1913) vor, der die Pulmonalsklerose zunächst als Folge von Bronchusläsionen und später von syphilitischer Arteriitis ansah, worin ihm Barlaro (1917), Warthin (1919), Konstam und Turnbull (1929) und in neuerer Zeit auch Leopold (1950) gefolgt sind. Eine genaue und allgemein anerkannte Definition des Morbus Ayerza ist nie gegeben worden. Nicht selten wurden alle Fälle mit Blausucht unter dieser Bezeichnung subsummiert, vielfach hielt man die Arteriolosklerose oder endarteriitische Gefäßläsionen für wesentliche Merkmale. Die Ayerzasche Krankheit verlor weiter an Inhalt, als man der früher so betonten syphilitischen Ätiologie gegenüber immer vorsichtiger werden mußte. Nach der heutigen Anschauung erscheint die Vorstellung von einer generalisierten syphilitischen Arteriolitis, die zu einem chronischen Cor pulmonale führen könnte, unhaltbar. Lavenne und Meerseman (1954) bemerken zutreffend, zahlreiche Autoren hätten den Begriff Morbus Ayerza ebenso verworren wie populär gemacht. Der Name habe für fast alle Krankheiten, die die charakteristischen Züge des Cor pulmonale chronicum tragen, als Etikett gedient. Es erscheint zweckmäßig, die Bezeichnung Ayerzasche Krankheit wegen ihrer mangelnden Präzision fallen zu lassen.

XVI. Cor pulmonale bei Erkrankungen der Lungenvenen.

Ebenso wie eine Druckerhöhung im linken Vorhof (bei Mitralstenose oder Linksinsuffizienz) zum Anstieg des Pulmonalisdruckes und damit zu vermehrter Belastung des rechten Herzens führt, so kann auch ein Kreislaufhindernis im Bereich der Lungenwege pulmonale Hypertension und Cor pulmonale hervorrufen. So beschrieben Manzini (1947) und Hoera (1934) je einen Fall mit erheblicher rechtsseitiger Herzhypertrophie (Cor pulmonale) bei thrombotischem Verschluß fast aller Lungenvenen auf Grund einer obliterierenden Endophlebitis. Die muskulären Arterien zeigten in diesen Fällen nicht sehr hochgradige endangiitische Veränderungen, die als Folge des pulmonalen Hochdrucks aufgefaßt werden könnten.

Edwards und Burchell (1951) beschreiben einen Fall, bei dem infolge einer schwieligen Mediastinitis alle Lungenvenen, mit Ausnahme der vom rechten Unterlappen kommenden, komprimiert waren. Es fanden sich eine pulmonale Hypertension mit Cor pulmonale, sowie schwere arteriolosklerotische Veränderungen in den Pulmonalarterien derjenigen Lungenlappen, deren Lungenvenen komprimiert waren, während die Arteriolen des rechten Lungenlappens, dessen venöser Abfluß unbehindert war, frei von Veränderungen waren. Diese Beobachtung spricht vielleicht dafür, daß nicht der pulmonale Hochdruck an sich, der ja alle Lungenarterien betrifft, als Ursache der endangiitischen Veränderungen anzusprechen ist. Es wäre daran zu denken, daß entweder die aktive Engstellung der Arteriolen des gestauten Lungenlappens (protektive Vasoconstriction zwecks Vermeidung eines erhöhten pulmonalen Capillardrucks wie bei Mitralstenose) oder die Zirkulationsverlangsamung in diesen Lungenabschnitten zur Entwicklung arteriitischer Gefäßveränderungen beiträgt.

Hegglin und Zollinger (1954) beschreiben einen Fall von schwieliger Mediastinitis nach Oleothorax bei Lungentuberkulose, bei dem sämtliche Lungenvenen durch das Narbengewebe komprimiert waren. Der Kranke zeigte das Bild eines chronischen Cor pulmonale. Bei der Herzkatheteruntersuchung war nicht nur der rechte Ventrikeldruck sondern auch der „p.c.p." erheblich erhöht (p.c.p. = 75/48 mm). Auch in diesem Falle zeigten die Lungenarteriolen das Bild einer diffusen sekundären Endangiitis.

Eine besondere Rolle spielt die Verschwielung der Lungenhili bei der Silikose. Nach GERSTEL (1933) und GEEVER (1947) werden oft die weniger widerstandsfähigen Venen früher durch den silikotischen Prozeß beeinträchtigt. Auch können angiographische Untersuchungen zeigen, daß der venöse Rückstrom bereits gestört sein kann, wenn die arterielle Zirkulation noch nicht nachweisbar beeinträchtigt ist.

SCHMIDT (1953) findet bei Fällen von ,,essentieller pulmonaler Hypertension" neben endarteriitischen Veränderungen eine ,,spastische Hypertrophie der kleinen Lungenvenen" mit zum Teil perlschnurartiger Konfiguration dieser Gefäße und mißt diesem Befund eine Bedeutung für die Entstehung der pulmonalen Hypertension und das Auftreten von ,,Herzfehlerzellen" im Auswurf bei. Ähnliche Befunde erhoben TAKINO und MIYAKE (1936) bei Patienten, die im akuten Asthmaanfall gestorben waren.

SCHMIDT (1953) weist auf das häufige Vorkommen von Thrombosen in den Lungenvenen hin, von denen arterielle Embolien ausgehen können.

XVII. Angeborene arteriovenöse Aneurysmen der Lungengefäße.

Arteriovenöse Aneurysmen im Lungenkreislauf, durch die ein Teil des Lungenarterienblutes direkt in die Lungenvenen geleitet wird, sind in den letzten Jahren in größerer Anzahl beschrieben worden. Die ersten anatomischen Berichte stammen von CHURTON (1897) und WILKENS (1917). Erstmalig wurde die Diagnose am Lebenden von SMITH und HORTON (1940) gestellt, und die erste erfolgreiche Operation wurde 1940 von HEPBURN und DAUPHINÉE (1942) ausgeführt. Im deutschsprachigen Schrifttum haben HEDINGER und HITZIG (1950, 1951), SÜSSE, OELSSNER u. Mitarb. (1953), FALK (1951), DERRA (1951) und THOENIS und SCHEID (1952) über pulmonale arteriovenöse Aneurysmen berichtet. Zusammenfassende Übersichten finden sich bei SLOAN und COOLEY (1953) sowie bei GIAMPALMO (1950), BAER, BEHREND und GOLDBURG (1950), ARMENTROUT und UNDERWOOD (1950), BARNES, FATTI und PRYCE (1948), CRANE, LERNER und LAWRENCE (1949), DENOLIN, LEQUIME und JONNARD (1950), FRIEDLICH, BING und BLOUNT (1950), MAIER, HIMMELSTEIN u. Mitarb. (1948), YATER, FINNEGAN und GRIFFIN (1949).

Trotz der sich in letzter Zeit in aller Welt häufenden Berichte handelt es sich um ein seltenes Krankheitsbild, wie unter anderem aus Sektionsstatistiken hervorgeht. So fanden sich unter 15000 aufeinanderfolgenden Autopsien im Johns Hopkins-Hospital nur 3 solche Anomalien (SLOAN und COOLEY 1953). Das Auftreten von arteriovenösen Lungenaneurysmen ist oft nur ein Zeichen einer allgemeinen Neigung zur Bildung von Angiomen, meist teleangiektatischen Typs, wie sie im Rahmen der Rendu-Oslerschen Krankheit (erbliche hämorrhagische Teleangiektasie) beobachtet werden (MARMIER, HITZIG 1950, HEDINGER und HITZIG 1951, WOODHOUSE 1948, ARMENTROUT und UNDERWOOD 1950). SLOAN und COOLEY (1953) fanden unter 85 in der Literatur beschriebenen Fällen von pulmonalem arteriovenösem Aneurysma 39 mit Nachweis von Angiomen an anderen Körperstellen. 14mal konnte ein familiäres Auftreten derartiger Gefäßanomalien erwiesen werden. Zweimal wurden arteriovenöse Lungenaneurysmen bei Geschwistern beobachtet (GOLDMAN 1947, MOYER und ACKERMANN 1948).

Pulmonale arteriovenöse Angiome können als meist multiple teleangiektatische Angiome beobachtet werden. Die meisten klinisch bedeutsamen arteriovenösen Verbindungen weisen jedoch den Typ des kavernösen Angioms auf. Sie erscheinen im Röntgenbild als rundliche oder traubenförmige homogene

Verschattungen mit strangförmigen Verbindungen zum Hilus hin und bestehen aus stark erweiterten, oft gewundenen zuführenden Arterien und abführenden Venen sowie aus einem homogenen Aneurysmasack bzw. aus einem Konvolut gewundener und erweiterter dünnwandiger Gefäße. Sie sind häufig subpleural lokalisiert und können in allen Lungenteilen in etwa gleicher Häufigkeit vorkommen (Sloan und Cooley 1953).

Die zuführenden Lungengefäße sind meist ein oder mehrere Lungenarterienäste, die abführenden Gefäße sind Lungenvenen. Selten sind abnorm angelegte Gefäßstämme die Quelle der Blutzufuhr (Baer, Behrend und Goldburg 1950, Jones und Thompson 1944, und Lindskog, Liebow u. Mitarb. 1950). Abnorme Gefäße des großen Kreislaufs können sich an der Mißbildung beteiligen (Watson 1947). Ob die Bronchialarterien an der Gefäßversorgung teilnehmen können, ist noch nicht sicher erwiesen (Baker u. Mitarb. 1949, Lawrence und Rumel 1950, Eringa, Brugge u. Mitarb. 1954, Angelino, Actis Dato u. Mitarb. 1954, Gray 1952a, Lurie und Whittemore 1952a).

Pulmonale arteriovenöse Anastomosen treten recht häufig multipel auf. Von 85 Fällen von Sloan und Cooley (1953) hatten 27 multiple Aneurysmen, von diesen 21 mit Beteiligung beider Lungen. Gleichzeitiges Vorkommen in allen 5 Lungenlappen wurde von Adams (1951, 1944) chirurgisch bestätigt. Pulmonale arteriovenöse Aneurysmen werden in gleicher Häufigkeit bei beiden Geschlechtern beobachtet, sie sind in jedem Lebensalter erstmalig beschrieben worden.

Pulmonale arteriovenöse Aneurysmen stellen einen Kurzschluß des Lungenkreislaufs dar, durch den nicht arterialisiertes Blut den linken Vorhof erreicht. Die Menge des Kurzschlußblutes kann geringfügig, aber auch sehr beträchtlich sein. Das höchste errechnete Kurzschlußvolumen beträgt 89% des Minutenvolumens (Lequime, Denolin u. Mitarb. 1950). Die daraus folgende arterielle Hypoxämie kann sehr erheblich sein (60% O_2Hb und weniger), bewegt sich aber in der Mehrzahl der Fälle zwischen 70 und 90% O_2Hb (Sloan und Cooley 1953).

Arterielle Cyanose und ihre Folgeerscheinungen, Dyspnoe bei Anstrengungen, Polyglobulie, Trommelschlegelfinger sind daher die wichtigsten klinischen Symptome des pulmonalen arteriovenösen Aneurysmas.

Die Auswirkungen eines pulmonalen arteriovenösen Kurzschlusses auf die Gesamtzirkulation sind geringfügiger und von anderer Art als die eines entsprechenden Kurzschlusses im großen Kreislauf. Der arterielle Blutdruck im großen Kreislauf, die Herzfrequenz und die Strömungsgeschwindigkeit des Blutes bleiben meist unverändert. Selbst der Druck in den Höhlen des rechten Herzens (rechter Vorhof, rechte Kammer, A. pulmonalis) sowie das Herzminutenvolumen sind oft nicht wesentlich verändert (Friedlich, Bing und Blount 1950). Bei dem sehr niedrigen Widerstand der Lungenstrombahn führt das Vorhandensein einer direkten arteriovenösen Kommunikation zu relativ viel geringerer Änderung des Gesamtwiderstandes im Lungenkreislauf, außerdem fehlen im kleinen Kreislauf Einrichtungen, die beim Absinken der Durchblutungsgröße in einzelnen Kreislaufabschnitten infolge des parallel geschalteten Shunts diese und damit das Gesamtminutenvolumen zum Ansteigen bringen. So wirkt sich das pulmonale arteriovenöse Aneurysma zunächst nur lokal auf den Lungenkreislauf aus und beeinflußt die Gesamtzirkulation nur nach Maßgabe der entstehenden arteriellen Hypoxämie.

Es entsteht daher kaum eine stärkere Herzhypertrophie und keine Tendenz zur Herzinsuffizienz wie bei den arteriovenösen Kurzschlüssen im großen Kreislauf (Jones und Thompson 1944, Smith und Horton 1939, Bisgard 1947,

MOYER und ACKERMANN 1948, BURCHELL und CLAGETT 1947). Dennoch deuten einige Beobachtungen, wie eine Abnahme der Herzgröße nach erfolgreicher Operation der arteriovenösen Fistel (BURCHELL und CLAGETT 1947, WOODHOUSE 1948, BAER 1950), gelegentlich festgestellte Herzvergrößerungen (LEQUIME, DENOLIN u. Mitarb. 1950, READING 1932, WILKENS 1917, WOODEHOUSE 1948, BRENNER 1935) darauf hin, daß doch eine gewisse Mehrbelastung des Herzens besteht, was mit Hinblick auf die arterielle Hypoxämie und ihre das Herzminutenvolumen steigernde Wirkung auch nicht wundernimmt.

Das klinische Symptomenbild wird von den Erscheinungen des Aneurysmas selbst sowie von den Folgeerscheinungen des arteriovenösen Kurzschlusses bestimmt. Das arteriovenöse Aneurysma verursacht in mehr als der Hälfte der mitgeteilten Fälle ein mehr oder weniger lautes Geräusch, welches kontinuierlich oder vorwiegend systolisch sein kann. Im Röntgenbild erscheint das arteriovenöse Aneurysma meist schon auf der Übersichtsaufnahme als runder oder traubenförmiger, dichter homogener Schatten, der mit den Hilusgefäßen durch streifige Verschattungen verbunden ist. Oft kann die Verkleinerung des Schattens beim Valsalva, seine Vergrößerung beim Müllerschen Versuch die vasculäre Natur des Schattens nahelegen. Das Aneurysma und besonders die zuführenden Gefäße sowie die ganzen Hilusgebilde können stark vermehrte Eigenpulsation zeigen, die auch kymographisch nachgewiesen werden kann. Schichtaufnahmen können oft das arteriovenöse Aneurysma und die gewundenen und erweiterten zu- und abführenden Gefäße klar zur Darstellung bringen. Besonders schöne Bilder, welche auch den zeitlichen Verlauf der Füllung der Anastomose zur Darstellung bringen, erhält man durch die Angiographie (DUISENBERG und ARISMENDI 1949). Stets ist bei Vorhandensein eines pulmonalen arteriovenösen Aneurysmas auf die Möglichkeit des multiplen Vorkommens dieser Anomalie zu achten. Verkalkungen im Bereich eines arteriovenösen Aneurysmas der Lunge sind in seltenen Fällen beobachtet worden (BAKER und TROUNCE 1949, DIGNAM 1951, JONES und THOMPSON 1944). Die Größe des arteriellen Kurzschlusses geht am klarsten aus dem Sauerstoffdefizit des arteriellen Blutes hervor, welches bei Luftatmung und bei Sauerstoffatmung durch Arterienpunktion zu ermitteln ist. Die Persistenz des arteriellen Sauerstoffsättigungsdefizits nach 10 min langer Atmung von Sauerstoff beweist dann allerdings einen schon erheblichen Kurzschluß des Lungenkreislaufs. Das arterielle Sauerstoffdefizit und damit die pathophysiologische Bedeutung der Anomalie können trotz deutlichem röntgenologischem Lungenbefund nur geringfügig sein (ROBERTS und HUTCHINSON 1951, LINDSKOG, LIEBOW u. Mitarb. 1950, DIGNAM 1951 und eine eigene Beobachtung). Zwischen dem Ausmaß der röntgenologischen Veränderungen und der Größe des Rechts-Links-Shunts besteht keine Parallelität (GRAY, LURIE u. Mitarb. 1952a, ERINGA, BRUGGE u. Mitarb. 1954).

Bei stärkerem arteriellem Sauerstoffdefizit werden sich mit der Zeit die ausgesprochenen klinischen Symptome der pulmonalen arteriovenösen Fistel entwickeln, nämlich Dyspnoe bei Anstrengungen, arterielle Cyanose, Polycythämie (falls nicht Blutverluste oder anämisierende Infekte dem entgegenstehen), Trommelschlegelfinger. Hämoptysen sind mehrfach beobachtet worden. Sie entstehen wohl größtenteils durch Blutverlust durch die dünnen Wände des Aneurysmas und der zuleitenden Gefäße, können aber auch, wie das gleichfalls oft beobachtete Nasenbluten, Folge von Schleimhautteleangiektasien in Nase oder Bronchialbaum sein. Relativ häufige, indirekte Folgen des pulmonalen arteriovenösen Aneurysmas sind cerebrale Durchblutungsstörungen und cerebrale Blutungen, wohl die Folge cerebraler Anoxie in Kombination mit Polyglobulie und konsekutiver Thrombose (Berthrong und Sabiston 1951). Auch Hirnabscesse sind bei arteriovenösen Aneurysmen, ähnlich wie bei cyanotischen Herzfehlern, einige Male gesehen worden (Berthrong und Sabiston 1951, Reading 1932).

In einem Fall von Wahl und Gard (1931) war eine Kompression des Mediastinums durch das Aneurysma hervorgerufen. Das Aneurysma hatte keine Eigenpulsation gezeigt. Autoptisch wurde eine Hypertrophie des rechten Herzens festgestellt. In seltenen Fällen mag bei einer entsprechenden Veranlagung auch ein heftiges Trauma die Ruptur der hereditären Erweiterung der Arterie und Vena pulmonalis bedingen, wodurch es erst zum Kurzschluß oder zu dessen Vergrößerung kommt (Thoenies und Scheid 1952, Scott 1934).

Differentialdiagnostisch ist die arteriovenöse Lungenfistel, besonders wenn sie schon im Kindesalter beobachtet wird, in erster Linie gegen kongenitale Herzfehler mit Cyanose abzugrenzen. Dies wird im allgemeinen leicht sein, wenn überhaupt an die Möglichkeit einer arteriovenösen Lungenfistel gedacht wird. Ferner muß eine Methämoglobinämie, auch die Polycythaemia vera von der symptomatischen Polyglobulie bei arteriovenösem Aneurysma abgegrenzt werden. Auf Grund der Röntgenbilder kann an Tuberkulose, Lungentumor, bei multiplen Angiomen an Lungenmetastasen, Hodgkin, Intercostalaneurysma usw. gedacht werden. Es kommt auch vor, daß kleinere Aneurysmen übersehen werden, wenn sie röntgenologisch schwer herauszuprojizieren sind, da sie vom Zwerchfell- oder Herzschatten verdeckt werden.

Die Prognose der arteriovenösen Aneurysmen der Lunge hängt in erster Linie von der Ausdehnung des Shunts ab. Große Kurzschlußvolumina bedingen Cyanose und Polyglobulie, daher Dyspnoe und Unfähigkeit zu allen Anstrengungen. Eigentliche Herzinsuffizienz ist selten. Als Folge der Polyglobulie und Anoxie drohen thromboembolische Komplikationen, die besonders zu cerebralen Durchblutungsstörungen führen können.

Das dünnwandige Aneurysma selbst kann nach der Pleura oder nach dem Bronchialbaum zu perforieren und so unter Umständen tödliche Blutungen hervorrufen.

Nach der Zusammenstellung von Sloan und Cooley (1953) sind von den 10 Patienten, die unmittelbar an den Folgen einer arteriovenösen Fistel der Lunge starben, 2 infolge Hämoptyse, 3 infolge Blutung in den Pleuraraum, 3 infolge Hirnabsceß, 1 infolge cerebralem Insult unbekannter Ursache, 1 infolge der Angiokardiographie gestorben. Ein großer Teil der in der Literatur beschriebenen Fälle wies eine mehrere Jahre zurückreichende Anamnese auf. Oft hatten sich die Symptome in Jahren nicht wesentlich verstärkt, so daß der Eindruck entsteht, daß das Krankheitsbild des pulmonalen arteriovenösen Aneurysmas einen protrahierten und relativ gutartigen Verlauf nehmen kann (Sloan und Cooley 1953). Die Gefahr einer Ruptur des Aneurysmas besteht aber natürlich immer, so daß sich keine sichere Prognose stellen läßt (Eringa, Brugge u. Mitarb. 1954).

Capilläre, nicht kavernöse Angiome können Shunt-Symptome ganz vermissen lassen. Sie imponieren als münzenförmige Rundschatten und sind in einzelnen Fällen wegen Verdacht auf peripheren malignen Lungentumor operativ entfernt worden (Goorwitch und Madoff 1955, Plaut 1940, Hood, Good u. Mitarb. 1953).

Da mit einer langsamen Zunahme des Lungenkurzschlusses und damit zunehmender Einschränkung der Arbeitsfähigkeit gerechnet werden muß und außerdem die oben erwähnten Komplikationen eintreten können, dürfte, wenn nicht andere Kontra-Indikationen bestehen, bei der Mehrzahl der Fälle von arteriovenöser Lungenfistel ein chirurgischer Eingriff indiziert sein, welcher die einzig rationelle Form der Therapie darstellt. Pneumothorax-Therapie ist ohne Erfolgsaussicht (HEPBURN und DAUPHINÉE 1942, JONES und THOMPSON 1944). Ebenso waren Röntgenbestrahlungen erfolglos (JONES und THOMPSON 1944, ROBB und GOTTLIEB 1951). Die Operation kann je nach Ausdehnung der Läsion als Segmentresektion, Lobektomie oder Pneumektomie ausgeführt werden. Bei multiplen arteriovenösen Aneurysmen können mehrzeitige, auch doppelseitige Eingriffe notwendig werden (ADAMS 1944, 1951, BAER, BEHREND und GOLD-BURG 1950).

Nach Ausschaltung eines arteriovenösen Aneurysmas können eventuell zurückbleibende an Größe zunehmen und zunächst den Operationserfolg zunichte machen. Nach SLOAN und COOLEY (1953) waren von 44 operierten Fällen 23 geheilt, 4 am Leben, aber mit weiter bestehenden Krankheitszeichen, 2 hatten postoperative Lungeninsuffizienz, 5 sind gestorben und bei 10 Fällen finden sich keine Angaben über den postoperativen Verlauf.

Intra operationem ist die oxymetrische Überwachung des arteriellen Blutes von unschätzbarem Wert. Durch Abklemmen einzelner Segmentgefäße kann nicht nur die genaue Lokalisation eines Aneurysmas gefunden werden, sondern auch das Vorhandensein noch anderer, funktionell wirksamer, läßt sich beweisen. So ist durch die Oxymetrie während der Operation das funktionstüchtige Lungengewebe schonendste und gleichzeitig, was den Erfolg anlangt, sicherste Operieren möglich (ZIJLSTRA 1953, ERINGA, BRUGGE u. Mitarb. 1954).

XVIII. Cor pulmonale im frühen Kindesalter.

Die Erscheinungen eines Cor pulmonale werden, wenn sie im frühen Kindesalter auftreten, meist auf einen angeborenen Herzfehler bezogen. Es scheint daher notwendig darauf hinzuweisen, daß auch aus anderen Ursachen in diesem Lebensalter ein Cor pulmonale mit und ohne Herzinsuffizienz sich entwickeln kann.

Die Feststellung einer eindeutigen Hypertrophie der rechten Herzkammer wird allerdings dadurch erschwert, daß der rechte Ventrikel im 1. Lebensjahr muskelstärker ist als der linke und sich das bleibende Verhältnis zwischen beiden Herzkammern erst im 2. Jahre herausbildet (MÜLLER 1883, MERKEL und WITT 1955). BOELLAARD (1952) ist demgegenüber der Meinung, daß es in den ersten Wochen nach der Geburt zu einer erheblichen Wandverdünnung des rechten Ventrikels kommt. Bezüglich der Morphologie und Funktion des Herzmuskels in diesem Lebensalter betreffenden Fragen sei auf die Arbeiten von LINZBACH (1947, 1950, 1952) hingewiesen.

Nach ROYCE (1951) liegt in der überwiegenden Mehrzahl der Fälle, bei denen sich in den ersten 2 Lebensjahren ein Cor pulmonale auf Grund einer fortschreitenden Lungenerkrankung entwickelt, eine fibrocystische Degeneration des Pankreas vor. Bei dieser, zuerst von ANDERSON (1938) beschriebenen Erkrankung findet sich gleichzeitig mit den Veränderungen des Pankreas eine schwere fortschreitende Lungenerkrankung, die nach ROYCE (1951) in 70% der zur Autopsie kommenden Fälle zu einem Cor pulmonale führt. Meist entwickelt sich schon im Laufe des 1. Lebensjahres ein hartnäckiger Husten mit zähem Auswurf. Die Verstopfung der Bronchien durch die dickflüssige viscöse Sekretion führt zu lokalem Emphysem, Atelektase und Bronchopneumonie, später zu Bronchiektasen und Lungenabscessen. Gleichzeitig finden sich voluminöse Stühle, entsprechend der Insuffizienz der äußeren Sekretion des Pankreas.

Im Pankreas findet sich eine Fibrose mit Atrophie der Acini, die durch Bindegewebe ersetzt werden. Die Pankreasgänge sind oft cystisch erweitert. Die rasch fortschreitende Lungenerkrankung geht mit feuchten Rasselgeräuschen über allen Lungenfeldern einher, zeigt im Röntgenbild vom Hilus ausgehende feinfleckige Verschattungen aller Lungenfelder, oft auch Vergrößerungen der Hilusdrüsen, rasch zunehmendes Emphysem, zunehmende Expektoration großer Mengen eitrig schleimigen Auswurfs. Cyanose und Trommelschlegelfinger sind in den späteren Stadien regelmäßig vorhanden. Die Leber kann infolge des Emphysems tiefer treten. Sie ist nach ANDERSON (1938) in nahezu der Hälfte der Fälle durch Fettinfiltration vergrößert. Seltener findet sich eine Lebercirrhose. Rechtsseitige Herzinsuffizienz, die zu weiterer Lebervergrößerung, Ödemen und Ascites führt, tritt in den fortgeschrittenen Fällen häufig auf. Die Ödeme sind kardialer Natur; der Bluteiweißspiegel ist nicht verändert (LOWE, MAY und REED 1949).

Das Herz ist im Röntgenbild meist nicht vergrößert, kann aber eine Prominenz des Conus pulmonalis zeigen. Elektrokardiographische Zeichen sind wegen des physiologischen Rechtsüberwiegens in den ersten Monaten erst von Bedeutung, wenn die Kinder älter als 6 Monate sind. Die Häufigkeit des Cor pulmonale bei dieser Erkrankung wurde von MAY und LOWE (1949) NADAS, COGAN u. Mitarb. (1952) sowie TOMLIN, LOGUE und HURST (1952) bestätigt. Von 36 Fällen hatten 25 deutliches Cor pulmonale, meist mit ausgesprochener Herzinsuffizienz (ROYCE 1951). Eine Herztherapie ist bei diesen, meist in weniger als in einem Jahr zum Tode führenden Leiden nur von geringem nachweisbarem Nutzen; sie sollte trotzdem nicht versäumt werden. Die wesentlichste therapeutische Maßnahme ist die Bekämpfung des pulmonalen Infekts mit Antibioticis.

Bei Bronchiektasen anderer Art im frühen Kindesalter ist Cor pulmonale selten. Von 22 Sektionsfällen (ROYCE 1951) hatte nur einer Cor pulmonale. Ebenso ist die Entwicklung eines Cor pulmonale bei der bei Kindern so häufigen interstitiellen Pneumonie und Capillarbronchitis selten. Die Entwicklung eines schweren chronischen Lungenleidens mit Bronchiektasen, Emphysem, Cyanose und Cor pulmonale im frühen Kindesalter sollte daher immer an fibrocystische Pankreasdegeneration denken lassen.

Cor pulmonale bei kongenitaler alveolarer Atelektase wurde von MALLORY (1942) beschrieben. Das 6 Monate alte Kind zeigte ein völlig normales Röntgenbild. Bei der Autopsie waren die Alveolen atelektatisch, die Alveolargänge aber überdehnt und lufthaltig. Die Lungenarterien zeigten eine schwere, hyperplastische Arteriolosklerose als Folge des pulmonalen Hochdrucks. Auch v. MURALT (1952) weist auf die Bedeutung der häufig unerkannt bleibenden Atelektasen als Ursache eines Cor pulmonale hin. Fälle von sog. primärer Pulmonalsklerose mit pulmonaler Hypertension und ausgedehnter hyperplastischer Arteriolosklerose der Pulmonalis im 1. und 2. Lebensjahr sind von GROSS und BOBAYSHI (1947), von HERDENSTAM (1949) und SAMUELSSON (1950) beschrieben worden. Einen weiteren Fall beschreibt ATANASEVA (1953). Die Verfasserin fand eine angeborene Pulmonalarteriolosklerose bei gleichzeitiger Isthmusstenose bei einem 6jährigen Mädchen; sie diskutiert die Möglichkeit der Manifestation einer kongenitalen Anlage für alle Fälle von kindlicher Pulmonalsklerose.

Auch ausgedehnte diaphragmatische Hernien, die den ganzen Brustkorb füllen, eine Lunge und vielleicht auch das Mediastinum komprimieren, können zu Cor pulmonale Anlaß geben. ROYCE (1951) fand unter 9 derartigen Fällen 4 mit Cor pulmonale. McGINN und SPEAR (1941) beschrieben einen analogen Fall beim Erwachsenen. Auch eine schwere hämatogene Lungentuberkulose kann im frühen Kindesalter zu Cor pulmonale führen (ROYCE 1951).

Eine nicht allzu häufige Ursache des kindlichen Cor pulmonale scheint die Thrombose der Hauptäste der A. pulmonalis zu sein. HARVEY und HOGG (1946) berichten über 14 Fälle aus der Literatur und über einen eigenen Fall. Bei Neugeborenen tritt bei Fruchtwasseraspirationen, schweren Atelektasen und „hyalinen Membranen" häufig der Tod als Folge der durch diese Störungen hervorgerufenen Hypoxie auf. Die Schwierigkeiten, die bei der Beurteilung einer atypischen Herzkonfiguration beim Neugeborenen wegen der schon physiologischerweise im Verhältnis zum Erwachsenen verschobenen Proportionen zwischen rechtem und linkem Herzen vorhanden sind, lassen es verständlich erscheinen, daß sich in der Literatur trotz des zu erwartenden mehr oder weniger akuten Cor pulmonale keine sicheren Angaben über die Verformung des rechten Herzens finden.

In der Literatur schwanken die Angaben über die Häufigkeit der hyalinen Bänder bei Todesfällen von Neugeborenen zwischen 20 und 40% (POTTER 1952, WEBER 1956, BLYSTAD 1956). Allgemein wird die Anoxie, die als Folge der hyalinen Membranen bei nicht ausgereiften Frühgeburten zu beobachten ist, als die häufigste Todesursache der Neugeborenen angesehen (NESBITT und ANDERSON 1956, WEBER 1956). Bei ausgereiften Neugeborenen wird die Anoxie durch hyaline Bänder viel weniger häufig als Todesursache beobachtet. In der Arbeit von ROGERS, GABELS und GRUENWALD (1956) findet sich die Angabe über eine bei Todesfällen an hyalinen Membranen beobachteten „Herzdilatation" in 14,3% bei 50 Fällen. Bei einer Vergleichsgruppe ohne hyaline Membranen lag der Prozentsatz an Herzdilatationen signifikant tiefer. Vielleicht bietet die Therapie mit 90—95%iger Sauerstoffatmung, wobei besonders Wert auf möglichst gute Wasserdampfsättigung zu legen ist, Erfolgsaussichten (POTTER 1952). Andere Autoren halten gerade hohe Sauerstoffkonzentrationen für schädlich und empfehlen, Frühgeburten unter hypoxischen Bedingungen aufzuziehen. Der Tod tritt bei Neugeborenen mit hyalinen Membranen in wenigen Stunden nach der Geburt ein. Zwischen der 4. und 30. Std nach der Geburt sterben die meisten der durch hyaline Membranen hypoxischen Neugeborenen. Einzelne Fälle starben nach bis 7 Tagen, wobei ebenfalls hyaline Membranen als Todesursache angesehen werden mußten (WEBER 1956).

Akute Lungenembolien werden bei Kindern sehr selten beobachtet. Ein dem akuten Cor pulmonale ähnliches Bild kann im Kindesalter auch bei akutem Emphysem, Bronchiolitis, interstitieller Pneumonie, Keuchhusten, Mediastinalemphysem oder sich akut entwickelnder Zwerchfellhernie gefunden werden (v. MURALT 1952). Zu einer schweren Beeinträchtigung der Herzfunktion kann es auch bei akutem Spontanpneumothorax kommen (SALEWSKI 1950).

Lokales progressives Lungenemphysem sowie kongenitale Lungencysten unter Spannung können eine Thorakotomie mit Resektion des erkrankten Lungenteils indizieren (FISCHER und DOLEHIDE 1943, WILLIAMS 1952, WHITESELL und WHITE 1952, STRODE 1949).

Bei der von WEISSE (1949), GARSCHE (1950), GORMSEN (1950) u. a. ausführlich beschriebenen interstitiellen plasmacellulären Pneumonie wird das Cor pulmonale anscheinend nicht häufig gefunden. Es kommt hier in erster Linie zu einer respiratorischen Insuffizienz.

Auch die sog. idiopathische Hämosiderose der Lungen ist eine Krankheit des Kindesalters, die fast stets zu schwerem Cor pulmonale führt. Es handelt sich um eine Erkrankung unbekannter Ätiologie, welche mit Fieber, Atemnot, Husten, oft blutigem Auswurf und einer Anämie vom hypochromen Typ einhergeht. Sie verläuft meist in 5—10 Jahren unter zunehmender Erschwerung der Atmung, Rechtsinsuffizienz des Herzens sowie fortschreitender Anämie letal.

Ceelen (1931), der die ersten 3 Fälle beschrieb, hielt die Erkrankung für eine primäre genetische Fehlbildung des elastischen Lungengerüstes und der Lungengefäße. Eine ähnliche Auffassung vertritt Hirrle (1952). Familiäres Auftreten konnte Glanzmann (1953) beobachten. Gellerstedt (1939) spricht demgegenüber von gefäßschädigenden Faktoren im kleinen Kreislauf und auch Hartl (1952) hält neben den endogenen einen exogenen Faktor, der durch einen Infekt gegeben sein kann, für notwendig für die Entstehung der Krankheit. Herzog (1954a), der ebenfalls eine Beobachtung mit ausgesprochenem Cor pulmonale mitteilt, beschreibt eine Proliferation sinuös erweiterter Capillaren, die von einem argyrophilen Fasernetz umgeben sind. Elastisches Lungengerüst und Pulmonalarterien werden sekundär geschädigt. Mit Rücksicht darauf, daß diese Strukturen vom Bronchialkreislauf aus versorgt werden (Cudkowitz und Armstrong 1953), könnte man an eine Beteiligung der Bronchialgefäße an der primären Gefäßläsion denken. Ausgedehnte Diapedeseblutungen führen zu Hämosiderose der Lungen und allgemeiner Anämie (Esposito 1955, Herzog 1954a), die Zerstörung des elastischen Lungengewebes und der Lungengefäße zu Emphysem und Cor pulmonale. Typische Röntgenbilder von 2 Fällen hat kürzlich Weingärtner (1957) veröffentlicht.

Sekundäre, endogene fokale Hämosiderosen der Lungen bei Stauungszuständen, insbesondere Mitralstenose, auch nach multiplen Bluttransfusionen werden vorwiegend bei Zuständen beobachtet, die ohnehin pulmonalen Hochdruck und rechtsseitige Herzhypertrophie bedingen. Ob die Entwicklung in Richtung vermehrter Herzbelastung durch die Hämosiderose gefördert wird, ist daher schwer abzuschätzen. Von der Mehrzahl der Autoren wird ein verschlechternder Einfluß auf das Grundleiden nicht für wahrscheinlich gehalten (Esposita 1955). Obwohl auch bei der sekundären Hämosiderose eine Anfärbung und vielleicht Schädigung der elastischen Fasern der Lungengefäße und des Alveolargerüstes zu beobachten ist (Taylor und Strong 1945, Lendrum, Scott und Peck 1950), fehlt doch die bei idiopathischer Hämosiderose beobachtete ausgedehnte Zerstörung dieser Gebilde. Nach Lendrum, Scott und Peck (1950) ist nicht nur die passive Stauung der Lunge, sondern auch der pulmonale Hochdruck für die Entstehung der Hämosiderose wichtig, und es wird das Auftreten von Hämorrhagien in den Lungenalveolen mit der Funktion der bronchopulmonalen arterioarteriellen Anastomosen in Zusammenhang gebracht. Die Eisenablagerungen in den Lungen können bei der Röntgenuntersuchung zu differentialdiagnostischen Überlegungen Anlaß geben. Eine exogene Eisenablagerung kann im Erwachsenenalter bei Metallschleifern, Spiegelarbeitern und vor allem bei Lichtbogenschweißern beobachtet werden (Poinso, Charpin und Julien 1953, siehe auch Kapitel „Pneumokoniose").

Literatur.

Aalsmeer, W. C., u. K. F. Wenckebach: Herz und Kreislauf bei der Beri-Beri-Krankheit. Berlin u. Wien: Urban u. Schwarzenberg 1929. — Ackermann, L. V.: Chronisches Cor pulmonale von ungewöhnlicher Ätiologie. J. Labor. a. Clin. Med. 25, 49 (1939). — Adams, W. E.: Bilateral resection for arteriovenous fistula of the lung. Proc. Inst. Med. Chicago 18, 294 (1951). — Adams, W. E., T. F. Thornton and L. Eichelberger: Cavernous hemangioma of the lung (arteriovenous fistula). Report of a case with successful treatment by pneumectomia. Arch. Surg. 49, 51 (1944). — Ahlquist, R. P.: The action of various drugs on the arterial blood flow of the pregnant canine uterus. J. Amer. Pharmaceut. Assoc. 39, 370 (1950). — Ahlstroem, C. G., and G. Widlund: Pulmonary embolism due to amniotik fluid. Nord. Med. 47, 361 (1952). — Akazaki, K.: Über das Frühstadium der Reaktion des Lungengewebes bei Einführung der verschiedenen Staubarten. Beitr. path. Anat. 97, 439 (1936). — Akermann, R. F., and J. E. Estes: Prognosis in idiopathic thrombophlebitis. Ann. Int. Med. 34, 902 (1951). — Albahari: La béryllose, maladie professionelle. Arch. Mal. profess. 11, 203 (1950). — Alcock, P., J. L. Berry and J. de B. Daly: Action of drugs on pulmonary circulation. Quart. J. Exper. Physiol. 25, 369 (1935). — Alexander, J. K., I. R. West, I. A. Wood and D. W. Richards: Analysis of the respiratory response to carbondioxide-inhalation in varying clinical states of hypercapnia, anoxia and acid base derangement. J. Clin. Invest. **34**, 511 (1955). — ALEXANDER, J. K., M. J. FERRER, R. M. HARVEY and A. COURNAND: The Q—T-interval in chronic cor pulmonale. Circulation (New York) **3**, 733 (1951). — ALLEN, E., N. BARKER and E. HINES: Peripheral vascular diseases. Saunders Yb. Med. 1946. — ALLEN, E. W., R. R. LINTON and G. A. DONALDSON: Venous thrombosis and pulmonary embolism. J. Amer. Med. Assoc. **133**, 1268 (1947). — ALLISON, ST. T.: Zit. nach HEILMEYER u. SCHMID, Dtsch. med. Wschr. **1956**, 81. — Ann. Int. Med. **17**, 139 (1942). — ALTMANN, K.: Experimentellmorphologische Untersuchungen über die Beziehungen zwischen Lungenkapillarweite und dem Lungendehnungsgrad. Z. exper. Med. **122**, 516 (1954). — ALTMANN, R.: Venenpulsveränderungen beim Cor pulmonale. Verh. dtsch. Ges. Kreislaufforsch. **21**, 355 (1955). — AMBERSON, I. B., and D. M. SPAIN: A mechanism explaining chronic progressive pulmonary emphysema. Trans. Assoc. Amer. Physicians **60**, 92 (1947). — AMELUNG, D., u. H. D. HORN: Fermentaktivitäts-Bestimmungen im Serum beim Herzinfarkt. Dtsch. med. Wschr. 81, 1701 (1956). — AMMAN, A., A. JARISCH u. H. RICHTER: Die Wirkung der Mistel auf den Lungenkreislauf. Zit. Arch. exper. Path. u. Pharmakol. **197**, 590 (1941). — ANDERSON, D. H.: Cystic fibrosis of the pankreas and its relation to celiac disease. Amer. J. Dis. Childr. **56**, 344 (1938). — ANDERSSON, E.: Ambulatory treatment of bronchial asthma with ACTH, Cortisone and Hydrocortisone. Acta allergol. (København) 8, 198 (1955). — ANGELINO, P. F., A. ACTIS DATO e A. TARQUINI: Fistola artero-venosa congenita del polmone. Minerva med. (Torino) **1954**, 859. — ANKENEY, J. L.: Further experimental evidence that pulmonary capillary pressures do not reflect cyclic changes in left atrial pressure (mitral lesions and pulmonary embolism). Circulation Res. **1**, 58 (1953). — ANTENUCCI, A. J.: Über Pulmonalsklerose. Wien. Arch. inn. Med. **26**, 197 (1935). — ARMENTROUD, H. L., and F. J. UNDERWOOD: Familial hemorrhagic teleangiektasia with associated pulmonary arteriovenous aneurysm. Amer. J. Med. **8**, 246 (1950). — ARNIM, H. v.: Über die Luftembolie, besonders die arterielle Luftembolie und das anämische Zungenphänomen mit besonderer Berücksichtigung der Kavernenpunktion. Beitr. Klin. Tbk. **104**, 414 (1951). — ARNOLD, J.: Untersuchungen über Staubinhalation und Staubmetastase. Leipzig: Vogel 1885. — ARRILAGA, F. C.: Sclérose de l'artère pulmonaire secondaire à certains états pulmonaires chroniques. Arch. Mal. Coeur **5**, 518 (1913). — ASCHOFF, L.: Lehrbuch der pathologischen Anatomie. Jena 1928. — Über Gallenfarbstoffbildung und Gelbsucht. Klin. Wschr. **1932**, 1620. — Über die Selbstreinigung der Lunge von Steinstaub. Verh. dtsch. Ges. inn. Med. **48**, 100 (1936). — ASKANAZY, M.: Experimentelle Untersuchungen über Rußinhalationen bei Tieren. Nachschrift zu dem Aufsatz des Herrn Dr. BENNECKE. Beitr. Klin. Tbk. **6**, 149 (1906). — Zur Staubverschleppung und Staubreinigung in den Geweben. Zbl. allg. Path. **17**, 642 (1906). — ASSMANN, H.: Untersuchungen zur Frage der Lungenzeichnung. Münch. med. Wschr. **1920**, 134. — Über Veränderungen der Hilusschatten im Röntgenbild bei Herzkrankheiten. Dtsch. Arch. klin. Med. **132**, 355 (1920). — Die klinische Röntgendiagnostik der inneren Erkrankungen. Berlin: Springer 1949. — ATANASEVA, V. M.: Über die Sklerose der Lungenarterie im Kindesalter. Pediatr. **4**, 62 (1953). — ATTWOOD, H. D.: Fatal pulmonary embolism by amniotik fluid. J. Clin. Path. **9**, 38 (1956). — ATWELL, R. J., I. B. HICKAM, W. W. PRYOR and E. B. PAGE: Reduction of blood flow through the hypoxic lung. Amer. J. Physiol. **166**, 37 (1951). — AUSTRIAN, R., J. H. McCLEMENT, A. D. RENZETTI jr., K. W. DONALD R. L. RILEY and A. COURNAND: Clinical and physiologic features of some types of pulmonary diseases with impairment of alveolar capillary diffusion. The syndrom of "alveolar capillary block". Amer. J. Med. **11**, 667 (1951). — AVIADO, D. M., A. CERLETTI, J. ALANIS, P. H. BULLE and C. F. SCHMIDT: Effects of anoxia on pressure, resistance and blood volume (P³²) of pulmonary vessels. Amer. J. Physiol. **169**, 460 (1952). — AVIADO, D. M., T. H. LI, W. KALOW, C. F. SCHMIDT, G. L. THURNBULL, C. W. PESKIN, M. E. HESS and A. J. WEISS: Respiratory and circulatory reflexes from the perfused heart and pulmonary circulation of the dog. Amer. J. Physiol. **165**, 216 (1951).

BAADER, E. W.: Die Aluminiumstaublunge. Z. Unfallmed. u. Berufskrkh. (Zürich) **42**, 79, 186 (1949). — Organische Staube. Vortragsreihe über die Verhütung und Bekämpfung der Staublungenerkrankung, Leoben, 21. Juni 1951. — BACHMANN, M.: Die Veränderungen an den inneren Organen bei hochgradigen Skoliosen und Kyphoskoliosen. Bibl. Med. Abt. D. H. 4. Stuttgart 1899. — BAER, S. H., A. BEHREND and H. L. GOLDBURG: Arterio-venous fistulas of the lung. Circulation (New York) **1**, 602 (1950). — BAGEANT, W. E., and L. A. RAPPEE: The treatment of pulmonary embolies by stellate block. Anaesthesiology **8**, 500 (1947). — BAKER, C.: The cough-syndrom. Guy's Hosp. Rep. **98**, 132 (1949). — BAKER, C., and I. R. TROUNCE: Arterio-venous aneurysm of lung. Brit. Heart J. **11**, 109 (1949). — BAKEY, M. E. DE: A critical evaluation of the probleme of thromboembolism. Surg. etc. **98**, 1 (1954). — BAKOS, A. C. P.: The question of the function of the right ventricular myocardium; an experimental study. Circulation (New York) **1**, 724 (1950). — BALDWIN, E. DE F., A. COURNAND and D. W. RICHARDS jr.: „Pulmonary insufficiency". I. Physiological classification, clinical methods of analysis, standard values in normal subjects. Medicine (Baltimore) **27**, 243 (1948). — III. A study of 122 cases of chronic pulmonary emphysema. Medicine (Baltimore) **28**, 201 (1949). — BARACH, A. L.: Regulation of the pulmonary ventilation in pulmonary emphysema. A. M. A. Arch. Int. Med. **103**, 9 (1959). — BARACH, A. L., H. A. BICKERMANN and

G. J. Beck: Klinische und physiologische Untersuchungen über die Anwendung von Metacordadralin bei Erkrankungen der Atemwege. I. Bronchialasthma. Dis. Chest 47, 515 (1955). — Barden, R.: The interpretation of some radiologic signs of abnormal pulmonary function. Radiology 59, 481 (1952). — Barker, N. W.: Anticoagulant therapy. Internat. Tagg über Thrombose und Embolie, S. 683. Basel: Benno Schwabe & Co. 1954. — Barker, N. W., K. K. Nygaart, W. Walters and J. T. Priestley: A statistical study of postoperative venous thrombosis and pulmonary embolism. I. Incedence in various types of operations. Proc. Staff Meet. Mayo Clin. 15, 769 (1940). — II. Time of occurence during the postoperative period. Proc. Staff Meet. Mayo Clin. 16, 1, 17, 33 (1941). — Barlaro: Rev. Asoc. argent. 26, 121 (1917). — Barnard, P. J.: Experimental fibrin thromboembolism of lungs. J. of Path. 65, 129 (1953). — Pulmonary arteriosclerosis and cor pulmonale due to recurrent thromboembolism. Circulation (New York) 10, 343 (1954). — Barnes, A. R.: Pulmonary embolism. J. Amer. Med. Assoc. 109, 1347 (1937). — Barnes, C. G., L. Fatti and D. M. Pryce: Arterio-venous aneurysm of the lung. Thorax (Lond.) 3, 148 (1948). — Barrett, A. M., and L. Cole: Pulmonary vascular sclerosis with right ventricular failure. Brit. Heart J. 2, 76 (1946). — Bartels, H.: Neuere Anschauungen über den Vorgang des Gasaustausches in der Lunge. Verh. dtsch. Ges. inn. Med. 62, 25 (1956). — Bartels, H., R. Beer, H. Koepchen, J. Wenner u. J. Witt: Messung der alveolar-arteriellen O_2-Druck. Differenz mit verschiedenen Methoden am Menschen bei Ruhe und Arbeit. Pflügers Arch. 261, 133 (1955). — Bartels. H., G. Rodewald u. E. Opitz: Untersuchungen zum Problem des Gasaustausches in der Lunge. Klin. Wschr. 1953, 1020. — Bastenier, H.: Un cas de pneumoconiose attribuée au caolin. Arch. méd. Soc. Bruxelles 8, 81 (1950). — Bauer, G.: Venographic study of thromboembolic problems. Acta chir. scand. (Stockh.) 84, Suppl. 61 (1940). — Baumann, T., M. Esser u. E. Wieland: Neuere Untersuchungen über Klinik und Pathogenese der Niemann-Pickschen Krankheit. Schweiz. med. Wschr. 1936, 6. — Baumann, T., E. Klenk u. S. Schneidegger: Die Niemann-Picksche Krankheit, eine klinische, chemische und histopathologische Studie. Erg. Path. 30, 183 (1936). — Baxter, J. G., and I. W. Pearce: Simultaneous measurement of pulmonary arterial flow and pressure using condensor-manometers. Amer. J. Physiol. 115, 410 (1951). — Baylyss, G. W., and Robertson: The visco-elastic properties of the lungs. Quart. J. Exper. Physiol. 29, 27 (1939). — Beams, A. I., and O. Harmos: Diffuse progressive interstitial fibrosis of the lungs. Amer. J. Med. 7, 425 (1949). — Becker, G. H., M. L. Grossmann, I. R. Smith, R. D. Taylor, W. A. Hollerman and W. M. Decrease: Studies on the thermogenic response to intravenous fat-embolism. J. Labor a. Clin. Med. 43, 752 (1954). — Becker-Freysing, H., u. H. G. Clagmann: Zur Frage der Sauerstoffvergiftung. Klin. Wschr. 1939, 1382. — Bedford, D. E., S. M. Aidaros and B. Girgis: Bilharzia heart disease in Egypt. Cor pulmonale due to bilharzial pulmonary arteriitis. Brit. Heart J. 8, 87 (1946). — Beiglböck, W., u. H. Kaiser: Zum Wirkungsmechanismus des Butazolidins. s. Klin. Wschr. 1956, 525. — Behrens, W.: Über die Klinik und Pathologie der Asbestosis. Z. Unfallmed. u. Berufskrkh. (Zürich) 45, 129 (1952). — Bein, H. I.: Vergleichende Untersuchungen von ganglionär blockierenden Substanzen, von sympathikolytisch und parasympathikolytisch wirksamen Medikamenten bei experimenteller Lungenembolie. Experientia (Basel) 8, 67 (1952). — Bell, A. L. L., C. N. Smith and E. Andreae: Effects of the carbonic anhydrase inhibiton 6063 (Diamox) on respiration and electolyte metabolism of patients with respiratory acidosis. Amer. J. Med. 18, 536 (1955). Belt, Th. H.: Late sequelae of pulmonary embolism. Lancet 1939 II, 730. — Belt, Th. H., and A. A. Ferris: Pathological report. Histology of coalminers pneumoconiosis. Med. Res. Council Spec. Rep. Ser. 243, 203 (1942). — Benninghoff, A.: Über die funktionelle Struktur der Lungengefäße. Verh. dtsch. Ges. Kreislaufforsch. 8, 73 (1935). — Benzinger, T. H.: Physiologische Grundlagen für Bau und Einsatz von Stratosphärenflugzeugen (Druck-Sturz-Versuche). Schr. dtsch. Akad. Luftfahrtforsch. 7, 29 (1943). — Beöthy: Die Anwendung des doppelschneidigen Messers und die quantitative Fettbestimmung bei tödlicher pulmonaler Fettembolie. Z. org. Chir. 54, 788 (1931). — Berblinger, W.: Die Massenverhältnisse des Herzens bei chronischer Lungentuberkulose. Schweiz. med. Wschr. 1943, 43. — Formen und Ursache der Herzhypertrophie bei Lungentuberkulose. Bern: Hans Huber 1947. — Schwere generalisierte Arteriitis bei Serumkrankheit des Menschen. Virchows Arch. 318, 155 (1950). — Berg, G., u. C. G. Zachrisson: Cystic lungs of rare origin. Acta radiol. (Stockh.) 22, 425 (1941). — Berg, H. H.: Thromboembolie und Diätetik. In Thrombose und Embolie. Hamburger Symposion. Stuttgart: Georg Thieme 1954. — Berger, H.: Über das Elektroencephalogramm des Menschen. 5. Mitt. Arch f. Psychiatr. 98, 231 (1933). — Berggren, S. M.: O_2 deficit of arterial blood, caused by non-ventilating parts of the lung. Acta physiol. scand. (Stockh.) 4, Suppl. 1 -(1942). — Berglund, E.: Balance of left and right ventricular output. Relation between left and right atrial pressures. Amer. J. Physiol. 178, 381 (1954). — Bergstrand, H.: Morphological equivalents in poliarthritis rheumatica, periarteriitis nodosa, transient eosinophilic infiltration of the lung and other allergic syndroms. J. of Path. 58, 399 (1946). — Berlyne, G. M.: The cardiorespiratory syndrom of extreme obesity. Lancet 1958 II, S. 939. — Bernoulli, P., u. O. Schindler: Gefäßveränderungen der Lungenarterie und Cor pulmonale. Helvet. med. Acta 14, 421 (1947). — Bernsmeier, A., H. Blömer u. W. Schimmler: Cerebrale

Komplikationen bei chronischem Cor pulmonale. Verh. dtsch. Ges. Kreislaufforsch. 21, 365 (1955). — BERRI, I. L., and I. d. B. DALY: The relation between pulmonary and bronchial vascular systems. Proc. Roy. Soc. Lond., Ser. B 109, 319 (1931). — BERTHRONG, M., and SABISTON: Cerebral lesions in congenital heart disease. Bull. Johns Hopkins Hosp. 89, 384 (1951). — BESANÇON, F., J. DELARUE et M. VALET-BELLOT: Le sort du lipiostol dans le parenchyme pulmonaire chez l'homme. Ann. d'Anat. path. 12, 229 (1935). — BEST, C. H., C. COWAN and D. L. McLEAN: Heparin and the formation of the white thrombi. J. of Physiol. 92, 20 (1938). — BEST, J. R., I. H. McCLEMENT, D. CAROLL, H. A. BLISS, M. KIRCHNER, D. W. RICHARDS and A. COURNAND: Effect of cortisone and ACTH in cases of chronic pulmonary disease with impairments of alveolar capillary diffusion. Amer. J. Med. 10, 156 (1951). — BIASI, W. DI: Schwere Silikose. A. Pathologisch-anatomischer Teil. In F. KÖNIG u. G. MAGNUS, Handbuch der gesamten Unfallheilkunde, Bd. II, S. 123. 1933. — Tuberkulose und Silikose. In: Bericht über die Arbeitstagung „Fragen der Entstehung und Verhütung der Silikose". Bochum 8.—10. Nov. 1934, S. 33. 1935. — Zur pathologischen Anatomie der Lungenasbestose. Arch. Gewerbepath. 8, 139 (1938). — Pathologie der Staublungen. Dtsch. med. Wschr. 1939, 369. — Die pathologische Anatomie der Silikose. Beitr. Silikoseforsch. 3, 1 (1949). — Zur pathologischen Anatomie der Silikose. Verh. dtsch. Ges. Path. 33, 371 (1949). — Über den Standpunkt des pathologischen Anatomen bei der Begutachtung von Staublungenerkrankungen. In K. W. JÖTTEN u. H. GÄRTNER, Die Staublungenerkrankungen. Wiss. Forschgsber. Naturwiss. Reihe, Darmstadt 60, 102 (1950). — Zur pathologischen Anatomie der Talkumstaublunge. Virchows Arch. 319, 505 (1951). — Zur Frage der Anthrakosilikose. Beitr. Silikoseforsch. Bochum. Bericht über die Arbeitstagg über Silikose vom 18. Okt. 1951, S. 151. 1951. — Bermerkungen zu einigen Punkten aus der pathologischen Anatomie der Silikose. In JÖTTEN, KLOSTERKÖTTER u. PFEFFERKORN, Die Staublungenerkrankungen. Darmstadt: Steinkopff 1954. — BIASI, W. DI, u. H. BOMMERT: Über tödliche Folgen der Erweichung silikotischer Lymphknoten. Ärztl. Wschr. 1948, 367. — BIERSTEDT, P.: Diskussionsbemerkung, Internat. Tagg über Thrombose und Embolie. Basel 1954. — BINET, L., et M. BURSTEIN: Nouvelles recherches sur l'emboli pulmonaire expérimentale. Presse méd. 1946, 633, 636. — BING, R. I., L. D. VANDAM and F. D. GRAY: Physiological studies in congenital heart disease. Bull. Johns Hopkins Hosp. 80, 107, 121 (1947). — BISGARD, J. P.: Pulmonary cavernous haemangioma with arterio-venous fistula, surgical management. Ann. Surg. 126, 965 (1947). — BJÖRK, V. O.: Cardiopulmonary functionstests. J. Thorac. Surg. 26, 67 (1953). — BJÖRK, V. O., and J. HILTY: The arterial oxygen and carbondioxyde tension during the postoperative period in cases of pulmonary resection and thoracoplastics. J. Thorac. Surg. 27, 455 (1954). — BJÖRK, V. O., G. MALMSTRÖM and L. UGGLA: Left atrial and pulmonary „capillary" pressure curves during Valsalva's experiment. Amer. Heart J. 47, 635 (1954). — BJÖRKMANN: Zit. nach LÖHR, B., W. GNÜCHTEL u. W. WENZ. Röntgen-kymographische Untersuchungen der Zwerchfellbeweglichkeit nach thoraxchirurgischen Operationen. Langenbecks Arch. u. Dtsch. Z. Chir. 281, 303 (1955). — BJURSTEDT, A. G. H.: Influence of the abdominal muscle-tone on the circulatory response to positive pressure breathing in anesthetized dogs. Acta physiol. scand. (Stockh. 29, 145 (1953). — BJURSTEDT, A. G. H., u. M. HESSER: Effects of lung inflation on the pulmonary circulation in anesthetized dogs. Acta physiol. scand. (Stockh.) 29, 180 (1954). — BLADES, B., W. FORD and P. CLARK: Pulmonary arterial aneurysm. Report of a case treated by surgical intervention. Circulation (New York) 2, 565 (1950). — BLOOMER, W. E., W. HARRISON, G. E. LINDSKOG and A. A. LIEBOW: Respiratory function and bloodflow in the bronchial artery after ligation of the pulmonary artery. Amer. J. Physiol. 157, 317 (1949). — BLOUNT, S. G., and L. L. ANDERSON: Pulmonary haemodynamic in chronic pulmonary disease. Proc. Centr. Soc. Clin. Res. 24, 16 (1951). — BLUMBERGER, KJ.: Die Herzdynamik bei erworbenen Klappenfehlern. Verh. dtsch. Ges. Kreislaufforsch. 20, 43 (1954). — BLUMBERGER, KJ., G. KÄMMERER u. H. LINKE: Untersuchungen über das Herz bei Lungenemphysem. Verh. dtsch. Ges. Kreislaufforsch. 21, 328 (1955). — BLYSTADT, W.: The hyaline membrane syndrom in premature. Arch. Dis. Childr. 31, 33 (1956). — BOBEK, K., V. CEPELÀK u. R. CARCAL: Zur Meteorotropie der Lungenembolie. Z. inn. Med. 13, 987 (1958). — BOBEK, K., u. I. VANÈK: Cor pulmonale chronicum infolge Lungenembolisation. Z. inn. Med. 8, 596 (1953). — BOCK, H. E.: Über die Zirkulationszeit des Blutes in der Lunge. Verh. dtsch. Ges. Kreislaufforsch. 17, 222 (1951). — BODECHTEL, G.: Zur Klinik der cerebralen Kreislaufstörungen. Verh. dtsch. Ges. Kreislaufforsch. 19, 109 (1953). — BODECHTEL, G., u. G. MÜLLER: Die geweblichen Veränderungen bei der experimentellen Gehirnembolie. Z. Neur. 124, 764 (1930). — BODMER, H., u. P. KALLOS: Ein Fall von Corriganscher Lungencirrhose mit seltener Ätiologie. Dtsch. med. Wschr. 1933, 847. — BÖHME, A.: Die Klinik der Staubkrankheit der Lunge. Verh. dtsch. Ges. inn. Med. 48, 126 (1936). — BÖHME, W.: Über den aktiven Anteil des Herzens an der Förderung des Venenblutes. Erg. Physiol. 38, 251 (1936). — BOELLARD, I. W.: Über Umbauvorgänge in der rechten Herzkammerwand während der Neugeborenen- und Säuglingsperiode. Z. Kreislaufforsch. 41, 101 (1952). — BOHN, W.: Über Altersveränderungen am Lungenhilus. Virchows Arch. 318, 289 (1950). — BOHORFOUSH, I. G.: Air embolism; an alternate concept of its origin in pneumothorax. Amer. Rev. Tbc. 47, 263 (1943). —

Bohr, C.: Über die spezifische Tätigkeit der Lungen bei der respiratorischen Gasaufnahme und ihr Verhalten zu der durch die Alveolarwand stattfindende Gasdiffusion. Skand. Arch. Physiol. (Berl. u. Lpz.) 22, 221 (1909). — Bolt, W.: Emphysem (Hämodynamik). Beitr. Klin. Tbk. 111, 266 (1954). — Pathologische Physiologie des Cor pulmonale. Verh. dtsch. Ges. Kreislaufforsch. 21, 196 (1955). — Bolt, W., H. W. Knipping u. H. Rink: Praktische Herz- und Lungenfragen in der Lungenchirurgie. Münch. med. Wschr. 1953, 392. — Bolt, W., u. H. Rink: Selektive Angiographie der Lungengefäße bei Lungentuberkulose. Schweiz. Z. Tbk. 8, 380 (1951). — Bolt, W., A. Stanischeff u. O. Zorn: Intrakardiale Druckmessungen vor und nach Lungenresektion. Münch. med. Wschr. 1951, 574. — Bolt, W., u. O. Zorn: Intrakardiale Druckmessungen bei Silikose. Verh. dtsch. Ges. inn. Med. 56, 179 (1950). — Intrakardiale Druckmessungen bei Silikose. Beitr. Klin. Tbk. 105, 100 (1951a). — Probleme des Herzens bei chronischen Lungenerkrankungen, insbesondere bei Silikose und Tuberkulose. Z. inn. Med. 6, 729 (1951b). — Selektive Angiographie der Lungengefäße bei operativ zu behandelnder Lungentuberkulose. Fortschr. Röntgenstr. 76, Beih. 49—50 (1952). — Borden, C. W., R. H. Wilson, R. V. Ebert and H. S. Wells: Pulmonary hypertension in chronic pulmonary emphysema. Amer. J. Med. 8, 701 (1950). — Boucher, H., Bertein, Koumaguac et Loup: Pneumonie interstitielle chronique par inhalation accidentelle d'essense. Arch. Mal profess. 12, 328 (1951). — Bounhoure, R. L., et C. Bines: Recherches histologiques et physiopathologiques sur la silicose pulmonaire. Arch. Mal. profess. 13, 349 (1952). — Bovay, Ch.: Les lésions vasculaires dans la silicose pulmonaire. Med. Diss. Lausanne 1948. — Boyd, A. Y., and T. H. McGavack: Aneurysm of the pulmonary artery. Amer. Heart J. 18, 562 (1939). — Boyer, N. H., and J. J. Curry: Bronchospasm associated with pulmonary embolism. Arch. Int. Med. 73, 403 (1944). — Brackenridge, R. D. C., and A. Th. Jones: Pulmonary emphysema treated by pneumoperitoneum. Brit. Med. J. 1935, 1135. — Brass, K., u. W. Sandritter: Statistische Untersuchungen an blanden Fernthrombosen, fulminanten und nicht tödlichen Lungenembolien am Sektionsgut der Jahre 1905—1948. Frankf. Z. Path. 61, 98 (1949). — Über die Zunahme fulminanter Lungenembolien seit der Währungsreform in Frankfurt a. M. Ärztl. Forsch. 4, 662 (1950). — Bratkov, B. N., i P. Vertnikova: Major cardial infarct as a sequence of gaseous embolism in artificial pneumothorax. Probl. tbk. Moskva 11, 81 (1939). Zit. nach T. M. Durand, I. Long u. M. I. Oppenheimer, Pulmonary venous air embolism. Amer. Heart J. 33, 269 (1947). — Brauer, L.: Die respiratorische Insuffizienz. Verh. dtsch. Ges. inn. Med. 44, 120 (1932). — Braun, K., M. Samueloff and A. M. Cohen: Effects of intravenously administrated ACTH on the pulmonary function in bronchial asthma and emphysema. Dis. Chest 24, 76 (1953). — Brecher, G. A., and C. A. Hubay: Pulmonary blood flow and venous return during spontaneous respiration. Circulation Res. 3, 210 (1955). — Bredt, H.: Die primäre Erkrankung der Lungenschlagader in ihren verschiedenen Formen (Arteriopathia pulmonalis idiogenica). Virchows Arch. 284, 127 (1932). — Das Gewebebild des kleinen Kreislaufs bei entzündlichen Herzfehlern und seine Bedeutung für das klinische Krankheitsbild. Arch. Kreislaufforsch. 7, 54 (1940). — Entzündung und Sklerose der Lungenschlagader. Virchows Arch. 308, 60 (1941). — Brenner, O.: Pathology of the vessels of the pulmonary circulation. Arch. Int. Med. 56, 211, 457, 724, 976, 1189 (1935). — Brill, J. C., and J. J. Krygier: Primary pulmonary vascular sclerosis. Arch. Int. Med. 68, 560 (1941). — Brill, J. C., and T. D. Robertson: Subacute cor pulmonale. Arch. Int. Med. 60, 1043 (1937). — Brody, A. W., Connolly and H. J. Wander: Influence of abdominal muscles, mesenteric viscera and liver on respiratory mechanics. J. Appl. Physiol. 14, 121 (1959). — Bromer, R. S., u. J. J. Wolman: Zit. nach F. K. Fischer (1950), Radiology 32, 1 (1939). — Brown de Witt,: Treatment of cerebral fat embolism. Dis. Nerv. System 15, 307 (1954). — Bruce, R. A., F. W. Lovejoy, G. B. Brothers and T. Velasquez: Observations on the causes of dyspnea in chronic pulmonary granulomatosis in beryllium workers. Amer. Rev. Tbc. 59, 364 (1949). — Bruce, R. A., F. W. Lovejoy, P. N. G. Yu, R. Pearson and M. McDowell: Further observations on the pathological physiology of chronic pulmonary granulomatosis associated with beryllium workers. Amer. Rev. Tbc. 62, 29 (1950). — Bruce, T.: Über das klinische Bild verschiedener Typen von kongenitalen Cystenlungen bei Erwachsenen. Acta med. scand. (Stockh.) 102, 295 (1939). — Bruck, A., B. Löhr u. W. Ulmer: Untersuchungen zur alveolaren Ventilation nach Pleuraeröffnung, nach Lobektomien und nach Pneumektomien. Z. exper. Med. 127, 605 (1956). — Brücke, H. v.: Über die Behandlung der Fettembolie mit Sauerstoffatmung. Klin. Wschr. 1942, 771. — Brüner, H., H. Hörnicke u. J. Stoffregen: Eiserne Lunge und Kreislauf. Dtsch. med Wschr. 1955, 484. — Bruner, H. D., and C. F. Schmidt: Blood flow in the bronchial artery of the anaesthetized dog. Amer. J. Physiol. 148, 648 (1947). — Bryson, W. J.: Propagating pulmonary artery thrombosis. Dis. Chest 13, 366 (1949). — Buchman, J., W. Buchman, A. G. Melrose, I. B. McGuinness and A. U. Price: Long term prophylactic administration of tetracycline to chronic bronchitis. Lancet 1958, 719. — Bühlmann, A., F. Schaub u. P. Luchsinger: Die Hämodynamik des Lungenkreislaufes während Ruhe und körperlicher Arbeit beim Gesunden und bei den verschiedenen Formen der pulmonalen Hypertonie. Schweiz. med. Wschr. 1955, 253. — Bühlmann, A., F. Schaub u. P. H. Rossier: Zur Ätio-

logie und Therapie des Cor pulmonale. Schweiz. med. Wschr. **1954**, 587. — BULGARELLI, R.:
I disturbi e di Rischi dell' angiocardio-pneumografia e del catheterismo cardiaco. Minerva
pediatr. (Torino) **6** (1954). — BURCHELL, H. B., and O. T. CLAGETT: The clinical syndrom
associated with pulmonary arteriovenous fistulas including a case; report over a surgical
cure. Amer. Heart J. **34**, 151 (1947). — BURGERS, A. M., and L. B. ELLIS: Chest pain in
patients with mitral stenosis with particular reference to so-called hyper cyanotic angina.
New England J. Med. **226**, 937 (1942). — BURKE, R. M.: Vanishing lungs: a case report of
bullous emphysema. Radiology **28**, 367 (1937). — BURNETT, W. E.: Cystic emphysema of
the lungs. Arch. Surg. **58**, 328 (1949). — BURRAGE, W. S., and I. W. IRVING: The role of
cortisone intreatment of severe bronchial asthma. New England J. Med. **248**, 679 (1953). —
BURTON, A. C.: On the physical equilibrium of small blood vessels. Amer. J. Physiol. **164**,
319 (1951). — Laws of physics and flow in blood vessels in visceral circulation. Wolsten-
home, London 1952. — Peripheral circulation. Annual Rev. Physiol. **15**, 213 (1953). —
Visceral circulation. Boston, Mass: Little, Brown & Co. 1953. — BURTON, A. C.: The
relation between pressure and flow in the pulmonary bed. In: Pulmonary circulation, an
international symposium 1958, p. 26. New York a. London: Grune & Stratton 1959. —
BURWELL, C. S., E. D. ROBIN, R. D. WHALEY and A. G. BICKELMANN: Extreme obesity
associated with alveolar hypoventilation. A Pickwickianssyndrome. Amer. J. Med. **21**,
811 (1956). — BUSSE, E. W., O. M. PARRY, E. S. GOLDENSOHN, R. W. WHITEHEARD and
W. B. DRAPER: Alternation of cerebral function in man produced by diffusion respiration
and prolonged inhalation of carbon dioxide. Dis. Nerv. System **13**, 35 (1952).

CAIN, C. C., and A. B. OTIS: Some physiological effects resulting from added resistance
to respiration. J. Aviat. Med. **20**, 149 (1949). — CAIN, H.: Die pneumonische Form der
carcinomatösen Lungenmetastasen. Virchows Arch. **323**, 194 (1953). — CAITHAML, W.:
Thrombosebehandlung mit Hydergin, Procain und Panthesin. Zbl. Chir. **79**, 1114 (1954). —
CALLAHAN, W. P., I. C. SUTHERLAND, I. K. FULTON and I. R. KLINE: Acute diffuse
nterstitial fibrosis of the lung. A. M. A. Arch. Int. Med., **90**, 468 (1952). — CAMERON,
D. R.: Transient heart block and coronary occlusion in pleural shock. Brit. Heart J. **7**,
104 (1945). — CANNON, P. R.: Zit. nach F. K. FISCHER (1950), Arch. of Path. **19**, 135
(1935). — CARLSTRÖM, G., et H. DIAMANT: Apropos d'un arrêt du cœur de 5 minutes
avec lésions anoxiques reversibles du cerveau après une obstruction du larynx. Semaine
Hôp. (Ann. Pédiatr.) **32**, Nr 25 (1956). — CAROLI, G., u. J. PICHOTKA: Weitere Untersuchungen zur Beziehung zwischen Blutgerinnung und Wetter. Arch. Meteorol. Geophys.
u. Bioklim. **5**, 403 (1954). — CAROLL, D.: Chronic obstruction of major pulmonary arteries.
Amer. J. Med. **9**, 175 (1950). — CAROLL, D., J. McCLEMENT, A. HIMMELSTEIN and
A. COURNAND: Pulmonary function following decortication of the lung. Amer. Rev.
Tbc. **63**, 231 (1951). — CARTER, N. W., D. W. SELDIN and H. C. TENG: Effect of diamox
in plasma and urine acid-base composition during chronic respiratory acidosis. Amer. J.
Physiol. **196**, 919 (1959). — CASTLEMAN, P., and E. F. BLAND: Organized emboli of tertiary
pulmonary arteries, an unusual cause of cor pulmonale. Arch. of Path. **42**, 581 (1946). —
CEELEN, W.: Die Kreislaufstörungen der Lunge. In HENKE-LUBARSCH, Handbuch der
speziellen pathologischen Anatomie und Histologie, Bd. III/3, S. 20. 1931. — CERLETTI, A.,
E. FERNANDEZ u. M. TAESCHLER: Über das verschiedene Verhalten des rechten und linken
Herzens bei induzierter und spontaner Insuffizienz des Herzlungenpräparates. Helvet.
physiol. Acta **11**, C13 (1953). — CHAPMAN, D. W., D. M. EARLE, L. J. GUGLE, R. A. HUGGINS
and W. ZINNDAHL: Intravenous catheterization of the heart in suspected congenital heart
diseases. Arch. Int. Med. **84**, 644 (1949). — CHAPMAN, D. W., L. I. GUGLE and P. W. WHEELER:'
Experimental pulmonary infarction. A.M.A. Arch. Int. Med. **83**, 158 (1949). — CHAPMAN,
R. M., B. DILL and A. GRAYBIEL: The decrease in functional capacity of the lungs and heart
resulting from deformities of the chest: pulmocardial failure. Medicine **18**, 167 (1939). —
CHARCOT, C. R.: Soc. Biol. Paris **28**, 336 (1876). — CHASE, W. H.: Anatomical experimental
observation on air embolism. Surg. etc. **59**, 569 (1934). — CHAVEZ, J., J. ESPINO-VELA,
R. LIMON y N. DORBEEKER: Arch. Inst. Cardiol. Mexico **23**, 687 (1953). — CHESNER, C.:
Chronic pulmonary granulomatosis in residents of a community near a beryllium plant:
3 autopsied cases. Ann. Int. Med. **32**, 1028 (1950). — CHIARI, H.: Die generalisierten Xantho-
matosen vom Typ Schüller-Christian-Hand. Erg. Path. **24**, 390 (1931). — CHRISTELLER, E.:
Funktionelles und Anatomisches bei der angeborenen Verengung und dem angeborenen
Verschluß der Lungenarterie insbesondere über die arteriellen Kollateralbahnen bei diesen
Zuständen. Virchows Arch. **223**, 40 (1917). — CHRISTIE, R. V.: Dyspnoe: review. Quart.
J. Med. **31**, 421 (1938). — CHRUTSCHER, R. R., and R. A. DANIEL: Pulmonary embolism.
Surgery (St. Louis) **23**, 47 (1948). — CHURCH, R. E., and A. R. P. ELLIS: Cystic pulmonary
fibrosis in generalized scleroderma. Report of 2 cases. Lancet **1950** I, 392. — CHURCHILL,
E. D., and O. COPE: Rapid shallow breathing resulting from pulmonary congestion and
edema. J. of Exper. Med. **49**, 531 (1929). — CHURGE, J., and L. STRAUSS: Allergic granulo-
matosis, allergic angiitis and periarteriitis nodosa. Amer. J. Path. **27**, 277 (1951). — CHUR-
TON, T.: Multiple aneurysm of pulmonary artery. Brit. Med. J. **1**, 1223 (1897). — CIVIN,
W. H., and J. E. EDWARDS: Pathology of the pulmonary vascular tree. Circulation (New York)

2, 545 (1950). — Clarc, E., and B. I. Kaplan: Endocardial arterial and other mesenchymal alterations associated with serum disease in man. Arch. of Path. **24**, 458 (1937). — Clark, E., and J. Graef: Chronic pulmonary arteriitis in chistosomiasis Mansonii associated with right ventricular hypertrophy. Amer. J. Path. **11**, 693 (1935). — Clawson, B. J.: Incidents of types of heart disease among 30265 autopsies with special reference to age and sex. Amer. Heart J. **22**, 607 (1941). — Cliche, P., D. Jouasset et R. Py: Comas avec acidose respiratoire au cours des bronchopneumopathies chroniques. Presse mèd. **1956**, 1025. — Coates, E. O., and I. H. Comroe: Pulmonary functions-studies in sarcoidosis. J. Clin. Invest. **30**, 898 (1951). — Cockett, F. B., and C. C. N. Vass: A comparison of the role of the bronchial arteries in bronchiectasis and in experimental ligation of the pulmonary artery. Thorax (Lond.) **6**, 268 (1951). — Coggin, C. B., D. E. Griggs and W. L. Stilson: The heart in pneumoconiosis. Amer. Heart J. **16**, 411 (1938). — Cohn, J. E., D. G. Caroll and R. L. Riley: Respiratory acidosis in patients with emphysema. Amer. J. Med. **17**, 447 (1954). — Colton, W. A., and T. Ziskin: The heart in bronchial asthma. J. Allergy **8**, 347 (1937). — Coman, D. R., H. D. Brunner, R. C. Horn, M. Freedmann, R. D. Boske, M. D. McCarthy, M. H. Gibbon and A. I. Schuber: Studies on experimental phosgen poisoning. Amer. J. Path. **23**, 1037 (1947). — Comroe, H. H., E. R. Bahnson and E. O. Coates: Mental changes occuring in chronically anoxemic patients during oxygen therapy. J. Amer. Med. Assoc. **143**, 1044 (1950). — Comroe, J. H., R. F. Forster, A. B. du Bois, W. A. Briscoe and E. Carlsen: The lung—clinical physiology and pulmonary function tests. Chicago 1955. — Condorelli, L.: Meccanismi regolatori della pressione arteriosa pulmonale. Cardiologia (Basel) **21**, 379 (1952). — Saggio di fisiopatologia del circolo arterioso polmonale. Riforma med. **66**, 533 (1952). — Conolly, D. C., J. W. Kirklin and E. H. Wood: The relationship between pulmonary artery wedge pressure and left atrial pressure in man. Circulation Res. **2**, 434 (1954). — Conolly, D. C., and E. H. Wood: The pulmonary vein wedge pressure in man. Circulation Res. **3**, 7 (1955). — Cosgriff, S. W.: Thromboembolic complications associated with ACTH and cortisone therapy. J. Amer. Med. Assoc. **147**, 942 (1951). — Costedoat, A.: La lymphangite cancéreuse des poumons à forme suffocante. Presse méd. **1931**, 745. — Costero, I.: Some aspects of the evolution of silicotic lesions. Amer. J. Path. **24**, 49 (1948). — Cournand, A.: Recent observations on the dynamics of the pulmonary circulation. Bull. New York Acad. Med. **23**, 27 (1947). — Some aspects of the pulmonary circulation in normal man and in chronic cardiopulmonary diseases. Circulation (New York) **2**, 641 (1950). — The mysterious influence of unilateral hypoxia upon the circulation in man. Acta cardiol. (Bruxelles) **10**, 429 (1955) — Ann. Inst. Nac. Neumolog. **1**, 65 (1956). — Cournand, A., J. Lequime et P. Regniers: L'insuffisance cardiac chronique, S. 77. Paris: Masson & Cie. 1952. — Crane, P., H. H. Lerner and E. A. Lawrence: Syndrome of arterio venous fistula of the lung. Amer. J. Roentgenol. **62**, 418 (1949). — Crawford, T., and C. I. Levene: The incorporation of fibrin in the aortic intima. J. of Path. **64**, 523 (1952). Croizier, L., L. Ode et L. Roche: Lésions artérielles des blocs silicotiques. Presse méd. **1945**, 638. — Cron, R. S., G. S. Kilkenny, C. Wirthwein and I. R. Evrard: Amniotik fluid embolism. Amer. J. Obstetr. **64**, 1360 (1952). — Cross, R. R., and P. R. Bobayshi: Primary pulmonary vascular sclerosis. Amer. J. Clin. Path. **17**, 155 (1947). — Cudkowicz, L.: The blood supply of the lung in pulmonary tuberculosis. Thorax (Lond.) **7**, 270 (1952). — Cudkowicz, L., and I. B. Armstrong: Observation on the normal anatomy of the bronchial arteries. Thorax (Lond.) **6**, 343 (1951). — Injection of the bronchial circulation in a case of transposition. Brit. Heart J. **14**, 374 (1952). — The bronchial arteries in pulmonary emphysema. Thorax (Lond.) **8**, 46 (1953).

Dack, S., A. M. Master, H. Horn, A. Grishmann and L. E. Field: Acute coronary insufficiency due to pulmonary embolism. Amer. J. Med. **7**, 464 (1949). — Daddi, G.: Das Cor pulmonale bei der Tuberkulose. Verh. dtsch. Ges. Kreislaufforsch. **21**, 280 (1955). — Daley, R.: Morphine hypersensitivity in kyphoscoliosis. Brit. Heart J. **7**, 101 (1945). — Daly, I. d. B.: Reaction of the pulmonary and bronchial blood vessels. Physiologic. Rev. **13**, 149 (1933). — The pulmonary arterial pressure in the unanaesthetized dog. J. of Physiol. **91**, 14 P (1937). — Daly, I. d. B., H. Duke, C. O. Hebb and J. Weatherall: Pulmonary vasomotor fibres in sympathetic chain and its associated ganglia in dog. Quart. J. Exper. Physiol. **34**, 258 (1948). — Daly, I. d. B., H. Duke, J. L. Linzell and J. Weatherall: Pulmonary vasomotor nerve activity. Quart. J. Exper. Physiol. **37**, 149 (1952). — Daly, d. B. I., and C. O. Hebb: Pulmonary vasomotor fibres in cervical vagosympathetic nerve of dog. Quart. J. Exper. Physiol. **37**, 19 (1952). — Daly, d. B. I., G. Ludany, A. Todd and E. B. Verney: Sensory receptors in pulmonary vascular bed. Quart. J. Exper. Physiol. **27**, 123 (1937). — Danbolt, N.: On Kreims reaction in Boecks sarcoid. Acta med. scand. (Stockh.) **114**, 143 (1943). — Dasher, W. A., W. Weiss and E. Bogen: The electrocardiographic pattern in venous air embolism. Dis. Chest **27**, 542 (1955). — Daubert, K.: Meteorotrope Einflüsse bei der Entstehung der Thromboembolie. In Th. Naegeli, P. Matis, R. Gross, H. Runge u. H. Sachs, Die thromboembolischen Erkrankungen und ihre Behandlung. Stuttgart: Schattauer 1955. — Davies, C. E., and J. A. Kilpatrick: Renal circulation in low output and high output heart failure. Clin. Sci. London **10**, 53 (1951). — Davies, L. G. et al.: Nature of pulmonary hypertension in mitral stenosis. Brit. Heart J. 16, 440 (1954). — DAVIS, M. W., and T. R. SIMON: Alveolar cell tumor of the lung. Amer. Rev. Tbc. 62, 594 (1950). — DAVISON, P. H., G. H. ARMITAGE et D. J. S. McILVEEN: Chronic cor pulmonale due to silent pulmonary embolism. Lancet 1956, 224. — DAWES, G. S.: Reflexes from the heart and lung. Brit. Med. Bull. 8, 324 (1952). — DAY, H. B.: Pulmonary bilharziosis. Trans. Roy. Soc. Trop. Med. (Lond.) 30, 575 (1937). — DEADMAN, W. I.: Fatal air embolism. Canad. Med. Assoc. J. 37, 157 (1937). — DELARUE, J., C. SORS, J. MIGNOT et J. PAILLAS: Lésion bronchopulmonaire et modifications circulatoires. Presse méd. 63, 173 (1955). — DELIUS, L., u. R. WITZEN-HAUSEN: Über die Entstehungsbedingungen und Folgen der essentiellen und akzidentellen pulmonalen Hypertonie. Z. Kreislaufforsch. 38, 87 (1949). — DELLA SANTA R., u. P. DURAF-FOURD: De pistase de l'état thrombophile par la méthode de Hartert. In Thrombose und Embolie, I. Internat. Kongr. Basel 1954. — DENNISS, R. G., W. GOLDIE and C. J. POLSON: Amniotik embolism; report of 2 fatalities. J. Obstetr. 61, 620 (1954). — DENOLIN, H.: Le coeur pulmonaire chronique en médecine interne. Verh. dtsch. Ges. Kreislaufforsch. 21, 257 (1955). — DENOLIN, H., J. LEQUIME u. L. JONNART: L'aneurysm artériovéneux pulmonaire. Étude physio-pathologique. Acta cardiol. (Bruxelles) 5, 144 (1950). — DENTON, D. A., M. MAX-WELL, I. R. McDONALD, I. MUNRO and W. WILLIAMS: Renal regulation of the extracellular fluid in acute respiratory acedemia. Austral. J. Exper. Biol. a. Med. Sci. 30, 489 (1952). — DERRA, E.: Die angeborene arteriovenöse Pulmonalfistel und ihre Operationsmöglichkeit. Zbl. Chir. 76, 1362 (1951). — DERRA, E., u. H. RINK: Erfahrungen mit der Segmentresektion bei Lungentuberkulose. Wien. med. Wschr. 1954, 72. — DESAGA, H.: Die Luftstoßverletzung durch Sprengstoffdetonation. Klin. Wschr. 1944, 297. — DESMOND, S., O. DOHERTY and J. CURRY: EEG in tussive syncope. EEG Clin. Neurophysiol. 4, 245 (1952). — DETERLING jr., R. A., and O. T. CLAGETT: Anreurysm of the pulmonary artery. Amer. Heart J. 34, 471 (1949). DEXTER, L.: Pulmonary circulatory dynamics in health and disease at rest. Bull. New England Med. Center 11, 240 (1949). — DEXTER, L., J. W. DOW, F. W. HAYNES, J. C. WHITTEN-BERGER, B. G. FERRIS, W. T. GOODALE and H. K. HELLEMS: Studies of the pulmonary circulation in man at rest. Normal variations and the interrelations between increased pulmonary blood flow, elevated pulmonary arterial pressure and high pulmonary „capillary" pressures. J. Clin. Invest. 29, 602 (1950). — DIETLEN, H.: Herz- und Gefäße im Röntgenbild. Leipzig: Johann Ambrosius Barth 1923. — DIGNAM, B. S.: Arteriovenous aneurysm of branch of pulmonary artery. Amer. Heart J. 41, 316 (1951). — DIRKEN, M. N. J., and H. HEEMSTRA: Alveolar oxygen tension and lung circulation. Quart. J. Exper. Physiol. 34, 193 (1948). — DOERR, W.: Über die Ursachen bestimmter Formen sog. kardialer Rechts-insuffizienz. Z. Kreislaufforsch. 40, 92 (1951). — Pneumokoniose durch Zementstaub. Virchows Arch. 322, 397 (1952). — DONALD, K. W., J. M. BISHOP, G. CUMMING and O. L. WADE: The effect of exercise on the cardiac output and circulatory dynamics of normal subjects. Clin. Sci. 14, 37 (1955). — DONALD, K. W., A. RENZETTI, R. L. RILEY and A. COURNAND: Analysis of factors affecting concentrations of oxygen and carbon dioxide in gas and blood of lungs. Results. J. Appl. Physiol. 4, 497 (1952). — DONZELOT, E., H. KAUFMANN et S. DE MENDE: Résultats de l'éctrophorèse dans les affections cardiovasculaires. Presse méd. 1949, 701. — DOTTER, C. T., and J. STEINBERG: The diagnosis of congenital aneurysm of the pulmonary artery. New England J. Med. 240, 51 (1949). — DOUGLAS, W. R.: Reaction of pulmonary tissue to lipoidol. Amer. J. Path. 11, 497 (1935). — DOYLE, J. T., J. S. WILSON, E. H. ESTES and J. V. WARREN: The effect of intravenous infusions of physiological saline solution on the pulmonary arterial and pulmonary capillary pressure in man. J. Clin. Invest. 30, 345 (1951). — DOYLE, J. T., J. S. WILSON and J. V. WARREN: The pulmonary vascular response to short term hypoxia in human subjects. Circulation (New York) 5, 263 (1952). — DREESEN, W. C.: Effects of certain silicate dusts on the lungs. J. Industr. Hyg. 15, 66 (1933). DREESEN, W. C., J. M. DALLA VALLE, T. I. EDWARDS, J. W. MILLER, R. R. SAYERS, H. F. EASOM and M. F. TRICE: A study of asbestosis in the asbest textil industry. Publ. Health Bull. 241, 126 (1938). — DRESDALE, D. T., M. SCHULTZ and R. J. MICHTOM: Primary pulmonary hypertension. I. Clinical and hemodynamic study. Amer. J. Med. 11, 686 (1951). — DRESSLER, S. H., N. B. SLONIM, O. J. BALCHUM, G. J. BRONFIN and A. RAVIN: The effect of breathing 100% oxygen on the pulmonary artery pressure in patients with pulmonary tuberculosis and mitral stenosis. J. Clin. Invest. 31, 807 (1952). — DRESSLER, W.: Effort syncope as an early manifestation of primary pulmonary hypertension. Amer. J. Med. Sci. 223, 131 (1952). — DuBOIS, A. B., A. G. BRITT and W. O. FENN: Alveolar CO_2 during the respiratory cycle. J. Appl. Physiol. 4, 535 (1952). — DÜNNER, L.: Graphite-pneumoconiosis. Lancet 1949 I, 1054. — DUFF, F., A. D. M. GREENFIELD and R. F. WHELAN: Vasodilatation produced by experimental arterial gas embolism in man. Lancet 1953 I, 230. — DUISBERG, R., u. W. SCHRÖDER: Pathophysiologie und Klinik der Kollapszustände. Leipzig: S. Hirzel 1944. — DUISENBERG, C. E., and L. ARISMENDI: Angiographic demonstration of pulmonary arteriovenous fistula. Radiology 53, 66 (1949). — DUKE, H.: Pulmonary vasomotor reactions in isolated perfused cat lungs in response to inhalation of various mixtures of oxygen and nitrogen. J. of Physiol. 111, 17 (1950). — Pulmonary vasomotor responses of isolated perfused lungs to anoxia and hypercapnia. Quart. J. Exper. Physiol. 36, 75 (1951). — DUMM, I. S.:

The effects of multiple embolism on pulmonary arteriols. Anat. J. Med. **19**, 129 (1919). — Dunn, T.: The effects of multiple embolism on pulmonary arteriols. Quart. J. Med. **13**, 129 (1920). — Dunner, L., and D. J. T. Bagnall: Graphite pneumoconiosis complicated by cavitation due to necrosis. Brit. J. Radiol., N.S. **19**, 165 (1946). — Dunner, L., R. Hardy and D. J. T. Bagnall: Pneumoconiosis after exposure to sulphurdioxyde fumes and dust from coke fires. Lancet **1949**, 1214. — Dunner, L., and R. Hermon: Further observations on pneumoconiosis in radiator and boiler finishers. Brit. J. Radiol., N.S. **25**, 606 (1952). — Dunner, L., M. S. Hicks and D. J. T. Bagnall: Pneumoconiosis in boiler scalers. Brit. J. Tbc. **46**, 43 (1952). — Dunphy, J. E., and F. W. Ilfeld: Fat embolism. Amer. J. Surg. **77**, 737 (1949). — Durand, T. M.: The occurance of coronary air embolism in artificial pneumothorax. Ann. Int. Med. **8**, 1625 (1935). — Durand, T. M., I. W. Ginsburg and H. Roesler: Transient bundle branch block and other electrocardiographic changes in pulmonary embolism. Amer. Heart J. **17**, 423 (1939). — Durand, T. M., I. Long and M. I. Oppenheimer: Pulmonary (venous) air embolism. Amer. Heart J. **33**, 269 (1947). — Durand, T. M., M. I. Oppenheimer, P. R. Lynch, G. Ascanio and D. Webber: Bodyposition in relation to venous air embolism. A roentgenologic study. Amer. J. Med. Sci. **227**, 509 (1954). Durand, T. M., M. I. Oppenheimer, M. R. Wepster and I. Long: Arterial air embolism. Amer. Heart J. **38**, 481 (1949). — Durlacher, S. H., and H. Bunting: Pulmonary changes following exposure to phosgene. Amer. J. Path. **23**, 679 (1947). — Dutra, F. R.: The pneumonitis and granulomatosis peculiar to beryllium workers. Amer. J. Path. **24**, 1137 (1948). — Pulmonary and cutaneous diseases caused by beryllium compounds. Postgrad. Med. Minerva Minneapolis **11**, 383 (1952).

Eames, D. H.: Fatal case of obstetric shock due to pulmonary emboli of amniotik fluid. Amer. J. Obstetr. **64**, 201 (1952). — Eason, H. F., M. F. Price and C. C. Carpentier: A study of effects of mining and milling of pyrophyllite. North Carolina State Board of Health 1939. Zit. nach W. L. Hogue jr., u. F. S. Malette, A study of workers exposed to talc and other dusting compounds in the rubber industry. J. Industr. Hyg. **31**, 359 (1949). — East, T.: Pulmonary hypertension. Brit. Heart J. **2**, 189 (1940). — Ebert, R. V., C. W. Borden, H. W. Wells and R. H. Wilson: Studies of pulmonary circulation. I. The circulation time from the pulmonary artery to the femoral artery, and the quantity of blood in the lungs in normal individuals. J. Clin. Invest. **28**, 1134 (1949a). — Studies of the pulmonary circulation. II. Circulation time from pulmonary artery to femoral artery and quantity of blood in lungs in patients with mitral stenosis and in patients with left ventricular failure. J. Clin. Invest. **28**, 1138 (1949). — Eckard, P.: Zur Frage pulmokoronarer Reflexe bei Lungenembolie. Arch. ges. Physiol. **241**, 224 (1938/39). — Edeiken, J.: The effects of spinale deformities on the heart. Amer. J. Med. Sci. **186**, 99 (1933). — Edwards, G., and E. C. Fear: Adult chronic bronchitis-continous antibiotic therapy. Brit. Med. J. **1958**, 1010. — Edwards, I. E., and H. B. Burchell: Multilobular pulmonary venous obstruction with pulmonary hypertension. Arch. Int. Med. **87**, 372 (1951). — Edwards, J. E., and W. L. Chamberlein: Pathology of the pulmonary vascular tree. Circulation (New York) **3**, 524 (1951). — Edwards, W. S.: The effects of lung inflation and epinephrine on pulmonary vascular resistence. Amer. J. Physiol. **167**, 756 (1951). — Effat, S.: Bilharzial cor pulmonale (Bilharzial Ayerza). J. Egypt. Med. Assoc. **29**, 728 (1953). — Egedy, E., A. Dudits u. P. Radnai: Elektrokardiographischer Nachweis durch Lungenembolie verursachter Herzschädigungen. Z. exper. Med. **92**, 324 (1933). — Ehrlich, J. C., and A. Romanoff: Allergic granuloma of the lung. Arch. Int. Med. **87**, 259 (1951). — Eichenberger: Diskussionsbemerkung. Internat. Tagg über Thrombose und Embolie, S. 882. Basel 1954. — Eickhoff, W.: Die spezielle pathologische Anatomie der Staublungen. In K. W. Jötten u. H. Gärtner, Die Staublungenerkrankungen. Wiss. Forschgsber. Naturwiss. Reihe, Darmstadt **60**, 115 (1950). — Elfmon, S. C.: Pulmonary embolism. North Carolina Med. J. **16**, 395 (1955). — Eliasch, H., G. Wade and L. Werkö: The effect of work on the pulmonary circulation in mitral stenosis. Circulation (New York) **5**, 271 (1952). — Eliaser, M., and F. Giansiracusa: The electrocardiographic diagnosis of acute cor pulmonale. Amer. Heart J. **43**, 533 (1952). — Ellerbroek, U.: Zur Behandlung der akuten oberflächlichen Thrombophlebitis. Medizinische **12**, 428 (1956). — Elliott, G. B., and R. E. Beamish: Embolic occlusion of patent foramen ovale. Circulation (New York) **8**, 394 (1953). — Ellis, F. H., J. H. Grindlay and J. E. Edwards: The bronchial arteries. I. Experimental occlusion. Surgery (St. Louis) **30**, 810 (1951). — The bronchial arteries. II. Their role in pulmonary embolism and infarction. Surgery (St. Louis) **31**, 167 (1952). — El Ramley, Z., A. Sorour, A. el Sherif, M. Loutfy and M. Ibrahim: A clinical and haemodynamic study of cardiopulmonary bilharziosis using the technique of cardiac catheterisation. J. Egypt. Med. Assoc. **36**, 567 (1953). — Elting, W. A., and C. E. Martin: Fat embolism. Ann. Surg. **82**, 336 (1925). — Engel, G. L., and S. G. Margolin: Neuropsychiatric disturbances in internal disease; metabolic factors and EEG correlations. Arch. Int. Med. **70**, 236 (1942). — Engel, H.: Fettembolie einer tuberkulösen Lunge infolge Leberruptur. Münch. med. Wschr. **1901**, 1046. — Enzer, N.: Pneumoconiosis, emphysema and right heart failure.

Proc. Inst. Med. Chicago 17, 88 (1948). — Epping, H.: Untersuchungen über Herzmuskelveränderungen bei chronischer und akuter Überbelastung des rechten Ventrikels. Arch. Kreislaufforsch. 6, 109 (1940). — Eppinger, H.: Das Emphysem der Lunge. Z. prakt. Heilk. 33, 4 (1876). — Eppinger, H., u. H. Wagner: Zur Pathologie der Lungen. Wien. Arch. inn. Med. 1, 83 (1920). — Epps, R. G., and R. H. Adler: Left atrial and pulmonary capillary venous pressure in mitral stenosis. Brit. Heart J. 15, 298 (1953). — Erfan, M., H. Erfan, A. H. Moussa and A. A. Deeb: Chronic pulmonary schistosomiasis: A Clinical and radiologic study. Trans. Roy. Soc. Trop. Med. (Lond.) 42, 447 (1949). — Eringa, H., R. Brugge, M. G. M. Orie u. L. D. Eerland: Arteriovenous aneurysma of the pulmonary vessels. Arch. chir. neerl. 6, 269 (1954). — Esposita, M.: Focal pulmonary hemosiderosis in mitral stenosis. Ann. Int. Med. 42, 26 (1955). — Euler, U. S. v., u. G. Liljestrand: Observations on the pulmonary arterial blood pressure in the cat. Acta physiol. scand. (Stockh.) 12, 301 (1946). — Evans, I. A., and J. F. Dee: Anticoagulant treatment of postoperative venous thrombosis and pulmonary ambolism. New England J. Med. 23 (1948). — Evans, W., D. S. Short and D. E. Bedford: Solitary pulmonary hypertension. Brit. Heart J. 19, 93 (1957). — Evoy, M. H.: Fatal pulmonary embolism. Northw. Med. 48, 114 (1949). — Ewald, G.: Die Bewußtseinstrübung bei symptomatischen Psychosen. Mschr. Psychiatr. 99, 411 (1938).

Fagin, I. D., and E. H. Schab: Spontaneous mediastinal emphysema. Ann. Int. Med. 24, 1052 (1946). — Fahr, E.: Über die Fett- und Luftembolie. Virchows Arch. 314, 499 (1947). — Fahr, Th.: Über neuerdings beobachtete Häufung von Todesfällen an Thrombose und Lungenembolie. Klin. Wschr. 1927, 2179. — Falk, I.: Sammlung seltener klinischer Fälle, H. 3, S. 7. Leipzig: Georg Thieme 1951. — Faraone, G., e A. Ferrara: Il danno cardiovasculare nella malatti silicotica dei lavoratori della pomice. Riv. infort. mal. Profess. Roma 1953, 368, 387, 425. — Faxon, H. H., J. H. Flynn and R. M. Anderson: Stellate block as an adjunct to the treatment of pulmonary embolism. New England J. Med. 244, 586 (1951). — Fein, B. T., E. P. Cox and L. H. Green: Respiratory and physical exercise in the treatment of bronchial asthma. Ann. Allergy 11, 275 (1953). — Felix, W.: Luftembolie. Verhandlungsber. 73. Tagg Dtsch. Ges. Chir. 4.—7. April 1956, München. — Ferguson, F. C., R. E. Kobilak and I. E. Deitrick: Varices of the bronchial veins as a source of hemoptysis in mitral stenosis. Amer. Heart J. 28, 445 (1944). — Ferris jr., B. G., J. E. Affeldt, H. A. Kriete and I. L. Whittenberger: Pulmonary function in patients with pulmonary disease treated with ACTH. A.M.A. Arch. of Industr. Hyg. 3, 603 (1951). — Feuardent, R.: Une cause rare de coeur pulmonaire. L'endofibrose oblitérante idiopathique des artérioles du poumont. Presse méd. 1953, 594. — Fey, W., u. W. Boxberg: Über die intraarterielle Sauerstofftherapie peripherer Durchblutungsstörungen. Dtsch. med. Wschr. 81, 2031 (1956). — Filley, G. S., F. Gregoire and G. W. Wright: Alveolar and arterial oxygen tension and the significants of the alveolar arterial oxygen tension difference in normal men. J. Clin. Invest. 33, 517 (1954). — Filley, G. S., D. J. McIntosh and G. W. Wright: Carbon monoxide uptake and pulmonary diffusion capacity in normal subjects at rest and during exercise. J. Clin. Invest. 33, 530 (1954). — Fine Licht, de: Über Lungencysten, Bronchiektasen und Lungenfibrosen, insbesondere tuberöse Sklerose. Acta radiol. (Stockh.) 23, 161 (1942). — Fineberg, M. H., and C. J. Wiggers: Compensation and failure of the right ventricle. Amer. Heart J. 11, 255 (1936). — Fischer: Lipoidpneumonie durch Sagrotan. Zbl. Path. 76, 241 (1943). — Fischer, F. K.: Die Darstellung des Bronchialbaumes mit wasserlöslichem Kontrastmittel. Schweiz. med. Wschr. 1948, 1025. — Die Jodölbronchographie als schädigender diagnostischer Eingriff. Schweiz. med. Wschr. 1950a, 273. — Technik, Indikation und Ergebnisse der Bronchographie mit wasserlöslichem viskösem Kontrastmittel (Joduron B). Schweiz. med. Wschr. 1950b, 723. — Fischer, F. K., u. K. Mülly: Beitrag zur Technik der Bronchographie mit wasserlöslichem Kontrastmittel Joduron B. Schweiz. med. Wschr. 1948, 1033. — Fischer, J. W., and R. A. Dolehide: Fatal cardiac failure in persons with thoracic deformities. A.M.A. Arch. Int. Med. 93, 687 (1954). — Fischer-Wasels, B.: Tödliche Lungenschrumpfung durch Gebrauch von Metholöl. Frankf. Z. Path. 44, 412 (1933). — Fishgold, H., H. Torrubia, P. Mathis et G. Arfel-Capdevielle: Réaction E. E. G. d'éveil (Arousal) dans le coma. Corrélations cortico-cardio-respiratoires. Presse méd. 63, 1231 (1955). — Fishman, A. P., M. H. Maxwell, C. H. Crowder and P. Morales: Kidney function in cor pulmonale: particular consideration of changes in renal hemodynamics and sodium excretion during variation in level of oxygenation. Circulation (New York) 3, 703 (1951). — Fleck, U.: Symptomatische Psychosen. Fortschr. Neurol. 14, 327 (1942). — Fletcher, C. M.: Pneumoconiosis of the coalminers. Brit. Med. J. 1948, 1015, 1065a. — Coalworkers pneumoconiosis; so-called „anthracosilicosis". Beitr. Silikoseforsch. Bochum. Bericht über die Arbeitstagg. über Silikose 1951, S. 119 u. 139. — Fletcher, C. M., and J. Gough: Coalminers pneumoconiosis. Brit. Med. Bull. 7, 42 (1950). — Fletcher, C. M., K. J. Mann, J. Davies, A. L. Cochran, J. C. Gilson and P. H. Jones: The classification of radiographic appearances in coalminers' pneumoconiosis. J. Fac. Radiol., Bristol 1, 40 (1949). — Flint, F. I.: Cor pulmonale. Incidents and etiology in an industrial city. Lancet 1954 II, 51. — Flores, A., W. E. Adams and I. F.

Perkins: Reduction of pulmonary reserve. A.M.A. Arch. of Surg. 68, 627 (1934). — Folkow, B., and I. R. Pappenheimer: Components of the respiratory dead space and their veriation with pressure breathing with bronchoactiv drugs. J. Appl. Physiol. 8, 102 (1956). — Forster, R. E.: The pulmonary capillary bed: Volume, area and diffusing characteristics. In: Pulmonary circulation, an internat. symposium 1958, p. 45. New York a. London: Grune & Stratton 1959. — Fossel, H.: Über Pfropfbildungen in Lungenarterien. Frankf. Z. Path. 54, 588 (1940). — Die Veränderungen an den Lungengefäßen bei Lungenentzündung. Wien. klin. Wschr. 1941, 843. — Fowler, N. O.: Physiologic studies of drugs in human pulmonary hypertension. In: Pulmonary circulation, p. 189. New York a. London: Grune & Stratton 1959. — Fowler, N. O., and R. B. Failey:Perforation of the infarcted intraventricular septum. Amer. J. Med. Sci. 215, 534 (1948). — Fowler, M., and B. R. Good: Sudden death due to amniotic fluid embolism. J. Obstetr. 65, 116 (1958). — Fowler, N. O., R. N. Westcott, V. D. Hauenstein, R. C. Scott and J. McGuire: Observations on autonomic participation in pulmonary arteriolar resistance in man. J. Clin. Invest. 29, 1387 (1950a). — Fowler, N. O., R. N. Westcott and R. C. Scott: Normal pressure in the right heart and pulmonary artery. Amer. Heart J. 46, 264 (1953). — Fowler, N. O., R. N. Westcott, R. C. Scott and E. Hess: The cardiac output in chronic cor pulmonale. Circulation (New York) 6, 888 (1952). — Fowler, W.: Obliterating thrombosis of pulmonary arteries. Ann. Int. Med. 7, 1101 (1934). — Fowler, W. S., F. Helmholz and R. D. Miller: Treatment of pulmonary emphysema with aerosolized bronchodilator drugs and intermittend positive-pressure-breathing. Proc. Staff Meet. Mayo Clin. 28, 743 (1953). — Fox, T. T., and H.-S. Kremer: The heart in pulmonary tuberculosis: Studies on the auricular complex in the electrocardiogramm. Amer. Rev. Tbc. 47, 135 (1943). — Frank, A., u. E. A. Schotte: Quantitative Untersuchungen bei experimenteller Herzhypertrophie. Z. exper. Med. 115, 677 (1950). — Frank, E.: Bemerkungen zu der Arbeit von Harmanci und Özcan. Istambul Contrib. Clin. Sci. 1, 278 (1951). — Franke, H.: Das Cor pulmonale in der Thorax-Chirurgie. Verh. dtsch. Ges. Kreislaufforsch. 21, 300 (1955). — Fresen, O.: Die gestaltliche Betrachtung des Morbus Boeck. In: Ergebnisse der gesamten Tuberkulose und Lungenforschung. Bd. 14, S. 603. Stuttgart: Georg Thieme 1958. — Frey, A.: Die Luftembolie. Erg. Chir. 22, 95 (1929). — Friedberg, J.: Anatomische Untersuchungen des Herzmuskels bei Fettembolie. Dtsch. Z. Chir. 255, 239 (1942). — Friedlich, A. L., R. I. Bing and S. G. Blount jr.: Physiological study in congenital heart disease; circulatory dynamics in anomalies of venous return to heart including pulmonary arteriovenous fistula. Bull. Johns Hopkins Hosp. 86, 20·(1950). — Friedrich, H.: Über die Wirkung von Heparin und Thrombocid auf die Gefäße. Internat. Tagg. über Thrombose und Embolie, S. 315. Basel 1954. — Friese, G.: Über die Bedeutung der Ta-Welle für die elektrokardiographische Diagnostik. Z. Kreislaufforsch. 43, 159 (1954). — Über das Oesophagoatriogramm des Herzgesunden und des Herzkranken. Arch. Kreislaufforsch. 22, 288 (1955). — Frisk, A. R., S. Hammarström, H. Lagerlöf, L. Werkö, G. Bjorkenheim, G. Holmgren and Y. Larsson: Effect of the tetraethylammonium in arterial hypertension. Amer. J. Med. 5, 807 (1948). — Fritts, H. W., and A. Cournand: Physiological factors regulating pressure, flow and distribution of blood in the pulmonary circulation. In: Pulmonary circulation, p. 62. New York a. London: Grune & Stratton 1959. — Froböse, C.: Über Luftembolie der Milz. Virchows Arch. 314, 39 (1947). — Fruhling, L., et A. I. Chaumond: La silicose pulmonaire. Données anatomo-pathologiques et statistiques. 27. Congr. internat., Méd. Travail, Méd. Légale et Méd. Soc. de langue française, Strasbourg 1954. — Fruhling, A., G. Mayer et P. Müller: L'embolie amniotique, sa réalité anatomique, sa imprécision clinique, son problème thérapeutique. Bull. Soc. Obstétr. Paris 10, 84 (1958). — Fry, D. L., R. V. Ebert, W. W. Stead and T. C. Brown: The mechanics of pulmonary ventilation in normal subjects and in patients with emphysema. Amer. J. Med. 16, 80 (1954). — Fulton, R. M.: The heart in chronic pulmonary disease. Quart. J. Med. 22, 43 (1953).

Gaddum, J. H., and P. Holtz: Localisation of action of drugs on pulmonary vessels of dogs and cats. J. of Physiol. 77, 139 (1933). — Gadermann, E.: Röntgenologische Funktionsdiagnostik des Cor pulmonale. Verh. dtsch. Ges. Kreislaufforsch. 21, 349 (1955). — Gärtner, H.: Über Paraffingranulome der Lunge. Frankf. Z. Path. 51, 98 (1938). — Der derzeitige Stand der Staublungenforschung. In Jötten und Gärtner, Die Staublungenerkrankungen. Wiss. Forschgsber., Naturwiss. Reihe, Darmstadt 63, 3 (1954). — Galdston, M.: Respiratory and renal adjustments to alterations in acid-base balance induced by diamox (2-Acetylamino-1-3-4-thiadiazole-5-sulfonamide) in normals and in patients with chronic lung disease. J. Clin. Invest. 33, 935 (1954). — Galdston, M., R. Hunter, J. Nadell and T. Weiss: The effect of diamox in patients with advanced and mild pulmonary emphysema. Federat. Proc. 13, 52 (1954). — Gangler, J.: Herzkammerpunktion bei venöser Luftembolie. Med. Klin. 1950, 1468. — Gardner, L. V.: Pathology of so-called acute Silicosis. Amer. J. Publ. Health 23, 1240 (1933). — Silicosis and its relationship to tuberculosis. Amer. Rev. Tbc. 29, 1 (1934a). — Inhaled silica and its effects on normal and tuberculous lungs. J. Amer. Med. Assoc. 103, 743 (1934b). — The pathology and roentgenographic manifestations of pneumoconiosis. J. Amer. Med. Assoc. 114, 535 (1940). — The pneumoconioses. Med. Clin. N. Amer. 26, 1239 (1942). — GARDNER, L. V., I. L. MIDDLETONE et A. J. ORENSTEIN: Rapport sur les aspects médicaux de la silicose, y compris l'étiologie, la pathologie et le diagnostic. La Silicose Suppl. 3, 30 (1930). — GARLAND, H. G., and I. G. THOMSON: Uveoparotid tuberculosis (Febris uveoparotidea of Heerfordt). Quart. J. Med. 2, 157 (1933). — GARLAND, H. L.: Pulmonary sarcoidosis: The early roentgen findings. Radiology 48, 333 (1947). — GARSCHE, R.: Über die interstitielle plasmacelluläre Pneumonie bei Frühgeburten. Berl. med. Z. 1, H. 25/26 (1950). — GARVIN, C. F., and M. L. SIEGEL: Cor pulmonale due to obstruction of the pulmonary artery by syphilitic aortic aneurysm. Amer. J. Med. Sci. 198, 679 (1935). — GASTON, E. A., and H. FOLSOM: Ligation of the inferior vena cava for prevention of pulmonary embolism; report of 2 cases. New England J. Med. 233, 299 (1945). — GAUER, O. H.: Die Wechselbeziehungen zwischen Herz und Venensystem. Verh. dtsch. Ges. Kreislaufforsch. 22, 61 (1956). — GAY, I. G., and W. H. PROCTOR: Prevention and treatment of pulmonary embolism. J. Med. Assoc., Georgia 35, 1 (1946). — GEBAUER, A., A. SCHANEN u. F. WACHSMANN: Das transversale Schichtverfahren. Stuttgart: Georg Thieme 1955. — GEEVER, I. F.: Pulmonary vascular lesions in silicosis and related pathologic changes. Amer. J. Med. Sci. 214, 292 (1947). — GEISSENDÖRFER, R.: Thrombose und Embolie. Leipzig: Johann Ambrosius Barth, 1935. — GELFAND, M. L.: The diagnosis and prognosis of Schistosomiasis. Amer. J. Trop. Med. 29, 945 (1949). — Chronic cor pulmonale in long standing bronchial asthma. Amer. J. Med. 10, 27 (1951). — The effect of chronic pulmonary disease on the heart. Amer. J. Surg. 89, 245 (1955). — GELLERSTEDT, N.: Über die „essentielle" anämisierende Form der braunen Lungeninduration. Acta path. scand. (København.) 16, 386 (1939). — GERLACH, W., u. G. GANDER: Über akute Staublungen. Zugleich ein Beitrag zur Frage der Staublungen und Lungentuberkulose. Arch. Gewerbepath. 3, 44 (1932). — GERST, P. H., CH. RATTENBORG and D. A. HOLADAY: The effects of hemorrhage on pulmonary circulation and respiratory gas exchange. J. Clin. Invest. 38, 524 (1959). — GERSTEL, G.: Über die Veränderung der Lungenblutgefäße bei Staublungenerkrankungen. Veröff. Gewerbe- u. Konstit.path. 8, 42 (1933). — GETZOWA, S.: Cystic and compact pulmonary sclerosis in progressive scleroderma. Acta path. scand. (København.) 40, 99 (1945). — GEY, R.: Die Bronchitis deformans. Virchows Arch. 255, 528 (1925). — GIAMPALMO, A.: Arteriovenous angiomatosis of lung with hypoxaemia. Acta med. scand. (Stockh.), Suppl. 248 (1950). — GIBBON, J. H., M. HOPKINSON and E. D. CHURCHILL: Changes in circulation produced by gradual occlusion of pulmonary artery. J. Clin. Invest. 11, 543 (1932). — GIBBS, F. A.: Der gegenwärtige Stand der klinischen Elektroencephalographie. Arch. f. Psychiatr. 183, 2 (1949). — GIEBISCH, G., L. BERGER and R. PITTS: The extrarenal response to acute acide-base disturbances of respiratory origin. J. Clin. Invest. 34, 231 (1955). — GIERING, J.-F., and R. CHARR: J. Amer. Med. Assoc. 113, 547 (1939). — GIESE, W.: Die schwielige Induration der Lungenlymphknoten. Beitr. path. Anat. 90, 555 (1932/33). — Die morphologischen Grundlagen der Ventilationsstörung bei Emphysen und Bronchitis und ihre Rückwirkung auf den Kreislauf. Verh. dtsch. Ges. inn. Med. 62, 12 (1956). — GILBERT, B. S.: Cardiac output in pulmonary emphysema. In: Pulmonary circulation, p. 160. New York a London: Grune & Stratton 1959. — GILLANDERS, A. D.: Circulatory dynamics in emphysema. Quart. J. Med., N. S. 18, 263 (1949). — GILMOUR, J. R., and W. EVANS: Primary pulmonary hypertension. J. of Path. 58, 687 (1946). — GILROY, I. C., V. H. WILSON and P. MARCHAND: Observations on hemodynamics of pulmonary and lobar atelectasis. Thorax (Lond.) 6, 137 (1951). — GIRAUD, G., H. LATOUR et P. CHATTON: La tomographie de l'artère pulmonaire. Sem. Hôp. 1950, 3868. — GIRGIS, B.: Pulmonary heart disease due to Bilharzia: The Bilharzia cor pulmonale. Amer. Heart J. 43, 606 (1952). — GIRGIS, B., S. GUIRGUIS, R. MOWAFI and H. EL-KATIB: Bilharzial cor pulmonale. Amer. Heart J. 45, 190 (1953). — GLAHN, W. C. V., and I. W. HALL: The reaction produced in the pulmonary arteries by emboly of cotton fibres. Amer. J. Path. 25, 575 (1949). — GLANZMANN: Zit. nach R. POINSO, J. CHARPIN u. H. JULIEN, Les miliares ferriques (sideroses pulmonaires). Ann. Méd. 54, 289 (1953). — GLASER, R. J., and D. E. SMITH: Scleroderma with congestive heart failure. Amer. J. Med. 14, 231 (1953). — GNÜCHTEL, W., B. LÖHR u. W. ULMER: Bronchospirometrische Untersuchungen nach thoraxchirurgischen Eingriffen. Langenbecks Arch. u. Dtsch. Z. Chir. 281, 243 (1955). — GOBBEL, W. G., J. GORDON and G. J. DIGNAM: The pulmonary artery in bronchiectasis. J. Thorac. Surg. 21, 385 (1951). — GOEDEL, A.: Zur Kenntnis der Hypertrophie des rechten Herzens und schwerer Kreislaufstörung infolge Verödung der Lungenschlagaderperipherie. Virchows Arch. 277, 507 (1930). — GOLD, E., u. E. LÖFFLER: Experimentelle Untersuchungen zur Pathogenese der Fettembolie. Z. exper. Med. 38, 155 (1923). — GOLDBERGER, E., and S. P. SCHWARTZ: Electrocardiogramms in chronic pulmonary disease. Amer. Rev. Tbc. 53, 34 (1946). — GOLDENBERG, B.: Über Atrophie und Hypertrophie der Muskelfasern des Herzens. Virchows Arch. 103, 88 (1886). — GOLDENSOHN, E. S., E. W. BUSSE, J. N. SPENCER, W. B. DRAPER and R. W. WHITEHEAD: Studies on diffusion respiration. VII. The cortical electrical activity of dogs. EEG Clin. Neurophysiol. 2, 33 (1950). — GOLDMAN, A.: Pulmonary arteriovenous fistula with secundary polycythemia occuring in two brothers. Cure by pneumectomy. J. Labor. a. Clin. Med. **32**, 330 (1947). — Golenhofen, K., G. Hildebrandt u. F. Scherer: Die Wirkung der intraarteriellen Sauerstoffinsufflation auf die Muskeldurchblutung des Menschen. Klin. Wschr. **1956**, 829. — Goodale jr., F., and W. A. Thomas: Primary pulmonary arterial disease. A.M.A. Arch. of Path. **58**, 568 (1954). — Goorwitch, J., and I. Madoff: Capillary hemangioma of the lung. Dis. Chest **28**, 98 (1955). — Gordon, D. B., J. Flascher and D. R. Drury: Size of the largest arteriovenous vessels in various organs. Amer. J. Physiol. **173**, 275 (1953). — Gordon, I. W.: The mechanism of hypertrophic pulmonary emphysema. Dis. Chest **10**, 180 (1944). — Gordon, I. W., and E. S. Welles: Decortication in pulmonary tuberculosis including studies of respiratory physiology. J. Thorac. Surg. **18**, 337 (1949). — Gormsen, H.: An interstitial plasmacell pneumonia in infants. Acta paediatr. (Stockh.) **39**, 293 (1950). — Gough, J.: Pneumoconiosis in coaltrimmers. J. of Path. **51**, 277 (1940). — Pneumoconiosis in coalworkers in Wales. Occupat. Med. Chicago **4**, 86 (1947). — The pneumoconiosis of South Wales coalworkers. In: Silicosis, pneumoconiosis and dust supression in mines. Proc. at conference held in London, April 1947, S. 7. 1947. — The pathology of pneumoconiosis. Postgrad. Med. J. **25**, 611 (1949). — Patterns in pneumoconiosis. In: Fourth conference of McIntire Research Foundation in Silicosis, held in Noranda Quebec, 28. Jan. 1952a. — The pathological diagnosis of emphysema. Proc. Roy. Soc. Lond. **45**, 576 (1952b). — Gough, J., W. R. L. James and J. E. Wentworth: A comparison of the radiological and pathological changes in coalworkers' pneumoconiosis. J. Fac. Radiol., Bristol **1**, 28 (1949). — Gough, J., and J. E. Wentworth: The use of thin sections of entire organs in morbid anatomical studies. J. Roy. Microsc. Soc. **69**, 231 (1949). — Graber, H.: Zur Frage der akuten Silikose. Frankf. Z. Path. **63**, 606 (1952). — Graham, H. K.: Amniotik fluid embolism. Amer. J. Obstetr. **70**, 657 (1955). — Gray, F. D., P. R. Lurie and R. Whittemore: Circulatory changes in chronic pulmonary disease. A study of pulmonary collateral circulation. Yale J. Biol. a. Med. **23**, 380 (1951). — Circulatory changes in pulmonary arteriovenous fistula. Yale J. Biol. a. Med. **25**, 108 (1952a). — Gray, F. D., M. H. Williams and F. G. Gray: The circulatory and ventilatory changes in chronic pulmonary disease as effected by lanatoside. Amer. Heart J. **44**, 517 (1952b). — Greenspan, B. D.: Carcinomatous endarteriitis of the pulmonary vessels resulting in failure of the right ventricle. Arch. Int. Med. **54**, 625 (1934). — Griffin, E. D. J., H. E. Essex and F. C. Mann: Collective review; experimental evidence concerning death from small pulmonary embolism. Surg. etc. **92**, Suppl., 313 (1951). — Griggs, C.: Some legal aspects of public health and medicine. Illinois Med. J. **62**, 428 (1932). — Griggs, D. E., C. B. Coggin and N. Evans: Right ventricular hypertrophie and congestive failure in chronic pulmonary disease. Amer. Heart J. **17**, 681 (1939). — Grödel, F. M., B. Kisch and M. Miller: Electrocardiographic changes following air embolism in man. Exper. Med. a. Surg. **7**, 73 (1949). — Grödel, Th.: Zur Röntgenuntersuchung des Herzens bei fraglicher Militärdiensttauglichkeit. Münch. med. Wschr. **1915**, 1781. — Groendahl, M. P.: Untersuchungen über Fettembolie. Dtsch. Z. Chir. **111**, 46 (1911). — Groetschel, H.: In Jötten, Pfefferkorn und Gärtner: Die Staublungenerkrankungen. Darmstadt: Steinkopff 1954. — Gross, A., u. E. Neudert: Die Analyse der Bewegungsarten der Lungengefäße im Kymogramm und ihre praktische Auswertung. Fortschr. Röntgenstr. **71**, 428 (1949). — Gross, R.: Zur Steuerung der Antikoagulantienbehandlung. Ärztl. Wschr. **1954**, 354. — In Th. Naegeli, P. Matis, R. Gross, H. Runge u. H. Sachs, Die thromboembolischen Erkrankungen und ihre Behandlung. Stuttgart: Schattauer 1955. — Die thromboembolischen Erkrankungen und ihre Behandlung. Stuttgart: Schattauer 1955. — Grosse-Brockhoff, F.: Hämodynamik der Lungenkreislaufstörungen. Verh. dtsch. Ges. Kreislaufforsch. **17**, 34 (1951). — Klinische Diagnose der wichtigsten erworbenen Herz- und Gefäßmißbildungen. Mschr. Kinderheilk. **100**, 188 (1952). — Grosskloss, H. G.: Fat embolism. Yale J. Biol. a. Med. **8**, 59, 175 (1935). — Gruber, G. B.: Zur pathologischen Anatomie der Periarteriitis nodosa. Virchows Arch. **245**, 123 (1923). — Embolie und Thrombose. Klin. Wschr. **1930**, 271. — Grundmann, E.: Zur Fruchtwasserembolie. Beitr. path. Anat. **117**, 445 (1957). — Fruchtwasserembolie. Dtsch. med. Wschr. **84**, 917 (1959). — Gsell, O.: Der hämorrhagische Lungeninfarkt und seine Komplikationen. Dtsch. med. Wschr. **1935**, 1317. — Güthert, H.: Zur Frage des Staubtransportes in der Lunge. Zbl. Path. **84**, 427 (1948). — Gye, W. E., and W. I. Purdy: The poisonous properties of colloidal silica. I. The effects of parenteral administration of larges doses. Brit. J. Exper. Path. **3**, 75 (1922). — II. The effects of repeated intravenous injections on rabbits: fibrosis of the liver. Brit. J. Exper. Path. **3**, 86 (1922). — III. The poisonous properties of colloidal silica. Brit. J. Exper. Path. **5**, 238 (1924).

Hachmeister, W.: Tierexperimente zur Emboliefrage. Z. exper. Med. **108**, 780 (1941). — Haddy, F. J., I. F. Alden, A. L. Ferrin, D. W. Hannon, W. L. Adams and I. D. Baronofski: An evaluation of wedge pressures in dogs under conditions of normal and elevated pulmonary vascular pressures. Circulation Res. **1**, 157 (1953). — Haemmerli, U.: Diffuse progressive interstitielle Lungenfibrose (Haman-Rich-Syndrom). Schweiz. med. Wschr. **1955**, 597. — Hagen, v.: Zitiert nach L. Nürnberger, Thrombose und Embolie in der Geburtshilfe und Gynäkologie. Verh. dtsch. Ges. Kreislaufforsch. **17**, 34 (1951). — Hager,

H. F., and S. D. DAVIES: Nonfatal maternal pulmonary embolism by amniotik fluid. Amer. J. Obstetr. 63, 901 (1952). — HAHN, R. S., E. HOLMAN and J. B. FRERICHS: The role of bronchial artery circulation in the etiology of pulmonary and pericardial suppuration. J. Thorac. Surg. 27, 121 (1951). — HALL, P. W.: Effect of anoxia on postarteriolar pulmonary resistence. Circulation Res. 1, 238 (1953). — HALMÁGYI, D., B. FELKAI, J. IVÁNYI, T. ZSÓTER, M. TENYI and Zs. SZÜCS: The role of the nervous system in the maintenance of pulmonary arterial hypertension in heart failure. Brit. Heart J. 15, 15 (1952). — HALMÁGYI, D., F. ROBICSEK, B. FELKAI, S. IVÁNYI, T. ZSÓTER, Zs. SZÜCS u. M. TENYI: Pulmonary circulation in experimental pulmonary stenosis. Acta med. Acad. Hung. 5, 335 (1954). — HALSE, TH.: Fibrinolyse. Freiburg 1948. — HALMÁGYI, D.: The effect of serpasil in pulmonary hypertension. Brit. Heart J. 19, 375 (1957). — HAMAN, L., and A. R. RICH: Internat. Clin. Ser. 43, 1, 197 (1933). — Trans. Amer. Clin. Chim. Assoc. 51, 134 (1935). — Acute diffuse interstitial fibrosis of the lung. Bull. Johns Hopkins Hosp. 74, 177 (1944). — HAMILTON, W. F.: The physiology of pulmonary circulation. J. Allergy 22, 397 (1951). — HAMILTON, W. F., I. A. WINSLOW and W. F. HAMILTON jr.: Notes of a case of congenital heart disease with cyanotic episodes. J. Clin. Invest. 29, 20 (1950). — HAMLIN, L. E., and H. J. WEBER: Siderosis. A benign pneumoconiosis due to the inhalation of iron dust. Industr. Med. 19, 151 (1950). — HAMPTON, A. O., and B. CASTLEMAN: Correlation of postmortem chest teleoroentgenogramms with autopsy findings. Amer. J. Roentgenol. 43, 305 (1940). — HANELIN, J., and W. R. EYLER: Pulmonary artery thrombosis: Roentgenmanifestations. Radiology 56, 689 (1951). — HART, C.: Über die isolierte Sklerose der Pulmonararterie. Ber. klin. Wschr. 1916, 304. — HARTER, L.: Über die Zirkulationsstörungen des Zentralnervensystems bei experimenteller Fett- und Luftembolie. Virchows Arch. 314, 213 (1947). — HARTERT, H.: Die Thrombelastographie, eine Methode zur physikalischen Analyse des Blutgerinnungsvorganges. Z. exper. Med. 117, 189 (1951). — Indikation der Thromboembolieprophylaxe durch das Thrombelastogramm. Münch. med. Wschr. 1953, 1108. — Beziehung zwischen Antikoagulantienwirkung und Thrombosehemmung. Schweiz. med. Wschr. 1954, 831. — Zur thrombelastographischen Kontrolle der Thromboembolieprophylaxe und Therapie. Z. klin. Med. 153, 423 (1955). — Die Therapie des akuten Herzversagens. Therapiewoche 1956, 240. — HARTERT, H. u. I. HARTERT: Hostacain, ein Leitungsanaestheticum mit großer therapeutischer Breite. Klin. Wschr. 1953, 852. — HARTL, F.: Das Krankheitsbild der sog. idiopathischen Haemosiderosis pulmonalis. Verh. dtsch. Ges. Path. 36, 289 (1952). — HARTLEIB, J.: Luftembolie bei der Laparoskopie. Dtsch. med. Wschr. 1955, 1532. — HARRIS, R. J., T. S. PERRETT and A. McLACHLIN: Fat embolism. Ann. Surg. 110, 1095 (1939). — HARRISON, C. F.: Experimental pulmonary hypertension. J. Path. 63, 195 (1951). — HARRISON, C. F., I. J. KING, J. C. DALE and R. SICHEL: The effect of cortisone on the experimental silicosis. Brit. J. Industr. Med. 9, 165 (1952). — HARVEY, R. M., and I. M. FERRER: Pulmonary circulation: its relation to altered dynamics. Dis. Chest 25, 247 (1954). — HARVEY, R. M., I. M. FERRER and A. COURNAND: The treatment of chronic cor pulmonale. Circulation (New York) 7, 932 (1953). — HARVEY, R. M., I. M. FERRER, W. D. RICHARDS jr. and A. COURNAND: Influence of chronic pulmonary disease on the heart and circulation. Amer. J. Med. 10, 719 (1951). — HARVEY, R. M., and P. HOGG: Thrombosis of pulmonary artery in children; report of a case with review of literature. Amer. J. Dis. Childr. 71, 67 (1946). — HASCHE-KLÜNDER, R.: Über Lungengewebsschädigungen durch Jodipinöl. Zbl. Path. 83, 1 (1947). — HASSE, H. M., H. KÖBLE u. G. LINKER: Zur intraarteriellen Sauerstoffbehandlung peripherer Durchblutungsstörungen. Medizinische 1955, 380. — HATIEGANU, J.: Symptomenkomplex der Gehirnstauung über die kardiopulmonäre Insuffizienz. Zbl. Neur. 60, 779 (1931). — HAUBRICH, R.: Zur Frage der Bewegung der Lungengefäße im Herzkymogramm. Fortschr. Röntgenstr. 76, 1 (1952). — HAYEK, H. v.: Über periarterielle Lymphräume in der menschlichen Lunge. Anat. Anz. 89, 219 (1940). — Reaktionsfähigkeit der Alveolarepithelien und Lungenödem. Klin. Wschr. 1943, 637. — Über die Beziehungen der Alveolarepithelien zu den Capillaren. Klin. Wschr. 1948, 723. — Über die funktionelle Anatomie der Lungengefäße. Verh. dtsch. Ges. Kreislaufforsch. 17, 17 (1951a). — Über reaktive Formveränderungen der Alveolarepithelzellen bei verschiedenem Sauerstoffangebot. Z. Anat. 115, 463 (1951b). — Die menschliche Lunge. Berlin-Göttingen-Heidelberg: Springer 1953. — HEBB, C. O., and H. R. NIMMO-SMITH: The partition of potassium between the isolated lung of the dog and its perfused with particular reference to the action of adrenaline. Quart. J. Exper. Physiol. 34, 159 (1948). — HEDINGER, C., u. W. H. HITZIG: Arteriovenöse Lungenaneurysmen bei Oslerscher Krankheit. Helvet. med. Acta 17, 528 (1950). — HEDINGER, C., W. H. HITZIG u. MARMIER: Über arteriovenöse Lungenaneurysmen und ihre Beziehungen zur Oslerschen Krankheit. Schweiz. med. Wschr. 1951, 367. — HEDLUND, P.: Über Syphilis der Arteria pulmonalis. Z. Kreislaufforsch. 34, 257 (1942). — HEGGLIN, R., u. H. ZOLLINGER: Über einen Fall von Pulmonalsklerose besonderer Ätiologie. Cardiologia (Basel) 24, 92 (1954). — HEILMEYER, L., u. F. SCHMIDT: Die progressive Lungendystrophie. Dtsch. med. Wschr. 81, 1293 (1956). — HEINE, F., u. O. NAGEL: Das EKG nach arterieller Luftembolie. Arch. Kreislaufforsch. 17, 378 (1951). — Das Elektrokardiogramm nach venöser Luftembolie. Arch. Kreislaufforsch. **20**, 361 (1954).— Heine, G.: Vergleichende Untersuchungen über die Hirndurchblutungsgröße und das Hirnstrombild beim Menschen. Verh. dtsch. Ges. Kreislaufforsch. **19**, 196 (1953). — Heiskell, C. L., J. B. Belsky and B. F. Klaumann: Treatment of chronic emphysema of lungs with diamox. J. Amer. Med. Assoc. **156**, 1059 (1954). — Hellems, H. K., F. W. Haynes and L. Dexter: Pulmonary „capillary" pressure in man. J. Appl. Physiol. **2**, 24 (1949). — Hellerstein, H. K., and J. W. Martin: Incidence of thromboembolic lesions accompanying myocardial infarction. Amer. Heart J. **33**, 443 (1947). — Hellström, B.: The reaction of the lung on bronchography with watersoluble contrast media in rats. Acta radiol. (Stockh.) **40**, 371 (1953). — Hellström, B., and H. J. Holmgren: The reaction of the lung on bronchography with viscous umbradil (Umbradil-viskös B) (Astra), Umbradil (Astra), and carboxymethyl cellulose. Acta radiol. (Stockh.) **32**, 471 (1949). — Helman, P. F., S. Rodbard, A. B. Shaffer and G. L. Snider: Respiratory factors affecting pulmonary arterial blood pressure and flow through the lungs. J. Appl. Physiol. **10**, 31 (1957). — Helper, T. K., J. L. Truter and H. F. Hunt: Air embolism occuring during mastectomy. Amer. J. Clin. Path. **17**, 322 (1947). — Hemmings, C. T.: Maternal pulmonary embolism by contents of amniotik fluid. Amer. J. Obstetr. **53**, 404 (1947). — Henschen, F.: Zur allgemeinen Xanthomatose. Acta paediatr. (Stockh.) **12**, Suppl. 6 (1931). — Henschen, S. E.: Das Aneurysma der Arteria pulmonalis. Slg. klin. Vortr. **126**; **127**, 595 (1906). — Henze, C.: Zur Kenntnis der pressorezeptorischen Fasern im Vagus. Arch. internat. Pharmacodynamie **53**, 44 (1936). — Heppleston, A. G.: Coal workers pneumoconiosis. Pathological and etiological considerations. A. M. A. Arch. of Industr. Hyg. **4**, 270 (1951). — Herdenstam, C. G.: Primary pulmonary vascular sclerosis in infancy. Acta paediatr. (Stockh.) **38**, 284 (1949). — Hering, H. E.: Hypotonie als Koeffizient der Herzhypertrophie. Dtsch. med. Wschr. **1921**, 173. — Herrmann, G. R., and N. D. Schofield: Syndrom of rupture of aortic root or sinus; Valsalva-aneurysm into the right atrium. Amer. Heart. J. **34**, 87 (1947). — Herrmann, G. R., and F. N. Wilson: Ventricular hypertrophy, a comparison of electrocardiographic and post mortem observations. Heart **9**, 91 (1922). — Herschfus, J. A., E. Bresnick and M. S. Segal: Pulmonary function studies in bronchial asthma. Amer. J. Med. **14**, 23 (1953). — Hertz, C. W.: Untersuchungen über den Einfluß der alveolaren Gasdrucke auf die intrapulmonale Durchblutungsverteilung beim Menschen. Klin. Wschr. **1956**, 472. — Einseitige alveolare CO_2-Erhöhung und Durchblutungsgröße jeder Lungenseite beim Menschen. Klin. Wschr. **1956**, 532. — Hertz, C. W., u. G. Hertz: Luftembolie, theoretische und experimentelle Untersuchungen über das Zustandekommen der Embolisierung von Gefäßen durch Luft. Arch. Kreislaufforsch. **19**, 330 (1953). — Herzog, G.: Zum Wesen der sog. idiopathischen Haemosiderosis pulmonum. Ber. oberhess. Ges. Natur- u. Heilk., N.F., Naturwiss. Abt. **27**, 199 (1954). — Erschlaffung und exspiratorische Invagination des membranösen Teils der intrathorakalen Luftröhre und der Hauptbronchien als Ursache der asphyktischen Anfälle beim Asthma bronchiale und bei der chronischen asthmatoiden Bronchitis des Lungenemphysems. Schweiz. med. Wschr. **1954**, 217. — Hess, H., u. R. Barthelmess: Untersuchungen zur Wirkung der intraarteriellen Sauerstoffinsufflation bei Patienten mit obliterierenden Gefäßerkrankungen. Medizinische **1956**, 374. — Hess, R.: Die Lungenveränderungen nach Bronchographie mit carbomethylcellulosehaltigen Kontrastmitteln. Thoraxchirurgie **1**, 499 (1954). — Hess, W.: Fettembolie und Lipasen. Helvet. chir. Acta **15**, 163 (1948). — Hickam, J. B., and W. H. Cargill: Effect of exercise on cardiac output and pulmonary arterial pressure in normal persons and in patients with cardio-vasculare disease and pulmonary emphysema. J. Clin. Invest. **27**, 10 (1948). — Hicks, J. D.: Acute arterial necrosis in the lungs. J. Path. **65**, 333 (1953). — Higgins, G. K.: The effect of pulmonary tuberculosis upon the weight of the heart. Amer. Rev. Tbc. **49**, 255 (1944). — Hild, R., E. R. Nusser u. K. Mechelke: Über die Beziehungen zwischen dem Druck und der Stromstärke in der Arteria pulmonalis sowie über die Leistung des rechten Ventrikels bei unbeeinflußtem Kreislauf der Katze in dem oligämischen Schock. Pflügers Arch. **263**, 401 (1956). — Hill, W. T.: Scoliosis and cardiac failure. Amer. Heart J. **37**, 435 (1948). — Hillemanns, H. G.: Statistische Untersuchungen über die Häufigkeit der tödlichen Lungenembolien im Freiburger Obduktionsgut der Jahre 1911—1950. Arch. Kreislaufforsch. **17**, 309 (1951). — Hiltbold, P.: Die Sklerose der Pulmonalarterien. Schweiz. med. Wschr. **1954**, 161. — Hines, L. E., and J. T. Hunt: Pulmonary infarction in heart disease. Ann. Int. Med. **15**, 644 (1941). — Hirdes, J.: La valeur fonctionelle pulmonaire après lobectomie ou résection segmentaire dans la tuberculose pulmonaire. J. franç. Méd. et Chir. thorac. **6**, 1 (1952). — Hirrle, W.: Über die sog. essentielle braune Lungeninduration. Frankf. Z. Path. **63**, 329 (1952). — Hirsch, C.: Über die Beziehung zwischen dem Herzmuskel und der Körpermuskulatur. Dtsch. Arch. klin. Med. **64**, 597 (1899). — Hitzenberger, R.: Über Störungen des Bewußtseins bei Kreislaufkranken infolge Sauerstoffmangel. Wien. klin. Wschr. **1933**, 865. — Hitzig, W. M.: J. Mount Sinai Hosp. N.Y. **12**, 309 (1943). — Hobbs jr., A. A.: A type of pneumoconiosis. Amer. J. Roentgenol. **63**, 488 (1950). — Hochrein, M., u. Ch. J. Keller: Das Verhalten der kleinen Kreislaufs bei verschiedenen Krankheitsbildern. Klin. Wschr. **1932a**, 231. — Beiträge zur Blutzirkulation im kleinen Kreislauf. I. Der Einfluß mechanischer Vorgänge auf die mittlere Durchblutung

und die Depotfunktion der Lunge. Arch. exper. Path. u. Pharmakol. **164**, 529 (1932b).
II. Über die Beeinflussung der mittleren Durchblutung und der Blutfüllung der Lunge durch
pharmakologische Mittel. Arch. exper. Path. u. Pharmakol. **164**, 552 (1932). — Hochrein,
M., u. K. Schneyer: Zur Pathogenese der Lungenembolie. Münch. med. Wschr. **1937**,
1929. — Höra, J.: Zur Histologie der klinischen „primären Pulmonalsklerose". Frankf. Z.
Path. **47**, 100 (1934). — Höra, J., u. H. Wendt: Thromboendarteriitis der Lungenschlagader mit multiplen mykotischen Aneurysmen. Arch. inn. Med. **35**, 249 (1941). — Hoffheinz, S.: Die Luft- und Fettembolie. Stuttgart: Ferdinand Enke 1933. — Hogue jr., W. L.,
and F. S. Mallette: A study of workers exposed to talc and other dusting compounds in
the rubber industry. J. Industr. Hyg. **31**, 359 (1949). — Hohenner, K.: Das klinische Bild
der Pulmonalsklerose. Arch. Kreislaufforsch. **6**, 293 (1940). — Die Beurteilung pulmonaler
Zirkulationsstörungen. Arch. Kreislaufforsch. **9**, 45 (1941). — Holden, W. D., B. W. Shaw,
D. B. Cameron, P. J. Shea and L. H. Davis: Experimental pulmonary embolism. Surg.
etc. **88**, 23 (1949). — Holler, G., O. Weinmann u. F. Lorenz: Verbesserte Methode der
ACTH-Behandlung bei Asthma bronchiale. Wien. klin. Wschr. **1953**, 84. — Holzmann, M.:
Klinische Erfahrungen mit elektrokardiographischen Brustwandableitungen. Arch. Kreis-
laufforsch. **1**, 2 (1937). — Klinische Elektrokardiographie. Stuttgart: Georg Thieme, 1952a. —
Erkrankungen des Herzens und der Gefäße. Im Lehrbuch der Röntgendiagnostik (Schinz,
Bänsch, Friedl u. Uehlinger). Stuttgart: Georg Thieme 1952b.— Holzmann, M., u. Z. Ramer:
Beitrag zur Kenntnis der EKG-Befunde bei Lungenembolie. Arch. Kreislaufforsch. **20**, 117
(1953). — Homans, J.: Varieties of thrombophlebitis of the limbs; their origin cause and
treatment. Amer. J. Surg. **44**, 3 (1939). — Circulatory diseases of the extremities. New York:
McMillan Company 1939. — Venous thrombosis and pulmonary embolism. New England
J. Med. **236**, 196 (1947). — Hood jr., R. T., C. A. Good, O. Th. Clagett and J. R. McDonald: Solitary circumscribed lesions of the lungs; study of 156 cases in which resection was
performed. J. Amer. Med. Assoc. **152**, 1185 (1953). — Horn, H. D., u. D. Amelung: Die Bedeutung von Transaminasen- und Milchsäuredehydrogenase-Bestimmungen im Serum bei Lebererkrankungen. Dtsch. Med. Wschr. **82**,619 (1957). — Hornykiewitsch, Th., u. H. Stender:
Normale und pathologisch veränderte Lungengefäße im Schädelbild. Fortschr. Röntgenstr.
79, 44 (1953). — Howarth, S., and J. B. Lowe: The mechanism of effort syncope in primary
pulmonary hypertension and cyanotic congenital heart disease. Brit. Heart J. **15**, 47 (1953). —
Howarth, S., J. McMichael and E. P. Sharpey-Schaefer: Circulatory action of theo-
phylline ethylene diamine. Clin. Sci. **6**, 125 (1947). — Hürlimann, A., and C. J. Wiggers:
The effects of progressive general anoxia on the pulmonary circulation. Circulation Res.
1, 230 (1953). — Hultgren, H., A. Selzer, A. Purdy, E. Holman and F. Gerbode: The
syndrome of patent ductus arteriosus with pulmonary hypertension. Circulation (New York)
8, 15 (1953). — Husten, K.: Die Staublungenerkrankung der Bergleute im Ruhrkohlen-
bezirk. Veröff. Gewerbe- u. Konstit.path. **6**, 54 (1931a). — Die Staublungenerkrankung
der Ruhrbergleute auf Grund pathologisch-anatomisch gesichteten Materials. Zbl. Path.
50, 385 (1931b). — Die anatomischen Veränderungen des Herzens bei Silikose. Beitr. Silikoseforsch. Bochum. Bericht über die Arbeitstagg über Silikose 1951, S. 7.

Ins, A. v.: Einige Bemerkungen über das Verhalten des inhalierten Staubes in den
Lungen. Virchows Arch. **73**, 151 (1878). — Isaakson: Pathologisch-anatomische Veränderungen der Lungengefäße beim Emphysem. Virchows Arch. **53**, 466 (1871).

Jaenicke-Rössler: Zur Behandlung der Lungenembolie mit Eupaverin. Münch. med.
Wschr. **1941**, 279. — Jaffé, F. A.: Graphite pneumoconiosis. Amer. J. Path. **27**, 909 (1952). —
Jahn, D.: Klinische Beiträge zu den zentralnervösen Schädigungen durch Hypoxie. Medizinische **1952**, 42. — Jaques, W. E., and K. Benirschke: Pulmonary talcosis with involvement of the stomach and the heart. Report of a case. A.M.A. Arch. of Industr. Hyg.
5, 451 (1952). — Jedlicka, R.: Zit. nach K. Němec: Selbstversuche über Luftemboli-
gefahr bei intravenösen Injektionen. Klin. Wschr. **1935**, 55. — Jennings, G. H.: Rupture
of aortic aneurysm in the pulmonary artery. Brit. Heart J. **15**, 456 (1950). — Jenssen,
C. F.: Pulmonalsklerose. Nord. Med. **38**, 802 (1948). — Jervell, O.: Pulmonary sclerosis.
Acta med. scand. (Stockh.) **138**, 430 (1950). — Jeuther, A., H. Koeper u. H. Piontek:
Die bösartigen Geschwülste, Lungenkrebse und tödliche Lungenembolien unter den Prager
Leichenöffnungen 1894—1943. Virchows Arch. **314**, 242 (1947). — Jötten, K. W., u.
W. Klosterkötter: Die Staublungenerkrankungen. Wissenschaftl. Forschungsberichte 66.
Darmstadt: Dietrich Steinkopff 1958. — Johnson, J. B., M. J. Ferrer, I. R. West
and A. Cournand: The relation between electrocardiographic evidence of right ventricular hypertrophy and pulmonary arterial pressure in patients with chronic pulmonary
disease. Circulation (New York) **1**, 536 (1950). — Jones, J. C., and W. P. Thompson:
Arteriovenous fistula of lung. J. Thorac. Surg. **13**, 357 (1944). — Jorpes, I.: Die Behandlung der Thrombose mit gerinnungshemmenden Mitteln. Erg. inn. Med., N.F. **2**, 6
(1951). — Judmaier, F.: Sauerstoffbehandlung peripherer Zirkulationsstörungen. Münch.
med. Wschr. **1951**, 1437. — Judmaier, F., u. W. Bischof: Cerebrale Gasembolie nach
intraarterieller Sauerstoff-Insufflation. Münch. med. Wschr. **1953**, 936. — Judson, W. E.,
W. Hollander and J. G. Arrowood: Effect of anoxia, exercise and hexamethonium in

patients with and without thoracic sympathetic denervation. J. Clin. Invest. **33**, 946 (1954). — Jürgens, J.: Kreislaufdynamik, Gerinnungspotential und Thrombose. Klin. Wschr. **1952**, 483. — Jürgens, J., u. F. Stein: Intravasale Gerinnung als koagulopathisches Syndrom nach manueller Lösung der Plazenta. Dtsch. med. Wschr. **1954**, 346. — Jürgens, R., u. A. Studer: Weitere gerinnungsphysiologische Untersuchungen in vivo: intravenöse Thrombokinaseinfusion. Helvet. physiol. Acta **6**, 124 (1948). — Julitz, R.: Die klinischen Ausdrucksformen der Endarteriitis obliterans und ihre Differentialdiagnose. Z. inn. Med. **8**, 343 (1953). — Jung, R.: Hirnelektrische Befunde bei Kreislaufstörungen und Hypoxieschäden des Gehirns. Verh. dtsch. Ges. Kreislaufforsch. **19**, 170 (1953). — Correlation of bioelectrical and anatomic phenomena with alterations of consciousness and arousal in man. In: Brain mechanisms and consciousness. A Symposion ed. Ed. Adrian, F. Bremer u. H. H. Jasper. Oxford: Blackwell Publ. 1954.

Kaada, B. R.: Electrical activity of the brain. Annual Rev. Physiol. **15**, 39 (1953). — Käppeli, A.: Über einen Fall von Aneurysma der Pulmonalarterie. Z. klin. Med. **123**, 603 (1933). — Kagan, A.: Dynamic responses of the right ventricle following extensive damage by cauterisation. Circulation (New York) **5**, 816 (1952). — Kahlau, G.: Die pathologisch-anatomischen Lungenveränderungen nach gewerblicher Einatmung reinen Aluminiumstaubes. Frankf. Z. Path. **55**, 364 (1941). — Weitere Beiträge zur Aluminiumstaublunge. Frankf. Z. Path. **56**, 546 (1942). — Der Lungenkrebs. Erg. Path. **37**, 258 (1954). — Kahn, M. H.: The electrocardiogram in bronchial asthma. Amer. J. Med. Sci. **173**, 355 (1927). — Kaplan, B. M., J. G. Schlichter, G. Graham and G. Miller: Idiopathic congenital dilatation of the pulmonary artery. J. Labor. a. Clin. Med. **41**, 697 (1953). — Karsner, H. T., and J. E. Ash: Studies of infarction. J. Med. Res. **27**, 205 (1912). — Katz, H. L., and O. Auerbach: Diffuse interstitial fibrosis of the lungs. Dis. Chest **20**, 564 (1951). — Katz, K. H., and H. C. Chandler: Morphine hypersensitivity in kyphoscoliosis. New England J. Med. **238**, 322 (1948). — Kaufman, B. J., M. H. Ferguson and R. M. Cherniack: Hapoventilation in obesity. J. Clin. Invest. **38**, 500 (1959). — Kaufman, N., and R. K. Spiro: Congenital alveolar dysplasia of the lungs. A. M. A. Arch. of Path. **51**, 434 (1951). — Keats, A. S., and J. C. Mithoefer: The mechanism of increased intracranial pressure induced by morphine. New England J. Med. **252**, 1120 (1955). — Keller, C., K. Spang u. H. Hartert: Über die „kardiale Gerinnungsstörung" und ihre Beeinflussung durch die Therapie. Dtsch. Arch. klin. Med. **199**, 169 (1952). — Kenawy, M. R.: The syndrome of cardio-pulmonary schistosomiasis (Cor pulmonale). Amer. Heart J. **39**, 678 (1950). — Kennamer, R.: Pulmonary adenomatosis. J. Amer. Med. Assoc. **145**, 815 (1951). — Kennedy, B. J., I. A. P. Pare, K. K. Pump, J. C. Beck, L. G. Johnson, N. B. Epstein, E. H. Venning and J. S. L. Browne: Effect of adrenocorticotrophic hormon (ACTH) on beryllium granulomatosis and silicosis. Amer. J. Med. **10**. 134 (1951). — Kennedy, M. C. S.: Cortisone in pneumoconiosis with and without reversible bronchoconstriction. Lancet **1954** I, 77. — Kent, S. P.: Fat embolism in diabetic patients without physical trauma. Amer. J. Path. **31**, 399 (1955). — Kerber, B.: Experimentelle Studien über venöse Luftembolie. Fortschr. Röntgenstr. **57**, 439 (1938). — Kerr, A. J., and V. J. Derbes: The syndrome of caugh syncope. Ann. Int. Med. **39**, 1240 (1953). — Kety, S. S.: Circulation and metabolism of human brain in health and disease. Amer. J. Med. **8**, 205 (1950). — Kety, S. S., and C. F. Schmidt: The effect of altered arterial tensions of carbon dioxide and oxygen on cerebral blood flow and cerebral oxygen consumption of normal young men. J. Clin. Invest. **27**, 484 (1948). — Killian, H.: Die traumatische Fettembolie. Dtsch. Z. Chir. **231**, 97 (1931). — Killingworth, W. P., and S. Gibson: Primary proliferative pulmonary arteriolar sclerosis. Amer. J. Dis. Childr. **57**, 1099 (1939). — Kilpatrick, J. A.: Electrocardiographic changes in chronic cor pulmonale. Brit. Heart J. **13**, 309 (1951). — King, D. S.: Sarcoid diseases as revealed in chest roentgenograms. Amer. J. Roentgenol. **45**, 505 (1941). King, F. W., and O. S. Hansen: Electrocardiographic and roentgenographic studies of heart in tuberculosis. Amer. Rev. Tbc. **22**, 310 (1930). — Kintzen, W.: Diffuse generalisierte Sklerodermie. Arch. f. Dermat. **194**, 239 (1952). — Kipkie, G. F., and D. S. Johnson: Possible pathologic mechanism responsible for human periarteriitis nodosa, as suggested by occurence of 2 instances of this disease in association with glomerulonephritis. A. M. A. Arch. of Path. **51**, 387 (1951). — Kirby, C. K., and W. T. Fitts jr.: Thromboembolic complications in surgical patients. Surgery (St. Louis) **27**, 564 (1950). — Kirch, E.: Die Veränderungen der Herzproportionen bei rechtsseitiger Herzhypertrophie. Zbl. Path. **35**, 305 (1924). — Entwicklungsablauf der rechtsseitigen tonogenen Herzdilatation bei Mensch und Versuchstier und seine physiologische Erklärung. Virchows Arch. **291**, 682 (1933). — Dilatation und Hypertrophie des Herzens. Nauheimer Fortbild.lehrg. **14**, 47 (1938). — Zur Pathologie der Aluminiumstaublunge. Zbl. Path. **79**, 417 (1942). — Die pathologische Anatomie des Cor pulmonale. Verh. dtsch. Ges. Kreislaufforsch. **21**, 163 (1955). — Kistner, R. W., and G. Smith: A ten year analysis of thromboembolism and Dicumarol prophylaxis. Surg. etc. **89**, 437 (1954). — Klein, A.: Spontaneous mediastinal emphysema with acute right ventricular strain. Amer. Heart J. **33**, 687 (1947). — Klinefelder, H. F.: The heart in sickle cell anemia. Amer. J.

Med. Sci. **203**, 34 (1942). — KLINKE, K.: Die Differentialdiagnose des „großen Herzens" beim Säugling. Kinderärztl. Prax. **22**, 27 (1954). — KNEBEL, R.: Hämodynamik des Lungenkreislaufs beim chronischen Cor pulmonale. Verh. dtsch. Ges. Kreislaufforsch. **21**, 181 (1955). — KNEELAND, J., and H. F. SMETANA: Bronchopneumonia of an unusual character and undetermined etiology. Bull. Johns Hopkins Hosp. **67**, 229 (1940). — KNIPPING, H. W., W. BOLT, H. VALENTIN u. H. VENRATH: Untersuchung und Beurteilung des Herzkranken. Stuttgart: Ferdinand Enke. 1955. — KNISELY, W. H., J. M. WALLACE et al.: Evidence, including in vivo observations, suggesting mechanical blockage rather than reflex vasospasm as the cause of death in pulmonary embolisation. Amer. Heart J. **54**, 482 (1957). — KNOWLES. H. C., P. M. ZEEK and M. A. BLANKENHORN: Studies on the necrotizing angiitis. IV. Periarteriitis nodosa and hypersensitivity angiitis. Arch. Int. Med. **92**, 789 (1952). — KOCH, H.: Fettembolie durch Humanolinjektion. Dtsch. Z. Chir. **186**, 273 (1927). — KÖHLER, V., H. LOLL u. H. SCHRÖDER: Aufhebung des Heparin-Effektes auf die Blutgerinnung durch ACTH. Klin. Wschr. **1953**, 616. — KOELSCH, F.: Die Silikatose. In K. W. JÖTTEN u. H. GÄRTNER, Die Staublungenerkrankungen. Wiss. Forschgsber., Naturwiss. Reihe, Darmstadt **60**, 153 (1950). — Gesundheitsschäden durch Schweißen von Zinkröhren? Med. Klin. **1953**, 1461. — KÖNN, G.: Die pathologische Morphologie der großen Lungengefäße beim chronischen Cor pulmonale. Beitr. path. Anat. **116**, 273 (1956). — Die pathologische Morphologie der Lungengefäßerkrankungen und ihre Beziehungen zur chronischen pulmonalen Hypertonie. In: Ergebnisse der gesamten Tuberkulose- und Lungenforschung, S. 10. Stuttgart: Georg Thieme 1958. — KOLLER, F.: Hämorrhagische Phänomene in der Dermatologie. Dermatologica (Basel) **102**, 189 (1951). — KOLLER, F., u. H. ZOLLIKOFER: Der Einfluß des adrenocorticotropen Hormons auf die Thrombozytenzahl. Experientia (Basel) **6**, 299 (1950). — KONSTAM, G. L. S., and H. M. TURNBULL: Syphilis of the lung with pulmonary arteriitis (Ayercas disease). Lancet **1929 I**, 756. — KONTZ, J., u. E. BÜCHERL: Tierexperimentelle Untersuchungen zur Kreislaufwirkung des synthetischen Antikoagulans Thrombocid. Langenbecks Arch. u. Dtsch. Z. Chir. **271**, 27 (1952). — KORB, G.: Beitrag zur Klinik der coronaren Luftembolie. Beitr. Klin. Tbk. **101**, 323 (1948). — KOSLOWSKI, L.: Kreislaufzentralisation, Hypoxydose und Urämie nach Lungenembolie. Chirurg **23**, 257 (1952). — KOUNTZ, W. B., and H. L. ALEXANDER: Emphysema. Medicine (Baltimore) **13**, 2 51 (1934). — KOUNTZ, W. B., H. L. ALEXANDER and M. PRINZMETAL: The heart in emphysema. Amer. Heart J. **11**, 163 (1936). — KOUTZKY, I., and L. LUKAWSKY: Embolism of the amniotikfluid as a cause of shock in labor. Čsl. Gynaek. **19**, 334 (1954). — KOVÁTS, F. v.: Die Lungensklerose und Tuberkulose der Paprikaspalter. Tuberkulose **16**, 217 (1936). KRASEMANN, E. O.: Über drei Herzfälle mit starker Drucksteigerung im kleinen Kreislauf aus besonderen Gründen. Z. Kreislaufforsch. **41**, 210 (1952). — KRAUSE, G. R., and E. M. CHESTER: Infarction of the lung, a clinical and roentgenologic study. Arch. Internat. Med. **67**, 1142 (1941). — KRAUSS, H.: Die Bronchusruptur. Dtsch. med. Wschr. **1956**, 429. — KRAUSS, K. A.: Über Fettembolie des Gehirns nach Unfällen. Mschr. Unfallheilk. **58**, 353 (1955) — KRÖKER, P.: Die progressive Lungendystrophie. Bemerkungen zu der Arbeit von L. HEILMEYER und F. SCHMID in der Dtsch. med. Wschr. **1956**, 1293: Dtsch. med. Wschr. **1956**, 2117. — KROGH, H.: The diffusion of gases through the lungs of men. J. of Physiol. **49**, 271 (1915). — KRÜCKE, W.: Über die Fettembolie des Gehirns nach Flugzeugunfällen. Virchows Arch. **315**, 481 (1948). — KRÜGER, F., ROSTOSKI u. E. SAUPE: Gewerbehygienische und klinisch-röntgenologische Untersuchungen in der deutschen Zigarettenindustrie. Z. klin. Med. **107**, 325 (1928). — KRUMP, J. E.: Diskussionsvortrag: EEG-Befunde bei Kreislaufstörungen und Hypoxieschäden des Gehirns. Verh. dtsch. Ges. Kreislaufforsch. **19**, 211 (1953). — Die klinische Bedeutung des Elektroencephalogramms beim chronischen Cor pulmonale. 1957 (in Vorbereitung). — KRYGIER, J., and J. B. BRILL: Subacute cor pulmonale due to metastatic carcinomatous lymphangitis of the lungs. Northw. Med. **41**, 319 (1942). — KUCSKO, L.: Über arteriovenöse Verbindung in der menschlichen Lunge und ihre funktionelle Bedeutung. Frankf. Z. Path. **64**, 54 (1953). — KÜNG, H. L.: Wirkung von Butazolidin auf eine artefizielle sterile Thrombophlebitis im Tierversuch. Schweiz. med. Wschr. **1955**, 262. — KUGEL, E.: Die Nachbehandlung nach Lungenresektion. Langenbecks Arch. u. Dtsch. Z. Chir. **270**, 20 (1951). — KUO, P. T., and J. B. VAN DER VEER: Electrocardiographic changes in pulmonary embolism with special referents to an early and transient shift to the electrical axis of the heart. Amer. Heart J. **40**, 825 (1950). — KURNITZKY, E., u. A. BITTORF: Boeckscher Sarkoid mit Beteiligung innerer Organe. Münch. med. Wschr. **62**, 1349 (1915).

LACHNIT, V.: Das Elektrokardiogramm bei Kyphoskoliose und bei Cor kyphoscolioticum. Wien. Z. inn. Med. **28**, 172 (1947). — LAGERLÖF, H., u. L. WERKÖ: The pulmonary capillary venous pressure pulse in man. Scand. J. Clin. Labor. Invest. **1**, 147 (1949). — LANDES, G., u. F. LEICHER: Zum Krankheitsbild der Mikrolithiasis alveolaris pulmonalis. Ärztl. Wschr. **1948**, 692. — LANDING, B. H.: Pathogenesis of amniotik fluid embolism; uterine factors. New England J. Med. **243**, 590 (1950). — LANDOIS, F.: Die Fettembolie. Dtsch. med. Wschr. **1926**, 283. — LANGE, F.: Die essentielle Hypertonie der Lungenstrombahn und ihr familiäres Vorkommen. Dtsch. med. Wschr. **1948**, 322. — LAPP, H.: Zur Pathologie der Blutgefäßanastomosen in der Lunge. Verh. dtsch. Ges. Path. **34**, 273 (1950). — Über das Verhalten der Bronchialarterien und ihre Anastomosen mit der Arteria pulmonalis unter pathologischen Kreislaufbedingungen, insbesondere bei den einzelnen Formen der angeborenen Herzfehler. Verh. dtsch. Ges. Kreislaufforsch. **17**, 110 (1951). — Über die Sperrarterien der Lunge und ihre Anastomosen zwischen Arteria bronchialis und Arteria pulmonalis, über ihre Bedeutung insbesondere für die Entstehung des hämorrhagischen Infarktes. Frankf. Z. Path. **62**, 537 (1951). — Larmi, T. K. J.: Variations in the oxygen and carbondioxide tensions of end tidal air in graduated exercise in normal persons and in patients suffering from ventilatory insufficiency. Scand. J. Chin. Labor. Invest. **5**, 90 (1953). — Spirometric and gasanalytic studies in pulmonary insufficiency at rest and during graduated exercise. Scand. J. Clin. Labor. Invest. 6, Suppl. 12 (1954). Larselle, O., and R. S. Dow: The innervation of the human lung. Amer. J. Anat. **52**, 125 (1933). — Lasch, H. G., u. L. Roka: Über die Prothrombinbildung in der Leber. Hoppe-Seylers Z. **294**, 30 (1953). — Über den Bildungsmechanismus der Gerinnungsfaktoren Prothrombin und Faktor VII. Klin. Wschr. **1954**, 460. — Latham, P. M.: Lectures on subjects connected with clinical medicine, comprising diseases of the heart. Philadelphia: E. Barrington & G. D. Haswell 1847. — Laubry, Ch., et J. Lenègre: Über die Thrombose der Lungenarterien bei Herzkranken. Häufigkeit, Mechanismus und anatomische Folgen. Bull. Soc. méd. Hôp. Paris **57**, 653 (1941). — Sur les thromboses de l'artère pulmonaire droite. Arch. Mal. Coeur **43**, 372 (1950). — Laufmann, H., and H. D. Roach: Intravenous trypsin in the treatment of thrombotic pneumonia. Arch. Surg. **66**, 552 (1953). — Laur, A., u. H. W. Wedler: Die einseitig helle Lunge im Röntgenbild. Fortschr. Röntgenstr. **82**, 305 (1955). — Lauson, H. D., R. A. Bloomfield and Cournand: The influence of the respiration on the circulation in man. Amer. J. Med. **1**, 315 (1946). — Lavenne, F.: Le retentissement cardio-vasculaire de la silicose et de l'anthraco-silicose. Contribution à l'étude du „Cor pulmonale". Rev. belge path. **21**, Suppl. 6 (1951). — Lavenne, F., et F. Meersemann: Anatomie pathologique de la circulation pulmonaire. Acta cardiol. (Bruxelles) **9**, 343 (1954). — Lawrence, E. A., and W. R. Rumel: Arteriovenous fistula of lung. J. Thorac. Surg. **20**, 142 (1950). — Leary, O. C., and A. T. Herty: Pathogenesis of amniotik fluid embolism: possible placental factors — aberrant squamous cells in placentas. New England J. Med. **243**, 588 (1950). — Lederer, E.: Erkrankungen der tieferen Luftwege und der Lungen durch Aluminium oder seine Verbindungen. Verh. dtsch. Ges. Arbeitsschutz **1**, 118 (1953). — Lee, G. de, M. B. Mattens and E. P. Sharpey-Schaefer: Brit. Heart J. **10**, 80 (1948). — Leitner, S. J.: Elektrokardiographische und spirometrische Untersuchungen bei der epitheloidzelligen Granulomatose. Cardiológia (Basel) **10**, 379 (1946). — Lemaire, A.: Neue Erkenntnisse auf dem Gebiete der Arterienentzündungen der Extremitäten. Wien. klin. Wschr. **1950**, 1. — Lemaire, A., J. Loeper et E. Housset: Les infections intra-artérielles d'oxygène dans les arterites de membres. Bull. Acad. Nat. Med. **132**, 384 (1948). — Lenari, A., u. A. Agrest: Acta physiol. latinoamericana **1954**, 116. — Lendrum, A. C.: Pulmonary hemosiderosis of cardiac origin. J. of Path. **62**, 555 (1950). — Lendrum, A. C., L. D. Scott and S. D. S. Peck: Pulmonary changes due to cardiac disease with special reference to hemosiderosis. Quart. J. Med., N. S. **19**, 249 (1950). — Lenègre, J., et A. Gerbaux: Le coeur pulmonaire chronique par thrombose artérielle pulmonaire. Arch. Mal. Coeur **45**, 289 (1952). — Lenègre, J., P. Y. Hatt et G. Carouso: Étude angiocardiopneumographique des embolies pulmonaires. 1. Congrès mondiale de Cardiologie, Paris, Bd. 1, S. 512. 1951. — Lenègre, J., P. Maurice et L. Scebat: Les stades initiaux du coeur pulmonaire chronique. Acta cardiol. (Bruxelles) **9**, 314 (1954). — Lenggenhager, K.: Über ein Spätsymptom bei Fettembolie. Schweiz. med. Wschr. **1941**, 38. — Entstehung, Erkennung und Vermeidung der postoperativen Fernthrombose. Stuttgart: Georg Thieme 1947. — Worauf beruht der Schmerz bei der arteriellen Embolie? Schweiz. med. Wschr. **1952**, 588. — Leopold, S. S.: The etiology of pulmonary arteriosclerosis (Ayerza-Syndrom). Amer. J. Med. Sci. **219**, 152 (1957). — Lepage, F., L. Lemerre et A. Dupay: L'embolie amniotique. Gynéc. et Obstét. **54**, 2 (1955). — Les hémorragies par afibrinogénémie acquise en obstetrique. Gynéc. et Obstétr. **55**, 45 (1956). — Lepeschkin, E.: Modern electrocardiography. Baltimore 1951. — Lequime, J., H. Denolin, R. Delcourt, A. Verniory et C. Callebault: Anéurysmes artérioveneux pulmonaires et angiomatose généralisée. Acta cardiol. (Bruxelles) **5**, 63 (1950). — Leriche, R.: Les embolies de l'artère pulmonaires et des artères des membres. Paris: Masson & Cie. 1947. — Letterer, E.: Über Lungenverstaubung durch Marschstraßenstaub (akute Silikopneumokoniose). Beitr. klin. Tbk. **111**, 501 (1954). — Leverton, W. R.: Heart in pulmonary tuberculosis; electrocardiographic consideration. Ann. Int. Med. **12**, 285 (1938). — Levin, D. W., W. H. Randel and F. Ratner: Aquired arteriovenous fistula between the aorta and a pulmonary artery. Ann. Int. Med. **38**, 601 (1953). — Levy, A., et P. Gobard: Artérite oblitérante rhumatismale de l'artère pulmonaire. Strasbourg Méd., März **1953**. — Levy, A., G. Mayer et P. Gobard: Un cas de thrombose de l'artère pulmonaire droite. Arch. Mal. Coeur **43**, 372 (1950). — Lewis, B. M., and R. Gorlin: Effects of hypoxia on pulmonary circulation of the dog. Amer. J. Physiol. **170**, 574 (1952). — Lewis, C. S., A. J. Samuels,

M. C. DAINES and H. H. HECHT: Chronic lung disease, polycythemia and congestive heart failure, cardiorespiratory, vascular and renal adjustments in cor pulmonale. Circulation (New York) 6, 874 (1952). — LIAN, C., et P. DANSET: Notions cardiologiques nouvelles. Paris: Masson & Cie. 1951. — LIAN, C., et M. MARCHAL: Mesure radiologique de la branche gauche de l'artère pulmonaire en position transverse gauche. Bull. Soc. méd. Hóp. Paris 58, 261 (1942). — LICHTHEIM, L.: Die Störungen des Lungenkreislaufes und ihr Einfluß auf den Blutdruck. Breslau 1876. — LIEBERMEISTER, G.: Anämisches Zungenphänomen, ein Frühsymptom der arteriellen Luftembolie. Klin. Wschr. 1929, 21. — LIEBOW, A. A.: The pulmonary venous collateral circulation with special reference to emphysema. Amer. J. Path. 29, 251 (1953). — LIEBOW, A. A., M. R. HALES, G. E. LINDSKOG, M. R. BLOOMER and W. D. HARRISON: Enlargement of the bronchial arteries and there anastomoses with the pulmonary arteries in bronchiectasis. Amer. J. Path. 25, 211 (1949). — LIEBOW, A. A., H. KAUSEL, G. E. LINDSKOG and A. H. JANZEN: Studies on lung after ligation of pulmonary artery. Amer. J. Path. 26, 739 (1950). — LIGHT, L., T. H. SNIEDER, G. O. CLIFFORD and R. H. HELLEMS: Hemodynamic studies in sickle cell anemia. Circulation (New York) 10, 653 (1954). — LILIENTHAL, J. L., and R. L. RILEY: Diseases of the respiratory system. Circulation through the lung and diffusion of gas. Annual Rev. Med. 5, 237 (1954). — LILIENTHAL, J. L., R. L. RILEY, D. D. PROEMMEL and R. E. FRANCKE: An experimental analysis in man of the oxygen pressure gradient from alveolar air to arterial blood during rest and exercise at sea-level and at attitude. Amer. J. Physiol. 147, 199 (1946). — LILIESTRAND, A.: Interaction of ergotamine and carbondioxyde on blood pressure and respiration. Acta physiol. scand. (Stockh.) 15, 198 (1948). — LINDAHL, T.: Spirometric and bronchospirometric studies in five-rib-thoracoplastics. Thorax (Lond.) 9, 285 (1954). — LINDGREN, J., J. MEAD, E. A. GAENSLER and J. L. WITTENBERGER: Pulmonary mechanics in emphysema. Proc. Nat. Med. Amer. Fed. Clin. Res. 1953. — LINDSKOG, G. E., A. A. LIEBOW, H. KAUSEL and A. JANZEN: Pulmonary arteriovenous aneurysm. Ann. Surg. 132, 591 (1950). — LINKE, A.: Über die Beeinflussung des Wasserhaushaltes durch Pyrazolonkörper. Verhandlungsber. 3. Europ. Rheumakongr., Scheveningen 1955. — LINZBACH, A. J.: Mikrometrische und histologische Analyse hypertropher menschlicher Herzen. Virchows Arch. 314, 543 (1947). — Die Muskelfaserkonstante und das Wachstumsgesetz der menschlichen Herzkammern. Virchows Arch. 318, 575 (1950). — Die quantitative Anatomie des normalen und vergrößerten Herzens im Hinblick auf die Herzinsuffizienz. Verh. dtsch. Ges. Kreislaufforsch. 16, 43 (1950). — Die Anzahl der Herzmuskelkerne im normalen, überbelasteten, atrophischen und mit Corhormon behandelten Herzkammern. Z. Kreislaufforsch. 41, 641 (1952). — Die pathologische Anatomie der röntgenologisch feststellbaren Form- und Größenveränderungen des menschlichen Herzens. Fortschr. Röntgenstr. 77, 1 (1952). — LJUNGDAHL, H.: Gibt es eine chronische Embolisierung der Lungenarterie? Dtsch. Arch. klin. Med. 160, 1 (1928). — LOCHTKEMPER, L., u. L. TELEKY: Studien über die Staublunge. II. Mitt. Die Staublunge in einzelnen besonderen Betrieben und bei besonderen Arbeiten. Arch. Gewerbepath. 3, 600 (1932). — III. Mitt. Steinmetze und Steinbrüche. Arch. Gewebepath. 3, 673 (1932). — LÖFGREN, S.: Primary pulmonary sarcoidosis. Acta med. scand. (Stockh.) 145, 465 (1953). — LÖHR, B.: Differenzierte Funktionsuntersuchungen als zuverlässige Hilfe bei der Begutachtung Thoraxverletzter. Langenbecks Arch. u. Dtsch. Z. Chir. 279, 191 (1954). — LÖHR, B., W. GNÜCHTEL u. W. WENZ: Röntgenkymographische Untersuchungen der Zwerchfellbeweglichkeit nach thoraxchirurgischen Operationen. Langenbecks Arch. u. Dtsch. Z.Chir. 281, 303 (1955). — LÖHR, B., u. W. ULMER: 1957 (unveröffentlicht). — LOESCHKE, H.: In HENKE-LUBARSCH, Handbuch der speziellen pathologischen Anatomie und Histologie. Bd. III/1, S. 599. Berlin: Springer 1928. — LOESCHKE, H. H.: Über die Wirkung von Steroidhormonen auf die Lungenbelüftung. Klin. Wschr. 1954, 441. — LOEWE, L., E. HIRSCH, F. GRAYZEL and F. KASHDAN: Experimental study of comparative action of Heparin and Dicumarol on in vivo clot. J. Labor. a. Clin. Med. 33, 721 (1948). — LOGARAS, G.: Further studies of the pulmonary arterial blood pressure. Acta physiol. scand. (Stockh.) 14, 120 (1947). — LOLK, H., and I. SIKA: Amniotik fluid embolism. Ugeskr. Laeg. (dän.) 1952, 1799. — LONGCOPE, W. T., u. A. M. FISCHER: Effect of Schamanns disease upon heart and its mechanism. Acta med. scand. (Stockh.) 108, 529 (1941). — LONGCOPE, W. T., and D. G. FREIMAN: A study of sarcoidosis. Medicine (Baltimore) 31, 1 (1952). — LORING, W. E., and A. A. LIEBOW: Effects of bronchial collateral circulation on heart and blood volume. J. Lab. Invest. 3, 175 (1954). — LOWE, C. V., C. D. MAY and S. C. REED: Fibrosis of pancreas in infants and children; statistical study of clinical and hereditary features. Amer. J. Dis. Childr. 78, 349 (1949). — LUBARSCH, O.: Allgemeine Pathologie, Bd. I. Wiesbaden 1905. — LUCADOU, W. v.: Thrombose und Embolie. Z. Kreislaufforsch. 22, 697 (1931). — LUCAS, B. G. B.: Anoxia and anaesthesia. Proc. Roy. Soc. Med. 43, 606 (1950). — LUDWIG, H.: Besondere Verlaufsformen des Cor pulmonale. Schweiz. med. Wschr. 1955, 1261. — LÜCHTRATH, H.: Zur Frage der Zystenbildungen in der Lunge. Frankf. Z. Path. 62, 136 (1951). — LÜTHY, E.: Valsalvaversuch beim Gesunden und beim Emphysemkranken. Arch. Kreislaufforsch. 24, 260 (1956). — LURIE, P. R., F. D. GRAY and R. WHITTEMORE: Cardiac catheterisation and other physiological studies in 50 cases of congenital heart disease. Angiology **3**, 98 (1952). — Lushbaugh, C. C., and P. E. Steiner: Additional observations on maternal pulmonary embolism by amniotik fluid. Amer. J. Obstetr. **43**, 833 (1942). — Lutembacher: Le rétrécissement mitral. Études anatomiques, cliniques et thérapeutiques. Arch. Mal. Coeur **9**, 327 (1916). — Endocardite subaigue et endarterite pulmonaire chez les cardiaques. Arch. Mal. Coeur **10**, 353 (1917). — Lutterotti, M. v.: Die Überbelastung des rechten Herzens im Elektrokardiogramm. Dtsch. med. Wschr. **1953**, 30. — Lutterotti, M. v., u. A. Moll: Das Elektrokardiogramm und die Rechts- hypertrophie des Herzens. Cardiologia (Basel) **18**, 73 (1951). — Lynch, K. M., and F. A. McIver: Pneumoconiosis from exposure to kaolin dust: Kaolinosis. Amer. J. Path. **30**, 631 (1954). — Lynch, M. J.: Nephrosis and fatembolism in acute hemorrhagic pancreatitis. Arch. Int. Med. **94**, 709 (1954).

Mack, J., R. Harris and L. N. Katz: Acute cor pulmonale in the absence of pulmonary embolism. Amer. Heart J. **39**, 664 (1950). — Magarey, F. R., and J. Gough: The effect of cortisone on the reaction to quartz in the peritoneal cavity. Brit. J. Exper. Path. **33**, 76 (1952). The effect of cortisone on experimental intraperitoneal silicotic nodules. Brit. J. Exper. Path. **33**, 510 (1952). — Magidson, O., and G. Jacobson: Thrombosis of the main pulmonary arteries. Thorax (Lond.) **17**, 207 (1955). — Magnenat, P.: Les substances de contraste (en particulier l'joduron B) employées en bronchographie laisent-elles le poumon ? Bronches **1**, 165 (1951). — Maier, H. C., and A. Cournand: Studies of the arterial oxygen saturation in the postoperative period after pulmonary resection. Surgery (St. Louis) **13**, 199 (1943). — Maier, H. C., A. Himmelstein, R. L. Riley and J. J. Bunin: Arteriovenous fistula of lung. J. Thorac. Surg. **17**, 13 (1948). — Mainzer, F.: Viscerale Bilharziosis. Erg. inn. Med., N. F. **2**, 388 (1953). — Malinow, M. R., L. N. Katz and B. Kondo: Is there a vagal pulmo- coronary reflex in the pulmonary embolism ? Amer. Heart J. **31**, 702 (1946). — Mallory, T. B.: Pulmonary arteriolar hypertrophy and congenital alveolar atelectasis. New England J. Med. **227**, 516 (1942). — Mangold, R.: Stoffwechsel und Kreislauf des normalen Gehirns. Schweiz. med. Wschr. **1954**, 237. — Mantz, F. A., and E. Craige: Portal axis thrombosis with spontaneous portocaval shunt and resultant cor pulmonale. Arch. of Path. **52**, 91 (1951). — Manzini, C.: Endophlebitis obliterans universalis, vorwiegend der Lungenvenen mit konsekutivem Cor pulmonale. Schweiz. Z. allg. Path. **10**, 309 (1947). — Marbeth, R., u. A. Winterstein: Heparin-Toleranztest. Helvet. physiol. Acta **11**, 81 (1953). — Roche-Berichte 1954. — Marchand, P., J. C. Gillroy and V. H. Wilson: Observations on the hemodynamics of bronchial pulmonary vascular communications. Thorax (Lond.) **5**, 207 (1950). — Margolies, M. P.: Sickle cell anemia. A composite study and survey. Medicine **30**, 352 (1951). — Maria, G. di: Atti Soc. ital. Cardiol. **1952**. — Marion, P., M. Tartulier et R. Deleure: Embolies pulmonaires. Semaine Hôp. **1953**, 4048. — Marks, M. O., and H. A. Zimmermann: The roentgen and differential diagnosis of chronic cor pulmonale. Amer. J. Roentgenol. **66**, 9 (1951). — Marmier, C., u. W. H. Hitzig: Multiple arteriovenöse Lungenaneurysmen bei Morbus Osler. Radiol. clin. (Basel) **19**, 333 (1950). — Marshall jr., E. K., u. M. Rosenfeld: Depression of respiration by oxygen. J. of Pharma- col. **57**, 437 (1936). — Martin, E., L. Roche et L. Ode: Le coeur dans la silicose pulmonaire. J. Méd. Lyon **28**, 249 (1947). — Martin, F. E., and W. W. Stead: Physiologic studies follow- ing thoracic surgery. III. Ventilatory studies in the immediate postoperativ period. J. Thorac. Surg. **25**, 417 (1953). — Martin, I.: Zur Kenntnis der Fruchtwasserembolie. Frankf. Z. Path. **65**, 467 (1954). — Die Fruchtwasserembolie als Todesursache während oder nach der Geburt. Geburtsh. u. Frauenheilk. **16**, 463 (1956). — Martin, R. E., and H. Fanger: Pulmonary amniotik fluid embolism; report of fatal case. Amer. J. Obstetr. **67**, 1148 (1954). — Marton, J., E. Makoney and G. Mider: An evaluation of pulmonary embolism following intravascular venous thrombosis. Amer. J. Surg. **125**, 590 (1947). — Marvel, R. J., and W. A. Shullenberger: Thromboembolic phenomena asso- ciated with rapid diuresis in the treatment of congestive heart failure. Amer. Heart J. **42**, 194 (1951). — Mason, D.: Subacute cor pulmonale. Arch. Int. Med. **66**, 1221 (1940). — Masshoff, W.: Das Schicksal silikotischer Schwielen. I. Mitt. Über den Untergang von Schwielen. Frankf. Z. Path. **63**, 235 (1952). — II. Mitt. Über den Umbau von Schwielen. Frankf. Z. Path. **63**, 250 (1952). — Massion, W.: Sauerstoffintoxikation. Klin. Wschr. **1955**, 457. — Masson, J. B.: Amer. J. Obstetr. **52**, 950 (1946). — Mathes, M. E., E. Holman and F. L. Reichert: A study of bronchial, pulmonary and lymphatic circulations of lung under various pathologic conditions experimental produced. J. Thorac. Surg. **1**, 339 (1932). — Matsui, S.: Über Pathologie und Pathogenese der Sclerodermia universalis. Mitt. med. Fak. Tokyo **31**, 55, 116 (1924). — Matthes, K.: Über den Einfluß der Atmung auf die Sauer- stoffsättigung des menschlichen Arterienblutes. Arch. exper. Path. u. Pharmakol. **176**, 683 (1934). — Über die Regulation von Kreislauf und Atmung im Dienste des respiratorischen Gasstoffwechsels. Erg. inn. Med. **53**, 165 (1937). — Kreislaufuntersuchungen am Menschen mit fortlaufend registrierenden Methoden. Stuttgart: Georg Thieme 1951. — Matthes, K., u. W. Ulmer: Fortlaufende Registrierung des CO_2-Gehaltes der Exspirationsluft mit dem Infrarotanalysator. „Jahrbuch 1954" der Wiss. Ges. Luftfahrtforsch., Braunschweig. —

Untersuchungen zur Analyse der Sauerstoffwirkung bei Patienten mit arterieller Hypoxämie. Dtsch. Arch. klin. Med. 202, 548 (1955). — Untersuchungen über die pathophysiologische Bedeutung des Emphysems. Dtsch. Arch. klin. Med. 204, 275, 284, 298 (1957). — MAURATH, J.: Patho physiologie der Atmung in der Lungenchirurgie. Stuttgart: Georg Thieme 1955. — MAURICE, P., J. LENÈGRE, L. SCEBAT et P. Y. HATT: La circulation artérielle pulmonaire chez les asthmatiques. 1. Congr. mondial de cardiologie, Paris, 1952, S. 556. — MAVROGORDATO, A.: Experiments on the inhalation of different varieties of dust. 7. report of the explosions in mines. H. M. Stationary Office 1915. — Experiments on the effects of dust inhalations. J. of Hyg. 17, 439 (1918). — MAY, C. G., and C. U. LOWE: Fibrosis of the pancreas in infants and in children. J. of Pediatr. 34, 663 (1949). — MAYER, M., C. DREYFUS u. CH. BUGUARD: Les thromboses intravasculaire dans le syndrome d'hemorrhagie par défibrination. Gynaecologia (Basel) 138, 87 (1954). — McCALLUM, W. G.: Obliterative pulmonary arteriosclerosis. Bull. Johns Hopkins Hosp. 49, 37 (1931). — McCANCE, R. A., and E. H. WIDDOWSON: The response of kidney to an alkalosis during salt deficiency. Proc. Roy. Soc. Lond., Biol. Sci. 120, 228 (1936). — McCANN, W. S.: The effects of emphysema of the lungs on the cerebral and coronary circulation. Post-Grad. Med. J. 9, 225 (1951). — McCANN, W. S., R. A. BRUCE, F. W. LOVEJOY, P. N. G. YU, R. PEARSON, E. B. EMERSON, G. ENGEL and J. KELLY: Tussive syncope; Observations on the disease formerly called laryngeal epilepsy, with report of two cases. Arch. Int. Med. 84, 845 (1949). — McCLEMENT, J. H., A. D. RENZETTI jr., D. CARROL, A. HIMMELSTEIN and A. COURNAND: Cardiopulmonary function in hematogenous pulmonary tuberculosis in patients receiving streptomycine therapy. Amer. Rev. Tbc. 64, 583 (1951). — McCLEMENT, J. H., A. D. RENZETTI jr., A. HIMMELSTEIN and A. COURNAND: Cardiopulmonary function in the pulmonary form of Boecks sarcoid and its modification by cortisone therapy. Amer. Rev. Tbc. 67, 154 (1953). — McCORMICK, W. E., M. SMITH and S. P. MARSH: Study of health hazards of tobacco stemming and redrying industry. J. Industr. Hyg. 30, 431 (1948). — McDONALD, D. A.: The relation of pulsatile pressure to flow in arteries. J. of Physiol. 127, 33 (1955). — McGINN, S., and L. M. SPEAR: Diaphragmatic hernia presenting clinical picture of acute cor pulmonale. New England J. Med. 224, 1014 (1941). — McGINN, S., and P. D. WHITE: Acute cor pulmonale arising from pulmonary embolism. J. Amer. Med. Assoc. 104, 1473 (1935). — McKANZIE, D. A., and O. T. CLAGETT: Unusual aneurysms of pulmonary artery. J. Thorac. Surg. 25, 524 (1953). — McKAY, D. G., A. WEINER, D. E. REID, A. T. HERTIG and S. MERRILL: Carcinoma of the body of the pancreas with fibrinthrombosis and fibrinogenopenia. Cancer (N.Y.) 6, 862 (1953). — McKEOWN, F.: The pathology of pulmonary heart disease. Brit. Heart J. 14, 25 (1952). — McLEAN, C. C.: Interstitial emphysema of lungs and mediastinum as an important occult complication in many respiratory diseases. Medicine (Baltimore) 23, 281 (1944). — McMAHON, H. E.: Congenital alveolar dysplasia of lungs. Amer. J. Path. 24, 919 (1948). — McMICHAEL, J.: Heart failure of pulmonary origin. Edinburgh Med. J. 55, 65 (1948). — Pharmacology of the failing human heart. Oxford 1950. — Treatment of chronic cor pulmonale. Acta cardiol. (Bruxelles) 9, 295 (1954). — McMICHAEL, J., and B. LENNOX: Neurological effects of oxygen. Lancet 1949 II, 1057. — McVITTIE, J. C.: Pneumoconiosis in coal-miners. Post-Grad. Med. J. 25, 618 (1949). — MEAD, J., J. LINDGREN and E. A. GAENSSLER: The mechanical properties of the lungs in emphysema. J. Clin. Invest. 34, 1005 (1955). — MEANS, J. H., and T. B. MALLORY: Total occlusion of the right branch of pulmonary artery by an organized thrombus. Ann. Int. Med. 5, 417 (1931). — MEEK, W. J., and E. WILSON: The effect of changes in position of the heart on the QRS-complex of the electrocardiogramm. Arch. Int. Med. 36, 614 (1925). — MEESMANN, W.: Die verschiedenen Leistungsbedingungen beider Herzkammern in Ruhe. Klin. Wschr. 35, 557 (1957) — MEESMANN, W., u. J. SCHMIER: Kreislaufdynamische Untersuchungen bei Schädigungen des ganzen Herzens. Pflügers Arch. 261, 32 (1955). — MEESSEN, H.: Zur pathologischen Anatomie des Lungenkreislaufs. Verh. dtsch. Ges. Kreislaufforsch. 17, 25 (1951). — MEGIBOW, R. S., L. N. KATZ and M. FEINSTEIN: Kinetics of respiration in experimental pulmonary embolism. Arch. Int. Med. 71, 536 (1943). — MEGIBOW, R. S., L. N. KATZ and F. S. STEINITZ: Dynamic changes in experimental pulmonary embolism. Surgery (St. Louis) 11, 19 (1942). — MEHROTRA, R. M.: An experimental study of the changes which occure in ligated arteries and veins. J. of Path. 65, 307 (1953). — MENDELSON, H. J., H. A. ZIMMERMANN and A. ADELMANN: Study of pulmonary hemodynamics during pulmonary resection. J. Thorac. Surg. 20, 366 (1957). — MENEGHINI, P.: Le traitement fibrinolytique des thromboses et des embolies. Internat. Tagg über Thrombose und Embolie, S. 873. Basel 1954. — MÉRIEL, P.: Le coeur pulmonaire chronique. Paris: J. B. Baillière & Fils 1952. — MERKEL, H.: Über das Verhalten der Muskelmasse der rechten Herzkammer bei pathologischen Kreislaufverhältnissen. Arch. Kreislaufforsch. 9, 283 (1941). — Über verschlußfähige Bronchialarterien. Virchows Arch. 308, 303 (1942). — Die Struktur und Funktion des Lungenkreislaufs. Z. Kreislaufforsch. 38, 705 (1949). — MERKEL, H., u. H. WITT: Die Massenverhältnisse des fetalen Herzens. Beitr. path. Anat. 115, 178 (1955). — MERZ, W. R.: Die Behandlung der Thrombose und Lungenembolie mit Antikoagulantien. Gynaecologia (Basel) 130, Suppl. 1 (1950). — Praktische Durchführung der Antikoagulantientherapie. Internat. Tagg über Thrombose und Embolie, Basel 1954a. — Erhöhte Pulslage als Thrombosesymptom. Schweiz. med. Wschr. **1954**b, 813. — MEYER, I. R.: Embolia pulmonar amnio-caseosa. Brasil-méd. **2**, 301 (1926). — MICHELSON, A. L., CH. J. FRAHM and K. H. KATZ: Delayed barbiturate intoxication. J. Amer. Med. Assoc. **155**, 440 (1954). — MILCH, E., L. BERMAN and R. EGAN: Use of bishydrooxycoumarin (Dicumarol) for prevention of postoperative thromboembolism. Arch. Surg. **67**, 142 (1953). — MILLER, R., u. J. B. BERRY: Pulmonary infarction: A frequently missed diagnosis. Amer. J. Med. Sci. **222**, 197 (1951). — MILLER, R. A., H. WHITE and W. J. POTTS: Bronchial obstruction due to pulmonary artery anomalies. Circulation (New York) **17**, 418 (1959). — MILLER, R. D., W. S. FOWLER and H. F. HELMHOLZ: The relationship of arterial hypoxemia to disability and to cor pulmonale with congestive failure in patients with chronic pulmonary emphysema. Proc. Staff Meet. Mayo Clin. **28**, 737 (1953). — MILLER, R. D., R. A. JORDAN et al.: Thrombo-embolism in acute and in healed myocardial infarction. Systemic and pulmonary arterial occlusion. Circulation **6**, 7 (1952). — MILLER, W. S.: The lung. Springfield, Ill. 1937. — A physiologic evaluation of the effects of diaphragmatic breathing training in patients with chronic pulmonary emphysema. Amer. J. Med. **17**, 471 (1954). — MINTZ, S. S., and L. N. KATZ: Recent myocardial infarction. Analysis of 527 cases. Arch. Int. Med. **80**, 205 (1947). — MITHOEFER, J. C.: Increased intracranial pressure in emphysema caused by oxygen intoxication. J. Amer. Med. Assoc. **149**, 1116 (1952). — MOEGEN, P.: Über einen primären sarkomatösen Tumor der Pulmonalarterie mit ausgedehnten Metastasen in der rechten Lunge. Z. Kreislaufforsch. **40**, 150 (1951). — MOELLER, P.: Studien über embolische und autochthone Thrombose der Arteria pulmonalis. Beitr. path. Anat. **71**, 27 (1949). — MÖLLER, W.: Therapiewoche **3**, 231 (1953); **4**, 433 (1954). — MÖNCKEBERG, J. G.: Über die genuine Arteriosklerose der Lungenarterie. Dtsch. med. Wschr. **1907**, 1243. — MOORE, D. B., R. J. GRAFF, ST. LANG and M. D. PARCIRA: Studies on the mechanism o death in pulmonary microembolism. Surg. etc. **107**, 615 (1958). — MOORE, J. G.: Papilledema in emphysema. Brit. Med. J. **1954**, 580. — MOORE, R. L., and C. A. L. BINGER: Changes in the carbondioxide tension and hydrogen ion concentration of blood following multiple pulmonary embolism. J. of Exper. Med. **45**, 633 (1927). — MORALES. O.: Further studies with viscous umbradil (Umbradil-viskös). Acta radiol. (Stockh.) **32**, 317 (1949) — MORALES, O., and F. HEIWINKEL: A viscous, watersoluble contrast preparation. Acta radiol. (Stockh.) **30**, 257 (1948). — MORENO, COBOS E., et L. MUNUERA MOROSOLI: Sur la pneumoconiose saturnine. Ann. Méd. **30**, 15 (1931). — MORGAN, A. B.: Pathology of subacute cor pulmonale in diffuse carcinomatosis of lungs. J. of Path. **61**, 75 (1949). — MORITZ, F.: Herzdilatation. Münch. med. Wschr. **1935**, 450. — Anomalien des Lumens und der Masse des Herzens. In KREHL u. MARCHANDS, Handbuch der allgemeinen Pathologie, Bd. II/2, S. 67. 1913. — MORTON, J. J., E. B. MAHONEY and G. B. MIDER: An evaluation of pulmonary embolism following intravascular venous thrombosis. Ann. Surg. **125**, 590 (1947). — MOSCHKOWITZ, E.: Hypertension of the pulmonary circulation; its causes, dynamics and relations to other circulatory states. Amer. J. Med. Sci. **174**, 388 (1927). — Hypertonie im kleinen Kreislauf und Gefäßschaden. Ann. Int. Med. **30**, 1156 (1949). — MOSER, H., u. P. WURNIG: Probleme der Therapie bei Fettembolie. Wien. klin. Wschr. **1954**, 364. — Ergebnisse experimenteller Untersuchungen und klinischer Beobachtungen bei Fettembolie. Langenbecks Arch. u. Dtsch. Z. Chir. **278**, 72 (1954). — MOTLEY, H. L., A. COURNAND, L. WERKÖ. A. HIMMELSTEIN and D. DRESDALE: The influence of short periods of induced acute anoxia upon pulmonary artery pressures in man. Amer. J. Physiol. **150**, 315 (1947). — MOTTURA, G.: Sul problema della tiopneumoconiose. Rass. Med. industr. **12**, 566 (1941). — Sul riscontro anatomico dei segni radiologici della pneumoconiosis. Rass. Med. industr. **13**, 449 (1942). — Sul l'autonomia anatomo-istologica della silicosi pulmonare massiva specialmente nei confronti con la tuberculosi. Minerva med. (Torino) **42**, Part. Sci. I, 701 (1951). — Conduction interstitielle, dérivation et élaboration de la lymphe par rapport à la morphologie de l'interstice et des organes lymphatiques. Sci. med. ital. **2**, 562 (1951 bis 1952). — MOUNSEY, J. P. D., L. W. RITZMANN and N. J. SELVERSTONE: Cardiographic studies in severe pulmonary emphysema. Brit. Heart J. **14**, 442 (1952). — MOUNSEY, J. P. D., L. W. RITZMANN, N. J. SELVERSTONE, W. A. BRISCOE and G. A. McLEMORE: Circulatory changes in severe pulmonary emphysema. Brit. Heart J. **14**, 153 (1952). — MOUSEL, L. H.: Cerebral edema and its relation to barbituric acid poisoning. J. Amer. Med. Assoc. **153**, 459 (1953). — MOYER, J. H., and A. J. ACKERMANN: Hereditary hemorrhagic telangiectases associated with pulmonary arteriovenous fistula in two members of family. Ann. Int. Med. **29**, 775 (1948). — MÜLLER, H.: Kann Graphit Staublungenveränderungen hervorrufen? Ärztl. Wschr. **1953**, 1226. — MÜLLER, W.: Die Massenverhältnisse des menschlichen Herzens. Hamburg u. Leipzig: Leopold Voss 1883. — MUIRHEAD, E., and P. MONTGOMERY: Thromboembolic pulmonary arteriitis and vascular sclerosis. A.M.A. Arch. of Path. **52**, 505 (1951). — MUNDINGER, F., K. PHILIPP u. W. UMBACHI: Wert und Anwendbarkeit radioaktiver Clearence-Methoden zur Beurteilung peripherer Durchblutungsstörungen. Ärztl. Forsch. **8**,

547 (1954). — MURALD, G. DE: Le coeur dans les pneumathies infantiles. Helvet. pediatr. Acta 7, 623 (1952). — MURPHY, M. E.: Deep thrombophlebitis and pulmonary embolism in thromboangiitis obliterans. Amer. J. Med. 14, 240 (1953). — MURRAY, D. W. G.: La physiopathologie de la cause de la mort par thrombose coronarienne. Presse méd. 1948, 279. — MUSSELMAN, M. M., W. W. GLAS and T. D. GREKIN: Fat embolism. Arch. Surg. 77, 737 (1952). — MYERS, G. B.: Gauchers disease of the lung. Brit. Med. J. 1932, 8. — QRS-T patterns in multiple precordial leads that may be mistaken for myocardial infarction. Circulation (New York) 1, 860 (1950). — MYERS, G. B., A. H. KLEIN and B. E. STOFER: The electrocardiographic diagnosis of right ventricular hypertrophy. Amer. Heart J. 35, 1 (1948). — MYLKS, G. W., A. B. BROWN and C. N. ROBINSON: Air embolism during labor. Canad. Med. Assoc. J. 56, 427 (1947).

NADAS, A. S., G. COGAN and B. H. LANDING: Studies in pancreatic fibrosis; cor pulmonale, clinical and pathologic observations. Pediatrics 10, 319 (1952). — NADELL, J.: The effects of the carbonic anhydrase inhibitor 6063 on electrolytes and acid base balance to normal subjects and to patients with respiratory acidosis. J. Clin. Invest. 32, 622 (1953). — NAEGELI, TH., u. P. MATIS: Zur modernen Thromboemboliebehandlung in Klinik und Praxis. Medizinische 1954, 983. — NAEGELI, TH., P. MATIS, R. GROSS, H. RUNGE u. H. SACHS: Die thromboembolischen Erkrankungen und ihre Behandlung. Stuttgart: Schattauer 1955. — NAGEL, A.: Über die sog. primäre Pulmonalsklerose. Z. Kreislaufforsch. 33, 620 (1941). — NAHAS, G. G., M. B. VISCHER, G. W. MATHER, F. J. HADDY and H. R. WARNER: Influence of hypoxia on the pulmonary circulation of nonnarcotized dogs. J. Appl. Physiol. 6, 467 (1954). — NAVASQUEZ, S. DE, J. R. FORBES and H. E. HOLLING: Right ventricular hypertrophy of unknown origin, so-called pulmonary hypertension. Brit. Heart J. 1940, 177. — NAY, R. M., and A. R. BARNES: Incidence of embolic or thrombotic processes during the immediate convalescence from acute myocardial infarction. Amer. Heart J. 30, 67 (1945). — NEEDHAM, C. D., M. C. ROGAN and J. McDONALD: Normal standards for lung volumes, intrapulmonary gas-mixing and maximum breathing capacity. Thorax (Lond.) 9, 313 (1954). — NEERGARD, K. V.: Richtlinien für die physikalische Therapie des Asthma bronchiale auf Grund unserer Erfahrungen mit der allergenfreien Kammer. Schweiz. med. Wschr. 1934, 837. — NEIL, E.: Die afferente Innervation und die Reflexe des arteriellen Systems. Verh. dtsch. Ges. Kreislaufforsch. 25 (1959). — NEMEC, K.: Selbstversuche über Luftemboliegefahr bei intravenösen Injektionen. Klin. Wschr. 1935, 55. — NESBITT, R., and G. ANDERSON: Perinatal mortality; clinical and physiological aspects. Obstetr. Gynecol. 8, 50 (1956). — NEUBÜRGER, K.: Über cerebrale Luft- und Fettembolie. Z. Neur. 95, 278 (1925). — Über Ammonshornveränderungen bei apoplektischen Hirnblutungen. Z. Neur. 111, 325 (1927). — NEUMANN, R.: Ursprungszentren und Entwicklungsformen der Beinthrombose. Virchows Arch. 301, 708 (1938). — NEUSSLE, W. F.: The significance of fat in sputum. Amer. J. Clin. Path. 21, 430 (1951). — NEWMAN, P. H.: The clinical diagnosis of fat embolism. J. Bone Surg. 30, 290 (1948). — NICOD, J. L.: La silicose pulmonaire. J. Méd. Leysin 22, 461 (1945). — L'emphysème pulmonaire dans la silicose par sténose mécanique des bronches. Presse méd. 1952, 1682. — Silicose, sténose bronchique et emphysème. Schweiz. med. Wschr. 1953, 920. — NISELL, O.: The action of oxygen and carbondioxide on the bronchioles and vessels of the isolated perfused lungs. Acta physiol. scand. (Stockh.) 21, Suppl. 73 (1950). — The influence of blood gases on the pulmonary vessels of the cat. Acta physiol. scand. (Stockh.) 23, 85 (1951a). — The influence of carbondioxide on the respiratory movements of isolated perfused lungs. Acta physiol. scand. (Stockh.) 23, 352 (1951b). — Reaction of pulmonary venules of cat; with special reference to effect of pulmonary elastance. Acta physiol. scand. (Stockh.) 23, 361 (1951c). — NORDENFELDT, O.: Über die klinische Bedeutung der sog. pulmonalen P-Zacken des Elektrokardiogramms. Acta med. scand. (Stockh.) 103, 1 (1948). — NORDENSTRÖM, B.: Temporary unilateral occlusion of the pulmonary artery, a method of roentgen-examination of the pulmonary vessels. Acta radiol. (Stockh.) Suppl. 108 (1954). — NORDMANN, M.: Die Kieselgurlunge. Pathologen-Tagg, September 1952. — NORDMANN, M., u. A. SORGE: Lungenkrebs durch Asbeststaub im Tierversuch. Z. Krebsforsch. 51, 168 (1941). — NUNZIANTE, C. A., e L. PECCHIAI: Le alterazioni dei vasi polmonari nella silicosi. Med. Lav. 38, 305 (1947). — NUNZIANTE, C. A., M. SOSSA, P. FAZZI e E. PÓZZA: L'angiocardiopneumografia nella silicose polmonare. Med. Lav. 42 355 (1951).

OBERNDÖRFER, S.: Die Zunahme der Lungenembolien. Münch. med. Wschr. 1928, 683. — OHSNER jr., A.: Effect of pulmonary blood flow and distension on the capacity of intrapulmonary vessels. Amer. J. Physiol. 168, 200 (1952). — OLBRYCHT, J.: Experimentelle Beiträge zur Lehre von der Fettembolie der Lunge. Dtsch. Z. gerichtl. Med. 1, 642 (1922). — OLD, J. W., and W. O. RUSSEL: Necrotizing pulmonary arteriitis occuring with congenital heart disease (Eisenmenger-Complex). Amer. J. Path. 26, 789 (1950). — OPDYKE, D. F., J. DUOMARKO, W. H. DILLON, H. SCHREIBER, R. C. LITTLE and R. D. SEELEY: Study of simultaneous right and left atrial pressure pulses under normal and experimentally altered conditions. Amer. J. Physiol. 154, 258 (1948). — OPITZ, E.: Über die Sauerstoffaufnahme in der Lunge. Beitr. Klin. Tbk. 110, 3 (1953). — Opitz, E., u. M. Schneider: Über die Sauerstoffversorgung des Gehirns und den Mechanismus von Mangelwirkungen. Erg. Physiol. 46, 126 (1950). — Opitz, E., u. G. Thews: Einfluß von Frequenz und Faserdicke auf die Sauerstoffversorgung des menschlichen Herzmuskels. Arch. Kreislaufforsch. 18, 137 (1952). — Oppenheimer, M. J., T. M. Durant and P. Lynch: Body position in relation to venous air embolism and the associated cardiovascular respiratory changes. Amer. J. Med. Sci. 225, 362 (1953). — Orie, N. G. M., F. S. P. v. Buchem, H. Sluiter u. A. J. F. de Vries: Le role de la tuberculose et des infections non tuberculeuses dans le developpement de l'insuffisance cardiaque droite. Acta cardiol. (Bruxelles) 9, 370 (1954). — Orie, N. G. M., J. J. M. Vegter u. W. Veeger: So-called oxygen intoxication. Nederl. Tijdschr. Geneesk. 1943, 735. — Orsós, F.: Stenosis of pulmonary arteries due to scaly incrustation of hilus. Orv. Hétil. 1939, 345. — Otis, A. B., W. O. Fenn and H. Rahn: Mechanism of breathing in man. J. Appl. Physiol. 2, 592 (1950). — Overholt, R. H., J. H. Walker and B. E. Etstein: The role of segmental resection for bronchiectasis in conserving pulmonary function. Dis. Chest 26, 1 (1954). — Owen, W. R., W. A. Thomas, B. Castleman and E. F. Bland: Unrecognized emboli to the lungs with subsequent cor pulmonale. New England J. Med. 249, 919 (1953).

Paley, A., and M. M. Alexander: Relationship of peripheral venous pressure to pulmonary tuberculosis. J. Amer. Med. Assoc. 215, 189 (1948). — Parade, G. W.: Über die sog. Pulmonalsklerose. Z. klin. Med. 142, 161 (1943). — Parin, V. V., and J. J. Metchnikoff: Role of pulmonary vessels in reflex control of blood circulation. Amer. J. Med. Sci. 214, 167 (1947). — Parker, F., and S. Weiss: The nature and significance of the structural changes in the lungs in mitral stenosis. Amer. J. Path. 12, 573 (1936). — Parker, R. L.: Pulmonary emphysema; a study of its relation to the heart and pulmonary arterial system. Ann. Int. Med. 14, 759 (1940). — Parkinson, J., and C. Hoyle: The heart in emphysema. Quart. J. Med. 6, 59 (1936). — Parmley, L. F. and F. S. Jones: Primary pulmonary arteriosclerosis. Arch. Int. Med. 90, 157 (1952). — Parow, J.: Funktionelle Atmungstherapie, Dynamik und Leistungsfähigkeit — Versagen des Atem-Stimmapparates, Bronchialasthma und Lungenemphysem. Stuttgart: Georg Thieme 1953. — Parrisius, W.: Bronchitis und Silikose. Beitr. Silikoseforsch. 10, 29 (1950). — Pascucci, L. M.: Pulmonary disease in workers exposed to beryllium compounds: Its roentgen-characteristics. Radiology 50, 23 (1948). — Pateisky, K., u. E. Ringel: Behandlung eines Hirnödems nach Erhängung. Wien. med. Wschr. 1956, 837. — Patel, D. J., and A. C. Burton: Active constriction of small pulmonary arteries in rabbit. Circulation Res. 5, 620 (1957). — Patterson jr., J. L., A. Heyman and T. W. Duke: Cerebral circulation and metabolism in chronic pulmonary emphysema. With observations on the effects of inhalation of oxygen. Amer. J. Med. 12, 382 (1952). — Paul, C.: Diagnostic et traitement des maladies du coeur. Paris: Asselin & Cie. 1883. — Paul, F., u. F. Windholz: Experimentelle Studie über die Fettembolie und den durch sie verursachten Tod. Mitt. Grenzgeb. Med. u. Chir. 38, 614 (1924). — Peace, R. J.: Cor pulmonale in newborn infants. Amer. J. Dis. Childr. 89, 567 (1955). — Pearce, J. W., and D. Whitteridge: Relation of pulmonary arterial pressure variations to the activity of afferent pulmonary vascular fibres. Quart. J. Exper. Physiol. 36, 177 (1951). — Pearson, J. R., and E. S. Nichol: The syndrome of compression of the pulmonary artery by syphilitic aortic aneurysm resulting in chronic cor pulmonale. Ann. Int. Med. 34, 483 (1951). — Peltier, L. F.: Fat embolism. Surgery (St. Louis) 36, 198 (1954). — Pennacchio, L.: Vera et falsa sporgenza dell'arco medio nel bordo sinistro dell'ombra cardiaca in corso di tuberculosi polmonare. Policlinico, Sez. med. 60 (1953). — Peters, R. M., and A. Roos: Effect of unilateral nitrogen breathing about blood flow. Amer. J. Physiol. 171, 250 (1952a). — Effect of atelectasis on pulmonary blood flow in dog. J. Thorac. Surg. 24, 389 (1952b). — Pfeil, K.: Beiträge zur Herzpathologie bei der Lungentuberkulose. Beitr. Klin. Tbk. 89, 161 (1937). — Phillips, E., and H. D. Levine: A critical evaluation of extremity and precordial electrocardiography of acute cor pulmonale. Amer. Heart J. 39, 205 (1950). — Pick, A.: Beitrag zur Frage des atypischen Schenkelsblocks. Z. klin. Med. 129,719 (1936). — Pinkerton, H., and V. Moragues: Paraffinoma of the lung with secondary tubercle-like lesions in the liver and spleen. Arch. of Path. 29, 691 (1940). — Pirani, C. E., F. E. Ewart and A. L. Wilson: Thromboendarteriitis with multiple mycotic aneurysms of branches of pulmonary artery. Amer. J. Dis. Childr. 77, 460 (1949). — Plaut, A.: Hemangioendotelioma of lung. Report of two cases. Arch. of Path. 29, 517 (1940). — Plesch, J.: Hämodynamische Studien. Z. exper. Path. 6, 381 (1909). — Plotkin, Z.: The syndrome of gastroduodenal disease associated with chronic cor pulmonale. Dis. Chest 31, 195 (1957). — Poinso, R., J. Charpin et H. Julien: Les miliares feriques (siderose pulmonaire). Ann. Méd. 54, 289 (1953). — Policard, A.: Introduction histophysiologique à l'étude des pneumoconioses. Arch. méd.-chir. Appar. respirat. 5, 1 (1930). — Sur la fixation de poussières minérales dans le poumon humain. Bull. Histol. appl. 7, 337 (1930). — Les lésions fondamentales des pneumoconioses minérales humaines et éxperimentales. Presse méd. 1938, 1593. — Some aspects of the pathology of pneumoconiosis. Part. I. The mechanism of the removal of dust particles from the lung. Part. II. The action of mineral particles on the lung. — In: Silicosis, pneumoconiosis and dust suppression in miners. Proc. et conference London, April 1947. — Sur le méchanisme de l'emphysème perilésionelle dans les pneumoconioses par charbon. J. franç. Méd. et Chir. thorac. 5, 509 (1951). — Position actuelle des problèmes pathologiques de la silicose. Praxis (Bern) 42, 533 (1953). — POLLAK, M.: Air embolism. Amer. Rev. Tbc. 28, 187 (1933). — POLLAK and ADAMS: U. S. Nav. Med. Bull. 30, 165 (1932). — PORTER: Amer. J. Physiol. 71, 277 (1925). — POSSELT, A.: Die klinische Diagnose der Pulmonalarteriensklerose. Münch. med. Wschr. 1908, 1625. — Erkrankungen der Lungenschlagader. Erg. Path. 13, I, 298 (1909). — POTTER, B., and J. GERBER: Acute diffuse interstitial fibrosis of the lungs. Arch. Int. Med. 82, 113 (1948). — POTTER, E.: Pathology of the fetus and the newborn. Chicago: Yearbook Publishers Jnc. 1952. — POWERS, S. R., and A. HIMMELSTEIN: Late changes in ventilatory function following thoracoplasty. J. Thorac. Surg. 22, 45 (1951). — PRINZMETAL. M., H. C. BERGMANN, H. E. KRUGER, L. L. SCHWARTZ, B. SIMKIN and S. S. SOBIN: Studies on the coronary circulation. III. Collateral circulation of beating human and dogs heart with coronary occlusion. Amer. Heart J. 35, 689 (1948). — PRINZMETAL, M., E. M. ORNITZ, B. SIMKIN and H. C. BERGMANN: Arteriovenous anastomosis in liver, spleen and lungs. Amer. J. Physiol. 152, 48 (1948). — PUHR, L.: Microlithiasis alveolaris pulmonum. Virchows Arch. 290, 156 (1933). — PULVER, R., u. G. WILHELMI: Über den Einfluß von Pyrazolen, insbesondere von Irgapyrin, auf die Blutkonzentration der p-Aminosalizylsäure (Retardwirkung). Schweiz. Z. Tbk. 9 (1952). — PUPILLI: Arch. ital. Biol. 87, 119 (1932).

RAASCHOU, F., u. S. SAMUELSSON: Höjresidig ventrikelhypertrofi uden kendt Aarsag. Nord. Med. 33, 468 (1947). — RADNAI, P., u. L. MOSONYI: Über den gefäßverengenden Pulmocoronarreflex. Z. exper. Med. 98, 651 (1936). — Über die zirkulationspathologischen Probleme der venösen Luftembolie. Z. exper. Med. 98, 755 (1936). — RAHN, H., and H. T. BAHNSON: Simultaneous determination of blood flow through each lung. Federat. Proc. 9, 102 (1950). — RAHN, H., W. O., FENN and A. B. OTIS: Daily variations of vital capacity, residual air and exspiratory reserve, including a study of the residual air method. J. Appl. Physiol. 1, 725 (1949). — RAHN, H., R. C. STROUD and C. E. TOBIN: Visualisation of arteriovenous shunts by cinefluorography in the lungs of normal dogs. Proc. Soc. Exper. Biol. a. Med. 80, 239 (1952). — RAPIN, M.: Alveolar hypoventilation of bulbar origin. Presse méd. 1958, 767. — RAPPERT: Wien. med. Wschr. 1936, 607; 1938, 991. — Therapie der Thrombose mit Procain, Panthesin und Hydergin. Zbl. Chir. 77, 1729 (1952). — RASBACH, K., u. L. WALZ: Die Bedeutung der Elektrophorese beim Herzmuskel- bzw. Lungeninfarkt. Medizinische 1953, 745. — RATSCHOW, M.: Untersuchungen zur Wirkung des Sauerstoffgases in der Behandlung von Angiopathien. Med. Klin. 1954, 691. — The treatment of peripheral circulatory disturbances by thy insufflation of oxygen gas. Angiology 7, 61 (1956). — RAUTMANN, H.: Die Untersuchung und Beurteilung der röntgenologischen Herzgröße. In Kreislaufbücherei, Bd. 9. Darmstadt: Steinkopff 1951. — READING, B.: Case of congenital telangiectasis of lung complicated by brain abscess. Texas J. Med. 28, 462 (1932). — REGLI, J., F. WYSS u. P. STUCKI: Beziehungen zwischen Bronchialasthma und Hypertonie im Lungenkreislauf. Schweiz. med. Wschr. 1954, 768. — REICHMANN, V.: Über Talkumstaublunge. Arch. Gewerbepath. 12, 317 (1944). — Klinik und Röntgenologie der Lungenfibrosen. Verh. dtsch. Ges. Path. 33, 346 (1949). — Funktionsprüfung von Atmung und Kreislauf mittels klinischer Methoden. Beitr. Silikoseforsch. 7, 1 (1950). — REICHMANN. V., u. O. ZORN: Klinik und Röntgenologie der Lungenfibrose. Verh. dtsch. Ges. Path. 1950, 346. — REID, D. E., A. E. WEINER and C. C. ROBY: Intravascular clotting and afibrinogenemia, presumptive lethal factors in syndrome of amniotik fluid embolism. Amer. J. Obstetr. 66, 465 (1953). — REINDELL, H., u. H. KLEPZIG: Vergleichende Betrachtung des Extremitäten- und Thorax-EKG bei Stoffwechselstörungen und Schäden des Herzens. III. Mitteilung: Das Brustwand-EKG und die aV-Ableitungen bei Rechtsbelastung des Herzens. Z. Kreislaufforsch. 39, 705 (1950). — REISNER, D.: Boeck's sarcoid and systemic sarcoidosis. Amer. Rev. Tbc. 49, 289 (1944). — REMZI, R. OETZKAN, N. HARMANCI, N. PARLAX u. M. BASSIPAHI: Cedilanid in chronic cor pulmonale. Istanbul. Contrib. Clin. Sci. 1, 252 (1951). — RENDELSTEIN, F. D., H. FRISCHAUF u. E. DENTSCH: Über die gerinnungsbeschleunigende Wirkung des Fruchtwassers. Acta haematol. (Basel) 6, 18 (1951). — REYER, G. W., and H. W. KOHL: Air embolism complicating thoracic surgery. J. Amer. Med. Assoc. 87, 1626 (1926). — REZENDE, I. DE, F. PERRICELLI y C. GERK: Embolia pulmonar materna por liquido amnico. Rev. Ginec. Obstetr. (Rio de Janeiro) 1, 61 (1955). — RICH, A. R., G. A. VOISIN and F. B. BANG: Electron microscopic studies of the alteration of collagen fibrils in the Arthus-phenomen. Bull. Johns Hopkins Hosp. 92, 222 (1953). — RIKKER, W., and M. CLARK: Clinico-pathologic review of 300 cases of sarcoidosis including 22 autopsied cases. Amer. J. Clin. Path. 19, 725 (1949). — RIENZO, S. DI: Bronchial dynamics. Radiology 53, 168 (1949). — RILEY. R. L.: The work of breathing and its relation to respiratory acidosis. Ann. intern. Med. 41, 172 (1954). — RILEY, R. L., and A. COURNAND: Analysis of factors affecting the concentration of oxygen and carbon chloride in the gas and blood of the lungs. J. Appl. Physiol. **4**, 77 (1951). — Riley, R. L., A. Cournand and K. W. Donald: Analysis of factors affecting partial pressure of oxygen and carbon dioxide in gas and blood of lungs: methods. J. Appl. Physiol. **4**, 102 (1951). — Riley, R. L., M. C. Riley and H. Hill: Diffuse pulmonary sarcoidosis: diffusing capacity during exercise and other lungfunction studies in relation to ACTH-therapy. Bull. Johns Hopkins Hosp. **91**, 345 (1952). — Riley, R. L., R. H. Shepard, J. E. Cohn, D. G. Carrol and B. W. Armstrong: Maximal diffusing capacity of the lungs. J. Appl. Physiol. **6**, 573 (1954). — Rimini, R., A. Rodriguez, R. Burgos, J. Duomarko, J. Sapriza and G. H. Surraco: Contribution of angiopneumography to some problems of pulmonary physiopathology. Dis. Chest **22**, 539 (1952). — Rix, E.: Die Bedeutung der Spondylosis deformans und Spondylarthritis ankylopoetica bei der Entstehung der Rechtshypertrophie des Herzens. Regensburger Jb. ärztl. Fortbildung **2**, 1 (1953). — Robb, G. P., and C. Gottlieb: Report of a case of pulmonary arteriovenous fistula in left lower pulmonary field. Exper. Med. **9**, 431 (1951). — Robb, G. P., and J. Steinberg: Visualisation of the chambers of the heart and the thoracic blood vessels in pulmonary heart disease. Ann. Int. Med. **13**, 12 (1939). — Robbins, L. L.: Idiopathic pulmonary fibrosis, roentgenologic findings. Radiology **51**, 459 (1948). — Robb-Smith, A. H. T., A. H. Hunt, D. Russel and J. G. Greenfield: Discussion on fatembolism in brain. Proc. Roy. Soc. Med. **34**, 639 (1941). — Roberts, D. J., and J. E. Hutchinson: Symptomless arteriovenous aneurysms of fistulas. Amer. J. Roentgenol. **66**, 743 (1951). — Robinson, F. J.: Lodging of an embolus in a patent foramen ovale. Circulations (New York) **2**, 304 (1950). — Rodbard, J.: Bronchomotor tone, a neglected factor in the regulation of the pulmonary circulation. Amer. J. Med. **15**, 356 (1953). — Roe, B. B., and J. C. Goldthwait: Pulmonary embolism; statistical study of postmortem material at Massachusetts General Hospital. New England J. Med. **241**, 679 (1949). — Roer, H.: Ergebnisse der quantitativen und gasanalytischen Bestimmungen embolisch eingeschwemmter Luft im Herzen. Virchows Arch. **320**, 80 (1951). — Roesler, H.: Clinical roentgenology of the cardiovasculary system. Springfield, Ill.: Thomas 1943. — Rössle, K.: Zum Formenkreis der rheumatischen Gewebsveränderungen mit besonderer Berücksichtigung der rheumatischen Gefäßentzündung. Virchows Arch. **288**, 780 (1933). — Ursachen und Folgen der arteriellen Luftembolien des großen Kreislaufs. Virchows Arch. **314**, 511 (1947). — Über die ersten Veränderungen des menschlichen Gehirns nach arterieller Luftembolie. Virchows Arch. **315**, 461 (1948). — Roger, H.: Coeur et cerveau. Ann. Méd. physiol. **111**, 601 (1953). — Rogers, W. S., C. Gabels and Grünewald: Hyaline membrans in the lungs of prenature infants. Amer. J. Obstetr. **71**, 9 (1956). — Roh, C. H., D. G. Greene, A. Himmelstein, G. H. Humphreys and E. de Baldwin: Cardiopulmonary function studies in a patient with ligation of the left pulmonary artery. Amer. J. Med. **6**, 795 (1949). — Rohden, W.: Über die Häufigkeit von Thrombosen und Embolien im Göttinger Sektionsgut vor und nach dem Kriege. Z. Kreislaufforsch. **25**, 171 (1933). — Romano, J., and G. L. Engel: Delirium, I. EEG-Data. Arch. of Neur. **51**, 356 (1944). — Romberg, E.: Über Sklerose der Lungenarterie. Dtsch. Arch. klin. Med. **48**, 197 (1891). — Roodhouse-Gloyne, S., G. Marshall and C. Hoyle: Pneumoconiosis due to graphit dust. Thorax (Lond.) **4**, 31 (1949). — Roroi, E.: Observations on cystic and bullous emphysema. Dis. Chest **13**, 669 (1947). — Rosenthal, S. R.: Sclerosis of pulmonary artery and arterioles, clinical pathologic entity. Arch. of Path. **10**, 717 (1930). — Ross, C. A., and P. H. Sprague: Case of paradoxical embolism. Amer. Heart J. **36**, 772 (1948). — Rossier, P. H., u. A. Bühlmann: Eine Ölpneumonie nach jahrelangem Gebrauch von flüssigem Paraffin als Nasentropfen. Schweiz. med. Wschr. **79**, 685 (1949). — Rossier, P. H., A. Bühlmann u. P. Luchsinger: Cor pulmonale und Silikose. Arch. Gewerbepath. **13**, 486 (1955). — Die Pathophysiologie der Atmung bei der Silikose. Dtsch. med. Wschr. **1955**, 608. — Rossier, P. H., A. Bühlmann u. K. Wiesinger: Physiologie und Pathophysiologie der Atmung. Berlin-Göttingen-Heidelberg: Springer 1956. — Rossier, P. H., u. H. Méan: L'insuffisance pulmonaire. Schweiz. med. Wschr. **1943**, 327. — Roth, F.: Pleuropulmonale Perforation eines Oleothorax mit letaler Oelpneumonie. Frankf. Path. **54**, 151 (1940). — Jodipinschäden der Lunge (Ölpneumonie). Frankf. Z. Path. **60**, 97 (1949). — Rothschild, M. A., and A. A. Goldbloom: Clinical study in circulatory adjustments obliterating pulmonary arteritis with secondary pulmonary changes and right ventricular hypertrophy; report of a case with autopsy. Arch. Int. Med. **61**, 600 (1938). — Rotta, A., A. Miranda y S. J. Acosta: Rev. Peruana Cardiol. **1**, 95 (1952). — Roughton, F. J. W.: The average time spent by the blood in the human lung capillary and its relation to the rates of CO_2 uptake and elimination in man. Amer. J. Physiol. **143**, 621 (1945). — Roussak, N. J.: Letal effect of morphine in chronic cor pulmonale. Lancet **1951 I**, 1156. — Royce, S. W.: Cor pulmonale in infancy and early childhood. Pediatrics **8**, 225 (1951). — Rubin, E. H., B. S. Kahn and D. Pecker: Diffuse interstitial fibrosis of the lung. Arch. Int. Med. **36**, 827 (1952). — Rubinstein, J., and I. G. Kroop: Boeck's sarcoid with unusual cardiac configuration and electrocardiographic changes. Amer. Heart J. **44**, 313 (1952). — Rückert, W.: Die Entstehung des Fiebers bei traumatischer Fettembolie. Dtsch. Z. Chir. **245**, 36 (1935). — Rüttner, I. R., P. Bovet u. M. Aufdermaur: Graphit, Carborund, Staublunge.

Dtsch. med. Wschr. **1952**, 1413. — RÜTTNER, J. A., u. A. STOFER: Getreidestaubpneumo-koniose. Schweiz. med. Wschr. **1954**, 1433. — RUKSTINAT, G. J., and E. R. LE COUNT: Air in coronary arteries. J. Amer. Med. Assoc. **91**, 1776 (1928). — RUPPERT, H.: Experimentelle Untersuchungen über Kohlenstaubinhalation. Virchows Arch. **72**, 14 (1878). — RUTIS-HAUSER, G.: Extremitätenthrombose und Lungenembolie bei internen Krankheiten. Gynae-cologia (Basel) **138**, 170 (1954).

SACHAROW: Vestn. Chir. **52**, 163 (1929). — SÄCKER, G.: Fettembolie bei Verkehrsunfällen Münch. med. Wschr. **1955**, 625. — SALEWSKI, H. D.: Beitrag zum Spontanpneumothorax im Säuglingsalter. Z. ärztl. Fortbildg **44**, 642 (1950). — SALTER, W. T.: A textbook of pharmacology. Philadelphia: W. B. Saunders Company 1952. — SAMI, A. A.: Pulmonary manifestation of schistosomiasis. Dis. Chest **19**, 698 (1951). — SAMUELSSON, S.: Chronic cor pulmonale. Diss. Ejnar Munksgaard, Kopenhagen 1950. — Chronic cor pulmonale. A clinical study. In: Arbejder fra Rigshospitaletalets, Afd. B, Ser. II, Bd. 7. Kopenhagen: E. Munksgaard 1950/51. — Chronic cor pulmonale in tuberculosis. Acta med. scand. (Stockh.) **142**, 5 (1952). — SANCETTA, S. M. et al.: Acute hemodynamic effects of hexametonium (C_6) in patients with emphysematous pulmonary hypertension. Amer. Heart J. **49**, 501 (1955). — SANDERS, J. H., and J. M. ISOE: Intravenous oxygen and pulmonary embolism. Ann. Surg. **126**, 208 (1947). — SANDERS, W. E.: Primary pulmonary arteriosclerosis with hypertrophy of the right ventricle. Arch. Int. Med. **3**, 257 (1909). — SANDRITTER, W., u. F. BECKER: Beitrag zur Frage der Wetterabhängigkeit der Lungenembolien. Dtsch. med. Wschr. **1951**, 1526. — SANDRITTER, W., H. D. BERGERHOFF u. R. KROKER: Morphologische Untersuchungen zur Wirkung des Heparins auf die experimentellen Abscheidungsthromben. Frankf. Z. Path. **65**, 342 (1954). — SANTE, L. R.: Roentgenological manifestation of injuries to chest. Minnesota Med. **24**, 819 (1941). — The anatomy and physiology of the lesser circulation. Amer. J. Roentgenol. **61**, 1 (1949). — SAPHIR, O.: The fate of carcinoma emboly in the lung. Amer. J. Path. **23**, 245 (1947). — SARNOFF, S. J.: Massive pulmonary edema of centralvenous origin: hemodynamic observations and the role of sympathetic pathway. Federat. Proc. **10**, 118 (1951). — SARNOFF, S. J., and E. BERGLUND: Pressure volume characteristics and stress relaxation in the pulmonary vascular bed of the dog. Amer. J. Physiol. **170**, 588 (1952). — SATO u. OKAYAMA: Igakkai Zasshi **1926**, 832, 1055; **1927**, 30. — SAUER-BRUCH, F.: Zit. nach A. RITTER, Thrombose und Embolie, S. 117. Berlin 1955. — SAVACOOL, J. W., and R. CHARR: Thrombosis of pulmonary artery. Amer. Rev. Tbc. **44**, 42 (1941). — SCHÄFER, G.: Statistischer Beitrag zur Ätiologie der Thrombose und Embolie in der operativen Gynäkologie. Zbl. Gynäk. **1943**, 1845. — SCHAEFER, H.: Das Elektrokardiogramm, Theorie und Klinik. Berlin-Göttingen-Heidelberg: Springer 1951. — Zur Klinik der cerebralen Luftembolie. Wien. med. Wschr. **1953**, 99. — SCHÄFER, K. E.: Atmung und Säure-Basengleichgewicht bei langdauerndem Aufenthalt in 3% CO_2. Pflügers Arch. **251**, 689 (1949). — SCHAUB, F., A. BÜHLMANN, R. KÄLIN u. T. WEGMANN: Zur Klinik und Pathogenese des sog. Kyphoskolioseherzens. Schweiz. med. Wschr. **1954**, 1147. — SCHAUB, F., J. VÖGTLIN u. A. BÜHLMANN: Die Beziehungen zwischen den elektrokardiographischen Veränderungen der Rechtshypertrophie und den hämodynamischen Größen des Lungenkreislaufs bei kongenitalen Vitien, bei Mitralstenosen und beim chronischen Cor pulmonale. Cardiologia (Basel) **26**, 209 (1955). — SCHAUB, F., u. T. WEGMANN: Elektrokardiographische Veränderungen bei Trichterbrust. Cardiologia (Basel) **24**, 39 (1954). — SCHAUMANN, J.: Lymphogranulomatis benigna in the light of prolonged clinical observation and autopsy findings. Brit. J. Dermat. **48**, 399 (1936). — SCHEID, K. F.: Über exogene und endogene Eisenablagerungen in der Lunge. Beitr. path. Anat. **88**, 224 (1931). — Über Erweichungsvorgänge und Höhlenbildungen in Staublungen und Staublungentuberkulosen. Veröff. Gewerbe- u. Konstit.path. **32**, 33 (1931). — SCHEINBERG, P., J. BLACKBURN, M. SASLAW, M. RICH and G. BAUM: Cerebral circulation and metabolism in pulmonary emphysema and fibrosis with observations on the effects of mild exercise. J. Clin. Invest. **32**, 720 (1953). — SCHERER, F., H. B. WÜRMELING u. K. H. LÖW: Die Behandlung peripherer Durchblutungsstörungen mit Sauerstoffinsufflation. Dtsch. med. Wschr. **1954**, 1619. — SCHERF, D., u. L. J. BOYD: Klinik und Therapie der Herzkrankheiten und Gefäßkrankheiten. Wien 1951. — SCHERF, D., u. E. SCHÖNBRUNNER: Über Herzbefunde bei Lungenembolie. Z. klin. Med. **128**, 455 (1935). — Über den pulmocoronaren Reflex bei Lungenembolien. Klin. Wschr. **1937**, 340. — SCHILLER, J. W., H. D. BEALE, W. FRANKLIN, F. C. LOWELL and M. H. HAL-PERIN: The potential danger of oxygen therapy in severe bronchial asthma. J. Allergy **22**, 423 (1951). — SCHILLER, J. W., A. COLMES and D. DAVIS: The occurence of cor pulmonale in cases of bronchial asthma. New England J. Med. **228**, 113 (1943). — SCHINZ, H. R., W. E. BAENSCH, E. FRIEDL u. E. UEHLINGER: Lehrbuch der Röntgendiagnostik, Bd. 3. Stuttgart: Georg Thieme 1952. — SCHLAEPFER, K.: Ligation of the pulmonary artery of one lung with and without resection of the phrenic nerve. Arch. Surg. **13**, 623 (1926). — SCHLEUSSING, H.: Thrombose und Embolie vor und nach dem Kriege. Klin. Wschr. **1929**, 2125. — SCHLITTER, J., u. A. MÜLLER: Differentialdiagnostische Fragestellungen zum subakuten Cor pulmonale. Ärztl. Wschr. **1955**, 53. — SCHLUDERMANN, H.: Über kongenitale und erworbene periphere Aneurysmen der Arteria pulmonalis. Fortschr. Röntgenstr. **76**, 8 (1952). — SCHMIDT, HANS:

Primäre und sekundäre pulmonale Hypertonie. Dtsch. Arch. klin. Med. **200**, 837 (1953a). Die essentielle Hypertonie des Lungenkreislaufs und deren Beziehungen zur sog. primären Pulmonalsklerose. Arch. Kreislaufforsch. **19**, 91 (1953b). — Schmidt, H. W.: Experimentelle Untersuchungen zum Verhalten der Gefäße bei Gasembolien. Verh. dtsch. Ges. Kreislauf- forsch. **22**, 305 (1956). — Schmidt, J., u. H. Mittweg: Untersuchungen über die P-Zacke des Elektrokardiogramms. III. Das P-dextrocardiale. Z. Kreislaufforsch. **40**, 463 (1950). — Schmidt, M. B.: Über Krebszellenembolien in den Lungenarterien. Verh. dtsch. Natur- forsch. **15**, 11 (1897). — Schmorl, G.: Über die Beziehungen anthracochalikotischer bron- chialer Lymphknoten zu Bronchialerkrankungen und über Bronchitis deformans. Münch. med. Wschr. **1925**, 757. — Schneider, C. L.: Fibrinembolism (disseminated intravascular coagulation) with defibrination as one of the end results during placenta abruptio. Surg. etc. **92**, 27 (1951). — Schoenmakers, J.: Pathologisch-anatomische Befunde bei Morbus caeruleus. Verh. dtsch. Ges. Kreislaufforsch. **16**, 179 (1950). — Schoenmakers, J., u. H. Vieten: Das Verhalten der Lungengefäße bei verändertem Luftgehalt der Lunge. Unter- suchungen am postmortalen Gefäßbild. Fortschr. Röntgenstr. **76**, 24 (1952a). — Das post- mortale Angiogramm der Lunge bei Tuberkulose, Silikose und Bronchialcarcinom. Beih. zu Fortschr. Röntgenstr. **76**, 51 (1952b); **77**, 14 (1952c). — Schoensiedes, J. K.: Giant bulleous emphysema. Canad. Med. Assoc. J. **57**, 452 (1947). — Schubert, W.: Über den Nachweis und die Ursache der Aspirationsluftembolie aus der Lunge als bedeutsame Form der arteriellen Luftembolie des großen Kreislaufs. Virchows Arch. **321**, 77 (1951). — Über das Ergebnis einer Reihen- und Gruppenuntersuchung an 150 Leichen zur Prüfung auf arterielle Luftembolien im großen Kreislauf. Virchows Arch. **323**, 472 (1953). — Fruchtwasser- Schleimembolie bei klinisch fraglicher Eklampsie. Virchows Arch. **38**, 328 (1956). — Schulz, F. H.: Fibrinogen. Leipzig 1953. — Schulze, W.: Die entzündlich-narbige Bronchostenose und ihre Folgen. Verh. dtsch. Ges. inn. Med. **62**, 76 (1956). — Schwab, E. H., and C. B. Sanders: Aortic aneurysma rupturing into the conus arteriosus of the right ventricle. J. Amer. Med. Sci. **182**, 208 (1931). — Schwab, M.: Zur Behandlung des Lungenemphysems mit chronischer respiratorischer Acidose. Klin. Wschr. **1957**, 157. — Schwarz, G.: Rönt- genologische Beobachtungen von Eigenpulsationen der Hilusschatten und ihrer Verzwei- gungen. Wien. klin. Wschr. **1910**, 892. — Schwedel, J. B.: Clinical roentgenology of the heart. Ann. Roentgenol. **18** (1946). — Schweitzer, A.: Vascular reflex from the lung. J. of Physiol. **87**, 46 (1936). — Die Irridiation autonomer Reflexe. Basel 1937. — Schwiegk, H.: Der Lungenentlastungsreflex. Pflügers Arch. **236**, 206 (1935). — Der Kreislaufkollaps bei der Lungenembolie. Verh. dtsch. Ges. Kreislaufforsch. **11**, 308 (1938). — Scott, R. C., S. Kaplan, N. O. Fowler and W. J. Stilles: The electrocardiographic pattern of right ventricular hyper- trophy in mitral valve disease. Circulation (New York) **11**, 761 (1955). — Scott, R. B.: Aneu- rysm of the pulmonary artery. Lancet **1934 I**, 567. — Scott, R. W.: Aortic aneurysm ruptur- ing into pulmonary artery. J. Amer. Med. Assoc. **82**, 1417 (1924). — Scott, R. W., and C. F. Garvin: Cor pulmonale: observations in 50 autopsy cases. Amer. Heart J. **22**, 56 (1941). — Scuderi, C. S.: Fatembolism. A clinical and experimental study. Surg. etc. **72**, 732 (1941). — Seegers, W. H., and C. C. Schneider: The nature of blood coagulation mechanism and its relationship to some insolved problems in obstetrics and gynecology. Amer. J. Obstetr. A **61**, 469 (1951). — Seely, H.: Primary obliteration pulmonary arteriolar sclerosis. J. Amer. Med. Assoc. **110**, 792 (1938). — Seevers, M. H., N. Enzer and T. J. Becker: The respiratory and circulatory anoxia in silicosis and cardiovascular disease. J. Industr. Hyg. **20**, 593 (1938). — Segal, M. S., and M. J. Dulfano: Chronic pulmonary emphysema. New York 1953. — Segal, M. S., A. Salomon and J. A. Herschfus: Amer. J. Tbc. **69**, 915 (1954). — Segers, Meyers et Uyterhoeven: Zit. nach P. Mériel, Le coeur pulmonaire chronique. Paris: J. B. Baillière et Fils 1952. — Seitz, R.: Prophylaxe mit Antikoagulantien bei Herzinfarkt. Thrombose und Embolie, Hamburger Symposion, Stutt- gart 1954. — Seldon, T. H., A. Faulconer jr., R. T. Courtin and D. M. Pino: Post- anesthetic encephalopathy: The postulation of cerebral edema as a basis for rational treat- ment. Proc. Staff. Meet. Mayo Clin. **24**, 370 (1949). — Selzer, A., and G. L. Laqueur: The Eisenmenger complex and its relation to the uncomplicated defect of the vestibular septum. Review of 35 autopsied cases of Eisenmenger complex, including two new cases. Arch. Int. Med. **87**, 218 (1951). — Selzer, L. M., and W. Schuman: Amer. J. Obstetr. **54**, 1938 (1947). — Shapiro, R., and L. Rigler: Pulmonary embolism without infarction. Amer. J. Roentgenol. **60**, 460 (1948). — Sharp, M. E., and E. A. Damino: An unusual form of pulmonary sclerosis: microlithiasis alveolaris pulmonum. J. of Path. **65**, 389 (1953). — Sharpey-Schaefer, E. P.: The mechanism of syncope after coughing. Brit. Med. J. **1953**, 860. — Shaver, C. G.: Pulmonary changes encountered in employees engaged in the manu- facture of aluminia abrasives. Occupat. Med. Chicago **5**, 718 (1948). — Shaver, C. G., and A. R. Ridell: Lung changes associated with the manufacture of aluminia abrasives. J. In- dustr. Hyg. **29**, 145 (1947). — Shaw, A. F. B., and A. A. Ghareeb: Pathogenesis of pul- monary Schistosomiasis in Egypt with special reference to Ayerca's disease. J. of Path. **46**, 401 (1938). — Shedd, D. P., R. D. Alley and G. E. Lindskog: Observations on hemo- dynamics of bronchial-pulmonary vascular communications. J. Thorac. Surg. **22**, 537 (1951). —

SHEPARD, R. H., J. E. COHN, G. COHEN, B. W. ARMSTRONG, D. G. CARROLL, H. DONOSO and R. L. RILEY: The maximal diffusing capacity of the lung in chronic obstructive disease of the airways. Amer. Rev. Tbc. **71**, 249 (1955). — SHORT, D. S.: A survey of pulmonary embolism in a general hospital. Brit. Med. J. **1952**, 790. — SHOTTON, D. M., and C. W. TAYLOR: Pulmonary embolism by amniotik fluid. J. Obstetr. **56**, 46 (1949). — SHUDER, H. M., and F. R. LOCK: Sudden maternal death associated with amniotik fluid embolism. Amer. J. Obstetr. **64**, 118 (1952). — SHUFORD, W. D., W. B. SEAMANN and A. GOLDMAN: Pulmonary manifestations of scleroderma. Arch. Int. Med. **92**, 85 (1953). — SIEDEK, H., R. WENGER u. E. GMACHL: Elektrokymographische Untersuchungen am kleinen Kreislauf. Verh. dtsch. Ges. Kreislaufforsch. **17**, 170 (1951). — SIEGMUND, H.: Fettembolie als Ursache von Schockerscheinungen nach Verletzungen. Münch. med. Wschr. **1918**, 1076. — Das Schicksal der Lunge und der Atemwege nach Aufnahme verschiedener Staubarten. In K. W. JÖTTEN u. H. GÄRTNER, Die Staublungenerkrankungen. Wiss. Forschgsber., Naturwiss. Reihe, Darmstadt **60**, 12 (1950). — SIGG, A., H. PESTALOZZI, A. CLAUSS u. F. KOLLER: Verstärkung der Antikoagulantienwirkung durch Butazolidin. Schweiz. med. Wschr. **1956**, 1194. — SIGG, K.: Der Mikroheparintest. Eine Methode. Klin. Wschr. **1952**, 205, 284. — Behandlung der Thrombose mit Butazolidin. Sind Antikoagulantien noch indiziert? Thrombose und Embolie, Symposion Basel, 1954. — Die Behandlung der Thrombose mit Butazolidin. Thrombose und Embolie, Symposion Basel, 1954. — Über die Behandlung der Phlebitis mit Butazolidin. Praxis (Bern) **1954**, 172. — Behandlung der Thrombose, der Varizen und des Ulcus cruris. Praxis (Bern) **1955**, 761. — Zur Behandlung der Venenthrombose mit Butazolidin. Schweiz. med. Wschr. **1955**, 261. — SIGWART, H.: Experimenteller Beitrag zur Luftembolie. Langenbecks Arch. u. Dtsch. Z. Chir. **284**, 316 (1956). — SILVERMANN, J. J., u. T. J. TALBOT: Diffuse interstitial pulmonary fibrosis camouflaged by hypermetabolism and cardiac failure. Ann. Int. Med. **38**, 326 (1953). — SIMPSON, T.: Papilledema in emphysema. Brit. Med. J. **1948** II, 639. — Acute respiratory infections in emphysema. Brit. Med. J. **1954** I, 297. — SINGER, R., F. B. BORNSTEIN and S. A. WHITE: Thrombotic, thrombocytopenic purpura. Blood **2**, 542 (1947). — SINGLE, J.: Certain effects of pulmonary gas embolism. J. of Physiol. **87**, 11 (1936). — SJÖSTRAND, T.: The significance of pulmonary blood volume in the regulation of the blood circulation under normal and pathologic conditions. Acta med. scand. (Stockh.) **145**, 155 (1953). — SLIKKE, L. B. v., u. N. G. M. ORIE: Alveolar cell carcinoma of the lung. Arch. chir. neerl. **5**, 311 (1953). — SLOAN, R. D., and R. N. COOLEY: Congenital pulmonary arteriovenous aneurysm. Amer. J. Roentgenol. **70**, 183 (1953). — SMITH, C. C., and P. M. ZEEK: Studies on periarteriitis nodosa; the role of various factors in the etiology of periarteriitis nodosa in experimental animals. Amer. J. Path. **23**, 148 (1947). — SMITH, H. L., and B. T. HORTON: Arteriovenous fistula of lung associated with polycythemia vera: report of a case in witch diagnosis was made clinically. Amer. Heart J. **18**, 589 (1940). — SMITH, R. R., K. P. KNUDTSON and W. L. WATSON: Terminal bronchiolar or „alveolar cell" cancer of the lung. Cancer (N. Y.) **2**, 972 (1949). — SÖDERHOLM, B.: The pulmonary blood flow in pulmonary tuberculosis and the effect o unilateral occlusion o Pulmonary circulation. New York and London: Grune & Stratton 1959. — SOKOLOFF, M. J., and H. J. STEWART: Hyperplastic sclerosis of the pulmonary artery and arterioles; report of a case with discussion of pathogenesis. Arch. Int. Med. **51**, 403 (1933). — SOOTHILL, J. F.: Case of primary pulmonary hypertension with paralysed left vocal cord. Guy's Hosp. Rep. **100**, 232 (1951). — SOULIÈR, P., F. JOLY, J. CARLOTTI et I. R. SICOD: Étude comparée de l'hemodynamique dans les tétralogies et dans les trilogies de Fallot. Arch. Mal. Coeur **44**, 577 (1951). — SOYKA, J.: Über die Wanderung korpuskulärer Elemente im Organismus. Prag. med. Wschr. **1878**, 249. — SPAIN, D. M.: Patterns of pulmonary fibrosis as related to pulmonary function. Ann. Int. Med. **33**, 1150 (1950). — SOULIER, J. P.: Le test de tolérance à l'héparine dans le contrôle des traitments anticoagulants par la dicoumarine et ses analogues. 1. Internat. Tagg über Thrombose und Embolie, Basel 1954. — SPAIN, D. M., and B. J. HANDLER: Chronic cor pulmonale. Arch. Int. Med. **77**, 37 (1946). — SPAIN, D. M., and A. G. THOMAS: The pulmonary manifestation of scleroderma and anatomic physiological relations. Ann. Int. Med. **32**, 152 (1950). — SPANG, K.: Die primärpulmonale Rechtsinsuffizienz. Dtsch. med. Wschr. **1954**, 9. — SPANG, K., u. A. WELSCH: Die elektrokardiographische Feststellung einer Rechtshypertrophie. Dtsch. Arch. klin. Med. **197**, 197 (1950). — SPENCER, H.: Primary pulmonary hypertension and related vascular changes in the lung. J. of Path. **62**, 75 (1950). — SPITZER, J., N. ROSENTHAL, M. WEINER u. SH. SHAPIRO: Pulmonary embolism: Its incidence at necropsy in relation to peripheral thrombosis. Ann. internat. Med. **31**, 884 (1949). — Relation of pulmonary embolism to peripheral thrombosis. Arch. internat. Med. **84**, 440 (1949). — SPOHN, K.: Die tödlichen Lungenembolien an den Heidelberger Kliniken. Langenbecks Arch. u. Dtsch. Z. Med. **269**, 518 (1951). — SPRENGER, F.: Über die Sauerstoffsättigung des arteriellen Blutes nach Pneumektomie. Schweiz. med. Wschr. **1950** a, 889. — SPRENGER, R. A.: Congenital cystic diseases of lung. Treat. Serv. Bull. **5**, 103 (1950). — STAEMMLER, H., u. K. SCHMITT: Neue Beobachtungen bei sog. primärer Pulmonalsklerose (Hypertonie im kleinen Kreislauf). Arch. Kreislaufforsch. **17**, 264 (1951). — STAEMMLER, M.: Die Thromboendarteriitis obliterans der

Lungenarterien. Klin. Wschr. **1937**, 1669. — Gibt es eine primäre Hypertonie im kleinen Kreislauf? Arch. Kreislaufforsch. **3**, 125 (1938). — Hypertonie im großen und im kleinen Kreislauf. Wien. med. Wschr. **1954**, 279. — Staemmler, M., u. P. Wilhelms: Thrombose und Embolie als Todesursachen. Medizinische **1953**, 1639. — Stamm, H.: Übersicht über die Prophylaxe der venösen Thromboembolie. Schweiz. med. Wschr. **1957**, 737. — Stamm, H., u. H. Triebold: Die Prophylaxe postoperativer und postpartaler Komplikationen mit Butazolidin. Schweiz. med. Wschr. **1957**, 759. — Stargardt: Über Luftembolie im Auge. Beitr. Klin. Tbk. **28**, 479 (1913). — Stauffer, H. M., T. M. Durant and M. J. Oppenheimer: Gasembolism; roentgenologic considerations, including experimental use of carbon dioxide as intracardiac contrast material. Radiology **66**, 686 (1956). — Stead, W. W., F. E. Martin and N. K. Jensen: Physiologics studies following thoracic surgery. IV. The mechanism of the developement of acidosis during anesthesia. J. Thorac. Surg. **25**, 435 (1953). — Stein, E.: Die intraarterielle Sauerstofftherapie peripherer Durchblutungsstörungen. Arch. physik. Ther. **8**, 252 (1956). — Stein, I. D.: Treatment of superficial thrombophlebitis with phenylbutazone (Butazolidin). Arch. Int. Med. **93**, 899 (1954). — Further observations on the treatment of superficial thrombophlebitis with phenylbutazone (Butazolidin). Circulation (New York) **12**, 833 (1955). — Inhibition of experimental venous thrombosis. Angiology **6**, 403 (1955). — Steinberg, B., u. C. S. Mundi: Experimental pulmonary embolism and infarction. Acta path. **22**, 529 (1936). — Steinberg, J., H. J. McCoy and C. T. Dotter: Angiocardiography in artifical pneumothorax. Amer. Rev. Tbc. **62**, 353 (1950). — Steinberg, U.: Systematische Untersuchungen über die Arteriosklerose der Lungenschlagader. Beitr. path. Anat. **82**, 307, 443 (1929). — Steiner, P. E., and C. C. Lushbaugh: Maternal pulmonary embolism by amniotic fluid, as cause of obstetric shock and unexpected deaths in obstetrics. J. Amer. Med. Ass. **117**, 1245 bis 1340 (1941). — Steiner, P. E., C. C. Lushbaugh and H. A. Frank: Fatal obstetric shock from pulmonary embolism of amniotik fluid. Amer. J. Obstetr. **58**, 802 (1949). — Steinmann, E.: Funktionsprüfung der einzelnen Lungen bei der Kyphoskoliose. Z. Orthop. **80**, 202 (1951). — Sternberger, L. A.: Preliminary clinical evaluation of thrombin recovering test. J. Amer. Med. Assoc. **150**, 1591 (1952). — Steward, H. L., and C. Crawford: Congenital heart disease with pulmonary arteriitis. Intraventricular septal defect, dextroposition of the aorta and dilatation of the pulmonary artery. Amer. J. Path. **9**, 637 (1933). — Stone, D. J., A. Schwartz, W. Newman, I. A. Feltmann and F. J. Lovelock: Precipitation by pulmonary infection of acute anoxia, cardiac failure and respiratory acidosis in chronic pulmonary diseases. Amer. J. Med. **14**, 14 (1953). — Stone, M. J.: Clinical studies in asbestosis. Amer. Rev. Tbc. **41**, 12 (1940). — Storstein, O.: Circulatory failure in metastatic carcinoma of the lung. Circulation (New York) **4**, 913 (1951). — Storstein, O., and H. Tveten: The effect of hexamethonium bromide on the pulmonary circulation. Scand. J. Clin. a. Labor. Invest. **6**, 109 (1954). — Stratmann, G., u. P. Uhlenbruck: Über das EKG nach Luftembolie. Z. Kreislaufforsch. **20**, 193 (1928). — Strauss, H.: Cerebrale Fettembolie. Kritisches Sammelreferat. Zbl. Neurol. **66**, 385 (1933). — Strode, J. E.: Cystic disease of the lung. J. Thorac. Surg. **18**, 404 (1949). — Stroud, R. C., and H. Rahn: Changes in resistance to pulmonary blood flow due to altering the inspired gastensions. Federat. Proc. **11**, 155 (1952). — Effect of O_2 and CO_2 tensions upon the resistance of pulmonary blood vessels. Amer. J. Physiol. **172**, 211 (1952). — Stuckey, D.: Ischaemic heart disease: statistical study. Med. J. Austral. **1**, 165 (1955). — Stucki, P.: Valsalva-Studien: Die Hustensynkope („Laryngeale Epilepsie"). Helvet. med. Acta **20**, 450 (1953). — Studdert, T. C.: Farmers lung. Brit. Med. J. **1953**, 1315. — Stuhl, L., R. Cloche et M. P. Kartun: Intérêt de l'électroencéphalographie dans l'étude des insuffisances cardiaques avec cyanose. Arch. Mal. Couer **45**, 921 (1952). — Stuhl, L., P. Maurice, L. Scebat, P. Y. Hatt et J. P. Sebillotte: La circulation artérielle pulmonaire chez les asthmatiques sous l'angle de l'angiocardiographie. Semaine Hôp. **1952**, 84. — Stutz, E.: Bronchographische Beiträge zur normalen und pathologischen Physiologie der Lungen. Fortschr. Röntgenstr. **72**, 129, 309, 447 (1949/50). — Süsse, H. J., W. Oelssner, M. Herbst u. G. Kunde: Das arteriovenöse Aneurysma der Lungen und die Darstellung seiner Kreislaufdynamik durch kinematographische Pneumangiographie. Fortschr. Röntgenstr. **79**, 498 (1953). — Sundelius, H.: Zur Kenntnis der Lipoidosen, speziell vom Typus Schüller-Christian. Acta med. scand. (Stockh.) **87**, 402 (1936). — Sunder-Plassmann, P.: Über nervöse Rezeptorenfelder in der Wand der intrapulmonalen Bronchien des Menschen und ihre klinische Bedeutung insbesondere ihre Schockwirkung bei Lungenoperationen. Dtsch. Z. Chir. **240**, 249 (1933). — Der Nervenapparat der menschlichen Lunge und seine klinische Bedeutung. Dtsch. Z. Chir. **250**, 705 (1938). — Suskind, M., R. A. Bruce, M. E. McDowell, P. N. G. Yu and F. W. Lovejoy: Normal variations in endtidal air and arterial blood carbondioxide and oxygen tensions during moderate exercise. J. Appl. Physiol. **3**, 282 (1950). — Susmann, M. L., and G. Jacobson: A critical evaluation of the roentgen criteria of right ventricular enlargement. Circulation (New York) **11**, 391 (1955). — Susmann, M. L., M. F. Steinberg and A. Grishman: Contrast visualitation of the heart and great vessels in emphysema. Amer. J. Roentgenol. **47**, 368 (1942). — Swank, R. L., and R. F. Hain: The effect of different sized emboli on the vascular system and parenchyma of the brain. J. of Neuropath. 11, 280 (1952). — SYMMERS, W. ST. C.: Necrotizing pulmonary arteriopathy associated with pulmonary hypertension. J. Clin. Path. 5, 36 (1952). — SZIRMAI, E.: Verwendung des Fruchtwassers als Thromboplastinreagenz in mehreren gerinnungsphysiologischen Methoden. (Vorläufige Mitteilungen.) Yokohama Med. Bull. 7, 17 (1956).

TAKATS, G. DE, W. C. BECK and G. K. FENN: Pulmonary embolism, experimental and clinical study. Surgery (St. Louis) 6, 339 (1939). — TAKATS, G. DE and I. H. JESSER: Pulmonary embolism suggestions for its diagnosis, prevention and management. J. Amer. Med. Assoc. 114, 1415 (1940). — TAKINO, M., u. S. MIYAKE: Über die Besonderheiten der Arteria und Vena pulmonalis bei verschiedenen Tieren, besonders beim Menschen. Acta Scholae med. Kioto 18, 226 (1936). — TAKINO, M., u. S. OKADA: Kritik der Entstehungstheorie des bronchialasthmatischen Anfalls auf Grund der Lungenkreislaufstörung. Arch. Kreislaufforsch. 6, 47 (1940). — TAYLOR, H. E., and G. F. STRONG: Pulmonary hemosiderosis in mitral stenosis. Ann. Int. Med. 42, 26 (1955). — TAYLOR, R. D., A. C. CORCORAN and J. H. PAGE: Increased cerebrospinal fluid pressure and papilledema in malignant hypertension. Arch. Int. Med. 83, 818 (1954). — TENNEY, S. M., and M. TSCHETTER: Decrease in oxygen consumption associated with prolonged administration of the carbonic anhydrase inhibitor, actazolamide (Diamox). Amer. J. Med. Sci. 237, 23 (1959). — TERBRÜGGEN, A., u. W. MOHNKE: Akute Silikose und Pneumonie. Zbl. Path. 87, 93 (1951). — Akute Silikose mit Verkieselung des Lungengewebes. Beitr. path. Anat. 113, 45 (1953). — THEBAUT, B. R., and C. S. WARD: Ligation of inferior vena cava in thromboembolism; report of 36 cases. Surg. etc. 84, 385 (1947). — THEOPHANIDIS, C., u. I. KARANTANIS: Zur Prophylaxe und Therapie der Thrombose ohne Antikoagulantien. Dtsch. med. Wschr. 84, 903 (1959). — THOENIS, H., u. P. SCHEID: Das arteriovenöse Aneurysma der Lunge. Z. Kreislaufforsch. 41, 824 (1952). — THOMAS, A. J.: The heart in pneumoconiosis of coalminers. Brit. Heart J. 10, 282 (1948). — Right ventricular hypertrophy in the pneumoconiosis of coalminers. Brit. Heart J. 13, 1 (1951). — THOMASSEN, K.: Case of paradoxical air embolism. Norsk. Mag. Laegevidensk. 99, 470 (1938). — THOMPSON, L. E., and B. GERSTEL: Thrombangiitis obliterans of pulmonary vessels associated with aneurysm of the pulmonary artery. Arch. Int. Med. 77, 614 (1946). — THORNTON, L. F.: Fatal case of pulmonary infarction due to embolism of amniotik fluid. Amer. J. Obstet 66, 871 (1953). — THURN, P.: Röntgenkymographische Differentialdiagnose der Lungenstauung und Lungenhyperämie. Fortschr. Röntgenstr. 75, 406 (1951). — THURNHER, B., u. W. WEISSEL: Zur Frage des Bewegungsbildes der Pulmonalarterie. Cardiologia (Basel) 16, 78 (1950). — TIEDEMANN, H.: Über Ursachen und Wirkung chronischer entzündlicher Prozesse im Mediastinum. Dtsch. Arch. klin. Med. 16, 575 (1875). — TITZE, A., u. W. FRIES: Beitrag zum Problem der Fettembolie. Mschr. Unfallheilk. 33 (1954). — TOBIN, C. E.: The bronchial arteries and their connections with other vessels in the human lung. Surg. etc. 95, 741 (1952). — TOBIN, C. E., u. M. O. ZARIQUIEY: Arterio-venous shunts in the human lung. Proc. Soc. Exper. Biol. a. Med. 75, 827 (1950). — TOMLIN, C. E., R. B. LOGUE and I. W. HURST: Chronic cor pulmonale as a complication of fibrocystic disease of the pancreas. Amer. Heart J. 44, 42 (1952). — TOURNIAIRE, A., F. DEYRIEUX et M. TARTULIER: Coeur pulmonaire chronique et syndrome prémonitoire. Arch. Mal. Coeur 43, 538 (1950). — TOURNIAIRE, A., P. MARION, M. TARTULIER u. F. DEYRIEUX: Indications opératoires dans le coeur pulmonaire aigué par embolie pulmonaire. Internat. Tagg über Thrombose und Embolie, S. 67. Basel 1954. — TOURNIAIRE, A., R. TARTULIER et F. DEYRIEUX: Modalités évolutives du coeur pulmonaire aigé. Arch. Mal. Coeur 45, 448 (1952). — TOURNIAIRE, A., M. TARTULIER et J. LIONNET: La radiographie thoracique dans la coeur pulmonaire aigu. Presse méd. 1951, 1768. — TOWBIN, A.: Pulmonary embolism; incidence and significance. J. Amer. Med. Assoc. 156, 209 (1954). — TRENDELENBURG, F.: Zur Herzchirurgie. 79. Verslg Dtsch. Naturforscher Ahrden 1908, Teil II, S. 106. — TSCHMARKE, G.: Erfahrungen über den Fußsohlendruckschmerz als Frühsymptom der Thrombose. Chirurg 3, 924 (1931). — TULLER, M. A.: Amniotik fluid embolism afibrigenogenemia and disseminated fibrin thrombosis. Amer. J. Obstetr. 73, 273 (1957). — TUMAY, S. B., et C. T. GÜRSON: Au sujet trois cas d'hypertrophie cardiaque idiopathique observés chez deux enfants jumeaux et un nourisson. Arch. franç. Pédiatr. 9, 1 (1953). — TURCHETTI, A., u. G. SCHIROSA: Essential pulmonary hypertension and its phases of evolution. Cardiologia (Basel) 21, 129 (1952).

UEHLINGER, E.: Über Mischstaubpneumokoniosen. Schweiz. med. Wschr. 1947, 270. — Die akute Staublunge. In K. W. JÖTTEN u. H. GÄRTNER, Die Staublungenerkrankungen. Wiss. Forschgsber., Naturwiss. Reihe, Darmstadt 60, 134 (1950). — ULLRICH, R. J., G. RIEKKER u. K. KRAMER: Das Druckvolumdiagramm des Warmblüterherzens. Pflügers Arch. 259, 481 (1954). — ULMER, W.: Untersuchungen zur Analyse der alveolaren Ventilationsstörungen beim chronischen Cor pulmonale. Verh. dtsch. Ges. Kreislaufforsch. 21, 360 (1955). — Emphysème. In: L'exploration fonctionelle pulmonaire. 1960 in presse. — Die Untersuchung der Lungenfunktion. Z. Kreislaufforschg 1960 im Druck. — ULMER, W., B. KATSAROS u. F. HERTLE: Das Verhalten des alveolären Kohlensäuredruckes bei Arbeitsbelastung. Pflügers Arch. 1959 im Druck. — ULMER, W., u. A. WENKE: Bronchospirometrische Untersuchungen über Ausmaß und Geschwindigkeit der Durchblutungsregulation des Alveolarraumes in Abhängigkeit von partieller Sauerstoffmangelatmung bei gesunden Versuchspersonen. Internat. Thoraxkongr., Köln 1957. — Bronchospirometrische Untersuchungen zur Frage der gasspannungsabhängigen Durchblutungsregulation der Alveolarkapillaren. Arch. Kreislaufforsch. 26, 256 (1957). — Ulrich, H. L.: The clinical diagnosis of pulmonary arteriosclerosis. Ann. Int. Med. 6, 632 (1932). — Unger, L.: The heart in bronchialasthma. J. Allergy 2, 17 (1931). — Urechia, F., u. Jancu: La psychose cardiaque. Arch. internat. Neur. 69, 35, 65, 71 (1950).

Vance, B. M.: The significance of fatembolism. Arch. Surg. 23, 426 (1931). — Vandendorpe, F.: Structure de l'artériole pulmonaire chez l'homme. Ann. d'Anat. Path. 13, 652 (1936). — Vaquero, M., J. E. Vela, B. Fishleder y Dorbecker: Estudio clinico y radiologico de 150 casos de „Cor pulmonale Chronico". Arch. Inst. Cardiol. Mexico 18, 763 (1948). — Verloop, M. C.: The arteriae bronchialis and their anastomosis with the arteria pulmonalis in the human lung. Acta anat. (Basel) 5, 171 (1948). — Vesell, H., and J. A. Schack: Schistosomal heart disease: Bilharzic cor pulmonale. Amer. Heart J. 44, 296 (1952). — Viar, W. N., and T. R. Harrison: Chest pain in association with pulmonary hypertension. Circulation (New York) 5, 1 (1952). — Vigliani, E. C., and G. Mottura: Diatomaceous earth silicosis. Brit. J. Industr. Med. 5, 148 (1948). — Vinther-Paulsen, N.: Thrombophlebitis migrans. Angiology 3, 194 (1952). — Vischer, H.: Veränderungen des Lungengewebes nach Bronchographie mit Joduron B. Schweiz. med. Wschr. 1951, 54. — Vorwald, A. J.: Dust in pulmonary disease. With special reference to silica dust. N.Y. State J. Med. 38, 1103 (1930). — Pathological aspects. In A. J. Vorwald, Pneumoconiosis, S. 211. 1950. — Voss-Schulte, K.: Der Einfluß des Resektionsgedankens auf die Anwendung der Kollaps-Therapie. Dtsch. med. Wschr. 1955, 1165. — Vries, A. de u. B. Eckerling: Acta med. orient., Tel Aviv 11, 139 (1952). — Vries, A. de, H. H. Fryd, S. Gitelson u. N. Herz: Repeated bleeding in a case of cor pulmonale. Cardiologia (Basel) 16, 169 (1950).

Waaler, E.: Feingewebliche Nierenveränderungen bei der Fettembolie. Acta path. scand. (København) 20, 329 (1943). — Wachtler, F., u. K. Grabenwöger: Interstitielle Lungenfibrose bei Sklerodermie. Wien. med. Wschr. 1952, 465. — Wätjen, J.: Über Lungenhilusveränderungen und ihre Bedeutung bei Staublungen. Arch. Gewerbepath. 12, 171 (1944). — Wagner, R.: Über die Widerstände im Lungenkreislauf und über die Mechanismen der zentralnervösen Beeinflussung. Z. Biol. 96, 410 (1935). — Kreislauf und Atmung. Verh. dtsch. Ges. Kreislaufforsch. 13. 7 (1940). — Wahl, H. R., and R. Gard: Aneurysm of the pulmonary artery. Surg. etc. 52, 1129 (1931). — Walzer, J., and T. Frost: Cor pulmonale. Dis. Chest. 26, 192 (1954). — Warthin, A. S.: Syphilis of the pulmonary artery; syphilitic aneurysm of the left upper division. Demonstration of the spirochaete pallida in wall of artery and aneurysmal sac. Amer. J. Syph. 1, 693 (1917). — A case of Ayerza disease: chronic cyanosis and erythemia associated with syphilitic arteriosclerosis of the pulmonary arteries. Trans. acta Assoc amer. Physicians 34, 218 (1919). — Watkins, E. L.: Sudden maternal death from amniotik fluid embolism. Amer. J. Obstetr. 56, 994 (1948). — Watson, W. L.: Pulmonary arteriovenous aneurysm. A new surgical disease. Surgery (St. Louis) 22, 919 (1947). — Watson, W. L., and R. R. Smith: Terminal bronchiolar or „alveolarcell" cancer of the lung. J. Amer. Med. Assoc. 147, 7 (1951). — Wearn, J. T.: The extend of the capillary bed of the heart. J. of exper. Med. 47, 293 (1928). — Wearn, J. T., S. R. Mettier, T. G. Klump and L. J. Zschiesche: Vergleichende histologische Messungen am normalen und hypertrophischen Herzen. Amer. Heart J. 9, 143 (1933). — Weber, H.: Die Bedeutung der hyalinen Membranen für die Sterblichkeit der Neugeborenen. Arch. Gynäk. 1956 (im Druck). — Wedler, H. W.: Klinik der Lungenasbestose. Klinische, statistische und röntgenologische Ergebnisse aus Reihenuntersuchungen an Asbestarbeitern; über Krankheitsbild und Verlauf der Asbestose. Leipzig: Georg Thieme 1939. — Weever, J. M., and L. A. Gregg: The coincidence of gastric ulcer and chronic pulmonary disease. Ann. Int. Med. 1955, 1026. — Wegelin, C.: Zur Lehre von der Fettembolie. Schweiz. med. Wschr. 1923, 433. — Wegelius, C.: Changes in lungs in 126 cases of asbestosis observed in Finland. Acta radiol. (Stockh.) 28, 139 (1947). — Wegmann, T., u. F. Schaub: Die klinische Bedeutung der Trichterbrust. Schweiz. med. Wschr. 1953, 986. — Weimann, W.: Histologische Befunde an den inneren Organen nach Einwirkung hoher Drucke Virchows Arch. 264, 1 (1927). — Über Hirnveränderungen bei cerebraler Fettembolie. Dtsch. Z. gerichtl. Med. 13, 95 (1929). — Weiner, A. E., and D. E. Reid: Pathogenesis of amniotik fluid embolism; coagulant activity of amniotik fluid. New England J. Med. 243, 597 (1950). — Weingärtner, L.: Zur Frage der ideopathischen Lungenhaemosiderose unter besonderer Berücksichtigung röntgenologischer Veränderungen. Fortschr. Röntgenstr. 87, 482 (1957). — Weinshel, N., J. Mack, A. Gordon and G. L. Snider: Electrocardiographic changes accompanying pulmonary collaps-therapy and thoracic surgery. Amer. Rev. Tbc. 64, 50 (1951). — Weir jr., A. B.: Pulmonary adenomatosis. Arch. Int. Med. 85, 806 (1950). — Weiss, A. G., J. Witz et F. Köbele: L'Angiopneumographie dans les silicoses et les dilatations bronchiques. Presse méd. 58, 1437 (1950). — Weiss, S., E. A. Stead, J. O. Warren and O. T. Baitey: Scleroderma heart disease. Arch. Int. Med. 71, 749 (1943). — Weissbecker, L., u. A. Hitzelberger: Gibt es ein Regulationssystem. ACTH-Heparin? Klin. Wschr. 1953, 288. — WEISSE, K.: Die Virusätiologie der interstitiellen plasmacellulären Pneumonie lebensschwacher Kinder. Z. Kinderheilk. 67, 54 (1949). — WELSH, K. J., and T. D. KINNEY: Effect of patent ductus arteriosus and of intraauricular and interventricular septal defects on the development of pulmonary vascular lesions. Amer. J. Path. 24, 729 (1948). — WENDT, L., u. H. HESSE: Vergleichende histologische Messungen am normalen und hypertrophischen Herzen. Virchows Arch. 314, 294 (1947). — WERKÖ, L.: The influence of positive pressure breathing on the circulation in man. Acta med. scand. (Stockh.) Suppl. 193 (1947). — WERKÖ, L., A. R. FRISK, G. WADE and H. ELIASCH: Effect of hexamethonium bromide in arterial hypertension. Lancet 1951, 470. — WERKÖ, L., E. VARNAUSKAS, H. ELIASCH, H. LAGERLÖF, A. SENNING and B. THOMASSON: Further evidence that the pulmonary capillary venous pressure pulse in man reflects cyclic pressure changes in the left atrium. Circulation Res. 1, 337 (1953). — WERTHEMANN, A., u. G. RUTISHAUSER: Zur pathologischen Anatomie der Thrombose und Embolie. 1. Internat. Tagg. über Thrombose u. Embolie, S. 527. Basel 1954. — WERTHEMANN, A., u. W. VISCHER: Zur Frage der Lungenveränderungen nach Bronchographien mit carboxymethylcellulosehaltigen Kontrastmitteln. Schweiz. med. Wschr. 1951, 1077. — WEST, J. R., E. DE F. BALDWIN, D. W. RICHARDS and A. COURNAND: Physiopathologic aspects of chronic pulmonary emphysema. Amer. J. Med. 10, 481 (1951). — WESTCOTT, R. M., N. O. FOWLER, R. C. SCOTT, W. D. HAUENSTEIN and J. McGUIRE: Anoxia and human pulmonary vascular resistance. J. Clin. Invest. 30, 971 (1951). — WESTERMARK, N.: On the roentgendiagnosis of lung embolism. Acta radiol. (Stockh.) 19, 337 (1938). — WESTLAKE, E. K., and M. KAYE: Raised intracranial pressure in emphysema. Brit. Med. J. 1954, 302. — WETH, G. v. D.: Die Veränderungen des Elektrokardiogramms bei Lungentuberkulose. Verh. dtsch. Ges. inn. Med. 45, 230 (1933). — WEYRAUCH, H. M.: Death from air embolism following perirenal insufflation. J. Amer. Med. Assoc. 114, 652 (1940). — WEZLER, K., u. W. SINN: Das Strömungsgesetz des Blutkreislaufs. Aulendorf (Wttbg.): Editio Cantor, 1953. — WHITAKER, W.: Pulmonary hypertension in congestive heart failure complicating chronic lung disease. Quart. J. Med. 23, 57 (1954). — WHITE, P. D.: Weekness and failure of the left ventricle without failure of the right ventricle. J. Amer. Med. Assoc. 100, 1993 (1933). — Acute Cor pulmonale. Amer. J. Med. 9, 115 (1935). — Heart disease. New York: McMillan & Co. 1947. — WHITE, P. D., and T. D. JONES: Heart disease and disorders in New England. Amer. Heart J. 3, 302 (1928). — WHITESELL, F. B., and W. J. WHITE: Congenital cystic disease of the lung in the new born. Ann. Surg. 136, 299 (1952). — WHITFIELD, A. G. W.: Emphysema. Brit. Med. J. 1952 II, 1227. — WICK, A.: Pulmonary embolism and pulmonary infarction. Helvet. med. Acta 1956, 663. — WIDMANN, P. P.: Irradiation pulmonary fibrosis. Amer. J. Roentgenol. 47, 24 (1942). — WIEDEROE, S.: Die Massenverhältnisse des Herzens unter pathologischen Zuständen. Skrifter udgünne af Videnskab-Selskabet i Christiania 1910. Christiania (Oslo) 1911. — WIESE, F.: Über Thrombangiitis obliterans der Lungenarterien; ein Beitrag zur Pathogenese autochthoner Lungenarterienthrombosen. Frankf. Z. Path. 49, 155 (1936). — WIGGERS, C. J.: Pulmonary wedged a catheter pressures. Circulation Res. 1, 371 (1953). — WILKENS, G. D.: Ein Fall von multiplen Pulmonalisaneurysmen. Beitr. Klin. Tbk. 38, 1 (1917). — WILLE, P.: Untersuchungen über das Vorkommen einer aktiven Thrombokinase im Fruchtwasser; ein Beitrag zur Ätiologie der Afibrinogenämie unter der Geburt. Zbl. Gynäk. 78, 1514 (1956). — WILLIAMS, D. A.: Deaths from asthma in England and Wales. Thorax (Lond.) 8, 137 (1953). — WILLIAMS, M. H.: Localised pulmonary hypertrophic emphysema. J. Thorac. Surg. 24, 522 (1952). — WILLIAMS, M. H., and E. J. TOWBIN: Magnitude and time of development of the collateral circulation to the lung after occlusion of the left pulmonary artery. Circulation Res. 3, 422 (1955). — WILLIUS, F. A.: Clinic on cardiac hypertrophy and failure secondary to diffuse bilateral congenital cystic disease of the lungs. Proc. Staff Meet. Mayo Clin. 12, 572 (1937). — WILSON, F. N., F. D. JONSTON et al.: The precordial electrocardiogram. Amer. Heart J. 27, 19 (1944). — WILSON, H. v., and K. J. KEELEY: Haemodynamic effects of hexamethoniumbromid in patients with pulmonary hypertension and heart failure. S. Afr. J. Med. Sci. 18, 125 (1953). — WILSON, R. H., C. W. BORDEN and R. V. EBERT: Adaptation to anoxia in chronic pulmonary emphysema. Arch. Int. Med. 88, 581 (1951). — WILSON, R. H., R. C. EVANS, R. S. JOHNSON and M. E. DEMPSEY: An estimation of the effective alveolar respiratory surface and other pulmonary properties in normal persons. Amer. Rev. Tbc. 30, 296 (1954a). — WILSON, R. H., W. HOSETH u. M. E. DEMPSEY: Respiratory acidosis. I. Effect of decreasing respiratory minute-volume in patients with severe chronic pulmonary emphysema with specific reference to oxygen, morphine and barbiturates. Amer. J. Med. 17, 464 (1954b). — The interrelations of the pulmonary arterial and venous wedge pressures. Circulation Res. 3, 3 (1955). — WILSON, R. H., W. T. McKENNA, W. T. JOHNSON, F. E. JENSEN and W. F. MAZZITELLO: The significance of the pulmonary arterial wedge pressure. J. Labor. a. Clin. Med. 49, 408 (1953). — WINKELMANN, N. W.: Arch. of Neur. 47, 57 (1942). — WINTERNITZ, M.: Zur Pathologie des menschlichen Vorhofelektrokardiogramms. Med. Klin. 1935, 1575. — WITHAM, A. C., and J. W. FLEMING: Effect of epinephrine on pulmonary circulation in man. J. Clin. Invest. 30, 707 (1951). — WITHBY, C. W. M.: On the so-called laryngeal epilepsy. Brain 66, 43 (1943). — WITTEKIND, D., u.

J. Hartleib: Zur Frage der Lungengewebsreaktionen nach Bronchographie mit wasser-
löslichen Kontrastmitteln. Frankf. Z. Path. 66, 1 (1955). — Wittenberg, S. J.: Primary
pulmonary hypertension. Clin. Soc. Conference Bethesda Daniel Hosp., New York 10. April
1950. — Wolff, L.: Pulmonary embolism. Circulation (New York) 6, 768 (1952). — Wollheim, E.: Diskussionsbemerkungen. Verh. dtsch. Ges. Kreislaufforsch. 1955. — Wong, R. T.:
Air emboli in the retinal arteries. Arch. of Ophthalm. 25, 149 (1941). — Wood, P.: Pulmonary
embolism; diagnosis by chest lead electrocardiography. Brit. Heart J. 9, 21 (1941). —
Diseases of the heart and circulation. Eyre Spottiswoode London 1952. — Wood, P., and
J. Paulett: The effect of digitalis on the venous pressure. Brit. Heart J. 11, 83 (1949). —
Woodhouse-Gloyne, E.: Hemangioma of the lung. J. Thorac. Surg. 17, 408 (1948). —
Worth, G., K. Lühning, K. Muysers, F. Siehoff u. K. Werner: Das Residualvolu-
men bei schwerer Silikose im perinodösen Emphysem. Silikoseforschg 59, 39 (1959). —
Worth, G., u. E. Schiller: Die Pneumokoniosen. Köln: Staufen-Verlag 1954. — Wright,
G. W.: Disability evaluation in industrial pulmonary disease. J. Amer. Med. Assoc. 141,
1218 (1949). — Chronic pulmonary granulomatosis of beryllium workers. Trans. Amer.
Clin. Climat. Assoc. 61, 166 (1950). — Wright, G. W., and F. E. Filley: Pulmonary fibrosis
and respiratory function. Amer. J. Med. 10, 643 (1951). — Wright, G. W., L. B. Yea,
G. F. Filley and A. Stranahan: Physiologic observations concerning decortication of the
lung. J. Thorac. Surg. 18, 372 (1949). — Wright, J. S.: An evaluation of anticoagulant
therapy. Amer. J. Med. 14, 720 (1953). — Wyatt, I. P., and H. Goldenberg: Amniotik
fluid embolism. Arch. of Path. 45, 366 (1948). — Wyatt, J. P., and A. C. R. Riddell: The
morphology of bauxite — fume — pneumoconiosis. Amer. J. Path. 25, 447 (1949). —
Wykoff, J. v., and J. Bunin: Observations on an apical diastolic murmor anassociated
with vascular heart disease heard in cases of right ventricular hypertrophy. Trans. Assoc.
Amer. Physicians 50, 280 (1935). — Wyss, F.: Asthma bronchiale. Stuttgart: Georg
Thieme 1955.

Yagi, H.: Thrombosen und Embolien an der Universitäts-Frauenklinik Okayama im Zeitraum 1934—1951. 1. Internat. Tagg über Thrombose und Embolie. S. 1038. Basel 1954. —
Yater, W. M., J. Finnegan and H. M. Griffin: Pulmonary arterio-venous fistula (varix).
J. Amer. Med. Assoc. 141, 581 (1949). — Yater, W. M., and G. H. Hansmann: Sickle cell
anemia: a new cause of cor pulmonale. Amer. J. Med. Sci. 191, 474 (1936). — Yu, P. N. G.,
F. W. Love, H. A. Joos, R. E. Nye and W. S. McCann: Studies of pulmonary hyperten-
sion. I. Pulmonary circulatory dynamics in patients with pulmonary emphysema at rest.
J. Clin. Invest. 32, 130 (1953).

Zdansky, E.: Röntgendiagnostik des Herzens und der großen Gefäße. Wien: Springer
1949. — Die Röntgenologie des Lungenkreislaufs. Verh. dtsch. Ges. Kreislaufforsch. 17,
139 (1951). — Zeek, P. M., C. C. Smith and J. C. Weeter: Studies on periarteriitis nodosa.
III. The differentiation between the vascular lesions of periarteriitis nodosa and of hyper-
sensitivity. Amer. J. Path. 24, 889 (1948). — Zeh, E.: Ursache echter und scheinbarer
Stauungssymptome beim insuffizienten chronischen Cor pulmonale. Verh. dtsch. Ges.
Kreislaufforsch. 17, 133 (1951). — Zehbe, M.: Beobachtungen am Herzen und an der Aorta.
Dtsch. med. Wschr. 1916 I, 315. — Zeitelhofer, J., u. G. Reiffenstuhl: Untersuchungen
über fulminante tödliche Lungenembolien am Obduktionsmaterial der Jahre 1941—1951.
Wien. klin. Wschr. 1952, 446. — Zenker, F. A.: Über Staubinhalationskrankheiten der
Lungen. Dtsch. Arch. klin. Med. 2, 116 (1867). — Zijlstra, W. G.: Fundamentals and appli-
cations of clinical oxymetrie. Assen (Netherlands): Van Gorcum & Co. 1953. — Zilliacus, H.:
On the specific treatment of thrombosis and pulmonary embolism with anticoagulants. Acta
med. scand. (Stockh.) Suppl. 171 (1946). — Zimmermann, H. H., and J. M. Ryan: Cor
pulmonale; a report of an additional of 52 cases compared with a previous study of 50 cases.
Dis. Chest 20, 286 (1951). — Zimmermann, L. M., D. Miller and A. N. Marshall: Pulmonary embolism. Surg. etc. 88, 373 (1949). — Zink, K.: Der hämorrhagische Lungeninfarkt der tödlichen Lungenembolie. Virchows Arch. 296, 281 (1936). — Zins, E. J.: Concerning location of pulmonary infarction. Amer. Rev. Tbc. 60, 206 (1949). — Zischka, W.:
Zur Ätiologie der Thrombose der Arteria pulmonalis. Frankf. Z. Path. 62, 124 (1951). —
Zollinger, H. U.: Schädigt die Joduron-Bronchographie das Lungenparenchym? Schweiz.
med. Wschr. 1951, 210. — Zollinger, H. U., u. F. K. Fischer: Weitere empirische und experimentelle Untersuchungen über die Joduron-Bronchographie. Schweiz. med. Wschr. 83, 645
(1953). — Zollinger, R.: Silikose und hämatogene Tuberkulose. Schweiz. Z. Tbk. 3, 205
(1946). — Zorn, O.: Über das Cor pulmonale und den Lungenkreislauf bei Silikosen. Verh.
dtsch. Ges. Kreislaufforsch. 17, 99, 105 (1951). — Zuckerman, R., E. Cabrera, B. L. Fishleder and D. Sodi-Pallares: Electrocardiogram in chronic Cor pulmonale. Amer. Heart
J. 35, 421 (1948). — Zuckermann, R., M. J. Rodriguez, D. Sodi-Pallares and A. Bisteni:
Electropathology of acute cor pulmonale. Amer. Heart J. 40, 805 (1950). — Zweifel, C.:
Der Zwerchfellhochstand beim Lungeninfarkt. Fortschr. Röntgenstr. 52, 222 (1935). —
Zwillinger, L.: Die massive Lungenembolie beim Kaninchen. Z. exper. Med. 101, 271 (1937).

Herz und Kreislauf
bei chronischer Unterernährung.

Von

K.-D. Bock und K. Matthes.

Einleitung.

Unter „Unterernährung" wird im folgenden eine chronisch quantitativ (calorisch) und qualitativ (insbesondere hinsichtlich des Eiweiß- und Fettgehaltes) unzureichende Nahrungszufuhr verstanden. Ausgeschlossen sind somit der akute Hunger und Durst sowie die Formen der Mangelernährung, bei denen ein einzelner Nahrungsbestandteil fehlt bei sonst quantitativ und qualitativ ausreichender Ernährung, insbesondere also die Avitaminosen. Ferner sind nicht enthalten jene Formen, bei denen innere Ursachen an der Reduktion des Ernährungszustandes mitwirken, z. B. die Tumorkachexie, die Kachexie bei chronischen Infekten und die Anorexia nervosa. Für die Folgezustände der oben definierten Form der Unterernährung werden in der Literatur die Begriffe „Dystrophie", „Hungerkrankheit", „Hungerödem", „Ödemkrankheit", „bradycardisches Ödem", „Eiweißmangelödem", „nutritional edema" usw. verwandt.

Hinsichtlich des allgemeinen klinischen Bildes, Diagnose, Differential-Diagnose, Pathogenese, Therapie, Literatur usw. der chronischen Unterernährung vgl. das Kapitel von GLATZEL in diesem Handbuch (Bd. VI/2 S. 313 ff.). Die umfassendste neuere Abhandlung über das Gebiet der Unterernährung stellt das 2bändige Werk von KEYS, BROŽEK u. Mitarb. (1950) dar. Neben einer kritischen Besprechung der Weltliteratur werden hier in detaillierter Weise die Ergebnisse eines großangelegten Versuches am Menschen dargestellt.

Bei diesem sog. „Minnesota-Experiment", auf das wir wegen seiner exakten und teilweise grundlegenden Ergebnisse im folgenden immer wieder zurückkommen müssen, wurden 32 freiwillige junge männliche Versuchspersonen nach einer dreimonatigen Kontrollperiode für 24 Wochen mit einer genau berechneten unterkalorischen, eiweiß- und fettarmen Diät ernährt und anschließend in ebenfalls definierter Weise wiederaufgefüttert. Während der Kontroll-, Hunger- und Rehabilitationsperiode wurden mit modernen Methoden unter konstant gehaltenen äußeren Bedingungen umfassende biometrische, pathophysiologische, klinische und psychologische Untersuchungen durchgeführt.

1. Herz.
a) Morphologie.

Bei chronischer Unterernährung ist das Herz an der allgemeinen Atrophie der Körperorgane beteiligt. ROESSLE (1919) und ebenso JACKSON (1925) fanden autoptisch den Gewichtsverlust des Herzens bei mäßiger Unterernährung etwa proportional der allgemeinen Körpergewichtsabnahme.

OBERNDORFER (1918) beschreibt Herzgewichte zwischen 180 und 250 g; bei der Belagerung von Leningrad lag das Herzgewicht von Erwachsenen, die an unkomplizierter Unterernährung starben, bei durchschnittlich 168 g gegenüber einem normalen Durchschnittsgewicht von 300 g (BROŽEK, CHAPMAN and KEYS 1948). Bei 492 Autopsien im Warschauer

Ghetto wurden in 85% atrophische Herzen gefunden, das Durchschnittsgewicht betrug 220 g (110—350 g) gegenüber 275 g normal (Apfelbaum 1946). Der prozentuale Gewichtsverlust des Herzens beträgt nach Selberg (1947) 9% bei einer Abnahme des gesamten Körpergewichtes um 30%. Uehlinger (1948) fand Gewichtsabnahmen von durchschnittlich 73 g (13—117) bei Hungertodesfällen unter 50 Jahren, wobei die Relation Herzgewicht/ Körpergewicht = 1/200 recht genau eingehalten wird, wenn Ödeme fehlen. Bei extremer Unterernährung in 2 Fällen (Körpergewichte 25 kg und 23 kg) und bei alten Leuten lagen die Herzgewichte allerdings etwas über dem Sollwert von 1/200.

Uehlinger (1948) hält ein Herzgewicht von 200 g für einen kritischen Grenzwert, bei dessen Unterschreitung das Herz versage. Die Atrophie des Herzmuskels bei chronischer Unterernährung ist nicht so stark wie bei Kachexien aus anderer Ursache nach langer Bettlägerigkeit (Selberg 1942). Nach Stefko (1927), Jackson (1925) und Selberg (1948) ist auch bei Kindern der Gewichtsverlust des Herzens etwa proportional dem Körpergewichtsverlust. Stefko (1927) findet eine relativ stärkere Gewichtsreduktion des Herzmuskels lediglich in der Präpubertät und Pubertät, hier wieder bei weiblichen Herzen mehr als bei männlichen. Während Hülse (1917) keine Erweiterung der Herzhöhlen sah, fand Uehlinger (1948) in der Mehrzahl seiner Fälle eine mäßige Erweiterung der Vorhöfe und der rechten Herzkammer, allerdings „besonders bei gleichzeitiger Lungentuberkulose". Die linke Herzkammer ist in der Regel eng oder normal weit. Die Herzklappen sind unauffällig (Hülse 1917; Buerger 1919), eine frische Endokarditis bzw. frische Rezidive bei abgelaufenen Endokarditiden wurden autoptisch nie gesehen (Uehlinger 1948). Der Herzmuskel ist makroskopisch blaßbräunlich oder braunatrophisch und schlaff, das perikardiale Fettgewebe, soweit noch vorhanden, gallertig degeneriert (Hülse 1917; Jackson 1925). Die Coronarien sind stark geschlängelt (Hülse 1917; Oberndorfer 1918; Prym 1919); nach Selberg (1948) fehlen schwere Coronarsklerosen, während Uehlinger (1948) diese bei älteren Ostjuden gefunden hat. Hierbei handelt es sich wahrscheinlich aber um von der Unterernährung unabhängige Erkrankungen. Hydroperikard kommt bei allgemeinem Hydrops vor, ist aber selten und geringgradig. Die am Menschen erhobenen Befunde decken sich im wesentlichen mit den tierexperimentellen Ergebnissen (Lit. bei Morgulis 1923; Keys 1947; Berridge 1951)

Histologisch findet sich am Hungerherzen das Bild der sog. braunen Atrophie mit fettiger Degeneration (Jackson 1925; s. dort ältere Literatur; Apfelbaum 1946; Uehlinger 1948). Wachsartige Degeneration ist selten, dagegen ist hydropische Degeneration nicht ungewöhnlich (Selberg 1944, 1948). Die interstitiellen Räume sind vergrößert als Ausdruck eines interstitiellen Ödems (Jackson 1925, Selberg 1948). Nach den tierexperimentellen Befunden von Luckner u. Scriba (1938) treten neben Kernveränderungen auch Fibrillenzerfall und Sarkolyse auf. Alle Veränderungen sind reversibel. Linzbach (1947) hat unter ,,miliare Hungerherde" im Herzmuskel beschrieben, ebenso hat Uehlinger (1948) fleckförmige Fibrosen gesehen. Während nach Giese (1948) auch histologische Veränderungen im Reizleitungssystem vorkommen, heben Selberg (1947) und Uehlinger (1948) dessen Freibleiben von pathologischen Veränderungen hervor. Linzbach (1947) hat unter anderem ein sog. Mantelödem der einzelnen Herzmuskelfasern beschrieben und diskutiert mögliche Zusammenhänge mit EKG-Veränderungen. Die Atrophie des Herzmuskels bei Unterernährung ist auch eine numerische (Selberg 1947). Die statistische Untersuchung der Faserquerschnitte (Linzbach 1947) zeigt, daß diese im Verhältnis zum Herzgewicht zu groß sind. Dies ist die Folge einer ungleichmäßigen Faseratrophie: Während ein Teil der Fasern untergeht, sind die übrigen verdickt. Auf das gelegentliche Vorkommen hypertrophierter Herzmuskelfasern hat schon Jackson (1925) hingewiesen, auch auf die bemerkenswerte Tatsache, daß das Myokard beim kindlichen Hungerherzen völlig normal erscheinen kann.

Die Angaben über die *Herzgröße intra vitam* wechseln. Hier sind selbstverständlich nur auf Röntgenuntersuchungen basierende Aussagen verwertbar; daher erübrigt sich ein Eingehen auf die ältere Literatur. Aber selbst dann sind die mitgeteilten Ergebnisse unterschiedlich. Während Strauss (1915), Landes (1943, 1942), Goldeck (1947), Makomaski (1947) gelegentlich geringe bis mäßige Herzvergrößerungen des gesamten Herzens oder des linken Ventrikels finden

— nach Goldeck (1947) bei 50% seiner Mangelödemfälle, wobei eine gleichsinnige Beziehung zur Stärke des Ödems bestehen soll —, ist nach Schittenhelm u. Schlecht (1919), Schittenhelm (1939), Maase u. Zondek (1920), Forster (1946), Sinclair (1947), Klotzbücher (1948), Gsell (1948), Bansi (1949), Berning (1949), Schoen u. Hartmann (1950), Schoen (1952), Helweg-Larsen, Hoff-meyer u. Mitarb. (1952) u. a. das Herz normal groß oder klein.

Dumont (1945) beobachtete bei 26 unkomplizierten Fällen von Hungerödem 15mal ein röntgenologisch normal großes Herz und 11mal eine „leichte" Verbreiterung nach links oder nach allen Seiten, dagegen niemals eine Herzverkleinerung. Eine Beziehung zwischen Herzgröße und Ödemen sah er im Gegensatz zu Goldeck (1947) nicht. Bei 47 Fällen von Dalicho u. Klotzbücher (1949) war das Herz in 15% verkleinert, in 36% vergrößert. Eine Steilstellung des Herzens war bei 56% vorhanden, wobei ein Zwerchfelltiefstand nur in einem kleinen Teil als Ursache in Frage kam. Diese Autoren fanden eine Beziehung zwischen Herzgröße und zirkulierender Blutmenge. Berridge (1951) hat 76 Herzen von Dystrophikern röntgenologisch untersucht, von denen 60 normal groß, 2 allgemein und 9 links-vergrößert waren, während 5 an der oberen Grenze der Norm lagen. Die röntgenologische Messung des Transversaldurchmessers und der Frontalfläche des Herzens sowie die Berechnung des Herzvolumens zeigte eine Abnahme dieser Maße nur bei den Fällen, die über 40% an Gewicht verloren hatten. Nach 8 Wochen unbegrenzter Nahrungszufuhr stiegen alle Werte signifikant an, was als Folge der Dehnung des schlaffen Herzmuskels durch das vergrößerte Blutvolumen aufgefaßt wird. Bei einem großen Teil dieser Fälle wurden röntgenologisch abnorm große Pulsationen beobachtet, um so größer, je ausgeprägter die Bradykardie war. Berridge (1951) vermutet, daß die ausbleibende Herzverkleinerung bei einem großen Teil seiner Fälle die Folge eines vergrößerten Schlagvolumens bzw. einer vermehrten Restblutmenge ist, da anatomisch die Muskelmasse ja vermindert ist. Im Minnesota-Experiment (Keys, Brožek u. Mitarb. 1950) wurde mit zunehmender Dauer der Unterernährung eine kontinuierliche Abnahme des röntgenologisch bestimmten Quer- und Längsdurchmessers und des Herzvolumens gesehen, die Richtung der Herzachse näherte sich der Vertikalen. Innerhalb von 5 Monaten nach Beendigung der Unterernährung waren die Ausgangsmaße wieder erreicht. Die Autoren weisen mit Recht darauf hin, daß diese Veränderungen der röntgenologischen Herzmaße nicht vollständig den tatsächlichen Substanzverlusten und -zunahmen des Myokards entsprechen.

Die teilweise vorhandenen Abweichungen der mitgeteilten Ergebnisse lassen sich auf verschiedene Ursachen zurückführen. Es können abgelaufene oder bestehende Begleitkrankheiten, insbesondere Infekte oder Herzerkrankungen das Bild verwischen, wobei besonders auch die altersmäßige Zusammensetzung des jeweiligen Krankenguts eine Rolle spielt. Wo keine Herzmaße angegeben sind und Kontrolluntersuchungen fehlen, spielt das subjektive Moment eine Rolle. Aus diesen Gründen sind die im Minnesota-Experiment gewonnenen Daten besonders wertvoll. Aus ihnen wie aus den Ergebnissen der Mehrzahl der übrigen Untersucher läßt sich der Schluß ziehen, daß die röntgenologischen Herzmaße in unkomplizierten Fällen mit zunehmender Dauer der Unterernährung abnehmen.

b) Herzfrequenz.

Die überwiegende Mehrzahl der Autoren ist sich darin einig, daß chronische unkomplizierte Unterernährung zu einer Abnahme der Herzfrequenz führt, ebenso wie das im natürlichen Winterschlaf und bei absoluter Nahrungskarenz (Lit. bei Morgulis 1923) der Fall ist.

Die Bradykardie — es handelt sich fast ausschließlich um eine Sinusbradykardie — kann dabei extreme Grade erreichen: Hülse (1919) hat als niedrigsten Wert in der Literatur eine Frequenz von 26/min beschrieben, Eggers (1949) sowie Benedict, Miles u. Mitarb. (1919) berichten z. B. über Pulsfrequenzen von 28 und 29/min. In der Mehrzahl der Fälle liegt die Frequenz zwischen 35 und 60/min. Die Kranken von Schittenhelm u. Schlecht (1919) hatten nur in 9,2% eine Pulsfrequenz über 60, die Fälle von Berning (1949) in 46%. Die Bradykardie ist bei Männern stärker ausgeprägt als bei Frauen (Knack u. Neumann 1917; Bürger 1944; Sinclair 1947; Eggers 1949). Eine Altersabhängigkeit besteht offenbar nicht (Knack u. Neumann 1917).

Im Gegensatz zu diesen und zahlreichen weiteren, nicht eigens zitierten Befunden fanden Boenheim (1935), Forster (1946), Makomaski (1947), Klotzbücher (1948) und Schennetten (1951) nur bei einem kleinen Teil ihrer Fälle eine Bradykardie, Makomaski (1947) berichtet sogar über Tachykardien. Schoen u. Hartmann (1950) ermittelten bei 1500 dystrophischen Rußlandheimkehrern eine durchschnittliche Pulsfrequenz von 80; sie vermuten, daß dieser recht hohe Wert mit ihren Untersuchungsbedingungen zusammenhängt, welche meistens keine Ruhewerte feststellen ließen. Neben diesem Grund ist noch zu diskutieren, ob nicht bestehende oder gerade abgelaufene komplizierende Infekte, psychische Faktoren oder die einsetzende Wiederauffütterung für das Fehlen oder die Seltenheit der Bradykardie bei den Kranken der oben erwähnten Autoren verantwortlich ist. Diese Faktoren sind sicherlich die wesentliche Ursache für die Tachykardien, die Mollison (1946) und Lamy, Lamotte u. Lamotte-Barillon (1948) bei ihren Patienten sahen. Es kann jedenfalls nach den Befunden der Mehrzahl der Autoren und insbesondere nach den nachfolgend dargestellten Ergebnissen des Minnesota-Experimentes keinem Zweifel unterliegen, daß bei unkomplizierter Unterernährung eine Bradykardie die Regel ist.

Im Minnesota-Experiment (Keys, Brožek u. Mitarb. 1950) sank die Herzfrequenz der 32 Versuchspersonen von durchschnittlich 55,2 in der Kontrollperiode auf 35,3 nach 12wöchiger bzw. 37,3 nach 24wöchiger Unterernährung ab. Die Extremwerte zum letzteren Zeitpunkt lagen bei 27 und 48/min. Die Herzschlagfolge wird auch regelmäßiger: Mit zunehmender Dauer der Unterernährung verminderte sich nicht nur die in Ruhe spontan vorhandene Sinusarrhythmie, sondern auch die durch eine willkürliche maximale Inspiration erzeugte respiratorische Arrhythmie nahm sowohl hinsichtlich des initialen Frequenzanstieges als auch des anschließenden Frequenzabfalles in ihrem Ausmaß signifikant ab.

Über das Auftreten von Extrasystolen vgl. S. 300, das Pulsverhalten bei Arbeits- und orthostatischer Belastung vgl. S. 306ff.

Durch begleitende oder interkurrente fieberhafte Erkrankungen wird die Bradykardie beseitigt, wobei nach Gerhartz (1917), Schittenhelm u. Schlecht (1919), Buerger (1919), Pollag (1920) sowie Leyton (1946) der Pulsfrequenzanstieg nicht der Fieberhöhe entspricht, d. h. es besteht eine relative Bradykardie. Dagegen spricht Hottinger (1948) von einem „sehr hohen" Puls bei allen fieberhaften Kranken (ohne Zahlenangaben), während Gsell (1948) bei schwerkranken Personen die Pulsfrequenz bei 80—100 liegend fand. In den Endstadien der Hungerkrankheit kommt es nach Helweg-Larsen, Hoffmeyer u. Mitarb. (1952) zur Zunahme der Bradykardie, während nach Esser u. Dumont (1942), Tur (1944), Schennetten (1951) und Ströder (1947) terminal die Pulsfrequenz ansteigt und u. U. eine Tachykardie auftritt.

Verschiedentlich wurde versucht, durch pharmakologische Teste zu Aussagen über die Pathogenese der Hungerbradykardie zu kommen. Während Schittenhelm u. Schlecht (1919) nach subcutaner Injektion von 1 mg Atropin keinerlei Frequenzanstieg sahen, beobachteten zahlreiche andere Autoren (Schiff 1917; Moritz 1919; Govaerts u. Lequime 1942; Esser u. Dumont 1942; Dumont 1945; Landes 1943; Berg u. Berning 1944; Goldeck 1947; Kerckhoff u. Stürmer 1949; Berning 1949, Howarth 1951; Schennetten 1951) eine vorübergehende Beseitigung der Bradykardie durch Atropin. 1 mg Adrenalin subcutan führt zu keiner oder nur geringer Pulsfrequenzsteigerung (Schittenhelm u. Schlecht 1919; Pollag 1920; Fliederbaum, Heller u. Mitarb. 1946). Nach Pilocarpin kommt es ebenfalls nur zu einer geringen Reaktion: Die Pulsfrequenz sinkt durchschnittlich nur um 3—4 Schläge pro Minute (Fliederbaum, Heller u. Mitarb. 1946). Der Vagusdruckversuch fiel in allen daraufhin untersuchten Fällen von Schittenhelm u. Schlecht (1919) negativ aus. Die Schlüsse, die aus diesen Versuchen gezogen werden, sind sehr verschieden. Während viele Untersucher einen erhöhten Vagustonus als Ursache der Bradykardie vermuten, nehmen andere einen verminderten Sympathicotonus oder eine allgemeine Herabsetzung der Erregbarkeit des vegetativen Systems an; auch wird die Möglichkeit erörtert, daß die Ursache der Bradykardie im Herzen selbst liege, z. B. Folge einer Ernährungsstörung sei.

c) Auskultationsbefund.

Der Auskultationsbefund ist in der Regel normal (Strauss 1915; Gounelle, Bachet u. Mitarb. 1941; Berg u. Berning 1944; Forster 1946; Berning 1949;

HOTTINGER 1948; HOWARTH 1951; SCHOEN 1952). Nach LEYTON (1946) sind die Herztöne oft laut, dagegen nach den Beobachtungen von GERHARTZ (1917), BUER- GER (1919), KNACK u. NEUMANN (1917), HÜLSE (1917), POLLAG (1920), DUMONT (1945), BERNING (1949), GSELL (1948) gelegentlich dumpf oder leise. Akzidentelle systolische Geräusche kommen vor (RUMPEL u. KNACK 1916; MAASE u. ZONDEK 1917, 1920; HÜLSE 1917; KNACK u. NEUMANN 1917; KLOTZBÜCHER 1948), wobei offenbleibt, ob diese eine direkte oder indirekte Folge der Unterernährung sind, da Verlaufsbeobachtungen zu dieser Frage nicht vorliegen. DUMONT (1945) fand bei 12 von 26 Fällen eine Verdoppelung des ersten Tones besonders über der Spitze und der Tricuspidalis, wobei eine Beziehung zu den sonstigen Symptomen nicht nachzuweisen war. Er deutet diesen Befund als Ausdruck einer organischen Herzmuskelerkrankung.

d) Elektrokardiogramm.

Die Frage, ob chronische unkomplizierte Unterernährung zu EKG-Verände- rungen führt und welcher Art diese sind, ist in der Literatur unterschiedlich beantwortet worden. Es bestehen praktische Schwierigkeiten insofern, als einmal unkomplizierte Unterernährung relativ selten ist, meist sind Begleitkrankheiten, insbesondere Infekte, abgelaufen oder noch vorhanden. EKG-Veränderungen können andererseits auch schon prämorbide bestanden haben, entsprechende Kontrolluntersuchungen gibt es nur unter experimentellen Bedingungen. Die Rückbildung etwaiger EKG-Veränderungen mit Ausheilung der Dystrophie beweist nicht sicher, daß sie Folge der Unterernährung gewesen sind; umgekehrt spricht mangelnde Rückbildung von EKG-Veränderungen in der Rekonvaleszenz nicht unbedingt gegen ihren Zusammenhang mit der Dystrophie. Schließlich führt das subjektive Moment bei der Bewertung mancher Formkriterien des EKG, insbesondere von T und ST, zu unterschiedlichen Urteilen. Im Hinblick auf diese Verhältnisse liefert wieder das Minnesota-Experiment (KEYS, BROŽEK u. Mitarb. 1950) die eindeutigsten Ergebnisse. Hier liegt mit Sicherheit unkomplizierte Unterernährung vor, die EKG sind in der Vor-, Hunger- und Wiederauffütterungs- periode von den gleichen Untersuchern unter gleichen äußeren Bedingungen registriert und weitgehend quantitativ ausgewertet worden. Freilich handelt es sich hier durchweg um junge Versuchspersonen; der etwaige Einfluß der Unter- ernährung auf ein älteres, bereits vorgeschädigtes Herz käme also nicht zur Geltung. Auch ist die in diesem Experiment nach 6monatiger Unterernährung erreichte ganz beträchtliche Allgemeinreduktion doch wieder nicht so schwer, wie sie unter „natürlichen" Bedingungen beobachtet werden kann.

Ein Teil der Untersucher bezeichnet das EKG bei Unterernährung abgesehen von der Bradykardie als normal (BENEDICT, MILES u. Mitarb. 1919; MAASE u. ZONDEK 1920; LANDES 1943; RIMBAUD u. SERRE 1943; ICKERT 1946; WITTOP- KONING 1946; LANDEN 1949). Einigkeit besteht darüber, daß es sich um eine Si- nusbradykardie handelt. Die von v. FALKENHAUSEN und GAIDA (1947) behauptete „ungeheure Häufigkeit des partiellen av-Blocks" findet nirgends in der Literatur eine Bestätigung. Lediglich SCHENNETTEN (1951) hat in einem Fall eine a-v- Dissoziation als Ursache der Bradykardie (30/min) gesehen, und im Minnesota- Experiment kam unter 32 Vp. 2mal vorübergehend ein Knotenrhythmus zur Beobachtung. Über die Beeinflussung der Bradykardie durch Atropin und andere Pharmaka vgl. S. 296.

Ein charakteristischer Befund bei einem großen Teil der Kranken mit Unter- ernährung ist die Niederspannung (GOVAERTS u. LEQUIME 1942; TUR 1944; CARDOZO u. EGGINK 1946; FORSTER 1946; HEILMEYER 1946; v. KRESS u. LANGEN- ECKER 1946; GOLDECK 1947; SIMONART 1948; KLOTZBÜCHER 1948; GOVAERTS

1947; Hottinger 1948; Dumont 1945; Berning 1949; Dalicho u. Klotzbücher 1949; Eggers 1949; Widdowson 1951; Schennetten 1951).

Die Angaben über die Häufigkeit der Niedervoltage schwanken zwischen 10 und 50%;
diese Zahlen sind jedoch ohne großen Wert, da hier die Schwere des Krankheitsbildes eine
wesentliche Rolle spielt, ferner der Begriff Niedervoltage nicht immer einheitlich definiert
ist und schließlich Brustwandableitungen, die zur Beurteilung dieser Frage ja unerläßlich
sind, nicht immer vorgenommen wurden. Unter dem Gesichtspunkt der Niederspannung
sind auch die scheinbar isoliert oder gemeinsam mit QRS-Amplitudenkleinheit auftretenden
Abflachungen von P oder T zu betrachten. So fand Berning (1949) bei 33% seiner 42 Fälle
auffallend flache P-Zacken, bei 40% Abflachung von T und nur bei 9,5% Niederspannung
von QRS. Auch andere Autoren berichten über abgeflachte T-Zacken (Tur 1944; Forster
1946; v. Kress u. Langenecker 1946; Glauner 1948; Klotzbücher 1948; Dalicho u.
Klotzbücher 1949; Hottinger 1948; Gsell 1948; Rosinsky 1950; Schennetten 1951).
Andererseits wurden aber auch besonders hohe und spitze T-Zacken in den Extremitäten-
Ableitungen gesehen (Tur 1944; Rosinsky 1950; Schennetten 1951). Forster (1946)
hält die Abflachung von T nicht allein für eine Folge der Niederspannung, da sie auch isoliert
davon vorkäme und relativ stärker ausgeprägt sei. Er nimmt eine Störung der Erregungs-
rückbildung an. Allen diesen Aussagen kommt aber nur begrenzter Wert zu, da eine isolierte
Betrachtung von T ohne gleichzeitige Berücksichtigung von QRS unzulässig ist; zwischen
Erregungsausbreitung und Erregungsrückgang bestehen naturgemäß enge quantitative
Beziehungen. Möglicherweise würde eine flächenvektorielle EKG-Analyse (Schaefer 1951),
die unseres Wissens in der vorliegenden Fragestellung noch nicht vorgenommen wurde,
hier mehr Klarheit bringen; bis dahin läßt sich zu den T-Veränderungen im Rahmen der
Unterernährung nicht abschließend Stellung nehmen. Es bleibt demnach lediglich festzuhalten, was sich im übrigen in besonders klarer Weise aus dem Minnesota-Experiment ergibt,
daß gleichsinnig zur Dauer der Unterernährung eine Abnahme der Amplituden von P, QRS
und T eintritt.

Die *Pathogenese dieser Niederspannung* ist vielfach erörtert worden. Es
kommen folgende Möglichkeiten in Frage:

A. *Das extrakardiale Ödem.* Während Goldeck (1947), Klotzbücher (1948), Dalicho
u. Klotzbücher (1949) eine Abhängigkeit der Niederspannung vom Ausmaß der Ödeme
fanden, lehnen Dumont (1945) und Widdowson (1951) eine derartige Beziehung ab. Im
übrigen würde selbst eine positive Korrelation zwischen Ödem und Niederspannung nicht
unbedingt einen Kausalzusammenhang beweisen. Die Niederspannung ist auch bei präkordialer Ableitung und in Extremitätenableitung I vorhanden, wenn Ödeme in der oberen
Körperhälfte nicht anwesend sind; sie fehlt manchmal bei bestehendem Hydrops oder das
EKG normalisiert sich ohne gleichzeitige Rückbildung der Ödeme (Forster 1946). Ein
entscheidender Faktor ist demnach das extrakardiale Ödem für die Genese der Niederspannung nicht.

B. *Höhlenhydrops.* Perikardergüsse sind bei Dystrophie selten, Pleuraergüsse schon
häufiger. Im Minnesota-Experiment, bei dem es ja zu einer signifikanten Abnahme der
Amplituden aller EKG-Ausschläge kam, ergaben sich keine Anhaltspunkte für das Bestehen
eines Höhlenhydrops, obwohl sich naturgemäß kleine Flüssigkeitsmengen leicht dem Nachweis entziehen (Keys, Brožek u. Mitarb. 1950). Eine ausreichende Erklärung für die Niederspannung sind Pleura- und Perikardergüsse jedenfalls nicht. Sinngemäß hierher gehört auch
die Interpretation von Schennetten (1951), der die Ursache der Niederspannung in der
Kurzschlußwirkung des gallertig entarteten epikardialen Fettgewebes sieht.

C. *Lageänderungen des Herzens.* Diese könnten durch Verdrehung der Hauptvektor-
richtungen in die Sagittale eine Niederspannung im Extremitäten-EKG vortäuschen. Abgesehen davon, daß die Niederspannung auch im Brustwand-EKG nachzuweisen ist, macht
Art und Ausmaß der bei Unterernährung vorkommenden Lageänderungen des Herzens einen
solchen Mechanismus unwahrscheinlich.

D. *Veränderungen am Herzen.* Beim Fehlen einer hinreichenden extrakardialen Ursache
muß der entscheidende Faktor am Herzen selbst gesucht werden. Es werden verschiedentlich
Vergleiche mit dem Myxödem gezogen (Forster 1946; Goldeck 1947; Berning 1949; Keys,
Brožek u. Mitarb. 1950), jedoch erklärt die bei der Dystrophie bestehende Unterfunktion
der Schilddrüse die EKG-Veränderungen nicht ausreichend, da das Myxödemherz weder morphologisch noch funktionell identisch ist mit dem Dystrophieherzen. Allerdings könnten bei
beiden die Niedervoltage hervorrufenden Elementarmechanismen ähnlich sein, wenn auch
auf verschiedene Weise ausgelöst.

Es kommen in Frage: a) *Intrakardiale Kurzschlüsse.* Diese können durch große Schlagvolumina zustande kommen, wobei wegen der in dieser Hinsicht widersprechenden Befunde
bei Unterernährung (S. 300) eine Stellungnahme nicht möglich ist. Kurzschlüsse können

aber auch durch myokardiales Ödem, Schwielen oder das von LINZBACH (1947) beschriebene Mantelödem erzeugt werden. Hier liegt sicher ein wesentlicher Faktor für die Niederspannung des Hungerherzens. β) *Faseratrophie* mit Verminderung des Faserquerschnitts und/oder Verkürzung der Faserlänge und/oder Abnahme der Faserzahl führt zur Niederspannung. Auch dieser Mechanismus kommt beim Hungerherzen in Frage, wenngleich die numerische Atrophie durch Hypertrophie einzelner Fasern teilweise ausgeglichen wird (LINZBACH 1947). γ) *Abnahme der Leitungsgeschwindigkeit* spielt wahrscheinlich keine wesentliche Rolle wegen der nicht oder nicht wesentlich verlängerten P-, PQ- und QRS-Dauer. δ) *Stoffwechselstörungen und Störungen der Membranstruktur*. Beides — in enger Wechselbeziehung stehend — kann zu verminderter Spannungsproduktion führen. Auch diese Faktoren sind bei Unterernährung wahrscheinlich von Bedeutung.

Es gibt demnach genügend Gründe für die Annahme einer myokardialen Ursache der Niederspannung des Hungerherzens. Eine nähere Differenzierung unter den in Frage kommenden Faktoren D α), β) und δ) ist nicht möglich.

Die *Dauer von P* zeigte im Minnesota-Experiment keine wesentlichen Änderungen. Die *PQ-Zeit* ist nach ESSER u. DUMONT (1942), FORSTER (1946), GLAUNER (1948), REINDELL u. KLEPZIG (1948), KEYS, BROŽEK u. Mitarb. (1950) und SCHENNETTEN (1951) bei chronischer Unterernährung normal, allerdings haben SCHITTENHELM (1919), POLLAG (1920), EGGERS (1949), DALICHO u. KLOTZBÜCHER (1949) sowie ROSINSKY (1950) gelegentlich eine Verlängerung gesehen. Andererseits kommt nach BERNING (1949) und SCHENNETTEN (1951) auch eine abnorm kurze Überleitungszeit vor. BERNING (1949) beobachtete ein WPW-Syndrom, das sich nach Behandlung zurückbildete. Hinsichtlich des Vorkommens des a-v-Blocks vgl. S. 297. Insgesamt bilden Überleitungsstörungen offenbar die Ausnahme und soweit sie beobachtet wurden, bleibt die Frage offen, ob es sich wirklich um eine reine Inanitionsfolge handelt. Die wenigen Fälle mit verlängerter PQ-Zeit von EGGERS (1949) z. B. betrafen durchweg alte Leute.

Nach FORSTER (1946), GSELL (1948), EGGERS (1949), KEYS, BROŽEK u. Mitarb. (1947) und SCHENNETTEN (1951) ist die *QRS-Dauer* normal, nach GLAUNER (1948) u. ROSINSKY (1950) gelegentlich gering verlängert. HOTTINGER (1948) erwähnt das Vorkommen eines Wilson-Blocks ohne nähere Einzelheiten. Während einige Autoren (v. KRESS u. LANGENECKER 1946; FORSTER 1946; EGGERS 1949; GSELL 1948; SCHENNETTEN 1951) normale *QT-Zeiten* beobachteten, sind diese nach ESSER u. DUMONT (1942, 1942), GOVAERTS u. LEQUIME (1942), DUMONT (1945), CARDOZO u. EGGINK (1946), GOVAERTS (1942), KLOTZBÜCHER (1948), GLAUNER (1948), SIMONART (1948), DALICHO u. KLOTZBÜCHER (1949) sowie ROSINSKY (1950) verlängert, auch — soweit angegeben — unter Berücksichtigung der Abhängigkeit von der Frequenz.

Im Minnesota-Experiment verlängerte sich die Dauer der elektrischen Systole von durchschnittlich 0,358 auf 0,451 nach 6monatiger Unterernährung. Die entsprechenden Zahlen für die mechanische Systolendauer betragen 0,325 bzw. 0,393. Setzte man diese Werte in Beziehung zur Frequenz unter Zugrundelegung der Formeln:

$$K_{QT} = \frac{QT}{\sqrt{RR}} \quad \text{bzw.} \quad K_{\text{syst.}} = \frac{\text{mech. Systolendauer}}{\sqrt{RR}}$$

so ergaben sich für K_{QT} durchschnittlich 0,3701 in der Kontroll- und 0,3634 am Ende der Hungerperiode; für $K_{\text{syst.}}$ betragen die entsprechenden Zahlen 0,3355 bzw. 0,3155. Während die Verkleinerung von $K_{\text{syst.}}$ statistisch signifikant ist, ist dies bei K_{QT} nicht der Fall. Unter Zugrundelegung der angegebenen Beziehungen zur Frequenz ergibt sich jedenfalls, daß die Dauer der elektrischen und mechanischen Systole während der Unterernährung relativ verkürzt war; allerdings weisen KEYS, BROŽEK u. Mitarb. (1950) darauf hin, daß die Gültigkeit der angegebenen Formeln für solche starken Bradykardien zweifelhaft ist. Dieses Ergebnis des Minnesota-Experiments steht auch im Gegensatz zu den Befunden von CARDOZO u. EGGINK (1946), die K_{QT} zwischen 0,373 und 0,483 (Extremwert 0,76), also vergrößert fanden. Über die Ursachen dieser unterschiedlichen Ergebnisse lassen sich keine sicheren Aussagen machen, vielleicht spielt die Tatsache eine Rolle, daß das Krankengut von CARDOZO u. EGGINK (1946) sehr schwere Fälle umfaßte.

Uneinheitlich sind auch die Befunde hinsichtlich des Verhaltens von *ST*.

Während Tur (1944) nur präfinal eine Senkung von ST_2 und ST_3 sah, fanden Dalicho u. Klotzbücher (1949), Rosinski (1950) und Schennetten (1951) häufig ST-Veränderungen, teils Hebungen, teils Senkungen. Rosinski (1950) fand in 5% seiner 120 Fälle ST-Senkungen, in 50% (!) ST-Hebungen. Bei einem Teil erfolgte der Abgang der gehobenen Zwischenstrecken bogenförmig von QRS; Rosinski (1950) hält diesen Befund für charakteristisch und bezeichnet ihn als „Dystrophiker-ST". Forster (1946) fand demgegenüber die Zwischenstrecken stets normal. Diese divergierenden Befunde beruhen teilweise sicher auf dem subjektiven Faktor bei der Beurteilung von ST (wobei erfahrungsgemäß eher zuviel herausgelesen wird), teilweise handelt es sich wohl auch nicht nur um unkomplizierte Fälle.

Eine *U-Welle* findet sich nach Esser u. Dumont (1942) und Schennetten (1951) häufig. Eggers (1949) sah sie dagegen bei 170 Patienten nur einmal.

Was den *Lagetyp* von QRS betrifft, so kommen sowohl linkstypische als auch steiltypische und rechtstypische EKG vor (Tur 1944; Dalicho u. Klotzbücher 1949; Eggers 1949), jedoch keine pathologischen Lagetypen bei unkomplizierten Fällen.

Im Minnesota-Experiment kam es zu einer signifikanten Rechtsdrehung der Achse von QRS und T während der Unterernährung; die T-Achse wanderte dabei weiter (um 22,3°) nach rechts als die QRS-Achse (um 13,2°), sodaß beide dichter aneinander zu liegen kamen. Das entspricht der oben (S. 295) erwähnten Rechtsverlagerung der röntgenologisch bestimmten anatomischen Herzachse, sodaß es sehr naheliegt, für die Drehung der elektrischen Herzachse Lageänderungen des Herzens verantwortlich zu machen, obwohl nicht ausgeschlossen werden kann, daß ein relatives Rechtsüberwiegen eintritt (Keys, Brožek u. Mitarb. 1950).

Rhythmusstörungen kommen gelegentlich vor in Form von einzelnen ventrikulären Extrasystolen (Govaerts u. Lequime 1942; Eggers 1947; Glauner 1948; Berning 1949).

Das *Steh-* und *Belastungs-EKG* des Unterernährten ist nach Reindell und Klepzig (1948) normal.

e) Schlag- und Minutenvolumen, Herzarbeit.

Govaerts (1947) fand das *Schlagvolumen* bei 10 Hungerödemkranken, bestimmt mit der Acetylenmethode, mit durchschnittlich 43 cm³ vermindert, Howarth (1951) dagegen bei Bestimmung mit dem Herzkatheter (direktes Ficksches Prinzip) erhöht (durchschnittlich 94 cm³, 20 Fälle). Die gleichen Diskrepanzen ergaben sich bei Anwendung der sog. physikalischen Kreislaufanalyse. Landes (1943) fand erhöhte Schlagvolumina von 81,5—105 cm³ (Methode Böger-Wezler), Reindell u. Klepzig (1948) sahen kleine Schlagvolumina (Methode Broemser-Ranke). Bei Röntgendurchleuchtungen beobachtete Berridge (1951) häufig „abnorm große" Pulsationen, um so größer, je stärker die Bradykardie war. Im Minnesota-Experiment wurde das Schlagvolumen aus röntgenkymographischen Volumenmessungen errechnet. Dabei ergab sich eine Verkleinerung von durchschnittlich 66,9 cm³ in der Kontroll- auf 54,8 cm³ am Ende der Hungerperiode. Ein klares Bild über das Verhalten des Schlagvolumens bei Unterernährung läßt sich aus diesen einander widersprechenden Befunden nicht gewinnen.

Demgegenüber herrscht Übereinstimmung darüber, daß das *Minutenvolumen* herabgesetzt ist. Dies ergab sowohl die Anwendung des direkten und indirekten Fickschen Prinzips bei Mensch und Tier und im akuten und chronischen Hunger (Dumont 1942; Govaerts 1947; Govaerts u. Lequime 1942; Howarth 1951; als auch die physikalische Kreislaufanalyse nach Böger-Wezler bzw. Broemser-Ranke (Landes 1943; Landes u. Arnold 1947; Reindell u. Klepzig 1948; Jungmann 1954).

Govaerts u. Lequime (1942) (Acetylenmethode) fanden z. B. in 10 Fällen eine Herabsetzung des Minutenvolumens um 54% auf durchschnittlich 2,17 Liter, der Minimalwert lag bei 1,13 Liter. Mit einer eigenen Methode, die auf Blutvolumen- und Kreislaufzeitbestimmungen beruht, ermittelte Apfelbaum (1946) ebenfalls eine Verminderung des Minutenvolumens auf die Hälfte der Norm. Die Minutenvolumenwerte, berechnet auf

Grund röntgenkymographischer Schlagvolumenbestimmungen, sanken im Minnesota-Experiment von durchschnittlich 3,75 Liter in der Kontroll- auf 2,07 Liter am Ende der Hungerperiode, d. h. auf 55,2%. Der „Herzindex" (Minutenvolumen/m² Körperoberfläche) sank in der gleichen Zeit von 2,02 auf 1,25.

Der wesentliche Grund für die Herabsetzung des Minutenvolumens dürfte wohl im Hinblick auf die oben erwähnten unterschiedlichen Angaben über das Verhalten des Schlagvolumens die Herabsetzung der Pulsfrequenz sein. Im Minnesota-Experiment war die Verminderung des Minutenvolumens geringfügig stärker als es der Herabsetzung des Grundumsatzes entsprach. Setzt man das Verhältnis Minutenvolumen/cm³ Ruhe-O_2-Verbrauch pro min in der Vorperiode gleich 100%, so sank dieses Verhältnis auf 86% nach 24 Wochen Unterernährung ab.

KEYS, BROZEK u. Mitarb. (1950) haben anhand der Ergebnisse des Minnesota-Experimentes Berechnungen der *Herzarbeit* durchgeführt, wobei sie als Maß für Druckarbeit das Produkt aus Minuten- bzw. Schlagvolumen und mittlerem arteriellen Blutdruck verwenden und unterstellen, daß die Beschleunigungsarbeit unter Ruhebedingungen nur 3% der gesamten Herzarbeit ausmacht. Es kann sich angesichts der Berechnungsgrundlagen naturgemäß nur um eine grobe Überschlagsrechnung handeln. Setzt man die Werte in der Kontrollperiode gleich 100%, so ergibt sich nach 24wöchiger Unterernährung (Durchschnittswerte für 12 Vp):

Relative Druckarbeit
    pro Schlag 72,7%
    pro Minute 49,0%
    im Verhältnis zur Systolendauer . 41,0%

Relative Beschleunigungsarbeit
    pro Schlag 57,3%
    pro Minute 38,6%
    im Verhältnis zur Systolendauer . 47,9%

Relative Gesamtarbeit
    pro Schlag 72,2%
    pro Minute 48,7%
    im Verhältnis zur Systolendauer . 41,2%

Die Herzleistung ist demnach nach 24 Wochen Unterernährung auf über die Hälfte herabgesetzt.

Zur Frage der Herzinsuffizienz vgl. S. 309.

2. Peripherer Kreislauf.

a) Morphologie.

Nach JACKSON (1925) (s. dort ältere Literatur) kommt es bei völligem Hunger zur Atrophie der größeren Arterien und Venen mit degenerativen Veränderungen in allen Schichten. MOHR (1946) fand Auflockerung und ödematöse Quellung der Intima, oft mit Degeneration und Schwund des Endothels, bei meist intakter Media und Adventitia. Ödem der Adventitia und des periadventitiellen Gewebes sah er lediglich an den Nierengefäßen bei intakten Glomerula. LAMY u. Mitarb. (1948) halten für die wesentlichste Wirkung des Hungers auf die Blutgefäße das frühzeitige Erscheinen von atheromatösen Altersveränderungen, während umgekehrt SELBERG (1948) das Fehlen schwerer Arteriosklerosen, Hypertonien und Arteriosklerosen betont. Arteriitiden wurden nie beobachtet (UEHLINGER 1948; LAMY u. Mitarb. 1948). Die Capillaren sind prall mit Blut gefüllt, insbesondere in der Leber und den sonstigen parenchymatösen Organen (MOHR 1946; SELBERG 1947, 1948; GIESE 1948), im übrigen läßt sich jedoch mit den derzeitigen histologischen Methoden eine Störung der Endothelfunktion nicht nachweisen (SELBERG 1948; GIESE 1948).

Häufig kommen bei Hungerleichen Thrombosen und Thrombophlebitiden vor (MOHR 1946; UEHLINGER 1948; LAMY, LAMOTTE u. LAMOTTE-BARRILLON 1948).

Die Thrombosen fanden sich an den üblichen Stellen (untere Extremitätenvenen, Beckenvenen, nie an den Armvenen). Lamy, Lamotte u. Lamotte-Barrillon (1948) beschreiben außerdem eine marantische Thrombose der Pia-Venen. Als für die Thromboseentstehung maßgebende Faktoren kommen verlangsamte Blutströmung, Bluteiweißveränderungen und Gefäßwandschädigungen in Frage, Uehlinger (1948) vermutet auch Beziehungen zu Pyodermien und Decubitalgeschwüren. Nach den anatomischen Untersuchungen von Brass und Sandritter (1950) an der Zivilbevölkerung ist die Häufigkeit von Thrombosen bei gut und schlecht genährten Menschen gleich groß, die Mobilisierungstendenz, d. h. das Auftreten von Lungenembolien, jedoch bei gutem Ernährungszustand signifikant erhöht. Dieses Untersuchungsmaterial läßt sich aber wohl nicht ohne weiteres mit ausgesprochenen Inanitionstodesfällen vergleichen. Bei diesen sind Lungenembolien jedenfalls häufig (Mohr 1946; Apfelbaum 1946; Uehlinger 1948; Lamy, Lamotte u. Lamotte-Barrillon 1948).

b) Arterieller Blutdruck.

Übereinstimmend fand die große Mehrzahl der Untersucher eine Erniedrigung des Blutdrucks bei chronischem Hunger. Diese Tatsache wird besonders überzeugend dargelegt durch jene Autoren, die vergleichende Untersuchungen durchgeführt haben.

So beobachteten z. B. Benedict, Miles u. Mitarb. (1919) im „Carnegie-Experiment" bei einer Gruppe von 12 Versuchspersonen nach 4monatiger Unterernährung einen Abfall des Blutdrucks von durchschnittlich 115/81 mm Hg auf 95/64 mm Hg. Im Minnesota-Experiment sank der Blutdruck von durchschnittlich 105,3/69,7 mm Hg in der Kontrollperiode auf 92,7/64,4 nach 6monatiger Unterernährung (Keys, Brožek u. Mitarb. 1950). Lups u. Francke (1947) sahen bei 520 Personen, die in der Utrechter Poliklinik vor und während der Unterernährung in West-Holland (April 1945) untersucht wurden, ein deutliches Absinken des Blutdrucks in allen Altersklassen. Nach Widdowson (1951) stieg der Blutdruck von 20 unterernährten Männern innerhalb von 4 Monaten nach Wiederauffütterung von durchschnittlich 109/65 mm Hg auf 120/72 mm Hg. Schoen (1952) bzw. Schoen u. Hartmann (1950) fanden bei 1500 Rußlandheimkehrern einen durchschnittlichen arteriellen Druck von systolisch 100,8 mm Hg und diastolisch 71,2 mm Hg. Bei 12 schweren Fällen von Mollison (1946) lag der durchschnittliche Blutdruck bei 91/60 mm Hg. Berning (1949) hat als niedrigsten meßbaren Wert 75/65 mm Hg gefunden, Buerger (1954) 60 mm Hg systolischen Druck; über ähnlich niedrige Werte berichtet Gsell (1948).

Diesen und zahlreichen anderen, nicht eigens erwähnten Arbeiten gegenüber besagt es wenig, daß einige ältere Autoren einen „normalen" oder „leicht erhöhten" Blutdruck fanden (Gerhartz 1917; Maase u. Zondek 1917, 1920; Lange 1917). Bei den 26 Fällen von Dumont (1945) lagen die Blutdrucke zwischen 90/50 mm Hg und 170/100 mm Hg, wobei der letztere Wert bei einem 63 Jahre alten Patienten gemessen wurde. Eine Hypotonie läßt sich auch nicht aus den Zahlen von Sinclair (1947) herauslesen. Gillmann (1950) untersuchte vergleichend 100 unterernährte junge Männer ohne Ödeme, 100 Fälle mit frischen Hungerödemen und 100 Fälle mit lipophiler Dystrophie; er fand folgende durchschnittliche Blutdrucke (in gleicher Reihenfolge): Maximal 140/104 bzw. 155/110 bzw. 145/110, minimal 75/35 bzw. 90/50 bzw. 80/40 mm Hg. Relativ die höchsten Werte hatten also die Fälle mit frischen Hungerödemen. Dieser Befund widerspricht der sonstigen Erfahrung.

Daß auch hier die statistischen Ergebnisse allerdings im Einzelfall keine unbedingte Gültigkeit besitzen, zeigt das gegensätzliche Verhalten einer Versuchsperson im Minnesota-Experiment. Bei ihr stieg der systolische Blutdruck von Werten zwischen 96 und 99 mm Hg in der Vorperiode auf 118 mm Hg in der Hungerperiode, um während der anschließenden Wiederauffütterung wieder auf 94—96 mm Hg abzusinken.

Tierexperimentell (Hund) ließ sich zeigen, daß der Blutdruckabfall während einer Periode der Unterernährung durch vorherige reichliche Fettzufuhr verhindert wird (Wilhelmj, Gunderson u. Mitarb. 1955; Wilhelmj, Shuput-Meyers u. McCarthy 1956).

Der systolische Druck sinkt meist stärker ab als der diastolische, sodaß oft eine Verkleinerung der Blutdruckamplitude resultiert. Auch während der Unterernährung zeigt der Blutdruck eine Abhängigkeit vom Alter im Sinne einer gleichsinnigen Zunahme (Neuprez 1945; Reindell u. Klepzig 1948; Schoen 1952;

Schoen u. Hartmann 1950). Nach Reindell u. Klepzig (1948) wird das Absinken des Blutdrucks im Alter deutlicher. Neuprez (1945), der sich auf 9265
Fälle stützt, fand in höheren Altersklassen ein relativ geringeres Absinken des
systolischen bei relativ stärkerem Absinken des diastolischen Blutdrucks, woraus
sich eine Vergrößerung der Blutdruckamplitude bei alten Leuten ergeben kann.
Es besteht eine gleichsinnige Beziehung zwischen Blutdruck und Gewicht (Neuprez 1945; Schoen 1952; Schoen u. Hartmann 1950; Wilhelmj, Meyers u.
Mitarb. 1953; Wilhelmj, McDonoygh u. McCarthy (1953), hier weitere Literatur). Nach Neuprez (1945) entspricht einem Gewichtsverlust von 10 kg etwa
ein Blutdruckabfall von 20 mm Hg. Zu einem Teil dürfte diese statistische Beziehung allerdings methodisch bedingt sein, da bei der indirekten Blutdruckmessung nach Riva-Rocci das Ergebnis bekanntlich von der Weichteildicke beeinflußt wird. Daß beim Menschen einzelne Nahrungsbestandteile für die Beziehungen zwischen Gewicht und Blutdruck verantwortlich sind, ist nicht erwiesen.
Insbesondere kommt dem Eiweißgehalt der Nahrung offenbar keine wesentliche
Bedeutung zu (Wilhelmj, Meyers u. Mitarb. 1953). Weibliche Hungerödem-
kranke neigen weniger zur Hypotonie als Männer (Eggers 1949).

Bei der physikalischen Kreislaufanalyse nach Böger-Wezler bzw. Broemser-Ranke
ergibt sich eine Zunahme des peripheren Widerstandes bei Gleichbleiben oder Abnahme des
elastischen Widerstandes (Landes 1943; Landes u. Arnold 1947; Reindell u. Klepzig
1948). Wenn das zuträfe, wäre die Hypotonie in erster Linie eine Folge der Abnahme des
Minutenvolumens, vielleicht auch eine Folge der Abnahme des elastischen Widerstandes.
Boenheim (1935) hält das Vorliegen einer Nebenniereninsuffizienz als Ursache der Hypotonie für möglich, v. Kress u. Langenecker (1946) vermuten einen Renin- oder Hyper-
tensinogenmangel infolge der Hypoproteinämie. Holtz (1949) glaubt Unterschiede im Hyper-
tensinogengehalt des Serums von Normalen und Unterernährten nachgewiesen zu haben.

c) Capillaren.

Das Verhalten der Capillaren ist bei chronischer Unterernährung von besonderem Interesse, weil die Pathogenese des Hungerödems bei gewissen Fällen
mit geringer oder fehlender Herabsetzung des onkotischen Druckes des Blutes
Erklärungsschwierigkeiten bereitet, wenn nicht ein Gefäßfaktor zu Hilfe genommen wird. Messungen des Capillardruckes liegen u. W. nicht vor; es kann jedoch
im Hinblick auf die arterielle Hypotension und die häufige Verminderung des
Venendruckes (s. unten) angenommen werden, daß der Capillardruck ebenfalls
herabgesetzt ist.

Capillarmikroskopische Untersuchungen am Nagelfalz wurden von Maase u.
Zondek (1917, 1920) und von Schoen u. Hartmann (1950) durchgeführt.
Während die ersteren Autoren keine charakteristischen Unterschiede gegenüber
Gesunden fanden, beobachteten Schoen u. Hartmann (1950) unter 100 Fällen
nur 5mal ein normales Verhalten, 67mal vermehrte Schlängelung und Atonie des venösen Schenkels, 47mal spastische Kontraktion (spastisch-atonischer Symptomenkomplex) und häufig pericapilläres Ödem. Bei trockener Dystrophie überwogen die
spastischen Veränderungen, bei feuchter die atonischen.

Peraklis u. Bakalos (1943) schließen aus dem Vorkommen von Hautblutungen auf das Vorliegen von Capillarwandschädigungen; es sei dahingestellt, ob es
sich hierbei um eine reine Inanitionsfolge handelt oder um die Kombination mit
einer Avitaminose. Küchmeister u. Taube (1947) fanden im Landisschen
Stauversuch bei Mangelödemkranken einen erhöhten Austritt von Protein ins
Gewebe, sie schließen hieraus auf eine Permeabilitätssteigerung. Im Gegensatz
hierzu sahen McCance u. Thrussell (1951) keine signifikanten Unterschiede von
Capillarresistenz und Capillarpermeabilität zwischen Gesunden und Unterernährten (Bestimmung des Volumens von Hand und Unterarm vor und nach

längerer venöser Stauung bzw. Bad in Eiswasser in verschiedenen Körperstellungen). Bei Anwendung einer Saugmethode beobachteten WENDENBURG u. ZILLMER (1950) eine Verminderung der capillären Resistenz bei Unterernährten, wobei die ödematösen Fälle eine stärkere Resistenzminderung aufwiesen. KEYS, BROŽEK u. Mitarb. (1950) ziehen auf Grund der Zusammensetzung der Ödemflüssigkeit, insbesondere deren sehr niedrigem Proteingehalt, den Schluß, daß eine wesentliche Veränderung der Capillarpermeabilität offensichtlich nicht vorliegen kann. Die resorptive Capillarleistung ist auffallend gut, wie sich aus der außerordentlich schnellen Ödemausschwemmung bei Bettruhe ergibt (BERNING 1949).

Die Divergenz der Befunde und Meinungen, die sicher teilweise methodische Gründe hat, läßt ein einwandfreies Urteil über Capillarresistenz und -permeabilität nicht zu. An der Hungerödemgenese ist eine Erhöhung der capillaren Permeabilität wahrscheinlich nicht wesentlich beteiligt, wie sich aus dem eben erwähnten Argument von KEYS, BROŽEK u. Mitarb. (1950) ergibt. Ob sich Permeabilität und Resistenz der Capillaren bei besonderer Belastung anders verhalten als bei Gesunden, muß dahingestellt bleiben.

d) Venendruck.

Bei chronischer Unterernährung ist der Venendruck normal (KNACK u. NEUMANN 1917; GOVAERTS u. LEQUIME 1942) oder niedrig (SINCLAIR 1947; BANSI 1949; HENNING 1948).

HENNING (1948) hat bei hydropischen Dystrophien Werte von 0—40 mm H_2O, BANSI (1949) von 30—50 mm H_2O gemessen; auch die von KNACK u. NEUMANN (1917) bestimmten Drucke sind größtenteils niedrig (35—85 mm H_2O). Im Minnesota-Experiment sank der Venendruck auf durchschnittlich 48 mm H_2O (niedrigster Wert 28 mm H_2O) ab, gegenüber Kontrollwerten von etwa 100 mm H_2O (KEYS, BROŽEK u. Mitarb. 1950). HOWARTH (1951) fand den Druck im rechten Vorhof teils normal, teils leicht erhöht; durch intravenöse Infusion großer Flüssigkeitsmengen stieg der Vorhofdruck in stärkerem Ausmaß an als bei Gesunden (vgl. S. 309).

e) Zirkulierende Blutmenge.

Die zirkulierende Blutmenge ist bei akuter und chronischer Unterernährung vermindert (MOLLISON 1946; GÜLZOW 1947; HIPPKE 1949; KUNTZE u. PAROW 1948; KLOTZBÜCHER 1948; WIDDOWSON 1951; KEYS, BROŽEK u. Mitarb. 1950), sowohl absolut wie relativ (bezogen auf Körpergewicht und Körperoberfläche).

Die absoluten Zahlen der einzelnen Autoren weichen auf Grund unterschiedlicher Methodik (meist Farbstoffmethoden) voneinander ab, relativ liegt die Abnahme in der Größenordnung von 10—30% der jeweiligen normalen Vergleichswerte. Die Abnahme der zirkulierenden Blutmenge ist in erster Linie eine Folge der Anämie, was sich auch im Hämatokritwert ausdrückt, während das Plasmavolumen gleichbleibt oder sogar ansteigt. Weitere Einzelheiten hierzu vgl. KEYS, BROŽEK u. Mitarb. (1950) sowie das Kapitel von GLATZEL in diesem Handbuch (Bd. VI/2, S. 434).

f) Extremitäten-Durchblutung.

Die Haut des Dystrophikers ist kühl, blaß und angedeutet cyanotisch. Mittels der venösen Verschlußplethysmographie ließ sich eine Verminderung der Extremitätendurchblutung bei Unterernährung nachweisen, und zwar an der Hand etwas stärker (1,9 gegenüber 3,7 cm³/min/100 cm³ Gewebe) als am Unterarm (1,92 gegenüber 3,4 cm³/min/100 cm³ Gewebe) (HOWARTH 1951), was den Schluß zuläßt, daß die Durchblutungsabnahme vorwiegend in der Haut stattfindet.

HOWARTH (1951) fand die Reaktion auf arterielle Drosselung (reaktive Mehrdurchblutung) und indirekte Erwärmung qualitativ der Norm entsprechend, bei Erwärmung allerdings quantitativ nicht so ausgiebig. Auch dieses Verhalten läßt vermuten, daß in erster Linie die Hautdurchblutung reduziert ist, da die reaktive Mehrdurchblutung nach Ischämie vorwiegend im Muskel stattfindet, während die Vasodilatation bei indirekter Erwärmung ausschließlich die Hautgefäße betrifft, bei Gleichbleiben oder Verminderung der Muskeldurchblutung (BARCROFT, BOCK u. Mitarb. 1955). Die normalerweise vorhandene Hauttemperaturdifferenz zwischen Händen und Füßen (an den Füßen niedriger) ist bei Dystrophikern durchschnittlich größer; bei indirekter Erwärmung (,,hotbox-Versuch'') erfolgt der Hauttemperaturanstieg verzögert, vor allem an den Füßen, welche im Gegensatz zum Gesunden den gleichen Temperaturendwert wie die Hände nicht erreichen (RATSCHOW u. HASSE 1948). Im lokalen Abkühlungsversuch fanden diese Autoren jedoch ein normales Verhalten. NEWMAN u. TOMSON (1951) untersuchten vergleichend 23 unterernährte Deutsche und 25 normalernährte Engländer hinsichtlich des Verhaltens der Hauttemperatur (Finger) auf lokale Kälte, sie fanden ebenfalls keine signifikanten Unterschiede, wenn auch die Hauttemperaturen bei den Unterernährten durchschnittlich etwas tiefer lagen.

Aus diesen Befunden läßt sich entnehmen, daß die Hautdurchblutung bei chronischer Unterernährung wahrscheinlich reduziert und die Reaktion auf vasodilatierende Reize herabgesetzt, auf konstriktorische normal oder gesteigert ist. Möglicherweise bestehen hier Zusammenhänge mit der Temperaturregulation des Unterernährten, der ja eine Hypothermie aufweist. Hinsichtlich der Durchblutung von Muskulatur und Knochen lassen sich sichere Aussagen nicht machen.

g) Nierendurchblutung.

Verwertbare Untersuchungsergebnisse mittels Klärwertuntersuchungen am Menschen liegen nur von MOLLISON (1946) und von McCANCE (1951) vor. Der erstere untersuchte vier unterernährte Frauen aus dem Konzentrationslager Belsen, zwei wiesen generalisierte Ödeme auf, zwei waren ohne Ödem. Die beiden Patientinnen ohne Ödeme hatten eine normale Inulin-Clearance (124 bzw. 141 cm³/min), bei den beiden Frauen mit Ödem lag die Inulin-Clearance mit 70 bzw. 53 cm³/min deutlich zu niedrig. Die Nierenplasmadurchströmung (Diodone-Clearance) war nur bei einer Patientin ohne Ödem normal (710 cm³/min), während sie bei den übrigen vermindert war (340, 194, 283 cm³/min). Dagegen fand McCANCE (1951) bei unterernährten Deutschen normales Verhalten von Inulin- und Diodone-Clearance, allerdings lag die letztere auch hier bei einigen Fällen unter 500 cm³/min. Dieses im wesentlichen normale Verhalten entspricht auch dem normalen anatomischen Befund an den Nieren und der ungestörten Nierenfunktion.

h) Kreislaufzeiten.

Sowohl die Kreislaufzeit Arm-Zunge (GOVAERTS u. LEQUIME 1942; CARDOZO u. EGGINK 1946) als auch die von Arm zu Arm (APFELBAUM 1946) ist bei Unterernährten in der Mehrzahl der Fälle deutlich verlängert. So fanden z. B. GOVAERTS u. LEQUIME (1942) bei 48 Fällen nur viermal normale (d. h. zwischen 12 und 16 sec liegende) Kreislaufzeiten mit der Decholinmethode, alle übrigen Werte waren verlängert (maximal 34 sec).

Diese Herabsetzung der Zirkulationsgeschwindigkeit ist nach dem Verhalten von anderen Kreislaufgrößen (Bradykardie, verkleinertes Minutenvolumen, Hypotonie, verminderter elastischer Widerstand, herabgesetzte zirkulierende Blutmenge) zu erwarten. Die arteriovenöse O_2-Differenz ist dementsprechend vergrößert, wie sich aus den Untersuchungen von GOVAERTS u. LEQUIME (1942) und insbesondere den Daten von KEYS, BROŽEK u. Mitarb. (1950) eindeutig ergibt.

3. Das Verhalten des Kreislaufs bei Lagewechsel und Arbeit.

Über das Kreislaufverhalten des Unterernährten bei orthostatischer und Arbeitsbelastung liegen vielfache Untersuchungen mit teilweise unterschiedlichen Ergebnissen vor. Diese haben ihren Grund z. T. in der benutzten verschiedenen Methodik, insbesondere hinsichtlich Art und Ausmaß der Belastung, z. T. in der subjektiven Bewertung dessen, was „normal" ist und teilweise schließlich in der wechselnden Schwere des Krankengutes.

Die Untersuchung des Kreislaufs bei *Lagewechsel vom Liegen zum Stehen* beansprucht deshalb besonderes Interesse, weil viele Kranke mit Unterernährung über sog. orthostatische Beschwerden klagen, insbesondere also Schwarzwerden und Flimmern vor den Augen und Schwindel bei schnellen Lageänderungen. Dementsprechend wurde auch häufig bei aktivem Lagewechsel vom Liegen zum Stehen ein stärkeres Absinken des systolischen Blutdrucks bei gleichbleibendem oder steigendem diastolischen Druck und Anstieg der Pulsfrequenz bis zur Tachykardie gefunden (Berg u. Berning 1944; Berning 1949; Ickert 1946; Gillmann 1950). Reindell und Klepzig (1948) beobachteten bei Untersuchungen an der unterernährten Freiburger Stadtbevölkerung in der Nachkriegszeit allerdings nur 1 mal unter 75 Fällen eine hypotone Regulationsstörung im Sinne Schellongs; Schoen und Hartmann (1950) sahen bei 17 von 72 Heimkehrern einen Kollaps im aktiven Stehversuch. Bei vergleichender Untersuchung derselben Versuchspersonen vor und während der Unterernährung wurde im sog. Carnegie nutrition laboratory experiment (Benedict, Miles u. Mitarb. 1919) kein Unterschied im Verhalten der Pulsfrequenz beim Übergang vom Liegen zum Stehen gefunden.

Bei passivem Lagewechsel mittels eines Kipptisches zeigten sich im Minnesota-Experiment beim Vergleich von Kontroll- und Hungerperiode zwar geringfügige, aber nicht signifikante Unterschiede im Verhalten von Pulsfrequenz und Blutdruck (Keys, Brožek u. Mitarb. 1950). Dabei war bemerkenswert, daß sich die sonst auch bei diesen Versuchspersonen in der Unterernährungsperiode vorhandenen spontanen orthostatischen Beschwerden auf dem Kipptisch nicht reproduzieren ließen; sie sind anscheinend an den aktiv durchgeführten Lagewechsel gebunden.

Erwähnenswert ist auch, daß im Minnesota-Experiment diejenigen Versuchspersonen, die in der Vorperiode im Stehversuch kollabierten, dies in der Hungerperiode nicht taten. Sie unterschieden sich im übrigen weder in ihrem Körperbau und Gewicht noch im Kreislaufverhalten von den anderen. Der einzige Spontankollaps im Minnesota-Experiment trat während des Wartens auf die Essenausgabe bei einem Mann auf, der eine schwere „Erkältung" hatte und kurz vorher Codein und Papaverin eingenommen hatte.

Fliederbaum, Heller u. Mitarb. (1946) fanden bei passiven Lageänderungen des Körpers mittels Kipptisch in verschiedene Winkel zur Vertikalen eine verminderte Reaktion von Blutdruck und Puls bei Unterernährten, wobei zu erwähnen ist, daß ihr Krankengut einerseits stärker unterernährt war als die Versuchspersonen von Keys u. Mitarb. (1950), andererseits die Vergleichswerte von anderen, normalernährten Kontrollfällen stammen.

Das Minutenvolumen (direktes Fick-Prinzip) fällt im Stehen in normalem Ausmaß ab bei erhöhter Pulsfrequenz, also verkleinertem Schlagvolumen (Howarth 1951). Die Nierendurchblutung, gemessen mittels Diodone- und Inulin-Clearance, ändert sich bei Lagewechsel beim Unterernährten in gleicher Weise wie beim Gesunden (McCance 1951).

Die Reaktion des Pulses auf *Muskelarbeit* ist nach Benedict, Miles u. Mitarb. (1919) und Esser u. Dumont (1942) normal, während Moritz (1919), Jores (1948), Reindell u. Klepzig (1948) einen verminderten Anstieg fanden. Andere Autoren wiederum bemerkten einen sehr hohen Frequenzanstieg schon nach geringer Belastung (Schittenhelm u. Schlecht 1919; Boenheim 1935; Froschbach 1917; Berg u. Berning 1944; Berning 1949; Schoen u. Hartmann 1950; Helweg-Larsen, Hoffmeyer u. Mitarb. 1952). Auch im Minnesota-Experiment stieg die Pulsfrequenz nach Arbeit auf absolut die gleichen, relativ jedoch zu hohe Werte an, verglichen mit der Vorperiode. Die „Erholungsfrequenz" (Mittelwert aus den Pulsfrequenzen in den ersten beiden Minuten nach Beendigung der Arbeit) war ebenfalls relativ erhöht (Keys, Brožek u. Mitarb. 1950). Der Blutdruckanstieg nach Belastung soll fehlen oder ungenügend sein (Berg u. Berning 1944; Ickert 1946; Reindell u. Klepzig 1948; Berning 1949; Jores 1948; Schoen

u. HARTMANN 1950). GLASER (1951) hat diese Befunde bei 23 unterernährten Deutschen nicht bestätigen können. Er fand ein ziemlich regelloses Verhalten sog. normaler und abnormer Reaktionen bei der Schellongschen Kreislauffunktionsprüfung vor und nach Wiederauffütterung und bestreitet aus methodischen Gründen den Wert dieser Prüfung überhaupt.

Die nach Arbeit einsetzende Minutenvolumensteigerung geht nach REINDELL u. KLEPZIG (1948) mit einer Schlagvolumenvergrößerung einher; daneben spielt selbstverständlich die relativ starke Frequenzzunahme eine wesentliche Rolle.

Insgesamt sind die gefundenen Abweichungen im Kreislaufverhalten des Unterernährten gegenüber Gesunden nach orthostatischer und Arbeitsbelastung, soweit sie nicht methodisch bedingt sind, nur quantitativer Art und nicht erheblich. Die Mechanismen der Kreislaufregulation scheinen intakt zu sein, sichere Hinweise auf eine Einschränkung der Leistungsbreite des Herzens ergeben sich hier nicht. Auf diese Frage wird jedoch später (S. 309) noch einmal eingegangen. Im übrigen erscheint es grundsätzlich zweifelhaft, ob angesichts der deutlich veränderten Ausgangssituation des Kreislaufs bei Unterernährung sein Verhalten nach Belastung überhaupt mit der „Norm" vergleichbar ist.

4. Der Kreislauf in der Rehabilitationsphase.

Quantitativ und qualitativ genügende Nahrungszufuhr führt zur Rückbildung der morphologischen und funktionellen Veränderungen an Herz und Kreislauf. Die Phase der Reparation ist gekennzeichnet durch die Labilität und teilweise das Überschießen der vegetativ-nervösen und innersekretorischen Regulationen. Dementsprechend stehen klinisch die subjektiven und objektiven Symptome der „vegetativen Dystonie" im Vordergrund: Neigung zu Schweißausbrüchen, Hitzewallungen, Sensationen von Seiten des Herzens, Tachykardien, Schwindel, lebhafter Dermographismus, Neigung zu vorübergehenden Blutdrucksteigerungen, Dyspnoe, intestinale Beschwerden, Akrocyanose, Kopfdruck, allgemein gesteigerte Erregbarkeit und rasche Erschöpfung.

Das Herz nimmt röntgenologisch rasch an Größe zu. Diese Größenzunahme überschreitet prozentual den Zuwachs an Körpergewicht (KEYS, BROŽEK u. Mitarb. 1950), so daß die Herzgröße an der oberen Grenze der Norm liegen kann (BERRIDGE 1951). Dem entspricht jedoch mit hoher Wahrscheinlichkeit nicht eine echte Substanzzunahme des Herzmuskels (KEYS, BROŽEK u. Mitarb. 1950), vielmehr handelt es sich offenbar nur um eine Dilatation des atrophischen Herzens infolge der Vermehrung der zirkulierenden Blutmenge in der Reparationsphase (KLOTZBÜCHER 1948; BERRIDGE 1951).

Hierfür spricht auch die Tatsache, daß eine Versuchsperson, bei der Hinweise auf eine anderweitige Herzerkrankung fehlten, im Minnesota-Experiment während der Wiederauffütterung eine vorübergehende Herzinsuffizienz entwickelte. Möglicherweise sind die gelegentlich beobachteten plötzlichen Todesfälle in der Rekonvaleszenz ebenfalls die Folge einer derartigen sich rasch entwickelnden Herzinsuffizienz.

Im übrigen waren im Minnesota-Experiment die Ausgangswerte der Herzmaße nach 20 Wochen Rehabilitation wieder erreicht. Die Herzfrequenz in Ruhe stieg ebenfalls mit Einsetzen der Wiederauffütterung an, wobei sich eine gleichsinnige Beziehung zur Höhe der Calorienzufuhr ergab; die Durchschnittsfrequenz der Kontrollperiode wurde vorübergehend — mit Maximum in der 14. Woche der Rekonvaleszenz — deutlich überschritten, um sich erst nach 5 Monaten dem Ausgangswert wieder zu nähern. Über Tachykardien in der Rekonvaleszenz berichten auch GROS (1949), MEYERINGH u. DIETZE (1950), LOHMEYER (1951) und HELWEG-LARSEN, HOFFMEYER u. Mitarb. (1952). Die in ihrem Ausmaß während der Unterernährungsperiode verringerte physiologische Sinusarrhythmie stellte sich innerhalb von 32 Wochen in ihrem früheren Umfang wieder ein; eine gesteigerte Ruhepulslabilität in der Rekonvaleszenz ließ sich statistisch *nicht* sichern (Keys, Brožek u. Mitarb. 1950).

Sämtliche EKG-Veränderungen, die während der Unterernährungsperiode im Minnesota-Experiment aufgetreten waren, bildeten sich innerhalb von 5—8 Monaten zurück, wobei teilweise (z. B. bei den Achsendrehungen von QRS und T) ein vorübergehendes Überschießen vorkam und bei manchen EKG-Veränderungen die Rückbildung eine Abhängigkeit von der Calorienzufuhr zeigte. Andere Autoren betonen ebenfalls die Reversibilität aller EKG-Veränderungen (Forster 1946; Klotzbücher 1948).

Auch die im Hunger eingetretenen Änderungen von Schlag- und Minutenvolumen, des „Herzindex" und der Herzarbeit bildeten sich zurück, hatten aber nach 5 Monaten noch nicht wieder die Ausgangswerte erreicht (Keys, Brožek u. Mitarb. 1950). Hinsichtlich der Frage von Dauerschäden des Herzens vgl. S. 310.

Der Blutdruck steigt mit Einsetzen der Wiederauffütterung rasch an. Der Anstieg wird im Beginn manchmal von einem kurzfristigen Abfall unterbrochen (Keys, Brožek u. Mitarb. 1950; Lohmeyer 1951). Anschließend kommt es nicht selten zu vorübergehender Überschreitung der Ausgangswerte, so daß leichte bis mäßige Hypertensionen beobachtet werden können (Harrison 1946; Stapleton 1946; Meyeringh u. Dietze 1950; Lohmeyer 1951; Schrader 1952).

Diese Tendenz zu transitorischer Hypertonie geht zwar nicht aus allen Veröffentlichungen hervor (z. B. Lups u. Francke 1947; Adamson, Tisdale u. Mitarb. 1947; Widdowson 1951); ihre Feststellung erfordert jedoch fortlaufende relativ kurzfristige Kontrolluntersuchungen. Auch im Minnesota-Experiment trat eine vorübergehende Überschreitung der Blutdruckwerte bei einem Teil der Fälle in der Rehabilitationsperiode — und zwar zwischen 12. und 16. Woche nach Beendigung der Unterernährung — in Erscheinung. Die Blutdruckwerte der Kontrollperiode wurden mit 2 Ausnahmen nach 3—8 Monaten wieder erreicht, um so schneller, je höher die Calorienzufuhr war. Widdowson (1951) fand, daß der nach Wiederauffütterung von 20 unterernährten Deutschen nach 4 Monaten erreichte Blutdruck in den folgenden 18 Monaten nicht weiter anstieg. In den 60 Fällen von Lohmeyer (1951) stieg der Blutdruck bis zum 14. Monat nach Rückkehr an, um sich bis zum Ende des 2. Jahres wieder zu normalisieren.

In der überwiegenden Mehrzahl der Fälle ist demnach damit zu rechnen, daß innerhalb von 2 Jahren nach Einsetzen normaler Ernährungsverhältnisse die durch Unterernährung und anschließende Rehabilitation ausgelösten Blutdruckveränderungen nach unten und oben sich ausgeglichen haben. Hinsichtlich der Entstehung chronischer Blutdrucksteigerungen vgl. S. 311 f.

Der niedrige Venendruck in der Phase der Unterernährung stieg im Minnesota-Experiment innerhalb von 4—5 Monaten nach Beginn der Wiederauffütterung wieder auf normale Werte. Es kam dabei in einigen Fällen zu Venendrucksteigerungen bis auf fast das Doppelte der Norm; gleichzeitig damit zeigten sich Tachykardien und erneute Ödeme, sodaß es naheliegt, eine vorübergehende Herzinsuffizienz anzunehmen (vgl. S. 309).

Vitamin- und Eiweißzulagen zur Kost in der Wiederauffütterungsphase zeigten im Minnesota-Experiment bei vergleichender Untersuchung keinen signifikanten Einfluß auf den Ablauf der Rehabilitation hinsichtlich des Kreislaufs (Keys, Brožek u. Mitarb. 1950).

Im Tierexperiment (Hund) ist der verschieden hohe Gehalt der Kost an Kohlenhydraten oder Eiweiß ebenfalls ohne Einfluß auf den Wiederanstieg des Blutdrucks nach einer Hungerperiode, wenn die gesamte Calorienzufuhr niedrig ist; dagegen bewirkt bei hoher Calorienzufuhr eine kohlenhydratreiche Kost einen stärkeren systolischen Blutdruckanstieg und eine erheblichere Zunahme der Herzfrequenz als eine proteinreiche Nahrung (Wilhelmj, Meyers u. Mitarb. 1953; Wilhelmj, Gunderson u. Mitarb. 1955).

5. Herzinsuffizienz.

Schon die ersten Beschreiber des klinischen Bildes der chronischen Unterernährung haben betont, daß subjektive und objektive Symptome einer Herzinsuffizienz fehlen: Das Herz ist nicht vergrößert, der Venendruck niedrig, es fehlen Stauungserscheinungen an den inneren Organen, Tachykardie, Dyspnoe und stärkere Cyanose. Auch die vorliegenden Untersuchungen über das Kreislaufverhalten nach orthostatischer und Arbeitsbelastung (S. 305 f.) ergeben keine eindeutigen Hinweise auf eine erheblichere Herzinsuffizienz. Im Hinblick auf die morphologischen Befunde von seiten des Herzens ist das eigentlich erstaunlich. Immerhin ist der *Druck im rechten Vorhof* nach HOWARTH (1951) in der Hälfte der Fälle leicht erhöht; Vorhofdruckänderungen durch Aderlässe oder Infusionen führten nur zu geringen Änderungen des Minutenvolumens. Allerdings stieg der Vorhofdruck nach Infusion großer Flüssigkeitsmengen stärker an als bei Gesunden und die vorübergehende geringfügige Zunahme des Minutenvolumens ging in einigen Fällen in eine sekundäre Abnahme über. Die Autorin glaubt, daß mit diesen Befunden die Todesfälle erklärbar seien, die LAMY, LAMOTTE u. LAMOTTE-BARRILLON (1948) nach Plasmainfusionen beschrieben haben. Ferner kommt es in der Rekonvaleszenz mit der starken Vermehrung der zirkulierenden Blutmenge zu einer vorübergehenden Dilatation des atrophischen Herzens (vgl. S. 307).

Im Minnesota-Experiment entwickelte eine Versuchsperson, bei der keine Hinweise auf irgendeine Herzerkrankung vorlagen, während der Wiederauffütterung vorübergehend eine deutliche Herzinsuffizienz. Auch bei anderen Versuchspersonen kam es in dieser Phase zu Venendrucksteigerungen bis auf fast das Doppelte der Norm und zu Tachykardien.

Aus diesen Befunden ergibt sich, daß die Leitungsbreite des Herzens bei chronischer Unterernährung doch eingeschränkt ist: Die Überbelastung in der Rekonvaleszenz durch Steigerung des Stoffwechsels, Vermehrung der zirkulierenden Blutmenge und Anstieg des Blutdruckes wird offensichtlich nicht immer vollständig bewältigt. Daß während der eigentlichen Phase der Unterernährung eine spontane Kreislaufdekompensation im allgemeinen nicht beobachtet wird, liegt wahrscheinlich daran, daß eine zu starke körperliche Belastung wegen der allgemeinen Schwäche abgebrochen wird, ehe das Herz insuffizient wird.

Eine wesentliche Mitursache bei der Hungerödemgenese stellt das Versagen des Herzens jedenfalls nicht dar, abgesehen vielleicht von extremen Endzuständen und vorübergehenden Dekompensationserscheinungen in der Rekonvaleszenz.

Die Anwendung von Digitalis bzw. Strophanthin in der Rekonvaleszenz wird zum Teil empfohlen (HÜLSE 1917; SCHITTENHELM u. SCHLECHT 1919; EGGERS 1947; SCHOEN 1952; HOTTINGER 1948). Andere Autoren halten eine Digitalisierung nur bei älteren Leuten oder Begleitkrankheiten für notwendig, nicht dagegen bei unkomplizierten Fällen (POLLAG 1920; FORSTER 1946; STRÖDER 1947; BANSI 1949; BERNING 1949; HELWEG-LARSEN, HOFFMEYER u. Mitarb. 1952). Nach den experimentellen Befunden von HÜLSE (1917), SCHITTENHELM u. SCHLECHT (1919) und HOWARTH (1951) ist eine Digitaliswirkung auf den arteriellen Blutdruck, die Diurese und den Venendruck in geringem Maße vorhanden. Das oben erwähnte Vorkommen von leichten Herzinsuffizienzen auch bei unkomplizierten Fällen in der Rekonvaleszenz läßt die Anwendung von Digitalis bzw. Strophanthin zweifellos gelegentlich begründet erscheinen, insbesondere dann, wenn die Wiederauffütterung rasch erfolgt und Bettruhe nicht eingehalten werden kann. Die Anwendung peripherer Kreislaufmittel kann notwendig werden, wenn es (z. B. infolge zu rascher Ausschwemmung oder bei Transporten) zu plötzlichen Kollapsen kommt (SCHITTENHELM u. SCHLECHT 1919; STRÖDER 1917; HOTTINGER 1948; SCHOEN 1952).

6. Herz-Kreislaufkrankheiten und Unterernährung.

Eine Frage von nicht geringer praktischer Bedeutung ist, ob chronische Unterernährung Erkrankungen des Herzens und des Kreislaufs hervorrufen bzw. ihre Entstehung begünstigen kann und in welcher Weise präexistente Kreislaufkrankheiten in ihrem Ablauf durch zwischenzeitliche Unterernährung modifiziert werden. Eine sichere Beantwortung dieser Fragen wäre allerdings nur möglich durch langfristige Verlaufsbeobachtungen, deren Beginn zeitlich vor dem Einsetzen der Unterernährung liegen müßte. Solchen Untersuchungen stehen naturgemäß sehr große praktische Schwierigkeiten entgegen und sie fehlen dementsprechend für die meisten Kreislauferkrankungen völlig; soweit sie vorliegen, entsprechen sie nicht allen Anforderungen an eine exakte Beweisführung. Die folgenden Ausführungen betreffen daher lediglich einzelne Krankheiten von Herz- und Kreislauf und die Beantwortung der eingangs gestellten Fragen beruht mehr auf Indizien als auf direkten Beweisen. Sie sollen insbesondere dem als Gutachter tätigen Arzt einige Hinweise geben.

Daß chronische Unterernährung zu bleibenden Veränderungen am Herzmuskel, zu einem sog. *„Myokardschaden"* führt, ist nach den früher gemachten Ausführungen über das EKG und die klinischen Befunde am Hungerherzen nicht wahrscheinlich; es zeigte sich ja die grundsätzliche Reversibilität aller Veränderungen.

Dies deckt sich mit den Ergebnissen statistischer Untersuchungen von Meyeringh (1954), der die Häufigkeit organischer Herzschäden bei Spätheimkehrern mit 2—3,4% angibt gegenüber 8,2% bei Krankenhauspatienten (nicht auslesefrei!) und 1% bei Röntgenreihenuntersuchungen. Bei 465 Spätheimkehrern in der späten Reparationsphase fand Dietze (1957) in 8,6% pathologische EKG-Veränderungen, wobei die Lebensalter über 60 Jahre prozentual weitaus am stärksten betroffen waren (vgl. auch Oetzmann 1956).

Es ist allerdings zweifelhaft, ob die generelle Ablehnung von Spätschäden am Herzmuskel den tatsächlichen Verhältnissen völlig gerecht wird. So betraf ja das Minnesota-Experiment, dem wir die exaktesten Ergebnisse verdanken, junge und gesunde Menschen, und die Dauer und Schwere der hier erzeugten Inanition erreichte bei weitem nicht praktisch vorkommende Ausmaße. Angesichts der Histologie des Hungerherzens muß die Möglichkeit zugegeben werden, daß eine jahrelang dauernde schwere Unterernährung auch einmal irreversible Veränderungen am Herzmuskel hinterläßt, insbesondere dann, wenn es sich um ein älteres, vorgeschädigtes und in seiner Regenerationsfähigkeit beeinträchtigtes Herz handelt. Dem entspricht die klinische Erfahrung, daß die allgemeinen Folgen schwerer und langdauernder Dystrophie bei älteren Heimkehrern nicht immer wie üblich in 1—2 Jahren ausgeglichen sind und man gelegentlich den Eindruck eines „Knickes in der Lebenslinie" hat; freilich sind derartige klinische Eindrücke gerade in Bezug auf das Herz wegen der Interferenz zahlreicher exogener und endogener Faktoren nicht allzu beweiskräftig. Sie müssen jedoch den gutachterlich gehörten Arzt veranlassen, in manchen Fällen die Bedeutung von Schwere und Dauer einer Dystrophie einerseits und Alter, Arteriosklerose, früheren Erkrankungen und sonstigen exogenen Faktoren andererseits für die Genese einer Herzmuskelerkrankung sorgfältig gegeneinander abzuwägen. Insgesamt wird die Anerkennung eines „Herzmuskelschadens" als alleinige Dystrophiefolge aber einen eingehend zu begründenden Ausnahmefall darstellen (Meyeringh, Dietze u. Haeseler 1955).

Die akute *Endocarditis rheumatica* ist während der chronischen Unterernährung selten, ebenso wie frische Rezidive bei abgelaufenen Endokarditiden (Hülse 1917; Buerger 1919; Uehlinger 1948), kommt anscheinend aber vor, wie die klinischen Beobachtungen von Hottinger (1948) zeigen. Meyeringh, Dietze u. Haeseler (1955) beobachteten bei 359 Spätheimkehrern keine frische Endokarditis, erörtern allerdings die Möglichkeit, daß die Endokarditiskranken in Gefangenschaft verstorben seien. Statistische Untersuchungen ergaben ebenfalls eine zumindest relative Häufigkeitsabnahme der rheumatischen Endokarditis während und nach den beiden Weltkriegen (Spang u. Gabele 1950; s. dort

weitere Literatur, MERZWEILER u. Mitarb. 1953). Dagegen zeigte sich nach beiden
Weltkriegen eine deutliche Zunahme der Häufigkeit der *Endocarditis lenta*, wobei
der Gipfel nach dem 2. Weltkrieg im Jahre 1948 lag. Die Zunahme der Endocarditis lenta betraf fast ausschließlich Länder, die am Kriege teilgenommen
haben, und überwiegend das männliche Geschlecht in den mittleren Altersklassen
(Lit. bei SPANG u. GABELE 1950); die statistische Analyse eines großen Krankengutes von Lentafällen ergab darüber hinaus, daß es sich bei 53,1% der Fälle um
Kriegsteilnehmer, bei 35,4% um ehemalige Kriegsgefangene und bei 13,3% um
solche Kranke handelt, die eine Dystrophie durchgemacht hatten (MERZWEILER,
WALTER u. HEILMEYER 1953). Diese sog. „Nachkriegsendokarditis" zeigt auch in
ihrem klinischen Bild und im Verlauf einige Besonderheiten. Jedenfalls ist die
Unterernährung sicher nicht der einzige Faktor, der für die Häufigkeitszunahme
der Endocarditis lenta in den Nachkriegsjahren verantwortlich ist, wenn er wahrscheinlich auch eine mitwirkende Ursache darstellt; gehäufte Infektionen allgemeiner und lokaler Natur und Verwundungen sind sicher in mindestens gleicher Weise von ursächlicher Bedeutung. Auf Grund der oben zitierten statistischen Ergebnisse wird im allgemeinen eine Endokarditis lenta bei einem ehe-
maligen Kriegsteilnehmer oder Kriegsgefangenen, der den genannten Schädlichkeiten ausgesetzt war, als Kriegsdienstbeschädigung anzuerkennen sein, selbst
wenn eine gewisse Latenz vorliegt (Näheres s. bei SPANG u. GABELE 1949).

Es bestehen keine sicheren Hinweise dafür, daß *Arteriosklerosen* durch chronische
Unterernährung in ihrer Entstehung begünstigt oder in ihrem Verlauf beschleunigt
werden. Während LAMY, LAMOTTE u. LAMOTTE-BARRILLON (1948) sowie RIM-
BAUD u. SERRE (1943) zwar relativ häufig Arteriosklerosen fanden, betont SELBERG
(1948) gerade deren Fehlen in seinem Sektionsgut. RIMBAUD u. SERRE (1943)
erklären ihre Befunde (es handelte sich vorwiegend um ältere Leute) damit,
daß ältere Menschen mit Arteriosklerosen besonders für das Auftreten von Erscheinungen der Dystrophie disponiert sind, daß also ein ursächlicher Zusammenhang zwischen Hunger und Arteriosklerose nicht besteht. Grundsätzlich das
gleiche gilt hinsichtlich der *Coronarsklerose*. Bei der Belagerung von Leningrad
nahmen Coronarerkrankungen und Myokardinfarkte deutlich ab (BROŽEK, WELLS
u. KEYS 1946), auch anderweitig wurde das beobachtet (KEYS, BROŽEK u. Mitarb.
1950). Jedoch kam es in den deutschen Kriegsgefangenenlagern in Rußland nach
Einsetzen besserer Ernährungsverhältnisse mit dem Ansteigen des Blutdrucks
zu einer Welle von *Myokardinfarkten* und *Apoplexien;* unter 359 Spätestheim-
kehrern wurde 3mal in der Rekonvaleszenz ein Herzinfarkt beobachtet (MEYE-
RINGH, DIETZE u. HAESELER 1955). Frische *Arteriitis* wurde nie gesehen (UEHLIN-
GER 1948; LAMY, LAMOTTE u. LAMOTTE-BARRILLON 1948). Dagegen sind *Thrombosen* und Thromboembolien nicht selten (vgl. S. 301f.).

Das Blutdruckverhalten des Normotonikers während und nach Unterernährung wurde oben (S. 302 und 308) bereits besprochen. Präexistente *Hypertonien*
werden im allgemeinen günstig beeinflußt, es kommt oft zum Absinken, manchmal
auch zur Normalisierung des Blutdrucks, eine Progredienz ist nicht erkennbar
(KALK 1943; WITTOP-KONING 1946; HEILMEYER 1946; REINDELL u. KLEPZIG 1948;
GSELL 1948; KEYS, BROŽEK u. Mitarb. 1950). Die Zahl der aufgenommenen Hypertoniker in einer Leningrader Klinik ging von 10—15% vor der Belagerung auf 2%
während der Belagerung zurück, um anschließend bis auf vorübergehend 60% anzusteigen (BROŽEK, CHAPMAN u. KEYS 1948). Diese Zunahme der Hypertoniepatien-
ten im Anschluß an die Belagerung ging mit einer Altersverschiebung einher: Die
juvenile Hypertonie wurde häufiger. Auch schwere Augenhintergrundveränderun-
gen und Dekompensationserscheinungen kamen öfter vor. Der Anstieg der Hypertoniehäufigkeit geht auch aus einer Vergleichsstatistik anhand von je 10000

„gesunden" Menschen aus der Leningrader Bevölkerung hervor: Die Häufigkeit von Blutdruckwerten über 140/90 betrug $^1/_2$—$^3/_4$ Jahre nach Beendigung der Belagerung in allen Altersklassen das 2—4fache gegenüber der Zeit vor Beginn der Belagerung. Freilich war die Unterernährung bei weitem nicht der einzige Umweltfaktor, der in der Zwischenzeit auf diese Menschen eingewirkt hat, und eine gewisse Bevölkerungsverschiebung kann unterstellt werden; auch ist die Zahl der Krankenhausaufnahmen bei derartig extremen Umweltbedingungen nur in begrenztem Umfang ein Spiegel der Morbiditätsverhältnisse. Aber diese Einwände können den grundsätzlichen Wert dieser Zahlen nicht schmälern. Leider lassen sie keine Aussage darüber zu, ob die Häufigkeit chronischer Blutdrucksteigerungen zugenommen hat.

Damit ist die Frage angeschnitten, ob chronische Unterernährung die Ursache oder zumindest ein wesentlicher ätiologischer Faktor für eine Dauerhypertonie werden kann. Weniger die akute Phase der Unterernährung als die Rehabilitationsperiode ist hier von Bedeutung, in welcher, wie oben (S. 308) erwähnt und wie sich auch aus den Leningrader Zahlen ergibt, Blutdrucksteigerungen vorkommen. Diese klingen zwar in der Überzahl der Fälle nach $^1/_2$—2 Jahren ab, und nach Meyeringh (1954, 1955) und Dietze (1950, 1954) ist die Hypertoniehäufigkeit in großen Gruppen von nachuntersuchten Dystrophikern später kleiner, mindestens nicht höher als in der Durchschnittsbevölkerung. Andererseits sind einzelne Fälle beobachtet worden, in denen die Hypertonie der Reparationsphase chronisch wurde und länger als 2 Jahre bestand (Schrader 1952). Auch wir konnten ganz vereinzelt derartige Fälle, die Heimkehrer zwischen 25 und 40 Jahren betrafen, beobachten. Es fragt sich, ob die Reparationsphase hier als ein die Hypertonie „induzierender" Faktor (Arnold 1952) wirksam war, oder ob diese Menschen ihren Dauerhochdruck ohne Dystrophie auch und zum gleichen Zeitpunkt bekommen hätten. Ein „konstitutionelles" Moment spielt in jedem Falle mit, auch bei den meisten sekundären Hypertonieformen; der Nachweis einer erblichen Belastung z. B. würde deshalb nicht die ursächliche Bedeutung einer durchgemachten Dystrophie ausschließen. Andererseits sprechen die oben angeführten Ergebnisse der Literatur dagegen, daß chronische Unterernährung und ihre Folgen einen Faktor von schwerwiegender Bedeutung für die Pathogenese einer chronischen Hypertonie darstellen.

Gutachterlich sollte ein Zusammenhang zwischen Dystrophie und chronischem Hochdruck daher nur im Ausnahmefall und unter folgenden Voraussetzungen anerkannt werden: 1. Alle anderweitigen Ursachen für eine Blutdrucksteigerung müssen ausgeschlossen werden können. 2. Es muß ein enger zeitlicher Zusammenhang zwischen Dystrophie und Auftreten der Blutdrucksteigerung bestehen, möglichst mit Nachweis eines vorher normalen Blutdrucks. 3. Das Lebensalter sollte unter 40 Jahren liegen, d. h. in einem Bereich, in dem der chronische Hochdruck in der Durchschnittsbevölkerung noch nicht häufig ist.

Literatur.

Adamson, J. D., P. K. Tisdale, D. C. Brereton and L. W. B. Card: Residual disabilities in Hong Kong repatriates. (a) Canad. med. Ass. J. **56**, 481 (1947). — (b) Treatment Services Bull. (Canada) **2**, 7 (1947). Zit. nach Keys u. Mitarb. (d). — Apfelbaum, E. (Herausg.) Maladie de famine. Recherches cliniques sur la famine exécutées dans le Ghetto de Varsovic en 1942. Amer. Joint Distribution Comitee Warsaw 1946. — Arnold, O. H.: Neuere Gesichtspunkte zur Genese und Systematik der Krankheiten mit arterieller Hypertonie. Münch. med. Wschr. **1952**, 2358.

Bansi, H. W.: (a) Das Hungerödem. Stuttgart 1949. — (b) Somatische Spät- und Dauerschäden nach Dystrophien. Dtsch. med. Wschr. **1953**, 1318. — Barcroft, H., K. D. Bock, H. Hensel u. A. H. Kitchin: Die Muskeldurchblutung des Menschen bei indirekter Erwärmung und Abkühlung. Pflügers Arch. ges. Physiol. **261**, 199 (1955). — Benedict, F. G., W. R. Miles, P. Roth and H. M. Smith: Human vitality and effiency under prolonged restricted diet. Carnegie Inst. Washington Publ. No 280 (1919). Zit. nach Keys, Brožek,

HENSCHEL, MICKELSEN u. TAYLOR (d). — BERG, H. H.: Klinik des Hungers und der Mangelernährung. Synopsis 1, 77 (1948). — BERG, H. H., u. H. BERNING: In HANDLOSER, Innere Wehrmedizin, S. 586. Dresden u. Leipzig: Theodor Steinkopff 1944. — BERNING, H.: Die Dystrophie. Stuttgart 1949. — BERRIDGE, F. R.: Radiological observations on the size of the heart. In McCance (a), p. 260. 1951. — BOENHEIM, F.: A contribution to the pathology of malnutrition. Acta med. scand. 84, 115, 355 (1935). — BRASS, K., u. W. SANDRITTER: Über die Zunahme fulminanter Lungenembolien seit der Währungsreform in Frankfurt a. M. Ärztl. Forsch. 4, 662 (1950). — BROŽEK, J., C. B. CHAPMAN and A. KEYS: Drastic food restriction: Effect on cardiovascular dynamics in normotensive and hypertensive conditions. J. Amer. med. Ass. 137, 1569 (1948). — BROŽEK, J., S. WELLS and A. KEYS: Medical aspects of semistarvation in Leningrad (Siege 1941—1942). Amer. Rev. Sov. Med. 4, 70 (1946). — BRULL, L. (Herausg.): Les états de carence en Belgique pendant l'ocupation allemande 1940 bis 1944. Liège et Paris 1945. — BUERGER, M.: (a) Epidemisches Oedem und Enterocolitis. Z. ges. exp. Med. 8, 309 (1919). — (b) Ernährungsstörungen. In G. v. BERGMANN und R. STÄHELIN, Handbuch der inneren Medizin, 3. Aufl., Bd. VI/2, S. 698. Berlin 1944. — BURGER, G. C. E., H. R. SANDSTEAD and J. DRUMMOND: Mal-nutrition and starvation in western Netherlands. Sept. 1944 — July 1945. The Hague 1950.

CARDOZO, E. L., and P. EGGINK: Circulation failure in hunger edema. Ned. T. Geneesk. 1946, 258. — Canad. med. Ass. J. 54, 145 (1946).

DALICHO, W., u. E. KLOTZBÜCHER: Über Veränderungen am Kreislauf und Magendarmkanal bei der Ödemkrankheit. Dtsch. med. Wschr. 1949, 72. — DIETZE, A.: (a) Zur Frage des Dauerbluthochdruckes nach alimentärer Dystrophie. Medizinische 1956, 886. — (b) Über den Gesundheitszustand der Spätheimkehrer der Jahre 1955/56. Dtsch. med. Wschr. 1957, 1301. — DUMONT, L.: (a) Influence d'un régime carencé sur le métabolisme et le débit cardiaque du chien. Acta biol. belg. 2, 250 (1942). — (b) Étude clinique et experimentale sur l'état du cœur et de la circulation chez les malades atteints d'oedemes de carencé. In L. BRULL (Herausg.) 1945.

EGGERS, P.: (a) Diskussionsbem., Ref. Klin. Wschr. 1947, 319. — (b) Das Elektrokardiogramm bei Hungeroedem. Klin. Wschr. 1949, 6. — ESSER, W., et L. DUMONT: (a) L'électrocardiogramme de l'homme au cœurs de l'oedème de carencé. Acta biol. belg. 2, 246 (1942). — (b) L'électrocardiogramme chez le chien soumis à divers régimes carencés. Acta biol. belg. 2, 248 (1942).

FALKENHAUSEN, v., u. J. GAIDA: Folgen chronischer Unterernährung im klinischen Bild innerer Erkrankungen. Dtsch. med. Wschr. 1947, 30. — FLIEDERBAUM, J., A. HELLER, K. ZWEIBAUM, J. ZARCHI, S. SZEJNFINKEL, T. GOLIBORSKA, R. ELBINGER et F. FERSZT: Recherches cliniques et biochimiques sur les malades en famine. In E. APFELBAUM (Herausg.) FORSTER, R.: Myocardschaden bei Inanition. Cardiologia (Basel) 10, 369 (1946), — FROSCHBACH: Eigenartige schwere Entkräftungszustände mit Bradycardie. Dtsch. med. Wschr. 1917, 1022 (Vortragsreferat).

GERHARTZ, H.: Eine essentielle bradycardische Ödemkrankheit. Dtsch. med. Wschr. 1917, 514. — GIESE: Vortragsreferat. Klin. Wschr. 1948, 32. — GILLMANN: Vergleichende Untersuchungen über die Blutdruckwerte und die Kreislaufregulation bei den verschiedenen Formen der Unterernährung. Dtsch. med. Rdsch. 1950, 57. — GLASER, E. M.: Response of the blood pressure and pulse rate to postural changes and exercise. In McCANCE (a), p. 280. 1951. — GLAUNER, W.: Eiweißmangelschaden und EKG-Veränderungen. Dtsch. med. Wschr. 1948, 574. — GOLDECK, H.: Zur Differential-Diagnose des Mangeloedems im Hinblick auf die sog. Feldnephritis. Klin. Wschr. 1947, 551. — GOUNELLE, H., M. BACHET, R. SASSIER et J. MARCHE: Sur des cas groupés d'oedemes de dénutrition: Étude étiologique, clinique et biologique. Bull. Soc. méd. Hôp. Paris III 57, 635 (1941). — GOVAERTS, P., et J. LEQUIME: Considerations sur la pathogénie des oedèmes de famine. Bull. Acad. Méd. Belg. VI 7, 260 (1942). — Pathogénie de l'oedème de famine. In: Enseignements de la guerre 1939—1945 dans le domaine de la nutrition. Liège u. Paris 1947. — GROS, H.: Über das normalbuminotische Spätoedem. Med. Klin. 1949, 511. — GSELL, O.: Klinik und Pathogenese von Hungerkrankheit und Hungeroedem. In A. HOTTINGER, O. GSELL, E. UEHLINGER, C. SALZMANN u. A. LABHART 1948. — GÜLZOW, M.: Plasmaeiweißkörperregulation. II. Mitt.: Hunger und Hungeroedem. Klin. Wschr. 1947, 518.

HARRISON, G. F.: Nutritional deficiency, painful feet, high blood pressure in Hong-Kong. Lancet 1946 II, 961. — HEILMEYER, L.: Hungerschäden. Med. Klin. 41, 241 (1946). — HELWEG-LARSEN, P., H. HOFFMEYER, J. KIELER, E. H. THAYSEN, J. H. THAYSEN, P. THYGESEN and M. H. WULFF: Famine disease in German concentration camps, complications and sequels. Acta med. scand., Suppl. 274 (1952). — HENNING, H.: Inauguraldiss. Hamburg 1948. Zit. nach H. BERNING. — HIPPKE, H.: Blutmengenbestimmungen an Dystrophiekranken. Z. klin. Med. 145, 488 (1949). — HOLTZ, P.: Eiweißmangel und Hypotonie. Klin. Wschr. 1949, 338. — HOTTINGER, A.: Klinische Kasuistik der Hungerkrankheit 1944/45.

In A. Hottinger, O. Gsell, E. Uehlinger, C. Salzmann u. A. Labhart 1948. — Hottinger, A., O. Gsell, E. Uehlinger, C. Salzmann u. A. Labhart: Hungerkrankheit, Hungeroedem, Hungertuberkulose. Basel 1948. — Howarth, Sh.: Cardiac output and the peripheral circulation. In McCance (a), p. 238. 1951. — Hülse, W.: Die Oedemkrankheit in den Gefangenenlagern. Münch. med. Wschr. 1917, 921.

Ickert: Der Eiweißmangelschaden. Dtsch. med. Wschr. 1946, 99.

Jackson, C. M.: The effects of inanition and malnutrition upon growth and structure. Philadelphia 1925. — Jaksch, R. v.: Das Hungeroedem. Wien. med. Wschr. 1918, 1030. — Jores, A.: Beobachtungen über Eiweißmangelschäden in einer geschlossenen Anstalt nebst Bemerkungen zur Therapie. Dtsch. med. Wschr. 1948, 65. — Jungmann, H.: Über den Einfluß von Tageszeit, Nahrungsaufnahme und Nüchternheit auf den Kreislauf. Z. Kreisl.-Forsch. 43, 120 (1954).

Kalk, H.: Einige Beobachtungen über kriegsbedingte Änderungen am Verdauungskanal und Kreislauf. Dtsch. med. Wschr. 1943, 559. — Kerckhoff, K., u. E. Stürmer: Über die Hungerbradycardie und ihre Beeinflussung durch Atropin. Med. Klin. 1949, 1119. —Keys, A.: (a) Starvation dropsy and the general theory of edema. In Enseignements de la guerre 1939—1945 dans le domaine de la nutrition, p. 95. Liège u. Paris 1947. — (b) Caloric undernutrition and starvation with notes on protein deficiency. J. Amer. med. Ass. 138,500(1948). Keys, A., J. Brožek, A. Henschel, O. Mickelsen and H. L. Taylor: (c) The biology of human starvation. Minneapolis 1950. — Keys, A., H. L. Taylor, O. Mickelsen and A. Henschel: (d) Famine edema and the mechanism of its formation. Science 103, 669 (1946). — Klotzbücher, E.: Klinische Beobachtungen bei der Oedemkrankheit. Klin. Wschr. 1948, 289. — Knack, A. V., u. J. Neumann: Beiträge zur Oedemfrage. Dtsch. med. Wschr. 1917, 901. — Kress, H. v., u. H. Langenecker: Über das Hungeroedem. Ärztl. Wschr. 1946, 5. — Küchmeister, H., u. W. Taube: Ärztl. Forsch. 1, 278 (1947). Zit. nach H. W. Bansi (a). — Kuntze, J., u. J. Parow: Zur Klinik und Therapie der Mangelernährungsschäden. Dtsch. med. Wschr. 1948, 74.

Lamy, M., M. Lamotte et S. Lamotte-Barrillon: La dénutrition, clinique-biologie-therapeutique. Paris 1948. — Landen, H. C.: Zur Frage elektrokardiographischer Veränderungen bei Mangelernährung. Z. Kreisl.-Forsch. 38, 22 (1949). — Landes, G.: Kreislaufuntersuchungen bei Eiweißmangeloedem. Klin. Wschr. 1943, 141. — Landes, G., u. R. Arnold: Weitere Untersuchungen über den Kreislauf bei Oedemkrankheit. Klin. Wschr. 1947, 654. — Lange, F.: Über das Auftreten eigenartiger Oedemzustände. Dtsch. med. Wschr. 1917, 876. — Lohmeyer, R.: Nachuntersuchungsergebnisse bei Hungerkranken. Med. Klin. 1951, 16. — Leyton, G. B.: Effect of slow starvation. Lancet 1946 I, 73. — Linzbach, A. J.: Mikrometrische und histologische Analyse menschlicher Hungerherzen. Virchows Arch. path. Anat. 314, 600 (1947). — Luckner, H., u. K. Scriba: Die Pathologie des Ernährungsoedems während der Erkrankung, ihrer Entstehung und Heilung. Z. ges. exp. Med. 103, 586 (1938). — Lups, S., and C. Francke: On the changes in blood pressure during the period of starvation (Sept. 1944—May 1945) and after the liberation (May 1945—Sept. 1945) in Utrecht, Holland. Acta med. scand. 126, 449 (1947).

Maase, C., u. H. Zondek: (a) Über eigenartige Oedeme. Dtsch. med. Wschr. 1917, 484. — (b) Das Hungeroedem. Eine klinische und ernährungsphysiologische Studie. Leipzig 1920. — Makomaski, Z.: Die Hungerkrankheit. Int. Z. Vitaminforsch. 19, 35 (1947). — McCance, R. A. (Herausg.): (a) Studies of unternutrition, Wuppertal 1946—1949. Med. Res. Council, Spec. Rep. Ser. Nr 275, London 1951. — (b) Aspects of renal function and water metabolism. In McCance (a), p. 175. — McCance, R. A., and L. A. Thrussell: Capillary resistance and permeability. In McCance (a) p. 276. — McCance, R. A., and E. M. Widdowson: The German background. In McCance (a), p. 1. — Merzweiler, A., A. M. Walter u. L. Heilmeyer: Bericht zur Endocarditis lenta nach 1945 in Deutschland. Dtsch. med. Wschr. 1953, 560, 639, 665. — Meyeringh, H., u. A. Dietze: Wandlungen im Bilde der Dystrophie. Dtsch. med. Wschr. 1950, 1393. — (a) Über Folgeerscheinungen der Dystrophie. Ärztl. Wschr. 1950, 889. — (b) Über Spätfolgen der Dystrophie. Dtsch. med. Wschr. 1954, 241. — (c) Tritt nach einer Dystrophie häufig eine Hypertension auf? Dtsch. med. Wschr. 1957, 36. — Meyeringh, H., A. Dietze u. W. Haeseler: Über den Gesundheitszustand von Spätheimkehrern der Jahre 1953/54. Dtsch. med. Wschr. 1955, 1606. — Mohr, H.: Einiges zur Pathologie der Inanition. Dtsch. Gesundh.-Wes. 1, 660 (1946). — Mollison, P. L.: Observations on cases of starvation al Belsen. Brit. med. J. 1946, 4. — Morgulis, S.: Hunger und Unterernährung. Eine biologische und soziologische Studie. Berlin 1923. — Moritz: Beobachtungen am Oedemkranken. (Vortragskurzreferat.) Münch. med. Wschr. 1919, 852.

Neuprez, R.: Poids, pression, proteines seriques de la population. Liegeoise pendant la guerre, vus de la policlinique medicale. Étude statistique de 9265 Cas. In L. Brull. — Newman, M. D., and P. R. V. Tomson: Vasomotor responses to local cold. In McCance (a), p. 273.

OBERNDORFER: Pathologisch-anatomische Erfahrungen über innere Krankheiten im Felde. Münch. med. Wschr. **1918**, 1189. — OETZMANN: Tagg Ärztl. Sachverständigenbeirat für Fragen der Kriegsopferversorgung. Bonn, März 1956. Zit. nach DIETZE (b).

PALTAUF: Diskussionsbem. „Zur Pathologie des Kriegsoedems". Wien. klin. Wschr. **1917**, 1470. — PERAKIS, K., u. D. BAKALOS: Klinische Beobachtungen bei Unterernährten. Dtsch. med. Wschr. **1943**, 746. — POLLAG, S.: Die Oedemkrankheit. Berlin 1920. — PRYM, P.: Allgemeine Atrophie, Oedemkrankheit und Ruhr. Frankfurt. Z. Path. **22**, 1 (1919).

RATSHOW, M., u. H. HASSE: Befunde zur Wärmeregulation bei Eiweißmangelkranken. Z. Kreisl.-Forsch. **37**, 361 (1948). — REINDELL, H., u. H. KLEPZIG: Zur Frage der Kreislaufregulation bei Unterernährten. Z. ges. inn. Med. **3**, 193 (1948). — RIMBAUD, L., et H. SERRE: Le facteur vasculaire dans les syndromes de déséquilibre alimentaire. Bull. Acad. Méd. (Paris) III **127**, 101 (1943). — ROESSLE, R.: Allgemeine Pathologie und pathologische Anatomie. Bedeutung und Ergebnisse der Kriegspathologie. Jkurse ärztl. Fortbildg **10**, 19 (1919). — ROSINSKY, U.: EKG und Dystrophie. Med. Klin. **1950**, 204. — RUMPEL, TH., u. A. V. KNACK: Dysenterieartige Darmerkrankungen und Oedeme. Dtsch. med. Wschr. **1916**, 1342, 1380, 1412, 1440.

SCHAEFER, H.: Das Elektrokardiogramm, Theorie und Klinik. Berlin-Göttingen-Heidelberg 1951. — SCHENNETTEN, F. P. N.: (a) Elektrophysiologische Untersuchungen über die Genese der Nieder- und Überspannung der R- und T-Zacken im EKG Dystrophischer. Arch. Kreisl.-Forsch. **17**, 233 (1951). — (b) Über elektrokardiographische Veränderungen bei Dystrophie. Cardiologia (Basel) **18**, 279 (1951). — (c) Das EKG bei Dystrophie als Beitrag zur physikalischen-physiologischen Analyse des EKG. Berlin 1951. — SCHIFF, A.: Über das gehäufte Auftreten einer eigenartigen Oedemkrankheit. Wien. med. Wschr. **1917**, 975. — SCHITTENHELM, A., u. H. SCHLECHT: Über die Oedemkrankheit. Z. ges. exp. Med. **9**, 1 ,40 (1919). — Oedemkrankheit. In W. STEPP, Ernährungslehre. Berlin: Springer 1939. — SCHOEN, R.: Unterernährung, Fehlernährung und Überernährung. In K. LANG und R. SCHOEN, Die Ernährung, S. 203. Berlin-Göttingen-Heidelberg 1952. — SCHOEN, R., u. F. HARTMANN: Untersuchungen an Unterernährten. I. Mitt.: Das klinische Bild hochgradiger Unterernährung an großen Zahlen männlicher Heimkehrer. Dtsch. Arch. klin. Med. **196**, 593 (1950). — SCHRADER, H. J.: Hypertonie nach Hungerkrankheit. Medizinische **1952**, 1291. — SELBERG, W.: (a) Zur pathologischen Anatomie der Unterernährung. Ref. Klin. Wschr. **1947**, 318. — (b) Pathologische Anatomie der Unterernährung. Synopsis **1**, 23 (1948). — SIMONART, E. F.: La dénutrition de guerre. Étude clinique, anatomopathologique et therapeutique. Acta med. Belg. (Bruxelles) **1948**. — SINCLAIR, H. M.: Protein deficiency: Pathogenesis of nutritional oedema. In: Enseignements de la guerre 1939—1945 dans le domaine de la nutrition, p. 75. Liège u. Paris 1947. — SPANG, K., u. A. GABELE: (a) Die Nachkriegsendocarditis und ihre Begutachtung. Dtsch. med. Wschr. **1949**, 1453. — (b) Über die Nachkriegsendocarditis, eine Sonderform der Endocarditis lenta. Arch. Kreisl.-Forsch. **16**, 52 (1950). — STAPLETON, T.: Oedema in recovered prisoners of war. Lancet **1946** I, 850. Zit. nach KEYS u. Mitarb. (d). — STEFKO, W. H.: Studien über die Paravariation bei Menschen unter Einfluß der Unterernährung. Ergebn. allg. Path., path. Anat. **22**, 687 (1927). — STRAUSS, H.: Die Hungerkrankheit. Med. Klin. **1915**, 854. — STRÖDER, U.: Hungerschäden und Mangeloedeme. Ärztl. Wschr. **1947**, 724.

TUR, A. F.: Electrocardiographic observations in malnutrition. In: Alimentary dystrophy and Avitaminoses (J. D. STRASHUN ed.). Medgiz, Leningrad 1944. Zit. nach KEYS u. Mitarb. (d).

UEHLINGER, E.: Pathologische Anatomie der Hungerkrankheit und des Hungeroedems. In A. HOTTINGER, O. GSELL, E. UEHLINGER, C. SALZMANN u. A. LABHART 1948.

WALTERS, J. H., R. J. ROSSITER and H. LEHMANN: Malnutrition in indian prisoners-of-war in the Far East. Lancet **1947** I, 205, 244. — WENDENBURG, W., u. E. ZILLMER: Klinisch-experimentelle Untersuchungen bei Dystrophie mit besonderer Berücksichtigung der capillaren Resistenz. Z. klin. Med. **146**, 561 (1950). — WIDDOWSON, E. M.: The response to unlimited food. In McCANCE 1951, p. 313. — WILHELMJ, C. M., J. McDONOUGH and H. H. McCARTHY: (a) Nutrition and blood pressure. Amer. J. dig. Dis. **20**, 117 (1953). — WILHELMJ, C. M., V. W. MEYERS, D. P. MILANI, J. R. McDONOUGH, E. M. RACHER, T. F. McGUIRE, E. B. WALDMAN and H. H. McCARTHY: (b) The effect of diet on the blood pressure and heart rate of normal dogs. Protein and carbohydrate. Circulat. Res. **1**, 419 (1953). — WILHELMJ, C. M., D. E. GUNDERSON, D. SHUPUT and H. H. McCARTHY: (c) The effect of diet on the blood pressure and heart rate of normal dogs. Animal fat. Amer. J. dig. Dis. **22**, 219 (1955). — WILHELMJ, C. M., D. SHUPUT-MEYERS and H. H. McCARTHY: (d) Prolonged diastolic hypertension of dietary origin. Exp. Med. Surg. **14**, 286 (1956). — WITTOP-KONING, J.: Hungerdiseases during the period of famine in 1945. Gastroenterologia (Basel) **71**, 327 (1946). — WOLFF-EISNER, A.: Über Mangelerkrankungen auf Grund von Beobachtungen im KZ Theresienstadt. Würzburg 1947.

Herz und Kreislauf
bei Störungen der Schilddrüsenfunktion *.

Von

K. Matthes.

Kreislaufsymptome wie Tachykardie, Herzklopfen, Atemnot bei Anstrengungen spielen eine Hauptrolle in der Symptomatologie der Thyreotoxikosen. Sie wurden schon von den ersten Beschreibern des Krankheitsbildes, so von PARRY (1825) und BASEDOW (1840), in ihrer Bedeutung erkannt. Durch die erhebliche Steigerung des Herzminutenvolumens sowie die Tachykardie wird den Kreislauforganen schon in der Ruhe eine erhebliche und andauernde Mehrbelastung zugemutet, welche die Leistungsreserve bei zusätzlichen Belastungen — etwa durch Arbeit — einschränkt. Die dauernd überbeanspruchten Kreislauforgane können organische Kreislaufschäden, die sich im Laufe des Lebens, etwa als Folge von Infekten oder durch die Entwicklung einer Arteriosklerose einstellen, weniger gut kompensieren. Und so wird der Basedowiker, soweit er nicht geheilt wird oder an interkurrenten Krankheiten stirbt, nahezu zwangsläufig zum Herzkranken. Das Auftreten einer Arrhythmia absoluta, einer Herzdilatation, sind oft die Vorboten einer sich entwickelnden Herzinsuffizienz mit Stauung. Die Einschränkung der „Coronar-Reserve" begünstigt das Auftreten einer Angina pectoris. Es ist daher müßig zu fragen, ob die Hyperthyreose allein einen spezifischen ursächlichen Typ von Herzkrankheit darstellt oder ob sie nur im Zusammenwirken mit anderen organischen Schäden, die sie gewissermaßen demaskiert (SPANG u. KORTH 1939), das Herz zum Versagen bringt. In jedem Fall von Herzinsuffizienz oder Angina pectoris bei Basedow ist das Vorliegen der Hyperthyreose eine wesentliche Bedingung für das Auftreten der Herzerkrankung, und die Behandlung der Hyperthyreose eröffnet eine wesentliche Chance für eine Heilung des sonst meist intraktablen Herzleidens.

I. Pathophysiologie.

Zunächst könnte die *Mehrleistung der Kreislauforgane bei der Hyperthyreose* als eine verständliche Anpassung an die Steigerung des gesamten Stoffwechsels und die Bedürfnisse der Wärmeregulation erscheinen. Aber ein Vergleich mit der wohlgeregelten Anpassung des Kreislaufs an Stoffwechselsteigerungen anderer Ursache, wie wir sie etwa bei der Arbeit, im Fieber oder auch bei leukämischen Erkrankungen beobachten, zeigt das Unökonomische der Kreislaufeinstellung beim M. Basedow. So wird die Steigerung des Herzminutenvolumens nahezu ausschließlich durch Frequenzsteigerung des Herzens bewirkt, im Gegensatz zu der energiesparenden Minutenvolumensteigerung durch Schlagvolumenvermehrung, die in idealer Weise bei manchen arbeitsangepaßten Herzen verwirklicht ist. Der prozentuale Anstieg des Herzminutenvolumens ist in der Regel größer als der des Grundumsatzes. Nach STEAD, MYERS u. Mitarb. (1950) entspricht einer 35%igen Grundumsatzsteigerung im Durchschnitt eine 45%ige

---

* Die EKG-Abschnitte wurden von G. FRIESE bearbeitet.

Steigerung des Minutenvolumens. Die Möglichkeit, durch vermehrte Sauerstoffausnutzung einen Teil des Sauerstoffmehrverbrauchs zu decken, wird also anscheinend mindestens in einem wesentlichen Teil des Gesamtkreislaufs nicht ausgenutzt. Auch bei der Belastung durch körperliche Arbeit steigt das Herzminutenvolumen im Verhältnis zum Sauerstoffverbrauch viel stärker an als beim
Normalen (BANSI 1955; BOOTHBY u. RYNEARSON 1935).

So ist die Mitbeteiligung und Belastung des Kreislaufs beim Basedow viel
auffälliger als bei gleichgroßen Steigerungen des Sauerstoffverbrauchs anderer
Genese (Leukämie, Dinitrophenolvergiftung, Fieber, Arbeit). Dies spricht für
einen direkten, der Grundumsatzsteigerung nebengeordneten Angriff des Schilddrüsenhormons an den Kreislauforganen und gegen deren nur regulative Mitbeteiligung.

Die klinischen Erscheinungen am Kreislauf bei Hyperthyreose entsprechen
in vielen Einzelheiten denen einer protrahierten Adrenalinwirkung, wie sie etwa
durch eine Adrenalindauerinfusion erreicht werden können (RAAB 1953). Tachykardie, Zunahme des Herzminutenvolumens, Zunahme der Blutdruckamplitude
bei oft erniedrigtem diastolischen Druck, Herzklopfen sind beiden Zuständen
gemeinsam, selbst ein unökonomischer Anstieg des Sauerstoffverbrauchs des
Herzmuskels findet sich nach Thyroxin (ULRICK u. WHITEHORN 1951; BARKER
u. WILSON 1951) ebenso wie nach Adrenalin (GREMELS u. ZINNITZ 1937).

Unterschiedlich ist die Wirkung auf die Hautgefäße, die bei Hyperthyreose
stark durchblutet, nach Adrenalin jedoch stark verengt sind. Auch die Erscheinungen der Hyperthyreose am Darm entsprechen nicht einer Adrenalinwirkung.
Bezüglich der Wirkung auf die Hautgefäße kann darauf hingewiesen werden, daß
die Bedürfnisse der Wärmeregulation dazu beitragen können, den sympathischen
Tonus der Hautgefäße herabzusetzen, und daß auch andere Zustände bekannt
sind, bei denen Adrenalin die Hautgefäße erweitert, z. B. nach Schlafmittelvergif-
tung (HANNAN 1928) und bei klimakterischen Frauen (MYERS u. KING 1930).

Tierexperimentell läßt sich nach Thyroxinzufuhr eine Verstärkung der Kreislaufreaktionen
des Adrenalins nachweisen. So verstärkt Thyroxinvorbehandlung die Wirkung des Adrenalins,
nicht die des Arterenols auf den Kaninchenblutdruck. Auch wird bei Mäusen die Toxizität
des Adrenalins, nicht die des Arterencls vermehrt (KRONENBERG 1952). Hypothyreotische
Hunde zeigen verminderte Reaktion auf Adrenalin und Noradrenalin sowie andere Substanzen
wie Renin, Angiotonin und Histamin (PAGE u. CUBBIN 1952). Allerdings ließ sich die normale
Kreislaufreaktion durch Thyreoideafütterung nicht wieder herstellen. Auch an isolierten
Organen (Langendorfherz, LÜTOLF 1930, isolierten Arterien SMITH 1954) wird die Adrenalinwirkung durch Thyroxinvorbehandlung der Tiere gesteigert.

Adrenalinbedingte Grundumsatzsteigerungen sind beim schilddrüsenlosen Tier viel
geringer als beim Normaltier (THIBAULT 1948, 1952). Offenbar bestehen dynamische Beziehungen zwischen Adrenalin, Noradrenalin und Thyroxin in der Weise, daß immer die Funktion eines dieser Stoffe nur über eine Mitbeteiligung der anderen möglich ist (BREWSTER,
ISAACS et al. 1956). Dieser hormonelle Synergismus wird auch noch durch die bei hypothyreotischen Meerschweinchen verminderte Streßwirkung experimenteller Verbrennungs-
schocks deutlich gemacht (AMANTE u. MANCINI 1956). Der Herzmuskel solcher Tiere ist nach
dem Schock weniger glykogenarm als der gleichbehandelter euthyreoter Tiere.

Adrenalin bzw. adrenergische sympathische Innervation erscheinen notwendig, sowohl
für die calorigenetische als auch für die kardiovasculäre Wirkung des Thyroxins. Bei thyreotoxischen Hunden wird nach totaler Sympathicusblockade sowohl die Grundumsatzsteigerung als auch die Kreislaufacceleration vermißt. Nach Infusion von Adrenalin oder Noradrenalin treten sie wieder auf. Es ist daher möglich, daß die Kreislaufwirkung des Thyroxins zu einem Teil durch Vermittlung dieser Amine zustande kommt, indem Thyroxin sowohl
für Adrenalin als auch für Noradrenalin (Nervenreiz) sensibilisiert. Thyreoidektomie, Jod[131]
und Thiouracile erhöhen umgekehrt die Reizschwelle für Adrenalin und Noradrenalin. Da
auch das isolierte Herz bzw. isolierte Gefäße noch genügend adrenergisches Gewebe haben,
das als Noradrenalinquelle in Frage kommt, spricht die Fortdauer der Thyroxinwirkung nach
Denervation bzw. am isolierten Organ nicht unbedingt gegen eine solche Annahme (BREWSTER,
ISAACS et al. 1956).

Der Wirkungsmechanismus der Sensibilisierung des Thyroxins für Adrenalin und Noradrenalin bzw. sympathischen Nervenreiz ist heute noch ungeklärt.

Nach einer besonders von BURN (1952) vertretenen Ansicht kommt die Sensibilisierung für Adrenalin und Arterenol durch eine Hemmung der Amino-Oxydase durch das Thyroxin zustande. Diese Ansicht bietet — auch abgesehen von grundsätzlichen Bedenken gegen den Abbau des Adrenalins und Arterenols durch die Amino-Oxydase als den physiologisch wichtigsten Weg der Inaktivierung dieser Amine (BACQ 1952) — auch insofern gewisse Schwierigkeiten, als die Amino-Oxydase Arterenol schneller abbaut als Adrenalin (BURN u. ROBINSON 1951), während Thyroxin mindestens unter einigen Bedingungen Adrenalin wirksamer verstärkt als Arterenol (KRONENBERG 1952).

Bei thyroxinbehandelten Ratten findet sich im Herzmuskel ein fast vollständiger Schwund von Adrenalin und Oxytyramin, während Noradrenalin praktisch unbeeinflußt bleibt (ABELIN u. GOLDSTEIN 1956).

Während es somit als gesichert betrachtet werden kann, daß Schilddrüsenhormon die Reaktionsweise des Herzens und der Gefäße auf Adrenalin und Noradrenalin und damit auch auf adrenergische Nervenreize verändert, besteht kein genügender Beweis für eine Mehrproduktion von Adrenalin in den Nebennieren (GOODALL 1951), oder für eine Verstärkung der adrenergischen Innervation der Kreislauforgane im Sinne der lokalen Entstehung größerer Mengen von Noradrenalin bei hyperthyreotischen Zuständen.

Mit Sicherheit werden auch Organe, die nicht mehr im physiologischen Zusammenhang mit ihrer Innervation stehen, vom Schilddrüsenhormon beeinflußt. Ein in den Hals eines anderen Tieres implantiertes Herz schlägt schneller, wenn dieses Thyroxin erhält (PRIESTLEY, MARKWITZ u. MANN 1931). Auch läßt sich die Herzschlagfolge von Embryonen, bei denen die Innervation des Herzens noch nicht ausgebildet ist, durch Thyroxin beeinflussen (McINTYRE 1931). Auch isolierte Organe thyroxinvorbehandelter Tiere zeigen noch erhöhten Sauerstoffverbrauch und gesteigerte Adrenalinempfindlichkeit (LÜTOLF 1930; SMITH 1954; LEWIS u. McEACHERN 1931; DOCK u. LEWIS 1932).

Es ist wenig wahrscheinlich, daß die Kreislauferscheinungen bei der Hyperthyreose allein auf die Veränderung der Kreislaufreaktion auf Adrenalin und Noradrenalin durch das Thyroxin zurückgeführt werden können. Beim Hunde beeinflußt das Schilddrüsenhormon auch die Gefäßreaktion auf Angiotonin, Renin, Histamin und Tetra-äthylamondichlorid (PAGE u. CUBBIN 1952), auch die Cholinesterase wird durch Thyroxin gehemmt (SMITH 1954). Der Herzmuskel soll an enegiereichen Phosphatbindungen wie Kreatinphosphat (ASCONAS 1951) und ATP (SCHUMANN 1950; PENDL 1957) verarmen.

Ein Teil der Thyroxinwirkung auf den Herzmuskel kann durch direktes Eingreifen des Schilddrüsenhormons in den Stoffwechsel der Zelle verstanden werden. Es bedingt eine verminderte Koppelung zwischen Elektronentransport in der Atmungskette und oxydativer Phosphorylierung (MARTIUS u. HESS 1951). Damit die Konzentration an energiereichem Phosphat in der Zelle aufrechterhalten werden kann, muß bei dieser Entkoppelung der Sauerstoffverbrauch zunehmen. Der P/O-Quotient, das Verhältnis von energiereichem Phosphat zum Sauerstoffverbrauch, nimmt ab. Als Bilanz der oxydativen Phosphorylierung sagt er jedoch nichts aus über die Stelle, an der das Thyroxin in die noch unaufgeklärten Reaktionsketten der oxydativen Phosphorylierung eingreift. Nach neueren Untersuchungen handelt es sich möglicherweise um die letzte Phosphorylierungsstufe (HESS 1956).

Im Stadium der Dekompensation, dem thyreotoxischen Coma, muß schließlich in Mitochondrien und Zellen der Gehalt an energiereichem Phosphat zwangsläufig abnehmen (HESS 1956). Verbunden damit ist eine Verminderung der intracellulären Kaliumionenkonzentration und eine Zunahme dieses Ions im extracellulären Raum. Dieses veränderte Ionenmilieu ist neben der verminderten Bereitstellung von energiereichem Phosphat ein weiterer Grund für die nun zu beobachtende muskuläre Adynamie und die unzureichende Herzleistung, sowie für die veränderte elektrische Erregbarkeit der Muskeln.

Darüber hinaus wird bei Entkoppelung von Atmung und oxydativer Phosphorylierung relativ mehr Substrat über den Citronensäurecyclus zur Verfügung gestellt werden müssen. Dies wird, was die Kohlenhydrate anbelangt, eine vermehrte Belastung des phosphorylierten Aneurins mit sich bringen, das als Cocarboxylase über den Abbau von α-Ketosäuren sowohl Acetyl-Coenzym-A als auch Succinyl-Coenzym-A dem Citronensäurecyclus in ausreichender Menge zur Verfügung zu stellen hat. Es ist denkbar, daß so ein vermehrter Verbrauch von Aneurin und zugleich seine verminderte Phosphorylierung im Stadium der thyreotoxischen

Dekompensation schließlich zu einem Vitamin-B$_1$-Mangel führt, der seinerseits ebenfalls zur verminderten Muskelleistung Anlaß gibt.

Mit der Anhäufung von Noradrenalin im Myokard bei Thyreotoxikosen ist ebenfalls ein gesteigerter Verbrauch von Vitamin B$_1$ verbunden. Als Hemmer der Übertragung sympathischer Nervenimpulse auf die Endplatten führt sein Mangel umgekehrt wieder zu einem lokalen Überschuß von Katecholaminen (PENDL 1957), und damit scheint der Prozeß in einem „circulus vitiosus" rückgeschlossen zu sein.

Die Störung im Herzmuskel bei pathologischem Thyroxinangebot liegt also in einer veränderten Energieproduktion. Das digitalisrefraktäre Verhalten solcher Kardiopathien erklärt sich daraus, daß die Digitaliskörper im Gegensatz hierzu in die Energieausnutzung des Herzmuskels — bei noch normaler Energiebildung — eingreifen.

In der Leber nimmt beim Kaninchen die Aktivität der Cytochrom-Oxydase und der Succino-Oxydase nach Schilddrüsenhormonzugabe zu, während die Amino-Oxydase-Aktivität abnimmt. Thyreoidektomie und Thiouracilgabe bewirken den gegenteiligen Effekt. Infolgedessen ist die Wirkung des Adrenalins auf den Blutzucker nach Thyreoidea-Fütterung vermehrt, in hypothyreoten Zuständen vermindert (SPRINKS u. BURN 1952).

Die Beziehungen des *Schilddrüsenhormons zur Arteriosklerose* sind komplex und noch nicht völlig geklärt. Tierexperimentell kann man mit hohen Dosen Thyroxin eine Arteriosklerose erzeugen (BALO 1939; FRIEDLAND 1932; KAGAWA 1933). Diese entspricht dem Typ der Medianekrose mit Verkalkung, der auch nach Adrenalin beobachtet wird (FISCHER 1905); unter kombinierter Injektion von Adrenalin und Thyroxin entstehen diese Mediaveränderungen besonders leicht (DAVIS, OESTER u. FRIEDMANN 1955). Andererseits hemmt Thyreoidin die Cholesterinatheromatose des Kaninchens durch Verminderung der Hypercholesterinämie (FRIEDLAND 1932; KATZ, STAMLER et al 1952; TURNER 1933). Schilddrüsenexstirpation bei sehr jungen Tieren (Ziegen, Schafen, Kaninchen) führt, wie schon v. EISELSBERG (1895) zeigen konnte, zur Entwicklung einer schweren und frühzeitigen Atherosklerose. Diese besteht teils in Intima-Veränderungen, die möglicherweise mit der Erhöhung des Lipoidspiegels zusammenhängen, teils entspricht sie Media-Veränderungen, wie sie nach Adrenalin beobachtet werden (SALTYKOW 1908; GOLDBERG 1927). Inaktivierung der Schilddrüse mit Thiouracil begünstigt bei Hunden das Auftreten einer Atherosklerose nach Cholesterinfütterung (STEINER u. KENDALL 1946), führt aber allein nicht zu nachweisbaren arteriellen Erkrankungen trotz erhöhtem Blutlipoidspiegel (STEINER, KENDALL u. BEVANS 1949). Nach Untersuchungen an der isolierten Carotis thyreoidektomierter Schweine gibt es bei mittleren, etwa physiologischen Thyroxinkonzentrationen ein Optimum für das Durchflußvolumen der Vasa vasorum, höhere oder niedrigere Thyroxinkonzentrationen vermindern den Durchfluß und steigern die vasoconstrictorische Wirkung des Adrenalins (SMITH 1954). Doca und Cortison führen unter gleichzeitiger Gabe von Thyroxin sehr schnell zu Gefäßveränderungen im Sinne einer Periarteriitis nodosa (SELYE u. BOIS 1956). Auch Vitamin D in Kombination mit Thyroxin erzeugt nekrotisierende Gefäßentzündungen (GILLMAN, GILBERT 1956). Die Verhinderung einer Cholesterin-induzierten Coronarsklerose bei Hühnchen durch Oestrogene ist nur möglich, wenn die Tiere euthyreot sind (PICK, STAMLER u. KATZ 1957).

Nach diesen tierexperimentellen Unterlagen ist zu erwarten, daß Thyroxin in sehr hohen Konzentrationen, die beim Menschen kaum erreicht werden, eine der Adrenalinwirkung ähnliche Mediaschädigung durch Verstärkung der Adrenalin- bzw. Arterenolwirkung auf die Vasa vasorum bewirken kann. Auch bei völligem Thyroxinmangel kann die Durchblutung der Vasa vasorum vermindert sein und daher das Auftreten ähnlicher Mediaschädigungen erwartet werden. Andererseits schützt das Schilddrüsenhormon die Intima vor Atherosklerose, zum Teil durch Senkung des Blutlipoidspiegels. Während diese schützende Wirkung gegenüber der experimentellen, durch Cholesterinfütterung erzeugten Atherosklerose eindeutig nachweisbar ist, ist sie gegenüber der Spontanatherosklerose auch tierexperimentell (Stamler, Bolene et al. 1949) wenig sicher.

Nach Befunden am Menschen sind arteriosklerotische Veränderungen beim Basedowiker eher geringer ausgeprägt als bei gleichaltrigen Normalen. Gold-Schmidt (1933) konnte anhand eines größeren Sektionsmaterials zeigen, daß Hyperthyreotiker über 40 Jahre zu 40,8% nachweisbare atherosklerotische Veränderungen hatten gegenüber 89% der Vergleichsfälle. Eine Häufung von Mediaveränderungen bei Basedowikern ist nicht beschrieben.

Die Berichte über das Vorkommen von Arteriosklerose bei hypothyreotischen Zuständen beim Menschen sind nicht einheitlich. Bei Ausschalten der Schilddrüse aus therapeutischen Gründen konnten bei jungen Patienten stärkere arteriosklerotische Veränderungen trotz jahrelang erniedrigtem Grundumsatz und Hypercholesterinämie nicht nachgewiesen werden (Blumgart, Freedberg u. Kurland 1950). Ausgeprägte Arteriosklerosen finden sich bei Hypothyreoten allerdings regelmäßig, wenn zugleich eine Hypertension besteht (Baker u. Hamilton 1957).

Zahlreiche einzelne Beobachtungen von fortgeschrittener Arteriosklerose, besonders Coronarsklerose, bei jugendlichen Myxödemfällen liegen vor (Fishberg 1924; Willius 1936; Hoelzer 1940; Douglas u. Jacobson 1957). Auch wurde darauf hingewiesen, daß Coronarsklerose bei myxödematösen Frauen unter 50 Jahren ebenso häufig vorkommt wie bei Männern (Bartels u. Bell 1939; Friedberg 1950). Andererseits betonen viele Autoren, daß fortgeschrittene Atherosklerose bei Myxödem und Fällen von Kretinismus durchaus nicht regelmäßig gefunden wird (Andrus 1953; Means 1948; Gubner u. Ungerleider 1949; Wegelin 1926). Größere Statistiken fehlen. Auch erschwert das häufige und unregelmäßige Auftreten atherosklerotischer Veränderungen bei Euthyreoten in höherem Lebensalter die Beurteilung. Trotzdem ist es nach den vorliegenden pathologisch-anatomischen und klinischen Erfahrungen wohl berechtigt, den Mangel an Schilddrüsenhormon als einen die Entwicklung der Atherosklerose begünstigenden Faktor aufzufassen (Friedmann, Myers u. Rosenman 1952; Rosenman, Friedman u. Myers 1952). Auch für das Vorkommen ausgedehnter Mediadegenerationen bei Myxödem liegen einige Hinweise vor (Kountz 1950; Foster u. Burr 1944).

Das Verhalten des *peripheren Kreislaufs* bei Hypothyreose ist durch die Verminderung der Blutströmung sowie durch die Abnahme der Reaktionsfähigkeit gegenüber physiologischen Vasoconstrictionsreizen gekennzeichnet. So ist bei Myxödem die normale Kältevasoconstriction der Hautgefäße oft nicht auslösbar (Zondek 1953). Im Gegensatz dazu ist die vasomotorische Erregbarkeit bei Hyperthyreose gesteigert (Wallungen, Dermographismus) (Stewart u. Evans 1940). Die Hautcapillaren (Limbus) sind bei Myxödem an Zahl gering und verengt. Die Strömung in ihnen ist verlangsamt (Zondek, Michael u. Kaatz 1941). Die Basalmembranen der Capillaren von Haut und Herz bei Myxödematösen sind verdickt. Die Verdickung ist von der Dauer der Erkrankung unabhängig (Baker u. Hamilton 1957). Die capillarmikroskopischen Befunde bei Morbus Basedow sind nicht einheitlich. Die Hautcapillaren werden zum Teil als an Zahl vermehrt und erweitert (Roberts u. Griffith 1937), zum Teil als eng bezeichnet (Michael u. Buschke 1933). Der letzte Befund würde darauf hinweisen, daß ein erheblicher Teil der Hautdurchblutung durch arteriovenöse Anastomosen gehen kann.

Die Permeabilität der Capillaren ist nach Lange (1944), Lange u. Krewer (1943) und McGavack, Lange u. Schwimmer (1945) bei Myxödem vermehrt (Fluorescein-Methode). Dies mag mit der langsamen Strömung und der verminderten Vasomotion zusammenhängen (Chambers u. Zweifach 1947; Pappen-

HEIMER 1953). Umgekehrt führt Thyreoideahormon zu Mehrdurchblutung und zu einem weniger vollständigen Ausgleich zwischen intravasculärer und extravasculärer Flüssigkeit und damit zur Resorption extracellulärer Flüssigkeit und Diurese.

Über die Verteilung des Herzminutenvolumens auf die einzelnen Gefäßprovinzen liegt eine Reihe von Untersuchungen vor. Einen erheblichen Anteil des Herzminutenvolumens kann die Schilddrüse selbst beanspruchen. Aus Plasmajodspiegel und Anstieg des Radiojodgehaltes der Schilddrüse innerhalb kurzer Zeit läßt sich die Plasma- bzw. Blutdurchströmung der Schilddrüse ermitteln (Voraussetzung vollständige Klärung des Plasmas von Jod bei einer Schilddrüsenpassage). Es ergeben sich bei Basedowikern erstaunlich hohe Durchblutungswerte. MYANT, POCHIN u. GOLDIE (1949) fanden bei 11 Thyreotoxikosen im Mittel 496 cm_3 Plasma/min, als Extremwert 1300 cm^3 Plasma/min, GOODWIN, McGREGOR et al. (1951) fanden 1780, BERSON, YALOW et al. (1951) 523 cm^3 Plasma/min. Demnach können bei Hyperthyreosen im Mittel etwa 900 cm^3, in Extremfällen bis zu 3,2 Liter Blut/min durch die Schilddrüse fließen. Für eine normale Schilddrüse ergibt sich ein „Clearance-Wert" von 16—25 cm^3 Plasma/min (MYANT, POCHIN u. GOLDIE 1949), also eine Durchblutung von etwa 40 cm^3/min.

Solche enorme Durchblutungsvolumina müssen auf den Gesamtkreislauf nahezu wie ein arteriovenöser Kurzschluß wirken. Ein Teil der charakteristischen Eigenschaften des Basedow-Kreislaufs (großes Herzminutenvolumen, große Blutdruckamplitude und niedriger diastolischer Druck) kann so schon durch das Vorhandensein des Schilddrüsenkurzschlusses erklärt werden.

Die *Hirndurchblutung* ist beim menschlichen Myxödem absolut, aber nicht relativ vermindert. SCHEINBERG, STEAD et al. (1950) fanden bei einer Verminderung des Herzminutenvolumens um 47% die Hirndurchblutung um 38% vermindert und den Sauerstoffverbrauch des Gehirns um 27%, während der cerebrale Gefäßwiderstand um 91% angestiegen war. Dagegen war beim Basedow die Hirndurchblutung sowie der cerebrale Sauerstoffverbrauch normal, ebenso die cerebrale venöse O_2-Spannung und der cerebrale Gefäßwiderstand (SCHEINBERG 1950; SOKOLOFF, WECHSLER et al. 1953).

Die typischen Erscheinungen beim Basedow entsprechen also keiner groben Änderung des quantitativen Hirnstoffwechsels. Im Elektroencephalogramm sieht man bei Hyperthyreosen eine Zunahme, bei Myxödem eine Abnahme der Frequenz der α-Wellen. Jedoch nur in schweren Fällen von primärem Myxödem des Erwachsenen erreicht die Frequenz die 7-sec-Grenze. Hypothyreoidismus mit gleichzeitiger Nebennierenrindeninsuffizienz macht in schweren Fällen erhebliche bioelektrische Veränderungen. Die Medikation von Thyroxin hierbei allein steigert die Hirnerregbarkeit und verlangsamt die Grundfrequenz (KRUMP 1956).

Die Leberdurchblutung ist nach MYERS, BRANNON u. HOLLAND (1950) beim Basedow nicht vermehrt, obwohl der Sauerstoffverbrauch in der Leber stärker zunimmt als es dem Anstieg des Gesamtstoffwechsels entspricht. Die resultierende, besonders niedrige Sauerstoffspannung des Lebervenenblutes mag zur Genese der zentralen Läppchennekrose beim Basedow beitragen.

In der A. pulmonalis steigt der systolische, nicht der diastolische Druck beim Basedow an. Der pulmonale Gefäßwiderstand ist nicht immer dem Anstieg des Herzminutenvolumens entsprechend vermindert (MYERS, BRANNON u. HOLLAND 1950). Beim Myxödem sind die Drucke in den rechten Herzhöhlen und in der A. pulmonalis beim Menschen nicht verändert, das Herzminutenvolumen entsprechend dem Grundumsatz gesenkt, der Lungenwiderstand also vermehrt (ELLIS, MABANE et al. 1952).

Beim Basedow ist demnach der Gefäßwiderstand in der Lunge, Gehirn und Leber oft nicht vermindert, während er in den meisten anderen Gefäßgebieten, so im Hautgebiet (Eichna u. Wilkens 1949; Stewart u. Evans 1940), aber auch in den Coronarien (Rowe, Huston et al. 1956; Leight, Defacio et al. 1956) und in den Nierengefäßen (Barac 1953), in besonders hohem Grade aber in der Schilddrüse selbst absinkt. Bei Myxödem sind die Gefäßwiderstände dem Abfall des Herzminutenvolumens angepaßt vermehrt (Ellis, Mabane et al. 1952).

Der physiologische Effekt des 3-5-5-Trijodthyronins, des zweiten physiologischen Schilddrüsenhormons, scheint bezüglich seiner Kreislaufwirkung von dem des Thyroxins qualitativ nicht wesentlich verschieden zu sein. Es liegen jedoch noch keine genaueren vergleichenden Untersuchungen vor.

Ob bei den Essigsäureestern der beiden Schilddrüsenhormone „Triac" und „Tetrac" wirklich ein anderer Reaktionsmechanismus vorliegt, scheint noch nicht ganz geklärt. Ursprünglich hatte man diese Derivate synthetisiert, um — in Anlehnung an die Vorstellungen, die man bei Derivaten der NNR-Hormone gewonnen hat — Substanzen zu bekommen, welche z. B. isoliert das Blutcholesterin beeinflussen. Tatsächlich gelingt es damit zunächst, bei Hypo- und Euthyreoten, den Cholesterin- und Lipoproteidspiegel zu senken (Lerman u. Pitt-Rivers 1955). Die wirksame Dosis dieser Substanzen muß jedoch immer mehr gesteigert werden, bis schließlich doch noch Resistenz gegen sie eintritt. Eine Grundumsatzsteigerung wird nicht in dem Maße beobachtet wie beim Schilddrüsenhormon. Bestimmt man ihn aber gleich nach der Verabreichung der Präparate, so ist er gesteigert. Darüber hinaus hatten einige damit behandelte Patienten mit Coronarsklerose und Hypercholesterinämie neuerliche stenokardische Beschwerden (Oliver u. Boyd 1957).

II. Klinisches Bild der Erscheinungen an Herz und Kreislauf bei Hyperthyreose.

1. Herzfrequenz und Herzrhythmus.

Beschleunigung des Herzschlages und Herzklopfen als Zeichen der vermehrten Herztätigkeit gehören zu den konstantesten Symptomen einer gesteigerten Schilddrüsentätigkeit. Sie treten in gleicher Weise beim echten Basedow wie bei den Hyperthyreoten mit Einschluß des toxischen Adenoms auf (Spang u. Korth 1939; Barker et al. 1933; Kerr u. Hensel 1923). Nach Spang und Korth (1939) sind bei Sinusrhythmus Ruhefrequenzen zwischen 80 und 130 am häufigsten. Nur 5% der Fälle hatten niedrigere, 10% noch höhere Frequenzen. Sinusfrequenzen über 150 bis zu 256 werden gelegentlich beobachtet (Hamilton 1922).

Die Pulsfrequenz kann nach körperlichen Belastungen (Arbeit), aber auch nach Aufregungen unverhältnismäßig hoch ansteigen. Dem entspricht meist ein excessiver Anstieg auch des Herzminutenvolumens. Gerade die überschießende Reaktion des Kreislaufs bei Arbeit ist ein Beispiel für das unökonomische Arbeiten des Kreislaufs beim Basedow (Means 1948; Bansi 1929).

Andererseits zeigt die erhöhte Pulsfrequenz beim Basedow eine bemerkenswerte Stabilität, die im Schlaf (Rihl 1937) im Gegensatz zur Sinustachykardie Nervöser (Boas 1932) persistiert; sie zeigt, wie auch Tachykardien anderer Genese, z. B. Atropintachykardie nur äußerst selten eine respiratorische Arrhythmie (Spang u. Korth 1939; Parade u. Foerster 1936; Willius, Boothby u. Wilson 1924). Auch beim Preßdruckversuch (Peterson 1950) und beim Vagus-

druckversuch (CHVOSTEK 1917) treten nur sehr geringe oder keine Pulsfrequenzänderungen ein. Die Sinustachykardie bei Hyperthyreosen ist meist durch
Digitalis nicht zu beeinflussen. Dieses bewirkt auch kaum PQ-Verlängerungen,
oft aber deutliche typische Veränderungen des Kammerendteils. Diese „Dissoziation der Digitaliswirkung" ist nach SPANG u. KORTH (1939) charakteristisch für
das Basedow-Herz. Normale, nicht tachykarde Herzfrequenz kommt bei Thyreotoxikosen und Basedow nach MEANS (1948) in etwa einem Viertel der Fälle vor.
Auch Bradykardien sind selten beobachtet (SPANG u. KORTH 1939; BOENHEIM
1950; RACHMILEWITZ u. COHEN 1952). Zur Erklärung wird auf konstitutionelle
Faktoren hingewiesen sowie auf die amphotrope Wirkung des Thyroxins auf das
vegetative Nervensystem. Kranke mit totalem Herzblock zeigen nach Thyreoidinmedikation eine starke Beschleunigung des Vorhofrhythmus, aber keine (AUB u.
STERN 1918) oder nur eine geringe (PARADE 1937) Beschleunigung der Kammerfrequenz. Dies deutet auf einen bestimmenden Einfluß der Innervation in der
Genese der thyreogenen Tachykardie hin.

Von den Störungen des Herzrhythmus hat nur die Arrhythmia absoluta eine
echte Beziehung zu den Hyperthyreosen bzw. zum Morbus Basedow. Bei sekundär
basedowfizierten Strumen, sog. toxischen Adenomen sowie bei den sog. „Thyrocardiacs" der amerikanischen Literatur ist Arrhythmia absoluta wesentlich
häufiger als beim echten Vollbasedow mit diffuser parenchymatöser Struma, zum
Teil wohl auch deswegen, weil die Patienten dieser Gruppe einen höheren Altersdurchschnitt haben.

Ein Viertel aller Fälle von Arrhythmia absoluta werden nach FRIEDRICH
v. MÜLLER bei Thyreotoxikosen beobachtet. Die Häufigkeit des Vorhofflimmerns
beträgt nach einer Literaturübersicht von SPANG u. KORTH (1939) etwa 15% der
Gesamtfälle von M. BASEDOW. Fälle mit permanentem Vorhofflimmern werden
dabei mit zunehmendem Alter immer häufiger (ERNESTENE 1938; JERWELL
1952). Sie sind unter 30 Jahren selten, auch bei schweren Erkrankungen (KEPLER
u. BARNES 1933). Extrasystolen kommen etwa ebenso häufig wie bei anderen
Krankheiten vor, jedoch können gehäufte Vorhofsextrasystolen unter Umständen
Vorboten eines Vorhofflimmerns sein. Während leichte PQ-Verlängerungen trotz
Tachykardie gelegentlich beobachtet werden (LEPESCHKIN 1951), sind schwere
Überleitungsstörungen und Herzblock, auch die echte paroxysmale Tachykardie
bei Hyperthyreosen nicht häufiger als bei der Normalbevölkerung. Offensichtlich
spielen das Alter der Patienten sowie zusätzliche Erkrankungen (Coronarsklerose,
Hypertension, rheumatische und infektiöse Herzschäden) und die Dauer des
Grundleidens eine wesentliche, begünstigende Rolle für das Auftreten der Arrhytmia absoluta.

Besonders charakteristisch für die Hyperthyreose ist das anfallsweise Auftreten eines Vorhofflimmerns mit Tachykardie. Kurzdauernde, minutenlange
Anfälle können ebenso auftreten wie tage- und wochenlang dauernde Zustände.
Solche Anfälle können oft akute Verschlimmerungen der Toxikose wie die postoperativen Krisen begleiten. Sie können ihrerseits akute Herzinsuffizienz mit
Stauung, auch kollapsartige Zustände auslösen. Charakteristisch ist ferner die
therapeutische Beeinflußbarkeit des Flimmerns weniger durch Digitalis und
Chinin, als durch sachgemäße Bekämpfung der Hyperthyreose (Sedativa, Thyreostatica, I[131], Jod). Durch solche Maßnahmen kann das anfallsweise Auftreten des
Vorhofflimmerns nahezu immer, das schon permanent etablierte in einem hohen
Prozentsatz der Fälle beseitigt werden. Vor operativer Behandlung bei Vorhofflimmern auf Grund einer Thyreotoxikose durch Thyreoidektomie wird gewarnt
(OBERDISSE 1956; FLORIAN 1958). Nach Beseitigung der Hyperthyreose kann
ein etwa noch verbliebenes Vorhofflimmern oft mit Erfolg mit Chinidin und

Digitalis behandelt werden. Die Prognose des Vorhofflimmerns hängt dabei wesentlich von dem neben der Hyperthyreose bestehenden arteriosklerotischen oder rheumatischen Herzleiden ab.

Thyreoidea-Fütterung steigert nach Ulrick u. Whitehorn (1952) bei der Ratte den Sauerstoffbedarf des isolierten, nicht schlagenden Vorhofs um 77%, den der Kammer um 22%, den der Skeletmuskulatur nicht nachweisbar. Nimmt man an, daß auch beim Menschen der Sauerstoffverbrauch des Vorhofs durch Thyroxin erheblich gesteigert wird, so erscheint es verständlich, daß der Zustand der Thyreotoxikose die aus Gründen organischer Erkrankung der Vorhofsmuskulatur bestehende Flimmerbereitschaft erheblich vermehrt. Andererseits führt selbst eine schwere Hyperthyreose bei völlig gesunden Herzen Jugendlicher nur sehr selten zum Flimmern.

Über die Art, wie das Flimmern ausgelöst werden kann, besteht keine Klarheit. Es wird darauf hingewiesen, daß sowohl Acetylcholin (Scherf u. Chik 1951) und Mecholyle (Nahum u. Hoff 1935) als auch andererseits Adrenalin (Raab 1953) unter bestimmten Bedingungen Vorhofflimmern erzeugen können. Intravenös verabreichtes Acetylcholin bei thyroxingefütterten Hunden steigert die Flimmerbereitschaft der Vorhöfe von 30 auf 81% (Leveque 1956).

Vorhofflattern wird selten beobachtet (Spang u. Korth 1939; Gordon, Soley u. Chamberlain 1944). Es kann ebenfalls paroxysmal auftreten.

2. Klinischer Herzbefund.

Klinisch ist in allen Fällen die erregte Herzaktion deutlich. Der Spitzenstoß ist kräftig und verbreitert, die Herztöne sind laut paukend, oft schon auf Distanz hörbar (Sattler 1952). Accidentelle systolische Geräusche sind häufig, gelegentlich auch ein inkonstantes, präsystolisches Geräusch über der Herzspitze. Dies kann im Verein mit dem paukenden ersten Ton an eine relative Mitralstenose denken lassen. Nach Parade (1935) kann ein diastolisches Geräusch auch durch eine relative Aorteninsuffizienz bedingt sein; er diskutierte jedoch auch das wahrscheinlichere Vorliegen einer relativen Insuffizienz der Pulmonalklappen. Diese Geräusche verschwinden meist, wenn sich die Herzaktion unter der Therapie beruhigt. Bisweilen ist auch ein durch die Dilatation des Conus pulmonalis bedingtes perikardiales Reiben über der Pulmonalis hörbar, ähnlich wie bei manchen Fällen von akuter Lungenembolie (Lerman u. Means 1932).

Perkutorisch und auch röntgenologisch ist das Herz bei längerer Dauer der vermehrten Belastung durch die erhöhte Volumenleistung oft vergrößert, doch spielt der prämorbide Zustand (durchgemachte Infekte, Arteriosklerose, Hochdruck, Alter, Klappenfehler) für den Grad der Herzhypertrophie eine entscheidende Rolle. So sind die Angaben über die Häufigkeit einer Herzvergrößerung wechselnd [Ernestene (1938) 3,8%, Parkinson u. Cookson (1931) 60% sowie McEachern u. Rake (1931) 50—60%]. Die Herztaille ist oft infolge einer Prominenz des Conus pulmonalis verstrichen (Gotta 1938; Greenberg, Rosenkranz u. Berenbaum 1952; Friedberg 1950; Roesler 1928), linkes Herzohr und linker Vorhof sind nicht erweitert.

Die Gegend der A. pulmonalis sowie auch die Lungenäste der A. pulmonalis zeigen vermehrte Pulsationen, deren Celerität durch das große Schlagvolumen und die hohe Pulsfrequenz verständlich wird. Die flatternden Herzbewegungen, die sich auf die ganzen Herzkonturen erstrecken können, ergeben in ihrem Kontrast zu den auffallend hellen Lungenfeldern oft ein für die Thyreotoxikose recht charakteristisches Bild (Blumgart, Freedberg u. Kurland 1950). Nach entsprechender Therapie kann sich die Herzgröße wieder zurückbilden, besonders ist die Vorwölbung des Pulmonalisbogens bei sonst nicht dilatiertem Herzen in der Regel rückbildungsfähig (SPANG u. KORTH 1939). Die im Röntgenbild meist deutlich hervortretende Erweiterung der Ausflußbahn des rechten Herzens mag damit zusammenhängen, daß der Widerstand im kleinen Kreislauf bei Hyperthyreosen nicht im gleichen Verhältnis wie im großen Kreislauf abnimmt (MENARD u. HURXTHAL 1933; MYERS, BRANNON u. HOLLAND 1950), so daß das rechte Herz neben der vermehrten Volumenarbeit oft auch vermehrte Druckarbeit zu leisten hat (HAUBRICH u. THUM 1948).

3. EKG[1] bei Hyperthyreose.

Die Veränderungen der Herzstromkurve bei der Hyperthyreose sind nicht so charakteristisch, daß eine Diagnosenstellung allein an Hand der Kurve möglich ist. Jedoch kann oft der elektrokardiographische Befund die üblichen Untersuchungsmethoden ergänzen. Über Herzfrequenz und Herzrhythmus wurde schon gesprochen.

Die Spannung des EKGs ist oft relativ hoch. Nach Thyreoidektomie nimmt die Spannung ab (SPANG u. KORTH 1939). Der Lagetyp des Extremitäten-EKG wird im Verlauf der Entwicklung einer Hyperthyreose, unabhängig von dem vorher vorliegenden Typ, rechtstypischer. Bei Rückgang der hyperthyreotischen Symptome rückt der Vektor von QRS wieder nach links (LEPESCHKIN 1951; SPANG u. KORTH 1939). Die P-Zacke zeigt eine Amplitudenzunahme vorwiegend in den Abl. 2 und 3. Dabei hat P oft die Form eines P-pulmonale. Das PQ-Intervall verkürzt sich entsprechend dem Frequenzanstieg, falls nicht gleichzeitig eine atrioventrikuläre Leitungsstörung vorliegt. QRS ist unauffällig, in wenigen Fällen sind intraventrikuläre Leitungsstörungen bis zu Schenkelblockbildern beschrieben worden (LEPESCHKIN 1951, eigene Beobachtung), die nach Behandlung wieder verschwanden. Häufig sind Senkungen der ST-Strecke. Die T-Zacke ist in leichteren Fällen häufig abgeflacht oder auch negativ, insbesondere dann, wenn gleichzeitig Herzvergrößerung und Herzinsuffizienz bestehen. Die QT-Dauer bewegt sich im Bereich der Norm. Charakteristische Veränderungen der U-Welle sind nicht bekannt. Im Stehen können bei jüngeren Kranken Veränderungen einer orthostatischen Reaktion hinzutreten. Nach Belastung steigt die Frequenz weiter an, der Erregungsablauf bleibt meist im wesentlichen unverändert. Hervorzuheben ist, daß das Hyperthyreose-EKG nach Digitalisierung starke Veränderungen des Kammerendteiles zeigt, ohne daß ein nennenswerter Frequenzrückgang eintritt (SPANG u. KORTH 1939).

Sämtliche beschriebenen Veränderungen sind, falls sie nicht vorher bereits bestanden haben, reversibel und verschwinden häufig nach Thyreoidektomie oder einer medikamentösen antihyperthyreotischen Behandlung.

Der Veränderung des Lagetyps mag einmal der mit der Frequenzsteigerung einhergehende Typenwandel zugrunde liegen (LEPESCHKIN 1951), zum anderen vermag eine vermehrte Rechtsbelastung des Herzens dafür verantwortlich sein, da der Widerstand im kleinen Kreislauf nicht im gleichen Maß wie im großen Kreislauf abnimmt. Die Spannungszunahme des Herzaktionsstromes kann zum Teil auf eine Änderung des Gewebswiderstandes zurückgeführt werden (verstärkte Durchblutung — verminderter Fettgehalt der Haut). Als Ursache der Höhenzunahme der P-Zacke kommen in Frage: die allgemeine Spannungszunahme, die mit der Verlagerung des QRS-Vektors einhergehende Richtungsänderung des P-Vektors und damit größere Projektion auf die Frontalebene, eine vermehrte Belastung des rechten Vorhofs und eine Erhöhung des Sympathicotonus. Verlagerungen der ST-Strecken unter die isoelektrische Linie können bei der Hyperthyreose, wie auch sonst, durch Stoffwechselstörungen des Herzmuskels verursacht sein. Ferner ist daran zu denken, daß sie durch eine Überlagerung durch Ta-Wellen bei hohem P vorgetäuscht sein können (KATZ 1946). Die Überhöhung der T-Zacken bei leichteren Hyperthyreosen hat bisher keine befriedigende Deutung gefunden. Bei Abflachung oder Negativierung von T muß man eine, wenn auch reversible Schädigung des Herzmuskels in Erwägung ziehen. Dies gilt auch für die oft sehr ausgesprochenen reversiblen postoperativen EKG-Veränderungen, die einem Hinterwandinfarkt ähnlich sein können (SPANG u. KORTH 1939; KORTH 1957).

---

[1] EKG-Abschnitte unter Mitarbeit von G. FRIESE.

4. Hämodynamische Befunde.

Der systolische Druck ist normal, oft an der oberen Grenze der Norm der betreffenden Altersklasse bzw. um ein geringes erhöht. Der diastolische Blutdruck kann normal oder etwas erniedrigt sein. Infolgedessen ist die Blutdruckamplitude meist etwas vergrößert. Oft tritt die Vergrößerung der Blutdruckamplitude erst nach Arbeitsbelastung oder Erregung in Erscheinung. Bei hochgradiger Tachykardie kann die Blutdruckamplitude sogar vermindert sein. In der Mehrzahl der Fälle findet sich jedoch eine Vergrößerung der Blutdruckamplitude gleichzeitig mit einer Erhöhung der Herzfrequenz. Die hierauf gegründete Readsche Formel ist allerdings nur zu einer groben Orientierung über die Höhe des Grundumsatzes geeignet (BAYER u. SCHÄFER 1943). Die große Blutdruckamplitude bedingt oft ein starkes Klopfen der zentralen Arterien, das subjektiv — ähnlich wie bei Aorteninsuffizienz — als störend empfunden wird. Capillarpuls und Celerität der peripheren Pulse können nachweisbar sein. Dieses, einem stark erhöhten Minutenvolumen — oft einem Minutenvolumenhochdruck — entsprechende Blutdruckverhalten wird durch Adrenalininjektion erheblich verstärkt (HITZENBERGER 1938). Es beruht vielleicht zu einem Teil auf einer durch Thyroxin ausgelösten Sensibilisierung gegen Adrenalin, zum anderen auf der einem arteriovenösen Shunt ähnlichen Wirkung der stark gesteigerten Schilddrüsendurchblutung und nur zu einem kleineren Teil auf einer Anpassung des Kreislaufs an das gesteigerte Sauerstoff-Bedürfnis des Körpers.

Wiederholte Messungen am gleichen Patienten zeigen oft ein beträchtliches Schwanken der Blutdruckwerte. Besonders auffallend kann der Anstieg der Blutdruckamplitude nach körperlicher Anstrengung und seelischen Erregungen sein.

Eine Hypertension mit deutlicher Erhöhung auch des diastolischen Blutdrucks gehört nicht zum Bilde der echten Basedowschen Krankheit. Dagegen wird die Kombination einer Überfunktion der Schilddrüse mit essentieller Hypertension bei sekundär basedowfizierten Strumafällen und bei larvierten Altersthyreotoxikosen häufiger gesehen.

PARKINSON und HODGE (1934) sowie BANSI (1955) finden dieses Zusammentreffen vorwiegend bei Frauen über 45 Jahren, auch JONAS (1934) weist auf Häufigkeit der Hypertension bei sekundär thyreotoxischen Patientinnen hin. In diesen Fällen handelt es sich wohl zumeist primär um ein arteriosklerotisches Gefäßleiden, bei dem das Hinzutreten der Hyperthyreose die Erscheinungen des Hochdrucks deutlicher hervortreten läßt (BISGARD 1939; DECHAMP 1943).

Das Herzminutenvolumen ist bei nicht kreislaufdekompensierten Hyperthyreosen immer erhöht, oft mehr als der Steigerung des Sauerstoffverbrauches entspricht (STEAD, MYERS et al. 1950). Dies ergibt sich sowohl mit den älteren gasanalytischen Methoden (CLARK u. LINDEN 1948; PLESCH 1909; LILJESTRAND u. STENSTRÖM 1925; BANSI 1929; LAUTER 1928; FULLERTON u. HARROP 1930; EWIG u. HINSBERG 1930; BOOTHBY u. RYNEARSON 1935), als auch mit den physikalischen (BÖGER u. WEZLER 1937) und den Herzkatheter-Methoden (STEAD, MYERS et al. 1950). Die Erhöhung beträgt im Durchschnitt 100% und mehr. Das Schlagvolumen kann trotz der hohen Pulsfrequenz erhöht sein (PARR u. WILLE 1952; EWIG u. HINSBERG 1930). Meist liegen jedoch die Schlagvolumenwerte innerhalb des Bereiches der normalen Schwankungsbreite (LILJESTRAND u. STEINSTRÖM 1925). Der Anteil der Schlagvolumenzunahme und der Frequenzzunahme am Minutenvolumenanstieg unterliegt auch bei Basedow großen individuellen Schwankungen (PARR u. WILLE 1952).

Auch bei eingetretener Herzinsuffizienz kann das Herzminutenvolumen noch erhöht sein oder im Normbereich liegen, d. h. es ist nur relativ zum Sauerstoffverbrauch vermindert.

Die zirkulierende Blutmenge entspricht dem Normenbereich oder sie wurde geringgradig erhöht gefunden (CHANG 1941; GIBSON u. HARRIS 1939; EWIG u. HINSBERG 1930; TAKENOUTI 1940; CLARK u. LINDEN 1948). Nach Beseitigung der Hyperthyreose durch Thiouracyl oder Thyreoidektomie zeigt die zirkulierende Blutmenge eine geringe Abnahme (Auffüllung der Blutdepots). Beim Basedow-Kranken läßt sich eine Zunahme der zirkulierenden Blutmenge durch Erhöhung der Körpertemperatur nicht erreichen (da die Depots entleert sind). Dies ist nach Behandlung der Hyperthyreose wieder möglich (ZONDEK 1920).

Bei nur wenig veränderter zirkulierender Blutmenge und erhöhtem Minutenvolumen muß die Blutumlaufgeschwindigkeit erhöht, die Kreislaufzeit damit verkürzt sein. Entsprechende Befunde erhoben PARR u. WILLE (1952), BLUMGART, CHARGILL u. GILLIGAN (1930), BANSI (1937). Nach FRIEDBERG (1950) ist die „Ätherzeit" (Armvene—Lungencapillaren) mit 3—4 sec oft stärker verkürzt als die „Decholinzeit" (Armvene—Zunge) mit 8—10 sec. Über die schnellere Kreislaufzeit und die damit verbundene „Hypocoagulabilität" könnte die niedere Quote von thromboembolischen Erkrankungen bei Patienten mit Thyreotoxikose teilweise ihre Erklärung finden (LASCH, MECHELKE et al. 1958).

Der Venendruck ist bei Hyperthyreose nur dann erhöht, wenn gleichzeitig eine Herzinsuffizienz vorliegt (BLUMBERGER 1941; SANTUCCI 1932). ZONDEK (1920) sowie BURWELL, SMITH u. NEIGHBORS (1929) weisen darauf hin, daß die Sauerstoff-Dissoziationskurve nach rechts, d. h. im Sinne der Abnahme der Sauerstoff-Affinität verschoben ist. Dies ist nur teilweise durch die Milchsäure-Acidose, die überwiegend nach körperlicher Anstrengung auftritt, erklärt (ZONDEK 1920). Trotzdem ist die Sauerstoff-Utilisation, gemessen am venösen Sauerstoffgehalt des venösen Mischblutes, verhältnismäßig niedrig (ZONDEK u. BANSI 1929), d. h. die Hauptlast des vermehrten Sauerstofftransportes wird durch die Zunahme des Herzminutenvolumens getragen.

5. Herzinsuffizienz bei Hyperthyreose.

Das Herz jugendlicher und sonst gesunder Basedowiker erträgt die enorme Mehrbelastung meist lange Zeit ohne erkennbaren Schaden. Arrhythmia absoluta, stärkere Grade von Herzdilatation, manifeste Herzinsuffizienz mit Stauung treten gehäuft bei älteren Personen und bei Kranken mit zusätzlichen Herzschäden anderer Art auf. Unter 40 Jahren ist Herzinsuffizienz mit Stauung bei sonst Herzgesunden selten (ANDRUS 1933). ERNESTENE (1938) fand Herzinsuffizienz mit Stauung in 25% der Fälle, die neben der Hyperthyreose ein organisches Herzleiden hatten, während unter 795 Hyperthyreosen ohne andere Herzerkrankung nicht ein Fall von Herzinsuffizienz gefunden wurde. LIKOFF u. LEVINE (1943) fanden bei organisch Herzkranken in 50%, bei sonst anscheinend Herzgesunden in 6,3% Herzinsuffizienz; zu ganz ähnlichen Zahlen kommen GRISWOLD u. KEATING (1945). Man kann hieraus schließen, daß die Hyperthyreose allein nur selten ausreicht, um eine echte Herzinsuffizienz zu erzeugen, daß aber bei gleichzeitigem Vorhandensein selbst geringfügiger organischer Herzschäden die zusätzliche schwere Belastung des Kreislaufs frühzeitig und häufig zum Versagen des Herzens führt. Organische Herzschäden werden so durch die Hyperthyreose gleichsam demaskiert (SPANG u. KORTH 1939). HELLWIG (1944) fand bei thyroxingefütterten Tieren Myokardläsionen nicht häufiger als bei Kontrolltieren.

Herzinsuffizienz, ebenso wie Angina pectoris und Hypertension sind daher bei echtem Vollbasedow sehr viel seltener als bei den meist in fortgeschrittenem Alter auftretenden sekundär basedowifizierten Strumen und bei den larvierten Altershyperthyreosen (den „hyreocardiacs" der angloamerikanischen Literatur).

Die Herzinsuffizienz bei Hyperthyreosen gehört zu den Herzinsuffizienzen mit relativ hohem Minutenvolumen (high output failure), d. h. das Herzminutenvolumen kann im Zustand der Dekompensation im Normenbereich liegen oder sogar darüber, es ist nicht absolut zu klein, sondern nur relativ zum gesteigerten Bedarf. Darin liegt eine Chance für die Therapie, die eine Senkung des Sauerstoffbedarfs und damit eine Wiederherstellung des normalen Verhältnisses zwischen Sauerstoffbedarf und Angebot ermöglicht. Die Herzinsuffizienz bei Hyperthyreose bietet daher eine bessere Prognose als gleich schwere Formen von Herzinsuffizienz anderer Genese, wenn in erster Linie antithyreotisch (mit Thyreostatica, Operation, I^{132}, Jod) und in zweiter Linie nach den sonst für die Behandlung der Herzinsuffizienz geltenden Regeln behandelt wird. Andererseits beweist ein Therapie-Erfolg mit antithyreotischer Behandlung keineswegs allein die maßgebliche Beteiligung einer Hyperthyreose — im vorliegenden Fall von Herzinsuffizienz —, da auch bei euthyreoten Patienten eine Herabsetzung des Grundumsatzes durch Dämpfung der Schilddrüsenfunktion eine Besserung der Herzinsuffizienz bewirken kann.

6. Coronardurchblutungsstörungen bei Hyperthyreose.

Echte Angina pectoris ist mindestens bei jugendlichen Basedowikern selten, obwohl über subjektive Sensationen in der Herzgegend wie Palpitationen, Herzklopfen, auch Stechen in der Gegend der Herzspitze, häufig geklagt wird. Gelegentlich kann auch ein Anfall von Vorhofflimmern mit starker Tachykardie erhebliche präkordiale Schmerzen auslösen oder eine Arbeitsanstrengung extreme Tachykardie mit Präkordialschmerz bewirken. Daß solche Sensationen meist nicht das typische Bild des echten Angina pectoris-Anfalles annehmen, obwohl doch die Coronarreserve beim überaktiven Basedow-Herz ganz bestimmt erheblich vermindert ist, weist auf die Bedeutung der organischen Coronarveränderungen für die Genese des echten Angina pectoris-Anfalles hin. Die Coronarsklerose wird jedoch durch die Hyperthyreose nicht begünstigt, eher verzögert. Daher ist beim Vollbasedow, besonders im norddeutschen Raum, echte Angina pectoris ausgesprochen selten. Bansi (1937) sah unter 506 Herzinfarkten in Hamburg keine Thyreotoxikose. Im höheren Lebensalter kommt dagegen echte Angina pectoris besonders bei Patienten mit sekundär basedowifizierten Knotenstrumen und bei larvierter Altershyperthyreose häufiger vor; ob häufiger oder seltener als bei Nicht-Basedowikern, darüber gehen die Angaben in der Literatur auseinander. Eindeutig sind dagegen die Angaben, daß Angina pectoris bei vorhandener Hyperthyreose durch antithyreotische Behandlung gebessert wird. Jodbehandlung (Lev u. Hamburger 1932), Thiouracil (Sommerville u. Levine 1950) und I^{131} (Blumgart, Freedberg u. Kurland 1950; Blumgart u. Freederg 1952) bessern Angina pectoris nicht nur bei Hyperthyreotikern, sondern auch oft bei euthyreoten Patienten. Dies läßt den einleuchtenden Schluß zu, daß bei vorhandener Coronarsklerose Hyperfunktion der Schilddrüse das Auftreten von Angina pectoris (und Myokardinfarkt) ebenso begünstigt wie andere Belastungen, die den Sauerstoffverbrauch des Herzens erhöhen, z. B. Arbeit, seelische Erregung, Hypertension usw. Im gleichen Sinne spricht die Beobachtung, daß bei Myxödem-Kranken (die oft Coronarsklerose, aber einen verminderten Coronarbedarf und daher unbehandelt meist keine Angina pectoris haben), Thyreoidinbehandlung recht oft zu Anfällen von echter Angina pectoris führt.

Die Behandlung von Angina pectoris mit thyreostatischen Mitteln bei Euthyreoten schien zunächst recht gute Ergebnisse zu zeigen. Blumgart, Freedberg u. Kurland (1955) erzielten bei 75 % ihrer 1070 Patienten mit Angina pectoris damit Besserung. Eine derartige Behandlung konnte aber die Lebenserwartung solcher Patienten nicht steigern (HAMWI u. GOLDBERG 1956).

Die entlastende Wirkung einer Dämpfung der Schilddrüsenfunktion auf das geschädigte Herz (bei Herzinsuffizienz mit Stauung ebenso wie bei Coronarsklerose und Angina pectoris) ist wahrscheinlich komplexer Natur. Zunächst wird mit dem Gesamtstoffwechsel auch der Blutbedarf der Peripherie gesenkt. Mit dem Herzminutenvolumen sinken Herzleistung und Blutbedarf des Myokards, und das Herz wird so hämodynamisch entlastet. Ferner ist das Herz als Teil der Kreislaufperipherie selbst den Stoffwechselwirkungen des Thyroxins ausgesetzt. Die unökonomische, über das Geforderte hinausgehende Steigerung des Sauerstoffverbrauchs, die Verarmung an energiereichen Phosphatbindungen und an Glykogen, der Anstieg an Milchsäure wird durch Dämpfung der Schilddrüsenfunktion vermindert.

So kann eine Dämpfung der Schilddrüsenfunktion bei Hyperthyreose eine Arrhythmia absoluta, eine Herzinsuffizienz mit Stauung, eine Angina pectoris zum Verschwinden bringen und dadurch die thyreogene Komponente bei der Genese dieser Hauptsymptome der Herzschädigung bei Hyperthyreose erweisen. Hyperthyreosen mit diesen Symptomen werden besonders in der amerikanischen Literatur oft zu einer besonderen Gruppe thyreogener Herzkranker *(thyreocardiacs)* zusammengefaßt. Wenn auch fließende Übergänge zwischen der überaktiven Herztätigkeit unkomplizierter Basedowfälle und diesen manifesten pathologischen Veränderungen am Kreislauf entstehen, so läßt sich doch aus der klinischen Erfahrung eine gewisse Sonderstellung mindestens eines Teiles dieser Fälle begründen. Einmal sind wohl in fast allen Fällen dieser Art zusätzliche, von der Hyperthyreose unabhängige Herzschäden (rheumatische Erkrankungen des Gefäßapparates, Klappenfehler, Arteriosklerose, Coronarsklerose und Hypertension usw.) vorhanden. Zum anderen treten oft, besonders bei älteren Personen dieser Art, die übrigen Symptome der Hyperthyreose wie Exophthalmus, Glanzauge, Schweißneigung, Tremor, nachweisbare Schilddrüsenvergrößerung, Wesensänderungen weitgehend in den Hintergrund, so daß diese Kranken zunächst einfach als Herzkranke bzw. Hypertoniker imponieren (larvierte Altershyperthyreose). Die Diagnose der Hyperthyreose, die doch den Weg zur richtigen Therapie eröffnet, kann dann recht schwierig sein. Grundsätzlich sollte jede ungeklärte Tachykardie bei älteren Leuten mit und ohne Arrhythmia absoluta den Verdacht einer Hyperthyreose erwecken. Weisen dann noch andere, weniger ausgeprägte Symptome wie eine gewisse Starrheit des Blickes, nervöse Unruhe und schlechter Schlaf, Gewichtsabnahme, der Befund warmer, gut durchbluteter Extremitäten bei beginnender Herzinsuffizienz oder das Vorhandensein einer oft nur substernal entwickelten Struma in die gleiche Richtung, so wird die Diagnose erleichtert. Eine Grundumsatzbestimmung klärt oft die Situation, kann aber auch irreführen, wenn beispielsweise infolge Unruhe oder Atemnot Grundumsatzbedingungen nicht erreicht werden können oder wenn über eine vorhergegangene thyreostatische Behandlung nichts bekannt ist.

7. Differentialdiagnostische Abgrenzung von nervösen Herz- und Kreislaufstörungen.

Differentialdiagnostische Schwierigkeiten pflegen auch bei der Abgrenzung leichter Hyperthyreosen von nervösen Herz- und Kreislaufstörungen zu entstehen. Da einerseits Erregungen der vegetativen Zentren, auch psychogene Einflüsse (Schreck-Basedow) eine Steigerung der Schilddrüsenaktivität bewirken können, andererseits das Schilddrüsenhormon die Erregbarkeit des vegetativen

Nervensystems durch Steigerung der Wirkung des Adrenalins und des sympathischen Nervenreizes verändert, sind Überschneidungen und fließende Übergänge zwischen beiden Zuständen zu erwarten. So sind manche Symptome beiden Zuständen gemeinsam: die psychische Labilität, neurovegetative Übererregbarkeit, die Tachykardie, Schlafstörungen, Inappetenz, Hyperhidrosis, die Neigung zu subfebrilen Temperaturen ohne entsprechende Infektzeichen, oft auch —wenn auch aus verschiedenen Ursachen — die Gewichtsabnahme. Klinisch kommt es darauf an, zu entscheiden, ob im gesamten Symptomenkomplex eine therapeutisch beeinflußbare Überfunktion der Schilddrüse eine wesentliche Rolle spielt.

Für Hyperthyreose spricht neben Exophthalmus, feinschlägigem Tremor und den regionär sehr verschieden zu beurteilenden Formveränderungen der Schilddrüse, die große Blutdruckamplitude, das Fehlen einer respiratorischen Arrhythmie (Kahler 1949), die Persistenz der Tachykardie im Schlaf, das Auftreten von paroxysmalem Vorhofflimmern, nach Fellinger (1954) auch Extrasystolie, der Befund warmer, gut durchbluteter Finger und Zehen oft mit Capillarpuls, die Neigung zu gesteigerter Darmtätigkeit. Für die mit vermehrter Sympathicuserregung einhergehende Form der nervösen Herz- und Kreislaufstörungen spricht demgegenüber das charakteristische Verhalten des Blutdrucks und des EKG in Orthostase und Arbeitsversuch, die Neigung zum Anstieg auch der diastolischen Blutdruckwerte bei systolischem Blutdruckanstieg, das Vorhandensein einer deutlichen respiratorischen Arrhythmie (Kahler 1949), die starken Änderungen der Pulsfrequenz bei Preßdruck, Vagusdruckversuch usw., das Fehlen der echten „Hyperzirkulation" (Herzminutenvolumenanstieg, Vermehrung der Blutgeschwindigkeit), ferner die meist kühlen, oft zeitweise cyanotischen Extremitätenenden.

Die Grundumsatzbestimmung entscheidet nur bei eindeutiger Erhöhung (30% und mehr) für Hyperthyreose, da bei vegetativ labilen Menschen Grundumsatzsteigerungen bis 25% häufig sind. Ob hier die Narkose-Grundumsatzbestimmung — Bartels (1949) schlug Penthotal-Narkose, Meckstroth, Rapport et al. (1952) die intravenöse Nembutal-Zufuhr vor — weiter führt, bleibt abzuwarten. Fellinger (1954) spricht sich auf Grund eigener Erfahrungen für eine Anwendung dieser Methode, die natürlich auch neue Standardwerte erfordert, in Zweifelsfällen aus.

Auch der Radiojodtest in seiner einfachen Form (Harn, Schilddrüse) gibt keine sichere Entscheidung, zumal die Jodaufnahme der Schilddrüse in jodarmen Gegenden auch bei Euthyreoten gesteigert sein kann.

Mehr ist von Bestimmungen des Jodisotops im Plasma zu erwarten, die es ermöglichen, eine „anorganische Jodphase" im Plasma (2 Std-Wert nach Isotopgabe) und eine hormonbedingte „organische Jodphase" zu unterscheiden. Der Quotient von 24- und 2-Std-Wert nach Isotopgabe gibt nach Fellinger (Fellinger, Mannheimer u. Vetter 1953) deutliche Unterschiede zwischen Normalfällen und vegetativen Neurosen einerseits, echten Hyperthyreosen andererseits.

Eine Diagnose ex juvantibus wird dadurch erschwert, daß auch bei leichten Hyperthyreosen die Erfolge einer thyreostatischen Behandlung weniger eindeutig sind als beim echten Basedow.

III. Klinisches Bild der Erscheinungen an Herz und Kreislauf beim Myxödem.

1. Klinischer Herzbefund.

Das Myxödemherz als klinische Krankheitseinheit wurde zuerst von Zondek (1919, 1920) beschrieben. Bei fortgeschrittenem, unbehandeltem Myxödem fanden sich folgende charakteristische Befunde, die sich nach Schilddrüsenhormongabe zurückbildeten:

1. Dilatation aller Herzkammern,

2. langsame, oberflächliche Herzkontraktionen,

3. leise Herztöne,

4. typische EKG-Veränderungen,

5. Neigung zu Bradykardie.

Spätere Autoren haben diese Beobachtungen bestätigt und erweitert (Assmann 1919; Meissner 1920; Ayman et al. 1932; Fahr 1925, 1927; McGavack, Lange u. Schwimmer 1945).

Anatomische Befunde unbehandelter Myxödemkranker sind selten. Brat (1953) fand bei klinisch schwerstem Myxödem (39jährige Frau mit typischen EKG-Veränderungen) eine Dilatation aller Herzhöhlen, konnte aber histologisch, abgesehen von geringfügigen Lipofuscin-Ablagerungen, weder degenerative noch entzündliche Veränderungen, auch keine mucoiden Degenerate nachweisen. Auch bestand keine nennenswerte Coronarsklerose. Andere Autoren fanden interstitielles Ödem, mucoide Ablagerungen an den Gefäßwänden (Schultz 1921; Means 1948), mucoide Degeneration des Herzmuskels (Doerr u. Holldack 1948; Dietrich 1941), Degenerationsherde mit fibröser Umwandlung (Behr u. Mülder 1938; la Due 1943). Auch in Tierexperimenten konnte eine ödematöse Beschaffenheit des Herzmuskels nachgewiesen werden (Webster u. Cooke 1936). Echte Herzhypertrophie kann bei Myxödem auftreten, ist aber meist durch unabhängige, zusätzliche Herzerkrankungen erklärbar (Friedberg 1950). Eine Pseudohypertrophie kann durch vermehrten interstitiellen Flüssigkeitsgehalt bedingt sein (Means 1948). Häufig sind Perikardergüsse, sowohl autoptisch als auch durch Punktion festgestellt worden (Kern, Soloff et al. 1949; Gordon 1935; Marks u. Roof 1953; Gascard u. Pierror 1951; Vallery-Radot et al. 1943; Kaunitz 1936; Zdansky 1943). Diese können eine erhebliche Größe erreichen [bis 4 Liter autoptisch (Marks 1953), bis 1,6 Liter durch Punktion (Gordon 1935) festgestellt]. Der Erguß zeichnet sich durch hohen Eiweißgehalt aus (Harret u. Johnston 1943; Mussio-Fournier, Cervino u. Bazzano 1946), jedoch fehlen Zeichen von Perikarditis. Es handelt sich daher wahrscheinlich um Transsudat bei erhöhter Capillarpermeabilität. Wilson u. Pearce (1950) konnten bei lokalisiertem Myxödem histochemisch eine interstitielle Ansammlung hydrophiler Mucopolysaccharide nachweisen. In der Anwesenheit solcher hydrophiler Substanzen ist möglicherweise die Ursache der interstitiellen Flüssigkeitsretention und der Ergußbildung bei Myxödem zu erblicken.

Auch experimentell bei Tieren konnte ein Perikarderguß erzeugt werden (Webster u. Cooke 1936). Perikardergüsse können auch bei röntgenologisch nur geringfügig vergrößertem Herzen vorhanden sein. Sie sind nach Kern, Soloff et al. (1949) ein konstanter, frühzeitig auftretender und wesentlicher Befund beim sog. Myxödemherzen. Auch in anderen serösen Höhlen können beim Myxödem Ergüsse auftreten: Pleuratranssudate, Ascites (Hannsen 1938; Marsh 1926; Marzutto u. Franco 1939).

Perkutorisch und röntgenologisch ist das Herz bei unbehandeltem Myxödem meist deutlich vergrößert und zwar gleichmäßig nach beiden Seiten. Die Pulsationen der Herzränder erfolgen wenig ausgiebig und träge. Die Herztaille ist verstrichen. Ob ein Perikarderguß vorliegt, läßt sich ohne Punktion nicht sicher entscheiden. Nach Thyreoidin-Behandlung kann sich der Herzschatten (durch Rückgang der Dilatation) erheblich verkleinern. Auch Perikardergüsse können sich zurückbilden; sie können aber auch recht therapieresistent sein (El-Din 1950, eigene Beobachtung), oder sogar erst im Laufe der Therapie auftreten

(Gordon 1935). Nach einigen Wochen bis Monaten kann sich unter Schild-drüsen-Substitution die Herzform völlig normalisieren, die Verbreiterung kehrt jedoch nach Absetzen der Therapie zurück („Akkordeonherz"). Die Lungen-felder lassen eine vermehrte Stauungszeichnung nicht erkennen, oft selbst dann nicht, wenn einseitige oder doppelseitige Pleuraergüsse vorhanden sind (Zdansky 1949). Die röntgenologische Verbreiterung des Herzschattens beim Myxödem entspricht einer Dilatation aller Herzhöhlen, oft verbunden mit einem Peri-karderguß. Die Dilatation ist teils eine Folge der Herabsetzung des Sympathi-cotonus, teils mag sie mit der ödematösen Durchtränkung des Herzmuskels in Zusammenhang stehen. Sie ist nicht Folge einer Herzinsuffizienz, da keine Ve-nenstauung und Lebervergrößerung, auch keine Lungenstauung besteht und auch das Blutvolumen erniedrigt ist. Sie reagiert nicht auf Digitalis und andere Formen der üblichen Herztherapie, oft aber ausgezeichnet auf Schilddrüsenpräparate.

Der Herzspitzenstoß ist oft nicht fühlbar, die Herztöne auffallend leise. Die Herzfrequenz ist meist auffallend langsam, 50—60 Schläge pro Minute (Zondek 1919). Nach Thyreoidinbehandlung kommt es dagegen oft zu paroxysmaler Tachykardie und Anfällen von Vorhofflimmern (Patrassi 1952). Holldack (1949) beschreibt dagegen paroxysmal tachykarde Anfälle beim unbehandelten Myxödem, die nach Thyreoidinbehandlung verschwanden.

2. EKG-Befunde.

Im Gegensatz zum eigentlichen Myxödem finden sich bei Hypothyreosen nur in 72% der Fälle typische EKG-Veränderungen (Schaub 1957). Das Elektro-kardiogramm zeigt beim Myxödem neben einer Bradykardie eine Niederspannung der Extremitäten- und Brustwandableitungen. P-Zacken können fast völlig fehlen (Zondek 1919).

Die Überleitungszeit bewegt sich oft an der oberen Grenze der Norm (Lepeschkin 1951) oder ist verlängert (Misske u. Schöne 1933). Partieller (Luton 1930) und totaler AV-Block (Schantz u. Dubbs 1951; Marsh 1926) kommen vor, auch Adam-Stockessche Anfälle wurden beobachtet (Bareau 1952; Patrassi 1952). QRS zeigt außer der Spannungsabnahme meist keine Veränderungen; das Auftreten eines Schenkelblocks wurde gelegentlich beobachtet (Lepeschkin 1951; Perez-Gonzalez u. Duque-Lampayo 1952). Die T-Zacken sind über den Grad der Niederspannung hinaus abgeflacht oder auch negativ. Die QT-Dauer ist ge-wöhnlich verlängert (Lepeschkin 1951; Gonzales de Cossio 1952), in Einzelfällen normal (Tung 1941) oder verkürzt (Kern, Soloff et al. 1947). Die Abweichungen des Kammerend-teiles sind oft nach Belastung noch deutlicher (Tourniaire, Blum u. Tartulier 1952). Alle EKG-Veränderungen beim Myxödem können sich — soweit sich nicht durch andere Herzkrankheiten bedingt sind — unter Thyreoidinbehandlung zurückbilden.

Die Ursache der Niederspannung ist wohl in der vermehrten Shuntwirkung des serös durchtränkten Herzmuskels und eines Perikardergusses zu suchen. Veränderungen des Hautwiderstandes sind offenbar von geringerer Bedeutung, da bei Ableitungen mit Nadel-Elektroden die Spannung nicht wesentlich zunimmt (Lepeschkin 1951; Nobel, Rosenbluth u. Samet 1924; Coelho 1941; Hilmer u. Wirth 1958). Oesophagusableitungen zeigen ebenfalls eine Niederspannung (Lepeschkin 1951). Auch für die Abweichungen der T-Zacke kann der Perikard-erguß verantwortlich gemacht werden, da mit dem Verschwinden des Perikard-ergusses, auch nach Punktion (Kern, Soloff et al. 1949) eine Rückbildung der T-Veränderungen beobachtet wurde (Lepeschkin 1951). Damit erklärt sich auch die Ähnlichkeit dieses elektrokardiographischen Bildes mit dem 3. Stadium einer Perikarditis.

3. Hämodynamische Befunde.

Ellis, Mabane et al. (1952) haben an 5 Myxödemkranken eingehende hämo-dynamische Untersuchungen mit der Herzkathetermethode angestellt. Bei allen

Patienten war das Herzminutenvolumen erheblich vermindert. Der Durchschnittswert des „Herzindex" (Minutenvolumen pro Quadratmeter Oberfläche) betrug
1,84 Liter gegenüber dem Normalwert von 3,3 Litern. Der Durchschnittswert
des Schlagvolumens betrug nur 48 cm³ (SALTYKOW 1908; McGAVACK, LANGE
u. SCHWIMMER 1945). Der periphere Strömungswiderstand war dem herabgesetzten Minutenvolumen entsprechend erhöht (im Durchschnitt 2504 gegenüber
normal 1200 dyn × sec × cm⁻⁵). Bei 3 Patienten entsprach die Verminderung
des Herzminutenvolumens der Senkung des Grundumsatzes, daher war die
periphere O_2-Ausnutzung normal (arteriovenöse O_2-Differenz 42 cm³/Liter).
Diese 3 Patienten hatten keine Zeichen von Herzinsuffizienz, obwohl die Herzen
vergrößert waren und das EKG typische Veränderungen zeigte. Entsprechend
waren der Venendruck sowie die Druckwerte im rechten Herzen und in der A. pulmonalis normal. Plasmavolumen, Blutvolumen und Hämatokritwert waren bei
2 darauf hin untersuchten Patienten, deutlich vermindert. Bei 2 weiteren
Patienten war das Herzminutenvolumen erheblich stärker reduziert als der Abnahme des Grundumsatzes entsprach, die arteriovenöse Sauerstoffdifferenz war
entsprechend vergrößert (60 und 64 cm³/Liter). Der Pulmonalisdruck eines dieser
Patienten zeigte bei Arbeitsbelastung einen beträchtlichen Anstieg (von 27/10
auf 50/24). Dieser Patient hatte trotz Anämie ein normales, nicht wie sonst
beim Myxödem, ein vermindertes Plasmavolumen. Diese Befunde wie auch der
klinische Eindruck — beide Patienten klagten über Atemnot bei Anstrengungen,
einer von ihnen auch über Angina pectoris-ähnliche Zustände — deuten darauf
hin, daß neben der für Myxödem typischen Umstellung des Kreislaufs ein der
beginnenden Herzinsuffizienz analoger Zustand vorlag, wenn auch der periphere
Venendruck, der diastolische Ventrikeldruck und der Pulmonalisdruck in Ruhe
normale Werte zeigten. Daß auch für diesen Zustand in erster Linie Mangel an
Schilddrüsenhormon verantwortlich war, konnte dadurch wahrscheinlich gemacht werden, daß bei einem dieser Patienten — einem 21jährigen Mädchen mit
minus 30% Grundumsatz — Thyreoidinbehandlung nicht nur die subjektiven
Beschwerden — starke Bewegungsdyspnoe — zum Verschwinden brachte, sondern
auch das Herzminutenvolumen, die arteriovenöse Sauerstoffdifferenz und die
Herzgröße normalisierte. Diese gut untersuchten Fälle bestätigen die Angaben
der Literatur, nach denen das Herzminutenvolumen, meist auch das Schlagvolumen, bei Myxödem deutlich vermindert sind (BANSI 1937; ZONDEK 1919;
MEANS 1948; STEAD u. WARREN 1947). Der Zeitbedarf des Blutstromes von
einem Punkt der Zirkulation bis zu einem anderen ist beim Myxödem meist
entsprechend der Abnahme des Herzminutenvolumens vermehrt (BLUMGART,
CARGILL u. GILLIGAN 1930; McGAVACK, LANGE u. SCHWIMMER 1945; MACY, CLAY-
BORNE u. HURXTHAL 1936; STEWART, DEITRICK u. CRANE 1938). Jedoch kann
eine Abnahme des Querschnitts der Strombahn, z. B. im Lungenkreislauf den
Einfluß der Herzminutenvolumenabnahme ausgleichen, so daß eine normale
Blutgeschwindigkeit in Einzelfällen gefunden wird.

Während der Therapie mit Schilddrüsenhormon kann eine Zunahme der
Kapazität der Lungenstrombahn bei Anstieg des Herzminutenvolumens auftreten, so daß Kreislaufzeiten, die den Lungenkreislauf einschließen, unverändert
bleiben (ELLIS, MABANE et al. 1952).

Der Blutdruck ist meist normal. Niedrige systolische und diastolische Druckwerte mit kleiner Blutdruckamplitude kommen vor, sind aber keineswegs die
Regel (MEANS 1948). Hypertension ist vielleicht sogar häufiger als erniedrigter
Blutdruck (THOMPSON, DICKIE et al. 1931), wenn auch wahrscheinlich ohne
echte Beziehung zur Hypothyreose. Unter Thyreoidinbehandlung können einerseits hypertone Blutdruckwerte absinken (MEANS 1948; OHLER u. ABRAMSON

1935; Duden 1929), andererseits wurde auch ein Anstieg des Blutdrucks beobachtet (Ellis, Mabane et al. 1952; Thompson, Dickie et al. 1931). Das zirkulierende Plasma und Gesamtvolumen ist vermindert (Gibson u. Harris 1939; Thompson 1926; Wislicki 1929; Zondek 1919). Die Abnahme der zirkulierenden Blutmenge kann nicht allein durch die meist vorhandene Anämie erklärt werden, da auch das Plasmavolumen abnimmt (Ellis, Mabane et al. 1952).

4. Herzinsuffizienz und Angina pectoris bei Myxödem.

Schwierig ist oft die Beurteilung der Frage, ob beim Myxödem zusätzlich eine echte Herzinsuffizienz vorliegt und ob deren Auftreten durch den myxödematösen Zustand erleichtert oder erschwert wird. Während einige Autoren in einem hohen Prozentsatz ihrer Myxödemfälle das Vorliegen echter Herzinsuffizienz annehmen — Fahr in 75% (1925, 1927), McGavack in 79% (1945) — betonen andere die Seltenheit echter Herzinsuffizienz und beziehen ihr Vorkommen auf andere, zusätzliche Herzerkrankungen (Lerman, Clark u. Means 1934; Willius u. Haines 1925; Means 1948; Buhr 1957). Einige kardiovasculäre Symptome des Myxödems, wie die Vergrößerung des Herzschattens, die Abnahme des Herzminutenvolumens, die Neigung zu hydropischen Ergüssen und zur Vermehrung der extracellulären Flüssigkeit, liegen zweifellos in gleicher Richtung wie die bei echter Herzinsuffizienz beobachteten Erscheinungen. Sie haben jedoch eine unterschiedliche Pathogenese. Andererseits fehlen beim Myxödem meist andere obligate Zeichen der Herzinsuffizienz wie Steigerung der Vorhofdrucke, Leberoder Lungenstauung, Anstieg des Pulmonalisdruckes, Zunahme der zirkulierenden Blutmenge usw. (Raab 1953).

Die Vergrößerung der arteriovenösen Sauerstoffdifferenz bei stärkerem Abfall des Herzminutenvolumens als der Grundumsatzsenkung entspricht, wird von einzelnen Autoren als Zeichen einer besonders ökonomischen Kreislaufeinstellung aufgefaßt, die die Leistungsfähigkeit des Herzens erhöht (Friedberg 1950). In dieser Richtung liegt auch die Beobachtung von Briard, Clintock u. Baldridge (1935), die nachweisen konnten, daß körperliche Arbeit von Myxödemkranken mit geringerem zusätzlichen Calorienaufwand geleistet werden kann, als von Normalen. Andere neigen dazu, eine Senkung der Sauerstoffspannung des venösen Mischblutes, die das Gasspannungsmilieu der Körperzellen verschlechtert, als Zeichen eines nicht optimal funktionierenden Kreislaufs aufzufassen. Die Deutung im Sinne einer Kreislaufinsuffizienz wird besonders dann naheliegend, wenn gleichzeitig andere auf Herzinsuffizienz deutende Symptome, wie relative Zunahme des Plasmavolumens, Dyspnoe und Lungenkongestion vorliegen, und wenn alle diese Symptome nach Schilddrüsenbehandlung zurückgehen (Ellis, Mabane et al. 1952). Solche Beobachtungen objektivieren den klinischen Eindruck, daß Thyreoidinbehandlung bei manchen Fällen von schwerem Myxödem nicht nur die Herzgröße vermindern, sondern auch die Herzkreislauffunktion verbessern und einer beginnenden Herzinsuffizienz entgegenwirken kann. Das anatomische Substrat dieser durch Thyroxin reversiblen Störung der Herzfunktion könnte die, die Sauerstoffversorgung des Herzmuskels erschwerende, serös mucoide Durchtränkung des Gewebes sowie der Perikarderguß sein. Einer solchen Auffassung steht nicht entgegen, daß es während der Thyreoidinbehandlung auch erst zum Auftreten von Symptomen echter Herzinsuffizienz kommen kann, wenn ein anderweitig organisch krankes Herz die durch Thyroxin erzwungene Steigerung der Herzarbeit nicht mehr zu leisten vermag, oder daß Thyreoidektomie oder I131-Behandlung euthyreoter Patienten eine sonst intraktable Herzinsuffizienz bessern kann.

Völlig analog liegen die Verhältnisse hinsichtlich der Beziehungen der Angina pectoris zum Myxödem. Angina pectoris ist bei unbehandeltem Myxödem nicht gerade häufig. WILLIUS u. HAINES (1925) beobachteten unter 162 schweren Myxödemfällen nur einmal, SMITH (1938) fand in der Literatur unter 578 Myxödemfällen 6mal Angina pectoris. Sehr häufig werden dagegen pectanginöse Beschwerden während der Thyreoidinbehandlung des Myxödems beobachtet CHRISTIAN 1928; HIGGENS 1936; MEANS 1948; SMITH 1938). Die Thyreoidingabe demaskiert in diesen Fällen eine wohl meist auf Coronarsklerose beruhende Neigung zu Angina pectoris, die infolge Senkung des Sauerstoffbedarfs des Herzens während des hypothyreotischen Stadiums nicht in Erscheinung trat. Beobachtungen über therapeutische Erfolge nach Thyreoidektomie, Thiouracyl- oder I^{131}-Behandlung bei Hyperthyreoten und euthyreoten Patienten mit Angina pectoris sprechen im gleichen Sinne. Auch bei so behandelten Patienten tritt oft die Angina pectoris prompt wieder auf, wenn sie zur Erleichterung des iatrogenen Myxödems mit kleinen Thyreoidindosen behandelt werden (FREEDBERG, BLUMGART et al. 1950).

In seltenen Fällen scheinen andererseits bei unbehandeltem Myxödem bestehende pectanginöse Beschwerden durch kleine Thyreoidindosen gebessert zu werden (LAUBRY, MUSSIO-FOURNIER u. WALSER 1924; ZONDEK 1953). In einem der von ELLIS, MABANE et al. (1952) beschriebenen Fälle besserten sich die Angina pectoris-Beschwerden nach Thyreoidin gleichzeitig mit den bei den Patienten bestehenden Symptomen von Herzinsuffizienz, die bei schwerem Myxödem zum Auftreten einer durch Thyreoidin beeinflußbaren Herzinsuffizienz führen, bei vorhandener Coronarsklerose auch eine Angina pectoris auslösen können. Die Wirkung des Thyroxins hängt in diesen Fällen von dem Verhältnis der Besserung der Sauerstoffversorgung des Herzmuskels durch Rückgang der spezifischen myxödematösen Myokardveränderungen einerseits, der vermehrten Belastung durch das Ansteigen der Herzarbeit und die Stoffwechselwirkung des Thyroxins andererseits ab.

So wohlbegründet die günstige Wirkung einer Dämpfung der Schilddrüsenfunktion auf Herzinsuffizienz und Angina pectoris bei Hyperthyreosen und euthyreotischen Patienten ist, so sicher kann auch eine ungünstige Wirkung eines extrem myxödematosen Zustandes der Herzmuskulatur auf deren Sauerstoffversorgung und Leistungsfähigkeit angenommen werden. Die bei den meisten Myxödemfällen deutliche Anämie sowie eine Begünstigung der Entwicklung atherosklerotischer und coronarsklerotischer Veränderungen durch den Zustand der Hypothyreose mögen dazu beitragen, das Auftreten von Angina pectoris und Herzinsuffizienz bei Hypothyreose zu begünstigen.

Literatur.

ABELIN, J., u. M. GOLDSTEIN: Über die Rolle des Adrenalin bei Hyperthyreose. Klin. Wschr. **34**, 1000 (1956). — AMANTE, S., e M. MANCINI: Antitiroidei e reazione d'allarme. Gazz. int. Med. Chir. **61**, 1146 (1956). — ANDRUS, E. C.: The heart in hyperthyroidism. A clinical and experimental study. Amer. Heart J. 8, 66 (1933). — The thyroid and the circulation. Amer. Heart J. 7, 437 (1953). ANDRUS, E. C., and McEACHERN, D.: Studies on increased metabolism in hyperthyroidism. Ann. intern. Med. 9, 579 (1935). — ASCONAS, B. A.: Effect of thyroxine on creatine-phosphokinase activity. Nature (Lond.) **167**, 933 (1951). — ASSMANN, H.: Das Myxoedemherz. Münch. med. Wschr. **1919**, 36. — AUB, J. C., and N. S. STERN: The influence of large doses of thyroid extracts on the total metabolism and heart in a case of heart block. Arch. intern. Med. 21, 130 (1918). — AYMAN, D., H. ROSENBLUM and H. FALCON-LESSES: Myxedema heart without evidence of cardiac insufficiency. J. Amer. med. Ass. **98**, 1721 (1932).

BACQ, Z. M.: Les amines biologiquement intéressantes dérivées des acides amines. II. Congr. intern. de Biochimie. Symposium sur les hormones protéiques es dérvées des protéines.

Paris: Sedes 1952. — Baker, S. M., and J. D. Hamilton: Capillary changes in myxedema. Lab. Invest. 6, 218 (1957). — Balò, I. v.: Die Wirkung des Thyroxins auf die Arterien. Beitr. path. Anat. 102, 341 (1939). — Bansi, H. W.: Kreislaufstudien beim Basedow und bei der Herzneurose. Z. klin. Med. 110, 633 (1929). — Arbeitsstoffwechsel und Kreislauf bei endokrinen Erkrankungen. Dtsch. med. Wschr. 1929 I, 347. — Beziehungen der Schilddrüse zu Herz- und Gefäßsystem. Med. Klin. 1937, 356. — Handbuch der inneren Medizin, Bd. VII/I. 1955. — Barac, G.: Influence de la trijodothyronine sur le débit sanguin rénal chez le chien. Arch. int. Physiol. 61, 398 (1953). — Baráth, E.: Untersuchungen über die Störungen der Blutdruckregulation beim Morbus Basedow. Z. klin. Med. 111, 718 (1929). — Bareau, A.: Stokes Adams paroxystiques au cours de l'évolution d'un myxoedème fruste. Echée total de la médication éphédrinée. Disparition des crises par l'extrait thyroidien. Arch. Mal. Coeur 45, 651 (1952). — Barker, S. B., A. L. Bohning and F. N. Wilson: Auricular flutter in Graves' disease. Amer. Heart J. 8, 121 (1933). — Barker, S. B., and F. N. Wilson: Thyroxine effect on tissue metabolism. Fed. Proc. 10, 9 (1951). — Bartels, E. C.: Basal metabolism testing under pentothal anesthesia. J. clin. Endocr. 9, 1190 (1949). — Bartels, E. C., and G. Bell: Myxedema and coronary sclerotic disease. Trans. Amer. Ass. Study Goiter 1939, 5. — Basedow, K. A. v.: Exophthalmus durch Hypertrophie des Zellgewebes in der Augenhöhle. Wschr. ges. Heilk. 1, 197, 220 (1840). — Bayer, O., u. E. L. Schäfer: Beitrag zur Frage der sog. dissociierten Hyperthyreosen. Dtsch. med. Wschr. 74, 299 (1943). — Behr, E., u. J. Mülder: Het myoedeem hart; een pathologisch-anatomische Bijdrage. Ned. T. Geneesk. 82, 4303 (1938). — Berson, S. A., R. S. Yalow, J. Sorentino and B. Roswit: Determination of thyroidal plasma iodine clearence as a routine diagnostic test of thyroid funktion. Bull. N. Y. Acad. Med. 27, 395 (1951). — Bisgard, I. D.: Relations of hyperthyroidism to hypertension. Arch. intern. Med. 63, 497 (1939). — Blumberger, R.: Die Dynamik des Herzschlags beim Basedow. Verh. dtsch. Ges. Kreisl.-Forsch. 14, 237 (1941). — Blumgart, H. L., S. L. Cargill and D. R. Gilligan: Studies on the velocity of bloodflow XIII. The circulatory response to thyrotoxicosis. J. clin. Invest. 9, 69 (1930). — Studies on the velocity of bloodflow XIV. The circulation in myxedema with a comparison of the velocity to blood flow in myxedema and thyrotoxicosis. J. clin. Invest. 9, 91 (1930). — Blumgart, H. L. and A. S. Freedberg: The heart and the thyroid: with particular reference to J[131] treatment of heart disease. Circulation 6, 222 (1952). — Blumgart, H. L., A. S. Freedberg and G. S. Kurland: Hypothyroidism produced by radioactive iodine (J[131]) in the treatment of euthyroid patients with angina pectoris and congestive heart failure. Circulation 1, 1105 (1950). — Treatment of incapacitated euthyroid cardiac patients with radioactive iodine. J. Amer. med. Ass. 157, 1 (1955). — Boas, E. P.: The heart rate during sleep in Graves' disease and in neurogenic sinus tachycardia. Amer. Heart J. 8, 24 (1932). — Böger, A., u. R. Wetzler: Über den Mechanismus der Störung der Schilddrüsenfunktion beim Menschen. Z. ges. exp. Med. 102, 134 (1937). — Boenheim, F.: Normale Herzschlagfolge und Bradykardie bei Basedow. Z. ges. inn. Med. 5, 38 (1950). — Boothby, W. B., and E. H. Rynearson: Increase in circulation rate produced by exophthalmic goiter. Arch. intern. Med. 55, 547 (1935). — Brat, L.: Das Herz beim Myxoedem. Dtsch. Arch. klin. Med. 200, 652 (1953). — Brewster, W. R., J. P. Isaacs, J. P. Osgood and T. L. King: The hemodynamic and metabolic interrelationsihps in the activity of epinephrine, norepinephrine and the thyroid hormones. Circulation 13, 1 (1956). — Briard, S. P., I. P. Clintock Mc, and C. W. Baldridge: Cost of work in patients with hypermetabolism due to leukemia and exophthalmic goiter. Arch. intern. Med. 56, 30 (1935). — Buhr, G.: Zur Hämodynamik des Myxödemherzens. Z. Kreisl.-Forsch. 46, 859 (1957). — Burn, I. H.: The enzyme at sympathic nerve endings. Brit. med. J. 1952 I, 784. — Burn, I. H., and I. Robinson: Noradrenalin and Adrenalin in vessels of the rabbit in relation to the action of the amine oxidase. Brit. J. Pharmacol. 6, 101 (1951). — Burwell, C. S., W. C. Smith and D. Neighbors: The output of the heart in thyrotoxicosis combined with primary pernicious anemia. Amer. J. Med. Sci. 178, 157 (1929).

Chambers, R., and B. W. Zweifach: Intracellular cement and capillary permeability. Physiol. Rev. 27, 436 (1947). — Chang, H. C.: The blood volume in hyperthyroidism. J. clin. Invest. 10, 475 (1941). — Christian, H. A.: Myocardial disturbance due to abnormal thyroid function and its management. Pennsylvania med. J. 32, 40 (1928). — Chvostek, F.: Morbus Basedowii und die Hyperthyreose. In: Encyclopaedie der klinischen Medizin. Berlin 1917. — Clark, I. H., and M. C. Linden: Volume of blood in patients with toxic goiter. Arch. Surg. (Chicago) 56, 579 (1948). — Coelho, E.: Les troubles cardiaques dans la maladie de Basedow et le Myxoedème. Ann. Méd. 30, 272 (1941).

Davis, O. F., Y. T. Oester and B. Friedmann: Influence of adenosine triphosphate, adenosine monophosphate and heparin in experimental arteropathy. Circulat. Res. 3, 374 (1955). — Deschamp, P. N.: Hypertension et tachyarrhythmie chez un basedovien apparemment guéri après thyroidectomie, récidive au bout de trois ans. Arch. Mal. Coeur 42, 553 (1943). — Dietrich, W.: Pluriglanduläre Sklerose bei Myxoedem mit mucoider Degeneration der Skelettmuskulatur. Virchows Arch. path. Anat. 307, 566 (1941). — Dock, W., and

I. K. Lewis: Effect of thyroid feeding on oxygen consumption of hearts and of other tissues. J. Physiol. (Lond.) 74, 401 (1932). — Doerr, W., u. K. Holldack: Über das Myxoedemherz. Virchows Arch. path. Anat. 315, 653 (1948). — Douglas, R. C., and S. D. Jacobson: Pathologic changes in adult myxedema, survey of 10 necropsies. J. clin. Endocr. 17, 1354 (1957). — Duden, C.: Myxedema with cardiac decompensation and hypertension which disappeared under thyroid medication. J. Mo. med. Ass. 26, 25 (1929). — Due La, J. S.: Myxedema Heart. A pathological and therapeutic study. Ann. intern. Med. 18, 332 (1943).

Eachern, Mc., D., and G. Rake: Study of morbid anatomy of hearts of patients dying with hyperthyroidism. Bull. Johns Hopk. Hosp. 48, 273 (1931). — Eichna, L. W., and R. W. Wilkins: Bloodflow to forearm and calf. IV. Thyroid activity. Observations on the relation of blood flow to basal metabolism. Bull. Johns Hopk. Hosp. 68, 779 (1949). — Eiselsberg, A. F.: Über Wachstumsstörungen bei Tieren nach frühzeitiger Schilddrüsenexstirpation. Arch. klin. Chir. 49, 207 (1895). — El-Din, G. N.: Cardiovascular complications in cases of myxedema. Roy. egypt. med. Ass. 33, 901 (1950). — Ellis, L. B., I. G. Mabane, G. Maresh, H. N. Hultgren and R. A. Bloomfield: The effect of myxedema on the cardiovascular system. Amer. Heart J. 43, 1, 341 (1952). — Ernestene, A. C.: The cardiovascular complications of hyperthyroidism. Amer. J. med. Sci. 195, 248 (1938). — Ewig, W., u. K. Hinsberg: Kreislaufstudien II. Z. klin. Med. 115, 693 (1930).

Fahr, G.: Myxedema heart. J. Amer. med. Ass. 84, 345 (1925). — Myxedema heart. Amer. Heart J. 3, 14 (1927). — Fellinger, K., R. Mannheimer u. H. Vetter: Der Radiojod-Plasmatest. Wien. Z. inn. Med. 34, 359 (1953). — Fischer, B.: Über Arterienerkrankungen nach Adrenalininjektionen. Verh. dtsch. Ges. inn. Med. 22, 235 (1905). — Fishberg, A. M.: Arteriosclerosis in thyroid deficiency. J. Amer. med. Ass. 82, 463 (1924). — Florian, J.: Die Behandlung der Hyperthyreose mit Thyreostatica, Hypophysenzügler und Schlaftherapie. Z. ges. inn. Med. 13, 81 (1958). — Foster, M., and D. P. Burr: Myxedema, record of autopsied case with special emphasis upon lesions of the muscles. J. clin. Endocr. 4, 417 (1944). — Freedberg, A. S., H. L. Blumgart, M. P. Zoll and M. J. Schlesinger: Intractable angina and congestive failure treated with J131. J. clin. Endocr. 10, 1270 (1950). — Friedberg, C. K.: Diseases of the heart, p. 921. Philadelphia u. London: W. B. Saunders Company 1950. — Friedland, I. B.: Untersuchungen über den Einfluß der Schilddrüsenpräparate auf die experimentelle Hypercholesterinämie und Atherosklerose. Z. ges. exp. Med. 87, 683 (1932). — Friedman, M., O. S. Myers and R. H. Rosenman: Changes in excretion of intestinal cholesterol and sterol digitonides in hyper- and hypothyroidism. Circulation 5, 657 (1952). — Fullerton, C. W., and G. A. Harrop jr.: The cardiac output in hyperthyroidism. Bull. Johns Hopk. Hosp. 46, 213 (1930).

Gascard, E., et J. Pierror: La pericardite myxoedemateuse. Paris méd. 41, 3 (1951). — Gavack, Mc. T. H., K. Lange and D. Schwimmer: Manegement of the myxedematous patient with symptoms of cardiovascular disease. Amer. Heart J. 29, 421 (1945). — Gibson jr., J. G., and A. W. Harris: Clinical studies of the blood volume V. Hyperthyroidism and myxedema. J. clin. Invest. 18, 59 (1939). — Gillman, J., and C. Gilbert: Brit. J. exp. Path. 37, 584 (1956). — Goldberg, S. A.: Changes in organs of thyroidectomized sheep and goat. Quart. J. exp. Physiol. 17, 15 (1927). — Goldschmidt, R.: Über den Antagonismus zwischen Morbus Basedowii und der Atherosklerose. Diss. Basel 1933. — Gonzales de Cossio, A.: Modeficationes electrocardiograficos en el myxedema. Rev. Invest. clin. 4, 235 (1952). — Goodall, Mc. C.: The presence of noradrenaline and adrenaline in mammalian heart and suprarenals. Acta physiol. scand. 24, Suppl. 85 (1951). — Goodwin, A. G., McGregor, H. Miller and E. J. Wayne: The use of radioactive iodine in the assessment of thyroid function. Quart. J. Med., N. S. 20, 353 (1951). — Gordon, A. H.: Pericardial effusion in myxedema. Trans. Ass. Amer. Phycns 50, 272 (1935). — Gordon, G., H. H. Soley and E. L. Chamberlain: Electrocardiographic features associated with hyperthyroidism. Arch. intern. Med. 73, 148 (1944). — Gotta, H.: Size and shape of the heart in hyperthyroidism. Arch. intern. Med. 61, 890 (1938). — Greenberg, S. U., J. A. Rosenkrantz and S. L. Berenbaum: Prominence of the left midcardiac segment in thyrotoxicosis as visualized by roentgen studies. Amer. J. med. Sci. 224, 559 (1952). — Gremels, H., u. F. Zinnitz: Über die Stoffwechselsteuerung durch Vagus und Sympathicus. Naunyn-Schmiedeberg's Arch. exp. Path. Pharmak. 188, 79 (1937). — Griswold, D., and I. H. Keating jr.: Cardiac dysfunction and hyperthyroidism. Amer. Heart J. 38, 813 (1949). — Gubner, R., and H. E. Ungerleider: Arteriosclerosis, a statement of the problem. Amer. J. Med. 6, 60 (1949).

Hallock, P.: The heart in myxedema with a report of two cases. Amer. Heart J. 9, 196 (1933). — Hamilton, B. E.: Clinical notes on hearts in hyperthyroidism. Boston med. J. 186, 216 (1922). — Hamwi, G. J., and R. F. Goldberg: The modern treatment of thyrotoxicosis. Arch. intern Med. 97, 453 (1956). — Hannan, J. H.: Epinephrine sensitiveness at the menopause. Endocrinology 12, 59 (1928). — Hannsen, P.: Myxedema and ascites. Acta med. scand. Suppl. 90, 277 (1938). — Harret, G. T., and C. Johnston: Pericardial effusion in myxedema. Amer. Heart J. 25, 505 (1943). — Haubrich, R., u. P. Thurn:

Roentgenkymographische Untersuchungen an Herzform und -Bewegung bei den Thyreotoxikosen. Dtsch. Arch. klin. Med. **194**, 145 (1948). — Hellwig, C. A.: The goiter heart. An experimental study. Arch. Surg. **48**, 27 (1944). — Herbst, R.: Kreislaufstudien beim Morbus Basedow. Verh. dtsch. Ges. inn. Med. **1934**, 270. — Hess, B.: Habil.-Schr. Heidelberg 1956. — Higgens, W. H.: The heart in myxedema. Amer. J. med. Sci. **191**, 80 (1936). — Hilmer, W., u. R. Wirth: Die klinische Bedeutung des Niederspannungs-EKG. Z. Kreisl.-Forsch. **47**, 194 (1958). — Hitzenberger, K.: Über die Bedeutung des diastolischen Blutdrucks für die Beurteilung der Hyperthyreose. Wien. klin. Wschr. **1938** II, 711. — Hoelzer, H.: Über Arteriosklerose im Kindesalter bei angeborenem Schilddrüsenmangel. Beitr. path. Anat. **104**, 289 (1940). — Holldack, K.: Beobachtungen am Myxoedemherzen. Dtsch. med. Wschr. **74**, 16 (1949).

Intyre, Mc. M.: Effect of thyroid feeding on heart rate in normal dogs and in dogs with completely denervated hearts. Amer. J. Physiol. **99**, 261 (1931).

Jerwell, A.: Auricular fibrillation in thyreotoxicosis, with special regard to the indication of chinidine therapy. Acta med. scand. **142**, Suppl. 266, 585 (1952). — Jonas, V.: Die Kreislaufstörungen bei Morbus Basedow. Act. med. scand. **82**, 433 (1934).

Kagawa, K.: Über den Mechanismus der experimentellen Arteriosklerose infolge der großen Mengen Jod bzw. Thyroxin. Ber. ges. Physiol. **74**, 364 (1933). — Kahler, O. H.: Zur Differentialdiagnose der Hyperthyreosen und vegetativen Regulationsstörungen mit besonderer Berücksichtigung der respiratorischen Arrhythmie. Arch. Inn. Med. **1**, 192 (1949). — Katz, L. N.: Modern electrocardiography. Philadelphia: Lea & Febiger 1946. — Katz, L. N., J. Stamler, S. Rodbard und R. Hick: Experimental arteriosclerosis. Lancet **72**, 329, 372, 390 (1952). — Kaunitz, H.: Hydropericard bei inkretorischer Störung. Z. klin. Med. **130**, 601 (1936). — Kepler, E. J., and A. R. Barnes: Congestive heart failure and hypertrophy in hyperthyroidism. A clinical and pathological study of 178 fatal cases. Amer. Heart J. **8**, 102 (1933). — Kern, R. A., L. A. Soloff, J. W. Snape and C. T. Bello: Pericardial effusion — a constant, early and major factor in myxedema heart. Amer. J. med. Sci. **217**, 609 (1949). — Kerr, W., and G. Hensel: Observations of the cardio vascular system in thyroid disease. Arch. intern. Med. **31**, 398 (1923). — Korth, K.: Atlas der klinischen Elektrokardiographie. Berlin u. München: Urban & Schwarzenberg 1957. — Kountz, W. B.: Vascular degeneration in hyperthyroidism. Arch. Path. (Chicago) **50**, 765 (1950). — Kronenberg, G.: Über den Einfluß des Thyroxins auf die Wirkungen von Adrenalin und Arterenol. Naunyn-Schmiedeberg's Arch. exp. Path. Pharmak. **216**, 240 (1952). — Krump, J. E.: Die klinische und differentialdiagnostische Bedeutung des Elektroencephalogramms beim Sheehan-Syndrom. 4. Symposion der Dtsch. Ges. für Endokrinologie, Berlin 1956, S. 111. Berlin: Springer 1957.

Lange, K.: Capillary permeability in myxedema. Amer. J. med. Sci. **208**, 5 (1944). — Lange, K., and S. E. Krewer: The dermofluorometer: an instrument for objective determination of circulation time and capillary permeability. J. Lab. clin. Med. **28**, 1746 (1943). — Lasch, H. G., K. Mechelke, E. Nusser u. H. H. Sessner: Kreislauffunktion und Blutgerinnung bei Hyperthyreose und Myokardinfarkt. Dtsch. Arch. klin. Med. **205**, 131 (1958). — Laubry, C., J. C. Mussio-Fournier and J. Walser: Syndrome angineux et insuffisance thyreoidienne. Bull. Soc. méd. Hôp. Paris **48**, 1592 (1924). — Lauter, S.: Über den Kreislauf bei Basedow. Verh. dtsch. Ges. inn. Med. **1928**, 292. — Leight, L., V. Defacio, F. N. Talmers, T. N. Regan and H. K. Hellems: Coronary blood flow, myocardial oxygen consumption, and myocardial metabolism in normal and hyperthyroid human subjects. Circulation **14**, 90 (1956). — Lepeschkin, E.: Modern electrocardiographie. Baltimore: Williams & Wilkins Company 1951. — Lerman, J., R. J. Clark and J. H. Means: The heart in myxedema — electrocardiograms and roentgen-ray measurements before and after therapy. Ann. intern. Med. **6**, 1251 (1933); **8**, 82 (1934). — Lerman, J., and J. H. Means: Cardio vascular symptomatology in exophthalmic goiter. Amer. Heart J. **8**, 55 (1932). — Lerman, J., and R. Pitt-Rivers: Physiologic activity of triiodthyroacetic-acid. J. clin. Endocr. **15**, 653 (1955). — Lev, M. W., and W. W. Hamburger: Studies in thyroid heart disease II. Angina pectoris and hyperthyroidism. Amer. Heart J. **8**, 109 (1932). — Leveque, P. E.: Production of atrial fibrillation in dogs by thyroid administration and acetylcholine injection. Circulat. Res. **4**, 108 (1956). — Lewis, J. K., and Mc Eachern: Persistence of accelerated heart rate in isolated hearts of thyrotoxic rabbits: Response to iodides, thyroxine and epinephrine. Bull. Johns Hopk. Hosp. **48**, 228 (1931). — Lijestrand, G., und N. Stenström: Work of heart during rest I. Blood flow and blood pressure in exophthalmic goiter. Acta med. scand. **63**, 99 (1925). — Likoff, W. B., and S. A. Levine: Thyrotoxicosis as the sole cause of congestive failure. Amer. J. med. Sci. **206**, 425 (1943). — Ljung, O.: Mild hypothyreosis causing electrocardiograph changes suggesting coronary insufficiency. Acta med. scand. **137**, 120 (1950). — Lütolf, W.: Untersuchungen über die Sensibilisierung von Adrenalin durch Thyroxin am überlebenden Säugetierherzen. Z. Biol. **90**, 334 (1930). — Luton, S.: The treatment of chronic heart diseases. J. Mo. med. Ass. **27**, 73 (1930).

MACY, J. W., T. S. CLAIBORNE and L. M. HURXTHAL: Circulation rate in relation to metabolism in thyroid and pituitary states (decholine-method). J. clin. Invest. 15, 37 (1936). MARGOLIES, A., E. ROSE and F. C. WOOD: The heart in thyroid disease: the effect of thyroidectomy on the orthodiagramm. J. clin. Invest. 14, 483 (1935). — MARKS, P. A., and B. S. ROOF: Pericardial effusion associated with myxedema. Ann. intern. Med. 39, 230 (1953). — MARSH, H. E.: Myxedematous ascites removed by thyroid extracts. Amer. J. med. Sci. 172, 585 (1926). — MARTIUS, C.: Die Wirkungsweise des Schilddrüsenhormons. Hormone und ihre Wirkungsweise, S. 143. Heidelberg: Springer 1955. — MARTIUS, C., and B. HESS: The mode of action of thyroxine. Arch. Biochem. 33, 468 (1951). — MARZUTTO, E. R., and S. FRANCO: Myxedema with multiple serous effusions and cardiac involvement (myxedema heart). Amer. Heart J. 17, 368 (1939). — MATTHES, K.: Kreislaufuntersuchungen am Menschen mit fortlaufend registrierenden Methoden. Stuttgart: Georg Thieme 1951. — MEANS, J. H.: The thyroid and its diseases, II. edit. Philadelphia: J. B. Lippincott Company 1948. — MECKSTROTH, CH. V., R. L. RAPPORT, G. M. CURTIS and S. J. SIMCOX: The laboratory diagnosis of extrathyroidal hypermetabolism. J. clin. Endocr. 12, 1373 (1952). — MEISSNER, R.: Zur Klinik des Myxoedemherzens. Münch. med. Wschr. 1920, 1316. — MENARD, O. J., and L. M. HURXTHAL: Changes observed in the heart shadow in toxic goiter before and after treatment. Ann. intern. Med. 6, 1634 (1933). — MICHAEL, M., u. W. BUSCHKE: Das Verhalten der Hautkapillaren bei Morbus Basedow. Dtsch. med. Wschr. 1933 I, 134. — MISKE, B., u. G. SCHÖNE: Das Elektrokardiogramm bei Schilddrüsenüberfunktion. Z. klin. Med. 125, 387 (1933). — MUSSIO-FOURNIER, J. C., J. M. CERVINO and J. J. BAZZANO: Myxedematous dropsy: Report of a case of myxedema with congestive heart failure and serous effusions with a high proteine content. J. clin. Endocrin. 6, 758 (1946). — MYANT, N. B., E. E. POCHIN and E. A. G. GOLDIE: The plasma iodide clearance rate of the human thyroid. Clin. Sci. 8, 109 (1949). — MYERS, J. D., E. S. BRANNON and D. C. HOLLAND: A correlative study of cardiac output and the hepatic circulation in hyperthyroidism. J. clin. Invest. 29, 1069 (1950). — MYERS, W. K., and J. T. KING: Observations on the menopause. Bull. Johns Hopk. Hosp. 47, 22 (1930).

NAHUM, L. H., and H. E. HOFF: Auricular fibrillation in hyperthyroid patients produced by acetyl-β-methylcholine chloride, with observations on the role of the vagus and some exciting agents in the genesis of auricular fibrillation. J. Amer. med. Ass. 105, 245 (1935). — NOBEL, E., A. ROSENBLÜTH and B. SAMET: Das Elektrokardiogramm des kindlichen Myxoedems. Z. ges. exp. Med. 43, 332 (1924).

OBERDISSE, K.: Die Behandlung der Hyperthyreosen mit antithyreoidalen Substanzen. Dtsch. med. Wschr. 81, 506 (1956). — OHLER, R. W., and A. J. ABRAMSON: The heart in myxedema. Arch. intern. Med. 53, 165 (1935). — OLIVER, M. F., and G. S. BOYD: The influence of triiodthyroacetic acid on the circulating lipides and lipoproteins in euthyroid men with coronary disease. Lancet 1957 1, 124.

PAGE, I. H., and J. W. CUBBIN: Influence of thyroid function on vascular reactivity in dogs. Circulation 5, 390 (1952). — PAPPENHEIMER, J. R.: Capillary permeability. Physiol. Rev. 33, 387 (1953). — PARADE, G. W.: Relative Aorteninsuffizienz bei Morbus Basedow. Dtsch. med. Wschr. 1935 II, 1799. — Kreislauf bei Störungen der Schilddrüsenfunktion. Verh. dtsch. Ges. Kreisl.-Forsch. 10, 114 (1937). — PARADE, G. W., u. H. R. FOERSTER: Das EKG bei Morbus Basedow. Z. klin. Med. 129, 198 (1936). — PARADE, G. W., u. H. RAHM: Über das Verhalten der Herzgröße beim Morbus Basedow nach Schilddrüsenresektion. Z. klin. Med. 126, 667 (1934). — PARKINSON, J., and H. COOKSON: The size and shape of the heart in goiter. Quart. J. Med. 24, 499 (1931). — PARKINSON, J., and C. HODGE: Thyrotoxic hypertension. Lancet 1934 II, 913. — PARR, F., u. TH. WILLE: Über die Kreislaufdynamik der Hyperthyreose und ihre Veränderung durch Methylthiouracil. Z. klin. Med. 149, 394 (1952). — PARRY, C. H.: Diseases of the heart. Collected works, Vol. 1, p. 478. London 1825. PATRASSI, G.: Il trattamento degli ipotiroidei nei suoi aspetti fisiopatologici. Omnia ther. (Pisa) 3, 227 (1952). — PENDL, F.: Myokardstoffwechsel und Herztherapie. Stuttgart: Georg Thieme 1954. — Zur Klinik der Energieproduktion und Energieverwertung des Myocards. Dtsch. med. Wschr. 82, 1928 (1957). — PEREZ-GONZALES, P., y A. DUQUE LAMPAYO: Comentarios a un caso de coracon de myxedema. Rev. esp. Cardiol. 6, 103 (1952). — PETERSON, L. H.: Some characteristics which modify the circulation in man. Circulation 2, 351 (1950). — PICK, R., J. STAMLER and L. N. KATZ: Effects of hyperthyreoidism on estrogen-induced inhibition of coronary atherogenesis in cholesterol-fed cockerels. Circulat. Res. 5, 510 (1957). — PLESCH, J.: Haemodynamische Studien. Berlin: August Hirschwald 1909. — PRIESTLEY, J. T., J. MARKWITZ and F. C. MANN: Tachycardia of experimental hyperthyroidism. Amer. J. Physiol. 98, 354 (1931).

RAAB, W.: Hormonal and neurogenic cardio vascular disorders. Baltimore: William & Wilkins Company 1953. — RACHMILEWITZ, W., and A. M. COHEN: Congestive heart failure with bradycardia in thyrotoxicosis. Cardiologia (Basel) 21, 29 (1952). — RIHL, I.: Schilddrüse und Kreislauf. Med. Klin. 154, 193 (1937). — ROBERTS, E., and J. Q. GRIFFITH jr.:

A quantitative study of cutaneous capillaries in hyperthyroidism. Amer. Heart J. 14, 596 (1937). — Roesler, H.: Das Roentgenbild des Herzens beim Hyperthyreoidismus. Wien. Arch. klin. Med. 15, 539 (1928). — Rosenman, R. H., W. Friedman and S. O. Myers: Observations concerning the metabolism of cholesterol in the hypo- and hyperthyroid rat. Circulation 5, 589 (1952). — Rowe, G. G., J. H. Huston, A. B. Weinstein, H. Tuchman, J. F. Brown and C. W. Crumpton: The hemodynamics of thyrotoxicosis in men with special reference to coronary blood flow and myocardial oxygen metabolism. J. clin. Invest. 35, 272 (1956).

Saltykow, S.: Die experimentell erzeugten Arterienveränderungen in ihrer Beziehung zur Atherosklerose und verwandten Krankheiten des Menschen. Zbl. allg. Path. path. Anat. 19 (1908). — Santucci, G.: Rapporti fra la pressione arteriosa e il quadro capillaroscopico negli stati morbosi della tiroide. Minerva med. (Torino) 8, 167 (1932). — Sattler, H.: Basedowsche Krankheit. Leipzig: Wilhelm Engelmann 1909/10. Engl. Übersetzung von Grune & Stratton, New York 1952. — Schantz, E. T., and A. W. Dubbs: Complete auricular ventricular block in myxedema with reversion to normal sinus rhythm on thyroid therapy. Amer. Heart J. 41, 613 (1951). — Schaub, F.: Cardiologia (Basel) 30, 185 (1957). — Scheinberg, P.: Cerebral circulation and metabolism in hyperthyroidism. J. clin. Invest. 29, 1010 (1950). — Scheinberg, P., E. A. Stead jr., E. S. Brannon and J. V. Warren: Correlative observations on cerebral metabolism and cardiac output in myxedema. J. clin. Invest. 29, 1139 (1950). — Scherf, D., and F. B. Chick: Abnormal cardiac rhythmus caused by acetylcholine. Circulation 3, 746 (1951). — Schnitzer, R., and D. Gutman: Myxedema with pericardial effusion. Brit. Heart J. 8, 25 (1946). — Schultz, A.: Über einen Fall von Athyreosis congenita (Myxoedem) mit besonderer Berücksichtigung der dabei gefundenen Muskelveränderungen. Virchows Arch. path. Anat. 232, 302 (1921). — Schumann, H.: Untersuchungen über den Muskelstoffwechsel des Herzens. Darmstadt: Dr. Dietrich Steinkopff 1950.— Selye, H., and P. Bois: Thyroxine as sensitizing agent in production of renal and cardiovascular lesions with corticoids. Proc. Soc. exp. Biol. (N. Y.) 92, 164 (1956). — Seusing, J.: Beitrag zur Kreislaufinsuffizienz beim Myxoedem. Z. Kreisl.-Forsch. 40, 565 (1951). — Smith, D. J.: Immediate sensitization of isolated swine arteries and their vasa vasorum to epinephrine, acetylcholine and histamine by thyroxine. Amer. J. Physiol. 177, 7 (1954). — Angina pectoris and myocardial infarction as complications of myxedema, with special reference to danger of treatment with thyroid preparations. Amer. Heart J. 15, 632 (1938). — Sokalchuk, A., C. T. Bello, E. M. Greisheimer and L. A. Soloff: Volume changes in the functional divisions of total body water following therapy in hypothyroidism with pericardial effusion. Amer. J. Med. 6, 504 (1949). — Sokoloff, L., R. L. Wechsler, R. Mangold, K. Balls and S. S. Kety: Cerebral blood flow and oxygen consumption in hyperthyroidism before and after treatment. J. clin. Invest. 32, 202 (1953). — Sommerville, W., and H. Levine: Angina pectoris and Thyrotoxicosis. Brit. Heart J. 12, 245 (1950). — Spang, K., u. C. Korth: Das EKG bei Überfunktionsstörungen der Schilddrüse. Arch. Kreisl.-Forsch. 4, 189 (1939). — Spinks, A., and J. H. Burn: Thyroid activity and amine oxydase in the liver. Brit. J. Pharmacol. 7, 93 (1952). — Stamler, J., C. Bolene, L. N. Katz, R. Harris, E. N. Silber, A. J. Miller and L. Akerman: Studies on spontaneous and cholesterol induced atherosclerosis and lipid metabolism in the chick. The effects of some lipotropic and hormonal factors. Proc. Amer. Study Arteriosol. Amer. Heart J. 38, 469 (1949). — Stead jr., E. A., J. D. Myers, P. Scheinberg, W. H. Cargill, J. B. Hickam and B. A. Levitan: Studies of cardiac output and of blood flow and metabolism of splanchnic area, brain and kidney. Trans. Ass. Amer. Phycns 63, 406 (1950). — Stead jr., E. A., and J. V. Warren: Cardiac output in man; an analysis of the mechanism varying the cardiac output, based on recent clinical studies. Arch. intern. Med. 80, 237 (1947). — Steiner, A., and F. E. Kendall: Atherosclerosis and arteriosclerosis in dogs following injection of cholesterol and thiouracil. Arch. Path. (Chicago) 42, 433 (1946). — Steiner, A., F. E. Kendall and M. Bevans: Production of arteriosclerosis in dogs by cholesterol and thiouracil feeding. Amer. Heart J. 38, 34 (1949). — Stewart, H. E., J. E. Deitrick and N. F. Crane: Studies in the circulation of patients, suffering from spontaneous myxedema. J. clin. Invest. 17, 237 (1938). — Stewart, H. E., and W. F. Evans: The peripheral blood flow in hyperthyroidism. J. clin. Invest. 19, 779 (1940). — Increased spontaneous fluctuations seen in skin blood flow. Amer. Heart J. 20, 715 (1940).

Takenouti, T.: Die zirkulierende Blutmenge im experimentellen Hyperthyreoidismus und die Beeinflussung desselben durch Flüssigkeitsinfusionen. Tôhoku J. exp. Med. 38, 114 (1940). — Thacher, A., and P. D. White: The electrocardiogram in myxedema. Amer. J. Med. Sci. 171, 61 (1926). — Thibault, O.: C. R. Soc. Biol. (Paris) 142, 47 (1948); 146, 395 (1952). Zit. nach Abelin u. Goldstein. — Thompson, W. O.: Studies in blood volume I. The blood volume in myxedema with a comparison of plasma volume changes in myxedema and cardiac edema. J. clin. Invest. 2, 477 (1926). — Thompson, W. O., L. F. N. Dickie, A. E. Morris and B. H. Hilkevitch: The high incidence of hypertension in toxic goiter and in myxedema. Endocrinology **15**, 265 (1931). — TOURNIAIRE, A., J. BLUM et M. TARTULIER: Etude éléctrocardiographique du coeur myxoedémateux: Intérêt de l'épreuve d'effort. Arch. Mal. Coeur **45**, 345 (1952). — TUNG, C. L.: Duration of electrical systole (QT-intervall) in cases of massive pericardial effusion. Amer. Heart J. **22**, 35 (1941). — TURNER, K. B.: Studies on prevention of cholesterol atherosclerosis in rabbits: effects of whole thyroid and potassium iodide. J. exp. Med. **58**, 115 (1933).

ULLRICK, W. C., and W. V. WHITEHORN: Effect of thyroid hormone on respiration of cardiac tissue of the albino rat. Fed. Proc. **10**, 139 (1951). — Influence of thyroid hormone on respiration of cardiac tissue. Amer. J. Physiol. **171**, 407 (1952).

VALLERY-RADOT, P., L. LENÈGRE et J. J. WELTI: La pericardite myxoedémateuse. Presse méd. **51**, 210 (1943).

WEBSTER, B., and C. COOKE: Morphological changes in the heart of experimental myxedema. Arch. intern. Med. **58**, 296 (1936). — WEGELIN, C.: Schilddrüse und Hypophyse. In Handbuch der speziellen pathologischen Anatomie und Histologie, Bd. 8, S. 354. 1926. — WILLIUS, F. A.: Cardiac clinics, clinic on advanced coronary sclerosis with congestive heart failure in young adults, juvenile myxedema. Proc. Mayo Clin. **11**, 557 (1936). — WILLIUS, F. A., W. M. BOOTHBY and L. B. WILSON: The heart in exophthalmic goiter and adenoma with hyperthyroidism. Med. Clin. N. Amer. **7**, 189 (1924). — WILLIUS, F. A., and S. F. HAINES: The status of the heart in myxedema. Amer. Heart J. **1**, 67 (1925). — WILSON, E. W., and R. H. PEARCE: The coutaneous mucopolysaccharides in localized myxedema. Ann. N. Y. Akad. Sci. **52**, 1004 (1950). — WISLICKI, L.: Der Einfluß der Schilddrüse auf die zirkulierende Blutmenge und die Blutdepots des Organismus. Klin. Wschr. **1929 II**, 1568.

ZDANSKY, E.: Das Syndrom der Herzvergrößerung beim Myxoedem. Wiener med. Wschr. **1943**, 46. — Röntgendiagnostik des Herzens und der großen Gefäße. Wien: Springer 1949. — ZONDEK, H.: Das Myxoedemherz. Münch. med. Wschr. **1918**, 1180; **1919**, 681. — Herz und innere Sekretion. Z. klin. Med. **20**, 171 (1920). — Erkrankungen der endokrinen Drüsen, S. 218—233, 322. Basel: Benno Schwabe & Co. 1953. — ZONDEK, H., u. H. W. BANSI: Praebasedow. Klin. Wschr. **8**, 1697 (1929). — ZONDEK, H., M. MICHAEL and A. KAATZ: The capillaries in myxedema. Amer. J. med. Sci. **202**, 435 (1941).

Herz und Kreislauf
bei Hypophysenvorderlappeninsuffizienz
und nach Hypophysektomie.

Von

D. Wittekind.

Dieser Abschnitt befaßt sich nur mit den Auswirkungen, welche Störungen der Hypophysenfunktion auf das cardiovasculäre System haben können. Auf die erhebliche Bedeutung, die ihrerseits den Kreislaufstörungen für das Zustandekommen insbesondere der postpartualen Hypophysenvorderlappeninsuffizienz zukommen kann (SHEEHAN 1937, 1939, 1955 u. a.), wird im folgenden nicht eingegangen.

In den klinischen Arbeiten über das Krankheitsbild der Hypophysenvorderlappeninsuffizienz steht im allgemeinen die durch den Drüsenausfall bedingte Änderung der Kreislaufsituation nicht im Vordergrund der Aufmerksamkeit; die bekannten Ausfallserscheinungen, wie Störungen im Kohlenhydratstoffwechsel, Neigung zu Wasserretention, Nachlassen der Schilddrüsentätigkeit, weiterhin subjektive Beschwerden wie Kälteempfindlichkeit und schließlich der Umbau der Persönlichkeit haben in der klinischen Beurteilung mehr Beachtung gefunden. Mit einem gewissen Recht kann daraus die Folgerung abgeleitet werden, daß Störungen in den Kreislauffunktionen einen bestimmenden Einfluß auf den Verlauf des Leidens meist nicht ausüben. Dementsprechend fehlen erst recht in den Berichten über partielle Hypophysenvorderlappeninsuffizienz (OELBAUM 1952; WILSON, AULD u. Mitarb. 1954; OBERDISSE 1956 u. a.) Angaben über schwerwiegende Kreislaufstörungen.

Eine solche sekundäre Bedeutung haben aber Kreislaufveränderungen nur, solange der Patient in der ihm durch den Hormonausfall aufgezwungenen vita minima verharrt. Die Situation ändert sich, sobald Belastungen irgendwelcher Art, seien es etwa körperliche Anstrengungen oder Infekte, eine erhöhte Leistung von den Organen des Kreislaufs fordern. In der Behandlung z. B. des hypophysären Komas, als des häufigen Endzustandes der meisten unbehandelten Fälle von Hypophysenvorderlappeninsuffizienz (SHEEHAN 1955), erhält die Kreislauftherapie Bedeutung. Hypotonie ist in diesem Stadium besonders häufig (SHEEHAN 1955, 1957).

Die Ursachen, weshalb Störungen von seiten des Herzens und des Kreislaufs so relativ selten oder erst so spät entscheidenden Einfluß auf das klinische Bild der Hypophysenvorderlappeninsuffizienz nehmen, sind verschiedenartig. Wesentlich ist zunächst, daß zwar bei Panhypopituitarismus der Ausfall der Corticosteroidproduktion nach Ausbleiben des adrenocorticotropen Hormons die beherrschende Störung ist, im Gegensatz zur Nebennierenrindeninsuffizienz bleibt aber die Aldosteronsekretion in der Pars glomerulosa der Nebennierenrinde erhalten; sie ist weitgehend autonom, also nicht von der Hypophysenfunktion abhängig (LUETSCHER und AXELRAD 1954). Der Mineralhaushalt bleibt daher im wesentlichen intakt, es kommt nicht zum fortschreitenden Verlust von Natrium und Wasser bei gleichzeitigem Kaliumanstieg, vielmehr neigen Patienten mit

Simmondsscher Krankheit sogar zu Wasserretention. — Das klinische Bild der Hypophysenvorderlappeninsuffizienz ist, im Gegensatz zur Nebennierenrinden-insuffizienz, durch eine Hypoglykämie *ohne* Dehydratation gekennzeichnet (MACH 1956). Einem Stress ist die Homöostase im Elektrolytstoffwechsel aber nicht gewachsen (OBERDISSE 1956).

Über das Ausmaß, in dem die Produktion des Aldosterons unabhängig von der Hypophyse ist, dürfte auch heute noch keine völlige Übereinstimmung erzielt sein. Bis vor wenigen Jahren noch sind sogar jene — nicht häufigen — Fälle von Hypophysenvorderlappeninsuffizienz, die auch deutliche Störungen im Mineralhaushalt zeigten, zugunsten der Auffassung zitiert worden, wonach auch die Sekretion der Mineralocorticoide unter adrenocorticotropem Hormoneinfluß stehe (PASCHKIS und CANTAROW 1951).

Es dürfte nun kaum zweifelhaft sein, daß die tiefgreifende Störung im Mineral- und Wasserhaushalt für die Genese der Hypotonie bei *Nebennierenrindeninsuffizienz* große Bedeutung hat und daß seinerseits der Blutdruckabfall den Zeichen der Adynamie oft vorausgeht (GOLDSTEIN, RAMEY u. Mitarb. 1950). In vitro zeigen nämlich Muskelpräparate von normalen und adrenalektomierten Tieren keine Unterschiede hinsichtlich des Grades ihrer Ermüdbarkeit (RAMEY, GOLD-STEIN u. Mitarb. 1950). Die Autoren schließen daraus, die frühzeitige Ermüdbar-keit nach Adrenalektomie sei weniger in Änderungen der contractilen Eigen-schaften oder in einer Blockade des myo-neuralen Überganges, sondern wahrschein-licher in dem Versagen der neuro-zirkulatorischen Anpassung zu suchen.

Es fragt sich allerdings, wieweit man aus solchen Versuchen auf die überaus komplexen Verhältnisse in vivo rückschließen darf. Nach Ausfall der Nebennierenrinde ist unter anderem der Muskelinnendruck (Muskeltonus) stark herabgesetzt (KÜCHMEISTER 1951, WEISS-BECKER 1954), der Capillardruck dagegen gesteigert — Symptome neben anderen Symptomen für die tiefgreifende Störung der Membranpermeabilität nach Ausfall der Rindenhormone, die sich unter anderem ja auch darin zu erkennen gibt, daß der nebennierenlose Organismus sein Blut nach Aderlaß nicht zu verdünnen vermag (RUHENSTROTH-BAUER 1952). Ein solches, vom Typischen abweichendes Verhalten der Zellmembranen muß nun seinerseits die Zu-sammensetzung der extracellulären Flüssigkeit nachhaltig beeinflussen, aber diese unter dem Einfluß verschiedener Faktoren stehende, ihrer jeweiligen Zusammensetzung nach noch weitgehend unbekannte Gewebsflüssigkeit ist eben die allein „physiologische" (BARER und JOSEPH 1955), die durch synthetische Kulturflüssigkeiten nur in höchst unvollkommener Weise ersetzt werden kann. Man wird daher doch annehmen müssen, daß die veränderte Zellpermeabilität, bzw. die mit ihr einhergehende Transmineralisation und abgeänderte biochemische Vorgänge auf die Adynamie von Einfluß sind, bzw. wird zu überlegen haben, ob man die Vielzahl dieser nach Adrenalektomie gewandelten Funktionsabläufe nicht in den weitgespannten Begriff des „Versagens der neuro-zirkulatorischen Anpassung" einbe-ziehen will.

Es erscheint zweckmäßig, an dieser Stelle zunächst eine gedrängte Übersicht über die Kreislaufveränderungen zu geben, die sich nach *Ausfall der Nebennieren-rinde* einstellen; sie sind unter anderem erst unlängst von WEISSBECKER (1954) zusammengestellt worden.

Nach Adrenalektomie atrophiert das Herz (Muskelfasern) mehr als das Gefäß-system. Das Herzzeitvolumen geht zurück, vor allem deshalb, weil es im Gefolge der Mineralstoffwechselstörung zu einem Flüssigkeitsverlust kommt. Der systo-lische Blutdruck sinkt deutlicher, der diastolische Druck in geringem Maße ab. Der Puls wird meist bradykard. Die nervale und pharmakodynamische Erregbar-keit sowohl des Herzens als auch der peripheren Gefäße nimmt ab, ebenfalls die Blutumlaufsgeschwindigkeit. Die Hämatokritwerte steigen, das Blut wird viscöser. Die Capillarpermeabilität nimmt ab (GEYER und KEIBL 1952). Diese Störungen sind durch Kochsalz- und Wasserzufuhr kurzfristig beeinflußbar, kausal jedoch nur durch Corticosteroide, welche allgemein die normale Membran-permeabilität und speziell die Reflexerregbarkeit des Gefäßsystems wieder-herstellen.

Die Kreislaufsituation nach *Hypophysektomie* weist demgegenüber wesentliche Unterschiede auf. Die Verhältnisse sind erst unlängst von GOODKIND, DAVIS u. Mitarb. (1957) im Tierversuch nach Hypophysektomie näher analysiert worden. Innerhalb bestimmter Grenzen erscheinen hier Rückschlüsse auf das klinische Bild der Hypophysenvorderlappeninsuffizienz erlaubt, im übrigen kommt dem Zustand nach Hypophysektomie in neuerer Zeit auch deshalb erhöhtes Interesse zu, weil dieser Eingriff für die Behandlung mancher schwerer Krankheiten (Tumoren, Diabetes mellitus, Hypertonie) neuerdings eine gewisse Bedeutung hat (LUFT und OLIVECRONA 1953, 1955; TÖNNIS 1956). Auch die bereits von CULPEPPER und MADDEN (1938) in der Hypertoniebehandlung versuchte Bestrahlung der Hypophyse und die neuerdings geübte Radiogoldeinlage führen ja zur Totalausschaltung des Organs. Die Tatsache, daß durch den chirurgischen Eingriff auch der Hypophysenhinterlappen entfernt wird, wirkt sich auf den Vergleich nicht nachhaltig störend aus, da der Ausfall des Hypophysenhinterlappens das klinische Bild nicht wesentlich ändert (LABHART 1957). Neuerdings konnten HÖFKELT, LUFT u. Mitarb. (1959) zeigen, daß unmittelbar nach Hypophysektomie die Aldosteronsekretion sogar zunimmt. Der Ausfall des Nebennierenmarkhormons hat bekanntlich nur untergeordnete Bedeutung (HARRIS und INGLE 1940 u. a.).

GOODKIND, DAVIS u. Mitarb. (1957) hatten nach Hypophysektomie zunächst einen Rückgang des Herzzeitvolumens um 27—50% gefunden. Dabei war die Herzfrequenz meist gleich geblieben oder geringgradig angestiegen, dementsprechend war der Rückgang des Schlagvolumens mehr oder weniger deutlich. Die Werte stimmen gut mit den älteren Ergebnissen von WHITE, HEINBECKER und ROLF (1947) überein, die an anaesthesierten Hunden einen Rückgang der Auswurfleistung um 40—50% feststellten, wobei das tiefere Leistungsniveau in den ersten 3 Wochen erreicht wird, ohne daß dann in den folgenden 4 Monaten noch eine Änderung eintritt. STAMLER, FISHMAN u. Mitarb. (1949) hatten bei 2 Patienten mit Hypophysenvorderlappeninsuffizienz ebenfalls eine deutlich erniedrigte Auswurfmenge des Herzens ermittelt.

Nach Hypophysektomie kommt es außerdem zu einem Rückgang des Sauerstoffverbrauches. Erwartungsgemäß bleibt die arteriovenöse O_2-Differenz unverändert, ebenso auch der Puls, während der mittlere Femoralarteriendruck gleichblieb, bzw. bei den operierten Tieren einen leichten Rückgang zeigte (z. B. von 142 mm Hg auf 136, von 152 auf 134, von 94 auf 93). Der periphere Gesamtwiderstand war um 24% angestiegen. Bemerkenswert ist ein Anstieg des *renalen* vasculären Widerstandes sogar um das 2—3fache. Dementsprechend wurde ein Abfall der glomerulären Filtration, des renalen Plasmaflusses und des Quotienten Nierendurchblutung/Gesamtauswurfmenge des Herzens beobachtet. Hervorzuheben ist ferner, daß der Rückgang der Herzleistung nicht unmittelbar post operationem wie nach Adrenalektomie, sondern entsprechend der nur langsam absinkenden Funktion der von der Hypophyse abhängigen peripheren Drüsen erst nach etwa 6 Tagen meßbar wird.

Mit Hinblick auf den Anstieg des peripheren Widerstandes ist die Kreislaufsituation nach Hypophysektomie grundsätzlich von jener nach Adrenalektomie verschieden. Während man nun den Rückgang der Herzgröße nach Ausfall der Nebennieren wenigstens zum Teil im Sinne der Inaktivitätsatrophie auf Grund einer verminderten Belastung deuten kann, so müssen in der Beurteilung der Kreislaufleistung bei Hypophysenvorderlappeninsuffizienz nicht nur die fehlende Corticosteroidwirkung, sondern auch alle jene Faktoren Berücksichtigung finden, die durch den Ausfall der anderen glandotropen Hormone, bzw. des Wachstumshormons, verändert werden.

So ist durchaus wahrscheinlich, daß zwischen dem reduzierten Sauerstoffverbrauch und dem Ausfall des thyreotropen Hormons ein Zusammenhang besteht. Daß es bei Hypothyreose ebenfalls zu einem Absinken des Minutenvolumens und des O_2-Verbrauches kommen kann, ist im vorigen Abschnitt ja schon erwähnt worden. Wesentlich weiter erscheint aber der Einfluß des Schilddrüsenhormons auf Herz und Kreislauf zunächst nicht zu gehen. BEZNÁK und HAJDU (1944, 1946) stellten fest, daß auch nach Thyreoidektomie das Herz auf Belastung mit Gewichtsvermehrung und Blutdruckanstieg zu reagieren vermag, wenn auch in etwas vermindertem Ausmaß. Diese Fähigkeit verliert es auch nicht nach Adrenalektomie.

Aus der gleichen und aus ähnlichen Versuchsreihen anderer Autoren hatte sich die Notwendigkeit ergeben, nach einem hypophysären Faktor zu suchen, dessen Fehlen die Herzatrophie und den Blutdruckabfall nach Hypophysektomie zu erklären vermag, sowie den Blutdruckabfall, der in einigen Experimenten und klinisch eben doch nicht selten zu beobachten ist. Diese Folgen des Hypophysenausfalles waren schon durch die Arbeiten von McQUEEN-WILLIAMS und THOMPSON (1940), sowie WYMAN und TUM SUNDEN (1934), LEATHEM und DRILL (1943, 1944) u. a. bekannt geworden. HAJDU und BEZNÁK (1943, 1945) fanden bei Ratten nach Aortenkonstriktion einen Anstieg des Herzgewichts und des Blutdrucks, der bei der Hypophysektomie ausbleibt, nach Zufuhr von *Wachstumshormon* in ausreichender Dosierung jedoch wieder erreicht werden kann (BEZNÁK 1954b). Geringere Dosen von Wachstumshormon (0,1 g) verhinderten zwar den Verlust an Körpergewicht nach Hypophysektomie, zeigen jedoch nur geringe Wirkung auf Herzgewicht und Blutdruck (BEZNÁK 1952a). Im übrigen besteht eine enge Beziehung zwischen Herzgewicht und Körpergewicht (CHANUTIN und BARKSDALE 1933), nicht aber zwischen Herzgewicht und Blutdruck (BEZNAK 1954a). — Die Frage muß übrigens offen bleiben, warum eine massive Behandlung mit somatotropem Hormon besser vertragen wurde als hohe Dosen eines lyophilisierten Hypophysenvorderlappenextraktes, dessen Injektion zu einem Abfall des Blutdrucks und anderen Zeichen der Dekompensation führte, welche nach Gabe des isolierten Hormons nicht auftraten. Möglich ist allerdings, daß diese Ergebnisse dann noch eine Korrektur erfahren, wenn hoch gereinigte Präparate verwendet werden, was in den zitierten Arbeiten nicht immer der Fall gewesen ist.

Wenn hypophysektomierte Tiere durch Vergrößerung des peripheren Widerstandes (Aortenkonstriktion) belastet werden, so steigen nach Zufuhr von somatotropem Hormon Herzgewicht und Blutdruck stärker an als bei den hypophysektomierten, aber unbelasteten Kontrolltieren, die die gleiche Hormondosis erhielten. Es ist denkbar, daß die stärkere Dehnung der belasteten Herzmuskelfaser entweder den Zutritt größerer Wirkstoffmengen oder die bessere Ausnutzung der bereits vorhandenen ermöglicht (BEZNÁK 1954b), oder daß nach Belastung jene fermentativen Prozesse verstärkt ablaufen, die durch das Hormon in Gang gesetzt werden. Im intakten Organismus könnte die stärkere Belastung des Herzmuskels auf humoralem Weg die Mehrausschüttung von somatropem Hormon veranlassen.

Es erscheint somit auch möglich, daß der Mangel an Wachstumshormon das Ausbleiben einer kardialen Reaktion auf das erst neuerdings bestätigte Ansteigen des peripheren und dabei besonders des renalen Widerstandes nach Hypophysektomie (GOODKIND, DAVIS u. Mitarb. 1957) zu erklären vermag. Dagegen bleibt vorläufig noch ungeklärt, wie die verminderte Wirksamkeit blutdrucksteigernder Maßnahmen — Zufuhr von Pitressin, Bariumchlorid, Splanchnicusreizung u. a. — nach Hypophysektomie zu erklären ist. Man findet auch den Anstieg des peripheren Widerstandes und demgegenüber die fehlende Reaktion des Herzens — das gleiche Ergebnis erhält man aber auch nach Adrenalektomie

(Fowler und Cleghorn 1942), in einer Situation also, in der die Sekretion des somatotropen Hormons wenigstens nicht unmittelbar beeinträchtigt ist.

Die erhebliche Bedeutung des somatotropen Hormons für den Kreislauf des hypophysenlosen Tieres ergibt sich aus der Tatsache, daß es durch glandotrope Hormone, bzw. durch Sekrete peripherer Drüsen — Schilddrüse und Nebenniere — nur in sehr begrenztem Umfang zu ersetzen ist. Vom Schilddrüsenhormon ist aber doch bekannt, daß es die Sekretion des Wachstumshormons und auch seine Wirkung auf die Gewebe mit beeinflußt (Schwann 1939; Hay 1946), auch hat es einen experimentell gesicherten blutdrucksteigernden Effekt beim DOC-Hochdruck (Salgado und Green 1957). Adrenocorticotropes Hormon und Cortison blieben ohne Einfluß auf Herzgewicht und Blutdruck hypophysektomierter Tiere, mit Desoxycorticosteron ließ sich das Herzgewicht wiederherstellen, dagegen blieb, im Gegensatz zur Wirkung des Wachstumshormons, der Blutdruck durch diese Substanz unbeeinflußt (Beznák 1954c). Die Autorin schließt daraus, daß sich somatotropes Hormon und Desoxycorticosteron hinsichtlich ihrer Wirkung auf den Herzmuskel unterscheiden. Sie vermutet weiterhin, daß die am unbelasteten Herzen des hypophysenlosen Tieres fehlende synergistische Wirkung zwischen somatotropem Hormon und Nebennierenrindenhormon nach Belastung doch eintreten könne. Die abweichenden Ergebnisse von Masson, Corcoran und Page (1949) sowie Selye (1951) hinsichtlich der Wirkung der Nebennierenhormone auf das Herz lassen sich wahrscheinlich mit einer sehr verschiedenen Versuchsanordnung der letzteren Autoren — Zustand nach unilateraler Nephrektomie und Hypophysektomie, größere Hormonmengen, längere Versuchsdauer — erklären. Nach den Angaben von Braun-Menendez und Foglia (1944), sowie Anderson, Page u. Mitarb. (1944) läßt sich durch adrenocorticotropes Hormon der Blutdruck hypophysektomierter Ratten steigern, jedoch erscheint fraglich, ob in diesen älteren Experimenten mit gereinigten Präparaten gearbeitet worden ist. Auf die Versuche mit Desoxycorticosteron wird später noch einzugehen sein.

Den soeben erwähnten Tierexperimenten kommt ohne Zweifel das Verdienst zu, die große Bedeutung des Wachstumshormons für Herz und Kreislauf erwiesen zu haben. Eine gewisse Bestätigung scheinen sie auch aus manchen klinischen Erfahrungen zu erhalten, so etwa aus der Reaktion des Herzens auf die hormonale Umstellung bei Akromegalie, die ja mit Hinblick auf die vermehrte Ausschüttung des somatotropen Hormons ein Gegenstück zur Hypophysenvorderlappeninsuffizienz darstellt. Hejtmancik, Bradfield u. Mitarb. (1951) fanden bei Patienten mit typischer Akromegalie zum Teil erhebliche Herzhypertrophien mit Vergrößerung der Herzmuskelfasern, die sich wohl nicht nur mit gesteigerter Kreislaufbelastung durch das ebenfalls wachsende periphere Gewebe oder durch Blutdrucksteigerung erklären läßt, sondern doch mit einer unmittelbaren Hormonwirkung in Zusammenhang stehen dürfte.

Die gerade durch die neueren Fortschritte der Physiologie und Therapie bereicherte ärztliche Erfahrung lehrt aber auch, daß tierexperimentelle Ergebnisse nicht vorbehaltlos in die klinische Endokrinologie übernommen werden können. So hat sich gezeigt, daß für die Therapie der Hypophysenvorderlappeninsuffizienz das somatotrope Hormon entbehrlich ist. Das Cortisol, eventuell durch geringe Mengen von Schilddrüsenhormon ergänzt, steht im Mittelpunkt der Behandlung und vermag nach eigenen Erfahrungen nicht nur den Allgemeinzustand, sondern speziell auch die Herzleistung zu verbessern. *Das Elektrokardiogramm* kann nach Cortison allein wieder einen normalen Erregungsablauf zeigen, während es in unbehandeltem Zustand durch Niedervoltage sowie negative oder flache T-Zacken verändert sein, bzw. dem beim Myxödem beobachteten Typ entsprechen kann (Jores 1955). Weiterhin finden sich eben immer wieder jene Fälle von mäßigen Hypertonien bei Hypophysenvorderlappeninsuffizienz, wobei man die erhöhten Blutdruckwerte auf Grund des klinischen Gesamteindruckes mit den objektiven Befunden der totalen Vorderlappeninsuffizienz sicher nicht mit einem unvollständigen Ausfall des Vorderlappens, also speziell einer noch erhaltenen Restsekretion von somatotropem Hormon erklären kann. An einer Patientin unserer Klinik ließ sich übrigens zeigen, daß ein bei unbehandelter Hypophysenvorderlappeninsuffizienz bereits erhöhter Blutdruck nach Beginn

der Cortisonbehandlung noch weiter anstieg (WITTEKIND und MAPPES 1957).
Immerhin bleibt noch die Frage offen, ob und welche anatomischen Veränderungen nach Cortisonbehandlung der Hypophysenvorderlappeninsuffizienz zu erwarten sind. Pathologisch-anatomische Befunde von langzeitig cortisonsubstituierten Patienten liegen naturgemäß noch nicht vor. Genaue Messung der Herzgröße und mikroskopische Untersuchungen werden von Interesse sein. Wohl mit Recht ist man allgemein der Auffassung, daß der nach Hypophysenvorderlappeninsuffizienz beobachtete Rückgang der Herzgröße als Teilerscheinung der Splanchomikrie aufzufassen ist, deren Ursache wird aber von SHEEHAN (1956) in dem Ausfall der Produktion von somatotropem Hormon gesehen.

Ein weiterer wesentlicher Unterschied zwischen Experiment und klinischer Erfahrung besteht darin, daß Tiere nach *Hypophysektomie* an Gewicht verlieren, während dies bei der Hypophysenvorderlappeninsuffizienz des Menschen eben nicht oder nur selten der Fall ist (SHEEHAN 1937, 1939, 1954, 1955 u. a.). Zur Simmondsschen Krankheit gehört nicht die Kachexie.

Bemerkenswert ist der bereits erwähnte nach Hypophysektomie *erhöhte renale Widerstand*. Auch auf ihn hat das Wachstumshormon Einfluß (DAVIS, HOWELL u. Mitarb. 1954; WHITE, HEINBECKER u. Mitarb. 1950; DE BODO, SCHWARTZ u. Mitarb. 1951). Weiterhin haben eine ebenfalls zur Norm tendierende Wirkung thyreotropes Hormon (DAVIS, HOWELL u. Mitarb. 1954), adrenocorticotropes Hormon (LEAF, MAMBY u. Mitarb. 1952) und die Steroide der Nebennierenrinde (EARLE, FARBER u. Mitarb. 1953). Bilaterale Ovarektomie bleibt ohne Einfluß auf die Clearance (WHITE, HEINBECKER u. Mitarb. 1947). DE BODO, SCHWARTZ u. Mitarb. (1951) hatten gleichfalls eine Erhöhung des renalen vasculären Widerstandes nach Hypophysektomie gefunden und bestätigten die günstige Wirkung des adrenocorticotropen Hormons sowie der Verbindungen Compound E und F aus der Nebennierenrinde. Nach GOODKIND, DAVIS u. Mitarb. (1957) ist die im hypophysenlosen Organismus herabgesetzte Nierendurchblutung auf den Wegfall von Faktoren zurückzuführen, die spezifisch hemmend den Vasomotorentonus der Nierenarteriolen beeinflussen. — Schließlich ist an diesen Tierexperimenten für den Kliniker noch beachtenswert, daß keine sehr enge Korrelation besteht zwischen der Größe des verbliebenen Hypophysenrestes und dem Ausmaß der peripheren Ausfallserscheinungen. Tiere, deren Hypophysen fast völlig entfernt waren, zeigten nur relativ geringe Änderungen ihrer kardialen Leistung, andererseits hatte z. B. das Tier mit dem größten intakten Hypophysenrest den am meisten ausgeprägten Rückgang der kardialen und renalen Funktionen erkennen lassen. Das durch Tierexperimente bisher ermittelte Tatsachenmaterial vermittelt den Eindruck, daß zumindest 3 hypophysäre Faktoren, nämlich gonadotropes Hormon, adrenocorticotropes Hormon und thyreotropes Hormon auf die Hämodynamik von Kreislauf und Niere Einfluß haben. Für die nach Hypophysenvorderlappenausfall resultierenden klinischen Probleme sind diese Untersuchungen wertvoll.

Umfangreiche, auf Clearance-Untersuchungen gestützte klinische Analysen der *Nierenfunktion* bei Hypophysenvorderlappeninsuffizienz vor und nach Belastung scheinen bisher noch nicht vorzuliegen. Es dürfte von Interesse sein, wieweit sich hier Experiment und klinische Erfahrung decken. Sollten Abweichungen gefunden werden, so wäre doch zu prüfen, wie weit diese durch den intakt bleibenden Hypophysenhinterlappen verursacht sind. Die bereits erwähnte Arbeit von STAMLER, FISHMAN u. Mitarb. (1949) zeigt die Möglichkeit auf, mit Hilfe der Clearance jene sehr seltenen Fälle von Hypophysenvorderlappeninsuffizienz in Einzelheiten aufzuklären, die eine sekundäre Nebenniereninsuffizienz einschließlich der Mineralocorticoidproduktion zeigen. Bei einem solchen

Patienten war eine Störung der Rückresorption im distalen Tubusabschnitt für Natrium und Chlor gefunden worden.

Die dem Kliniker bekannte Neigung zu Wasserretention bei Hypophysenvorderlappeninsuffizienz beruht vorwiegend auf extrarenalen Faktoren, z. B. dem Mangel an Wachstumshormon und adrenocorticotropem Hormon (EARLE, FARBER u. Mitarb. 1953). Anscheinend bewirkt der Ausfall dieser Hormone eine reversible Funktionsstörung, die auch nach längerer Dauer ohne sicher nachweisbares anatomisches Substrat bleibt. Im Tierversuch ist es wenigstens bisher gelungen, die Diurese wiederherzustellen, wobei das adrenocorticotrope Hormon und die Corticosteroide die Filtrationsfraktion bessern sollen, während erst das Wachstumshormon die Fähigkeit zur Ausscheidung größerer Wassermengen wiederherstellt und sogar Störungen im Sinne des Diabetes insipidus herbeiführen kann (DE BODO, SCHWARTZ u. Mitarb. 1951). Die Kaliumausscheidung durch die Niere ist im übrigen nach Hypophysektomie nicht beeinträchtigt (EARLE, DE BODO u. Mitarb. 1951).

Der Blutdruck.

Es war schon erwähnt worden, daß bei unkomplizierter Hypophysenvorderlappeninsuffizienz im Gegensatz zur Nebennierenrindeninsuffizienz, keine Tendenz zur ausgeprägten Hypotonie besteht und erhöhte Blutdruckwerte durchaus beobachtet werden. ESCAMILLA und LISSER (1942) bemerken in ihrer großen Literaturübersicht (595 Fälle von Simmondsscher Krankheit, davon 101 pathologisch-anatomisch bestätigt), der Blutdruck sei im Durchschnitt nicht wesentlich verschieden von der Norm oder von den Werten, die bei leicht asthenischen Patienten gefunden würden. Schwere Fälle von Hypotonie kämen zwar vor, aber auch milde Hypertonien. Die Autoren diskutieren die Hypotonie als mögliche Begleiterscheinung von Unterernährung. Sie betonen, daß der Blutdruck nicht annähernd so weit zurückgeht wie bei Morbus Addison. JORES (1955) findet den Blutdruck oft erniedrigt, nach SHEEHAN (1956) liegt er in der Regel im Normbereich, könne aber nach Hinzutreten von Infekten beträchtlich abfallen. Man wird den Infekt als einen Stress auffassen können, der dann ebenso wie andere Belastungen auf ein funktionsuntüchtiges Hypophysen-Nebennierenrindensystem trifft, dessen Versagen sich in einem Komplex klinischer Symptome kundtut, zu denen auch der Abfall des Blutdrucks gehört. Die Tatsache, daß die Kreislaufregulation bei hypophysärer Insuffizienz nur noch in geringem Maße anpassungsfähig ist, war schon älteren Autoren bekannt. In seinen bekannten Untersuchungen über Kreislauffunktionsprüfungen hatte SCHELLONG (1930, 1931) die „hypodyname Regulationsstörung" — Absinken des systolischen und diastolischen Blutdrucks bei orthostatischer Belastung — als eine Form des Kreislaufversagens angesehen, die für bestimmte Affektionen des Zwischenhirns und auch für die „Simmondssche Kachexie" typisch sei (SCHELLONG 1937; SCHELLONG und LÜDERITZ 1954). Das Vorkommen dieser Art des Kreislaufversagens nach orthostatischer Belastung bei der Simmondsschen Krankheit konnte zwar später oft bestätigt werden, jedoch wird ihr der Charakter eines typischen Verhaltens nicht mehr beigemessen. SCHELLONG und LÜDERITZ zitieren bereits selbst die Arbeiten älterer Autoren (EGGLESTON 1925; CHRIST und BROWN 1928), die das gleichzeitige Absinken des systolischen und diastolischen Drucks auch bei vegetativ-nervösen Störungen beobachteten.

Bemerkenswert sowohl vom theoretischen als auch klinischen Standpunkt erscheinen nun noch jene Fälle von Hypophysenvorderlappeninsuffizienz, welche im unbehandelten Zustand *hypertonische* Blutdruckwerte zeigten. WATERHOUSE (1952) berichtet sogar über einen Patienten, der im hypophysären Koma

nach Hypophysenvorderlappeninsuffizienz bei chromophobem Adenom eingeliefert worden war und noch Blutdruckwerte um 150/100 RR hatte. Nach Beeinträchtigung der Vorderlappenfunktion durch Tumoren läßt sich allerdings der
Anteil funktionstüchtig gebliebener Zellen, die noch einen bestimmten Faktor
sezernieren, nie genau bestimmen; von besonderem Interesse sind daher jene Fälle,
in denen es sich um ausgeprägte postpartale Insuffizienz, also das eigentliche
Sheehan-Syndrom handelt (PFEIFFER 1956; WITTEKIND und MAPPES 1957).
SHEEHAN selbst berichtete (1956), hypertonische Patienten mit Hypophysenvorderlappeninsuffizienz beobachtet zu haben. Die pathologisch-anatomisch
untersuchte Patientin von PFEIFFER hatte diastolische RR-Werte um 120 bis
130 (!), im übrigen einen für sekundäres Myxödem nicht ganz typisch erhöhten
Cholesterinwert. Bei der Autopsie fand sich die Nebennierenrinde auf eine Breite
von 0,4 cm atrophiert.

Es ist vorläufig noch schwierig, sich das Zustandekommen erhöhter Blutdruckwerte im Organismus mit funktionsuntüchtiger Hypophyse zu erklären. Nun
erscheint zunächst naheliegend, an die nach Vorderlappenausfall erhaltene Aldosteronsekretion als an diesem Zustand vielleicht ursächlich beteiligt zu denken,
jedoch konnte durch GROSS und GYSEL (1955) im Tierversuch gezeigt werden,
daß Aldosteron auch bei gleichzeitiger Gabe von Kochsalz den Blutdruck nicht
bis zu pathologischen Werten steigert. Auch MACH, FABRE u. Mitarb. (1954)
konnten während der Aldosteronbehandlung von Patienten mit M. Addison den
nach Desoxycorticosteron bekannten Blutdruckanstieg (SARRE 1944; HEROUX
und DOUGAL 1951; WEISSBECKER 1954 u. a.) nicht feststellen.

Von SHEEHAN (1956) stammt schließlich noch die wichtige Mitteilung, er habe
bei einer Patientin mit Hypophysenvorderlappeninsuffizienz nach 2wöchiger
Behandlung mit Desoxycorticosteron einen über Monate andauernden Blutdruckanstieg auf Werte um 190/120 beobachtet. Auch hier dürfte eine befriedigende
Deutung zunächst noch schwerfallen.

Der Blutdruck steigt im intakten Tier nach Desoxycorticosteron-Zufuhr an
und besonders stark bei gleichzeitiger Kochsalzgabe, wobei nach SARRE (1944) das
Gefäßsystem durch das Kochsalz für die Steroide sensibilisiert wird.

Wenn auch in diesem Zusammenhang der Kochsalzwirkung große Bedeutung in der
Hypertoniegenese zukommt, so dürfen daneben andere, in ihrem jeweiligen Anteil nur schwer
abzuschätzende Einflüsse nicht außer Acht gelassen werden. So kommt es am Kaninchen
nach Desoxycorticosteron- und Kochsalzzufuhr zwar zur Natriumretention, Kaliumverarmung
und Abnahme der pressorischen Substanzen in den Nieren, dagegen im Gegensatz zur Ratte
nicht zum Hochdruck, der aber durch einseitige Drosselung der Nierenarterie erzeugt werden
kann (F. GROSS und H. SCHMIDT 1958; GROSS, LOUSTALOT u. Mitarb. 1956). — Die Autoren
weisen auf die verschiedenen, sich hieraus ergebenden Deutungsmöglichkeiten hin. Entweder
sei keiner dieser Faktoren für die Hochdruckentstehung verantwortlich, oder es könnten sich
verschiedene ihrer Wirkungen mit Hinblick auf die Blutdrucksteigerung gegenseitig hemmen.
Wiederum wird vor dem Versuch gewarnt, bestimmte Versuchsergebnisse auf andere Tierarten, insbesondere auch auf den Menschen zu übertragen.

Dem blutdrucksteigernden Effekt des Mineralocorticoids sollen nach HEROUX
und DOUGAL (1951) das Cortison entgegenwirken, dessen Produktion seinerseits
durch Ascorbinsäuregabe angeregt wird. Cortison vermindert auch einen durch
gonadotropes Hormon bewirkten Schaden im kardiovaskulären System (SELYE
1951). Desoxycorticosteron führt aber im hypophysektomierten Tier nicht zum
Hypertonus (GIRERD, SALGADO u. Mitarb. 1957). Nach diesen Autoren beruht die
Entstehung des Desoxycorticosteron-Hochdrucks auf 3 Faktoren, dem Hormon
selbst, dem Kochsalz, sowie einem noch unbekannten hypophysären Faktor. Es
hatte sich nämlich gezeigt, daß im hypophysektomierten Tier die kombinierte
Behandlung mit Desoxycorticosteron und einem lyophilisierten Hypophysen-

vorderlappenextrakt zwar zur Blutdruckerhöhung, jedoch nicht zu jenen schweren und prognostisch ungünstigen Hypertonien führt, wie sie am intakten Tier unter Desoxycorticosteron-Behandlung gesehen werden. Auch die histologischen Veränderungen sind wesentlich leichter. Dieses Ergebnis zeige, daß der Drüsenextrakt kein vollwertiger Ersatz für ein gleichmäßig sezernierendes Organ sei. Hinsichtlich der Wirkung dieser und vielleicht auch anderer, aus vielen Fraktionen bestehenden Extrakte ist zu berücksichtigen, daß der Abbau der einzelnen Fraktionen im Organismus sehr verschieden rasch fortschreitet und somit Verschiebungen in der jeweiligen Wirkdauer eintreten können, die zu unphysiologischen Ergebnissen in der Peripherie führen. Nach Evans (1953) hält z. B. die biologische Wirksamkeit einer Injektion von Wachstumshormon 18 Std an, die von adrenocorticotropem Hormon dagegen etwa nur 34 min. In einem Gesamtextrakt wird daher der Einfluß des somatotropen Hormons überwiegen können. Wenn nach Injektion von Gesamtextrakt und Desoxycorticosteron der Blutdruck nicht im gleichen Maße ansteigt wie im intakten Organismus, so wird vielleicht tatsächlich ein noch nicht bekannter Faktor die Ursache für diese Differenz sein können. Die im Extrakt enthaltene Menge an somatotropem Hormon kann zur Erzeugung einer milden Hypertonie ausreichend sein, denn die von Beznák zur Erzielung einer vergleichbaren Hypertonie am hypophysektomierten Tier injizierten Mengen sind vielleicht unphysiologisch hoch. Außerdem kann man die mangelnde Wirksamkeit des Extraktes nicht befriedigend mit einem zu geringen Effekt von adrenocorticotropem Hormon auf die Nebennierenrinde erklären. Bei ausreichender Corticotropinwirkung, also genügender Hydrocortison-Produktion, erweist sich dieses Hormon ja eben nicht synergistisch zur Wirkung des Desoxycorticosterons.

Die Rückwirkungen, welche allgemein die Funktionsstörungen der Hypophyse, — Unter- und Überfunktion — auf den Kreislauf haben, sind zweifellos sehr komplexer Natur. Eine umfassende, jeden Gesichtspunkt seiner Bedeutung gemäß würdigende Darstellung ist dementsprechend nicht möglich gewesen. Sie wird der Pathophysiologie der endokrinen Krankheiten vielleicht erst dann erreichbar sein, wenn die bis jetzt noch vorhandenen, zum Teil beträchtlichen Lücken unseres Wissens weiter eingeengt sind.

Der Desoxycorticosteron-Hochdruck wird in dem Handbuchbeitrag „Hypertonie" (Wollheim und Moeller, Bd. IX/5) ausführlich behandelt.

Literatur.

Anderson, E., E. W. Page, C. H. Li and E. Ogden: Restauration of renal hypertension in hypophysectomized rats by administration of adrenocorticotropic hormone. Amer. J. Physiol. 141, 393 (1944).

Barer, R., and S. Joseph: Refractometry of living cells. Part II. The immersion medium. Quart. J. micr. Sci. 96, 1 (1955). — Beznák, M.: The effect of the pituitary and growth hormone on the blood pressure and on the ability of the heart to hypertrophy. J. Physiol. (Lond.) 116, 74 (1952a). — The effects of the adrenals and the pituitary on blood pressure and cardiac hypertrophy of rats. J. Physiol. (Lond.) 116, 219 (1952b). — The behaviour of the weight of the heart and the blood pressure of albino rats under different conditions. J. Physiol. (Lond.) 124, 44 (1954a). — The restauration of cardiac hypertrophy and blood pressure in hypophysectomized rats with large doses in lyophilized anterior pituitary and growth hormone. J. Physiol. (Lond.) 124, 64 (1954b). — The effect of adrenocortical hormones alone and in combination with growth hormone on cardiac hypertrophy and blood pressure of hypophysectomized rats. J. Physiol. (Lond.) 124, 75 (1954c). — Bodo, R. C. de, J. L. Schwartz, J. Greenberg, M. Kurtz, D. P. Earle and S. H. Farber: Effect of growth hormone in water metabolism of the dog. Proc. Soc. exp. Biol. (N. Y.) 76, 612 (1951). — Braun-Menendez, E., and V. G. Foglia: Influencia de la hipofisis sobre la presion arterial de la rata. Rev. Soc. argent. Biol. 20, 565 (1944). — Brilmayer, H., u. F. Marguth: Die Hypophysektomie bei Karzinomen, Diabetes mellitus und Hypertonie. Münch. med. Wschr. 98, 1427 (1956).

CHANUTIN, A., and E. E. BARKSDALE: Experimental renal insufficiency produced by partial nephrectomy. II. Relationship of left ventricular hypertrophy, the width of cardiac muscle fibres and hypertension in the rat. Arch. intern. Med. **52**, 739 (1933). — CHRIST, and BROWN: Postural hypotension with syncope: Its successful treatment with ephedrin. Amer. J. med. Sci. **175**, 336 (1928). — CULPEPPER, U. L., E. E. MADDEN, E. C. OLSON and J. H. HUTTON: Endocrinology **22**, 236 (1938). Zit. nach BRILMAYER u. MARGUTH.

DAVIS, J. O., D. S. HOWELL, G. L. LAQUEUR and E. C. PEIRCE II.: Renal hemodynamic function, electrolyte metabolism and water exchanges in adrenalectomized-hypophysectomized dogs. Amer. J. Physiol. **176**, 411 (1954).

EARLE jr., D. P., R. C. DE BODO, J. L. SCHWARTZ, S. J. FARBER and M. KURTZ: Effect of hypophysectomy on electrolyte and water metabolism in the dog. Proc. soc. exp. Biol. (N. Y.) **76**, 608 (1951). — EGGLESTON: Zit. nach SCHELLONG u. LÜDERITZ. — ESCAMILLA, R. F., and H. LISSER: Simmond's disease. A clinical study with review of the literature; differentiation from anorexia nervosa by statistical analysis of 595 cases, 101 of which were proved pathologically. J. clin. Endocr. **2**, 65 (1942). — EVANS, H. M.: Hopital Laennec, Fifth Annual Course Paris, June 1953. Zit. nach GIRERD, SALGADO u. Mitarb.

FOWLER, J. M. A., and R. A. CLEGHORN: Zit. nach BEZNÁK 1952.

GEYER, G., u. E. KEIBL: Über den Einfluß von Cortison und ACTH auf die Kapillarpermeabilität der Kapillaren. Z. ges. inn. Med. **33**, 148 (1952). — GIRERD, R. J., E. SALGADO and D. M. GREEN: Mechanisms of desoxycorticosterone action. XI. Influence of the pituitary. Amer. J. Physiol. **188**, 13 (1957). — GOLDSTEIN, M. S., E. R. RAMEY and R. LEVINE: Relation of muscular fatique in the adrenalectomized dog to inadequate circulatory adjustement. Amer. J. Physiol. **163**, 561 (1950). — GOODKIND, M. J., J. O. DAVIS, WILMOT C. BALL jr. and R. C. BAHN: Alterations on cardiovascular and renal hemodynamic function following hypophysectomy in the dog. Amer. J. Physiol. **188**, 529 (1957). — GROSS, F., u. H. GYSEL: Zit. nach MACH. — GROSS, F., P. LOUSTALOT u. F. SULZER: Die Bedeutung von Kochsalz für den Cortexonhochdruck der Ratte und den Gehalt der Niere an pressorischen Substanzen. Naunyn-Schmiedeberg's Arch. exp. Path. Pharmak. **229**, 381 (1956). — GROSS, F., u. H. SCHMIDT: Überdosierung von Cortexon beim Kaninchen. Naunyn-Schmiedeberg's Arch. exp. Path. Pharmak. **232**, 408 (1958).

HAJDU, J., and M. BEZNÁK: Die Rolle der Hypophyse bei der Regulierung von Arbeitsvermögen und Masse des Herzens. Schweiz. med. Wschr. **75**, 665 (1945). — HARRIS, R., and J. D. INGLE: Amer. J. Physiol. **130**, 151 (1940). Zit. nach WEISSBECKER. — HAY, E. C.: The adrenotropic, renotropic and cardiotropic activities of lyophilized anterior pituitary in thyroidectomized rats. Amer. J. med. Sci. **212**, 535 (1946). — HEJTMANCIK, M. R., I. Y. BRADFIELD and GEORGE R. HERRMAN: Acromegaly and the heart: a clinical and pathological study. Ann. intern. Med. **34**, 1445 (1951). — HEROUX, O., et L. P. DOUGAL: Effect de l'acide ascorbique sur le l'hypertension provoquée par l'acetate de desoxycorticosterone (DOC). Rev. canad. Biol. **10**, 123 (1951). — HÖFKELT, B., R. LUFT, J. DENIS, H. OLIVECRONA and J. SEKKENES: The immediate effect of hypophysectoma and section of the pituitary stalk on the urinary steroid excretion in man. Acta endocr. (Kbh.) **30**, 29 (1959).

JORES, A.: Krankheiten der Hypophyse und des Hypophysenzwischenhirnsystems. In: Handbuch der inneren Medizin, Bd. VII/1. Berlin-Göttingen-Heidelberg: Springer 1955.

KÜCHMEISTER, H.: Die Bedeutung der Nebenniere für den Muskelinnendruck. Verh. dtsch. Ges. inn. Med. **57**, 62 (1951).

LABHART, H.: Klinik der inneren Sekretion. Berlin-Göttingen-Heidelberg: Springer 1957. — LEAF, A., A. R. MUMBY, H. RASMUSSEN and J. P. MARASCO: Some hormonal Aspects of water excretion in man. J. clin. Invest. **31**, 914 (1952). — LUETSCHER jr., J. A., and B. J. AXELRAD: Sodium retaining corticoid in the urine of normal children and adults and patients with hypoadrenalism or hypopituitarism. J. clin. Endocr. **14**, 1086 (1954). — LUFT, R., and H. OLIVECRONA: Experiences with hypophysectomy in man. J. Neurosurg. **10**, 301 (1953). — LUFT, R., H. OLIVECRONA, D. IKKOS, T. KORNERUP and H. LJUNGGREN: Hypophysectomy in man; Further experiences in severe diabetes mellitus. Brit. med. J. **1955 II**, 752.

MACH, R. S.: Aldosteron in der Klinik. Wien. klin. Wschr. **68**, 277 (1956). — MACH, R. S., J. FABRE, A. DUCKERT, R. BORTH et P. DUCOMMUN: Action clinique et métabolique de l'aldosteron (Electrocortine). Schweiz. med. Wschr. **15**, 407 (1954). — MASSON, G. M. C., A. C. CORCORAN and J. H. PAGE: Experimental vascular disease due to desoxy corticosterone acetate and anterior pituitary extracts. J. Lab. clin. Med. **34**, 1416 (1949). — McQUEEN-WILLIAMS, M., u. V. W. THOMPSON: 1940. Zit. nach BEZNÁK 1952.

OBERDISSE, K.: Die partielle Vorderlappeninsuffizienz. IV. Symposion Dtsch. Ges. Endokrin. Berlin-Göttingen-Heidelberg: Springer 1957. — OELBAUM, M. H.: The variability of endocrine dysfunction in post-partum hypopituitarism. Brit. med. J. **1952 II**, 110.

PASCHKIS, K. E., and A. CANTAROW: Hypopituitarism: studies in pituitary tumours and Simmonds' disease. Ann. Int. Med. **34**, 669 (1951). — PFEIFFER, E. F.: Diskussionsbemerkung zu dem Vortrag H. L. SHEEHAN, IV. Symposion Dtsch. Ges. Endokrin. Berlin-Göttingen-Heidelberg: Springer 1956.

RAMEY, E. R., M. S. GOLDSTEIN and A. R. LEVINE: Mechanism of muscular fatigue in adrenalectomized animals. Amer. J. Physiol. **162**, 10 (1950). — RUHENSTROTH-BAUER, G.: Über die Rolle der Nebenniere und der Hypophyse bei der Steuerung der Blutkonzentration. Pflügers Arch. ges. Physiol. **254**, 487 (1952).

SALGADO, E., and E. M. GREEN: Mechanisms of desoxycorticosterone action. XII. Influence of the thyroid. Amer. J. Physiol. **188**, 5196 (1957). — SARRE, H.: Untersuchungen über die Beziehungen zwischen Hochdruck, Nebennierenrindenhormon und Kochsalz. Dtsch. Arch. klin. Med. **192**, 167 (1944). — SCHELLONG, F.: Erkrankungen des Hypophysenvorderlappens mit eigenartiger Blutdrucksenkung. Verh. dtsch. Ges. inn. Med. **42**, 62 (1930). — Störungen der Kreislaufregulation, ein neues Symptom bei Insuffizienz des Hypophysenvorderlappens. Klin. Wschr. **10**, 100 (1931). — Hypophyse und Kreislauf. Verh. dtsch. Ges. Kreisl.-Forsch. **10**, 62 (1937). — SCHELLONG, F., u. B. LÜDERITZ: Regulationsprüfung des Kreislaufs. Darmstadt: Steinkopff 1954. — SCHWANN, H. G.: Hyperthyroid splanchnomegaly after hypophysectomy. Proc. Soc. exp. Biol. (N. Y.) **40**, 471 (1939). — SELYE, H.: 1. Annual report of stress. Acta Inc. Montreal 1951. — SHEEHAN, H. L.: Post-partum necrosis of the anterior pituitary. J. Path. Bact. **45**, 189 (1937). — Simmonds' disease due to post partum necroses of the anterior pituitary. Quart. J. Med. **8**, 277 (1939). — The incidence of post partum hypopituitarism. Amer. J. Obstet. Gynec. **68**, 202 (1954). — Physiopathologie der Hypophyseninsuffizienz. Helv. med. Acta **22**, 324 (1955). — Coma in hypopituitarism. Brit. med. J. **1955 II**, 1022. — Pathologische Anatomie des partiellen Hypopituitarismus. IV. Symposion Dtsch. Ges. Endokrin. Berlin-Göttingen-Heidelberg: Springer 1956. — Hypopituitarism. From: Current Therapy, edit. by H. F. Conn. Philadelphia: W. B. Saunders Company 1957. — SHEEHAN, H. L., and V. K. SUMMERS: The syndrome of hypopituitarism. Quart. J. Med. **18**, 319 (1949). — STAMLER, J., A. P. FISHMAN and R. ROSENMAN: Cardiovascular-renal dynamics and electrolyte excretion in panhypopituitarism. J. clin. Invest. **28**, 812 (1949).

TÖNNIS, W.: Anzeigestellung zur Behandlung der partiellen Hypophysenvorderlappeninsuffizienz. IV. Symp. Dtsch. Ges. Endokrin., Berlin-Göttingen-Heidelberg: Springer 1956.

WATERHOUSE, CH., E. H. KEUTMANN and L. D. FENNINGER: Studies of electrolyte metabolism in 2 patients with pituitary insufficiency. J. clin. Endocr. **12**, 798 (1952). — WEISSBECKER, L.: Klinik der Nebenniereninsuffizienz und ihre Grundlagen. Stuttgart: Ferdinand Enke 1954. — WHITE, H. L., P. HEINBECKER and D. ROLF: Some endocrine influences on renal functions and cardiac output. Amer. J. Physiol. **149**, 404 (1947). — WILSON, L. A., W. H. R. AULD and W. BOWMAN: Incomplete pituitary insufficiency. An essai in diagnosis. Lancet **1954 II**, 715. — WITTEKIND, D., u. G. MAPPES: Beitrag zur Kasuistik der Hypophysenvorderlappeninsuffizienz. Z. klin. Med. **154**, 494 (1957). — WYMAN, L. C., and C. TUM SUDEN: Amer. J. Physiol. **109**, 115 (1934). Zit. nach BEZNÁK 1952.

Herz und Kreislauf
bei Erkrankungen des Stoffwechsels*.

Von

H. G. Lasch und K. Matthes.

Mit 1 Abbildung.

Einleitung.

Kreislauf und Stoffwechsel bilden eine enge funktionelle Einheit. Einerseits erfüllt sich der Sinn des Kreislaufs nicht allein im Transport von Sauerstoff, Substraten, Fermenten, Hormonen, Wasser und Ionen zur Unterhaltung der Energieliefernden Prozesse der Zelle in seiner Peripherie, sondern er ist auch als Träger und Verteiler der Reaktions- und Endprodukte der cellulären Vorgänge Voraussetzung für die Kontinuität des energetischen Umsatzes. Auf der anderen Seite beherrscht der Stoffwechsel die Gesamtheit der Kreislaufregulation. Diese gegenseitige Abhängigkeit wird bei der Betrachtung der Pathophysiologie beider Komponenten augenscheinlich. So können Störungen an Herz- und Kreislaufsystem, seien sie nun generalisierter oder lokaler Natur, über den Austausch von Stoffen zwischen terminaler Strombahn und Gewebe den Ablauf von Stoffwechselvorgängen hemmen oder fördern. Der primär veränderte Stoffwechsel kann wiederum durch Beeinflussung einzelner Kreislaufgrößen (Minutenvolumen, Blutvolumen, Blutverteilung) zum Störfaktor der Kreislaufregulation werden. Aber auch Herz- und Gefäßapparat selbst können unmittelbar in ihrem Eigenstoffwechsel von den veränderten Bedingungen bei Stoffwechselkrankheiten betroffen werden. Daß der Energieumsatz des Herzens, der nur bedingt eigenen Gesetzen unterliegt, hier als Teil des Gesamtstoffwechsels von dessen pathologischer Funktion nicht unbeeinflußt bleiben kann, liegt auf der Hand. Die Gefäßwand selbst kann infolge vermehrten Anfalls physiologischer Stoffwechselprodukte oder durch das Auftreten pathologischer Umsatzstoffe in anatomischem Bau und funktioneller Leistung in Mitleidenschaft gezogen werden.

Auf ein allgemeines Kapitel, welches die Beziehungen zwischen Kreislauf und Stoffwechsel in pathophysiologischer Sicht behandelt, mußte verzichtet werden, da dieses weiter in die physiologische Grundlagenforschung hineingeführt hätte, als für ein Handbuch für innere Medizin zweckmäßig erscheint, und Überschneidungen mit anderen Kapiteln unvermeidlich geworden wären. So kann bezüglich der Frage Sauerstoffmangel und Kreislauf auf das Kapitel Herz und Kreislauf bei atmosphärischem Unterdruck und Überdruck, bezüglich der Frage Gesamtstoffwechsel und Kreislauf auf die Kapitel Herz und Kreislauf bei Störungen der Schilddrüsenfunktion und chronischer Unterernährung verwiesen werden.

Das vorliegende Kapitel soll sich daher auf Stoffwechselkrankheiten beschränken, bei denen sekundäre Symptome am Herz- und Kreislaufapparat in der Klinik

---

* Die elektrokardiographischen Abschnitte wurden von G. Friese bearbeitet.

der Grundkrankheit manifest werden und eigenen Krankheitswert erlangen. Unter diesen Gesichtspunkten werden Diabetes mellitus, Fettsucht, Beriberi und Porphyrie herausgegriffen, die als charakteristische Vertreter für einen veränderten Kohlenhydrat-, Fett-, Vitamin- oder Pigmentstoffwechsel angesehen werden können. Ein weiteres Kapitel behandelt die Störungen im Mineralstoffwechsel und deren Wirkung auf die Kreislaufregulation und Herzdynamik.

I. Herz und Kreislauf bei Diabetes mellitus.
1. Angiopathia diabetica.

Der große Gewinn an Lebensdauer, der durch die Insulintherapie der Diabetiker erreicht wurde, hat dazu geführt, daß Herz- und Kreislaufstörungen mit zunehmender Krankheitsdauer immer mehr in den Vordergrund treten. Heute leiden und sterben $^2/_3$ aller Diabetiker an ihrem Kreislaufapparat (Flynn 1935; Joslin 1952; Root 1949; Bell 1950). Bis zu einem gewissen Grade findet dies eine Parallele in der Morbidität der Gesamtbevölkerung, bei der auch mit zunehmender Lebenserwartung Kreislauferkrankungen, besonders die Arteriosklerose, immer mehr an Bedeutung gewinnen.

a) Beim Diabetiker entsteht der Eindruck, daß bei längerer Krankheitsdauer der Alterungsprozeß der Gefäße beschleunigt abläuft, so daß kardiovasculäre Komplikationen entweder schon im jüngeren Alter oder in späteren Jahren in einem höheren Prozentsatz im Vergleich zur Normalbevölkerung auftreten.

Von 75 Diabetikern mit einer Krankheitsdauer von mehr als 10 Jahren, deren Krankheit vor dem 15. Lebensjahr begann, und die zur Zeit der Untersuchung im Mittel 23 Jahre (13—32) alt waren, hatten 60% Retinopathie, 15% röntgenologisch nachweisbare Gefäßverkalkungen, 4% Albuminurie, 4% Hypertension; keiner hatte ein pathologisches EKG (Jackson, Hardin et al. 1949). Von P. D. Whites u. Waskows (1948) 220 Diabetikern mit einer Krankheitsdauer von mehr als 20 Jahren, deren Erkrankung im Kindesalter begonnen hatte, hatten 92% Kreislaufsymptome, darunter 70% Arterienverkalkungen, 40% Albuminurie, 55% Hochdruck, 85% Retinopathie, 7% Coronarinsuffizienz, 2% cerebrale Durchblutungsstörungen; selbst von den Patienten, die zur Zeit der Untersuchung 30 Jahre alt waren, hatten 50% eine Retinopathie.

Tabelle 1 zeigt die Abhängigkeit der Häufigkeit kardiovasculärer Erscheinungen von der Krankheitsdauer nach dem Material von Root (1949), der 282 Diabetiker untersuchte, deren Krankheit zwischen dem 15. und 30. Lebensjahr begann.

Tabelle 1.

Dauer des Diabetes in Jahren	Zahl der Fälle	Durch- schnitts- alter	Hyper- tension %	Retino- pathie %	Verkalkte Arterien %	Nephritis	Verminderte Capillarresistenz %
0— 9	90	27	2	4	21	6	10
10—19	131	38	34	50	66	25	57
20—29	61	48	58	60	88	22	67

Entsprechende Befunde über Arterienveränderungen bei jugendlichen Diabetikern finden sich bei Kerr, Brown u. Kalant (1952); Shepardson (1930); während Carlström (1939) sich gegen das Vorkommen von kindlicher Arteriosklerose bei Diabetikern auf Grund klinischer Untersuchungen ausspricht.

Hallok (1936) schließt aus Bestimmungen der Pulswellengeschwindigkeit bei Diabetikern von 6—34 Jahren im Vergleich zu gleichaltrigen Normalpersonen auf ein frühzeitiges Altern der Gefäße. BÜRGERS Schüler HEVELKE (1954) konnte durch chemische Analysen die stärkere Zunahme des Ascherückstandes, des Gesamtcholesteringehaltes und des Calciumgehaltes der Arteria femoralis von Diabetikern verschiedener Altersstufen im Vergleich zu Stoffwechselgesunden und Arteriosklerotikern nachweisen (Tabelle 2).

Tabelle 2. *Diabetes und Gefäßveränderungen.* (Nach HEVELKE.)

Vorzeitige Gefäßwandverschlackung an den unteren Extremitäten der Zuckerkranken.

	Gewicht in g/10 cm Länge				Ascherückstand in g-% inder Feuchtsubstanz			
	Nichtdiabetiker		Diabetiker		Nichtdiabetiker		Diabetiker	
Alter in Jahren	Arteria brachialis	Arteria femoralis	Arteria brachialis	Arteria femoralis	Arteria brachialis	Arteria femoralis	Arteria brachialis	Arteria femoralis
20—40	0,6005	1,3224	0,9012	2,9486	0,6942	0,7945	0,8298	2,2481
41—60	0,8007	1,7073	1,1423	2,2371	0,8030	1,1478	1,6387	3,2334
61—80	0,9855	2,6895	1,2531	3,3629	0,8963	3,6506	1,8431	8,7455
Mittel	0,7955	1,9064	1,0988	2,8495	0,7978	1,8643	1,4372	4,7423
Quotient	2,39		2,59		2,33		3,29	

	Calcium in mg-% in der Feuchtsubstanz				Gesamtcholesterin in mg-% in der Feuchtsubstanz			
	Nichtdiabetiker		Diabetiker		Nichtdiabetiker		Diabetiker	
Alter in Jahren	Arteria brachialis	Arteria femoralis	Arteria brachialis	Arteria femoralis	Arteria brachialis	Arteria femoralis	Arteria brachialis	Arteria femoralis
20—40	144	147	396	948	204	225	392	743
41—60	254	367	442	1846	217	260	295	684
61—80	276	1107	521	2364	213	511	428	1322
Mittel	224	540	453	1719	211	332	372	916
Quotient	2,41		3,79		1,59		2,46	

An der oberen Extremität (Arteria brachialis) fand sich die gleiche Relation beim Vergleich von Diabetikern zu Nichtdiabetikern, auch die gleiche Progression mit dem Alter, jedoch ein wesentlich geringerer Schlackengehalt der Arterienwand aller Altersstufen. Dagegen fanden FABER und LUND (1950) keinen Unterschied des Cholesterin- und Calciumgehaltes der Aortenwand zwischen Diabetikern, Normalen und Patienten mit Hypertonie. Der Schlackengehalt der Aorta erwies sich als abhängig von Alter und Blutdruckhöhe, der diabetische Zustand war ohne Einfluß. Diese Befunde sprechen mit anderen dafür, daß beim Diabetiker vorwiegend die Peripherie des arteriellen Systems im Sinne einer Beschleunigung der Arteriosklerose beeinflußt wird; sie sprechen ein wenig gegen die ausschließliche Bedeutung der Hyperlipämie für die besonders starke Entwicklung der Arteriosklerose beim Zuckerkranken.

Die Beantwortung der Frage, ob auch im Alter Arteriosklerose und überhaupt Herz- und Kreislaufleiden beim Diabetiker häufiger vorkommen als beim Normalen, ist etwas schwieriger. Nach LIEBOW, HELLERSTEIN u. MILLER (1955) besteht bei Einschluß der älteren Jahresklassen keine signifikante Korrelation zwischen der Häufigkeit klinisch nachweisbarer kardiovasculärer Störungen und der Dauer der diabetischen Krankheit, wohl aber besteht eine solche (sowohl beim Normalen als auch beim Diabetiker) zu Alter und Blutdruckhöhe (LIEBOW, HELLERSTEIN u. MILLER 1955).

Im Vergleich zu gleichaltrigen Personen ohne Diabetes ist nach JOSLIN (1952). BLOTNER (1930), LISA, MAGIDAY u. HART (1942), NATHANSON (1932), ROOT u. SHARKEY (1936), STAFFIERI (1952), STREIT (1933), THADDEA u. STIEGERT (1942), WILDER (1939), MORRISON HOLL et al. (1948) die Arteriosklerose beim Zucker-kranken häufiger, während RADNAI u. WEISZ (1937) und RODRIGUEZ-MIGNON u. PALACIOS (1951) dies nicht für erwiesen halten. Erschwerend für die Beurteilung ist das Fehlen einer zuverlässigen Statistik über die Häufigkeit der verschie-denen Formen der Arteriosklerose der verschiedenen Organe in den einzelnen Altersklassen, sowie die erwiesene Variabilität des Normverhaltens in Abhängig-keit von Geschlecht, Art der Ernährung, Rasse usw. So ist bekannt, daß manche Volksstämme, die sich sehr eiweiß- und fettarm ernähren, wie die ärmeren Völ-kerschichten in China und Indien, weniger Arteriosklerose haben und auch die starke Progression des Blutdrucks mit dem Alter vermissen lassen (KEAN und HAMILL 1946).

Auch in Europa haben Perioden extremer Mangelernährung großer Bevölke-rungsschichten zu einem Rückgang der Blutdruckwerte und Abnahme kardio-vasculärer Beschwerden geführt. Da die Ernährung vieler Diabetiker von der der Normalbevölkerung abweicht — meist im Sinne der Konsumption von mehr Eiweiß und Fett —, ist dieser Faktor nicht ganz zu vernachlässigen.

b) Eindeutiger wird der Einfluß der diabetischen Erkrankung, wenn wir unsere Aufmerksamkeit lokalen Durchblutungsstörungen zuwenden. *Durch-blutungsstörungen der Füße* mit Tendenz zu *Gangrän* sind bei Diabetikern ungleich häufiger als bei Stoffwechselgesunden, besonders wenn man von der von arterio-sklerotischen Durchblutungsstörungen wesensverschiedenen Bürger-Winiwarter-schen Erkrankung absieht. In der Sektionsstatistik von BELL (1950) fand sich arteriosklerotische Gangrän in 24% der Diabetikersektionen, aber nur in 0,6% der Sektionen von Nichtdiabetikern. Klinische Serien ergaben meist geringere Zahlen: JOSLIN (1952) 14,1%; LEUTENEGGER (1931) 3,1%; DRY u. HINES (1941); BÜRGER (1954) 11,9%; MORRISON u. BOGAN (1929) 23%. Seltener ist die diabe-tische Gangrän in China und Japan (GRAFE 1955). Diabetische Gangrän tritt fast ausschließlich an den unteren Extremitäten auf. Nur ganz vereinzelt sind Fälle von Gangrän an den Fingern (JOSLIN 1952 in 0,4%; BÜRGER 1954 in 0,5%), an der Bauchhaut, an der Nase (GOLDBERG, SPEEDLE, WOOD), an den Ohren, an der Zunge (BULGER) und im Gesicht (MILETT) beschrieben (alle Autoren zitiert bei WIECHMANN 1953). Eine von AZERAD (1953) beschriebene „Osteopathia diabetica" wird ebenfalls auf okklusive Veränderungen an den kleinsten Knochengefäßen zurückgeführt. Daß auch die Pathogenese der spezi-fischen Neuritis des Zuckerkranken mit einer kausalen Beteiligung der Vasa ṇeurorum (WOLTMANN und WILDER 1929) am diabetischen Gefäßleiden zu er-klären ist, wird durch neue experimentelle Ergebnisse von BARANY (1955) wahr-scheinlich. Auch GOLDENBERG, ALEX u. Mitarb. (1959) haben charakteristische Veränderungen der Gefäße der Nerven bei Kranken mit diabetischer Neuropathie nachgewiesen. Diabetische Gangrän ist nach BÜRGER bei Frauen ebenso häufig wie bei Männern (240 Frauen zu 229 Männern), während ältere Statistiken (GROSS-MANN 1900) eine stärkere Beteiligung der Männer angeben (331 Männer zu 72 Frauen). Nach den von DRY und HINES (1941) am Material der Mayo-Klinik gewonnenen Ergebnissen leiden doppelt so viele Männer wie Frauen mit Diabetes am okklusiven Gefäßleiden der unteren Extremität, während bei Stoffwechsel-gesunden das Verhältnis mit 6:1 wesentlich deutlicher zu ungunsten der Männer angegeben wird. Diabetische Gangrän ist eine Erkrankung der höheren Lebens-alter (Maximum 50—60 Jahre), Erkrankungen von Kindern (LAWRENCE 1949) und jüngeren Erwachsenen (KIEFER, BRIGHAM u. WHEELE 1926) sind selten und

treten wohl nur bei akuten Schädigungen (Koma) meist als Folge äußerer Druck-
wirkungen auf. Subjektive Symptome, wie Kälte- oder Wärmegefühl und
Parästhesien, werden schon häufig sehr viel früher als objektive Erscheinungen an
der unteren Extremität beobachtet. Hingegen findet man selten im Beschwerdebild Schmerzen oder Symptome einer Claudicatio intermittens (SEMPLE 1953;
BÜRGER 1954). Eine „Rubeosis plantarum" (LUNDBAEK 1956) gewinnt in diesen
Frühstadien der diabetischen Gefäßerkrankung häufig diagnostische Bedeutung.

Der histologische Befund an den Arterien bei diabetischer Gangrän unterscheidet sich nicht eindeutig von den entsprechenden Befunden bei Arteriosklerose der Beinarterien. Wie dort finden wir Mediaveränderungen, Kalkeinlagerungen, Nekrosen, Sklerose im Sinne von MÖNKEBERG (1924) neben lokalen
atheromatösen und hyperplastischen Veränderungen der Intima. Ein stärkeres
Hervortreten der Lipoidinfiltration gegenüber den Mediaveränderungen ist im
allgemeinen nicht zu konstatieren; gerade Kalkeinlagerungen in der Media
werden oft schon bei jugendlichen Diabetikern gefunden; sie können, was bei
Arteriosklerose selten ist, zu Ossifikationen führen. Dies, ebenso wie die vielleicht
etwas größere Häufigkeit von Kalkeinlagerungen in relativ peripheren kleinen
Gefäßen, z. B. Mesenterialgefäßen, Arteria lienalis, kann gewiß Ausdruck einer
nur quantitativ stärkeren Verkalkungstendenz sein, es kann sich darin aber auch
eine gegenüber der Altersarteriosklerose stärkere Neigung zu einer mehr peri-
pheren Lokalisation der Arterienveränderungen ausdrücken (NORDMANN 1933).
Es wurde schon erwähnt, daß eine Begünstigung der Aortensklerose durch den
Diabetes sich weniger eindeutig nachweisen läßt als die Förderung der Arteriosklerose der Arm- und Beingefäße (HEVELKE 1954; FABER u. LUND 1950). Die
Beingefäße sind stets stärker betroffen als die Armgefäße (HEVELKE 1954).
Lokale Gefäßverschlüsse finden sich seltener im Bereich ganz großer Arterien
(Aorta, Iliaca, Femoralis) als im Bereich kleiner und kleinster Arterien. Entsprechend findet sich selten intermittierendes Hinken (SEMPLE 1953, BÜRGER
1954), welches meist auf Verschluß großer Arterien hindeutet. Häufig findet
sich lokale diabetische Gangrän sogar bei erhaltenen Fußpulsen. Auch bei
Untersuchung der peripherſten Hautpulse mit der lichtelektrischen Plethysmo-
graphie fällt auf, daß die diabetische Zirkulationsstörung in Einzelfällen lokal
begrenzt sein kann — etwa auf 1—2 Zehen und besonders auf die Großzehe
beschränkt bleibt (MATTHES 1941), während die Altersarteriosklerose die Zirkulation einer ganzen Extremität, etwa vom Kniegelenk abwärts, beeinträchtigt.
Die Tatsache, daß auch bei Diabetes solche ausgedehntere Zirkulationsstörung
häufig vorkommt, spricht nicht dagegen, daß mindestens im Beginn der Erkrankung der Schwerpunkt der Arterienveränderungen mehr in der Peripherie zu
suchen ist. Auch bei völlig beschwerdefreien und symptomfreien Diabetikern
findet man oft an den Zehen, besonders an der Großzehe, eine Verminderung
der Amplitude der peripheren Volumenpulse oder ein vermindertes Ansprechen
der kleinen Gefäße auf vasodilatierende Reize. MENDLOWITZ et al. (1953) fanden
bei etwa $^1/_4$ von 38 zuerst kreislaufgesunden Diabetikern (Durchschnittsalter
35,5 Jahre; 24—54 Jahre) mit einer calorimetrischen Methode eine gegenüber
einer Gruppe von Kontrollfällen signifikante Verminderung der Durchblutung
der Großzehe. HANDELSMANN, LEVITT u. CONRAD (1952) konnten bei 40% sonst
gesunder Diabetiker einen auffallend geringen Anstieg der Hauttemperatur an
den Zehen nach Priscolinjektion nachweisen. MEGIBOW, MEGIBOW et al. (1953)
fanden bei 22 von 47 Diabetikern unter 45 Jahren deutliche Unterschiede in der
Gefäßreaktion der beiden Großzehen auf Nitroglycerin, die bei 15 Fällen auch
nach Ganglienblockade durch TEA bestehen blieben. Diese Befunde sprechen
dafür, daß schon bei jugendlichen Diabetikern eine sonst asymptomatische

organische okklusive Störung der peripheren Zirkulation in den kleinsten Gefäßen der Großzehe nachgewiesen werden kann. Eine solche Störung der peripheren Zirkulation an den Zehen hat möglicherweise eine ähnliche Spezifität für Diabetes wie etwa Retinopathie und Nierenerkrankung.

Vergleicht man diabetische Gangrän und Altersbrand, so entsteht oft der Eindruck, daß beim Diabetes die Nekrose frühzeitiger, d. h. bei einer geringen Intensität und Ausdehnung der Durchblutungsstörung einsetzt. Dies hat dazu geführt, zusätzliche Noxen anzunehmen, die an den Capillaren angreifen oder mit dem gestörten Stoffwechsel des Gewebes etwas zu tun haben (Bürger 1954). Vom Extremitätenbrand her ist eine solche Ansicht kaum zu beweisen, da eine mehr peripher lokalisierte Zirkulationsstörung lokal die gleiche Intensität haben kann wie eine mehr zentrale und allgemeine. Das Verhalten von Hauttemperatur, lichtelektrischen Volumenpulsen usw. spricht jedenfalls dafür, daß in der unmittelbaren Umgebung der Nekrose die Zirkulation praktisch aufgehoben ist. Unter Umständen kann jedoch die geringere Ausdehnung der Zirkulationsstörung eine Recapillarisierung der Randzone erleichtern, die beim Altersbrand meist nicht zu erwarten ist. Daß außerdem das Gewebe beim Diabetiker resistenzloser ist, etwa gegenüber einem Sekundärinfekt, geht auch aus Beobachtungen über das Verhalten eitriger Infekte beim Diabetiker hervor. Daß speziell auch Nekrosen leichter entstehen können, wird dadurch deutlich, daß bei tief Bewußtlosen im Koma, meist arteriosklerosefreien Jugendlichen, besonders Kindern, Hautnekrosen an Druckstellen öfter beobachtet werden als bei Bewußtlosigkeit anderer Art, etwa bei schweren Schlafmittelvergiftungen. Auch die diabetische Neuritis mag durch Herabsetzung der Sensibilität in Einzelfällen wegbereitend für die Gangrän wirken, so daß Gangrän und diabetische Neuritis möglicherweise als circulus vitiosus rückgeschlossen sind.

c) Auch über das häufigere Vorkommen von *Coronarsklerosen und Myokardinfarkt* bei Diabetikern sind sich die Mehrzahl der Beobachter einig. Unter 390 Herzinfarkten einer Zusammenstellung von L. N. Katz, Mills u. Cisneros (1949) waren 63 = 16,1% Diabetiker, — bei einem Anteil von etwa 1% der Diabetiker an der Gesamtbevölkerung eine beträchtliche Häufung. Entsprechend fanden Warren u. le Compte (1952) in 16,4% von 440 Diabetikersektionen einen Herzinfarkt gegenüber nur 4% bei Nichtdiabetikern.

Bemerkenswert ist ferner der hohe Anteil der Frau. 49% der Herzinfarkte bei Diabetikern betrafen Frauen gegenüber nur 28% sämtlicher Herzinfarkte (Cole, Ingram u. Katz 1954). Diese Verschiebung innerhalb der Geschlechter (Ausgleich des Vorsprungs, den das männliche Geschlecht sonst bezüglich der Erkrankungen des Coronarsystems und des Myokardinfarktes hat) findet sich in allen Zusammenstellungen, die sich mit der Häufigkeit von Coronarsklerose und Herzinfarkt bei Diabetikern und bei der Normalbevölkerung befassen (Joslin 1952; Root and Sharkey 1936; Edeiken 1945; Stearns, Schlesinger u. Rudy 1947; Clawson and Bell 1949; Enkelwitz 1934; Ackermann, Dry u. Edwards 1950; Robinson 1952; Martenson 1950; Root, Bland et al. 1939; Robbins und Tucker 1944). Nur Liebow, Hellerstein u. Miller (1955) finden für die von ihnen untersuchten diabetischen Herzinfarkte ein Geschlechtsverhältnis Mann/Frau von 3,2:1; für Angina pectoris allerdings 1:1.

Der Vorsprung des männlichen Geschlechtes bezüglich Myokardinfarkt bezieht sich vor allem auf die jüngeren Jahrgänge; nach dem 60. Lebensjahr, wenn die Coronarsklerose bei beiden Geschlechtern fortgeschritten ist, tritt er nicht mehr so deutlich hervor. In der Coleschen Statistik (1954) betrug der Anteil der Frauen im Gesamtmaterial der Herzinfarkte über 60 Jahre 43%, der Anteil der zuckerkranken Frauen aber 61%.

Allgemein wird heute angenommen, daß ein Faktor, der mit dem menstruellen Cyclus zusammenhängt, jüngere Frauen vor Coronarsklerose und Myokardinfarkt schützt. Bei einer Gruppe von Frauen, die vor dem 53. Lebensjahr an Myokardinfarkt starben, war die Menopause signifikant früher eingetreten als bei einer Kontrollgruppe.

Der Myokardinfarkt tritt bei Diabetikern im ganzen altersgerecht auf (Durchschnittslebensalter der diabetischen Herzinfarkte 58, das der nichtdiabetischen 57 Jahre) (nach COLE, INGRAM u. KATZ 1954). Ein Auftreten von Herzinfarkten bei jüngeren Diabetikern (unter 40 Jahren) ist gelegentlich beschrieben (LIEBOW, HELLERSTEIN u. MILLER 1955), dürfte aber bei der allgemeinen Tendenz des Herzinfarktes, sich in jüngere Altersklassen zu verlagern, nicht als Besonderheit erweisbar sein. Das Vorliegen eines Diabetes verschlechtert im allgemeinen die Prognose des Infarktes. So konnten KATZ, MILLS und CISNEROS (1949) nachweisen, daß die Letalität der Coronarthrombose innerhalb der ersten 2 Monate nach dem Infarkt bei Diabetikern mit 51% sehr viel größer war als bei Nichtdiabetikern mit 27%. Die von ECKERSTRÖM (1951) gewonnenen Ergebnisse zeigten bei höherer Gesamtletalität nach Herzinfarkt ebenfalls einen größeren Anteil der Zuckerkranken. In COLEs Material überlebten 32% aller Infarkte, aber nur 9% der Diabetiker ihren Infarkt länger als 10 Jahre, während die primäre Mortalität in dieser Statistik durch den Diabetes nicht beeinflußt war. Die beim Nichtdiabetiker beim Herzinfarkt häufige Hyperglykämie und Glykosurie kann im Falle von Bewußtlosigkeit und Kollaps nach Herzinfarkt differentialdiagnostische Überlegungen zur Abgrenzung vom Coma diabeticum notwendig machen. Andererseits kann bei Diabetikern schon durch die Angina pectoris-Anfälle eine Verschlechterung der diabetischen Stoffwechsellage zustandekommen. Die Auslösung eines Coma diabeticum durch einen Herzinfarkt ist in Einzelfällen beobachtet worden (ORNSTEIN 1933), ebenso wie der Herzinfarkt seinerseits als Komplikation des akuten Kreislauf- und Stoffwechselversagens beim Coma diabeticum auftreten kann. Die Möglichkeit der Kombination dieser beiden Erkrankungen stellt den Arzt vor zusätzliche diagnostische und therapeutische Probleme, die im wesentlichen in der rechtzeitigen Erkennung der lokalisierten infarktbedingten Herzmuskelschädigung im Symptombild des Koma und der Mitberücksichtigung eines solchen Befundes bei der Koma-Therapie bestehen dürften. Die reziproke Affinität der verschiedenen Lebensalter zum Koma und zur Coronarthrombose erklärt die Seltenheit dieser Kombination.

Die große Häufigkeit der Coronarsklerose bei Diabetikern geht vor allem aus Sektionsstatistiken hervor. Nach den Zahlen von BLOTHNER (1930), NATHANSON (1932), ROOT, BLAND et al. (1939), ROBBINS und TUCKER (1944), ROOT und GRAYBIEL (1931), LISA, MAGIDAY et al. (1942), STEARNS, SCHLESINGER u. RUDY (1947) stehen

27,6% Coronarsklerosen unter 5829 Nichtdiabetikern
47,1% Coronarsklerosen unter 937 Diabetikern

(beide Gruppen über 40 Jahre) gegenüber. Auffällig ist wieder die relativ stärkere Beteiligung des weiblichen Geschlechtes, welche die bei Nichtdiabetikern deutliche stärkere Affektion der Männer in der Diabetikergruppe nicht deutlich erkennen läßt. Diese Verschiebung im Verhältnis von Mann und Frau bei Coronarerkrankungen wird in der Abb. 1 von CLAWSON und BELL (1949) deutlich, in der die Befunde von Sektionen von 49593 Nichtdiabetikern und 1182 Diabetikern eingetragen sind. Diese veränderte Korrelation läßt es auf der anderen Seite ratsam erscheinen, bei allen Coronarsklerosen bei Frauen nach einem bisher unbekannten Diabetes zu suchen.

Histologisch ist die Coronarsklerose bei Diabetikern nicht leicht von der nichtdiabetischer Personen zu unterscheiden. Nach Lundbaek (1953) fanden sich im Gehalt der Coronararterien an Cholesterin, Gesamtphospholipoiden und Sphingomyelien keine Unterschiede zu Normalpersonen. Die diabetischen Arterien enthielten etwas weniger Calcium und etwas mehr Kephalin und Lecithin (Lundbaek und Petersen 1953).

Die Angaben über die Häufigkeit des subjektiven Beschwerdebildes der *Angina pectoris* bei Diabetikern schwanken beträchtlich zwischen 1,3% (Rabinowitsch 1935) und 9% (Friedmann 1935); Joslin (1952) nennt 4,1%. Da vergleichende Statistiken über die Häufigkeit der Angina pectoris in der Normal-

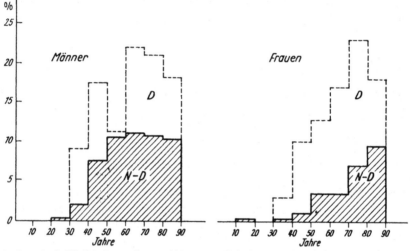

Abb. 1. Prozentuale Häufigkeit von Coronarokklusion bei diabetischen und nichtdiabetischen Männern und Frauen. (Nach Clawson und Bell 1949.)

bevölkerung fehlen, und da auch die Kollektive Diabetiker und Normalbevölkerung hinsichtlich der Altersverteilung nicht übereinstimmen, läßt sich eine sichere Aussage über das häufigere Vorkommen dieses Symptoms bei Diabetikern nicht machen. Die Häufigkeit klinisch erkennbarer arteriosklerotischer Erkrankungen des Herzens schätzen Liebow, Hellerstein u. Miller (1955) auf Grund der Untersuchungen eines Kollektivs von 383 Diabetikern (Durchschnittsalter 54 Jahre) auf 49%. Zu etwas niedrigeren Zahlen kommen Martensson (1950) und Lundbaek (1954), die nach klinischen Befunden bei 38% bzw. 40% aller Spätdiabetiker auch eine Coronarsklerose vermuten. Dabei soll die Häufigkeit des Coronarleidens mit steigender Diabetesdauer zunehmen (Root und Sharkey 1936).

Zweifellos wird auch der Herzmuskel wie alle anderen Gewebe von der diabetischen Stoffwechselstörung miterfaßt. Ungar, Bing et al. (1955) haben erst kürzlich durch Coronar-Sinus-Katheterisierung an gesunden und diabetischen Menschen sowie an Alloxan-diabetischen Hunden festgestellt, daß beim Diabetiker die Verwertung der Kohlenhydrate (Glucose in Relation zum Blutzuckerspiegel, Lactat und Pyruvat) reduziert, die von Nicht-Kohlenhydraten (besonders Fettsäuren) deutlich vermehrt ist. Es läßt sich jedoch nicht erweisen, daß hierdurch — unabhängig von der Durchblutung — Störungen der Herzfunktion auftreten können, oder daß subjektive und objektive Symptome (Angina pectoris, Myokardinfarkt) bei einem geringeren Grade von Coronarsklerose auftreten wie bei nichtdiabetischen Herzen.

Auch die *Elektrokardiogramme des Diabetikers* entsprechen dem, was nach dem Zustand des Herzens (Hochdruck, Coronargefäße) zu erwarten ist. Zuckerkranke zeigen in 20—70% pathologische EKG bzw. normale Ruhe-EKG, die nach Belastung pathologisch werden (LEPESCHKIN 1951). Dieser relativ hohe Prozentsatz pathologischer Kurven kann seine Ursache in dem frühen Auftreten einer Coronarsklerose infolge der Stoffwechselstörung haben. Charakteristische EKG-Veränderungen beim kompensierten Diabetes sind nicht bekannt (ASCHENBRENNER 1939; STREIT 1933; WEIKER 1936; THADDEA u. STIEGERT 1942; STAFFIERI 1952; LEPESCHKIN 1951; MIRSKE und SCHÜTT 1936). Auch in manchen Fällen auftretende Herzinsuffizienz (HEGGLIN 1940; THADDEA u. STIEGERT 1942; STRAUSS 1938) hat nichts für Diabetes Spezifisches.

d) Die *Hirngefäße des Zuckerkranken* neigen im Verhältnis zu denen gleichaltriger normaler Menschen frühzeitiger und häufiger zu arteriosklerotischen Veränderungen (JORDAN 1936). Nach JOSLIN (1952) erfolgte in 12,3% der Diabetiker der Tod durch Apoplexie. Auch diffuse encephalomalacische Veränderungen sind häufig (BOUTIN 1953). Bezüglich der Lokalisation der Veränderungen bestehen keine Unterschiede zu anderen Formen der Cerebralsklerose. Die elektroencephalographischen Ergebnisse von KRUMP (1959) lassen aber vermuten, daß beim Zuckerkranken eine zusätzliche, über das Maß der Cerebralsklerose des Stoffwechselgesunden hinausgehende Gefäßläsion anzunehmen ist. Es wäre denkbar, daß auch hier eine spezifische diabetische Angiopathie funktionell zum Ausdruck kommt.

e) Die Beziehungen von *Diabetes und Hypertension* sind komplexer Natur, so daß ein einfacher Vergleich der Hochdruckhäufigkeit bei Diabetikern und Nichtdiabetikern widerspruchsvolle Resultate ergibt. Wie bei der Normalbevölkerung ist zu erwarten, daß auch bei Diabetikern die Blutdruckwerte mit dem Alter ansteigen (PICKERING 1955), wobei die Steilheit des Anstieges von der Ernährungslage der jeweiligen Bevölkerungsgruppe abhängt. Jugendliche Diabetiker unter 35 Jahren haben anscheinend nicht häufiger Hochdruck als Nichtdiabetiker, soweit sie nicht an einer chronischen Nierenerkrankung leiden (BELL und CLAWSON 1928). Bei längerer Dauer (und erheblicher Schwere der Zuckerkrankheit) sind allerdings Nierenkrankheiten so häufig — nach ROOT 22—25% der Fälle von jugendlichem Diabetes bei Krankheitsdauer über 10 Jahren —, daß dadurch ein erheblicher Anteil von Hypertonikern bei älter werdenden Diabetikern mit Krankheitsbeginn in der Jugend erklärt werden kann. Nach ROOT, SINDEN u. ZANCA (1950) hatten 34% von 131 Diabetikern (Krankheitsdauer 10—19 Jahre, Durchschnittsalter 38 Jahre) Hypertension (mehr als 150/90); nach JACKSON, HARDIN et al. (1949) hatten 4% von 75 kindlichen Diabetikern (Durchschnittsalter 22,9 Jahre, Krankheitsdauer über 10 Jahre) einen arteriellen Hochdruck.

Beim erst im Alter beginnenden Diabetes ist die Kombination mit Hochdruck häufig. Meist liegt essentieller Hochdruck vor ohne Nierenerkrankung, oft kombiniert mit Übergewicht. Der begleitende Diabetes verläuft leicht und läßt sich oft ohne Insulin einstellen. Eine Korrelation zwischen Dauer und Schwere der diabetischen Erkrankung und Blutdruckhöhe läßt sich nicht aufstellen (EDEIKEN 1945), eher eine Zunahme des Hochdrucks mit dem Alter. Oft gehen Hochdruck und Adipositas der Entwicklung des Diabetes zeitlich voraus. Besonders MARANON (1922) und HERRICK (1923) haben auf das klinische Syndrom des „prädiabetischen" Hochdrucks bei älteren Leuten hingewiesen. MOSCHKOWITZ (1951) mißt der Arteriosklerose der Pankreasarterie eine maßgebliche Bedeutung für den bei älteren Hypertonikern und auch bei alten Leuten ohne Hypertension sich entwickelnden leichten Diabetes zu. Daneben mögen konstitutionelle Beziehungen zwischen essentiellem Hochdruck, Adipositas und diabetischer Stoffwechsellage bestehen. Der Anteil diabetischer Frauen an der Hochdruckmorbidität ist größer als bei Nichtdiabetikern (Edeiken 1945; Greif u. Moro 1953). Klinisch ist es oft unmöglich zu ermitteln, ob Hochdruck oder Diabetes zeitlich früher aufgetreten sind, da der Zeitpunkt der Erkennung beider Zustände meist zufällig ist. Daß gerade bei diesen Fällen eine Insulinresistenz infolge Überaktivität des Hypophysen-Nebennieren-Systems vorliegt, wie Kylin (1937) annahm, erscheint nicht hinreichend begründet (Joslin 1952; Grote 1934; Grafe 1955).

Andererseits stellt der „Steroid-Diabetes", wie er bei Akromegalie, Cushing-Syndrom, Nebennierenrindentumoren auftritt, ebenfalls eine Kombination von Hochdruck und diabetischer Stoffwechsellage dar. Auch einzelne Fälle von postklimakterischem Diabetes mit Hochdruck und akromegaloiden Erscheinungen mögen hierher gehören. Diese Erkrankungen fallen jedoch zahlenmäßig für eine statistische Beurteilung nicht ins Gewicht.

Zusammenfassend kann gesagt werden, daß die angeführten Gründe, Häufigkeit des nephrogenen Hochdrucks bei dem in der Pubertät beginnenden Diabetes, konstitutionell oder durch Pankreasarteriosklerose vermittelte Beziehung des Altersdiabetes zum Hochdruck, Steroid-Diabetes, wahrscheinlich genügen, um die von vielen Autoren (Major 1929; Martensson 1950; Lundbaek 1953; Kornerup 1955) belegte korrelative Beziehung von Hochdruck und Diabetes zu erklären. Es besteht kein hinreichender Grund zu der Annahme, daß ein primärer, nicht mit Nephropathie einhergehender Diabetes die Entwicklung einer Hypertension signifikant begünstigt (Wilder 1939; Haagensen 1949), wie auf der anderen Seite ein beim Zuckerkranken bestehender Hochdruck keine bedeutende Rolle in der Entwicklung der spezifisch-diabetischen Gefäßveränderung spielt (Kornerup 1955; Lundbaek 1953).

Dagegen besteht schon beim Stoffwechselgesunden eine Korrelation zwischen Hypertension, oder besser: Höhe des Blutdrucks mal Zeitdauer der Entwicklung des erhöhten Blutdrucks und dem Ausmaß arteriosklerotischer Veränderungen — womit nichts zur Frage, was hier primär und was sekundär ist, gesagt wird. So läßt sich eine derartige Beziehung auch am diabetischen Material nachweisen. In Liebows (1955) Statistik über die Häufigkeit klinisch feststellbarer arteriosklerotischer Herzerkrankungen bei Diabetes findet sich eine eindeutige Beziehung zur Blutdruckhöhe. Auch Root u. Sharkey (1936), Stearns, Schlesinger u. Rudy (1947) fanden Angina pectoris und Coronarsklerose weit häufiger bei hypertonischen Diabetikern.

f) Eine besondere Betrachtung erfordert die *Retinopathia diabetica*, weil durch die Beobachtung des Augenhintergrundes ein Einblick in die Strömungsverhältnisse der periphersten Abschnitte des Kreislaufs, kleinster Arterien, Capillaren und Venen möglich ist. Wenn überhaupt bei einer Stoffwechselerkrankung spezifische Veränderungen am Gefäßsystem zu erwarten sind, dann am ehesten am periphersten Abschnitt der Strombahn, die unmittelbar Anteil hat an dem „Schauplatz des Stoffwechsels". Tatsächlich sind die Veränderungen an der Retina ebenso wie die Veränderungen an den Nieren, die sich auch an der terminalen Strombahn abspielen, für den Diabetes in hohem Maße charakteristisch (Thiel 1959). Sie treten schon bei jugendlichen Diabetikern auf, in deutlicher Abhängigkeit von der Dauer und Schwere der diabetischen Erkrankung. So haben schon Waite und Beetham (1935) nachgewiesen, daß von Kranken mit nur einem Jahr bestehender Zuckerkrankheit nur 6% eine Retinopathia diabetica aufwiesen, während nach 15 Jahren bereits 59% aller Patienten charakteristische Veränderungen am Augenhintergrund hatten. Auch die Zahlen von Kornerup (1955) zeigen eine deutliche Korrelation von Diabetesdauer und Retinopathia diabetica. Jack-

SON, HARDIN et al. (1949) fanden bei 75 Fällen von im Kindesalter begonnenem Diabetes mit mehr als 10jähriger Krankheitsdauer (Durchschnittsalter 22,9 Jahre) in 46,6% Retinopathie, während nur 4% dieser Gruppe Hochdruck oder Albuminurie aufwiesen. Sie konnten ebenso wie ROOT, SINDEN u. ZINCA (1950) nachweisen, daß die Retinopathie umso häufiger und schwerer auftritt, je länger die Krankheitsdauer, je schwerer die Erkrankung und je schlechter die Stoffwechselkontrolle während der Beobachtungszeit waren.

Auch morphologisch ist die Retinopathie charakteristisch und kann von geübten Beobachtern mit Sicherheit von nephritischen und arteriosklerotischen Augenhintergrundsveränderungen unterschieden werden (THIEL 1959). Dies gilt mindestens für die jugendlichen Fälle, bei denen die Erkrankung in reiner Form vorliegt. Ohne auf die verschiedenen Stadien und Einteilungen der Retinopathie einzugehen, sei nur erwähnt, daß feinste punktförmige Blutungen sowie kleinflächige Blutungsherde im Augenhintergrund auftreten. Diese charakteristischen dunklen, ja fast schwarzen und scharfrandig von der Umgebung abgesetzten Blutpunkte (HIRSCHBERG 1890) sitzen meist nicht an Gefäßverzweigungen. Im mikroskopischen Bild erweisen sie sich als Mikroaneurysmen (JENSEN 1949; BALLANTYNE 1943, 1945, 1946; ASHTON 1950; THIEL 1956), die sich nach FRIEDENWALD (1949) ebenso wie das spezifische Korrelat der Kimmelstiel-Wilson-Nephropathie durch die Hotchkiss-Periodsäurefärbung darstellen lassen. Weiße Degenerations- und Exsudatherde sowie vornehmlich im venösen Teil sitzende Blutungen (ASHTON 1949) haben nicht den gleichen spezifischen Wert. Dagegen kommt varicenartigen Ausweitungen der Venen (RICKETTS 1955), die breit und dunkel ausgebuchtet, ähnlich „Perlenketten", am Augenhintergrund sichtbar werden, diagnostische Bedeutung zu (WAGENER, DRY und WILDER 1934; MYLIUS 1937; BONNET und BONAMUR 1938). Diese vornehmlich bei jungen Spätdiabetikern beobachtete „Phlebopathie" beruht auf hyalinen Verdickungen der Gefäßwand. Im Spätstadium können periphlebitische Prozesse im Sinne der Retinitis proliferans und ausgedehnte Gefäßneubildungen auftreten (BALLANTYNE 1945; NETTLESHIP 1888; KLIEN 1938; HANUM 1939; BAHR 1947). Über dieses proliferative Stadium kann sich auch ein Glaukom entwickeln, das durch eine begleitende „Rubeosis iritis diabetica" (SALUS 1928; ORTH 1954) von einem Glaukom anderer Pathogenese abgetrennt werden kann. Die von den Ciliargefäßen ausgehende Capillarproliferation kann schon häufig vor dem Glaukom festgestellt werden. Darüber hinaus wird von DITZEL und SAGILD (1954) auch auf charakteristische Veränderungen wie Erweiterung und Schlängelung der Venen an der Conjunctiva bei länger bestehendem Diabetes hingewiesen.

Daneben können die für Hypertension oder Nephritis charakteristischen Arterienveränderungen vorhanden sein oder fehlen.

Die Veränderungen zeigen sich also in erster Linie an den Capillaren, Präcapillaren und Venen und erst in zweiter Linie an den Arterien.

Auch funktionell zeigen die Augenhintergrundsgefäße gewisse Besonderheiten. So kann die Dilatation der Augenhintergrundsgefäße nach Priskol ausbleiben (HANDELSMANN, LEVITT und CONRAD 1952), ähnlich wie auch im Bereich der Zehen die Mehrdurchblutung nach Priskol vermißt wird, wenn die großen Gefäße intakt sind (HANDELSMANN 1952). Die Ansicht VOLHARDS (1950) (zitiert bei GREIF u. MORO 1931), daß sich eine Retinitis diabetica ohne Hochdruck nicht entwickeln kann, scheint durch die Beobachtungen von VELHAGEN (1943) JACKSON, HARDIN et al. (1949), CROOM und SCOTT (1949), LUNDBAEK (1957), KORNERUP (1955), widerlegt, wenn auch gerade bei jugendlichen Diabetikern die Retinopathie oft als Vorbote der sich später entwickelnden Nierenerkrankungen und des Hochdrucks auftritt.

Nach der Theorie THIELS (1959) beginnt die spezifische Capillaropathie der Netzhaut überhaupt mit einer funktionellen Weiterstellung der Capillaren. Das am Augenhintergrund in diesem Stadium zu beobachtende „Wundernetz" soll in etwa ein Äquivalent der allgemeinen Capillarstörung sein, die in anderen Gefäßprovinzen auch — z. B. im Sinne der „Rubeosis faciei diabetica" VON NOORDENS — zum Ausdruck kommt. Der funktionellen Störung der Capillaren wird sich in weiteren Stadien eine Wanddegeneration anschließen, wobei die Ablagerung von Mucopolysacchariden in der Basalmembran ein besonders charakteristischer histochemischer Befund der Wandveränderungen ist. Die Bildung der Ballantyneschen Aneurysmen wiederum muß dann zwangsläufig als Folge der Wanddegeneration der Capillaren angesehen werden.

g) Auf das häufige Zusammentreffen zwischen diabetischer Retinopathie und *Nierenerkrankung* (Nephropathia diabetica) hat in letzter Zeit besonders BÜRGER (1954) hingewiesen. Auch in der Niere handelt es sich um eine Erkrankung der periphersten Anteile der Strombahn, speziell der Glomeruluscapillaren. Die von KIMMELSTIEL und WILSON (1936) an den Glomerula erhobenen Befunde gelten als weitgehend spezifisch für den Diabetes. Mit KIMMELSTIEL (1958) muß man bei der morphologischen Untersuchung . der Nieren von Diabetikern die spezifischen Läsionen von unspezifischen, aber auch gehäuft vorkommenden Veränderungen unterscheiden. Als spezifisch und nur bei diabetischer Glomerulosklerose vorkommend, gelten die zentralgelegenen, intercapillären nodulären Hyalinmassen, die von Capillaren mit verdickter Basalmembran umgeben sind, daneben randständige, subepitheliale Ablagerungen in der Bowmanschen Kapsel und darüber hinaus die Verdickung der Basalmembran des proximalen Tubulus. Nach elektronenmikroskopischen Untersuchungen (HARTMAN, DÖTZ u. LAZAROW 1959) soll dabei die Verdickung der glomerulären Basalmembran schon innerhalb weniger Monate nach Auftreten des Diabetes zu finden sein. Inwieweit die nodulären Strukturen nur besondere Manifestationen einer zunehmenden Änderung der Basalmembran sind, ist nicht bewiesen. Sehr viel weniger spezifisch ist im morphologischen Bild der diabetischen Nephropathie eine mehr diffuse und irreguläre Hyalinisierung und fibröse Umwandlung des Glomerulus. Auch die von ALLEN (1951) als charakteristisch angegebene Sklerose der efferenten Arteriolen des Glomerulus muß weniger als spezifisch diabetisches Substrat, sondern mehr als Ausdruck der beim Zuckerkranken vermehrt beobachteten Arteriosklerose aufgefaßt werden (KIMMELSTIEL 1959). Auf Grund ihrer bioptischen Untersuchungen an Nieren von Zuckerkranken kommen MØLLER u. NIELSEN (1958) zu dem Schluß, daß bei sehr kurzer Dauer des Diabetes vornehmlich Veränderungen vom diffusen Typ, während bei länger bestehender Zuckerkrankheit die typischen nodulären Veränderungen zu finden sind. Während es im Tierexperiment gelingt, die relativ unspezifischen exsudativen Läsionen auch mit Hilfe von Cortison zu erzeugen, ist es bisher nicht geglückt, das spezifische Korrelat der nodulären Veränderungen experimentell zu reproduzieren (LECOMPTE 1955; KIMMELSTIEL 1959). Der noduläre Typ entwickelt sich offenbar als unmittelbare Folge der Störung im Kohlenhydratstoffwechsel, während die diffusen Läsionen mehr Ausdruck einer mittelbaren Störung des Bindegewebs sein sollen (KIMMELSTIEL 1959). Für die glomeruläre Veränderung wird heute weitgehend eine primäre Membranschädigung und weniger ein Prozeß des Mesoangiums verantwortlich gemacht (EMMRICH 1959).

Histochemisch lassen sich auch die zwei charakteristischen Strukturelemente voneinander unterscheiden. Die hyalinen Massen (HÜCKEL 1939), die von SPÜHLER und ZOLLINGER (1943), sowie RANDERATH (1953) als „Kugeln" oder „Keulen" beschrieben sind, und sich zwischen den Capillarschlingen finden, sind durch auffallende Argyrophylie gekennzeichnet (RANDERATH 1953). Sie bestehen nach neuen Ergebnissen von RANDERATH und DIEZEL (1959) vorwiegend aus hochpolymeren, wenig sauren bis neutralen Mucopolysacchariden, die eine deutliche Formdoppelbrechung haben und mit bestimmten Azofarbstoffen charakteristisch reagieren. Diese nodulären Veränderungen werden auch in den sog. Ballantyneschen Capillaraneurysmen der Netzhaut gefunden. Streng zu trennen sind hiervon ebenfalls bei diabetischer Glomerulosklerose zu beobachtende fibrinoide oder exsudative Strukturen, die als „Kappen" (SPÜHLER und ZOLLINGER 1943; RANDERATH 1953), als „fibrin-caps" oder „Capsular drop" (HALL 1952; KOSS 1952) beschrieben und in den peripheren Glomerulusschlingen zu finden sind. Im Gegensatz zu den nodulären Strukturen enthalten sie angereichert Cholesterinester, Phospholipoide, Eiweißkörper, Neuraminsäure und nicht gerichtete Kohlenhydrate ohne Formdoppelbrechung (RANDERATH, DIEZEL und PFLEIDERER jr. 1959). Sie sind für das Nierensyndrom des Zuckerkranken weniger spezifisch (LUNDBAEK 1957) und besonders bei Kranken mit lipoidnephrotischem Symptomenkomplex ausgebildet (RANDERATH 1953).

Es ist die Frage zu beantworten, wie es zu der Ablagerung von Mucopolysacchariden an den spezifischen Stellen des Glomerulus kommt. Offenbar ist die Basalmembran, die aus mehr oder weniger gerichteten Mucopolysacchariden besteht, als Ablagerungsplatz prädisponiert. Es ist dabei wahrscheinlich, daß es sich um mit dem Blutstrom transportierte, primär im Glomerulus ausgeschiedene und dann wieder rückresorbierte Mucopolysaccharide handelt. SOTGIU und PELLEGRINI (1959) haben nachgewiesen, daß es bei längerer Diabetesdauer auch zu einem Anstieg der Harnkonzentration von Hexosamin und Mucoproteiden kommt, während keine Veränderungen in der Ausscheidung saurer Polysaccharide gegenüber Stoffwechselgesunden zu beobachten sind. Im Sinne einer Abscheidung von Mucopolysacchariden aus dem zirkulierenden Blut spricht auch die Beobachtung von BERKMAN (1955): Bei einem Kranken mit lang bestehendem Diabetes war bei der Autopsie an der einen Niere das typische Bild der spezifischen nodulären Läsion festzustellen, während die andere Niere infolge einer arteriellen Thrombose zwar atrophiert war, aber keinerlei Änderungen im Sinne einer diabetischen Glomerulosklerose zeigte. Dieser Befund weist vielleicht auf eine primäre Rolle des Blutes als Transportorgan der Mucopolysaccharide in der Pathogenese der diabetischen Nephropathie hin, doch ist damit nicht der Mechanismus der Einlagerung dieser eiweißgebundenen Kohlenhydrate in die Struktur des Glomerulus, insbesondere in die Basalmembran geklärt. Die hierfür in der Literatur angeführten Vorstellungen haben das Stadium der Spekulation noch nicht überschritten (Literatur bei KIMMELSTIEL 1959).

Für das Zustandekommen der diabetischen Nierenveränderung ist nach den Untersuchungen von GOODOF (1945) die Dauer des Diabetes von wesentlicher Bedeutung. Ähnlich wie für die spezifische diabetische Retinopathie gilt auch für die Kimmelstiel-Wilson-Nephropathie, daß der Großteil der Patienten nach 10—15 Jahren Dauer des Diabetes das charakteristische Bild zeigt (HALL 1952; RANDERATH 1953; WILSON, ROOT u. MARBLE 1951; NIELSEN 1954; EMMRICH 1959; ROOT 1959; HEUCHEL 1959). In gleicher Richtung weisen auch die Befunde von BELL (1953) an einem großen Material von 1243 Autopsien an Diabetikern, da sich bei Patienten zwischen 20 und 40 Jahren bei einer Diabetesdauer von weniger als 10 Jahren eine Nephropathie nur in 3% der Fälle nachweisen läßt, während bei einer Diabetesdauer von 10 bis 20 Jahren bei 51% und über 20 Jahren sogar bei 100% Veränderungen im Sinne der Kimmelstiel-Wilson-

Läsion gefunden werden. Daß dabei auch die Schwere der diabetischen Störung von Bedeutung ist, geht aus Vergleichszahlen bei älteren Patienten hervor, bei denen in der Gruppe unter 10 Jahren Diabetesdauer zwar in 20% der Fälle eine Nephrosklerose gefunden wurde, während bei älteren Menschen mit einer Diabetesdauer von über 20 Jahren aber nur in 48% eine Nephropathia diabetica nachzuweisen war. Die Relation von Dauer und Schwere des Diabetes auf der einen, von Kimmelstiel-Wilson-Syndrom auf der anderen Seite konnte von LAMBIE und MACFARLANE (1955) an größerem Material gesichert werden. Die Glomerulosklerose soll sich besonders bei schlechter Stoffwechselkontrolle des Diabetikers entwickeln (WHITE u. WASKOW 1948; ROOT, SINDEN u. ZANCA 1950).

Die klinische Symptomatologie, die in der Trias Hochdruck, Ödem und Proteinurie ihren charakteristischen Ausdruck findet, ist in ihrem Vollbild nach HENDERSON, SPRAGUE u. WAGENER (1947) nur bei 4—6% der Kranken mit pathologisch-anatomischen Nierenveränderungen, nach BELL (1953) in 20% der Fälle nachweisbar. Hingegen findet man bei fast allen Kranken, die Hochdruck, Ödeme und eine deutliche Proteinurie haben, auch bei der pathologisch-anatomischen Untersuchung das spezifische Korrelat der Glomerulosklerose (MANN, GARDENER und ROOT 1949; ROBBINS, ROGERS und WOLLENMANN 1952). Auch MØLLER u. NIELSEN (1959) finden bei Vergleich von Nierenfunktion und bioptisch gewonnenem histologischem Befund bei typischer Glomerulosklerose nur in einem geringeren Prozentstaz funktionelle Ausfälle, während alle Kranken mit nachweisbarer Funktionseinschränkung auch das entsprechende histologische Bild zeigen. Allein der Nachweis dieser Trias berechtigt zur klinischen Diagnose einer Glomerulosklerose, während bei dem Vorliegen nur eines oder zweier der Symptome möglicherweise noch in Kombination mit anderen Zeichen einer veränderten Nierenfunktion auch daran gedacht werden muß, daß die beim Zuckerkranken so häufig vorkommende chronische Pyelonephritis zum Teil in spezifisch diabetischer Ausprägung als „Papillitis nekroticans" (FRIEDREICH 1877; GÜNTHER 1937; EDMONSON, MARTIN u. EVANS 1947) das klinische Bild wesentlich beeinflussen kann. Dabei ist bemerkenswert, daß das infektiöse Moment — als Ausdruck der Resistenzverminderung des Diabetikers — im Gegensatz zur spezifischen Nephropathie auch schon nach kurzer Diabetesdauer an Niere und abführenden Harnwegen klinisch faßbare Symptome macht (BALDWIN und ROOT 1940; BOWEN und KUTZMANN 1942). Allerdings nimmt mit zunehmender Diabetesdauer der Schweregrad infektiöser Nierenveränderungen zu (EDMONSON, MARTIN und EVANS 1947).

Die klinische Bedeutung des diabetischen Nierenleidens wird augenscheinlich, wenn man bedenkt, daß der Tod in der Urämie zur häufigsten Komplikation des Zuckerkranken geworden ist, dessen Diabetes in der Kindheit oder in der Jugend begann und länger als 10 Jahren bestanden hat (ROOT 1959). Dabei ist die spezifisch diabetische Glomerulosklerose im Sinne KIMMELSTIELs sowohl bei Jugendlichen als auch bei älteren Diabetikern selten isoliert nachzuweisen. Meist findet man ein Mischbild, das von den einzelnen pathogenetischen Wurzeln wie Arteriosklerose, akute und chronische Pyelonephritis, spezifische intercapilläre Glomerulosklerose und Arteriosklerose individuell in verschiedener quantitativer Beteiligung der einzelnen Komponenten ausgemacht wird. Dem sollte man vielleicht auch mit dem allgemeineren Begriff „Nephropathia diabetica" zumindest in der Klinik Rechnung tragen.

h) Es wird die Frage einer „*Capillaropathia diabetica universalis*" aufgeworfen, die nur an den funktionell und strukturell besonders belasteten Gefäßen des Augenhintergrundes und der Niere leicht morphologisch erkennbar ist, aber sich funktionell auch in anderen Gebieten der Strombahn auswirkt und so z. B. die

Neigung zu frühzeitiger Gangränbildung bei arteriosklerotischen Veränderungen der Beingefäße erklären könnte (BÜRGER 1954). Es wird darauf hingewiesen, daß die Capillarresistenz bei Diabetikern aller Altersklassen herabgesetzt ist (BARNES 1950; v. BORBELY 1930; HANUM 1939; BEASER u. RUDY u. SELIGMAN 1944; MALLERY 1945). Nach PORSTMANN (1954) wird die Verminderung der Capillarresistenz von Zuckerkranken im Verhältnis zu Stoffwechselgesunden auch schon in den ersten drei Lebensdezennien deutlich, wenn der normalerweise die Capillarresistenz senkende Einfluß von Hypertension und höherem Lebensalter noch nicht in Rechnung gestellt zu werden braucht. Fälle mit Retinitis (ROOT, SINDEN, ZANCA 1950; BARNES 1950) und Albuminurie (PORSTMANN 1954) hatten im Mittel eine stärkere Herabsetzung der Capillarresistenz als andere Diabetiker. Bemerkenswert ist auch hier die von KORNERUP (1955) konstatierte Tatsache, daß bei zuckerkranken Frauen eine um einen wesentlichen Prozentsatz höhere Capillarresistenzverminderung gefunden wird. Diabetiker mit Blutungen im Augenhintergrund hatten oft gleichzeitig ein positives Rumpel-Leedesches Phänomen (LERRAT, ROCHE u. BRUEL 1951). Die Capillarpermeabilität, geprüft mit dem Landisschen Stauversuch, war in Untersuchungen von RIES (1954) vermindert. Im Bereich der Haut kann die Rubeosis diabetica (v. NOORDEN 1927) auf eine abweichende Struktur der Hautcapillaren hinweisen. Capillarmikroskopische Untersuchungen von O. MÜLLER (1937), WEISS (1917) wiesen eine Erweiterung der Capillaren in diesem Bereich nach, konnten aber keine sicher für Diabetes spezifischen Befunde erheben. Es scheint zur Zeit noch verfrüht, Funktionsstörungen der Muskulatur (BÜRGER 1954) oder der Leber (GREIF und MORO 1950) als abhängig von einer hypothetischen Störung der Capillarfunktion in diesen Organen zu betrachten.

Zusammenfassend läßt sich über die Befunde an Herz und Kreislauf bei Diabetikern etwa folgendes sagen:

1. Am charakteristischsten für Diabetes sind die Veränderungen am Augenhintergrund und an der Niere; sie betreffen vorwiegend die Capillaren (Niere) bzw. Capillaren und Venen (Augenhintergrund).

2. Es erscheint erwiesen, daß im statistischen Mittel arteriosklerotische Veränderungen an den großen und mittleren Gefäßen bei Diabetikern früher auftreten und im gleichen Alter stärker ausgeprägt sind als bei Nichtdiabetikern. Histochemisch unterscheiden sich die Arterienveränderungen von der Altersarteriosklerose (RANDERATH u. DIEZEL 1958; GOLDENBERG, ALEX u. Mitarb. 1959).

3. Sie betreffen in besonders starker Ausprägung die Gefäße der unteren Extremitäten. die Coronargefäße und die Hirngefäße. Besonders an den Gefäßen der unteren Extremität ist oft eine vorwiegend periphere Lokalisation der Veränderungen wahrzunehmen (MATTHES 1941).

4. Frauen werden in gleicher Weise wie Männer von kardiovasculären Erscheinungen betroffen. Die bei der Altersarteriosklerose meist stärkere Beteiligung des männlichen Geschlechts ist bei Diabetikern nicht nachzuweisen.

5. Folgen einer völligen lokalen Kreislaufstase (Gangrän, Myokardinfarkt) treten bei Diabetikern wesentlich häufiger auf als bei Nichtdiabetikern. Ob dies allein eine Folge der stärker ausgeprägten Arteriosklerose ist, ist nicht sicher zu entscheiden.

i) Angesichts dieser Befunde bleibt die Frage zu beantworten, ob man heute schon einen oder mehrere Faktoren aufweisen kann, die im Rahmen der diabetischen Stoffwechselstörung die genannten Kreislaufwirkungen determinieren, ob man von einer einheitlichen „Angiopathia diabetica" (BÜRGER 1954) sprechen kann, oder ob ein Teil der Kreislauferscheinungen — etwa die größere Neigung zur Arteriosklerose — nur lose an den Diabetes gebunden ist, vielleicht im Sinne einer häufigen Kombination konstitutioneller Anlagen.

Zunächst erscheint es wünschenswert zu wissen, in wie enger Bindung die einzelnen Kreislaufsymptome zur Krankheit Diabetes, zur Krankheitsdauer und Schwere und dem Grad ihrer therapeutischen Kontrolle stehen. Dies ist am besten für den jugendlichen Diabetiker, und zwar für die Symptome Retinopathie und Nierenleiden untersucht. Für diese Symptome ergab sich eine eindeutige Abhängigkeit von der Krankheitsdauer und von der Güte der Einstellung während der Beobachtungszeit (ROOT 1954; JACKSON, HARDIN et al., ROOT, POTE u. FREHNER 1954; DUNLOP 1954; CONSTAM, HOCHSTRASSER u. v. SINDEN 1954/55; GRAYZEL u. WARSHALL 1951; ROOT 1959). Weniger eindeutig ist die Abhängigkeit von der Schwere der Erkrankung, was jedoch zum Teil daran liegen mag, daß bei jugendlichen Diabetikern unterschiedliche Schweregrade der Erkrankung schlecht abzugrenzen sind. Diese sehr einheitlichen Befunde sprechen unbedingt dafür, daß Retinopathie und Nierenleiden im Zusammenhang stehen mit einer Schädigung, die jahrelanges Bestehen des Diabetes um so leichter bewirkt, je schlechter der Diabetes eingestellt ist. Auch die Hypertension verhält sich ebenso, soweit sie vom Nierenleiden abhängig ist. Bei sehr langer Krankheitsdauer (über 25 Jahre) entgeht nach DOLGER (1947) kein Diabetiker der Retinopathie und Nephropathie, ganz unabhängig vom Schweregrad und der Einstellung des Diabetes. Damit findet die Anschauung von MIRSKY (1946) Unterstützung, derzufolge ein Diabetiker nur genügend lange leben muß, um mit Sicherheit an Gefäßkomplikation zu erkranken. Bei kürzerer Krankheitsdauer macht sich der Einfluß einer mehr oder minder guten Einstellung sehr deutlich geltend (KEIDING, ROOT et al. 1952). Es bleibt die Frage zu untersuchen, ob die durchschnittliche Güte der Einstellung mal Zeit (JOSLIN 1952) maßgeblich für die genannten Komplikationen ist, oder ob diese von der Häufigkeit und Dauer kurzfristiger Verschlechterung, etwa einem durchgemachten Koma oder sogar einer therapeutisch erzeugten Hypoglykämie, wesentlich beeinflußt werden. Für die Hypoglykämie scheint — im Gegensatz zu GAIDA (1952) — ein verschlechternder Einfluß auf die Retinopathie abzulehnen zu sein, da nach BÜRGER (1954) gerade in einer Zeit von Insulinmangel und konsekutiv schlechter Einstellung der jugendlichen Diabetiker die Anzahl der Retinopathien erheblich zugenommen hat.

Schwieriger liegen die Dinge mit den Folgeerscheinungen der Arteriosklerose, etwa Myokardinfarkt oder selbst diabetischer Gangrän. Diese treten unabhängig von der Krankheitsdauer des Diabetes gewöhnlich erst jenseits eines bestimmten Alters auf. Auch sind sie sicher unabhängig von der Schwere der diabetischen Störung. An Gangrän erkranken oft Altersdiabetiker, die kaum Insulin benötigen und deren Krankheit daher oft mindestens scheinbar kurze Dauer hat. Es ist wahrscheinlich, daß auch diese Komplikationen, im Einzelfall durch rigorose Kontrolle des Diabetes, günstig beeinflußt werden können, jedoch ist die Abhängigkeit von der Güte der Einstellung mindestens nicht mit der gleichen Sicherheit statistisch nachweisbar wie die analoge Abhängigkeit für Retinopathie und Nierenleiden.

So konnten LIEBOW, HELLERSTEIN u. MILLER (1955) an ihrem Material keine Korrelation zwischen der Häufigkeit und Schwere klinisch feststellbarer Zeichen von Coronarsklerose und der Schwere der diabetischen Erkrankung, gemessen am Insulinbedarf einerseits, der Güte der Einstellung andererseits, nachweisen. Die Bindung der Coronarsklerose an Verlauf und Schwere des Altersdiabetes erscheint also nicht so fest und zwangsläufig zu sein, wir die von Retinopathie und Albuminurie an den Diabetes der Jugendlichen.

In dem Bestreben, die einheitliche Pathogenese des Syndroms der Angiopathia diabetica nachzuweisen, wurde von LUNDBAEK (1954) darauf hingewiesen, daß zwischen der Retinopathia diabetica, dem wohl für Diabetes spezifischsten Syndrom und anderen Symptomen des Diabetes bestimmte Korrelationen bestehen. So hatten Diabetiker über 60 Jahren mit Retinopathie zu 58% gefäßobturierende Arteriosklerose der unteren Extremitäten, während diese bei Patienten ohne Retinopathie nur in 19% nachgewiesen werden konnte. Diabetiker über 60 Jahre mit Coronarsklerose hatten zu 88% Retinopathie, zu 58% obturierende Beinarteriosklerose. Von Patienten ohne nachweisbare Coronarsklerose hatten nur 56% Retinopathie und 29% obturierende Beinarteriosklerose. Von Diabetikern mit nachgewiesener Nierenerkrankung hatten 69% Coronarsklerose und 92% Retinopathie; von Diabetikern ohne Nierenerkrankung nur 30% Coronarsklerose und 76% Retinopathie.

Solche Korrelationen sprechen wohl mehr für eine mehr oder weniger feste Bindung aller dieser Symptome an die diabetische Erkrankung, aber kaum für eine einheitliche Pathogenese. Auch RICKETTS (1955) kommt zu dem Schluß, daß nach dem gegenwärtigen Stand der Kenntnisse ein einheitlicher Faktor als Ursache der hypothetischen Angiopathia diabetica nicht angesehen werden kann. So ist es wohl notwendig, der Reihe nach diejenigen Besonderheiten des diabetischen Stoffwechsels zu diskutieren, denen möglicherweise ein schädigender Einfluß auf Herz und Kreislauf zuerkannt werden kann.

Da bei Diabetes, Nephrose, Hyperthyreose und Xanthomatose eine Accelerierung der Arteriosklerose gleichzeitig mit einer Veränderung der Verteilung der Blutlipoide beobachtet wird, muß diesem Faktor besondere Bedeutung geschenkt werden. Auf die ausgedehnte Literatur, die sich mit der experimentellen Erzeugung einer Atheromatose der Intima im Tierversuch durch Cholesterin und Fettfütterung beschäftigt, kann in diesem Zusammenhang nur hingewiesen werden (s. KATZ und STAMLER 1953; s. auch WOLLHEIM).

1. Allem Anschein nach steht die Höhe des Gesamtcholesterins im Blut nicht in Beziehung zur Ausbildung der Atherosklerose. SCHETTLER (1955) hat darauf hingewiesen, daß seit Einführung der Insulintherapie die Zunahme der Arteriosklerose von einer Abnahme von Hypercholesterinämie und Hyperlipämie begleitet ist. Auch die Befunde von STEIGERWALDT, KNEDL u. SCHETTLER (zit. 1959) zeigen, daß Gesamtlipoide und Gesamtcholesterin von Schwere und Komplikationen der Zuckerkrankheit nur wenig beeinflußt werden. Der physiologische Anstieg des Cholesterinspiegels im Blut mit dem Alter ist nur sehr gering. Signifikante Unterschiede zwischen den Geschlechtern, die das Überwiegen der Atherosklerose bei Männern erklären könnte, fehlen (NIKKILÄ 1955). Bei schlecht eingestellten dekompensierten Diabetikern ist der Cholesterinspiegel sehr oft erhöht (BÜRGER 1949; TULLER, MANN et al. 1954; DINE u. JACKSON 1953). Im Tierversuch hat RICKETTS (1959) gezeigt, daß von alloxandiabetischen Hunden nach 8jähriger Beobachtungszeit diejenigen Tiere erhöhte Lipoproteid- und Cholesterinspiegel hatten, die schlecht eingestellt waren. Ein spezifisches morphologisches Korrelat einer Angiopathia diabetica läßt sich in solcher Versuchsanordnung aber nicht nachweisen. Eine besondere Erhöhung des Cholesterinspiegels ist nach den Ergebnissen von LUNDBAEK (1954), KEIDING (1954), ENGELBERG, GOFMAN u. JONES (1952) für Diabetiker mit Kimmelstiel-Wilson-Syndrom charakteristisch. Hierbei bleibt aber zu bedenken, daß diese Cholesterinvermehrung durchaus als sekundär im Gefolge der schweren Nephrose beim Kimmelstiel-Wilson-Syndrom aufgefaßt werden muß. Die gerade aber bei zuckerkranken Frauen von KEIDING (1954) besonders erhöht gefundene Quote einer

Cholesterinvermehrung im Serum zeigt eine gewisse Eigencharakteristik derartiger Nephroseformen. In gleicher Richtung weisen auch Untersuchungen mit radioaktivem Phosphor, als sich beim Kimmelstiel-Wilson-Syndrom eine erhebliche Verlangsamung der Sphingomyelinsynthese nachweisen läßt (Christensen, Eskjar-Jensen und Lundbaek 1955). Daß neben einer Ketoacidose auch andere Abnormitäten im Fettstoffwechsel für das Ausmaß der diabetischen Gefäßläsion verantwortlich zu machen sind, glaubt Adlersberg (1959) aus den gehäuften Auftreten von schwersten vasculären Komplikationen bei Zuckerkranken mit einer idiopathischen Hyperlipämie ableiten zu können. Meistens wird bei den Kranken dieser Gruppe nur ein milder, kaum insulinbedürftiger Diabetes festgestellt (Adlersberg u. Wang 1955). Diese und andere klinische Beobachtungen machen es wahrscheinlich, daß neben einer kausalen Koppelung von Störung im Kohlenhydratstoffwechsel und Lipidämie auch lockere, konstitutionelle Bindungen beider Faktoren zu gleichsinnigen Änderungen im Lipoid- und Kohlenhydrathaushalt führen.

2. Die Relation des Cholesterins zu den Phospholipoiden im Blut wurde von Pommerance und Kunkel (1950), Weicker u. Lau (1956) mit der Atherogenese in Zusammenhang gebracht, da die Löslichkeit des Cholesterins von den Phospholipoiden abhängt. Diese Relation ist für den Menschen, der allein spontan Atherosklerose bekommt, höher (ungünstiger) als für die meisten Tierarten (Page u. Warren 1929), zeigt allerdings keine signifikante Änderung bei Fällen von Atherosklerose. Nach Katz und Stamler (1953) ist die Relation bei diabetischen Männern niedriger als bei diabetischen Frauen. Es wird jedoch die Größe der Streuung der Meßwerte hervorgehoben. Wilkinson (1950) hält den Index nicht für wertvoller als den Gesamtcholesterinspiegel selbst.

3. Cholesterin und andere Lipoide sind im Serum an Eiweiß in Form von α- und β-Lipoproteiden gebunden. Die Konzentration der β-Lipoproteide steigt mit zunehmendem Alter. Barr, Russ u. Eder (1951) konnten nachweisen, daß bei Erkrankungen, die zu Atheromatosen disponieren, so bei Diabetikern, Nephrosen, Xanthomatosen mehr β-Lipoproteide und weniger α_1-Lipoproteide vorhanden sind. Auch Patienten mit überstandenem Herzinfarkt hatten eine entsprechende Lipoproteidverteilung. Die Autoren selbst weisen darauf hin, daß ein abschließendes Urteil noch nicht möglich ist, da die Unterschiede oft, besonders hinsichtlich der Infarktrekonvaleszenten, klein und nicht ganz regelmäßig sind. Es zeigt sich hier, daß es ganz unmöglich ist, im Leben das Vorliegen einer Atherosklerose exakt zu diagnostizieren, es sei denn, daß ein vollständiger Gefäßverschluß mit nachweisbaren Folgen vorliegt. Niemand kann wissen, ob eine beschwerdefreie Kontrollperson nicht eine schwerere Coronarsklerose hat als ein Rekonvaleszent nach einem Herzinfarkt, bei dem irgendwelche besonderen Bedingungen zu einer Coronarthrombose geführt haben.

4. Besonders enge Beziehungen zur Atherosklerose werden in jüngster Zeit bestimmten, mit der Ultrazentrifuge abtrennbaren Fraktionen der β-Lipoproteide zugeschrieben. Gofman (1951) glaubt für die $S_{F\,12-20}$-Fraktion der Lipoproteide [Einteilung nach Svedberg-Einheiten, Plasma durch Zusatz von Salz auf ein bestimmtes spezifisches Gewicht (1,063) gebracht, Lipoproteide gegen die Schwerkraft flottieren zu lassen: verschiedene Wanderungs-Flotationsgeschwindigkeit $= S_F$] und neuerdings auch für die $S_{F\,20-200}$-Fraktion eine statistische Korrelation zur Arteriosklerose des Menschen erwiesen zu haben. Auch für den Diabetes mellitus finden Gofman u. Mitarb. (1954) eine Erhöhung der $S_{F\,12-20}$-Fraktion, die schon bei Kindern mit Diabetes (Carr, Kempa et al. 1952) und besonders bei zuckerkranken Frauen (Katz, Stamler et al. 1953) deutlich zum Ausdruck kommt. Eine sichere Korrelation zwischen Erhöhung von

Lipoproteiden der $S_{F\,12-20}$-Fraktion bei Diabetikern und Retinopathie scheint aus den Ergebnissen von KEIDING (1954), mit Kimmelstiel-Wilson-Syndrom aus Befunden von ENGELBERG, GOFMAN und JONES (1952) hervorzugehen. Die Dauer des Diabetes soll nach BARACH u. LOWY (1952) ebenso eine große Rolle spielen wie Einstellung und Kompensation des Stoffwechsels (KEIDING 1954; TULLER, MANN et al. 1954).

Die Bedeutung dieser Lipoproteidfraktion für die Atherosklerose geht auch aus tierexperimentellen Befunden hervor. Die von DUFF u. PAYNE (1950) mit negativem Ergebnis durchgeführten Versuche, bei alloxandiabetischen Tieren durch Cholesterinfütterung Atherosklerose zu erzeugen, mögen ihre Ursache in der Tatsache finden, daß beim alloxandiabetischen Tier die $S_{F\,12-20}$-Fraktion auch nach Cholesterinfütterung nicht die Normgrenze (PIERCE 1952) überschreitet.

5. Eine Rolle bei der Atherogenese wird auch dem Heparin zuerkannt. Heparin bewirkt „in vivo" eine Klärung lipämischen Hundeserums (HAHN 1943). Der Clearing-Faktor ist wahrscheinlich ein Heparin-phospholipoid-Komplex (ANDERSEN und FAWCETT 1950). Er enthält kein freies Heparin (ANFINSEN, BOYLE u. BROWN 1952) und ist in der Globulinfraktion enthalten (NIKKILÄ 1955). Er verwandelt Lipoproteide geringerer Dichte, darunter die vielleicht atherogenen $S_{F\,12-200}$-Lipoproteide in dichtere α_1-Lipoproteide. Nach NIKKILÄ (1955) deutet eine Abnahme der protaminbindenden Kapazität des Blutes bei Atherosklerotikern auf eine Abnahme der Konzentration heparinoider Substanzen hin.

6. Einer größeren Gerinnungstendenz des Blutes bei vermehrtem Auftreten von Neutralfett, Cholesterin und Phospholipoiden (BÜRGER u. SCHRADE 1936; DUNCAN u. WALDRON 1955; LASCH u. SCHIMPF 1956; BUZINA u. KEYS 1956; EGGSTEIN u. MAMMEN 1957) könnte ebenfalls eine pathogenetische Bedeutung von Gefäßveränderungen des Diabetikers zukommen. Die Vermehrung von Faktor VII, Acc.-Globulin, und der Thrombokinasefaktoren bei gleichzeitiger verminderter Antithrombinaktivität führt zur erhöhten Gerinnungsvalenz im Blut. Alimentäres Fett soll physiologische Hemmstoffe (Antithrombin, Anticephalin) (LASCH 1958) binden und damit ihren Einfluß auf eine physiologische „latente Gerinnung" (LASCH u. ROKA 1953) in der Blutbahn ausschalten. Dadurch würde vermehrt Prothrombin abgebaut, und die Aktivitätsvermehrung von Faktor VII, Acc.-Globulin, Faktor IX und Thrombocytenfaktor 2 sind Folge des größeren Prothrombinumsatzes. Mit dem vermehrten Anfall von Thrombin wird gemäß der Vorstellung von COPLEY (1955) mehr Fibrin an den Gefäßoberflächen Niederschlag finden. Eine besondere Bedeutung für den Abbau des in der Blutbahn entstehenden Fibrins (COPLEY 1955; LAKI 1953) muß einem Gleichgewicht mit den Faktoren der Fibrinolyse beigemessen werden (ASTRUP 1957; JENSEN 1954; COPLEY 1955). Histochemische Untersuchungen (DUGUID 1952; MEESSEN 1956, 1957) haben gezeigt, daß für die primäre Entwicklung atheromatöser Veränderungen an der Gefäßwand eine Ausfällung von Fibrin entscheidende pathogenetische Bedeutung hat. So könnte hier ein weiteres Bindeglied von Lipoproteidvermehrung und Atherosklerose unter Einbeziehung der Gerinnungsproteine gegeben sein. Darüber hinaus kann eine Zunahme der akuten Gerinnungstendenz in lipämischen Phasen beim Diabetiker die Neigung zu peripheren Zirkulationsstörungen durch lokale Thrombenbildung vermehren und so etwa dazu beitragen, daß Gangrän und Myokardinfarkt in Relation zum Grade der vorhandenen Arteriosklerose häufiger und frühzeitiger auftreten.

7. Da Lipoide immer an Eiweiß gebunden sind, ist auch das Bluteiweißspektrum zu berücksichtigen, zumal Hypoproteinämie oft mit Hyperlipämie kombiniert ist. Bei frischem und gut eingestelltem Diabetes ist das Eiweißspektrum nur wenig verändert (BOWEN 1951; FÜHR u. MEINECKE 1953; MACK, THOSTESON et al.

1953). Bei länger bestehender Zuckerkrankheit ist eine Vermehrung der α_2-Globu-
line und eine Verminderung der Albuminfraktion nachzuweisen (Bogdanowicz,
Osimski et al. 1953, Jahnke, Heinzler et al. 1959). Lewis, Schneider u.
McCullagh hatten schon 1944 darauf hingewiesen, daß neben den Albuminen
auch die β-Globuline im Verlauf des Diabetes vermindert gefunden werden
können, ein Befund, der auch bei alloxandiabetischen Tieren nachzuweisen ist
(Lewis, Moses et al. 1947). Besonders deutlich werden Veränderungen in der
Zusammensetzung der Eiweißkörper beim Kimmelstiel-Wilson-Syndrom und bei
der Retinopathia diabetica (Rifkin und Petermann 1952; Führ und Meinecke 1953) insofern, als sich hier in der Mehrzahl der Fälle die charakteristische
Zunahme der α_2-Fraktion nachweisen läßt. Daneben werden hier auch die
β-Globuline vermehrt gefunden (Burjan, Kapetanovic et al. 1959). Ob man
aber mit Leevy, Ryan und Fineberg (1950) sowie Greif und Moro (1952)
eine geschädigte Leberfunktion im Rahmen der diabetischen Capillaropathie
allein für das veränderte Proteinspektrum anschuldigen kann, ist wenig wahrscheinlich.

    8. Als wesentliches pathogenetisches Moment in der Entwicklung der diabe-
tischen Gefäßveränderungen müssen Störungen im Blutspiegel der eiweißgebundenen Kohlenhydrate diskutiert werden. Dies gilt um so mehr, als es Randerath u.
Diezel (1958) kürzlich mit neuer histochemischer Technik gelang, in einer Vermehrung saurer, hochpolymerer, faseriger Mucopolysaccharide im arteriosklerotischen Plaque des Diabetikers ein für die Zuckerkrankheit spezifisches Korrelat
gegenüber der Arteriosklerose Stoffwechselgesunder zu finden. Diese Spezifität
für Diabetes wird durch die Tatsache unterstrichen, daß die Autoren die gleichen
Veränderungen nicht nur in den arteriosklerotischen Herden der muskulären
Arterien sondern auch in den kleinsten Gefäßen der Retina und in den Glomerulus-
gefäßen nachweisen konnten. Dieser Befund steht in guter Übereinstimmung mit
den klinischen Ergebnissen, wonach die Erhöhung der proteingebundenen
Kohlenhydrate wie Glucosamin mit Dauer und Schwere des Diabetes parallel
geht (Berkmann, Rifkin u. Ross 1953; Nielsen u. Paulsen 1954; Gilliland,
Hanno u. Strudwick 1954; Törnblom u. Nordström 1954; Engleson 1954;
Mohnicke 1955). Dies gilt ganz besonders für Zuckerkranke mit einer Angiopathia
diabetica (Thiel 1956; Mohnicke 1955, 1957). Die Frage, inwieweit die Zunahme
der Hexosamine beim Diabetiker allein eine quantitative Vermehrung der physiologisch vorkommenden, proteingebundenen Kohlenhydrate ist oder durch das
Auftreten von pathogenen, sonst körperfremden Mucopolysacchariden (McManus
1949) bedingt wird, ist wahrscheinlich im ersteren Sinne zu entscheiden.
    Die Anreicherung von Glucose und Hexosamin im Zwischengewebe läßt sich
als unmittelbare Folge der mangelnden Funktion des Insulins zwangsläufig ableiten. Nach der Theorie von Höber besteht die wesentlichste Funktion des
Insulins in seiner Bedeutung für den Transport von Glucose und anderen Zuckern
durch die Zellmembranen. Ein Insulinmangel kann somit zur Anreicherung
dieser Substanzen im Zwischengewebe und damit zur Übersättigung der Grund-
substanz mit Glucose und Glucosamin führen. Diese Situation schafft in den
arteriosklerotischen Plaques des Zuckerkranken die Voraussetzungen für die
Ansammlung saurer Mucopolysaccharide („Mucopolysaccharid-Plaques", Randerath u. Diezel 1958). Es bleibt experimentell zu klären, inwieweit die Vermehrung der Mucopolysaccharide als Initiator oder als Indikator der spezifischen diabetischen Gefäßveränderung anzusehen ist. Für die Klinik eröffnet
sich mit der Bestimmung der eiweißgebundenen Zucker, von Glucosamin oder
Mucopolysacchariden die Möglichkeit, die Situation des Zuckerkranken hinsichtlich seiner Gefäße prognostisch rechtzeitig zu beurteilen (Mohnicke 1959).

Noch scheint es nicht erlaubt, einen pathophysiologischen, kausalen Zusammenhang zwischen Diabeteskomplikationen und Eiweißzuckern zu ziehen, werden doch vergleichbare Konzentrationserhöhungen der Mucoproteide bei vielen mit Zelluntergang und Proliferationen, Neu- und Umbildungsvorgängen einhergehenden Krankheiten gefunden (SÜDHOF u. KELLNER 1957; MOHNICKE 1959). Es bleibt ebenso offen, inwieweit eine primäre, für den Diabetes spezifische Störung im Mucoproteidhaushalt der Gefäße als erstes Glied in einer „Schadenskette" der diabetischen Angiopathie angesehen werden kann. Daneben fällt es auf, daß die Leber, deren zentrale Rolle im Stoffwechsel der eiweißgebundenen Zucker außer Zweifel steht, gerade bei Diabetikern mit Angiopathie häufig außerordentlich glykogenreich und im gewissen Sinne „stoffwechselaktiv" gefunden wird (MOHNICKE 1959).

Überblickt man die unter 1—8 angedeuteten Möglichkeiten, wie eine Änderung der Zusammensetzung des Blutes bei Diabetikern die Gefäßwand besonders hinsichtlich der Entwicklung einer Atherosklerose beeinflussen kann, so muß man feststellen, daß es sich grundsätzlich um quantitative Verschiebungen der Blutzusammensetzung handelt, von denen vielleicht erwartet werden kann, daß sie eine Beschleunigung und Intensivierung auch normalerweise in der Gefäßwand ablaufender Alterungsprozesse bewirken können. Es ist nicht möglich, einen Faktor einseitig in den Vordergrund zu stellen, vielmehr ist ein Zusammenwirken vieler wahrscheinlich. Es darf auch bei einer einseitigen Betrachtung der Blutzusammensetzung, die man allein am Lebenden untersuchen kann, nicht vergessen werden, daß die Gefäßwand selbst einen Stoffwechsel hat, der auch unabhängig von der Blutzusammensetzung verändert sein kann. Es ist sichergestellt, daß die Aortenwand Cholesterin und Fettsäuren aus Acetat aufbauen kann, daß sie etwa $1/_{10}$ soviel Sauerstoff verbraucht wie Leberzellen. Die Möglichkeit, daß dieser aktive Stoffwechsel ähnlich wie in der Leber z. B. für die Lipoidspeicherung eine Rolle spielt, ist nicht grundsätzlich abzulehnen.

Auch die Tatsache, daß die Arterienveränderungen beim Diabetes nicht allein eine Atherosklerose sind, — die Lipoidinfiltration der Gefäße tritt morphologisch nicht stärker hervor als bei der Altersatherosklerose gleichen Grades — sollte vor einer zu einseitigen Überschätzung der Blutlipoidstörung warnen. Gerade die Mediaverkalkung gehört zu den frühesten Manifestationen der Arteriosklerose beim Diabetes, sie tritt sicher beim jugendlichen Diabetiker früher auf als beim Nichtdiabetiker. Man kann sie kaum auf die Blutlipoide beziehen. Ob die Vasa vasorum in diesem Stadium funktionell oder anatomisch verändert sind, ist kaum bekannt. Bei jugendlichen Diabetikern mit instabiler Stoffwechsellage ist auch mit einer adrenalen Gegenregulation und vermehrter Ausschüttung von Corticoiden und Adrenalin zu rechnen, welche gerade die Arteriosklerose vom Möckebergschen Typ begünstigen könnte. Man wird in der Diskussion um die Gefäßveränderungen beim Diabetes mellitus nicht mit der Störung im Kohlenhydrathaushalt und dem dafür letztlich verantwortlichen Mangel an Insulin allein die Pathogenese erklären können, sondern darüber hinaus auch in der Funktion anderer Hormone eine mögliche Ursache suchen müssen. Besonderes Interesse verdient dabei das prozentual fast gleiche Vorkommen von arteriosklerotischen Komplikationen bei Mann und Frau, ein Verhältnis, das beim Stoffwechselgesunden ganz eindeutig zuungunsten des Mannes verschoben ist. Offenbar kommt den Oestrogenen ein physiologischer Schutz gegen Arteriosklerose zu (PICK, STAMLER 1952; RIVIN u. DIMITROFF 1954). Gonadotrope Hormone werden bei schlecht eingestelltem Diabetes mellitus nur erheblich vermindert im Harn ausgeschieden (BERGQUIST 1954). Möglicherweise fällt damit ein physiologischer Schutz weg.

Andererseits wird von BECKER, ALLEN et al. (1954) einer Nebennierenrinden-überfunktion im Rahmen des Diabetes mellitus eine Rolle in der Pathogenese des spätdiabetischen Gefäßsyndroms zugeschrieben, die auch bei Patienten mit Kimmelstiel-Wilson-Syndrom in einer erheblichen Zunahme des Gewichtes der Nebennierenrinde Ausdruck finden soll. Eine vermehrte Ausscheidung von 17 Keto-Steroiden im Harn von Zuckerkranken (SHADAKSHARAPPA, CALLOWAY et al. 1951) ist nach den Befunden von WOLFE und PASCHKIS (1952) kein für den Diabetes mellitus obligates Symptom. Auch die von BECKER, ALLEN et al. (1954) mitgeteilten Befunde, wonach beim Tier mit Alloxandiabetes nach Cortison in der Niere der Tiere ein dem Kimmelstiel-Wilson-Syndrom ähnliches histologisches Substrat nachzuweisen ist, finden in jüngeren Arbeiten keine Bestätigung (MARBLE 1955; BLOODWORTH und HAMWI 1955). Inwieweit die Hypophyse, von deren operativer Ausschaltung (LUFT u. OLIVECRONA 1953, 1955; KINSELL, LAWRENCE et al. 1954) man sich einen Effekt in der Therapie der Gefäßkomplika-tion des Diabetikers verspricht, mit ihren Hormonen in der Pathogenese der Angiopathia diabetica Bedeutung erlangt, muß offen bleiben. Es ist in diesem Zusammenhang auch wichtig, daß eine Erstmanifestation einer diabetischen An-giopathie oder eine Verschlechterung des Gefäßprozesses während der Schwanger-schaft — insbesondere im letzten Drittel — häufig vorkommen (MOHNICKE u. RICHTER 1954). So liegt es nahe, der allgemeinen hormonellen Umstimmung während der Gravidität (Hypercortizismus) eine Rolle bei der Acceleration der Angiopathie zuzuschreiben. Wenn sich die Vermutung von VENNIG (1946) bewahrheitet, daß das Wachstumshormon (STH) die Aldosteronsekretion der Nebenniere stimuliert, müßte auch beim postklimakterischen Diabetes eine hypo-physär induzierte vermehrte Mineralcorticoidwirkung diskutiert werden, die sich am Blutdruck, aber auch an den Gefäßen im Sinne einer Förderung der Arteriosklerose auswirken könnte.

Daß der arterielle Hochdruck, der aus verschiedenen Gründen beim Diabetiker häufiger ist als beim Nichtdiabetiker, die Entwicklung kardiovasculärer Kompli-kationen begünstigen kann, braucht kaum näher begründet zu werden. Am schwersten fällt die Deutung der Befunde in der äußersten Kreislaufperipherie (Capillaren und Venen), zumal diese am Augenhintergrund und an der Niere auch morphologisch den größten Grad von Spezifität für den Diabetes aufweisen. Mit dem allgemeinen Hinweis darauf, daß die Capillaren von der Gewebsseite her Schädigungen ausgesetzt sind, die mit der diabetischen Stoffwechselstörung zusammenhängen, ist noch nicht viel gewonnen, zumal die Schäden nicht vor-wiegend an den Capillaren derjenigen Organe auftreten, die sich am stärksten am Stoffwechsel beteiligen. Es könnte allerdings in diesem Zusammenhang darauf hingewiesen werden, daß der Kaliumaustausch des Retinagewebes und des Nierengewebes größer ist als der irgendeines anderen bisher untersuchten Gewebes. Nach Untersuchungen mit radioaktivem K^{46} müssen 7—10% des Retinakaliums (KREBS, EGGLESTON et al. 1951) und 16% des Nierengewebs-kaliums (WHITTAM und DAVIES 1954) pro Minute durch Rückbindung erneuert werden. Die aktive Kaliumaufnahme durch die Zellen erscheint an die Gegen-wart von verwertbarer Glucose und Glutaminsäure (FLECKENSTEIN 1954) gebun-den und könnte so beim diabetischen Stoffwechsel erschwert sein.

Mangeldurchblutung infolge Arterienveränderung und abnorme Zusammen-setzung des Blutes wirken sicher auch auf Capillaren und Venolen. Vielleicht haben auch die Abweichungen des Gerinnungssystems eine Bedeutung für die periphere Zirkulation. Nach FELDBERG (1950) sowie LUDWIG und RÖSSEL (1953) ist die Aktivität der Cholinacetylase, des acetylcholinaufbauenden Ferments, vom Blutzuckerspiegel abhängig. Das Wirkungsoptimum dieses Ferments liegt bei sehr niedrigem Blutzuckerspiegel. Ob Substanzen mit angiotoxischer Wirkung, wie BÜRGER (1954) vermutet, im diabetischen Stoffwechsel entstehen, ist bisher — abgesehen von den extremen Zuständen des Komas, die mit groben Störungen der Ionenverteilung einhergehen — nicht mit Sicherheit erwiesen. Mit der Feststellung KAEDINGs (1959), wonach eine heredofamiliäre Minderwertigkeit von Inselzellsystem und Kreislauforgan bei Diabetiker die Voraussetzung der Angiopathia diabetica ist, werden konstitutionell begründete Momente an den Anfang einer Schadenskette gestellt, ohne jedoch eine kausale Verknüpfung hinreichend zu erklären. So ist es zur Zeit noch nicht möglich, für die für den Diabetes so charakteristischen Veränderungen der peripheren Strombahn, die sich besonders im Augenhintergrund und an den Glomerula manifestieren, eine einheitliche Erklärung der Pathogenese zu geben.

2. Herz und Kreislauf beim Coma diabeticum.

Klinisches Bild und Prognose des Coma diabeticum werden wesentlich mitbestimmt durch das Verhalten des Kreislaufs. Meist geht dem Ausbruch des Komas eine vermehrte Diurese infolge starker Glykosurie voraus, und die erheblichen Verluste von Wasser und Ionen (insbesondere Natrium und Kalium) stellen hohe Anforderungen an die Anpassungsfähigkeit des Kreislaufs. Das Blutvolumen und die Menge der extracellulären Flüssigkeit sinken mit zunehmender Exsiccose, entsprechend steigen der Hämoglobingehalt, der Hämatokritwert und der Bluteiweißgehalt. Auch der intracelluläre Raum verarmt in dieser Phase negativer Ionenbilanz an Kalium und Phosphat, obwohl die Serum-Kalium-Konzentration wegen des Nachrückens des Kaliums aus den Zellen normal bleiben oder sogar ansteigen kann (WEISSBERG, McGAYACK et al. 1949). Dehydration, Ionenverlust und Acidose bewirken bei längerer Dauer eine kollapsartige Kreislaufsituation mit oft erheblicher Tachykardie, Abfall des Blutdrucks, schlecht fühlbaren peripheren Pulsen, verminderter Hautdurchblutung, die sich in blaugrauer Färbung der Extremitäten und Umschlag der oft geröteten Gesichtsfarbe in livide Cyanose bemerkbar macht (SCHIECHTER, WIESEL u. COHN 1941; MEYLER 1936; LARSEN 1929). Diese Verschlechterung des Kreislaufs mit Blutdruckabfall ist mit Recht gefürchtet, da sie sich nach Behebung der Acidose und Hyperglykämie oft nicht bessert, sondern noch lange fortbestehen und zum Tode führen kann. Bei systolischen Druckwerten unter 60 mm Hg fand COLLEN (1942) eine Mortalität von 80%. Das Kreislaufversagen im diabetischen Koma kann zu Beginn einer vorwiegend peripheren Vasomotorenschwäche entsprechen. Abnahme der zirkulierenden Blutmenge (CHANG, HARROP u. SCHAUB 1928; W. SCHNEIDER 1957), niedriger Venendruck und Abfall des Herzminutenvolumens (LAUTER und BAUMANN 1929) weisen auf eine Abnahme des venösen Rückflusses hin. Gefäßerweiternde Einflüsse infolge der Störung des Stoffwechsels werden sich besonders an Capillaren und Venen geltend machen und bei schon vorher (infolge der Exsiccose) verminderter Blutmenge ein Mißverhältnis zwischen Gefäßfüllung und Kapazität herbeiführen. Bei einer solchen Situation sind durch Wiederauffüllung des Kreislaufs mit Blut, Plasma, intravenöser Flüssigkeitszufuhr Erfolge erzielt worden (SCHIECHTER, WIESEL u. COHN 1941; VAN LOON 1942; PALIARD, ETIENNE-MARTIN u. PLANCHU 1938). Andererseits finden HOWARTH, McMICHAEL u. SHARPEY-SCHAEFER (1948) bei mehreren schwersten Komafällen mit der Herzkathetermethode trotz progredientem Blutdruckabfall und sichtbar verminderter Hautdurchblutung ein normales Herzminutenvolumen bei normalem oder gering erhöhtem Vorhofdruck. Es wird auf eine arterielle Vasodilatation der Muskelgefäße geschlossen und vor großen intravenösen Flüssigkeitsinfusionen gewarnt, da diese Venendruckanstieg und Lungenödem zur Folge haben können. Bei einer solchen Kreislauflage wäre eine intravenöse Noradrenalintropfinfusion indiziert. HOWARD (1950) berichtet ebenfalls über Lungenödem und Venendruckanstieg bei zu großer intravenöser Flüssigkeitszufuhr und betont die Notwendigkeit fortlaufender Venendruckkontrolle bei Infusionen. Damit ist die Frage nach einer stoffwechselbedingten Herzinsuffizienz beim Coma diabeticum gestellt. Diese wurde in der älteren Literatur auf Grund elektrokardiographischer und hämodynamischer Untersuchungen sehr unterschiedlich beantwortet, so abgelehnt von ASCHENBRENNER (1939), STRAUSS (1927), befürwortet von HEGGLIN (1939), BELLET und DYER (1937). Heute ist es klar geworden, daß die Veränderungen des EKGs, die HADORN und RIVA (1951) und HEGGLIN (1939) nicht bei unbehandelten Koma-Patienten, sondern erst nach Insulingabe beobachteten, in erster Linie auf die Kaliumverarmung des Herzmuskels zurückzuführen sind.

Wahrscheinlich kommen alle 3 Arten des Kreislaufversagens (reiner Volumenmangelkollaps bei capillär-venöser Vasodilatation, Blutdrucksenkung infolge Herabsetzung des peripheren arteriellen Widerstandes und Herzinsuffizienz meist in Zusammenhang mit Kalium-Verarmung), einzeln und kombiniert bei Koma-Patienten vor. Die Therapie wird auf alle 3 Möglichkeiten Rücksicht zu nehmen haben und etwa bei schwerstem Kollaps mit Senkung des systolischen Druckes unter 80 mm Hg eine Substitution durch Blut- oder Plasmainfusion bei sorgfältiger Venendruckkontrolle, gleichzeitig eine Arterenol-Infusion bei laufender Kontrolle des Arteriendruckes sowie eine genaueste Überwachung der Ionenverhältnisse (EKG-Kontrolle und Blutanalysen) besonders nach Insulingabe durchführen.

Schwere Fälle von Hypokaliämie, die auch die Muskulatur des Zwerchfells und die gesamte Körpermuskulatur in ihrer Funktion beeinträchtigen können, sind zwar selten, aber doch mehrfach nach Insulinbehandlung im Coma diabeticum beschrieben (HOLLER 1946; BOULET, SORRE et al. 1952; FRENCKEL, GOREN u. WILLEBRANDS 1947; LOGSDON und MCGEVAK 1948; STEPHENS 1949; GREEMAN, MATTERN et al. 1949; KEYE 1952; HADORN und RIVA 1951). Der Symptomenkomplex, bestehend in einer bedrohlichen Dyspnoe infolge Zwerchfelllähmung (Fischmaulatmung; HADORN und RIVA 1951), eventuell Muskelparese vom Landryschen Typus, tritt in der zweiten Phase der Komabehandlung bei sehr niedrigen Serum-Kalium-Werten (7—10 mg-%) nach sachgemäßer Insulinbehandlung oft erst während des Rückgangs der eigentlichen Komasymptome auf; er entspricht weitgehend dem klinischen Bilde der paroxysmalen Lähmung. Häufig ist das Herz schon klinisch nachweisbar mitbeteiligt (Herzinsuffizienz mit Stauung, Dilatation, Arrhythmie, Herzgeräusche; FRENKEL, GOREN u. WILLEBRANDS 1947).

Die EKG-Veränderungen beim diabetischen Koma verhalten sich unterschiedlich, je nachdem, ob die Kranken noch unbehandelt sind, oder ob bereits eine Therapie mit Insulin und Glucoseinfusionen eingeleitet wurde. Beim unbehandelten Koma besteht eine Tachykardie, die P-Zacken sind besonders in den Abl. 2 und 3 erhöht. Die Amplitude der P-Zacken ist sehr hoch. Die QT-Dauer ist im Verhältnis zur Frequenz verlängert. Dem können sich Veränderungen einer chronischen Coronarinsuffizienz hinzugesellen. Während die Amplitudenzunahme der P-Zacken wahrscheinlich Folge der Frequenzsteigerung bzw. einer damit gekoppelten Richtungsänderung des Integralvektors der Erregung der Vorhöfe ist (FRIESE 1953), kann die Höhenzunahme der T-Zacken einmal Folge der Acidose, zum anderen Folge einer beim unbehandelten Koma häufig zu beobachtenden Hyperkaliämie sein (HEUCHEL und KLUPSCH 1955).

Im EKG des mit Insulin und Glucoseinfusionen anbehandelten diabetischen Komas überwiegen, entsprechend den dabei zu beobachtenden Umstellungen des Mineralstoffwechsels, die hypokaliämischen Veränderungen (LEPESCHKIN 1951; BELLET und DYER 1950; SVENDSEN 1950; HENDERSON 1953). ST ist muldenförmig gesenkt und geht in ein $\pm$ diphasisches T über. Die U-Welle ist überhöht und verschmilzt mit der vorangehenden T-Zacke, so daß eine Abgrenzung von T oft schwer möglich ist. Dadurch kann eine Verlängerung der QT-Dauer vorgetäuscht werden (SURAWICZ und LEPESCHKIN 1953). Diese Veränderungen sind Folge einer Kaliumverarmung des Herzmuskels und bilden sich, soweit sie nicht durch einen Innenschichtschaden bei chronischer Coronarinsuffizienz (HOLZMANN 1952) überlagert sind, nach Kaliumzufuhr zurück (LEPESCHKIN 1951).

Auch für die sog. „energetisch-dynamische" Herzinsuffizienz HEGGLINs ist wohl Kaliummangel ein wesentlicher Faktor (LEPESCHKIN 1951; HEGGLIN 1947). Daß Kaliummangel im Tierexperiment nicht nur Herzinsuffizienz, sondern auch schwere, morphologisch feststellbare Myokardschädigungen bewirken kann, wurde von MILLER und DARROW (1940), FOLLIS (1943), KRONBERG und ENDICOTT (1946) nachgewiesen. Es kommt dabei zu herdförmigen Zerstörungen der Muskelfasern durch schollig-körnigen Zerfall oder hyaline Entartung mit Einwanderung von Fibroblasten bzw. dem Bilde einer diffusen Myokarditis (GRUNDNER-CULEMANN 1952). Bei Patienten, die im Coma diabeticum gestorben waren und bei denen klinisch eine hochgradige Hypokaliämie nachgewiesen war, fand sich mehrfach eine schwere Myokarditis (PERRY und ROSENBAUM 1951; MILLER und DARROW 1940; KRONBERG und ENDICOTT 1946; FOLLIS 1943).

Zur Erklärung des Auftretens eines Kaliummangels beim diabetischen Koma mögen folgende Überlegungen beitragen. Schon im Präkoma entsteht durch die Dehydration eine negative Ionenbilanz, die zu Verlusten von Na^+ und Cl^-, aber auch den intracellulären Ionen K^+ und $Phosphat^-$ führt. Es kommt in diesem Stadium meist nicht zur Plasmahypokaliämie, da bei zunehmendem Verlust extracellulärer Flüssigkeit die aus dem Intracellulärraum abgegebene Flüssigkeit den Plasma-Kalium-Gehalt hochhält. Aber es kann intracellulär schon eine Kaliumverarmung vorliegen. Die zur gleichen Zeit stark erhöhte adreno-corticale Aktivität mag dazu beitragen, die an Kalium verarmten Zellen zu schädigen (vgl. CANNON, FRAZIER u. HUGHES 1953). Die Restitution des Kaliumspeichers der Zellen bzw. der Austausch gegen Na^+ bzw. H^+ ist zudem durch das Nichtvorhandensein verwertbarer, d. h. zum Eindringen in die Zellen befähigter Glucose und vielleicht auch durch die Acidose erschwert. Wird nun mit ausreichenden Insulindosen behandelt, so kann Glucose wieder in die Zellen aufgenommen und verwertet werden, und es können nun diejenigen Stoffwechselprozesse wieder in Gang kommen (Phosphorilisierung der Glucose, Bildung von energiereichem Phosphat), welche die Aufnahme des Kaliums in die Zellen entgegen dem Energiegefälle ermöglichen. Da dies in nahezu allen Körperzellen, vornehmlich aber in den Leberzellen und in der Muskulatur, stattfindet, sinkt mit dem Blutzucker auch der Kaliumgehalt des Plasmas, da die beschränkten Kaliumreserven des Extracellularraumes nicht ausreichen. Obwohl die negative renale Kaliumbilanz sofort ins Positive umschlägt (WEISSBERG, McGAVACK et al. 1949) kann — meist 12—24 Std nach Einsetzen der Insulinbehandlung — eine erhebliche Hypokaliämie des Plasmas eintreten. Dies wird vor allem die Organe mit hohem Kalium-turn-over, in erster Linie die immer tätige Muskulatur des Herzens (vielleicht auch die Nieren) in Schwierigkeiten bringen, die das bei jeder Kontraktion zwangsläufig verlorengehende Kalium nicht mehr aus dem Plasma restituieren können. Es kommt dort zum intracellulären Kaliummangel. In zweiter Linie können die dauernd tätigen Atemmuskeln (Zwerchfell, Thoraxmuskeln) betroffen werden. Diese Darstellung läßt erkennen, daß es nicht allein auf das Serum-Kalium, sondern vielmehr auf das intracelluläre Kalium ankommt. Für Herz und Skeletmuskulatur ist der intracelluläre Kaliumspeicher wahrscheinlich die primäre Quelle der Energie der Muskelkontraktion (FLECKENSTEIN 1955), daher seine Auffüllbarkeit von größter funktioneller Bedeutung.

Es erscheint wahrscheinlich, daß am Herzen eher als an anderen Organen (Muskeln usw.) Symptome von Kaliummangel auftreten können, daß also dem recht seltenen voll entwickelten Bilde der hypokalämischen Atem- und Muskellähmung viel häufiger Herzschädigungen auf Basis des Kaliummangels gegenüberstehen. Die Häufigkeit entsprechender EKG-Veränderungen und herzinsuffizienzartiger Erscheinungen während der zweiten Hälfte des Komas spricht für diese Annahme. Der Serum-Kalium-Spiegel ist nicht immer maßgeblich, da sich die vor der Insulintherapie zu intracellulärer Kaliumverarmung tendierenden Umstände mit den Insulinfolgen überschneiden können. Wahrscheinlich ist, daß der Kaliummangel einer der wichtigsten Faktoren ist, der das so gefürchtete Überdauern der Symptome der Kreislaufinsuffizienz nach Beherrschung der Acidose und der Hyperglykämie verursacht. Für die Therapie mag wichtig sein, daß bei Kaliummangel eine Überempfindlichkeit gegenüber Digitalis bestehen kann·(LOWN, SALZBERG et al. 1951). Auch eine therapeutisch besonders durch intravenöse Gaben erzeugte Hyperkaliämie ist, wie von LENSI und CANNIGIA (1951) für einen Fall von Coma diabeticum mitgeteilt, nicht ohne Gefahr für den Herzmuskel, besonders das Reizleitungssystem.

3. Herz und Kreislauf bei hypoglykämischen Zuständen.

Das klinische Bild des hypoglykämischen Zustandes jeder Genese — sei er durch primären oder sekundären „Hyperinsulinismus", ungewollt im Rahmen der Insulinbehandlung des Diabetes oder gewollt beim Insulinschock zur Behandlung der Schizophrenie (SACKEL 1935) ausgelöst — wird durch die Reaktion des Kreislaufs wesentlich mitbestimmt. Dabei ist die Wirkung des Insulins auf die Kreislauforgane sicherlich komplexer Natur. Sekundäre Wirkungen, wie der Effekt der kompensatorischen Aktivierung anderer Inkretdrüsen und einer Umstellung der vegetativen Innervation spielen dabei eine wesentliche, wahrscheinlich die entscheidende Rolle. Wenn es auch zur Zeit noch nicht möglich ist, den Gesamtvorgang in allen Einzelheiten zu verstehen, so können doch einzelne Sekundärwirkungen als gesichert, andere als hypothetisch herausgestellt werden.

So ist die kompensatorische Ausschüttung von Adrenalin während der Insulinhypoglykämie als sicher erwiesen (BRANDT und KATZ 1933; CANNON, IVER u. BLISS 1924; HEILBRUN und LIEBERT 1939; LA BARRE et HOUSSA 1932; RAAB 1943; TIETZ, DORNHEGGER u. GOLDMANN 1940; TSCHEBOKSAROFF und MALKIN 1925). Für die Kreislaufreaktion nach Insulin scheint es von entscheidender Bedeutung zu sein (KUGELMANN 1931). Die nach Insulin nahezu regelmäßig beobachtete Zunahme der Blutdruckamplitude mit Anstieg des systolischen und Abfall des diastolischen Blutdrucks (RÖSSEL und WULLEN 1952; ERNSTENE und ALTSCHULE 1931; BÜRGER 1937; KUGELMANN 1931; HADORN 1936) ist ohne weiteres als Adrenalinwirkung zu verstehen. Auch die Zunahme des Herzminutenvolumens (BEIGLBÖCK 1938; ERNSTENE und ALTSCHULE 1931; LAUTER und BAUMANN 1929; RÖSSEL und WULLEN 1952; KNEBEL 1950), die Zunahme der Kreislaufgeschwindigkeit (BEIGLBÖCK 1938) und die damit im Zusammenhang stehende höhere Sauerstoffsättigung des venösen Blutes (HOLZER und KLEIN 1928; WIECHMANN 1931) können als Adrenalinwirkung gedeutet werden. Adrenalektomie plus Denervation des Herzens beseitigt im Tierexperiment diese Kreis-laufwirkungen des Insulins (CANNON, IVER u. BLISS 1924). Aus dem Befund, daß Adrenalektomie allein dies nicht vermag, kann vielleicht geschlossen werden, daß eine zusätzliche neurogene Sympathicusaktivierung am Gesamtbild der Insulin-wirkung teilhat.

Der Anstieg des Adrenalinspiegels im Blut ist möglicherweise der Anlaß zu einer über den Hypophysenvorderlappen ausgelösten Mehrproduktion von Neben-nierenrindenhormonen (BLISS, RUBIN, GILBERT 1951). So konnten BARTELHEIMER und CABEZA (1942) das Auftreten corticotroper Wirkstoffe im Blut während der Insulinhypoglykämie nachweisen. Auch der Abfall der Eosinophilen im Blut nach Insulin weist auf sekundäre Aktivitätssteigerung der Nebennierenrinde hin (DURY 1950). Mit den kardiovasculären Wirkungen zusätzlich produzierter Nebennierenrindenhormone muß also während der Insulinhypoglykämie eben-falls gerechnet werden.

Nicht ganz zum Bilde einer reinen Adrenalinwirkung paßt es, daß nach Insulin auch häufig Pulsverlangsamung (HORANY LASZLO et al. 1937; WITTGEN-STEIN und MENDEL 1924; HADORN 1936; ROOT 1938; RÖSSEL und WULLEN 1952) beobachtet wurde, wenn auch bei der Mehrzahl der Fälle die Tendenz zu Puls-beschleunigung überwiegt. Es ist daran gedacht worden, daß Insulin als para-sympathisches Hormon auch vagale Reflexe bahnt und so eine allgemeine Über-erregbarkeit des vegetativen Nervensystems bewirkt. Der Wechsel von Hautröte und Blässe, das Schwitzen, der Tremor, die häufig beobachteten phasischen Schwankungen von Blutdruck und Pulsfrequenz (RÖSSEL und WULLEN 1951) sprechen in diesem Sinne. Die Beobachtung von RUDNIKOFF (1951), daß Insulin die Reizschwelle des Carotissinus-Reflexes senkt, könnte in diesem Sinne und auch zur Erklärung der Insulinbradykardie verwertet werden. Es besteht jedoch bisher kein Anlaß zu einer Verallgemeinerung dieser Beobachtung. Die Über-aktivität des Carotissinus nach Insulin ist ein Symptom, das bei Zuständen, die eine zusätzliche Reizung dieser Gegend (z. B. Halsoperationen) bewirken können, Beobachtung verdient.

Auch Blutdrucksenkungen sind nach Insulin beobachtet worden (HEINRICH und SUSSNER 1937); sie kommen auch terminal im schwersten Insulinschock vor. Zur Erklärung des terminalen Kreislaufkollapses sind weitere Sekundäreffekte, besonders zentralvenöser Genese, zu berücksichtigen.

Auf die unmittelbar capillarerweiternde Wirkung des Insulins haben schon JÜRGENSEN und NOORDEN (1925) hingewiesen. Nach FELDBERG (1950) wird die Cholinacetylase durch Glucosekonzentrationen, die der normalen Blutzucker-höhe entsprechen, stark gehemmt; diese hat ihr Wirkungsoptimum bei 10% der Blutzuckerkonzentration. Schwere Hypoglykämie fördert also durch Wegfall der „Glucosebremse" die lokale Entstehung von Acetylcholin; hierin sehen RÖSSEL und OSSWALD (1954) eine Erklärung für die von ihnen nach Insulin am Kaninchenohr beobachtete capilläre Hyperämie. FELDBERG (1950) weist darauf hin, daß die vermehrte Entstehung von Acetylcholin in der motorischen Rinde zur Genese hypoglykämischer Krämpfe beitragen kann.

Auch die Capillarresistenz wird durch Insulin deutlich vermindert (HOLLAND 1940; BÜRGER 1954; BARTELHEIMER 1949; BATTISTA und F. NUTT 1942). Die Wirkung läßt sich schon bei geringen Blutzuckersenkungen nachweisen (bis 70 mg-%, HOLLAND 1940). Sie wird durch gleichzeitige Zuckergabe (Verhinde-rung des Blutzuckerabfalls) aufgehoben (HOLLAND 1940; BÜRGER 1954), jedoch ebenfalls durch pharmakologische Dämpfung des vegetativen Nervensystems, und zwar sowohl durch Luminal als durch Ergotamin und Atropin (BARTELHEIMER 1949). Es handelt sich offenbar um einen indirekten Insulineffekt.

Bedeutung gewinnt diese Verminderung der Capillarresistenz dadurch, daß im Insulinschock gelegentlich Spontanblutungen in verschiedenen Körperregionen beobachtet werden. BAKER und LUFKIN (1937) sahen im hypoglykämischen Schock petechiale Hirnblutungen. ENGEL (1939) sah eine Hämoptoe. EHRMANN und JACOBI (1925) berichten von Pleurablutungen und MORITZ (1929) von Nierenblutungen. Das Auftreten von Blutungen im Augenhintergrund nach Insulinüberdosierungen beschreibt GIARDINI (1949). Nach HÖPKER (1954) waren bei 14 (11,8%) von 118 im hypoglykämischen Schock Verstorbenen Petechien und Blutungen im Gehirn nachweisbar; sie treten im Zusammenhang mit cerebralen Durchblutungsstörungen auf. Solche lokalen angiospastischen cerebralen Durchblutungsstörungen können in der Hypoglykämie ähnlich wie bei Anoxie durch Einwirkung der Vasomotoren ausgelöst werden. Sie führen zu fokalen, zum Teil konfluierenden Erweichungen, besonders im Bereich der Hirnrinde, unter Umständen auch zu lokalen Blutungen, Erweichungen und Cysten. Ob diese cerebralen Angiospasmen nur im Zusammenhang mit hypoglykämischen bzw. anoxischen Krämpfen auftreten oder, wie HÖPKER (1951) meint, auch unabhängig davon, ist noch nicht entschieden. Daneben finden sich nach tödlichen Hypoglykämien auch diffuse, von der Gefäßversorgung unabhängige Schädigungen der Nervenzellen, die entsprechend der verschiedenen Vulnerabilität infolge unterschiedlicher Stoffwechselgröße (unterschiedlicher Sauerstoff- bzw. Zuckerbedarf) der einzelnen Zellarten zu systemgebundenen oder topistischen Ausfällen führen und als direkte Wirkung der Hypoglykämie auf den Stoffwechsel angesehen werden können. So sind bei Todesfällen im hypoglykämischen Schock solche mit dominierend diffuser Nervenzelländerung etwa ebenso häufig wie solche, die vorwiegend als Folge lokaler Kreislaufstörung aufzufassen sind. Wenn die nach KETY und SMITH (1946) gemessene Hirndurchblutung bei Hypoglykämie auch zunächst sich nicht ändert, und nur der Sauerstoffverbrauch des Gehirns mit fallendem Blutzucker absinkt, so beweist dies nicht eine gleichmäßige Versorgung aller Hirnteile, da lokale Angiospasmen das Bild verändern können. Nach RÖSSEL und OSSWALD (1954) deutet das postmortale Capillarbild des Zentralnervensystems bei insulinbehandelten Ratten und Kaninchen auf eine besonders starke Beeinträchtigung der Durchblutung der Hirnrinde hin. In ihrer Gesamtheit können die zirkulationsbedingten, diffusen Nervenzellschädigungen nach Hypoglykämie zum Bilde des irreversiblen normo- bzw. hyperglykämischen Komas nach Insulinschock führen.

Während die Funktionen des Zentralnervensystems von der Glucosezufuhr durch das Blut nahezu in gleicher Weise abhängig sind wie von der Sauerstoffzufuhr, benötigt das Herz nur relativ geringe Glucosemengen, vermutlich, weil ihm in Gestalt der Blutmilchsäure eine zusätzliche KH-Quelle, die auch zum Glykogenaufbau Verwendung finden kann, zur Verfügung steht. So reduziert tödlicher hypoglykämischer Schock nach HADORN (1937) nicht immer den Glykogengehalt des Herzmuskels. Entsprechend werden auch morphologische Läsionen des Herzmuskels in der Hypoglykämie vermißt. MEESSENs (1940) Befunde am Kaninchenherzen (disseminierte Nekrosen nach hohen Insulindosen) konnten von HADORN und WALTHARD (1939), NEGRI (1942) und TANNENBERGER (1939) nicht bestätigt werden. Es handelt sich wohl kaum um einen spezifischen Effekt (NEGRI 1942). Hypoglykämie und ihre Folgeerscheinungen, unter anderem auch die Adrenalinausschüttung, bewirken am gesunden Herzen nur reversible Zustandsänderungen, die im EKG ihren Ausdruck finden können. Es ist dabei vor allem auch an Beeinflussungen des Ionenstoffwechsels zu denken, für die ja gerade der Herzmuskel ein empfindlicher Indicator ist. Unter dem Einfluß des Insulins werden Zucker, Kalium und Phosphat aus dem extracellulären Raum in die Zellen aufgenommen. Es kommt daher parallel mit dem Absinken des Blutzuckers auch zu einer Abnahme des Kaliumgehalts des Plasmas. Entsprechend können am Herzen, dessen Kaliumaustausch sehr hoch ist, hypokaliämische Veränderungen auftreten, die im EKG zum Ausdruck kommen (HADORN 1936). Man kann nachweisen, daß im Insulinschock Schizophrener hypokaliämische EKG-Veränderungen (QT-Verlängerung, vorzeitiger Einfall des 2. Herztons) vermieden werden können, wenn durch Kaliumzufuhr das Abfallen des Plasmakaliums oder durch Glucosezufuhr trotz abgesunkenem Plasmakalium die Hypoglykämie verhindert wurde.

Mit der Betonung der Bedeutung der Kaliumionen sind die Möglichkeiten einer Beeinflussung des Herzmuskelstoffwechsels durch das Insulin keineswegs erschöpft. Verschiebungen in der Verteilung des Wassers und anderer Ionen, etwa des Natriums zwischen Zellen und Extracellularraum, werden ebenso eine Rolle spielen wie der niedrige Blutzuckerspiegel selbst und ganz besonders die Stoffwechselwirkung der mit dem Blutstrom vermehrt herangetragenen aber auch im Herzen selbst durch Sympathicusreiz lokal entstandenen Katecholamine.

Vielfältige EKG-Veränderungen sind beschrieben, von denen nur Veränderungen der P-Zacke (P pulmonale, HADORN 1937), Verkleinerungen von R (HAYNAL 1925), Verbreiterung des QRS-Komplexes (BEIGLBÖCK 1938; LAUTER und BAUMANN 1929; HADORN 1937), Senkungen von St (BEIGLBÖCK 1938; GILBERT u. GOLDSICHER 1946; GOLDMANN 1940; HADORN 1937; MEESINGER 1938; MIDLETON u. OATWAY 1931; POLZER 1950; ROMANO, MAZZI u. BASILO 1936; SCHÖNBRUNNER 1935; SOSKIN, KATZ und FRITSCH 1935), Abflachung und Negativwerden der T-Zacken (SCHÄFFER, BUCKA u. FRIEDLÄNDER 1927; BEIGLBÖCK 1938; BELLET und DYER 1939; GILBERT u. GOLDSICHER 1946; GOLDMANN 1940; HADORN 1937; HEGGLIN 1940; LAUTER und BAUMANN 1929; MEESINGER 1938; SOSKIN, KATZ u. FRITSCH 1935; WITTGENSTEIN und MENDEL 1924; v. HAYNAL 1925), Verlängerung von QT (GOLDMANN 1940; HADORN 1937; MEESINGER 1938; SCHÄFFER, BUCKA u. FRIEDLÄNDER 1927; ROMANO, MAZZI u. BASILO 1936), zum Teil kombiniert mit vorzeitigem Einfall des 2. Herztons (HADORN 1937; HEGGLIN 1940), Störungen der Überleitung bis zum AV-Block (HADORN 1937), Extrasystolen, elektrischer Alternans (SCHÄFFER, BUCKA und FRIEDLÄNDER 1927) erwähnt sein mögen. Diese EKG-Veränderungen stehen in keiner direkten Abhängigkeit zum zeitlichen Verlauf und zur Intensität der Hypoglykämie. (SCHÄFFER et al. 1927; HADORN 1936; HAYNAL, VIVODSKY u. GYÖRGRI 1928; LAUTER und BAUMANN 1929; SOSKIN, KATZ u. FRITSCH 1935). Sie bilden sich nicht immer sofort nach Normalisierung des Blutzuckers zurück (SOSKIN et al. 1935), ein Hinweis darauf, daß sekundäre Wirkungsvermittler (Adrenalin, Ionenverschiebung usw.) eingeschaltet sind. An der grundsätzlichen Reversibilität aller dieser Veränderungen am gesunden Herzen ist jedoch kaum zu zweifeln (HADORN 1937; ROOT 1938).

Als schwerste aber seltene Komplikation der Insulinschockbehandlung beobachtete BEIGLBÖCK (1938) ein akutes Lungenödem. Zweifellos stellt die schwere, durch Insulin-Überdosierung erzeugte Hypoglykämie eine erhebliche Belastung für Herz und Kreislauf dar. Diese kann dann zu Schädigungen führen, wenn sie ein vorbelastetes Gefäßsystem trifft. Bei älteren Diabetikern ist immer mit einer solchen Vorbelastung, besonders durch Coronar- und Cerebralsklerose zu rechnen. In solchen Fällen können die sekundäre Adrenalinausschüttung mit ihren Kreislauffolgen, die neurogene Sympathicusaktivierung, die Mehrausschüttung gefäßaktiver, die Katecholaminwirkung sensibilisierender Nebennierensteroide und deren Mineralstoffwechselwirkung einen Kreislauf schwer belasten, welcher wegen Coronarsklerose schon an der Grenze der Leistungsfähigkeit arbeitet und durch die Insulinhypoglykämie und Hypokaliämie nun noch zusätzlichen Schwierigkeiten bezüglich des Kohlenhydratstoffwechsels der Herzmuskulatur gegenübersteht. So kann es bei der Insulintherapie zu Angina pectorisartigen Zuständen kommen (BLOTNER 1930; ERNSTENE u. ALTSCHULE 1931; HETENYI 1926; THURNER 1930; SCHWEERS 1938; SCHÖNBRUNNER 1935), die sich bis zum Vollbilde des Myokardinfarkts steigern können (BLOTNER 1930; GILBERT u. GOLDSICHER 1946; GRALLNICH 1944; JOSLIN 1948; LABBÉ et BOULIN 1933). Auch bei dekompensiertenHerzkranken kann Insulinüberdosierung zu einerVerschlechterung führen (BLASEK 1934). Andererseits stellt der nicht eingestellte stoffwechsel-dekompensierte Diabetes ebenfalls eine nicht zu unterschätzende Gefahr für den Kreislauf solcher Patienten dar. Die besondere Gefährdung von Diabetikern mit Coronarsklerose und Herzinsuffizienz durch hypoglykämische Zustände sollte daher nicht dazu führen, eine zur Kompensation des Stoffwechsels notwendige Insulintherapie zu unterlassen, zumal der günstige Einfluß einer guten Einstellung des Diabetes gerade auch für die kardiovasculären Komplikationen sicher erwiesen ist. Die Einstellung hat jedoch so zu erfolgen, daß hypoglykämische — und zwar sowohl kurz dauernde hypoglykämische Schwankungen, wie sie besonders bei der Altinsulintherapie vorkommen — als auch die länger anhaltenden hypoglykämischen Zustände bei der Behandlung mit Depotinsulinen, mit Sicherheit vermieden werden. Es kann in diesen Fällen besser sein, eine Restglykosurie von täglich nicht mehr als 10—20 g in Kauf zu nehmen, als sich durch eine rigorose Einstellung in den Gefahrenbereich hypoglykämischer Schwankungen zu begeben.

Eine ungünstige Beeinflussung der peripheren Zirkulation (Augenhintergrund, Niere, Extremitätenende) durch Insulin und Hypoglykämie ist nicht sicher erwiesen. Für Augenhintergrund und Nierenerkrankung, weniger sicher auch für die zu diabetischer Gangrän führende Zirkulationsstörung, ist die protektive Wirkung einer guten Einstellung des Diabetes mit Insulin eindeutig festgestellt. Man wird jedoch gerade für die peripherste Strombahn annehmen können, daß der Gewebsstoffwechsel etwa bei normalem Blutzucker optimale Bedingungen hat, und daß Zuckermangel ähnlich wirkt wie Verminderung der Verwertbarkeit des Zuckers bei Insulinmangel. Die Forderung, hypoglykämische Zustände nach Möglichkeit zu vermeiden, ergibt sich somit mit abgestufter Dringlichkeit bei jeder Form der Diabetes-Therapie.

II. Herz und Kreislauf bei der Fettsucht.

Ähnlich wie manche Kranke mit leichter Herzinsuffizienz klagen Fettleibige oft über Beschwerden bei körperlichen Anstrengungen. Es kommt beim Gehen und Treppensteigen zu auffallender Atemnot, auch zu Herzklopfen mit Tachykardie, zu Schweißneigung und rascher Ermüdbarkeit. Untrainierte und Muskelschwache zeigen diese Beschwerden in vermehrtem Maße, während jüngere Fettleibige mit gut entwickelter Muskulatur oft bei erstaunlicher körperlicher Leistungsfähigkeit beschwerdefrei sind.

Die objektive Untersuchung ergibt trotz vorhandener Beschwerden oft keinen krankhaften Befund an Herz und Kreislauf, insbesondere keine Zeichen für das Vorliegen einer Herzinsuffizienz. Körperliche Arbeit bedeutet für diese muskelschwachen, untrainierten Fettleibigen oft eine unverhältnismäßig starke Belastung, so daß das Auftreten von Atemnot usw. bei, im Vergleich zum Normalgewichtigen, niederen Belastungsstufen schon dadurch seine Erklärung findet. Der Arbeitsaufwand für die Leerbewegung ist größer, die Mehrproduktion an Wärme belastet die Wärmeregulation, der stärkere Anstieg des Sauerstoffverbrauchs belastet Kreislauf und Atmung (MASTER u. JAFFE u. CHERKY 1953). Dabei ist die Atmung durch verminderte Vitalkapazität (Zwerchfellhochstand) und durch die große Masse der zu bewegenden Teile erschwert, der Kreislauf meist auch wenig trainiert, so daß ein Anstieg des Herzminutenvolumens nicht wie beim Arbeitsgewohnten vorwiegend durch Vermehrung des Schlagvolumens, sondern in erster Linie durch Erhöhung der Herzfrequenz geleistet wird.

Ist der Kreislauf, wie häufig bei älteren Fettleibigen, durch organische Erkrankungen (Hypertension, Arteriosklerose besonders Coronarsklerose) vorbelastet, so schränkt die Fettsucht die Leistungsfähigkeit der betroffenen Personen weiter ein, und die Symptome der organischen Erkrankung, wie Oppressionsgefühl, Stenokardien, Asthma-cardiale-ähnliche Zustände, Schwindel eventuell echte Herzinsuffizienz, werden deutlicher hervortreten. Im ganzen gesehen bedingt die Fettleibigkeit eine erhebliche Verminderung der Lebenserwartung. Nach Auswertung von Akten amerikanischer Lebensversicherungsgesellschaften über mehr als 200000 Personen zeigten DUBLIN und LOTKA (1936), daß die Mortalität bei einem Übergewicht von 5—14% auf 122%, bei 14—25% auf 144%, bei 25% und mehr auf 175% derjenigen normalgewichtiger Personen ansteigt. Wenn auch diese Zahlen zum Teil durch andere, häufige Komplikationen der Fettsucht, wie Diabetes, Gallenwegserkrankungen, Lebercirrhosen usw. beeinflußt werden, so fällt doch die Hauptlast auf Schädigungen der Kreislauforgane (MOSCHKOWITZ 1945; MORRISON 1951; REYNARSON and GASTINEAU 1949; BAKER und WILLIUS 1938; ARMSTRONG, DUBLIN et al. 1951; NEWMAN 1951).

Das „Fettherz", in seiner anatomischen Umgrenzung bereits von HARVEY, BORHAEVE, MORGAGNI u. a. festgelegt, geht in seiner klinischen Definition auf LEYDEN (1889) zurück. Das subepikardiale Fett ist vermehrt, und auch das zwischen Herzbeutel und Brustwand befindliche Fett nimmt stark an Umfang zu und bildet in der Gegend der Herzspitze einen charakteristischen Fettbürzel. Auch auf die Herzmuskulatur selbst greift das Fett unmittelbar über, findet sich an der Basis, in der Auriculo-Ventrikularrinne, besonders über dem rechten Ventrikel und schließlich auch an der Hinterwand der linken Kammer. Von der Oberfläche her wird der Herzmuskel selbst bis weit in die Tiefe hin infiltriert. Endlich erreicht das Fettgewebe auch das Endokard und manchmal dringt es sogar in die Papillarmuskeln ein (SMITH u. WILLIUS 1933). Die Beobachtung von FAHR (1910), derzufolge ein Herzblock allein auf die Verdrängung spezifischer Reizleitungsfasern durch Einwachsen des Fetts zurückzuführen war, zeigt die Möglichkeit lokaler Störungen durch infiltrierendes Fettwachstum. Nicht zu verwechseln mit dieser Form der Herzverfettung ist die sog. fettige Degeneration des Herzmuskels, die Folge infektiöser und toxischer Noxen ist, und die sich bei der eigentlichen Fettsucht kaum nachweisen läßt (LUBARSCH 1911). So ausgeprägt und eindrucksvoll die Fettdurchwachsung des Herzens auch sein mag, v. ROMBERG (1927) beobachtete bis zu 50% Fettgewebe des Gesamtherzgewichtes, so wenig wird die Herzfunktion selbst von diesen Veränderungen in Mitleidenschaft gezogen. Die Tatsache, daß bei schwerer Herzinsuffizienz fettleibiger Kranker in Einzelfällen kaum eine Herzverfettung nachzuweisen war (HIRSCH 1899), spricht ebenso für die geringe lokale Bedeutung des Fettgewebes wie die Beobachtung, daß auch normalgewichtige Personen im anatomischen Sinne ein Fettherz haben können (LUBARSCH 1911), ohne Zeichen einer Herzfunktionsstörung zu bieten.

Auch die Herzlage ist bei Fettsucht oft verändert. Der für den Fettsüchtigen charakteristische Zwerchfellhochstand ist einmal Folge der abdominellen Fettablagerung (MASTER u. OPPENHEIMER 1929; GREEN und BECKMANN 1948; FISCHBERG 1940; v. ROMBERG 1927), zum anderen durch den abdominellen Meteorismus bedingt. Letzterer (LAUTER und BAUMANN 1928) wiederum ist Folge der schlechteren Resorptionsverhältnisse für die Darmgase, da nach SCHOEN (1925) eine optimale Strömung des Blutes in den Darmgefäßen für die Resorption verantwortlich ist, diese aber beim Fettsüchtigen aus noch zu besprechenden Gründen eher verlangsamt ist. Die dadurch bedingte Verlagerung des Herzens, das infolge stärkeren Zwerchfellanstiegs links (v. ROMBERG 1927) mehr nach rechts oben ausweicht, sollte bei perkutorischer, röntgenologischer und elektrokardiographischer Beurteilung berücksichtigt werden. Der gastrokardiale Symptomenkomplex Roemhelds (1912), der bei Fettleibigen häufig die Symptomatologie mitbestimmt, findet in dieser veränderten Herzlage zum Teil seine Erklärung.

Diese mehr topographischen Alterationen sind aber nur in geringem Maße für die nachlassende Herzleistung anzuschuldigen. Das Mißverhältnis zwischen Herzgröße und Körperfülle kann als ein Faktor eine wesentliche Rolle spielen. Herzgröße und Körpergewicht steigen normalerweise miteinander (Müller 1883), doch ist hierbei nicht das absolute Körpergewicht maßgebend, sondern vorwiegend die Masse der tätigen Muskulatur (Hirsch 1899). Es liegt auf der Hand, daß bei manchen Fettsüchtigen, die sich wegen ihrer Fettsucht nur wenig bewegen, die Herzgröße keinesfalls mit der Körperfülle Schritt hält (Hirsch 1899; v. Romberg 1927). Auf der anderen Seite wiederum bedingt das Depotfett ein größeres Capillarbett, das teilhat an dem durchaus lebhaften Stoffwechsel des Fettgewebes (Schönheimer 1941; F. Müller 1953). Der Sauerstoffverbrauch steigt bei unverändertem Grundumsatz etwa proportional der Körperoberfläche an. Das Minutenvolumen des Herzens ist nach den Untersuchungen von Lauter und Baumann (1928) absolut erhöht, während Groscurt (1929) mit der Methode von Eppinger, Kisch u. Schwarz (1925) eher eine Verkleinerung des Minutenvolumens sah, besonders wenn er es in Relation zum Körpergewicht brachte. Muskelstärkere Fettsüchtige haben gegenüber gleichgewichtigen Muskelschwachen ein wesentlich höheres Herzminutenvolumen (Taylor, Brozek und Keys 1952). Entsprechend verhält es sich mit der Sauerstoffutilisation; diese wird mit steigendem Fettgehalt größer, das Herzminutenvolumen steigt bei zunehmendem Fettgehalt nicht in gleichem Maße wie der Sauerstoffverbrauch an. Da mit zunehmendem Fettgehalt mit dem Sauerstoffverbrauch auch das Capillarvolumen ansteigt, muß angenommen werden, daß die Strömungsgeschwindigkeit des Blutes im ganzen, besonders aber in bestimmten Kreislaufabschnitten, wie z. B. im Fettgewebe selbst, verlangsamt ist. So wird bei körperlicher Ruhe das Herz kaum zusätzlich belastet, vielleicht mit ein Grund für das Kleinbleiben des Herzens bei Adipositas. Bei körperlicher Arbeit steigt der Sauerstoffverbrauch des Übergewichtigen stärker an als der des Normalen. Noch mehr wird möglicherweise das Herzminutenvolumen ansteigen, wenn die Reserve stärkerer Sauerstoffutilisation des Blutes schon in der Ruhe teilweise beansprucht ist. Vergleichende Messungen über das Verhalten des Herzminutenvolumens bei Adipösen und Normalgewichtigen während der Arbeit liegen nicht vor.

Mangelndes Training, nicht nur der Skeletmuskulatur, sondern auch der kardiovasculären Regulation kann die Leistungsfähigkeit weiter vermindern. So wird die Zunahme des Herzminutenvolumens weniger durch Anstieg des Schlagvolumens als durch eine Tachykardie erreicht, eine für den Wirkungsgrad des Herzmuskels wenig vorteilhafte Einstellung. Ist schon die Herabsetzung der venösen Sauerstoffsättigung in der Ruhe analog dem Verhalten bei Herzinsuffizienz, so wird die unökonomische Belastung bei der Arbeit das Auftreten echter Herzinsuffizienzzeichen begünstigen, wenn die Leistungsfähigkeit des Kreislaufs durch zusätzliche organische Herzschäden (Klappenfehler, Hochdruck, Coronarsklerose usw.) vermindert wird.

Über das Verhalten der aktiven Blutmenge und deren Relation zur Kapazität des Gefäßsystems bei Fettleibigen ist kaum etwas Sicheres bekannt. Kollapse sind im gewöhnlichen Leben bei Fettleibigen sicher nicht häufiger als bei Normalgewichtigen. Dies mag mit der meist größeren Ausgeglichenheit der vegetativen Regulationen bei korpulenten Menschen zusammenhängen. Andererseits sind Kollapse nach Operationen, Infekten, Unfällen und anderen schweren Belastungen beim Fettleibigen besonders gefürchtet, wohl ein Zeichen dafür, daß man auch in dieser Hinsicht die Regelfunktion durch das Vorhandensein der Fettleibigkeit als vorbelastet betrachten muß. Hochrein (1936) wies auf die Bedeutung der aktiven Muskeltätigkeit für den venösen Rückstrom hin. Auch in dieser Beziehung sind muskelschwache, untätige Fettleibige schlechter gestellt. Auf die größere Häufigkeit von Fettembolien nach Unfällen Adipöser sei hingewiesen.

Ein weiteres Moment, das das Herz der Fettsüchtigen an die Grenze der Leistungsfähigkeit treiben kann, ist in der veränderten Atmung mit ihren Folgen zu suchen. Burwell, Robin et al. (1956) haben das Zusammentreffen von extremer Fettsucht und alveolärer Hypoventilation als besondere Krankheitsgruppe herausgegriffen und in Anlehnung an Charles Dickens als „*Pickwickian Syndrome*" bezeichnet. Diese Fettsüchtigen haben infolge ihrer alveolären Hypoventilation mit dem Anstieg von pCO_2 und dem Abfall von Sauerstoff im Blut eine ausgesprochene Schlafneigung, Somnolenz und nicht selten Phasen mit periodischem Atmen. Die arterielle Sauerstoffuntersättigung führt zur Cyanose, Polyglobulie, und über einen pulmonalen Hochdruck kann sich auch das Vollbild eines chronischen Cor pulmonale entwickeln (s. K. Matthes, dieses Handbuch). Bei der Frage nach der Ursache der diesen Symptomen zugrunde liegenden Hypoventilation wird man einmal zu berücksichtigen haben, daß die Atemarbeit bei Fetten schon in der Ruhe stark erhöht ist und bei Steigerung der Ventilation unproportional ansteigt (Fishman, Turino u. Bergofsky 1957; Kaufman, Ferguson u. Cherniak 1959). Hierfür mögen einige statische Veränderungen des Fettsüchtigen als Teilursache verantwortlich sein. Die Hochdrängung des Zwerchfells schränkt den Atemraum ein. Lagert der Körper Fett an, so wandert der Schwerpunkt mehr nach vorn. Dem wird, um die Muskulatur weniger zu beanspruchen, mit vermehrter Lendenlordose begegnet, die wiederum eine stärkere Kyphose der Brustwirbelsäule zur Folge hat. Dieses „Haltungssyndrom" (Kerr u. Lagen 1936), die Starre des fettgepolsterten Thorax und der Zwerchfellhochstand können zur Verminderung der Vitalkapazität führen (Prodger u. Dennig 1932). Noch stärker können Atemgrenzwert und Tiffeneau-Wert vermindert sein. Die Residualluft nimmt signifikant ab (Gerardy, Herberg u. Kuhn 1960). Es wird die Meinung vertreten, daß im Gefolge der unproportioniert zunehmenden Atemarbeit eine neue, zu konsekutiver alveolärer Hypoventilation führenden Niveaueinstellung der Atemzentren eintritt, als deren Folge sich dann zusätzlich noch eine reversible Erregbarkeitsminderung der Atemzentren entwickelt (Auchincloss, Cook u. Renzetti 1955; Gotzsche u. Petersen 1958; Gerardy, Herberg u. Kuhn 1959). Diese — noch hypothetische — Vorstellung macht es verständlich, daß beim extrem Fettsüchtigen eine alveoläre Hypoventilation auch ohne eine zusätzliche Lungenaffektion auftreten kann. Kommt noch eine chronische Bronchitis und eine bei Fettleibigen entsprechend der bei ihnen oft vorhandenen „Bindegewebsschwäche", Neigung zum Lungenemphysem hinzu, so kann auch auf diesem Wege eine Entwicklung zum chronischen Cor pulmonale eintreten.

Eine solche Entwicklung in Richtung einer Überlastung des rechten Herzens ist jedoch bei Fettleibigen relativ selten. Viel häufiger treten organische Kreislaufschäden im Gefolge eines sich entwickelnden Hochdrucks oder einer Arteriosklerose auf.

In zahlreichen statistischen Untersuchungen wurde auf das gehäufte Zusammentreffen von Hochdruck und Fettsucht hingewiesen. Master, Dublin und Marks (1950) kamen bei der Auswertung der Untersuchungsergebnisse von über 15 000 Industriearbeitern zu dem Schluß, daß bei steigendem Körpergewicht auch der Blutdruck ansteigende Tendenz hat. Gleiche Beobachtungen machten

Alvarez und Stanley (1930), die allerdings die Korrelation zwischen Körpergewicht und Größe auf der einen und Blutdruck auf der anderen Seite erst nach dem 35. Lebensjahr für erwiesen ansehen. Levy, White et al. (1946) fanden bei einem Untersuchungsmaterial von über 22000 Armeeoffizieren bei Fettleibigen 2,5mal so häufig Blutdruckerhöhung als bei den gleichaltrigen normalgewichtigen Kontrollgruppen. Ähnliche Beobachtungen liegen von Green u. Beckmann (1948), Gager (1930), Thomson (1952), Master und Oppenheimer (1929), Symonds (1923), Terry (1923), Short (1939) vor. Bei allen Untersuchungen zeigt sich, daß vorwiegend in der 6. Lebensdekade eine Korrelation zwischen Gewichtszunahme und Anstieg des Blutdrucks besteht. Taylor, Brozek u. Keys (1952) fanden bei jugendlichen Fettleibigen mit intraarterieller Blutdruckmessung normale Blutdruckwerte. Sie weisen auf die Fehlermöglichkeit bei der indirekten Druckmessung bei adipösem Arm mit zu schmaler Blutdruckmanschette hin (Thomson und Doupe 1949; Ragan und Birdley 1941). Solche methodischen Einwände mögen mit vollem Recht gegen die Behauptung einer Beziehung zwischen Fettleibigkeit und Blutdruck in den jüngeren Altersklassen gemacht werden, sie sind aber kaum geeignet, die zahlreichen Beobachtungen über eine Korrelation von Hypertonie und Fettsucht im Alter zu entkräften.

Nach Master, Jaffe u. Cherky (1955) waren von 118 hypertonischen Männern 32,2% fettsüchtig gegenüber 14,8% der Kontrollpersonen mit normalem Blutdruck, während bei Frauen die entsprechenden Zahlen 31,4% und 26,4% betragen. Diese Beziehungen gelten nur für die leichteren Formen der Gewichtszunahmen. Bei einer Fettsucht mit über 25% Gewichtszunahme war eine signifikante Verbindung von Hochdruck und Fettsucht auch bei Männern nicht nachweisbar. In dem sich nicht entsprechenden Verhältnis von fetten und sehr fetten Kranken sowie in dem Auseinandergehen der Befunde bei den Geschlechtern drückt sich die Problematik der Beziehungen zwischen Hochdruck und Fettsucht aus, deren ätiologische Verknüpfung mit Betonung einer Priorität nicht erwiesen ist. Offenbar spielt das Fettgewebe als solches nicht die auslösende Rolle. Eher ist anzunehmen, daß Fettsucht und Hypertension voneinander unabhängig Ausdruck einer gemeinsamen konstitutionellen Anlage sind (Robinson u. Brucer 1940).

In Tierversuchen konnte gezeigt werden (Heymans u. Laleber 1949), daß bei mit Mastkost ernährten Ratten der Blutdruck mit zunehmendem Gewicht zwar anstieg, aber keine Werte erreichte, die als Hypertension bezeichnet werden können. Wood u. Cash (1939) konnten bei Hunden, die experimentell hyperton gemacht waren, bei Masternährung und Gewichtszunahme eine weitere Zunahme des schon bestehenden Hochdrucks nachweisen, der aber bei Diät und Gewichtsabnahme wieder auf die Ausgangswerte zurückging. Es bestand hier also bereits ein Hochdruck, als mit der Mastkost ein zusätzliches Moment geschaffen wurde.

In ähnlicher Richtung weisen schließlich auch die zahlreichen Beobachtungen daß bei dicken Menschen nach Reduktion des Gewichts auch der Blutdruck zwar noch hyperton, aber niedriger gefunden wurde (Terry 1923). Unter den Kranken von Green u. Beckmann (1948) reagierten 50% der adipösen Hypertoniker mit Blutdruckabfall, wenn es gelungen war, das Körpergewicht zu reduzieren. Auch die Beobachtungen aus den letzten Kriegen zeigen, daß mit der Reduktion von Ernährung systolischer und diastolischer Druck der untersuchten Menschengruppen abfielen (Rußland: Brozek, Wells u. Keys 1948; Holland: Lups und Franke 1947). Diese Beobachtungen sind in vielen Ländern gemacht worden, und wie die gegenteilige Reaktion, daß mit Einsetzen normaler Ernährungsverhältnisse auch die Blutdruckwerte wieder ihre alte Höhe und mehr erreichten, im Sinne einer gewissen Bindung von Hochdruck und Körpergewicht zu werten.

Die häufige Verknüpfung von Hochdruck und Fettsucht wird sich wahrscheinlich aus der Entwicklung beider „Syndrome" in ihrer konstitutionellen Gebundenheit heraus verstehen. Inwieweit endokrine Momente, wie sie bei der Fettsucht des Cushing-Kranken oder bei den Dicken aus dem Formenkreis der Hypophysen- und Gonadenerkrankungen bedeutungsvoll werden, eine vermittelnde Funktion ausüben, ist in den betreffenden Kapiteln diskutiert (siehe E. WOLLHEIM).

So ist auf der einen Seite die Fettsucht nicht ohne Einfluß auf die Entwicklung der Hypertension, wie andererseits letztere für die Zirkulation und besonders das Herz des Fettsüchtigen erhebliche Bedeutung hat. Linkshypertrophie mit nächtlichen Anfällen von Asthma cardiale und alle Zustände und Krankheitsfolgen, die für den Hochdruckkranken an sich charakteristisch sind, treffen beim Fettsüchtigen sowohl veränderte Kreislaufverhältnisse als auch abnorme Gesamtbedingungen an. Schließlich aber stellt die Hypertension einen Teilfaktor in der Pathogenese der Arteriosklerose dar, die für den Adipösen in ihrer Lokalisation und deren Folgen eine besondere, wenn auch nicht spezifische Bedeutung hat.

Nach MARTIN (1953) kann das vermehrte Auftreten von arteriosklerotischen Veränderungen beim Übergewichtigen als statistisch gesichert gelten. WILENS (1947) untersuchte die Aorta von 1250 Personen und setzte das Ausmaß der Arteriosklerose in Beziehung zum Körpergewicht. Dabei ergab sich eine deutliche positive Korrelation. Bei Kranken, die vor dem Tode durch konsumierende Prozesse stark an Gewicht abgenommen hatten, war auch im Verhältnis das Ausmaß der Sklerose geringer, so daß WILENS (1947) sogar das Zurückgehen von schon bestehenden Arterienveränderungen diskutiert. Nähere Einblicke in die möglichen Zusammenhänge von Fettsucht und Arteriosklerose sind nur bei Berücksichtigung der Entstehungsweise der letzteren zu erhalten. Auf der einen Seite spielen Gefäßbelastungen, wie die Hypertension sicherlich eine richtunggebende Rolle. Bei Fettsüchtigen mit Hochdruck wurde ein vergrößertes Aortengewicht mit Vermehrung des Cholesterins gefunden, während bei normotonen Dicken annähernd normale Werte erhalten wurden (FABER und LUND 1949). Der Calciumgehalt der Aortenwand zeigte Beziehung zum Alter und nicht zur Höhe des Blutdrucks oder zum Ausmaß der Fettsucht. Neben dem mechanischen Moment bei Auslösung der Arteriosklerose muß chemischen Gesichtspunkten Rechnung getragen werden. Es kann an dieser Stelle nicht erneut auf die Beziehungen der Arteriosklerose zum Lipoid- und Fettstoffwechsel eingegangen werden; es genügt der Hinweis auf den entsprechenden Abschnitt dieses Handbuches (s. SCHETTLER, WOLLHEIM). Sicher ist, daß im Verlauf chronischer Überernährung Cholesteringehalt und Neutralfettspiegel sowie der Gehalt des Blutes an den verschiedenen Fraktionen der Lipoproteide Veränderungen erfährt, welche ebenso wie die Hypertonie die Entwicklung einer Arteriosklerose begünstigen können. Die zahlreichen Beobachtungen, denen zufolge in Hungerzeiten weniger Arteriosklerose gefunden wurde (BROZEK, WELLS u. KEYS 1950), sind nicht mit Sicherheit auf einen Teilfaktor zu beziehen, da sowohl Blutfettspiegel als auch Blutdruckhöhe im Hunger abfallen. Die sichergestellte diätetische und zum Teil medikamentöse Beeinflußbarkeit des Blutlipoidspiegels kann der Diättherapie der Fettsucht besondere Nuancen verleihen (WOLLHEIM, BAHNER 1955).

Wie beim Normalgewichtigen findet die Arteriosklerose auch beim Adipösen im Coronargefäß ihre entscheidende Lokalisation. MASTER, JAFFE und CHERKY (1953) sahen sowohl Angina pectoris als auch Coronarinsuffizienz doppelt so häufig bei fettsüchtigen Männern wie bei normalgewichtigen Kontrollpersonen. Bei Frauen konnten sie einen solchen Unterschied nicht feststellen, während

BAKER und WILLINS (1938) auf die Häufigkeit der Fettsucht bei Frauen mit Coronarthrombosen hinweisen. Schwieriger gestaltet sich die Frage nach Coronarerkrankungen Fettsüchtiger bei Differenzierung in einzelne Altersklassen. BAKER und WILLINS (1938) sahen die Beziehung in allen Altersklassen, während MARTIN (1953) nur bei älteren Menschen eine signifikante Korrelation zwischen Fettsucht und Coronarerkrankungen feststellen konnte. Im Gegensatz dazu stehen die Beobachtungen, denen zufolge gerade bei Jugendlichen mit Coronarerkrankungen viele Übergewichtige notiert wurden. Von 80 Fällen mit tödlichen Coronarthrombosen junger Soldaten (FRENCH und DOCK 1944) waren 73 übergewichtig, wenn die gebräuchlichen amerikanischen Größen- und Gewichtstabellen zugrunde gelegt wurden. Nach YATER, TRAMM et al. (1928) übersteigt dagegen das Durchschnittsgewicht einer Gruppe von 850 Fällen von Coronarerkrankungen bei 18—39jährigen nicht dasjenige einer Kontrollgruppe.

Aus dem vorliegenden statistischen Material kann der Schluß gezogen werden, daß bei Männern über 50 Jahren Fettleibigkeit das Auftreten von Coronarerkrankungen begünstigt. Bei Frauen und bei Jugendlichen ist ein solcher Schluß nicht mit gleicher Sicherheit möglich. Man kann aber an dem ungewollten Massenexperiment der Kriegszeiten nicht vorübergehen. Aus allen betroffenen Ländern, deren Ernährungsbedingungen erheblich schlechter waren, liegen Beobachtungen vor, nach denen Myokardinfarkt und Coronarerkrankungen signifikant abnahmen. Bei normaler Ernährung stiegen die Erkrankungsquoten auf alte und zum Teil höhere Werte an (BROZEK, WELLS u. KEYS 1950; MALMROS 1950).

Nimmt man somit an, daß die Fettsucht einen reversiblen Faktor darstellt, der die Entwicklung einer Arteriosklerose, besonders Coronarsklerose begünstigt, so nimmt es nicht wunder, daß in einigen Statistiken (YATER, TRAMM et al. 1928) die Prognose bei Coronarerkrankungen, besonders bei einfacher Angina pectoris, gerade bei Übergewichtigen günstiger zu sein scheint. Hier besteht in der Verminderung des reversiblen Faktors Fettsucht eine zusätzliche Chance für die Therapie ähnlich wie etwa bei der thyreotoxischen Herzinsuffizienz in der Beseitigung der Hyperthyreose.

Das EKG von Patienten mit mehr als 25% Übergewicht zeigt nach SHORT (1939) in 45% der Fälle pathologische Veränderungen. So führt allein die mechanische Verlagerung des Herzens durch den Zwerchfellhochstand zur entsprechenden Ablenkung des QRS-Komplexes (SCHLOMKA u. KLEIN 1938; LEPESCHKIN 1957). Der Winkel des QRS-Komplexes ist bei 95% der hochgradig, bei 84% der mäßig Fettleibigen, bei 51—66% der Normalpersonen und bei 33% der Untergewichtigen kleiner als 30° (GUBNER u. UNGERLEIDER 1943). Nach SCHLOMKA u. BLANKE (1938) ist dabei die Herzlage nicht allein ausschlaggebend für den EKG-Typ, sondern dieser resultiert vorwiegend aus den funktionellen Bedingungen des Herzens beim Fettsüchtigen. Während unter physiologischen Bedingungen keine Beziehungen zwischen QT und Gewicht nachzuweisen sind, kann es bei extremer Fettsucht auch zur Verlängerung von QT kommen (SCHLOMKA u. WITSCH 1939). In den Brustwandableitungen sind die Spannungen von QRS und T oft auffallend niedrig, was mit den Ableitungsbedingungen zusammenhängen dürfte. Andere Veränderungen im EKG bei Fettsucht sind nicht durch die Fettsucht selbst, sondern durch zusätzliche Herzerkrankungen bedingt. Insbesondere spielt die Coronarsklerose hierbei eine entscheidende Rolle.

Thrombosen können bei Fettsüchtigen gehäuft auftreten. Neben einer anlagebedingten Varicenbildung spielen hier mehrere Momente eine Rolle. Die Stauung in der Peripherie, die im Gefolge verlangsamter Blutströmung zu einer Aktivierung der Blutgerinnungsfaktoren (LASCH, MECHELKE, NUSSER u. SESSNER 1958) führt, und die größere lokale Belastung der Gefäßwände durch Arteriosklerose sind nur zwei pathogenetische Faktoren für die Begünstigung thrombotischer Prozesse beim Fettsüchtigen. Darüber hinaus kann eine Zunahme alimentären Fetts (BÜRGER u. SCHRADE 1939; WALDRON u. DUNCAN 1954; FLUTE, BARKHAN

u. RHODES 1957; LASCH u. SCHIMPF 1956; O'BRIEN 1957) über eine Aktivierung der Thrombokinasefunktion des Blutes zu einer weiteren Verkürzung der Gerinnungszeit führen. Statistisch läßt sich das gehäufte Vorkommen von Thrombose und Embolie bei Fettleibigen besonders im gynäkologischen Material nachweisen (H. RUNGE u. J. HARTERT 1956), da dieses von anderen thrombosefördernden Faktoren wie Alter, Herzinsuffizienz und Kachexie am wenigsten belastet ist.

Die Therapie der Herz- und Kreislaufkomplikationen beim Fettsüchtigen erfordert grundsätzlich die gleichen Maßnahmen, die bei Normalgewichtigen angewendet werden. Darüber hinaus muß beim Fettsüchtigen die Gewichtsabnahme im Mittelpunkt aller therapeutischen Bemühungen stehen. Die Möglichkeit, das Gewicht zu reduzieren und dadurch günstigere Arbeitsmöglichkeiten für Herz- und Kreislauf zu schaffen, ergibt eine zusätzliche Behandlungsmöglichkeit für Herzkomplikationen beim Fettleibigen. Die Gewichtsreduktion wird in jedem Falle mit Mitteln anzustreben sein, die den an sich gefährdeten Kreislauf nicht zusätzlich belasten. So wird man von einer Thyroxin-Behandlung in allen Fällen absehen, bei denen nicht eine Hypothyreose neben der Fettsucht vorhanden ist. Ebenso wird eine Bewegungstherapie nur in eingeschränktem Maße möglich sein. Bei der Diättherapie wird besonders dann, wenn arteriosklerotische Komplikationen vorliegen, im Rahmen der Entfettungskur eine fett- und cholesterinarme Diät durchzuführen sein. Im übrigen ist die diätetische und medikamentöse Behandlung der Fettsucht nach den auch sonst geltenden Regeln durchzuführen. Eine oft nachhaltige Besserung der Herz- und Kreislaufverhältnisse des fettleibigen Menschen ist oft der Lohn einer konsequent durchgeführten Gewichtsreduktion.

III. Herz und Kreislauf bei der Beriberi.

1. Klinik der kardiovasculären Form der Beriberi.

Wenn der Arzt der gemäßigten Zone dem Krankheitsbild der Beriberi auch nur selten begegnet, so hat das Problem der Pathogenese dieser Mangelerkrankung allgemeine Bedeutung. Obgleich die Ätiologie mit der mangelnden Zufuhr von Vitamin B_1 einfach zu sein scheint, ist die Pathogenese und die sich daraus entwickelnde klinische Symptomatologie weder einförmig noch klar abzugrenzen. Die Einteilung in eine trockene Form mit hauptsächlicher Beteiligung des peripheren Nervensystems, eine feuchte Form mit ausgedehnten Ödemen und Ergüssen und schließlich in eine kardiovasculäre Form (WEISS 1940; STROUD 1940) hat nur bedingt Gültigkeit, da Übergänge zwischen den einzelnen Symptomengruppen bestehen und Mischformen vorkommen. Auch der Versuch, eine orientalische Beriberi (KEEFER 1930; SCOTT und HAMBES 1928; MORGAN, WHITE und RAVENSWEAY 1946), von der okzidentalen Art dieser Krankheit zu unterscheiden (WEISS und WILKINS 1937; WEISS 1940; CAMPBELL und ALLISON 1940; DUSTIN, WEYLER u. ROBERTS 1939; PANLLEY und AITKEN 1944; BLANKENHORN, VILLER et al. 1946; EPSTEIN 1947; RASKOFF 1942; EVANS und ELLIOT 1945; FARBER und MILLER 1945) befriedigt nicht vollständig.

a) Der Beginn der Herz- und Kreislaufsymptome bei der *orientalischen Beriberi* ist im Gegensatz zu den Erscheinungen von seiten des Nervensystems meist akut (AALSMEER und WENKEBACH 1929; WALTERS 1953; FALZOY 1941). Oft sind ein Infekt, in den Tropen vor allen Dingen die Malaria (SCHRETZENMAYER 1937), Tumoren (ADOLPH und ZELLWEGER 1955), eine Schwangerschaft oder ein Diabetes mellitus (BICKEL 1940) auslösende Ursachen und helfen den bisher latenten Symptomen zum akuten Ausbruch. Auch chronische Infekte können als auslösende Momente Bedeutung gewinnen, worauf FARBER und MILLER (1945) beim Zusammentreffen von Tuberkulose und Beriberi hingewiesen haben. Müdigkeit, starkes Herzklopfen, Schwitzen, allgemeines Unwohlsein und Wadenschmerzen werden bei der orientalischen Form der Beriberi recht regelmäßig als Prodromalsymptome beobachtet (WENKEBACH 1934; JOLIFFE, GOODHART 1939). Daneben wird noch weiterhin auf Präcordialangst, Angina pectoris-artige Beschwerden mit einem ausgeprägten Retrosternalschmerz (SCHRETZENMAYER 1937) hingewiesen, doch sind letztere Symptome weniger häufig und entsprechen mehr der okzidentalen Form der Mangelerkrankung. Die Unfähigkeit zur Leistung irgendeiner körperlichen Arbeit (AALSMEER 1951) ist bei kardiovasculärer Beriberi sehr viel ausgesprochener als beim polyneuritischen Symptomenkomplex. Zustände von Asthma cardiale (GUTENKAUF 1951) gelangen selten zur Beobachtung und gehören nicht zur eigentlichen orientalischen Beriberi. Meist besteht eine ausgesprochene Dyspnoe (WEISS und WILKINS 1937). Das Herz ist perkutorisch und röntgenologisch vergrößert, ein Symptom, das auch bei leichteren Fällen schon ausgeprägt ist. Die Herzfrequenz ist beschleunigt, epigastrische Pulsationen werden deutlich (SHIMAZANO 1927) und wogende Pulsationen bei Verbreiterung der absoluten Herzdämpfung zeichnen sich an der Brustwand ab (WENKEBACH 1934). Man hört vornehmlich über der Auskultationsstelle der Tricuspidalis und Pulmonalis sowohl systolische wie auch diastolische Geräusche. Ein schneller Wechsel dieser Geräusche — oft mehrmals am Tage — wird dabei als charakteristisch angegeben. Im Röntgenbild sind alle Zeichen der Herzdilatation nachzuweisen, doch überwiegt in den schweren Fällen von orientalischer Beriberi bei weitem die Dilatation des rechten Herzens (HOLZMANN 1945). In reinen Fällen von orientalischer Beriberi besteht keine Lungenstauung, ein Befund, zu dem die extreme Stauung im großen Kreislauf im krassen Gegensatz steht. Die Venen am Halse, in den Armen und am Thorax sind überfüllt (WENKEBACH 1934; NAGAYO 1912; SHIMAZANO 1927), und häufig sind Venenpuls und Leberpulsationen (PENDL 1954) nachzuweisen. Diese ausgeprägte Rechtsinsuffizienz ist für die Beriberi aber erst im Zusammenhang mit anderen Kreislaufveränderungen charakteristisch, die als sog. „peripheres Kreislaufsyndrom" schließlich das Herz zum Erliegen bringen. Der Puls ist „celer et altus" (WENKEBACH 1934; AALSMEER 1951; ZELLWEGER und ADOLPH 1955; SHIMAZANO 1927; LAHEY, ARST et al. 1953) entsprechend der großen Blutdruckamplitude, die vornehmlich durch das Absinken des diastolischen und weniger durch einen Anstieg des systolischen Druckes bedingt ist. Es kommt dabei zu Tonbildungen in den großen Arterien, ähnlich wie bei Aorteninsuffizienz. Die Erhöhung des Venendruckes, die das Blut bei der Punktion im Strahl aus der Nadel spritzen läßt, und eine deutliche Abnahme der arteriovenösen Sauerstoffdifferenz zeigen das periphere Syndrom als Ausdruck eines „hyperzirkulatorischen Kreislaufs". Eine Zeitlang kann das Herz die vermehrte Arbeit bei Ruhe noch kompensieren. Doch dann mündet schließlich der Fehlerkreis, der zwischen peripherem Syndrom und Nachlassen der Herzleistung geschlossen ist, in den akuten Herztod, den „Shoshin", ein. Die Kranken wälzen sich unruhig im Bett, werden cyanotisch und erbrechen. Mit allen Hilfsmuskeln der Atmung ringen sie nach Luft, die Temperatur sinkt ab und der Patient stirbt im Herzstillstand (NAGAYO 1912; SHIMAZANO 1927). In diesem finalen klinischen Syndrom, das von WENKEBACH (1934) außerordentlich eindrucksvoll geschildert wird, entsteht der Eindruck: „als ob der Mensch in dem Stausee, der rechtes Herz, Leber und das ganze Venensystem erfüllt, erstickt, wobei aber bis terminal Lungenstauung oder Lungenödem vermißt werden". Diese kardiale, foudroyant verlaufende Form ist gerade bei jugendlichen Patienten nicht selten, und für manchen akuten Todesfall von Säuglingen im Orient wird man die Beriberi verantwortlich machen müssen.

Von WALTERS (1953) wurde bei einer Gruppe von Perlfischern im Persischen Golf eine Form der Beriberi beschrieben, bei der Blutdruckkrisen akut auftraten und einige Kranke in solchem Blutdruckanstieg zugrunde gingen. „Eigentümlich harte Waden" (REINHARD 1916; WENKEBACH 1934; SCHRETZENMAYER 1937; ANDERSON 1951), die wahrscheinlich neben der Wasseransammlung im Gewebe besonders auf die Quellung der Muskulatur zurückzuführen sind, ergeben bei schlanken Patienten ein groteskes Bild, das durch eine Gesichtsschwellung (PENDL 1954) noch verstärkt sein kann.

b) *Okzidentale Beriberi.* Von der charakteristischen Verlaufsform der orientalischen Beriberi muß jene Verlaufsart unterschieden werden, die vornehmlich im Okzident auftritt und für deren Zustandekommen meist mehrere Bedingungen erfüllt sein müssen. In einem großen Teil der Fälle, bis zu 50%, handelt es sich um chronische Trinker (CAMPBELL und ALLISON 1940; FALZOY 1941; BENCHIMOL und SCHLESINGER 1953; BLANKENHORN 1945; STROUD 1940; GOODHART und JOLIFFE 1938; AALSMEER 1951; BOWE 1942). Zum einen steigt mit vermehrtem Konsum von Alkohol der Bedarf an Vitamin B_1 an, da ein großer Teil des Verbrennungsstoffwechsels vom Alkohol bestritten wird, zum anderen führen Nebenerscheinungen des Alkoholismus wie Gastritis, Leberschaden mit portalen Stauungen zu schlechteren Resorptionsbedingungen, unter denen schließlich auch die Aufnahme von Vitamin B_1 leidet.

Bei der im *Abendland beobachteten Form der Beriberi* (okzidentale Verlaufsform) ist das periphere Kreislaufsyndrom weniger ausgeprägt, dafür treten Symptome von seiten des linken Herzens mehr in den Vordergrund. Neben einer gewissen Belastung des rechten Ventrikels haben die Kranken vornehmlich Zeichen der Linksinsuffizienz (HOLZMANN 1945; BLANKENHORN 1945; GUTENKAUF 1951), Angina pectoris- und Asthma cardiale-Anfälle sind häufig und stehen oft im Mittelpunkt der subjektiven Klagen (GRIFFITH 1952). Von BENCHIMOL und SCHLESINGER (1953) wurden 2 Kranke beobachtet, die klinisch den Verdacht einer auf arteriosklerotischer Grundlage vorliegenden Coronarsklerose nahelegten, bei denen aber bei der Sektion ein typisches Beriberi-Herz gefunden wurde.

Auch eine Negerpatientin von JERVEY (1957), die an einer Herzinsuffizienz verstarb, als deren Ursache klinisch ein Klappenfehler oder ein chronisches Cor pulmonale angenommen wurde, hatte im histologischen Befund ein typisches Beriberi-Herz. An dieser war die Patientin 18 Jahre vor ihrem Tode erkrankt.

Die größere Blutdruckamplitude ist weniger durch einen Abfall des diastolischen Drucks als durch Anstieg des systolischen Druckwertes bedingt (AALSMEER 1951). Das Ödem ist ein häufiges Symptom, das oft initial den Erscheinungen von seiten des Herzens vorausgeht (BENCHIMOL und SCHLESINGER 1953). In späteren Stadien werden nicht selten Perikardergüsse, Hydrothorax und Ascites nachgewiesen (WESTBERG 1951). Offenbar handelt es sich bei diesen Ödemen nicht um reine Stauungsödeme, wie sie bei Herzinsuffizienz anderer Genese beobachtet werden (SCHRETZENMAYER 1937). Sie stehen nach Lokalisation und Art zwischen kardialem Ödem und Myxödem, wobei der kardialen Komponente aber der wesentliche Anteil zukommt. Die Läsion des peripheren Nervensystems und dessen Einfluß auf die Beziehung zwischen Capillarsystem und Gewebe werden zur Erklärung herangezogen (SAPHIR 1941). Inwieweit Veränderungen im Bluteiweißspektrum in der Genese der Ödeme eine Rolle spielen, ist noch nicht entschieden (WEISS und WILKINS 1937; GRIFFITH 1952). Gleichzeitig tritt gegenüber dem oben beschriebenen Bild der orientalischen Beriberi die Lungenstauung schon frühzeitig in den Vordergrund. Die Belastung im kleinen Kreislauf, auf die AALSMEER (1951), WESTBERG (1951), CRAWFORD (1952) u. a. hingewiesen haben, findet in erhöhten Druckwerten — von BURWELL und DEXTER (1947) mit dem

Herzkatheter in der Pulmonalis festgestellt — ihren objektiven Ausdruck. So ist auch ein Lungenödem im akuten Beginn der okzidentalen Beriberi nicht außergewöhnlich. Die Ausschwemmung der Ödeme geht oft mit einer Verschlechterung der polyneuritischen Symptome einher (KEEFER 1930; BLANKENHORN, VILLER et al. 1946).

Während bei der orientalischen Form der Beriberi das eindrucksvolle Bild des schwerkranken, nach Luft ringenden Patienten wenig differentialdiagnostische Schwierigkeiten bereitet, müssen zur Annahme einer Beriberi im Abendland mehrere Gesichtspunkte erfüllt sein. BLANKENHORN (1945) verlangt für die Diagnose der kardiovasculären Form der B_1-Avitaminose neben einem großen, nach beiden Seiten verbreiterten Herzen Ödeme, erhöhten Venendruck und eine periphere Neuritis. Weiterhin müssen in der Anamnese des Kranken Möglichkeiten für einen Mangel von Vitamin B_1 bestehen, wobei aber neben der absoluten Menge der täglichen Vitaminaufnahme die gesamten Ernährungsbedingungen (Kohlenhydratzufuhr, Alkohol, Eiweißmangel) und eventuell veränderte Stoffwechselsituationen (Thyreotoxikose, Diabetes, Schwangerschaft) berücksichtigt werden müssen. Schließlich wird man für die Diagnose noch Veränderungen im EKG heranziehen, die gerade bei der abendländischen Beriberi ausgeprägt sind, während sie überraschenderweise bei der akuten Form der orientalischen Form der Beriberi fehlen oder ganz in den Hintergrund treten können (AALSMEER 1951).

Die Befunde im EKG sind vielseitig, zeigen aber kein für Beriberi spezifisches Bild. In einigen Fällen wurde eine ausgesprochene Niederspannung festgestellt (HOLZMANN 1945; GRIFFITH 1952; BLANKENHORN 1945). Fast in allen Phasen des elektrischen Erregungsablaufes sind Veränderungen beschrieben. Während WENKEBACH (1934) und KEEFER (1930) eine Verkürzung von PQ, die besonders in schweren Fällen extreme Werte erreichen soll, für charakteristisch halten, wird von HOLZMANN (1945) eher auf eine Verlängerung von PQ hingewiesen. Vorhofflimmern (GRIFFITH 1952; KEYS, HENSCHEL, TAYLOR 1945 u. a.) wurde ebenso beobachtet wie eine AV-Blockierung (WINTROBE 1945; JOLIFFE und GOODHART 1938; WESTBERG 1951). Veränderungen von QRS, ein Rechts- und Linksschenkelblock bis zum Arborisationsblock (BRINKMANN und PRIOR 1950) sind nicht außergewöhnlich (GRIFFITH 1952). Die Verlängerung von QT, die HOLZMANN (1945) beobachtete, wird von GRIFFITH (1952) und BLANKENHORN (1945) als verlängerte elektrische Systole ebenfalls beschrieben. Schließlich müssen noch die Veränderungen des Kammerendteiles Erwähnung finden, von einer Hebung bzw. Senkung von ST (GRIFFITH 1952) über eine Abflachung von T (WEISS 1940; KEEFER 1930; BLANKENHORN 1945; CAMPBELL und ALLISON 1940) bis zu einer Umkehr von T (WILLIAMS, MASON und SMITH 1939; AALSMEER 1951; FISCHBACH 1948; BENCHIMOL und SCHLESINGER 1953; GUTENKAUF 1951) alle möglichen Varianten beschrieben wurden. BENCHIMOL und SCHLESINGER (1953) sehen gerade in der Ähnlichkeit zum EKG bei Patienten mit Coronarsklerose ein besonderes Charakteristikum für das EKG des Beriberi-Kranken. Außerdem muß noch auf die Mitteilung von GRIFFITH (1952) hingewiesen werden, der im Verlauf der Beriberi einen Vorderwandinfarkt am Herzen beobachtete.

In Tierversuchen, die von HUNDLEY, ASHBURN und SEBRELL (1945) bei B-avitaminotischen Ratten, von DE SOLDATI (1940) bei Hunden und von WINTROBE, ALCAYAGA et al. (1943) bei avitaminotischen Schweinen durchgeführt wurden, zeigten sich im EKG neben einer Bradykardie eine Knotung und Umkehr der T-Zacke, Vorhofkammerdissoziation, atrioventrikuläre Blockbildung, Sinusarrhythmien, negatives diphasisches T und schließlich ein Arborisationsblock mit ektopischem Ventrikelrhythmus und Vorhofflimmern. Diese Veränderungen erinnern an das EKG bei Myokardose.

2. Zur pathologischen Anatomie der Beriberi.

Das Beriberi-Herz imponiert bei der makroskopischen Untersuchung als äußerst schlaffes, vergrößertes Gebilde, wobei nach KEEWEIT DE JONGE (1911) und H. S. ROLL (1934) die Herzwände so weich sein können, daß der untersuchende Finger die Muskulatur leicht zerreißen kann. Offenbar ist die Ursache dieser verminderten Konsistenz der Herzwand eine übermäßige Dilatation, die sich ohne vorherige Hypertrophie der Muskulatur entwickelt hat (WENKEBACH 1934; AALSMEER 1929). Bei Schweinen (FOLLIS, MILLER et al. 1943), die unter Aneurinmangel leben, kommt es zu einer ausgeprägten Herzdilatation, ohne daß Zeichen der Hypertrophie der Herzmuskulatur festgestellt werden konnten. Die morgenländische Form der Beriberi betrifft fast ausschließlich das rechte Herz (NAGAYO 1912), wobei neben der außergewöhnlich starken Dilatation des rechten Vorhofs eine ebensolche der rechten Kammer mit besonderer Betonung der pulmonalen Ausflußbahn auffällt (SHIMAZANO 1927). Im Tierversuch ließ sich diese Rechtsdilatation des Herzens bei Ratten von RINEHART und GREENBERG (1949) reproduzieren. Als weiterer Befund muß noch die Beobachtung von WENKEBACH (1934) erwähnt werden, der eine plötzliche Verengerung der erweiterten Pulmonalis infolge Einschnürung durch die Perikardumschlagsfalte bei seinen Fällen beobachtete, so daß eine relative Pulmonalstenose zusätzliche Bedeutung erlangte. Perikardergüsse sind nicht selten (SHIMAZANO 1927; ROLLER 1940). Das linke Herz ist bei der orientalischen Form der Beriberi meist nicht erweitert, ja eher klein. Dies gilt in besonderem Maße vom linken Vorhof (REINHARDT 1916). Bei der Mangelerkrankung im Okzident fällt das allseitig vergrößerte Herz mehr ins Auge. Wenn auch hierbei die Rechtsvergrößerung überwiegt, nimmt in vielen Fällen die Linkshypertrophie und -dilatation ein beträchtliches Ausmaß an (BLANKENHORN 1945; BJUGREEN 1941; GUTENKAUF 1951; BICKEL 1940). Transversaldurchmesser von 17,8 bei einem Längsdurchmesser von 19 cm wurden von BICKEL (1940) gemessen. Im rechten Vorhof sind häufig wandständige Thromben als Zeichen der Stauung nachweisbar (BRINKMANN und PRIOR 1950).

In mikroskopischer Sicht fallen sowohl am Endokard wie am Perikard kleine hämorrhagische Petechien ins Auge, die wohl infolge der übermäßigen Dehnung durch Läsion kleinster Gefäße entstanden sind (J. J. SMITH und J. FURTH 1943). Kleineren Venenflecken am Perikard kommt keine Bedeutung zu. Der Hauptsitz pathologischer Veränderungen ist das Myokard. Seine Quellung durch ein interstitielles Ödem (WEISS 1940; AALSMEER und WENKEBACH 1929) mit sekundärer hydropischer Degeneration scheint die primäre Veränderung zu sein (SCRIBA 1939). Von ihr aus entwickeln sich mit Verlust der Kernstreifung und über einen Fibrillenzerfall herdförmige Fasereinschmelzungen und schließlich Nekrosen. Die zunehmende destruktive Quellung des Sarkoplasmas bis zur Sarkolyse führt schließlich zu „Leeren Sarkolemschläuchen" (VALLATON 1949), die Ursache für Verminderung von Tonus und Kraft des Herzmuskels sind. Der Abriß von Muskelfasern (GUTENKAUF 1951) ist so ebenfalls nur als letztes Stadium des Myokardfibrillenverfalls anzusehen. Folge der Sarkolyse sind Einwanderungen von Leukocyten und Histiocyten in charakteristischen interstitiellen Rundzelleninfiltraten (DÜRK 1908). Schließlich kommt es zur interstitiellen Fibrose (WENKEBACH 1934; GUTENKAUF 1951; SCRIBA 1939; JERVEY 1957), die sich besonders in den dem Endokard nahegelegenen Muskelschichten ausbreitet. Diese subendokardiale Myokardfibrose (RINEHART und GREENBERG 1949) ist für das Beriberi-Herz außerordentlich charakteristisch (BRINKMANN und PRIOR 1950; SCHLESINGER und BENCHIMOL 1951; SMITH und FURTH 1943; WENKEBACH 1934). Die histologischen Veränderungen werden nicht nur an der Muskelwand des rechten Ventrikels, sondern auch im linken Ventrikel und im Septum gefunden (CRAWFORD 1952). Auch das Reizleitungssystem des Beriberi-Herzens ist mit hydropischer Degeneration, Kernhyperchromasie (RINEHART und GREENBERG 1949) den allgemeinen Veränderungen unterworfen.

An der Gefäßmuskulatur sind interstitielles Ödem und hydropische Degeneration der Muscularis beschrieben worden (NAGAYO 1912; PENDL 1954; LUCKNER und SCRIBA 1949). Weiterhin wird auf eine Häufung von Aortensklerose bei Kranken mit Beriberi hingewiesen. Das Auftreten einer Endarteriitis großer Arterien (PEKELHARENG und WINKLER; zit. WENKEBACH 1934) ist wohl doch ein sehr viel seltener zu beobachtender Befund. Die übrigen Organe zeigen nach pathologisch-anatomischen Gesichtspunkten keine ausgesprochenen spezifischen Veränderungen. Daß der Mangel an Vitamin B$_1$ und die häufig damit verbundene Unterernährung für die Entwicklung einer Lebercirrhose von Bedeutung sein kann, sei nur insofern erwähnt, als hier Mechanismen gleicher Pathogenese eine Rolle spielen, wie sie für das Zustandekommen des Beriberi-Herzens unten auch besprochen werden müssen. Daß das pathologisch-anatomische Bild der Organe zu einem nicht unerheblichen Teil durch die Folgen der akuten Rechtsinsuffizienz geprägt ist, daß sich Stauungsleber und Stauungsniere entwickeln, braucht nicht besonders erwähnt zu werden.

Schließlich ist noch auf die Veränderungen im peripheren, aber auch im zentralen und vegetativen Nervensystem hinzuweisen, die an anderer Stelle besprochen sind (Handbuch Neurologie, Handbuch Ernährungskrankheiten), deren Kenntnis aber von wesentlicher Bedeutung für manche Herz- und Kreislaufsymptome des Krankheitsbildes Beriberi sind.

So ist das pathologische Substrat des am „shoshin" gestorbenen Kranken zwar ein sehr eindrucksvolles, den Tod erklärendes Dokument, doch ist dem morphologischen Befund, und das gilt vor allen Dingen für das Herz, der Entwicklungsgang nicht anzusehen. Man wird funktionelle Momente berücksichtigen müssen, deren Wirksamwerden schließlich zum akuten Herzversagen führt.

3. Funktionelle Pathologie der Beriberi.

Die Frage, ob die kardiovasculären Erscheinungen der Beriberi allein aus dem Mangel an Vitamin B_1 resultieren, ist nicht unmittelbar zu beantworten. Die physiologische Bedeutung des Vitamins, das als Coferment der Cocarboxylase für die Decarboxylierung der α-Ketonsäuren im Stoffwechsel verantwortlich ist, erstreckt sich vornehmlich auf den Abbau von Brenztraubensäure und α-Ketoglutarsäure. Brenztraubensäure wird nach der Decarboxylierung als Aldehyd auf Coenzym A übertragen, das als „aktivierte Essigsäure" Ausgangspunkt wichtiger Reaktionen (Fettsäuresynthese, Steroidsynthese, Acetylcholinbildung, Citronensäurebildung) im intermediären Stoffwechsel wird. α-Ketoglutarsäure wird nach Decarboxylierung und Übertragung auf Co-A zum Bernsteinsäure-Coenzym A (OCHOA 1954), das als Glied im Citronensäurecyclus eingeschaltet ist. Der Mangel an Cocarboxylase muß zwangsläufig zum Anstieg von Brenztraubensäure und α-Ketoglutarsäure führen. Gleichzeitig steigt die mit Brenztraubensäure im Gleichgewicht stehende Milchsäure an (MARKEES 1953). Der Block im Abbau der α-Ketoglutarsäuren wird über eine verminderte Konzentration von Acetyl-Co-A und Succinyl-Co-A vornehmlich den Citronensäurecyclus treffen, der etwa zu 75% die Intermediate für die Verbrennung bei der cellulären Atmung liefert (HESS 1956). Eine verminderte celluläre Atmung wiederum wird nur ungenügend energiereiches Phosphat (ATP) zur Verfügung stellen. Damit leidet unter anderem die Erholungsphase der Muskelaktion. So scheint letztlich ein Mangel an ATP primär für das Nachlassen der Herzleistung bei Beriberi verantwortlich zu sein. Auch der Ionenstoffwechsel wird sekundär erschwert. Mangel an energiereichem Phosphat erschwert die Aufnahme von Kalium, und damit die Wiederaufladung der K^+-Batterie der Muskelzellen (FLECKENSTEIN 1955). Im Tierexperiment sind sowohl Hyperkaliämie (ROLLER 1941) bei avitaminotischen Tauben als auch Hypokaliämie (PECORA 1952) bei aneurinavitaminotischen Ratten beobachtet; beide können in zeitlicher Folge auftreten, wie dies beim dekompensierten Diabetes bekannt ist (Handbuchabschnitt s. Coma diabeticum). Wieweit beim Menschen Hyper- und Hypokaliämie bei den verschiedenen Formen der Beriberi eine Rolle spielen, ist noch nicht hinreichend untersucht.

Nach RINEHART und GREENBERG (1949), GRUNDNER-CULEMANN (1952) treten herdförmige subendokardiale Nekrosen, wie wir sie beim Beriberi-Herz kennengelernt haben, im Tierexperiment auch bei Hypokaliämie anderer Genese auf. So ist vielleicht die Störung der Ionenfunktion ein verbindendes Glied zwischen funktionellen patho-physiologischen Veränderungen und dem pathologisch-anatomischen Substrat. Die sich anschließende Fibrose wird ein zusätzliches Element dadurch schaffen, daß die lokale Sauerstoffversorgung leidet. Andererseits ist das Geschehen bei der Stoffwechselstörung des Beriberi-Herzens noch komplexerer Natur. Besonders LUCKNER und SCRIBA (1949) haben darauf hingewiesen, daß auch im Tierexperiment das Vollbild des Beriberi-Herzens erst durch Kombination des Aneurinmangels mit quantitativ und qualitativ unzureichender Eiweißzufuhr reproduziert werden kann. Sie glauben daher, daß auch beim Menschen unzulängliche Aneurinzufuhr erst in Verbindung mit Eiweißmangel die Krankheit Beriberi ausmacht. Für das hydropische Syndrom der Beriberi gewinnen diese Befunde sicherlich wesentliche Bedeutung, zumal auch schon SHIMAZANO (1927) und auch SCHRETZENMAYER (1937) der die Beriberi begleitenden Hypoproteinämie sehr viel Gewicht beimaßen. Inwieweit die Beobachtung, daß ein kombinierter Nährschaden mehr zur peripheren Lähmung, eine reine Avitaminose dagegen mehr zu zentralen Schäden (LUCKNER und SCRIBA 1949) beim Tier führt, auch für die Beriberi des Menschen Gültigkeit hat, muß noch offen bleiben

Im Aneurinmangelversuch leidet der Appetit sehr stark, so daß es schon auf diesem Wege zu einem Eiweißmangel kommen kann. Darauf haben JOLIFFE, GOODHART (1939) sowie KEYS, HENSCHEL u. TAYLOR (1945) auf Grund ihrer Selbstversuche hingewiesen. Bei der orientalischen Beriberi liegt sicher neben dem Aneurinmangel fast immer ein erheblicher Eiweißmangel der Nahrung vor.

Die bei aneurinarm ernährten Ratten auftretende Bradykardie, die von DRURY, HARRIS und MAUDSLEY (1938) als Grundlage für einen spezifischen Vitamin B_1-Test angesehen wurde, ist nach PARADE (1938) und auch GEBAUER (1937) keine Vitaminmangelbradykardie, sondern findet ihre Erklärung als Folge des gleichzeitigen Hungerns.

Im Abendland wird für die Auslösung der Beriberi in einem wesentlich höheren Prozentsatz der Alkohol verantwortlich gemacht werden müssen. Daß beim Trinker neben dem vermehrten Vitaminbedarf bei unzureichender Vitaminzufuhr verschiedene Wege für ein Zustandekommen eines zusätzlichen Eiweißmangels offenstehen, liegt auf der Hand. Hochgradige Inappetenz, Resorptionsstörungen im Gastro-Intestinaltrakt des Trinkers und schließlich die Lebercirrhose mit allen ihren Folgen für den Eiweißstoffwechsel seien nur erwähnt.

Vornehmlich bei der orientalischen Form der Mangelerkrankung spielt das periphere Kreislaufsyndrom eine wesentliche Rolle. Die generalisierte Arteriolendilatation bietet ein ähnliches Bild, wie es bei multiplen arteriovenösen Fisteln beobachtet wird (GUTENKAUF 1951). Der Ruhepulsdruck, die schnelle Zirkulationszeit, eine Abnahme der arteriovenösen Sauerstoffdifferenz (GELFLAND und BELLET 1949; WEISS 1940; PORTER und DOWNS 1942; BURWELL und DEXTER 1947) sind Ausdruck eines „hyperzirkulatorischen Kreislaufs". Der bei niedrigem Arteriolenwiderstand erhöhte Capillardruck trägt zur Ödembildung bei. Gleichzeitig mit einer Einschränkung der Nierendurchblutung kommt es zur Retention von Wasser und Kochsalz, zur Vermehrung der Blutmenge. Mit dem „statischen" Druck im großen Kreislauf steigt auch der zentrale Venendruck an. Der im Vergleich zum zentralen auffallend hohe periphere Venendruck (LAHEY, ARST et al. 1953) erklärt sich wohl aus der Abnahme des Arteriolenwiderstandes. LAHEY, ARST et al. (1953) wiesen darauf hin, daß dieses einer Herzinsuffizienz ähnliche Syndrom gelegentlich auch bei nicht vergrößerten, klinisch normalen Herzen vorkomme. Meist wird jedoch das Zusammentreffen von Mehrbelastung des rechten Herzens durch den hyperzirkulatorischen Zustand und der Herabsetzung seiner Leistungsfähigkeit infolge der stoffwechselbedingten Myokardschädigung das Krankheitsbild bestimmen und die häufig so rasche Progredienz der Erscheinungen erklären. Wie bei anderen Formen von „high output failure" findet man bei schon manifester Herzinsuffizienz oft noch ein erhöhtes Minutenvolumen. Die Einschränkung der Nierendurchblutung (Glomerulusfiltrat und PAH-Clearance nehmen ab; LAHEY, ARST et al. 1953) mit gleichzeitiger Rentention von NaCl und Wasser, kann im Rahmen der relativen Herzinsuffizienz verstanden werden, auch wenn eine manifeste Herzvergrößerung nicht vorliegt. Durch Kochsalz-Zufuhr gelingt es im Tierexperiment, aus der trockenen Form der Beriberi die feuchte, ödematöse Abart zu erzeugen.

Während bei anderer Form von hyperzirkulatorischer Herzinsuffizienz die Ursache des vermehrten Minutenvolumenbedarfs (O_2-Mangel, Anämie, Stoffwechselsteigerung) meist klar ersichtlich ist, ist es nicht einleuchtend, inwieweit bei Aneurinmangel ein erhöhtes Herzminutenvolumen zum Ausgleich des Mangelzustandes beitragen kann. Man ist daher versucht, nicht eine sinnvolle Regulation auf ein erhöhtes Herzminutenvolumen, sondern eine Störung der Regulation anzunehmen. Von LUCKNER und SCRIBA (1949) wurden an der glatten Muskulatur der Gefäße die gleichen Erscheinungen (Ödem, Nekrose, Fibrose) beschrieben, wie sie oben für den Herzmuskel als charakteristische erkannt wurden. Ob so das periphere Syndrom auf eine Insuffizienz der Gefäßmuskulatur zurückgeführt werden, oder durch eine Erschwerung der Diffusion infolge struktureller Veränderung der Gefäßwand verständlich gemacht werden kann, muß vorerst zweifelhaft erscheinen. Andere Autoren vermuten eine Störung der nervalen Regulation, entweder durch Schädigung der regulierenden Zentren (SHATTUK 1939) oder durch eine der Beriberi-Neuritis analoge Erkrankung vegetativer Bahnen. So nehmen ADOLPH und ZELLERWEGER (1955) eine Unterfunktion des Nervus vagus bei degenerativen Veränderungen im Nervenstamm an. Vielleicht sollte man eher dem Sympathicus besondere Aufmerksamkeit schenken, treten doch z. B. gewisse Ähnlichkeiten zwischen dem peripheren Syndrom der Beriberi und der Wirkung von Adrenalin auf den Kreislauf deutlich zutage. Daß der Adrenalinbelastungsversuch, den AALSMEER (1951) als differentialdiagnostischen Test eingeführt hat, in der Rekonvaleszenz das Bild akut verschlechtern und sogar zum Herzversagen führen kann, spricht zumindest ebensowenig gegen Beziehungen zwischen sympathischem Nervensystem und Beriberi, wie die Untersuchungen von RAAB und SUPPLEE (1944) und GOODALL (1951), die bei Mangel an Vitamin B_1 eine abnorme Erhöhung des myokardialen Katecholamingehaltes feststellten. Auf der anderen Seite ist die Acetylcholinempfindlichkeit avitaminotischer Tiere in keiner Hinsicht verändert.

Eine Mitbeteiligung der Schilddrüse und zum Teil auch der Hypophyse beim Zustandekommen einiger Symptome der B-Avitaminose vermuten BRÖDER und ENGEL (1938). Die Funktion der Nebennierenrinde könnte für die Phosphorilisierung des zugeführten Vitamin B_1 von Bedeutung sein und bei Störung ihrer Funktion B-Avitaminose-ähnliche Zustände erwarten lassen. Ob die günstige Wirkung von Pitressin auf die periphere Gefäßdilatation, wie sie von AALSMEER (1951) als differentialdiagnostischer Test für Beriberi angegeben wurde, auch in vivo beim Zustandekommen des peripheren Syndroms einen hemmenden Einfluß ausüben kann, ist noch nicht zu entscheiden.

4. Zur Therapie der kardiovasculären Form der Beriberi.

Aus dem Entstehungsmechanismus der kardiovasculären Symptome bei der Beriberi ergibt sich schon, daß allein die Zufuhr von Vitamin B_1 oder von Cocarboxylase ursächlich wirken kann. Strophanthin und Digitaliskörper haben in der Therapie des Beriberi-Herzens wenig Effekt und erst die kombinierte Behandlung mit Aneurin bringt den gewünschten Erfolg (HANSON 1941; MAIER 1940). Die intravenöse Applikation von sehr großen Dosen Thiamin bringt insofern gewisse Gefahren mit sich, als eventuell über periphere und zentrale Wege hypoglykämische Zustände ausgelöst werden können (C. A. MILLS 1941), was wiederum zur vermehrten Ausschüttung von Adrenalin führt, dessen Bedeutung für die Pathophysiologie des peripheren Syndroms oben gestreift wurde. Die Gabe von Pitressin empfiehlt sich ebenfalls. Schließlich muß neben der genügenden Zufuhr von Aneurin eine quantitativ und vor allem auch qualitativ ausreichende Ernährung gewährleistet sein, wobei besonders auf genügende Eiweißzufuhr Wert gelegt werden muß. Werden diese Maßnahmen auch in akuter Situation richtig getroffen, dann kann das so bedrohliche Gefahrenmoment der Beriberi, selbst der „shóshin", abgewendet werden. In kurzer Zeit bilden sich die klinischen Symptome zurück (LAHEY et al. 1953; WENKEBACH 1934) und sowohl Röntgenbilder als auch EKG geben kaum mehr Zeugnis von der abgeklungenen Gefahr. GRIFFITH (1952) hat bei Untersuchungen von 109 Männern, die in japanischer Gefangenschaft an Beriberi gelitten haben, festgestellt, daß 92,7% der Soldaten einige Jahre später keinerlei Zeichen von Herzerscheinungen aufwiesen. Herzerkrankungen, die beim Rest der Untersuchten bestanden, konnten nicht mit der Beriberi in Zusammenhang gebracht werden. Ähnliche Ergebnisse, wenn auch mehr in Einzelbeobachtungen gewonnen, liegen von BJUGREN (1941), GUTENKAUF (1951) u. a. vor. Daß einmal fibrotisch umgewandelte Herzmuskelbezirke nicht mehr rückbildungsfähig sind, versteht sich von selbst. Je nach ihrem Sitz werden sie nach Wiederherstellung im EKG noch faßbar sein. Gerade die feuchte Form der Beriberi erweist sich bei richtiger Vitaminbehandlung als sehr viel besser ansprechbar als die trockene neuritische Form (WEISS 1940). Die Gabe von Vitamin B_1 in Form von reinem Aneurin oder bereits phosphoriliert als Cocarboxylase stellt bei der echten Beriberi eine dankenswerte therapeutische Aufgabe dar, mit der bei klarer Diagnose in kurzer Zeit Herz- und Kreislaufverhältnisse beim Patienten gebessert werden können.

IV. Herz und Kreislauf bei der Porphyrie.

Die essentielle Porphyrie, die in ihrer einheitlichen Betrachtungsweise auf GÜNTHER (1920), VANOTTI (1935) und WALDENSTRÖM (1937) zurückgeht, umfaßt Symptome und Symptomgruppen unbekannter Ätiologie, deren gemeinsames Kennzeichen eine vermehrte Ausscheidung von physiologisch vorkommenden Porphyrinisomeren, vor allen Dingen aber das Auftreten von sonst ungewöhnlichen Zwischenstufen des Porphyrinstoffwechsels im Harn ist. Konstitutionelle Momente, die im Begriff des „Porphyrismus" (GÜNTHER 1920) zusammengefaßt werden, mögen allen Erscheinungsformen des Krankheitsbildes zugrunde liegen, doch macht die klinische Symptomatologie mit Betonung besonderer Syndrome eine Unterteilung in einzelne Ausdrucksformen der Krankheit notwendig.

Entgegen einem früheren Einteilungsprinzip (VANOTTI 1935; WALDENSTROEM 1937) unterscheidet man heute 2 Hauptgruppen der Porphyrie (WATSON 1951; DANNENBERG u. REINWEIN 1955; STICH u. GÖTZ 1957): Eine erste, die Porphyria erythropoetica (kongenitale Porphyrie), die durch früh auftretende Photosensibilisierung, vermehrte Hämolyse, gesteigerte Erythropoese, Splenomegalie und durch starke Porphyrinbildung im Knochenmark charakterisiert ist. Im Harn dieser Form wird vornehmlich Uroporphyrin I ausgeschieden. Die zweite, sehr viel häufigere Gruppe, wird wegen einer exzessiven und abnormen Bildung von Porphyrinen und deren Vorstufen in der Leber als „hepatische Porphyrie" bezeichnet. Eine weitere Aufteilung dieser zweiten Gruppe in eine akute intermittierende Porphyrie (eigentliche akute Porphyrie), eine cutane Form (Porphyria cutanea tarda), sowie einen Mischtyp, ergibt sich aus einer differenten klinischen Symptomatik sowie aus dem unterschiedlichen Anfall der einzelnen Isomeren und Vorstufen aus dem Porphyrinstoffwechsel.

Für die „kongenitale Porphyrie", deren Erscheinungen und Verlauf mehr den Dermatologen vor differentialdiagnostische Probleme stellt, ist nichts über Kreislaufsymptome bekannt (BRUNSTING, MASON u. ALDRICH 1951), wenn man nicht Veränderungen an den Capillaren der Haut mit Pigmentablagerung in den Gefäßen unter diesen Gesichtspunkten betrachten will (BORST u. KÖNIGSDÖRFER 1928).

Anders verhält es sich dagegen bei der „akuten hepatischen" Form der Porphyrie. Hier ist schon MELKERSSON (1926) bei seinem Fall eine beträchtliche Steigerung des Blutdrucks während einer akuten Krise aufgefallen, eine Erscheinung, die er als Zeichen des Nierenversagens deutete. Seither ist von zahlreichen Autoren (Zusammenfassung bei WALDENSTROEM 1937; WATSON 1951; VANOTTI 1955), auf zum Teil recht erhebliche „Blutdruckkrisen" aufmerksam gemacht worden, die regelmäßig mit erheblichen Tachykardien einhergingen. Im einzelnen seien Beobachtungen von GRAY (1950), DÖRKEN (1952), GOLDBERG, McDONALD u. RIMINGTON (1952), WIGGINS (1950), FERDINAND HOFF (1952), PETERS (1949), BRUGSCH (1936), WEDLER (1953), LAMPEN (1949), KEDZI (1954),

SCHÖLMERICH (1955), CROUCH u. HERRMANN (1955), SCHWARTZ (1954), WATSON, VARCO u. SCHMID (1957), OLTMANN u. FRIEDMANN (1951) genannt. Mit Rückbildung der anderen Symptome wie Abdominalspasmen, Lähmungen und psychotischen Erscheinungen fallen auch Blutdruck und Pulsfrequenz wieder auf normale Werte ab. Ein Persistieren des Hochdrucks ist nicht bekannt. Während der Krisen steigt neben dem systolischen vor allem auch der diastolische Blutdruck bei gleichbleibender Amplitude auf zum Teil recht erhebliche Werte an. Während der Blutdruckanstieg regelmäßig mit einer Tachykardie einhergeht, kommt letztere während der akuten Krisen der Porphyrie auch isoliert vor (GRAY 1950). Die krisenhafte Hypertension bringt für den Kreislauf insofern nur gering akute Gefahren mit sich, als einmal die Porphyrie meistens jüngere Menschen mit wenig gealterten Gefäßen befällt, zum anderen auch vornehmlich Frauen betroffen werden (WALDENSTROEM 1937; NESBITT 1944), bei denen die Arteriosklerose zu geringerem Prozentsatz ausgebildet ist als beim männlichen Geschlecht. Eine leichte Herzinsuffizienz nach den Blutdruckkrisen (DÖRKEN 1952) wurde beobachtet, ist aber keinesfalls die Regel.

Differentialdiagnostisch müssen die Abdominalspasmen manchmal gegen die Symptomatik eines Myokardinfarktes abgegrenzt werden. Andererseits ist von ALBRIGHT, BROWN u. PLEASANT (1954) auch das Zusammentreffen von akuter Porphyrie und Myokardinfarkt beschrieben, wobei von den Autoren die Porphyrie als ursächliches Moment angesehen wird, die durch Gefäß-,,Spasmen" zum Infarkt führte. Es muß als Hypothese gelten, wenn angenommen wird, daß über Spasmen eine koronare Minderdurchblutung entsteht, die schließlich sogar zu einem Infarkt führen kann. Im übrigen bietet das EKG während des akuten Porphyrieanfalls keinen spezifischen Befund.

Die von VANOTTI (1935) im Tierversuch nach Porphobilinogen-Injektionen beobachteten Veränderungen von ST und T finden sich auch in einigen Fällen der menschlichen Porphyrie. ELIASER u. KONDO (1942) haben auf eine Hebung von T im akuten Anfall hingewiesen, während PETERS (1949) sowie SCHÖLMERICH (1955) bei ihren Fällen eher eine Erniedrigung und Negativität der T-Welle bemerkt haben. Besonders konstant läßt sich aber eine Verlängerung von QT (HEGGLIN 1944; PETERS 1949; SCHÖLMERICH 1955) in der akuten Krise nachweisen. Welche Ursachen diesen Veränderungen im EKG zugrunde liegen, ist unklar. Daß dabei allein eine Sinustachykardie, in der CROUCH u. HERRMANN (1955) das einzige charakteristische Kriterium des EKGs bei der Porphyrie sehen, von Bedeutung ist, ist wenig wahrscheinlich. Inwieweit eine toxische Enzymblockade im Stoffwechsel (STICH 1953) mit einem Abfall der Katalase und des Cytochroms c für die Herzleistung pathogenetische Bedeutung erlangen, ist noch offen. Die Frage nach der Bedeutung des Ionenstoffwechsels für die hier zur Diskussion stehende ,,energetisch-dynamische Herzinsuffizienz" (HEGGLIN 1954) gewinnt in diesem Zusammenhang besonderes Interesse. Auch die häufig im Gefolge eines Anfalles zu beobachtende Hypocalciämie (VANOTTI 1955) könnte in der QT-Verlängerung elektrokardiographisch ihren Ausdruck finden.

Die Pathogenese der Kreislaufreaktion Hochdruck und Tachykardie ist keinesfalls geklärt und nur aus dem Gesamtproblem ,,Porphyrie" heraus zu verstehen. Es gibt noch keine ausreichende Hypothese, die die einzelnen Symptome zwangsläufig aus einem gemeinsamen Geschehen heraus erklärt. Von grundsätzlicher Bedeutung ist die Frage, inwieweit unbekannte Noxen im Pigmentstoffwechsel primär die Symptomatologie der Porphyrie bestimmen, oder aber ob erst eine Anhäufung von Stoffwechselprodukten, wie Uroporphyrin I bzw. III sekundär einen großen Teil der klinischen Erscheinungsformen ausmacht.

Die dualistische Anschauung WALDENSTROEMs (1937), nach der bei der kongenitalen Form vornehmlich die Porphyrinisomeren vom Typ I, bei der akuten Porphyrie die von Typ III (decarboxyliert als Kop III) ausgeschieden werden, ist von VANOTTI (1935), sowie GIBSON, HARRISON u. MONTGOMERY (1950) nicht voll aufrechterhalten worden. Allein bei der akuten Porphyrie erscheint als farblose Vorstufe Porphobilinogen im Harn, ein Intermediat, dessen Isolierung in kristallischer Form WESTALL (1953) gelang. Nach den Untersuchungen von

SHEMIN u. RITTENBERG (1945) kann es als sicher gelten, daß Porphobilinogen im intermediären Stoffwechsel aus Glykokoll (eventuell auch Serin) und aktivierter Bernsteinsäure (Succinyl-CoA) über die δ-Amino-Lävulinsäure (SHEMIN u. RUSSEL 1953) gebildet wird. Dem vermehrten Anfall dieser Vorstufe während der akuten Porphyrie liegt mehr eine echte Zunahme der Bildungsrate als ein Stopp in der aufsteigenden Porphyrinsynthese zugrunde. Die Auslösung einer experimentellen Porphyrie, die nach STICH u. DECKER (1955) durch Blockierung des Abbaues von aktivierter Bernsteinsäure durch strukturanaloge, -alkylierte Succinyl-CoA-Verbindungen erfolgen kann, weist in diese Richtung, ebenso wie das Fehlen einer Anämie im Rahmen der akuten Krisen. Als Ausweichreaktion kondensiert sich sozusagen die vermehrt anfallende δ-Amino-Lävulinsäure zum Porphobilinogen. Auch bei der Mischform wird diese Vorstufe nachgewiesen. Ob diesem Intermediat des Porphyrinstoffwechsels aber die Rolle zukommt, die DENNY-BROWN u. SCIARRA (1945) für eine bisher unbekannte Substanz im Rahmen ihrer Theorie der Porphyrie vermuten, ist noch ungewiß.

Manche Beobachtungen und experimentelle Befunde würden eine periphere Wirkung dieser Substanzen auf die Muskulatur und damit die Gefäße für möglich erscheinen lassen. In Tierversuchen wurde nach intravenöser Injektion von Hämatoporphyrin-Abkömmlingen zunächst ein kurzer schneller Anstieg des Blutdrucks beobachtet, dem aber ebenso rasch ein Blutdruckabfall, ein Kollaps und der Tod des Tieres folgten (GOLDMANN u. KAPLAN 1955). Die Beobachtung von REITLINGER u. KLEE (1928), daß Porphyrine unmittelbar rhythmische Kontraktionen durch direkte Wirkung auf die Muskulatur des Darmes auslösen, könnte auch auf die glatte Muskulatur der Gefäße ausgedehnt werden. CECIL WATSON (1951) hat nachgewiesen, daß Porphyrine in der Lage sind, Spasmen am Muskel hervorzurufen, die nicht durch Atropin, dagegen aber durch Adrenalin aufgehoben werden können.

Auch im klinischen Bild der akuten Porphyrie bildet die Tatsache, daß Abdominalkrämpfe, Spasmen der Retinalgefäße (WATSON 1951; BERG 1945; DÖRKEN 1952), die bis zur vorübergehenden initialen Amaurose (WALDENSTROEM 1937; SCHWARTZ u. MOUTTON 1954) führen können, und Blutdruckkrisen zusammen auftreten, eine Stütze für die Theorie von DENNY-BROWN u. SCIARRA (1945), nach der primäre Gefäßspasmen ein wesentliches pathogenetisches Prinzip bei der Porphyrie darstellen. Daß ein Myokardinfarkt ebenfalls durch Vasospasmen ausgelöst werden könnte, wurde von ALBRIGHT, BROWN u. PLEASANT (1954) vermutet. Auch die Beobachtung von KENCH, FERGUSON u. GRAVESON (1953), nach der migräneartige, spastische Kopfschmerzen den akuten Anfall der Porphyrie begleiten, spräche in dieser Richtung. Es ist in diesem Zusammenhang wichtig, daß WALDENSTROEM (1937) subakute entzündliche Reaktionen der Gefäßintima, die bis zur Nekrose gingen, beschrieben hat und daß GARCIN u. LAPRESTE (1950) Parallelen zur „Periarteriitis nodosa" aufzeigen wollten. Die Hypertension würde demnach bei Zugrundelegen dieser Gesichtspunkte als durch Porphyrinabkömmlinge primär erzeugter, auf vasospastischer Grundlage beruhender Widerstandshochdruck zu erklären sein, wobei vielleicht der Niere über Spasmen der Nierenarteriolen ebenfalls eine Bedeutung im Sinne VOLHARDS zukommen könnte. Untersuchungen mit der PAH-Clearance bei Porphyrie haben gezeigt, daß nur eine verminderte effektive Plasmadurchströmung bei normalem Glomerulusfiltrat festzustellen ist (COTTIER u. BLASER 1955). Bei höherem Filtrationsdruck und einer erhöhten Wasserrückresorption im Tubulusbereich läßt sich damit die typische Nierenfunktion wie bei Hochdruck nachweisen, ohne daß ein spezifisches renales Moment eingeschlossen ist. Es sei erwähnt, daß Porphobilinogen nur glomerulär ultrafiltriert und nicht rückresorbiert wird, so daß schon seine Ausscheidung Rückschlüsse auf die Leistung des Glomerulusapparates zuläßt (GOLDBERG, McDONALD u. RIMINGTON 1952).

Daß eine den „cellulären Tonus der glatten Gefäßmuskulatur" (SCHAEFER 1957) erhöhende Wirkung der Porphyrinkörper als allein induzierender Faktor die Hypertonie erklärt, erscheint zweifelhaft, da es Fälle gibt, bei denen Porphobilinogen in großen Mengen gebildet und ausgeschieden wird, ohne daß Blutdruck und Pulsfrequenz ansteigen. Weiterhin muß die Beobachtung, daß häufig nicht beim ersten oder zweiten akuten Anfall, sondern erst bei späteren Schüben der

Kranken Hypertension und Tachykardie das klinische Bild vervollständigen, zu denken geben (McGregor, Nicholas u. Rimington 1952). Auch wird darauf hingewiesen (Gibson, Harrison u. Montgomery 1950), daß während des akuten Anfalls mit dem Einsetzen der abdominellen Symptome und bei starker Porphobilinogenurie der Blutdruck noch normal sein kann und erst in späteren Phasen des Anfalls mehr schrittweise ein höheres Niveau erreicht. Damit aber erhebt sich die Frage, inwieweit eine durch die Porphyrie erzeugte Schädigung eine sekundäre Wirkung auf die Blutdruckregulation ausüben kann. Es liegt nahe, vor allem in Störungen der nervalen Komponente eine Ursache des Blutdruckanstiegs zu suchen, zumal am Nervensystem ausgeprägte pathologisch-anatomische Befunde als Folge der akuten Porphyrie gefunden werden. Schon im physiologischen Stoffwechsel der weißen Nervensubstanz spielen Porphyrinabkömmlinge eine gewisse Rolle (Klüver 1944). Bei Kranken mit akuter Porphyrie, die zur Autopsie kommen, fehlen nie neuropathologische Veränderungen, wenn sie auch in einigen Fällen nur in geringerem Maße vorhanden sind (Olmstead 1953).

Die peripheren Nerven zeigen eine ausgedehnte, streckenweise Degeneration der Myelinscheiden wie der Achsenzylinder (Kench, Ferguson u. Graveson 1953; Goldmann u. Kaplan 1951; London 1953). Auch im Rückenmark werden ausgedehnte Veränderungen besonders der Vorderhörner beschrieben (Courcoux, Thermitte und Boulanger 1929; Mason, Courville u. Ziskind 1933; Kench, Ferguson u. Graveson 1953). Schwellung, Chromatolyse, Vakuolisation, Kernverlust und Pigmentverschiebungen wurden beobachtet. Weniger befallen werden die Hinterhörner. Daneben haben Courcouxe, Thermitte et al. (1929) auch auf Veränderungen der weißen Substanz des Rückenmarks mit marginaler Demyelinisation in den lateralen Regionen lumbaler Segmente hingewiesen. Der Hirnstamm wird häufig mitbetroffen, besonders die Kerne von Vagus und Hypoglossus, in denen die Zellen deutliche Chromatolyse, Verlagerung der Kerne und fettige Pigmentation zeigen (Mason, Courville u. Ziskind 1933). Auch im Cerebellum wurden Degenerationen der Purkinjeschen Zellen nachgewiesen (Goldmann u. Kaplan 1951). Schließlich sind auch histopathologische Veränderungen in Sympathicusganglien beschrieben worden. Pigmentslagerung in der Adventitia der Hirngefäße mit Hirnödem und Hyperämie der Pia mater sind nach Eichler (1932) ebenfalls anzutreffen. ´Im Großhirn sind die pathologischen Veränderungen seltener und weniger ausgeprägt. Baker u. Watson (1945) fanden in beiden Hemisphären irregulär verstreute Herde mit perivasculärer Demyelinisation und leichter Astrocytenproliferation. Keinesfalls haben die pathologisch-anatomischen Befunde am Zentralnervensystem etwas für Porphyrie Spezifisches. Auch über ihr Zustandekommen besteht noch nicht volle Klarheit. Denny-Brown u. Sciarra (1945) erklären sie als Folge einer weit verbreiteten fleckförmigen intermittierenden Ischämie, also als sekundäre Folgen der Störung im Porphyrin-Stoffwechsel. Auf der anderen Seite aber neigen London (1953) und Hierons (1957) eher zu der Ansicht, daß in Anlehnung an die oben genannten Befunde Klüvers (1944) primäre Störungen im Porphyrin-Stoffwechsel der Markscheiden und der Nervensubstanz selbst auftreten und hieraus das pathologisch-anatomische Substrat resultiert. Primäre Störungen im Porphyrin-Stoffwechsel des Nervensystems und dadurch lokal ausgelöste sekundäre Ischämie könnten sich dann möglicherweise zu einem „Circulus vitiosus" im pathogenetischen Geschehen schließen.

In einer „peripheren Läsion" des Nervensystems sehen Lampen, Kezdi u. Koppermann (1949), Hoff (1952), Kedzi (1954) u. a. letztlich die Ursache des Hochdrucks, scheinen doch einige Fälle die Symptomatik zu erfüllen, die für den sog. „Entzügelungshochdruck" verlangt wird. Es ist theoretisch durchaus denkbar, daß Läsionen im Verlauf des Nervus IX und X Störungen hervorrufen, die der experimentellen Ausschaltung der afferenten Bahn medullärer Pressoreceptorenreflexe entsprechen. Eine Polyneuritis, die bei bulbärer Lokalisation vor allen Dingen den Nervus IX und X befällt, könnte so einen Hochdruck als „Entzügelungsphänomen" erklären, zumal der übliche „Entzügelungseffekt", wie er durch Novocain-Blockade der beiden Sinus carotici ausgelöst werden kann, in diesen Fällen nicht mehr erreicht wird (Lampen 1949). Bulbäre Symptome mit Beteiligung der Hirnnerven V (Ahrby u. Bulmer 1950; Games, Bricaire u. Tubiana 1949), IX und X sind aber bei der Porphyrie nichts Außergewöhnliches

(s. VANOTTI: Handbuch der Stoffwechselkrankheiten, Bd. II). Bei den Kranken von LAMPEN (1949) u. F. HOFF (1952) wie auch von KEDZI (1954) waren bulbäre Symptome wie Facialisbeteiligung, Dysphonie, Dysphagie und respiratorische Dysfunktionen immer während jener akuten Krisen vorhanden, in denen auch der Kreislauf mit Hypertension und Tachykardie reagierte. Gewisse Parallelen ergeben sich zur Blei- und Thallium-Vergiftung, in deren Rahmen ebenfalls toxische Polyneuritiden mit besonderer bulbärer Betonung Tachykardie und Hochdruck im Gefolge haben (MERTENS 1952). Der Begriff der Entzügelung selbst sollte aber auf den „Engpaß" (LAMPEN 1949) im Zügelsystem, auf Rezeptionsorgan und auf die afferenten Bahnen beschränkt bleiben. Dann könnte man aber nur für jene Fälle von Porphyrie einen Entzügelungshochdruck annehmen, bei denen bulbäre Symptome zumindest den Verdacht auf schwere Leitungsstörungen im Verlaufe des Nervus glossopharyngicus oder des Nervus vagus nahelegen. Bei vielen der in der Literatur angegebenen Beobachtungen von akuter Porphyrie tritt eine Blutdrucksteigerung ohne nachweisbare bulbäre Symptome auf. Diese Tatsache sollte doch Veranlassung sein, auch die Frage zu überprüfen, ob höher gelegene Zentren für die Kreislaufsymptome der Porphyrie anzuschuldigen sind.

Man wird bei der Diskussion dieser komplexen Frage nicht am sog. „zentralen Hochdruck" vorbeigehen können. Die Lokalisation bestimmter Zentren in Hypothalamus, Zwischenhirn und der Hirnrinde, wie sie vor allen Dingen auf Untersuchungen von R. W. HESS (1949) zurückgeht, haben in zahlreichen Arbeiten zur Beantwortung der Frage Anlaß gegeben, inwieweit Blutdruck und Pulsfrequenz von zentralen Stellen gesteuert werden.

Gerade in der akuten Phase der Porphyrie zeigt sich häufig neben der neurologischen Symptomatik im Sinne einer Meningopolioencephalomyelitis (SCHWARTZ u. MOUTTON 1954) mit großen Krampfanfällen das echte Bild einer schweren „toxischen Psychose". Neben akustischen und visuellen Halluzinationen kann es über Bewußtseinstrübungen zum echten Delirium kommen (OLMSTEAD 1953; LONDON 1953). Gedächtnisdefekte für neuere Ereignisse, Desorientierung in der Zeit, schwere Depressionen und Selbstmordversuche wurden beobachtet (MASON, COURVILLE u. ZISKIND 1933; THIELE 1942; VAN DEN BERGH 1937). Dabei ist auffällig, daß sich der Kranke sogar nach schweren Delirien und nach tiefem Koma rasch wieder erholen kann. Diese Befunde weisen doch sehr nachdrücklich darauf hin, daß offenbar schwere Veränderungen im Hirnstoffwechsel aus dem „Anfluten" des akuten Porphyrie-Anfalles resultieren.

Veränderungen im EEG während des akuten Porphyrie-Anfalles gelten in diesem Sinne als wichtiger Hinweis. Im gleichen Maße wie die kreislaufregulierenden Zentren vom gestörten Stoffwechsel getroffen werden, sind während der akuten Porphyrie auch die vegetativ-endokrinen Steuerungseinrichtungen des Zentralnervensystems in Mitleidenschaft gezogen. So erinnern Tremor, Tachykardie, Schweißausbrüche auch an Symptome eines akuten Basedow (VANOTTI 1955; JANSEN 1947; DÖRKEN 1952; BRUGSCH 1936). BARKER u. ESTES (1912) berichten von einer Vergrößerung der Schilddrüse mit erhöhtem Grundumsatz während der Porphyriekrise.

So wäre der Hochdruck als Ergebnis einer Art neurohumoraler Sympathicusaktivierung aufzufassen, wobei nach FOLKOW, LÖFRING u. MELLANDER (1956) ein zentraler Reiz das Gefäßsystem wesentlich wirksamer auf dem direkt nervalen als auf dem indirekten Weg über die Nebennieren beeinflussen kann. Bedenkt man, daß ein komplizierter Regelmechanismus bestrebt ist, den Druck konstant zu halten (WAGNER 1950; SCHAEFER 1957; HENSEL 1954; DITTMAR u. MECHELKE 1955), dann kann der Blutdruckanstieg während der

akuten Krise der Porphyrie auch als eine Führungsgrößenaufschaltung (zentralnervös induzierte Sollwertverstellung) aufgefaßt werden.

Im gleichen Maße wie die Schilddrüse im Rahmen dieser vegetativen Erregung als peripheres Organ pathogenetische Bedeutung gewinnen könnte, wird
auch die Nebennierenrinde im „stress" dieser Toxikose betroffen werden.
Prunty (1949) hat bei seinen 4 Fällen von akuter Porphyrie eine deutliche
Hypertrophie der Nebennierenrinde nachweisen können, woraus er Rückschlüsse
auf eine gesteigerte Funktion dieses Organs zog. Nilson (1948) hat bei seinen
Kranken eine deutliche Erniedrigung der Blutkaliumwerte festgestellt. Ob hier
die Ursache für gewisse Veränderungen im EKG, wie „energetisch dynamische"
Herzinsuffizienz und T-Wellenveränderungen zu suchen ist, bleibt zu diskutieren.
Auf der anderen Seite sind von Linder (1947) und Davies (1949) Fälle von
Porphyrie beobachtet worden, wo das Verhältnis der Blutionen mit niedrigem
Kochsalz und erhöhten Kaliumwerten eher einer Nebenniereninsuffizienz ent-
sprach. Es wäre immerhin möglich, daß infolge des dauernden „stress" der akuten
Anfälle schließlich auch die Nebenniereninsuffizienz mit ihren Symptomen das
Bild der Porphyrie erweitert. Der therapeutische Erfolg von Cortison und ACTH
in manchen Fällen wird damit ebenso verständlich wie die gegenteiligen Befunde
(Janoff, Poukas u. Young 1953; Mellinger u. Pearson 1953; Oltmann u.
Friedman 1951). In dem anfallsfreien Intervall ist oft das Weiterbestehen ge-
wisser endokriner Symptome zu beobachten, während die Veränderungen der
Blutdruckregelung längst wieder abgeklungen sind.

Literatur.

Diabetes mellitus

Angiopathia diabetica

Ackermann, R. F., F. J. Dry and J. E. Edwards: Relationship of various factors in the
degree of coronary arteriosclerosis in woman. Circulation 1, 1345 (1950). — Adlersberg, D.: Angiopathy in diabetes: Biochemistry and pathophysiology with special
reference to lipid metabolism. III. Kongr. Int. Diab. Fed., Düsseldorf 1958, S. 61. Stuttgart:
Georg Thieme 1959. — Adlersberg, D., u. Ch. I. Wang: Syndrome of idiopathic hyper-
lipemie, mild diabetes mellitus and severe vascular damage.. Diabetes 4, 210 (1955). —
Allen, A. C.: (a) So-called intercapillary glomerulosclerosis: A lesion associated with
diabetes mellitus: morphogenesis and significance. Arch. Path. (Chicago) 32, 33 (1941). —
(b) The kidney. Medical and surgical diseases. New York: Grune & Stratton 1951. —
(c) The clinicopathologic meaning of the nephrotic syndrome. Amer. J. Med. 18, 277
(1955). — Anderson, N. J., and B. Fawcett: Proc. Soc. exp. Biol. (N. Y.) 74, 768 (1950).—
Anfinsen, C. B., E. Boyle and R. K. Brown: The role of heparin in lipoprotein metabolism.
Ref. Science 115, 583 (1952). — Aschenbrenner, R.: Zur Frage der Myocardschädigung
im Coma diabeticum. Verh. dtsch. Ges. Kreisl.-Forsch. 12, 234 (1939). — Ashton, N.:
(a) Vascular changes in diabetes with particular reference to the retinal vessels. (Preliminary
report.) Brit. J. Ophthal. 33, 407 (1949). — (b) Injection of the retinal vascular system
in the enucleated eye in diabetic retinopathy. Brit. J. Ophthal. 34, 38 (1950a). —
(c) Pathology of the eye in a case of diabetes (Clinico-Pathological Conference). Postgrad
med. J. 26, 391 (1950b). — (d) Retinal micro-aneurysms in the non-diabetic subject. Brit.
J. Ophthal. 35, 189 (1951). — (e) Arteriolar involvement in diabetic retinopathy. Brit. J.
Ophthal. 37, 282 (1953). — Astrup, T.: Int. Symposion über Coronarerkrankungen, Wien,
Mai 1957. The Haemostatic balance. Thromb. et Diath. haemorrh. 2, 347 (1958). —
Azerad, E.: Les ostéoses diabétiques. Bull. Soc. méd. Hôp. Paris 69 302 (1953).
Bahr, G. v.: Intraocular vascular proliferations in diabetes mell. Acta med. scand.
Suppl. 196, 24 (1947). — Baldwin, A. D., and H. F. Root: Infections of the upper urinary
tract in the diabetic patient. New Engl. J. Med. 223, 244 (1940). — Ballantyne, A. J.:
(a) Retinal changes associated with diabetes mell. and with hypertension. A comparison and
contrast. Arch. Ophthal. (Chicago) 33, 97 (1945). — (b) Retinal micro-aneurysms and punc-
tate haemorrhages. Brit. J. Ophthal. 28, 593 (1944). — Barach, J. H.: Arteriosclerosis and
diabetes. Amer. J. Med. 7, 617 (1949). — Barach, J. H., and A. D. Lowy: Lipoprotein
molecules, cholesterol and atherosclerosis in diabetes mell. Diabetes 1, 441 (1952). — Bárány,
F. R.: Abnormal vascular reactions in diabetes mell. Acta med. scand. Suppl. 304 (1955). —

BARNES, R. H.: Capillary fragility studies in diab. mell. and the use of rutin in diabetic retinitis. Amer. J. med. Sci. **219**, 368 (1950). — BARR, D. P., and E. M. RUSS: Protein-lipid relationship in diab. mell. Trans. Ass. Amer. Phycns **64**, 297 (1951). — BARR, D. P., E. M. RUSS and H. A. EDER: Protein-lipid relationship in human plasma. II. In atherosclerosis and related conditions. Amer. J. Med. **11**, 480 (1951). — BEASER, S. B., A. RUDY and A. M. SELIGMANN: Capillary fragility in relation to diabetes mell., hypertension and age. Arch. intern. Med. **73**, 18 (1944). — BECKER, B.: Diabetic retinopathy (with special reference to Kimmelstiel-Wilson's disease). Ann. intern. Med. **37**, 273 (1952). — BECKER, B., R. ALLEN, F. C. WINTER, G. MAENGWYN-DAVIES and J. S. FRIEDENWALD: The role of the adrenal cortex and vit. B$_{12}$ in diabetic retinopathy. Amer. J. Ophthal. **38**, 53 (1954). — BEETHAM, W. P.: Diabetic retinopathy in pregnancy. Trans. Amer. ophthal. Soc. **48**, 205 (1950). — BELL, E. T.: (a) A post mortem study of 1214 diabetic subjects with special reference to the vascular lesions. Proc. Amer. Diab. Ass. **10**, 62 (1950). — (b) Renal vascular disease in diab. mell. Diabetes **2**, 376 (1953). — BELL, E. T., and B. J. CLAWSON: Primary (essential) hypertension. A study of 420 cases. Arch. Path. (Chicago) **5**, 939 (1928). — BERGQUIST, H.: The gonadal function in male diabetics. Acta endocr. (Kbh.) Supply **18** (1954a). — The gonadal function in female diabetics. Acta endocr. (Kbh.) Supply **19** (1954b). — BERKMAN, J.: The morphogeny of the capillary vascular lesions of diabetes. Diabetes **4**, 265 (1955). — BERKMAN, J., H. RIFKIN and G. ROSS: The serum polysaccharides in diabetic patients with and without degenerative vascular disease. J. clin. Invest. **32**, 415 (1953). — BLOODWORTH jr., J. H. B., and G. J. HAMWI: Histopathology of experimental glomerular lesions simulating human diabetic glomerulosclerosis. Amer. J. Path. **31**, 167 (1955). — BLOTHNER, H.: ,,Coronary disease" in diabetes mellitus. New Engl. J. Med. **203**, 709 (1930). — BOGDANOWICZ, G., P. OSIMSKI et F. STEIN: Electrophorèse sur papier des proteins au cours du diabète sucréét de ses complications. Acta chim. belg. **8**, 585 (1953). — BONNET, P., et G. BONAMOUR: Les altérations des vaisseaux de la rétine observées à l'ophthalmoscope dans le diabète compliqué d'hypertension artérielle. Bull. Soc. franç. Ophtal. **5**, 367 (1938). — BORBELY, F. v.: Über die Blutungsbereitschaft der Haut. Med. Wschr. **21**, 886 (1930). — BOUTIN, R.: Les complications dégenerations du diabète sucré. Rev. Prat. (Paris) **1953**, 401. — BOWEN, B. D., and N. KUTZMANN: The urinary tract in diabetic women; its contribution to the incidence of hypertension. Ann. intern. Med. **17**, 427 (1942). — BOWEN, T. J.: An electrophoretic estimation of the correlation between the cholesterol content and the material extractable from β-globulin in normal and diabetic sera. Brit. J. exp. Path. **32**, 70 (1951). — BÜRGER, M.: Lehrbuch pathologischer Physiologie. Leipzig: Georg Thieme 1949. — Angiopathia diabetica. Stuttgart: Georg Thieme 1954. — BÜRGER, M., u. W. SCHRADE: Klin. Wschr. **1936**, 550. — BULGER, R.: J. Amer. med. Ass. **26**, 304 (1929). Zit. bei WIECHMANN. — BURIJAN, J., B. KAPETANOVIC, D. BABIC u. J. MICIC: Die Veränderungen der Blutserumeiweißkörper bei Diabetes, ermittelt durch die Methode der Papierelektrophorese. III. Kongr. Int. Diab. Fed., Düsseldorf 1958, S. 113. Stuttgart: Georg Thieme 1959. — BUZINA, R., and A. KEYS: Circulation **14**, 854 (1956).

CARLSTRÖM, F.: Plasma cholesterol, electrocardiogram and blood pressure in children with diabetes treated with free diet. Acta paediat. (Uppsala) **24**, 177, 203 (1939). — CARR, J. H., H. C. KEMPA, H. K. SILVER, F. S. SMYTH, J. W. GOFMAN and H. B. JONES: Lipoproteins of serum in infancy and childhood; lipoprotein levels in juvenile diabetes mell. J. Pediat. **40**, 19 (1952). — CHRISTENSEN, S., S. ESKJAW-JENSON and K. LUNDBAEK: The incorporation of P^{32} in phospholipid fractions in man. A prelimary report. Scand. J. clin. Lab. Invest. **7**, 212 (1955). — CLAWSON, B. J., and E. T. BELL: Incidence of fatal coronary disease in nondiabetic and in diabetic persons. Arch. Path. (Chicago) **48**, 105 (1949). — COLE, D. R., E. B. INGRAM and L. N. KATZ: The longtermprognosis following myocordial infarction and some factors, which affect it. Circulation **9**, 321 (1954). — CONSTAM, G. R., P. HOCHSTRASSER u. F. VON SINDEN: Zur Prognose des Diabetes mell. Schweiz. med. Wschr. **1954**, 1233. Lohnt sich eine Diätbehandlung des Diabetes mell.? Dtsch. med. Wschr. **1955**, 787. — COPLEY, A. L.: Thrombosis and thrombo-embolisation in blood capillaries, Thrombose Embolie, S. 452. Basel: Benno Schwabe & Co. 1955. — CROOM, J. H., and C. J. SCOTT: Retinal and vascular damage in long-standing diabetes. Lancet **1949** I, 555.

DINE, M. S., and R. L. JACKSON: Serumcholesterol in juvenile diabetes. Diabetes **2**, 206 (1953). — DITZEL, J., and N. SAGILD: Morphologic and hemodynamic changes in the smaller blood vessels in diabetes mellitus, I—II. New Engl. J. Med. **250**, 541, 587 (1954). — DOLGER, H.: (a) Clinical evaluation of vascular damage in diabet. mell. J. Amer. med. Ass. **134**, 1289 (1947). — (b) Vascular complications of diab. mell. Bull. N. Y. Akad. Med. II **26**, 779 (1947). — DRY, T. J., and E. A. HINES jr.: The role of diabetes in the development of degenerative vascular disease: with special reference to the incidence of retinitis and peripheral neuritis. Ann. intern. Med. **14**, 1893 (1941). — DUFF, G. L., and T. P. B. PAYNE: The effect of alloxan diabetes on experimental cholesterol atherosclerosis in the rabbit. J. exp. Med. **92**, 299 (1950). — DUGUID, J. B.: ,,The arterial lining". Lancet **1952** II, 207. — DUNCAN, G. G., and J. M. WALDRON: The effect of ingested fat on blood coagulation. Trans. Ass. Amer. Phycns **62**, 179 (1949). — DUNLOP, D. M.: Are diabetic degenerative complications preventable ? Brit. med. J. **1954** II, 383.

ECKERSTRÖM, S.: Clinical and prognostic aspects of acute coronary occlusion. Acta med. scand. Suppl. **250** (1951). — EDEIKEN, J.: Diabetes mellitus as observed in 100 cases for 10 or more years. II. Cardiac studies. Amer. J. med. Sci. **209**, 8 (1945). — EDMONSON, H. A., H. E. MARTIN and N. EVANS: Necrosis of renal papillae and acute pyelonephritis in diabetes and mellitus. Arch. intern. Med. **79**, 148 (1947). — EGGSTEIN, M., u. E. MAMMEN: Die Beziehungen zwischen Blutfetten und Blutgerinnung. Verh. dtsch. Ges. inn. Med. **63**, 626 (1957). — EMMRICH, R.: Chronische Krankheiten des Bindegewebes. Leipzig: Georg Thieme (1959). — ENGELBERG, H., J. W. GOFMAN and H. JONES: Serum lipids and lipoproteins in diabetic glomerulosclerosis. Metabolism **1**, 300 (1952a). — Serum lipids and lipoproteins in diabetic glomerulosclerosis. Preliminary observations of the effect of heparin upon the disease. Diabetes **1**, 425 (1952b). — ENGLESON, G.: Studies in diabetes mellitus. Lund 1954. — ENKLEWITZ, M.: Diabetes and coronary thrombosis. An analysis of case which came to necropsy. Amer. Heart J. **9**, 386 (1934).

FABER, M., and F. LUND: The human aorta: IV. The aorta in diabetes mellitus. Arch. Path. (Chicago) **52**, 239 (1950). — FELDBERG, W.: Gegenwärtiges Problem auf dem Gebiete der chem. Übertragung von Nervenwirkungen. Naunyn-Schmiedeberg's Arch. exp. Path. Pharmak. **212**, 64 (1950). — FLECKENSTEIN, A.: Der Kalium-Natriumaustausch als Energieprinzip im Muskel und Nerv. Berlin-Göttingen-Heidelberg: Springer 1955. — FLYNN, J. M.: The changing cause of death in diabetes mell. Amer. J. med. Sci. **189**, 157 (1935). — FRIEDENWALD, J. S.: (a) A new approach to some problems of retinal vascular disease. Amer. J. Ophthal. **32**, 487 (1949). — (b) Diabetic retinopathy. Amer. J. Ophthal. **33**, 1187 (1950). — FRIEDREICH, N.: Über Nekrose der Nierenpapillen bei Hydronephrose. Virchows Arch. path. Anat. **69**, 308 (1877). — FÜHR, J., u. R. MEINECKE: Die klinische Bedeutung von Serum-Eiweißuntersuchungen bei Diabetikern. Medizinische **1953** II, 1677.

GAIDA, M.: Insulindosis und Hyperlipämie als pathogenetische Faktoren der retinopathia diabetica. Ärztl. Forsch. **6**, 314 (1952). — GARTNER, S.: Ocular pathology in diabetes. Amer. J. Ophthal. **33**, 727 (1950). — GILLILAND, I. C., M. G. HANNO and J. I. STRUDWICK: Protein-bound polysaccharides in diabetes with and without complications. Biochem. J. **56**, 32 (1954). GOFMAN, J. W., F. GLAZIER, A. TAMPLIN, B. STRISOVER and O. DE LALLA: Lipoproteins, coronary heart disease and atherosclerosis. Physiol. Rev. **34**, 589 (1954). — GOFMAN, J. W., H. B. JONES, F. T. LINDGREN, T. P. L. LYON, H. A. ELLIOT and B. S. STRISOVER: Blood lipids and human atherosclerosis. Circulation **2**, 161 (1950). — GOFMAN, J. W., F. T. LINDGREN, H. B. JONES, T. P. LYON and B. STRISOVER: Lipoproteins and atherosclerosis. J. Geront. **6**, 105 (1951). — GOFMAN, J. W., H. B. JONES, T. P. LYON, F. LINDGREN, B. STRISOVER, D. COLMAN and V. HERRING: Blood lipids and human atherosclerosis. Circulation **5**, 119 (1952). — GOLDBERG-SPEEDLE u. WOOD: Zit. bei JOSLIN 1952. — GOLDENBERG, S., M. ALEX, R. A. JOSHI and H. T. BLUMENTHAL: Nonartheromatous peripheral vascular disease of the lower extremity in diabetes mellitus. Diabetes **8**, 261 (1959). — GOODOF, J. J.: Intercapillary glomerulosclerosis. Ann. intern. Med. **22**, 373 (1945). — GRAFE, E.: Der Diabetes mellitus. In Handbuch der inneren Medizin, Bd. II. Heidelberg: Springer 1955. — GRAFF, M. M., E. M. GREENSPAN, I. R. LEHMAN and J. J. HOLECHECK: Estimation of non-glucosamine polysaccharides of the serum proteins with anthrone reagent. J. Lab. clin. Med. **37**, 736 (1951). — GRAYZEL, H. G., and H. B. WARSHALL: Clinic survey of vascular complications in „juvenile diabetes mellitus". Pediatrics **8**, 506 (1951). — GREIF, S., E. CORDES u. E. MORO: Untersuchungen über die Inulinclearance bei Diabetikern mit Retinitis. Wien. klin. Wschr. **1952**, 175. — GREIF, S., u. E. MORO: Die Bedeutung der Albuminurie bei Diabetes mellitus. Wien. klin. Wschr. **1950**, 523. — Untersuchungen über die Abhängigkeit der diabetischen Hochdruckkrankheit von Lebensalter und Diabetesdauer. Wien. klin. Wschr. **1953**, 956. — GROSSMANN, F.: Über Gangrän bei Diabetes mellitus. Berlin: August Hirschwald 1900. — GROTE, L. R.: Beobachtungen beim kreislaufdekompensierten Diabetiker. Z. Kreisl.-Forsch. **26**, 922 (1934). — GÜNTHER, G. W.: Die Papillennekrosen der Nieren bei Diabetes. Münch. med. Wschr. **1937**, 1695.

HAAGENSEN, N. E. R.: Diabetes mellitus på Bornholm 1936—1947. Nord. Med. **42**, 1860 (1949). — HALL, G. F. M.: Factores in the aetiology of diabetic glomerulosclerosis. Quart. J. Med. **21**, 385 (1952). — HALLOCK, P.: Arteriosklerosis in young diabetics. A method of it's recognition by arterial elasticity measurements. Amer. J. med. Sci. **192**, 371 (1936). — HANDELSMANN, M. B., L. M. LEVITT, A. H. CONRAD jr.: Small vessels dysfunction in patients with diabetes mellitus. Amer. J. med. Sci. **224**, 34 (1952). — HANUM, S.: Diabetic retinitis. Clinical studies of 195 cases of retinal changes in diabetics. Acta ophthal. (Kbh.) Suppl. **16** (1939). — HARTMAN, J. F., F. C. GOETZ and A. LAZAROW: Electron microscopy of the human glomerulus in diabetes, in diabetes mellitus. III. Kongr. Int. Diab. Fed., Düsseldorf 1958, S. 189. Stuttgart: Georg Thieme 1959. — HAYNAL, E. v.: Elektrokardiographische Untersuchungen über Insulinwirkung auf das Herz. Klin. Wschr. **1925** I, 403. — HEGGLIN,

R.: (a) Über Herzstörungen bei Diabetes mellitus. Helv. med. Acta **6**, 89 (1939). — (b) Über Kreislaufprobleme bei gestörtem Zuckerstoffwechsel insbesondere im Coma diabeticum. Arch. Kreisl.-Forsch. **7**, 1 (1940). — HENDERSON, L. L., R. G. SPRAGUE and H. P. WAGENER: Intercapillary glomerulosclerosis. Amer. J. Med. **3**, 31 (1947). — HERRICK, W. W.: Hypertension, Hyperglycämie. J. Amer. med. Ass. **81**, 1942 (1923). — HEUCHEL, G.: Die diabetischen Nierenkomplikationen in klinisch-statistischer Sicht. III. Kongr. Int. Diab. Fed., Düsseldorf 1958, S. 208. Stuttgart: Georg Thieme 1959. — HEVELKE, G.: Beiträge zur Funktion und Struktur der Gefäße. Z. Alternsforsch. **8**, 3 (1954). — HIRSCHBERG, J.: Über diabetische Netzhautentzündung. Dtsch. med. Wschr. **1890**, 1181, 1236. — HÜCKEL, R.: Eigenartige Glomerulusveränderung bei benigner Nephrosklerose. Verh. dtsch. path. Ges. **31**, 392 (1939).

JACKSON, R. L., R. C. HARDIN, G. L. WALKER, A. B. HENDRICKS and H. G. KELLY: Degenerative changes in young diabetics in relationship to level of control. Proc. Amer. Diab. Ass. **9**, 309 (1949). — JAHNKE, K., F. HEINZLER, G. ASSEUER u. A. BREITBACH: Papierelektrophoretische Untersuchungen der Proteine, Lipoproteide und Glukoproteide im Serum bei Diabetes mellitus. III. Kongr. Int. Diab. Fed., Düsseldorf 1958, S. 107. Stuttgart: Georg Thieme 1959. — JENSEN, M., E. GRAY and E. H. SCHAEFER: Studies on the mechanism of blood clotting in thrombose-embolie, Basel: Benno Schwabe & Co. 1955. S. 46. JENSEN, V. A.: Fleboretinopathia tarda ved juvenil diabetes. Ugeskr. Laeg. **1949**, 1360. — JENSEN, V. A., and G. LUNDBAEK: Diabetic pigmentopathy of the macula lutea. Ophthalmologica (Basel) **129**, 89 (1955). — JORDAN, W. R.: Neuritic manifestations in diabetes mellitus. Arch. intern. Med. **57**, 307 (1936). — JOSLIN, E. P.: The treatment of diabetes mellitus, 9th edit. Philadelphia 1952.

KAEDING, A.: Heredofamiliarität und Diabetes-Komplikationen. III. Kongr. Int. Diab. Fed., Düsseldorf 1958, S. 121. Stuttgart: Georg Thieme 1959. — KATZ, L. N., G. Y. MILLS and F. CISNEROS: Survival after recent myocardial infarction. Arch. intern. Med. **84**, 304 (1949). — KATZ, L. N., u. N. STAMLER: Experimental atherosclerosis. Springfield: Thomas 1953. — KEAN, B., and A. HAMILL: Anthrophologia of arterial tension. Arch. intern. Med. **83**, 205 (1946). — KEIDING, N. R.: Levels of serum protein fractions in diabetic patients with retinitis proliferans. Proc. Soc. exp. Biol. (N. Y.) **86**, 390 (1954). — KEIDING, N. R., H. F. ROOT and A. MARBLE: Influence of control of diabetes in prevention of vascular complications. J. Amer. med. Ass. **150**, 964 (1952). — KERR, R. B., G. D. BROWN and N. KALANT: A follow-up study of juvenile diabetics. Canad. med. Ass. J. **66**, 97 (1952). — KEYS, A.: Cholesterol „giant molecules" and atherosclerosis. J. Amer. med. Ass. **147**, 1514 (1951). — KIEFER, A., B. BIRGHAM and C. WHEELE: Boston med. J. **194**, 191 (1926). — KIMMELSTIEL, P.: Intercapillary glomerulosclerosis and diabetes. Gaz. méd. portug. **4**, 648 (1951). — On diabetic glomerulosklerosis. III. Kongr. Int. Diab. Fed., Düsseldorf 1958, S. 178. Stuttgart: Georg Thieme 1959. — KIMMELSTIEL, P., and C. WILSON: Intercapillary lesions in the glomeruli of the kidneys. Amer. J. Path. **12**, 83 (1936). — KINSELL, L. W., L. LAWRENCE, H. E. BALCH and R. D. WEYLAND: Hypophysectomy in human diabetes: Metabolic and clinical observations in diabetes with malignant vascular disease. Diabetes **3**, 358 (1954). — KLIEN, BERTA A.: Retinitis proliferans. Clinical and histological studies. Arch. Ophthal. (Chicago) **20**, 427 (1938). — KORNERUP, T.: (a) Studies in diabetic retinopathy. Acta med. scand. **153**, 81 (1955). — (b) Capillary fragility and diabetic retinopathy. Acta ophthal. (Kbh.) **33**, 583 (1955). — KOSS, L. G.: Hyaline material with staining reaction of fibrinoid in renal lesions in diabetes mellitus. A.M.A. Arch. Path. **54**, 528 (1952). — KREBS, H. A., L. V. EGGLESTON and C. TERNER: In vitro measurements of the turn- over rate of potassium in brain and retina. Biochem. J. **48**, 530 (1951). — KRUMP, J. E.: Das Elektroencephalogramm beim Diabetes mellitus und seinen Komplikationen. Diab. mellitus, III. Kongr. Int. Diab. Fed., Düsseldorf 1958, S. 254. Stuttgart: Georg Thieme 1959. — KYLIN, E.: Der Blutdruck des Menschen. Dresden u. Leipzig: Theodor Steinkopff 1937.

LAKI, K.: The clotting of fibrinogen. Blood **8**, 845 (1953). — LAMBIE, A. T., and A. Mc. FARLANE: A clinico-pathological study of diabetic glomerulosclerosis. Quart. J. Med. **24**, 125 (1955). — LASCH, H. G., u. L. RÓKA: (a) Über den Bildungsmechanismus der Gerinnungsfaktoren Prothrombin und Faktor VII. Klin. Wschr. **1954**, 460. — LASCH, H. G., u. K. SCHIMPF: (b) Blutgerinnung und alimentäre Fettbelastung. Dtsch. Arch. klin. Med. **203**, 146 (1956). — LAWRENCE, R. D.: Insulin therapy. Successes and problems. Lancet **1949 II**, 401. LEEVY, C. M., C. M. RYAN and J. C. FINEBERG: Diabetes mellitus and liver dysfunction. Amer. J. Med. **8**, 290 (1950). — LE COMPTE, P. M.: Vascular lesions in diabetes mellitus. J. chron. Dis. **2**, 178 (1955). — LEPESCHKIN, E.: (a) Das Elektrokardiogramm. Kreislaufbücherei, Bd. 7, 2. Aufl. Dresden u. Leipzig: Theodor Steinkopff 1947. — (b) Modern Electrocardiography. Baltimore 1951. — LERRAT, M., L. ROCHE et P. BRUEL: Test précore des lésions vasculaires des diabetiques. Presse méd. **1951**, 890. — LEUTENEGGER, F.: Diabetes mellitus und Gefäßsystem. Klinisches Vorkommen von Gefäßveränderungen bei 1000 Diabetikern. Z. klin. Med. **119**, 164 (1931). — LEVY, E. S., S. C. KRAFT and H. NECHEles: Chylomicrons in diabetics. J. appl. Physiol. 4, 848 (1952). — Lewis, L. A., R. W. Schnei-der and E. P. McCullagh: Tiselius electrophoresis studies of plasma proteins in diabetes mellitus. J. clin. Endocr. 4, 535 (1944). — Liebow, I. M., H. K. Hellerstein and B. Miller: Arteriosclerotic heart disease in diabetes mellitus. Amer. J. Med. 18, 438 (1955). — Lisa, J. B., M. Magiday and J. F. Hart: (a) Peripheral arteriosclerosis in the diabetic and the nondiabetic. J. Amer. med. Ass. 118, 1353 (1942). Zit. nach Raab. — Lisa, R. J., M. Magi-day, I. Galloway and J. F. Hart: (b) Arteriosclerosis with diabetes mellitus. A study of the pathologic findings in 193 diabetic and 2250 nondiabetic patients. — J. Amer. med. Ass. 120, 192 (1942). — Ludwig, N., u. W. Rössel: Die periphere Durchblutung während der Hypoglycämie. Pflügers Arch. ges. Physiol. 257, 137 (1953). — Luft, R., and H. Olivecrona: Experiences with hypophysectomy in man. J. Neurosurg. 10, 301 (1953). — Lundbaek, K.: Long-term diabetes. (Ophthalmological section in collaboration with V. A. Jensen.) Copen-hagen 1953. — Diabetische Angiopathie — ein spezifisches Krankheitsbild. Schweiz. med Wschr. 1954, 538. — Diabetic angiopathy. Lancet 1954 I, 377. — The incidence of vascular disorders in diabetics surviving 15—20 years after outset of the disease. Dan. med. Bull. 1, 67 (1954). — Diabetic retinopathy in newly diagnosed diabetes mellitus. Acta med. scand. 152, 53 (1955). — Det sendiabetiske Syndrom. Svenska Läk.-Tidn. 53, 2301 (1956). — Lundbaek, K., and V. P. Petersen: Lipid composition of diabetic and nondiabetic coronary arteries. Acta med. scand. 144, 354 (1953). — Das spätdiabetische Syndrom — Angiopathia diabetica. Ergebn. inn. Med. Kinderheilk. 8, 1 (1957).

Mack, H. C., G. Thosteson, M. E. Wiseman, S. T. Robinson and E. Z. Moyer: Electro-phoretic pattern of plasma proteins in pregnancy I. Pregnancy complicated by diabetes mellitus. Obstet. and Gynec. 1, 74 (1953). — Major, S. G.: Blood pressure in diabetes mellitus. Arch. intern. Med. 44, 797 (1929). — Mallerey jr., O. T.: Capillary fragility tests in diabetes. Proc. Amer. Fed. clin. Res. 2, 34 (1945). — Mann, G. V., C. Gardner and H. F. Root: Clinical manifestations of intercapillary glomerulosclerosis in diabetes mellitus. Amer. J. Med. 7, 3 (1949). — Marañon, G.: (a) Über Hypertonie und Zuckerkrankheit. Zbl. inn. Med. 43, 169 (1922). — (b) Hypertension und Diabetes. Arch. cardiol. y hematol. 3, 125 (1922). — Marble, A.: Diskussionsbeitrag. Diabetes 3, 374 (1955). — Martensson, J.: (a) The prognosis of diabetes mellitus. A study of 221 patients surviving at least 15 years. Acta med. scand. 137, 335 (1950). — (b) Cardiovascular and renal findings in longstanding diabetes mellitus. A study of 221 patients surviving at least 15 years. Acta med. scand. 138, 94 (1950). — Matthes, K.: (a) Peripherer Kreislauf und Stoffwechsel beim Menschen. Verh. Ges. Kreisl.-Forsch. 14, 85 (1941). — (b) Kreislaufuntersuchungen am Menschen mit fortlaufend registrierenden Methoden. Stuttgart: Georg Thieme 1951. — McManus, J. F. A.: Development of intercapillary glomerulosclerosis. Proc. Amer. Diab. Ass. 9, 301 (1949). — Megibow, R. S., S. J. Megibow, H. Pollack, J. J. Bookman and K. Osserman: The mechanism of accelerated peripheral vascular sclerosis in diabetes mellitus. Amer. J. Med. 15, 322 (1953). — Meessen, H.: Zur pathologischen Anatomie der Coronarthrombose. Internat. Sympos. Coronarerkrankung, Wien, Mai 1957. — Milett, B.: J. Amer. Med. Ass. 112, 1143 (1939). Zit. bei Wiechmann. — Mirske, B., u. H. Schütt: Zur Frage der Kreislaufstörun-gen und bestimmter elektrocardiographischer Veränderungen beim Diabet. mell. Dtsch. Arch. klin. Med. 178, 359 (1936). — Mirsky, I. A.: Our challenge for the future. Diabet. Abstr. 5, 71 (1946). — Møller, B., u. K. Nielsen: Early states of diabetic renal disease: Biopsy studies. In K. Oberdisse. III. Kongr. Int. Diab. Fed., Düsseldorf 1958, S. 192. Stuttgart: Georg Thieme 1959. — Mönkeberg, J. G.: In Henke-Lubarsch, Handbuch der speziellen pathologischen Anatomie und Histologie des Menschen, Bd. II. 1924. — Mohnicke, G.: Zur Pathophysiologie der diabetischen Angiopathie unter besonderer Berücksichtigung der eiweißgebundenen Zucker. III. Kongr. Int. Diab. Fed., Düsseldorf 1958, S. 70. Stuttgart: Georg Thieme 1959. — Mohnicke, G., H. Janert u. G. Richter: Über den Eiweißzucker bei Diabetikern. Z. klin. Med. 153, 114 (1955). — Mohnicke, G., u. H. Richter: Über den Eiweißzucker bei Diabetikern. Z. klin. Med. 151, 467 (1954). — Mohnicke, G.: Zur diabetischen Blutgefäßkrankheit. Dtsch. med. Wschr. 1957, 1904. — Morrison, K.: Re-duction of mortality rate in coronary atherosclerosis by a low cholesterolow fat diet. Amer. Heart J. 42, 538 (1951). — Morrison, L. B., and J. K. Bogan: Calcification of the vessels in diabetes. J. Amer. med. Ass. 92, 1424 (1929). — Moschkowitz, E.: The relation of hyperplastic arteriosclerosis to diabet. mell. Ann. intern.Med. 34, 1137 (1951). Müller, O.: Die feinstenBlutgefäße des Menschen in gesunden und kranken Tagen. Stuttgart: Ferninand Enke 1937. — Mylius, K.: Diabetische Augenerkrankungen und ihre Behandlung. Klin. Mbl. Augenheilk. 98, 377 (1937).

Nathanson, M. H.: Coronary disease in 100 autopsied diabetics. Amer. J. med. Sci. 183, 495 (1932). — Nettleship, E.: Chronic retinitis with formation of blood vessels in the vitreous in a patient with diabetes. One eye lost by results of chronic iritis accompanied by the formation of large vessels in the iris. Trans. ophthal. Soc. U.K. 8, 159 (1888). — Nielsen, G. H., and J. E. Poulsen: The protein bound K. H. in serum from diabetic patients and the relation to the duration of diabetes and the vascular complications. Dan. med. Bull. 1, 70

(1954). — NIKKILÄ, E. A.: Atheromatose unter Berücksichtigung der Blutlipoide. Verh. Dtsch. Ges. Kreisl.-Forsch. 21, 65 (1955). — NOORDEN, C. v.: Die Zuckerkrankheit und ihre Behandlung. Berlin 1912. — NORDMANN, B.: Kreislaufstörungen und pathologische Histologie. Dresden: Theodor Steinkopff 1933.

OHRT, H. H.: Zit. bei K. LUNDBAEK 1957. — ORNSTEIN, P.: Über einen Fall von Coronarverschluß mit folgendem Praecoma diabeticum. Med. Klin. 1933 I, 427.

PAGE, J. H., and S. WARREN: The pathology of diabetes in young adults. New Engl. J. Med. 200, 766 (1929). Zit. nach RAAB. — PICK, R., J. STAMLER, S. RODBARD and L. N. KATZ: The inhibition of coronary atherosclerosis by estrogens in cholesterol-fed chicks. Circulation 6, 276 (1952). — Estrogen-induced regression of coronary atherosclerosis in cholesterol-fed chicks. Circulation 6, 858 (1952). — PICKERING, G. W.: High blood pressure. London 1955. — PIERCE, F. T.: The relationship of serumlipoproteins to atherosclerosis in the cholesterol-fed, alloxanized rabbit. Circulation 5, 401 (1952). — POMERANCE, J., and H. G. KUNKEL: Serum lipids in diabetes mellitus. Proc. Amer. Diab. Ass. 10, 217 (1950). — PORSTMANN, W.: Die Capillarresistenz als meßbare Größe des diabetischen Gefäßschadens. Dtsch. Z. Verdau.- u. Stoffwechselkr. 14, 87 (1954).

RABINOWITSCH, J. M.: Arteriosklerosis in Diabetes mellitus. Ann. intern. Med. 8, 1436 (1935). — RADUAI, P., u. R. WEISZ: Über die Kreislaufkomplikationen des Diabetes mell. Z. klin. Med. 132, 355 (1937). — RANDERATH, E.: Zur Frage der intercapillären (diabetischen) Glomerulosklerose. Virchows Arch. path. Anat. 323, 483 (1953). — RANDERATH, E., u. P. B. DIEZEL: Vergleichende histochemische Untersuchungen der Arteriosklerose bei Diabetes mellitus und ohne Diabetes mellitus. Dtsch. Arch. klin. Med. 205, 528 (1959). — RANDERATH, E., P. B. DIEZEL u. A. PFLEIDERER jr.: Histochemische Befunde an den Glomerulusveränderungen bei der diabetischen Glomerulosklerose. 1959 (im Druck). — RICKETTS, H. T.: The problem of degenerative vascular disease in diabetes. Amer. J. Med. 19, 933 (1955). — RICKETTS, H.: Degenerative lesions in dogs with experimental diabetes. III. Kongr. Int. Diab. Fed., Düsseldorf 1958, S. 140. Stuttgart: Georg Thieme 1959. — RIES, W.: Physiologie und Pathologie der Kapillarpermeabilität unter besonderer Berücksichtigung des Diabetes mellitus. Zit. bei E. RANDERATH u. P. B. DIEZEL. — RIFKIN, H., J. G. PARKER, E. B. POLIN, J. I. BERKMAN and D. SPIRO: Diabetic glomerulosclerosis. Medicine (Baltimore) 27, 429 (1948). — RIFKIN, H., and M. L. PETERMANN: Serum and urinary proteins in diabetic glomerulosclerosis. Results of electrophoretic analysis. Diabetes 1, 28 (1952). — RIVIN, A. V., and S. P. DIMITROFF: The incidence and severity of arteriosclerosis in estrogen-treated males and in females with a hypoestrogenic or a hyperestrogenic state. Circulation 9, 533 (1954). — ROBBINS, S. L., J. ROGERS and O. J. WOLLENMAN jr.: Intercapillary glomerulosclerosis. Clinical and pathologic study. Pathologic study of 100 cases. Amer. J. Med. 12, 700 (1952). — ROBBINS, S. L., and A. W. TUCKER jr.: The cause of death in diabetes. New Engl. J. Med. 231, 865 (1944). — ROBINSON, J. W.: Coronary thrombosis in diabetes mellitus; an analysis of 54 cases. New Engl. J. Med. 246, 332 (1952). — RODRIGUEZ-MIÑÓN, J. L., y J. M. PALACIOS: Diabetes y arteriosclerosis. Revision de 492 casos de diabetes. Rev. clin. esp. 43, 385 (1951). — RÖSSLE, W., u. L. WULLEN: (a) Kreislaufwirkung des Insulins. Pflügers Arch. ges. Physiol. 254, 412 (1952). — (b) Weitere experimentelle Untersuchungen über die Kreislaufwirkung von Insulin. Pflügers Arch. ges. Physiol. 256, 55 (1952). ROGERS, J., and S. L. ROBBINS: Intercapillary glomerulosclerosis. Clinical and pathologic study. I. Specificity of the clinical syndrome. Amer. J. Med. 12, 688 (1952). — ROOT, H. F.: Diabetes and vascular disease in youth. Amer. J. med. Sci. 217, 345 (1949). — Renal disease in diabetes. III. Kongr. Int. Diab. Fed., Düsseldorf 1958, S. 185. Stuttgart: Georg Thieme 1959. — ROOT, H. F., E. F. BLAND, H. W. GORDON and P. D. WHITE: Coronary atherosclerosis in diabetes mellitus. A post mortem study. J. Amer. med. Ass. 113, 27 (1939). — ROOT, H. F., and A. GRAYBIEL: Angina pectoris and diabetes mellitus. J. Amer. med. Ass. 96, 925 (1931). — ROOT, H. F., W. H. POTE and H. FREHNER: Triopathy of diabetes. Sequence of neuropathy, retinopathy and nephropathy in 155 patients. Arch. intern. Med. 94, 931 (1954). — ROOT, H. F., and T. P. SHARKEY: Arteriosclerosis and hypertension in diabetes. Ann. intern. Med. 9, 873 (1935/36). — Coronary arteriosclerosis in diabetes mellitus. New Engl. J. Med. 215, 605 (1936). — ROOT, H. F., R. H. SINDEN and R. ZANCA: Factors in the rate of development of vascular lesions in the kidney, retinae and peripheral vessels of the youthful diabetic. Amer. J. dig. Dis. 17, 197 (1950). — RUDY, A., and S. R. MUELLNER: The neurogenic bladder in diabetes mellitus. Early recognition and treatment, with report of cases. J. Urol. (Baltimore) 45, 844 (1941). — RUNYAN jr., J. W., D. HARWITZ and S. L. ROBBINS: Effects of Kimmelstiel-Wilson-syndrome on insulin requirements in diabetes. New Engl. J. Med. 252, 388 (1955).

SALUS, R.: Rubeosis iridis diabetica. Med. Klin. 1928, 256. — SCHETTLER, G.: Die Rolle der Blutfaktoren für die Entstehung der Arteriosklerose. Verh. Dtsch. Ges. Path., Nauheim 1957, S. 41. — SCHETTLER, G., u. K. W. BRÜCKEL: Stoffwechsel und Arteriosklerose unter Berücksichtigung pathogenetischer Faktoren. Nauheimer Fortbildg 1957, 40. — SCOTT, G. I.: Diabetic retinopathy. Proc. roy. Soc. Med. 44, 742 (1951). — SEMPLE, R.: Diabetes and peripheral arterial disease. A clinical study. Lancet **1953** I, 1064. — SHADAKOHARAPPA, K., N. O. CALLOWAY, R. H. KYK and R. W. KEETON: Excretion of steroidal substances by the adrenal cortex in various diseases. J. Amer. Endocrin. **11**, 1383, (1951). — SHEPARDSON, H. C.: Arteriosclerosis in young diabetic patient. Arch. intern. Med. **45**, 674 (1930). — SOTGIU, G., u. R. PELLEGRINI: Untersuchungen über Harnausscheidung von Glykoproteiden und sauren Polysacchariden bei angiopathischen Diabetikern. In: Diab. mellitus. III. Kongr. Int. Diab. Fed., Düsseldorf 1958, S. 197. Stuttgart: Georg Thieme 1959. — SPÜHLER, O., u. H. U. ZOLLINGER: Die diabetische Glomerulosklerose. Dtsch. Arch. klin. Med. **190**, 321 (1943). — STAFFIERI, D.: Artério-sclérose et diabète. Sem. Hôp. Paris **1952**, 2357. Zit. nach Kongr.-Zbl. ges. inn. Med. **141**, 306 (1953). — STEARNS, S., M. J. SCHLESINGER and A. RUDY: The incidence and clinical significance of coronary artery disease in diabetes mellitus. Arch. intern. Med. **80**, 463 (1947). — STEIGERWALDT, F., K. KNEDL: u. G. SCHETTLER: Zit. bei STEIGERWALDT: Zur Klinik diabetischer Gefäßprozesse und ihrer humoralen Erfassung. In K. OBERDISSE, Diab. mellitus. III. Kongr. Int. Diab. Fed., Düsseldorf 1958, S. 105. Stuttgart: Georg Thieme 1959. — STRAUSS, H.: (a) Kreislauf-insuffizienz als Todesursache bei Diabetikern. Klin. Wschr. **1927** I, 269. — (b) Diabetes in Hypertonie. Acta med. scand. **93**, 526 (1928). Zit. nach Kongr.-Zbl. ges. inn. Med. **94**, 479 (1938). — STREIT, T.: Der Kreislauf beim Diabetes mellitus. Z. klin. Med. **125**, 313 (1933). — SÜDHOF, H., u. H. KELLNER: Physiologie und klinische Bedeutung kohlen-hydrathaltiger Körperstoffe. Basel u. New York: S. Karger 1957.

THADDEA, S., u. K. STIEGERT: Über Kreislaufkomplikationen bei Diabetes mellitus. Zbl. inn. Med. **63**, 121 (1942). — THIEL, R.: Der Diabetes mellitus ein Gefäßproblem? Ein ophthalmologischer Beitrag zur Entstehung und Art des diabetischen Gefäßschadens. Stuttgart: Ferdinand Enke 1956. — Retinopathia diabetica. In: Diab. mellitus. III. Kongr. Int. Diab. Fed., Düsseldorf 1958. S. 212. Stuttgart: Georg Thieme 1959. — TÖRNBLOM, N., and K. NORDSTRÖM: Serum polysaccharides and hyaline vascular changes in diabetes mellitus. Acta endocr. (Kbh.) **17**, 426 (1954). — TULLER, E. F., G. V. MANN, F. SCHERTENLEIB, C. B. ROEHRIG and H. F. ROOT: The effect of diabetic acidosis and coma upon the serum lipo-proteins and cholesterol. Diabetes **3**, 279 (1954).

UNGAR, J., M. GILBERT, A. SIEGEL, J. M. BLAIN and R. J. BING: Myocardial metabolism in diabetes. Amer. J. Med. **18**, 385 (1955).

VELLHAGEN, K.: Zit. bei M. BÜRGER, Angiopathia diabetica. Stuttgart: Georg Thieme 1954. — VENNIG, E. H.: Adrenal function in pregnancy. Endocrinology **39**, 203 (1946). — VOLLHARD, F.: (Diskussion.) Verh. dtsch. Ges. inn. Med. **33**, 335 (1921).

WAGENER, H. P.: Retinopathy in diabetes mellitus. Proc. Amer. Diab. Assoc. **5**, 203 (1945). — WAGENER, H. P., T. J. S. DRY and R. M. WILDER: Retinitis in diabetes. New Engl. J. Med. **211**, 1131 (1934). — WAGENER, H. P., and R. M. WILDER: The retinitis of diabetes mellitus, preliminary report. J. Amer. med. Ass. **76**, 515 (1921). — WAITE, J. H., and W. P. BEETHAM: The visual mechanism in diabetes mellitus. A comparative study of 2002 diabetics and 457 nondiabetics for control. New Engl. J. Med. **212**, 367, 429 (1935). — WARREN, S., and P. LE COMPTE: The pathology of diabetes mellitus. Philadelphia 1952. — WEICKER, H., u. H. LAU: Die Gesamtlipoprotein- und Phospholipoproteinverhältnisse beim Diabetes mellitus. Ärztl. Wschr. **11**, 29 (1956). — WEIKER, B.: Elektrocardio-gramm und endokrine Erkrankungen. Zbl. inn. Med. **57**, 330 (1936). — WEISS, E.: Über Beobachtung der Hautkapillaren und ihre klinische Bedeutung. Münch. med. Wschr. **1917**, 609. — WHITE, P., and E. WASKOW: Clinical pathology of diabetes in young patients. Sth med. J. (Bgham, Ala.) **41**, 561 (1948). — WHITTAM, R., and R. E. DAVIES: Relation between metabolism and the rate of turnover of sodium and potassium in guinea-pig kidney-cortex slices. Biochem. J. **56**, 445 (1954). — WIECHMANN, E.: Die Zuckerkrank-heit. München: J. F. Lehmann 1953. — WILDER, R. M.: Diabetic arteriosclerosis. Int. Clin. **2**, 13 (1939). — WILSON, J. J., and J. H. MARKS: Calcification of the vas deferens. Its relation to diabetes mellitus and arteriosclerosis. New Engl. J. Med. **245**, 321 (1951). — WILSON, J. J., H. F. ROOT and A. MARBLE: Diabetic nephropathy. New Engl. J. Med. **245**, 513 (1951a). — Prevention of degenerative vascular lesions in young patients by control of diabetes. Amer. J. med. Sci. **221**, 479 (1951b). — Controlled versus free diet management of diabetes. J. Amer. med. Ass. **147**, 1526 (1951c). — WILKERSON, H. L. C., and L. P. KRALL: Diabetes in a New England town. J. Amer. med. Ass. **135**, 209 (1947). — WILKINSON, C. F.: Essential familial hypercholesterolemie. Bull. N. Y. Acad. Med. **26**, 670 (1950). — WOLFE, S. M., and K. E. PASCHKIS: Excretion of formaldehydrogenic steroids in diabetics. Metabolism **1**, 413 (1952). — WOLTMANN, H. W., and R. M. WILDER: Diabetes mellitus. Path-ological changes in the spinal cort and peripheral nerves. Arch. intern. Med. **44**, 576 (1929).

Coma diabeticum.

ASCHENBRENNER, R.: Zur Frage der Herzmuskelschädigung im Coma diabetic. Verh. dtsch. Ges. Kreisl.-Forsch. **12**, 234 (1939).

Bellet, S., and W. W. Dyer: The electrocardiogram during and after emergence from diabetic coma. Amer. Heart J. 13, 72 (1937). — Bellet, S., W. A. Steiger, C. S. Nadler and T. C. Gazes: Electrocardiographic patterns in hypopotaessemia; observations on 79 patients. Amer. J. med. Sci. 219, 542 (1950). — Boulet, P., H. Sorre, I. Mirouse et Cl. Blichard: Syndrom de landry insuffisance myodardique du coeurs d'une acidose diabetique maligne. Bull. Soc. méd. Hôp. Paris (Sér. 4 68), 408 (1952).

Cannon, P. R., L. E. Frazier and R. W. Hughes: Sodium as a toxic ion in potassium deficiency, Metabolism 2, 297 (1953). — Chang, H. C., G. A. Harrop and B. M. Schaub: The circulating blood volume in diabetic acidosis. J. clin. Invest. 5, 407 (1928). — Collen, M. F.: Mortality in diabetic coma. Arch. intern. Med. 70, 347 (1942).

Fleckenstein, A.: Der Kalium-Natriumaustausch als Energieprinzip im Muskel und Nerv. Berlin-Göttingen-Heidelberg: Springer 1955. — Follis, R. H.: Histological effects in rats, resulting from adding rubidium or Casium to diet deficient in potassium. Amer. J. Physiol. 138, 246 (1943). — Frenckel, M., I. Goren and A. F. Willebrands: Reduction of serum potassium content with manifestations of generalised muscular weakness an a cardio-vasculär syndrome during treatment of diabetic coma. Ned. T. Geneesk. 91, 1704 (1947). — Friese, G.: Zur Frage der Frequenzabhängigkeit der P-Amplitude des normalen Elektro-cardiogramms. Arch. Kreisl.-Forsch. 19, 82 (1953).

Greenman, L., F. M. Mattern, R. C. Gow, I. H. Peters and T. S. Danowski: Some observations on the development of hypokaliämie during therapy of diabetic acidosis in iuvenile and young subjects. J. clin. Invest. 38, 409 (1949). — Grundner-Culemann, A.: Experimentelle und morphologische Untersuchungen über Veränderungen des Herzmuskels von Ratten bei Kaliummangelernährung. Arch. Kreisl.-Forsch. 18, 185 (1952).

Hadorn, W., u. G. Riva: Die Störungen der Kaliämie und ihre klinische Bedeutung. Schweiz. med. Wschr. 1951, 761. — Hegglin, R.: Über die Kreislaufschwäche im Coma diabeti-cum. Dtsch. med. Wschr. 1939 I, 16. — Henderson, C. B.: Potassium and the cardiographic changes in diabetic acidosis. Brit. Heart J. 5, 87 (1953). — Heuchel, G., u. E. Klupsch: Veränderungen im Mineralhaushalt bei Diabetes mellitus. Verh. dtsch. Ges. inn. Med. 1955. — Holler, I. W.: Potassium deficiency occuring during the treatment of diab. acidosis. J. Amer. med. Ass. 131, 1186 (1946). — Holzmann, M.: Klinische Elektrokardiographie. Stuttgart 1952. — Howard, I. E.: Observations on the therapy of diabetic acidosis. Proc. Amer. Diabetes Ass. 10, 152 (1950). — Howarth, Sh. I. McMichael and E. P. Sharpey-Schaefer: Low blood pressure in diabetic coma. Clin. Sci. 6, 247 (1948).

Keye, I. D.: Death in potassium deficiency report of a case including morph. findings. Circulation 5, 766 (1952). — Kronberg, A. D., and K. M. Endicott: Potassium deficiency in rat. Amer. J. Physiol. 145, 291 (1946).

Larsen, V.: Diabetes und Hypertension. Ugeskr. Laeg. 1929 II, 695. — Lauter, S., u. H. Baumann: Kreislauf und Atmung im Hypoglykämischen Zustand. Dtsch. Arch. klin. Med. 163, 161 (1929). — Lensi, F., and A. Cannigia: Potassium intoxication in a patient with diabetic coma. Cardiologia (Basel) 19, 265 (1951). — Lepeschkin, E.: Modern electro-cardiography. Baltimore: Williams & Wilkins Company 1951. — Logsdon, C. S., and T. H. McGevak: Death probably due to potassium level during recovery from diabetic coma. J. clin. Endocr. 8, 658 (1948). — Loon, J. A. van: Bluttransfusionen beim Coma diabeticum. Ned. T. Geneesk. 1942, 1745. — Lown, B., H. Salzberg, C. D. Enselberg and R. E. We-ston: Interrelation between potassium metabolism and digitalis toxicity in heart failure. Proc. Soc. exp. Biol. (N. Y.) 76, 797 (1951).

Meyler, L.: Der Der Kollaps bei diabet. Coma. Ned. T. Geneesk. 1936, 2992. — Miller, H. C., and D. C. Darrow: Relation of muscle electrolyte to alterations in serum potassium and to the toxic effects of injected potassium chloride. Amer. J. Phys. 130, 747 (1940).

Paliard, F., P. Etienne-Martin et M. Planchu: Coma diabetique acidosique avec colapsus cardio-vasculaire au cours d'une pneumonie. Bull. Soc. méd. Hôp. Paris 54, 1371—1378 (1938). — Perry, S. M., and S. L. Rosenbaum: Hypopotassiemia in untreated diabetic coma. New. Engl. J. Med. 245, 847 (1951).

Schiechter, A. E., B. H. Wiesel and A. C. Cohn: Periphery circulatory failure in diabetic acidosis and it's relation to treatment. Amer. J. Med. Sci. 202, 364 (1941). — Schnei-der, W.: Untersuchungen über die Hämodynamik beim Coma diabeticum, hepaticum und uraemicum. Z. klin. Med. 154, 554 (1957). — Stephens, F. I.: Paralysis due to reduced serum potassium concentration of diabetic acidosis. Ann. intern. Med. 30, 1272 (1949). — Strauss, H.: Kreislaufinsuffizienz als Todesursache bei Diabetikern. Klin. Wschr. 1927 I, 269. — Surawicz, B., and E. Lepischkin: The electrodiographic pattern of hypopotassemia with and without hypocalcemia. Circulation 8, 801 (1953). — Svendsen, A.: Kaliummangel und EKG bei Coma diabeticum. Nord Med. 43, 164 (1950).

Weissberg, J., F. H. McGavack, A. M. Shearnan and J. J. Drecter: Electrolyte balance in uncontrolled and controlled diabetic ketosis and acidosis. J. clin. Endocr. 9, 1259 (1949).

Hypoglykämische Zustände.

BAKER, A. B., and N. H. LUFKIN: Cerebral lesions in hypoglycemia. Arch. Path. (Chicago) **23**, 190 (1937). — BARRE, J. LA, et P. HOUSSA: A propos des variations de l'adrenalinemie au cours de l'hypoglycemie insulinique. C. R. Soc. Biol. Paris **109**, 967 (1932). — BARTELHEIMER, H.: Über den Insulinschock und seine therapeutische Anwendung in der Inneren Medizin. Dtsch. med. Wschr. **1941** II, 1005. — Die Capillardichte in der Hypoglykämie. Klin. Wschr. **1949**, 815. — BARTELHEIMER, H., u. TH. AFENDULIS: Insulinschocks gegen Allergie. Z. ges. exp. Med. **103**, 226 (1938). — BARTELHEIMER, H., u. J. F. CABEZA: Auftreten corticotroper Wirkstoffe im Blut während der Insulinhypoglykämie. Klin. Wschr. **1942**, 630. — BATTISTA, U., u. F. NUTT: Wiederstandsfähigkeit der Kapillaren und Insulin. Rev. internat. Clin. **22**, 451 (1941). Ref. Z. Kreisl.-Forsch. **34**, 70 (1942). — BEIGLBÖCK, W.: Der hypoglykämische Schock. Wien. klin. Wschr. **1938** I, 497. — BELLET, S., and W. W. DYER: The electrocardiogramm during insulin shok treatment of schizophrenia and other psychoses. Amer. J. med. Sci. **198**, 533 (1939). — BLASEK, ST.: Zur Frage der Insulinschädigung bei herzdekompensierten Diabetikern. Med. Welt **1934**, 373. — BLISS, E. L., S. RUBIN and T. GILBERT: The effect of adrenalin on adrenal cortical function. J. clin. Endocr. **11**, 46 (1951). — BLOTNER, H.: "Coronar disease" in diabetes mellitus. New Engl. J. Med. **203**, 709 (1930). — BRANDT, F., u. G. KATZ: Über den Nachweis von Adrenalinsekretion beim Menschen. Z. klin. Med. **123**, 40 (1933). — BÜRGER, M.: Kreislauf bei Störungen der Blutzuckerregulation. Verh. dtsch. Ges. Kreisl.-Forsch. **10**, 92 (1937). — „Angiopathia diabetica". Stuttgart: Georg Thieme 1954.

CANNON, W. B., TH. McIVER and S. W. BLISS: Studies on the conditions of activity in endocrine glands. Amer. J. Physiol. **69**, 46 (1924).

DURY, A.: The mechanism of insulin induced eosinopenia in rats. Endocrinology **47**, 387 (1950).

EHRMANN, R., u. A. JAKOBI: Hämorrhagien, besonders in Lungen und Gehirn nach Insulinbehandlung. Dtsch. med. Wschr. **1924** I, 138. — Über Blutungen bei mit Insulin behandelten Komafällen. Klin. Wschr. **1925** II, 2151. — ERNSTENE, A. C., and M. D. ALTSCHULE: The effect of insulin hypoglycemia on the circulation. J. clin. Invest. **10**, 521 (1931).

FELDBERG, W.: Gegenwärtige Probleme auf dem Gebiet der chemischen Übertragung von Nervenwirkungen. Naunyn-Schmiedeberg's Arch. exp. Path. Pharmak. **212**, 64 (1950).

GIARDINI, A.: Recerche sul di compartamento di aleuni fattori vascolari ed ematici nella retinopatia diabetica. Clin. ocul. Univ. Pavia Soc. Oftalm. Lombarda **19**, III (1949). — GILBERT, R. A., and J. W. GOLDSICHER: Mechanisme and prevention of cardiovascular changes due to insulin. Ann. intern. Med. **25**, 928 (1946). — GOLDMANN, D.: The electrocardiogramm in insulin shok. Arch. intern. Med. **66**, 93 (1940). — GRALLNICH, A.: Pulmonary edema and electrocardiogram findings resembly coronary conclusion in insulin treatment. Psychiat. Quart. **18**, 650 (1944).

HADORN, W.: Untersuchung über die Beeinflussung des Herzens durch Insulin und Hypoglykämie. Z. klin. Med. **130**, 643 (1936). — Untersuchung des Herzens im hypoglykämischen Schock. Arch. Kreisl.-Forsch. **2**, 1 (1937). — HADORN, W., u. B. WALTHARD: Experimentelle Untersuchungen über anatomische Herzmuskelveränderungen im Insulinschock. Z. exp. Med. **105**, 174 (1939). — HAYNAL, E.: Elektrocardiographische Untersuchungen über die Insulinwirkung auf das Herz. Klin. Wschr. **1925** I, 403. — HAYNAL, E. V., L. VIVODSKY u. G. GYÖRGRI: EKG-Untersuchungen über Insulinwirkungen auf das Herz. Klin. Wschr. **1928**, 1543. — HEGGLIN, R.: Über Kreislaufprobleme bei gestörtem Zuckerstoffwechsel insbesondere im Coma diabeticum. Dtsch. Arch. Kreisl.-Forsch. **7**, 1 (1940). — HEILBRUNN, G., and E. LIEBERT: Observations on the adrenalin level in the blood serum, during insulin hypoglycemia. Endocrinology **25**, 354 (1939). — HEINRICH, A., u. H. SUSSNER: Die Wirkung von Insulin auf Blutdruck und Elektrokardiogramm. Z. klin. Med. **133**, 208 (1938). — HETENYI, G.: Angina pectoris während der Insulinbehandlung. Wien. Arch. inn. Med. **13**, 95 (1926). — HÖPKER, W.: Hypoglykämische Ganglienzellveränderungen. Z. klin. Med. **148**, 448 (1951). — Die Wirkung des Glukosemangels auf das Gehirn. Stuttgart: Georg Thieme 1954. — HOLLAND, G.: Kapillardichte und Insulin. Z. ges. exp. Med. **108**, 178 (1940). — HOLZER, H., u. O. KLEIN: Über die Sauerstoffsättigung des Venenblutes peripherer Gefäßgebiete im Insulinschock. Münch. med. Wschr. **1928** II, 1284. — HORANYI, B., T. LASZLO u. A. SZATMARI: Blutzuckeruntersuchung bei hypoglykämischem Schock. Z. klin. Med. **131**, 435 (1937).

JOSLIN, E. P., H. F. ROOT, P. WHITE, A. MARBLE and CC. BAILEY: The treatment of diabetes mellitus. Philadelphia: Lea & Febiger 1948. — JÜRGENSEN, E., u. K. H. NOORDEN: Haut-, Capillar- und Sekretions-Beobachtungen bei Diabetes mellitus. Klin. Wschr. **1925**, 2395.

KETY, S. S., and G. F. SMITH: Cerebral flow and cerebral oxygen-consumption in 5 patients with hypertension. Amer. J. med. Sci. 212, 124 (1946). — KNEBEL, R.: Alimentäre Zuckerbelastung und Kreislauf. Z. klin. Med. 146, 75 (1950). — KUGELMANN, B.: Über die Beziehung zwischen Insulin und Adrenalin im menschlichen Organismus. Klin. Wschr. 1931, 59.

LABBE, M., et R. BOULIN: Troitement du collapsus au cours du coma diabetique. Presse méd. 41, 1705 (1933). — LAUTER, S., u. H. BAUMANN: Kreislauf und Atmung im hypoglykämischen Zustand. Dtsch. Arch. klin. Med. 163, 161 (1929).

MEESINGER, E.: Cardiovascular changes associated with insulin shok treatment. Ann. intern. Med. 12, 853 (1938). — MEESSEN, H.: Elektrodardiographische und anatomische Untersuchungen an Kaninchen über die Wirkung von Insulinschock und Cardiazolkrampf auf das Herz. Arch. Kreisl.-Forsch. 6, 361 (1940). — MIDDLETON, W. S., and W. H. OATWAY jr.: Insulin shock and the myocardium. Amer. J. med. Sci. 181, 39 (1931).

NEGRI, A.: Experimentelle Untersuchungen über die Wirkung hoher Insulindosen auf das Myocard von Kaninchen. Z. ges. exp. Med. 111, 69 (1942).

POLZER, K.: Diabetes mellitus. Wien u. Innsbruck: Urban & Schwarzenberg 1950.

RAAB, W.: Blood level of adrenalin and related substances in various experimental and clinical conditions. Exp. Med. Surg. 1, 402 (1943). — Hormonal and neurogenic cardiovascular disorders. Baltimore: Williams & Willkins Company 1953. — RÖSSEL, W., u. N. LUDWIGS: Die periphere Durchblutung während der Hypoglycämie. Pflügers Arch. ges. Physiol. 257, 137 (1953). — RÖSSEL, W., u. H. OSSWALD: Die Kapillarisierung des Gehirns unter Einfluß des Insulins. Pflügers Arch. ges. Physiol. 254, 214 (1951). — Das Verhalten der Ohrgefäße des Kaninchens in der Hypoglycämie. Z. ges. exp. Med. 122, 465 (1954). — RÖSSEL, W., u. L. WULLEN: Experimentelle Untersuchungen über die Insulinverträglichkeit des gesunden Menschen. Z. klin. Med. 148, 331 (1951). — Die Kreislaufwirkung des Insulins. Pflügers Arch. ges. Physiol. 254, 412 (1952). — Weitere experimentelle Untersuchungen zur Kreislaufwirkung des Insulins. Pflügers Arch. ges. Physiol. 256, 55 (1952). — ROMANO, M.. E. S. MAZZI y M. R. BASILO: Perturbaciones cardiovasculares en la hipoglycemia insulinica. Rev. Asoc. méd. argent. 49, 360 (1936). — ROOT, H.: The effects of insulin hypoglycemia upon the diabetic heart in children and youth. Ann. intern. Med. 11, 1332 (1938). — RUDNIKOFF, J.: Insulin and the carotid sinus. Ann. intern. Med. 34, 1382 (1951).

SACKEL, M.: Neue Behandlungsmethoden der Schizophrenie. Wien u. Leipzig 1935. — SCHÄFFER, H., E. BUCKA u. K. FRIEDLÄNDER: Insulin und Herzfunktion. Klin. Wschr. 5, 1635 (1926). — Über die Einwirkung des Insulins und der Hypoglykämie auf das menschliche Herz. Z. ges. exp. Med. 57, 35 (1927). — SCHÖNBRUNNER, E.: Über einen Fall von Schädigung des Herzmuskels durch Insulin. Med. Klin. 1935 II, 1571. — SCHWEERS, A.: Die Komplikationen des Diabetes mellitus und ihre Behandlung. Ther. d. Gegenw. 79, 401 (1938). — SOSKIN, S., L. N. KATZ and F. FRITSCH: The dual nature of the action of insulin upon heart. Ann. intern. Med. 8, 900 (1935). — SOSKIN, S., L. N. KATZ, ST. SOLOMON and S. H. RUBINFELD: Treatment of elderly diabetic patients with cardiovascular disease. Arch. intern. Med. 51, 122 (1933).

TANNENBERGER, J.: Pathological changes in heart skeletal muscle and liver in rabbits treated with insulin shock dosage. Amer. J. Path. 15, 25 (1939). — THURNER, K. B.: Insulin shock as the cause of cardiac pain. Amer. Heart J. 5, 671 (1930). — TIETZ, E., H. DORNHEGGEN and D. GOLDMANN: Blood adrenalin levels during insulin shock treatments for schizophrenia. Endocrinology 26, 641 (1940). — TSCHEBOKSAROFF, M. N., u. Z. J. MALKIN: Zur Frage des Einflusses von Insulin auf die Adrenalinsekretion der Nebennieren. Z. ges. exp. Med. 47, 580 (1925).

WIECHMANN, E.: Hypoglykämie bei Insulindarreichung. Klin. Wschr. 1931, 529. — WIECHMANN, E., u. F. KOCH: Das Verhalten des Kreislaufes im hypoglykämischen Zustand. Dtsch. Arch. klin. Med. 163, 176 (1929). — WITTGENSTEIN, A., u. B. MENDEL: Die Veränderungen der T-Zacke des Elektrokardiogrammes während der Insulinwirkung. Klin. Wschr. 3, 1119 (1924).

Herz und Kreislauf bei der Fettsucht.

ALVAREZ, W. C., and L. L. STANLEY: Blood pressure in 6000 prisoners and 400 prison guards. Arch. intern. Med. 46, 17 (1930). — ARMSTRONG, D. B., L. J. DUBLIN, G. M. WHEATLY and H. H. MARKS: Obesity and its relation to health and disease. J. Amer. med. Ass. 147, 1007 (1951). — AUCHINCLOSS, J. H., E. COOK and A. D. RENZETTI: Clinical and physiological aspects of a case of obesity, polycythaemia and alveolar hypoventilation. J. clin. Invest. 34, 1537 (1955).

BAHNER, F.: Fettsucht. In Handbuch der inneren Medizin, Bd. VII/1, S. 978. Berlin: Springer 1955. — BAKER, K., and W. WILLINS: Coronary thrombosis among women. Amer. J. med. Sci. 196, 815 (1938). — BROZEK, J., S. WELLS and A. KEYS: (a) Medical aspects of semistarvation in Leningrad. Amer. Rev. Soc. Med. 4, 70 (1950). — BÜRGER, M.,

u. W. SCHRADE: Über die alimentäre Beeinflussung der Blutgerinnungszeit. Klin. Wschr. 1936, 550. — BURWELL, C. S., E. D. ROBIN, R. D. WHALEY and A. G. BICKELMANN: Extreme obesity associated with alveolar hypoventilation — a Pickwickian-Syndrome. Amer. J. Med. 21, 811 (1956).

DUBLIN, L. J., E. L. FICK and E. W. KOPF: Physical defects as revealed by periodic health examinations. Amer. J. med. Sci. 170, 576 (1925). — DUBLIN, L. J., and A. J. LOTKA: "Length of life." New York: Ronald Press, Co. 1936.

EPPINGER, H., F. KISCH u. H. SCHWARZ: Das Herzschlagvolumen und die Methode seiner Registrierung. Ergebn. inn. Med. Kinderheilk. 27, 169 (1925).

FABER, M., and F. LUND: Influence of obesity on the development of arteriosclerosis in the human aorta. Arch. Path. (Chicago) 48, 351 (1949). — FAHR, P.: Neuere Forschungen auf dem Gebiet der Anatomie und Pathologie des Herzmuskels. Ergebn. wiss. Med. 1, 369 (1910). — FISCHBERG, L. M.: Hypertension and nephritis. Philadelphia: Lea & Febiger 1940. — FISHMAN, A. P., G. M. TURINO and E. H. BERGOFSKY: The syndrome of alveolar hypoventilation. Amer. J. Med. 23, 333 (1957). — FLUTE, P. T., P. BARKHAN and D. N. RHODES: Coagulation activity of phospholipoid fractions from biological materials. VI. Europ. Hämatologenkongr., Kopenhagen 1957. — FRENCH, A. J., and W. DOCK: Fatal coronary arteriosclerosis in young soldiers. J. Amer. med. Ass. 124, 1233 (1944).

GAGER, K.: Hypertension, S. 329. Baltimore: Williams & Wilkins Company 1930. — GERARDY, W., D. HERBERG u. H. M. KUHN: Vergleichende Lungenfunktions- und elektro-encephalographische Untersuchungen bei Patienten mit einem Pickwickiansyndrom. Münch. med. Wschr. (1960, im Druck). — GOTZSCHE, H., and V. P. PETERSEN: Obesity associated with cardiopulmonary failure „the Pickwickiansyndrome". Acta med. scand. 161, 383 (1958). — GRAHAM, D. M., and T. P. LYON, J. W. GOFMAN, H. B. JONES, J. SIMONTON and S. WHITE: Blood lipids and human atherosclerosis. II. The influence of heparin upon lipoprotein-metabolism. Circulation 4, 666 (1950). — GREEN, M. B., and M. BECKMANN: Obesity and hypertension. N.Y. J. Med. 48, 1250 (1948). — GROSCURT, G.: Die Kreislaufgeschwindig-keit bei der Fettsucht. Z. klin. Med. 111, 357 (1929). — GUBNER, R., and H. E. UNGER-LEIDER: Electrocardiographic criteria of left ventricular hypertrophy. Arch. intern. Med. 72, 196 (1943).

HARVEY: Zit. nach K. FELLINGER, Die Fettleibigkeit, Klinik, Pathologie und Therapie. Berlin u. Wien: Urban & Schwarzenberg 1939. — HEYMANS. C., and L. LALEHAV: Blood pressure in the rat. Proc. Soc. exp. Biol. (N.Y.) 72, 191 (1949). — HIRSCH, C.: Über die Beziehungen zwischen dem Herzmuskel und der Körpermuskulatur, und über sein Verhalten bei Herzhypertrophie. Dtsch. Arch. klin. Med. 64, 597 (1899). — HOCHREIN, M.: Kreislauf bei Fettsucht. Münch. med. Wschr. 1936 II, 1548. — HOLZMANN, M.: Klinische Elektro-cardiographie. Zürich: Fretz u. Wasmuth 1945.

KAUFMAN, B. J., M. H. FERGUSON and R. M. CHERNIACK: Hypoventilation in obesity. J. clin. Invest. 38, 500 (1959). — KERR, W. J., and J. B. LAGEN: The postural syndrome related to obesity, leading to postural emphysema and cardiorespiratory failure. Ann. intern. Med. 10, 569 (1936).

LASCH, H. G., K. MECHELKE, E. NUSSER u. H. H. SESSNER: Über Beziehungen zwischen Blutgerinnung und Kreislauffunktion. Z. ges. exp. Med. 129, 484 (1958). — LASCH, H. G., u. K. SCHIMPF: Blutgerinnung und alimentäre Fettbelastung. Dtsch. Arch. klin. Med. 202, 146 (1956). — LAUTER, L., u. H. BAUMANN: Über den Kreislauf beim sog. Fettherzen. Klin. Wschr. 7, 741 (1928 I). — LEPESCHKIN, E.: Das Elektrokardiogramm. Dresden: Stein-kopff 1957. — LEVY, J., E. WHITE, K. STROND and H. HILLMANN: Overweight, it's pro-gnostic significance in relation to hypertension and cardiovascular diseases. J. Amer. med. Ass. 131, 951 (1946). — LEYDEN, E.: Über Fettherz. Z. klin. Med. 5, 1 (1889). — LUBARSCH, I.: Herzpathologie, insbesondere patholog. Anatomie der Herzschwäche und des Herztodes. Jkal. ärztl. Fortbildg 1911 (Januarheft). — LUPS, S., and C. FRANCKE: On the changes in blood pressure during the period of starvation (September 1944 to May 1945) and after the liberation (May 1945 to September 1945) in Utrecht, Holland. Acta med. scand. 126, 449 (1947).

MALMROS, H.: The relation of nutrition to health: A statistical study of the effect of war-time on arteriosclerosis, cardiosclerosis, tuberculosis and diabetes. Acta med. scand. Suppl. 246, 131 (1950). — MARTIN, E.: Mortalité et morbidité de l'obésité essentielle. J. clin. med. 34, 378 (1953). — MASTER, A. M., L. F. DUBLIN and H. H. MARKS: The normal blood pressure range and its clinical implications. J. Amer. med. Ass. 143, 1464 (1950 II). — MASTER, A. M., H. L. JAFFE and K. CHERKY: Relationship of obesity to coronary disease and hypertension. J. Amer. med. Ass. 153, 1499 (1953). — MASTER, A. M., and E. T. OPPEN-HEIMER: A study of obesity. J. Amer. med. Ass. 92, 1652 (1929). — MATTHES, K.: Zur Therapie der Coronarthrombose. Wien. Z. klin. Med. 39, 328 (1958). — MORRISON, K.: Reduction of mortality rate in coronary atherosclerosis by a low cholesterol-low fat diet. Amer. Heart J. 42 (4), 538 (1951). — MOSCHKOWITZ, E.: (Essays on the biology of disease,

Chap. 8.) J. Mt Sinai Hosp. **11**, 357 (1945). — Müller, F.: Das Fett als Stoffwechselorgan. Verh. dtsch. Ges. inn. Med. **59**, 183 (1953). — Müller, W.: Die Massenverhältnisse des menschlichen Herzens. Hamburg u. Leipzig 1883.

Newman, W.: Coronary occlusion in young adults. Review of 100 cases in the services. Lancet **1951** I, 1045.

O'Brien, J. R.: The effect of some phospholipids and faty acids on blood coagulation. VI. Europ. Hämatologenkongr., Kopenhagen 1957.

Prodger, H., and M. Dennig: A study of the circulation in obesity. J. clin. Invest. **11**, 783 (1932).

Ragan, C., and J. Birdley: The accuracy of clinical measurements of arteral blood pressure. With a vote on the auscultatory gap. Bull. Johns Hopk. Hosp. **69**, 504 (1941). — Reynarson, E. M., and C. F. Gastineau: Obesity. Springfield, Ill.: Charles C. Thomas Publ. 1949. — Robinson, S. C., and M. Brucer: Body build and hypertension. Arch. Nat. Med. **66**, 393 (1940). — Roemheld, L.: Der gastro-kardiale Symptomenkomplex. Eine besondere Form sogenannter Herzneurose. Z. phys. diätet. Ther. **16**, 339 (1912). — Romberg, E. v.: Das Herz bei Fettleibigkeit. Klin. Wschr. **6**, 1977 (1927 II). — Runge, H., u. I. Hartert, in: Die Thrombo-embolischen Erkrankungen. Stuttgart: Schattauer 1956.

Schettler, G.: Lipidosen. In Handbuch der inneren Medizin. Berlin: Springer 1955. — Schlomka, G., u. H. Blanke: Über den Elektrocardiogrammtyp von Fettleibigen. Z. klin. Med. **134**, 435 (1938). — Schlomka, G., u. W. Klein: Zur Bewertung der P-Zacke bei rechtstypischen Elektrokardiogrammen. Z. klin. Med. **133**, 648 (1938). — Schlomka, G., u. F. Witsch: Zur Bewertung der relativen Systolendauer. Z. Kreisl.-Forsch. **31**, 142 (1939). — Schoen, R.: Experimentelle Studien über Meteorismus. Dtsch. Arch. klin. Med. **147**, 224 (1925); **148**, 86 (1925). — Schoenheimer, R.: The dynamic state of body constituents. Cambridge 1941. — Short, J. Y.: The increase of electrocardiographic changes with obesity. Proc. Life Ext. Exam. **1**, 36 (1939). — Short, J. Y., and M. J. Johnson: The effect of overweight on vital capacity: Study of 196 individuals. Proc. Life Ext. Exam. **1**, 36 (1939). — Smith, H. L., and T. A. Willins: Adiposity of the heart. Arch. intern. Med. **52**, 911 (1933). — Symonds, B.: The blood pressure of healthy men and women. J. Amer. med. Ass. **80**, 232 (1923 I).

Taylor, H. L., J. Brozek and A. Keys: Basal cardiac. function of body composition with special reference to obesity. J. clin. Invest. **31**, 976 (1952). — Terry jr., A. H.: Obesity and hypertension. J. Am. med. Ass. **81**, 1283 (1923 II). — Thomson, A. E., and J. Doupe: Some factors affecting the auscultatory measurement of arterial blood pressures. Canad. J. Rev. **72** (1949). — Thomson, K. J.: Some observations of the development and course of hypertensive vascular disease, read before the 38th Annual meeting of the medical section of the american life convention. White Sulphur Springs, W.Va. 1952.

Waldron, J. M., and G. G. Duncan: Variability of the rate of coagulation of whole blood. Amer. J. Med. **17**, 365 (1954). — Waldron, J. M., and N. Warren: Plasma lipids and whole blood clotting time. Amer. J. Physiol. **171**, 776 (1952). — Wilens, S. L.: Bearing of general nutrival states on atherosclerosis. Arch. Nat. Med. **79**, 129 (1947). — Resorption of arterial atheromatous deposits in wasting disease. Amer. J. Path. **23**, 793 (1947). — Wood, J. E., and J. R. Cash: Obesity and hypertension: chemical and experimental observations. Ann. intern. Med. **13**, 81 (1939).

Yater, W. M., A. H. Tramm, W. F. Brown, R. P. Fitzgerald and M. A. Geisler: Coronary artery disease in man 18—39 years of age. Amer. Heart J. **36**, 334, 481, 683 (1928)

Herz und Kreislauf bei der Beriberi.

Aalsmeer, W. C., u. K. F. Wenkebach: Herz und Kreislauf bei der Beri-Beri-Krankheit. Wien. Arch. inn. Med. **16**, 193 (1929). — Cardiovascularsymptoms of beriberi. Docum. neerl. indones. Morb. trop. **3**, 2 (1951). — Adolph, W. H., u. H. Zellweger: Vitamine, Mangelkrankheiten. In Handbuch der inneren Medizin, Bd. VI/2, S. 761. Berlin: Springer 1955. — Andersson, B.: A case of beri beri. Svenska Läk.-Fin. **48**, 99 (1951).

Benchimol, A. P., and P. Schlesinger: Beri-beri heart disease. Amer. Heart J. **46**, 161 (1953). — Bickel, G.: Le rôle de la carence en Vitamin B₁ dans la pathogénie des cardiopathies gravidiques. Rev. méd. Suisse rom. **60**, 440 (1940). — Hypovitaminose B₁ et cardiopathies. Arch. Mal. Coeur **32**, 657, 769 (1939). — Bjuggren, S.: The beri-beri heart. Nord. Med. Zus.fassg Kgsblatt **1941**, 2253. — Blankenhorn, M. A.: Diagnosis of beri-beri heart disease. Ann. intern. Med. **23**, 398 (1945). — Blankenhorn, M. A., C. F. Viller, J. M. Scheinker and R. A. Austin: Occidental beri-beri heart disease. J. Amer. med. Ass. **131**, 717 (1946). — Bowe, I. C.: Alkoholic beri-beri heart. Lancet **1942** I, 586. — Brinkmann, C. L., and J. A. M. Prior: Chronic beri-beri heart disease (Report of a case). N. med. J. **49**, 266 (1950). — Bröder, D., u. W. Engel: Einheimische Beri-Beri. Münch. med. Wschr. **1938**, 88. — Burwell, C. S., and L. Dexter: Beri-Beri heart disease. Trans. Amer. Phycns **60**, 59 (1947).

Campbell, S. B., and R. S. Allison: Elektrocardiographic changes in toxic polyneuritis. Lancet **1940 II**, 738. — Crawford, J. S.: A case of beri-beri with organic changes in the heart. Canad. med. Ass. J. **67**, 356 (1952).

Drury, W., L. J. Harris and B. Maudsly: In L. J. Harris, Vitamins and vitamin deficiencies. Philadelphia 1938. — Dürk, H.: Untersuchungen über die pathologische Anatomie der Beri-Beri. Beitr. path. Anat. Suppl. 1908. — Dustin, C. C., H. Weyler and C. P. Roberts: Elektrocardiographic changes in vit. B₁ deficiency. New Engl. J. Med. **220**, 15 (1939).

Epstein, S.: Observations on beri-beri heart disease. Amer. Heart J. **34**, 432 (1947). — Evans, J. A., and F. D. Elliot: Primary para-thyreopriva with multiple vitamin deficiencies including beriberi heart with congestive failure. J. clin. Bull. **4**, 173 (1945).

Faizoy, J.: Das Vitamin B₁ in der kardiovasculären Pathologie. Klin. Wschr. **1941**, 485. — Farber, J. E., and D. K. Miller: Beri-beri heart in tuberculous patient. Amer. Rev. Tuberc. **51**, 315 (1945). — Fischbach, W. M.: Cardiac and electrocardiographic observations on americain prisonners of war repatriateed from Japan. U.S. nav. med. Bull. **48**, 69 (1948). — Fleckenstein, A.: Der Kalium-Natriumaustausch als Energieprinzip in Muskel und Nerv. Berlin-Göttingen-Heidelberg: Springer 1955. — Follis, R. H., M. M. Miller, M. Wintrobe and H. J. Stein: Development of myocardial necrosis and absence of nerve degeneration in thiamine deficiency. Amer. J. Path. **19**, 341 (1943).

Gebauer, A.: Inaug.-Diss. Breslau 1937. — Gelfaud, D., and S. Bellet: Cardiovascular manifestations of beri-beri based on a study of ten patients. J. clin. N. Amer. **33**, 1643 (1949). — Goodall, McCh.: Studies of adrenaline and noradrenaline in mammalian heart and suprenals. Acta physiol. scand. **24**, Suppl. 85 (1951). — Goodhart, R., and N. Joliffe: Role of nutritional deficiencies in production of cardiovascular disturbances in alcohol addict. Amer. Heart J. **15**, 565 (1938). — Griffith, R. L.: Condition of the heart, following beri-beri and malnutrition. Arch. intern. Med. **89**, 743 (1952). — Grundner-Culemann, A.: Experimentelle und morphologische Untersuchungen über Veränderungen des Herzmuskels von Ratten bei Kalium-Mangelernährung. Arch. Kreisl.-Forsch. **18**, 185 (1952). — Gutenkauf, Ch. H.: Beri-beri heart in Jowa veterans. Circulation **3**, 352 (1951).

Hanson, B.: Herzinsuffizienz infolge Vitamin-B₁-Mangel. Svenska Läk.-Tidn. **1941**, 784. — Hess, B.: Intermediärer Stoffwechsel. In Thannhausers Lehrbuch des Stoffwechsels. Stuttgart: Georg Thieme 1957. — Holzmann, M.: Klinische Elektrokardiographie. Zürich: Fretz & Wasmut 1945. — Hundley, J. H., L. L. Ashburn and W. H. Sebrell: The electrocardiogramm in chronic deficiency in rats. Amer. J. Physiol. **144**, 404 (1945).

Jervey, L. P.: Prolonged myocardial disease due to beriberi with necropsy after 18 years. Amer. Heart J. **54**, 621 (1957). — Joliffe, N.: „The Wernicke syndrom.“ Arch. Neurol. Psychiat. (Chicago) **46**, 569 (1941). — Joliffe, N. A., and R. Goodhart: Beri-beri in alcoholic addicts. J. Amer. med. Ass. **111**, 380 (1938).

Keefer, C. S.: Beri-beri heart. Arch. intern. Med. **45**, 1 (1930). — Keys, H., A. Henschel and N. L. Taylor: Experimental studies on man with a restricted intake of the vitamin B. Amer. J. Physiol. **144**, 5 (1945). — Kieweit de Jonge, G. W.: Vordrachten over tropische ziekten. 1911. Zit. bei Wenkebach 1934.

Lahey, W. B., D. B. Arst, M. Silow, C. R. Kleemann and P. Kunkel: Physiologic observations on a case of beri-beri heart disease with a note on the acute effects of thiamine. Amer. J. Med. **14**, 248 (1953). — Luckner, H., u. K. Scriba: Über die hydropische und cardiovasculäre Form der Beri-Beri und ihre Entstehung. Dtsch. Arch. klin. Med. **194**, 396 (1949).

Maier, C.: Klinische Beobachtungen bei einem Fall von einheimischer Beri-Beri. Med. Wschr. **1940 II**, 807. — Markees, S.: Stoffwechselgrundlagen und Indikationsgebiete für eine Therapie mit Co-Carboxylase. Dtsch. med. Wschr. **1953**, 971. — Mills, C. A.: Thiamine overdosage and toxicity. J. Amer. med. Ass. **116**, 2101 (1941). — Morgan, H. J., J. S. Wright and A. van Ravensway: Health of repatriated prisoners of war from the far East. J. Amer. med. Ass. **130**, 995 (1946).

Nagayo, P.: Referat über Beri-Beri. Verh. jap. Ges. Path. **1912**. Zit. bei Schimasano.

Ochoa, S.: Zit. bei B. Hess, Advances Enzymology **15**, 183 (1954).

Panlley, J. W., and G. A. Aitken: Cardiovascular beri-beri. Lancet **1944 II**, 440. — Parade, G. W.: Zur Frage der Bradykardie bei Vitamin B₁-Mangel. Klin. Wschr. **1938**, 511. — Pecora, L. J.: Electrolyte changes in tissues of chronic thiamine deficient rats and influence of certain steroids. Amer. J. Physiol. **169**, 554 (1952). — Pendl, F.: Myokardstoffwechsel und Herztherapie. Stuttgart 1954. — Porter, R. R., and R. S. Downs: Some physiological observations on circulation during recovery from vit. B₁ deficiency. Ann. intern. Med. **17**, 645 (1942).

Raab, W., and G. C. Supplee: Cardiotoxic adreno-sympathetic acitivity in vitamin B deficiencies. J. exp. Med. and Surg. **2**, 152 (1944). — Raskoff, H.: Beri-beri heart in 4 month old infant. J. Amer. med. Ass. 120, 1292 (1942). — REINHARDT, P.: Fortschr. Röntgenstr. 1916. Zit. bei WENKEBACH. — RINEHART, J. F., and L. D. GREENBERG: Effect of experimental deficiency on the heart of the rhesus monkey. Arch. Path. (Chicago) 48, 89 (1949). — ROLL, H. F.: Zit. bei WENKEBACH 1934. — ROLLER, P.: Die chemischen und anatomischen Veränderungen bei der experimentellen Beriberi der Taube. Wiener Ges. inn. Med., Wien, 27. Juni 1940. Ref. Klin. Wschr. 1941, 183.

SAPHIR, R.: Myocarditis. A general review with analysis of 240 cases. Arch. Path. (Chicago) 32, 1000 (1941). — SCHATTUCK, G. C.: Beriberi and B₁ hypovitaminosis. Amer. J. trop. Med. 19, 207 (1939). — SCHIMAZANO, J.: Beri-Beri. In W. STEPP u. P. SZENT GYORGY, Avitaminosen. Berlin: Springer 1927. — SCHLESINGER, P. A., and A. P. BENCHIMOL: Cardiac beriberi, simulating arteriosclerotic heart disease. Amer. Heart J. 42, 801 (1951). — SCHRETZENMAYER, A.: Die Klinik der B₁-Avitaminose. Klin. Wschr. 1937, 1737. — Die Beriberi des Menschen. Ergebn. inn. Med. Kinderheilk. 60, 314 (1941). SCOTT, L. L., and G. R. HAMBES: Beri-beri (maladie des Jambes) in Louisiana with especial reference to cardiac manifestations. J. Amer. med. Ass. 90, 2083 (1928). — SCRIBA, K.: Die Pathologie der Mangelkrankheiten. Beitr. path. Anat. 104, 76 (1939). — SCRIBA, K., u. H. LUCKNER: Das Beriberiherz im Tierexperiment. Dtsch. Arch. klin. Med. 196, 193 (1949). — SMITH, J. J., and J. FURTH: Fibrosis of endocardium and myocardium with mural thrombosis. Arch. intern. Med. 71, 602 (1943). — SOLDATI, L. DE: Le poulse, la pression arterielle et l'electrocardiogramme des chiens en avitaminose B₁. C. R. Soc. Biol. (Paris) 133, 223 (1940). — STROUD, W. D.: The diagnosis and treatment of cardiovascular disease. Philadelphia: F. H. Davis Comp. 1940.

VALLOTON, M.: Zur pathologischen Anatomie der B₁ Avitaminose. Int. Z. Vitaminforsch. 21, 61 (1949).

WALTERS, J. H.: Hyperpiesis in cardiovascular beriberi. Amer. J. Med. 22, 195 (1953). — WEISS, S.: Occidental beriberi with cardiovascular manifestations. J. Amer. med. Ass. 115, 832 (1940). — WEISS, S., and R. W. WILKINS: The nature of the cardiovascular disturbances in nutrional deficiency states (beriberi). Ann. intern. Med. 11, 104 (1937). — WENCKEBACH, K. F.: Das Beriberiherz. Berlin u. Wien: Springer 1934. — WESTBERG, T.: A case of beriberi and pellagra. Svenska Läk.-Tidn. 41, 2403 (1951). — WILLIAMS, R. D., H. L. MASON and B. F. SMITH: Induced vit. B₁ deficiency in human subjects. Proc. Mayo Clin. 14, 787 (1939). — WINTROBE, M. M.: Relation of nutrional deficiency to cardiac dysfunction. Arch. intern. Med. 76, 341 (1945). — WINTROBE, M. M., G. H. ALCAYAGA, P. HUMPHREY and R. H. FOLLIS: Bull. Johns Hopk. Hosp. 73, 169 (1943). — WUHRMANN, F.: Die Myocardose. Basel: Benno Schwabe & Co. 1956.

Herz und Kreislauf bei der Porphyrie.

ABRAHAMS, A., I. V. GAVEY and N. F. McLAGAN: A fatal case of acute prophyria with unusual features. Brit. med. J. 1947 II, 327. — AHRBY, D. W., and E. BULMER: Acute idiopatic porphyria. Report of two cases. Brit. med. J. 1950 II, 248. — ALBRIGHT, L. F., J. J. BROWN and P. PLEASANT: Acute myocardial infarction associated with acute porphyria. Amer. Heart J. 47, 108 (1954):

BAKER, A. B., and C. J. WATSON: The central nervous system in porphyria. J. Neuropath. exp. Neurol. 4, 68 (1945). — BARKER, L. F., and W. L. ESTES: Family haematoporphyrinuria and its association with chronic gastroduodenal dilatation. J. Amer. med. Ass. 59, 718 (1912). — BERG, M.: Acute porphyria, clinical and path. observations. Arch. intern. med. 76, 355 (1945). — BERGH, A. A. VAN DEN: Étude clinique, anatomique et d'un cas de porphyria aigue idiopathique. Ann. Méd. 42, 510 (1937). — BORST, M., u. H. KÖNIGSDÖRFER: Untersuchungen über Porphyrie. Leipzig: S. Hirzel 1928. — BOUTIN, R., et R. GARCIN: Porphyrinurie primitive à forme paralytique. Presse méd. 45, 1755 (1937). — BRUGSCH, J.: Die sekundären Störungen des Porphyrinstofwechsels. Ergebn. inn. Med. Kinderheilk. 51, 86 (1936). — BRUNSTING, L. A., H. L. MASON and R. A. ALDRICH: Adult form of chronic porphyria with unfamous manifestations. J. Amer. med. Ass. 146, 1207 (1951).

CHRISTIAN, P.: Die funktionelle Bedeutung der Hirnrinde für die Kreislaufregulation. Arch. Kreisl.-Forsch. 21, 174 (1954). — COTTIER, P., u. E. BLASER: Die Nierenfunktion bei einem Fall von akuter Porphyrie mit Hypertonie. Helv. med. Acta 22, 502 (1955). — COURCOUX, A., J. THERMITTE et BOULANGER-PILLET: La paralysie extenso-progressive hematoporphyrique. Presse méd. 2, 1609 (1929). — CROUCH, R. B., and G. R. HERRMANN: The electrocardiogramm of acute porphyrie. Amer. Heart J. 49, 693 (1955).

DANNENBERG, H., u. H. REINWEIN: Zur Klinik der Porphyria cutanea tarda. Dtsch. Arch. klin. Med. 202, 214 (1955). — DAVIES, D.: Acute prophyria and associated electrolyte changes. Brit. med. J. 1949, 846. — DENNY-BROWN, D., and D. SCIARRA: Changes in the nervous system in acute porphyria. Brain 68, 1 (1945). — DITTMAR, A., u. K. MECHELKE: Über die Regelung des Blutdrucks bei gesunden Menschen und bei Personen mit nervösen

Herz- und Kreislaufstörungen. Dtsch. Arch. klin. Med. **201**, 720 (1955). — Dörken, H.: Zur Klinik der akuten Porphyrie. Z. klin. Med. **150**, 260 (1952/53).

Eichler, P.: Zur Kenntnis der akuten (gemeinen) Hämatoporphyrie. Z. ges. Neurol. Psychiat. **141**, 363 (1932). — Eliaser, M. J., and B. O. Kondo: The electrocardiographic changes associated with acute porphyria. Amer. Heart J. **24**, 696 (1942).

Folkow, B., B. Löfring and S. Mellander: Sympathetic neuro-hormonal control of the heart. Acta physiol. scand. **37**, 363 (1956).

Games de L., H. Bricaire and M. Tubiana: Acute intermittend porphyria. Ann. Med. **50**, 56—71 (1949). — Garcin, R., et J. Lapreste: Manifestations nerveuses des porphyries. Sem. Hôp. Paris **65**, 3404 (1950). — Gibson, G. H., P. C. Harrison and D. A. D. Montgomery: A case of porphyria. Brit. med. J. **1950**, No 4648, 275. — Goldberg, A., A. C. McDonald and C. Rimington: Acute porphyria, treatment with ACTH. Brit. med. J. **1952**, No 4795, 1174. — Goldmann, A. M., and M. H. Kaplan: Acute porphyria. Ann. intern. Med. **34**, 415 (1951). — Gray, Ch. H.: Acute porphyria. Arch. intern. Med. **85**, 459 (1950). — Günther, H.: Über die akute Hämatoporphyrie. Dtsch. Arch. klin. Med. **134**, 257 (1920).

Hegglin, R.: Die verlängerte QT-Dauer im Elektrokardiogramm. Arch. Kreisl.-Forsch. **13**, 173 (1944). — Hensel, H.: Biologische Regelungsvorgänge. Umschau **1954**, 289, 1c. — Hess, W. R.: Das Zwischenhirn. Basel: Benno Schwabe & Co. 1949. — Hoff, F.: Dissk.-Bemerkung. Verh. dtsch. Ges. inn. Med. **58**, 765 (1952).

Janoff, L. A., J. J. Poukas and D. Young: Acute intermittent porphyria. Arch. intern. Med. **91**, 389 (1953). — Jansen, H.: Akute Porphyrie. Med. Klin. **1948**, 464. Ref. Med. Naturwiss. Ges., Münster, 25. Juli 1947.

Kedzi, P.: Neurogenic hypertension in man in porphyria. Arch. intern. Med. **94**, 122—130 (1954). — Kench, I. E., F. R. Ferguson and G. S. Graveson: Observations on three cases of acute porphyria. Lancet **1953**, 1072. — Klüver, H.: On naturally occuring porphyrins in the central nervous system. Science **99**, 482—484 (1944).

Lampen, H.: Über Entzügelungshochdruck bei Polyneuritis. Dtsch. med. Wschr. **1949**, 536. — Lampen, H., P. Kedzi u. E. Koppermann: Karotissinusblockade bei akuter und chron. Nephritis. Z. Kreisl.-Forsch. **38**, 726 (1949). — Linder, G. C.: Salt metabolism in acute porphyria. Lancet **1947**, 649—652. — London, J. M.: Porphyria metabolism and diseases of the nervous system. in metabolic and toxic diseases of the nervous system. Baltimore: Williams & Wilkins Company 1953.

Mason, J. R., C. Courville and E. Ziskind: The porphyrins in human disease. Medicine (Baltimore) **12**, 355 (1933). — McGregor, A. G., R. E. H. Nicholas and C. Rimington: „Porphyria cutanea tarda." Arch. intern. Med. **90**, 483 (1952). — Mellinger, G. W., and C. C. Pearson: Acute porphyria: a case report. Ann. intern. Med. **38**, 862 (1953). — Melkersson, K.: Zit. bei Vanotti. — Mertens, H. G.: Das vegetative Syndrom der Thalliumvergiftung. Klin. Wschr. **1952**, 843.

Nesbitt, S.: Acute porphyria. J. Amer. med. Ass. **124**, 286 (1944). — Nilsson, H.: Neue Beobachtungen bei Porphyrie. Svenska Läk.-Tidn. **45**, 486—489 (1948).

Olmstead, E. G.: The neuropsychiatric aspects of abnormal porphyria metabolism. J. nerv. ment. Dis. **117**, 300 (1953). — Oltmann, J. E., and S. Friedmann: Acute porphyria; report of a case showing uneffections of ACTH. New Engl. J. Med. **244**, 173 (1951).

Peters, G. A.: Acute porphyria; report of two cases with electrical studies in one. Ann. intern. Med. **30**, 1237 (1949). — Prunty, E. T. G.: Sodeum and chloride deplation in acute porphyria with reference to the status of adrenal cortical function. J. clin. Invest. **28**, 690—699 (1949).

Reinwein, H.: Die Porphyrie. Med. Klin. **1948**, 666. — Reitlinger, K., u. Ph. Klee: Zur biologischen Wirkung von Porphyrin. Naunyn-Schmiedeberg's Arch. exp. Path. Pharmak. **127**, 277 (1928). — Rimington, C.: Porphyria following sulphanilamide. Lancet **1938** I, 770. — Haems and porphyrins in health and disease. Acta med. scand. **143**, 161 (1952).

Sachs, P.: Ein Fall von akuter Porphyrie mit hochgradiger Muskelatrophie. Klin. Wschr. **1931**, 1123. — Schaefer, H.: Elektrobiologie des Stoffwechsels. In Handbuch der allgemeinen Pathologie. Berlin: Springer 1957. — Schölmerich, P.: Zur Symptomatologie der akuten Porphyrie. Ärztl. Wschr. **1955**, 618. — Schwartz, G. A., and J. L. Moutton: Porphyria. Arch. intern. Med. **94**, 221 (1954). — Shemin, D., and D. Rittenberg: The utilisation of glycin for the synthesis of a porphyria. J. biol. Chem. **159**, 567 (1945). — Shemin, D., and Ch. S. Russel: δ-aminolaevulinacid, it's role in the biosynthesis of porphyrins. J. Amer. chem. Soc. **75**, 4873 (1953). — Stich, W.: Die Bedeutung des Laktoflavins für Porphyrinsynthese und Blutfarbstoffaufbau. Verh. dtsch. Ges. inn. Med. **56**, 224 (1950). — Zur Physiologie nnd Pathologie der einsenhaltigen Fermente der Leber. Verh. dtsch. Ges. Verdau.- u. Stoffwechselkr. **17**, 70 (1953). — Stich, W., u. P. Decker: Experimentelle Porphyrie durch substituierte Allylessigsäuren und Pathogenese der menschlichen akuten

Porphyrie. Naturwiss. **42**, 161 (1955). — STICH, W., u. H. GÖTZ: Über die kombinierte, hepatische Porphyrie. Dtsch. med. Wschr. **1957**, 29.

THIELE, R.: Cerebrale Krampfanfälle bei akuter Porphyrie. Nervenarzt **15**, 521—524 (1942).

VANOTTI, A.: (a) Klinik und Pathogenese der Porphyrine. Ergebn. inn. Med. Kinderheilk. **49**, 337 (1936). — (b) Zwei seltene Fälle von Porphyrie. Z. ges. exp. Med. **97**, 337 (1935). — (c) Porphyrine und Porphyrinkrankheit. Berlin: Springer 1937. — (d) Krankheiten des Stoffwechsels, Porphyrie. In Handbuch der inneren Medizin. Berlin: Springer 1955.

WAGNER, R.: Probleme und Beispiele biologischer Regelung. Stuttgart: Georg Thieme 1957. — WALDENSTRÖM, J.: Studium über Porphyrie. Acta med. scand. Suppl. 82 (1937). — WATSON, C. J.: Some recents studies of porphyrin metabolism and a porphyria. Lancet **1951** I, 539. — Some studies of nature and clinical significance of porphobilinogen. Arch. intern. Med. **93**, 643 (1954). — WEDLER, H. W.: Stammhirn und innere Erkrankungen, S. 240—245. Berlin: Springer 1953. — WEDLER, H. W., u. K. D. BOCK: Untersuchungen zur Vasolabilität Hirnverletzter. Dtsch. Arch. klin. Med. **199**, 206 (1952). — WESTALL, R. G.: Isolation of porphobilinogen from the urine of a patient with acute porphyria. Nature (Lond.) **170**, 614 (1952). — WIGGINS, C. A.: Fatal case of acute porphyria in a negro. Brit. med. J. **1950**, 866.

Mineralstoffwechsel und Kreislauf.

Von

A. Grundner-Culemann.

Mit 10 Abbildungen.

Einleitung.

Wenn im folgenden die Wirkung des Mineralstoffwechsels auf das Herz-Kreislaufsystem besprochen werden soll, muß vorausgeschickt werden, daß der Elektrolythaushalt eng mit dem übrigen Stoffwechsel verknüpft ist und an den Veränderungen des Kohlenhydrat-, Eiweiß- und Fettstoffwechsels teilnimmt. Die Elektrolyte bilden ferner mit dem Körperwasser und dem Säurebasenhaushalt eine funktionelle Einheit und sind synchronen Störungen unterworfen. Außerdem besteht
eine enge Wechselbeziehung zwischen Mineralhaushalt und Hormonen, auf deren
Bedeutung für das Herz-Kreislaufsystem besonders RAAB (1953) hingewiesen
hat. Neben der hormonellen Regulation unterliegt der Elektrolytstoffwechsel
nervösen Einflüssen. Es ist das Verdienst von KRAUS u. ZONDEK (1920), auf die
enge Verknüpfung zwischen vegetativem Nervensystem und Mineralhaushalt
hingewiesen zu haben. Eine Erweiterung erfuhren diese Gedankengänge besonders
durch HOFF (1930). Wenn man die Wechselbeziehungen der Ionen mit der Formel
von SZENT-GYÖRGYI

$$\frac{(K^+)-(HPO_4^-)-(HCO_3^{--})}{(Ca^{++})-(Mg^{++})-(H^+)}$$

ausdrückt, so löst eine relative oder absolute Steigerung des Zählers eine erhöhte
neuro-muskuläre Erregbarkeit aus, während eine Erhöhung des Nenners eine
Dämpfung zur Folge hat (FANCONI u. NEUHAUS 1953). Die Wirkung der einzelnen
Ionen ist weitgehend von ihrem Mengenverhältnis zu den anderen Elektrolyten
abhängig. Auf die Notwendigkeit eines äquilibrierten Elektrolytmilieus für
die Lebensvorgänge hat RINGER schon 1882 besonders hingewiesen.

Aus der engen Verzahnung der einzelnen Komponenten wird deutlich, welche
Schwierigkeiten der experimentellen Erforschung dieser Fragen entgegenstehen.
Es ist verständlich, daß die verschiedenen Untersucher je nach Versuchsanordnung am isolierten Herzpräparat oder Ganztier zu unterschiedlichen Ergebnissen
kamen. So ist es auch keineswegs gleichgültig, ob zur Erzeugung eines Kaliummangels eine Diät verwendet wird, die zu einer sauren oder alkalotischen Stoffwechsellage führt, oder ob dazu ACTH oder DOCA-Gaben verwendet werden, die
gleichzeitig eine Natriumretention verursachen. Weiterhin sei auf die Bedeutung
der Narkose für die Beeinflussung des Tierexperimentes hingewiesen (WEZLER
1942). Auch die Beobachtungen der Klinik zeigen größere Abweichungen. Die
Erkennung der Elektrolytwirkung ist erschwert durch die überlagernden Symptome der Grundkrankheit, und es ist für den Kliniker wichtig, die Erkrankungen
zu kennen, bei denen Elektrolytwirkungen zu erwarten sind und deren Symptome richtig zu deuten. Kann doch von deren Erkennung, wie z.B. beim Kaliumstoffwechsel, das Leben des Patienten abhängen.

Aus diesen wenigen Andeutungen geht hervor, daß der gesonderten Betrachtung des Mineralhaushaltes und insbesondere der einzelnen Ionen Schwierigkeiten entgegenstehen. Es soll jedoch versucht werden, die Kenntnisse über die spezifischen Ionenwirkungen auf das Herz-Kreislaufsystem zusammenhängend darzustellen.

Die Vieldeutigkeit der klinischen Erscheinungen und die Komplexität ihrer Ursachen machen es nötig, häufiger auf experimentelle Befunde zurückzugreifen. In diesem Kapitel bleiben die Mineralstoffwechselstörungen im wesentlichen unberücksichtigt, die durch die Herzinsuffizienz und deren Behandlung ausgelöst sind. Sie werden in anderen Abschnitten dieses Bandes ausführlich behandelt. Auch bei der Besprechung einzelner Krankheitsbilder in diesem Handbuch ist auf die begleitenden Mineralstoffwechselstörungen schon hingewiesen worden. Um Wiederholungen zu vermeiden, muß hier auf die betreffenden Abschnitte verwiesen werden.

1. Kalium.

Das Kalium ist neben dem Magnesium das wichtigste Alkaliion der Zelle. Während sich in der extracellulären Flüssigkeit in der Regel nur 16,0—22 mg-% (4,1—5,6 mÄq/Liter) finden (JEANNERET, ROSENMUND u. ESSELIER 1954), enthält die Zelle 530—620 mg-% (140—160 mÄq/Liter) Kalium. Zwischen Zelle und Extracellulärraum wird ständig Kalium ausgetauscht, wie sich aus den Untersuchungen mit Radioisotopen ergeben hat (WELLER u. TAYLOR 1950). Die Energie für die Aufrechterhaltung des Ionengefälles liefert vor allem der Kohlenhydratstoffwechsel. Der menschliche Organismus ist gewöhnlich in der Lage, den normalen Kaliumspiegel aufrechtzuerhalten. Das Gleichgewicht wird bestimmt durch Aufnahme, Depotbildung (vor allem in der Leber und im Muskel) und Ausscheidung (Nieren 95%, Darm und Haut 5%). Dennoch konnten besonders durch die Untersuchungen in den letzten Jahren bei zahlreichen Erkrankungen Störungen im Kaliumhaushalt nachgewiesen werden.

Die gebräuchlichsten Kaliumbestimmungsmethoden haben HADORN und RIVA (1951) zusammengestellt. Allgemein üblich ist heute die Verwendung eines Flammenphotometers. Wichtig ist, daß bei Kaliumbestimmungen im Serum die Untersuchung innerhalb der ersten Stunde nach Blutentnahme durchgeführt oder wenigstens das Serum von den corpusculären Bestandteilen getrennt wird. Durch Diffusion wird sonst ein höherer Kaliumwert vorgetäuscht. Auch durch den Thrombocytenzerfall bei der Blutgerinnung wird der Kaliumwert beeinflußt (PFLEIDERER, OTTO und HARDEGG 1959). Über die Bewertung des Blutkaliumspiegels und seine Beziehungen zum Säure-Basenhaushalt wird in Bd. IX/1 ausführlich berichtet.

Die Bedeutung des EKG für die Diagnose von Kaliumstoffwechselstörungen ist umstritten, da eine enge Beziehung zwischen Serum-Kaliumwerten und EKG in vielen Fällen nicht nachgewiesen werden konnte. Die Übersicht über die Literatur zeigt, daß das EKG für die Feststellung einer Kaliumstoffwechselstörung unzuverlässig ist und daß auf eine Bestimmung des Serum-Kaliums nicht verzichtet werden sollte (BRENNER u. BIRK 1953). Insbesondere gilt dies bei Verdacht auf Kaliumverarmung (SCHWARTZ u. RELMANN 1954). Als Hilfsmittel für die Diagnose ist aber dem EKG besonders bei Erhöhung des Serum-Kaliumspiegels seine Bedeutung nicht abzusprechen (MACH u. MACH 1949; MYERS 1955). Jedoch auch die Hyperkaliämie ist im EKG nur in 30% der Fälle erkennbar, da sie meist von den Symptomen der Grundkrankheiten oder vom Medikamenteneinfluß überlagert ist (BELLET 1955). Als brauchbar und empfehlenswert wird die EKG-Registrierung zur laufenden Kontrolle bei intravenöser Kalium-Zufuhr bei Hypokaliämie und bei der Behandlung von Hyperkaliämien angesehen, wobei es einen etwaigen Umschlag in entgegengesetzte Richtung eher anzeigen kann, als wiederholte Blutentnahmen (OLIVIER, SURCAU u. DOZIER 1954; SANDRING 1955). Insbesondere für die Frühdiagnose der Hyperkaliämie soll das EKG hier geeigneter sein als andere Methoden (BRAUN, SURAWICZ u. BELLET 1955; HOLMES 1955). Für die Beurteilung des klinischen Verlaufes ist der wiederholten EKG-Untersuchung gegenüber der isolierten Kaliumbestimmung der Vorzug zu geben, da das EKG auch die Störungen anderer Stoffwechselgrößen, wie Natrium, Calcium und Acidose auf den Erregungsablauf widerspiegelt (SARTORIUS, SARRE u. Mitarb. 1959).

Die Zustände, bei denen eine *Hypokaliämie* beobachtet wurde, hat PLATTNER (1954), nach Syndromen geordnet, folgendermaßen zusammengestellt:

Tabelle 1.

Verdauungssyndrom	Erbrechen	Pylorusstenose Darmverschluß Habituelles funktionelles Erbrechen
	Diarrhoen	Akute Gastroenteritis des Säuglings Kongenitale Alkalose mit Diarrhoe Akute Diarrhoen des Erwachsenen Cholera asiatica Colitis ulcerosa Idiopathische oder symptomatische Sprue
	Fortgesetztes Absaugen von Gastrointestinalsekret	
Nephropathisches Syndrom	Chronische Nephritis	
	Tubuläre Nephropathien	Insuffizienz des unteren Nephron Renale hyperchlorämische Acidose Uretero-Sigmoideostomie
Endokrines Syndrom	Coma diabeticum Hypoglykämische Zustände Cushing-Syndrom und Überdosierung von Nebennierenrindenhormon Dysfunktion der Nebenniere (Pseudo-Pylorusstenose)	
Neurologisches Syndrom	Periodische familiäre Lähmung Meningo-Encephalitis Poliomyelitis (bulbäre)	
Postoperatives Syndrom	Postoperative hypochlorämische und hypokaliämische Alkalose Postoperative Zustände, kompliziert durch Fisteln im Verdauungstrakt	
Therapeutische Hypokaliämie	Medikamentöse	Überdosierung { ACTH und NNR-Hormone / Natriumsalze } Gelegentliche Nebenwirkung { Kationenaustauscher / Hg-Diuretica / PAS }
	Diätetisch K-arme Ernährung	
	Fortlaufende Absaugung von Gastrointestinalsekret	
	Extrarenale Blutreinigung	Künstliche Niere Peritonealdialyse Magen-Darm-Wäsche

Dieser Zusammenstellung muß noch die Kaliumverarmung bei Lebererkrankung angefügt werden, die auch bei Herzkranken mit schwerer Leberstauung und pathologischen Leberfunktionsproben gesehen wird (ARTMAN u. WISE 1953; v. SCHÖNBERG 1954; KÜHNS u. MÜLLER 1955; KABISCH 1958).

Hyperkaliämien werden unter folgenden Bedingungen beobachtet:

1. Übermäßige und besonders zu rasche Kaliumzufuhr.

2. Übergang von intracellulärem Kalium in den extracellulären Raum bei Schock, intravasaler Hämolyse, bei ausgedehnten Muskelverletzungen, Gewebszerfall, Anoxie und Verbrennungen (Crush-Syndrom).

3. Verminderte Ausscheidung bei Nieren- und Nebenniereninsuffizienz.

4. Bei Exsiccose im Coma diabeticum, nach Diarrhoe usw.

5. Relative Serum-Kaliumvermehrungen geringen Grades finden sich auch bei Herzfehlern, fieberhaften Zuständen, chronischer Urticaria oder Asthma. Hier

überschreitet die Kaliumerhöhung gewöhnlich nicht das physiologische Maß und klinische Symptome fehlen (PLATTNER 1954).

Einzelheiten über die tabellarisch aufgeführten Kaliumstoffwechselstörungen sollen hier nicht berücksichtigt werden. Sie sind unter den entsprechenden Krankheitsbildern nachzulesen. Auch auf folgende neuere Zusammenfassungen wird verwiesen:

BERNING u. Mitarb. (1958), BLAND (1959), DARROW (1956), DETERS (1956), ELKINTON u. DANOWSKI (1955), HERTEL (1954), KÜHNS u. WEBER (1958), MYERS u. ISERI (1955), PLATTNER (1954), SCHWAB u. KÜHNS (1959).

Hervorgehoben seien besonders die für den Herzkranken wichtigen Hypokaliämien, die durch längere Anwendung von Kationenaustauschern, Quecksilberdiuretica und Carboanhydrasehemmern hervorgerufen werden können. Sie werden im Abschnitt über die Therapie der Herzinsuffizienz besprochen (Bd. IX/1).

Die *Symptome* der Kaliumstoffwechselstörungen sind weitgehend unspezifisch und es ist daher wichtig, die Krankheitsbilder zu kennen, bei denen mit Kaliumvermehrung oder -verminderung zu rechnen ist (PLATTNER 1954; KÜHNS u. WEBER 1958). Nach der Zusammenstellung von MYERS und ISERI (1955) ergeben sich folgende Manifestationen der Kaliumstoffwechselstörungen.

Bei *Hyperkaliämie.* Interesselosigkeit, Apathie, Verwirrungszustände, Schweregefühl in den Gliedern, Hypotonie der Muskulatur, Reflexabschwächung und schließlich schlaffe Lähmungen, gewöhnlich Parästhesien. Nausea und Erbrechen, kalte, graue Blässe, kleine Blutdruckamplitude, Bradykardie, leise Herztöne, peripherer Kreislaufkollaps, plötzlicher Tod durch diastolischen Herzstillstand. Häufig Oligurie und Azotämie. EKG-Veränderungen wie später beschrieben.

Bei *Hypokaliämie:* Interesselosigkeit, Apathie, Verwirrungszustände, Schweregefühl in den Gliedern, Hypotonie der Muskulatur und schließlich schlaffe Lähmungen, selten Parästhesien. Fischmaulatmung. Nausea und Erbrechen, atonischer aufgetriebener Leib, paralytischer Ileus. Cyanose. Große Blutdruckamplitude, Kollapspuls. Funktionelles systolisches Geräusch, Herzdilatation und Herzversagen. Vorangehend oft Polyurie. EKG-Veränderungen wie weiter unten beschrieben.

Die Übersicht über die Symptome bei Störungen des Kaliumgleichgewichtes läßt erkennen, daß neben der lebensbedrohlichen Atemmuskellähmung den kardiovasculären Veränderungen größte Bedeutung zukommt. Das wird verständlich, wenn man die wichtigsten Funktionen des Kaliums für das *Herz* und für den Tonus der Gefäßmuskulatur betrachtet. Die ältere Literatur der Kaliumwirkung auf das Herz ist bei KISCH (1926) zusammengefaßt, die neueren Arbeiten berücksichtigen ROTHSCHUH (1952) und SPANG (1957).

Die Veränderungen der Erregungsbildung, Erregungsleitung und Erregbarkeit lassen sich nur bei Kenntnis der elektrophysiologischen Vorgänge an der Membran verstehen.

Diese sind u. a. bei FLECKENSTEIN (1955), SCHÄFER (1951), TRAUTWEIN (1957), WEIDMANN (1957) zusammenfassend dargestellt. Die heutigen Vorstellungen gründen sich besonders auf die Arbeiten am Nerven von HODGKIN u. HUXLEY und wurden von FLECKENSTEIN (1955) folgendermaßen zusammengefaßt: „Der erste Schritt scheint in der Depolarisation der ruhenden Membran durch eine erregte Stelle der Nachbarschaft zu bestehen, die sich entsprechend der Kabelstruktur der Faser ausbreitet. Als Folge der Depolarisation wird die Membran für Natrium hochgradig durchlässig. Es entsteht daher — dem Konzentrationsgefälle folgend — ein Einwärtsstrom von Natriumionen, der die Membran weiter depolarisiert, bis sich die Richtung des Potentials umkehrt und ein Gleichgewicht erreicht. In dieser Phase beginnt ein Auswärtsstrom von Kaliumionen; die Fähigkeit der Membran, bevorzugt Natrium zu leiten, nimmt ab, und die Negativierung der erregten Stelle bildet sich schnell zurück. Der Ionenaustausch zerfällt also wahrscheinlich in zwei örtlich und zeitlich getrennte Halbphasen, wobei der ansteigende Schenkel des Aktionspotentials durch den eintretenden

Natriumstrom, der abfallende Schenkel durch den austretenden Kaliumstrom charakterisiert ist. Beide Ionenbewegungen erfolgen in der Richtung des Konzentrationsgefälles, so daß auch die Repolarisationsphase des Aktionspotentials größtenteils ohne direkte Beteiligung aktiver Wiederaufladungsprozesse ablaufen dürfte." In der Erholungsphase bilden sich diese Vorgänge wieder zurück. Die Austauschvorgänge gegen das Diffusionsgefälle erfordern eine aktive metabolische Zelleistung, die als Natrium- und Kaliumpumpe bezeichnet wird. Nähere Kenntnisse über den Mechanismus der Pumpe fehlen noch. Sie erfordert energiereiche Phosphate und wird durch Dinitrophenol blockiert.

Diese Vorstellungen über den Erregungsablauf vermögen auch Veränderungen der Erregungsbildung, Erregungsleitung und Erregbarkeit des Herzens bei Elektrolytstörungen zu erklären. Die einwertigen Kationen stufen sich in ihrer Wirkung auf die *Erregungsbildung* des Herzens in typischer Weise ab:

$$K > Rb > NH_4 > Cs \equiv Na \equiv Li.$$

Die Reihenfolge entspricht ihrer Wirksamkeit auf die Zellkolloide, die sich in einer zunehmenden Auflockerung und Negativierung der Zellmembran äußert. Diese Parallelität spricht für einen Zusammenhang der Erregungsbildung, insbesondere der Frequenz der Erregungsbildung mit der Membranladung (vgl. Rothschuh 1952).

Kaliumfreie Lösungen bringen das damit durchströmte Herz bald zum Stillstand. Für die Erregungsbildung ist ein bestimmter Kaliumspiegel im Plasma ebenso unerläßlich wie der von Calcium und Natrium. Schon geringe Mengen dieser Ionen genügen, um das Herz in Tätigkeit zu halten (Rodeck 1948). Mittels der Filterblättchenmethode konnte Kisch (1924) feststellen, daß das Kalium das wirksamste Mittel zur Weckung und Beschleunigung nomotoper und heterotoper Reizbildung ist. Die Wirkung ist aber nicht in allen Konzentrationsbereichen gleich. Eine geringe Vermehrung des Kaliumgehaltes in der Durchströmungsflüssigkeit steigert die Reizbildungsfrequenz und weckt ihre Automatie. Mittlere Konzentrationen reizen zunächst und lähmen dann. Bei steigender Konzentration ist die Reizphase verkürzt und die Lähmung erfolgt schneller. Kalium scheint als Potentialgift zu wirken, das nur so lange wirksam ist, als ein Konzentrationsgefälle zwischen Zellinnerem und Zellumgebung besteht (vgl. Rothschuh 1952). Kaliumsalze schädigen die heterotope Reizbildung stärker als die nomotope, Kaliumüberschuß kann aber zur Sinuslähmung führen (vgl. Spang 1957). Über Einzelheiten der Reizbildungstheorie und der experimentellen Kaliumwirkungen unterrichten Schäfer (1951), Rothschuh (1952), Brooks u. Mitarb. (1955), Weidmann (1956), Trautwein (1957) u. a. m.

Auch die Wirkung des Kaliums auf die *Erregbarkeit* ist zweiphasisch. Eine geringgradige Steigerung des KCl-Gehaltes in der Durchströmungsflüssigkeit des Froschherzens von 0,014—0,026 steigert die Erregbarkeit auf das 4fache (Colle 1927). In höheren Konzentrationen wirkt sich der depolarisierende Effekt aber bald im Sinne einer Erregbarkeitsminderung aus (vgl. Rothschuh 1952; Friedman u. Bine 1947). Nach Versuchen von Greiner u. Mitarb. (1950) und Greeff u. Mitarb. (1952) am Papillarmuskel der Katze nimmt die Erregbarkeit sowohl oberhalb wie unterhalb der physiologischen Kaliumkonzentration ab. Die Veränderungen der Reizschwelle erwiesen sich zwischen 2,15—7,17 mM je Liter als logarithmische Funktion der Kaliumkonzentration. Den Einfluß des Anions auf die Kaliumwirkung demonstrieren Versuche am durchströmten Kaninchenherzen. So führt Kaliumcitrat — offenbar als Folge der calciumfällenden Eigenschaft des Citrats — zu raschem Herzstillstand in Konzentrationen, in denen Kaliumchlorid Kammerflimmern verursacht (Baker u. Dreyer 1956).

Die Änderung der Erregbarkeit durch Kalium gewinnt für die Klinik besonderes Interesse beim Herzinfarkt. Die im Herzmuskel eingeschlossene Kaliummenge entspricht normalerweise einer Konzentration von 0,3—0,4% Kalium (= 0,57%

KCl). Bei Ischämie des Herzmuskels bzw. Infarzierung wird dieses Kalium infolge der Durchlässigkeitssteigerung der Membran und anschließender Nekrose frei. Eine Vermehrung des Kaliums im venösen Blut aus ischämischer Muskulatur, aus Infarktgebieten und im Serum von Patienten nach frischem Herzinfarkt konnte nachgewiesen werden. Das Serum-Natrium fand sich vermindert (DENNIS u. MOORE 1938, SEYMOORE 1951). Diese Elektrolytveränderungen im Serum sind auch als Folge der allgemeinen Stress-Situation des Organismus beim Infarkt anzusehen (SAMPSON, KLINGHOFFER u. Mitarb. 1951). In den Infarktgebieten ist die extracelluläre Kaliumkonzentration entsprechend höher (RODECK 1948). Der Gesamtgehalt von Kalium, Magnesium und Phosphor im infarzierten Muskel ist vermindert bei gleichzeitigem Anstieg von Natrium und Chlorid (ISERI u. Mitarb. 1952; JENNINGS, CROUT u. SMETTERS 1957). ROTHSCHUH (1951) konnte im Experiment auch die Freisetzung von Kalium aus verletzten Herzmuskelfasern feststellen. Außerdem konnte er die reizende Wirkung muskeleigenen Kaliums im Muskelpreßsaft auf das Froschherz nachweisen. Das freigewordene körpereigene Kalium umgibt zunächst wie ein Saum das Infarktgebiet. Die lokale Kaliumerhöhung steigert die Erregbarkeit der betroffenen Myokardfasern und kann so für die Extrasystolie bei Infarkten verantwortlich gemacht werden (vgl. ROTHSCHUH 1952; CHERBAKOW, TOYAMA u. HAMILTON 1957; KREUZIGER 1954; KOPF 1947). Die Steigerung der Erregbarkeit kann auch zur Kammertachykardie bis zum Kammerflimmern führen (HARRIS, BISTENI u. Mitarb. 1954). Solche extracelluläre Kaliumanhäufung, die bei gestörter Blutzirkulation nicht schnell genug beseitigt werden kann, soll auf die sensiblen Nervenendigungen einen starken Reiz ausüben und für die Schmerzen bei Ischämien verantwortlich sein. So könnte auch der Angina pectoris-Schmerz bei Gefäßverschluß dadurch verursacht werden (PENDL 1954). Beseitigung der Hyperkaliämie durch Wiederherstellung normaler Durchblutung soll den Schmerz zum Verschwinden bringen. Im Heilungsverlauf des Infarktes sinkt der Blut-Kaliumspiegel und damit die Erregbarkeit des Herzmuskels wieder ab (HARRIS, BISTENI u. Mitarb. 1954).

Auf die *Erregungsleitung* wirkt Kalium ebenfalls zweiphasisch. Die Kaliumerniedrigung in der Bad-Ringerlösung des Streifenpräparates vom Froschherzen unter den Normalwert von 5,2 mg-% Kalium bzw. 10 mg-% KCl verlangsamt die Erregungsleitung. Eine Vermehrung des Kaliumgehaltes bis zum Doppelten bedingt eine langdauernde Beschleunigung der Erregungsleitung um etwa 5 mm/sec gegenüber der Normalkonzentration (BAMMER u. ROTHSCHUH 1952). Die positiv dromotrop wirkenden Kaliumkonzentrationen erhöhen zugleich die Erregbarkeit, und diesem Konzentrationsbereich entspricht daher die am Gesamtherzen beobachtete Anregung tertiärer Zentren und heterotoper Reizbildung, die Folge einer gesteigerten Erregbarkeit des Myokards sind (BENTHE 1955). BENTHE fand einen linearen Anstieg der Leitungsgeschwindigkeit in Abhängigkeit vom Logarithmus der Kaliumaußenkonzentration. Danach ist es wahrscheinlich, daß der fördernde Einfluß begrenzt steigender Kaliumkonzentrationen über eine Erniedrigung des Membranpotentials zustande kommt, denn von HUXLEY u. Mitarb. (1950) konnte gezeigt werden, daß das Membranpotential mit dem dekadischen Logarithmus steigender Kaliumaußenkonzentrationen abfällt. Nach ROTHSCHUH (1951) ist der Herzmuskel als Syncytium elektrophysiologischer Einheiten anzusehen. Die Fortleitung der Erregung macht neben der Depolarisierung des Einzelelementes ein Übergreifen der Erregung auf die Nachbarzelle erforderlich. Daher fördern alle Eingriffe, die die Reizschwelle senken, wie z.B. eine Erniedrigung des Membranpotentials, die Erregungsleitung. In diesem Konzentrationsbereich erweist sich das Calcium als echter Kaliumantagonist hinsichtlich der Leitungsänderung. Dabei ist das erforderliche Verhältnis der End-

konzentration beider Salze aber nicht konstant. Auch für die Refraktärzeit und
den Aktionsstrom des Froschherzens ist ein klarer Antagonismus nachgewiesen
(vgl. Benthe 1955). Eine stärkere Kaliumvermehrung bewirkt eine kurzdauernde
Beschleunigung der Leitungsgeschwindigkeit, die dann in eine negative dromotrope Wirkung umschlägt und schließlich zum Block führt (Bammer u. Rothschuh 1952). Während also ein mäßig gesteigerter Kaliumgehalt anfänglich zu
einer geringgradigen Depolarisation führt und damit eine Beschleunigung bewirkt,
erfolgt mit steigenden Kaliumkonzentrationen die Depolarisation schneller und
die positiv dromotrope Phase wird schließlich ganz kurz, die Verlangsamung tritt
frühzeitig auf. Diese depressiven Kaliumeffekte werden durch Calcium verstärkt

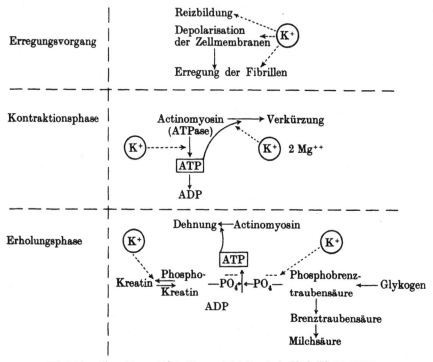

Abb. 1. Angriffspunkte von K$^+$ im Herzmuskelstoffwechsel. (Nach Kühns 1954.)

(Rodeck 1948; Benthe 1955). Ähnlich wie durch Kalium selbst werden Erregungsbildung, Erregbarkeit und Erregungsleitung auch durch die Kaliumsen-
sibilatoren beeinflußt (vgl. Fleckenstein 1955). Am Beispiel des Coffeins konnte
das durch Benthe wieder bestätigt werden (1955).

Auch die *Kontraktilität* des Herzmuskels wird von den Störungen des Kalium-
haushaltes betroffen, und zwar unterscheidet sich der Herzmuskel als dauernd
tätiges Organ nur durch seine größere Empfindlichkeit gegenüber derartigen
Störungen von der übrigen glatten und quergestreiften Muskulatur. Schon eine
Kaliumionenverminderung von 3% im Herzmuskel behindert die Kontraktion
der Fibrillen (vgl. Mahnert 1955).

Nach den Ergebnissen der Muskelphysiologie ist die Kontraktilität von einem aus-
geglichenen Ionenmilieu abhängig. So sind Erregbarkeit und Kontraktilität des Muskels nur
dann optimal, wenn die extracelluläre Natriumkonzentration gegenüber der extracellulären
Kaliumkonzentration um ein Vielfaches überwiegt. Sowohl durch Natriumentzug wie durch
Kaliumerhöhung in der extracellulären Flüssigkeit kann eine Muskellähmung eintreten.
Schon durch eine Vermehrung des extracellulären Kaliums um das Doppelte können die

lähmenden Kaliumkonzentrationen erreicht werden. Diese Zusammenhänge gewinnen bei
der Nebenniereninsuffizienz für die Klinik Bedeutung. Aber auch eine Kaliumerniedrigung
beeinträchtigt Erregbarkeit und Kontraktion, da die Rückbindung des Kaliums im Erho-
lungsstoffwechsel erschwert ist. Nach FLECKENSTEIN (1955) stellt der Natrium-Kalium-
Austausch, dessen Bedeutung für die Erregung bereits erörtert wurde, den Energiespeicher
der Muskelkontraktion dar. Dem Fickschen Prinzip, nach dem der Muskel als „chemodyna-
mische" Maschine anzusehen ist, wird dabei ein „osmodynamischer" Mechanismus gegenübergestellt. Die Kontraktionsenergie wird nach dieser Anschauung nicht unmittelbar
aus der fermentativen Spaltung einer Verkürzungssubstanz gewonnen, sondern sie wird
beim Diffusionsaustausch von Kalium und Natrium frei. Ähnliche Vorstellungen entwickelten auch LENZI u. CANIGGIA (1953). Bei jeder Kontraktion wird Kalium freigesetzt,
was für den quergestreiften wie für den Herzmuskel nachgewiesen ist.

Die Aufgabe des Stoffwechsels ist es, das Konzentrationsgefälle durch den Kaliumrücktransport in die Zelle unter Abschiebung von Natrium wieder herzustellen. Nach VERZÁR
1942) ist dieser Prozeß der Kaliumbindung eng mit dem durch die Nebenniere gesteuerten
(Kohlenhydratstoffwechsel und speziell mit der Glykogenresynthese verknüpft. Das Kalium
soll mit Myosin und Glykogen einen Symplex bilden, aus dem das Kalium bei der Kontraktion
wieder freigesetzt wird. Gegen eine Fixierung von Kalium in einem Symplex sprechen unter
anderem neuere Untersuchungen mit Radioisotopen (vgl. FLECKENSTEIN 1955). Nach SZENT-
GYÖRGYI wird im Ruhezustand des Herzmuskels die Kontraktion dadurch gehemmt, daß die
negativ geladenen Aktomyosin- und ATP-Teilchen durch die positiv geladenen Kaliumionen
im Muskelinneren daran verhindert werden, sich zu vereinigen. Bei der Erregung tritt Kalium
durch die Membran aus und ermöglicht so die Annäherung der Aktomyosin- und ATP-Teilchen.
Bei Abklingen der Erregung wird unter Kaliumrücktransport in die Zelle der alte Zustand
wieder hergestellt. Dagegen wird von H. H. WEBER (1952) die Teilnahme des Kaliums am
Fundamentalvorgang der Muskelkontraktion für unwahrscheinlich gehalten, da auch bei
völligem Fehlen des Kaliumions nach Wasser-Glycerin-Extraktion des Muskelpräparates
eine Kontraktion mit maximaler Spannung ablaufen und die mechanische Arbeit eines Muskels
bei ausreichender Belastung auf das 5—10fache der osmotischen, durch den Ionenaustausch
möglichen Arbeit anwachsen könnten.

Aber auch im Adenylsystem ist das Kalium für bestimmte Etappen der Phosphorylierung unersetzbar (BOYER 1943, LEHNINGER 1950; GRAUER 1957). Der Zerfall der Adenosin-
triphosphorsäure wird durch die Adenosintriphosphatase gelenkt, deren Aktivität von einer
optimalen Kaliumkonzentration abhängig ist (MÜNCHINGER 1953). Bei zu hoher oder zu
niedriger Kaliumkonzentration nimmt ihre Aktivität ab. Die Adenosintriphosphatase ist
möglicherweise mit dem Myosin identisch, dessen Affinität für Kalium bekannt ist. Im
weiteren sind die Phosphorylierungsprozesse im Kreatin-, Glykogen- und Brenztrauben-
säurestoffwechsel mit dem Kaliumion verbunden. Das Phosphokreatin liegt im Muskel als
Dikaliumsalz vor. Auch die optimale Glykogenese ist von einem ausgewogenen Kaliummilieu abhängig. Die Enzymreaktionen, die durch Kalium gefördert werden, hemmt das
Natrium in höherer Konzentration. Gleichfalls wird die Glykolyse durch Natrium behindert
(vgl. CANNON, FRAZIER u. Mitarb. 1953; WOHL, SHUMAN u. ALPER 1955; KÜHNS u. WEBER
1958). Ein Überblick über die Störungen in der Energieübertragung und im Kontraktions-
vorgang bei Herzinsuffizienz ist in Bd. IX/1 gegeben.

Die enge Bindung des Kontraktionsvorganges und ihrer energieliefernden
Prozesse an ein optimales Kaliummilieu macht die Störungen der Herzkontraktion
verständlich, die bei Veränderungen in diesem Gleichgewicht auftreten. Im
Tierversuch wurde eine optimale Herzkontraktion bei 4,8 mM Kalium gefunden
(SALTER u. RUNELS 1951). Für die Kontraktionskraft des Herzmuskels ist nach
REITTER (1956) die Gesamtkonzentration von Natrium und Kalium in der Zelle
ausschlaggebend.

Die bisher erörterten Zusammenhänge zwischen Ionenmilieu und den einzelnen
funktionellen Komponenten der Herzaktion stimmen im wesentlichen überein
mit den am Gesamtherzen im Experiment und in der Klinik beobachteten Veränderungen bei Störungen des Kaliumgleichgewichtes.

Eine *Steigerung des Kaliumspiegels* wirkt sich neben der Beeinflussung der
Muskelfunktion vorwiegend an der Reizleitung des Herzens aus (KEITH u. OSTER-
BERG 1942; MERRILL u. Mitarb. 1950; DANOWSKI u. TARAIL 1953). Diese Störungen manifestieren sich besonders im EKG, wie weiter unten besprochen werden
soll. Als typisch kann eine Sinusverlangsamung, eine Sinusarrhythmie sowie der

Sinusstillstand angesehen werden. Meist tritt ein idioventrikulärer Rhythmus auf (SPANG 1957). Schließlich bleibt das Herz in Diastole stehen. Auch über das Auftreten eines AV-Blockes, einer intraventrikulären Leitungsstörung, über Ventrikeltachykardie und Kammerflimmern ist berichtet worden. Bei niedrigerer Kaliumkonzentration sollen durch Beeinflussung der Leitfähigkeit einzelne Teile der Kammermuskulatur weniger betroffen sein, so daß eine echte Inkoordination entstehen oder unterhalten werden kann. WIGGERS (1930) unterscheidet in diesem Zusammenhang zwischen Kammerflimmern und Inkoordination, deren Frequenz geringer sei und bei der die Kammerkomplexe im EKG nicht so große Unterschiede untereinander aufweisen. Mit steigender Kaliumkonzentration kommt es zu einer fortschreitenden Dämpfung der Grundeigenschaften des Herzens. So kann nach WIGGERS der Kaliumstillstand des Herzens durch kompletten AV-Block mit einer Abschwächung der Automatie oder von oben nach unten fortschreitend über eine Lähmung des Sinusknotens und Abnahme von Reizbarkeit und Leitfähigkeit entstehen. Kaliumsalze schädigen stärker die heterotope als die nomotope Reizbildung (vgl. SPANG 1957). Die letale Serumkonzentration liegt beim Menschen um 10 mÄq/Liter (BODANSKI 1949; HOLMES 1955). Besonders gefährlich ist ein schneller Anstieg des Serumkaliums. Schon die Erhöhung des Kaliumspiegels über 30 mg-% (7,7 mÄq/Liter) bedeutet eine Gefahr für den Organismus, und Werte über 40 mg-% (10,2 mÄq/Liter) können zum plötzlichen Herztod führen. Solche Werte kommen zwar selten vor, werden aber bei therapeutischen Kaliumüberdosierungen, Niereninsuffizienz, beim Crush-Syndrom und im Addisonkoma beobachtet (HOFFMEISTER 1949). Auch die rasche Zufuhr reichlicher Mengen Konservenblutes kann zu einer toxischen Rückwirkung auf den Herzmuskel führen (vgl. VOLLMAR 1956). KÜHLMEYER (1951) fand in Blutkonserven auch ohne sichtbare Hämolyse einen Kaliumüberschuß im Serum, der nach 3 Wochen das 10fache des Normalwertes betrug (Literatur bei DETERS 1956). Insbesondere bei Urämie ist häufig der Herzstillstand infolge Kaliumintoxikation als Todesursache anzusehen (KOLFF 1950; MARSHALL u. FINCH 1944; STRAUSS u. RAISZ 1955; SARRE 1959). Von den Patienten KOLFFs überlebten einige einen Kaliumspiegel von 40—55 mg-% (10—14 mÄq/Liter), während andere vermutlich an Kaliumintoxikation starben bei 37—45 mg-% (9—11 mÄq/Liter). Ausschlaggebend ist jeweils die Konzentration im Serum und nicht der Anstieg des intracellulären Kaliums im Herzen (CRISMON, CRISMON u. Mitarb. 1943; DARROW 1950). Andere Veränderungen scheinen außerdem von Bedeutung zu sein. So verstärken Hyponatriämie und Acidose den Kaliumeffekt. Ebenso wird die Hypocalcämie als begünstigender Faktor für die toxische Wirkung von Kaliumsalzen auf das Herz angesehen (BRAUN, HORNE u. Mitarb. 1955). Durch Erhöhung des Calciumspiegels im Blut kann vorübergehend die Toxicität des Kaliums vermindert werden (KEITH u. BURCHEL 1949; MERRIL u. LEVINE 1950; STRAUSS u. RAISZ 1955). Auch durch Magnesiumzufuhr lassen sich Kaliumvergiftungserscheinungen kompensieren (PEARSON 1948). Dramatische Besserungen wurden unter Kaliumintoxikation nach Infusion von molarem Natriumlactat beobachtet (BELLET u. Mitarb. 1956, 1957) (vgl. Natrium-Kapitel S. 442). Zur Therapie von Tachykardien infolge Kaliumvermehrung sind Procain und Procainamid ungeeignet, da sie die bereits geschädigten Purkinje-Fasern weiter beeinträchtigen (JOHNSTONE 1955). Aus den Versuchen von HOFFMEISTER (1949) geht hervor, daß die Kaliumempfindlichkeit, insbesondere der spezifischen Herzmuskulatur, bei gesunden und geschädigten Herzen sehr verschieden ist. Er konnte in Selbstversuchen durch Kaliumbelastung den Blutspiegel auf 31,6 mg-% (8,6 mÄq/Liter) erhöhen, ohne daß EKG-Veränderungen nachweisbar waren. Dagegen entwickelte sich bei einem Kranken mit einem durch gehäuft auftretende

Vorhofextrasystolen unterbrochenen Sinusrhythmus, bei sonst normalem Erregungsablauf, im Anschluß an eine Kaliumbelastung ein atrioventrikulärer Block (vgl. auch LEGRAND, DESRUELLES u. Mitarb. 1956). Bei Kranken mit bestehendem kompletten Block führten Kaliumgaben zum Tode unter dem Bilde eines Morgagni-Adams-Stokesschen Anfalles (vgl. SPANG 1957). Auch im Tierversuch wurde eine gesteigerte Kaliumempfindlichkeit geschädigter Herzen beobachtet (BELLET, STEIGER u. GAZES 1950). Daher ist eine Kaliummedikation bei schon geschädigtem Reizleitungssystem als kontraindiziert anzusehen. In diesem Zusammenhang muß darauf hingewiesen werden, daß es insbesondere bei Herzkranken unter Kaliumzufuhr leicht zu einem lebensgefährlich hohen Kaliumspiegel kommen kann, da solche Patienten besonders bei schwerer Dekompensation nicht in genügender Menge Kalium ausscheiden. Auch eine mangelnde Kaliumspeicherung der Depots im Zustande der Hyponatriämie bei Herzkranken soll eine Rolle spielen (LARAGH 1954). Bei den Untersuchungen von BROWN, TANNER u. HECHT (1951) stieg nach oraler Gabe von 8 g Kaliumionen der Kaliumgehalt des Serums bei Gesunden um 26% (von 4,4 auf 5,6 mÄq/Liter), bei Herzkranken ohne Insuffizienz um 43% (von 4,4 auf 6 mÄq/Liter) und bei dekompensierten Herzkranken um 67% (von 4,7 auf 7,4 mÄq/Liter). Entsprechend gab die EKG-Registrierung bei Gesunden lediglich Veränderungen der T-Zacke, während bei Herzkranken schwere Alterationen des QRS-Komplexes, von ST und T sowie auch Verlangsamung der AV-Überleitung bis zum partiellen und kompletten Block auftraten.

SPANG (1957) faßt die Folgen einer Erhöhung des Kaliumspiegels für die Herztätigkeit folgendermaßen zusammen:

1. Kalium ist imstande, die nomotope, aber auch die heterotope Reizbildung negativ zu beeinflussen.

2. Kalium kann zu einer Abnahme der Erregbarkeit und dadurch zu einer Verlangsamung der Leitungsgeschwindigkeit führen.

3. Unter besonderen Bedingungen, die wahrscheinlich in der Konzentration, vielleicht aber auch in dem prämorbiden Zustand des Herzens zu suchen sind, kann Kalium in gegensätzlicher Richtung, also reizbarkeitssteigernd und kammerflimmernauslösend wirken. Es besitzt also Eigenschaften, die in gleicher Weise den Digitalisglykosiden, dem Chinidin, aber auch dem Novocain zukommen.

Die *Kaliumverarmung* des Organismus wirkt sich vorwiegend an der Kontraktion des Herzmuskels aus. Wie im Tierexperiment konnte auch beim Menschen eine Vergrößerung des Herzschattens im Röntgenbild nachgewiesen werden (FRENKEL, GROEN u. WILLEBRANDS 1947; BICKEL u. FABRE 1954). HUTH und SQUIRES (1956) sahen gleichzeitig ein Höhertreten der Zwerchfelle. Diese Herzdilatation wurde vor allem bei Hypokaliämie nach DOCA-Überdosierung und im Anfall der periodischen familiären Paralyse beobachtet. Die Erweiterung des Herzens kann zur relativen Klappeninsuffizienz führen. So wird von mehreren Untersuchern das Auftreten eines systolischen Geräusches beschrieben (vgl. PLATTNER 1954 und HUTH u. SQUIRES 1956). Das Elektrokymogramm des linken Ventrikels zeigt in chronischer Hypokaliämie bei mäßigem K-Mangel ein diastolisches Plateau, bei stärkerer Kaliumverarmung ein sinuskurvenähnliches Bild mit wesentlich verminderten Amplituden der Bewegungen des Herzrandes. Möglicherweise sind diese Veränderungen als Folge der Myokardschädigung durch chronischen Kaliummangel anzusehen (HUTH u. SQUIRES 1956). Die Abnahme der Kontraktionskraft des Herzmuskels hat ein Absinken der Herzleistung mit Verminderung des Herzminutenvolumens und eine Verkürzung der mechanischen Systole zur Folge, die ihren Ausdruck in der Verkürzung des Intervalles zwischen erstem und zweitem Herzton findet. Dabei können beide Töne unmittelbar aufeinander folgen. Dieser Zustand ist als Spechtschlagphänomen in der Klinik lange bekannt und wird als Zeichen einer schlechten Prognose gewertet (Dörken u. Berning 1957). Die Verkürzung der mechanischen Systole mit Vorfall des zweiten Herztones ist neben der Verlängerung der elektrischen Systole das Hauptsymptom der „energetisch-dynamischen Herzinsuffizienz" (Hegglin 1947, 1957). Diese Form des Herzversagens tritt als Folge einer primären Störung des Muskelstoffwechsels auf, bei der alle Herzmuskelfasern gleichzeitig betroffen sind. Sie wird der hämodynamischen Insuffizienz als Folge der Mehrbelastung einzelner Herzmuskelabschnitte infolge Klappenfehlers oder peripherer Widerstandserhöhung gegenübergestellt. Das „Hegglin-Syndrom" ist zwar eng mit dem Elektrolythaushalt verknüpft, aber die Pathogenese läßt sich nicht auf eine einfach zu definierende Veränderung der Elektrolytkonzentration zurückführen (Hegglin 1957; Brück u. Maywald 1956). Die Problematik der „energetisch-dynamischen" Herzinsuffizienz wird im Abschnitt über die Pathologie der Herzinsuffizienz erörtert [vgl. auch Hegglin (1959)].

Bei der energetisch-dynamischen Herzinsuffizienz ist der Venendruck nicht erhöht, sog. Stauungsorgane sind in reinen Fällen nicht nachweisbar. Die Kreislaufzeit ist nicht verlängert, sondern eher verkürzt. Das Herzminutenvolumen ist vermindert. Die Verminderung des Blutvolumens ist nicht durch Versacken des Blutes in die Peripherie verursacht, sondern vermutlich dadurch, daß das Herz über den Bezold-Jarisch-Reflex auf Schongang umstellt. Die Herzarbeit (Herz-Minutenvolumen × mittlerer Arteriendruck) ist bei Hypokaliämie vermindert, die einzelnen Myokardfasern setzen eine geringere Energie in Arbeit um. Die klinische Diagnose stützt sich bei synchroner Registrierung von EKG und Herzschall in ausgeprägten Fällen auf die absolute Verkürzung der mechanischen Systole, in leichteren Fällen auf den Nachweis eines positiven Nachpotentials oder einer gegensinnigen TU-Verschmelzungswelle, wobei der zweite Herzton scheinbar vor T-Ende einfällt (Hegglin 1957).

Neben der Verminderung der Kontraktionskraft des Herzens beim Kaliummangel werden auch Rhythmusstörungen berichtet (Jung u. Jantz 1939; Lamaden 1952; Lasch 1953; Kühns 1954), die in Form von Extrasystolen, Tachykardie und Bigeminus auftreten können. Bei chronischer Hypokaliämie wurde eine Bradykardie bei Ratten, Hühnchen und Menschen beobachtet (Pearson, Hastings u. Mitarb. 1948; Sturkie 1950; Keye 1952; Kjerulf-Jensen, Krarup u. Mitarb. 1951). Eine plötzliche Kaliumverarmung des Organismus führt zu Tachykardie beim Hund und beim Menschen (Weller, Lown u. Mitarb. 1955; Holler 1946; Logsdon u. McGavack 1948; Stephens 1949; Diefenbach u. Mitarb. 1951). Der Ruhepuls steigt parallel zum Absinken des Kaliumspiegels an und normalisiert sich mit dem Serumkalium (Huth u. Squires 1956). Eine Beeinflussung der Vaguswirkung auf das Herz wird diskutiert.

Über die Rolle des Kaliums bei der Ödementstehung vgl. das entsprechende Kapitel dieses Handbuches. Die Therapie des Kaliummangels wird in Bd. IX/1 besprochen.

Neben den funktionellen Veränderungen des Herzens konnten bei Störungen des Kaliumstoffwechsels auch *chemische und morphologische Veränderungen am Myokard* festgestellt werden. So wurde im Tierexperiment bei Kaliumverarmung durch kaliumfreie Diät der Kaliumgehalt des Herzmuskels vermindert gefunden, und zwar sank das Kalium um 30—50% ab (Meyer, Grunert u. Mitarb. 1950). Gleichzeitig stieg der Natriumgehalt an. Diese Natriumvermehrung war etwas geringer als der Kaliumverlust der Zelle. Es wird angenommen, daß die Differenz durch Magnesium-, Calcium- oder H-Ionen ausgeglichen wird (Heppel 1939; Cannon, Frazier u. Hughes 1953). Auch der Herzmuskel zweier im hypokaliämischen Zustand verstorbener Patienten zeigte eine deutliche Kaliumverminderung (McAllen 1955). In diesem Zusammenhang muß darauf hingewiesen werden, daß auch unter anderen Bedingungen eine Kaliumverminderung des Herzmuskels gefunden wurde, bei denen keine primäre Kaliumverarmung

des Organismus vorlag. Im menschlichen Myokard wurde über eine Kaliumabnahme bei Herzinsuffizienz berichtet (CALHOON, CULLEN u. Mitarb. 1931;
WILKINS u. CULLEN 1933; MANGUN, REICHLE u. MYERS 1941; ISERY, McCAUGHEY
u. Mitarb. 1952). Besonders auffällig ist die Kaliumverminderung jeweils in den
Herzanteilen, die einer besonderen Belastung ausgesetzt waren (CALHOON,
CULLEN u. Mitarb. 1931). So wurde nach dem Tod im Versagen des rechten Herzens
im rechten Ventrikel
und nach Linksinsuffi-
zienz im linken Ventri-
kel eine Kaliumabnahme
festgestellt. Zugleich mit
dem Kaliumgehalt sank
auch das Kreatin und
Phosphat im Herzmus-
kel ab. Dabei muß be-
rücksichtigt werden, daß
die einzelnen Herzmus-
kelabschnitte normaler-
weise einen unterschied-
lichen Kaliumgehalt auf-
weisen (SCOPINARO, GAM-
BARO u. FERRINI 1952).

Unterkühlung führt
ebenfalls zu Kaliumver-
lust bei Calciumanrei-
cherung im Herzmuskel
und dabei zur erhöhten
ventrikulären Erregbar-
keit (COVINO u. HEG-
NAUER 1955).

Morphologisch finden
sich beim Kaliummangel
herdförmige Myokard-
nekrosen mit Faseraus-
schmelzung und mehr
oder weniger ausgepräg-
ter zelliger Infiltration.

Die Veränderungen be-
ginnen mit Verlust der Querstreifung und fleckförmiger
Ausblassung einzelner Fa-

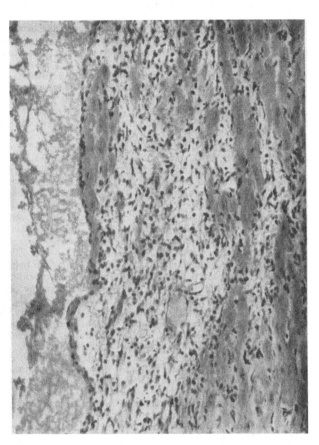

Abb. 2. Schnitt aus der Kammerscheidewand einer Ratte nach 26 Tagen
Kaliummangeldiät. Carnoy, Paraffin, HE-Färbung. Herdförmige Nekrosen,
unregelmäßige Begrenzung. Frisches Granulationsgewebe. [Nach
GRUNDNER-CULEMANN: Arch. Kreisl.-Forsch. 18, 185 (1952).]

sern und Fasergruppen. Ferner finden sich Verquellung und Fragmentierungen der Muskelfasern und eine Auflockerung des Fasergefüges. Schließlich kommt es über die sog. hyaline
Degeneration zum Verlust des Faserparenchyms. In den betroffenen Bezirken sind dann
häufig nur leere Sarkolemmschläuche zu sehen. Auch eine Vacuolisierung der Muskelfasern wurde beobachtet. Die zelligen Infiltrate unterscheiden sich meist von denen banaler entzündlicher Veränderungen. Vor allem finden sich Abräumzellen: Makrophagen,
Histiocyten und Fibroblasten, seltener polymorphkernige Leukocyten (vgl. GRUNDNER-
CULEMANN 1952). Aber auch Bilder, die denen einer diffusen Myokarditis ähnlich sind,
wurden beobachtet (FOLLIS, ORENT-KEILES u. McCOLLUM 1942; BICKEL, PLATTNER u.
FABRE 1954). Im Endzustand findet sich eine bindegewebige Narbe, die sich nicht von
Herzmuskelschwielen anderer Genese unterscheidet. Bindegewebe, Blutgefäße und Endokard erleiden unter Kaliummangel keine Veränderungen (MACPHERSON 1956). Die Muskel-
schäden sind vorwiegend in den subendokardialen und subepikardialen Anteilen der Wandung
des linken Ventrikels und der Kammerscheidewand lokalisiert, aber auch alle anderen Myo-
kardanteile, einschließlich der Vorhöfe, können betroffen sein.

Diese Befunde konnten vor allem im Tierversuch an Schweinen, Kälbern, Hunden, Ratten und Mäusen unter Kaliummangel beobachtet werden (THOMAS, MYLON, WINTERNITZ 1940; SYKES u. MOORE 1942; SMITH, BLACK-SCHAFFER 1950; FOLLIS, ORENT-KEILES, McCOLLUM 1942; SCHRADER, PRICKET u. SALMON 1937; MEYER, GRUNERT u. Mitarb. 1950; PESCHEL, BLACK-SCHAFFER u. SCHLAYER 1951; GRUNDNER-CULEMANN 1952; LIEBOW, McFARLAND u. TENNANT 1941; DARROW u. MILLER 1942; KORNBERG u. ENDICOTT 1946; MacPHERSON 1956). Dagegen ergab die histologische Untersuchung des Myokards von Tauben nach Kaliummangelernährung keine typischen, von den Kontrollen abweichende Befunde, obwohl bei diesen Tieren starke Elektrolytveränderungen ausgelöst werden konnten (KÜHNS 1956). Dabei scheint die unterschiedliche Natriumzufuhr eine Rolle zu spielen (EGER, KÜHNS, SCHORER 1958; SCHORER 1958). Über elektronenmikroskopische Untersuchungen des Herzmuskels von Ratten bei Kaliummangel berichtet POCHE (1958). Bezüglich des histochemischen Kaliumnachweises im Reizleitungssystem vgl. DOERR (1957).

Es liegen aber auch eine Reihe Mitteilungen vor, die sich mit Veränderungen des menschlichen Myokards bei Kaliummangel befassen, und zwar bei Diabetes mellitus, bei Durchfallerkrankungen, bei Überdosierung von Nebennierenrindenhormonen, beim Morbus Addison, bei Miliartuberkulose unter Natrium-PAS-Therapie mit Erbrechen und bei Anorexia nervosa (PERKINS, PETERSEN u. RILEY 1950; GRUNDNER-CULEMANN 1954; KEYE 1952; RODRIGUEZ, WOLFE u. BERGSTROM 1950; McALLEN 1955; GOODOF, McBRYDE 1944; ALLEN, BEACHAM u. KESCHNER 1953; SIEBENMANN 1955; DANOWSKI 1955; LUFT, RINGERTS u. SJÖGREN 1951). Die beschriebenen Veränderungen gleichen denen des Tierversuches. Eine auffällige Vacuolisierung berichtet McALLEN (1955). Über das Auftreten von cyanochromen Granula in der Herzmuskulatur unterrichten ELSTER u. OTTO (1956) beim Absinken des Myokardkaliums unter den niedrigsten Grenzwert der in der Literatur angegebenen Norm von 300 bzw. 320 mg-%. Diese Veränderungen werden als morphologisches Äquivalent der energetisch-dynamischen Herzinsuffizienz im allgemeinen angesehen, und zwar soll der Nachweis feiner geordneter cyanochromer Granula Folge einer Stoffwechselstörung der Zelle sein, während das Auftreten grober cyanochromer Granulierung als schwere destruktive Veränderung der toxischen Herzmuskeldegeneration zugerechnet wird.

Die morphologischen Veränderungen werden durch Eiweißmangel verstärkt (FRENCH 1952). Besonders bedeutsam für die Entwicklung der Schäden ist das Natrium-Kalium-Verhältnis. Im Tierexperiment konnte nachgewiesen werden, daß gleichzeitig verminderte Natrium- und Kaliumzufuhr bei den Versuchstieren nur geringe Schäden zur Folge hat, während vermehrte Natriumgaben bei Kaliummangel die Schäden verstärken (MEYER, GRUNERT u. Mitarb. 1950; CANNON, FRAZIER u. HUGHES 1953), führt doch eine Steigerung der Natriumzufuhr bei Kaliummangel zu schnellerem Kaliumverlust (GAMBLE 1947; RAHMAN, FRAZIER u. Mitarb. 1957). Da bei KCl-Zufuhr zur Beseitigung des Kaliummangels die Kaliumaufnahme die Natriumabgabe der Zelle übertrifft, wird vermutet, daß auch ein H-Ionenaustausch vorliegt. Nach den Ergebnissen chemischer Untersuchungen kommt es bei Kaliumverarmung zu einer Natrium- und Wasserstoffionenvermehrung der Zelle. Die gesteigerte Acidität und die Natriumanhäufung stören die Fermentaktivität und leiten nekrotische Prozesse ein (CANNON, FRAZIER u. HUGHES 1953). Auch das intracellulär natriumanreichernde Desoxycorticosteron führt zu morphologischen Schäden, die durch KCl-Zufuhr verhindert werden können (BOHLE, HIERONYMIE u. HARTMANN 1951; DARROW u. MILLER 1942; SELYE u. PENTZ 1943; BACCHUS 1951). Sie werden bei gleichzeitigem Kaliummangel verstärkt (DARROW 1944). Zufuhr von Rubidium und merkwürdigerweise gleichzeitiger Mangel von Kalium und Thiamin verhindern dem Auftreten von Myokardschäden oder vermindern sie wenigstens (FOLLIS 1948; MacPHERSON 1956). Nach DARROW u. MILLER (1942) haben Thiamin und Pyridoxin bei Kaliummangel keinen Schutzeffekt für das Myokard (vgl. MacPHERSON 1956).

Digitaliszufuhr hat keine Auswirkungen auf das Auftreten und den Umfang von Myokardschäden bei Kaliummangel-Ratten (ROBINSON, EDWARDS u. Mitarb. 1957) oder vermindert sie (EGER, KÜHNS u. SCHORER 1958). Histologische Untersuchungen des Myokards von Patienten, die an Kaliumintoxikation starben, zeigten keine spezifischen Veränderungen (vgl. PLATTNER 1954).

Beobachtungen über Veränderungen des *Elektrokardiogramms* bei Störungen des Kaliumstoffwechsels sind bei LEPESCHKIN (1951), SURAWICZ u. LEPESCHKIN (1953), PLATTNER (1954) sowie bei HOLZMANN (1957) zusammengestellt. Erhöhung wie Erniedrigung des Körperkaliums bedingen mehr oder weniger charakteristische Veränderungen des EKGs. Die Veränderungen sind teilweise undeutlich, da sowohl Hypo- wie Hyperkaliämie klinisch mit Störungen verschiedenster Stoffwechselgrößen (Natrium, Calcium, Chlorid, Phosphat) bzw. einer Alkalose oder Acidose einhergehen, die ihrerseits EKG-Veränderungen hervorrufen. Weder das Ausmaß des Kaliumverlustes noch der absolute Serumkaliumspiegel kann von den EKG-Veränderungen abgeleitet werden (MOORE, BOLING u. Mitarb. 1954).

Die charakteristischen Veränderungen beim *Kaliummangel* sind solche der Spannung und Formveränderung des Ventrikel-EKGs. Sie bestehen in einer Senkung des ST-Segmentes, Abflachung und schließlich Inversion der T-Zacke und einer Erhöhung der U-Welle (Literatur s. LEPESCHKIN 1951; HOLZMANN 1957).

Im einzelnen stellen sich die Verhältnisse in ihrer Entwicklung folgendermaßen dar: Mit zunehmendem K-Mangel wird das normalerweise aufsteigende ST-Segment zuerst horizontal, dann fortschreitend abfallend. Dabei kann das ST-Segment eine nach oben konkave Form haben, solange die T-Zacke noch positiv ist und damit die für Hypokaliämie typisch ange-sehene Senkungsform an-nehmen, während bei Inver-sion von T die ST-Strecke nach unten konkav wird. Die T-Zacke flacht zuneh-mend ab, ist anfangs noch höher als die U-Welle glei-cher Ableitung und wird später niedriger als letztere. Im weiteren Verlauf wird T biphasisch mit einer flachen negativen Anfangsphase und etwas höherer positiver Endphase, während später die negative Spannung der ersten Phase höher wird als die der positiven zweiten Phase, bis schließlich T ganz negativ ist. Die Span-nung einer biphasischen T-Zacke kann so klein werden, daß sie isoelektrisch wird. Interessant sind in diesem Zusammenhang die Unter-suchungen von WILDE u. O'BRIEN (1953 und 1955) am isolierten Schildkröten-herzen, die eine besondere Empfindlichkeit der T-Zacke gegenüber der Ka-liumverarmung des Myo-kards ergaben. Außerdem zeigten Studien mit radio-aktivem Kalium über die K-Austritte aus der Mus-kelfaser in der Systole, daß

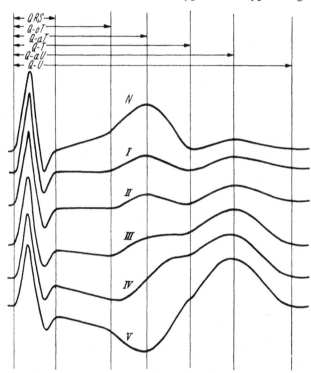

Abb. 3. Schematische Darstellung der typischen entgegengerichteten TU-Anomalie bei klinischen Fällen von Hypokaliämie. *N* normales Verhalten, *I—V* zunehmende Grade von Hypokaliämie. (Nach LEPESCHKIN)

die T-Zacke mit dem Maximum der Kaliumaustritte zeitlich übereinstimmt. Die U-Welle zeigt fortschreitend einen Spannungsanstieg bei zunehmender Hypokaliämie. Bei reiner Hypokaliämie wurde nie eine Richtungsänderung der U-Welle gesehen (LEPESCHKIN 1951). Die U-Wellen können mit der T-Zacke verschmelzen und werden dann häufig nicht als solche erkannt.

Die typische Hypokaliämiekurve mit gesenktem ST-Segment, negativem T und hoher U-Welle kann in ihrem Aussehen mit einem liegenden S verglichen werden (METZGER u. BLUM 1952). HOLZMANN (1957) bezeichnet sie als gegensinnige TU-Anomalie, die in eine di-phasische TU-Verschmelzungswelle übergeht und stellt sie der gleichsinnigen TU-Anomalie gegenüber, die zum Teil beim akuten Cor pulmonale nach Lungenembolie gesehen wird. Diese Kurvenform ist am häufigsten in den präkordialen Abl. V3, V4 und V5 zu finden, also in Ableitungen, die normalerweise die Kombination einer relativ niedrigen T-Zacke mit einer relativ hohen U-Welle zeigen. Die für Hypokaliämie typischen Veränderungen der T-Zacke und der U-Welle werden gemeinsam in einer Ableitung, am ehesten in der Extremitäten-ableitung, erfaßt, die die elektrischen Vorgänge größerer Herzbezirke registrieren, als die präkordialen Ableitungen. Die charakteristischen Veränderungen finden sich in Abl. II und III und aVf bei senkrechter Herzachse, während die im quergelagerten Herzen gewöhnlich in den Abl. I und II und mit umgekehrter Polarität in Abl. aVr erscheinen.

Außer diesen Formveränderungen des EKGs, wie sie hier vorwiegend in Anlehnung an Surawicz und Lepschkin (1953) dargestellt sind, wird häufig über eine Verlängerung der QT-Dauer als übliches Vorkommen bei Hypokaliämie berichtet (Bickel, Plattner, Fabre 1954; Hadorn u. Riva 1951; Sprague u. Power 1953; Ambrams, Lewis u. Bellet 1951; Blegen, Julsrud 1956; Butcher, Wakim u. Essex 1952; Danowski 1953 und 1955; Hoffman 1950; Klinke 1953; Reynolds u. Mitarb. 1951; Almaden 1952; Holmes 1955; Kelimen 1953; Mahnert 1955; Bellet 1955; Dörken und Berning 1957). Das Auftreten von echten QT-Verlängerungen bei Kaliummangelzuständen wird angezweifelt. Es wird erörtert, ob eine Verlängerung der QT-Dauer bei Hypokaliämie nicht nur durch eine Fehldeutung einzelner Zacken des EKGs vorgetäuscht wird. Einmal kann eine Verschmelzung von T-Zacken und U-Wellen vorliegen, wobei dann das Ende der letzteren irrtümlich als Ende der QT-Dauer gemessen wird. Über die Trennung von T-Zacke und U-Welle vgl. Lepeschkin (1955). Surawicz und Lepeschkin sind 1953 in eingehenden Untersuchungen eigener Fälle und durch Nachprüfung der Literatur zu dem Ergebnis gekommen, daß bei reiner Hypokaliämie Veränderungen der QT-Dauer (korrigiert für Herzfrequenz und Geschlecht) nicht vorliegen. Dieses Intervall wie seine einzelnen Komponenten (QRS, ST, T) war bei alleinigem Kaliummangel von noch normaler Dauer. Eine Fehlmessung von QU anstatt QT ist ihrer Ansicht nach anzunehmen bei Verlängerungen zwischen 140 und 170%, da auch QU bei Hypokaliämie normal gefunden wurde. Dagegen sollen bei geringeren Verlängerungen (110—140%), die bei Kaliummangel berichtet wurden, wahre Verlängerungen vorliegen. Für diese seien dann aber andere Faktoren verantwortlich zu machen als der

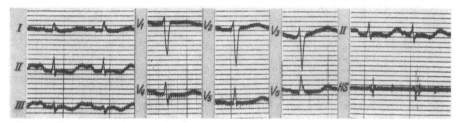

Abb. 4. *Hypokaliämie.* Patient mit anbehandeltem Coma diabeticum. Tachykardie. Die ST-Strecken verlaufen in allen Ableitungen gesenkt und gehen in diphasische T-Zacken über. Die QT-Dauer erscheint durch eine TU-Verschmelzungswelle verlängert.

Kaliummangel. Es kann sich dabei vor allem um eine die Hypokaliämie begleitende Hypocalcämie, vermutlich um eine Verminderung der Fraktion des ionisierten Calciums handeln (Reynolds, Martin u. Homann 1951; Munitz-Sotolongo u. Mitarb. 1954).

Die von Sjöstrand (1955) gegebene Schilderung des hypokaliämischen EKGs weicht insbesondere in der Deutung des sonst meist als breite U-Welle oder TU-Verschmelzungswelle aufgefaßten diastolischen Nachpotentials von der üblichen Auffassung ab. EKG-Kurven, die denen der Hypokaliämie sehr ähnlich sind, können auch unter anderen Bedingungen gesehen werden, bei denen kein allgemeiner Kaliummangel nachgewiesen werden kann. Unter anderem seien genannt die Vergiftungen mit Urethan, Veratrin und Chinidin, Dysproteinämie, Lebercirrhose, chronische Diarrhoe, Tuberkulose, B_1-Avitaminose und gleichzeitige Medikation von Digitalis und Chinidin (Bickel, Plattner, Fabre 1954). Auch Veränderungen des p_H-Wertes des Blutes im Sinne einer Alkalose können ähnliche Bilder machen (Literatur vgl. Plattner 1954). Dabei muß darauf hingewiesen werden, daß viele dieser Bedingungen auch mit Alterationen des Kaliumstoffwechsels einhergehen und schwer zu entscheiden ist, welche Faktoren die EKG-Veränderungen primär beeinflussen.

Auch die *Hyperkaliämie* verursacht mehr oder weniger charakteristische EKG-Veränderungen. Sie wurden im Tierversuch bei Katzen, Hunden und Meerschweinchen genauer untersucht (Chamberlain, Scudder u. Zwemer 1939; Winkler, Hoff u. Smith 1938; Wiggers 1930). Gleiche EKG-Veränderungen berichten Young u. Mitarb. (1954) von Hunden und Ratten, die unter Beatmung mit 35—40%igen CO_2-Gemischen eine deutliche Kaliumvermehrung zeigten.

Bei steigendem Kaliumgehalt des Serums wird die P-Zacke flacher und breiter und verschwindet schließlich völlig. Die Veränderungen beginnen bei einem Serumkaliumspiegel von 7—9,4 mÄq/Liter. P verschwindet gewöhnlich bei 11 mÄq/Liter, jedoch schon früher, wenn die Anstiegsgeschwindigkeit des Kaliums 0,33 mÄq/Liter pro Minute überschreitet (Literatur bei Lepeschkin 1951; Holmes 1955). Das PR-Intervall ist immer verlängert. Bei sehr hohen Kaliumkonzentrationen kommt es zum völligen aV-Block. Die Verzögerung der intraventrikulären Leitung bedingt eine Verbreiterung des QRS-Komplexes und eine Spannungserhöhung von S, seltener von R. Die bis zu Konzentrationen von 5,5 mÄq/Liter unveränderte T-Zacke wird unabhängig von Herzfrequenz und QRS-Dauer erhöht und schließlich spitz und zeltförmig. Ein zeltförmiges T muß immer Verdacht auf Hyperkaliämie erwecken. Wichtigstes Kriterium ist dabei die Breite von T als Abgrenzung gegenüber ähnlichen T-Veränderungen anderer Genese. Nur das steile, spitze, hohe und schmalbasige T wird allein bei Hyperkaliämie gefunden (LEVINE, VAZIFDER u. Mitarb. 1952; DIETRICH u. WOLFF 1954; BELLET 1955; BRAUN, SURAWICZ u. BELLET 1955). Als Vorbote ernsthafter

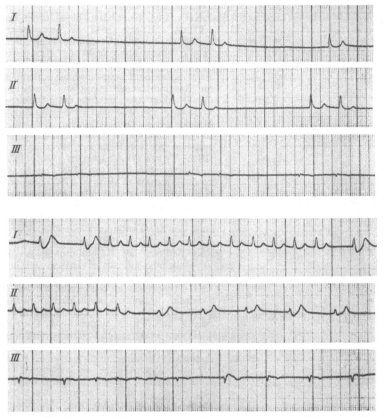

Abb. 5. *Hyperkaliämie.* Patient mit chronischer Nephritis. Die obere Kurve läßt einzelne, wahrscheinlich vom AV-Knoten ausgehende Ersatzschläge erkennen, die von Asystolien unterbrochen werden. Keine sicheren Zeichen einer Vorhoftätigkeit. In der unteren Kurve treten paroxysmal Knotentachykardien auf. Einzelne QRS-Gruppen sind verbreitert. Auffallend hohe T-Zacken und relativ kurze QT-Dauer. (Papierlauf 25 mm/sec.)

Störungen wie Kammerflimmern bei Hyperkaliämie muß immer die Verbreiterung von QRS angesehen werden (YOUNG, SEALY, HARRIS 1954).

Die Veränderungen treten in folgender Reihenfolge auf (nach PLATTNER 1954):

1. Erhöhung und Betonung von T.
2. Senkung des ST-Segmentes.
3. Verlängerung von QT, auch QT-Verkürzungen wurden beobachtet.
4. Abflachung und Verbreiterung von P bis zum völligen Verschwinden dieser Zacke.
5. Atrioventrikulärer Block.
6. Intraventrikulärer Block, der häufig das Bild eines Rechtsschenkelblockes zeigt.
7. Ventrikuläre Arrhythmie in Verbindung mit Störungen der Sinusknotenfunktion, ektopische Reizbildung oder Kammerflimmern.
8. Desintegration des Ventrikelkomplexes.
9. Herzstillstand (in Diastole).

Diese schematische Reihenfolge der Veränderungen wird aber nicht immer eingehalten. Die pathologischen Veränderungen sind besonders abhängig von der Kaliumanstiegsgeschwindigkeit im Serum und entwickeln sich um so eher, je schneller der Anstieg ist (BRAUN, SURAWICZ u. BELLET 1954). So kann z. B. eine schnelle intravenöse Kaliumzufuhr Kammerflimmern hervorrufen, bevor sich das Bild eines intraventrikulären Blockes ausbilden konnte.

Andererseits kann bei langsamer Injektion nacheinander intraventrikulärer Block, ein diphasisches Bild und schließlich ein Herzstillstand eintreten, ohne daß ein Kammerflimmern beobachtet wurde (Plattner 1954). Weiterhin ist das Verhalten des EKGs abhängig vom Ausgangszustand des Herzens (Dodge, Grant u. Seavey 1953; Dreyfuss u. Pick 1956). So kann z.B. beim Myokardinfarkt und bei Aorteninsuffizienz eine negative T-Zacke noch stärker negativ werden. Bei Hochdruckpatienten mit Überlastung des linken Herzens verursacht perorale Kaliumzufuhr eine Abnahme der Negativität oder die Umkehrung vorher negativer T-Zacken (vgl. Lepeschkin 1951; Plattner 1954).

Hyperkaliämische Veränderungen des EKG wurden in der Klinik besonders im Endzustand der Urämie registriert. So beobachteten Finch u. Mitarb. (1943) bei einem Serumkaliumspiegel von 8,8 mÄq/Liter im Verlaufe einer tödlich endenden Urämie ein Fehlen der P-Zacke, eine intraventriculäre Leitungsstörung sowie einen unregelmäßigen Kammerrhythmus.

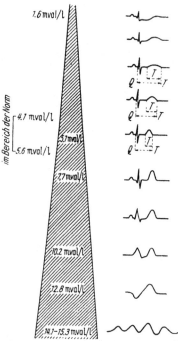

Abb. 6. *EKG-Veränderungen bei der Hypo- und Hyperkaliämie* (nach Hadorn und Riva). Die Veränderungen im EKG erlauben jedoch keinen absolut sicheren Rückschluß über den extracellulären Kaliumwert.

Bei steigender Serumkaliumkonzentration wurde die Kammerfrequenz langsamer, bis schließlich der Tod im Kammerflimmern eintrat. Keith u. Mitarb. (1944) sahen eine Zunahme der PQ-Zeit, eine Verbreiterung von QRS und vereinzelte Kammerextrasystolen bei einem Serumkaliumwert von 10,5 mÄq je Liter. Entsprechende Beobachtungen liegen unter anderem vor von Stewart, Sheppard u. Horger (1948); Currens u. Crawford (1950); McNorgthon u. Mitarb. (1951), Spang (1957) sowie von Sartorius, Sarre u. Mitarb. (1959); Schölmerich, Nieth u. Mitarb. (1959). Möglicherweise kann schwerer Natriummangel die Zeichen einer Kaliumintoxikation im EKG imitieren. Gelegentlich kann auch ein Myokardinfarkt die EKG-Kurven nachahmen (Merrill 1952) oder können umgekehrt EKG-Kurven bei Kaliumintoxikation Anlaß zu Verwechslung mit einem Infarkt geben (Levine, Wanzer u. Merrill 1956). Ferner konnten die EKG-Veränderungen beobachtet werden bei Crush-Syndrom, Hämolyse und Morbus Addison (Mateere, Greenman, Danowski 1955; Hensler 1957; Braun, Surawicz u. Bellet 1954; Young, Sealey u. Harris 1954). Nach Injektion von 3%iger Kochsalzlösung, hypertonischer Traubenzuckerlösung oder Gaben von Calciumgluconat zeigen sie Rückbildung, während Hypocalcämie sie begünstigt. Endgültig beseitigt werden können sie jedoch nur durch Kaliumentzug aus dem Blutstrom durch Peritonealwäsche, Darmspülungen oder Hämodialyse (Literatur s. Lepeschkin 1951; Merrill 1952; Sarre 1959).

Obwohl fast alle Untersucher den Einfluß von Kaliumstoffwechselstörungen auf das EKG betonen, bestehen gegensätzliche Ansichten darüber, ob diese Veränderungen von der Höhe des Serumkaliumspiegels abhängen, ob sie in Beziehung zur intracellulären Kaliumkonzentration des Myokards stehen oder ob die Konzentrationsdifferenzen beiderseits der Zellmembran von ausschlaggebender Bedeutung sind.

Gesetzmäßige Beziehungen zwischen Serumkalium und EKG-Veränderungen konnten bei Mensch und Tier nachgewiesen werden (Darrow u. Pratt 1950; Winkler, Hoff u. Smith 1938; Jantz 1947). Besonders scheint dies für erhöhte Serumkaliumwerte Gültigkeit zu haben (Bickel, Plattner, Fabre 1954; Young, Sealy, Harris 1954). Dreyfuss u. Pick (1956) fanden eine gute Übereinstimmung von EKG und Laborbefunden bei höchsten und niedrigsten Serumkaliumwerten (über 6,7 mÄq/Liter und unter 2,3 mÄq/Liter). Von anderen Untersuchern wieder wird eine eindeutige Korrelation von EKG-Veränderungen und Serumkalium vermißt (Currens u. Crawford 1950; McAllan 1951; Martin u. Wertmann 1947; Reynolds, Martin u. Homann 1951; Ljugren, Luft u. Sjögren 1953; Plattner 1954; Blahd u. Basset 1953; Womersley u. Darragh 1955; Moore, Boling u. Mitarb. 1955; Bickel, Plattner, Fabre 1954; Schwartz u. Relman 1954; Sandring 1954; Tartara u. Casirola u. Fulle 1955; Laszlo 1955; Boudys 1956). Obwohl von einigen Untersuchern Veränderungen des intracellulären Kaliumgehaltes bei typischen EKG-Veränderungen nicht beobachtet werden konnten, wird die Bedeutung der intracellulären Kaliummenge des Myokards für die Entwicklung derartiger EKG-Kurven von anderen Autoren hervorgehoben (Crismon,

CRISMON u. Mitarb. 1943; NICHOPOULOS u. HOFFMAN 1956; CURRENS u. CRAWFORD 1950; LJUGREN, LUFT u. SJÖGREN 1953; HENDERSON 1953; MERRILL 1952; BRENNER u. BIRK 1953; ELSTER u. WALLNER 1956). BRÜCK u. MAYWALD (1956) fanden eindeutige Beziehungen zwischen Erythrocytenkalium und EKG.

Diese Diskrepanzen haben zu weiteren Untersuchungen Anlaß gegeben. Aus experimentellen Untersuchungen am Hund folgert KÜHNS (1955), daß dem Konzentrationsgefälle

intracellulär	$\frac{1}{2}$K-Grad.	extracellulär		
60 K	60	K	) „Hypo-K-ämie	← Alkalose / Na-reiche Ernährung
30 K	60	$\frac{1}{2}$ K	) -EKG"	bei Mineralkortik.
30 K	30	K	} Norm (Serum-K $\begin{cases}16{-}22 \text{ mg \%} \\ 4,1{-}5,6 \text{ mval/Liter}\end{cases}$)	
30 K	15	2 K	) „Hyper-K-ämie	→ Acidose
15 K	15	K	) -EKG"	ak. O_2-Mangel / Erstickung

Abb. 7. Schematische Darstellung der Entstehungsmöglichkeiten des Hypo- und Hyperkaliämie-EKG unter Annahme einer wesentlichen Bedeutung des myokardialen Kaliumgradienten (intracellulär:extracellulär).

von intra- zu extracellulärer Kaliumkonzentration die ausschlaggebende Bedeutung für das Auftreten des pathologischen EKG bei Störungen des Kaliumstoffwechsels zukomme. Obwohl eine Veränderung des Konzentrationsgefälles meist eine Änderung des Serumkalium-

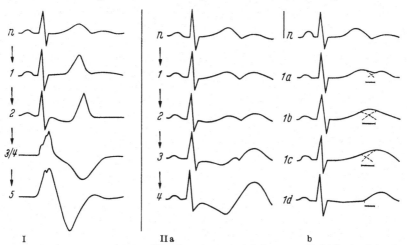

Abb. 8. Schematische Darstellung der EKG-Veränderungen bei abnormem K-Gradienten bzw. abnormer Kaliämie. I Herabgesetzter myokardialer K-Gradient („Hyperkaliämie-EKG"); II erhöhter myokardialer K-Gradient („Hypokaliämie-EKG"); a Veränderungen des ST-T-Abschnittes und der U-Welle nebeneinander; b Überlagerungstypen von T und U in verschiedenen Varianten. (Nach HOLZMANN.)

spiegels zur Folge hat, ist eine Störung des kardialen Kaliumquotienten auch bei normalem Kaliumspiegel durch Verminderung des intracellulären Kaliums möglich. In diesen Untersuchungen am Hunde traten EKG-Veränderungen der Hyperkaliämie auf, wenn der kardiale Kaliumquotient unter 25 absank, während hypokaliämische EKG-Kurven beim Anstieg des kardialen Kaliumquotienten über 32 registriert wurden, was einer Serumkaliumabnahme auf 4 mÄq/Liter entsprach. Die Beziehungen zwischen EKG und Kaliumgradienten hat HOLZMANN (1957) schematisch dargestellt (vgl. Abb. 7 u. 8). Demgegenüber ergab ein Vergleich des Verhältnisses von intra- zu extracellulären Kaliumkonzentrationen mit dem EKG bei BELLET (1955) keine besseren Ergebnisse als das Serumkalium allein.

Während von Kühns vor allem dem kardialen Kaliumquotienten eine Bedeutung für die EKG-Veränderungen beigemessen wird, sehen andere den Kalium-Natrium-Gradienten als ausschlaggebend an. Auch Merrill u. Mitarb. (1952) sind den gleichzeitigen Veränderungen des Natriumserumspiegels bei Störungen des Serumkaliums nachgegangen. Sie fanden, daß ein Absinken des Natriums im Blut hyperkaliämische EKG-Veränderungen verstärkt, während ein normaler Natriumspiegel entgegengesetzte Folgen hat (vgl. Myers u. Iseri 1955). Ähnliche Veränderungen wie bei Hyperkaliämie wurden auch bei Acidose beobachtet (Roberts u. Magida 1953).

Wichtige Zusammenhänge bestehen zwischen *Kalium und Digitalis*sensibilität des Herzens. Diese sind im Kapitel über die Therapie der Herzinsuffizienz besprochen. Die experimentellen Ergebnisse sind unter anderem von Rothlin u. Taeschler (1956) zusammengefaßt. Ihren Ausgangspunkt nahmen diese Untersuchungen von der Beobachtung, daß gelegentlich bei digitalisierten Patienten nach starker Diurese plötzlich ohne Änderung der Digitalisdosis Zeichen einer Digitalisintoxikation auftraten. Diese Erscheinung fand ihre Erklärung in der Tatsache, daß ein Absinken des Kaliums die Empfindlichkeit des Herzens für Digitalis erhöht; dadurch kann eine bis dahin gut vertragene Dosis toxisch werden. Ihre praktische Bedeutung gewinnen diese Erkenntnisse unter anderem bei der Anwendung der künstlichen Niere, wobei Mineralstoffwechselstörungen in gewissem Umfang nicht vermieden werden können. Es ist daher ratsam, vor der Hämodialyse nicht voll zu digitalisieren.

Entsprechend können auch glykosidbedingte Rhythmusstörungen und EKG-Veränderungen bei Mensch und Tier durch Kaliumgaben aufgehoben werden. Die bisherigen Ergebnisse der Kaliumtherapie bei Digitalisintoxikation sind ermutigend. Bezüglich ihrer Durchführung und Gefahren verweisen wir auf Bd. IX/1 (vgl. auch Braun 1959).

Die Erkenntnisse über die Beziehungen des Kaliumstoffwechsels zur Digitalissensibilisierung sollten Veranlassung sein, bei allen Bedingungen, die eine stärkere Störung des Mineralhaushaltes hervorrufen, während der Digitalis- oder Strophanthintherapie gleichzeitig die Mineralstoffwechselstörung zu behandeln. Ferner sollte bei jeder langdauernden und hochdosierten Digitalistherapie, besonders bei vermehrtem Auftreten von Extrasystolen, eine Bestimmung der Plasma-Elektrolyte bzw. ein Kalium-Defizit-Test durchgeführt werden. Kühns (1956) hofft, daß so mancher Todesfall an sog. Digitalisüberempfindlichkeit vermieden werden könnte. Auf die Möglichkeit der verminderten Kaliumausscheidung Herzkranker und die Gegenindikationen der therapeutischen und diagnostischen Kaliumzufuhr sei hingewiesen.

Einige Untersucher nehmen an, daß Kaliumsalze selektiv die durch Digitalisintoxikation verursachten *Arrhythmien* beseitigen und eine geringe oder gar keine Wirkung bei anderen Arrhythmieformen zeigen (Lown, Salzberg u. Mitarb. 1953; Burchel 1953). So wurde bei Extrasystolie Kalium zugeführt um festzustellen, ob der abnorme Rhythmus durch Digitalis verschuldet sei oder nicht (Lown, Levine 1954). Eine derartige Differenzierung ist jedoch nicht möglich (Bettinger, Surawicz u. Mitarb. 1956). Auch eine allgemeine Verminderung des Körperkaliums oder eine Kaliumverarmung des Myokards kann Anlaß zu Rhythmusstörungen geben, ohne daß gröbere Serumveränderungen nachweisbar sind (Lown, Wyatt u. Mitarb. 1953). In solchen Fällen wirken Kaliumsalze auch bei der Aufhebung der nicht durch Digitalis verursachten Arrhythmien (Sampson, Anderson 1930, 1932; Castleden 1941; Bellet, Nadler u. Mitarb. 1949; Surawicz, Lepeschkin 1953; Legrand, Desruelles u. Mitarb. 1956). Andererseits können Kaliumsalze entsprechend ihrer konzentrationsabhängigen Wirkung auf die Erregbarkeit auch Extrasystolen hervorrufen (vgl. Bellet 1955). Im Tierexperiment (Hund) konnten der Digitalisvergiftung ähnliche Rhythmusstörungen durch Erhöhung der extracellulären Kaliumkonzentration erzeugt werden (KÜHNS, EHLERS 1955). Bereits KISCH (1926) hat auf die Widersprüche der Versuchsergebnisse hingewiesen. Er erklärt sie aus den Experimentbedingungen und der unterschiedlichen Dosierung. Die Toxizität der Kaliumsalze ist insbesondere von der das Herz erreichenden Konzentration abhängig (WIGGERS 1930).

Gleichermaßen können Kaliumsalze auch *Kammerflimmern* aufheben und erzeugen (GRUMBACH 1956). Das Kammerflimmern steht offenbar mit Kaliumaustritten aus der Herzmuskulatur in ursächlichem Zusammenhang (HOLLAND u. KLEIN 1958). Die Myokardanoxie bei Kammerflimmern ist sehr schwer und die Stoffwechselveränderungen sind bemerkenswert. Neben Glucose, Lactat und anorganischem Phosphor ist die Kaliumkonzentration im Coronar-Venenblut gegenüber dem Coronar-Arterienblut erhöht (PEDERSEN, SIEGEL, BING 1956). Im Tierexperiment konnte durch Erhöhung des extracellulären Kaliumangebotes, d.h. durch Erniedrigung des Kaliumgradienten, die Flimmerbereitschaft herabgesetzt (KEHAR, HOOKER 1935; DIRKEN, GEVERS 1955) bzw. Kammerflimmern aufgehoben werden (WIGGERS 1930; SWAN u. Mitarb. 1953; KOLM, PICK 1920). Bei Verdoppelung der Kaliumkonzentration ließ sich durch elektrische Reizung Kammerflimmern nicht mehr erzeugen, während Verminderung der Kaliumkonzentration auf 25% des Normwertes Spontanflimmern zur Folge hatte (ARMITAGE, BURN u. GUNNING 1957; GRUMBACH, HOWARD u. Mitarb. 1956). Möglicherweise ist dabei auch eine Erregbarkeitssteigerung des Vagus im Spiel. Am durchströmten Kaninchenherzen führt KCl zu Kammerflimmern in Konzentrationen, in denen Kaliumcitrat schon Herzstillstand verursacht (BAKER, DREYER 1956; BAKER, BENTALL u. Mitarb. 1957). Um einen Herzstillstand zu erzeugen, ist jedoch eine hohe Kaliumkonzentration im Myokard nötig (MAVOR, McEVOY, MAKONEY 1956). Kalium hat andererseits eine geringe therapeutische Breite, so daß die Gefahr einer irreversiblen Myokardschädigung besteht. Aussichtsreich ist die Defibrillierung mit Kalium nur im Stadium des tonisierten Flimmerns (BURMEISTER 1955). Im Experiment wurde eine leichtere Wiederherstellung des normalen Herzrhythmus nach Entflimmerung durch KCl mit Massage oder Calciumchlorid erreicht, wenn das überschüssige Kalium vorher ausgewaschen oder durch eine Injektion einer hypertonen Glykoselösung vermindert wurde (LAM, GEORGHEGAN, LEPORE 1956; MAVOR, McEVOY, MAKONEY 1956). Am Hund wurden die besten Ergebnisse bei der Entflimmerung durch Kombination von KCl und Novocain erzielt, und zwar wurde Novocain (50 mg intrakardial) vor Beginn der Herzmassage gegeben. In diesen Versuchen wurde eine heterotope Reizbildungsstörung nach gelungener Entflimmerung nicht beobachtet (BURMEISTER 1956).

In der Herzchirurgie konnten Kaliumsalze zur *Stillegung des Herzens* zur Operation und zur Entflimmerung erfolgreich angewandt werden. Bei der sog. Bypass-Methode wird das Herz durch intrakardiale Kaliumchloridinjektionen stillgelegt (vgl. STAUB 1957). ÖKONOMOS (1956) benutzt dazu eine 25%ige Kaliumcitratlösung. 2 ml dieser Lösung werden mit 18 ml sauerstoffgesättigtem Blut und Heparin vermischt. Davon erhalten nach Abklemmung der Aorta intrakardial innerhalb von 2 sec Kinder etwa 8—10 ml, Erwachsene 16—18 ml. Innerhalb weniger Sekunden kommt es zum diastolischen Herzstillstand. Kammerflimmern bei Herzoperationen konnten durch Injektion von 3—5 ml einer 7,5%igen Kaliumchloridlösung in die linke Herzkammer oft gestoppt werden (HIENERT 1955). Beim Menschen ist eine derartige chemische Entflimmerung besonders bei Kammerflimmern in der Hypothermie erfolgreich ausgeführt worden (SWAN, ZEAWIN 1956). Durch Injektion von 10 ml einer 10%igen

Calciumchloridlösung kann nach Entflimmerung ein koordinierter Herzschlag wieder erreicht werden. Kay u. Blalock (1951) gaben 2—4 ml ein- oder mehrmals. Nach Calciumchlorid kommt es seltener zu erneutem Kammerflimmern als nach Adrenalin (Wylie 1956). Auch Natrium-Lactat soll als Herzaccelerator brauchbar sein (Bellet, Wasserman, Brody 1956). In der Düsseldorfer Klinik werden weder Kaliumchlorid noch Procain zum Defibrillieren benutzt (Irmer 1956). Auch bei Vorhofflimmern wurden mit Kalium wie mit Digilanid und Chinidin Erfolge gesehen (Homola 1955).

Zusammenfassend muß festgestellt werden, daß den Kaliumsalzen in der Therapie der Rhythmusstörungen neben den anderen wirksamen Substanzen, trotz einiger Erfolge, keine besondere Bedeutung zukommt. Lediglich die Erfahrungen bei Digitalisarrhythmien können zu weiterer therapeutischer Erprobung ermutigen. Spang (1957) empfiehlt versuchsweise Gaben von 2—4 g Kaliumchlorid in 24 Std unter EKG-Kontrolle und Prüfung des Kaliumserumspiegels wegen der Möglichkeit der Kaliumretention bei dekompensierten Herzkranken. Zur Stillegung des Herzens bei intrakardialen Eingriffen und zur chemischen Entflimmerung wurden Kaliumsalze erfolgreich angewandt.

Wie am Herzen wirken sich die Störungen des Kaliumhaushaltes auch am peripheren *Kreislauf* aus. Freed u. Mitarb. (1954) fanden im Tierexperiment unter Kaliummangeldiät einen deutlichen Blutdruckabfall bei normotensiven und hypertensiven Ratten (vgl. auch Ruskin u. Ruskin 1953; Bickel, Plattner u. Fabre 1954). Bei normalem Kalium- und Natriumgehalt oder gleichzeitiger Verminderung beider Ionen fanden diese Autoren einen normalen Blutdruck, während bei niedrigem Kalium- und hohem oder normalem Natriumgehalt der Diät der Blutdruck in Korrelation zur Verminderung des Serum-Kaliums absank (Freed, Friedman 1952; Freed u. Mitarb. 1954). Der Kaliummangel wirkt der Pressorwirkung von DOCA entgegen, während Kaliumzulagen die Blutdrucksteigerungen potenzieren (Rosenman, Freed, Friedman 1951). Die Blutdrucksenkung bei Kaliummangel wird aber nicht durch Verminderung der Corticoidbildung verursacht (Rosenman, George u. Mitarb. 1955). Auch beim Menschen wurden Blutdrucksenkungen durch experimentelle Kaliumbeschränkung oder Kaliummangel anderer Ursache gefunden (Perera 1947, 1953; McAllen 1955; Dörken, Berning 1957; MacGregor, Fitz 1955). Dabei sinkt der diastolische Blutdruck besonders deutlich ab, die Blutdruckamplitude vergrößert sich (vgl. Pendl 1954). So wurde beim Kaliummangel ein Pulsus celer et altus beschrieben (Plattner 1954). Ferner wurde eine orthostatische Regulationsstörung bei niedrigen Kaliumwerten beobachtet (Huth, Squires 1956). Kaliumzufuhr normalisiert die Blutdruckverhältnisse wieder (George, Freed, Rosenman 1952). Es fand sich ein paralleles Verhalten zwischen Normalisierung des EKG und der Erhöhung des diastolischen Druckes nach Hypokaliämie (Nadler, Bellet, Lanning 1948). Erhöhte Kaliumzufuhr hebt den Blutdruck, blockiert den hypotensiven Effekt einer natriumarmen Diät und führt zu einer temporären Natriumdiurese (Camp u. Higgins 1936; Perera 1953). Schließlich kommt es zu einer Verkleinerung der Blutdruckamplitude bei gleichzeitigem Absinken von diastolischem und systolischem Druck und entsprechend zu einem Kollapspuls (Plattner 1954; Darrow 1950; vgl. auch Kühns u. Weber 1958).

Dieses Verhalten des Kreislaufes wird durch mehrere Faktoren bedingt. Einmal spielt die Beeinträchtigung der Herzfunktion mit Änderung der Frequenz, des Rhythmus und die Verringerung des Schlagvolumens eine Rolle. Das Nachlassen der Herzkraft scheint aber nicht der wesentlichste Faktor für die Hypotonie bei Kaliummangel zu sein, denn es konnten keine Beziehungen zwischen dem Ausmaß der Hypotonie und dem der Herzmuskelnekrosen nachgewiesen werden

(FREED u. Mitarb. 1954). Ebenfalls fand sich keine Abhängigkeit von EKG-Veränderungen, Änderungen des Ballistokardiogramms oder den intrakardialen Elektrolyten (PERERA 1953).

Der wichtigste Angriffspunkt des Kaliums scheint die Beeinflussung des Gefäßtonus zu sein (ROSENMAN, FREED, FRIEDMAN 1952). Es ist bekannt, daß die Funktion auch der glatten Muskulatur von einem normalen Kaliummilieu abhängig ist. Bei Kaliummangel wird z. B. der Tonus der Darmmuskulatur deutlich herabgesetzt, es kann zum Bilde des paralytischen Ileus kommen (Literatur vgl. SCHLESINGER 1955; DÖRKEN, BERNING 1957; JUSTIN-BESANÇON 1956). So wird auch der mangelnde Gefäßtonus bei Kaliumverarmung auf eine Funktionsminderung der Arteriolenmuskulatur zurückgeführt. Auch das Auftreten einer orthostatischen Regulationsstörung unter Kaliummangel spricht für einen mangelhaften Gefäßtonus (HUTH, SQUIRES 1956). Es konnte wiederum im Tierexperiment nachgewiesen werden, daß die Gefäßreaktion auf Adrenalin, Noradrenalins, Angiotoxin oder Renin deutlich herabgesetzt ist (ROSENMAN, FREED, FRIEDMAN 1952; ZSOTER u. SZABO 1954). Insbesondere der Wirkung des Noradrenalin, das eine fast spezifische Wirkung auf die peripheren Gefäße hat, kommt in diesem Zusammenhang eine besondere Beweiskraft zu. Für die Blutdrucksenkung im Kaliumdefizit scheint aber weniger die Reaktionsfähigkeit als der Tonus der Gefäßmuskulatur verantwortlich zu sein (FREED, ROSENMAN 1956). Als dritter Faktor wird eine Behinderung der neuromuskulären Erregungsübertragung bei Kaliummangel als Ursache der Hypotonie erörtert. Kalium steht in enger Beziehung zum Acetylcholinstoffwechsel der Nervenendigungen (vgl. FLECKENSTEIN 1955). Nach RAAB (1953) wird der kardiovasculäre Tonus und damit die Blutdrucklage von der gemeinsamen Wirkung sowohl der pressorischen Neurohormone wie der Mineralcorticoide bestimmt, wobei erstere als depolarisierende Stimulatoren, letztere durch ihre intracellulär natriumanhäufenden Eigenschaften als Sensibilatoren der Muskulatur Kontraktionsvorgänge des Herz-Gefäßsystems entscheidend beeinflussen.

2. Natrium.

Das Natrium findet sich überwiegend im Extracellulärraum. Die Blutserumwerte liegen zwischen 136 und 142 mÄq/Liter (314—326 mg-%). Der Natriumstoffwechsel ist eng mit dem des Chlorids und des Wassers verbunden. Die verschiedenen Syndrome bei Störungen dieser Verhältnisse haben MYERS und ISERI (1955) zusammengefaßt (Tabelle 2).

Von diesen Autoren wurden auch Pathogenese, Regulationsmechanismen und klinische Bilder besprochen. (Vgl. auch BERNING 1956; BLAND 1959; DANOWSKI 1951; EDELMAN 1956; ELKINTON u. DANOWSKI 1955; SCHÄFFER 1956; SMITH 1957; SCHWAB u. KÜHNS 1959 u. a. m.) Einen Auszug aus der Vielzahl der klinischen Symptome gibt folgende Tabelle 3 (MYERS, ISERI 1955).

Aus diesen Aufstellungen geht hervor, daß in der Klinik die direkten Ionenwirkungen auf das Herz gegenüber den Veränderungen der Flüssigkeitsräume und der osmotischen Verhältnisse zurücktreten. Letztere werden in Zusammenhang mit den Herzerkrankungen im Ödemkapitel dieses Handbuches besprochen. Hyponaträmische Syndrome nach diuretischen Maßnahmen s. Handbucharartikel: Therapie der Herzinsuffizienz. Weiter wird im Abschnitt über die Hypertonie von Natriumwirkungen berichtet. Die Fragen, die die Ernährung betreffen, erörtert GLATZEL (Bd. VI). An dieser Stelle sollen daher nur die Natriumwirkungen auf die Erregung und Muskelfunktion des Herzens besprochen werden. Entsprechend dem Natrium-Kalium-Antagonismus bei Erregungsvorgängen und

Tabelle 2. *Störungen der Menge und der Verteilung von Wasser und Natrium.*

	Hyponaträmische Syndrome (verminderte Plasma-Na-Konzentration)	Isonaträmische Syndrome (normale Na-Konzentration)	Hypernaträmische Syndrome (gesteigerte Plasma-Na-Konzentration)
Wasserdefizit	*Hypotonische Dehydration oder „Salzverarmung* Extracelluläre Osmolarität relativ geringer als celluläre	*Isonaträmische Dehydration* Extracelluläre Osmolarität normal und gleich der intracellulären	*Hypertonische Dehydration der Wasserverarmung oder „Hyperosmotisches Syndrom“* Extracelluläre Osmolarität größer als die intracelluläre
Normaler Wassergehalt	*Asymptomatische Hyponaträmie* Extracelluläre Osmolarität vermindert, aber gleich der intracellulären	Physiologischer Zustand	*Asymptomatische Hypernaträmie* Extracelluläre und intracelluläre Osmolarität gleich gesteigert
Wasserüberschuß	*„Wasserintoxikation“* Extracelluläre Osmolarität geringer als intracellulär, deutlicher sekundärer Anstieg der intracellulären Flüssigkeit *Hyponaträmisches Ödem* Extracelluläre Osmolarität vermindert, aber gleich der intracellulären *Salzmangelsyndrom* Extracelluläre Osmolarität geringer als die erniedrigte celluläre Osmolarität	*Isonaträmisches Ödem* Extracelluläre Osmolarität normal und gleich der intracellulären	*Hyptertonisches Ödem* Extracelluläre und celluläre Osmolarität beide leicht gesteigert

Kontraktion kann in diesen Punkten wiederum weitgehend auf das Kaliumkapitel verwiesen werden.

Die *elektrophysiologischen Untersuchungen* haben ergeben, daß das Ruhepotential von Veränderungen der extracellulären Natriumkonzentration praktisch nicht beeinflußt wird, da es im wesentlichen ein Kaliumpotential ist. Bei der Erregung wird das Membranpotential jedoch zu einem Natriumpotential und unterliegt daher den Veränderungen der Natriumkonzentration.

Die Erniedrigung der Natriumaußenkonzentration unter Wahrung der Isotonie führt zu einer Verkürzung und Amplitudenabnahme des Aktionspotentials (vgl. Weidmann 1957). Das Aktionspotential nimmt bei Natriummangel wie bei Erhöhung der extracellulären Kaliumkonzentration ab, und zwar bei gleicher Natriumkonzentration am Purkinje-Faden stärker als am Papillarmuskel. Bei Natriummangel wird die diastolische Depolarisation flacher und die Spontanfrequenz des Purkinje-Fadens nimmt ab. Am Purkinje-Faden wird etwa bei der Hälfte der normalen Natriumkonzentration die Spontanität unterdrückt, die elektrische Reizbarkeit bleibt erhalten. Unterhalb $1/4$ der normalen Natriumkonzentration ist keine fortgeleitete Erregung mehr möglich (vgl. Trautwein 1957).

Für die *Erregungsbildung* ist das Natrium wie Kalium und Calcium unbedingt erforderlich. Das betrifft gleichermaßen die nomotope wie heterotope Reizbildung am Herzen. Das Wirkungsoptimum seiner Konzentration ist jedoch für die verschiedenen Reizbildungsstellen unterschiedlich. Eine reine NaCl-Lösung ist nicht imstande, die Herzreizbildung auf die Dauer zu unterhalten, das Natrium

Tabelle 3. *Klinische Manifestationen der primären Veränderungen des Wasservolumens und der Na-Konzentration.*

(Auszug)	Hypotonische Dehydration	Wasserintoxikation	Hypertonische Dehydration
Blut:			
Volumen	Volumen vermindert, Hämatokrit gesteigert	Volumen vermehrt, Hämatokrit vermindert	Volumen kann gesteigert sein
Na, Cl-Konzentration	niedrig	sehr niedrig	kann vermindert sein
K-Konzentration	kann erhöht sein	erniedrigt	kann vermindert sein
Kardiovasculäres System:			
Früh:	Ausgesprochene Dyspnoe, orthostatische Hypotension, Tachykardie	Herz und Blutdruck normal, Puls normal. Atmung kann gesteigert oder vermindert sein	Hyperpnoe, terminale Atemlähmung. Hypotension, peripherer Kreislaufkollaps
Spät:	Herztöne leise, Kreislaufkollaps, Hypotension, Puls schwach, Hautdurchblutung vermindert, Venen kollabiert	Herzfunktion erhalten, Blutdruck kann gesteigert sein, Puls kann vermindert sein. Capillardurchblutung normal, Venen gefüllt	

ist also nur einer der notwendigen Faktoren der Reizbildung. Bei Untersuchung mit der Filterblättchenmethode konnte eine Beeinflussung der Frequenz durch Kochsalz nicht beobachtet werden (KISCH 1926). Am isolierten Herzen ist bei Natriummangel der Durchströmungsflüssigkeit die Schlagfrequenz verlangsamt und das Schlagvolumen erhöht (vgl. TRAUTWEIN 1957). In natriumfreier Nährlösung kommt das Herz zum Stillstand. Andererseits verursacht auch Ersatz des Kaliums in der Badflüssigkeit durch Natrium eine Verlangsamung des Herzschlages und schließlich Herzstillstand bei hoher Natriumkonzentration (vgl. MEYER, GRUNERT u. ZEPPLIN 1950).

Am isolierten Froschherzen bewirkt eine Natriumverminderung Veränderungen im EKG, die auf eine Verzögerung der intraventrikulären *Leitung* schließen lassen. Möglicherweise sind diese Veränderungen durch Überwiegen von Kalium bedingt (KISCH 1926).

Auch die *Erregbarkeit* wird durch Verminderung der Natriumkonzentration in der Umgebungsflüssigkeit in ähnlicher Weise beeinflußt wie durch Erhöhung der Kaliumkonzentration (Literatur bei HOEBER 1926). Beim isolierten Froschherzen ist eine Erhöhung der elektrischen Erregbarkeit zu beobachten, wenn der Natriumgehalt der Lockeschen Nährlösung von 0,6 auf 0,1 herabgesetzt wird (vgl. KISCH 1926).

Kammerflimmern kann gestoppt werden, wenn bei Durchströmung des Kaninchenherzens im Langendorff-Präparat der Natriumgehalt der Durchströmungsflüssigkeit auf die Hälfte reduziert wird. Eine geringfügigere Natriumverminderung verlangsamt die Flimmerbewegungen und steigert deren Amplitude. Durch hohe Kaliumkonzentration oder Temperaturverminderung ist Kammerflimmern in gleicher Weise zu beeinflussen. Die Kaliumwirkung auf das Herz wird durch Natriumverminderung verstärkt (GRUMBACH 1957). Bei Natriumkonzentrationen unter 34 mM wurde im Tierexperiment Flimmern nicht mehr beobachtet

(Holland u. Klein 1958). Alle Maßnahmen, die den Natriumübertritt in die Zelle herabsetzen, scheinen eine antiarrhythmische Wirkung zu haben (Grumbach 1957). Am isolierten Papillarmuskel der Katze steigert Natrium die Reizschwelle (Greiner u. Garb 1950).

Die erregbarkeitsändernde Wirkung von *Natriumlactat* auf das Herz und seine therapeutischen Anwendungsmöglichkeiten bei Rhythmusstörungen sind insbesondere von Bellet u. Mitarb. in letzter Zeit untersucht worden. Nach einer Zusammenfassung ergeben sich als Indikationen für die Anwendung von molarem Natriumlactat die Hyperkaliämie, Adams-Stokes-Anfälle und Herzstillstand.

Es wurden Patienten mit *Hyperkaliämie* behandelt, von denen viele einen unmeßbaren Blutdruck hatten und deren EKG einen langsamen unregelmäßigen Rhythmus mit verbreitertem QRS-Komplex oder Kurven ähnlich denen des sterbenden Herzens zeigten. Das Serumkalium lag vor der Behandlung zwischen 7,5 und 10 mÄq/Liter. Bei derartigen Fällen mit fortgeschrittener Kaliumintoxikation wurden 100 ml molares Natriumlactat gewöhnlich rasch in 1—2 min zugeführt, im Anschluß daran eine intravenöse Infusion mit ungefähr 30 bis 60 Tropfen/min. Die Gesamtmenge richtete sich nach der Wirkung, die am EKG kontrolliert wurde. Dramatische Besserungen des klinischen Bildes wurden in Abhängigkeit von der Dosierung und Infusionsgeschwindigkeit 5—30 min nach Behandlungsbeginn beobachtet. Der Blutdruck normalisierte sich, das EKG zeigte eine annähernd normale Kurve. Die Dauer des Erfolges war von dem Grundleiden abhängig, das die Hyperkaliämie verursacht hatte. So ist z. B. bei fortgeschrittenen Nierenerkrankungen mit einem Dauererfolg nicht zu rechnen. Bei Patienten mit geringen EKG-Zeichen der Hyperkaliämie wird eine intravenöse Infusion mit 15—30 Tropfen/min bis zum Eintritt der gewünschten Wirkung empfohlen. Aus ihren klinischen und experimentellen Untersuchungen schließen die Verfasser, daß das molare Natriumlactat allen Maßnahmen überlegen sei, die gewöhnlich zur Behandlung der Hyperkaliämie angewandt werden. Insbesondere wird die Schnelligkeit der Wirkung, die Leichtigkeit der Zufuhr und die relative Freiheit von toxischen Wirkungen hervorgehoben (Bellet u. Mitarb. 1956).

Wegen der relativ kurzen Wirkung von etwa 2 Std ist das molare Natriumlactat nur bei häufig wiederholten *Morgagni-Adams-Stokes-Anfällen* indiziert, nicht aber bei gelegentlichen Anfällen, bei denen die sympathicomimetischen, länger wirkenden Mittel die bevorzugte Methode sind. Bei gehäuften Anfällen gab Bellet 40—80 ml molares Natriumlactat intravenös in 1—2 min während des Anfalles, anschließend eine Infusion mit 60—150 Tropfen/min. Geschwindigkeit und Gesamtmenge sind auch hier von der Wirkung abhängig. Bei ansteigender Kammerfrequenz soll die Infusion verlangsamt werden, bei ausreichender und anhaltender Frequenz sowie Aufhören der Anfälle soll die Infusion gestoppt werden. Von 240 ml in 30 min bis 1000 ml in 6 Std wurden von Bellet u. Mitarb. (1957) ohne Nebenwirkungen gegeben. Swash u. Wallace (1956) konnten die günstigen Wirkungen mit $^1/_2$ molarem Natriumlactat bestätigen. Über weitere Fälle berichten Maier u. Spühler (1957). Dagegen steht Spang (1957) der Natriumlactatbehandlung mit Zurückhaltung gegenüber. Er sah beim kompletten Block zwar eine Steigerung der automatischen Tendenz, jedoch nach Beendigung der Infusion einen schweren Morgagni-Adams-Stokes-Anfall. In einem anderen Fall beobachtete er eine starke Steigerung der heterotopen Reizbildung, so daß die Infusion abgebrochen werden mußte. Auch Murray und Boyer (1957) konnten die günstigen Erfolge von Bellet nicht bestätigen und fanden das Natriumlactat weniger wirksam und weit gefährlicher als Aludrin.

Als weitere Indikation der Natriumlactatanwendung nennen Bellet u. Mitarb. den *Herzstillstand* unter der Operation, wobei 20—40 ml in einer Geschwindigkeit von 3—4 ml/min in den rechten Ventrikel gegeben werden sollen. Bei Aufrechterhaltung des Kreislaufs durch Herzmassage können auch 7—14 ml/min intravenös verabfolgt werden, bei Kindern 1 ml/min (vgl. auch Blakemore, Johnson u. Mitarb. 1956).

Insbesondere bei höherer Dosierung wurden als *Nebenwirkung* motorische Unruhe, Tetanie, Erbrechen, Auftreten von Extrasystolen und einer energetisch dynamischen Herzinsuffizienz beobachtet. Auch die Digitalisintoxikation als Folge der Kaliumverminderung und gelegentliches Lungenödem wurden gesehen. Die Dosierung muß sich diesen Möglichkeiten anpassen und die Patienten sind unter der Behandlung hinsichtlich toxischer Erscheinungen zu überwachen (Maier u. Spühler 1957). Als *Kontraindikationen* sind anzusehen das Auftreten oder Vermehrung von Extrasystolen unter Natriumlactat, schwere Herzschäden, insbesondere bei bestehendem oder drohendem kongestivem Herzversagen und Hypokaliämie oder Alkalose.

Der *Mechanismus der Natriumlactatwirkung* auf das Herz ist noch nicht ganz klar. An allgemeinen Stoffwechselwirkungen fand sich eine leichte Alkalose mit Anstieg des p_H und der Alkalireserve. Bei den Elektrolyten wird eine Natriumvermehrung und eine Verminderung von Kalium und Calcium im Serum beobachtet. Die experimentellen Untersuchungen an Hunden machen es wahrscheinlich, daß die Elektrolytverschiebungen die wichtigsten Faktoren bei der Behandlung der Bradykardie und des Herzstillstandes sind. Molares Natriumlactat fördert den Übertritt des extracellulären Kaliums in den Intracellulärraum und vergrößert den Extracellulärraum (BELLET, GUZMAN u. WEST 1957). Eine direkte Lactatwirkung auf den Muskelstoffwechsel wird diskutiert. Im Hundeversuch verursacht Infusion von molarem Natriumlactat in Mengen von 0,5 ml/kg/min oder mehr einen Abfall des arteriellen Blutdrucks, einen Anstieg der Coronardurchblutung, eine Verminderung der Kontraktionskraft des Myokards sowie hypokaliämische EKG-Veränderungen. Bei langsamer Infusion treten diese Veränderungen nicht auf, es wurde jedoch eine Steigerung des Herzauswurfs beobachtet. Diese Konzentrationen unter 0,5 ml/kg/min erwiesen sich als wirksam bei der Behandlung des Herzstillstandes und der Bradykardie (BELLET, GUZMAN u. WEST 1957).

Bezüglich der Kalium-Natrium-Verschiebungen bei der *Muskelkontraktion* kann weitgehend auf das Kaliumkapitel verwiesen werden. Bei jeder Kontraktion tritt Kalium aus dem Muskel aus, während Natrium in die Zelle einströmt. Erregung wie Kontraktion sind an den Austausch von Kalium und Natrium in Richtung des Konzentrationsgefälles gebunden und finden nur optimale Bedingungen für diese Kationenbewegungen in einem extracellulären Milieu mit hohen Natrium- und niedrigen Kaliumkonzentrationen. Das Ionengefälle wird durch Rücktransport von Natrium aus der Zelle durch die „Natriumpumpe" bzw. das „Natrium-carrying-system", das heute noch nicht genau bekannt ist, wieder hergestellt (vgl. FLECKENSTEIN 1955). Auf die Fleckensteinsche Theorie über den Kalium-Natrium-Austausch als primären Energiespeicher für die Muskelkontraktion sei hingewiesen. Aber auch die anderen Kontraktionstheorien messen den Ionenverschiebungen eine Bedeutung bei. Die optimale Kontraktionskraft ist nur in einem ausgeglichenen Ionenmilieu gewährleistet.

Die Erhöhung des Kochsalzgehaltes der Ringerlösung bewirkt beim Froschherzen vorübergehende starke Kontraktionsabschwächung und schließlich diastolischen Herzstillstand (KISCH 1926). Am glycerinextrahierten Papillarmuskel des Hundes ist die Kontraktionskraft bei Natriumkonzentration über 10^{-13} M abgeschwächt (vgl. STAUB 1957). Beim rhythmisch gereizten Herzmuskelstreifen von Ratten wurde eine maximale Kontraktionsleistung bei 0,5% NaCl gefunden, unterhalb und oberhalb dieser Konzentration war die Muskelkraft vermindert (HERCUS, McDOWALL, MENDEL 1955). Am isolierten Papillarmuskel der Katze blieb eine Verminderung der Natriumkonzentration in der Badflüssigkeit um 20 mM/Liter ohne Einfluß auf die Kontraktion (GARB 1951). Nach KISCH (1926) verursacht die NaCl-Verminderung bei Frosch- und Säugetierherzen eine Steigerung der Kontraktionsgröße und eine Abschwächung, wenn der NaCl-Gehalt unter 1⁰/₀₀ in der Ernährungsflüssigkeit absinkt.

Die Versuche REITTERs (1956) sprechen für die Abhängigkeit der Kontraktionskraft des unbehandelten Herzmuskels von seinem stationären intracellulären Alkaligehalt. Die Zunahme der Gesamtkonzentration durch eine die Kaliumabgabe übersteigende Erhöhung der Natriumkonzentration scheint für die Verminderung der Kontraktionskraft von größerer Bedeutung zu sein als die Abgabe des intracellulären Kaliums. Als Ursache für die Zunahme der intracellulären Natriumkonzentration ist die Insuffizienz der Muskelzelle zur aktiven Natriumelimination anzusehen.

Natriumanhäufungen im Herzmuskel haben eine ungünstige Wirkung auf den Energiehaushalt (RAAB 1953). So behindern hohe Natriumkonzentrationen die Phosphorylierung der Adenylsäure. Eine Hemmung der ATPase-Aktivität durch Natrium ist nachgewiesen worden. Ferner wird die Glykolyse beeinträchtigt. Zahlreiche Enzymreaktionen, die durch Kalium gefördert werden, hemmt Natrium in hoher Konzentration (vgl. CANNON, FRAZIER u. HUGHES 1953; STAUB 1957).

Bei einer Kochsalzkonzentration von 10^{-3} M sah Münchinger (1953) eine Aktivitätssteigerung der ATPase von etwa 40%.

Im Tierversuch wird der Tod von Kaliummangeltieren durch Erhöhung des Natriumgehaltes der Diät beschleunigt. Bei Kaliumverlust nimmt der Herzmuskel vermehrt Natriumund vermutlich auch Wasserstoffionen auf (Cannon, Frazier u. Hughes 1953; Heppel 1939; Meyer, Grunert, Zepplin 1950). Diese Ionenverschiebung führt zu einer toxischen Natriumwirkung auf den Zellstoffwechsel, zu dem vermutlich noch eine Verschiebung des Säurebasengleichgewichts der Zelle hinzukommt und leitet nekrotische Prozesse ein. Die bei Kaliummangel beobachteten morphologischen Herzschäden werden durch Erhöhung der Natriumzufuhr in der Diät verstärkt und sind bei niedrigerer Natriumkonzentration geringer (Rahman, Frazier, Hughes 1957; French 1952). Die durch DOCA-Überdosierung verursachten hyalinen Veränderungen mit entzündlicher Granulombildung im Herzmuskel können durch natriumfreie Ernährung verhindert werden, während NaCl-Zusatz für diese kardiotoxischen Wirkungen sensibilisiert (Selye 1959).

Natriumvermehrung konnte experimentell im Tiermyokard und unter bestimmten Bedingungen beim menschlichen Herzen nachgewiesen werden. Anoxie und Dehnung verursachen am Rattenventrikel in normaler Krebslösung eine Steigerung der Natriumaufnahme bei gleichzeitigem Kaliumverlust. Das Verhalten nach erneuter Sauerstoffzufuhr läßt darauf schließen, daß durch kurze Anoxieperioden der Natriumausstoßmechanismus geschädigt wird (Hercus, McDowall, Mendell 1955). Auch im ermüdeten Warmblüterherzen ist der Natriumgehalt erhöht (vgl. Reitter 1956). Die Verminderung der Natriumkonzentration in der Badflüssigkeit wirkt sich bei Anoxie oder Ermüdung nach frequenter Reizung günstig aus. Dadurch wird offenbar die vermehrte Natriumaufnahme des Muskels bei Erstickung und Ermüdung rückgängig gemacht (Hercus, McDowall u. Mendell 1955). Am isolierten Herzen bewirkt eine Verminderung der Natriumkonzentration in der Außenlösung eine Abnahme der intracellulären Natriumkonzentration bei gleichbleibender Kaliumionenkonzentration und dadurch eine Verminderung der Gesamtkonzentration von Natrium und Kalium. Dabei übersteigt die Kontraktionskraft die der Kontrollmuskeln wesentlich (Reitter 1956).

Infusionen von Natriumsalzen beim Hund verursachen eine Vermehrung der intracellulären Natriumkonzentration, die im Herzmuskel stärker als im Skeletmuskel ausgeprägt ist. Durch Verdrängung des intracellulären Kaliums und durch Zunahme der Diurese kommt es zu einem Kaliumverlust (Rahman, Frazier, Hughes 1957). Diese tierexperimentellen Ergebnisse gewinnen besondere Bedeutung, da häufig Zustände mit Natriuminfusionen behandelt werden, bei denen schon vor Therapiebeginn ein Kaliummangel vorlag, wie z.B. gastrointestinale Erkrankungen (Kühns, Ehlers 1955). Auch bei der Behandlung der tuberkulösen Meningitis können nach Natrium-PAS-Infusionen derartige Mineralstoffwechselstörungen beobachtet werden, die teilweise als Ursache plötzlicher Herzstörungen und sogar von Todesfällen anzusehen sind (Kühns, Hospes, Schulz 1955). Auf die deletären Herzkomplikationen nach Kochsalz- und DOCA-Zufuhr bei Morbus Addison wurde hingewiesen (Kühns 1954). Dabei führt DOCA-Zufuhr allein nur zu einem Kaliumverlust im Verhältnis zum Stickstoffverlust als Zeichen des Zellabbaus. Erst die zusätzliche Natriumgabe hat eine stärkere Kaliumverminderung zur Folge, die zu bedrohlichen Veränderungen führen kann. Die Natriumvermehrung in Herz- und Skeletmuskulatur unter der Wirkung der Mineralcorticoide konnte nachgewiesen werden (vgl. Raab 1953).

Auch beim Herzkranken kann die Natriumretention die Herzmuskelkraft schädigen (Staub 1957). Beim insuffizienten Herzen wurde der Natriumgehalt erhöht gefunden, der Kaliumgehalt war vermindert. Dabei zeigte der jeweils stärker belastete Ventrikel eine stärkere Ionenverschiebung (Calhoun, Cullen, Clarke u. Mitarb. 1931; Clarke u. Mosher 1952; Harrison, Pilcher, Ewing 1930; Iseri, Alexander, McCaughey 1952; Wilkins, Cullen 1933). Von anderen Autoren wurde dagegen ein signifikanter Unterschied im Natrium- und Kaliumgehalt des Herzmuskels nicht gesehen beim Vergleich von Patienten, die im kongestiven Herzversagen starben zu solchen mit anderer Todesursache (Gonlubol, Siegel, Bing 1956).

In lokalen Gewebsnekrosen, wie z.B. beim Myokardinfarkt, findet sich eine Natriumvermehrung bei Kaliumverlust (Fox und Baer 1947). So enthält das Gewebe aus dem Infarktgebiet beim frischen Myokardinfarkt mehr Na und Cl und weniger K, Mg und P als normale Herzmuskulatur (Iseri, McCaughey, Alexander 1952). Entsprechend ist im akuten Stadium der Erkrankung das Serumnatrium vermindert und das Kalium erhöht, während sich mit der Genesung

die Werte wieder normalisieren (SEYMOURE 1951). Auch die Natrium-Urinaus-
scheidung sinkt innerhalb von 3 Tagen nach der Infarzierung bei normaler Natriumzufuhr ab und steigt dann wieder innerhalb von 3—14 Tagen an. Die Chloridausscheidung verhält sich im allgemeinen parallel zum Natrium. Diese Veränderungen sind vermutlich auch auf die Stress-Situation des Organismus nach Myokardinfarkt zurückzuführen (SAMPSON, KLINGHOFFER u. Mitarb. 1951).

Die experimentellen Ergebnisse über die Wirkung von *Digitalisglykosiden* auf
den Elektrolythaushalt haben ROTHLIN u. TAESCHLER (1956) zusammengestellt.
Weiterhin wird im Kapitel „Therapie der Herzinsuffizienz" darüber berichtet.
(Vgl. auch HELLEMS, REGAN u. TALMERS 1956; GONLUBOL, SIEGEL u. BING
1956.) Nach neueren Vorstellungen soll die Digitaliswirkung auf einer Hemmung
des Kalium-Natrium-Austausches beruhen, die eine ungünstige Kaliumanhäufung
im Herzmuskel verhindert.

Die *EKG-Veränderungen* bei Störungen des Natriumstoffwechsels sind bei
LEPESCHKIN (1951) zusammengestellt.

Natriummangel hat am isolierten Froschherzen eine Verlängerung des Mechanogramms
und im EKG eine Verlängerung von PR, QRS und QT zur Folge (KISCH 1926). Im Langendorff-Präparat des Hundeherzens verursacht Verminderung der Natriumkonzentration auf
60 mÄq/Liter eine leichte Verlängerung des PR-Intervalles, eine mäßige aber deutliche Verbreiterung der QRS-Gruppe und, trotz der verlängerten QRS-Dauer, eine verminderte QT-
Zeit (GRUMBACH 1957). Bei exzessivem Kochsalzverlust durch Quecksilberdiuretica beim
Kaninchen trat eine tiefe Depression von ST auf, die unmittelbar nach konzentrierter NaCl-
Lösung verschwand. Depression von T wurde sowohl nach Adrenalektomie beobachtet, die
einen NaCl-Verlust bewirkt, wie nach DOCA-Medikation, die eine NaCl-Anhäufung verursacht
(vgl. LEPESCHKIN 1951). Ein schwerer Natriummangel kann möglicherweise Zeichen einer
Kaliumintoxikation nachahmen (MERRILL 1952). Ähnlich wirkt sich eine Acidose aus (RO-
BERTS, MAGIDA, SATRAN 1953). Am Schildkrötenherzen verstärkt eine Verminderung der
Natriumkonzentration die Wirkungen des Kaliumüberschusses, während eine Normalisierung
der Natriumkonzentration die hyperkaliämischen EKG-Veränderungen teilweise zurückbildet (BUTCHER, WAKIM, ESSEX u. a. 1952). Die genannten EKG-Veränderungen wurden
auch nach Obst- und Fruchtsäftediät gesehen, wobei die PR-Verlängerungen und T-Ab-
flachung manchmal auch bei klinischer Besserung bestehen blieben. Dabei ist möglich, daß
die Diät einen höheren Kaliumgehalt hat, der die EKG-Veränderungen beeinflußt (vgl.
LEPESCHKIN 1951).

Wesentliche EKG-Veränderungen des Papillarmuskels der Katze durch Schwankungen
der Natriumkonzentration um 20 mM/Liter in der Badflüssigkeit konnten von GARB (1951
nicht beobachtet werden. Auch REYNOLDS u. Mitarb. (1951) sahen keine Beeinflussung des
EKGs.

Die EKG-Kurven, die durch Erhöhung des Plasmanatriums, des Bicarbonats und des p_H
erzeugt werden, sind ähnlich denen, die bei Hypokaliämie beobachtet werden (MAGIDA,
ROBERT, SATRAN 1953). Experimentelle Erhöhung der extracellulären Natriumkonzentration
beschleunigt die Depolarisation und verzögert die Repolarisation. Im EKG äußert sich dies
durch eine Verlängerung von QRS und Verkürzung der ST-Strecke (LENZI u. CANIGGIA
1952). Bei Ratten unter kochsalzreicher Diät entwickelten sich innerhalb von 19 Monaten
EKG-Veränderungen parallel zum Auftreten des Hochdrucks. Sie fanden sich dann bei 80%
der Tiere unter einer Diät mit 9,8% Kochsalz.

Es muß an dieser Stelle noch einmal bemerkt werden, daß das EKG die Summe
der das Herz treffenden Stoffwechselstörungen widerspiegelt, insbesondere die
Summe der Elektrolytstörungen. Die Bedeutung des Ionengefälles beiderseits
der Zellmembran für das EKG ist im Kaliumkapitel besprochen. Eine besondere
Bedeutung für die EKG-Veränderungen haben offenbar die Störungen des intra-
und extracellulären Gleichgewichtes der Natrium-, Kalium- und Calciumionen
sowie die Verschiebungen im Säurebasenhaushalt. Den Natriumionen kommt nach
Ansicht der meisten Untersucher nur eine sekundäre Rolle zu (vgl. HOLZMANN
1957).

Die Natriumwirkung auf die *Gefäße* hängt eng mit der Wirkung auf den Blutdruck zusammen. Es wird daher auf das entsprechende Kapitel dieses Bandes

verwiesen. Capillarmikroskopisch wurde bei Natriummangel eine verminderte Capillaraktivität beobachtet, die sich durch Kochsalzzufuhr prompt steigern ließ. Daher ist die Rolle des NaCl für die periphere Durchblutung als wesentlich anzusehen und die Gefahr einer peripheren Kreislaufschwäche nach Kochsalzverlust wird verständlich (Langen 1955). Beim Natriummangelsyndrom werden von seiten des Kreislaufs Tachykardie, kleiner Puls, orthostatische Hypotonie und Kollaps beobachtet (Leiter, Weston u. a. 1953). Natriumüberschuß verursacht eine gesteigerte Empfindlichkeit der Gefäße für nervöse Impulse. Das Zusammenwirken der Katecholamine mit den Mineralcorticoiden auf den kardiovasculären Tonus hat Raab (1953) eingehend untersucht. Dabei wirken letztere durch ihre intracellulär natriumablagernde Eigenschaft sensibilisierend auf die Kontraktionsvorgänge des Herzgefäßsystems.

Schließlich sei noch auf die diagnostische Verwendung des radioaktiven Natriums zur Bestimmung der *Kreislaufzeit* hingewiesen, die besonders bei Kindern empfohlen wird (Morris, Blumgart 1957).

3. Calcium.

Die normale Höhe des Serum-Calciumspiegels liegt in Abhängigkeit von der Bestimmungsmethode zwischen 9,5 und 10,5 mg-% (4,7—5,2 mÄq/Liter). Das Calcium tritt im Serum in drei verschiedenen Zustandsformen auf, und zwar liegen etwa 4—5 mg-% kolloidal vor, d. h. sie sind bei der Dialyse und Ultrafiltration nicht diffusibel. Vom restlichen ultrafiltrierbaren Calcium finden sich 2 mg-% ionisiert und 3—4 mg-% als komplexes Calciumsalz. Die Ionisierung ist von der aktuellen Reaktion des Blutes, dessen Phosphat- und Magnesiumgehalt abhängig. Lediglich das ultrafiltrierbare, nicht fest an die Bluteiweißkörper gebundene Calcium kann die Capillarwand passieren und in das Gewebe übertreten. Einen Anhalt über den Calciumstoffwechsel erhält man durch Bestimmung des Blutkalkgehaltes, die Kontrolle der Harnausscheidung (Sulkovitch-Probe) und, mit Einschränkung, durch das EKG.

Eine *Verminderung des Calciumserumspiegels* findet sich bei verminderter Aufnahme, z.B. bei Hunger und Diarrhoe, bei Unterfunktion der Nebenschilddrüsen (nach operativer Entfernung, kryptogenetisch), bei Vitamin D-Mangel, bei schwerer Nierenschädigung wie chronischer Urämie und polyurischer Phase des akuten Nierenversagens, bei Calciumverlust unter Kationenaustauscherbehandlung und bei Störungen des Phosphatstoffwechsels. Auch bei Herzinsuffizienz mit chronischer Stauungsleber kann die Hypoproteinämie durch Mangel an Eiweißvehikeln eine Verminderung des Blutkalkgehaltes hervorrufen (vgl. Linneweh 1939, Pendl 1954). Bei dekompensierten Herzkranken mit Kaliumerhöhung im Blut wurde der Kalium-Calcium-Quotient, der für die Erregbarkeit von besonderer Bedeutung ist, häufig verändert gefunden (Janke u. Scharpff 1953; Branscheid 1950). Dagegen ist der *Blutspiegel erhöht:* bei abnorm hoher Resorption, bei Überfunktion der Nebenschilddrüsen, bei Vitamin D-Hypervitaminose oder Überdosierung von Dihydrotachysterin und bei vermehrtem Knochenabbau infolge ausgedehnter Skeletcarcinomatose, leukämischer Knochendestruktion, Plasmocytom oder plötzlicher Ruhigstellung wachsender Individuen.

Bezüglich der Einzelheiten des Calciumstoffwechsels verweisen wir auf Glatzel (1954) und Fanconi (1956) in Bd. VI und VII dieses Handbuches. Die mit der Tetanie zusammenhängenden Probleme hat Jesserer (1956) zusammengestellt. Auf die Bedeutung physiologisch-äquilibrierter Kalium-, Natrium- und Calciumkonzentrationen in der extracellulären Flüssigkeit für die normale Nerven- und

Muskelfunktion ist früher insbesondere von Höber (1927) hingewiesen worden. Die Literatur über die Funktionen des Calciums bei neuralen Vorgängen hat Brink (1954) zusammengefaßt (vgl. auch Weidmann 1957). Danach sind die Ergebnisse der einzelnen Untersucher keineswegs einheitlich. Die Bedeutung des Calciums für die Erregungsprozesse scheint insbesondere in der Beeinflussung der Membran zu liegen, indem es die Permeabilitätsverhältnisse und damit den Kalium-Natriumaustausch verändert, der offenbar der eigentliche Träger des Erregungsvorganges ist.

Dem Calcium müssen folgende Grundwirkungen zuerkannt werden: 1. Im Überschuß erhöhen Calcium-Ionen die Schwelle; dadurch kommt es zur Abnahme bis zum Verlust der Erregbarkeit. Besonders bei Entwicklung lokaler Blockaden, zumal bei verschieden starker Einwirkung, können Reizumkehrmechanismen eintreten. 2. Calciummangel führt immer zu Erregbarkeitssteigerung (Spang 1957).

Die Erörterung der zahlreichen experimentellen Untersuchungen über die Calciumwirkungen auf Reizbildung, Reizleitung, Erregbarkeit und Kontraktilität des Herzmuskels im einzelnen würde den Rahmen dieser Darstellung überschreiten. Wir verweisen daher unter anderen auf die Zusammenfassungen von Kisch (1926) und Rothschuh (1952), ferner auf die Arbeiten von Berliner (1936), Billigheimer (1922), Benthe (1955), Bircher u. Mitarb. (1947), Brooks u. Hoffman (1955), Garb (1951), Green, Gearman u. Salter (1952), Greiner u. Garb (1950), Rodeck (1947/48), Rothberger u. Winterberg (1911), Rothlin u. Mitarb. (1927, 1934 und 1952), Staub (1957), Wetzler u. Hengst (1954). Über die Rolle des Calciums im Kontraktionsmechanismus vgl. Szent-Györgyi (1956), Grauer (1957), Sleater u. Cleland (1953).

Im *Tierversuch* führt die *Steigerung des Calciums* allein oder in hoher Konzentration zusammen mit Natrium und Kalium zur Verlängerung der Systole und schließlich zum systolischen Herzstillstand (Bower u. Mengle 1939; Ringer 1883; Kraus 1920; Zondek 1921). Bei Abnahme der Frequenz wird die Herzleistung durch Steigerung des Schlagvolumens vermehrt (vgl. Rothlin u. Schalch 1934). Die Coronargefäße werden erweitert (Katz u. Lindner 1938). Beim Hund wurde nach Calciuminjektion eine erste Phase der Hemmung mit Verlangsamung der Frequenz gesehen. Ein aV-Block verschiedenen Grades mit Kammersystolenausfällen, auch hochgradige Sinusbradykardie und totaler Block mit normaler Vorhoffrequenz konnte gelegentlich beobachtet werden. Bei einem Serum-Calciumwert zwischen 48 und 60 mg-% wurden Sinustachykardie und zahlreiche Extrasystolen registriert. Verschiedentlich kam es unter Kammerflimmern zum Tode. Sonst wurde eine erneute Hemmungsphase beobachtet. Nach Kammerflimmern und Lucianischen Perioden hörte die Kammertätigkeit auf. Bezüglich des Auftretens von Kammerflimmern wechselte der Serum-Calciumwert von Tier zu Tier sehr (Hoff, Smith u. Winkler 1939; Iwasacki 1935). Alle durch Calciumchlorid verschuldeten Herzirregularitäten und Herzstillstand werden durch Natriumamytal in narkotischen Dosen verhindert (Hoff u. Nahum 1937). Am Langendorff-Präparat des Kaninchenherzens ist die Auslösung von Kammerflimmern durch Calciumchloridinjektionen abhängig von einem ausreichend schnellen Anstieg der Calciumkonzentration in der Gewebsflüssigkeit bis zu einem kritischen Wert. Kritische Konzentration und erforderliche Konzentrationsanstiegsgeschwindigkeit werden wiederum durch die Kaliumkonzentration im Gewebe bestimmt (Grumbach, Howard u. Merrill 1954). Eine große Calcium-Empfindlichkeit zeigten Hunde im Unterkühlungsversuch, sie war durch Erwärmung reversibel (Angelakos, Deutsch u. Williams 1957).

Am Froschherzen verursacht die *Erniedrigung* des Calciumgehaltes auf $1/10$ der normalen Ringerlösung rasche Leistungs- und Schlagvolumenabnahme. Das Herz erscheint diastolisch, die Systolen werden unvollkommen und der Kontraktionsablauf wird verlangsamt. Bei weiterem Absinken auf $1/20$ der Ringerlösung kann von einer Förderung kaum noch gesprochen werden (Junkmann 1922). Der Coronardurchfluß ist vermindert (Hegglin u. Nobile 1939). Schließlich bleibt das Herz in Diastole stehen (Ringer 1883). Der Calciumentzug hebt die Vaguswirkung auf, eine Calciumverminderung verstärkt sie. Nach Vorbehandlung mit Calcium reagiert das Herz auf Vagusreiz nicht mit Verlangsamung, sondern mit Beschleunigung (vgl. Glatzel 1954). Die Giftwirkung von Thallium auf das Herz wird durch Calciumzufuhr wesentlich abgeschwächt oder aufgehoben (Buschke u. Jakobson 1922). Auch die Wirkung toxischer Kaliummengen kann durch Calciumzufuhr abgeschwächt werden. Andererseits ist die Hypocalcämie als begünstigender Faktor für die toxische Wirkung von Kaliumsalzen auf das Herz anzusehen (BRAUN, HORNE u. Mitarb. 1955).

Pathologisch-anatomisch werden bei Prozessen mit Erhöhung des Blutkalkspiegels gelegentlich in Lunge, Magenschleimhaut, Nieren, Gefäßwandungen und im Herzmuskel Kalkablagerungen gefunden. STÄMMLER (1955) sah Kalkkörnchen im Sarkoplasma des Myokards abgelagert. Dabei zeigten die Muskelfasern sonst keine Veränderungen, insbesondere keine Zeichen für Nekrose. Kalkinkrustationen fanden sich bei Mäusen auch nach hohen Hydrocortisongaben und in den Herzmuskelnekrosen von Ratten unter Kaliummangel (SPARKS u. ROSENAU 1955; LOSTROH u. CHOH HAO LI 1955; GRUNDNER-CULEMANN 1952). Allgemein treten Verkalkungen des Herzmuskels auf als dystrophische Verkalkung nach Degeneration bzw. Nekrosen auf bakterieller oder toxischer Grundlage oder nach Coronarverschluß und seltener als metastatische Verkalkung bei Nierenerkrankungen oder Überfunktion der Epithelkörperchen (GOEBEL 1955). HOFF berichtet über einen 16jährigen Jungen mit Ostitis fibrosa generalisata mit ausgedehnten Kalkmetastasen unter anderem im elastischen Gewebe der Gefäße, die zu Zehengangrän führten. Im Experiment ließen sich umfangreiche Verkalkungen innerer Organe, so auch des Herzens, durch Überdosierung von Vitamin D erzeugen, die bei gleichzeitiger Überdosierung von Epithelkörperchenhormon, bei antagonistischer Wirkung dieser Stoffe am Knochen, an den inneren Organen noch verstärkt auftraten (HOFF u. HOMANN 1930). Die durch Vitamin D-Hypervitaminose oder Dihydrotachysteringaben verursachte Mediaverkalkung der Kranzarterien und Kalkablagerung in den Herzmuskelfasern werden durch Calcium- und Phosphatsalze verstärkt, durch Natriumphosphat oder Calciumacetat qualitativ verändert und durch Kalium- oder Magnesiumchlorid verhindert (SELYE 1959). Bei Calciummangel wurden morphologische Herzveränderungen bisher in der Literatur nicht berichtet (ZSOTER u. SZABO 1958). Über die im Tierexperiment beobachteten sonstigen Veränderungen vgl. FOLLIS (1948).

In der *Klinik* können bei Absinken des Blut-Calciums die Herzerscheinungen im Vordergrund der Beschwerden stehen. Insbesondere ist dies der Fall bei der postoperativen oder idiopathischen Tetanie, der Urämie oder auch bei der Sprue. HEGGLIN (1939) unterscheidet 3 Symptomengruppen. Danach finden sich am häufigsten Beschwerden subjektiver oder funktioneller Art wie Herzklopfen, Stechen in der Herzgegend, Bangigkeitsgefühl, leeres Gefühl und Steifheitsgefühl in der Herzgegend. Ihr Auftreten ist eng mit dem niedrigen Calciumspiegel verknüpft. Weniger häufig werden Angina pectoris-artige Symptome, wie Erstickungsgefühl, Druck hinter dem Brustbein und ausstrahlende Schmerzen in den linken Arm geklagt, die möglicherweise durch Coronarspasmen verursacht sind. Schließlich sind klinische Zeichen einer Herzinsuffizienz bei Tetaniekranken nicht selten. HEGGLIN fand alle derartigen Patienten über 50 Jahre herzdekompensiert. Neben anderen Schädigungen wie Arteriosklerose und Hochdruck ist die Hypocalcämie in diesen Fällen als schädigendes Moment anzusehen, und durch AT 10 ließ sich eine Besserung der Herzleistung erzielen.

Bei vermindertem Calcium-Serumspiegel besteht eine allgemeine Neigung zu Spasmen am Herzen und Gefäßsystem, zu Tachykardie und anginösen Beschwerden (MÜLLER 1952). Es gibt auch tetanische Bradykardie (BERNHARD 1955). Akuter Herztod wurde beschrieben (vgl. LOWES 1955). Plötzliche Todesfälle beim Säugling wurden von IBRAHIM als „Herztetanie" gedeutet. Die Obduktion ergab lediglich einen schlaffen rechten und stark kontrahierten linken Ventrikel (vgl. FANCONI 1956). HEGGLIN (1957) deutet die Verlängerung der mechanischen Systole bei Hypocalcämie als tetanische Herzkontraktion, während bei fortschreiten der Schwäche des Myokards eine derartige Reaktion nicht mehr möglich ist und der zweite Herzton an normaler Stelle liegt. Der Calciummangel führt also neben der Erniedrigung der Reizschwelle zu Coronarspasmen. Das bedingt den Symptomenkomplex von anfallsweisen Tachykardien, häufigen Extrasystolen und pectanginösen Beschwerden mit Angstgefühl (HAUSS 1954). Das EKG gibt einen Hinweis auf die tetanische Ätiologie der Angina pectoris, die relative QT-Dauer weist dabei hohe Werte auf. Von 89 Patienten mit EKG-Veränderungen vom hypocalcämischen Typ hatten z.B. 48 Tachykardie, 66 Klagen über Herzklopfen und 80 über anginöse Beschwerden. Andererseits wurden bei 28% von 306 Fällen, die über Stenokardie klagten, ein hypocalcämisches EKG gefunden (MÜLLER 1952). Mit systematischen Gaben von Calcium-Gluconat intravenös konnten bei pectanginösen Beschwerden günstige Erfolge erzielt werden (BERNHEIM u. LONDON 1932; DORNDORF 1931; HADORN 1946; HOCHREIN 1932; WERNER 1934). Nach JESSERER (1955) können die Beschwerden über Oppressionsgefühl bei Tetanie auch durch den Krampf der Thoraxmuskulatur bedingt sein. Er empfiehlt, mit der Anerkennung einer Stenokardie gleichsam als Äquivalent einer Tetanie vorsichtig zu sein, zumindest dann, wenn typische Skeletmuskelkrämpfe niemals in Erscheinung treten (JESSERER 1956). Auch die larvierte Tetanie kann das Bild einer Angina pectoris mit hochgradigem Angstgefühl bieten (BERNHARD 1955). BANSI (1954) schlug vor, therapieresistente anginöse Zustände bei jüngeren Patienten immer einmal auch bei normalem Blut-Calciumgehalt mit AT 10 zu behandeln. Er erzielte überraschend gute Ergebnisse (vgl. auch GLAUNER u. SCHWARZ 1950).

Bei der Hypercalcämie konnte HEGGLIN (1957) keine hämodynamischen Veränderungen nachweisen. Auch bei verkürzter elektrischer Systole war der zweite Herzton bei einem Serumcalciumwert von 16 mg-% an normaler Stelle. Calcium ist bei intravenöser Gabe nicht ganz ungefährlich (LLOYD 1928). Die Toleranzgrenze soll nicht weit von 90 mg-% (= 10 ml einer 10%igen Lösung organischer Calcium-Präparate) liegen (KUTSCHERA-AICHBERGEN 1955). Besonders calciumempfindlich ist der geschädigte Herzmuskel, bei dem schon nach mäßigen Gaben Extrasystolen auftreten (IWASACKI 1935; SPANG 1958). Auch die Hypothermie steigert die Sensibilität des Herzens für Calcium. Die Beziehungen zwischen Calcium und Digitalis werden weiter unten besprochen.

Die Wirkung bestimmter Calciumdosen auf Erregbarkeit und Kontraktilität des Myokards hat zur *therapeutischen Anwendung* bei Herzstillstand und in geringerem Umfang bei Kammerflimmern Anlaß gegeben.

Das bei Herzoperationen stillstehende Herz konnte durch Injektion von 2—4 ml einer 10%igen Calciumchloridlösung, selbst nach erfolglosen Adrenalingaben, wieder zum Schlagen gebracht werden (KAY u. BLALOCK 1951; ROTH 1955; HIENERT 1955; SCHWAIGER u. OEMIG 1958). In der Düsseldorfer Klinik werden bei Herzstillstand nach Injektion von 3—5 ml einer Adrenalinlösung $^1/_{10000}$ oder 0,25—0,5 ml einer Lösung $^1/_{1000}$ in den rechten Ventrikel 3—5 ml einer 10%igen Calciumchloridlösung verabreicht (IRMER 1956). Bei eröffnetem Thorax soll aber auf eine Herzmassage nach Calciumchloridgaben nicht verzichtet werden, da das Calcium auf diese Weise in die Kranzarterien befördert wird (KAY u. BLALOCK 1951; WIGGERS, BELL u.Mitarb. 1930). Insbesondere bei Herzstillstand nach Verabreichung größerer Mengen Citratblut empfiehlt RAO (1954) intrakardiale Gaben von 3 ml einer 10%igen Calciumchloridlösung, alle 5 min. bis zu einer Gesamtmenge von 10 ml. Dieser Autor wandte Calciumchlorid auch bei Kammerflimmern an und konnte dadurch nach 50 min den Sinusrhythmus wieder herstellen. Als optimale Dosis werden 3 ml der 10%igen Lösung angesehen, da größere Mengen eine tetanische Kontraktion des linken Ventrikels hervorrufen können. Nach intrakardialen Calciumgaben am stillstehenden Herzen kann es wiederum auch zu Kammerflimmern kommen, was allerdings seltener als nach Adrenalingaben beobachtet wurde (WYLIE 1956). Dann ist erneute Entflimmerung erforderlich. Als Methode der Wahl ist die elektrische Entflimmerung anzusehen. Auf Grund experimenteller Untersuchungen wird aber bei mangelhaftem Ansprechen des Elektroschocks auf den Wert gleichzeitiger medikamentöser Eingriffe mit 5 ml 10%iger Calciumchloridlösung, mit Adrenalin oder mit Procain hingewiesen (Dirken, Gevers u. Mitarb. 1955; Hooker 1929; Schiessle u. Nahas 1956).

Wie die normale Herztätigkeit ist auch die Wirkung herzaktiver *Glykoside* vom Ionengehalt des Herzens und des Blutes abhängig. Das Calcium erweist sich hierbei als Kaliumantagonist und zeigt in manchen Punkten eine synergistische Wirkung zu den Digitalisstoffen. Beide verursachen Bradykardie und besitzen eine positiv-inotrope Wirkung. Der Synergismus von Calcium und Glykosiden in bezug auf Inotropie und Erregung des Herzmuskels ist sehr konzentrations- und dosisabhängig (Staub 1957).

Der Wirkungsablauf beider Stoffe ist unterschiedlich. Die Calciumwirkungen setzen als Ionenwirkungen schnell ein und klingen rasch wieder ab, sie sind durch Auswaschen rückgängig zu machen. Dagegen zeichnen sich die Glykoside durch die langsam einsetzende Wirkung und ihre Haftfestigkeit aus, deren Ausmaß die Reversibilität der Wirkung und die toxische Kumulation bestimmt (Billigheimer 1924, 1929). Daher ist es von Bedeutung, ob beispielsweise Calcium bei einem digitalisierten Patienten gegeben wird, bei dem sich die Calciumwirkung mit der Digitaliswirkung summiert, oder ob bei einem unbehandelten Patienten Calcium und Strophanthin als Mischspritze verabfolgt wird, wobei die Calciumwirkung bei Einsetzen der Strophanthinwirkung schon im Abklingen begriffen ist.

Die experimentellen Ergebnisse über diese Fragen haben Rothlin und Taeschler (1956) zusammengestellt. Ferner wird im Handbuchkapitel „Therapie der Herzinsuffizienz" darüber berichtet.

Wie beim Tier werden auch beim Menschen tödliche Zwischenfälle oder ernste Komplikationen nach Calciuminjektionen bei digitalisbehandelten Patienten beschrieben (Bower u. Mengle 1939; Golden u. Brams 1938; Eichholtz 1947; Lloyd 1928; Preusse 1946). Bei einzelnen Fällen war der ursächliche Zusammenhang allerdings nicht sicher nachzuweisen (Goodman u. Gilman 1948). Auch dürfte den besonders in Amerika verwendeten hohen Digitalisdosen und der Injektionsgeschwindigkeit eine gewisse Bedeutung zukommen. Auf die Gefahren parenteraler Calciumzufuhr bei digitalisierten Patienten und die Bedeutung der langsamen Injektion nach Digitalisvorbehandlung wird immer wieder hingewiesen (Boyd u. Scherf 1943; Lieberman 1933; Klepzig 1958; McGuigan u. Higgins 1938; Pendl 1954). Auf Grund dieser Befunde erscheint bei gleichzeitiger Anwendung von Calcium und Digitalisglykosiden äußerste Vorsicht geboten, da sie die ektopische Reizbildung unerwartet steigern oder zu anderen unliebsamen Zwischenfällen führen kann (Billigheimer 1929; Rothlin u. Bircher 1954; Weese 1944; Eichholtz 1947; Halbach 1953; Spang 1958).

Diesen warnenden Stimmen stehen andere gegenüber, die über gute Erfolge ohne Nebenerscheinungen mit der kombinierten Calcium-Digitalistherapie berichten (Singer 1921; Hellmann u. Mitarb. 1924; Böger u. Diehl 1933; Billigheimer 1929). Mischspritzen von Strophanthin-Deriphyllin-Calcium verabfolgte Hadorn (1941) ohne unangenehme Nebenerscheinungen. Er verwendete allerdings nie Dosen über 0,25—0,3 mg Strophanthin und glaubt, daß durch die sensibilisierende Calciumwirkung die Verwendung relativ niedriger Strophanthindosen möglich und gerechtfertigt sei (vgl. auch Windus 1952). Auch Oelmeyer (1948) rät zu Verminderung der Strophanthindosis und empfiehlt langsame Injektion. Fehlendes Wärmegefühl könne dabei auf eine organische Gefäßstarre hinweisen und dürfe nicht zu schnellerem Spritzen verleiten. Külbs (1928) empfiehlt die Calcium-Strophanthin-Medikation insbesondere, wenn ein schnelles Ansprechen auf die Glykoside erreicht werden soll. Auch er brachte kleine Strophanthindosen zur Anwendung. Nach den Erfahrungen von Kutschera-Aichbergen (1955) kann bei langsamer Injektion $^1/_4$ mg Strophanthin mit 18 mg

Calcium (= 2 ml eines 10%igen organischen Calciumpräparates) ohne Gefahr gegeben werden. Als erste Dosis zur Erkennung individueller Empfindlichkeit empfiehlt er $^1/_8$ mg Strophanthin mit 9 mg Calcium. Bei Patienten, die von vornherein einen erhöhten Calciumspiegel aufweisen, z.B. als Folge eines metastasierenden Tumors, ist schon bei alleiniger Digitalistherapie Vorsicht geboten (LAIRD-MYERS 1956). Ein Calcium-Digitalis-Toleranztest unter EKG-Registrierung und Anwendung calciumfällender Stoffe wurde von MALBADIAN u. Mitarb. (1957) angegeben.

Die verstärkte Digitalisempfindlichkeit des Herzmuskels bei Erhöhung des Calciumspiegels im Blut wird durch eine entsprechende Hebung des Kaliumspiegels bis zur Normalisierung des Kalium-Calcium-Quotienten rückgängig gemacht, führt doch die Hypokaliämie allein zu einer vermehrten Digitalisempfindlichkeit (vgl. PENDL 1954). Auch durch eine akute Erniedrigung des Calciumserumspiegels durch Dinatriumäthylendiaminacetat konnten durch Ouabain verursachte ventrikuläre Arrhythmien stets zum Sinusrhythmus gebracht werden (PAGE u. REAL 1955).

Veränderungen des Calciumstoffwechsels verursachen relativ gut erkennbare Veränderungen des *EKGs*.

Die *Calciumverminderung* in der Durchströmungsflüssigkeit des Froschherzens bewirkt eine Verlängerung des monophasischen Aktionspotentials und Abflachung oder Inversion von T. Beim Säugetierherzen führt Infusion von calciumfällenden Stoffen wie Oxalat oder Citrat ebenfalls zur Inversion von *T* und steigert die relative QT-Dauer (Literatur vgl. LEPESCHKIN 1951). Charakteristisch für die Hypocalcämie ist die Verlängerung der QT-Dauer anzusehen (ASCHENBRENNER 1937; BECHTEL, WHITE u. ESTES 1956; CHARTER u. ANDREWS 1922; HECHT u. KORTH 1937; HEGGLIN 1937, 1943; HOESCH 1939; HOLTZ 1936; KELLOG u. KERR 1936; LAUDAN 1938; MÜLLER 1952; REYNOLDS, MARTIN u. HOMANN 1951; RODECK 1948; SURAWICZ u. LEPESCHKIN 1953; WHITE u. MUDD 1929 u. a. m.). Dabei müssen zwei Formen der QT-Verlängerung unterschieden werden: Der nicht hypocalcämische Typ zeichnet sich durch Verbreiterung der T-Zacke bei annähernd unverändertem QRS-Komplex und gleichbleibender ST-Strecke aus. Er wird unter anderem bei Störungen des Kohlenhydratstoffwechsels, Aortenklappenfehlern, Herzinfarkten und Lebererkrankungen gefunden (vgl. HOLZMANN 1955). In diesem Zusammenhang sei noch einmal auf die Abgrenzung verschmelzender TU-Wellen hingewiesen, durch die eine QT-Verlängerung vorgetäuscht werden kann. Beim hypocalcämischen Typ der QT-Verlängerung ist dagegen die ST-Strecke verlängert (ERNSTENE u. PROFIT 1949; REYNOLDS, MARTIN, HOMANN 1951; STEWARD, SMITH u. a. 1941). Die QRS-Dauer ist völlig normal. Die T-Wellen sind nicht verlängert und meist unauffällig. Es besteht eine Abhängigkeit der T-Höhe von den QT-Werten, eine echte Überhöhung von T findet sich nicht (STORMER 1954). Wenn auch zwischen den einzelnen Individuen eine strenge Parallelität zwischen den QT-Werten und den Serumcalciumwerten nicht besteht, so ist doch beim Einzelindividuum eine recht gute Beziehung nachweisbar (TARTARA, CASIROLA u. FULLE 1955). Die QT-Verlängerung ist so charakteristisch, daß Rückschlüsse auf den Serumcalciumwert möglich sind (HEGGLIN 1939; YU 1952; BELLET 1955). Ein Absinken von 1 mg-% des Serumcalciums verursacht einen Anstieg der relativen QT-Dauer um 8% (LEPESCHKIN 1951). Beim Calciumspiegel unter 3,5 mÄq/Liter ist das QT-Intervall regelmäßig verlängert (REYNOLDS 1955). Plötzliche Veränderungen des Serumspiegels scheinen einen größeren Einfluß auf die QT-Dauer zu haben als schrittweise Veränderungen. Noch enger ist die Korrelation zwischen QT-Zeit und dem Calciumspiegel der Cerebrospinalflüssigkeit, der zu der Konzentration des diffusiblen Calciums korrespondiert (vgl. LEPESCHKIN 1951). Die Verlängerung der QT-Zeit wird als Ausdruck einer Calciumverarmung der interstitiellen Gewebsflüssigkeit angesehen (MELCHIONDA 1955).

Die mechanische Systole ist normal lang oder verlängert, aber nicht über die QT-Dauer hinaus (MÜLLER 1952; SURAWICZ u. LEPESCHKIN 1953). Dies ist bei kombinierter Herzschallschreibung durch Verspätung des zweiten Herztones oder röntgenkymographisch durch das Auftreten einer medialen Plateaubildung nachgewiesen worden (HOLZMANN 1955). Die QT-Zeit wird durch intravenöse Calciumgabe für kürzere Zeit normalisiert: Die Verlängerung verschwindet 1—2 min nach der intravenösen Zufuhr, stellt sich aber nach 5—8 min wieder ein (BELLET 1955; HEGGLIN 1939; HOFSTETTER 1953). Längere oder dauernde Normalisierung kann durch AT 10-Medikation erreicht werden (HOLZMANN 1955). Akute Hypocalcämien sollen besser ansprechen als alte (JESSERER u. TÖLK 1953). Aus der Reversibilität der EKG-Kurve durch entsprechende Therapie ist zu schließen, daß die Veränderungen nicht als „Myokardschaden" gewertet werden dürfen, sondern lediglich Ausdruck einer geänderten Reaktionsfähigkeit des Herzmuskels sind (Jesserer 1955). Für die Kreislaufdynamik kommt der QT-Verlängerung keine besondere Bedeutung zu. Sie kann jedoch als diagnostisches Hilfsmittel zur Erkennung der Hypocalcämie, besonders bei latenter Tetanie, herangezogen werden (Hoesch 1939; Bansi 1954). Bei der normocalcämischen Tetanie sind diese EKG-Veränderungen nicht zu erwarten.

Eine QT-Verlängerung findet sich auch beim gemeinsamen Auftreten von Hypokaliämie und Hypocalcämie. Sie ist dann durch eine ST-Streckenverlängerung bedingt und muß der Hypocalcämie zugeschrieben werden. QU bleibt dabei unverändert; T-Zacke und U-Welle verschmelzen bei steigender QT-Dauer. Die Zufuhr von Calcium oder Kalium korrigiert jeweils nur die durch den Mangel des betreffenden Ions bedingten EKG-Veränderungen (Surawicz u. Lepeschkin 1953). Während im allgemeinen bei Hypocalcämie die T-Zacke betont ist, wurden in einigen Fällen in zwei oder mehr Ableitungen Abflachung oder Negativierung gefunden (Bellet 1955). Diese durch Calcium oder Vitamin D-Therapie nicht beeinflußbaren Veränderungen traten nur auf, wenn die Tetanie von anderen Komplikationen begleitet war.

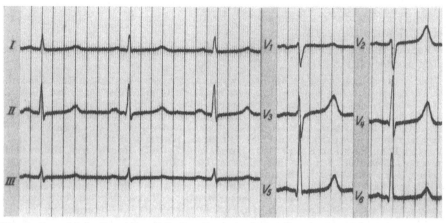

Abb. 9. *Hypocalcämie*. Kurve einer Patientin mit parathyreopriver Tetanie. Die QT-Dauer ist mit 0,40 sec verlängert (Normalwert 0,34 sec).

Klinisch ist ein hypocalcämisches EKG bei allen Zuständen nachweisbar, die mit einer Erniedrigung des Serumcalciumwertes einhergehen. Eine besondere Rolle spielt dabei die hypocalcämische Tetanie, und zwar die parathyreoprive, die Magentetanie und die enterogene Tetanie bei Fettresorptionsstörung. Auch bei Spasmophilie im Kindesalter werden derartige EKG-Veränderungen beobachtet (Literatur vgl. Holzmann 1955; Lepeschkin 1951; Rothschuh 1952). Ferner treten derartige Veränderungen bei Calciumerniedrigung anderer Ursachen wie Urämie, Coma hepaticum und Hypoproteinämie auf. Hier sind die QT-Verlängerungen meist nicht so ausgesprochen, jedoch deutlich erkennbar (vgl. Holzmann 1955).

Die *Steigerung des Blutcalciums* durch Infusion von Calciumchlorid bei Tieren oder intravenöse Gaben von 10—50 ml einer 10—20 %igen Calciumgluconatlösung beim Menschen bewirkt neben der deutlichen Vagusbradykardie eine Abflachung von P. Manchmal ist PR verkürzt, verlängert sich aber immer bei höheren Calciumdosen. Größere Calciumgaben können zu atrioventrikulärer Dissoziation führen. Dabei kann dem Kammerkontraktionsausfall eine allmähliche Verlängerung von PQ vorausgehen (Iwasacki 1935). Auch die QRS-Dauer kann zunächst verkürzt sein und zeigt dann bei hohen Konzentrationen eine Verbreiterung mit Erhöhung der S-Zacke (Baker u. Baker 1955; Kraus 1920). Die T-Zacke kann leichte Abflachung besonders in Abl. II und III zeigen. Im Gegensatz zum hohen spitzen T der Hyperkaliämie finden sich bei Hypercalcämie eine Abflachung, Abrundung und Verbreiterung von T, gelegentlich Negativierung einer vorher positiven T-Zacke (Merklin, Bertaux u. Vorman 1953. Die relative QT-Dauer ist verkürzt (Abel 1958; Bellet 1955; Ernstene u. Profit 1949; Kellog u. Kerr 1936; Lutembacher 1957; Munitz-Sotolongo u. Mitarb. 1954 u. a. m.). Die QT-Verkürzung bei Hypercalcämie ist bei einem Serumcalcium von über 10,5 mg-% gesichert (Holzmann 1955). Sie ist gering bei digitalisierten Patienten und stark nach Hypocalcämie (vgl. Lepeschkin 1951). Die hypercalcämische QT-Verkürzung scheint aber nicht so signifikant zu sein wie die Verlängerung bei

Calciummangel (MERRIL 1952; JESSERER u. TÖLK 1953). Die relative QT-Dauer ist stärker als die mechanische Systole verkürzt (MÜLLER 1952). Oft tritt eine deutliche U-Welle auf (BELLET 1955).

Die EKG-Veränderungen durch Digitalis werden am isolierten Froschherzen durch Calcium potenziert (BAKER u. BAKER 1955). Bei Hypercalcämie infolge Ostitis fibrosa generalisata wurde immer eine Verkürzung der relativen QT-Dauer und teilweise eine Verlängerung von PR sowie Inversion von T in Abl. II und |III beobachtet. Die Veränderungen verschwanden nach Parathyreoidektomie. Steigerung des Blutcalciums nach Vitamin D-Therapie bewirkte nur leichte QT-Verkürzung und eine besondere Abrundung der T-Zacke (Literatur vgl. LEPESCHKIN 1951).

Uneinheitlich wie die Calciumwirkungen am Herzen sind auch die auf den *Kreislauf*. Alle Variationen der Blutdruckschwankungen ohne gesetzmäßige Orientierung wurden berichtet (Literatur bei ROTHLIN u. SCHALCH 1934). Eine

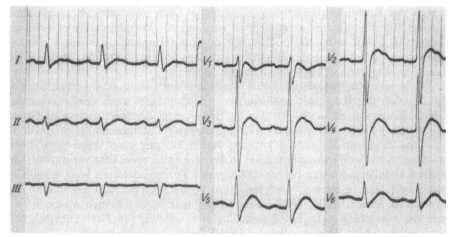

Abb. 10. *Hypercalcämie*. Die Kurve stammt von einem Patienten mit Plasmocytom und vermehrter Kalkausscheidung im Harn. Serumcalciumwert 16,4 mg-%. Man erkennt, daß die T-Zacken zweigipflig sind, wobei der erste Gipfel nahe an die QRS-Gruppe rückt.

gewisse Dosisabhängigkeit zeichnet sich auch hier ab. Außerdem ist die Toxicität von intravenösen Calciumgaben auf die Blutdruckregulation von der Injektionsgeschwindigkeit abhängig.

Beim Hund ist der Blutdruck bei Gaben von 30 ml einer 10%igen Calciumgluconatlösung erhöht. Exzessive Calciumdosen verursachen deutlichen Blutdruckabfall (LIEBERMAN 1930). ROTHLIN u. Mitarb. (1934) sahen am nichtnarkotisierten Leersum-Kaninchen bei subcutaner und intravenöser Applikation von Calciumgluconat regelmäßig eine Blutdruckerhöhung. Bei kleineren Dosen stieg der Blutdruck zunächst und sank dann langsam wieder bis höchstens zum Ausgangswert ab. Bei höheren Dosen fand sich ein steiler initialer Blutdruckanstieg mit linearem Abfall ohne negative Nachschwankung. Die nach intravenöser Injektion auftretende Hypercalcämie hielt länger an als die Blutdrucksteigerung, bei subcutanen Gaben dagegen liefen Blutdrucksteigerung und Hypercalcämie etwa parallel. HOFF u. Mitarb. (1939) sahen einen initialen Abfall von Blutdruck und Pulsfrequenz mit späterem Anstieg von beiden und Kammerflimmern bei 70—130 mg-% Calcium. Bei langsamer Injektionsgeschwindigkeit werden auch bei intravenösen Gaben gleichmäßige Ergebnisse gesehen. Dagegen kann eine hohe Injektionsgeschwindigkeit die von zahlreichen Untersuchern beobachtete Blutdrucksenkung erklären (vgl. ROTHLIN u. CERLETTI 1952, MARQUART u. SCHUMACHER 1954). Neben der Injektionsgeschwindigkeit beeinflußt auch die Narkose die Calciumwirkung auf den Kreislauf. Leichtere Urethannarkose dämpft deutlich die blutdrucksteigernde Wirkung. In Äthernarkose konnten Blutdrucksteigerung wie auch -senkung beobachtet werden. Allgemein wird die Calciumempfindlichkeit durch die Narkose erheblich gesteigert. Das Atemzentrum wird eher geschädigt, als Herzstillstand eintritt. Die pressorische Calciumwirkung ließ sich nach Vorbehandlung mit einem Sympathicolyticum umkehren, abschwächen oder aufheben. So ließen adrenalektomierte Katzen keine pressorische Calciumwirkung mehr erkennen. MARQUART u. Mitarb. (1954) vermuten daher, daß

die Calciumwirkung in einer Beeinflussung des Nebennierenmarkes im Sinne einer Sympathin-
ausschüttung beruhe. In diese Vorstellung fügt sich auch die Abhängigkeit der Calciumwirkung von der Injektionsgeschwindigkeit, die auch von Adrenalin bekannt ist. Außerdem
vermag sie auch die teilweise beobachteten Blutdrucksenkungen nach Calcium erklären. In
Chloralose-Urethannarkose wirken Calciumgaben und 2,5 γ Adrenalin am gleichen Tier
blutdrucksenkend. Diese Blutdrucksenkung beruht also nicht auf einer Unregelmäßigkeit
der Calciumwirkung, sondern auf einer individuellen Verschiebung der Wirkungsqualität
des Adrenalins, die auch nach Ausschüttung endogener Adrenalinmengen in Erscheinung
tritt (MARQUART u. SCHUMACHER 1954).

Subcutane und intravenöse Calciumgaben verursachen beim Menschen neben
der Pulsverlangsamung fast regelmäßig eine mehr oder weniger ausgeprägte
Blutdrucksteigerung. Bei dekompensierten Herzkranken bewirkte Calcium-
zufuhr einen geringen Anstieg des systolischen bei unverändertem diastolischen
Druck. Die Pulsfrequenz sank erheblich, die Pulsdauer war bei fast unveränderter
Systole auf Kosten der Diastole verlängert. Bei unverändertem Schlagvolumen
war das Minutenvolumen entsprechend vermindert. Peripherer Widerstand und
Elastizitätsmodul waren vergrößert, die Windkesselfunktion der Aorta also ver-
schlechtert. 20 min nach der Injektion war der systolische Druck wieder auf den
Ruhewert abgesunken (BÖGER u. DIEHL 1933).

Die Kreislaufperipherie ist der Wirksamkeit des Calciums nicht nur über die
Modifikation der Herzkraft unterworfen. Calcium zeigt auch direkte vasculäre
Effekte (ZSOTER u. SZABO 1958). Auf die Erweiterung der Herzkranzgefäße wurde
bereits hingewiesen. Obwohl es bei parenteraler Calciumzufuhr zu einer allgemeinen Blutdrucksteigerung kommt, lassen Rötung und Wärmegefühl eine
vasodilatatorische Wirkung besonders in der oberen Körperhälfte vermuten. Eine
primäre Gefäßerweiterung mit anschließender Vasoconstriction konnte im Tierexperiment von mehreren Untersuchern beobachtet werden (Literatur vgl.
ROTHLIN u. Mitarb. 1934, 1946). Regelmäßig trat beim Kaninchen eine Hyperämie der Ohrgefäße auf. Bei diesen Tieren reagierten die Extremitätengefäße
mit kurzdauernder Erweiterung, während Darm- und Nierengefäße durch die
gleiche intravenöse Gabe nicht beeinflußt wurden.

Bei intraarterieller Injektion erweist sich das Calcium als vasoaktive Substanz
mit Einfluß auf den Arteriolentonus wenigstens an den Extremitätengefäßen.
Dazu bedarf es nur relativ kleiner Calciumgaben. Bei der Katze erzeugt intraarterielle Injektion Durchblutungszunahme der betreffenden Extremitäten ohne
Beeinflussung des Blutdrucks oder der Durchblutung der kontralateralen Extremität (ROTHLIN u. CERLETTI 1952). Periphere Durchblutungsstörungen, besonders
die Endangitis und Artheriosklerosis obliterans sowie arterielle Embolien der
unteren Extremitäten, konnten durch wiederholte intraarterielle Gaben von
Calciumgluconat erfolgreich behandelt werden (HADORN 1947, KAPPERT 1948,
REBER 1950). Viele periphere Durchblutungsstörungen sind ganz oder überwiegend als tetanisch bedingt anzusehen (BERNHARD 1955).

Das Auftreten von Wärmegefühl an Zunge und Rachen nach intravenöser
Calciuminjektion ist zur *Kreislaufzeitbestimmung* benutzt worden. 2,5 ml einer
20%igen Calciumgluconatlösung (eventuell 5 ml einer 10%igen Lösung) werden
in die Cubitalvene injiziert und die Zeit bis zum Auftreten von Wärmegefühl in
Zunge oder Rachen bestimmt. Die Untersuchung soll liegend durchgeführt
werden. Sie ist kontraindiziert bei Patienten, die unter Behandlung mit herzwirksamen Glykosiden stehen (GOLDBERG 1936; MORRIS u. BLUMGART 1957;
WALL 1939).

4. Magnesium.

Über die Physiologie und pathologische Physiologie des Magnesiums sind die
Kenntnisse spärlich. Das liegt vor allem an den bisher komplizierten und lang-

wierigen Bestimmungsmethoden. Erst in den letzten Jahren sind etwas einfachere flammenphotometrische Methoden ausgearbeitet, so daß ausführlichere Untersuchungen möglich sind (MARGOSHES u. VALLEE 1956; DAVIS 1955). Umfangreicher ist unser Wissen über die pharmakologischen und toxischen Magnesiumwirkungen.

Das Magnesium ist neben dem Kalium das wichtigste intracelluläre Kation. Die Zelle enthält 20—45 mÄq/Liter Zellwasser. Die Normwerte im Serum liegen um 1,60 ± 0,14 mÄq je Liter (MYERS u. ISERI 1955). Die Wertangaben schwanken im Schrifttum, neuerdings werden sie etwas höher angegeben (WAKER u. VALLEE 1957). In den Zellen liegt der kleinere Teil in ionisierter Form, die größere Menge an Eiweiß gebunden vor. Die Hauptmenge von Magnesium ist im Organismus in den Knochen abgelagert. Die Resorption aus dem MagenDarmtrakt soll unter den gleichen Bedingungen erfolgen wie beim Calcium. Die die Ernährung betreffenden Fragen erörtert GLATZEL (1954). Magnesium wird vor allem durch den Harn, möglicherweise auch durch Galle und Darm ausgeschieden. Bei intakter Nierenfunktion wird überschüssiges Magnesium schnell vom Körper eliminiert (MYERS u. ISERI 1955). Der Magnesiumstoffwechsel unterliegt hormoneller Regulation, unter anderem durch Hypophyse, Nebenschilddrüse und Schilddrüse (KILCHES 1953, BISSELL 1945).

Der Magensiumspiegel im Serum folgt im allgemeinen dem des Kaliums. So werden *erhöhte Serumspiegel* besonders bei renaler Retention und Hämokonzentration beobachtet. Sie sind daher bei Anurie und Oligurie sowie bei schwerer Dehydratation wie im unbehandelten Coma diabeticum nachweisbar, ferner bei übermäßiger Zufuhr und bei Oxalsäurevergiftung.

Eine Erhöhung zum toxischen Ausmaß ist nicht durch Überfütterung allein möglich, kann aber bei oralen Zugaben und parenteraler Injektion von Magnesiumsalzen, besonders bei Patienten mit Niereninsuffizienz, erzeugt werden (MYERS u. ISERI 1955). Ein *erniedrigter Serumspiegel* wurde dagegen beobachtet bei chronischen Nierenerkrankungen, bei Polyurie, wie nach Behandlung mit diuretisch wirkenden Stoffen, bei Behandlung der diabetischen Acidose, ferner postoperativ, bei Epilepsie, Eklampsie, Erythematodes, Hyperthyreose, Pankreatitis und chronischem Alkoholismus (SCHERER u. COTTA 1955; KRÖBER 1955; HAYNES, CRAWFORD, DE BAKEY 1952; MARTIN, MEHL u. WERTMANN 1952; FLINK, STUTZMAN u. a. 1954; FLINK 1956; HAURY 1938). Verluste von größeren Mengen Gastrointestinalsekret infolge Erbrechen und Durchfällen steigern die Hypomagnesämie (MYERS u. ISERI 1955). Senkungen des Magnesiumspiegels sind offenbar häufiger, als allgemein erwartet wird. Die Bedingungen sind aber noch wenig erforscht (FLINK, STUTZMAN u. a. 1954).

Eindeutige *Mangelsymptome* sind bisher beim Menschen nicht beschrieben. FOLLIS (1948) referiert einen Fall aus der Literatur, den er aber als ungeklärt ansieht. Bei einem Kinde traten bei erniedrigtem Magnesiumserumspiegel tetaniforme Anfälle, Schwindelzustände und Tremor auf. Auch von anderen wurden tetanische Erscheinungen beim Menschen beschrieben (HIRSCHFELDER u. HAURY 1934; MILLER 1944). Die Erscheinungen verschwanden nach Magnesiumzufuhr. Athetotische und choreiforme Bewegungen, Krämpfe und Koma wurden beobachtet (FLINK, STUTZMAN u. a. 1954). Nicht alle Patienten entwickelten diese Symptome, und es bestanden keine Beziehungen zwischen Magnesiumkonzentration und Schwere der Erscheinungen (vgl. MYERS u. ISERY 1955).

Bei *erhöhtem Serumspiegel* kommt es zu narkoseähnlichen Zuständen, die schon nach Duodenaldusche gesehen wurden (SCHERER u. COTTA 1955). Patienten mit Nephritis zeigen nach oraler Gabe von Magnesiumsulfat einen Anstieg der Plasmamagnesiumkonzentration auf das Doppelte des normalen Wertes, urämische Symptome mit Benommenheit und schließlich einen präkomatösen Zustand mit Blutdruckabfall. Der Zusammenhang urämischer Symptome im allgemeinen mit der Erhöhung des Magnesiumspiegels wurde erörtert, ist aber wegen der übrigen Veränderungen, insbesondere von Kalium, nur schwer abzuklären (WAKER u. VALLEE 1955). Bei parenteraler Magnesiumzufuhr führt ein Serumspiegel von 9—10 mg-% zu leichter und von 15—18 mg-% zu schwerer Narkose, und ab 20 mg-% ist mit Atemlähmung zu rechnen. Die Veränderungen bei Anstieg des Magnesiumspiegels beginnen mit Verlust der tiefen Sehnenreflexe, setzen sich fort mit Beeinträchtigung der Atmung und Herzfunktion bei Anstieg auf 6—12 mÄq/Liter (MYERS u. ISERI 1955).

Im *Tierversuch* konnten an Hunden, Ratten und Kälbern durch Fütterung mit einer Mangeldiät typische Symptome hervorgerufen werden (Literatur bei LOWENHAUPT, SCHULMAN und GREENBERG 1950, SCHRADER, PRICKET u. SALMON 1938, KRUSE, SCHMIDT u. McCOLLUM 1934). Im Vordergrund steht eine gesteigerte Erregbarkeit, die unter anderem in Streckkrämpfen ihren Ausdruck findet (McCOLLUM u. ORENT 1931). Bei starkem Magnesiummangel sterben 80% der Tiere nach durchschnittlich 35 Tagen. Neben Veränderungen der Haut (rauhes Fell, Haarverlust, Hyperämie, Hämorrhagien), des Nervensystems (Reizbarkeit, Krämpfe) und des Stoffwechsels (verzögertes Wachstum, Kachexie und Zahnveränderungen) finden sich von seiten des Herzens Tachykardie und Arrhythmie und im EKG ein supraventrikulärer Block. Der Calciumgehalt von Herz, Muskeln und Nieren ist erhöht. Magnesiumzufuhr dagegen führt zu vermehrter Ionisation von Calcium im Blut, und die Calciumausscheidung ist vermehrt (LÜRMANN u. BÖRES 1951; MALORNY 1955; GREENBERG u. TUFTS 1938).

Die *pathologisch-anatomischen* Untersuchungen der Mangeltiere ergaben degenerative Veränderungen der Haut, der Nieren, der Leber, des Herzens, des Nervensystems und der Zähne (McCOLLUM u. ORENT 1931; LOWENHAUPT, SCHULMAN u. GREENBERG 1950; BROOKFIELD 1934). LOWENHAUPT u. Mitarb. (1950) beschreiben insbesondere entzündliche Schäden des lockeren mesenchymalen Bindegewebes. Diese Veränderungen mit Ansammlung von Entzündungsstellen um die Gefäße gehen im weiteren Verlauf in Nekrose und später in Fibrose über. Wie in den Nieren finden sich ausgedehnte Kalkablagerungen auch in Arterien, Venen und Endokard. Während einige Autoren über Veränderungen des Myokards bei Magnesiummangeltieren berichten, sahen andere Untersucher keine Schäden (SCHRADER, PRICKET u. SALMON 1938). LOWENHAUPT u. Mitarb. (1950) beschrieben herdförmige im subepikardialen Fettgewebe, um die Gefäße im Myokard und im subendokardialen Gewebe liegende Schäden, von denen verschiedene Entwicklungsstadien nebeneinander vorkommen. Die Veränderungen sollen denen bei Kaliummangel von FOLLIS u. Mitarb. (1942) beobachteten ähnlich, jedoch nicht so ausgedehnt sein. Bei Kälbern wurden unter gleichen Bedingungen basophile hyalinähnliche Nekrosen im elastischen Bindegewebe des Herzens und der Gefäße beobachtet (MOORE, HALLMANN u. SHOLL 1938). Bei Hunden unter Magnesiummangel führten 4—5 Injektionen von Calciumchlorid zu ausgedehnten Verkalkungen an Herz, Aorta, Coronarien, peripheren Gefäßen und Nieren. Angesichts dieser Tatsache ist auf die ätiologische Klärung tetanischer Zustände Wert zu legen, da auch beim Menschen unter Magnesiummangel tetanische Symptome beschrieben sind (SYLLM-RAPOPORT u. STRASSBURGER 1956). Wie durch Kaliumchlorid werden die morphologischen Herzmuskelschäden nach Steroidgaben, Natriumsalzen und Stress („Elektrolyt-Steroid-Kardiopathie mit Nekrose") durch Magnesiumchlorid verhindert (SELYE 1959).

Die erregbarkeitsdämpfende Wirkung des Magnesiums ist lange bekannt, und es findet deshalb Anwendung als Narkoseadjuvans, beim Winterschlaf, in der Behandlung des Tetanus, der Eklampsie, der Tetanie und der Strychninvergiftung (vgl. KRETSCHMAR u. SCHIKORSKI 1952, ENGELHARD 1953, SCHERER 1953, BERNHARD 1952, CONTZEN 1954, SAUTER 1954, PRITSCHARD 1955, MALORNY 1955, KLINKE 1931). Dem krampflösenden Effekt des Magnesiums liegt offenbar ein doppelter Mechanismus zugrunde mit einem Angriffspunkt am Zentralnervensystem (zentralberuhigend, bei höherer Dosierung narkotisierend) und einem zweiten an der Peripherie, wo es zu einer curariformen Blockierung der Synapsen des motorischen Systems führt. Eine einheitliche Meinung über den genaueren Mechanismus konnte bisher nicht erzielt werden.

Außerdem hat das Magnesium antiphlogistische und phagocytosesteigernde Eigenschaften (vgl. KRETSCHMAR u. SCHIKORSKI 1952). Die Literatur über die Magnesiumwirkungen auf die Blutgerinnung hat BIERSTEDT (1956) zusammengefaßt (vgl. auch SCHNITZLER 1957, SCHIMPF und HARTERT 1957).

Die ältere Literatur über die *Magnesiumwirkung auf das Herz* ist bei KISCH (1926) zusammengestellt, die neueren Ergebnisse finden sich bei ENGBAEK (1952) und SPANG (1957). Im Vordergrund steht auch am Herzen die dämpfende Wirkung des Magnesiums. Magnesiumzufuhr führt an Kalt- und Warmblüterherzen zur Schlagverlangsamung bis zum Herzstillstand (MATTHEWS u. JACKSON 1907; HAHN 1910). Nomotope wie heterotope *Reizbildung* werden gehemmt. Durch steigende Serumkonzentrationen wird die Reizbildung des Sinusknotens fortschreitend vermindert, bei Serumkonzentrationen um 4 mÄq/Liter fällt die Frequenz um etwa 10% ab (STANBURY u. FARAH 1950). Bei intravenöser Injektion sahen SMITH u. Mitarb. (1939) bei Hund und Katze bis zu einem Serumspiegel von 5 mÄq/Liter einen Anstieg der Herzfrequenz, der vermutlich durch den gleichzeitigen Blutdruckabfall verursacht ist (ENGBAEK 1952). Es folgt ein langsamer Frequenzabfall bis zum Herzstillstand. Auch MILLER u. Mitarb. (1938) sahen eine vorübergehende Beschleunigung. Die verlangsamende Wirkung auf die Herzfrequenz tritt bei gleicher Konzentration ein wie die lähmende Wirkung auf die Reflexe (ENGBAEK 1952). Eine Magnesiumvermehrung im Liquor bewirkt eine geringfügige Bradykardie (DEVOS 1953).

Die Hemmung durch Magnesiumsalze betrifft alle Teile des *Reizleitungssystems* (Literatur vgl. SCHMID, v. BUBNOFF u. a. 1955). Bei intravenöser

Injektion bei Hund und Katze traten bei einem Serumspiegel von 5—10 mÄq je Liter Leitungsstörungen auf. Die wirksame Konzentration war von der Infusionsgeschwindigkeit abhängig. Zunächst wurde eine Verlängerung der Überleitungszeit beobachtet, später kam es zum sinuatrialen, atrioventriculären oder kompletten Block (SMITH, WINKLER u. HOFF 1939). Die Atmung setzt meist bei Konzentrationen aus, die die Herztätigkeit noch nicht wesentlich beeinflussen (STRAUB 1915; HARRIS, ESTANDIA u. SMITH 1953). Die Atmung sistiert im allgemeinen bei 17—27 mÄq/Liter. Herzstillstand wurde beim Hund in Abhängigkeit von der Infusionsgeschwindigkeit unter künstlicher Atmung bei 17—66 mÄq je Liter, im Durchschnitt bei 27—44 mÄq/Liter gesehen (SMITH, WINKLER u. HOFF 1939). Magnesium soll besonders dem extranodalen Rhythmus entgegenwirken, sei es, daß er spontan oder als Folge einer Digitalistherapie auftritt (ENGBAEK 1952). Im Tierversuch können Extrasystolen beseitigt werden (SMITH, WINKLER, HOFF 1942; MILLER u. VAN DELLEN 1941). Hochfrequente ventrikuläre Tachykardien nach experimenteller Infarzierung des Herzens wurden durch Magnesiumgaben unterdrückt (HARRIS, ESTANDIA u. Mitarb. 1953).

Der Wirkungsmechanismus des Magnesiums auf Reizbildung und Reizleitung ist noch nicht sicher geklärt. Während MACNIDER u. Mitarb. (1907) eine Magnesiumwirkung auf den Vagus für die Frequenzsenkung verantwortlich machten, konnte von anderer Seite durch Atropinvorbehandlung oder Vagusdurchtrennung gezeigt werden, daß die Wirkung auf das Reizleitungssystem unabhängig von Vagusimpulsen ist (VAN DELLEN u. MILLER 1939). STANBURY (1948) fand, daß die Verlangsamung der Herzfrequenz einmal durch die Blockierung der herzbeschleunigenden Ganglien verursacht ist, daß aber zusätzlich eine direkte Hemmwirkung auf den Spontanrhythmus des Herzens besteht.

Die Auswirkungen eines veränderten Magnesiumserumspiegels auf den *Herzmuskel* scheinen gegenüber der Beeinflussung des Reizleitungssystems in den Hintergrund zu treten (GAUTRELET 1907). Am Papillarmuskel der Katze verursacht Magnesium wie Calcium und Kalium einen leichten Anstieg der Reizschwelle. Dabei ist die Magnesiumwirkung am wenigsten ausgesprochen. Eine Erhöhung von 2—4 mÄq/Liter steigert die Reizschwelle von 100 auf etwa 120% (GREINER u. GARB 1950). Ein deutlicher Effekt ist weder im Myogramm noch im Elektrogramm nachweisbar (GARB 1951). Beim Ganztier (Hund) bleibt die Systole bei steigenden Magnesiumkonzentrationen bis zum Herzstillstand kräftig (SMITH, WINKLER u. HOFF 1938). Der Herzmuskel bleibt auch nach Herzstillstand durch mechanische Reizung erregbar (ROTHBERGER u. ZWILLINGER 1936). Am isolierten Herzen wird die Kontraktionshöhe in weiten Grenzen durch Magnesiumvermehrung nicht beeinträchtigt. Erst bei 2—3facher Magnesiummenge fanden sich Schwankungen in der Kontraktionshöhe (TRENDELENBURG u. GÖBEL 1921). DREYER (1952) sah am Straubschen Präparat von 0,04% Magnesium an Abschwächung der Kontraktion und Herzstillstand in Mittelstellung bei 0,2%. Über eine gewisse Einschränkung der Kontraktionen berichten auch KISCH (1924) und GOTTSEV (1943). Am glycerinextrahierten Papillarmuskel des Hundeherzens fand sich eine maximale Spannungsentwicklung bei einer Konzentration von 3mal 10^{-3} M, eine höhere Konzentration führte zu Erschlaffung der Muskelfasern (vgl. STAUB 1957).

Änderungen des Herzmuskelstoffwechsels durch Störungen des Magnesiumhaushaltes sind zu erwarten. Wichtige Funktionen des Magnesiums im Fermenthaushalt des Kohlenhydrat- und Eiweißstoffwechsels sind bekannt. Es ist beteiligt bei der Aktivierung der Phosphatasen, der Brenztraubensäuredecarboxylase und der Cocarboxylase (vgl. SCHERER u. COTTA 1955, JENNER u. KAY 1931, NIEPER 1954, FOLLIS 1948). Die Serum-Glutamat-Oxalacetat-Transaminase, die z.B. beim Herzinfarkt vermehrt im Blut nachgewiesen werden kann, wird durch Zufuhr von Magnesiumionen in ihrer Aktivität um rund 100% gesteigert (HAPPOLD u. TURNER 1956). Eine besondere Bedeutung hat das Magnesiumion für die Reaktionsfähigkeit der Adenosintriphosphatase (vgl. WEBER u. PORTZEHL 1952, MÜNCHINGER 1953, HERBRAND u. JÄGER 1952). Die unterdrückende Magnesiumwirkung auf ektopische Erregungen soll auf einer Hemmung der Adinosintriphosphatase beruhen (Harris u. Estandia 1953). Helmreich u. Mitarb. (1952) diskutieren als Teilwirkung des „Corhormons", dessen Magnesiumgehalt im Sinne eines Cofermentes bei der ATP-Dephosphorylierung. Auf die Beeinflussung des Elektrolytgleichgewichtes durch Veränderungen des Magnesiumstoffwechsels, z.B. die Calciumverschiebungen, wurde bereits hingewiesen.

Die Funktionen des Magnesiums im Muskelstoffwechsel lassen auch das Auftreten morphologischer Myokardveränderungen verständlich erscheinen, die im Tierexperiment unter Magnesiummangel beobachtet wurden und die vorne beschrieben sind. Gleichartige Befunde vom Menschen sind nicht bekannt.

Magnesium verursacht gewöhnlich beim Menschen keine charakteristischen *EKG*-Kurven. Geringe Abweichungen wurden jedoch beobachtet (vgl. Merrill 1952). Die Injektion von 10—20 ml 20%iger Magnesiumsulfatlösung beeinflußte beim normalen Menschen das EKG nicht (Szeckely 1946; Reynolds, Martin u. Homann 1951). Bei einem EKG mit Zeichen einer Linksschädigung wurden die invertierten T-Zacken nach 15 g Magnesiumsulfat per os positiv. Überleitungsstörungen wurden in einem Fall von Magesiumchloridintoxikation beobachtet (vgl. Lepeschkin 1951). Durch Erzeugung einer Hypocalcämie können Magnesiumsalze eine Verlängerung der relativen QT-Dauer verursachen.

Die EKG-Veränderungen bei Störungen des Magnesiumhaushaltes sind bei Lepeschkin (1951) zusammengestellt. Im Experiment verursacht direkte Einwirkung von Magnesiumsulfat auf die Ventrikeloberfläche eine geringe ST-Erhöhung bei Konzentrationen um 10%. Bei Hunden bewirkt intravenöse Injektion von Magnesiumsulfat zunächst einen vorübergehenden Anstieg der Frequenz und der Spannung von T. Dann folgt bei Konzentrationen von 5—10 mÄq/Liter im Serum Bradykardie und eine Verlängerung des PR-Intervalles. Gelegentlich tritt ein AV-Block auf bei Serumspiegeln über 15 mÄq/Liter. Eine Verbreiterung von QRS findet sich als Zeichen erschwerter intraventrikulärer Überleitung bei 5—10 mÄq je Liter. ST bleibt unverändert (Smith, Winkler und Hoff 1931). — Auf die Ähnlichkeit dieser Kurvenbilder mit denen des Hyperkaliämie-EKG wurde hingewiesen (Waker u. Vallee 1957). Die Veränderungen werden durch Digitalis verstärkt, durch Calcium aber aufgehoben. Verlängerung der PQ-Zeit, Verbreiterung von QRS und Bradykardie wurden im Experiment häufig gesehen (Engbaek 1952; Miki 1922; Miller u. van Dellen 1938, 1941; Rothberger u. Zwillinger 1936). Nach Enselberg u. Mitarb. (1950) erleidet die AV-Leitung durch Magnesium keine einheitliche Beeinflussung. Die T-Zacke war in Abl. I und II flüchtig im Sinne vermehrter Negativität verändert. Beim Kaninchen ließen selbst große Magnesiummengen das EKG so gut wie unbeeinflußt (Fröhlich u. Gussenbauer 1913).

In der Klinik wurde vielfach eine günstige Beeinflussung von *Rhythmusstörungen* durch Magnesiumsalze beobachtet (Tobiasch 1951; Zwillinger 1936; Scherer und Cotta 1955; Engelhard 1953; Boyd und Scherf 1943; Scherf 1953; Berglar-Schroer 1955). Spang (1957) empfiehlt bei der supraventrikulären paroxysmalen Tachykardie einen Versuch mit einer 20%igen Magnesiumsulfatlösung. Davon werden mäßig schnell, etwa 15—20 ml in einer halben Minute, intravenös eingespritzt (vgl. auch Holzmann 1957). In der angegebenen Konzentration soll das Mittel eine stärkere Wirkung haben als eine größere Menge der 10%igen Lösung. Bei der Injektion treten ähnlich wie bei der Calciuminjektion Hitzegefühl, eventuell Schweißausbrüche und Hautrötung auf. Über die Harmlosigkeit und den vorübergehenden Charakter dieser Erscheinungen sollte der Kranke vorher aufgeklärt werden. Durch diese Therapie kann der Carotissinusreflex sensibilisiert werden, so daß ein vorher unwirksamer Carotisdruck nach der Magnesiumsulfatgabe erfolgreich wird. Spang (1957) sah bei EKG-Registrierung während der Injektion eine Verlangsamung der Frequenz bis zum plötzlichen Aufhören der Tachykardie. Auch die Kammertachykardie kann durch Magnesiumsulfat günstig beeinflußt werden (Boyd u. Scherf 1943; Armbrust u. Levine 1950). Die Wirkungsdauer schwankt von wenigen Minuten bis zu 24 Std (Berglar-Schroer 1955). Im allgemeinen ist die Wirkung jedoch nur flüchtig (Enselberg, Simmons u. Mintz 1950; Enselberg 1955). Versager sind nicht selten (Bell, Bradley u. Hurxthal 1950). Armbrust u. Mitarb. (1950) fanden Magnesium selten wirksam, wenn andere Mittel versagten. Vorhofflimmern und anoxämische Arrhythmien konnten nicht beeinflußt werden (Zwillinger 1935/36; Szeckely 1946; Scherer u. Cotta 1955).

Auf die gute Beeinflussung digitalisbedingter Rhythmusstörungen wird hingewiesen (Szeckely u. Wynne 1951; Scherer u. Cotta 1955; Engelhard 1954; Boyd u. Scherf 1943). Zwillinger (1936) sieht Magnesiumsulfat bei digitalis- oder strophanthinbedingten Rhythmusstörungen als spezifisches Therapeuticum an.

Bei digitalisierten Hunden verstärkt aber Magnesium die Digitaliswirkung auf die Überleitungszeit und kann ektopische Reizbildung hervorrufen (Miller u. van Dellen 1940/41). Rothberger u. Zwillinger (1936) sahen nach Vorbehandlung mit Magnesium die Toleranz für toxische Strophanthindosen erhöht. Am Herz-Lungenpräparat des Hundes können steigende Magnesiumkonzentrationen Herzirregularitäten und toxische Digoxindosen nicht verändern. Durch Injektionen großer Magnesiumdosen konnten jedoch im Herz-Lungenpräparat bei normalen Hunden und bei Hunden mit denerviertem Herzen digitalisbedingte Ventrikelirregularitäten vorübergehend beseitigt werden (Stanbury u. Farah 1950). Die Ursache dieser Differenzen ist unklar. Es wird vermutet, daß massive Dosen im Coronarkreislauf vorübergehend eine Magnesiumkonzentration erzeugen, die zur Stillegung heterotoper Reizbildung ausreicht, die aber tödlich ist, wenn sie über längere Zeit aufrechterhalten wird (vgl. Engbaek 1952).

Günstige therapeutische Wirkungen des Magnesiums sind bei Störungen zu erwarten, die auf einer gesteigerten myokardialen Erregbarkeit oder vermehrter Reizbildung beruhen (Boyd u. Scherf 1943). Die unterschiedliche Beeinflussung normaler und geschädigter Herzen durch Magnesium ist auffällig. Szeckely (1946) fand nach intravenöser Injektion von 20 ml einer 20%igen Magnesiumsulfatlösung am ungeschädigten Reizleitungssystem keine Funktionsänderung und auch im EKG keine deutlichen Modifikationen. Dagegen konnten bei paroxysmaler Tachykardie in der Mehrzahl der Fälle Rhythmusänderungen, teilweise Rückkehr zum Sinusrhythmus beobachtet werden. Bezüglich der Wirksamkeit des Magnesiums besteht eine gewisse Parallele zum Kalium. Für beide Stoffe bietet das insuffiziente Herz die Voraussetzungen für eine Hemmwirkung auf die Reizleitung, und sie zeigen ein Optimum an therapeutischer Wirkung bei Rhythmusstörungen, die auf Digitalisintoxikationen zurückgehen. Vorhofflimmern ist weder durch Kalium noch durch Magnesium zu beeinflussen. Da als erwiesen gelten kann, daß das insuffiziente Herz wie das überdigitalisierte Herz an Kalium verarmt ist, sind ähnliche Verhältnisse auch für Magnesium zu vermuten (Szeckely 1946). In hohen Dosen kann Magnesium wie Kalium und Digitalis wieder Arrhythmien und Kammerflimmern hervorrufen (Boyd u. Scherf 1943). Boyd u. Mitarb. (1943) vermeiden Magnesium bei deutlichem Myokardschaden, bei intraventrikulärer Leitungsstörung und beim Galopprhythmus. Zurückhaltung mit parenteraler Magnesiumzufuhr ist bei Patienten am Platze, die im EKG eine Verlängerung der Überleitungszeit aufweisen. Herrmann u. Mitarb. (1954) sahen in einem solchen Falle einen schweren Herz-Kreislaufkollaps. Auch bei Kranken mit Digitalismedikation ist Vorsicht geboten, da auch Magnesium die Überleitungszeit verlängert und sich die Wirkungen potenzieren können (Bernhard 1952). Im Bedarfsfalle steht als Antidot das Calcium zur Verfügung, das sich jedoch nicht in allen Fällen wirksam erwies. Dann können Prostigmin und Cardiazol hinzugezogen werden, wobei ersteres die peripheren, letzteres die zentralen Magnesiumwirkungen aufhebt (Kilches 1953).

Die *Kreislaufwirkungen* des Magnesiums sind vorwiegend bedingt durch die zentrale Dämpfung und eine mehr oder weniger lange anhaltende Erweiterung der peripheren Gefäße.

Im *Tierversuch* werden die Auswirkungen des Magnesiums auf Herz und Kreislauf wesentlich durch die Versuchsbedingungen, insbesondere durch die Narkose beeinflußt. Während beim narkotisierten Tier nach Magnesiumzufuhr in Abhängigkeit von der Dosis meist Bradykardie und Blutdruckabfall beschrieben werden, konnten SCHMID u. Mitarb. (1955) am wachen Hund mit der Schröderschen Versuchsanordnung keine Verminderung der Herzfrequenz, sondern eine dosisabhängige Tachykardie mit nur geringgradigem Blutdruckabfall und bei höherer, meist Erbrechen erregender Dosis, sogar einen Blutdruckanstieg mit extremer Tachykardie beobachten. Die gleichen Autoren sahen eine mit der Zunahme des Minutenvolumens einhergehende Senkung des peripheren Gefäßwiderstandes von 30—40%. Die Gefäße zeigten eine 2—3phasische Reaktion mit anfänglichem vorübergehendem Anstieg des Widerstandes. Mehrdurchblutung findet sich besonders in den Extremitäten (WERLE u. SEMM 1952). An der Mehrdurchblutung sind bekanntlich die Hautgefäße, vermutlich auch die der Muskulatur beteiligt (HOFF, SMITH u. WINKLER 1939; HEAGY u. BURTON 1948; MECHELKE u. NUSSER 1951; SCHMID, v. BUBNOFF u. Mitarb. 1955). Da trotz erheblicher Mehrdurchblutung der Extremitäten eine nur relativ schwache Senkung des peripheren Widerstandes besteht, ist eine geringere Magnesiumempfindlichkeit anderer Organe zu erwarten. Bei der Katze fand sich im Darm nur geringe, in der Niere keine Mehrdurchblutung nach Magnesiumzufuhr. Demgegenüber wurde von HAURY (1939) am Hunde eine stärkere Magnesiumwirkung auf die Gefäße der Niere, eine schwächere auf die des Darmes beobachtet (vgl. auch HARRIS u. DE MARIA 1951). Eine vermehrte Leberdurchblutung unter Magnesiumeinfluß berichten STILLE (1955) und ROESCH (1956).

Für die nach Magnesiumgaben im Tierversuch häufig zu beobachtende Blutdrucksenkung werden mehrere zusammenwirkende Faktoren verantwortlich gemacht: Einmal soll eine verminderte Förderleistung des Herzens an der Blutdrucksenkung beteiligt sein (GOTTSEV 1943; STANBURY u. FARAH 1950). Zum anderen kann der Blutdruckabfall durch Erweiterung der Gefäße hervorgerufen werden, die wiederum verursacht sein kann a) zentral durch Beeinflussung des Vasomotorenzentrums, wie Perfusion der Hirnventrikel mit Magensiumlösung vermuten läßt; b) durch Lähmung sympathischer Ganglien; c) durch direkten Eingriff des Magnesiums an der glatten Muskulatur. Ähnliche spasmolytische Wirkungen an glatter Muskulatur sind von Uterus, Darm und Bronchialbaum bekannt (HERRMANN u. MICHAELIS 1954; WERLE u. SEMM 1952; BERGLAR-SCHROER 1955; HAURY 1938; WEISS 1953; ZADINA u. KRIZ 1948; BERNHARD 1952; KRAUSE 1954; KILCHES 1953). Eine vorangehende Atropinisierung beeinflußt die Blutdrucksenkung nicht, sie kann also nicht Folge einer Reizung des cholinergischen Systems durch Magnesium sein.

Beim normalen *Menschen* kommt es unter Injektion von Magnesiumsulfat zu einer Mehrdurchblutung der Peripherie mit geringem Blutdruckabfall, der schon 1 min nach Injektionsende zur Norm zurückkehrt (MECHELKE u. NUSSER 1951). Deutliche Blutdrucksenkungen (systolisch 20%, diastolisch 10%) sah SCHERER (1953) bei der Magnesiumnarkose, der Abfall hielt aber nicht lange an. In der Behandlung des nicht renalen *Hochdrucks* hat das Magnesium immer mehr Beachtung gefunden. Besonders SCHLIEPHAKE u. Mitarb. (1952) haben auf diesem Gebiet an einem größeren Krankengut Erfahrungen gesammelt. Gute Erfolge sind in wachsendem Umfange berichtet (ROY 1953; PIORKOWSKI 1951; GREINER 1951; FROMMELT 1954; BRAEKELER 1952; BEGLAR-SCHRÖER 1955; BLUMENCRON 1954; DAUR 1955; DELLE, VEDOVE u. CLOER 1944). Der Blutdruck sinkt nach der ersten Injektion im Laufe von 5—10 min erheblich ab. Die peripheren Gefäße erweitern sich, was an Rötung und Wärmegefühl sowie an den Netzhautgefäßen beobachtet werden konnte. Bei längeren Injektionsserien war der Blutdruckabfall anfangs stärker, nach 5—7 Injektionen trat ein gewisser Stillstand ein, später war der Erfolg wieder besser. Dauererfolge mit dieser Behandlung wurden gesehen (HEGEMANN 1952, VETTER 1956). War eine dauernde Blutdrucksenkung nicht zu erzielen, so besserten sich doch die subjektiven Beschwerden wie Schwindel, Kopfschmerz und Druckgefühl schnell und für längere Zeit (HEGEMANN 1952; DELLE, VEDOVE, CLOER 1944; DAUR 1955; VETTER 1956). Die günstigsten Ergebnisse konnten beim klimakterischen Hochdruck, bei Hypertonie mit Thyreotoxikose und bei jugendlichem, vermutlich inkretorisch bedingtem Hochdruck erzielt werden (HEGEMANN 1952; SCHLIEPHAKE 1952; HERRMANN u. MICHAELIS 1954; HOFMANN u. SIEGEL 1952; FROMMELT 1954; BRAEKELER 1952). Die gute Beeinflussung dieser Hypertoniegruppe ist eine Stütze für die

Auffassung ZICKGRAFs (1953), der die Magnesiumwirkung vorwiegend als zentrale Dämpfung auffaßt und so die günstige Wirkung bei erethischer Kreislaufeinstellung erklärt.

Nach MÜLLER (1954) kann auch mit peroralen Gaben von Magnesiumnicotinat in die der essentiellen Hypertonie zugrunde liegende Regulationsstörung eingegriffen werden. Neben der zentralen Sedierung und Beeinflussung der Zentren in Medulla und Hypothalamus soll auch die Beeinflussung des Elektrolythaushaltes bei der Magnesiumtherapie des Hochdrucks eine Rolle spielen. Die pathologischen Veränderungen des Elektrolytgleichgewichtes beim Hypertoniker sind bekannt. Magnesiumzufuhr ändert die Regulation der Elektrolyte, insbesondere das Kalium-Calciumverhältnis. Deshalb ist durch Applikation von Magnesiumionen eine Beeinflussung dieser Verschiebung im Sinne einer Stimulierung oder gar Normalisierung beim Hypertoniker denkbar (MÜLLER 1954; LÜRMANN u. BÖRES 1951). MÜLLER erörtert außerdem einen Magnesiumeinfluß auf das Depressan und auf p_H-Verschiebungen im Serum, die wiederum die blutdruckaktiven Nucleasen beeinflussen können.

Durch Magnesiumanwendung bei der *hypotonen Regulationsstörung* sind keine unangenehmen Zwischenfälle zu erwarten, da der Blutdruck in hypotonen Fällen gesteigert und in hypertonen gesenkt wird. Auch hier erweist sich wieder die Ausgangslage als ausschlaggebend (SCHLIEPHAKE u. HOFMANN 1951; HERRMANN, MICHAELIS 1954). Dagegen sieht KRULL (1957) die Hypotonie als Gegenindikation für Magnesiumgaben an. In diesem Zusammenhang sei kurz auf die günstige Beeinflussung der vegetativen Dystonie und ihre Begleiterscheinungen wie neurozirkulatorische Störungen und Herzneurosen hingewiesen (HEGEMANN 1952; BERGLAR-SCHRÖER 1955; BERNHARD 1952; FULAR 1952; HERRMANN, MICHAELIS 1954; BLUMENCRON 1954; LÜRMANN u. BÖRES 1951).

Günstige therapeutische Magnesiumwirkungen wurden auch bei *Angina pectoris* gesehen (SCHLIEPHAKE 1952, BLUMENCRON 1954, NEUMANN 1956). Nach HERRMANN u. Mitarb. (1954) wird aber nur die vasomotorische Angina pectoris günstig beeinflußt. Bei organischer Coronarinsuffizienz beobachteten diese Autoren verstärkte Beschwerden nach Magnesiumgaben. Die Erfolge bei Stenokardie werden von ZICKGRAF (1953) der zentral dämpfenden Magnesiumwirkung bei erethischer Kreislaufeinstellung zugeschrieben, die zu einer Vergrößerung der Coronarreserve führt. Bei Coronarspasmen und -sklerose seien Magnesiumgaben fehl am Platze. Im Tierexperiment wurden Coronarerweiterung und Steigerung der Coronardurchblutung gesehen (ELCH u. KATZ 1942; STANBURY u. FARAH 1950). WERLE u. Mitarb. (1952) dagegen fanden die Coronardurchblutung druckpassiv vermindert. — Auch Spasmen anderer Gefäßbezirke können durch Magnesium günstig beeinflußt werden, so bei Migräne und peripheren Durchblutungsstörungen (WEISS 1953; JANTSCH 1956; GOTTSEV u. ATANASSOWA 1956). Bei peripheren Durchblutungsstörungen soll Magnesium die Gefäßwirksamkeit des Vitamin E steigern.

Zusammenfassend konnten Erfolge bei der Magnesiumbehandlung des Hochdrucks und der Angina pectoris beobachtet werden. Bei der meist flüchtigen Wirkung und angesichts der Vielzahl wirksamerer Medikamente dürfte jedoch der Magnesiumtherapie dieser Erkrankungen in der Praxis keine besondere Bedeutung zukommen.

Das bei schneller Magnesiuminjektion auftretende Wärmegefühl ist zur Bestimmung der *Kreislaufzeit* (Arm-Zungenzeit) benützt worden. Dazu werden 6 ml einer 10%igen Magnesiumsulfatlösung rasch intravenös injiziert (NEURATH 1937; BERNSTEIN, SIMKURS 1939).

Literatur.

Abel, H.: Über die Entstehung und die klinische Bedeutung der U-Welle. Dtsch. med. Wschr. 83, 225 (1958). — Abrams, W. B., D. W. Lewis and S. Bellet: The effect of acidosis and alkalosis on the plasma potassium concentration and the electrocardiogramm of normal and potassium depleted dogs. Amer. J. med. Sci. 222, 506 (1951). — Aikawa, J. K., and R. H. Fitz: Exchangeable potassium content of the body in congestive failure. Changes during treatment. Circulation 14, 1093 (1956). — Aikawa, J. K., and E. L. Rhoades: Effects of digitoxin on exchangeable and tissue potassium contents. Proc. Soc. exp. Biol. (N. Y.) 90, 332 (1955). — Allen, H. S., E. G. Beacham and H. W. Keschner: Hepatitis and hypokalemia in tuberculosis. Amer. Rev. Tuberc. 68, 136—143 (1953). — Almaden, P. J.: Zurückhaltung bei der Kaliumbehandlung. Amer. J. clin. Path. 22, 622 (1952). — Angelakos, E. T., S. Deutsch and L. Williams: Sensivity of the hypothermic myocardium to calcium. Circulat. Res. 5, 196 (1957). — Armbrust, C. A., and S. A. Levine: Paroxysmal ventricular tachycardia. A study of 107 cases. Circulation 1, 28 (1950). — Armitage, A. K., J. H. Burn and A. J. Gunning: Ventricular fibrillation and ion transport. Circulat. Res. 5, 98 (1957). — Artmann, E. L., and R. A. Wise: Hypokalemia in liver cell failure. Amer. J. Med. 15, 459—467 (1953). — Aschenbrenner, R.: QT-Dauer unter pathologischen Bedingungen. Z. klin. Med. 132, 537 (1937).

Bacchus, H.: Decrease of cardiac mass following dietary potassium chloride in the rat. Amer. J. Physiol. 166, 273 (1951). — Baker, J. B. E.: The influence of calcium and potassium ions on the toxicity of ouabain. Brit. J. Pharmacol. 2, 259 (1947). — Baker, J. B. E., H. H. Bentall, B. Dreyer and D. G. Melrose: Arrest of isolated heart with potassium citrate. Lancet 1957 II, 555. — Baker, J. B. K., and B. Dreyer: Cardiac arrest by potassium citrate. J. Physiol. (Lond.) 131, 25 p (1956). — Baker, W. W., and J. M. Baker: Effects of epinephrine and calcium on the electrocardiogramm of the ouabainized frog heart. Circulat. Res. 3, 274 (1955). — Bammer, H., u. K. E. Rothschuh: Über die Erregungsleitung im Froschherzstreifen unter der Wirkung von Kalium-Ionen und anderen herzmuskeleigenen Substanzen. Z. ges. exp. Med. 119, 402 (1952). — Bansi, H. W.: Innersekretorisch bedingte Kreislaufregulationsstörungen. XX. Fortbildung des Vereins der Bad Nauheimer Ärzte 24. bis 26. Sept. 1954. — Bartelheimer, H.: Klinische Erfahrungen mit Kationenaustauschern. Dtsch. med. Wschr. 80, 1021 (1955). — Bell, G. O., R. B. Bradley and L. M. Hurxthal: Paroxysmal tachycardia. Experiences with massive doses of quinidine intravenously in a refractory case. Circulation 1, 939 (1950). — Bellet, S.: The electrocardiogramm in electrolyte imbalance. Arch. intern. Med. 96, 618 (1955). — Bellet, S., S. V. Guzman, J. W. West and D. M. Avido: The effects of molar sodium lactate on cardiac function. An experimental study in dogs. Amer. J. med. Sci. 233, 286 (1957). — Bellet, S., C. S. Nadler, P. C. Gazes and M. Lanning: Effect of vomiting due to intestinal obstruction on serum potassium. Gastroenterology 12, 49 (1949). — Bellet, S., W. A. Steiger and P. C. Gazes: The effect of different grades of myocardial infarction upon the tolerance to potassium. An experimental study in dogs. Amer. J. med. Sci. 220, 247 (1950). — Bellet, S., W. A. Steiger, C. S. Nadler and P. C. Gazes: Electrocardiographic patterns in hypopotassemia. Observations on 79 patients. Amer. J. med. Sci. 219, 542 (1950). — Bellet, S., and F. Wasserman: Indications and contraindications for the use of molar sodium lactate. Circulation 15, 591 (1957). — The effect of molar sodium lactate in reversing the cardiotoxic effect of hyperpotassemia. A.M.A. Arch. intern. Med. 100, 565. (1957) — Bellet, S., F. Wassermann and J. I. Brody: Molar sodium lactate. Its effect in complete atrioventricular heart block and cardiac arrest occuring during Stokes-Adams seizures and in terminal state. New Engl. J. Med. 253, 891 (1955). — Treatment of cardiac arrest and slow ventricular rates in complete A-V heart block. Use of molar and half molar sodium lactate. A clinical study. Circulation 11, 685 (1955). — Further observations on the cardiovascular effects of sodium lactate. Effect in normal subjekts and in various arrhythmias. Amer. J. med. Sci. 231, 274 (1956). — Effects of molar sodium lactate in reversing the cardiotoxic effect of hyperpotassemia. Circulation 14, 909 (1956). — Effect of molar sodium lactate in increasing cardiac rhythmicity. Clinical and experimental study of its use in the treatment of patient with slow heart rates, Stokes-Adams syndrome and episodes of cardiac arrest. J. Amer. med. Ass. 160, 1293 (1956). — Effect of molar sodium lactate in increasing cardiac rhythmicity: Its use in the treatment of slow heart rates, Stokes-Adams syndrome and episodes of cardiac arrest. Amer. J. med. Sci. 231, 363 (1956). — Benthe, H. F.: Die dromotrope Coffeinwirkung am Herzmuskel des Frosches als Kalium-Sensibilisation. Naunyn-Schmiedeberg's Arch. exp. Path. Pharmak. 223, 285 (1954). — Zur K⁺-Ca⁺⁺-Wirkung auf die Erregungsleitung im Herzmuskel des Frosches. Naunyn-Schmiedeberg's Arch. exp. Path. Pharmak. 225, 293 (1955). — Berglar-Schröer, H. P.: Zur parenteralen Magnesiumtherapie innerer Krankheiten. Ther. d. Gegenw. 11, 420 (1955). — Berliner, K.: Amer. Heart J. 13, 548 (1933). Zit. nach Hadorn. — The effect of calcium injections on the human heart. Amer. J. med. Sci. 191, 117 (1936). —

BERNHARDT, D.: Magnesiumbehandlung. Verh. dtsch. Ges. inn. Med. **58,** 350 (1952). — BERNHARDT, D., u. R. HERRMANN: Verbesserungsvorschläge für die Flammenphotometrische Serum-Calcium-Analyse. Ärztl. Wschr. **10,** 61 (1955). — BERNHEIM, A. R., u. J. M. LONDON: Amer. Heart J. **7,** 588 (1932). Zit. nach HADORN. — BERNING, H.: Klinisch wichtige Störungen des Wasser- und Mineralhaushaltes und ihre Behandlung. Münch. med. Wschr. **97,** 1134 (1955). — Die pathologische Physiologie des Wasser- und Elektrolythaushaltes. Mkurse ärztl. Fortbild. **6,** 521 (1956). — BERNING, H., J. G. RAUSCH-STROOMANN u. H. SAUER: Über die metabolische Alkalose. Dtsch. med. Wschr. **83,** 785 (1958). — BERNSTEIN, M., and S. SIMKURS: The use of magnesium salts in the mesurement of circulation time. Amer. Heart J. **17,** 218 (1939). — BETTINGER, J. C., B. SURAWICZ, J. W. BRYFOGLIE, B. N. ANDERSON and S. BELLET: The effect of intravenous administration of potassium chloride on ectopic-rhythmus, ectopic beats and disturbances in AV-conduction. Amer. J. Med. **21,** 521 (1956). — BICKEL, G., H. PLATTNER et J. FABRE: Les répercussions cardiaques des altérations du métabolisme du potassium. Arch. Mal. Cœur **47,** 203 (1954). — BIERSTEDT, P.: Fibrinolyse, II. Symposion Dtsch. Ges. Blutger. Heidelberg, Dezember 1956. Ref. Thromb. Diath. haem. 1958 (Compl.). — BILLIGHEIMER, E.: Der Calciumspiegel im Blute und seine Beeinflussung durch verschiedene Gifte. Klin. Wschr. **1,** 257 (1922). — Vergleichende Untersuchungen über die Wirkungsweise des Calciums und der Digitalis. Z. klin. Med. **100,** 411 (1924). — Über Wirkung und Zusammenhänge von Calcium und Digitalis. Klin. Wschr. **8,** 724 (1929). — BISSELL, G. W.: Amer. J. med. Sci. **210,** 195 (1945). Zit. nach Med. Periskop Ingelheim **8,** 88 (1958). — BLACKFAN, K. D., and CH. F. MCKHANN: Acute glomerular nephritis in children. J. Amer. med. Ass. **97,** 1052 (1931). — BLAHD, W. H., and S. H. BASSETT: Potassium defiency in man. Metabolism **2,** 218—224 (1953). — BLAKEMORE, W. S., J. JOHNSON, C. K. KIRBY, H. F. ZINSSER and S. BELLET: The use of molar sodium lactate in certain arrhythmias complicating intracardiac surgery. Ann. Surg. **144,** 511 (1956). — BLAND, J. H.: Störungen des Wasser- und Elektrolythaushaltes. Stuttgart: Georg Thieme 1959. — BLEGEN, E. M., and A. CHR. JULSRUD: Hypopotassemia and the QT-time of the electrocardiogram. Acta med. scand. **156,** Suppl. 319, 38 (1956). — BLUMENCRON, W.: Magnesiumtherapie in der täglichen Praxis. Prakt. Arzt 139 (1954). — BÖGER, A., u. F. DIEHL: Beitrag zur Frage der Steigerung der Strophanthinwirkung durch nachfolgende Calciumgaben bei dekompensierten Herzkranken. Z. klin. Med. **125,** 294 (1933). BÖHM, P., A. FÜNGERS u. K. KAISER: Über die therapeutische Anwendung von Kationenaustauschern. Ärztl. Wschr. **10,** 289 (1955). — BODANSKY, O.: Recent advances in parenteral fluid therapy with ammonium chloride and potassium. Amer. J. med. Sci. **218,** 567 (1949). — BOHLE, A., G. HIERONYMI u. F. HARTMANN: Morphologische und elektrophoretische Veränderungen nach toxischen Desoxycorticosteronacetat — Gaben bei Albino-Ratten. Z. Kreisl.-Forsch. **40,** 161 (1951). — BOUDSY, V.: The influence of potassium on the electrocardiogram. Cas. Lék. česk. **1956,** 1326. — BOWER, I. O., and H. A. MENGLE: The additive effect of calcium and digitalis. A warning with a report of two deaths. J. Amer. med. Ass. **106,** 1151 (1939). — BOYD, L. J., and O. SCHERF: Magnesium sulfate in paroxysmal tachycardia. Amer. J. med. Sci. **206,** 43 (1943). — BOYER, P. D., H. A. LARDY und P. H. PHILLIPS: The role of potassium in muscle phosphorylations. J. biol. Chem. **146,** 673 (1942). — Further studies on the role of potassium and other ions in the phosphorylation of the adenylic system. J. biol. Chem. **149,** 529 (1943). — BOYER, P. K., and C. A. POINDEXTER: The influence of digitalis on the electrolyte and water balance of heart muscle. Amer. Heart J. **20,** 586 (1940). BRAECKELER, A.: Therapeutische Erfahrungen mit Theomagnol. Med. Klin. **47,** 1497 (1952). BRANSCHEID, F.: Die Bedeutung der Bestimmung des Kalziumgehaltes im Blutserum für die klinische Diagnose. Dtsch. Gesundh.-Wes. **5,** 973 (1950). — BRAUN, H. A., R. VAN HORNE, J. C. BETTINGER and S. BELLET: The influence of hypocalcemia induced by sodium-ethylenediamine tetraacetate on the toxicity of potassium. J. Lab. clin. Med. **46,** 544 (1955). — BRAUN, H. A., B. SURAWICZ and S. BELLET: T-waves in hyperpotassemia. Their differentiation from simulating T-waves in other conditions. Amer. J. med. Sci. **320,** 147 (1955). — BRAUN, V.: Zur Behandlung der Digitalisintoxikation mit Kaliumsalzen. Münch. med. Wschr. **101,** 1187 (1959). — BRENNER, W., u. W. BIRK: Experimenteller Beitrag zum Kaliumstoffwechsel. Z. Kinderheilk. **73,** 251 bis 264 (1953). — BRINK, F.: The role of calcium ions in neural processes. Pharmacol. Rev. **6,** 243 (1954). — BROOKS, CH., B. F. HOFFMANN, E. E. SUCKLING and O. ORIAS: Excitability of the heart. New York and London: Grune and Stratton 1955. — BROWN, E. B.: Role of hyperkalemia in production of ventricular fibrillation following hypercapnia. Proc. Soc. exp. Biol. (N.Y.) **90,** 319 (1955). — BROWN, H., G. L. TANNER and H. H. HECHT: The effects of potassium salts in subjects with heart disease. J. Lab. clin. Med. **40,** 507 (1951). — BRÜCK, K., u. G. MAYWALD: Experimentelle Untersuchungen über die Beziehungen des Natrium-Kaliumgehaltes von Serum, Erythrozyten und Extremitätenmuskulatur zum „Hegglinsyndrom". Klin. Wschr. **1956,** 260. — BUCHEN, F. S. P. VAN: The electrocardiogram and potassium metabolism. Electrocardiographic abnormalitis in primary aldosteronism and familial periodic paralysis. Amer. J. Med. **23,** 376 (1957). — BUFF, I. E.: The use of potassium chloride and „Digoxin" in congestive heart failure. Sth. med. J. (Bgham, Ala.) **42**, 1037 (1949). — BULL, G. M.: The uraemias. Principles of treatment. Lancet **1955** I, 731, 777. — BULL, G. M., A. M. JOCKES and K. G. LOWE: Conservative treatment of anuric uremia. Lancet **1949** II, 229. — BURCH, G. E.: The electrocardiogram and disturbances in electrolyte balance. A.M.A. Arch. intern. Med. **94**, 509 (1954). — BURCHELL, H. B.: Electrocardiographic changes related in potassium metabolism. Lancet **1953** II, 235. — BURMEISTER, H.: Experimenteller Beitrag zur Behandlung des Kammerflimmerns des Herzens bei Defibrillation mit chemischen Mitteln. Langenbecks Arch. klin. Chir. **281**, 225 (1955). — BURN, J. H., A. J. GRUNNING and J. M. WALKER: The effect of KCl on atrial fibrillation caused by acetylcholin. Circulat. Res. **4**, 288 (1956). — BURNELL, J. M., and B. H. SCRIBNER: Serum potassium concentration as a guide to potassium need. J. Amer. med. Ass. **164**, 959 (1957). — BUSCHKE, A., u. F. JACOBSOHN: Untersuchungen über Thalliumwirkung. Dtsch. med. Wschr. **48**, 859 (1922). — BUTSCHER, W. A., K. G. WAKIM, H. E. ESSEX, R. D. PRUITT and H. B. BURCHELL: The effect of changes in concentration of cations on the electrocardiogram of the isolated perfused heart. Amer. Heart J. **43**, 801 (1952).

CALAHAN III, E. J., N. R. FRANK, H. KRAUS and L. B. ELLIS: Clinical use of cation exchange resins in treatment of congestive heart failure. Amer. J. med. Sci. **223**, 117 (1952). — CALHOUN, J. A., G. E. CULLEN, G. CLARKE and T. R. HARRISON: Studies in congestive heart failure VI: The effect of ower work and other factors on the potassium content of the cardiac muscle. J. clin. Invest. **9**, 393 (1931). — CALHOUN, J. A., and T. R. HARRISON: Studies in congestive heart failure. IX. The effect of digitalis on the potassium content of the cardiac muscle of dogs. J. clin. Invest. **10**, 139 (1931). — CAMP, W. J. R., and J. A. HIGGINS: The role of potassium in epinephrine action. J. Pharmacol. exp. Ther. **57**, 376 (1936). — CAMPONOVO, P. B., J. R. SALAS y J. M. ALLENDE: Influenca de la digital sobre alguons componentes sanguineos: Potasio, fibrinogeno, colinesterasa, eosinofilos. Prensa méd. argent. **1955**, 1022. — CANNON, P. R., L. E. FRAZIER and R. H. HUGHES: Sodium as a toxic ion in potassium deficiency. Metabolism **2**, 297—312 (1953). — CARDEN, N. L., and J. E. STEINHAUS: Role of magnesium ion in the initiation of ventricular fibrillation produced by acute coronary occlusion. Circulat. Res. **5**, 505 (1957). — CARLSTEN, A.: Acta med. scand. **145**, 72 (1953); **149**, 31 (1954). Zit. nach SJÖSTRAND. — CASTLEDEN, L. I. M.: The effect of potassium salts on cardiac irregularities. Brit. med. J. **1941** I, 7. — CATTEL, M., and H. GOODELL: On mechanism of digitalis glucosides on muscle. Science **86**, 106 (1937). — CHAMBERLAIN, F. K., J. SCUDDER and R. L. ZWEMER: Electrocardiographic changes associated with experimental alterations in blood potassium in cats. Amer. Heart J. **18**, 458 (1939). — CHERBAKOFF, A., and S. TOYAMA: Acute hypokalemia and ventricular fibrillation. Fed. Proc. **15**, 35 (1956). CHERBAKOFF, A., S. TOYAMA and W. F. HAMILTON: Relation between coronary sinus plasma potassium and cardiac arrhythmia. Circulat. Res. **5**, 516 (1957). — CLARK, A. S.: The influence of ions upon the action of digitalis. Proc. roy. Soc. Med. **53**, 181 (1912). — CLARKE, N. E., and R. E. MOSHER: The water and electrolyte content of the human heart in congestive heart failure with and without digitalization. Circulation **5**, 907 (1952). — CONN, H. L.: The effects of digitalis and anoxia on potassium transport in the heart: Correlation with electrocardiographic changes. Clin. Res. **3**, 111 (1955). — Effects of digitalis and hypoxia on potassium transfer and distribution in the dog heart. Amer. J. Physiol. **184**, 548 (1956). — CONTZEN, H.: Die Behandlung des manifesten Tetanus im künstlichen Winterschlaf. Langenbecks Arch. klin. Chir. **278**, 27 (1954). — COVINO, B. G., and A. H. HEGNAUER: Electrolytes and pH changes in relation to hypothermic ventricular fibrillation. Circulat. Res. **3**, 575 (1955). CRISMON, J. M., C. S. CRISMON, M. CALABRESI and D. C. DARROW: Electrolyte disturbance in cat heart and skeletal muscle in potassium poisoning. Amer. J. Physiol. **139**, 667 (1943). — CURRENS, J. H., and J. D. CRAWFORD: The electrocardiogramm and disturbance of potassium metabolism. New Engl. J. Med. **243**, 843 (1950).

DANOWSKI, T. S.: New concepts of the role of potassium in disease. Amer. J. Med. **7**, 525 (1949). — Newer concepts of the role of sodium in disease. Amer. J. Med. **10**, 468 (1951). Fundamental features of metabolism of sodium and potassium. Amer. J. clin. Path. **23**, 1095—1099 (1953). — DANOWSKI, T. S.: The problem of hypokaliemia. Arch. intern. Med. **95**, 370 (1955). — DANOWSKI, T. S., E. B. FERGUS and F. M. MATEER: The low salt syndrome. Ann. intern. Med. **43**, 643 (1955). — DANOWSKI, T. S., and R. TARAIL: Potassium metabolism and dysfunction of the nervous system associated with hyper- and hypokaliemia. Res. Publ. Ass. nerv. ment. Dis. **32**, 372 (1953). — DARROW, D. C.: Effect of low potassium diet and desoxycorticosterone on the rat heart. Proc. Soc. exp. Biol. (N.Y.) **55**, 13 (1944). — Body fluid physiology: the role of potassium in clinical disturbances of body water and electrolyte. New Engl. J. Med. **242**, 978, 1014 (1950). — Potassium, role in clinical practice. Schweiz. med. Wschr. **80**, 756 (1950). — Physiological basis of potassium therapy. J. Amer. med. Ass. **162**, 1310 (1956). — DARROW, D. C., and H. C. MILLER: The productions of cardiac lesions by repeated injections of desoxycorticosterone acetate. J. clin. Invest. **21**, 601 (1942). — DARROW, D. C., and E. L. PRATT: Fluid therapy relation to tissue composition and the expenditure of water and electrolyte. J. Amer. med. Ass. **143**, 365, 432 (1950). — DAUR, W.: Magnesium und Hochdruck. Arzneimittel-Forsch. **5**, 719 (1955). — DAVIDSEN, H. G., and K. KJERULF-JENSEN: Potassium uptake of normal and low potassium red corpuscles. Proc. Soc. exp. Biol. **74**, 477—480 (1950). — Therapeutiische Kaliumlösung. Lancet **1951** II, 17. — Treatment of chronic renal potassium deficiency. Lancet **1951** I, 375. — DELLEN, T. R. VAN, and J. R. MILLER: Electrocardiographic changes following the intravenous administration of magnesium sulfate. II. An experimental study on dogs. J. Lab. clin. Med. **24**, 840 (1939). — DENNIS, J., and R. M. MOORE: Potassium changes in functioning heart under conditions of ischemia and of congestion. Amer. J. Physiol. **123**, 443 (1938). — DEROW, H. A.: The heart in renal disease. Circulation **10**, 114 (1954). — DETERS, V.: Über den Kaliumstoffwechsel. Mat. med. Nordmark, wiss. Beiblatt Nr. 19/1956. — DEVOS, J.: Influence centrale des ions potassium, calcium et magnesium sur la fréquence cardiaque. J. Physiol. (Lond.) **45**, 663 (1953). — DIEFENBACH, W. C. L., SH. C. FISK and S. B. GILSON: Hypopotassemia following bilateral ureterosigmoidostomy. New Engl. Med. J. **244**, 326 (1951). — DIETRICH, H., H. HERKEN u. M. WOLF: Enterale Natrium- und Kaliumbeladung des Kationenaustauschers „Natrantit" bei verschiedener Verweildauer im Magen-Darmtrakt. Klin. Wschr. **31**, 178—180 (1953). — DIETRICH, H., u. M. WOLF: Kaliumtoleranz und Elektrokardiogramm. Dtsch. Arch. klin. Med. **210**, 209 (1954). — DIRKEN, M. N. J., F. GEVERS, H. HEMSTRA and E. H. HUIZING: A. study of defibrillating agents on perfused rabbit hearts. Circulat. Res. **3**, 24 (1955). — DODGE, H. T., R. P. GRANT and P. W. SEAVEY: The effect of induced hyperkalemia on the normal and abnormal electrocardiogram. Amer. Heart J. **45**, 725 (1953). — DÖRKEN, H., u. H. BERNING: Hypokaliaemie als Opstipationsursache. Zur Differentialdiagnose der sog. Kaliumverlust-Nephritis bzw. des primären Aldosteronismus (Conn). Dtsch. med. Wschr. **82**, 108 (1957). — DOERR, W.: Die Morphologie des Reizleitungssystemes, ihre Orthologie und Pathologie. In K. SPANG, Rhythmusstörungen des Herzens. Stuttgart: Georg Thieme 1957. — DÖRRIE, H., E. GÖLTNER u. M. SCHWAB: Der Einfluß von Strophanthin auf die Plasmaelektrolyte und die Wasser- und Elektrolytausscheidung der Niere beim herzgesunden Menschen. Klin. Wschr. **1954**, 165. — DORNDORF, G.: Mschr. Psychiat. **80**, 331 (1931). Zit. nach HADORN. — DREIFUS, L. S., and A. PICK: A clinical correlative study of the electrocardiogram in electrolyte imbalance. Circulation **14**, 815 (1956). — A clinical correlative study of the electrocardiogram in electrolyte imbalance. J. clin. Invest. **35**, 700 (1956). — DREYER, N. B.: Zur Herzwirkung des Magnesiums. Naunyn-Schmiedeberg's Arch. exp. Path. Pharmak. **105**, 54 (1925).

EDELMAN, J. S.: The pathogenesis of hyponatremia. Physiologic and therapeutic implications. Metabolism **5**, 500 (1956). — EGER, W., K. KÜHNS u. R. SCHORER: Zit. nach KÜHNS u. WEBER. — EICHHOLTZ, F.: Lehrbuch der Pharmakologie. Heidelberg: Springer 1951. — EICHNER, D.: Zur Therapie mit Kationenaustauschern. Dtsch. med. Wschr. **79**, 979 (1954). — ELCH, ST. R., and L. N. KATZ: Further observations on the action of drugs on coronary vessels caliber. J. Pharmacol. exp. Ther. **75**, 178 (1942). — ELKINTON, J. R.: Hyponatremia: Clinical state or biochemical sign? Circulation **14**, 1027 (1956). — ELKINTON, J. R., J. K. CLARK, R. D. SQUIRES, L. W. BLUEMLE and A. P. CROSLEY: Treatment of potassium retention in anuria with cation exchange resins. Amer. J. med. Sci. **220**, 547 (1950). — ELKINTON, J. R., and T. S. DANOWSKI: The body fluids. Basic physiology and practical therapeutics. Baltimore: Williams and Wilkins Company 1955. — ELSTER, K., u. H. OTTO: Der Kaliumgehalt menschlicher Leichenherzen bei energetisch-dynamischer Herzinsuffizienz. Klin. Wschr. **1956**, 1139. — ELSTER, K., u. A. WALLNER: Vergleichende electrocardiographische, morphologische und histochemische Untersuchungen an Katzenherzen bei experimentaller energetisch-dynamischer Herzinsuffizienz. Z. Kreisl.-Forsch. **45**, 586 (1956). — ENGBAEK, L.: The pharmacological actions of magnesium ions with particular reference to the neuromuscular and the cardiovascular system. Pharmacol. Rev. **4**, 396 (1953). — ENGELHARDT, A.: Unterstützung der Narkose durch Magnesiumthiosulfat. Fortschr. Med. **71**, 241 (1953). — Der Stoffwechsel des Herzmuskels. Fortschr. Med. **72**, 7 (1954). — ENSELBERG, C. D.: Treatment of cardiac arrhythmias. A.M.A. Arch. intern. Med. **95**, 123 (1955). — ENSELBERG, C. D., H. G. SIMMONS and A. A. MINTZ: The effects of magnesium upon cardiac arrhythmias. Amer. Heart J. **39**, 703 (1950). — The effects of potassium upon the heart, with special reference to the possibility of treatment of toxic arrhythmia due to digitalis. Amer. Heart J. **39**, 713 (1950). — ERNESTENE, A. C., and W. L. PROUDFIT: Differentiation of the changes in the QT-interval in hypocalcaemia and hypopotassemia. Amer. Heart J. **38**, 260 (1949). — ESSELIER, A. F., H. J. HOLTMEIER u. P. JEANNERET: Über eine neue Anwendungsform der Kationenaustauscher. Praxis **43**, 566 (1954). — ESSELIER, A. F., P. JEANNERET u. H. ROSENMUND: Die Kationenaustauscher in der Behandlung der Wassersucht. Schweiz. med. Wschr. **83**, 727, 755 (1953).

FABRE, J.: Les résines d'échange cationique. Praxis **42**, 986 (1953). — Les troubles du métabolisme électrolytique dans l'insuffisance cardiaque. Cardiologia (Basel) **31**, 219 (1957). FANCONI, G.: In Handbuch der inneren Medizin, 4. Aufl., Bd. VII, S. 965. Berlin: Springer

1956. — FANCONI, G., u. TH. NEUHAUS: Kalium und Tetanie. Helv. paediat. Acta, Ser. D 8, 424—450 (1953). — FINCH, C. A., and J. F. MARCHAND: Cardiac arrest by the action of potassium. Amer. J. med. Sci.,206, 507—520 (1943). — FISCHER, H.: Beitrag zur Frage des Synergismus zwischen Digitalis und Calciumwirkung. Naunyn-Schmiedeberg's Arch. exp. Path. Pharmak. 130, 194 (1928). — FISCHER, R.: Die Kaliumanwendung in der Chirurgie. Chirurg 40, Nr 1 (1955). — FLECKENSTEIN, A.: Der Kalium-Natrium-Austausch als Energie-prinzip in Muskel und Nerv. Zugleich ein Grundriß der allgemeinen Elektropharmakologie. Berlin: Springer 1955. — FLINK, E. B.: Magnesiummangelsyndrom beim Menschen. J. Amer. med. Ass. 160, 1406 (1956). — FLINK, E. B., F. A. STUTZMANN, A. R. ANDERSON, TH. KONIG and R. FRASER: Magnesium deficiency after prolonged parenteral fluid admini-stration and after chronic alcoholism complicated by delirium tremens. J. Lab. clin. Med. 43, 169 (1954). — FOLLIS, R. H.: Effect of exercise on rats fed a diet deficient in potassium. Proc. Soc. exp. Biol. (N.Y.) 51, 71 (1942). — Nutritional diseases. 1948. — FOLLIS, R. H., E. ORENT-KEILES and E. V. McCOLLUM: The production of cardiac and renal lesions in rats by a diet extremely deficient in potassium. Amer. J. Path. 18, 29 (1942). — FOURMAN, P.: Experimental observations on the tetany of potassium deficiency. Lancet 1954 II, 525. — Depletion of potassium induced in man with an exchange resin. Clin. Sci. 13, 93 (1954). — FOURMAN, P., and R. A. McCANCE: Tetany complicating the treatment of potassium defi-ciency in renal acidosis. Lancet 1955 I, 329. — FOX, C. L., and H. BAER: Re-distribution of potassium, sodium and water in burns and trauma and its relation to the phenomena of shock. Amer. J. Physiol. 151, 155—167 (1947). — FREED, S. C., and M. FRIEDMAN: Hypo-tension in rat following limitation of potassium intake (preliminary rapport). Science 112, 788—789 (1950). — Depressor effect of potassium restriction on blood pressure of the rat. Proc. Soc. exp. Biol. (N.Y.) 78, 74 (1951). — FREED, S. C., and R. H. ROSENMAN: Effect of potassium depletion upon vascular reactivity of the rat's mesoappendix. Amer. J. Physiol. 184, 183 (1956). — FREED, S. C., R. H. ROSENMAN and M. FRIEDMAN: The relationship of potassium in the regulation of blood pressure with special attention to corticosteroid hypertension. Ann. N.Y. Acad. Sci. 56, 637 (1953). — FREED, S. C., R. H. ROSENMAN, S. ST. GEORGE and K. SMITH: Effect of cortisone and ACTH on blood pressure of hypotensive, potassium deficient rats. Circulat. Res. 2, 41 (1954). — FREED, S. C., R. H. ROSENMAN and M. K. SMITH: Effect of adrenalectomy upon the pressor action of potassium in hypotensive, potassium-deficient rats. Circulat. Res. 2, 494 (1954). — FRENCH, J. E.: A histological study of the heart lesions in potassium deficient rats. A.M.A. Arch. Path. 53, 485 (1952). — FREN-KEL, M., J. GROEN and A. F. WILLEBRANDS: Low serum potassium levels during recovery from diabetic coma. Arch. intern. Med. 80, 728 (1947). — FRIEDBERG, CH. K.: Electrolyte and fluid disturbances in congestive heart failure. New Engl. J. Med. 245, 812 (1951). — Erkrankungen des Herzens. Stuttgart: Georg Thieme 1959. — FRIEDMAN, M., and R. BINE: Observations concerning the influence of potassium upon the action of a digitalis glycoside (lanatoside C). Amer. J. Med. Sci. 214, 653 (1947). — FRIEDMAN, M., S. C. FREED and R. H. ROSENMAN: Reduction of blood pressure in the normotensive and the hypertensive animal following potassium deprivation. J. clin. Invest. 30, 639 (1951). — Effect of potassium administration on: I. Peripheral vascular reactivity and II. Blood pressure of the potassium-deficient rat. Circulation 5, 415 (1951). — FRIEDMAN, S. M., J. A. M. HINKE and D. F. HARD-WICK: Sodium tolerance in experimental hypertension. Circulat. Res. 3, 297 (1955). —FRIED-MAN, M., R. H. ROSENMAN and S. C. FREED: The depressor effect of potassium deprivation on the blood pressure of hypertensive rats. Amer. J. Physiol. 167, 754 (1951). — FRÖHLICH, A., u. R. GUSSENBAUER: Die Wirkung der Erdalkalien auf das Elektrokardiogramm normaler und oxalatvergifteter Kaninchen. Naunyn-Schmiedeberg's Arch. exp. Path. Pharmak. 97, 61 (1913). — FROMMELT, E.: Tagungsber. der Nordwestdtsch. Ges. für Inn. Medizin, 19./20. II. 1954 in Hamburg. Dtsch. med. Wschr. 79, 1544 (1954). — Hochdruckbehandlung mit Magnesiumoleat. Medizinische 1954, 1551. — FULAR, J.: Magnesiumtherapie bei vegetativer Dystonie. Heilkunst 65, 59 (1952).

GAMBLE, A. H., H. F. WIESE and A. E. HANSEN: Marked hypokalemia in prolonged diarrhea, possible effect on heart. Pediatrics 1, 58 (1948). — GARB, S.: The effects of potas-sium, ammonium, calcium, strontium and magnesium on the electrocardiogram and myogram of mammalian heart muscle. J. Pharmacol. exp. Ther. 101, 317 (1951). — GARB, S., V. VEN-TURI and A. WACKER: The differential actions of potassium on the therapeutic and toxic effects of ouabain. J. Pharmacol. exp. Ther. 112, 94 (1954). — GAUTRELET, J.: De l'action sur le cœr de certains ions metallique dissociès de leur chlorures et introduits par électrolyse dans L'organisme. Zbl. Physiol. 21, 489 (1907). — GEORGE, ST., S. M., S. C. FREED and R. H. ROSENMAN: Correlation of serum potassium concentrations with the blood pressure in rats fed a potassium—deficient ration. Circulation 6, 371 (1952). — GEORGE, ST., S. M., S. C. FREED, R. H. ROSENMAN and S. WINDERMAN: Influence of potassium deprivation and adrenalectomy on potassium concentration of the myocardium. Amer. J. Physiol. 181, 550 1955). — GLATZEL, H.: Ernährungskrankheiten. In Handbuch der inneren Medizin. 4. Aufl.,

Bd. VI. — GLAUNER, W., u. P. SCHWARZ: Die latente Tetanie maskiert als Herzgefäß-
erkrankung. Med. Klin. 1950, 1024. — GOEBEL, A.: Die Pathologie des Mineralstoffwechsels
(Schwermetall- und Ionenstoffwechsel) der Zelle. In Handbuch der allgemeinen Pathologie,
Bd. II/1. Berlin: Springer 1955. — GÖLTNER, E., R. KOCH u. M. SCHWAB: Der Einfluß von
Digitalisglykosiden auf das Glomerulusfiltrat, die Wasser- und Elektrolytausscheidung der
Niere und die Plasmaelektrolyte bei Herzinsuffizienz. Naunyn-Schmiedeberg's Arch. exp.
Path. Pharmak. 228, 251 (1956). — GÖLTNER, E., u. M. SCHWAB: Der Einfluß von Digitoxin
auf die Plasmaelektrolyte und die Wasser- und Elektrolytausscheidung der Niere beim
herzgesunden Menschen. Klin. Wschr. 1954, 542. — GOLDBERG, S. J.: The use of calcium
gluconate as a circulation time test. Amer. J. med. Sci. 192, 36 (1936). — GOLDEN, J. S., and
W. A. BRAMS: Mechanism of the toxic effects from combined use of calcium and digitalis.
Ann. intern. Med. 11, 1084 (1938). — GONLUBOL, F., A. SIEGEL and R. J. BING: Effect of
a cardiac glycoside (Cedilanid) on the sodium and potassium balance of the human heart.
Circulat. Res. 4, 298 (1956). — GOODOF, J. J., and C. M. MACBRYDE: Heart failure in
Addison's disease with myocardial changes of potassium deficiency. J. clin. Endocr. 4,
30 (1944). — GOTSEV, T.: Blutdruck und Herztätigkeit. I. Kreislaufwirkung von Magnesium.
Naunyn-Schmiedeberg's Arch. exp. Path. Pharmak. 201, 322 (1943). — GOTSEV, T., u.
L. ATANASSOWA: Die Kreislaufwirkung der isotonischen und hypertonischen Lösungen.
I. Mitt. Die Wirkung von Magnesiumsulfat auf die Blutgefäße der unteren Extremitäten
beim Menschen. Naunyn-Schmiedeberg's Arch. exp. Path. Pharmak. 227, 400 (1956). —
GRAUER, H.: Der Adenosintriphosphorsäuregehalt des Herzmuskels unter normalen, anox-
ämischen und hypocalcämischen Bedingungen. Cardiologia (Basel) 31, 86 (1957). — GREEFF,
K.: Über die Wirkung des Strophanthins auf den Elektrolytstoffwechsel. Dtsch. med.
Wschr. 81, 666 (1956). — Tierexperimentelle Untersuchungen über den Einfluß herz-
wirksamer Glykoside auf den Natrium- und Kaliumhaushalt. Verh. dtsch. Ges. Kreisl.-Forsch.
22, 312 (1956). — GREEN, J. P., N. J. GIARMAN and W. T. SALTER: Combined effects of
calcium and potassium on contractility and excitability of the mammalian myocardium.
Amer. J. Physiol. 171, 174 (1952). — GREENBERG, D. M., and E. V. TUFTS: The nature of
magnesium tetany. Amer. J. Physiol. 121, 416 (1938). — GREINER, T. H., and S. GARB:
The influence of drugs on the irritability and automaticity of heart muscle. J. Pharmacol.
exp. Ther. 98, 215 (1950). — GRUMBACH, L.: The initiation of ventricular tachycardia and
fibrillation in isolated hearts by potassium chloride. Circulat. Res. 4, 293 (1956). — Initiation
of ventricular tachycardia and fibrillation by rhythmical stimulation of ventricles of isolated
rabbit hearts. Fed. Proc. 15, 84 (1956). — Defibrillatory effects of low sodium solutions on
ventricular fibrillation in isolated hearts of rabbits. Circulat. Res. 5, 362 (1957). — Defibrillatory effects of low sodium solutions on ventricular fibrillation in the rabbit's isolated heart.
Fed. Proc. 16, 52 (1957). — GRUMBACH, L., J. W. HOWARD and V. J. MERRIL: Factors related
to the initiation of ventricular fibrillation in the isolated heart: Effect of calcium and potassium. Circulat. Res. 2, 452 (1954). — GRUNDNER-CULEMANN, A.: Experimentelle und morphologische Untersuchungen über Veränderungen des Herzmuskels von Ratten bei Kalium-
Mangelernährung. Arch. Kreisl.-Forsch. 18, 185 (1952). — Morphologische Veränderungen des
Herzmuskels bei Kaliummangel. Z. Kreisl.-Forsch. 43, 574-584 (1954).
    HADORN, W.: Über Versuche mit intraarterieller Calciumtherapie mit besonderer Berück-
sichtigung der arteriellen Durchblutungsstörungen. Schweiz. med. Wschr. 77, 69 (1947). —
HADORN, W., u. G. RIVA: Die Störungen der Kaliämie und ihre klinische Bedeutung. Schweiz.
med. Wschr. 81, 761 792 (1951). — HAGEN, P. S.: The effects of digilanid C in varying dosage
upon the potassium and water content of rabbit heart muscle. J. Pharmacol. exp. Ther. 67,
50 (1939). — HALBACH, E. H.: Calcium und Digitalis. Münch. med. Wschr. 95, 825 (1953). —
HALL, C. E., H. W. DISERENS and O. HALL: Electrocardiographic abnormalities induced
by corticoids: potentation by NaCl and reversal by KCl. Amer. J. Physiol. 183, 550 (1955). —
HAPPOLD, F. C., and J. M. TURNER: Effect of magnesium ions on heart muscletransaminase.
Nature (Lond.) 179, 155 (1956). — HARRIS, A. S., and A. BISTENI: Effects of sympathetic
blockade drugs on ventricular tachycardia resulting from myocardial infarction. Amer. J.
Physiol. 181, 559 (1955). — HARRIS, A. S., A. BISTENI, R. A. RUSSEL, J. C. BRIGHAM and
J. E. FIRESTONE: Excitatory factors in ventricular tachycardia resulting from myocardial
ischemia. Potassium a major excitant. Science 119, 200 (1954). — HARRIS, A. S., A. ESTAN-
DIA, H. T. SMITH, R. W. OLSEN, T. J. FORD and R. F. TILLOTSON: Magnesium sulfate and
chloride in suppression of ectopic ventricular tachycardia accompanying acute myocardial
infarction. Amer. J. Physiol. 172, 251 (1953). — HARRIS, A. S., L. A. TOTH and TAN ENG
HOCY: Arrhythmie und antiarrhythmie effects of sodium potassium and calcium salts and
of glucose injected into coronary arteries of infarcted and normal hearts. Circulat. Res. 6,
570 (1958). — HARRIS, J. S., and W. J. A. DE MARIA: Effects of magnesium sulfate on the
renal dynamics of normal dogs. Amer. J. Physiol. 160, 199 (1951). — HARRISON, T. R.,
C. PILCHER and G. EWING: Studies in congestive heart failure IV. The potassium content of
skeletal and cardiac muscle. J. clin. Invest. 8, 325 (1930). — HARTROFT, P. M., and A. B.

Eisenstein: Alterations in the adrenal cortex of the rat induced by sodium deficiency: correlation of histologic changes with steroid hormone secretion. Endocrinology 60, 641, 651 (1957). — Haury, V. G.: The effect of intravenous injections of magnesium sulfate on the vacular system. J. Pharmacol. exp. Ther. 65, 453 (1939). — The effect of intravenous injections of magnesium sulfate on the volume of the extremities. J. Lab. clin. Med. 24, 951 (1939). Hauss, W. H.: Angina pectoris. Stuttgart: Georg Thieme 1954. — Hay, S. H., and J. E. Wood jr.: Cation exchange resins in the treatment of congestive heart failure. Ann. intern. Med. 33, 1139 (1950). — Haynes, B. W., E. S. Crawford and M. E. De Bakey: Magnesium metabolism in surgical patients. Exploratory observations. Ann. Surg. 136, 659 (1952). — Hazard, J.: Le potassium en biologie et en thérapeutique. Paris: L'expansion Scient, Franç. 1954. — Hazard, R., J. Hazard et J. Thouvenot: Influence de divers sels de potassium sur la toxicité de la digitaline sur le cœr de cobaye. Arch. int. Pharmacodyn. 105, 33 (1956). — Hazard, R., et A. Quinquaud: Potassium ion a vasoconstriktor. J. Physiol. (Paris) 44, 259—262 (1952). — Heagy, F. C., and A. C. Burton: Effect of intravenous injection of magnesium chloride on the body temperature of the unanaestized dog, with some observations on magnesium levels and body temperature in man. Amer. J. Physiol. 152, 407 (1948). — Hecht, H., u. C. Korth: Wesen und Bedeutung der QT-Dauer. Z. Kreisl.-Forsch. 29, 577 (1937). — Hegemann, R.: Zur Behandlung des Hochdruckes und der vegetativen Dystonien. Ärztl. Praxis 4, 19 (1952). — Hegglin, R.: Herz und Hypokalzaemie. Helv. med. Acta 6, 584 (1939). — Die verlängerte QT-Dauer im EKG. Arch. Kreisl.-Forsch. 13, 173 (1943). — Die Klinik der energetisch-dynamischen Herzinsuffizienz. Basel: S. Karger 1947. — Die Myokardfunktion bei Elektrolytstoffwechselstörungen. Cardiologia (Basel) 31, 195 (1957). — Kritische Bemerkungen zum Problem des Myocardstoffwechsels vom Standpunkt des Klinikers. Bad Oeynhausener Gespräche III. Berlin: Springer 1959. — Hegglin, R., u. M. Holzmann: Klinische Bedeutung der verlängerten QT-Dauer. Z. klin. Med. 132, 1 (1937). — Hegglin, R., u. F. Nobile: Beeinflussung der Form und Dauer monophasischer Ableitungen. Verh. dtsch. Ges. Kreisl.-Forsch. 12, 136 (1939). — Hellems, H. K., T. J. Regan, F. N. Talmers, R. C. Cristensen and T. Wada: The mode of action of acetyl strophanthidin on the failing human heart. J. clin. Invest 35, 710 (1956). — Myocardial transfer of potassium, sodium and calcium in heart failure after acctylstrophanthidin. Circulation 14, 952 (1956). — Hellman, E., and A. Lind: Bidirectional tachycardia. Amer. Heart J. 51, 140 (1956). — Helmreich, E., u. St. Goldschmidt: Die Förderung der Adenosintriphosphatase-Aktivität des Herzmuskelhemogenates durch embryonalen Herzextrakt (Corhormon). Hoppe-Seylers Z. physiol. Chem. 290, 119 (1952). — Henderson, C. B.: Potassium and the cardiographie changes in diabetic acidosis. Brit. Heart J. 15, 87 (1953). — Hensler, L.: Elektrokardiogramm-Veränderungen bei chronisch-interstitieller Nephritis. Z. Kreisl.-Forsch. 45, 577 (1956). — Heppel, L. A.: The electrolytes of muscle and liver in potassium depleted rats. Amer. J. Physiol. 127, 385 (1939). — Hercus, V. M., R. J. S. McDowall and D. Mendel: Sodium exchanges in cardiac muscle. J. Physiol. (Lond.) 129, 177 (1955). — Herken, H.: Die Therapie von Ödemen mit Kationenaustauschern. Dtsch. med. Wschr. 78, 8—12 (1953). — Oedembehandlung durch enterale Natriumbindung an Kationenaustauscher. Ärztl. Wschr. 8, 807—811 (1953). — Die Regulation der gestörten Diurese mit Kationenaustauscher. Dtsch. med. J. 5, 560—565 (1954). — Therapeutische Regulation des Natrium- und Wasserhaushaltes bei Oedemen. Ärztl. Wschr. 9, 265 (1954). — Pharmakologische Grundlagen der Therapie mit Kationenaustauschern. Z. Kinderheilk. 76, 440 (1955). — Herken, H., u. M. Wolf: Über die therapeutische Verwendung von Kationenaustauschern. Klin. Wschr. 30, 529—537 (1952). — Herrmann, G., and G. M. Deckerd jr.: The chemical nature of heart failure. Ann. intern. Med. 12, 1233 (1939). — Herrmann, P., u. W. Michaelis: Über die Beeinflussung gesteigerter Krampfbereitschaft bei vegetativer Dystonie durch Magnesium. Dtsch. med. J. 5, 217 (1954). — Hertel, L.: Zur Physiologie und Pathologie des K-Stoffwechsels. Materia med. Nordmark 6, H. 4—8 (1954). — Hienert, G.: Der Herzstillstand. Wien. klin. Wschr. 67, 203 (1955). — Hirschfelder, A. D., and V. G. Haury: Low potassium level. Med. Ass. 102, 1138 (1934). Zit. nach Syllm-Rapoport. — Hochrein, M.: Der Coronarkreislauf. Berlin: Springer 1932. — Höber, R.: Physikalische Chemie der Zelle und der Gewebe. Leipzig: Wilhelm Engelmann 1926. — Hoesch, K.: Epilepsie, Angina pectoris und Allergie als Folgeerscheinungen von Nebenschilddrüseninsuffizienz. Zbl. inn. Med. 60, 254 (1939). — Hoff, F., u. E. Homann: Zur Frage des Einflusses von Vitamin D und Epithelkörperhormon auf den Kalkhaushalt. Z. ges. exp. Med. 74, 258 (1930). — Hoff, H. E., and L. H. Nahum: An analysis of the cardiac irregularities produces by calcium and their prevention by sodium amytal. J. Pharmacol. exp. Ther. 60, 425 (1937). — Hoff, H. E., P. K. Smith and A. W. Winkler: Electrocardiographie changes and concentration of calcium in serum following intravenous injection of calcium chloride. Amer. J. Physiol. 125, 162 (1939). — The relation of blood pressure and concentration in serum of potassium, calcium and magnesium. Amer. J. Physiol. 127, 722 (1939). — Hoffmann, H.: Über die Wirkung verschiedener Digitalissubstanzen und -blätterpräparate auf das isolierte Froschherz bei Kalkmangel. Naunyn-Schmiedeberg's Arch. exp. Path. Pharmak. **96**, 105 (1922). — HOFFMANN, L., u. R. SIEGEL: Die Behandlung von Kreislaufstörungen mit Magnesiumverbindungen. Hippokrates (Stuttgart) **23**, 387 (1952). — HOFFMANN, W. S.: Clinical physiology of potassium. J. Amer. med. Ass. **144**, 1157 (1950). — HOFFMEISTER, W.: Klinische Kaliumvergiftung bei Herzrhythmusstörungen. Verh. dtsch. Ges. inn. Med. **55**, 626 (1949). — HOFFMEISTER, W., u. F. KRÜCK: Die Bedeutung der Acidose bei der Carboanhydrase-Hemmungsdiurese. Klin. Wschr. **34**, 394 (1956). — HOLLAND, W. C.: Actions of anesthetic agents on the loss of K from myocardial tissue. Amer. J. Med. **16**, 596 (1954). — HOLLAND, W. C., and R. L. KLEIN: Effects of temperature, Na und K concentration and quinidine on transmembrane flux of K^{42} and incidence of atria fibrillation. Circulat. Res. **6**, 516 (1958). — HOLLAND, W. M. E., M. E. GREIG and C. E. DUNN: Factors affecting the action of lanatosid C on the potassium content of isolated perfused guinea pig hearts. Amer. J. Physiol. **176**, 227 (1954). — HOLLANDER, G., and B. KISSIN: Cardiac arrest in uremia associated with potassium intoxication. Med. Rec. (N.Y.) **162**, 16 (1949). — HOLLANDER, W., R. W. WINTERS, T. F. WILLIAMS, M. HOLLIDAY, J. OLIVER and L. G. WELT: Renal concentrating defect in potassium depleted rats. Amer. J. Med. **20**, 950 (1956). — HOLLER, J. W.: Potassium deficiency occuring during the treatment of diabetic acidosis. J. Amer. med. Ass. **131**, 1186 (1946). — HOLMES, R.: Potassium imbalance and the electrocardiogramm. J. Irish med. Ass. **34**, 160 (1955). — HOLTMEIER, H. J.: Zur Behandlung mit Kationenaustauschern. Dtsch. med. Wschr. **83**, 1317 (1958). — HOLZMANN, M.: Klinische Elektrokardiographie, Stuttgart: Georg Thieme 1955. — Differentialdiagnose und Behandlung anfallsweiser Störungen des Herzrhythmus. Praxis **1956**, 902. — EKG und Elektrolyte. Cardiologia (Basel) **31**, 209 (1957). — Die Kammertachykardien. Triangel **2**, 313 (1957). — HOMOLA, D.: Potassium in the treatment of heart diseases. Unitrni lék. **1**, 300 (1955). — HOOKER, D. R.: On the recovery of the heart in electric shock. Amer. J. Physiol. **91**, 305 (1929). — Chemical factors in ventricular fibrillation. Amer. J. Physiol. **92**, 639 (1930). — HUTH, E. J., and R. D. SQUIRES: The relation of cardiovascular phenomena to metabolic changes in a patient with chronic hypokalemia. Circulation **14**, 60 (1956).

IRMER, W.: Ursachen und Behandlung des Herzstillstandes in der Chirurgie. Dtsch. med. Wschr. **81**, 1790 (1956). — ISERI, L. T., L. C. ALEXANDER, R. S. MCCAUGHEY, A. J. BOYLE and G. B. MYERS: Water and electroylte of cardiac and skeletal muscle in heart failure and myocardial infarction. Amer. Heart J. **43**, 215—277 (1952). — ISERI, L. T., R. S. MCCAUGHEY, L. ALEXANDER, A. J. BOYLE and G. B. MYERS: Plasma sodium and potassium concentrations in congestive heart failure. Relationship to pathogenesis of failure. Amer. J. med. Sci. **224**, 135 (1952). — IWASAKI, H.: Die Wirkung des Calciums auf die Herztätigkeit. Z. ges. exp. Med. **97**, 336 (1935).

JANDOLO, C.: ACTH und Digitalin. Policlinico, Sez. prat. **1957**, Nr. 31, 1146. — JANKE, B., u. D. SCHARPFF: Klinische Untersuchungen über den Natrium-, Kalium- und Calciumstoffwechsel. Dtsch. med. Wschr. **78**, 786, 816 (1953). — JANTSCH, H.: Zur Behandlung der peripheren Arteriosklerose. Über den Einfluß der Theobromin-Magnesiummoleat-Medikation auf das Oszillogramm der Extremitäten. Dtsch. med. Wschr. **81**, 776 (1956). — JANTZ, H.: Stoffwechseluntersuchungen bei paroxysmaler Lähmung. Nervenarzt **18**, 360—378 (1947). — JAENNERET, P., H. ROSEMUND u. H. F. ESSELIER: Wasser- und Elektrolythaushalt. Tabellen medizinisch wichtiger Zahlenwerte. Helv. med. Acta, Ser. A **21**, 191 (1954). — JENNER, H. D., and H. D. KAY: The phosphatases of mammalian tissues. III. Magnesium and the phosphatase system. J. biol. ehem. **93**, 733 (1931). — JENNINGS, R. B., J. R. CROUT and G. W. SMETTERS: Studies on distribution and localization of potassium in carly myocardial ischemic injury. Arch. Path. (Chicago) **63**, 586 (1957). — JESSERER, H.: Die Tetanie Erwachsener. Wien. klin. Wschr. **67**, 65 (1955). — Laboratoriumsbefunde und ihre Wertung bei Störungen des Calcium-Phosphorstoffwechsels. Wien. klin. Wschr. **67**, 84 (1955). — Die Tetanie des Erwachsenen und ihre Grenzzustände. Ergebn. inn. Med. Kinderheilk. **7**, 312 (1956). — JESSERER, H., u. R. TÖLK: Das Elektrokardiogramm bei der Tetanie Erwachsener. Z. Kreisl.-Forsch. **42**, 13 (1953). — JOHNSTONE, M.: Some mechanismus of cardiac arrest during anaesthesia. Brit. J. Anaesth. **27**, 566 (1955). — JUNG, R., u. H. JANTZ: Über die Veränderungen des Elektrocardiogramms bei der paroxysmalen Lähmung und ihre Beziehungen zum Kaliumspiegel im Blutserum. Verh. dtsch. Ges. Kreisl.-Forsch. **12**, 217 (1939). — JUNKMANN, K.: Beiträge zur Pharmakologie der Leistung des isolierten Froschherzens. Naunyn-Schmiedeberg's Arch. exp. Path. Pharmak. **96**, 63 (1922). — JUSTIN-BESANÇON, L., M. LAMOTTE, S. LAMOTTE-BARILLON et J. GUERRE: Le potassium dans le traitement des constipation atoniques. Sem. hôp. et Sem. thér. **1956**, 387. — JUSTIN-BESANÇON, L., A. RUBENS-DUVAL, J. VILLIAUMEY et J. HAZARD: Atténuation par la chlorure de potassium de l'effet histopathologique de l'acetate de désoxycorticosterone sur le myocarde du rat. C. R. Soc. Biol. (Paris) **147**, 647—649 (1953). — JUSTIN-BESANÇON, L., A. RUBENS-DUVAL, J. VILLIAUMEY, J. HAZARD et P. PIGNARD: Étude du potassium au cours de la myocardite expérimental par la désoxycorticostérone. Ann. Endocr. (Paris) **14**, 405—408 (1953).

KABISCH, G.: Untersuchungen über den Kalium- und Natriumhaushalt bei Lebererkrankungen. Dtsch. Arch. klin. Med. 205, 1 (1958). — KAISER, H.: Die Bedeutung des Magnesiums in der Therapie. Mkurse ärztl. Fortbild. 11, 556 (1956). — KALK, H.: Neue Erkenntnisse auf dem Gebiet der Behandlung der chronischen Leberparenchymschäden, besonders bei Lebercirrhose. Die natriumarme Ernährung und die Behandlung mit Kationenaustauschern. Therapiewoche 4, 84 (1953). — KAMINER, B., and R. E. BERNSTEIN: Electrocardiographic and plasma potassium responses elicited on cooling the chest wall of man. Circulation 15, 559 (1957). — KATZ, L. N., and E. LINDNER: The action of excess sodium, calcium and potassium on the coronary vessels. Amer. J. Physiol. 124, 155 (1938). — KAY, J. H., and A. BLALOCK: The use of calcium chloride in the treatment of cardiac arrest in patients. Surg., Gynec. Obstet. 93, 97 (1951). — KEHAR, N. D., and D. R. HOOKER: Evidences of an altered tissue state in ventricular fibrillation. Amer. J. Physiol. 112, 301 (1935). — KEITEL, H. G., H. BERMAN and H. JONES: Comparison of the change in the red cell potassium content with the total body balance of potassium during potassium therapy. J. Lab. clin. Med. 49, 267 (1957). — KEITH, N. M., and H. B. BURCHELL: Clinical intoxication with potassium: its occurence in severe renal insuffiency. Amer. J. med. Sci. 217, 1 (1949). — KEITH, N. M., H. B. BURCHELL and A. H. BAGGENSTOSS: Electrocardiographic changes in uremia associated with a hight concentration of serum potassium. Report of three cases. Amer. Heart J. 27, 817 (1944). — KEITH, N. M., A. E. OSTERBERG and H. B. BURCHELL: Some effects of potassium salts in man. Ann. intern. Med. 16, 879 (1942). — KELEMEN, jr., E.: Überblick über die Pathogenese und Therapie des postoperativen Kaliummangels. Zbl. Chir. 78, 1880 (1953). — KEYE, J. D., and D. JOHN jr.: Death in potassium deficiency. Report of a case including morphologic findings. Circulation 5, 766—770 (1952). — KEYL, A. C.: Digitalis antagonism. Arch. intern. Med. 101, 849 (1958). — KILCHES, R.: Experimentelle Grundlagen der Magnesiumtherapie. Asklepios 1, 2 (1953). — KISCH, BR.: Pharmakologie des Herzens. In Handbuch der normalen und pathologischen Physiologie, Bd. VII/1, S. 712. Berlin 1926. — Differenzierende Wirkungsanalysen von Herzgiften. I. Mitt. Die Wirkung einwertiger Kationen, insbesondere des Kaliums auf die Herzreizbildung beim Frosch. Naunyn-Schmiedeberg's Arch. exp. Path. Pharmak. 116, 189 (1926). — Differenzierende Wirkungsanalyse von Herzgiften. II. Mitt. Beobachtungen über die vaguserregende Atropinwirkung. Naunyn-Schmiedeberg's Arch. exp. Path. Pharmak. 116, 227 (1926). — Differenzierende Wirkungsanalysen von Herzgiften. III. Mitt. Die Wirkung des Kaliums und der Kalium-Calcium-Antagonismus bezüglich der Herzreizbildung beim Frosch. Naunyn-Schmiedeberg's Arch. exp. Path. Pharmak. 117, 31 (1926). — Der Einfluß von Kalisalzen auf die Herzreizbildung. Z. Kreisl.-Forsch. 19, 657 (1927). — Alkalimetallsalze und Herzreizbildung. Z. Kreisl.-Forsch. 26, 308 (1934). — KJERULF-JENSEN, K., N. B. KRARUP and A. WARMING-LARSEN: Persisting hypokaliaemia requiring constant potassium intake. Lancet 1951 I, 372. — KLEPZIG, H.: Kann eine kombinierte i. v. Kalzium- und Strophanthintherapie des digitalisierten Herzens gefährlich sein? Dtsch. med. Wschr. 83, 1211 (1958). — KLINKE, K.: Die klinische Bedeutung der Störungen des Kaliumhaushaltes. Kinderärztl. Prax. 21, 211 (1953). — KOLFF, W. J.: Serum potassium in uremia. J. Lab. clin. Med. 36, 719 (1950). — KOLM, R., u. E. P. PICK: Über die Bedeutung des Kaliums für die Selbststeuerung des Herzens. Pflügers Arch. ges. Physiol. 185, 235 (1920). — KONZELMANN, F. N.: Sodium metabolismy normal and abnormal. J. Amer. Geriat. Soc. 3, 540 (1955). — KOPF, R.: Über die Veränderungen des mono- und diphasischen Aktionsstromes des Kaltblüterherzens unter Kalium-Ionen-Einwirkung. Pflügers Arch. ges. Physiol. 249, 513 (1947). — KORANSKY, W., u. M. WOLF: Über die Beeinflussung der enteralen Natrium- und Kaliumbindung an Kationenaustauscher. Naunyn-Schmiedeberg's Arch. exp. Path. Pharmak. 224, 232 (1955).— KORNBERG, A., and K. M. ENDICOTT: Potassium deficiency in the rat. Amer. J. Physiol. 145, 291 (1946). — KRAUS, F.: Über die Wirkungen des Kalziums auf den Kreislauf. Dtsch. med. Wschr. 46, 201 (1920). — KRAUS, H.: The use of a cation exchange resin in patients with cardiac edema. J. clin. Invest. 29, 829 (1950). — KRAUSE, M.: Magnesium zur Differentialdiagnose akuter Baucherkrankungen. Münch. med. Wschr. 96, 956 (1954). — Magnesium zur Differentialdiagnose akuter Baucherkrankungen. Ärztl. Wschr. 9, 283 (1954). — KRETSCHMAR, G.: Magnesium und Narkose. Arzneimittel-Forsch. 2, 180 (1952). — KREUZIGER, H., H. ASTEROTH u. K. ZIPF: Kaliumveränderungen nach Herzinfarkt im Tierexperiment. Z. Kreisl.-Forsch. 43, 385 (1954). — KRULL, F.: Klinische Erfahrungen mit Magnesium. Ärztl. Praxis 9, 15 (1957). — KRUSE, H. D., M. M. SCHMIDT and E. V. McCOLLUM: Studies on magnesium deficiency in animals; V. Changes in the mineral metabolism of animals following magnesium deprivation. J. biol. Chem. 106, 553 (1934). — KÜHLMAYER, R.: Über die Bedeutung des Kaliums in der Chirurgie. Wien. klin. Wschr. 64, 501 (1952). — Das intrazelluläre K-Defizit bei chirurgischen Patienten. Eine Bilanzstudie zur Klärung der Möglichkeit und des Effektes einer Kaliumsubstitutionstherapie. Klin. Med. 9, 285 (1954). — KÜHNS, K.: Die Herztätigkeit bei Störungen des Kaliumstoffwechsels durch Kochsalz- und Na-PAS-Infusionen. Verh. dtsch. Ges. Kreisl.-Forsch. 20, 389 (1954). — Über den Einfluß des Kalium-

Ions auf Electrocardiogramm und Herzsystolendauer. Z. Kreisl.-Forsch. **44**, 4 (1955). — Die Pathogenese von Herzkomplikationen bei Störungen des Mineralhaushalts und der kardialen Elektrolytkonzentrationen. Melsunger Medizinisch pharmazeutische Mitteilungen aus Wissenschaft und Praxis, Heft 89, 1958. — Digitalis und Elektrolytkonzentrationen des Herzmuskels. Bad Oeynhausener Gespräche III. Berlin: Springer 1959. — Kühns, K., u. R. Albrecht: Experimentelle Untersuchungen zum Problem der Digitalis-Überempfindlichkeit. Verh. dtsch. Ges. Kreisl.-Forsch. **22**, 318 (1956). — Kühns, K., u. K. Th. Ehlers: Über Wasser- und Elektrolytverschiebungen in Organen nach Infusionen von K- und Na-Salzen. Naunyn-Schmiedeberg's Arch. exp. Path. Pharmak. **224**, 253 (1955). — Kühns, K., A. Ficken u. H. E. Hoffmeister: Untersuchungen über Kaliumstoffwechsel und Herztätigkeit beim Crushsyndrom. Z. ges. exp. Med. **125**, 519 (1955). — Kühns, K., u. K. Hospes: Klinische Bedeutung und Anwendung eines Kaliumdeficit-Testes unter Berücksichtigung der Therapie mit δl-Dehydrocortison (Prednison). Schweiz. med. Wschr. **86**, 783 (1956). — Kühns, K., K. Hospes u. W. Schulz: Ergebnisse und Komplikationen bei der Behandlung der tuberkulösen Meningitis Erwachsener. Münch. med. Wschr. **97**, 43 (1955). — Kühns, K., u. G. Müller: Wasser- und Elektrolytverschiebungen in Serum und Organen bei experimenteller und klinischer Leberschädigung. Acta hepat. (Hamburg) **3** (1955). — Kühns, K., u. R. Schoen: Die Konzentrationsänderung der Elektrolyte im Plasma und im Herzmuskel unter Digitalis und ihr Einfluß auf die Digitaliswirkung. Schweiz. med. Wschr. **87**, 365 (1957). — Kühns, K., u. Weber: Störungen des Kaliumstoffwechsels und ihre klinische Bedeutung. Ergebn. inn. Med. Kinderheilk. **10**, 185 (1958). — Külbs, F.: In Handbuch der inneren Medizin, 2. Aufl., Bd. II, S. 287. Berlin: Springer 1928. — Kutschera-Aichbergen, H.: Kalzium und Digitalis. Wien. klin. Wschr. **67**, 675 (1955).

La Barre, M. J., et J. Heerswynghels: A propos des effets du gluconate de calcium chez les animeaux digitalisés. C. R. Soc. Biol. (Paris) **130**, 71 (1939). — Lachmann, H.: Vitamin C- und Kalzium- statt Traubenzuckerinjektionen bei Herzkrankheiten. Dtsch. Gesundh.-Wes. **2**, 468 (1947). — Laird Myers, W. P.: Hypercalcaemia in neoplastic disease. Cancer (Philad.) **9**, 1135 (1956). — Lam, C. R., T. Geoghegan, A. Lepore and C. K. Sergeant: Induced cardiac arrest as an adjunct in intracardiac surgical procedures. An experimental study. Circulation **14**, 964 (1956). — Langen, C. D. de: Sodium chloride in geographical pathology and its influence on the capillary system. Acta med. scand. **149**, 75 (1954). — Clinical observations on sodium chloride and the peripheral circulation. Proc. kon. med. Akad. Wet., Ser. C **58**, 567 (1955). — Lans, H. S., I. F. Stein and K. A. Meyer: Diagnosis, treatment and prophylaxis of potassium deficiency in surgical patients. Analysis of 404 cases. Surg. Gynec. Obstet. **95**, 321 (1952). — Laragh, J. H.: The effect of potassium chloride on hyponatremia. J. clin. Invest. **33**, 807 (1954). — Lasch, F.: Diagnostische und therapeutische Untersuchungen bei Störungen des Kaliumstoffwechsels. Medizinisch **1953**, 1043—1052. — Lasch, F.: Störungen des K-Stoffwechsels und ihre Therapie. Wien. klin. Wschrl **66**, 298 (1954). — Über die rektale Kaliumtherapie. Münch. med. Wschr. **1955**, 798—800. — László, B.: Beiträge zu den nicht-hypoxämischen Stoffwechselstörungen des Herzmuskels. Orv. Hetil **1955**, 1183 [Ungarisch]. — Legrand, R., J. Desruelles, A. Gèrard et F. Wache: Action du chlorure de potassium sur certains troubles du rythme cardiaque. Thérapie **11**, 1190 (1956). — Lehninger, A. L.: Role of metal ions in enzyme systems. Physiol. Rev. **30**, 393—429 (1950). — Leiter, L., R. E. Weston and J. Grossman: The low sodium syndrome; its origins and varieties. Bull. N. Y. Acad. Med. **29**, 833 (1953). — Lenzi, F.: Electrolyte balance and myocardial contraction. Fortschr. Kardiol. **1**, 153—188 (1956). — Lenzi, F., and A. Caniggia: Nature of myocardial contraction. Basel: S. Karger 1953. — Nature of myocardial contraction and of action potentials. Importance of the ,,cationic gradient". Acta med. scand. **146**, 300 (1953). — Lepeschkin, E.: Modern electrocardiography. Baltimore: Williams & Wilkins Company 1951. — The U wave of the electrocardiogram. Arch. intern. Med. **96**, 600 (1955). — An electrophysiologic explanation of the electrocardiographic hypo- and hyperpotassemia patterns. Circulation **12**, 738 (1955). — Levine, H. D., J. P. Merril and W. Somervile: Advanced disturbance of the cardiac mechanism in potassium intoxication in man. Circulation **3**, 889 (1951). — Levine, H. D., J. P. Vazifdar, B. Lown and J. P. Merril: ,,Tent-shaped" T-waves of normal amplitude in potassium intoxication. Amer. Heart J. **43**, 437 (1952). — Levine, H. D., S. H. Wanzer and J. P. Merrill: Dialyzable currents of injury in potassium intoxication resembling acute myocardial infarction or pericarditis. Circulation **13**, 29 (1956). — Lieberman, A. L.: Studies of calcium. I. Some comperative pharmacologic effects following the intravenous injection of calcium lactate and calcium gluconate in unanesthetized dogs. J. Pharmacol. exp. Ther. **40**, 65 (1930). — II. Urinary output of calcium in normal individuals after peroral administration of calcium lactate and calcium gluconate. J. Pharmacol. exp. Ther. **40**, 71 (1930). — VI. Some interrelationsships of the cardiac activities of calcium gluconate and scillaren B. J. Pharmacol. exp. Ther. **47**, 183 (1933). — Liebow, A. A., W. J. McFarland and R. Tennant: The effects of potassium deficiency on tumor-bearing mices. Yale J. Biol. Med. **13**,

523 (1941). — Linneweh, F.: Die Regulation des Calciumspiegels im Blute. Klin. Wschr. 18, 350 (1939). — Ljunggren, H., R. Luft and B. Sjögren: The electrocardiogramm and potassium metabolism during administration of ACTH, cortisone, and desoxycorticosteron acetate. Amer. Heart J. 45, 216—226 (1953). — Lloyd, W. D. M.: Danger of intravenous calcium therapie. Brit. med. J. 1928 I, 662. — Loewi, O.: Über den Zusammenhang zwischen Digitalis und Calciumwirkung. Naunyn-Schmiedeberg's Arch. exp. Path. Pharmak. 82, 131 (1917). — Über den Zusammenhang zwischen Digitalis- und Kalziumwirkung. III. Mitt. Naunyn-Schmiedeberg's Arch. exp. Path. Pharmak. 83, 366 (1918). — Longsdon, C. S., and T. H. Mc Gavack: Death, prohably due to potassium deficiency following control of diabetic coma. J. clin. Endocr. 8, 658 (1948). — Lostroh, A., and Li Choh Hao: Deposition induced by hydrocortisone of calcium in the heart tissue of female C_3H-mice. Nature (Lond.) 176, 504 (1955). — Lowenhaupt, E., M. P. Schulman and D. M. Greenberg: Basic histologic lesions of magnesium deficiency in the rat. Arch. Path. (Chicago) 49, 427 (1950). — Lowes, H. A.: Über tetanische Krankheitsbilder bei Erwachsenen. Medizinische 1955, 309. — Lown, B., and S. A. Levine: Current concepts in digitalis therapy. Boston: Little, Brown & Co. 1954. Current concepts in digitalis therapy. New Engl. J. Med. 250, 771 (1954). — Lown, B., H. Salzberg, C. D. Enselberg and R. E. Weston: Interrelation between potassium metabolism and digitalis toxicity in heart failure. J. Amer. med. Ass. 146, 1030 (1951). — Lown, B., J. M. Weller, N. Wyatt, R. Hoigne and J. P. Merril: Effects of alterations of body potassium on digitalis toxicity. J. clin. Invest. 31, 648 (1952). — Lown, B., N. F. Wyatt, A. T. Grocker, W. T. Goodale and S. A. Levine: Interrelationship of digitalis and potassium in auricular tachycardia with block. Amer. Heart J. 45, 589 (1953). — Lürmann, O. W., u. W. Böres: Über die Anwendung des Magnesiums in der Therapie. Med. Klin. 46, 1109 (1951). — Luft, R., N. Ringertz and B. Sjögren: Two cases of cryptogenetic hypokaliemia with pathological anatomical findings. Acta endocr. (Kbh.) 7, 196 (1951). — Lutembacher, R.: Action du chlorure de calcium sur les systoles électriques et mécaniques. Arch. Mal. Cœur 50, 1 (1957).

Mac Gregor, C. A., and R. H. Fitz: Postoperative hypotension associated with hypokalemia due to cortisone therapy: a case report. Amer. Surg. 21, 468 (1955). — Mach, E., R. S. Mach, R. Della Santa et H. Plattner: Les troubles du métabolisme du potassium et leur importance en clinique. Praxis 38, 353 (1949). — Mach, R. S., E. Mach et H. Plattner: Le métabolisme des électrolytes et de l'eau dans le coma diabetique. Schweiz. med. Wschr. 83, 30 (1953). — MacPherson, C. R.: Myocardial necrosis in the potassium—depleted rat. A reassement. Brit. J. exp. Path. 37, 279 (1956). — Madler, C. S., S. Bellet and M. Lanning: Influence of the serum potassium and other electrolytes on the electrocardiogram in diabetic acidosis. Amer. J. Med. 5, 838 (1948). — Magida, M. G., K. E. Roberts and H. Satran: Electrocardiographic alterations produced by an increase in plasma pH, bicarbonate and sodium as compared with those seen with a decrease in potassium. Circulat. Res. 1, 214—218 (1953). — Mahnert, E.: Der Kaliumstoffwechsel im Blickfeld des Stressgeschehens. Wien. med. Wschr. 105, 816 (1955). — Maier, C., and H. Spühler: Observations in sodium lactate treatment of bradycardias. Cardiologia (Basel) 31, 325 (1957). — Malbandian, R. M., S. Gordon and J. Kaufman: Calcium-digitalis tolerance test a clinical report of the first 24 trials. Amer. J. med. Sci. 234, 391 (1957). — Malorny, G.: Magnesium in der Behandlung der Tetanie. Med. Klin. 50, 471 (1955). — Mangun, G. H., H. S. Reichle and V. C. Myers: Further studies on human cardiac and voluntary muscle: Possible implications of changes in the creatine phosphorus and potassium content with special reference to heart disease. Arch. intern. Med. 67, 320 (1941). — Marchand, J. F., and C. A. Finch: Fatal spontaneous potassium intoxication in patients with uremia. Arch. intern. Med. 73, 384 (1944). — Margoshes, M., u. B. L. Vallee: Ann. Chem. 28, 180 (1956). Zit. nach Med. Periskop Ingelheim 8, 88 (1958). — Marquardt, P., u. Hh. Schumacher: Zum Mechanismus der Calciumwirkung. Arzmittel-Forsch. 4, 329 (1954). — Martin, G.: Die ambulante Überwachung und Behandlung von Hypertonikern. Ther. d. Gegenw. 96, 448 (1957). — Martin, H. E., J. Mehl and M. Wertman: Clinical studies of magnesium metabolism. Med. Clin. N. Amer. 36, 1157 (1952). — Martin, H. E., and M. Wertman: Electrolyte changes and the electrocardiogram in diabetic acidosis. Amer. Heart J. 34, 646 (1947). — Serum potassium, magnesium and calcium levels in diabetic acidosis. J. clin. Invest. 26, 217 (1947). — Mateer, F. M., L. Greenman, A. C. Austin, J. H. Peters, H. Mermelstein, F. Weigand and T. S. Danowski: The use of potassium chloride in the preoperative treatment of pyloric stenosis in infants. Amer. J. med. Sci. 221, 21 (1951). — Mateer, F. M., L. Greenman and T. S. Danowski: Haemodialysis of the uremic child. Amer. J. Dis. Child. 89, 645 (1955). — Matthews, S. A., and D. E. Jackson: The action of magnesium sulphate upon the heart and the antagonistic action of some other drugs. Amer. J. Physiol. 19, 5 (1907). — Mavor, G. E., R. K. McEvoy and E. B. Mahoney: The effectiveness of hypertonic glucose in resuscitation of the hypothermic heart following potassium chloride arrest. Circulat. Res. 4, 389 (1956). — McAllen, P. M.: The electrocardiogram associated with low levels of serum potassium.

Brit. Heart J. 13, 159 (1951). — Myocardial changes occuring in potassium deficiency. Brit. Heart J. 17, 5 (1955). — McCollum, E. V., and E. R. Orent: Effects on the rat of deprivation of magnesium. J. biol. Chem. 92, 30 (1931). — McGuigan, R. A., and J. A. Higgins: The influence of calcium salts on gitalin action. J. Lab. clin. Med. 23, 839 (1938). — McNaughton, R. A., and H. B. Burchell: Paralysis with potassium intoxication in renal insufficiency. Value of electrocardiographie studies. J. Amer. med. Ass. 145, 481 (1951). — Mechelke, K., u. E. Nusser: Über die Kreislaufwirkung von TEAB, Pendiomid und des Magnesiumsulfates bei normalen Menschen. Naunyn-Schmiedeberg's Arch. exp. Path. Pharmak. 214, 1 (1951). — Melchionda, E.: L'allungamento dell'intervallo QT nei suoi rapporti con il metabolismo del calcio. Rec. Progr. Med. (Roma) 19, 187 (1955). — Merklen, F. P., P. Berthaux et J. Forman: Simulation et accentuation expérimentales par l'hyocalcémie de l'anomalie hyperkaliémique de l'onde T d'électrocardiogramme. Bull. Soc. méd. Hôp. (Paris) 69, 649 (1953). — Les anomalies hyperkaliémiques de l'onde T de l'électrocardiogramme et l'antagonisme calcium-potassium chez diverses espèces animales. Rev. Path. gén. 53, 917 (1953). — Merklen, F. P., P. Berthaux et J. P. Maurat: Modifications électrocardiographiques dans l'hypopotassemie insulinique expérimentale. C. R. Soc. Biol. (Paris) 148, 986 (1954). — Merril, A. J.: Significance of electrocardiogram in electrolyte disturbances. Amer. Heart J. 43, 634 (1952). — Merril, J. P., H. D. Levine, W. Somerville and St. Smith: Clinical recognition and treatment of acute potassium intoxication. Ann. intern. Med. 33, 797 (1950). — Metzger, H., et A. Blum: Le métabolisme du potassium et l'électrocardiogramme. France méd. 15, 27 (1952). — Meyer, J. H., R. R. Grunert, M. T. Zepplin, R. H. Grummer, G. Bohstedt and P. H. Philipps: Effect of dietary levels of sodium and potassium on growth and on concentrations in blood plasma and tissues on white rat. Amer. J. Physiol. 162, 182 (1950). — Miki, Y.: Experimentelle und klinische Untersuchungen über die Dauer des Kammer-EKG. Z. ges. exp. Med. 27, 323 (1922). — Miller, J. R., and T. R. van Dellen: Electrocardiographic changes following the intravenous administration of magnesium sulfate. An experimental study on dogs. J. Lab. clin. Med. 23, 914 (1938). — Electrocardiographic changes following the intravenous administration of magnesium sulfate. III. Combined effect with digitalis. J. Lab. clin. Med. 26, 1116 (1941). — Moore, F. D., E. A. Boling, H. B. Ditmore, A. Sicular, J. E. Teterick, E. A. Ellison, S. J. Hoye and M. R. Ball: Body sodium and potassium: V. Interrelationship of alkalosis, potassium deficiency and surgical stress to acute hypokalemia in man. Experiments and review of the literature. Metabolism 4, 379—402 (1955). — Moore, L. A., E. T. Hallmann and L. B. Sholl: Cardiovascular and other lesions in calves fed diets low in magnesium. Arch. Path. (Chicago) 26, 820 (1938). — Morris, L. E., and H. L. Blumgart: Velocity o blood flow in health and disease. Circulation 15, 448 (1957). — Moseley, V.: The use of a carbonic anhydrase inhibitor in the treatment of hyperkalemia. J. Amer. Geriat. Soc. 4, 58 (1956). — Moulin, M., u. W. Wilbrandt: Die Wirkung von Kalium und Calcium auf das Treppenphänomen am Froschherzen. Experientia (Basel) 11, 72 (1955). — Müller, F.: Zur Behandlung der essentiellen Hypertonie mit Magnesium-Ionen. Med. Klin. 49, 784—786 (1954). — Müller, G. M.: Über die Häufigkeit latent-tetanischer Herz-Kreislaufbeschwerden und deren Behandlung. Ärztl. Wschr. 7, 1151 (1952). — Münchinger, R.: Untersuchungen über die Aktivität der Adenosintriphosphatase im Herzmuskel, als Beitrag zur Pathogenese der sog. energetisch-dynamischen Herzinsuffizienz. Inaug.-Diss. Zürich 1953. — Muniz-Sotolongo, J. C., A. Gonzalez-Pelaiz y G. Cardelle: Alteraciones electrocardiograficas relacionadas con la calcemia en las diarreas de verano. Rev. cubana Cardiol. 15, 158 (1954). — Murray, J. F., and S. H. Boyer: Ventricular arrhythmias after intravenous sodium lactate in heart block. Circulation 15, 547 (1957). — Myers, G. B.: Other QRS-T patterns that may be mistaken for myocardial infarction. IV. Alterations in blood potassium, myocardial ischemia subepicardial myocarditis; distortion associated with arrhythmias. Circulation 2, 75 (1950). — Myers, G. B., and L. T. Iseri: Abnomalities of body water, sodium, potassium and magnesium. Arch. intern. Med. 95, 503 (1955). —

Neumann, H.: Zur Behandlung der Angina pectoris. Medizinische 1956, 427. — Neurath, O.: Untersuchungen über die Bestimmung der Blutumlaufsgeschwindigkeit mit Magnesiumsulfat. Z. klin. Med. 132, 134 (1937). — Newman, E. V.: Hyponatremic syndrome. A.M.A. Arch. intern. Med. 95, 374 (1955). — Nichopoulos, G. C., and W. K. Hoffman: Effect of acute hypopotassemia on myocardial potassium and the electrocardiogram. Circulation 14, 978 (1956). — Nieper, H. A.: Physiologische Grundlagen der Magnesiumtherapie. Medizinische 1954, 1282. — Nyiri, W., and L. du Bois: Experimental studies on heart tonics. III. The relationship of calcium ions, hydrogen ions and digitalis. J. Pharmacol. exp. Ther. 39, 111 (1930).

O'Brien, G. S., J. Rockey, Q. R. Murphy and W. J. Meek: The effect of digitoxin and digoxin on cardiac rhythm and arterial plasma potassium before and after epinephrine injection in unanestetized dogs. Tex. Rep. Biol. Med. 11, 602 (1953). — Oeconomos, N.: Aquisitions récentes en chirurgie cardiaque. L'arrêt cardiaque provoqué. Presse méd. 64,

1797 (1956). — Oelmeyer, H.: Diskussionsbemerkung zu H. Lachmann: Dtsch. Gesundh.-Wes. **3**, 313 (1948). — Olivier, Cl., Cl. Surcau et L. Dauzier: Etude critique des tests humoreaux et électrocardiographiques de la carence en potassium (Recherches expérimentales). J. Chir. (Paris) **70**, 557 (1954). — Ore, M.: Effect of digitalin on pharmacological action of calcium salts. Rev. Fac. Farm. Bioquim **1949**, 9—24. — Orent-Keiles, E., A. Robinson and E. V. McCollum: The effects of sodium deprivation on the animal organism. Amer. J. Physiol. **119**, 651 (1937).

Page, E.: Precipitation of ventricular arrhythmias due to digitalis by carbohydrate administration. Amer. J. Med. **19**, 169 (1955). — Page, E., and J. D. Real: Interrelationship between cardiac effects of oubain, hypocalcemia and hyperkalemia. Circulat. Res. **3**, 501 (1955). — Pearson, H., and L. P. Eliel: Postoperative alkalosis and potassium deficiency. J. clin. Invest. **28**, 803 (1949). — Pearson, P. B.: High levels of dietary potassium and magnesium and growth of rats. Amer. J. Physiol. **153**, 432 (1948). — Pedersen, A., M. S. Siegel and R. J. Bing: Cardiac metabolism in experimental ventricular fibrillation. Amer. Heart J. **52**, 695 (1956). — Pendl, Fr.: Myokardstoffwechsel und Herztherapie. Stuttgart: Georg Thieme 1954. — Perera, G. A.: Depressor effects of potassium—deficient diets in hypertensive man. J. clin. Invest. **32**, 633 (1953). — Perkins, J. G., A. B. Petersen and J. A. Riley: Renal and cardiac lesions in potassium deficiency due to chronic diarrhea. Amer. J. Med. **8**, 115 (1950). — Peschel, E., B. Black-Schaffer and Cl. Schlayer: Potassium deficiency as cause of the socalled rheumatic heart lesions of the adaption syndrome. Endocrinology **48**, 399 (1951). — Pfleiderer, T., P. Otto u. W. Hardegg: Zur Bestimmung des Kaliumspiegels im Blutplasma. Klin. Wschr. **37**, 39 (1959). — Piccione, F. V., and D. Scherf: Rhythmic formation of coupled beats and paroxysmal tachycardias outer layers of myocardium; experimental study. Bull. N.Y. med. Coll. **3**, 83 (1940). — Pick, A.: Digitalis and the electrocardiogram. Circulation **15**, 603 (1957). — Plattner, H. C.: Le métabolieme du potassium et ses pertubations. Paris: Masson & Cie. 1954. — Poche, R.: Submikroskopische Beiträge zur Pathologie der Herzmuskelzelle bei Phosphorvergiftung, Hypertrophie, Atrophie und Kaliummangel. Virchows Arch. path. Anat. **331**, 165—248 (1958). — Pordy, L., J. Kolker and H. Levy: Paroxysmal tachycardia of prolonged duration. Amer. J. Med. **10**, 254 (1951). — Pritchard, J. A.: The use of magnesium ion in the management of eklamptogenic toxemias. Surg. Gynec. Obstet. **100**, 131 (1955).

Raab, W.: Die koordinierte Rolle von Nerven, Hormonen und Elektrolyten in der Pathophysiologie des Blutdruckes. Acta neuroveg. (Wien) **6**, 52 (1953). — Klinische Pathologie des Herzstoffwechsels unter hormonal-nervöser Einwirkung. Münch. med. Wschr. **1953**, 813. — Hormonal and neurogenic cardiovascular disorders. Baltimore: Williams & Wilkins Company 1953. — The adrenergic-cholinergic control of cardiac metabolism and function. In: Fortschr. Kardiol. **1**, 65—152 (1956). — Rahman, M. H., L. E. Frazier, R. H. Hughes and P. R. Cannon: Electrolyte imbalance and intracellular potassium-sodium exchange. Arch. Path. (Chicago) **63**, 154—159 (1957). — Rao, K. V. S., W. L. Jamison, H. E. Bolton and J. E. Ruben: Cardiac standstill. Dis. Chest **26**, H. 5 (1954). — Rebar, J., B. T. Rebar and A. Omachi: Influence of digitoxin on labile and inorganic phosphates, lactate, glycogen, potassium and sodium in dog ventricle. Circulat. Res. **5**, 504 (1957). — Reber, W. E.: Die intraarterielle Calciumtherapie bei peripheren Durchblutungsstörungen. Inaug.-Diss. Bern 1950. — Regan, T. J., F. N. Talmers and H. K. Hellems: Myocardial transfer of sodium and potassium: Effect of acetyl strophanthidin in normal dogs. J. clin. Invest. **35**, 1220 (1956). — Reiter, M.: Wirkung von Frequenz, Natriumentzug und Strophanthin auf Kontraktionskraft und Alkaligehalt des Herzmuskels. Naunyn-Schmiedeberg's Arch. exp. Path. Pharmak. **227**, 300 (1956). — Relman, A. S., and W. D. Schwartz: The kidney in potassium depletion. Amer. J. Med. **24**, 764 (1958). — Reynolds, T. B., H. E. Martin and R. A. Homann: Serum electrolytes and the electrocardiogram. Amer. Heart J. **42**, 671 (1951). — Ringer, S.: Regarding the action of hydrate of soda, hydrate of ammonia and hydrate of potash on the ventricle of the frogs heart. J. Physiol. (Lond.) **3**, 195 (1882). — Concerning the influence exerted by each of the constituents of the blood on the contraction of the ventricle. J. Physiol. (Lond.) **3**, 380 (1882). — A further contribution regarding the influence of the different constituents of the blood in the contractions of the heart. J. Physiol. (Lond.) **4**, 29—42 (1882). — Concerning the action of chloride of sodium, cloride of ammonium, cloride of potassium, bromide of sodium, bromide of ammonium and bromide of potassium on the ventricle of the frogs heart. Practitioner **28**, 1 (1882). — Ringer, S., and W. Murrell: Concerning the effects on frogs of arrests of the circulation and an explanation of the action of potash salts on the animal body. J. Physiol. (Lond.) **1**, 72 (1878). — Roberts, K. E., M. G. Magida, H. Satran and S. Ward: Electrocardiographic alterations produced by a decrease in plasma pH, bicarbonate and sodium as compared with those produced by an increase in potassium. Circulat. Res. **1**, 206—213 (1953). — Robinson, J. G., J. E. Edwards, G. M. Higgins and H. B. Burchell: Effect of digitalis on incidence of myocardial lesions in potassium-deficient rats. Arch. Path. (Chicago) **64**, 228 (1957). — Rodeck, H.: Über die

Wirkung des Calciums auf den Aktionsstrom des Kaltblüterherzens. Pflügers Arch. ges. Physiol. **249**, 470 (1947). — Der Ca-K-Ionenantagonismus bei konstant gehaltenem Ca-K-Verhältnis untersucht an Herzfrequenz und Elektrocardiogramm. Pflügers Arch. ges. Physiol. **250**, 91 (1948). — Der Kaliumhaushalt im kranken Muskel. Schweiz. med. Wschr. **83**, 1137 (1953). — RODRIGUEZ, C. E., A. L. WOLFE and V. W. BERGSTROM: Hypokalemic myocarditis. Amer. J. clin. Path. **20**, 1050 (1950). — ROESCH, E.: Die Wirkung von Magnesiumascorbat auf die Leberdurchblutung. Merck's Jber. Pharm. **49**, 25 (1955/56). — ROSENMAN, R. H., S. C. FREED and M. FRIEDMANN: Effect of variation of potassium intake on pressor activity of desoxycorticosterone. Proc. Soc. exp. Biol. (N.Y.) **78**, 77 (1951). — The peripheral vascular reactivity of potassium deficient rats. Circulation **5**, 412 (1952). — ROSENMAN, R. H., S. C. FREED, S. ST. GEORGE and M. K. SMITH: Cortison hypertension in potassium-deficient rats with a renal ligature. Circulat. Res. **4**, 57 (1956). — ROSENMAN, R. H., S. ST. GEORGE, S. C. FREED and M. K. SMITH: Effect of varying dietary potassium upon the blood pressure of hypertensive rats. Amer. J. Physiol. **175**, 386 (1953). — The effect of potassium deficiency upon adrenocortical secretion in the rat. J. clin. Invest. **34**, 1726 (1955). — ROTH, H.: Der heutige Stand der Herzchirurgie. Schweiz. med. Wschr. **85**, 193 (1955). — ROTHBERGER, C. J., u. H. WINTERBERG: Über die experimentelle Erzeugung extrasystolischer ventriculärer Tachycardie durch Acceleransreizung. (Ein Beitrag zur Herzwirkung von Baryum und Calcium.) Pflügers Arch. ges. Physiol. **142**, 461 (1911). — Über die Verstärkung der Herztätigkeit durch Calcium. Pflügers Arch. ges. Physiol. **142**, 523 (1911). — ROTHBERGER, C. J., u. L. ZWILLINGER: Über die Wirkung von Magnesium auf die Strophanthin- und Bariumtachykardie. Naunyn-Schmiedeberg's Arch. exp. Path. Pharmak. **181**, 301 (1936). — ROTHLIN, E., u. R. BIRCHER: Pharmakodynamische Grundlagen der Therapie mit herzwirksamen Glykosiden. Ergebn. inn. Med. Kinderheilk. **5**, 457 (1954). — ROTHLIN, E., u. A. CERLETTI: Beitrag zur Frage der Kreislaufwirkung des Calcium. Cardiologia (Basel) **21**, 735 (1952). — ROTHLIN, E., u. W. R. SCHALCH: Experimentelle Untersuchungen über die Wirkung des Calciums auf den Blutdruck. Arch. int. Pharmacodyn. **47**, 253 (1934). — Über die Beziehungen zwischen Blutdruck und Exsudationshemmung durch Calcium. Z. ges. exp. Med. **94**, 114 (1934). — ROTHLIN, E., u. M. TAESCHLER: Zur Wirkung der herzwirksamen Glykoside auf den Myokardstoffwechsel. Fortschr. Kardiol. **1**, 189—239 (1956). — ROTHSCHUH, K. E.: Über die Reizwirkung muskelgleicher Kaliumkonzentration auf die Herzmuskelfaser. Pflügers Arch. ges. Physiol. **249**, 339 (1947). — Elektrophysiologie des Herzens. Darmstadt: Dr. Dietrich Steinkopff 1952. — RUSKIN, A., and B. RUSKIN: Effect of potassium depletion in essential hypertension. Amer. J. Med. **14**, 758 (1953).

SALTER, W. T., and E. A. RUNELS: A nomogram for cardiac contractility involving calcium, potassium and digitalis-like drugs. Amer. J. Physiol. **165**, 520 (1951). — SALTER, W. T., L. J. SCIARINI and J. GEMMEL: Inotropic synergism of cardiac glycoside with calcium acting on the frog's heart in arteficial media. J. Pharmacol. exp. Ther. **96**, 372 (1949). — SALTER, W. T., L. J. SCIARINI and B. RUBIN: Inotropic synergism of cardiac glycosides with calcium acting on the frogs heart in human serum. J. Pharmacol. exp. Ther. **97**, 314 (1949). — SAMPSON, J. J., E. C. ALBERTON and B. KONDO: The effect on man of potassium administration in relation to digitalis glycosides, with special reference to blood serum potassium, the electrocardiogram and ectopic beats. Amer. Heart J. **26**, 164 (1943). — SAMPSON, J. J., and E. M. ANDERSON: Therapeutic use of potassium in cardiac arrhythmias. Proc. Soc. exp. Biol. **28**, 163 (1930). — The treatment of certain cardiac arrhythmias with potassium salts. J. Amer. med. Ass. **99**, 2257 (1932). — SAMPSON, J. J., K. KLINGHOFFER, R. KALMANSON, P. TOCH and M. FRIEDMAN: Sodium and potassium retention in myocardial infarctions. Amer. J. Med. **10**, 765 (1951). — SANDRING, L.: Einige Erfahrungen aus der klinischen Auswertung des Einflusses der Kaliumstörungen auf das EKG (schwedisch). Sv. Läkartidn **1955**, 737. — SARRE, H.: Praeuraemie und Uraemie und ihre Behandlung. Dtsch. med. Wschr. **81**, 1382 (1956). — Nierenkrankheiten. Stuttgart: Georg Thieme 1959. — SARTORIUS, H., H. SARRE, R. CASTRINGUS, A. DIEHR, P. v. DITTRICH u. J. KRAMER: Erfahrungen mit der extracorporalen Dialyse. Klin. Wschr. **36**, 898 (1958); **37**, 13 (1959). — SAUTER, H.: Die Behandlung der Spätgestose. Schweiz. med. Wschr. **84**, 842 (1954). — SCHAEFER, H.: Das Elektrokardiogramm. Berlin: Springer 1951. — SCHÄFFER, H.: Die Bedeutung der Mineralstoffwechsel-Störungen in der Behandlung der Herzinsuffizienz. Mkurse ärztl. Fortbild. **5**, 21 (1955). — Na-K-Haushalt in der Pathogenese und Therapie der Herzinsuffizienz. Mkurse ärztl. Fortbild. **6**, 531 (1956). — SCHATZMANN, H. J.: Herzglykoside und Kationentransport. Helv. physiol. Acta **11**, 353 (1953). — SCHERER, G.: Erfahrungen mit Magnesium bei der Verwendung in der Narkose. Med. Mschr. **7**, 362 (1953). — SCHERER, G., u. H. COTTA: Über das Verhalten des Magnesium im Serum in der postoperativen Phase. Dtsch. med. J. **6**, 211 (1955). — SCHERF, D.: Treatment of cardiac arrhythmias. Circulation **8**, 756 (1953). — SCHERF, D., u. L. J. BOYD: Klinik und Therapie der Herzkrankheiten und der Gefäßerkrankungen. Wien: Springer 1955. — SCHIESSLE, W., u. G. G. NAHAS: Experimenteller Beitrag zur Behandlung des Herzkammerflimmerns durch Elektroschock. Z. ges. exp. Med. **127**, 69 (1956). — SCHIMPF,

Kl., u. H. Hartert: Zur Frage der Magnesiumwirkung auf die Blutgerinnung. Klin. Wschr. 35, 50 (1957). — Schlesinger, B., W. Rayne and J. Black: Potassium metabolism in gastroenteritis. Quart. J. Med. 24, 33 (1955). — Schlesinger, M. J., and L. Reiner: Focal myocytolysis of the heart. Amer. J. Path. 31, 443—459 (1955). — Schliephake, E.: Die Verwendung von Magnesiumverbindungen bei Störungen des Blutkreislaufes. Dtsch. med. Wschr. 77, 1508 (1952). — Schliephake, E., u. L. Hofmann: Neue Möglichkeiten zur Behandlung des Hochdruckes und peripherer Gefäßspasmen. Med. Mschr. 5, 327 (1951). — Schmid, E., M. v. Bubnoff u. R. Taugner: Zur Kreislaufwirkung der Magnesiumsalze. Naunyn-Schmiedeberg's Arch. exp. Path. Pharmak. 224, 401 (1955). — Schnitzler, B.: Thromboseprophylaxe mit Magnesium. Münch. med. Wschr. 99, 81 (1957). — Schölmerich, P., H. Nieth, E. Stein u. J. E. Schlitter: Elektrokardiographische Befunde bei Urämie und Hämodialyse. Verh. dtsch. Ges. inn. Med. 65, 618 (1959). — Schönberg, W. D. v.: Beitrag zur Kenntnis des Natrium- und Kaliumstoffwechsels beim Leberparenchymschaden. Naunyn-Schmiedeberg's Arch. exp. Path. Pharmak. 220, 338 (1953). — Die Kaliumtherapie im Coma diabeticum. Dtsch. med. Wschr. 79, 587 (1954). — Schoolmann, H. M., A. Dubin and Ph. D. Hoffmann: Clinical syndromes associated with hypernatremia. A.M.A. Arch. intern. Med. 95, 15 (1955). — Schorer, R.: Konzentrationsänderungen der Elektrolyte und morphologische Veränderungen an inneren Organen der Ratte unter K-Mangel und Digitoxineinwirkung. Inaug.-Diss. Göttingen 1957. — Schrader, G. A., C. D. Prickett and W. B. Salmon: Symptomatology and pathologie of potassium and magnesium deficiencies in the rat. J. Nutr. 14, 85 (1937). — Schroeder, H. A.: Renal failure associated with low extracellular sodium chloride. The low salt syndrome. J. Amer. med. Ass. 141, 117 (1949). — Schwab, M., u. K. Kühns: Die Störungen des Wasser- und Elektrolytstoffwechsel. Heidelberg: Springer 1959. — Schwaiger, M., u. Oehmig: Herzstillstand. 75. Tagg Dtsch. Ges. Chir. 9.—12. 4. 1958. - Dtsch. med. Wschr. (Kongr.-ber.) 83, 893 (1958). — Schwartz, W. B., H. D. Levine and A. S. Relman: The electrocardiogram in potassium depletion. Its relation to the total potassium deficit and the serum concentration. Amer. J. Med. 16, 395 (1954). — Schwartz, W. B., and A. S. Relman: Electrolyte disturbances in congestive heart failure. Clinical significance and management. J. Amer. med. Ass. 154, 1237 (1954). — Schwiegk, H.: Mineralstoffwechselstörungen bei Herzinsuffizienz. Verh. dtsch. Ges. inn. Med. 61, 428 (1955). Pathogenese und Therapie des cardialen Oedems. Regensburg. Jb. ärztl. Fortbild. 4 (1954/55). — Scopinaro, D., G. C. Gambaro a. O. Ferrini: In tema di biochimica del miocardio. Nota prima: La distribuzione di K, Na, H$_2$O nelle varie sezioni del miocardio del coniglio. Arch. E. Maragliano Pat. Clin. 7, 1011—1021 (1952). — Scott, N. M., and M. Moser: Potassium in the treatment of cardiac arrhythmias due to digitalis intoxication. U.S. armed Forces med. J. 5, 511 (1954). — Seldin, D. W.: Management of congestive heart failure. Arch. intern. Med. 95, 385 (1955). — Selye, H.: Zur experimentellen Pathologie der Myocarditiden. Münch. med. Wschr. 101, 20 (1959). — Selye, H., and E. J. Pentz: Pathogenetical correlations between periarteritis nodosa, renal hypertension and rheumatic lesions. Canad. med. Ass. J. 49, 264 (1943). — Shrager, M. W.: Digitalis intoxication. Arch. intern. Med. 100, 881 (1957). — Siebenmann, R. E.: Über eine tödlich verlaufende Anorexie nervosa mit Hypokaliaemie. Schweiz. med. Wschr. 85, 468 (1955). — Singer, R.: Wien. med. Wschr. 100, 469 (1950). Zit. nach Calcium, Sandoz 1952. — Sjöstrand, T.: The electrocardiogram in hypopotassemia. Acta med. scand 151, 73 (1955). — Slater, E. C., and K. W. Cleland: The effect of calcium on the respiratory and phosphorylative activities of heart-muscle sarcosomes. Biochem. J. 55, 566—580 (1953). — Smith, H. W.: Salt and water volume receptors. Amer. J. Med. 23, 623 (1957). — Smith, P. K., A. W. Winkler and H. E. Hoff: Electrocardiographic changes and concentration of magnesium in serum following intravenous injection of magnesium salts. Amer. J. Physiol. 126, 720 (1939). — Smith, S. G., B. Black-Schaffer and Th. E. Lasater: Potassium deficiency syndrome in the rat and the dog. Arch. Path. (Chicago) 49, 185 (1950). — Spang, K.: Die Therapie der Rhythmusstörungen des Herzens. Dtsch. med. Wschr. 82, 606 (1957). — Rhythmusstörungen des Herzens. Stuttgart: Georg Thieme 1957. — Ist die kombinierte Therapie mit Euphyllin-Calcium stets kontraindiziert, selbst wenn sie nicht als Mischspritze getrennt, an einem Tag verabreicht wird? Dtsch. med. Wschr. 83, 661 (1958). — Sparks, L.L., W. Rosenau, R. N. MacAlpin, Th. A. Daane and Choh Hao Li: Production of dystrophic calcification of cardiac muscle in mice by hydrocortisone. Nature (Lond.) 176, 500 (1955). — Sprague, R. G., and M. H. Power: Electrolyte metabolism in diabetic acidosis. J. Amer. med. Ass. 151, 970—976 (1953). — Stämmler, M.: In Kaufmann, Lehrbuch der Pathologie. 1955. — Stanbury, J. B.: The blocking action of magnesium ion on sympathetic ganglia. J. Pharmacol. exp. Ther. 93, 52 (1948). — Stanbury, J. B., and A. Farah: Effects of the magnesium ion on heart and on its response to digoxin (digitalis compound). J. Pharmacol. exp. Ther. 100, 445 (1950). — Staub, H.: Zum Wirkungsmechanismus der Herzglykoside. Dtsch. med. Wschr. 82, 5 (1957). — Stephens, F. J.: Paralysis due to reduced serum potassium concentration during treatment of diabetic acidosis. Report of case treated with 33 grams of potassium chloride intravenously. Ann. intern. Med. 30,

1272 (1949). — Steward, H. J., E. M. Shepard and E. L. Horger: Electrocardiographic manifestation of potassium intoxication. Amer. J. Med. **5**, 821 (1948). — Stewart, H. J., J. J. Smith and A. T. Milhorat: Electrocardiographic and serum potassium changes in familial periodic paralysis. Amer. J. med. Sci. **199**, 789 (1940). — Stille, G.: Die Wirkung von Magnesium auf die Leberdurchblutung. Acta hepat. (Hamburg) **3**, H. 9/10 (1955). — Zur pharmakologischen Wirkung des Magnesiums. 1. Mitt. Arzneimittel-Forsch. **5**, 141 (1955). — Stille, G., u. H. Kröger: Zur pharmakologischen Wirkung des Magnesiums. 2. Mitt. Die Kombination von Procain mit Magnesium. Arzneimittel-Forsch. **5**, 376—380 (1955). — Störmer, J.: Die T-Zacke beim Hypocalaemie-EKG der Säuglings-Spasmophilie. Z. Kinderheilk. **75**, 560 (1954). — Straub, W.: Experimentelle Untersuchung über Wesen und Aussicht der Tetanustherapie mit Magnesiumsulfat. Münch. med. Wschr. **62**, 25 (1915). — Tetanustherapie mit Magnesiumsulfat. Erfahrungen am tetanuskranken Menschen bei intravenöser Einführung des Magnesiumsulfates. Münch. med. Wschr. **62**, 341 (1915). — Strauss, M. B., and L. G. Raisz: Treatment of acute renal shutdown. A.M.A. Arch. intern. Med. **95**, 846 (1955). — Stuhlfauth, K., A. Englhardt-Gölkel, K. Plessner, B. Steinhuber, D. Wollheim, D. V. Struppler, F. Pirner, C. O. Netzer u. K. L. Turban: Untersuchungen über die Störungen des Stoffwechsels nach Operationen und deren therapeutische Beeinflußbarkeit durch Kohlenhydrate. Z. klin. Med. **153**, 287 (1955). — Sturkie, P. D.: Abnormal electrocardiogramms of chickens produced by potassium deficiency and effects of certain drugs on the abnormalities. Amer. J. Physiol. **162**, 538 (1950). — Surawicz, B., and E. Lepeschkin: The electrocardiographic pattern of hypopotassemia with and without hypocalcemia. Circulation **8**, 801 (1953). — Swan, H., J. Zeavin, J. Holmes and V. Montgomery: Cessation of circulation in general hypothermia. I. Physiologie changes and their control. Ann. Surg. **138**, 360 (1953). — Swash, H. K., and A. G. Wallace: Use of M/2 sodium lactate in multiple Adam-Stokes attacts. Brit. med. J. **1956** I, 151. — Sykes, J. F., and L. A. Moore: Lesions of the purkinje network of the bovine heart as a result of potassium dificiency. Arch. Path. (Chicago) **33**, 467—471 (1942). — Syllm-Rapoport, I., u. J. Strassburger: Herz-, Gefäß- und Nierenverkalkung bei experimentellem Magnesiummangel. Klin. Wschr. **34**, 762 (1956). — Szekely, P.: The action of magnesium on the heart. Brit. Heart J. **8**, 115 (1946). — Szekly, P., and N. A. Wynne: Effects of magnesium on cardiac arrhythmias caused by digitalis. Clin. Sci. **10**, 241 (1951). — Szent-Györgyi, A.: Myosin and muscular contraction. Basel: J. S. Karger 1942. — Chemistry of muscular contraction. New York: Academic Press Inc. Publ. 1951. — General views on the chemistry of muscle contraction. Fortschr. Kardiol. **1**, 6—51 (1956).

Tartara, A., G. Casirola e F. Fulle: Contributo allo studio delle modificazioni electrocardiografiche indotte dalla variata concentrazione degli elettroliti nel sicro. Nota I. Modificazioni elettrocardiografiche indotte dalla variazioni di concentrazione di potassio-ioni nel siero. Arch. Sci. med. **100**, 65—96 (1955). — Nota II. Modificazioni elettrocardiografiche da variazioni della calcemia serica. Arch. Sci. med. **100**, 97—116 (1955). — Thauer, R., u. K. Wezler: Die Kreislaufwirkung der gebräuchlichsten tierexperimentellen Narkotica. Naunyn-Schmiedeberg's Arch. exp. Pharmak. **200**, 84 (1942). — Thomas, R. M., E. Mylon and M. C. Winternitz: Myocardial lesions resulting from dietary deficiency. Yale J. Biol. Med. **12**, 345 (1940). — Tobiasch, V.: Über anfallsweises Herzjagen. Med. Mschr. **5**, 106 (1951). — Trautwein, W.: Physiologie der Herzirregularitäten. In K. Spang, Rhythmusstörungen des Herzens. Stuttgart: Georg Thieme 1957.

Uhlenbruck, P.: Herztherapie bei extrasystolischen Arrhythmien. Therapiewoche **4**, 271 (1954).

Verzar, F.: 1943. Zit. nach Fleckenstein 1955. — Vetter, K.: Beitrag zur Magnesiumtherapie des Hochdruckes. Dtsch. Gesundh.-Wes. **28**, 950—953 (1956). — Vollmar, J.: Zur Beurteilung pathologischer Transfusionsreaktionen. Dtsch. med. Wschr. **81**, 101 (1956).

Wachtel, U.: Ionenaustauscher auf Kunstharzbasis und ihre Anwendungsmöglichkeiten in Medizin und Pharmazie. Eine Übersicht. Mercks J.ber. **70**, 56 (1956/57). — Waker, W. E. C., and B. L. Vallee: New Engl. J. Med. **257**, 1254 (1957). Zit. nach Med. Periskop Ingelheim **8**, 88 (1958). — Wall, H. C.: Measurement of circulation time with calcium gluconate in patients receiving digitalis, with electrocardiographie studies. Amer. Heart J. **18**, 228 (1939). — Weber, H. H., u. H. Portzehl: Kontraktion, ATP-Cyclus und fibrilläre Proteine des Muskels. Ergebn. Physiol. **47**, 369—468 (1952). — Wedd, A. M.: The influence of digoxin on the potassium content of heart muscle. J. Pharmacol. exp. Ther. **65**, 268 (1939). — Weese, H.: Digitalis. Leipzig: Georg Thieme 1936. — Weidmann, S.: Effects of calcium ions and local anesthetics on electrical porperties of purkinje fibers. J. Physiol. (Lond.) **129**, 568 (1955). — Elektrophysiologie der Herzmuskelfaser. Bern u. Stuttgart: Hans Huber 1956. Shortening of the cardiac action potential due to a brief injection of KCl following the onset of activity. J. Physiol. (Lond.) **132**, 157 (1956). — Ionenströme, Aktionspotential und Kontraktion des Herzmuskels. Cardiologia (Basel) **31**, 186 (1957). — Weiss, O. Th.: Pharmakologie des Meerwassers. Med. Mschr. **7**, 289 (1953). — Weller, J. M., B. Lown, R. V. Hoigne, N. F. Wyatt, M. Griscitiello, J. P. Merril and S. A. Levine: Effects of akute removal of potassium from dogs. Changes in the electrocardiogram. Circulation 11, 44 (1955). — Weller, J. M., and I. M. Taylor: Some problems of potassium metabolism. Arch. intern. Med. 33, 607 (1950). — Werle, D., u. K. Semm: Zur Kenntnis der pharmakologischen Wirkung des Magnesiumthiosulfates. Arzneimittel-Forsch. 2, 307—309 (1952). — Wezler, K., u. W. Hengst: Die Beziehung anorganischer Ionen zur Hypodynamie des isolierten Frosch-herzens. Arch. Kreisl.-Forsch. 21, 364 (1954). — Wiggers, C. J.: Studies on ventricular fibril-lation produced by electric shock. Amer. J. Physiol. 93, 197 (1930). — Wiggers, C. J., J. R. Bell, M. Paine, H. D. B. Shaw, H. Theisen and A. Maltby: Studies of ventricular fibrillation caused by electric shock: I. The revival of the heart from ventricular by successive use of potassium and calcium salts. Amer. J. Physiol. 92, 223 (1930). — Wiggers, C. J., H. Theisen and H. D. B. Shaw: Studies on ventricular fibrillation produced by electric shock. III. The action of antagonistic salts. Amer. J. Physiol. 93, 197 (1930). — Wilbrandt, W.: Per-meabilitätsprobleme. Naunyn-Schmiedeberg's Arch. exp. Path. Pharmak. 212, 9 (1950). — Zum Wirkungsmechanismus der Herzglykoside. Schweiz. med. Wschr. 85, 315 (1955). — Wilde, W. S., and J. M. O'Brien: The time relation between potassium (K 42) outflux, action potential, and the contraction phase of heart muscle as revealed by the effluogram. Abstr. intern. Physiol. 1953, 889. — Wilde, W. S., J. M. O'Brien and I. Bay: Effluographic determination of potassium flux in heart muscle as related in time to potential changes (ECG) and contraction event. Circulation 12, 488 (1955). — Wilhelm, S. K.: Alterations in serum potassium and sodium in acute myocardial infarction. Amer. J. clin. Path. 21, 146 (1951). — Wilkins, W. E., and G. E. Cullen: Electrolytes in human tissue: III. A comparison of normal hearts with hearts showing congestive heart failure. J. clin. Invest. 12, 1063 (1953). — Windus, H.: Die Beeinflussung der Glykosidwirkung am Herzen durch coronargefäßwirksame Medikamente. Klin. Wschr. 30, 215 (1952). — Winkler, A. W., H. E. Hoff and P. K. Smith: Electrocardiographie changes and concentration of potassium in serum following intravenous injection of potassium chloride. Amer. J. Physiol. 124, 478 (1938). — Electro-cardiographic changes and concentration of calcium in serum following intravenous injection of calcium chloride. Amer. J. Physiol. 125, 162 (1939). — Cardiovascular effects of potassium, calcium magnesium and barium. Yale J. Biol. Chem. 1, 123 (1940/41). — The toxicity of orally administered potassium salts in renal insufficiency. J. clin. Invest. 20, 119 (1941). — Wohl, M. G., C. R. Shuman and C. Alper: Nutritional and metabolic aspects of congestive heart failure. Arch. intern. Med. 96, 11 (1955). — Wolff, H. P.: Die Therapie mit Kationen-austauschern im Lichte fünfjähriger Erfahrung. Klin. Wschr. 32, 761—770 (1954). — Wolff, H. P., K. H. Pfeffer u. H. Jahrmärker: Mineralstoffwechselstörungen unter Aus-tauscherbehandlung und ihre Vermeidung. Ärztl. Wschr. 1955, 781—788. — Womersley, R. A., and J. H. Darragh: Potassium and sodium restriction in the normal human. J. clin. Invest. 34, 456 (1955). — Wood, E. H., and G. K. Moe: Electrolyte and water content of the ventricular musculature of the heart-lung preparation with special reference to the effects of cardiac glycosides. Amer. J. Physiol. 136, 515 (1942). — Wylie, W. D.: The treatment of cardiac arrest. Brit. J. Anaesth. 28, 551 (1956). — Wysznacka, W., S. Filipecki and T. Osinski: On the complications of chronic circulatory failure with disorders in the plasma electrolytes composition. Pol. Tyg. lek. 10, 851 (1955).

Young, Dt., E. W. Monrue and E. Craige: Retationsship between blood pCO_2 and the cardiac toxicity of potassium. Amer. J. Med. 22, 978 (1957). — Young, W. G., W. C. Sealy and J. S. Harris: The role of intracellular and extracellular electrolytes in the cardiac arrhythmias produced by prolonged hypercapnia. Surgery 36, 636 (1954). — Yu, P. N. G.: The electrocardiographie changes associated with hypercalcemia and hypocalcemia. Amer. J. med. Sci. 224, 413 (1952).

Zabludovich, S.: Therapeutische Fortschritte der inneren Medizin: Kardiologie. Pren. méd. argent. 38, 1175, 1240 (1951). — Zadina, R., et V. Kriz: L'action du magnésium sur la contraction de l'intestin isolé. C. R. Soc. Biol. (Paris) 142, 1037 (1948). — Zeeman, S., S. Hirsch and S. Bellet: The effect of potassium depletion induced by desoxycorticosterone acetat on the lethal dose of lanatosid C in dogs. Relationship of plasma levels, skeletal and cardiac potassium content to the lethal dose. Amer. J. med. Sci. 227, 65 (1954). — Zickgraf, H.: Die Wirkung des Magnesiums auf den Kreislauf. Arzneimittel-Forsch. 3, 412—415 (1953). — Zimdahl, W. T.: Magnesium sulfate in paroxysmal tachycardia. Ann. intern. Med. 25, 531 (1946). — Zimdahl, W. T., and Ch. E. Townsend: Bidirectional ventricular tachycardia due to digitalis. Response to potassium therapy and evaluation of arrhythmia mechanism. Amer Heart J. 47, 304 (1954). — Zondek, S. G.: Ionengleichgewicht und Giftwirkung. Dtsch. med. Wschr. 47, 855 (1921). — Zsotér, T., and T. Szabo: The effect of potassium on vascular response. Acta med. Acad. Sci. hung. 6, 207 (1954). — Effect of sodium and calcium on vascular reactivity. Circulat. Res. 6, 476 (1958). — Zwillinger, L.: Über die Magnesium-wirkung auf das Herz. Klin. Wschr. 14, 1429 (1935). — Magnesium sulfuricum bei einer Strophanthinvergiftung. II. Mitt. Magnesiumwirkung auf das Herz. Wien. klin. Wschr. 49, 594 (1936).

Herz- und Kreislaufstörungen in der Schwangerschaft.

Von

O. H. Arnold.

I. Die Umstellung des Herzkreislaufsystems in der normalen Schwangerschaft.

Die normale Schwangerschaft ist mit einer Fülle von Umstellungen im Bereich des Wasserhaushaltes, der Kreislaufregulation und des hormonalen Systems verbunden. Der Begriff „Krankheit" gehört grundsätzlich einer anderen Kategorie an als die Physiologie, auch die sog. pathologische Physiologie füllt seinen Umfang nicht aus. Trotzdem ist es, schon rein darstellungstechnisch gesehen, sicher das richtige Verfahren, doch zuerst einmal zu versuchen, das Krankhafte aus der normalen Physiologie abzuleiten.

Das deutlichste Symptom der Schwangerschaft ist die *Gewichtszunahme.* Diese ist der Ausdruck einer Fülle von Umstellungen im Organismus der Frau (HUGGET 1950). Die Zunahme beziffert sich durchschnittlich auf 20 bis 22,5% des Ausgangsgewichtes. Die mütterliche Gewichtszunahme im Durchschnitt von 11 kg vor dem Termin der Niederkunft setzt sich unmittelbar aus 5 kg für das Ei (Fet, Placenta und Flüssigkeit) und 2,5 kg für den Uterus und die Brüste zusammen. Für die Steigerung des mütterlichen „Nettogewichtes" wird im allgemeinen 3,8 kg im Durchschnitt angesetzt.

Der *extracelluläre Flüssigkeitsraum,* gemessen mit der Thiozyanatmethode, steigt von durchschnittlich 12 auf 18,5 Liter. Diese Zunahme ist bedingt durch ungefähr 2 Liter Flüssigkeit im Ei, 1,2 Liter Zunahme des Plasmavolumens und 3,3 Liter Zunahme der Gewebeflüssigkeit (HUGGET 1950; CHESLEY 1944). RÖTT-GER (1953), fand mit der Rhodanmethode sogar eine Zunahme des extracellulären Flüssigkeitsraumes auf 20,4 Liter im Durchschnitt mit Schwankungen von ± 2,3 Liter. Es wird von CHESLEY (1944) vermutet, daß auch eine Verschiebung zwischen dem intra- und extracellulären Flüssigkeitsraum zugunsten des letzteren vor sich geht und daß diese ungefähr 2 Liter beträgt. Diese Befunde sind für die Erklärung der später noch zu besprechenden wichtigsten Komplikationen der Schwangerschaft auf dem Gebiete des Kreislaufs, der Präeklampsie und der Eklampsie, von großer Bedeutung. Wieweit diese eben gemachten Aussagen durch methodische Fehler beeinflußt sind, läßt sich nicht sicher sagen. Auffällig ist jedoch, daß bei Untersuchungen mit radioaktivem Natrium (Na[24]) bei normalen Schwangeren keine sichere Vermehrung des „Natriumraumes" und des „totalen austauschbaren" Natriums zu finden waren, wenn die Werte auf das Körpergewicht bezogen wurden (GRAY und PLENTEL 1954).

Die *Stickstoffretention* ist für das Kreislaufsystem nicht wichtig, ebenso die der wichtigsten Mineralien, wie Calcium, Magnesium und Eisen. Weiterhin wird von der Mutter über den Bedarf des Fet hinaus das Chlor, der Schwefel und der Phosphor retiniert (HUGGET 1950). Der Retention von Natrium kommt jedoch in unserem Zusammenhang eine beträchtliche Bedeutung zu. Wir kommen darauf später nochmals zurück.

Das *gesamte Blutvolumen* und besonders die Plasmamenge wird während der Schwangerschaft, wie 1915 schon MILLER, KEITH und ROWNTREE mit einer Farbstoffmethode zeigen konnten, deutlich erhöht (ALBERS 1939).

Der *Trockenrückstand des Blutes* verändert sich im Durchschnitt von der Norm von 19,5% in Mens I—III auf 18,6; IV—VI 17,1; VII—VIII 18,0; IX 18,1 und im Puerperium dann 18,3. Der des Serums liegt 10% niedriger (SCHROEDER 1949).

Die *korpuskulären Blutbestandteile* nehmen ebenfalls an Masse zu (TYSOE und LÖWENSTEIN 1950). Diese Vermehrung fällt jedoch gegenüber der Verdünnung des Plasmas durch Wasser nicht deutlich ins Gewicht. Deshalb sinken die Werte für den *Hämatokrit*, der nach ADAMS (1954) in der 32. bis 34. Woche am niedrigsten ist (s. auch BREUER 1935). Die Zahlen für das Hämoglobin und die roten Blutkörperchen vermindern sich entsprechend (COHEN und THOMSON 1930; BERLIN u. Mitarb. 1953). Für das *totale Blutvolumen* ergeben sich nach DIECKMANN und WEGENER (1934, 1952) folgende Zahlen, wenn man die Normwerte nichtschwangerer Frauen gleich 100 setzt: 3. Monat 116, kurz vor der Niederkunft 123, 8 Wochen post partum 107. Für das Plasmavolumen sind die entsprechenden Zahlen 118, 125, 109. Die Untersuchungen von WHITE (1950) ergaben ähnliche Werte. PAGE (1953) hat die Angaben der Literatur hinsichtlich der Veränderung des Plasmavolumens verglichen und findet Angaben über eine Zunahme zwischen 23 und 32%. ADAMS (1954) hat eine Vermehrung des Plasmavolumens auf + 22% in der 32.—34. Woche festgestellt. VEREL, BURY und HOPE (1956) fanden einen Anstieg des Plasmavolumens bis zum Ende der Schwangerschaft und ein schnelles Absinken nach der Geburt, was nicht durch die Blutung allein zu erklären war. HALEY und WOODBURY (1956) fanden im Gegensatz zu der kontinuierlichen Zunahme des gesamten Körperwassers bis zur Entbindung einen Abfall des Blutvolumens nach der 32. Woche, was auch mit den Beobachtungen über das Minutenvolumen des Herzens übereinstimmt.

Die gesamten *Blutproteine* nehmen durch eine Vermehrung des Wassergehaltes des Plasmas relativ ab, wenn man sie pro 100 cm³ Serum berechnet (DIECKMANN 1934).

Die *Gesamtproteine*, refraktometrisch bestimmt (RUNGE und KESSLER 1925), verhalten sich bei einer Norm von 8,62%: im Monat I—III 8,56; IV—VI 7,93; VII—VIII 7,84; IX 7,69; X 7,81; bei der Geburt 8,05 und im Wochenbett 8,29%. Die mittels der Kjeldahlmethode gewonnenen Werte liegen niedriger (NEUWEILER 1940; Norm: 6,35, Schwangere 5,5%. ZANGEMEISTER 1926; Schwangere 6,44, mit starken Ödemen 6,04).

Bei der Berechnung der absoluten Zahlen für die Blutproteine muß berücksichtigt werden, daß die Blutmenge zunimmt. Eine absolute Zunahme der gesamten Proteine um ca. 45 g ist anzunehmen. Diese geht fast ausschließlich zu Gunsten der gesamten Globuline, die Albumine bleiben gleich. Diese Verschiebung nimmt oft kurz nach der Entbindung noch zu, um dann, beginnend mit dem 10. Tag des Wochenbettes, sich wieder der Norm zu nähern (PFAU 1954).

Die Zunahme des Blutvolumens geht mit einer Vermehrung des *Schlag- und Minutenvolumens* des Herzens einher, die innerhalb der 24 Std des Tages voll aufrechterhalten bleibt. Wir übergehen ältere Untersuchungen, die aus methodischen Gründen wechselnde und widersprechende Ergebnisse brachten. HAMILTON (1949) untersuchte mit der Kathetermethode nach dem Fickschen Prinzip 68 schwangere Frauen und verglich die Werte mit 24 Untersuchungen bei Nichtschwangeren. Das Minutenvolumen stieg von einem Ausgangswert von ungefähr 4,5 (± 0,38) Liter vor der Schwangerschaft bzw. bei Nichtschwangeren steil in der 10.—13. Woche an und erreichte den Höhepunkt in der 16.—29. Woche, indem ein Durchschnittswert von 5,78 Liter erreicht wurde. In dem Monat vor der Niederkunft sinkt das Minutenvolumen wieder ab. In der 38.—40. Woche wird ein Wert von 4,6 Liter im Durchschnitt erreicht. Im Wochenbett gehen die Werte wieder in die normale Breite (4,4 ± 0,47) zurück. PALMER und WALKER (1949) fanden das gleiche, sie vermißten jedoch die terminale Abnahme des Minutenvolumens. ADAMS (1954) fand mit einer Farbstoffmethode einen Anstieg auf + 32% in der 28. Woche der Gestation. Vor der Niederkunft waren wie bei HAMILTON die Werte wieder fast normal, um im Gegensatz zu den Untersuchungen dieser Autorin direkt nach der Niederkunft wieder auf + 29% anzusteigen. BURWELL (1954) fand mit der direkten Fickschen Methode eine Steigerung um 40—50%, die sich im letzten Monat wieder verringerte. BADER u. Mitarb. (1955) fanden in der 14.—30. Woche eine durchschnittliche Erhöhung des Minuten-volumens um 40%. Jedenfalls ist aus diesen Beobachtungen abzuleiten, daß das Herz der Schwangeren durchschnittlich auf der Höhe der Schwangerschaft im wesentlichen infolge einer Abnahme des peripheren Widerstandes 25—40% mehr Blut fördern muß, als bei der nichtschwangeren Frau. Es soll jedoch nicht ver-schwiegen werden, daß WERKÖ (1950) mit einer Farbmethode nach STEWART und HAMILTON keine gesetzmäßige Steigerung des Schlagvolumens finden konnte. Er fand aus unbekannten Gründen höhere Ausgangswerte als die eben zitierten Autoren. Nur in den ersten Monaten der Schwangerschaft war ein geringer An-stieg festzustellen.

Die Herzfrequenz steigt mit dem Fortschreiten der Schwangerschaft und erreicht um die 28. bis 32. Woche die höchsten Werte, um dann ebenso wie Plasmavolumen und Minutenvolumen wieder abzufallen (BURWELL 1954). Die *Kreislaufgeschwindigkeit* hängt zum Teil von der *Blutviscosität* ab. Die Viscosität sinkt während der Schwangerschaft und hatte bei 186 Schwangeren, gemessen mit der Ostwaldschen Methode, ihren Tiefpunkt um die 19. Woche (HAMILTON, zitiert nach KELLER 1950). Der *Venendruck* ist erhöht (RUNGE 1927; ALBERS 1939; BROWN u. Mitarb. 1947; BURWELL 1948, 1954). McLENNAN (1943) fand im Gegensatz zu ALBERS (1939) den Venendruck in den Kubitalvenen normal, wäh-rend er an der unteren Extremität auch stark erhöhte Werte maß.

Die Untersuchungen der *Zirkulationszeit* geben wechselnde Ergebnisse. Die Zeit des Transportes von radioaktivem Natrium vom Fuß zur Lende ist wohl durch die Stauwirkung des Uterus deutlich verlängert. Dies trifft auch für die Zeit vom Fuß bis zum Herzen zu (KELLAR 1950). ADAMS (1954) fand eine progressive Abnahme der Zirkulationszeit von 13,3 auf 11.3 sec mit tiefsten Werten um die 34. Woche.

Um eine vermehrte Wärmeabgabe zu gewährleisten, ist das Capillarsystem der Haut erweitert und die Hauttemperatur erhöht (BURT 1950). Die *Blut-durchströmung der Extremitäten* wurde von BURT (1950) mit der Venenverschluß-plethysmographie gemessen. Im Unterarm konnte eine verdoppelte, in der Hand eine versechsfachte Durchblutung gefunden werden (s. auch HERBERT, BANNE und WAKIM 1954; BURWELL 1954), was auf eine vorwiegende Zunahme der Hautdurchblutung zu beziehen ist. Die *Gehirndurchblutung* bleibt, mit der Methode von KETY und SCHMIDT gemessen, gleich (McCALL 1949). Die Blutdurch-strömung der Leber ist unverändert (MUNNELL und TAYLOR 1947). Auf die Blut-durchströmung der *Nieren* gehen wir in einem anderen Zusammenhang noch ausführlicher ein.

Die *gleichzeitige Beobachtung der verschiedenen Kreislaufgrößen* ergab, daß die Veränderung der peripheren Zirkulation der des Minutenvolumens des Herzens, des totalen Blut- und Plasmavolumens und der Pulsfrequenz parallel geht (HERBERT, BANNER und WAKIM 1954).

Die *Permeabilität der Capillaren für Eiweißkörper* wird nach neueren Arbeiten in der Schwangerschaft nicht sicher verändert gefunden. McLENNAN (1949) fand zwar einen um 25% vermehrten Flüssigkeitsdurchtritt in den Capillaren. Der Eiweißgehalt der ausgetretenen Flüssigkeit ist jedoch, sowohl bei der gesunden Schwangeren, als auch bei der pathologischen Schwangerschaft in der Toxikose nach Switzer u. Mitarb. (1950) 0,23 g% im Durschschnitt, also normal. Albers (1939) hat jedoch mit der Methode von Landes gefunden, daß bei der Schwangerschaft erhebliche Mengen von Albumin durch die Capillarwand diffundieren, wenn man mit einem Manschettendruck von 50 mm Hg staut.

Im Verlauf der Schwangerschaft sinkt der arterielle *Blutdruck* meist etwas ab. Die diastolische Senkung ist deutlicher als die systolische (Napp 1949; Andros 1945); sie ist am ausgeprägtesten zwischen 28. und 30. Woche. Bei Müttern mit einer primären Hypertonie kann dieses Absinken zu einer Normalisierung des Blutdruckniveaus führen. Eine der Ursachen für diesen Abfall des Blutdrucks ist die *Umstellung der Zirkulation*, die während der Schwangerschaft wegen der Ausbildung eines placentaren Kreislaufs notwendig wird. Die Homoiostase des Kreislaufs ist durch die einem arteriovenösen Kurzschluß beinahe gleichkommende Kommunikation über die intervillösen Räume in der Placenta (Spanner 1953; Burwell u. Mitarb. 1938; Brown 1947) sehr gefährdet.

Zum teilweisen Ausgleich dieses Widerstandsverlustes in der Peripherie soll sich in der Regulation des Gefäßsystems ein relatives Überwiegen des Sympathikotonus entwickeln. Diese Annahme wird mit den Ergebnissen der Versuche von Assali u. Mitarb. (1950) mit ganglienblockierenden Stoffen aus der Methoniumreihe und auch den Veratrum-Alkaloiden begründet. Diese verursachen während der Schwangerschaft eine tiefe Senkung des Blutdrucks, während die Empfindlichkeit nach der Entbindung gegenüber diesen Stoffen sehr nachläßt. Auch die hohe spinale Anästhesie zeigt bei Schwangeren eine viel stärkere Wirkung auf den Blutdruck, als nach der Schwangerschaft oder bei normalen Frauen (Assali und Prystowski 1950). Gegen die Deutung, dieses Verhaltens auf einen vermehrten Sympathikotonus zurückzuführen, ließe sich jedoch einwenden, daß der arteriovenöse Kurzschluß in der Placenta auf die Kompensation des Blutdrucksturzes durch die Gegenregulation erschwerend wirkt.

Die Störungen der Kreislaufregulation mit Wallungen, Schwindel usw. sind durch diese eben geschilderten Besonderheiten der Kreislaufregulation in der Schwangerschaft zu erklären. Nach längerem Stehen und auch bei großer Hitze ist bekanntlich auch bei der gesunden schwangeren Frau eine *erhöhte Kollapsneigung* vorhanden. Diese kann durch künstliche Erhitzung der unteren Extremität verstärkt werden (Page 1953). Die vermehrte Durchblutung der Haut an den Extremitäten führt zum Auftreten von Capillarpuls und Besserung von vasospastischen Zuständen in den Fingern.

Die Umstellung in der *Hämodynamik* und der *Funktion der Nieren* ist von großer Bedeutung für die Aufklärung der Störungen in der Schwangerschaft. Unsere Kenntnisse darüber haben erst nach der Einführung der Clearance-Methoden Fortschritte gemacht (Chesley 1951). Wir sehen im Verlauf der Schwangerschaft ein ähnliches Verhalten, wie es schon für das Plasmavolumen und das Minutenvolumen des Herzens beschrieben wurde. Die *Inulin-Clearance*, die als Maß der Glomerulusfiltration angesehen wird, nimmt im Verlauf der Schwangerschaft langsam zu und hat ihren Höhepunkt einen Monat vor der Entbindung; die Werte sind hier oft beinahe verdoppelt. In dem letzten Monat, der der Entbindung vorhergeht, sinken die Werte langsam wieder ab, manchmal bis zur Norm (Page 1953; Boshes und Lange 1952; Bucht 1951). Die *Paraaminohippursäure-Clearance* als Maß der effektiven Plasmadurchströmung der Niere geht dieser Bewegung der Werte der Inulin-Clearance meist parallel (s. S. 512). Diese Kurve der Zunahme im Verlauf der Gravidität findet man auch bei Frauen mit chronischer Nephritis (Werkö und Bucht 1956). Brandstätter und Schüller (1954) haben je 11 Mütter in der 5.—16., 17.—18. und 29.—40. Woche der Gestation und 8—12 Wochen post partum mit der Infusionsmethode untersucht. Diese Autoren finden ebenfalls einen Anstieg der Werte für die Inulin- und Paraaminohippursäure-Clearance, der allerdings statistisch gesehen erst in der letzten Periode der Schwangerschaft, im letzten Trimester, signifikant wird. In ihrer Serie fehlt das Absinken der Werte ante partum. LANZ und HOCHULI (1955) fanden das Maximum der Clearance-Werte bei der normalen Schwangerschaft in der ersten Graviditätshälfte und ebenfalls ein späteres Absinken. Die *Filtrationsfraktion* ist oft etwas nieder, da die Vermehrung der Paraaminohippursäure-Clearance oft stärker ist als die Inulin-Clearance, was als Hinweis auf eine Hyperämie der Niere gedeutet wird.

Die Untersuchung der *tubulären Funktionen* in der Gravidität ergibt eine vermehrte Resorptionsleistung für die Elektrolyte. Im Gegensatz zum Natrium, das vermindert ausgeschieden wird, scheint die Kaliumausscheidung gegenüber der Norm unverändert zu sein (EHRNROOT 1950).

Allgemein werden Änderungen in der Nierenfunktion als die *Ursachen des physiologischen Ödems der Schwangeren* in den späteren Schwangerschaftsmonaten angesehen. Wie schon erwähnt, soll die Permeabilität der Capillaren für Proteine, zumindest bei der normalen Schwangerschaft, nicht wesentlich verändert sein. Für die Umstellung der tubulären Nierenfunktion wird allgemein eine Mehrproduktion von kochsalzretinierenden Steroiden, insbesondere von Aldosteron, verantwortlich gemacht, wobei noch nicht klar ist, welche Rolle die Oestrogene spielen, ob sie direkt am Tubulus angreifen oder via Hypophyse-ACTH wirken. Auch an eine Förderung der Sekretion von Adiuretin durch die Oestrogene wird gedacht (ABRAMSON und TENNEY 1955). Die Beurteilung der Werte dieser Steroide im Harn ist noch in den Anfängen. Dasselbe gilt noch mehr für die Bestimmung der Blutspiegel (TOBIAN 1949; PARVIAINEN u. Mitarb. 1950). Man sollte deshalb mit allen Deutungsversuchen noch sehr zurückhaltend sein, da in den entscheidenden Fragen der Bildung, der Art und der Ausscheidung der Steroide überhaupt noch sehr vieles ungeklärt ist. Wir gehen auf die umfängliche Literatur hier nur ganz kurz ein.

Es ist ja allgemein bekannt, daß die *Oestrogene* im Organismus der Schwangeren in sehr hohen Mengen vorhanden sind. Exakte Messungen im Plasma sind jetzt möglich geworden. Am 24.—25. Cyclustag fanden PREEDY u. Mitarb. (1957) 0,215—0,06 γ (1) *Oestron*, (2) *Oestradiol* $< 0,07\ \gamma$, (3) *Oestriol* 0,29—0,1 γ. In der späten Schwangerschaft sind die entsprechenden Werte (1) 2,65—10,3 γ, (2) 1,25—2,93 γ, (3) 4,28—17,5 γ.

Interessant ist vielleicht der Hinweis, daß dem Rückgang des Ödems, der Blutmenge und auch des Schlagvolumens gegen Ende der Schwangerschaft, die besonders für die herzkranken Schwangeren zu einer deutlichen Entlastung führt, eine Abnahme der Ausscheidung von *Corticoiden* im Harn parallel geht (RAAB 1953). Ein Teil der vermehrten Corticoidausscheidung scheint aus der Placenta zu kommen (MASTBOOM 1953). JAILER und KNOWLTON (1950) wiesen anhand eines kasuistischen Beitrages auf die Erscheinung hin, daß bei addisonkranken Frauen, die schwanger werden, während der Schwangerschaft das Corticoiddefizit von einer unbekannten Quelle gedeckt werden kann. Im Gegensatz dazu haben sorgfältige Untersuchungen von HILLS, VENNING u. Mitarb. (1954) gezeigt, daß zwar sicher bei Frauen mit Morbus Addison die Ausscheidung der 17-Ketosteroide vom zweiten Trimester an zunimmt, ebenso die der neutralen reduzierenden Corticoide und auch die der Corticoide mit Wirkung auf den Kohlenhydratstoffwechsel. Ein Schutz gegen die Nebennereninsuffizienz oder eine Abnahme des Corticoidbedürfnisses war bei den Frauen mit Morbus Addison jedoch nicht zu beobachten. Auch reagierten sie nicht auf das corticotrope Hormon.

BAYLISS u. Mitarb. (1955) fanden mit einer Methode, die relativ spezifisch für den Nachweis von 17-Hydroxycorticosteroiden im Plasma, also Körpern wie Cortison, Hydrocortison und ihre Dihydro- und Tetrahydroverbindungen im Blute sein soll, eine kontinuierliche Zunahme dieser Stoffe, die eine Woche nach der Entbindung wieder zur Norm zurückgeht. Die höchsten Werte liegen in der Nähe derer, die bei Kranken mit einem Morbus Cushing gefunden werden. Es scheint sicher zu sein, daß diese Stoffe nicht von dem Fet oder der Placenta gebildet werden, sondern daß sie wahrscheinlich aus der bei jeder Gravidität erheblich vergrößerten Nebenniere stammen. Es ist dabei fraglich, ob deren Vergrößerung durch Corticotrophine aus der Hypophyse oder der Placenta bewirkt wird (JAILER und KNOWLTON 1950; HUGHES u. Mitarb. 1954).

Der inzwischen möglich gewordene *Nachweis des Aldosterons* im Harn und die sich daran anschließenden Untersuchungen ergaben, daß der in Vergangenheit bei Ödemzuständen verschiedener Genese biologisch nachgewiesene „Sodium retaining factor" mit diesem, der amorphen Fraktion der Nebennierensteroide zugehörigen Aldosteron identisch ist. Die bei der Schwangerschaft und der Schwangerschaftstoxikose durchgeführten Bestimmungen des Aldosterons (Venning und Dyrenfurth 1956; Wolff, Koczorek und Buchborn 1956) ergaben in Analogie zu pathogenetisch andersartigen Wasseransammlungen erhöhte Werte für die Aldosteronausscheidung, ohne daß ein Unterschied zwischen der normalen Schwangerschaft und der Gestose bestand. In neuen Untersuchungen haben Koczorek und Wolff (1957) diese Befunde in größer angelegten Untersuchungen bestätigt. Der etwas überraschenden Tatsache, daß die Erhöhung der Aldosteronausscheidung bei der toxämischen Schwangerschaft der der normalen gleicht, ja sogar etwas geringer zu sein scheint, steht der Befund gegenüber, daß die gesunden Graviden eine normale Natriumausscheidung aufwiesen, die toxikosekranken Frauen jedoch Natrium retinierten. Dieser Unterschied wird durch einen Antagonismus der natriuretisch wirkenden Substanzen wie Progesteron und solchen aus der Nebennierenrinde einerseits und dem Aldosteron andererseits erklärt.

Als weitere Ursachen für die vermehrte Rückresorption des Natriums in der Niere werden die *Hypoonkie* des Blutes, die infolge des Albuminschwundes gegen Ende der Schwangerschaft auftritt und die vermehrte Produktion *antidiuretischer Stoffe* im Zwischenhirn, dem Hypophysenhinterlappen und auch der Placenta diskutiert (Page 1953). Diese beiden eben genannten Möglichkeiten kommen jedoch mehr für das Ödem der Schwangerschaftstoxicose, als für die normale Schwangere in Frage.

Zusammen mit diesen Ursachen des Schwangerschaftsödems spielt jedoch zweifellos auch der *erhöhte hydrostatische Druck* auf der venösen Seite des Capillarsystems, besonders in den abhängigen Partien des Körpers, eine wichtige Rolle. Es wurde schon erwähnt, daß der Venendruck bei den Schwangeren in den Beinen stark erhöht gefunden wird (s. S. 481).

Die Vermehrung der Plasmamenge ist eine der wichtigsten Ursachen der *vermehrten Volumenbelastung des Herzens in der Schwangerschaft.* Weiterhin muß jedoch auch noch die Last der Kreislaufumstellung durch den placentaren Kreislauf, in dem das Blut fast ohne Widerstand von der arteriellen auf die venöse Seite übertreten kann, getragen werden. Dazu kommen noch andere Faktoren, von denen der Druck des größerwerdenden Uterus auf den Kreislauf wohl der wichtigste ist.

Es wurde lange darüber gestritten, ob während der Schwangerschaft sich des Herz verändert. Eine *Vergrößerung des Herzens* wird sicher oft nur durch das Höhertreten des Zwerchfells und die dadurch ausgelöste Querlage vorgetäuscht (Hamilton und Thompson 1941). Bestimmungen des Herzvolumens mit der orthodiagraphischen Methode ergaben keine oder nur eine geringfügige, im Verhältnis zum Körpergewicht unwesentliche, Volumenzunahme; der Pulmonalisbogen tritt oft stärker hervor (Maislisch und Bobrezkaja 1936; Werkö 1948; Hollander und Crawford 1943). Auch bei Untersuchungen an schwangeren Versuchstieren blieb das Verhältnis von Herzgewicht zum Körpergewicht gleich (Jensen 1949). Dagegen fanden Kjelberg und Mitarbeiter (1949, 1950) gegenüber diesen Befunden röntgenologisch eine sichere Vergrößerung des Herzens von 30—35%, von denen 10% schon in der ersten Hälfte der Schwangerschaft nachzuweisen sind.

Am Herzen hört man oft *akzidentelle systolische Geräusche* und einen betonten zweiten Pulmonalton, Extrasystolen sind häufiger als bei der Nichtgraviden (Hamilton und Thomson 1941). Diese Symptome sind wohl Folge des erhöhten Schlagvolumens und der damit verbundenen Mehrbelastung des Herzens.

Die Veränderungen der *Herzstromkurve*, die während der Schwangerschaft beobachtet werden, sind meist durch die Lageänderung des Herzens befriedigend zu erklären (Carr u. Mitarb. 1932, 1933; Eufinger und Molz 1934; Feldman und

HAROLD 1934; LANDT und BENJAMIN 1936; SCHLOMKA 1936; LEPESCHKIN 1947).
Die elektrische Herzachse rückt bis zum 9. Monat etwa 15⁰ nach links, im
10. Monat wieder nach rechts (CARR und PALMER 1932; THOMSON, COHEN und
HAMILTON 1938; HAMILTON und THOMSON 1941). Häufig findet sich ein negatives
T 3 (THOMSON, COHEN und HAMILTON 1938) und ein deutliches Q 3 (CARR,
HAMILTON und PALMER 1933; THOMSON, COHEN und HAMILTON 1938). Neuere
Untersuchungen von ZATUCHNI (1951) zeigen, daß die nach WILSON bestimmte
Herzposition während der Schwangerschaft gleich bleibt oder weniger vertikal
wird. Ausgesprochene Horizontallagen wurden nicht beobachtet.

Auch die *Atmung* wird durch die Schwangerschaft oft erkennbar beeinflußt.
Der Sauerstoffverbrauch steigt fortlaufend bis auf Werte über 20% der Norm im
letzten Schwangerschaftsmonat (BURWELL 1954). Eine Abnahme der Vitalkapazität findet sich trotz des Zwerchfellhochstandes in der Regel nicht (EISMAYER
und POHL 1934; LANDT 1936; BURWELL 1938; THOMSON und COHEN 1938), von
WIDLAND (1945) wurde sogar eine Zunahme beobachtet. Die Reserveluft ist
nach ANTHONI und HANSEN (1934) eingeschränkt, dagegen findet sich eine
deutliche Erhöhung der Atemfrequenz (LANDT 1936) und des Atemvolumens
(THOMSON 1938) bis über 50% der Norm. Dies kann Ursache einer subjektiv empfundenen Kurzatmigkeit sein. Die von EFFKEMANN und BORGARD
(1938) nachgewiesenen Rechtsverschiebungen der Sauerstoffdissoziationskurve,
die die Sauerstoffaufnahme in der Lunge um ein geringes erschwert, kann zur
Vermehrung des Atemvolumens beitragen. Bei der Arbeit verschiebt sich die
Sauerstoffdissoziationskurve noch weiter nach rechts, entsprechend steigt das
Atemvolumen bei der Schwangeren während der Arbeit besonders stark an
(EFFKEMANN und BORGARD 1938). Die Kurzatmigkeit bei Ruhe und bei An-
strengungen darf daher bei Schwangeren nicht ohne weiteres als Zeichen einer
Herzinsuffizienz gewertet werden.

Obwohl bei der Schwangerschaft sehr häufig eine *leichte Schwellung der Schilddrüse* besteht
und auch eine Vermehrung des Sauerstoffverbrauches vorliegt, ist es nicht erwiesen, daß
tatsächlich über die wirkliche Bedarfssteigerung hinaus ein allgemeiner Anstieg des Sauerstoffverbrauches im Sinne einer echten Grundumsatzerhöhung vorliegt (COHEN und THOMSON
1939). Symptome einer echten Hyperthyreose sind bei der Schwangerschaft nicht häufiger
als bei nichtschwangeren Frauen (MUSSEY, PLUMMER und BOOTHEY 1926; GARDINER und
HILL 1929; HAMILTON und THOMSON 1941).

II. Das Verhalten der herzkranken Frau in der Schwangerschaft.

1. Allgemeines.

Wenn wir die oben gegebenen physiologischen Umstellungen des Kreislaufs in
der Schwangerschaft noch einmal kurz zusammenfassen und die Folgerungen
erörtern, die für die Klinik daraus zu ziehen sind, ergibt sich, *daß die Herzarbeit
durch die Zunahme des Plasmavolumens während der Gravidität langsam zunimmt.
Zu Beginn des dritten Trimesters steigert sich die Belastung des Herzens plötzlich.
Sie ist ungefähr in der 28.—30. Woche auf ihrem Höhepunkt angekommen, an dem
die Herzarbeit 30% gegenüber dem Zustand vor der Schwangerschaft vermehrt ist.
In der 4.—3. Woche vor dem Termin der Niederkunft nimmt die Belastung des
Herzens wieder ab.*

Dementsprechend findet man auch bei herzkranken Frauen den *ersten
Krisenpunkt* am häufigsten zwischen der 24. und 36. Woche. Die Belastung
der herzkranken Frau während der Geburt ist im wesentlichen durch die
Wehentätigkeit, besonders in der Austreibungsphase bedingt. Deren schädliche
Einflüsse sind jedoch geringer, als man allgemein annimmt. Herzkranke Frauen,

welche eine Schwangerschaft ohne Dekompensationszeichen überstanden haben, werden durch eine normale Geburt selten zusätzlich gefährdet (JENSSEN 1949; HAMILTON und THOMSON 1949; HAMILTON 1954). Im *Puerperium* tritt dagegen eine neue starke Belastung des herzkranken Organismus auf. Überraschenderweise empfindet eine Frau mit Herzinsuffizienz nach der Entbindung oft keine entscheidende Erleichterung. Im Gegenteil, der Zustand wird oft schlechter. Dies ist davon unabhängig ob die Schwangerschaft mit oder ohne wesentliche Anstrengungen vor sich ging. Neben dem 7. Monat ist also die Zeit unmittelbar nach der Entbindung der *zweite Krisenpunkt* der Gestationsperiode für herzkranke Frauen (LAAKE 1954). Das Minutenvolumen steigt, wie schon erwähnt, nochmals an. ADAMS (1954) maß Werte, die um 30% gegenüber der Norm erhöht waren, also Werte, die den höchsten in der Schwangerschaft entsprechen. Erst zwei Wochen nach der Niederkunft ist die Gefahr für die herzkranke Frau vorüber.

Diese Gefährdung der herzkranken Frau nach der Entbindung kann teilweise durch die bei der Entbindung mehr oder weniger plötzlich erfolgende Entleerung der Gebärmutter erklärt werden. Besonders nach der Sectio caesarea sieht man diese plötzlich auftretenden Verschlechterungen. Durch die plötzliche Verminderungen des intraabdominellen Drucks fällt die Vitalkapazität der Lunge um ca. 250 cm³ (HAMILTON 1954). Es spielen jedoch wahrscheinlich auch noch andere und wichtigere Einflüsse eine Rolle. Die plötzliche Entlastung der Beckenvenen und der Venen der unteren Extremität, sowie die Kontraktion des geleerten Uterus belastet das rechte Herz plötzlich stark. Wenn man berücksichtigt, daß kurz vor der Entbindung und auch besonders während der Geburt schon eine Lungenstauung bestand, kann man verstehen, daß die zusätzliche Belastung zu einem plötzlichen Rechtsversagen führen kann. Manchmal ist auch ein Kollaps das führende Symptom.

Die Lungenstauung bewirkt oft eine erhöhte Empfänglichkeit gegenüber akuten Infekten des Respirationstraktes, die an der plötzlichen Verschlechterung der Kreislaufbedingungen auch beteiligt sein können. Die Lungenstauung wird manchmal noch durch die Einschwemmung von kleinen Partikeln der Placenta in die Venen verstärkt. Diese Form der Embolie ist für die gesunde Frau gleichgültig, sie soll jedoch bei einer Kranken mit Lungenstauung Bedeutung erlangen können (HAMILTON 1954).

Aus diesen Beobachtungen läßt sich die Tatsache erklären, daß in den ersten 48 Stunden nach der Niederkunft oft noch Todesfälle an Herzinsuffizienz auftreten. VANDERVEER (1950) verlor bei 409 herzkranken Frauen 10 auf diese Weise. Davon starben 3 in den ersten 48 Stunden des Wochenbettes.

Die *Diagnose*, ob eine Herzinsuffizienz bei einer Graviden vorliegt, ist oft schwierig. Wie schon erwähnt, kommen systolische Geräusche, Herzvergrößerung bzw. -verlagerung, Ödem und Atemnot, bronchitische Geräusche auf der Lunge auch bei der herzgesunden Schwangeren vor. Eine Herzkrankheit kann angenommen werden, wenn Rhythmusstörungen schwerer Art vorhanden, das Herz röntgenologisch deutlich vergrößert ist oder ein diastolisches Geräusch oder andere sichere phonokardiographische Hinweise, wie z. B. ein Mitralöffnungston, vorhanden sind. Besonders die Beurteilung der Schwere einer Mitralstenose macht oft Schwierigkeiten, da der vermehrte Blutumlauf in der Schwangerschaft oft bei geringen Klappendefekten eine schwere Störung vortäuscht. Man sollte deshalb stets versuchen, Befunde aus der Zeit vor der Gravidität beizuziehen (HARKEN 1958). Während der Schwangerschaft und besonders auch während der Wehen ist eine plötzliche Beschleunigung der Frequenz von Atmung und Herzschlag und Sinken des Blutdrucks ein wichtiges Zeichen.

Selbstverständlich hat auch die Vorgeschichte der Kranken mit Hinweisen auf frühere Dekompensationen für die Beurteilung eine entscheidende Bedeutung (VANDERVEER 1950). Die *Prognose* einer Schwangerschaft bei einer Herzkranken und die Prognose einer Herzkranken bei einer Schwangerschaft ist von dem Zustand des Herzens zu Beginn der Gravidität abhängig. Zur besseren Verständigung in dieser Hinsicht hat die New York Heart Association eine *Klassifizierung* vorgeschlagen, die etwas vereinfacht lautet:

Gruppe I. Kranke mit krankhaftem organischen Herzbefund ohne subjektive Beschwerden.

Gruppe II. Kranke mit geringer bis mittelgradiger Einschränkung der körperlichen Leistungsfähigkeit.

Gruppe III. Kranke mit erheblicher Einschränkung der Leistungsfähigkeit, aber ohne eigentliche Insuffizienz in der Ruhe.

Gruppe IV. Kranke mit schwerer Herzinsuffizienz und Beschwerden auch bei körperlicher Ruhe und Kranke mit absoluter Arrhythmie infolge von Vorhofflimmern.

Diese an sich zur Verständigung sehr nützliche Einteilung nach den Graden der Schwere von I—IV ist falsch verstanden, wenn man daraus schließen sollte, daß sich die Fälle, die man unter Typ I und II einordnen würde, sich in der Schwangerschaft nie verschlechtern. VANDERVEER (1950) weist auf die an sich jedem Internisten geläufige Tatsache hin, daß kranke Frauen von der Gruppe III und IV eine Gravidität gut überstehen können, während die als leichter bezeichneten Herzkranken in der Gravidität Dekompensationssymptome bieten. Die Art und Güte der Behandlungen und sicher auch die seelische Einstellung der Frau zu der Tatsache ihrer Gravidität sind da wohl entscheidender, als die Graduierung nach Typen, die sich ja lediglich aus der Addition gewisser Merkmale ergibt.

Die *kindliche Mortalität* steigt bei schweren Herzleiden erheblich an (BUNIN 1948, 1950). Nach HAMILTON (1947) betrug die kindliche Mortalität bei der Gruppe IV 31%, bei Kranken mit Vorhofflimmern 50%, während sie bei den günstigeren Fällen der Gruppe I und II 8,6% betrug. Durch eine zweckmäßige Behandlung während der Schwangerschaft kann die Prognose für Mutter und Kind erheblich verbessert werden.

Die durchschnittliche *Sterblichkeit der Mütter* während der Schwangerschaft und dem Wochenbett bei Herzkranken der Gruppe I und II ist nur geringfügig höher als die bei nichtschwangeren Frauen. Dagegen ergab sich für die Gruppen III und IV, also Patientinnen, welche Erscheinungen der Herzinsuffizienz unter den üblichen Lebensbedingungen oder bei früheren Schwangerschaften hatten, eine ganz erheblich erhöhte Zahl der Todesfälle. Besonders hoch ist das Risiko bei Schwangeren, bei denen ein Vorhofflimmern vorhanden ist. Eine weitere Verschlechterung der Aussichten ist bei herzkranken Frauen über 35 Jahren zu erwarten. Nach HAMILTON und THOMSON (1941) sank durch Verbesserung der ärztlichen Fürsorge die Sterblichkeit der Schwangeren mit organischen Herzkrankheiten von 15% in den Jahren 1921—1924 auf 2% in den Jahren 1937—1939 ab. Dies bezieht sich jedoch nur auf Gruppe I und II. Bei III und IV hat sich die Mortalität nicht geändert. Über den Einfluß der Gravidität auf das Herzleiden berichten wir im Zusammenhang mit den einzelnen Herzklappenfehlern im nächsten Abschnitt.

2. Erworbene Herzkrankheiten.

Die erworbenen Erkrankungen an den Klappen des Herzens machen rund 90% aller organischen Herzerkrankungen aus, die bei Schwangeren beobachtet werden (FRIEDBERG 1950). Eine Reihe von Autoren haben nachgewiesen, daß eine glücklich überstandene Schwangerschaft bei Herzkranken infolge von Klappenfehlern die Lebenserwartung nicht verkürzt (FRIEDBERG und TARTAKOWER 1933; LAAKE 1954). CORELL und ROSENBAUM (1950) fanden bei 364 Schwangerschaften herzkranker Frauen, darunter 53 mit 4 und mehr Graviditäten, eine Mortalität der

Mutter von 1,3% für die einzelne Schwangerschaft. Bei herzkranken Mehrgebä-renden war keine Häufung der Herzinsuffizienz zu beobachten. Im ganzen hatten aus dem Material dieser Autoren 41 von 364 Schwangeren eine Herzinsuffizienz während der Gravidität. LAAKE (1954) machte die gleichen Beobachtungen. GORENBERG und CHESLEY (1953) und MILLER und METCALFE (1956) haben in überzeugenden Nachuntersuchungen über Zeiträume von mehr als 10 Jahren post partum ebenfalls dargetan, daß das Durchmachen einer Gravidität keinen Einfluß auf die Lebenserwartung der herzkranken Frau hat. Die zuerst genannten Autoren kommen auf Grund ihrer Nachuntersuchungen an 260 Frauen 9—14 Jahre nach der Entbindung zu folgendem Schluß: Es gibt keinen Anlaß für die Annahme, daß das Herz durch die Schwangerschaft geschädigt wird, oder daß der Verlauf des rheumatischen Prozesses dadurch beschleunigt wird.

Im Gegensatz dazu glaubt jedoch HAMILTON (1954), daß die Schwangerschaft die Lebensaussicht einer herzkranken Frau verschlechtert und auch den Eintritt ihrer völligen Invalidität beschleunigen kann. Gegen die veröffentlichten Statisti-ken wird eingewandt, daß Vergleiche zwischen verheirateten und unverheirateten Frauen nicht ohne weiteres gezogen werden dürfen. Die Sterblichkeitsziffer unter unverheirateten Frauen sei an sich höher als bei verheirateten. Durch die Tatsache der Heirat wäre unter den herzkranken Frauen bereits eine Auswahl getroffen. Außerdem hätten verheiratete Frauen gerade in der Zeit, in der die rheumatische Herzerkrankung eine besonders hohe Sterblichkeit bedingt, ein sehr viel be-quemeres Leben. Deshalb wird auch die Aussage von CORELL und ROSENBAUM (1950) und anderen Autoren (s. oben) in ihrer Anwendbarkeit auf den Einzelfall sehr bezweifelt.

Unter den *rheumatischen Klappenfehlern* ist der an der Mitralis besonders häufig, der Anteil beträgt rund 75% (FRIEDBERG 1950). Die *Mitralinsuffizienz* ebenso wie die der *Aortenklappe* bieten hinsichtlich Beurteilung und Behandlung keine besonderen Probleme, die über das der dadurch bedingten Herzinsuffizienz hinausgehen. Sie überstehen die Schwangerschaft meist gut. Die *Aortenstenose* führt zu einer vermehrten Neigung zu Ohnmacht und Synkopie bei körperlichen Anstrengungen oder plötzlichem Lagewechsel. Zur Insuffizienz soll die Aorten-stenose selten führen. Besonders gefährdet sind die Schwangeren mit einer reinen Mitralstenose (JENSSEN 1938, 1939, 1947, 1948; KÜSTNER und SCHÖN 1934; PARDEE 1934; BUNIM 1948, 1950). Im allgemeinen kann auch die lediglich mit Auskultationsphänomenen ohne wesentliche Deformation des Herzens und ohne Stauungserscheinungen einhergehende Mitralstenose eine Gravidität ohne besondere Komplikationen überstehen, besonders dann, wenn in den letzten Monaten vor der Niederkunft eine rationelle Therapie der Kreislaufinsuffizienz betrieben wird. Allerdings kommt es auch bei Frauen, bei denen keinerlei Hinweise für eine beginnende Herzinsuffizienz bestanden haben, manchmal völlig überraschend zur Dekompensation mit Bluthusten, Dyspnoe, Tachykardie oder Lungenödem. Dieses, meist in der zweiten Hälfte der Gravidität eintretende Ereignis sollte stets Anlaß zu einer Behandlung mit längerer Bettruhe, Digitalis und kochsalzarmer Diät sein. Wie noch zu besprechen, kann dann in besonderen Fällen eine operative Therapie der Mitral-stenose der einzige Ausweg sein.

Bei den Frauen in den *ersten drei Monaten der Schwangerschaft* ist dann, wenn eine reine Mitralstenose vorliegt, oft die Frage zu entscheiden, ob die Schwanger-schaft unterbrochen werden soll. Dieser Entschluß tritt neuerdings in Konkurrenz mit dem zu einer *Valvulotomie*. Durch diesen Eingriff, der nach der Unterbrechung sowieso meist notwendig wird, kann die Schwangerschaft oft erhalten werden. Wenn er vor dem Ablauf des 1. Trimesters erfolgt, ist nach HARKEN (1958) die

gen also die Dauer und Schwere der Präeklampsie, die Häufigkeit der Graviditäten und die mindestens 2malige Wiederkehr der Präeklampsie das Auftreten eines chronischen Hochdrucks.

Wenn man diese Ergebnisse wertet, so wird es doch fraglich, ob wir berechtigt sind, anzunehmen, daß rund 25% aller der doch meist noch jungen Frauen, die eine Schwangerschaftstoxikose erleben, ein vorgeschädigtes Kreislaufsystem oder eine Nephritis haben. Denn dies müßte man annehmen, wenn man die Hypothese zugrunde legt, daß nur bei Patientinnen mit einer präexistenten Erkrankung des arteriellen Systems eine dauernde Schädigung zurückbleibt.

DIECKMANN (1952), der Autor, der sich am meisten in der entgegengesetzten Richtung exponiert hat, lehnt grundsätzlich die Möglichkeit ab, daß eine Toxikose einen irreversiblen Schaden am Gefäßsystem verursachen kann. Sein Hauptargument ist, daß kein statistischer Unterschied zwischen den Frauen, die geboren haben und denen ohne Schwangerschaft hinsichtlich einer späteren Hypertonie besteht. TILLMANN (1956) ist der gleichen Ansicht. CHESLEY u. Mitarb. (1948) heben dagegen hervor, daß bei der geringen Häufigkeit der Toxikose selbst überhaupt eine positive Beziehung zwischen dieser Krankheit und dem Kreislauf, bzw. Nierenkrankheit, statistisch gar nicht zur Geltung kommen könnte.

Außerdem soll der Durchschnittswert des Blutdrucks bei Frauen mit abnormerEntwicklung der Sexualsphäre, z.B. Frauen mit pathologischer Behaarung, Virilismus, sexueller Anaesthesie, Fibromatosen des Uterus usw., die als meist unverheiratet oder zumindest kinderlose Frauen als Vergleichsmaterial herangezogen werden, deutlich höher sein (ALVAREZ und ZIMMERMANN 1926). Auch haben unverheiratete Frauen an sich einen höheren Druck als verheiratete Frauen.

Diese ganze Kontroverse ist durch die Unsicherheit belastet, daß man darüber uneinig ist, was man Schwangerschaftstoxikose nennen soll und was nicht. In dieser Beziehung geht z. B. DIECKMANN anders vor als die anderen Autoren. Er definiert eine Schwangerschaftstoxikose als einen Zustand, der erheblich verschlimmert wird, wenn man 25 g Kochsalz intravenös gibt. Werden diese 25 g Kochsalz ohne Verschlimmerung ausgeschieden, so wird angenommen, daß es sich nicht um eine Toxikose, sondern um eine zufällige Kombination von primärer Hypertension und Schwangerschaft handelt (DIECKMANN u. Mitarb. 1952). Weiterhin wird die Diagnose Präeklampsie von DIECKMANN abgelehnt, wenn der Zustand länger als 3 Wochen dauert. Auch dann ist eine Hypertension nach der Ansicht von DIECKMANN ohne Beziehung zur Schwangerschaft entstanden, wenn 6 Monate nach der Niederkunft noch Hinweise für eine Gefäßerkrankung oder eine Nierenstörung vorhanden sind. Er revidiert dann seine frühere Diagnose Toxikose. Dasselbe gilt für die Fälle, bei denen in einer nachfolgenden Schwangerschaft eine Wiederkehr der Toxikose innerhalb von 3 Jahren auftritt. PAGE (1953) hebt mit Recht hervor, daß bei dieser Art der Definition der Begriff der Präeklampsie a priori schon eine Ablehnung der These, daß die selbständige Toxikose Schäden hinterlasse, impliziere.

Die ganze Frage läßt sich nur dann beantworten, wenn es gelingt, einwandfrei *die „echte" Toxikose von der Aufpfropfgestose dadurch zu trennen,* daß eine große Zahl von Frauen vor oder spätestens in den ersten Wochen der Gravidität genau untersucht wird, um sie dann fortlaufend über längere Zeit in der Schwangerschaft und auch nachher noch zu kontrollieren. Einen Versuch in dieser Richtung hat FINNERTY (1956) gemacht. Der Autor arbeitete in einer Klinik, in die die Frauen bei den ersten Zeichen einer Toxikose eingewiesen wurden. Von dort aus wurden sie weiter kontrolliert. Er hatte Gelegenheit, im ganzen 1081 Frauen zu beobachten. Wie schon erwähnt, bevorzugte er für die *Differenzierung der einzelnen Formen der Hypertonie in der Gravidität die Untersuchung des Augenhintergrundes.* Danach erwiesen sich die Patientinnen, die fast alle unter der Diagnose einer

Schwangerschaftstoxikose eingewiesen waren, als vorgeschädigt im Sinne einer arteriellen Erkrankung (primäre Hypertonie, chronische Glomerulonephritis) in 666 Fällen, als Pyelonephritis in 56 Fällen, als Hypertonie mit überlagernder Toxikose in 90 Fällen, als „echte" Toxikose in 154 und als postpartale Hypertension in 78 Fällen.

Um kurz nochmals die Grundsätze der Differenzierung Finnertys zu wiederholen, (s. a. S. 500): Eine Hypertonie als selbständiges Leiden wird angenommen, wenn eine Retinopathia hypertonica vorhanden ist. Es werden darunter sämtliche graduellen Unterschiede vom geringsten Fundus hypertonicus bis zur ausgesprochenen Retinopathia angiospastica verstanden. Es wird darauf hingewiesen, daß diese Retinopathie auch bei normalem Druck vorhanden sein kann. Die frische Toxikose zeigt sich jedoch durch eine Veränderung des Fundus durch ein diffuses Ödem, welches einen ganz besonderen Schimmer bei der Spiegelung erzeugt (retinal sheen); ein Fundus hypertonicus gehört nicht dazu. Ist der Fundus ganz normal, besteht jedoch eine dauernde Erhöhung des arteriellen Drucks. so muß man an eine beginnende Hypertonie denken, die noch keine strukturellen Veränderungen verursacht hat.

Bei der „echten" Toxikose fiel der Druck nach der Entbindung innerhalb von 3 Wochen ab. Von 120 Patientinnen zeigten jedoch 29, auch ohne daß eine Hypertonie vorhanden war, eine Retinopathia hypertonica, wobei sicher war, daß diese Veränderungen während der Schwangerschaft nicht vorhanden waren. Es handelte sich um Veränderungen am Fundus, die nach der Typeneinteilung von Keith und Wagener als Typ I und II eingeordnet werden. Der Verfasser konnte bei 6 Patientinnen den Verlauf bis zu 12 Monaten verfolgen. Die Retinopathie blieb in diesem Zeitraum bestehen. Werden diese Frauen erneut schwanger und treten sie in diese Schwangerschaft mit einer Retinopathie ein, wird dann oft im Verlauf der Schwangerschaft eine Hypertonie wieder manifest. Diese Fälle würden, wenn die Schwangerschaft nicht bekannt wäre, als selbständige primäre Hypertonie imponieren; sie verhalten sich, soweit dies bisher zu beurteilen ist, auch so. Eine Schwangere mit diesem posttoxämischen Zustand des Gefäßsystems verhält sich so wie eine Frau mit primärer Hypertonie, d. h., es bestehen folgende Möglichkeiten: Die Schwangerschaft kann ohne Zwischenfälle verlaufen, die Hypertonie kann sich verstärken oder das Krankheitsbild kann durch eine Toxikose überlagert werden.

Page (1953) beschreibt aus eigener Erfahrung 40 Fälle, Mehrgebärende, die bei jeder Schwangerschaft eine Hypertonie zeigten, jedoch in den Intervallen dazwischen normale Blutdruckwerte aufwiesen. Diese Frauen hatten in einer Schwangerschaft eine sichere Eklampsie oder Präeklampsie gehabt. Soweit man dies überhaupt feststellen konnte, war keine primäre Nierenerkrankung oder Hypertension vor dem Beginn der Schwangerschaft vorhanden. Page nennt diese Form die *posttoxämisch rekurrierende Hypertension bei Mehrgebärenden*; sie verläuft erheblich leichter als die Toxikose. Bei einzelnen Kranken wird jedoch auch diese Hypertonie durch eine echte Toxikose überlagert.

Bei einem von diesen 40 Fällen hatte Page die Gelegenheit, eine histologische Untersuchung der Nieren vorzunehmen, weil die Frau in einer vierten Schwangerschaft nach einer therapeutischen Schwangerschaftsunterbrechung verstarb, nachdem sie 3mal das Syndrom der wiederkehrenden Hypertonie der Mehrgebärenden geboten hatte. Die Nieren waren normal, aber mikroskopisch zeigten sich neben den glomerulären Veränderungen, die für die Toxikose typisch sind, nur einige leichte Intimapolster in den mittelgroßen Arterien. Tubuläre Läsionen fehlten, ebenso ein Hinweis auf eine Glomerulonephritis oder Pyelonephritis.

Page (1953) erklärt, daß er bisher noch keine Frau gesehen hat, welche zweimal nacheinander in einer Schwangerschaft eine Hypertonie entwickelte und die in der dritten, vierten oder nachfolgenden Schwangerschaft nicht auch einen erhöhten Blutdruck hatte. Er empfiehlt deshalb die Sterilisation bei derartigen Fällen.

CHESLEY (1954) gibt dagegen folgende Zahlen über das Verhalten von Frauen mit einer Toxikose in nachfolgenden Schwangerschaften:

Von 67 Frauen mit eklamptischer Schwangerschaft, die keine nachfolgenden Schwangerschaften hatten, behielten 7,5% eine Hypertonie. Von 85 Frauen mit eklamptischer Schwangerschaft und nachfolgenden normalen Graviditäten hatten 2,4% eine Hypertonie. Bei 41 Frauen, die mindestens eine weitere Toxikose hatten, betrug der Befall an Hypertension 30%.

Gegenüber der Ansicht von PAGE (1953) glaubt CHESLEY aus seinen Nachuntersuchungen den Schluß ziehen zu können, daß die sich wiederholende Toxikose an sich keine chronische Hypertonie erzeugt, sondern daß ihre Entstehung selbst Ausdruck einer Disposition zur Hypertonie sei, die primär nichts mit dem Wesen der Schwangerschaft zu tun hat, diese aber früher manifest macht. Es kommt hier auch wieder der Begriff der latenten Hypertension ins Spiel. Nach längeren Ausführungen und statistischen Erwägungen kommt CHESLEY (1954) resignierend zu dem Schluß, daß mit der Methode der Nachuntersuchungen und der statistischen Auswertung der Ergebnisse eine sichere Aussage über die Beziehung der Toxikose zur posttoxämischen Hypertension nicht möglich ist. Es werden höchstwahrscheinlich nur solche kasuistische Beobachtungen zu einer Klärung dieses Problems führen, die eine größere Zahl von Frauen vor dem Auftreten einer Toxikose untersuchen, die toxämisch werdenden Frauen aussondern und dann über längere Zeitabschnitte und mehrere Geburten hinweg verfolgen.

Wenn man alle diese Untersuchungsergebnisse würdigt, so drängt sich die Vorstellung auf, daß die Schwangerschaftstoxikose, wenn auch meist nicht eine manifeste Hypertonie, so doch eine starke Disposition zur Hypertonie hinterlassen kann, die durch verschieden später einwirkende Einflüsse wieder manifest werden kann. Sie hätte damit eine ähnliche Bedeutung wie die akuten Infekte (ARNOLD 1949, 1950, 1952).

Zusammenfassung.

Wenn wir zusammenfassend die jetzige Situation der *Diskussion über die Beziehung Toxikose—chronische Hypertonie* zu schildern versuchen, ergibt sich als Ergebnis, daß die echte Toxikose für sich höchstwahrscheinlich einen Dauerschaden am Gefäßsystem zurücklassen kann. Dieser Schaden ist jedoch meist ein latenter, der sich am besten beim Studium des Fundus opticus erfassen läßt. Bei sich wiederholenden Schwangerschaften kann die posttoxämisch entstandene Bereitschaft sich in gleicher Weise wie die vor einer ersten Schwangerschaft bestehende primäre Hypertonie auswirken, sei sie manifest oder nur als Bereitschaft vorhanden. Der überwiegende Teil aller Hypertonien in einer Schwangerschaft ist der Ausdruck einer vor dieser Schwangerschaft entstandenen Hypertonie oder Disposition dazu. Oft wird diese durch die Schwangerschaft an sich oder besonders auch durch eine Toxikose frühzeitiger manifest gemacht, als es ohne eine Schwangerschaft sonst der Fall gewesen wäre. Die primäre Hypertonie ist der zahlenmäßig wichtigste Dispositionsfaktor für die Toxikose. Die sekundären Hypertonien, besonders die nach oder bei Glomerulonephritis, bilden in dem Ausmaß eine Disposition für die toxische Komplikation der Schwangerschaft, als sie von einer allgemeinen Erkrankung des arteriellen Systems begleitet sind. Auch hier muß man daran denken, daß latente Formen vorkommen. Die arterielle Erkrankung kann sich phänomenologisch von der Nierenkrankheit ganz ablösen, sodaß oft die Unterscheidung zwischen einer primären und sekundären Hypertonie nicht möglich ist. Es fragt sich, ob man diese im Grundsatz in diesem Zusammenhang überhaupt aufrechterhalten kann.

7. Cerebrale Komplikationen in der Gravidität infolge von Zirkulationsstörungen.

In seltenen Fällen kommen während der Gravidität, besonders während des Geburtsaktes, aber auch im Puerperium *cerebrale Insulte* vor (Alpers und Palmer 1929). 1904 berichtete v. Hösslin über 17 Fälle von Hemiplegie in und besonders auch nach der Schwangerschaft bei jungen Frauen (s. auch King 1950). Derartige Zustände sind nicht ausschließlich Folge einer Spätgestose, obwohl dabei cerebrale Blutungen sehr viel häufiger sind (Jones und Providence 1951). Abgesehen davon, daß sich manchmal in der Gravidität ein Hirntumor, wie z. B. ein Meningeom zuerst manifestieren kann, treten Hirnblutungen infolge einer allgemeinen Gefäßerkrankung bei Hochdruck primärer und sekundärer Art auf. Boshes (1954) teilte einen derartigen Fall mit. *Cerebrale Thrombosen* sind auch im Beginn des Puerperiums häufig. Sie sind oft in den venösen Sinus des Gehirns lokalisiert und gehen dann mit Krampferscheinungen und starkem Papillenödem einher (Martin 1941; Martin und Sheehan 1941). Martin (1941) glaubt, daß während des Geburtsaktes kleine Blutkoagula von den Beckenvenen über den paravertebralen Plexus retrograd in die Zirkulation des Gehirns gelangen. Auch arterielle Embolien kommen vor, ohne daß stets ein Ausgangspunkt zu finden wäre. Subarachnoidalblutungen treten ebenfalls teils intra, teils post graviditatem auf. Boshes (1954) gibt hierfür instruktive Beispiele. Ein besonderes Problem ist die Beratung von Frauen, die einen Insult oder eine Subarachnoidalblutung auf Grund eines basalen Hirnaneurysmas hatten. Ist eine Gravidität eingetreten, sollte immer durch eine Sectio entbunden werden. Es ist jedoch auch zu diskutieren, ob diese Frauen nicht nach einer glücklich verlaufenen Schwangerschaft sterilisiert werden sollten, wenn es nicht gelingt, z. B. bei einem Aneurysma, den Herd der Blutung auszuschalten.

Literatur.

Abramson, J., and B. Tenney: Cardiac disease in pregnancy. New England J. Med. **253**, 279 (1955). — Adams, J. Q.: Cardiovascular physiology in normal pregnancy. Amer. J. Obstet. Gynec. **67**, 741 (1954). — Addis, Th.: Glomerular nephritis; Diagnosis and treatment. New York: Macmillan Company 1950. — Admiraal, J.: Essentielle Hypertonie und Schwangerschaft. Ned. T. Geneesk. **1953**, 2706. — Albers, H.: Normale und pathologische Physiologie im Wasserhaushalt der Schwangerschaft. Leipzig: Georg Thieme 1939. — Alpers, B. J., and H. D. Palmer: The cerebral and spinal complications occurring during pregnancy and the puerperium. J. nerv. ment. Dis. **70**, 465 (1929). — Alvarez, R. R., de, and D. F. Richards: Renal function studies in the toxemias of pregnancy. Amer. J. Obstet. Gynec. **68**, 159 (1954). Alvarez, W. C., and A. Zimmermann: Blood pressure in women as influenced by the sexual organs. Arch. intern. Med. **37**, 597 (1926). — Andros, G. J.: Blood pressure in normal pregnancy. Amer. J. Obstet. Gynec. **50**, 300 (1945). — Anthony, A. J., u. R. Hansen: Schlagvolumen und Minutenvolumen des Herzens am Ende der Schwangerschaft und nach der Entbindung. Z. Geburtsh. Gynäk. **110**, 1 (1954). — Arnold, O. H.: Akute Infektionskrankheiten und Hochdruck. Stuttgart: Georg Thieme 1949. — Zur Genese der arteriellen Hypertonie. Dtsch. med. Wschr. **1950**, 281. — Neuere Gesichtspunkte zur Genese und Systematik der Krankheiten mit arterieller Hypertonie. Münch. med. Wschr. **1952**, 2423. Die schwangerschaftsbedingten Nierenerkrankungen. Med. Klin. **1957**, 1034—1038. — Arnold, O. H., u. E. Messmer: Untersuchungen zum Problem Hochdruck-Niere. Dtsch. med. Wschr. **1952**, 1565. — Untersuchungen zu der Symptomatologie und dem Verlauf der Glomerulonephritis. Dtsch. Arch. klin. Med. **201**, 745 (1955). — Assali, A., A. Brust, St. T. Garber and E. B. Ferris: Comperative study of the effects of tetraethylammonium chloride and veratrum virido on blood pressure in normal and toxemic pregnancy. J. clin. Invest. **29**, 290 (1950). — Assali, N. S., L. C. Clark and E. H. Sobel: Studies of toxemia of pregnancy. Effect of desoxycorticosterone acetate (D.C.A.) on hemodynamics and electrolyte balance of normal pregnant women. J. clin. Endocr. **13**, 1030 (1953). — Assali, N. S., S. A. Kaplan, S. J. Formon and R. A. Douglas jr.: Renal function studies toxemia of pregnancy. J. clin. Invest. **32**, 44 (1953). — Assali, N. S., and H. Prystowski: Studies on autonomic blockade. J. clin. Invest. **29**, 1354 (1950). — ASSALI, N. S., and R. SUYEMOTO: Studies on toxemia of pregnancy. Metabolism **3**, 303 (1954).

BABER, M. D., and D. DALEY: Correlation of the aorta in association with pregnancy. J. Obstet. Gynaec. Brit. Emp. **54**, 91 (1947). — BADER, R. A., M. E. BADER, D. J. ROSE and E. BRAUNWALD: Hemodynamics at rest and during exercise in normal pregnancy as studied by cardiac catheterisation. J. clin. Invest. **34**, 1524 (1955). — BAYLISS, R. I. S., J. C. McC. BROWNE, B. P. ROUND and A. W. STEINBECK: Plasma-17-hydroxycorticosteroids in pregnancy. Lancet **1955 I**, 62. — BELL, E. T.: Renal lesions in the toxemias of pregnancy. Amer. J. Path. **8**, 1 (1932). — Renal diseases. Philadelphia: Lea & Febiger 1950. — BERLIN, N. J., G. M. HYDE, J. H. LAWRENCE, R. J. PARSONS and S. PORT: The blood volume in preeclampsia as determined with P 32 labeled red blood cells. Surg. Gynec. Obstet. **94**, 21 (1952). — BONSDORFF, B. v.: Severe myocardial failure, acute pancreatitis and hypercholesterinaemia in a young woman shortly post partum. Acta med. scand. **100**, 390 (1939). — BONSNES, H. W., and W. A. LANGE: Inulin clearance during pregnancy. Fed. Proc. **9**, 154 (1952). — BOSHES, B., and J. McBEATH: Cerebral complications of pregnancy. J. Amer. med. Ass. **154**, 385 (1954). — BOUWDIJK BASTIANSE, M. A. VAN: Etiological aspects in the problem of toxemia of pregnancy. Amer. J. Obstet. Gynec. **68**, 151 (1954). — BOYD jr., A., F. J. STODDARD and D. F. PIERCE: Lupus erythematosus simulating toxemia of pregnancy. Amer. J. Obstet. Gynec. **74**, 5 (1957). — BRAMWELL, C.: Cardiac contraindications to pregnancy. Cardiologia (Basel) **21**, 675 (1952). — BRANDSTETTER, F., u. E. SCHÜLLER: Die Hämodynamik der Niere in der normalen und pathologischen Schwangerschaft. Zbl. Gynäk. **76**, 161 (1954). — Einfluß der graviditätsbedingten Ureteratonie auf die Clearance-Untersuchung. Zbl. Gynäk. **76**, 171 (1954). — Nierenclearance in der normalen Schwangerschaft. Zbl. Gynäk. **76**, 181 (1954). — BREHM, H., u. E. KINDLING: Der Kreislauf während Schwangerschaft und Wochenbett. Arch. Gynäk. **185**, 696 (1955). — BREUER: Zit. nach SCHRÖDER, R. 1949. — BROCK, H. J., N. G. RUSSEL and C. L. RANDALL: Myocardial infarction in pregnancy. J. Amer. med. Ass. **152**, 1030 (1933). — BROIK, R. C.: Valvulotomy in pregnancy. Proc. roy. Soc. Med. **45**, 538 (1952). — BROWN, E., J. J. SAMPSON, E. O. WHEELER, B. F. GUNDELFING and J. E. GIANSIRACUSA: Physiologic changer in the circulation during and after abstetric labor. Amer. Heart J. **34**, 311 (1947). — BROWNE, F. J.: Chronic hypertension and pregnancy. Brit. med. J. **1947**, Nr 4520, 263. — Summary from the obstetric standpoint. In: Ciba Symp. Tox. of Pregnancy, S. 273. London: Churchill 1950. — BROWNE, J. F., and G. H. DODDS: Remote prognosis of toxemias of pregnancy: based on follow-up studies of 400 patients in 589 pregnancies for periods varying from six months to twelve years. J. Obstet. Gynaec. Brit. Emp. **46**, 443 (1939). — Pregnancy in the patient with chronic hypertension. J. Obstet. Gynaec. Brit. Emp. **49**, 1 (1942). — BUCHT, H.: Studies on renal function in man with special reference to glomerular filtration and, plasma flow in pregnancy. Scand. J. clin. Lab. Invest. Suppl. **3**, 3 (1951). — BUNIM, J. J., and B. APPEL: A principle for determining prognosis of pregnancy in rheumatic heart disease. J. Amer. med. Ass. **142**, 30 (1950). — BUNIM, J. J., and J. RUBRICIUS: The determination of the prognosis of pregnancy in rheumatic heart disease. Amer. Heart J. **35**, 282 (1948). — BURT, C. C.: Forearm and hand blood flow in pregnancy. Ciba Symp., S. 151. London: Churchill 1950. — BURWELL, C. S.: Circulatory adjustments to pregnancy. Bull. Johns Hopk. Hosp. **95**, 115 (1954). — BURWELL, C. S., and METCALFE: Heart disease and pregnancy. Boston: Little, Brown and Comp. 1958. — BURWELL, C. S., W. D. STRAYHORN, D. FLICKINGER, M. B. CORLETTE, E. P. BOWERMAN and J. A. KENNEDY: Circulation during pregnancy. Arch. intern. Med. **62**, 979 (1938).

CARR, F. B., and R. S. PALMER: Observations on electrocardiography in heart disease associated with pregnancy with special reference to axis deviation. Amer. Heart J. **8**, 238 (1932). — CHART, J. J., E. G. SHIPLEY and E. S. GORDON: Evidence for a sodium retaining factor in toxemia of pregnancy. Proc. Soc. exp. Biol. (N.Y.) **78**, 244 (1951). — CHESLEY, L. C.: Weight changes and water balances in normal and toxic pregnancy. Amer. J. Obstet. Gynec. **48**, 565 (1944). — Kidney function in the normal and toxemic pregnant women. Med. clin. N. Amer. **35**, 3 (1951). — Toxemia of pregnancy. Amer. J. med. Sci. **227**, 683 (1954). — Toxemia of pregnancy and post-toxemic hypertension. Gynaecologia (Basel) **138**, 259 (1954). — CHESLEY, L. C., J. E. ANNITTO and D. G. JARVIS: Study of intervention of pregnancy and hypertensive disease. Amer. J. Obstet. Gynec. **53**, 851 (1947). — CHESLEY, L. C., and E. R. CHESLEY: Extracellular water in late pregnancy and its relation to the development of toxemia. Amer. J. Obstet. Gynec. **42**, 976 (1941). — CHESLEY, L. C., W. H. SOMERS and F. H. VANN: Further follow-up study of eclampsia. Amer. J. Obstet. Gynec. **56**, 409 (1948). — COHEN, M. E., and K. H. THOMSON: Studies on circulation in pregnancy; summary of studies of physiology of circulation of normal pregnant women: New concept of nature of circulatory burden of pregnancy and its application to management of clinical problems pregnancy. J. Amer. med. Ass. **112**, 1553 (1939). — COOLEY, D. A., and D. W. CHAPMAN: Mitral commisurotomy during pregnancy. J. Amer. med. Ass. **150**, 1113 (1952). — CORCORAN, H. C., and J. H. PAGE: Renal function in late toxemia of pregnancy. Amer. J.

med. Sci. **201**, 385 (1941). — CORELL, H. L., and F. F. ROSENBAUM: Multiple pregnancies in patients with rheumatic or congenital heart disease. Amer. Heart J. **39**, 283 (1950). — CURRENS, J. H., E. REID and J. L. NEWELL: Hypertension associated with pregnancy. J. Amer. med. Ass. **161**, 1232 (1956).

DEVIS, R., and E. DEVIS-VANDEN: The urinary corticosteroid excretion in preeclampsia and eclampsia. J. clin. Endocr. **9**, 1436 (1950). — DIECKMANN, W. J.: Aetiology of preeclampsia. Ciba Symp. Tox. of pregnancy. London: Churchill 1950. — Toxemias of pregnancy, II. Aufl. St. Louis: Mosby 1952. — DIECKMANN, W. J., R. E. POTTINGER and L. M. RYNKIEWICZ: Sodium chloride test for diagnosis of prreeclampsia. Amer. J. Obstet. Gynec. **63**, 783 (1952). — DIECKMANN, W. J., A. G. SESKI, C. P. MCCARTNEY, R. C. SMITTER, R. E. POTTINGER, R. BRUNETTI, L. M. RYNKIEWICZ, J. ALLEN and R. REGESTER: Etiology of eclampsia I. Water valemic. Amer. J. Obstet. Gynec. **58**, 1014 (1949). — DIECKMANN, W. J., R. C. SMITH, F. N. HORNER, R. E. POTTINGER, L. RYNKIEWICZ and R. LUNDQUIST: Etiology of preeclampsia-eclampsia. The effect of oral ingestion of sodium chloride and sodium bicarbonate by patients with toxemia of pregnancy. Amer. J. Obstet. Gynec. **61**, 1100 (1951). — DIECKMANN, W. J., and C. R. WEGNER: Blood in normal pregnancy; blood and plasma volumes. Arch. intern. Med. **53**, 71 (1934). — DODDS, G. H., and F. J. BROWNE: Zit. nach HAMILTON 1952. — Proc. roy. Soc. Med. **33**, 737 (1940). — O'DRISCOLL, M. K., A. P. BARRY and M. I. DRUBY: Rheumatic heart disease complicating pregnancy. Results of conservatism. Brit. Med. J. **1957**, 1090—1091.

EFFKEMANN, G., u. W. BORGARD: Die Leistungsfähigkeit des Kreislaufs der Schwangeren und Wöchnerinnen. Eine Studie des O_2-Haushaltes in der Ruhe und unter Belastung. Arch. Gynäk. **167**, 539 (1938). — EHRNROOT, C. A.: Renal potassium excretion in normal and toxemic late pregnancy after ingestion of potassium salts. J. clin. Lab. Invest. **2**, 217 (1950). — EISMEYER, G., u. A. POHL: Untersuchungen über den Kreislauf und Gasstoffwechsel in der Schwangerschaft bei Arbeitsversuchen. Arch. Gynäk. **156**, 428 (1934). — EUFINGER, H., u. H. MOLZ: Die Beeinflussung des EKG durch Schwangerschaft und Geburt. Mschr. Geburtsh. Gynäk. **98**, 34 (1934).

FAHR, TH.: Über Nierenveränderungen bei Eklampsie. Zbl. Gynäk. **44**, 991 (1920). — FELDMAN, L., and H. HAROLD: The electrocardiogram of the normal heart in pregnancy. Amer. Heart J. **10**, 110 (1934). — FINNERTY, F.: Does vascular damage follow toxemia of pregnancy. J. Amer. med. Ass. **154**, 1075 (1954). — Toxemia of pregnancy as seen by an internist: An analysis of 1,081 patients. Ann. intern. Med. **44**, 358 (1956). Siehe auch Circulation **12**, 704 (1955). — Pyelonephritis masquerading as toxemia of pregnancy. J. Amer. med. Ass. **161**, 210 (1956). — FREIS, E. D., and J. F. KENNEY: Plasma volume, total circulating protein and available fluid abnormalities in preeclampsia and eclampsia. J. clin. Invest. **27**, 283 (1948). — FRIEDBERG, C. K., u. T. TARTAKOWER: Über den günstigen Verlauf der endokarditischen Herzklappenfehler. Z. klin. Med. **116**, 759 (1931). — FRIEDBERG, V.: Untersuchungen über die Nierenfunktion bei Schwangerschaftstoxikosen. Arch. Gynäk. **181**, 44 (1951). — FURMAN, R. H., J. A. KENNEDY and R. A. DANIEL jr.: Coarctation of the aorta complicated by dissected aneurysm in pregnancy: Report of a case with survival studied by arteriography. Amer. Heart J. **43**, 765 (1952).

GARDINER-HILL, H.: Pregnancy complicating simple goiter and graves disease. Lancet **1929** I, 120. — GARR, F. B., and R. S. PALMER: Observations on electrocardiography in heart disease associated with pregnancy with especial reference to axis deviation. Amer. Heart J. **8**, 238 (1932). — GIBBERD, G. F.: The relation between recurrent albuminuria chronic nephritis and toxemia of pregnancy. Brit. med. J. **1929** I, 674. — GLOVER, R. P., D. E. MCDOWELL, T. J. E. O'NEILL and O. H. JANSON: Mitral commisurotomy in relation to pregnancy. J. Amer. med. Ass. **158**, 895 (1955). — GOODWIN, J. F.: Pregnancy and coarctation of the aorta. Lancet, **1958**, I, 16. — GORENBERG, H., and L. C. CHESLEY: Rheumatic heart disease in pregnancy-immediate and remote prognosis. Obstet. and Gynec. **1**, 15 (1953). — GOULEY, B. A., T. M. MCMILLAN and S. BELLET: Idiopathic myocardial degenerations associated with pregnancy and especially the puerperium. Amer. J. med. Sci. **194**, 185 (1937). — GOVAN, H. D. T.: Renal changes in eclampsia. J. Path. Bact. **67**, 311 (1954). — GRAY, M. J., and A. A. PLENTL: The variations of the sodium space and the total exchangeable sodium during pregnancy. J. clin. Invest. **23**, 347 (1954).

HALEY, H. B., and J. W. WOODBURY: Body composition and body water metabolism in normal pregnancy. Surg. Gynec. Obst. **103**, 227 (1956). — HAMILTON, B. E.: Report from the cardiac clinic of the Boston Lyngin-Hospital for the first twenty five years. Amer. Heart J. **33**, 663 (1947). — Cardiovascular problems in pregnancy. Circulation **9**, 922 (1954). — HAMILTON, B. E., and K. H. THOMSON: The heart in pregnancy and the childbearing age. Boston: Little, Brown & Co. 1941. — HAMILTON, H. F. H.: The cardiac output in normal pregnancy. As determined by the gournand right catheterization technique. J. Obstet. Gynaec. Brit. Emp. **56**, 548 (1949). — Nephritis in pregnancy. J. Obstet. Gynaec. Brit. Emp. **59**, 25 (1952). — HARKEN, D. E.: Surgical treatment of acquired valvular disease. Circulation 18, 1 (1958). — HENDELMAN, M., and N. W. PHILPOT: Clinical report on the toxemias of pregnancy. Amer. J. Obstet. Gynec. 63, 72 (1952). — HERBERT, M. C., E. A. BANNER and K. G. WAKIM: Circulatory manifestations during pregnancy and nonpregnancy. Amer. J. Obstet. Gynec. 68, 1533 (1954). — HILLS, A. G., E. H. VENNING, F. C. DOHAN, G. D. WEBSTER and E. M. RICHARDSON: Pregnancy and adrenocortical function: Endocrine studies of pregnancy occuring in two adrenal deficient women. J. clin. Invest. 23, 1466 (1954). — HÖSSLIN, v.: Die Schwangerschaftslähmungen der Mutter. Arch. Psychiat. Nervenkr. 38, 730 (1904). — HOLLANDER, A. G., and J. H. CRAWFORD: Roentgenologic and electrocardiographic changes in the normal heart during pregnancy. Amer. Heart J. 26, 364 (1943). — HOROWITZ, W., E. GERSH and J. BURSTEIN: Active rheumatic fever during pregnancy. J. Amer. med. Ass. 147, 42 (1941). — HUGGEST, A. ST. G.: The physiology of pregnancy. Ciba Symp., S. 3. London: Churchill 1950. — HUGHES, E. C., C. W. LLOYD, D. JONES, J. LOBOTSKY, J. S. RIENZO and G. M. AVERY: Some recent observations concerning the toxemias of pregnancy. Amer. J. Obstet. Gynec. 67, 782 (1954). — HULL, E., and E. HAFKESBRING: Toxic postpartal heart disease. New Orleans med. surg. J. 89, 550 (1937).

IGNA, E. J., M. F. DETRICK, C. R. LAM, J. W. KEYES and C. P. HODGKINSON: Pregnancy and cardiac operations. Amer. J. Obstet. Gynec. 71, 1024 (1956).

JAILER, J. W., and A. J. KNOWLTON: Simulated adrenocortical activity during pregnancy in an addisonian patient. J. clin. Invest. 29, 1430 (1950). — JENSEN, J.: Der Einfluß der Schwangerschaft auf die Lebensdauer rheumatisch Herzkranker. Verh. dtsch. Ges. Kreisl.-Forsch. 1938, 334. — Schwangerschaft und Kreislauf. Arch. Kreisl.-Forsch. 5, 135 (1939). — Herzkrankheiten und Schwangerschaft. Z. Kreisl.-Forsch. 37, 219 (1947). — Heart disease and pregnancy. Mod. Concepts. Cardiovasc. Dis. (N. Y.) 18, 29 (1949). — JONES, D. B.: Inflammation and repair of the glomerulus. Amer. J. Path. 27, 991 (1951). — JONES, W. S., and R. J. PROVIDENCE: Essential hypertension with superimposed preeclampsia. Amer. J. Obstet. Gynec. 62, 387 (1951).

KELLAR, R. J.: Studies in the circulation of normal and abnormal pregnancy. Ciba Symp. Tox. of pregnancy, 1950, S. 135. London: Churchill 1950. — KENNEDY, J. D.: Sudden death in labor associated with acute rheumatic lesions. J. Obstet. Gynaec. Brit. Emp. 57, 765 (1950). — KENNEY, R. A., R. F. LAWRENCE and D. H. MILLER: Haemodynamic changes in the kidney in „toxaemia of late pregnancy". J. Obstet. Gynaec. Brit. Emp. 57, 17 (1950). KENNEY, R. A., and D. H. MILLER: Haemodynamic changes in the kidney after toxaemia of late pregnancy. J. Obstet. Gynaec. Brit. Emp. 57, 960 (1950). — KERR, J., and W. A. SODEMAN: Congenital heart disease in pregnancy. Amer. Heart J. 42, 436 (1951). — KIMUKAWA, C.: Zwei Fälle von Retinitis eclamptica gravidarum mit pathologisch-anatomischem Befund. Albrecht v. Graefes Arch. Ophthal. 139, 640 (1938). — KING, A. B.: Neurologic conditions occurring as complications of pregnancy. Arch. Neurol. Psychiat. (Chicago) 63, 471, 611 (1950). — KJELLBERG, S. R., H. LÖNROTH, W. RUDHE and T. SJÖSTRAND: Blood volume and heart volume during pregnancy and puerperium. Acta med. scand. 138, 421 (1950). — KJELLBERG, S. R., W. RUDHE and T. SJÖSTRAND: The condition of cardiac volume during pregnancy. Acta radiol. (Stockh.) 31, 123 (1949). — KOCZOREK, K. H. R., H. P. WOLFF u. M. L. BEER: Über die Aldosteronausscheidung bei Schwangerschaften und bei Schwangerschaftstoxikosen. Klin. Wschr. 1957, 497. — KREMLING, H.: Über Ätiologie der Schwangerschaftstoxikosen. Gynaecologia (Basel) 136, 203 (1953). — KÜSTNER, H., u. R. SCOEN: Schwangerschaft und Herzfehler. Münch. med. Wschr. 1934 I, 739. — KYANK, H.: Zur Diagnose und Klassifizierung der Schwangerschaftstoxikose. Dtsch. Gesundh.-Wes. 1955, 441. — KYRIELEIS, W.: Über die Bedeutung der Augenhintergrundsveränderungen bei den Schwangerschaftstoxikosen. Geburtsh. u. Frauenheilk. 14, 869 (1954).

LAAKE, H.: Heart disease and pregnancy. A follow-up study of a hospital material. Acta med. scand. 148, 447 (1954). — LAMBIOTTE, CL., J. BLANCHARD, S. GRAFF and A. GRAFF: Thiosulphate clearance in pregnancy. J. clin. Invest. 29, 1207 (1950). — LANDESMAN, R., R. G. DOUGLAS and ST. S. SUYDER: Retinal changes in the toxemias of pregnancy. Amer. J. Obstet. Gynec. 63, 16 (1952). — LANDT, H., and J. E. BENJAMIN: Cardiodynamic and electrocardiographic changes in normal pregnancy. Amer. Heart J. 12, 592 (1936). — LANZ, R., u. E. HOCHULI: Über Nierenclearance in der normalen Schwangerschaft und bei hypertensiven Spättoxikosen, ihre Beeinflussung durch hypotensive Medikamente. Schweiz. med. Wschr. 1955, 395, 423. — LAURENCE, B. F., W. H. ABELMANN and D. E. HARKEN: Selection of patients for mitral and aortic valvuloplasty. Circulation 15, 924 (1957). — LEPESCHKIN, E.: Das Elektrokardiogramm. Dresden u. Leipzig: Theodor Steinkopff 1947. — LÖHLEIN, M.: Nephritis und Nephrose mit besonderer Berücksichtigung der Nephropathia gravidarum. Dtsch. med. Wschr. 1918, 1187. — LOGAN, A., and R. TURNER: Mitral valvulotomy in pregnancy. Lancet 1952 I, 1286. — LUND, C. J.: Maternal congenital heart disease as an obstetric problem. Amer. J. Obstet. Gynec. 55, 244 (1948).

Mahaim, Ch., A. P. Naet et J. Mahaim: La chirurgie du coeur et des gros vaisseaux dans l'état de grosesse. Sténose mitrale, canal artériel, coarctation aortique, sténose pulmonaire. Cardiologia (Basel) 27, 263 (1955). — Maislisch, R., u. W. Bobrezkaja: Über die Größe des Herzens bei Schwangeren. Fortschr. Röntgenstr. 54, 574 (1936). — Margulis, R. R., C. P. Hodgkinson, W. C. Rattan and J. S. Jewell: Toxemia of pregnancy ACTH and cortisone therapy. Amer. J. Obstet. Gynec. 67, 1237 (1954). — Martin, J. P.: Thrombosis in the superior longitudinals sinus following childbirth. Brit. med. J. 1941 II, 537. — Martin, J. P., and H. L. Sheehan: Primary thrombosis of the cerebral veins following childbirth. Brit. med. J. 1941 I, 349. — Martini, P., u. K. Kaiser: Die Bedeutung des Natriumchlorids und seiner Ionen bei der Erzeugung und Behandlung der Hypertension. Ciba Symp. on Hypertension, p. 272. London: Churchill 1954. — Masson, G.M.C., A. C. Corcoran and J. H. Page: Experimental production of a syndrome resembling toxemia of pregnancy. J. Lab. clin. Med. 38, 213 (1951). — Mastboom, J. L.: Senkung des Blutdrucks bei Schwangeren mit essentieller Hypertonie. Ned. T. Geneesk. 1952, 2288. — Plazentare Kortikosteroide und ihre Bedeutung für die Entstehung der Spättoxikose der Schwangerschaft. Zbl. Gynäk. 75, 801 (1953). — McCall, M. L.: Cerebral blood flow and metabolism in toxemias of pregnancy. Surg. Gynec. Obstet. 89, 715 (1949). — McKinnon, H. H., and P. A. H. McKeen: Post partum heart disease. Canad. med. Ass. J. 61, 308 (1949). — McLennan, C. E.: Anticubital and femoral venous pressure in normal and toxemic pregnancy. Amer. J. Obstet. Gynec. 45, 568 (1943). — Further observations on capillary filtration rates in pregnancy. Amer. J. Obstet. Gynec. 52, 837 (1946). — Meadows, W. R.: Idiopathic myocardial failure in the last trimester of pregnancy and the puerperium. Circulation 15, 903 (1957). — Mendelson, C. L.: Management of delivery in pregnancy complicated by serious rheumatic heart disease. Amer. J. Obstet. Gynec. 48, 329 (1944). — Pregnancy and subacute bacterial endocarditis. Amer. J. Obstet. Gynec. 56, 645 (1948). — Pregnancy and kyphoscoliotic heart disease. Amer. J. Obstet. Gynec. 56, 457 (1948). — Coronary artery disease in pregnancy. Amer. J. Obstet. Gynec. 63, 381 (1952). — Supportive care, interruption of pregnancy and mitral valvulotomy in the management of mitral stenosis complicating pregnancy. Amer. J. Obstet. Gynec. 69, 1233 (1955). — Meyer, H., and S. B. Nadler: Unexpected post partum hypertension. Amer. J. Obstet. Gynec. 41, 231 (1941). — Miettinen, M., J. Hakkila u. W. Sipila: Über Coarctation der abdominellen Aorta. Z. Kreisl.-Forsch. 45, 33 (1956). — Miller, J. R., N. M. Keith and L. G. Rowntree: Plasma and blood volume in pregnancy. J. Amer. med. Ass. 65, 779 (1915). — Miller, M. M., and J. Metcalfe: Reevaluation of 106 cardiac patients three to five years after pregnancy. Circulation 13, 481 (1956). — Miller, R. L., and W. H. Falor: Surgical approach to coarctation of the aorta complicating pregnancy. J. Amer. med. Ass. 149, 740 (1952). — Miliez, P., et D. Fritel: Les facteurs étiologiques prédisposant aux complications hypertensives de la grossesse. Sem. Hôp. Paris 1951, 163. — Moeller, J., u. W. Rex: Nierenfunktionsstörungen bei tubulärer Insuffizienz. Z. klin. Med. 150, 103 (1952). — Møller Christensen, E.: The production of an eclampsia like symptomcomplex by means of water and vasopressin. Acta endocr. (Kbh.) 12, 303 (1953). — Mowbray, R.: Heart block and pregnancy. J. Obstet. Gynaec. Brit. Emp. 55, 432, 438 (1948). — Mueller, C. B., A. D. Mason jr., and D. G. Stout: Anatomy of the glomerulus. Amer. J. Med. 18, 267 (1955). — Munnel, E. W., and H. C. Taylor; Liver blood flow in pregnancy-hepatic vein catheterization. J. clin. Invest. 26, 952 (1947). — Mussey, R. D., W. A. Plummer and W. M. Boothey: Pregnancy complicating exophthalmic goiter. J. Amer. med. Ass. 87, 1000 (1926).

Napp, J. H.: Der diastolische Blutdruck in der zweiten Hälfte der Schwangerschaft und bei der Eklampsie und ihren Vorstadien. Z. Geburtsh. Gynäk. 130, 214 (1949). — Neuweiler: Z. Geburtsh. Gynäk. 121, 307 (1940).

Ober, W. E., D. E. Reid, S. L. Romney and D. P. Merril: Renal lesions and acute renal failure in pregnancy. Amer. J. Med. 21, 781 (1956). — O'Connel, T. C. J., and R. Mulcahy: Emergeney mitral valvulotomy at full term. Brit. med. J. 1955 I, 1191. — Oliver, J.: Correlations of structure and function and mechanism of recovery in acute tubular necrosis. Amer. J. Med. 15, 535 (1953). — Oliver, J., M. McDowell and A. Tracy: The pathogenesis of acute renal failure associated with traumatic and toxic injury. Renal ischemia nephrotoxic damage and the ischemuric episode. J. clin. Invest. 30, 1305 (1951).

Page, E. W.: The hypertension disorders of pregnancy. Springfield, D. Cl.: C. C. Thomas 1952. — Page, E. W., and E. Ogden: The physiology of hypertension in eclampsia. J. Obstet. Gynec. 38, 230 (1939). — Palmer, A. J., and A. H. C. Walker: The maternal circulation in normal pregnancy. J. Obstet. Gynaec. Brit. Emp. 56, 537 (1949). — Pardee, H. E. B.: Cardiac conditions indicating therapeutic abortion. J. Amer. med. Ass. 103, 1882 (1934). — Parviainen, S., and K. Soiva: Effect of venous congestion on plasma protein in toxemia of late pregnancy. Quart. Rev. Obstet. Wash., Juli 1952, 168. — Parviainen, S., K. Soiva and S. Vartiainen: Corticosteroid excretion during pregnancy especially in toxemia of late pregnancy. Acta obstet. gynec. scand., 29. Mai 1955. — Peckham jr., C. H.: Time of onset and duration of toxemia of late pregnancy in relation to development of permanent vascular damage. Amer. J. Obstet. Gynec. **42**, 638 (1941). — PEDOWITZ, P., and L. M. HEILLMAN: Pregnancy and nealed subacute bacterial endocarditis. Amer. J. Obstet. Gynec. **66**, 294 (1953). — PEELEN, J. W., and H. DE GROAT: Pheochromocytoma complicated by pregnancy. Amer. J. Obstet. Gynec. **69**, 1054 (1955). — PFAU, P.: Die Serumverhältnisse während der normalen und der gestörten Schwangerschaft. Arch. Gynäk. **185**, 188 (1954). — POLLAK, E. V., C. L. PIRANI, R. M. KARK, R. C. MUEHRKES, V. C. FREDA and J. B. NETTLES: Reversible glomerular lesions in toxemia of pregnancy. Lancet **1956 II**, 59. — PREEDY, J. R. K., and E. H. AITKEN: Plasma oestrogen levels in late pregnancy, in the normal menstruating female and in the male. Lancet **1957 I**, No 6961, 191.

RAAB, W.: Hormonal and neurogenic cardiovascular disorders. Baltimore: William & Wilkins 1953. — REID, J. E., and H. M. TEEL: Nonconvulsive pregnancy toxemias: Their relationship to chronic vascular and renal disease. Amer. J. Obstet. Gynec. **37**, 886 (1939). — RÖTTGER, H.: Über den Wasserhaushalt in der physiologischen und toxischen Schwangerschaft. Arch. Gynäk. **184**, 59 (1953). — Der Wasserhaushalt bei Schwangerschaftsspättoxikosen. Arch. Gynäk. **184**, 629 (1954). — ROSENTHAL, L.: Coarctation of the aorta on pregnancy. Brit. med. J. **1955**, 16. — RUBIN, A.: The heart in pregnancy. Amer. J. med. Sci. **225**, 687 (1953). — RUNGE u. KESSLER: Beitrag zur Physiologie des Wasserstoffwechsels in der Schwangerschaft. Arch. Gynäk. **126**, 1 (1925). — RUNGE, H.: Über den Venendruck in Schwangerschaft, Geburt und Wochenbett. Arch. Gynäk. **122**, 142 (1924).

SAUTER, H.: Die Spätgestosen, Ätiologie und Diagnose. Gynaecologia (Basel) **135**, 285 (1953). — Die Behandlung der Spätgestosen. Schweiz. med. Wschr. **1954**, 842. — SCHLOMKA, G.: Das Verhalten des EKG-Typs bei der Fettleibigkeit und bei der Schwangerschaft. Z. ges. inn. Med. **3**, 675 (1948). — SCHMERMUND, H. J., H. A. KÜNKEL u. H. KUCHMEISTER: Gewebsclearance-Untersuchungen mit Na^{24} beim Schwangerschaftsödem. Klin. Wschr. **1954**, 35. — SCHREIER, PH. C., J. Q. ADAMS, H. B. TURNER and M. J. SMITH: Toxemia of pregnancy as an etiological factor in hypertensive vascular disease. J. Amer. med. Ass. **159**, 105 (1955). — SCHRÖDER, R.: Die Schwangerschaft, ein besonderer Leistungsanspruch. Leipzig: Georg Thieme 1949. — Über die Schwangerschaftstoxikose. Wien. klin. Wschr. **1955**, 473. — SCHULZE, V. E., and E. H. SCHWAB: Arteriolar hypertension in the American Negro. Amer. Heart J. **11**, 66 (1936). — SEITZ, L.: Biologie und Pathologie des Weibes, Bd. VIII, S. 603 (Grundlagenforschung der normalen und toxischen Schwangerschaft) u. S. 786 (Klinik der Präeklampsie und Eklampsie. München: Urban & Schwarzenberg 1951. SHANAHAN, W. R., S. L. ROMNEY and J. H. CURRENS: Coarctation of the aorta and pregnancy. J. Amer. med. Ass. **167**, 275 (1958). — Zur Problematik der Eklampsie. Dtsch. med. Wschr. **1954**, 1518. — SHEEHAN, H. L.: Pathological lesions in the hypertensive toxemias of pregnancy. Ciba Symp. Tox. of pregnanicy, S. 16. London: Churchill 1950.— SIEGLER, A. M., J. HOFFMANN and O. BLOOM: Myocardial infarction complicating pregnancy. J. Obstet. Gynec. **7**, 306 (1956). — SILIQUINI, P. N., et E. REVELLI: Le risque aggravé des cardiopathics par toxémie gravidique. Gynéc. et Obstet. **55**, 176 (1956). — SOLOFF, L. A., J. ZATACHUS, O. H. JANTON, TH. J. O'NEIL and R. P. GLOVER: Reactivation of rheumatic flow following mitral commisurotomy. Circulation **8**, 481 (1953). — SOULIÉ, P., J. DI MATTEO, R. TRIEST and E. ELIACHAR: Sténose de L'isthme de L'aorta et grossesse. Sem. Hôp. Paris **1950**, 593. — SPANG, K.: Rhythmusstörungen des Herzens. Stuttgart: Georg Thieme 1958. — SPANNER, R.: Z. Anat. Entwickl.-Gesch. **105**, 163 (1935). — SPÜHLER, O.: Probleme der interstitiellen Nephritis. Schweiz. med. Wschr. **1953**, 145. — SPÜHLER, O., u. H. H. ZOLLINGER: Die chronisch interstitielle Nephritis. Z. klin. Med. **151**, 1 (1953). — STOUT, M. L.: Hypertension six weeks post partum in apparently normal patients. Amer. J. Obstet. Gynec. **27**, 730 (1931). — SUNDFØR, H.: Coarctatio aortae und Schwangerschaft. Nord. Med. **43**, 953 (1950). — SWITZER, P. K., L. L. HESTER, J. W. MIRHEM and F. D. DWUBY: Edema fluid protein in patients with toxemia of pregnancy. Amer. J. Obstet. Gynec. **60**, 457 (1950). — SZEKELY, P., and L. SNAITH: Parosysmal tachycardia in pregnancy. Brit. Heart. J. **15**, 195 (1953).

TENNEY, B.: Hypertension in pregnancy. New Engl. J. Med. **249**, 1108 (1953). — TENNEY jr., B., and F. PARKER jr.: The placenta in toxemia of pregnancy. Amer. J. Obstet. Gynec. **39**, 1000 (1940). — THEOBALD, G. W.: Lancet **1933 I**, 626. — Sympathetic nerves and eclampsia. Brit. med. J. **1953**, 422. — THOMSEN, K.: Zur Morphologie und Genese der sog. Plazentarinfarkte. Arch. Gynäk. **185**, 221 (1954). — THOMSON, K. J., M. E. COHEN and B. E. HAMILTON: Studies on the circulation in pregnancy lead five of the electrocardiogram in pregnancy, including normal, cardiac and toxemic women. Amer. J. med. Sci. **196**, 819 (1938). — TILLMAN, A. J. B.: Toxemias of pregnancy. Med. clin. N. Amer. **35**, 677 (1953). — Does toxemia produce hypertension. N.Y. St. J. Med. **56**, 374 (1956). — TOBIAN jr., L.: Cortical steroid excretion in edema of pregnancy preeclampsia and essentiel hypertension. J. clin. Endocr. **9**, 319 (1949). — TURNER, H. B., and C. R. HOMK: Renal hemodynamics in toxemias of pregnancy. Amer. J. Obstet. Gynec. **60**, 126 (1950). — TYSOE, F. W., and

L. Löwenstein: Blood volume and haematologic studies in pregnancy and the puerperium. Amer. J. Obstet. Gynec. **60**, 1187 (1950).

Vander Veer, J. B., and P. T. Kuo: A study of the patients with heart disease at the Philadelphia lying in division from 1937 to 1947, inclusive. Amer. Heart J. **39**, 2 (1950). — Verel, D., J. D. Burey and H. Hopes: Blood volume changes in pregnancy and the puerperium. Clin. Sci. **15**, 1 (1956). — Vilter, R. W., and E. E. McKee: Post partum myocardosis. Ohio St. med. J. **39**, 142 (1943). — Virchow, R.: S.-B. Berl. geburtsh. Ges. 1870.

Wagener, H. P.: J. Amer. med. Ass. **101**, 1380 (1933). — Way, G. T. C.: Fatal eclampsia. Amer. J. Obstet. Gynec. **54**, 928 (1947). — Wellen, J.: Specific hypertensive disease of pregnancy. Factors affecting infant mortality. Amer. J. Obstet. Gynec. **64**, 271 (1952). — Werkö, L.: Studies in the problems of circulation in pregnancy. Ciba Symp. Tox. of pregnancy, 1950, S. 155. London: Churchill 1950. — Werkö, L., H. Bucht and Härje: Glomerular filtration rate and renal blood flow in patients with chronic diffuse glomerulonephritis during pregnancy. Acta med. scand. **153**, 177 (1956). — Werkö, L., H. Bucht, H. Lagerlöf and A. Holmgren: Circulation vid graviditet. Nord. Med. **1948**, 1868. — White, R.: Blood volume in pregnancy. Edinb. med. J. **57**, 14 (1950). — Widland, G.: The cardio-pulmonal function during pregnancy. Acta ebstet. Gynec. scand. **25**, Suppl. 1 (1945). — Wimhöfer, H.: Die Spätformen der Schwangerschaftstoxikose. Arch. Gynäk. **186**, 125 (1955). — Wolff, H. P., H. H. R. Koczorek u. E. Buchborn: Klinische Aldosteronuntersuchungen. Verh. dtsch. Ges. inn. Med. **1956**, 480. — Woolford, R. M.: Post partum myocardosis. Ohio St. med. J. **48**, 924 (1952).

Zangemeister: Die Lehre von der Eklampsie. Leipzig: S. Hirzel 1926. — Zatuchni, R.: The electrocardiogram in pregnancy and the puerperium. Amer. Heart J. **42**, 11 (1951). — Zollinger, H. W.: Die interstitielle Nephritis. Basel u. New York: Karger 1945.

Herz- und Kreislaufstörungen bei Infektionskrankheiten.

Von

O. H. Arnold.

Mit 7 Abbildungen.

A. Einleitung.

I. Begrenzung des Themas.

Die nosologischen Beziehungen zwischen den Krankheiten des Herzens oder des Kreislaufsystems und den Infektionen verschiedener Art sind so vielfältig, daß wir uns in diesem Kapitel eine strenge Beschränkung der Stoffwahl auferlegen müssen, um Überschneidungen mit anderen Abschnitten dieses Handbuches zu vermeiden. In allen Fragen der Diagnose, Prognose und Therapie wird deshalb auf die entsprechenden Kapitel in den vorhergehenden Bänden dieses Handbuches verwiesen. Wir werden uns mit dem Problem der Beziehung von Infektionskrankheiten und Kreislauf nur insoweit befassen, als sie für das eigentliche Thema dieser Darstellung der *allgemeinen Pathologie des Herz-Kreislaufsystems bei und nach Infekten* grundsätzlich bedeutungsvoll sind.

II. Nosologische Prinzipien.

Im Grundsatz kann während des Ablaufs einer Infektion auf folgende Weise der Kreislauf in Mitleidenschaft gezogen werden:

1. durch zentral-nervös gesteuerte, regulative Einflüsse nervaler und humoraler Art;

2. durch Absiedlung von Keimen in für den Kreislauf wichtige Organe;

3. durch toxische Wirkungen, die bei der Auseinandersetzung zwischen Erreger und Gewebe entstehen;

4. durch hyperergische Reaktionen in Zusammenhang mit den unter 2. und 3. bezeichneten Vorgängen.

Die unter 1. bis 3. aufgezählten Möglichkeiten der Schädigung haben das Vorhandensein der Erreger im Organismus zur Voraussetzung, was für die hyperergischen Reaktionen nicht unbedingt zutrifft. Deshalb wirkt die erstgenannte Gruppe von Schädlichkeiten ausschließlich *während* des Ablaufs von Infektionskrankheiten, also *intrainfektiös*, dagegen können die hyperergisch bedingten Schäden auch noch nach dem Ablauf der Krankheit, also *postinfektiös* in Erscheinung treten. Dies ist sogar bei allen akuten Infektionskrankheiten mit kurzem Verlauf die Regel. Die Gesamtheit aller infektbedingten Krankheiten mit vermutlich hyperergischer Genese wurde unter dem möglichst allgemein gehaltenen Begriff des *postinfektiösen Syndroms* zusammengefaßt (ARNOLD 1949, 1950), da wir über die Ätiologie und Pathogenese dieser Erscheinungen noch sehr wenig wissen. In der folgenden Tabelle wird eine Übersicht der Möglichkeiten einer Beeinträchtigung der Organe des Herz-Kreislaufsystems durch eine Infektionskrankheit gegeben, wobei wir teilweise die Systematik der klinischen Infektionslehre von Höring (1948) verwenden, da sich deren heuristisches Prinzip für eine Darstellung der allgemeinen Pathologie besonders gut eignet.

Tabelle 1.

	Stadium des Infektes	Vorwiegendes pathogenetisches Prinzip	Manifestationen am Kreislaufsystem
I	Inkubation	—	—
II	Generalisation	1. Nerval gesteuerte humorale und celluläre Überempfindlichkeitsreaktion	Schüttelfrost, Fieber, Tachykardie, Kollapsneigung
		2. Hämatogene Absiedlung der Erreger	Embolische „Herdnephritis", Myokarditis, Encephalitis
III	a) Lokalinfektion (entweder primär oder im tertiären Stadium einer cyclischen Infektionskrankheit)	Toxinausschüttung	toxische Myokarditis, toxische Lähmung der Gefäßmuskulatur, toxische Schädigung der „Kreislaufzentren", interstitielle Nephritis, toxische Nephrose, Glomerulonephritis (herdförmig oder diffus), toxische Nebennierenschädigung
	b) Sepsis Einbruch von Bakterien in das Blut beim Vorhandensein einer entweder durch eine Generalisation erworbene oder primär vorhandene Immunität	Ausschwemmung der Erreger und Toxineffekte	
	Stadium der Infektallergie (postinfektiöses Syndrom)	Hyperergische Reaktion	Tachykardie, Blutdrucksteigerung, Arteriolo-capilläre Syndrome, Myokarditis, Endokarditis, Perikarditis, Glomerulonephritis

Zur Erläuterung und Kritik dieses Schemas ist allerdings wichtig zu bemerken, daß die einzelnen Stadien und die ihnen zugeordneten nosologischen Möglichkeiten sich nicht, wie in der Tabelle vorgetäuscht, zeitlich gesehen streng ablösen, im Gegenteil, sie gehen nicht nur fließend ineinander über, sondern laufen oft längere Zeit nebeneinander her, so daß sich verschiedene pathogenetische Prinzipien an jeder Stelle des Infektablaufes überlagern können.

Es ist nicht die Aufgabe dieser Abhandlung, auf das Für und Wider zu Hörings Infektionslehre einzugehen. Die Einwände gegen diese an sich sehr fruchtbare Konzeption ergeben sich besonders durch die neueren Kenntnisse, die die Virusforschung zusammengetragen hat (hierzu Bieling 1953; Nauck 1953). Dadurch wird es fraglich, ob man die von den bakteriellen Infektionen herstammende Einteilung des Infektverlaufes für die Viruskrankheiten in vollem Umfange aufrechterhalten kann.

Es ist auch noch ungewiß, ob wir mit Sicherheit annehmen dürfen, daß die Allergie in der Pathogenese der infektiösen Kreislaufschäden durch ultravisible Viren eine Rolle spielt. Beveridge (1952) nimmt auf Grund von experimentellen Ergebnissen dies als sicher an. Hat die sog. „spezifische Allergie" bei der Erzeugung der Immunität gegen Virusinfekte eine Bedeutung, was man als sicher annehmen kann, so können wir wohl doch nach dem derzeitigen Stand der Kenntnisse den Analogieschluß wagen, daß sie auch für die Pathogenese der Kreislaufstörung bei und nach dem Infekt bedeutungsvoll ist.

III. Die Umstellung des Kreislaufs während des Infektes.

Eine Darstellung der sehr verschlungenen Abläufe während des Infektes ist einerseits möglich durch eine Ordnung der Phänomene nach den Ursachen der Schädigung, also nach den eben aufgeführten verschiedenen nosologischen

Prinzipien des Infektes. Nach diesem Verfahren werden wir, soweit es möglich ist, in den folgenden Abschnitten vorgehen. Unsere Kenntnisse über die Physiologie und Pathologie der Kreislaufregulation sind jedoch andererseits keineswegs so vollkommen, daß wir auf eine die klinischen Gesichtspunkte hervorhebende, syndromatische Darstellung der Phänomenologie verzichten könnten. Dies ganz besonders auch deshalb, weil bei der Entstehung z. B. der Herzinsuffizienz oder des Kollapses nie ein nosologisches Prinzip allein wirksam ist, ganz abgesehen davon, daß wir am Krankenbett selbst bei Anwendung einer guten diagnostischen Methodik selten in der Lage sein werden, eine in dieser Hinsicht spezifische Diagnose zu stellen. Es wird nie möglich sein, im Zweifelsfall zu entscheiden, ob z. B. das Versagen des Kreislaufs auf rein regulatorischer Basis, oder durch Erkrankung der wichtigsten Kreislauforgane, durch Einwirkung von Toxinen oder hyperergisch entstanden ist.

Das *Versagen von Herz und Kreislauf* bei den Infektionskrankheiten hat oft allein .in der Umstellung der Kreislaufregelung und dem „Interessenkonflikt" der verschiedenen Regelkreise, die durch das Fieber bewirkt wird, seine Ursache (s. S. 560). Das wesentliche in dieser Umstellung des gesamten Regulationsgefüges ist das Überwiegen der ˙ergotropen Funktionen im Sinne von W. R. HESS (1948), wobei alle Vorgänge in einer bestimmten Leistungsformel gruppiert sind. Es ist selbstverständlich, daß in dieser Umstellung dem Kreislauf besondere Aufgaben zufallen, deren Eigenart die verschiedenen, beschränkten Möglichkeiten des Verhaltens prägen. So kennen wir z. B. zwei verschiedene Phasen des Kreislaufkollapses beim Infekt, von denen der eine, die sog. Zentralisation oder der Spannungskollaps (DUESBERG und SCHROEDER 1944), phänomenologisch betrachtet, an das Verhalten der Kreislaufreaktion während des Temperaturanstieges, ein anderer, der sog. febrile Kollaps, an die Kreislaufsituation während der Kontinua der Fieberkurve erinnert (DAVIS 1949).

Beim *Anstieg der Temperatur* mit und ohne Schüttelfrost wird die Erhöhung der Kerntemperatur des Körpers durch eine vorübergehende Änderung des Verhältnisses von Wärmeproduktion und -abgabe bewirkt. Man schätzt grob, daß 80% des Zuwachses durch Steigerung des Umsatzes und 20% durch Verminderung der Wärmeabgabe zustande kommt. Dies macht es notwendig, daß die an der Wärmebildung besonders beteiligten Gewebe stärker durchblutet werden, die Peripherie dagegen schwächer. Der Gefäßquerschnitt in der Muskulatur wird erweitert, während in der Peripherie, besonders an den Acren, eine erhebliche Einengung der peripheren Strombahn erfolgt. Diese Vasoconstriction in der Haut ist ebenso wie die später einsetzende Dilatation nach den Untersuchungen von JOHNSON, OSBORN und SCUPHAM (1935) durch den Sympathicus bewirkt; sie verschwindet nach Sympathektomie. Die Hautvenen werden ebenfalls verengt. Die Messung der Durchblutung im Gehirn (HIMWICH u. Mitarb. 1939) ergab verminderte Werte, genauso wie das Studium der Nierendurchblutung durch CHASIS u. Mitarb. (1938), die mit der Clearance-Methode Messungen durchführten. Das Minutenvolumen wird in dieser Phase nicht nennenswert gesteigert, da der Sauerstoffverbrauch aber bis zu 200% des Ausgangswertes ansteigt, muß die Sauerstoffausnutzung aus dem Blut erhöht sein. Die Wechselwirkung zwischen der Vasoconstriction an den Extremitäten und der Vasodilatation in den am Stoffwechsel ausgiebig teilnehmenden Organen erklärt das von verschiedenen Autoren in sehr voneinander abweichenden Größen festgestellte Minutenvolumen. Die Pulszahl steigt während des Fieberanstieges beträchtlich. Der Blutdruck verhält sich verschieden, meist ist jedoch die Amplitude verkleinert. Die Zirkulationszeit ist verlängert. Das Minutenvolumen der Atmung steigt durch Vermehrung der Frequenz bei Abnahme der Atemtiefe (SCHÖLMERICH 1956).

BOCK und BONHOEFFER (1956) fanden nach „Pyrexal", einem Lipopolysacharid-präparat, im Fieber in der Mehrzahl der untersuchten 19 Fälle keine Vermehrung der Muskeldurchblutung, während die Hautdurchblutung, wie zu erwarten, im Fieberanstieg zuerst abfiel, um auf der Höhe des Fiebers wieder zuzunehmen.

Während der *Kontinua*, d. h. also, wenn die angestrebte Temperatur erreicht ist, bildet sich zwischen der Wärmebildung und der Wärmeabgabe ein neuer Gleichgewichtszustand. Die Wärmebildung wird wahrscheinlich auch verringert. Die erhöhte Wärmeabgabe wird durch Öffnung der Hautgefäße bewirkt. Diese Dilatation ist wahrscheinlich auch nerval bewirkt. Gleichzeitig mit der Vasodilatation in der Haut, die mit einer Erwärmung und Rötung verbunden ist, wird die Durchblutung in den beim Temperaturanstieg gedrosselten Organen wieder gesteigert. Dies ist für die Nierendurchblutung von CHASIS u. Mitarb. (1944) nachgewiesen. Die Mehrdurchblutung beträgt bis zu 25%, im wesentlichen durch eine Erweiterung des vas efferens. Die periphere Gefäß-erweiterung mit der gesteigerten Wärmeabgabe macht ein großes Minutenvolumen notwendig, was bereits 1935 durch GROLLMANN mit der Acetylenmethode nach-gewiesen wurde. Auch die Untersuchungen mit der Kreislaufanalyse nach WEZLER im Fieber bestätigen diese Annahme.

Entgegengesetzte Beobachtungen (WIGGERS und ORIAS 1928; PREC u. Mitarb. 1949) wurden bei der künstlichen Überhitzung von außen gemacht. Wir übergehen dies hier, weil diese Form künstlicher Hyperthermie pathogenetisch vom echten Fieber zu verschieden ist.

Während der Kontinua ist die zirkulierende Blutmenge vergrößert und der Kreislauf des Blutes beschleunigt. Die Atmung verändert sich jetzt in dem Sinn, daß die Zunahme des Minutenvolumens der Atmung durch eine Steigerung der Atemtiefe bewirkt ist. Die Atemfrequenz wird oft gegenüber der Frostphase verringert.

Im *Stadium der Entfieberung* tritt gegenüber der Kreislaufsituation der Kon-tinua keine grundsätzliche Änderung ein (SCHÖLMERICH 1956). In dieser Phase überwiegt die Wärmeabgabe die Wärmebildung ganz entscheidend. Dies wird unter anderem durch eine außerordentliche Steigerung der Schweißsekretion bewirkt, die im Tag $1/2$—1 kg erreichen kann (DAVIS 1949).

Die Gefahr für den fiebernden Kranken durch die Kreislaufumstellung im Fieber kommt durch eine Übersteigerung der beschriebenen regulativen Vor-gänge am Kreislaufsystem zustande, die in ein Versagen ausmünden kann (DUES-BERG und SCHROEDER 1944). Es wird jedoch immer schwer sein zu entscheiden, ob nicht auch noch andere ätiologische Faktoren, z. B. Toxine, die auf das Herz und auf die Peripherie der Strombahn oder auch auf die Zentren der zentralen Regulation direkt einwirken, bei diesen Kollapsformen mitwirken. Es wird dies um so wahrscheinlicher, je länger der Infekt schon im Gange ist.

Die Kreislaufumstellung im Fieber geht, wie schon erwähnt, mit einer Steigerung der Herzfrequenz einher. Bei einzelnen Infekten, z. B. dem Scharlach, steigt die Frequenz, besonders bei Kindern oder labilen Personen oft über 125 Schläge pro Minute. Abgesehen davon, daß damit das Optimum der Leistungssteigerung überschritten wird, entsteht die Gefahr der „*Vorhofpfropfung*", auf die WENCKEBACH schon 1910 aufmerksam gemacht hat.

Im Gegensatz dazu findet sich bei einer Gruppe von Infektionskrankheiten, es handelt sich meist um cyclische Infekte mit länger dauerndem Verlauf, eine relative, ja sogar manchmal eine absolute Bradykardie. Das beste Beispiel hierfür ist die Typhusbradykardie, die übrigens bei Männern häufiger sein soll als bei Frauen und Kindern (BOLT und WULLEN 1950).

Die *Genese der Typhusbradykardie* ist noch nicht befriedigend erklärt. Die Ansichten in der Literatur sind widersprechend. Die ältere Literatur ist ausführlich bei RIHL (1926) zu finden. Es scheint sich bei diesem Phänomen um ein Zusammenspiel der nervalen Regula-tion, der Vagusübererregung einerseits und funktionellen und organischen Vorgängen am

Myokard andererseits zu handeln. Eine Atropinisierung steigert die Pulsfrequenz nur unregel-mäßig. Bei isolierten Meerschweinchenherzen konnten russische Untersucher nur dann eine Bradykardie finden, wenn die Tiere vorher mit Typhusbakterien behandelt worden waren. Es wird deshalb vermutet, daß die Bakterienantigene eine Reizung der cholinergischen Strukturen des Herzens bewirken (TOLPEGINA 1951). Da die relative Bradykardie bei vielen Infektionen verschiedener Ätiologie vorkommt, die einen sog. typhösen Verlauf nehmen können, wie z. B. der Typhus abdominalis, der Morbus Boeck, Morbus Bang, die Miliartuber-kulose oder die Virusgrippe, ist es doch wahrscheinlicher, daß die relative Bradykardie ein Bestandteil des dem Generalisationsstadium eigentümlichen Regulationsmechanismus ist, wobei die Schwere des Verlaufes und die Länge der Generalisation meist verstärkend wirken. Die prämorbide vegetative Tonuslage kann begünstigend oder abschwächend wirken. Eine Myokarderkrankung verwischt das Bild oft.

IV. Die Keimstreuung.

Neben der allgemeinen Umschaltung der Regulationen des Kreislaufs tritt in der Phase der Generalisation ein neues nosologisches Prinzip in Erscheinung, die *Bakteriämie*, bzw. die *Virämie*. Diese führt zu einer *Absiedlung von Erregern* in den verschiedenen Organen. Die Wahl des Ortes der Absiedlung wird teilweise durch die Eigenart der Funktion des Organs oder auch einen Tropismus der Erreger bestimmt. Beim cyclischen Infekt ist die Absiedlung der Erreger durch die Bakteriämie mit dem Ende der Generalisationsperiode abgeschlossen. Des-halb ist bei Krankheiten mit kurzer Generalisation die Keimstreuung oft schon vorüber, wenn der Patient die ersten Krankheitssymptome wahrnimmt. Während bei den bakteriellen Infekten mit Generalisation unsere Vorstellungen über die allgemeine Pathogenese einigermaßen gesichert sind, steht die Aufklärung dieser Dinge bei den Viruskrankheiten erst im Beginn. Es ist fraglich, ob wir die Ver-hältnisse der bakteriellen Krankheiten darauf ohne weiteres übertragen dürfen (s. hierzu BIELING 1953 und NAUCK 1953). Bei den Virusinfekten ist das noso-logische Prinzip der hämatogenen Keimstreuung und -ausbreitung am reinsten vertreten, da die Toxinfernwirkung über den Blutweg bei diesen Gruppen von Infekten gering ist.

V. Die Wirkung von Toxinen.

Im Verlauf der Infektionskrankheit werden in dem Organismus zu bestimmten Phasen Toxine eingeschwemmt. Die Toxine binden sich mehr oder minder stark an das Parenchym der einzelnen Organe. Das Ausmaß der Toxinbindungen hängt von der Art des Toxins, andererseits von der Funktion und der Eigenart des Organs ab, wobei z. B. die Niere durch ihre Ausscheidungsfunktion besonders stark exponiert ist. Für den Ablauf vieler Infektionskrankheiten sind die toxisch bedingten Schäden am Kreislaufsystem von sehr großer Bedeutung. Die Virus-infekte ausgenommen, ist im Verlauf cyclischer Infekte die toxische Komponente von der Schädigung durch direkte Einwirkung der Erreger nur schwer abzutrennen, wenn auch die Keimstreuung in der Pathogenese zumindest im ersten Teil vor-herrscht. Die toxische Fernwirkung des herdgebundenen Erregers ist dagegen das vorherrschende nosologische Prinzip der sog. Lokalinfektion. Bei diesen Infektionskrankheiten ist nach den Vorstellungen von HÖRING (1948) schon eine wesentliche Teilimmunität des Organismus gegen den Erreger in der Phylo-genese entstanden. Deshalb kann der Erreger an Ort und Stelle fixiert werden; seine Wirkung besteht lediglich in der Erzeugung von Toxinen, die über den Lymph- und Blutweg in den Organismus eindringen. Gegenüber der Toxinwirkung spielt die hämatogene Keimstreuung, die bei den örtlichen Infektionen fakultativ zweifellos auch vorkommt, eine sehr geringe Rolle (s. auch Tabelle 1). Die von der örtlichen Infektion in den Organismus eingeschwemmten Toxine sind verschiedener Art. Bei manchen Krankheiten, wie z. B. bei der Rachendiphtherie und dem Scharlach, handelt es sich um Ektotoxine, sonst um Stoffe, die beim Zerfall des Erregers frei werden und vielleicht auch Produkte, die durch die Entzündung, d. h. dem Zerfall des Gewebes, entstehen.

VI. Die Wirkung hyperergischer Vorgänge.

Wir vermuten auf Grund experimenteller Ergebnisse und den klinischen Erscheinungen, bei vielen, besonders den *nach* dem Verschwinden der klinischen Manifestation des Infektes selbst, auftretenden Störungen des Herz-Kreislaufsystems eine hyperergische Genese.

Da wir über das Wesen der Krankheiten durch eine Überempfindlichkeit des Organismus oder bestimmter Organsysteme sehr wenig wissen und über Definitionen und Diskussion der Nomenklatur noch nicht weit hinaus sind, müssen wir uns auf eine Beschreibung der Erscheinungen, die postinfektiös am Kreislaufsystem beobachtet werden, beschränken.

Steinmann (1947) beschrieb von der Myokarditis ausgehend allgemein die Phänomenologie der Nachkrankheiten wie folgt:

1. Sie treten nach einem mehr oder weniger langen Intervall nach einer vorausgegangenen Infektionskrankheit auf.

2. Sie werden in der Regel nicht durch den Erreger selbst, sondern durch sein Toxin hervorgerufen.

3. Sie treten nur bei einem kleinen Prozentsatz der von einer bestimmten Infektion befallenen Patienten auf; dann wenn sich der Organismus in einer bestimmten Reaktionslage befindet.

4. Sie äußern sich nicht an Stellen, an denen der Infektionserreger von außen eingetreten ist, sondern meist an den inneren Organen oder einem ganzen System, z. B. an den Nieren, am Herzen, am Bindegewebsapparat.

5. Sie zeichnen sich zum Teil durch ein typisches schubweises Verhalten aus. Nach Ablauf eines ersten Schubes bleibt häufig eine besondere Empfindlichkeit bestehen und die Krankheit kann jederzeit, vermutlich wenn ein exogener Erreger den Anstoß dazu gibt, wieder aufflackern.

Das Auftreten mit einem *postinfektiösen Intervall* ist zweifellos eine besondere, diagnostisch wichtige Eigenschaft der Nachkrankheiten. Wie allgemein bekannt, ist dieses auch bei der Serumkrankheit zu beobachten. Im Einzelfall ist das infektiöse Intervall recht wechselnd in seiner Länge. Es kann wenige Tage und mehrere Wochen betragen. Bei allen kurz dauernden Infekten ist es leicht festzustellen, schwieriger ist es bei längeren Verläufen, besonders wenn Rezidive auftreten.

Schwierig ist die Definition des Begriffes „*Toxin*". Viele Erreger lösen starke hyperergische Reaktionen aus, ohne daß bisher die Bakteriologie echte Ektotoxine nachweisen konnte. Die Klärung der Frage, worin z. B. die hohe antigene Eigenschaft bestimmter Streptokokkenstämme besteht, welche Bestandteile dafür verantwortlich sind, ist erst im Beginn.

Die postinfektiösen Abläufe beeinflussen auch die Regulationssysteme nervaler und humoraler Art des Kreislaufs.

Die Abläufe in diesem Bereich werden von Williams (1948) mit dem nicht sehr glücklichen Ausdruck „physikalische Allergie" bezeichnet, weil theoretisch gesehen keinerlei humorale Antikörperreaktion daran beteiligt zu sein braucht. Die Hypoxämie allein kann ja schon „allergische Vorgänge" wie Quaddelbildung bewirken (Cod 1944). Das Histamin oder ähnliche Substanzen sind nicht nur das Produkt der Entzündung durch Antigenantikörperreaktion, sondern sie treten auch nach Einwirkung einfacher Reize auf, so wie die allergischen Reaktionen in ihrem Effekt auch nicht an diese Wirkstoffe gebunden sind. Es handelt sich bei diesen Vorgängen, soweit sie im Bereich der terminalen arteriellen Strombahn ablaufen, um eine Variation und Übersteigerung der normalerweise bei der Regulation der Gefäßmotilität ablaufenden Vorgänge. Im capillar-mikroskopischen Bild äußern sie sich in spastisch-atonischen Vorgängen (vgl. O. MÜLLER 1939). Diese Veränderungen sind vielleicht das morphologische Substrat dessen, was wir in der Klinik als postinfektiöse vegetative Dystonie bezeichnen.

Diese Kreislaufphänomene wie auch die zusammen damit oder auch isoliert auftretende *postinfektiöse Tachykardie* oder *Hypertonie* können als Ausdruck einer Übersteigerung dieser „physikalischen" Form der Allergie angesehen werden. Aus Gründen der Darstellung wollen wir sie auch, obwohl kein gesicherter Beweis für einen genetischen Zusammenhang mit der Hyperergie vorliegt, später in diesem Zusammenhang abhandeln.

Während der intrainfektiösen Phase wirken die sog. Toxine unter anderem auf die Herzmuskelzellen, auf die Glomerula und die Tubuluszellen der Niere ein und verursachen den frühen intrainfektiösen Typ der Schädigung (Frühmyokarditis, sog. Herdnephritis, interstitielle Nephritis, toxische Nephrose). Die verschiedenen Toxine haben besondere Affinitäten zu bestimmten Substraten. Die Absorption der Toxine während des Infektes ist auch durch die Art und Funktion des Organs mitbedingt (z. B. Ausscheidungsfunktion der Nieren) (LETTERER 1953). Deshalb finden wir bei den mit starker Toxinproduktion verbundenen Infektionskrankheiten mehr und auch immer wieder bestimmte Organkrankheiten. Die Toxinbindung und die Absiedlung der Erreger im Infekt ist jedoch auch gleichzeitig ein *lokalisierender Faktor* für die später postinfektiös auftretende hyperergische Entzündung ebenso wie es die Erregerabsiedlung in der intrainfektiösen Phase ist. Die postinfektiöse Myokarditis nach den Virusinfekten ist wahrscheinlich in diesem Sinne zu verstehen.

Die eigenartige *Periodizität*, die alle postinfektiösen Manifestationen auszeichnet, ist nicht nur allein durch Antigeneinschwemmung und Antikörperbildung zu erklären. Mit diesem Phänomen haben wir uns früher schon ausführlich befaßt (ARNOLD 1949, 1950). Es interferieren hier offenbar endogene und exogene Momente, die zu dem eigenartigen Wechsel von Empfänglichkeit und Unempfänglichkeit führen, die wir ähnlich auch bei den Infektionskrankheiten mit Rückfällen finden, die sich so oft wiederholen, bis die Immunität endgültig erworben ist (s. auch MIESCHER 1948).

In der *Nomenklatur Allergie-Hyperergie* herrscht in der Literatur eine große Verwirrung. In der Definition von PIRQUET wurde ursprünglich unter Allergie eine erworbene Andersempfindlichkeit gegenüber ein und demselben Stoff verstanden. Deshalb umgreift, worauf LETTERER (1953) erst kürzlich wieder mit Recht hinwies, der Begriff Allergie nicht von vornherein etwas Krankhaftes. Dieser Irrtum ist durch die zu starke Überbetonung der Analogie Allergie-Serumanaphylaxie entstanden, wobei außer acht gelassen wurde, daß diese ein Artefakt ist. Es ist ein biologisches Grundprinzip, daß der Organismus oder auch nur ein Organ oder Organsystem nach einer Einwirkung irgendwelcher Art die Eigenschaft erwerben kann, anders zu reagieren, wenn eine zweite Berührung zustande kommt. Man kann sich nach der gesamten klinischen und auch experimentellen Evidenz die Auswirkungen dieser Umstimmung nicht umfassend genug vorstellen. Es sind keineswegs nur die humoralen Antigenantikörper-Systeme, die auf eine Infektion mit totem und lebendigem Material reagieren. Der ganze Organismus mit allen seinen Substraten und Regulationssystemen nimmt an dieser Auseinandersetzung Organismus — Umwelt teil. Dabei wird er auch im ganzen und in den einzelnen untergeordneten Systemen verändert, d. h. allergisch. Es ist dies also ein im Bereich des Gesunden ablaufender Vorgang, der mit dem Begriff „Krankheit" a priori nichts zu tun hat und in spezieller Form bei vielen Infektionskrankheiten das bewirkt, was wir Immunität nennen. Wir können deshalb allerdings vorläufig und nur gedanklich aus diesem Vorgang der Entstehung einer Immunität den Begriff der Hyperergie zwanglos ableiten, wenn wir annehmen, daß dieser Umstimmungsvorgang aus Gründen, die wir nicht kennen, im Einzelfall sehr stark sein kann. Dann bezeichnen wir dieses Verhalten als hyperergisch und betonen damit den krankhaften Charakter der Erscheinung. Der Begriff „allergische Krankheit" wäre demnach ein Widerspruch in sich selbst. Eine Krankheit wird erst aus diesem der physiologischen Sphäre zugehörigen Vorgang der Allergie, wenn er in einzelnen Teilen übersteigert wird. Ein hyperergisches Symptom stellt also jeweils den „Funktionssplitter" einer in krankhafter Weise entarteten, ursprünglich jedoch sinnvollen Abwehrfunktion dar, der sich aus dem Gefüge, das im Gesunden durch Regulation und Gegenregulation im Zustand einer Homoiostase gehalten wird, gelöst hat.

Grundsätzlich gesehen können bei allen Arten von Infektionskrankheiten hyperergische Erscheinungen am Kreislaufsystem auftreten. Allgemein bekannt und zweifellos am häufigsten finden sie sich nach Scharlach und der Angina tonsillaris, also Infektionen mit einem Streptococcus der Gruppe A. Deshalb wird in der angelsächsischen Literatur auch zu stark verallgemeinernd der Ausdruck „poststreptococcic state" für die Hyperergie in der postinfektiösen Phase verwendet (Rantz 1949; Doerner und Mitarb. 1951). Die Bedeutung der Streptokokken der Gruppe A für die Genese des sog. rheumatischen Fiebers mit den fakultativen Symptomen Polyarthritis, Endokarditis, Myokarditis und der Glomerulonephritis ist allerdings überzeugend dargelegt, wobei auch gewisse organspezifische Wirkungen der einzelnen Streptokokkenantigene zu bestehen scheinen (z. B. sog. nephritogene Streptokokkentypen s. S. 572).

Besonders die Schule von Rammelkamp hat dafür stichhaltige Beweise geliefert. Es ist auch gezeigt worden, daß die Elimination der Streptokokken aus der Mundhöhle das Auftreten des „rheumatischen Fiebers" sogar verhindern kann, wenn spätestens 9 Tage nach Auftreten der Streptokokkeninfektion Penicillin gegeben wird (Catanzaro u. Mitarb. 1954). Dagegen fehlt dieser Beweis für die viscerale Beteiligung, also für die Karditis und die Glomerulonephritis noch. Im Gegenteil, die Untersuchungen von Weinstein, Bachrach und Boyer (1950, 1955) und von Bengtson und Birke (1952) zeigen, daß die Nephritis trotz sorgfältiger Penicillinbehandlung auftrat. Der in der Literatur vorherrschende Optimismus über die Wirksamkeit der Prophylaxe des rheumatischen Fiebers durch fortlaufende Penicillingaben wird übrigens weiter gedämpft durch die allerdings noch zu bestätigende Beobachtung Weinsteins u. Mitarb. (1955), daß zwar die Endokarditis und die Myokarditis verhindert werden können, nicht aber die anderen Symptome des „rheumatischen Fiebers". Wodurch diese Unterschiede zu erklären sind, bleibt noch offen. Die Form der Hyperergie bei dem „rheumatischen Fieber" scheint dem Typ der Tuberkulinallergie oder dem „delayed type" der Überempfindlichkeit zuzugehören, bei der die längere Anwesenheit von Antigenbildnern notwendig ist, ohne daß ein nachweisbarer Titeranstieg für die im Blut kreisenden Antikörper nachgewiesen werden kann (Catanzaro u. Mitarb. 1956). Es ist möglich, daß die Nephritis und vielleicht auch die Karditis durch einen anderen Typ der Hyperergie entsteht (Fischel 1957). Eine gute Zusammenstellung der Problematik gibt Aikawa (1954) und McCarty (1956).

Ein Teil der Erscheinung des zweiten Krankseins finden wir indessen auch bei Infektionen anderer Art, wie auch bei Viruserkrankungen (s. auch Bastin 1953), in deren Pathogenese die Allergie für die Abwehr eine große Bedeutung zu haben scheint (Beveridge 1952).

Die postinfektiöse Nephritis ist, soweit wir es übersehen, bei Viruskrankheiten selten, wenn es auch dieses Krankheitsbild nach Vaccination gegen Pocken gibt, wobei allerdings nie sicher widerlegt werden kann, daß die Pusteln mischinfiziert waren (Garnung u. Mitarb. 1950; Koster u. Mitarb. 1953), um so häufiger bei Streptokokkenerkrankungen. Nach der Grippe ist sie ebenfalls zu sehen (Kuczinski 1919), sie wird vielleicht jedoch auch hier durch die Mischinfektion mit verschiedenen Bakterien bedingt. Die postinfektiöse Hypertonie und Tachykardie finden wir bei Viruserkrankungen ebenso wie bei bakteriell bedingten. Die Rheumatismen sind dagegen den bakteriellen Infektionskrankheiten vorbehalten. Beim Typhus abdominalis, also einer cyclischen Infektionskrankheit, sind alle bekannten Nachkrankheiten beschrieben. Sehr häufig scheinen die hyperergischen Symptome beim Morbus Bang und dem Maltafieber zu sein. Maldonado Allende (1948) hat bei 428 der eben genannten Krankheit 47 postinfektiöse Kreislauferkrankungen gefunden. Davon war 22mal eine Hypertension zu beobachten, Endokarditis war selten, Myokarditis häufig. Zweimal wurde eine Aortitis gesehen. Smith und Curtis (1939) beschrieben einen Fall von Brucellose mit Endokarditis, Chiorboli (1951) eine Glomerulonephritis. Von den enteralen Infekten steht die Bacillenruhr einschließlich der verwandten Flexner-, Sonne- und E-Ruhr ganz im Vordergrund bei der Verursachung hyperergischer Krankheiten.

Aus dieser Zusammenstellung geht hervor, daß es grundsätzlich bei den Infektionskrankheiten jeder Ätiologie und Pathogenese und auch den künstlichen, wie z. B. den Impfungen, Nachkrankheiten gibt. Wir sehen jedoch, daß bei Infektionskrankheiten durch Erreger mit starken antigenen Eigenschaften, sei es durch Ektotoxine, sei es durch Stoffe, die beim Zerfall der Erreger frei werden oder entstehen, diese Erscheinungen sehr viel häufiger sind.

Die Bedeutung der *Herdinfekte* ist nicht aufgeklärt. Man schuldigt sie in sehr verschiedenem Maße als Ursache an, wenn die Erscheinungen, die uns vom post-infektiösen Syndrom her bekannt sind, ohne sicher definierte Vorerkrankung auftreten. Der sichere Beweis eines Zusammenhanges ist fast nie zu liefern. Er wird meist mit dem Erfolg der therapeutischen Entfernung eines Herdes geführt, was nicht stichhaltig ist. Bei der ungeheuren Häufigkeit von Herd-infektionen muß man sich sehr vor Verallgemeinerungen hüten.

Gegen die Bedeutung der Fokalinfektion für die hyperergischen Krankheiten wird neuer-dings eingewandt (BÖHMIG und KLEIN 1953), daß sie deshalb nicht so bedeutungsvoll sein könnten, weil sie fast stets vergrünende Streptokokken als Erreger enthalten, die keine Toxine produzieren und auch nur geringe antigene Eigenschaften haben.

Die krankhaften Erscheinungen der Nachinfektperiode äußern sich einerseits als Organerkrankung, andererseits als Systemerkrankung. Oft gelingt es mit unserer klinischen Methodik nicht, bestimmte Organerkrankungen aufzudecken, jedoch sind gewisse funktionelle Abweichungen vom Normalen zu beobachten. Häufig tritt auch eine Veränderung sozusagen als funktionelles Äquivalent einer organischen Veränderung in Erscheinung. Die Myokarditis z. B. wird häufig durch eine Tachykardie repräsentiert, ohne daß es uns jedenfalls mit der klinischen Methodik gelingt, eine Herzmuskelerkrankung aufzudecken. Dieselben Extreme einer „pathogenetischen Entsprechung" zwischen Struktur und Funktion finden wir in dem Verhältnis zwischen der postinfektiösen Glomerulonephritis und der postinfektiösen Hypertonie.

Die *häufigsten Nachkrankheiten* im Bereich des Kreislaufsystems sind die Myokarditis, die Endokarditis, die Perikarditis, die Nephritis und die post-infektiöse Purpura. Weitere postinfektiöse Erkrankungen sind die hyperergisch bedingte Polyarthritis, Neuritis und Encephalitis, die wir in unserem Zusammen-hang nicht besprechen können. Allerdings tritt die Polyarthritis oft zusammen mit Manifestationen von seiten des Kreislaufsystems auf, während eine zeitliche Beziehung zu den postinfektiösen Manifestationen auf dem neurologischen Gebiet in der Regel nicht nachzuweisen ist.

B. Die Erkrankungen des Herzens im Verlauf der Infektion.

I. Myokarditis[1].

a) Diagnostik der Myokarderkrankung.

Die Diagnostik der Myokarditis hat durch die Einführung der Elektrokardio-graphie in die Infektionsklinik große Fortschritte gemacht. Erst seitdem wir regelmäßig bei allen Infektionskrankheiten Elektrokardiogramme (EKG) schrei-ben, wissen wir, wie häufig eine Herzmuskelerkrankung als Teilerscheinung des infektiösen Prozesses vorhanden ist.

---

[1] Wir behandeln in diesem Zusammenhang nur die pathogenetischen Probleme der Myo-karditis an sich und bei den einzelnen Infektionskrankheiten. Klinik und Therapie werden in einem besonderen Kapitel dieses Handbuches von SCHÖLMERICH Bd. IX/2 besprochen.

Es wird unter diesem Eindruck jedoch oft nicht berücksichtigt, daß während des Infektes eine *Vielfalt von verschiedenen Faktoren das EKG verändern kann*, ohne daß stets eine Entzündung des Myokards angenommen werden darf.

Die im Fieber und in der Nachinfektperiode geänderte *vegetative Regulation* mit Tachykardie und dadurch bedingter mangelhafter Herzfüllung kann bei schlechter Anpassung der Coronararterien elektrokardiographische Veränderungen verursachen, die von denen der Myokarditis oft schwer zu unterscheiden sind. Die Trennung zwischen strukturellen Schäden und vegetativ-nervös bedingten Veränderungen ist mitunter sehr schwierig und oft nur bei längeren Verlaufsstudien möglich. Manchmal helfen *pharmakologische Teste*, von denen verschiedene vorgeschlagen werden (Lasch 1950/51; Frischknecht und Zellweger 1950; Rachmillewitz und Braun 1948).

Die pharmakologischen Wirkungen der angewandten Stoffe (Aminophyllin, hydrierte Mutterkornalkaloide, Nicotinsäureamid) sind jedoch so komplex, daß eine sichere Differentialdiagnose durch ihre Anwendung nicht möglich ist (Doenhardt 1953). Die beste der pharmakologischen Methoden, die Wirkung des Sympathicustonus bzw. der Tachykardie auszuschalten und somit die Myokarditis nachzuweisen, ist nach eigenen Erfahrungen der Test mit dem Rauwolfiaalkaloid *Reserpin*, das bei den meisten Menschen in der Dosis von 0,5 bis 1 mg nach einigen Tagen eine Pulsverlangsamung und ein Verschwinden der pathologischen Veränderungen im Kammerendteil bewirkt, wenn sie nur durch die vegetativ-nervösen Einflüsse bedingt waren. Oft wird auch nicht berücksichtigt, daß bei Menschen mit einer labilen vegetativen Regulation das EKG, besonders, was die Höhe der T-Zacken angeht, außerordentliche *Tagesschwankungen* aufweist. Weiterhin kann, ohne daß eine direkte Einwirkung des Infektes auf den Herzmuskel besteht, durch die Überlastung des rechten Ventrikels infolge einer *Erhöhung des pulmonalen Widerstandes* eine Veränderung im EKG auftreten (Pneumonie).

Besonders häufig sind *Stoffwechselstörungen* die Ursache einer Änderung des Kurvenverlaufes. Hier kommen Veränderungen der *Gewebsacidität* (Barker, Schrader und Ronzoni 1939) in Frage. Besonders wichtig sind die Störungen des Mineralstoffwechsels, die beim Infekt durch pneumonische Infiltrationen, Schweiße, Durchfälle und Ernährungsstörungen häufig vorkommen. Praktisch besonders wichtig ist dies bei der Ruhr und der Cholera (Godel 1948). Die *Dysproteinämie*, die bei lang dauernden bis chronischen Infekten fast regelmäßig auftritt, kann erst zu funktionellen, später auch zu organischen Herzkrankheiten führen. Für diese Bilder wurde die Bezeichnung ,,Myokardose" geprägt (Wuhrmann 1951). Auch chronische *Vitaminmangelzustände* werden für das Auftreten von Funktionsstörungen des Myokards verantwortlich gemacht. Ob dies allerdings in Ländern mit ausgeglichenen Ernährungsverhältnissen vorkommt, ist zweifelhaft. Wichtig ist auch, daß unsere modernen *Chemotherapeutica* und *Antibiotica* Herz- und Muskelveränderungen toxischer und hypergischer Art verursachen können, die im EKG ihren Ausdruck finden. Die Sulfonamide haben hier eine gewisse Bedeutung (French und Weller 1942; Gore und Saphir 1947; Blanchard und Mertens 1958). Die hochdosierte Behandlung mit dem Natriumsalz der Paraaminosalicylsäure bei der Tuberkulose und andere ärztliche Eingriffe, wie z. B. große Kochsalzinfusionen, führen zuweilen eine *Hypokaliämie* herbei, die zu deutlichen Veränderungen im EKG und der Fehldiagnose einer Myokarditis führen kann. Der experimentelle Kaliummangel verursacht eine Erhöhung der P-Zacken, eine Verlängerung des PQ-Intervalls und eine Verkürzung der mechanischen Systole (Kühns 1955). Die Depression des ST-Stückes und eine Inversion der T-Zacke mit Vermehrung der Amplitude der U-Zacke, die zu einer gegensinnigen ,,T-U-Verschmelzungswelle" zusammenfließen können, sind das klinisch besonders wichtige Merkmal (Surawicz und Lepeschkin 1953). Nach Zulage von Kalium (4—6 g Kaliumchlorid p. d.) gehen die Veränderungen schnell zurück. Das EKG ist in diesen Fällen oft besser geeignet, die Störung des Mineralstoffwechsels aufzudecken, als die Bestimmung des Kaliumspiegels. Bei starken lang dauernden Durchfällen, z. B. bei Sprue, können auch *Calciummangelzustände* durch Verschlechterung der Resorption entstehen, die den Ablauf des EKG verändern (Verlängerung der Q-T-Dauer durch Verlängerung von S-T).

Auf eine genaue Analyse der elektrokardiographischen Veränderungen bei der intrainfektiösen Myokarditis können wir hier nicht näher eingehen. Es sei auf die zusammenfassenden Werke von Holzmann (1957) und Lepeschkin (1957) verwiesen.

Eine typische *elektrokardiographische Symptomatologie* für die infektiöse Myokarditis existiert selbstverständlich nicht. Eine ausgezeichnete Darstellung der Rhythmusstörungen bei den verschiedenen Infekten gibt SPANG in seiner neuen Monographie (1958). Es kommen die verschiedensten Störungen vor, wie Schenkelblock, Verzweigungsblock, scheinbare Rechts- und Linkshypertrophie, das Wolff-Parkinson-White-Syndrom, Erscheinungen des akuten Cor pulmonale; Verlängerung des QRS-Komplexes und Verminderung der gesamten Ausschläge sind ebenso wie eine Senkung oder Erhöhung des ST-Segmentes mit Bildern, die an den Herzinfarkt erinnern, oder eine Abflachung und Umkehrung der T-Zacken zu beobachten. Auch bei den Virusinfekten sind elektrokardiographische Befunde erhoben worden, die der coronaren Symptomatologie im EKG entsprechen (LYON 1956). Am häufigsten sind Veränderungen der S-T-Strecke und der Kammerendschwankung; diese reagieren besonders auf extrakardiale, nervale Einflüsse, was, wie schon besprochen, oft zu erheblichen Schwierigkeiten der Differentialdiagnose führt.

Auf die *physikalischen Symptome* der Herzmuskelentzündung während des Infektes soll hier nicht weiter eingegangen werden. Wir verweisen auf die speziellen Darstellungen in anderen Kapiteln dieses Handbuches über die Herzmuskelentzündung von SCHÖLMERICH (s. Bd. IX/2).

Die Bedeutung der Herzmuskelerkrankung im klinischen Bild einer Infektionserkrankung schwankt von Fall zu Fall stark. Bei den bakteriellen Infektionen, besonders denen mit starker Toxinausschwemmung, tritt meist die Herzfunktionsstörung sehr in den Vordergrund. Bei Virusinfektionen finden wir dagegen, weil die Entzündung sich zuerst nur im Interstitium geltend macht, häufig nur durch das EKG Hinweise auf eine Beteiligung des Herzmuskels. Andererseits sind jedoch besonders bei Kindern Fälle beobachtet worden, bei denen ein plötzlicher Todesfall durch eine schwere interstitielle akute Myokarditis hervorgerufen worden ist (WUHRMANN 1939).

Pathologisch-anatomisch finden wir bei der Myokarditis die verschiedensten Bilder, abhängig von der Eigenart des Erregers. Bei der Virusmyokarditis, die ja den größten Teil dieser Variante der infektiösen Herzschädigungen darstellt, ist die interstitielle Entzündung mit Ödem und Infiltration mit oder ohne Veränderung der Muskelzellen zu sehen. Die Herzmuskelfasern zeigen manchmal eine albuminoide oder fettige Umwandlung, fokale Nekrosen. Vacuolisierung und Zerstörung von Muskelfasern; auch Blutungen sind beschrieben (LYON 1956). In Einzelfällen kann sich eine bakterielle Myokarditis auf der Grundlage einer Virusinfektion entwickeln.

b) Die Pathogenese der infektbedingten Myokarditis.

Die Pathogenese der infektiösen Herzmuskelerkrankung ist vielfältig. Neben wichtigsten Ursachen der direkten Einwirkung des Erregers oder seiner Toxine auf die Herzmuskelzelle und das interstitielle Gewebe, spielen auch oft noch andere, z. B. die Störung der Sauerstoffzufuhr durch den Infekt (z. B. Pneumonie) eine große Rolle, wie schon besprochen wurde. Die allgemeine Capillarschädigung während des Infektes bei allen Formen bakterieller und virusbedingter Krankheiten ist ebenfalls bedeutungsvoll. Bei vielen Viruserkrankungen, wie z. B. der Hepatitis und der Poliomyelitis, ist das Capillarbett der wesentlichste Angriffspunkt des Virus. Wir gehen darauf bei der Besprechung des peripheren Kreislaufs bei Virusinfekten noch ein.

Die Myokarditis entsteht:

a) durch die *Keimstreuung*. Diese stets intrainfektiöse Form der Schädigung des Herzmuskels ist typisch für die cyclischen Infektionskrankheiten und die septischen Krankheitsbilder. Besonders rein vertreten ist die Myokarditis durch Keimstreuung bei Infektionen durch die sog. ultravisiblen Viren.

b) durch *Toxineinwirkung*. Diese vorwiegend intrainfektiöse Herzmuskelschädigung finden wir bei den sog. Lokalinfektionen — Prototyp Scharlach, Diphtherie — aber auch bei bakteriellen Infektionen cyclischer Verlaufsform.

c) durch *hyperergische Entzündung*. Diese meist postinfektiös auftretende Form der Myokarditis findet man hauptsächlich bei den bakteriellen Infektionen, die mit starker Toxinausschüttung ablaufen. Sie kommt aber auch bei cyclischen Infektionen als Folge der Keimstreuung in den Herzmuskel vor; auch bei Virusinfekten.

c) Die Myokarditis bei den verschiedenen Infektionskrankheiten.

In der Folge seien zuerst die Myokarditiden durch Keimstreuung bei den verschiedenen cyclischen Infektionskrankheiten besprochen, wobei wir mit den Virusinfekten beginnen.

Eine Erkrankung, bei der man erst spät die große Bedeutung der hämatogenen Virusstreuung auch außerhalb des Zentralnervensystems erkannt hat, ist die *Heine-Medinsche Erkrankung*. Allerdings ist die Kenntnis der Myokarditis bei der Poliomyelitis schon recht alt. Schon Medin (1890, zit. nach Lyon) hat auf die pathologisch-anatomischen Veränderungen des Herzens, der Leber und der Nieren hingewiesen, die eine trübe Schwellung aufwiesen. Diese Veränderungen sind der Ausdruck einer weit über das Nervensystem hinausgehenden Verbreiterung des Virus im Organismus. Besonders das Lymphgewebe, die Skeletmuskulatur und der Herzmuskel werden davon erfaßt. In dieser Hinsicht ähnelt die Krankheit den Masern und der Mumps (Lyon 1956).

Robertson und Chesley (1910) berichteten wohl als erste über morphologische Untersuchungen an 6 Fällen mit akuter Poliomyelitis. In 5 davon wurden Schwellungen der Myokardfasern und ein interstitielles Ödem beobachtet. Danach haben Abramson (1918) und Cowie, Parsons und Loewenberg (1934) über pathologisch-anatomische Untersuchungen berichtet. Bei einem Fall wurde eine lokalisierte Myokarditis des rechten Vorhofes mit einem wandständigen Thrombus darüber gefunden. Clark (1938) fand eine schwere interstitielle Myokarditis; sie wurde jedoch auf die Serumbehandlung zurückgeführt. Danach haben sich noch viele Autoren mit dem pathologisch-anatomischen Befund beschäftigt (Saphir und Well 1942; Peale und Lucchesi 1942; Saphir 1945; Gefter, Leaman, Lucchesi, Maher und Dworin 1947). Später berichteten Ludden und Edwards (1948) über 35 Fälle aus der Mayo-Klinik. In 24 Fällen fand sich eine Dilatation der Ventrikel besonders der rechten Kammer, in 14 Fällen wurde eine Myokarditis gefunden. Im hinteren Capillarmuskel links und im Ventrikelseptum waren besonders häufig Veränderungen. Histologisch ergab sich eine ungleichmäßige Färbbarkeit der Muskelzellen, Schwellung der Fibrillen und ein Verlust der Querstreifung mit Vacuolenbildung im Plasma. Interstitielle Infiltrationen waren häufig.

Histologische Untersuchungen ergeben vorwiegend entzündliche, perivasculäre Rundzelleninfiltrate. Georg, Hilden und Vimtrup (1953) berichten über 62 Patienten mit paralytischer Poliomyelitis. Bei 5 fanden sich pathologische Veränderungen, bei 9 bestand ein Verdacht auf pathologische Veränderungen im EKG. Die Obduktionsbefunde von 13 Fällen ergaben 2 akute Myokarditiden und 7 unspezifische Veränderungen. Dolgopol und Crayan (1948), die sich sehr eingehend mit der Frage der Myokarditis bei der Poliomyelitis befaßt haben, unterscheiden 3 Typen von herdförmiger Myokarditis: Typ I: Vorwiegende herdförmige Schädigung der Muskelfaser, Typ II: Mononucleare, manchmal auch neutrophile Infiltration zwischen normalen und beinahe normalen Muskelfasern; Typ III: Perivasculäre Infiltrationen histiocytärer, manchmal auch lymphocytärer Art. Der Typ I ist der Myokarditis bei der Influenza Typ A sehr ähnlich. Die Erkrankung beschränkt sich nicht auf das Herz, manchmal wurden auch in der Media der Aorta Veränderungen gefunden (Saphir 1949).

Ältere Menschen werden von der Myokarditis häufiger betroffen, bei Kindern und Jugendlichen ist dies seltener. Ludden und Edwards (1948) glauben, daß die Myokarditis durch das Virus der Poliomyelitis anterior direkt hervorgerufen wird. Eine spezifische histologische Eigenart kommt den Veränderungen bei der Poliomyelitis nicht zu (s. auch Weinstein und Shelokow 1951). Eine sehr ausführliche Darstellung der neueren Literatur bringt Lyon (1956).

Bei bestimmten Epidemien ist die Myokarditis häufiger als bei anderen. TELOH (1953) fand bei einer Epidemie im Jahre 1949 in 100% der Fälle eine Myokarditis bei der Autopsie. In anderen Jahren schwankte dieser Prozentsatz zwischen 33 und 66%.

Die *elektrokardiographischen Veränderungen* bei der Poliomyelitis werden von vielen Autoren beschrieben. GEFTER, LEAMAN, LUCCHESI, MAHER und DWORIN (1947) berichten darüber bei 226 Patienten. Schon in den ersten Krankheitstagen waren geringfügige pathologische Zeichen zu sehen. BRADFORD und ANDERSON (1950) fanden bei etwa 150 elektrokardiographisch kontrollierten Fällen 20mal, also in 12%, Abweichungen von der Norm, wie Sinustachykardie, Veränderung der T-Zacke, aV-Überleitungsstörung und intraventrikuläre Leitungsstörungen (s. auch MANNING und YU 1951). FRISCHKNECHT und ZELLWEGER sahen bei 52 Patienten 21mal Veränderungen im EKG. REUBI und BORNSTEIN (1951) untersuchten 52 Poliomyelitisfälle und fanden 31mal EKG-Veränderungen, und zwar vorwiegend der ST-Strecke und der T-Zacke. Nur ein Fall kam zur Autopsie und ergab eine subakute Myokarditis. SÖNHARDT (1953) machte EKG-Untersuchungen bei 472 Poliomyelitiskranken. Dabei ergaben sich Veränderungen in 24,6% der aparalytischen, 34,5% der paralytischen und bei 88,2% der mit Atemlähmung einhergehenden Form.

Zumindest nach der klinischen Evidenz kommen auch hyperergisch bedingte Schäden bei der Poliomyelitis vor. Oft entstehen die ersten elektrokardiographischen Veränderungen längere Zeit nach dem Abklingen des Fiebers und dem Verschwinden der Hinweise für eine aktive Infektion. Die elektrokardiographischen Veränderungen zeigen oft rhythmisches Kommen und Gehen, so daß dieses Verhalten an die hyperergischen Spätmyokarditiden bei Scharlach erinnert. Wir haben selbst in einem Fall dieses schubweise Auftreten der Myokardstörung im EKG bis zum 140. Krankheitstag verfolgen können. Da, wie wir später noch bei den Störungen der Kreislaufregulation bei und nach Infekten (s. S. 566) ausführen, die elektrokardiographischen Veränderungen auch von Tachykardien und Blutdrucksteigerungen begleitet sein können, ist allerdings auch zu fragen, ob diese späten elektrokardiographischen Veränderungen nicht Ausdruck einer gestörten vegetativen Regulation sind.

Die Myokarditis ist nach diesen Beobachtungen eine recht häufige Begleiterscheinung der Poliomyelitis. Wie die autoptischen Befunde zeigen, können konstante und schwere elektrokardiographische Veränderungen im Generalisationsstadium meist mit einer ausreichenden Gewißheit auf eine Myokarditis durch Virusbefall bezogen werden. WEINSTEIN (1957) hat die Literatur darüber zusammengefaßt. Der Nachweis des Virus im Herzmuskel ist gelungen (HORSTMANN u. Mitarb. 1947; JUNGBLUTH und EDWARDS 1951). Allerdings ist die Myokarditis meist für den Krankheitsverlauf nicht entscheidend (LAAKE 1951). Ein primärer Herztod bei der Poliomyelitis ist nicht häufig. Die klinischen Symptome der Myokarditis sind selten deutlich ausgeprägt, was wohl damit zusammenhängt, daß die Entzündung im wesentlichen auf das Interstitium beschränkt ist. Die Toxinausschüttung ist ja bei diesen Infekten gering und damit auch die Beeinträchtigung der contractilen Elemente.

Die Myokarditis ist bei der Poliomyelitis jedoch keineswegs allein die Ursache der elektrokardiographischen und klinischen Manifestationen von seiten des Herzens. Die bei dieser Krankheit so häufige Tachykardie führt oft zu elektrokardiographischen Veränderungen des Kammerendteils. Auch Stoffwechselstörungen und besonders die Hypoxie sind häufig die Ursache von Funktionsstörungen des Herzens. Die *Kaliumverluste* spielen hierbei eine Rolle. Sie werden wahrscheinlich durch Schockzustände des Kreislaufs und respiratorische Acidose verursacht (BOWER, CHUDNOFF und CHANEY 1950; BOWER, MORGAN und CHANEY 1952; DOENHARDT 1953). Auch die profuse Sekretion bei den Kranken mit Atemlähmung aus den Bronchien und die oft sehr mangelhafte Ernährung können zu den Kaliumverlusten beitragen. MANNING und YU (1951) konnten sich dagegen von der Bedeutung des Kaliummangels nicht überzeugen. Neben dieser Möglichkeit der Schädigung durch Kaliummangel haben auch noch Veränderungen in der Zusammensetzung der Blutproteine eine gewisse Bedeutung. Wie bei allen schweren Infekten ist im Verlauf eine Abnahme der Albumine und eine Zunahme der Globuline zu beobachten.

Es ist deshalb notwendig, bei schweren Verläufen der Poliomyelitis sowohl den Kaliumspiegel als auch die Bluteiweißzusammensetzung zu kontrollieren. Da jedoch der Gehalt des Serums an Kalium oft nur begrenzt Hinweise auf den Kaliumgehalt der intracellulären Flüssigkeit gibt, ist die elektrokardiographische Untersuchung oft wertvoller, da hier die Auswirkungen des Mangels in der Zelle besonders deutlich werden. In der Wiederherstellungsphase findet man oft niedrige Kaliumwerte bei sich bessernder Herzfunktion und normaler Zufuhr als Ausdruck eines vermehrten Bedarfs der sich restituierenden Zellen (Bower, Morgan und Chaney 1952).

Die histologische Untersuchung gibt keinen genügenden Aufschluß über die Beteiligung des Herzens am Prozeß der Poliomyelitis während des Lebens. Funktionelle Gesichtspunkte, wie die eben geschilderten, sind ebenso wesentlich. Wie Lyon (1956) ausführt, haben wir bei jeder Herzschädigung eine komplexe Ätiologie zu berücksichtigen, bei der spezifische (in diesem Fall virusbedingte) als auch unspezifische (biochemische und neuro-vegetative) Einflüsse sich, schwer übersehbar, kombinieren.

Auch bei anderen Infektionen mit neurotropen Viren finden wir eine Beteiligung des Herzmuskels. Kuhn (1949) hat 26 Fälle von *lymphocytärer Meningitis* untersucht, bei denen allerdings die ätiologische Abtrennung von der Poliomyelitis oft schwierig ist. Es fand sich eine große Zahl von flüchtig auftretenden elektrokardiographischen Veränderungen.

Das *Encephalomyokarditisvirus* scheint auch in der menschlichen Pathologie bedeutungsvoll zu sein. Vielleicht handelt es sich bei den schon im Jahre 1899 von Fiedler beschriebenen Fällen *isolierter interstitieller Myokarditis* um Infekte mit diesem Virus. Die Klärung der Ätiologie dieser von der Poliomyelitis sicher verschiedenen Krankheiten ist noch im Anfang. Als Erreger kommt das sog. *Meningoencephalitisvirus* Colombo FK und das MM-Virus in Frage (Saphir 1952; Chiari 1952; Brenning 1951). Koch (1950) scheint in Zusammenarbeit mit Bieling die Isolierung eines Virus einwandfrei gelungen zu sein, das von kranken Kindern mit encephalitischen und pneumonischen Krankheitsbildern ungeklärter Genese gewonnen wurde. In einem Fall war die Myokarditis histologisch gesichert. Das Rekonvaleszentenserum der Kranken hatte einen positiven Neutralisationstest mit dem MM-Virus aus der Gruppe der Encephalomyokarditisviren (s. auch Saphir 1952; Garrison u. Mitarb. 1953; Giroud u. Mitarb. 1954; Hensen 1954). Die klinische Symptomatologie der Infektionen mit dem Encephalomyokarditisvirus ist noch nicht klar herausgearbeitet. Lyon (1956) gibt einen Bericht über die in der ganzen Weltliteratur verstreuten Beobachtungen.

Die Kombination von neurologischen Symptomen und Hinweisen auf eine Myokardbeteiligung findet sich auch bei vielen anderen, klinisch besser definierten Krankheitsgruppen, wie z. B. der Monocytenangina oder der *infektiösen Mononucleose*. Darüber existiert eine ausführliche Literatur (s. Houck 1953; Mulligan 1955; Lyon 1956). Bei der guten Prognose der Krankheit sind Sektionsbefunde recht selten. Custer und Smith (1948) haben über *8 Sektionen* berichtet, bei denen das Herz histologisch untersucht wurde; es fanden sich herdförmige Ansammlungen von mononucleären Zellen und Lymphocyten im Interstitium und subendokardial.

Mit den *elektrokardiographischen Veränderungen* bei dieser Krankheit befaßten sich WECHSLER u. Mitarb. (1940). In 53 von 223 = 23% der Fälle waren die EKG pathologisch. Davon hatte ein Fall eine klinisch auch nachweisbare Myokarditis. Eine Bradykardie war häufig nachzuweisen. EVENS und GRAYBIEL (1946) fanden bei 100 Fällen 4mal elektrokardiographisch sichere Anhaltspunkte für eine Herzerkrankung. Es handelt sich nach Ansicht dieser Autoren meist um einen Außenschichtschaden (s. auch JAFFE u. Mitarb. 1948 und BOEHM u. Mitarb. 1950). SIMBOCK u. Mitarb. (1954) fanden bei 284 Fällen in 46% Rhythmusstörungen im EKG.

Auch bei der *Mumps* (epidemische Parotitis) sind Myokarditiden beschrieben worden (WENDKOS und NOLL 1946; ROSENBERG 1945; FELKNOR und PÜLLER 1946; EAGLES 1947; HUMPHRIES 1947; IRVIN und Mitarbeiter 1951; MAGIDA 1951). Pathologisch-anatomische Befunde fehlen bei dieser Krankheit aus neuerer Zeit. 1932 berichtete MANCA von interstitiellen Myokarditiden mit fibrösem Exsudat (s. auch BENGTSON und ÖRNDAHL 1954).

Bei *Masern* fanden BENGTSON und BERGLUND (1954) in 0,5% von 409 Kindern und in 16,7% von 42 Erwachsenen elektrokardiographische Hinweise für eine Myokarditis. Zweimal entstand eine vorübergehende Herzerweiterung und ein Verzweigungsblock, der bestehen blieb.

Bei *Varicellen* wurden schon von ASCHOFF (1927) durch KIRCH Befunde einer gemischt degenerativ-entzündlichen Herzerkrankung der Varicellen mitgeteilt. HACKEL (1953) hat bei 7 Fällen, die vom 3.—11. Krankheitstag gestorben waren, Myokarditiden gefunden. Bei 91 Sektionen von Masernkranken fand DEGEN (1937) 4mal eine Myokarditis (s. auch FEIN, BRAINERD und SOKOLOW 1950). LYON (1956) gibt eine erschöpfende Darstellung dieses Problems.

Bei der *Hepatitis epidemica* (Virushepatitis) sind auch Myokarditiden beschrieben. Obwohl hier die elektrokardiographische Diagnose der Myokarditis durch die Einflüsse der Leberfunktionsstörung mit besonderen Unsicherheiten belastet sind, seien die entsprechenden Literaturhinweise aufgeführt (ADLER und LYON 1946; DEHN, FEIL und KINDERKNECHT 1946). SIEDE (1952) hat kürzlich auf die Parallelität der Viruspneumonie und der Hepatitis hingewiesen. SAPHIR, AMBOMIN und YOKOO (1956) teilen *histologische Befunde* von Kindern mit, die früh an einer Hepatitis gestorben sind.

Bei den *sog. atypischen Pneumonien*, bei denen die Virusätiologie ja nur zum Teil bewiesen ist, haben PAINTON und Mitarbeiter (1946) bei 63 Kranken 12mal elektrokardiographische Zeichen gefunden, die für eine Myokarderkrankung sprechen (s. auch GORE und SAPHIR 1947).

Bei der *Influenza Typ A und B* fanden HEINECKER und KEMPER (1956) bei 374 Patienten elektrokardiographische Veränderungen in 31,5% bei Menschen unter 45 Jahren und in 51% über diesem Alter (s. auch FINLAND u. Mitarb. 1945).

Durch den Koreakrieg wurde das sog. *hämorrhagische Fieber* bekannt, das einer ätiologisch noch nicht definierten Virusinfektion seine Entstehung verdankt. Histologisch entsteht eine Myokarditis, die der bei den Rikettsieninfektionen sehr ähnlich sein soll.

Bei den Infektionen mit *Rickettsien* ist die Myokarditis durch Virusabsiedlung keineswegs selten. Beim *Fleckfieber* ist sie sogar ein häufiges Ereignis (ASCHENBRENNER 1943; ASCHENBRENNER und BAYER 1944). Diese Autoren weisen an Hand von eigenen Fällen mit Recht darauf hin, daß die elektrokardiographische Diagnose der Myokarditis nicht zuverlässig ist, da, wie mehrfach schon betont, allgemeine, extrakardiale Ursachen die gleichen Veränderungen verursachen wie eine interstitielle Myokarditis. *Anatomisch* wurden bei 84 Fällen 39 Myokarditiden gefunden (HERZOG und RODRIGUEZ 1936; GARRETON u. Mitarb. 1935). RANDERATH (1943) hat unter Zusammenfassung der bisherigen Kenntnisse auf die im ganzen Organismus zu findenden, für das Fleckfieber beinahe spezifischen, granulomatösen, vom Gefäßapparat ausgehenden Veränderungen hingewiesen (s. auch MUNK 1941; SCHOPPER 1943). Die Bedeutung der Myokarditis ist im Krankheitsverlauf des Fleckfiebers in der Regel nicht entscheidend. Das hat wohl seinen Grund darin, daß die Fibrillen selbst nicht so stark beeinträchtigt werden wie bei den bakteriellen, mit starker Toxinproduktion ablaufenden Infekten. Das Versagen des Kreislaufs bei Fleckfieber hat meist seinen Grund in außerhalb des Herzens gelegenen Ursachen.

Ähnliche Befunde werden auch beim *Scrubtyphus*, sog. Tsutsugamushifieber, von amerikanischen Autoren beschrieben (SÄYEN u. Mitarb. 1946; SOKOLOW u. Mitarb. 1945).

Beim *Q-Fieber* haben wir in der Heidelberger Klinik bei 33 Fällen nur einmal elektrokardiographische Hinweise für eine Myokarditis gefunden (s. HENGEL, KAUSCHE, LAUR, RABENSCHLAG 1954). WENDT (1953) fand unter 77 Kranken 4, bei denen er auf Grund der Nachuntersuchungen eine chronische Myokarderkrankung nach Q-Fieber annimmt. Ältere Menschen sind durch die Myokarditis offensichtlich stärker gefährdet.

Bei einer weiteren Rikettsieninfektion, die im zweiten Weltkrieg auch bei den deutschen Truppen in Rußland eine große Rolle gespielt hat, dem sog. 5-Tagefieber oder Wolhynischen Fieber, sind die Erscheinungen von seiten des Herzens selbst geringfügig, während sich erhebliche periphere Kreislaufstörungen besonders in der Rekonvaleszenz zeigen können. Sichere autoptische Befunde liegen nicht vor. Die bisher publizierten Fälle geben keine klaren Hinweise, da andere Krankheiten, wie z.B. Fleckfieber, in der Vorgeschichte vorgekommen sind, (DOERR 1944; REUTER 1943).

Die *Psittakose* kann in einzelnen Fällen ebenfalls eine Myokarditis verursachen (SINGER u. Mitarb. 1956).

Mit Ausnahme der Virusinfekte sind bei den übrigen cyclischen Infekten die nosologischen Prinzipien der Virämie und der Toxinausschüttung nicht zu trennen. Beides mischt sich im Krankheitsbild so weitgehend, daß es sinnlos wäre, rein theoretisch in der Beschreibung die Trennung aufrechtzuerhalten. Die *Grippe* ist ein gutes Beispiel für die Verflechtung beider pathogenetischer Prinzipien. Es handelt sich einerseits um eine Virusinfektion, die sicher eine Myokarditis für sich allein erzeugen kann. FINLAND u. Mitarb. (1945) haben solche Fälle beschrieben. Andererseits ist die Grippe fast stets von Mischinfektionen begleitet, die als örtliche Infektionen, meist der Luftwege und der Lungen, toxische Fernwirkungen auf das Myokard entfalten. ROULET (1935) hat die pathologische Anatomie der Myokarditis bei Grippe ausführlich bearbeitet.

Bei der *Bronchopneumonie* fanden SAPHIR und AMROMIN (1948) bei sorgfältiger Untersuchung des Herzmuskels bei 67 Patienten histologisch 36mal eine Myokarditis. Bei der *lobären Pneumonie* werden eine ganze Reihe von Kreislaufumstellungen und Störungen beschrieben. SPÜHLER (1942) hat sich eingehend damit befaßt. Die Herzschädigung durch bakterielle Absiedlung ist hier mit toxischen und auch hämodynamischen Einflüssen kombiniert. Die oft beträchtliche Steigerung des pulmonalen Durchblutungswiderstandes zusammen mit der zusätzlich auftretenden Anoxämie führt zu einer Beeinträchtigung des rechten Herzens, das auch alterative Veränderungen aufweist. Die Elektrokardiographie hat gezeigt, wie häufig Schäden am Herzen im Verlauf der lobären Pneumonie vorkommen (STONE 1922, DE GRAFF u. Mitarb. 1931; THOMSON u. Mitarb. 1947).

Auch beim *Typhus abdominalis* kommt eine Myokarditis häufig vor. Die Elektrokardiographie hat auch bei dieser Krankheitsgruppe, sehr viel häufiger als ursprünglich angenommen, eine Beteiligung des Herzens aufgedeckt (BROW

1929; PORTER und BLOOM 1935; RACHMILEWITZ und BRAUN 1948; BOECKER und LÖSCH 1951; BENHAMOU und ALBOU 1950).

Auch die *Meningokokkenmeningitis* ist häufig von einer Myokarditis begleitet (FINE, BRAINERD und SOKOLOW 1950; SAPHIR 1936). GORE und SAPHIR (1947) sahen histologisch bei 256 Fällen 111mal eine Myokarditis.

Auch bei den *Leptospirosen* sind Myokarditiden ein Teil des Krankheitsbildes. GORE und SAPHIR (1947) fanden autoptisch in 7 von 8 Fällen einen derartigen Befund (s. auch GSELL 1951).

Bei den *Brucellosen* spielt die Myokarditis eine beträchtliche Rolle. Da zur Immunisierung des Organismus immer mehrere Generalisationen benötigt werden, vermischen sich bei der Entstehung der Organmanifestationen bakterielle, toxische und hyperergische Einflüsse. GORE und SAPHIR (1947) fanden bei 4 tödlich verlaufenden Fällen zweimal eine Myokarditis. In der argentinischen Literatur wird auf die Herzerkrankung bei den Brucellosen besonders hingewiesen (AGUSTONI u. Mitarb. 1951; AMUCHASTEGNI 1948). Beim Maltafieber soll die Myokarditis seltener sein (MONASTERIO 1942). Mit der *pathologischen* Anatomie des Morbus Bang hat sich ALBERTINI zusammen mit LIEBERHERR (1947) ausführlich befaßt.

Die Eigenart der Herzerkrankungen beim *Keuchhusten* ist noch nicht ganz geklärt. Die Myokarditis scheint dabei keine sehr große Rolle zu spielen (WALTER 1952). Das Versagen des Herzens hat, wenn es vorkommt, andere Gründe. FANCONI und FRISCHKNECHT (1950) fanden es bei 220 Fällen nur zweimal, WALTER bei 159 nur dreimal. Die Hustenanfälle sind wohl die wichtigste Ursache, gleichzeitig auch das Lungenemphysem; auch Störungen der zentralen vegetativen Regulation werden angeschuldigt.

Bei der *Toxoplasmose* scheint ebenfalls eine Myokarditis vorzukommen. POTTS und WILLIAMS (1956) fanden bei einem Patienten, der unter den Zeichen der Myokarditis mit starker pulmonaler Stauung erkrankte, durch Tierversuch im Myokard Toxoplasmen. Auch die chronische Toxoplasmose der Erwachsenen scheint eine Myokarderkrankung bewirken zu können (PAULLEY u. Mitarb. 1956). Die Fälle von familiärer Kardiomegalie und idiopathischer Hypertrophie sind auf eine chronische Infektion mit Toxoplasmose verdächtig. Histologisch wurde eine Fibrose des Herzmuskels gefunden. Bei diesen Studien fehlt allerdings der direkte Erregernachweis.

Auch die chronischen Infektionskrankheiten, wie Lues, Lepra und die Tuberkulose, sind von für sie mehr oder weniger spezifischen Herzerkrankungen begleitet. Auf die Einzelheiten kann hier nicht eingegangen werden. Wir wollen hier nur kurz auf die tuberkulöse Herzerkrankung hinweisen, da diese vielfach nicht genügend berücksichtigt wird. In letzter Zeit konnten darüber viele neue Erkenntnisse zusammengetragen werden (SWEENY 1940 und STEINLIN 1947). PFEIL (1937) hat eine ausführliche Darstellung vom Standpunkt des pathologischen Anatomen gegeben (s. auch COBET 1941; ALPHONSE 1941). Die entscheidenden nosologischen Prinzipien sind die Bakteriämie in der Generalisationsphase und die Hyperergie (s. auch WALLGREEN 1947). Das chronische Cor pulmonale bei der schrumpfenden Lungentuberkulose bleibt hier außer Betracht (s. hierzu PAPAEMANUEL 1952). Bei der tuberkulösen Myokarderkrankung unterscheidet man folgende Formen:

1. Miliare Form als Form einer Miliartuberkulose, besonders häufig bei Jugendlichen,

2. isolierte Konglomerattuberkel, häufiger bei Erwachsenen, im ganzen wohl die häufigste Form der tuberkulösen Herzerkrankung,

3. diffuse, vorwiegend interstitielle Myokarditis, meist als Begleiterscheinung einer Pericarditis tuberculosa.

Auerbach u. Mitarb. (1937) fanden bei 1265 Sektionen von Tuberkulosekranken in 0,28% Myokarderkrankungen. Bei Kindern ist der Prozentsatz höher, 3,9% (s. auch Diefenbach 1950). Die Myokarderkrankung entsteht meist während der hämatogenen Generalisation, obwohl auch sicher über dem Lymphweg Infektionen zustande kommen. Auch per continuitatem kann das Herz, besonders in der Gegend des rechten Ventrikels, durch tuberkulöse Lymphknoten in den Prozeß einbezogen werden (Wilbuer 1938). Es sind auch Myokarditiden im Verlauf der hyperergischen Phase der Tuberkulose beschrieben (Neidt, Hardt und Rumrich 1950). Sie tritt manchmal zusammen mit einer Polyarthritis oder dem Erythema nodosum auf.

Über die Herzerkrankung bei der sog. *Sarkoidosis Boeck* sind in der letzten Zeit mehr Einzelheiten bekannt geworden. Nach plötzlichen Todesfällen, die nach Auftreten von Störungen der Erregungsleitungen und paroxysmaler Arrhythmie sich ereigneten, fand sich eine miliare Durchsetzung großer Teile des Herzmuskels (Kulka 1950; Ricker und Clark 1949; Yesner und Silver 1951; Turiaf und Brun 1955).

Während bei den bisher besprochenen Krankheitsbildern die Keimstreuung, und zum Teil auch toxische Einflüsse, das führende nosologische Prinzip waren, ist bei den sog. Lokalinfektionen die *Toxinausschüttung* in der ersten Phase und die *Hyperergie* in der zweiten der entscheidende Krankheitsfaktor. Die Prototypen der Lokalinfektionen mit Toxinausstreuung sind die *Rachendiphtherie* und der *Scharlach*. Das Ektotoxin des Diphtheriebacillus ist in seiner Affinität zu bestimmten Organsubstraten anders gerichtet als die toxischen Stoffe der hämolytischen Streptokokken beim Scharlach. Das erstgenannte scheint einen besonderen Tropismus zu dem Parenchym des Herzmuskels, der Nerven und der Nebennierenrinde zu haben, während letzteres sich mehr an die serösen Häute, die Endothelien und die Capillaren zu binden scheint. Diese Affinitäten zu bestimmten Gewebssubstraten sind sehr bedeutungsvoll für den Ort und die Art der späteren hyperergischen Entzündung. Die Myokarditis nach der Rachendiphtherie hat, wie man heute fast allgemein annimmt, vor dem 5. und 6. Krankheitstag eine toxische und später eine vorwiegend hyperergische Genese (Behr 1935, 1937; Spang 1943).

Spang (1943) hat das Problem der *Diphtherie-Myokarditis* ausführlich vom klinischen, elektrokardiographischen und pathogenetischen Standpunkt behandelt, wobei er in die toxische Frühmyokarditis und die hyperergisch bedingte spätere Form unterteilt (s. auch Behr 1935, 1937; Burkhardt u. Mitarb. 1938; Chin und Huang 1941; Lustok 1947; Reindell u. Mitarb. 1949; Naiditsch u. Mitarb. 1956). Hoyne und Welford (1934) haben 4671 Fälle von Diphtherie durchgesehen und 496mal eine Myokarderkrankung gefunden. Davon starben 62%. Die Zahl der Todesfälle sank zunehmend mit dem Alter. Die Mortalität war besonders hoch bei Erkrankungen der Nase. Der durchschnittliche Todestag lag um den 10. Tag. Die klinischen Zeichen einer malignen Diphtherie waren bei den Fällen mit Myokarditis am häufigsten festzustellen. Holl und Berg (1953) sahen unter 1477 Fällen von Diphtherie 263mal klinische Symptome einer Herzerkrankung. Davon starben 26 im akuten Stadium. Bei elektrokardiographischen Untersuchungen, nur ausgelöst durch klinische Hinweise auf eine Myokarditis, ergaben sich Fälle von Myokarditis in der Serie von:

Burkhardt u. Mitarb.   (1938) 20% (140 Patienten)
Boyer u. Mitarb.   (1948) 10% (278 Patienten)
Brainder und Bruyn   (1951) 30% (273 Patienten)
Naiditsch und Bower   (1956) 9,5% (136 Patienten)

BAYER und REINDELL (1949) haben nach Diphtherie in 63% der untersuchten Kranken (221 Fälle) eine spät auftretende Myokardschädigung im EKG gefunden.

Die Frühmyokarditis tritt bei Kindern sehr viel häufiger auf als bei Erwachsenen (NIGGEMEYER 1950). Die Toxinausschwemmung in den Organismus beginnt sofort mit der Ansiedlung der Keime auf der Schleimhaut des Rachens, also oft schon vor dem Auftreten wahrnehmbarer klinischer Symptome und endet mit der Antitoxinzufuhr. Das Toxin wird durch die Bindung an die Organe so schnell aus dem Blut entfernt, daß es nicht oder nur selten nachzuweisen ist (s. auch NEUMANN 1929). Schon am zweiten Krankheitstag sind Myokarditiden autoptisch beobachtet (NIGGEMEYER 1950).

Die Bindung des Toxins an die Herzmuskelzelle führt zum degenerativen Zerfall der Faser und so sekundär durch die Wirkung der Zerfallsstoffe zu einer Reaktion in Form einer interstitiellen Entzündung (GORE 1948; MASSHOFF 1938). Es besteht wahrscheinlich nicht, wie vielfach angenommen, eine besondere Affinität der Toxine zum Reizleitungssystem. Im späteren Verlauf kommt auch eine primäre Schädigung des Interstitiums vor. OHEIM (1938) fand zwischen dem zweiten und sechsten Tag das interstitielle Ödem, dem, wie überhaupt der serösen Entzündung bei der Diphtherie eine große Bedeutung zukommt (STRÖDER 1950). Die Myolyse ist dagegen zwischen dem 7. und 13. Tag am stärksten ausgebildet (BURKHARDT 1947). Vor dem 3. Tag ist bei akuten Todesfällen meist noch keine morphologische Veränderung im Herzmuskel nachzuweisen. Bei diesen Todesfällen sind wahrscheinlich vorwiegend extrakardiale Ursachen anzuschuldigen. v. KISS (1936, 1941) hat darauf hingewiesen, daß die Todesfälle in der ersten Hälfte der ersten Woche mehr Folge der allgemeinen Toxikose mit Kreislaufkollaps als einer primären Herzinsuffizienz sind (s. auch MÜLLER 1937). Die manifeste Herzmuskelerkrankung ist meist eine Rechtsinsuffizienz. Sie tritt in einem gewissen Intervall auf. Die ist wahrscheinlich darauf zurückzuführen, daß obwohl die Bindung der Toxine in den letzten Tagen der Inkubationsperiode und den ersten der Krankheit erfolgt, die Myolyse nur langsam fortschreitet und dadurch später, oft erst nach dem Abklingen der Infektionssymptome zum Herzversagen führt (BOKAY 1932).

Diese Latenz im Auftreten der Myokarderkrankung bei der Diphtherie wird heute jedoch auch durch Heranziehung von Gedankengängen der Allergielehre erklärt. Man nimmt an, daß es sich bei der Myokarditis jenseits der ersten Woche vorwiegend um hyperergische Prozesse handelt, die dadurch entstehen, daß das toxinvergiftete Herz zum bevorzugten Schauplatz einer sich im ganzen Organismus abspielenden Antigenantikörperreaktion wird, wobei möglicherweise der Komplex Toxin-körpereigenes Eiweiß zum Antigen wird (BEER 1940, SPANG 1942). Diese Form der Myokarditis kann, ohne daß es klinisch irgendwie abzutrennen wäre, aus der toxischen Form hervorgehen. Man setzt die Grenze, wohl für den Einzelfall zu schematisch, mit dem Ende der ersten Krankheitswoche. Da das toxische Stadium keine nennenswerten klinischen Symptome machen kann, ist es oft erst die hyperergische Reaktion im Herzmuskel, die im späteren Verlauf zur manifesten Herzerkrankung führt. Der größere Teil von Herzstörungen beginnt um das Ende der ersten und den Beginn der zweiten Woche. Dies trifft auch für die Todesfälle zu. GORE (1948), der 221 Fälle autoptisch untersuchte, fand bei einem Drittel den Termin des Todes in der Rekonvaleszenz. NIGGE-MEYER (1950) hatte bei der Überprüfung von 1142 kindlichen Diphtherien das Ergebnis, daß das Auftreten der Herzbeteiligung zwischen dem 14. und 15. Tag am häufigsten ist. Davor waren die Zahlen erheblich geringer, danach verringerten sie sich langsam. Es ist jedoch grundsätzlich wesentlich, daß in seltenen Fällen eine Herzerkrankung noch später als 60 Tage nach dem Krankheitsbeginn gefunden wurde.

Diese Untersuchungen zeigen deutlich, daß der größere Teil der Herzerscheinungen zu einer Zeit auftritt, in der die direkte Toxinwirkung sicher ausgeschlossen werden kann. Das Verhalten läßt sich also ohne die Annahme hyperergischer Vorgänge nicht erklären, auch wenn man einen Teil der im Infektionsablauf verspätet einsetzenden Herzerscheinungen auf ein langsames Fortschreiten der Myolyse zurückführt.

Behr (1935, 1937) glaubt im Gegensatz zu den meisten Autoren nicht, daß das Diphtherietoxin überhaupt einen direkten Einfluß auf den Herzmuskel hat. Der Verfasser konnte feststellen, daß die myokarditischen Veränderungen meist erst viele Tage nach der Giftzufuhr einsetzten. Er bezieht den Tropismus des Diphtherietoxins zum Herzmuskel auf dessen Lipoid-Affinität. Lytische Veränderungen im Herzmuskel können noch Wochen nach der letztmöglichen Anlagerung von Gift an den Herzmuskel beobachtet werden. Dieser lange Intervall zwischen der Giftbindung und dem erstmaligen Auftreten von histologischen Veränderungen ist für Behr der wesentlichste Beweis einer hyperergischen Genese, wobei er nicht glaubt, daß die Antigenwirkung durch das Toxin selbst hervorgerufen wird, sondern durch die Entwicklung eines Komplexes von Zelleiweiß und Toxin. Die Intensität der hyperergischen Reaktion, also der Abwehrvorgänge, ist auch wesentlich für die Stärke der lytischen Veränderungen am Herzmuskel.

Gegen diese Befunde sprechen jedoch die Ergebnisse vieler Tierversuche (Ströder 1950), andererseits auch die klinischen und davon besonders die elektrokardiographischen Beobachtungen, die, wie schon erwähnt, sehr frühzeitig, also am 2., 3. und 4. Tag, schwere elektrokardiographische Veränderungen, die eine toxische Myokarditis wahrscheinlich machen.

Es wird bei der Rachendiphtherie auch noch eine andere Möglichkeit der Entstehung der Herzerkrankung diskutiert. Wohl zuerst von dem russischen Autor Speransky (s. Monographie 1953) wurde im Rahmen der sog. Neurodystrophielehre angenommen, daß die Myokarderkrankung bei der Diphtherie neuralen Ursprunges sei. Das Diphtherietoxin diffundiere in den Liquor cerebrospinalis und verursache auf diesem Wege nerval die Zerstörung der Myokardfasern. Nachuntersuchungen von Friedmann und Elkeles (1930) konnten diese Hypothese bei ihren Versuchen mit Kaninchen nicht bestätigen. Dagegen haben Lukoschek und Valentin (1954) bei Meerschweinchen nach intercerebraler Injektion von $1/_{160}$ der subcutanen Dosis letalis minima, die subcutan unwirksam ist, schwere elektrokardiographische Veränderungen gefunden. Histologisch wurde eine starke Blutfüllung der Venen, zum Teil auch der Capillaren gesehen. Das Parenchym des Herzmuskels war normal. Weitere Beobachtungen und Versuche müßten noch klären, ob ein zentraler Eingriff des Diphtherietoxins für die menschliche Pathologie wirklich bedeutungsvoll ist. Bei den zentral ausgelösten Störungen im Myokard handelt es sich wahrscheinlich um Zirkulationsstörungen oder durch Atmungsstörungen bedingte hypoxämische Schäden. Ähnlich ist es ja auch bei der Entstehung einer „Nephritis" nach Reizung der vegetativen Ganglien, wie besonders Reilly u. Mitarb. (1942) gezeigt haben. Ein der Glomerulonephritis morphologischanaloges Erscheinungsbild konnte nicht erzeugt werden.

Es wäre auch noch zu prüfen, ob nicht die interessanten Vorstellungen von Tonutti (1949, 1950), der für die periphere Wirksamkeit der Toxine eine zentral herbeigeführte Bereitschaft postuliert, auf die diphtheritische Myokarditis angewandt werden können. Tonutti hat bekanntlich nachgewiesen, daß das Diphtherietoxin nach einer Hypophysektomie zu keinen Veränderungen an den Nebennieren führt, während bekanntlich durch Diphtherietoxin beim intakten Tier schwere Veränderungen an den Nebennieren erzeugt werden können.

In etwas allgemeinere Form gebracht, könnte man sich nach diesen Auffassungen die Wirkung der Toxine während einer Infektionskrankheit folgendermaßen vorstellen: Die Toxine wirken einerseits direkt auf das Gewebe; diese Wirkung kann jedoch nur stattfinden, wenn eine gewisse Krankheits- und Entzündungsbereitschaft im Gewebe vorhanden ist. Diese Entzündungsbereitschaft wird zentral über den Hypophysenvorderlappen gesteuert. Wenn man sich nun nach den Vorstellungen von Tonutti vorstellt, daß der Infekt an sich oder die Toxine auf dem Weg Blut-Liquorraum diese Entzündungsbereitschaft verstärken, wäre damit die Diskrepanz zwischen der neural-pathologischen und der üblichen Auffassung überbrückt.

Die Myokarderkrankung bei *Scharlach* läßt sich nach den bisherigen Kenntnissen, ohne die Dinge zu sehr zu schematisieren, unter ähnlichen Gesichtspunkten abhandeln, wie wir das eben bei der Rachendiphtherie getan haben. Es hat längere Zeit gedauert, bis der verschwommene Begriff des „Scharlachherzens" besonders durch die Einführung der Elektrokardiographie besser definiert werden konnte. Wir unterscheiden auch hier die Myokarderkrankung der ersten Krankheitswoche und die des späteren Verlaufs der Krankheit (SPANG und WELSCH 1947; ECKARDT-MOEBIUS 1943). Die erste ist wohl, wie bei der Rachendiphtherie, toxischen Ursprunges, wenn wir uns auch, wie schon ausführlich besprochen (s. S. 538), darüber klar sind, daß nicht jede elektrokardiographische Veränderung in diesem Stadium Ausdruck einer toxischen Myokarditis ist. Für die Spätmyokarditis wird allgemein eine hyperergische Genese angenommen. Eine Stütze für diese Annahme mag auch sein, daß die Penicillinbehandlung die Myokarditis nicht hat seltener werden lassen (HELLWICH und HELLWICH 1951; HOTTINGER 1949).

Die schon im allgemeinen Kapitel beschriebene so häufig auftretende *rhythmische Form des Auftretens* der postinfektiösen Manifestation kann man besonders gut bei der Scharlach-Myokarditis studieren, wenn man häufig genug EKG anfertigt (STEINMANN 1947; SPANG und WELSCH 1947). Die Myokarditis nach Scharlach wechselt in ihrer Häufigkeit sehr mit der Epidemie.

BENGSTON u. Mitarb. haben 1941 eine große Literaturübersicht mitgeteilt, nach der im Verlauf von 3069 Scharlachfällen bei 120 eine Myokarditis auftrat (3,9%). STEINMANN (1947) fand die Frühmyokarditis in 29%, die späte Form jedoch nur in 9,5% seiner Fälle. FAULKNER u. Mitarb. (1935) fanden bei 171 scharlachkranken Kindern 11mal auffällige EKG-Befunde. Vor dem 13. Tag war nichts zu beobachten. Meist war nach dem 18. und vor dem 34. Tag das EKG pathologisch. ARNOLD (1944) fand bei Soldaten die Mehrzahl der Fälle in der 3. und 4. Woche.

Die *immer wiederkehrenden Schübe von Myokarditis* können sich bis zum 50. und 60. Krankheitstag hinziehen. STEINMANN (1947) teilt sogar einen Fall mit, bei dem die periodische Wiederkehr der elektrokardiographischen Veränderungen bis zum 10. Monat nach dem Krankheitsbildbeginn währte (s. auch BAYER und REINDELL 1949).

Das anatomische Substrat der Myokarderkrankung bei Scharlach ist im frühen Stadium die Verfettung und die Nekrose der Herzmuskelfasern, die bei in der ersten Woche gestorbenen Kranken zu finden ist (ECKERT-MOEBIUS 1941). Dieser Autor, der eine der gründlichsten Untersuchungen über die Herzerkrankungen bei Scharlach veröffentlicht hat, konnte nur in Ausnahmefällen vor dem 7. Tag „*Scharlachknötchen*" finden. Einige Ausnahmen wurden so erklärt, daß prämorbid schon eine Sensibilisierung gegen Streptokokkentoxine von ähnlichem Antigencharakter erfolgt ist. FAHR kommt zu dem Ergebnis, daß die Scharlachknötchen viel Ähnlichkeiten mit der rheumatischen Endokarditis haben, jedoch besonders durch das Fehlen echter rheumatischer Knötchen unterscheidbar sei. Es finden sich dagegen ähnliche perivasculäre Granulome. Außerdem zeichnet sich das „Scharlachherz" dadurch aus, daß die Endothelwucherungen selten an den Klappen, dagegen vorzüglich an dem Endothel der Kammer lokalisiert sind. SIEGMUND (1931) äußerte sich entgegengesetzt, er fand die Aschoffschen Knötchen als Zeichen der Hyperergie auch bei der Scharlachmyokarditis und in 90% der Fälle auch Endokardknötchen. STOEBER (1935) hat dagegen die rheumatischen Knötchen in dem strengen Sinne von ASCHOFF beim Scharlach nicht gefunden und will sie für den sog. spezifischen Gelenkrheumatismus reserviert wissen. ECKARDT-MOEBIUS (1941), der das Herz bei vielen Scharlachtodesfällen histologisch verändert fand, beschreibt auch sog. rheumatische Knötchen, die er als allergisch-hyperergisch entstanden ansieht (s. auch LUTEMBACHER 1954).

Bei der *Shiga-Kruse-Ruhr* ist ebenfalls ein echtes Ektotoxin bekannt. Bei dieser Krankheitsgruppe müssen wir allerdings berücksichtigen, daß die starke Exsiccose und die dazugehörige Mineralstoffwechselstörung, die bei allen Krankheiten mit starken Durchfällen auftritt, besonders das elektrokardiographische Bild beeinflussen kann. In diesem Sinn wird z.B. bei der Cholera asiatica, dem Prototyp der akuten Durchfallerkrankung, die Myokarderkrankung ganz vorwiegend auf derartige Veränderungen in der Blutbeschaffenheit zurückgeführt (Godel 1948). Auch bei dieser mit starker Toxinproduktion einhergehenden Erkrankung mischt sich im weiteren Verlauf der Krankheit der Einfluß hyperergischer, postinfektiöser Schäden mit den direkten toxischen Wirkungen. Habs (1947) hat bei 25 vorwiegend an leichter Ruhr erkrankten Patienten elektrokardiographische Verlaufskontrollen durchgeführt und 22mal krankhafte Veränderungen gefunden. Die schwerwiegenderen Störungen fanden sich hauptsächlich nach der ersten Woche, was auch wieder eine Stütze für die Annahme ist, daß der hyperergischen Entzündung des Herzmuskels bei der Ruhr-Myokarditis die größere Bedeutung zukommt (s. auch Silverman 1950).

Pathologisch-anatomische Untersuchungen zu der Myokarderkrankung bei der Ruhr stammen aus dem Institut Krauspe, die Michel (1944) publiziert hat. Bei den in den ersten Tagen verstorbenen toxisch verlaufenden Fällen fanden sich nur degenerative Veränderungen. Später tritt eine interstitielle Myokarditis dazu. Schließlich kommt es in einzelnen Fällen zu Gewebsbildern, die an die Polyarthritis rheumatica und den Scharlach erinnern. Wenn man auch zweifellos weder aus den elektrokardiographischen Veränderungen noch aus den histologischen Veränderungen einen Schluß auf die Ursachen der Störung ziehen kann, so ergibt sich doch rein aus dem zeitlichen Zusammenhang auch bei der Ruhr, daß ein Teil der Myokardschäden durch hyperergische Prozesse bedingt ist.

Die Myokarditis ist *jedoch auch bei Infektionen durch Erreger, die keine sicher definierte Ektotoxinbildung* aufweisen, keineswegs selten, wenn auch nicht so häufig wie beim Scharlach und der Diphtherie.

Die typischen *Streptokokkeninfektionen* mit den hämolysierenden Streptokokken der Gruppe A, wie die Angina tonsillaris und ähnliche Erkrankungen der oberen Luftwege, haben die größte Bedeutung in dieser Hinsicht. Auch hier läßt sich grundsätzlich die Einteilung — toxische Degeneration bis zum Ende der ersten Woche, hyperergische Entzündung von diesem Zeitpunkt ab — gut durchführen. Pathogenetisch, klinisch und wohl auch morphologisch sind diese Formen von Myokarditis der Scharlachmyokarditis gleichzusetzen. Gore und Saphir (1942) haben das Herz von 35 nach Tonsillitis oder Nasopharyngitis verstorbenen Kranken untersucht. 14 waren zwischen dem 3. und 7. Tage, 12 in der zweiten Woche, 9 in der dritten Woche und später gestorben. Die Ähnlichkeit der histologischen Veränderungen zu diphtherischen Herzerkrankungen werden betont. Es finden sich in der ersten Woche vorwiegend parenchymatöse Veränderungen, bei anderen Kranken stehen interstitielle Entzündungsherde im Vordergrund. Beide Formen mischen sich. Fibrös-reparative Veränderungen sind erst nach dem 12. Tag zu sehen.

Aus den Erfahrungen über die Myokarditis bei Infektionen kann der Schluß gezogen werden, daß die *Miterkrankung des Myokards ein recht häufiges Ergebnis ist*. Die Elektrokardiographie hat es ermöglicht, die Störung nach Ablauf der Infektion noch nachzuweisen. Bayer und Reindell (1949) haben über eine große Studie an 720 Rekonvaleszenten nach verschiedenen Infektionskrankheiten berichtet. Sie fanden mit Hilfe des Belastungs-EKG 1—18 Monate nach dem Abklingen der akuten Erscheinungen in einer sehr großen Anzahl Veränderungen, die auf eine „Myokardschädigung" hinwiesen. Dabei sei berücksichtigt, daß die im EKG nachweisbaren Veränderungen des ST-Stücks und der T-Zacke sehr häufig auch Störungen in der vegetativen Regulation, die nach Infekten ja lange Zeit noch sehr labil sein kann, hervorgerufen werden können; was zur Zeit, als diese Studie publiziert wurde, noch nicht im vollen Ausmaß übersehen wurde. Wir gehen auf dieses Thema im Zusammenhang mit der postinfektiösen Tachykardie und der postinfektiösen Hypertonie noch ein (s. S. 566). Immerhin ist es bedeutungsvoll, daß die Autoren bei 60% von 146 Scharlachkranken, bei 63% von 221 Diphtheriekranken, bei 60% von 109 Patienten mit Angina tonsillaris, bei 53% von 96 Patienten mit Fleckfieber, bei 50% von 71 Fällen von Polyarthritis, bei 12% von 25 Fällen mit Wolhynischem Fieber, bei 14% von 23 Fällen mit Ruhr, bei 6% von 11 Fällen mit Paratyphus und bei 5% von 5 Fällen mit Hepatitis und bei 10% von 13 Fällen mit Grippe und anderen schwer definierbaren Infekten abnorme EKG gefunden haben.

II. Endokarditis.

a) Diagnose der Endokarditis[1].

Vom morphologischen Standpunkt aus werden folgende Formen der Endokarditis unterschieden (BÖHMIG 1953):

1. Die Endocarditis serosa,
2. die Endocarditis fibrinosa mit verschiedenen Unterformen,
3. die Endocarditis verucosa simplex et rheumatica,
4. die Endocarditis chronica fibrosa,
5. die Endocarditis granulomatosa (als Überbegriff für die bakterielle Endokarditis in akuter und chronischer Form).

Dieser Exaktheit in der Diagnose einer Endokarditis steht das Unvermögen des Klinikers, eine beginnende Endokarditis überhaupt festzustellen, gegenüber. BÖHMIG weist daraufhin, wie häufig die Diagnose Endokarditis verfehlt wird (s. BÖHMIG und KLEIN 1953, S. 279). Die Möglichkeiten einer Diagnose beschränken sich auf die Auskultation, manchmal verbessert durch die Phonokardiographie, die eine bessere zeitliche Zuordnung der Geräuschphänomene zur Herzaktion möglich macht. Eine Diagnose mit diesen Hilfsmitteln ist jedoch davon abhängig, daß die Endokardläsion an den Klappen sitzt und randständig ist und ein Ventildefekt von einem gewissen Ausmaß verursacht. Eine frische Endokarditis kann sich also der klinischen Diagnose völlig entziehen. Andererseits wissen wir ja, daß muskulär bedingte Klappeninsuffizienzen ebenfalls Geräusche verursachen. Die anderen Hilfsmittel, z.B. die Feststellung einer Akzentuierung des 2. Pulmonaltones ist ohne diagnostischen Wert, da es sich meist um jugendliche Personen handelt, bei denen der 2. Pulmonalton oft lauter oder auch akzentuiert ist. Die rein systolischen Geräusche sind bekanntlich recht unzuverlässige Hinweise auf einen Klappenfehler.

Wir möchten die große Literatur, die sich mit den akzessorischen Herzgeräuschen befaßt, hier nicht zitieren. Die Ansichten haben sehr gewechselt (s. McKENZIE 1925; PAKRINSON und HARTLEY 1946; MASTER 1948). Heute steht man im wesentlichen auf dem Standpunkt, daß ein lautes systolisches Spitzengeräusch auch ohne andere Hinweise auf ein Vitium als Beweis für ein organisches Herzleiden angesehen werden müsse, bis das Gegenteil bewiesen ist. Auf festen Boden gründet sich unsere Diagnose einer akuten Endokarditis erst, wenn gleichzeitig die Allgemeinreaktionen, Fieber, Tachykardie und Leukocytose, sich mit einem konstanten Geräusch kombinieren, das lange über die Krankheit hinaus bestehen bleibt. Gelenkerscheinungen, die noch gleichzeitig auftreten oder elektrokardiographische Veränderungen unterstützen die Diagnose einer Endokarditis. Während diese Krankheitsbilder bei

[1] Wir besprechen in diesem Zusammenhang nur die für die Pathogenese der Endokarditis bei den einzelnen Infektionskrankheiten wichtigen Fragen. Das Problem der Endokarditis wird im Zusammenhang von SCHÖLMERICH in Bd. IX/2 abgehandelt.

einiger Sorgfalt leicht zu erkennen sind, ist die große Anzahl von während der Krankheit auftretenden Herzgeräuschen oft recht schwer zu deuten. Die Möglichkeit, daß Tonusveränderungen der muskulären Klappenringe, oder daß auch vegetativ-nervöse Einflüsse mit Verstärkung der Herzaktion vorübergehend systolische Geräusche entstehen lassen, muß immer berücksichtigt werden.

b) Die Pathogenese der Endokarditis.

Für die Entstehung einer Endokarditis kommen folgende Möglichkeiten der Pathogenese in Frage:

1. Die Keimstreuung,
2. Die Hyperergie.

Während die Toxine direkt keine klinisch faßbaren Schädigungen an den serösen Häuten des Herzens bewirken, können sie während des Infektes an das Substrat gebunden, das Antigen für die spätere hyperergische Reaktion abgeben, die für die Entstehung der Endokarditis das entscheidende nosologische Prinzip darstellt.

Die wesentliche Voraussetzung für die *Absiedlung von Keimen an den Herzklappen* ist eine vorhergehende Schädigung des Endokards durch eine *Entzündung* oder eine *vermehrte mechanische Belastung* aus hämodynamischen Gründen, wie z.B. bei den angeborenen Vitien. Der Prototyp der Endokarditis durch Keimabsiedlung ist die sog. Endocarditis lenta, besser als subakute bakterielle Endokarditis bezeichnet, die wir in diesem Zusammenhang nicht besprechen wollen. Aber auch hier finden wir die Krankheit meist nur als Folge einer vorhergegangenen rheumatischen Entzündung der Herzklappen oder einer Mißbildung des Herzens. Bei den Infektionskrankheiten mit einem Generalisationsstadium ist die Endokarditis als selbständiger Befund selten. Gegenüber der Keimstreuung und Absiedlung erweist sich die Hyperergie gegen Toxine, die während des Infektes an das Endokard gebunden wurden, als der viel wichtigere pathogenetische Faktor. Die größte Bedeutung als Antigen kommt denen des hämolytischen Streptococcus zu (s. S. 536). Die hyperergischen Reaktionen an den Herzklappen treten im Rahmen der allgemein im Körper ablaufenden immunbiologischen Vorgänge auf. Sie sind bei den Infekten besonders häufig, an denen Erreger beteiligt sind, die Toxine mit hohen antigenen Fähigkeiten bilden. Diese bilden sich während des Infektes an das Parenchym der verschiedenen Organe, wo sie der bestimmende Faktor für die Lokalisation des Schwerpunktes und auch für das Ausmaß der späteren Hyperergie sind. Die Endokarditis ist, übrigens ebenso wie auch die Nephritis, um so seltener bei den Infektionskrankheiten, bei denen die Immunitätsvorgänge sich vorwiegend auf die Zelle beschränken und die humorale Reaktion geringfügig ist. Der Prototyp dieser Gruppe von Infektionen ist der Virusinfekt, bei dem die Endokarditis nur außerordentlich selten vorkommt, wobei immer zu fragen ist, ob in diesen Fällen der Virusinfekt oder eine Mischinfektion die Ursache ist. Zwischen diesen beiden Gruppen stehen in der Häufigkeit die bakteriellen Infektionen anderer Art, bei denen die Endokarditis seltener ist, aber vorkommt, wie z.B. beim Typhus abdominalis, der Pneumonie, der Brucellose, der Tuberkulose.

Die Frage, wie häufig die verschiedenen, nicht streptokokkenbedingten Infekte einen Klappenfehler erzeugen, ist nicht bindend zu beantworten. Das aufzuklären erlauben unsere mangelhaften Methoden der klinischen Diagnostik einer Endokarditis nicht. Wir sind, wie schon ausgeführt, nicht in der Lage, eine endokardiale Entzündung geringerer Ausbildung zu diagnostizieren. Auch rückläufig gerichtete Statistiken helfen nicht weiter, da die Infekte, die eine Herzklappenerkrankung nach sich ziehen können, so verbreitet sind, daß kein Erwachsener von sich sagen kann, er habe bisher eine derartige Erkrankung noch nicht durchgemacht. Nur sehr genaue Verlaufsbeobachtungen über Jahrzehnte hin könnten Klarheit in diese wichtige Frage bringen.

c) Die Endokarditis bei den einzelnen Infektionskrankheiten.

Bei den *Viruserkrankungen* ist die Endokarditis in Einzelfällen als Seltenheit beschrieben worden, wobei nie sicher entschieden werden kann, ob es sich nicht um eine prämorbide Veränderung rheumatischer Herkunft handelte. Bei der *Poliomyelitis* fanden LUDDEN und EDWARDS (1949) und WEINSTEIN und SHELOKOW (1951) eine Endokarditis von geringem Ausmaß, wobei eine rheumatische Genese histologisch als ausgeschlossen angesehen wird. Es handelt sich dabei wahrscheinlich um hyperergische Symptome und nicht um Effekte einer direkten Virusabsiedlung. Wir finden ja gerade bei der Poliomyelitis im späteren Verlauf sehr viel Hinweise für derartige Vorgänge. Bei den durch *große Viren* hervorgerufenen Infekten scheint die Endokarditis durch Keim-Absiedlung vorzukommen. EVANS u. Mitarb. (1959) beschrieben einen Fall, bei dem sich im Verlaufe eines Q-Fiebers eine Endokarditis auf der Grundlage einer calcifizierenden Aortenstenose entwickelte; die Erreger wurden aus dem Material der Herzklappen und der Milz des Patienten gezüchtet. Bei den bakteriell bedingten cyclischen Infektionskrankheiten ist die Endokarditis dagegen häufiger nachzuweisen. Allerdings ist auch hier meist eine Vorschädigung der Herzklappen Voraussetzung für eine Besiedlung.

In einzelnen Fällen wurde beim *Typhus abdominalis* eine Endokarditis beschrieben (BOECKER und LÖSCH 1951; PORTER und BLOOM 1953).

Die Krankheitsgruppe, bei der die Endokarditis am häufigsten auftritt, ist die der *Brucellosen*. Dies ist kein Zufall, da in der Pathogenese dieser Infektionskrankheit das hyperergische Element sehr stark ist. Es mischt sich ja bei dieser Krankheit die bakterielle, die toxische und die hyperergische Komponente unentwirrbar. Die hyperergische Entzündung kann wahrscheinlich dadurch auch als Schrittmacher für eine bakterielle Endokarditis durch Bang- oder Melitensiserreger dienen. ROTHMANN (1935) beschrieb einen Fall von Morbus Bang, der an Herzversagen starb und eine von Bakterien besiedelte ulceröse Endokarditis aufwies. GERMINI und POLIMENI (1955) berichten über einen Fall, bei dem eine Aorteninsuffizienz durch eine bakterielle Endokarditis hervorgerufen wurde (AGUSTONI u. Mitarb. 1951; HART u. Mitarb. 1951).

Auf die *chronischen cyclischen Infektionskrankheiten* gehen wir hier auch nur kurz ein. Die Erkrankung des Herzens im Verlauf der Lues sei übergangen. Bei der Tuberkulose kommen Endokarderkrankungen zweifellos vor. Auch hier macht selbstverständlich die Abtrennung von zufällig mit der Tuberkulose zusammentreffenden rheumatischen Endokarditiden oft Schwierigkeiten. Der größte Teil ist hyperergisch bedingt. Sie entstehen also ohne direkte Mitwirkung des Tuberkulosebacteriums am Endokard (s. hierzu WALLGREEN 1947).

Die tuberkulösen Endokardtuberkel sollten eigentlich nicht als Endokarditis bezeichnet werden. Sie kommen auch in großen Gefäßen vor (DAHL 1935). Diese Fälle sind so selten, daß sie noch einzeln publiziert werden (BARON und RITTER 1950).

Der Prototyp der hyperergisch bedingten Endokarditis ist die sog. rheumatische nach Infektionen mit den stark antigenbildenden hämolytischen Streptokokken vom Typ A. Sie tritt im Rahmen der allgemeinen postinfektiösen hyperergischen Reaktion des Organismus nach Scharlach, Streptokokkenanginen und anderen oft klinisch unterschwelligen Infekten auf, oft zusammen mit einer Myokarditis und Perikarditis. An anderen Organsystemen manifestiert sich diese Hyperergie

als Polyarthritis, Pleuritis, Peritonitis, Glomerulonephritis, eine Symptomgruppierung, die ja vielfach auch als visceraler Rheumatismus bezeichnet wird.
Bei der Entstehung der rheumatischen Endokarditis besteht eine *eindeutige
Altersabhängigkeit*. Es existiert eine Faustregel, daß, je weiter das 30. Lebensjahr
eines rheumatischen Schubes überschritten ist, die Komplikation mit einer Endokarditis immer unwahrscheinlicher wird. Diese Regel ist zweifellos im großen
gesehen richtig, wenn auch Ausnahmen vorkommen. Wodurch die Altersdis-
position bedingt wird, wissen wir heute noch nicht. Tatsache ist aber, daß bei
jugendlichen Menschen und auch bei Kindern das Endokard sehr viel stärker
hyperergisch mitreagiert als beim Erwachsenen. Die monosymptomatisch verlaufenden rheumatischen Herzerkrankungen sind ja auch, wie allgemein bekannt,
fast nur beim Kind und den Jugendlichen zu sehen.

Auf Symptomatologie, Verlauf und Therapie der rheumatischen Endokarditis
gehen wir in diesem Zusammenhang nicht ein, da sie an anderer Stelle dieses
Handbuchs ausführlich besprochen werden (s. Bd. IX/2).

III. Perikarditis.

a) Pathogenese.

Das Perikard ist teils allein, teils zusammen mit dem Myokard oder dem
Endokard durch den infektiösen Prozeß in Mitleidenschaft gezogen. Wir unterscheiden auch hier die Perikarditiden durch Keimstreuung während des Infektes
und die hyperergisch bedingten, die meist nach Verschwinden der klinisch wahrnehmbaren Symptomatologie der Infektionskrankheit auftreten. Eine Erkrankung des Herzbeutels kommt bei allen cyclischen Infektionen vor. Bei Masern,
der infektiösen Mononucleose, bei der Psittakose, bei der Poliomyelitis, bei der
Viruspneumonie und beim Lymphogranuloma venereum ist sie beschrieben worden
(Lyon 1956). Nicht immer kann man sie sicher auf eine hämatogene Virusabsiedlung zurückführen. Die Möglichkeit der Verbreitung ergibt sich auch aus
der Nähe der hilären Lymphknoten, von denen aus die Krankheit sich per continuitatem ausdehnen kann.

b) Die Perikarditis bei den einzelnen Infektionskrankheiten.

Bei der *infektiösen Mononucleose* fanden Evans und Graybiel (1946) Anhaltspunkte für das Auftreten einer Perikarditis, wobei mehr an eine primäre subepikardiale Myokarditis gedacht wurde. Jaffe u. Mitarb. (1948) fanden elektrokardiographisch Symptome einer Perikarditis. Dabei fand sich auch ein substernaler Schmerz (s. auch Boehm u. Mitarb. 1950). Celice u. Mitarb. (1956)
berichten über einen ähnlichen Fall. Weinstein und Shelokow (1951) beschrieben eine akute Perikarditis bei der *Poliomyelitis*. Über die Art der Entstehung herrscht Unklarheit. Felknor und Pullen (1946) beobachteten elektrokardiographisch eine subakute Perikarditis bei der *Mumps*.

Obwohl es nicht ganz sicher ist, daß alle Formen des Krankheitsbildes der
sog. benignen Perikarditis Virusinfektionen darstellen, sei das Krankheitsbild hier
kurz behandelt, das oft mit einem Herzinfarkt, einer Gallenblasenentzündung
oder einer Pleuritis verwechselt wird. Weitere Untersuchungen müssen noch
klären, ob es sich hier um eine Krankheitseinheit handelt. Plötzlich auftretender
substernaler Schmerz, Temperaturen, Leukocytenvermehrung sind die wesentlichen Symptome, die sich oft mit einer Lungenaffektion und einer Pleuritis
exsudativa kombinieren. Die elektrokardiographischen Symptome entsprechen
dem Bild der üblichen subepikardialen Myokarditis (Rosenow und Cross 1951)

(s. auch BARNES und BURSHELL 1941; LOGNE und WENDKOS 1948; POHL 1950; KOWILSKY 1953; FREILICH 1952; FAIVRE 1954; DAVIES 1952; COBLENTZ 1952; BRUGSH und HENNEMANN 1952; BROUSTET u. Mitarb. 1954; BOUDREIM und COSTEAS 1952; BOWER u. Mitarb. 1953; RAYNAUD 1953, 1954; REIVIS 1953; SEIDEL 1952, 1955; TOMLIN u. Mitarb. 1952; WELSCH und WINTER 1954; SCHERL 1956).

Bei den bakteriell bedingten cyclischen Infektionskrankheiten tritt eine Perikarditis meist zusammen mit einer Myokarditis auf, wenn auch dieses Ereignis nicht sehr häufig ist.

Bei der *Tuberkulose* ist die Perikarditis die häufigste Manifestation am Herzen. Nach DIEFENBACH (1950) kommt sie bei 3% aller Tuberkulosen vor. Sie entsteht wie die Myokarditis vorwiegend lymphohämatogen im Rahmen der Generalisation (SÖDERHJEIM und CARPSTENSEN 1950), wenn auch eine hyperergische Reaktion wie bei der Pleuritis oft mitwirkt. Die Verbreitung der Infektion per continuitatem kommt auch vor (McLAREN und TODD 1951). Während im Gesamtverlauf der Tuberkulose die Myokarditis und die Endokarditis meist keine bedeutende Rolle spielen, ist die tuberkulöse Perikarditis besonders in ihrem Ausheilungsstadium als konstriktive Perikarditis ein recht bedeutungsvolles Ereignis. Die Prognose ist ungünstig (WOOD 1951). Sehr oft wird im späteren Verlauf eine operative Entfernung der Perikardschwielen notwendig.

Als Prototyp der *hyperergisch bedingten Perikarditis* ist die nach Streptokokkeninfektionen auftretende sog. rheumatische Perikarditis zu nennen, die allein, öfters aber als Teilerscheinung einer Pankarditis in Erscheinung tritt. Diagnose und Therapie dieser Krankheit wird in Bd. IX/2 von SCHÖLMERICH abgehandelt.

C. Das Versagen von Herz und Kreislauf im Verlauf von Infektionen.

Es wird am Krankenbett nie befriedigend möglich sein, bei dem Versagen von Herz und Kreislauf während eines Infektes eine Differenzierung in ätiologischer und pathogenetischer Hinsicht vorzunehmen. Wir wollen deshalb für das Versagen von Herz und Kreislauf bei Infektionskrankheiten die bisher eingehaltene nosologisch gegliederte Darstellung aufgeben und die Herz-Kreislaufinsuffizienz syndromatisch als Ganzes betrachten. Demgegenüber ist die therapeutisch so wichtige Unterscheidung der verschiedenen Formen von Kreislaufversagen in solche, in denen die Insuffizienz des Herzens entscheidend ist und solche, in denen die gestörte Regulation des peripheren Kreislaufs die führende Ursache darstellt, meist möglich, wenn auch manchmal schwer erkennbare Übergänge bestehen, wie z.B. beim kardiogenen Kollaps.

I. Die Herzinsuffizienz beim Infekt.

Eine Herzinsuffizienz im üblichen Sinn, wie wir sie bei Klappenfehlern, der Myodegeneratio der chronischen arteriellen Hypertonie sehen, entsteht zumindest bei primär herzgesunden Personen während des Infektes meist nicht.

Anders ist die Situation bei schweren und sich lange hinziehenden Infektionen, besonders bei älteren Menschen mit einem durch eine Kardiosklerose bereits geschädigten Herzen. Hier können Erscheinungen einer typischen Dekompensation des Herzens auftreten ebenso wie bei Kranken, die einen Herzklappenfehler hatten oder während des Infekts erworben haben. Auch primär herzgesunde

Patienten können mit ihrem Herzen versagen, wenn sie in der Rekonvaleszenz zu schnell körperlich belastet werden. Dann ist mit dem üblichen Bild des Herzversagens zu rechnen.

Im allgemeinen können wir, besonders bei den Viruskrankheiten, aber auch bei bakteriellen Infekten, ein scheinbares Mißverhältnis zwischen der Schwere der Herzerkrankung, z.B. beurteilt nach dem elektrokardiographischen Befund, und dem Ausmaß der Herzinsuffizienz finden, wenn diese nur nach den üblichen Kriterien beurteilt wird.

Dies könnte bei den Viruskrankheiten damit begründet werden, daß es sich im wesentlichen um interstitielle Entzündungsprozesse handelt, die die Herzmuskelfunktion, zumindest im Beginn, nicht sehr beeinflußt. Die Minderung der Leistungsfähigkeit des Herzens äußert sich darüber hinaus bei der infektiöstoxischen Herzmuskelerkrankung grundsätzlich anders als beim Versagen eines aus primär hämodynamischen Gründen erlahmenden Herzens. Ähnlich wie beim Herzinfarkt, bei dem das Versagen des Herzens sich in der Ruhe nicht oder bei einer akuten Verminderung des Herzzeitvolumens nur durch einen Kreislaufkollaps bemerkbar macht, ist bei den schweren Myokarderkrankungen im Verlauf des Infektes, also besonders bei der Diphtherie und dem Scharlach oder der akut einsetzenden rheumatischen Karditis, nur selten das gewohnte Bild der Herzinsuffizienz mit Lungenstauung, Lebervergrößerung usw. zu sehen. Der zur Entstehung einer Stauung notwendigen Vermehrung der Blutmenge bzw. des interstitiellen Flüssigkeitsraumes wird durch die dehydrierende Tendenz des Infektes und der meist an sich kochsalzarmen Kost des fieberhaft Kranken entgegengewirkt, die Vermehrung des Körperwassers braucht deshalb so lange, daß bei dem meist plötzlich einsetzenden Versagen des Herzens das Schicksal des Kranken schon entschieden ist bis es zur klinisch wahrnehmbaren Stauung kommt. Für die Beurteilung der Symptomatologie des Herzversagens bei der Myokarditis ist auch wichtig zu berücksichtigen, daß das Herz nicht, wie bei der Insuffizienz, aus primär hämodynamischen Gründen einseitig sondern im ganzen betroffen ist. Da das schwächere rechte Herz dann oft zuerst versagt, finden wir z.B. bei der schweren Diphtheriemyokarditis dann, wenn es überhaupt zur Stauung kommt, überraschend eine starke Lebervergrößerung. Bei allen, mit einer schweren Beeinträchtigung des Herzmuskels ablaufenden, Infekten sollte deshalb neben den oft nur diskreten Stauungszeichen (Halsvenen, Bronchitis, Füllung der A. pulmonalis im Röntgenbild, interstitielles Lungenödem, Atemrhythmus), auf die Kreislaufperipherie geachtet werden, da sich hier, wegen des nicht mehr ausgleichbaren Abfalls des Herzzeitvolumens vorzüglich die wichtigsten Frühsymptome des Herzversagens im Blutdruckabfall, Pulsbeschleunigung, Schweißneigung, kalten Extremitäten, zeigen.

In allen Fällen ist aus diesem Grunde, neben allen *therapeutischen Maßnahmen* gegen die periphere Kreislaufinsuffizienz, eine vorsichtige, aber bei Fieber nicht zu schwach dosierte *Strophanthinbehandlung* dringend zu fordern (etwa 2mal $^1/_8$—$^1/_4$ mg). Daneben kann die Myokarditis direkt, besonders bei den rheumatischen Karditiden, durch die entzündungshemmenden Steroide der Nebennieren oder den von diesen abgeleiteten neuen Stoffen, oder mit dem corticotropen Hormon des HVL oft überraschend günstig beeinflußt werden, wobei allerdings stets an einen ausreichenden Schutz durch geeignete Antibiotica gedacht werden muß. Ist eine Flüssigkeitsretention vorhanden, die nach Strophanthin und entzündungshemmender Therapie nicht weicht, sollte eine vorsichtige Entwässerung mit einem aus der Gruppe der Chlorothiazide stammenden Saluretici (z.B. 50 mg Esidrex) eingeleitet werden.

II. Die Kreislaufinsuffizienz beim Infekt.

Ganz zu schweigen von einer ätiologischen Diagnose der akuten Kreislaufinsuffizienz hinsichtlich des vorwiegend nosologischen Prinzips bei den verschiedenen Infektionskrankheiten, ist auch die Analyse der pathogenetischen
Faktoren, die dazu führen, am Krankenbett oft sehr schwierig, wenn nicht
unmöglich. Dem Kranken können eingreifende Untersuchungen nicht zugemutet
werden, ganz abgesehen davon, daß dies zeitlich meist nicht möglich ist. Man
wird deshalb stets zu einer polypragmatischen Therapie gezwungen sein.

Trotzdem können aus der Pathophysiologie des Schocks im allgemeinen wichtige Gesichtspunkte für die Beurteilung und Behandlung des Kreislaufversagens
beim Kranken mit schweren Infektionen abgeleitet werden[1].

Alle Versuche, die Entstehung der infektbedingten Kollapssyndrome im Tierversuch aufzuklären, scheitern an der Schwierigkeit eine Infektion zu erzeugen,
die pathogenetisch den menschlichen Infektionen einigermaßen vergleichbar
ist. Deshalb soll diese umfangreiche Literatur übergangen werden. Es sei nur
kurz eine größere neuere Untersuchung erwähnt.

MCLEAN, WELL u. Mitarb. (1956) haben in 3 Versuchsserien den Einfluß von Endo-
toxininjektionen beim Hund sozusagen als *Modellversuch* für die Bedeutung der bakteriellen
Toxine beim Kreislaufversagen während des Infektes studiert. Nach der intravenösen Injektion fiel der Blutdruck stark ab, der Druck in der V. portae stieg gleichzeitig an. Die Leber
und die Därme werden mit Blut überfüllt, das Gewicht von Leber und Därmen nimmt zu.
Der venöse Rückfluß zum Herzen wurde gemessen und erheblich vermindert gefunden. Das
Herzzeitvolumen ist vermindert; gleichzeitige Messungen machen es wahrscheinlich, daß der
starke Blutdruckabfall durch die Minutenvolumenverminderung bedingt ist. Elektrokardiographisch zeigt sich das Bild einer Ischämie des Myokards, wohl infolge des verminderten
Füllungsdruckes der Coronarien. Die entstehende Herzinsuffizienz führt zu einer weiteren
Verminderung der Herzleistung und einem weiteren Sinken des Blutdruckes.

Beim Menschen mit einer Infektionskrankheit sind die Verhältnisse selbst-
verständlich viel komplizierter als in diesem akuten Modellversuch mit bakteriellen
Endotoxinen. Durch die längere Dauer der Störung, das Fieber, eine begleitende
Myokarditis, die Flüssigkeits-Salzverluste, kommen andere pathogenetische
Möglichkeiten mit in das Spiel.

Man versucht zur Zeit die Regulation des Kreislaufs und deren Störungen
am Paradima der Schaltung der Regelkreise in der Schwachstromtechnik zu erläutern. Zum biologischen Regelkreis gehören periphere Receptoren des Gefäßsystems, afferente Bahnen, integrierende Zentralapparate, die in Schichten ge-
gliedert sind, wobei die höheren mehrere Regelzwecke koordinieren und Sollwertverstellungen vornehmen können. Das Erfolgsorgan sind die Regelglieder,
die nerval und humoral beeinflußt werden. Im Kreislaufsystem sind der Blutdruck im arteriellen System und das Blutvolumen die wichtigsten geregelten
Größen, wobei die Regelglieder der arterielle Widerstand, die Herzfunktion und
die venöse Kapazität sind. Die Regelung dieser Kreislaufgrößen ist in ein kompli-
ziertes System der gesamten Regelungsvorgänge des Organismus eingefügt, wobei
besonders bei pathologischen Zuständen die Regelung des Kreislaufs mit anderen
Regelzwecken, z.B. der Temperaturregelung, in Wettbewerb treten kann. Dieser
„Interessenkonflikt" allein kann, ohne daß wir grundsätzlich definierte schädliche
Einwirkungen anzunehmen brauchen, zum Kreislaufversagen führen. Im Fieber
ist die Blutdruckregelung einerseits (von dem Stadium incrementi der Fieberkurve abgesehen) durch das erhöhte Blutbedürfnis der am Stoffwechsel beteiligten
Organe belastet. Andererseits wird auch die für die Kreislaufregulation not-
wendige Vasoconstriction in der Haut durch die konkurrierende Notwendigkeit

---

[1] Siehe hierzu auch das allgemeine Kapitel über den Kreislaufkollaps von BUCHBORN,
Bd. IX/1.

der vermehrten Wärmeabgabe unmöglich gemacht. Sollten noch enterale Entzündungsprozesse dazukommen, fällt auch das Splanchnicusgebiet als Möglichkeit der Vasoconstriction aus. Solche und andere mehrfache Belastungen der Regelglieder des arteriellen Systems können in extremen Fällen zu einer Insuffizienz führen, weil eine weitere Steigerung des Herzvolumens nicht mehr möglich ist. Dieser Steigerung können durch teils präexistente teils infektbedingte Umstände, Hindernisse bereitet werden, z.B. weil das *Herz nicht leistungsfähig* ist (u.B. Myokarditis, Perikarditis, Herzklappenfehler, Kardiosklerose) oder *der venöse Rückfluß nicht zureicht.*

Die erstgenannte Möglichkeit wurde bereits besprochen; die zweite Möglichkeit kann vielerlei Ursachen haben. Die Regelung des Blutvolumens im besonderen und des interstitiellen Flüssigkeitsraumes im allgemeinen ist mit seinem „antidiuretischen und antinatriuretischen" Regelkreis mit der Regulation des Blutdruckes verschränkt. Die neuere Literatur ist kürzlich von Homer-Smith (1957) zusammengetragen worden, der auch die wichtigen Ergebnisse von Gauer (1956) über die Volumenreceptoren im linken Vorhof berücksichtigt.

Besonders wichtig für die Verminderung des Blutvolumens ist die Insuffizienz der Capillaren mit Austritt von Proteinen aus der Strombahn. *Die Verminderung des zirkulierenden Blutvolumens durch Erhöhung der Capillarpermeabilität* steht bei den Vorstellungen von Eppinger und Schürmeyer (1928) über die Genese des Kollapses im Vordergrund. Dieckhoff (1937, 1942) fand bei der toxischen Diphtherie, besonders bei den schweren Verläufen mit Tod in den ersten 3—4 Tagen, eine Bestätigung dieser Vorstellungen; in geringerem Maße jedoch auch bei der später auftretenden Myokarditis (Nitschke u. Mitarb. 1938). In ausführlichen Untersuchungen über die Permeabilitätsprobleme bei der Diphtherie hat Ströder (1942) deutliche Veränderungen der Permeabilität nachweisen können, die nicht durch eine Veränderung der Porengröße, sondern durch eine „Dyskolloidität" bedingt sein soll.

Das morphologische Substrat dieses protoplasmatischen Kollapses hat Günther (1940) für die Diphtherie dargestellt. Er legt den Wert besonders auf die Verlangsamung des Blutstroms, die „Peristase". Damit erhebt sich wieder die bisher unbeantwortete Frage, ob die Permeabilitätsstörung durch den direkten Angriff der Toxine an der Capillare oder durch die Strömungsverlangsamung infolge eines protrahierten Kollapses entsteht. Gross (1952) hat bei 200 Kindern mit Diphtherie capillarmikroskopische Studien gemacht. Es wurde eine Verlangsamung des Blutstromes bis zur Stase, Schlängelung und Erweiterung der Capillaren bis auf das Zehnfache gefunden. Die Schädigung beginnt am venösen Schenkel und schreitet langsam zum arteriellen fort. Rutstein u. Mitarb. (1945) fanden bei Menschen, die an einer Pneumonie starben, eine Verminderung des Plasmavolumens und eine Vergrößerung des extra-vasalen, mittels Thiozyanat bestimmten, Raumes. Hoenig u. Mitarb. (1953) beschreiben eine erhöhte Capillarpermeabilität bei der akuten Hepatitis.

Die erhöhte Capillarpermeabilität und der damit verbundene Schaden für den Kreislauf wird jedoch keineswegs allein nur durch die toxische Einwirkung bakterieller Infektionen bedingt. Es sei hier vorwegnehmend schon erwähnt, daß ähnlich, wie grundsätzlich auch bei der Myokarditis angenommen, die direkte toxische Wirkung auf das periphere Gefäßsystem sich im weiteren Verlauf postinfektiös auch durch hyperergische Reaktionen fortsetzen kann (Ströder 1950).

Die Capillarschädigung als pathogenetischer Faktor des Kreislaufversagens ist auch bei Virusinfektionen bedeutungsvoll. Dieser Typ der Kreislaufschädigung findet sich, wenn auch weniger akut als bei den bakteriellen Infektionen, bei einer ganzen Reihe von Viruserkrankungen, wie z.B. der Hepatitis, der Poliomyelitis, der Variola, dem neuerdings im Koreakrieg beschriebenen epidemischen hämorrhagischen Fieber und auch anderen Viruserkrankungen.

Man steht heute auf dem Standpunkt, daß die „Hepatitis" bei der nach diesem Symptom genannten Virusinfektion im wesentlichen ein sog. capilläres Syndrom darstellt. Nach SIEGMUND (1943) ist der primäre Angriffspunkt des Virus das Capillarbett. Diese Ansicht wird auch von VOIGT (1943) geteilt. Diese Capillarschädigung macht sich auch in der Kreislaufsituation des Organismus geltend. WOLLHEIM (1951) fand eine Verminderung des Blutvolumens bei Kranken mit Virushepatitis.

Bei der *Poliomyelitis* wird die capilläre Störung dadurch noch schwieriger pathogenetisch zu beurteilen, weil allgemein, der zentral-nervösen Störung zugeschrieben, ein Angiospasmus durch erhöhten Sympathicotonus besteht (MOLLARRET 1958). BLOCH (1953) hat interessante Beobachtungen an der Conjunctiva mitgeteilt. Er fand Anhäufungen von Erythrocyten in den Capillaren, die zum Teil blutleer waren. Die Durchblutung war verlangsamt, es bestand ein deutliches Ödem als Ausdruck einer erhöhten Permeabilität. Das gesamte System, besonders die Arteriolen, waren enggestellt. Persistierende Vasospasmen legten Teile der conjunctivalen Gefäße still. Wieweit bei der Poliomyelitis der gesamte Kreislauf von dieser Capillarstörung in Mitleidenschaft gezogen werden kann, ist noch nicht zu übersehen (s. auch HILDES, SCHABRY und ALCOOCK 1955). Die Capillarschädigung steigert sich in manchen Fällen bis *zur Blutungsneigung*, die infolge einer vermehrten Capillarbrüchigkeit entsteht. MOLLARET (1958) hat neuerdings wieder auf die visceralen Blutungen bei der Poliomyelitis hingewiesen, die er allerdings als vasomotorisch bedingt ansieht und deshalb mit intralumbal angewendetem Novocain behandelt. *Die hämatogene Verbreitung des* Virus und der direkte Befall der Capillarendothelien durch die Viren spielen bei der Entstehung dieser Erscheinungen an den Capillaren eine entscheidende Rolle (LYON 1956). Es wird jedoch auch diskutiert, ob nicht auch *allgemeine biochemische Veränderungen*, die im Verlauf des Infektes auftreten, für die Capillarschädigung verantwortlich sind. Die Capillarschäden könnten auch Folge der Dysproteinämie sein. Es gibt gewisse Hinweise dafür, daß die Globuline eine erhöhte Capillarzerreißlichkeit bewirken können (MARTINI und ENGELKAMP 1952).

Bei der engen Verflechtung des Stoffwechsels mit dem Kreislauf können sich selbstverständlich auch andere, dem Infekt manchmal zugeordnete, Erscheinungen durch Verminderung des Blutvolumens auf das Kreislaufsystem auswirken, wie z.B. große Flüssigkeitsaustritte in die Lunge bei Pneumonien oder aus dem Darmkanal. Auch die Peritonitis mit starker Überdehnung des Darmes, Vitaminmangelzustände und Eiweißmangelzustände bei chronischen Infekten, sog. hepatorenale Syndrome, auf die DIECKHOFF (1939) bei der Diphtherie hingewiesen hat, können eine Rolle spielen. Die Bedeutung von großen Verlusten an *Natrium und Kalium* auf das Blutvolumen ist bei diesen Arten von Infektionen nicht genug zu betonen, ganz abgesehen von den anderen Wirkungen der Demineralisation auf den Kreislauf, von denen hier nur der Kaliummangel auf die Herzmuskelfunktion und die depressorische Wirkung des Natriumverlustes auf den Kreislauf zu erwähnen ist, die zum Teil auch auf Verminderung der Ansprechbarkeit der Gefäßmuskulatur auf die pressorischen Katecholamine, wie z.B. das Arterenol, zurückzuführen ist (BOHR u. Mitarb. 1958). Schon 1938 wurde von NITSCHKE und KRÄTSCHEL und von DIECKHOFF 1939 darauf hingewiesen, wie bedeutungsvoll die Nebenniereninsuffizienz für die Entstehung des Kreislaufkollapses, besonders bei der Diphtherie, sein kann. Die neueren Erkenntnisse über die Bedeutung des Aldosterons und der Funktion des antinatriuretischen Regelkreis unterstützen diese klinischen Erfahrungen. Auf die komplizierten Wechselwirkungen zwischen Demineralisation, kompensatorischer Überfunktion und vielleicht auch Erschöpfung des Nebennierenmarkes durch starke Ausschüttung von ACTH zusammen mit den Wirkungen des in der allgemeinen Abwehrsituation des Organismus mobilisierten antidiuretischen Hormons kann hier nur hingewiesen werden.

Dagegen gibt es jedoch auch sicher Fälle von Kollaps bei normalem und auch kompensatorisch vermehrtem Blutvolumen. Ebert und Stead (1941) fanden bei ihren Fällen von Pneumokokkenpneumonie, Streptokokkensepsis, Staphylokokkensepsis und Pyelonephritis, trotz schwerer Kollapse, die mit Stupor oder sogar einem Koma auftraten, keine Hämokonzentration (Hämatokrit) und keine Besserung des Zustandes nach Transfusionen (s. auch Duesberg und Schroeder 1944). Bei diesen Kollapsen ist die Verminderung des venösen Rückflusses vorwiegend durch eine paralytische Dilatation der Capillaren und Venen mit einem Versacken des Blutes in den sog. Blutdepots bedingt. In diesem Zusammenhang ist übrigens daran zu erinnern, daß der Begriff des Blutdepots nicht den Eindruck erwecken darf, daß das Blut in gewissen Gefäßprovinzen einfach stagniert. Es handelt sich dabei lediglich um Gefäßgebiete, in denen das Blut langsamer fließt als in anderen.

Nach allem was bisher darüber bekannt ist müssen wir annehmen, daß unter dem Einfluß von toxischen Produkten, es genügt übrigens schon eine Anoxämie, eine Lähmung der peripheren Strombahn verursacht werden kann. Die Kreislaufinsuffizienz kann allein durch eine periphere Gefäßinsuffizienz hervorgerufen werden (Moon 1944). Auch dieser Mechanismus ist jedoch keineswegs regelmäßig ein Teil des Ursachenkomplexes des Kreislaufkollapses. Edmunds und Cooper (1925) konnten bei protrahierten, mit Diphtherietoxin vergifteten Hunden den Blutdruck durch Adrenalin-Infusionen wieder zur Norm steigern, selbst wenn er auf 10 mm Hg abgesunken war. Auch Ebert und Stead (1941) sahen bei ihren Untersuchungen, bei im Verlauf schwerer Infekte, kollabierten Menschen keinen Hinweis für ein Versacken des Blutes in der Peripherie.

Diese *Insuffizienz der Regelglieder*, sei sie nun

a) durch toxische Einflüsse hervorgerufen oder

b) durch Änderung der chemischen Zusammensetzung der Gefäßmuskulatur oder

c) durch eine Beeinträchtigung der Ansprechbarkeit der regulierten Substrate auf die nervös-humoralen Steuerungsimpulse

führt mit oder ohne eine Verminderung des Blutvolumens zur Hypotonie auf der einen und zu einer Verminderung des venösen Rückflusses auf der anderen Seite. Die Blutdrucksenkung allein ist allerdings nicht gleichbedeutend mit Schock. Sie ist jedoch ein sehr wichtiger Hinweis auf das unmittelbare Bevorstehen einer Kreislaufinsuffizienz und sollte Anlaß zu energischer Therapie sein. Ein Kreislaufschock beginnt, wenn lebenswichtige Organe zu wenig Blut erhalten. Das erste Organ, das in dieser Hinsicht betroffen wird, ist das Herz, das, wenn es nicht durch den Infekt an sich schon geschädigt ist (toxische oder entzündliche Parenchymschädigung), durch die Verminderung des Durchströmungsdruckes in den Coronarien in Mitleidenschaft gezogen wird. Wenn also auch die Regel richtig ist, daß bei dem frühen Kreislaufversagen, also in den ersten Tagen des Infektes, z.B. bei der Diphtherie, das Versagen der Kreislaufperipherie entscheidend ist, so folgt die Herzinsuffizienz zwangsläufig nach. Sie ist, zumindest nach den üblichen Symptomen beurteilt, meist eine „latente" (s. S. 556).

Eine kritische Situation bei Infektionskranken entsteht, wenn die weit offene arterielle Strombahn nicht mehr von dem notwendigen Herzzeitvolumen des Herzens gefüllt wird, was wie ausgeführt, entweder an einem zu geringen

Rückfluß auf der venösen Seite oder einer Herzinsuffizienz oder, wie es wohl meistens ist, an beidem liegen kann. Je nachdem, ob gegen diese Entwicklung eine Gegenregulation noch möglich ist oder nicht, sehen wir das Bild des Spannungskollapses (sog. Zentralisation) oder des paralytischen Kollapses (s. hierzu auch KNIPPING und BOLT 1956).

DUESBERG und SCHROEDER (1944) haben diese beiden meist aufeinanderfolgenden Stadien des Kreislaufversagens als *Kategorien* grundsätzlich unterschieden und den Begriff des toxischen Kreislaufkollapses dem febrilen und paralytischen gegenübergestellt, wobei sie den febrilen Kollaps als Zustand einer Überfunktion des Kreislaufes mit hohem Minutenvolumen, hoher Blutdrucksamplitude als regulatorisch bedingt ansehen. Die Zentralisation ist dagegen als toxisch bedingt anzusehen; sie geht mit kleinem Minutenvolumen und niedriger Blutdrucksamplitude einher. Der paralytische Kollaps ist als Endzustand bei Lähmung aller Kreislauffunktionen zu deuten.

Neben dem Versagen der einzelnen peripheren Regelglieder kann auch das *integrierende und regelnde Zentralorgan* selbst durch den Infekt, sei es durch Keimabsiedelung (z.B. Encephalitis), sei es durch toxische Wirkungen, sei es auf der Grundlage von Kreislaufstörungen, erkranken. Dies kommt z.B. bei der Encephalitis oder Poliomyelitis vor, Krankheiten, bei denen entzündliche Infiltrate in den entsprechenden Feldern des Gehirns nachgewiesen wurden (s. S. 575). Es sind dies die Fälle, bei denen wir in der Klinik trotz ausreichender künstlicher Beatmung im Respirator einen unaufhaltsam fortschreitenden Kreislaufkollaps auftreten sehen (BAKER 1950) (s. auch KNIPPING und BOLT 1956).

Historisch gesehen hat man der Einwirkung der bakteriellen Toxine auf die nervösen Zentren der Kreislaufregulation zuerst die größte Bedeutung beigemessen. ROMBERG und PÄSSLER versuchten schon 1899 durch ihre Untersuchungen nachzuweisen, daß der Zusammenbruch der Zirkulation bei akuten Infekten dadurch und nicht, wie es bis dahin angenommen worden war, durch ein Versagen des Herzens bedingt sei. Nach den heutigen Gesichtspunkten ist jedoch das Wesen der zentralen Regulation mit dem lediglich aus dem Ergebnis rückläufig konstruierten Begriffen der „Lähmung" oder „Reizung" nicht zureichend zu erfassen; die Beziehungen sind sehr viel komplizierter.

1914 zeigten PORTER und PRATT, daß bei der experimentellen Diphtherie die „Zentren" wieder funktionstüchtig werden, wenn die Blutbahn künstlich aufgefüllt wird. Das gleiche konnte auch später bei der Pneumonie nachgewiesen werden (PORTER und NEWBURGH 1914, NEWBURGH und MINOT 1914). Eine Beeinträchtigung der zentralen Regulation beim Infekt im Sinne einer „Lähmung" ist experimentell also nicht nachzuweisen, es sei denn, sie erfolgt sekundär durch Blutmangel im Gehirn oder durch Absinken des Blutdruckes.

Die *Therapie* des Kreislaufversagens beim Infekt ist von der des Kollapssyndroms aus anderen Ursachen nicht wesentlich verschieden. Sie wird an anderer Stelle dieses Handbuches (Bd. IX/1) eingehend besprochen. Hier sollen nur die Gesichtspunkte hervorgehoben werden, die sich aus der Besonderheit der Infektsituation ergeben. Die wichtigste Therapie der Kreislaufstörung ist selbstverständlich die Bekämpfung des Infektes mit chemotherapeutischen, antibiotisch oder antitoxisch wirkenden Stoffen, neuerdings oft kombiniert mit den entzündungshemmenden Steroiden der Nebennieren oder deren Abkömmlinge. Besonderheiten gegenüber dem Kreislaufversagen aus anderen Ursachen ergeben sich, wie schon im pathogenetischen Teil erwähnt, aus den Wasser- und Mineralverlusten, die z.B. bei Erbrechen, Durchfall und starken Schweißen, entstehen. Eine fortlaufende Kontrolle des Natrium- und Kaliumspiegels und Substitution per os oder durch Infusionen ist deshalb bei den Infektionskrankheiten überhaupt und beim Kreislaufversagen besonders wichtig. Bei vielen

Kranken ist dadurch allein schon die Kreislaufstörung zu beherrschen. Bei
Blutungen, wie z.B. bei Typhus abdominalis, ist die Transfusionsbehandlung
lebensrettend, wie überhaupt eine Blut- oder Plasmatransfusion stets angebracht
ist, wenn Zeichen oder nur ein Verdacht auf eine Verminderung des Blutvolumens
bestehen. Wie bei der Besprechung der Herzinsuffizienz schon betont, ist bei
jeder Kreislaufinsuffizienz das Herz als latent insuffizient anzusehen. Deshalb
sollten Strophanthininjektionen zu jeder Kreislauftherapie gehören, die bei noch
fieberhaft Kranken nicht zu nieder dosiert sein sollen (2mal $^1/_8$—$^1/_4$ mg). Ist
mit diesen Mitteln das Sinken des Blutdrucks nicht zu verhindern, ist als am
besten zu dosierende Kreislauftherapie die Arterenoltropfinfusion anzuwenden.
Sollte aus äußeren Gründen diese Form der Kreislaufbehandlung nicht möglich
sein, muß man sich mit intramuskulärer Injektion von peripher angreifenden
Kreislaufmitteln wie Strychnin, Novadral usw. behelfen. Das Arterenol und die
anderen sympathico-mimetisch wirkenden Stoffe wirken durch Blutdrucksteigerung auf die Coronardurchblutung steigernd, so daß die kardiogene Komponente ausgeglichen wird. Es wird auch vermutet, daß das Arterenol eine direkte
Wirkung auf das Myokard im Sinne einer Steigerung der Kontraktilität hat
(Gazes u. Mitarb. 1953; Sarnoff u. Mitarb. 1954). Die Sympathicomimetica
fördern im Tierversuch auch die Entleerung der im Splanchnicusgebiet ver-
sackten Blutmenge (Weil u. Mitarb. 1956). Bei starker Acidose ist die Wirkung
des Arterenols vermindert. Es wird deshalb die Zugabe von Natriumlaktat
(molare Lösung 5 cm³/kg Körpergewicht und Stunde) empfohlen, bis die aktuelle
Blutreaktion einen p_H von 7,50 aufweist (Weil 1957). Auf Herzunregelmäßigkeit
muß deshalb bei dieser Therapie geachtet werden. Beim Auftreten von stark
ausgeprägten Symptomen des Spannungskollapses, wie kleine Blutdruckamplitude
Tachykardie, kalte Extremitäten, ist jedoch die Anwendung von sympathicomimetischen Mitteln nur mit Vorsicht angebracht. Obwohl die sog. Zentralisation des Kreislaufs eine an sich erwünschte Kreislaufumstellung in Notsitua-
tionen ist, führt die Übersteigerung zu der Durchblutungsmangelanurie und zu
cerebralen Komplikationen. In diesen wohl seltenen Fällen einer zu starken
Zentralisation, die nicht durch Beseitigung der Ursache, also z.B. eines akuten
Volumenmangels durch Blutung, beherrscht werden können, ist die vorsichtige
Anwendung von sympathicolytischen Medikamenten (hydrierte Mutterkorn-
alkaloide, Reserpin, Phenothiazine, Imidazole, Ganglienblocker) zu empfehlen,
wobei stets auf die Möglichkeit einer überschüssigen Wirkung zu achten ist,
die durch Ephedrin oder auch Arterenolinfusion abzufangen ist. Führt das
Arterenol zu einer zu starken vagalen Aktivität, gekennzeichnet durch eine
Bradykardie, kann durch Atropin ($^1/_4$—$^1/_2$ mg) subcutan dieser Wirkung des
Arterenols entgegengewirkt werden. Viele Infekte, wie z.B. die Diphtherie und die
Meningokokkensepsis, zeichnen sich durch eine besondere Schädigung der Nebennieren aus. Die Anwendung von Prednisonderivaten intravenös verabreicht zusammen mit Kochsalzzulagen und einem Depotpräparat von Desoxycortico-
steron wirkt oft überzeugend. Darüber hinaus werden heute die Prednisone
intravenös oder Präparate von ACTH bei allen Formen schweren Kreislaufschocks (z.B. Herzinfarkt) bevorzugt angewandt, auch weil sie die Wirkung von
Arterenol noch verstärken (Spink 1955; Kurland und Freedburg 1951). Eine
weitere Indikation für diese Gruppe von Stoffen ist die manche Infekte begleitende
Hyperpyrexie und Hyperergie. Beim Auftreten einer *Purpura* sollte neben einer
Capillartoxikose auch eine *Fibrinogenopenie* ausgeschlossen werden. Eine Hyper-
reaktivität der Blutgerinnung kann Ursache eines Schocks sein (Crowell und
Read 1955). Die Therapie dieser manchmal auftretenden hämorrhagischen
Diathese besprechen wir später (s. S. 566).

Bei unbeherrschbaren Zuständen des Kreislaufschocks ist die Hibernisation mit Phenothiazinen manchmal angebracht (LABORIT und HUGUENARD 1953). WEIL (1957) steht der Therapie ablehnend gegenüber.

III. Die perakuten Syndrome im Verlauf von Infekten.

Wohl auf toxischer oder hyperergischer Grundlage sehen wir bei der Rachendiphtherie, der Meningokokkeninfektionen und der Sepsis durch E. coli, aber auch auf Grund einer anderen Ätiologie, ein perakut auftretendes Syndrom mit Kreislaufversagen, Hautblutungen, Infarzierung der Nebennieren, Durchfällen, Lungenblutung.

Da wir von einer genauen ätiologischen Klärung dieser eigenartigen Zustände noch weit entfernt sind, werden sie unter verschiedenen Namen als Syndrome zusammengefaßt. Am bekanntesten ist das nach WATERHOUSE (1911) und FRIEDRICHSEN (1918) genannte, wohl vorwiegend toxisch bedingte Krankheitsbild. Es handelt sich dabei um eine unter einer besonderen Symptomatologie ablaufenden bakterielle Sepsis im Sinne HÖRINGS (1948) mit starker Toxinausschüttung. Sie geht meist mit Hautefflorescenzen, Schleimhautblutungen, Meningitis, abdominalen Symptomen, Kollaps und Bewußtlosigkeit einher. Verursacht wird es meist durch eine Meningokokkeninfektion, bei der durch Auftreten von doppelseitigen Nebennierenblutungen noch akute Insuffizienzerscheinungen dieser Art sich dem septischen Bild überlagern, wenn der Tod nicht vorher eintritt. Das Syndrom kommt vorwiegend bei Kindern vor, ist jedoch auch bei Erwachsenen beschrieben (GRACE 1940). DANIELS (1950) analysierte 156 Todesfälle von Meningokokkensepsis bei Soldaten der US-Armee. 126 hatten eine Nebennierenblutung. Je akuter der Verlauf ist, desto häufiger fehlt die Meningitis, (DANIELS 1950). Das wesentliche pathogenetische Moment dieser perakuten Syndrome scheint eine toxisch bedingte Capillarschädigung zu sein. Die Todesursache ist meist der Kollaps, manchmal auch eine cerebrale Blutung, die massiv herdförmig auftreten kann (BREEN u. Mitarb. 1952). Auch wird die Gehirnschädigung in Form einer Encephalitis beobachtet (NOETZEL 1949). Seit der Einführung der Antibiotica und besonders auch der Therapie mit den Steroiden der Nebennieren, Cortison, Prednisonen, hat die Krankheit eine bessere Prognose. Heilungen sind beschrieben (FOWLER 1951; GRUBSCHMIDT und Mitarb. 1947; BICKEL 1940; KREY 1940; WILLARD 1949; HUGEN, TOBLER u. Mitarb. 1954; SAUERBREI 1954; v. RECHENBERG 1954; PULVER 1954). Die Beteiligung der Nebennieren durch eine doppelseitige Blutung ist nicht obligatorisch; FROEHNER (1942) hat aus der Fanconischen Klinik auch Fälle von perakuter Meningokokkenmeningitis beschrieben, die diese Symptome nicht aufwiesen (s. auch DANIELS 1950; WESTERINGS 1951). In den ersten Stadien der Krankheit ist die Nebenniereninsuffizienz nicht bedeutungsvoll.

Die toxische Nebennierenblutung hat pathogenetisch gesehen wieder größeres Interesse gewonnen, seit TONUTTI (1953) zuerst für die Nebennierenschädigung bei Diphtherie (s. S. 548) und dann auch bei der Meningokokkensepsis den eigenartigen pathogenetischen Mechanismus aufzeigte, der in einer Interferenz zweier Wirkungen des Infektes besteht, einem direkten durch das Toxin vermittelten am Parenchym der Nebenniere selbst und einem zentralen über das Zwischenhirn via Hypophysenvorderlappen und dessen corticotropes Hormon. Die Toxine sind wirksamer, wenn das betroffene Organ im Rahmen der Abwehrvorgänge in einen erhöhten Funktionszustand gesetzt worden ist. Im Falle der Meningokokkensepsis des Menschen ist nach den Tierversuchen von WAVERSIK (1954) die Beteiligung der infektbedingten, über die Hypophyse laufenden, unspezifischen Stimulation der Nebenniere nicht die Voraussetzung für die Blutung. Sie entsteht auch bei hypophysenlosen Tieren. Grundsätzlich wird man wohl sagen können, daß jede schwere Sepsis zu schweren perakuten Symptomen von seiten des Kreislaufes führen kann. Nicht nur bei der Meningokokkeninfektion, sondern auch bei Infektionen mit Pneumokokken (Bickel 1940), bei der Ruhr (Lukacs und Revesz 1949), bei der Grippe (Straub 1942) und der Colisepsis (Poli 1953) ebenso wie bei der Infektion mit Aerobacter aerogenes (Cartagenova 1955) kann das Erscheinungsbild auftreten. Martin und Nichols (1956) beschreiben den sog. bakteriämischen Schock bei Coli- und Proteussepsis bei 14 Fällen, die operative Eingriffe am Genitale und am Darm durchgemacht hatten. Bei diesen perakuten Syndromen im Verlauf mit starker Toxinausschüttung ablaufenden Infektionen finden sich auch Symptome von seiten der großen peripheren Gefäße. Embolien aus dem linken Herzen (Zischinski 1938) kommen vor (s. auch Grub-schmidt u. Mitarb. 1947; Seidelmayer 1948; Weiner 1950; Weterings 1951). Diese Embolien spielen auch eine Rolle bei dem Fleckfieber und der Ruhr (Schop-per 1943; Aschenbrenner 1944; Hoff 1942). Die in ganz seltenen Fällen auf-tretende doppelseitige Gangrän hat ihre Ursache manchmal in einer Thrombose, manchmal auf der Grundlage einer hyperergisch bedingten Intimaschädigung, bei der das Gefäßnervensystem mitwirkt. Bis 1950 waren in der Weltliteratur 20 Fälle dieser Art beschrieben (Bethe 1950; Blumenberger 1936).

Das *tierexperimentelle Modell* für intrainfektiöse perakute und meist tödlich verlaufende Kollapse ist das Sanarelli-Shwartzman-Phänomen (Literatur bei: A. Bohle u. H. J. Krecke 1959), das durch Doppelinjektion von Lipopoly-sacchariden verschiedener Bakterien ausgelöst werden kann, dessen Pathogenese aber bislang noch nicht eindeutig geklärt werden konnte (Bohle u. Krecke 1959). Die wesentlichsten klinischen Symptome sind ein schwerer Kreislauf-kollaps und eine hämorrhagische Diathese. Pathologisch-anatomisch ist das Zentral-problem nach Thomas u. Good (1952) eine doppelseitige charakteristische Nieren-rindennekrose, vor allen Dingen aber das Auftreten fibrinreicher Thromben in zahlreichen Geweben und Organen (Bohle u. Krecke 1959).

Die Ursache der hämorrhagischen Diathese ist komplexer Natur, da sie sowohl auf einer Störung der plasmatischen Gerinnungsfaktoren und einer Thrombopenie als auch auf einer vasculären Läsion beruht. Wahrscheinlich kommt es während der Reaktion zu einer akuten Aktivierung der Blutthrombokinase, unter deren Einfluß in den Blutgefäßen ein augenblicklicher Prothrombinabbau zu Thrombin verläuft, das nun seinerseits Fibrinogen in Fibrin umwandelt (Bohle, Klein-meier, Krecke u. Lasch 1959). Der von Bohle u. Krecke (1958) geführte Nachweis von fibrinreichen Thromben in allen Capillargebieten des Körpers ist pathologisch-anatomischer Ausdruck dieser Entwicklung. Der enorm gesteigerte Umsatz der Gerinnungsfaktoren, der weit über das physiologische Ausmaß einer „latenten Gerinnung in der Blutbahn" (Lasch u. Róka 1953) herausgeht, führt zum Verbrauch der meisten Gerinnungsfaktoren. Obgleich Bildung und Umsatz der Gerinnungsproteine im Vergleich zu anderen Bluteiweißkörpern außerordent-lich rasch erfolgen, wird eine mehrstündige Phase nach der akuten Shwartzman-Reaktion beobachtet, während der die Verminderung von antihämophilem Glo-bulin, Acceleratorglobulin, Prothrombin und Faktor VII, die Hypofibrinogen-ämie bei ansteigendem Titer der Hemmfaktoren der Blutgerinnung zur schweren Störung im humoralen Mechanismus der Blutstillung führen.

Der Abfall der Thrombocyten erklärt sich möglicherweise aus der einfachen Koppelung des Thrombocytenumsatzes an den Verbrauch der Gerinnungsfak-toren. Nach den Ergebnissen von de Robertis (1953) und Lüscher (1955, 1956) ist der Untergang der Thrombocyten im Rahmen der sog. „viscösen Metamorphose" (EBERT u. SCHIMMELBUSCH 1888; WRIGHT u. MINOT 1917) unmittelbar an die lokale Konzentration von Thrombin gebunden. Dies würde — auf die Verhältnisse beim Sanarelli-Shwartzman-Phänomen übertragen — bedeuten, daß die perakute Umwandlung großer Mengen von Prothrombin zu Thrombin in der Blutbahn automatisch einen gesteigerten Untergang von Thrombocyten nach sich ziehen muß. Als klinisches Beispiel eines ähnlichen Mechanismus mag das Moschkowitz-Syndrom diskutiert werden. Die konsekutive Thrombopenie kann dann als weiteres pathogenetisches Moment die hämorrhagische Diathese komplizieren.

Auch die Pathogenese des akuten Kreislaufversagens bei der Shwartzman-Reaktion ist nicht voll geklärt. Von ZWEIFACH, NAGLER u. THOMAS (1956) wurde nachgewiesen, daß große, letale Dosen von Endotoxin eine Hyporeaktivität der Arteriolen für Adrenalin und Noradrenalin bewirken, die bis zum völligen Wirkungsverlust der Katecholamine führen kann. Der paralytische Kreislaufkollaps dürfte somit über eine toxische Depolarisation der Membran der glatten Gefäßmuskelzellen eintreten. Inwieweit eine infolge einer akuten Niereninsuffizienz oder durch Nebennierenrindenversagen auftretende Hyperkaliämie in diesen Mechanismus eingeschlossen ist, kann noch nicht entschieden werden.

Die Häufigkeit der dem Shwartzman-Phänomen entsprechenden klinischen Bilder ist noch nicht sicher zu bestimmen. Möglicherweise entsteht ein Teil der schon dargestellten Syndrome auf dieser pathogenetischen Grundlage. BOHLE u. KRECKE (1959) konnten in den vergangenen Jahren 10 einschlägige Fälle beobachten.

In Einzelfällen sind plötzliche Todesfälle auch in der *Rekonvaleszenz nach Infektionen* beschrieben worden. Die Sektion deckte meist keine sichere direkte Todesursache auf. ECK (1940) beschrieb 2 Fälle von plötzlichem Tod nach einer Phlegmone und einer Streptokokkenangina nach einem Intervall von 14 bzw. 7 Tagen. Pathologisch-anatomisch war auch mikroskopisch am Herzen, am Gehirn und an den Nieren nichts krankhaftes zu finden. Dagegen war ähnlich wie bei dem Tod im anaphylaktischen Schock oder der Histaminvergiftung im Tierexperiment eine Schwellung von Leber und Milz und ein akutes Lungenemphysem mit Blutaustritten in die serösen Häute festzustellen. WALTER (1940) fand das gleiche in der Rekonvaleszenz nach Ruhr am 12. und am 13. Krankheitstag, manchmal auch in nicht tödlicher Form als Kreislaufkollaps, verbunden mit Urticaria und ähnlichen Erscheinungen einer Allergie (s. auch OTTO 1940). Eine Serumkrankheit konnte sicher ausgeschlossen werden. Bei diesen Krankengeschichten handelt es sich wohl um perakute *hyperergische* Zustände.

In der französischen Literatur spielt ein derartiges postinfektiöses Syndrom (syndrome malin toxiinfectieux tardif) eine Rolle. SEDALLIAN u. Mitarb. (1947) beschreiben 3 Fälle, MARQUEZY u. Mitarb. (1938, 1958) 60, bei denen plötzliche Prostration, Schock, Hyperthermie, Polypnoe, Tachykardie, Hypotension, Delirien und Krämpfe eintraten, manchmal begleitet von hämorrhagischen Manifestationen. Auch profuse Durchfälle mit Azotämie sind beschrieben. Die Schwere der auslösenden Infektion ist, wie bei allen hyperergischen Zuständen, dabei offenbar bedeutungslos. Es findet sich dabei anatomisch eine allgemeine Hyperämie der inneren Organe mit ausgedehnten Infarkten und purpuraähnlichen Blutungen an allen Organen, besonders in den Lymphknoten des Mesenteriums und der Peyerschen Haufen. Ätiologisch ist das Syndrom an keine bestimmte Krankheit gebunden; es wurde bei Diphtherie, Röteln, Grippe, Scharlach, Poliomyelitis und Meningokokkensepsis gesehen. Die französischen Autoren legen großen Wert auf den Zusammenhang des Syndroms mit Störungen im vegetativen System, die durch die Toxine beim Infekt ausgelöst werden sollen. Reilly (1942) hat bekanntlich durch Toxineinspritzungen in die vegetativen Ganglien schwere Zirkulationsstörungen experimentell erzeugen können.

Die *Therapie* dieser perakuten Syndrome kommt meist zu spät. Deshalb ist die Prognose im überwiegenden Teil der Fälle schlecht. Die Behandlung des Kreislaufversagens ist im Grunde dieselbe, wie wir sie schon oben dargestellt haben. Eine besondere Rolle spielt die Gabe von Prednison, möglichst mit intravenös anwendbaren Präparaten in hohen Dosen (3mal 50 mg pro die). Beim Shwartzman-Phänomen ist diesbezüglich allerdings gewisse Vorsicht geboten, da die präparative Erstinjektion zur Auslösung des Phänomens im Tierexperiment durch Cortison ersetzt werden kann. Bei hochgradiger Hyperthermie ist ein Versuch mit künstlicher Unterkühlung in der Phenothiazin-Narkose anzuraten (Lewis et al. 1956; Laborit u. Huguenard 1953). Es muß bei diesen perakuten Syndromen besonders den Veränderungen im Gerinnungssystem mit der hämorrhagischen Diathese Rechnung getragen werden, um so mehr, als der Mechanismus der veränderten Blutgerinnung offenbar recht frühzeitig in die pathogenetische Kette der Shwartzman-Reaktion eingebaut ist. Die Zufuhr von Heparin ist trotz der hämorrhagischen Diathese unbedingt indiziert, da Heparin den peripherem, gesteigerten Aktivierungsmechanismus in der Blutbahn momentan unterbricht und so einen weiteren Verlust an gerinnungsaktivem Protein verhindert. Im Tierexperiment kann bei vorheriger Gabe von Heparin keine Shwartzman-Reaktion ausgelöst werden (Good u. Thomas 1953). Unter Heparinschutz wird auch der Ersatz der Gerinnungsfaktoren durch Injektionen von Fibrinogen, von Plasma oder Bluttransfusionen möglich sein.

IV. Die Störungen der Kreislaufregulation in der Nachinfektperiode.

In der Nachinfektperiode sehen wir bei den verschiedenen ätiologischen und pathogenetischen Typen von Infektionskrankheiten verschiedenartige Störungen in der Regulation des Kreislaufes, die sicher pathogenetisch nicht einheitlich sind. Da direkte bakterielle bzw. virusbedingte Einflüsse nicht mehr für die Erklärung in Frage kommen, sind nach unseren bisherigen Kenntnissen als Ursache besonders hyperergische Vorgänge zu diskutieren. Die während des Infekts stark belasteten Regelsysteme bleiben in einem Zustand erhöhter Labilität, wobei man sich vorstellen kann, daß das Zentralorgan, auch ohne daß es direkt strukturell geschädigt ist, in einem erhöhten subcorticalen Erregungszustand verharrt. Dazu kann eine vermehrte humorale und nervale Sympathicusaktivierung kommen, die die Regulation des Blutdrucks, der Herzschlagfolge, der Atmung, der Temperatur verändert. Ob diese Störungen nur die Folge einer Überbeanspruchung der Regelung während des Infektes sind, die bei Menschen mit einer an sich labilen Regulation des Kreislaufs persistiert, oder ob sonst mehr oder weniger unterschwellige hyperergischen Reaktionen die Ursache der Kreislaufstörung sind, ist oft schwer zu beurteilen. Wie bereits abgehandelt (s. S. 534) ist ein besonderes Merkmal der hyperergischen Phänomene, daß sie meist mit einem postinfektiösen Intervall und oft auch rhythmisch auftreten; die pathogenetische Differenzierung wird durch diese Merkmale sehr erleichtert.

1. Störungen der Herzschlagfolge.

Pulsbeschleunigungen, oft zusammen mit anderen Symptomen einer vegetativen Dystonie, wie z.B. Schweißausbruch, Kopfschmerzen, Herzstechen, sind außerordentlich häufig. Es handelt sich meist um flüchtige Sinustachykardien. Die Tachykardien sind keineswegs immer nur der Ausdruck einer Myokarderkrankung. Wir finden sie auch bei völlig normalem EKG und dem Fehlen anderer klinischer Hinweise auf eine Myokarditis.

In ihren Beobachtungen über Nachkrankheiten fanden HOFF (1942) und WALTER (1940, 1949) zwischen dem 16. und 25. Krankheitstag Tachykardien bei normalem Erregungsablauf im EKG nach *Ruhr* und *Pneumonie*. Diese, wohl als hyperergisch bedingt zu deutenden, Erscheinungen waren allein und auch mit Fieber aufgetreten. Beide Erscheinungen waren auch alternierend zu beobachten. Dasselbe fand auch REINDELL und Mitarb. (1950) (s. auch BEHR 1935; SPANG 1943; SPANG und WELSCH 1948).

Die Beobachtungen der Nachinfektperiode zeigen übrigens, daß mit der Tachykardie auch regulative Umstellungen anderer Art, wie z. B. eine postinfektiöse Hypertonie oder erhebliche Schwankungen der Leukocytenkurve, z. B. nach Scharlach (FANCONI 1926) ohne eine nachweisbare Organerkrankung vorkommen.

Bei den Infektionen, die soweit wir es wissen, ohne pathogenetisch bedeutsame humorale Toxinausschüttung verlaufen, wie z. B. die *Virusinfekte* (z. B. Poliomyelitis) kommen diese monosymptomatisch auftretenden Tachykardien ebenfalls vor. Wir finden sie oft noch Wochen nach dem Abklingen des akuten Stadiums. Die Neigung zur Tachykardie ist keineswegs stets von einer Veränderung des Blutdruckniveaus abhängig. Sie kommt zwar zusammen damit vor, beide Erscheinungen sind jedoch viel häufiger isoliert vorhanden. Die postinfektiöse Tachykardie kann sich auch mit der postinfektiösen Hypertonie alternierend einstellen. Bei der postinfektiösen Tachykardie beobachtet man ebenfalls die eigenartige *Rhythmik* im Erscheinen und Verschwinden, wie sie allen postinfektiösen Manifestationen eigen ist. Bei der Poliomyelitis konnten wir z. B. eine Sinustachykardie von 120 Schlägen pro Minute am 12., vom 25.—27. und vom 56.—65. Krankheitstag sehen. Ähnliches findet sich bei allen Infekten, die man lang genug zu beobachten Gelegenheit hat, ohne Rücksicht auf deren Pathogenese und Ätiologie.

Die *Bradykardie nach Infekten* (W. FREY 1939) ist häufig Gegenstand von Diskussionen in der Literatur gewesen. Wir sahen sie eigentlich im Mißverhältnis zu der Bedeutung, die dieser Erscheinung bisher in der Literatur zugemessen wurde, relativ selten. Es gehört wohl eine typische „Physiognomie" der vegetativen Regulationen dazu, daß diese parasympathische Reaktion nach Infekten, die manchmal auch von der Neigung zu vago-vasalen Kollapsen begleitet ist, auftritt, die übrigens meist nur kurz vorhält.

2. Hypertonie.

Eine Besonderheit der Nachinfektperiode ist das Auftreten der *postinfektiösen Hypertonie*, die in ihrer Bedeutung oft über das, was man eine postinfektiöse vegetative Labilität nennt, hinausgeht, wenn auch sicher Beziehungen bestehen. Wir finden in verschiedenen Abständen nach dem Verschwinden der klinischen Manifestationen des Infektes eine Anhebung des Blutdruckniveaus, die im Gegensatz zu der nach Infekten häufigen vegetativen Dysregulation mit hohen Blutdruckwerten im Sinne der vegetativen Labilität auch bei längerer Ruhe bestehen bleibt.

Die Pathogenese dieser Regulationsstörung ist noch ungeklärt. Während diese Form der Blutdrucksteigerung früher, z. B. von VOLHARD, als Ausdruck einer symptomarmen postinfektiösen Glomerulonephritis aufgefaßt wurde, ist jetzt nachgewiesen, daß die postinfektiöse Hypertonie ganz unabhängig von einer

Glomerulonephritis entstehen kann (Arnold und Messmer 1952, 1955) (s. auch
Abb. 1). Reubi (1953) hat unterdessen, unabhängig davon, ähnliche Beobachtungen mitgeteilt. Schon früher war bekannt, daß eine postinfektiöse Hypertonie ohne das Erscheinen von Eiweiß oder pathologischen Harnsedimenten,
auftreten kann. Siebeck (1925, 1935, 1940) hat auf diese interessante Erscheinung wohl als erster aufmerksam gemacht (s. auch Carlslaw 1938). Die postinfektiöse Hypertonie könnte demnach der monosymptomatische Ausdruck einer
hyperergischen Reaktion im Bereich des arteriellen Systems sein, die mit einer
Glomerulonephritis verbunden sein kann, in der Mehrzahl der Fälle jedoch allein
auftritt. Es ist übrigens, nachdem man allgemein zu der Auffassung neigt, daß
die Hypertonie bei der Glomerulonephritis nicht renaler sondern auch vorwiegend
neurogener Natur ist, auch begrifflich nicht mehr unmöglich, die postinfektiöse
Hypertonie als Äquivalent zu der im Syndrom der akuten Glomerulonephritis

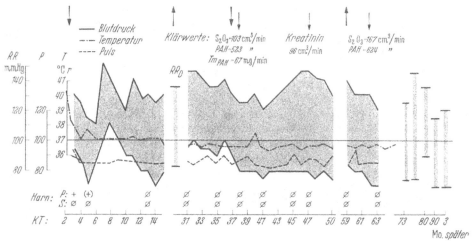

Abb. 1. Postinfektiöse Hypertonie nach *Streptokokkenangina* bei einem 16jährigen Mädchen.

auftretenden Blutdrucksteigerung zu betrachten. Dies soll jedoch nicht bedeuten,
daß die Blutdrucksteigerungen nach Infekten stets so aufzufassen sind. Zweifellos
sind sie, besonders wenn sie sich als flüchtige hypertone Regulationsstörungen
manifestieren, oft lediglich Ausdruck der Labilität der Kreislaufregelung, die
vom Infekt her bei labilen Menschen persistiert. Wie schon erwähnt, ist das
Auftreten nach einem längeren postinfektiösen Intervall ein wichtiger Hinweis
auf eine hyperergische Genese der Kreislauflabilität bzw. der Hypertonie.

Die Blutdrucksteigerung kann von einer Pulsbeschleunigung begleitet sein.
Eine Abhängigkeit davon besteht jedoch nicht. Manchmal tritt sie krisenhaft
mit Kopfschmerzen und subfebrilen Temperaturen auf. Auch andere Symptome
vegetativer Übererregbarkeit, wie Dermographismus, Schweißausbrüche usw.
sind manchmal als Begleitsymptome vorhanden, können aber auch ganz fehlen.
Man findet auch keine sonstige strenge Parallelität mit anderen Symptomen des
sog. „zweiten Krankseins", wie z.B. Lähmungen bei der Diphtherie, dem zweiten
Auftreten des Scharlachs, der zweiten Angina oder einer Myokarditis. Die
Vermutung, daß bei der Diphtherie eine Neuritis des Nervus glossopharyngeus
und dadurch ein Entzügelungshochdruck das Ansteigen des Blutdruckes in der
postinfektiösen Phase bedingt (Lampen 1949), hat sich nach eigenen Beobachtungen nie bestätigen lassen (s. hierzu Abb. 3 und Wedler 1953).

Sehr oft ist bei der postinfektiösen Hypertonie das bei anderen hyperergisch bedingten Nachkrankheiten schon beschriebene Phänomen des wellenförmigen

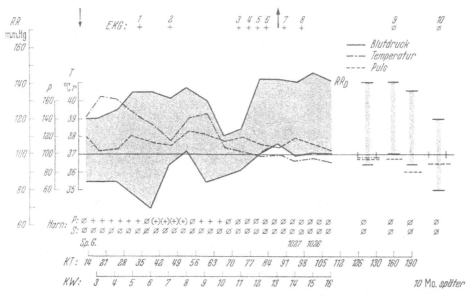

Abb. 2. Lang andauernde postinfektiöse Hypertonie bei *Typhus abdominalis*. 17 Jahre altes Mädchen. (Die Blutdruckwerte sind Wochendurchschnitte.)

Auftretens zu sehen. Nach eigenen Erfahrungen handelt es sich hämodynamisch gesehen bei der postinfektiösen Hypertonie, soweit dies nach den Kreislaufanalysen nach BOEGER-WEZLER zu beurteilen ist, um einen Widerstandshochdruck.

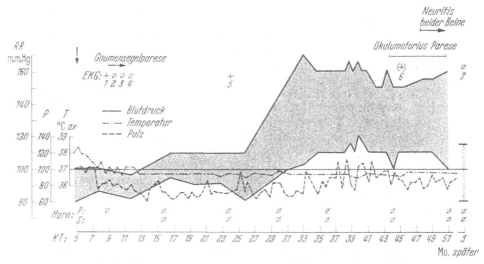

Abb. 3. Postinfektiöse Hypertonie bei einer Frau von 28 Jahren nach *Rachendiphtherie*.

Die postinfektiöse Hypertonie ist am häufigsten nach Scharlach und Anginen, also Streptokokkeninfektionen, bei denen das sog. zweite Kranksein überhaupt sehr häufig ist (s. Abb. 1). Sie kommt aber auch bei vielen ätiologisch und pathogenetisch andersartigen Infekten vor wie z. B. dem Typhus abdominalis (s. Abb. 2), der Rachendiphtherie (s. Abb. 3) und den verschiedenen Viruskrankheiten.

Über die Hypertonie nach Scharlach ohne nachweisbare Nephritis haben F. Koch (1926), Edelmann (1929), Enke (1929), Goormaghtigh (1933), Jahn und Küster (1940) und Kelemen u. Mitarb. (1954) berichtet. Wir sehen die postinfektiöse Hypertonie jedoch auch nach vielen anderen Formen der Infektionen. Nach Rachendiphtherie beobachteten Catel (1936), Lutz (1938), Rosenbaum (1940), Voss (1941), Schleicher (1944), Reindell, Klepzig und Mehnert (1950). Als Begleiterscheinung des Syndroms der Polyarthritis rheumatica fanden Taussig und M. Hecht (1938) mehrfach eine Hypertonie. Tünnerhoff (1948) beobachtete unter 585 Malariakranken 22mal eine Blutdrucksteigerung ohne krankhaften Harnbefund im Rahmen anderer postinfektiöser Symptome. Auch bei den Viruskrankheiten sahen wir Blutdrucksteigerungen in der Rekonvaleszenz, z. B. bei der Hepatitis epidemica, nach Varizellen, Masern und infektiöser Mononucleose (s. auch Arnold 1949, 1950.

Die postinfektiöse Hypertonie kann auch, ohne daß überhaupt eine Glomerulonephritis bestanden hat, für die Entwicklung eines chronischen Hochdrucks im arteriellen System bedeutungsvoll werden. Es sind Fälle beschrieben (Arnold 1949, 1950), bei denen eine maligne Hypertonie mit tödlichem Ausgang nach Scharlach entstand, ohne daß je ein krankhafter Harnbefund vorhanden war, oder pathologisch-anatomisch eine chronische Nephritis bestand. Allgemein gesehen ist allerdings die Auffassung von Hantschmann (1952), daß die postinfektiösen Hypertonien stets zur malignen Verlaufsform tendieren, nach unseren Beobachtungen nicht zu bestätigen. Der größte Teil der postinfektiösen Hypertonien ist vorübergehender Art. Demgegenüber sollte man, ähnlich wie bei der Schwangerschaftstoxämie (Finnerty 1954, 1955), stets berücksichtigen, daß ein Infekt eine *Hyperreaktivität im arteriellen System* zurücklassen kann.

Wir haben 23 Kranke postinfektiöser Hypertonie im jugendlichen Alter im täglichen Leben nachuntersuchen lassen. Die Nachuntersuchung fand 12—32 Monate nach Abklingen des Infektes statt. Von diesen Kranken hatten 9 noch einen erhöhten systolischen oder diastolischen Druck, ohne daß ein krankhafter Befund im Harn zu beobachten gewesen wäre. Mechelke und Linke (1948) haben von ihren Poliomyelitiskranken 34 nachuntersucht, die eine postinfektiöse Hypertonie hatten: 2 davon hatten 1—3 Jahre später noch eine Hypertonie (s. auch Vickers 1940).

Ob aus diesen, durch einen Infekt ausgelösten, juvenilen, labilen Hypertonien chronische Erkrankungen des arteriellen Systems werden können, ist eine Frage, die eines der Kernprobleme der heutigen Lehre von der Pathogenese der Hypertonie überhaupt berührt (s. hierzu Arnold 1956). Es sprechen eine ganze Reihe von Beobachtungen dafür, daß die Hyperreaktivität des arteriellen Systems, erworben oder anlagemäßig bedingt, einen wichtigen Dispositionsfaktor für die Genese einer chronischen Hypertonie darstellt (s. Diehl und Hessdörfer 1925, 1933; Levy und Hillmann 1943, 1947; Armstrong 1950; Hines 1951; Arnold 1956). Selbstverständlich können wir aus diesen Untersuchungen nicht schließen, daß jeder Patient mit einer labilen Erhöhung des Blutdrucks in der Jugend — sei sie nun infektbedingt oder nicht — später an einer chronischen Erkrankung des arteriellen Systems leidet.

Thomas (1951) hat ausgehend von den Untersuchungen von Arnold (1949) die Möglichkeiten einer Beziehung von Infektionen und einer sich später entwickelnden Hypertonie in folgenden Leitsätzen diskutiert:

1. Die Neigung zur Entwicklung einer essentiellen Hypertonie ist familiär bedingt, wie die zum rheumatischen Fieber.

2. Die Sensibilisierung, meist durch Streptokokken, erfolgt in der Jugend, ähnlich wie beim rheumatischen Fieber.

3. Als das Ergebnis dieser sensibilisierenden Infektion zeigt der Mensch Erscheinungen einer Hyperreaktivität im Kreislaufsystem, verbunden mit charakteristischen Veränderungen im Stoffwechsel und dem persönlichen Verhalten.

4. Abhängig von der Art der subtilen Unausgewogenheit dieser verschiedenen homoiostatischen Mechanismen entwickelt sich eine Hypertonie so, daß sie später vorwiegend renal,

endokrin oder neurogen erscheint, ebenso wie die Kranken mit rheumatischen Herzleiden oft entweder durch Klappenfehler oder Myokarderkrankungen oder Perikardveränderungen besonders betroffen zu sein scheinen.

5. Im 30. oder 40. Lebensjahr erscheint ebenso wie die „inaktive" rheumatische Herzerkrankung klinisch nach einer langwährenden Latenzperiode die essentielle Hypertonie ganz abgelöst von dem ursprünglichen Anlaß.

Im Zusammenhang damit wird die Krankengeschichte eines Kranken mitgeteilt, der einen langsamen Anstieg des Blutdrucks vom 23. bis zum 43. Lebensjahr aufwies, stets im Zusammenhang mit Streptokokkeninfektionen. Eine chronische Nephritis konnte durch Biopsie der Nieren, die bei der Sympathektomie durchgeführt wurde, histologisch ausgeschlossen werden.

In einer ähnlichen pathogenetischen Korrelation, wie die Myokarditis zur Tachykardie der Nachinfektperiode, steht die postinfektiöse Glomerulonephritis zur postinfektiösen Hypertonie. Die postinfektiöse Nephritis gehört zu den Krankheiten, bei denen die sog. allergische Genese am meisten Gegenstand der Forschung war. Selbstverständlich kann hier nicht der Platz für eine ausführliche Besprechung der Pathogenese und Symptomatologie der Nephritis sein. Es soll nur das hervorgehoben werden, was bei dieser Krankheit bezüglich des Einflusses auf die Kreislaufregulation wichtig ist. Die postinfektiöse Nephritis verdankt ihre Entstehung nicht allein einer örtlichen Toxineinwirkung, sondern der allgemeinen Reaktion des gesamten Organismus auf eine frühere Toxineinwirkung, wobei die Toxinabsorption in den Glomerula der Nieren bei deren Ausscheidung eine wichtige lokalisierende Wirkung für den späteren Schwerpunkt der hypergischen Reaktion hat. Wieweit eine Autoantikörperbildung hierbei wichtig ist und nicht nur Folge der Prozesse, kann noch nicht übersehen werden (PFEIFFER und BRUCH 1953). Der Systemcharakter der Störung äußert sich in dem gleichzeitigen Auftreten von verschiedenen Nachkrankheiten bzw. Nephritis und Endokarditis oder Myokarditis und Arthritis (HARTMANN und BLAND 1951; VORLAENDER u. Mitarb. 1959) und auch in der Weise, wie die Hypertonie pathogenetisch koordiniert zu der Nierenerkrankung auftritt. Nebenbei sei hier noch erwähnt, daß in seltenen Fällen nach Scharlach wie auch bei der Feldnephritis das dritte, auch sicher pathogenetisch koordinierte, Kardinalsymptom der Krankheit „Nephritis", das Ödem, auch selbständig ohne nachweisbare Nierenerkrankung auftreten kann (QUINCKE 1882; FRAENKEL 1921; ZISCHINSKY 1936, 1937). Es müßte jedoch noch durch Klärwertbestimmungen erwiesen werden, daß bei derartigen Fällen wirklich keine ausgebildete Nephritis ohne Harnsymptome besteht.

Die Blutdrucksteigerung bei der Glomerulonephritis, die es überhaupt notwendig macht, daß die postinfektiöse Nephritis in diesem Zusammenhang hier besprochen wird, ist eine der akuten postinfektiösen Nierenerkrankungen primär gleichgeordnete, nicht untergeordnete Erscheinung (PICKERING 1936; SIEBECK 1925, 1940; ARNOLD 1943, 1944, 1949, 1950; SARRE 1958). Durch Serienbestimmungen mittels der Clearance-Teste konnte erwiesen werden, daß kein Zusammenhang zwischen einer Hypertonie und einer diffusen Glomerulonephritis zu bestehen braucht, was ja die klinische Beobachtung schon lange als wahrscheinlich erscheinen ließ (ARNOLD und MESSMER 1952, 1955; REUBI 1953).

Daß noch andere Faktoren während einer akuten Nephritis auf die Blutdruckhöhe einwirken können, sei hier nur am Rande vermerkt (Vermehrung der Blutmenge und des extracellulären Flüssigkeitsraumes durch eine partielle Niereninsuffizienz und vielleicht auch durch die Durchblutungsstörung der Nieren).

Es sei nur darauf hingewiesen, daß zwischen dem Auftreten der Symptome einer akuten Nephritis ebenso, wie wir dies vorhin schon bei der postinfektiösen Hypertonie und bei allen Manifestationen der postinfektiösen Phase überhaupt erwähnt haben, ein *Intervall* besteht (FRIEDEMANN und DEICHER 1928; LONCOPE, BORDLEY und LUKENS 1935; WINKENWERDER,

MC LEOD und BAKER 1935). In seiner bekannten Monographie gibt T. ADDIS (1950) in einem Diagramm folgende Zahlen an:

0—6 Tage etwa 12%
6—12 Tage etwa 30%
12—18 Tage etwa 35%
18—24 Tage etwa 9%
24—30 Tage etwa 15%
30—36 Tage etwa 2%

RUDEBECK (1946) hat 325 Fälle gesammelt und eine „Inkubation" der Nephritis gefunden bei:

39,1%   —5 Tage
23,4%   6—10 Tage
19,4%   11—20 Tage
13,2%   21—30 Tage
4,9%   30 Tage

In diesen Zahlen sind allerdings die nach Diphtherie, Scharlach und Typhus entstandenen Nephritiden nicht berücksichtigt. RUDEBECK fand übrigens, daß die Verläufe leichter sind, wenn das postinfektiöse Intervall kurz ist.

Die *Häufigkeit der akuten Glomerulonephritis* nach den verschiedenen Infekten schwankt stark mit der Epidemie. Sie hängt nicht von der Therapie des auslösenden Infektes ab, z. B. des penicillinbehandelten Scharlachs oder der Angina LANDON und GREENFIELD (1948). WEINSTEIN, BACHRACH und BOYER (1950) fanden bei 127 Patienten, die von Anfang an Penicillin parenteral erhalten hatten, 6mal eine akute Glomerulonephritis. Vier Patienten hatten in den ersten 48 Std schon Penicillin erhalten. Auch bei der Streptokokkenangina wurde trotz frühzeitiger und intensiver Penicillinbehandlung die gleiche Anzahl von Nephritiden gefunden wie in einer unbehandelten Kontrollserie (BENGSTON und BIRKE 1953).

Die Schwere des ursprünglichen Krankheitsbildes ist ebenfalls für die Häufigkeit und Ausprägung der postinfektiösen Manifestation überhaupt und die postinfektiöse Nephritis und Hypertonie nebensächlich. Welche Faktoren die Unterschiede bei den einzelnen Epidemien bedingen, ist unbekannt. Wie die Endokarditis und die Polyarthritis ist die postinfektiöse Nephritis, ebenso wie die postinfektiöse Hypertonie, nach Infektionen mit den Streptokokken am häufigsten, die besondere antigene Eigenschaften haben, wobei ein besonderer Typ 12, Typ 4, Typ „Red Lake" eine epidemiologische Rolle für die Nephritis zu spielen scheint (L. RAMMELKAMP 1950, 1953; RAMMELKAMP und WEAVER 1953; DINGLER u. Mitarb. 1953; REUBI und LOEFFLER 1954). Diese Feststellung schließt ebenso, wie schon bei der Myokarditis und Endokarditis besprochen, nicht aus, daß eine diffuse Glomerulonephritis auch bei anderen Infekten, wie z.B. Typhus abdominalis, Staphylokokkeninfektion, Varicellen, Impfungen gegen Variola (KOSTER und VAN TILBURG 1953), nach Brucellosen (CHIORBOLI 1951; BAUER 1953) und auch der sekundären Lues auftreten kann. Die Glomerulonephritis gehört als fester Bestandteil zum rheumatischen Syndrom, wenn man darunter den gesamten Komplex des zweiten Krankseins nach Infektionskrankheiten versteht. Diese Tatsache wurde bis jetzt zu wenig beachtet, es gab sogar Autoren, die einen Zusammenhang zwischen dem rheumatischen Fieber und der Nephritis direkt ablehnten oder extrem selten fanden (ROLLEY 1920; LYTTLE 1938; WHITE-HILL 1939; FISHBERG 1939; ODEL und TINNEY 1943). Wenn man regelmäßig bei den rheumatischen Krankheiten eine feinere Untersuchung der Nieren mit dem Clearance-Test macht, findet man häufiger, auch oft ohne Harnsymptome, Befunde wie bei einer diffusen Glomerulonephritis, die sehr flüchtig sein können. BELL (1932) hatte bei 21% seiner Fälle von Polyarthritis eine gering ausgebildete, jedoch sichere Glomerulonephritis gefunden, ohne daß das Vollbild der Krankheit klinisch in Erscheinung trat (s. auch SALVESEN 1938; EHRSTRÖM 1941).

Ähnlich wie für die Myokarditis ist auch für die Nephritis die Frage diskutiert worden, ob nicht *die Nephritis als Symptom einer Virusinfektion* entstehen könne. Erst vor kurzem haben wieder BATES, JENNINGS und EARLE (1957) auf Grund einer kleinen Epidemie von 10 Fällen diese Vermutung ausgesprochen.

Während der beiden großen Weltkriege wurden von vielen Autoren die allerdings nicht unbestrittene Ansicht (Aschenbrenner 1948; Pilgerstorfer 1948) vertreten, daß die sog. Feldnephritis eine spezifische Infektionskrankheit sei, die vielleicht durch einen Virus hervorgerufen sei (F. v. Müller 1917; Arnold 1949; Assmann 1949; Jacobi 1949). Der Beweis für die Hypothese gründet sich allerdings nur auf Indizien; es wird besonders auf das Fehlen des initialen Infektes, des postinfektiösen Intervalls und des doch sehr eindrucksvollen Nachweises der Kontagiosität hingewiesen. Die Symptome der akuten Feldnephritis entwickeln sich in diesen Fällen oft blitzartig unmittelbar nach einem kurzen Unwohlsein mit Fieber. Vorerkrankungen wie eine Angina oder eine andere Streptokokkeninfektion fehlen meist völlig. Neben den sicheren Infektionsketten, die im Kriege gesehen wurden, sind auch kleinere begrenzte Herde derartiger Nephritiden ohne Virusinfekt beobachtet worden (Thomsen und Klein 1947; Flemming 1948; Forminje 1948; Kempe 1951; Bates, Walsh 1948). Wieweit wirklich bei diesen Fällen eine spezifische Infektgenese vorliegt, ist noch ungeklärt. Vielleicht läßt sich ein Teil der Fälle sog. familiärer Nephritis so erklären (Tuch 1888;

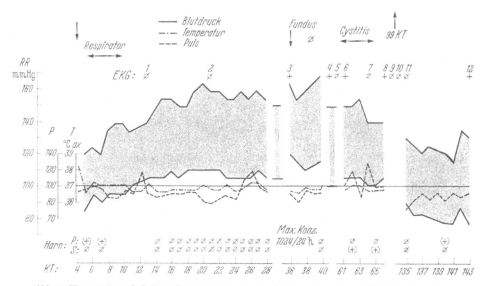

Abb. 4. Hypertonie nach *Poliomyelitis* mit kurzdauernden bulbären Symptomen (16jähriger Junge).

Spieler 1906; Herzog 1951). Allerdings müßten alle diese Befunde nochmals unter dem Gesichtspunkt der besonderen „nephritogenen" Streptokokkenstämme überprüft werden.

Eine pathogenetische Sonderstellung hat die *Hypertonie bei und nach entzündlichen Erkrankungen des Zentralnervensystems und seiner Häute* (s. Abb. 4—7). Bei verschiedenen Formen von Meningoencephalitis durch Virusinfekt findet man häufig deutliche Blutdrucksteigerungen. Besonderes Interesse fanden in letzter Zeit die Hypertonien im Verlauf der Heine-Medinschen Krankheit.

In den neueren Arbeiten über diese Krankheit bleibt die Hypertonie selten unerwähnt (Breedemann 1951; Bock 1953; Perlstein u. Mitarb. 1953). Die Hypertonie wurde hier ursprünglich, ähnlich wie beim Fleckfieber (Munk 1916; Sturm 1942; Siedek, Kasperczik und Fanta 1943; Robbers 1943; Pfeffer 1948), mit encephalitischen Prozessen im Gebiet der vegetativen Felder des Zwischenhirns oder der Medulla als Musterbeispiel einer zentral ausgelösten Hypertonie erklärt (s. auch Dönhard 1953).

Liebermeister (1925) weist auf den Fall eines 45jährigen Kranken mit Encephalitis hin, der bei vorher sicher normalem Blutdruck mit Werten von 230—350 an einer Apoplexie starb. Salus (1932) beschrieb Hypertonien bei ascendierenden Lähmungen im Verlauf einer Myelitis und Poliomyelitis. Otto (1949) beschrieb flüchtige Hypertonien bei Infektionen des Gehirns nach Schußverletzungen. Mechelke und Linke (1948) teilen in einer ausführlichen Studie über das Blutdruckverhalten nach Poliomyelitis die Befunde bei 114 Patienten mit. Lachmund (1950) fand 22mal bei Poliomyelitis Hypertonien, die er als „Entzügelungs-Hochdruck" infolge von Infiltrationen in der Substantia reticularis grisea im Sinne von Nordmann (1932) erklärt. In diesem Zusammenhang ist auch ein anatomisch genau untersuchter Fall von Sennett u. Mitarb. (1951) interessant. McDowell und Plum (1951) beschrieben ebenfalls eine Hypertonie bei Poliomyelitis, wobei sie darauf hinweisen, daß eine Hypertonie auch zu finden ist, wenn keine ascendierende Lähmung vorhanden war, also

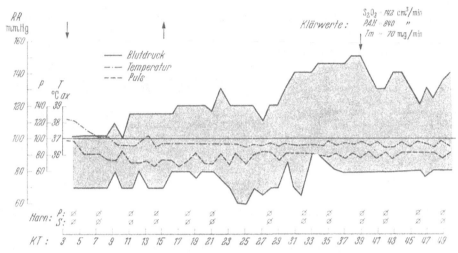

Abb. 5. Hypertonie nach *Poliomyelitis anterior acuta* mit geringfügigen Lähmungen an den Beinen (17jähriger Junge).

bulbäre oder höher sitzende encephalitische Herde wenigstens klinisch nicht anzunehmen waren. Auch Bredemann (1951) stellte diesen Unterschied fest und will auch die späteren Hypertonien mit fortschreitenden Entzündungen im Gehirn erklärt wissen. Sack und Bernsmeier (1950) befaßten sich ausführlich mit der Pathogenese dieser zentralen Hypertonien bei entzündlichen Prozessen im Zentralnervensystem. Bolt, Valentin und Venrath (1951) publizierten ebenfalls über diese Probleme und kommen in Übereinstimmung

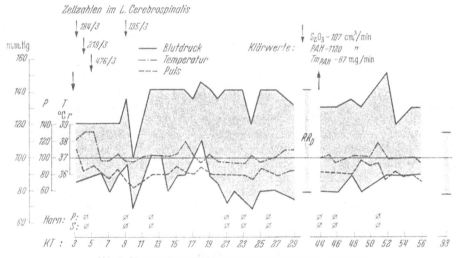

Abb. 6. Hypertonie nach *Meningoencephalitis* (14jähriges Mädchen).

mit den eben genannten Autoren zu dem Schluß, daß die Hyperkarbie und Hypoxämie Ursache der Hypertonie der Atemgelähmten ist. Diese Autoren sahen jedoch auch Fälle, die keine Atemlähmung hatten und trotzdem im weiteren Verlauf eine Hypertonie bekamen. Wedler (1953) geht in seiner umfassenden Monographie „Stammhirn und innere Erkrankungen" auf das Problem der sog. zentralen Hypertonie ein. Bei 44 eigenen Fällen von Encephalitis sah er oft Hypertonien, oft mit periodischem Verlauf der Blutdruckkurve. Eine persistierende Hypertonie war nur in einem Falle nach $3^1/_2$ Jahren zu finden. Bei der Polyneuritis, dem Krankheitsbild, bei dem LAMPEN (1949) Studien über den sog. peripheren Entzügelungs-Hochdruck machte, beobachtete er bei 141 Fällen 24 Blutdrucksteigerungen und 13 sichere Hypertonien. Es war kein sicherer Zusammenhang zwischen einer Neuritis des Glossopharyngeus und der Hypertonie zu finden. Bulbäre Störungen waren keineswegs immer von Hochdruck begleitet (nur 7 von 18) und Hochdruck mit Tachykardie trat ohne diese auf. Deshalb wird die Vorstellung des peripheren Entzügelungs-Hochdruckes als nicht ausreichend begründet angesehen. Im Gegensatz zu den infektiös bedingten Polyneuritiden fand er bei toxischen Neuritiden niemals eine Hypertonie. Die Hypertonie wird teilweise als postinfektiöse Hypertonie im Sinne von ARNOLD (1949, 1950) teilweise durch den entzündlichen Vorgang im nervösen Gewebe, wie bei der Poliomyelitis, erklärt.

Wir glauben, daß in diese etwas verwirrende Diskussion über den sog. zentralen Hochdruck bei Infektionskrankheiten eine gewisse Ordnung zu bringen ist, wenn man sich entschließt, den im akuten Stadium wahrscheinlich zentralnervös ausgelösten intrainfektiösen Hochdruck von der postinfektiösen Hypertonie zu trennen. Wie schon betont, kommt diese bei den Infektionen mit zentral-nervösen Komplikationen ebenso vor, wie bei allen anderen Infektionen (s. S. 567). Die Trennung wird rein phänomenologisch möglich, wenn wir den Hochdruck während der entzündlichen Anschoppung mit den sekundären Folgen der Anoxämie und Hyperkarbie von dem unterscheiden, der nach dem völligen Abklingen der cerebralen und meningitischen Symptome bestehen bleibt oder nach einem postinfektiösen Intervall erstmals auftritt. Die intrainfektiöse Form kann hervorgerufen werden durch die Absiedlung von Keimen, meist Viren und dadurch erzeugte Entzündungsherde in den vegetativen Feldern des Zwischenhirns und der Medulla oblongata oder durch indirekte Vorgänge, wie Hirndruck und Behinderung der Atmung mit Hyperkarbie und Hypoxämie. Die direkt im Anschluß an die Infektion zu beobachtende Hypertonie ist am besten auf eine persistierende Erhöhung des subcorticalen Erregungsniveaus zurückzuführen. Ob diese „zentrale Hypertonie" auf strukturelle Veränderungen zurücktuführen ist, bleibt ungeklärt, BODIAN (1945, 1949) hat in experimentellen Untersuchungen bei künstlich infizierten Affen gezeigt, daß die Ausdehnung des befallenen Bereichs im Nervensystem oft viel größer ist als die klinische Symptomatologie annehmen läßt. JACOB (1953) hat bei 2 frühkindlichen Fällen von Poliomyelitis histologische Veränderungen in Repräsentationsfeldern des Gehirns gefunden, die funktionstüchtigen Extremitäten entsprachen. Danach könnte man vielleicht erklären, warum oft Hypertonien und auch die anderen Symptome vegetativer Erregung durch Erkrankung der vegetativen Felder im Gehirn und Rückenmark vorhanden sind, wenn die motorischen Ausfälle fehlen oder auch nur auf die untersten Abschnitte des Rückenmarks beschränkt sind. Da wir wissen, daß die Poliomyelitisviren im allerersten Stadium der Organmanifestation eine Affinität gegenüber dem gesamten zentralen Nervensystem haben, was sich auch in den häufig zu beobachtenden flüchtigen Sensibilitätsstörungen zu Beginn des Stadiums der Organmanifestation zeigt, ist diese Annahme nicht schlecht begründet. Die im späteren Verlauf der Infektionserkrankungen mit Beteiligung des Zentralnervensystems erstmals auftretenden Hypertonien könnte man auch in Analogie zu den postinfektiösen Hypertonien nach Infekten ohne Beteiligung des Nervensystems als hyperergisch bedingt ansehen. Es existieren in der Literatur eine ganze Reihe von Mitteilungen, in denen Fälle beschrieben werden, wie z.B. bei der Poliomyelitis, bei denen ein Hochdruck erst im späten Verlauf der Krankheit aufgetreten ist (McDOWELL und PLUM 1950; MECHELKE und LINKE 1948; BOLT, VALENTIN und VENRATH 1951).

Wir haben übrigens in einem Fall 3mal, nach einer eitrigen Meningitis infolge Liquorfistel in die Nase, eine Hypertonie beobachtet, die stets auftrat, nachdem die entzündlichen Veränderungen im Liquor verschwunden waren (s. Abb. 7).

Zusammenfassend sind bei der Entstehung der Hypertonie während und nach Infektionskrankheiten mit Beteiligung des Zentralnervensystems, folgende pathogenetische Faktoren zu berücksichtigen.

Intrainfektiös. Störung der Ventilation in der akuten Phase und entzündliche Veränderungen in den Gebieten der vasomotorischen Regulationen.

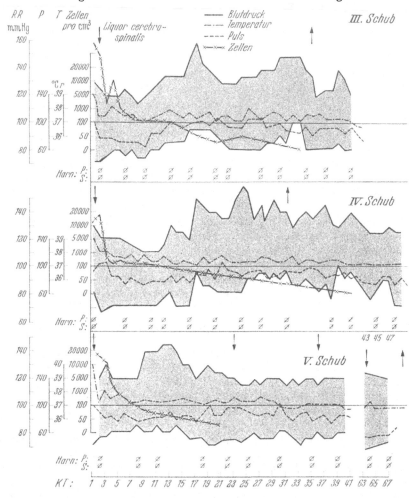

Abb. 7. *Eitrige Meningitis* in 5 Schüben infolge *Liquorfistel* mit beobachtetem Blutdruckanstieg nach dem 3., 4. und 5. Schub. Die Blutdrucksteigerung ist jeweils nach dem Rückgang der Zellzahl im Liquor cerebrospinalis zur Norm, also nach dem Abklingen der entzündlichen Reaktion im Gehirn aufgetreten (22 Jahre alter Mann).

Postinfektiös. Umstellungen der Kreislaufregelung in der Nachinfektperiode durch Labilisierung der Kreislaufregelung bei Steigerung des subcorticalen Erregungsniveaus; hyperergische Reaktionen, besonders bei den spät in der Rekonvaleszenz auftretenden Manifestationen.

Die *Entstehung der chronischen Blutdrucksteigerung* nach Infektionen mit Beteiligung des Zentralnervensystems, die zweifellos vorkommt (Vickers 1940; Mechelke und Linke 1948), ist eine sehr komplexe. Auch bei der persistierenden Hypertonie nach Poliomyelitis werden wir im Unrecht sein, wenn wir eine Ursache allein anschuldigen (s. hierzu auch McDowell und Plum 1951). Eine dispositionelle Neigung zur Blutdrucksteigerung ist als Grundlage stets wichtig. Wir sehen die postinfektiöse Form besonders häufig, wenn im akuten intrainfektiösen Stadium eine Atemstörung mit und ohne Respirationseinsatz bestanden hat. Es scheint so, daß, wie in der Pathologie des Hochdrucks überhaupt, die vorübergehende Blutdrucksteigerung der Manifestationsfaktor für eine dauernde Hypertonie sein kann, wenn eine Disposition zu dieser Störung prämorbid schon vorhanden war.

V. Die verschiedenen Formen der postinfektiösen Angiitis.

Neuerdings wird häufiger auf das Vorkommen von eigenartigen granulomatösen Veränderungen an den kleinen Gefäßen beim Gelenkrheumatismus schwerer Verlaufsform hingewiesen (BEVANS u. Mitarb. 1954). Es handelt sich bei diesen Erscheinungen wohl um Übergange zum Syndrom der Polyarteriitis nodosa oder des Lupus erythematodes visceralis (LIAN und SIGNIER 1953; BAEHR u. Mitarb. 1952). Auf das ganze Problem der hyperergisch bedingten Erkrankungen des arteriellen Gefäßsystems möchten wir hier nicht eingehen. In der Mehrzahl der Fälle handelt es sich zwar höchstwahrscheinlich um entzündliche Prozesse; eine klare Beziehung zu den vorhergehenden Infekten besteht manchmal. Dieses Krankheitsbild wird zweckmäßiger im Rahmen der sog. kollagenen Erkrankungen gesondert abgehandelt (s. hierzu TALBOTT und FERRANDIS 1956).

Literatur.

ABRAMSON, H. L.: Pathologic report on forty three cases of acute poliomyelitis. Arch. intern. Med. **22**, 312 (1918). — ACHROYD, J. F.: Three cases of thrombocytopenic purpura occuring after rubella. Quart. J. Med. 18, 229 (1949). — ADDIS, TH.: Glomerular nephritis. Diagnosis and treatment. New York: Macmillan & Co. 1950. — ADLER, E., u. E. LYON: Herzstörungen im Zusammenhang mit infektiöser Hepatitis. Cardiologia (Basel) 11, 111 (1946). — AGUSTONI, CB., J. R. SANGIOVANNI y N. A. VIVOT: Las complicaciones cardiovasculares de la brucelosis ante la ley de accidentes del trabajo Nr. 9688. Pren. méd. argent. **38**, 1238 (1951). Zit. nach Excerpta med. (Amst.), Sect. VI **6**, 103 (1952). — AIKAWA, J. K.: Hypersensivity and rheumatic fever. Ann. intern. Med. 41, 576 (1954). — AINLEY, N. Y.: A fatal case of infectious mononucleosis with extensive zonal necrosis of the liver. Ulster med. J. 18, 219 (1949). Zit. nach Excerpta med. (Amst.), Sect. VI 4, 5050 (1950). — ALBERTINI, A. V.: Die Endokarditis als Problem der allgemeinen Entzündungs- und Infektionslehre. Schweiz. med. Wschr. **1947**, 670. — Die Bedeutung der Allergielehre für die Pathologie (Autoreferat). Allergie i. d. Dtsch. med. Wschr. **1954**, 21, 38. — ALBERTINI, A. V., u. W. LIEBERHERR: Beiträge zur pathologischen Anatomie der Febris undulans Bang. Frankfurt. Z. Path. **51**, 69 (1937). — ALPHONSE, P.: La tuberculose du coeur, la phlébite tuberculeux du myocarde. Schweiz. med. Wschr. **1941** II, 882. — ALTSCHULE, M. D., u. A. S. FREEDBERG: Circulation and respiration in fever. Medicine (Baltimore) 24, 403 (1945). — AMUCHASTEGNI, S. R.: Las enfermedades cardiovasculares en ce curso de la brucelosis. Rev. Asoc. méd. argent. **62**, 137 (1948). Zit. nach Excerpta med. (Amst.), Sect. VI **3**, 6221 (1949).— ARNOLD, K. H.: Elektrokardiographische Untersuchungen bei scharlachkranken Wehrmachtsangehörigen. Z. Kreisl.-Forsch. **36**, 417 (1944). — ARNOLD, O. H.: Abortive Formen der Feldnephritis. Münch. med. Wschr. **1943** I, 547. — Über die akuten, diffusen Erkrankungen des Gefäßsystems. Dtsch. Archiv klin. Med. 190, 557 (1943). — Die sog. Feldnephritis. Leipzig: Georg Thieme 1944. — Akute Infektionskrankheiten und Hochdruck. Untersuchungen und Betrachtungen zum Problem der postinfektiösen Hypertonie. Stuttgart: Georg Thieme 1949. — Zur Genese der arteriellen Hypertonie. Dtsch. med. Wschr. **1950**, 281. — Vorstufen der chronischen arteriellen Hypertonie. Z. proph. Med. 1, 1 (1956). — ARNOLD, O. H., u. K. D. BOCK: Zur Frage einer postnephritischen Hypertonie. Dtsch. med. Wschr. **1958**, 711, 715. — ARNOLD, O. H., u. E. MESSMER: Untersuchungen zum Problem Hochdruck — Niere. Dtsch. med. Wschr. **1952**, 1565. — Zur Symptomatologie und dem Verlauf der Nephritis. Dtsch. Arch. klin. Med. **201**, 745 (1955). — ARNOLD, W.: Die bakterielle Allgemeininfektion bei der malignen Diphtherie und ihre pathogenetische Bedeutung. Dtsch. med. Wschr. **1949**, 74, 356. — ASCHENBRENNER, R.: Die Herz- und Kreislaufstörungen beim Fleckfieber und ihre Behandlung. Klin. Wschr. 1943 I. — Pathogenetischer Rückblick auf das Thema Feld-nephritis. Klin. Wschr. 1948, 161. — Aschenbrenner, R., u. W. v. Bayer: Epidemisches Fleckfieber. Stuttgart: Ferdinand Enke 1944. — Assmann, H.: Feldnephritis. Ergebn. inn. Med. Kinderheilk. 1, 1 (1949). — Auerbach, O., and A. Guggenheim: Tuberculosis of the myocardium. Quart. Bull. Sea View Hosp. 2, 264 (1937).

Baehr, G., P. Klemperer and A. Schifrin: A diffuse disease of the peripheral cir-culation (usually associated with lupus erythematosus) and endocarditis. Amer. J. Med. 13, 591 (1952). — Baker, A. B., H. Matzke and J. R. Brown: Poliomyelitis III. Bulbar-poliomyelitis, a study of medullary function. Arch. Neurol. Psychiat. (Chicago) 63, 257 (1950). — Barker, P. S., E. L. Shrader and E. Ronzoni: The effects of alkalosis and acidosis upon the human electrocardiogram. Amer. Heart J. 17, 169 (1939). — Barnes, A. R., and H. B. Burshell: Acute pericarditis simulating coronary occlusion. A report of 14 cases. Amer. Heart J. 23, 247 (1942). — Baron, E., and D. W. Ritter: Endocardial tuberculosis. Ann. intern. Med. 33, 1023 (1950). — Bartelheimer, H.: Bemerkenswerte Beobachtungen während der letzten Diphtherieepidemie. Dtsch. med. Wschr. 1935 II, 1716. — Bastin, R.: Les manifestations rhumatismales de de différentes maladies virales. Sem. Hôp. Paris 29, 3540 (1953). — Bates, G. S., and J. M. Walsh: Boecks's sarcoid. Observations on seven patients, one autopsy. Ann. intern. Med. 29, 307 (1948). — Bates, R. C., R. B. Jennings and D. P. Earle: Acute nephritis unrelated to group A hemolytic streptococcus infection. Amer. J. Med. 4, 410 (1957). — Bauer, H.: Ein Fall von tuberkulöser Glomerulonephritis. Dtsch. Arch. klin. Med. 200, 603 (1953). — Bayart-Sand, N.: Contribution a la pression sanguine dans la scarlatine; Rev. belge. Sci. méd. 5, 446 (1933). Ref. Z. Kreisl.-Forsch. 26, 595 (1934). — Bayer, O., u. H. Reindel: Zur Frage der postinfektiösen Myokard-schädigung beim Erwahcsenen unter besonderer Berücksichtigung des Belastungselektro-kardiogramms zur Erkennung von Herzmuskelschäden. Dtsch. med. Wschr. 1951, 466. — Beckermann, F.: Über eine Typhusepidemie mit 156 Erkrankungen, vorwiegend behandelt mit Chloromycetin. Dtsch. med. Wschr. 1951, 466. — Beer, A.: Über Klinik, Histologie und Theorie der diphtherischen Herzschädigung. Ergebn. inn. Med. Kinderheilk. 59, 339 (1940). — Behr, W.: Über zeitlichen Beginn und Dauer des diphtherischen Herzschadens. Z. Kreisl.-Forsch. 27, 793 (1935). — III. Die Diphtherie. Bibliographie und neuere Er-gebnisse der Klinik und Forschung. Ergebn. inn. Med.Kinderheilk. 52, 160 (1937). — Bell, E. T.: Glomerular lesions associated with endocarditis. Amer. J. Path. 8, 639, 1(932). — Bengtson, E., G. Birke and H. Wingstrand: Acute non-specific myocarditis in scarlet fever and acute haemolytic tonsillitis. A clinical investigation of 3069 cases of scarlet fever, 798 cases of acute tonsillitis, and 333 cases of haemolytic streptococcus carriers. Cardiologia (Basel) 18, 360 (1951). — Acta med. scand. 143, 120 (1952). — Bengtson, E., and G. Örn-dahl: Complications of mumps with special reference to the incidents of myocarditis. Acta med. scand. 149, 381 (1954). — Benhamou, E., et E. Albou: Les examens électro-cardio-graphiques au cours des fievres typhoides traitées par la chloromycétine. Bull. Soc. méd. Hôp. Paris 66, 173 (1950). — La myocardite typhique et des controles électrocardiographiques. Sem. Hôp. Paris 26, 4115 (1950). — Bennet, J. L.: Studies on the pathogenesis of fever. I—II. J. exp. Med. 98, 477, 493 (1953). — III—V. Bull. Johns Hopk. Hosp. 98, 1, 7, 216 (1956). — Berger, W., u. K. Hansen: Allergie. Leipzig: Georg Thieme 1940. — Bethe, J. F. G.: Gangrän und Scharlach. Naandschr. Kindergeneesk. 28, 55 (1950). Zit. nach Kongr.-Zbl. ges. inn. Med. 131, 187. — Bevans, M., and S. A. Wilkins jr.: Tuberculous endocarditis. Amer. Heart J. 24, 843 (1942). — Bevans, M., J. Nadell, F. Demartini and C. Ragan: Systemic lesions of malignant rheumatoid arthritis. Amer. J. Med. 16, 197 (1954). Beveridge, W. J. B.: Immunity to viruses. A general discussion with special reference to the role of allergy. Lancet 1952 II, 299. — Bickel, G.: Syndrome de Waterhouse-Friderichsen. (Septicémie suraigue avec surrénalité hémorrhagique et purpura terminé par la guérison.) Rév. méd. Suisse rom. 60, 1058 (1940). — Bieling, R.: Die Pathogenese der Viruskrankheiten. Zbl. Bakt. 160, 131 (1953). — Björklung, S. J.: The WaterhouseFriderichsen syndrome. Acta paediat. (Uppsala) 42, 77 (1953). — Blanchard, A. J., and G. A. Mertens: Can. Med. Ass. J. 79, 627 (1958). — Bland, E. F., and T. D. Jones: Rheumatic fever and rheumatic heart disease. A 20 year report on 1000 patients fellowed since childhood. Circulation 4, 836 (1951). — Bland, J.: Mumps complicated by myocarditis, meningoencephalitis and pancreatitis. Review of the literature and report of a case. New Engl. Med. J. 240, 417 (1949). — Bloch, E. H.: The in vivo microscopic intravascular and vascular reactions in poliomyelitis. Amer. J. med. Sci. 226, 24 (1953). — Blumberger, K.: Die Gangrän beim Scharlach und der Diphtherie. Arch. Kinderheilk. 107, 154 (1936). — Bock, H. E.: Zur Klinik der Poliomyelitis. Med. Klin. 1953, 477. — Bock, K. D., u. K. Bonhoeffer: Die menschliche Muskeldurchblutung bei künstlichem Fieber. Pflügers Arch. ges. Physiol. 263, 93 (1956). — Bock, K. D., u. H. J. Krecke: Untersuchungen über die Konzentrationsfähig-keit der Nieren nach akuten fieberhaften Infekten. Dtsch. Arch. klin. Med. 203, 241 (1956). — Bodian, D.: Histologic basis of clinical findings in poliomyelitis. Amer. J. Med. 6, 563

1949). — BODIAN, D., and H. A. HOWE: Experimental non paralytic poliomyelitis frequency and range of pathological in volvement. Bull. Johns Hopk. Hosp. **76**, 1 (1945). — BOECKER, W., u. H. LÖSCH: Klinisch-epidemiologisches beim Typhus abdominalis unter besonderer Berücksichtigung des Herzmuskelschadens. Münch. med. Wschr. **93**, 737 (1951). — BOEHM, W. F., W. R. ROSE u. H. N. BARNES: Electrocardiographic changes in infectious mononucleosis. Illoinis med. J. **98**, 260 (1950). — BÖHMIG, R.: Pathologie und Bakteriologie der Endokarditis. Klin. Wschr. **1949**, 417. — BOHLE, A., u. H. J. KRECKE: Über das Sanarelli-Shwartzman-Phaenomen des Menschen. Klin. Wschr. **1959**, 803. — BOHLE, A., H. J. KRECKE, H. SITTE u. F. MILLER: Intern. Symposium Immunopathologie. Seelisberg 1958. — BOHLE, A., H. SITTE u. F. MILLER: Elektronenmikroskopische Untersuchungen am Glomerulum des Kaninchens beim generalisierten Shwartzman-Phaenomen. Verh. dtsch. Ges. Path. **41**, 326 (1958). — BOHN, H.: Die Fleckfiebermyokarditis. Die Häufigkeit ihres Vorkommens, ihr klinischer Verlauf, ihre Anteilnahme an der Kreislaufstörung beim Fleckfieber. Zbl. inn. Med. **1942**, 849, 865. — BOHR, D. F., D. C. BRODIE and D. H. CHEU: Effect of electrolytes on arteriae muscle contraction. Circulation **17**, 746 (1958). — BOKAY, v.: Die Diphtherie seit Bretonneau. Ergebn. inn. Med. Kinderheilk. **42**, 463 (1932). — BOLT, W.: Die hämodynamischen Veränderungen im Verlauf der Myokarditis postdiphtherica. Klin. Wschr. **1947**, 107. — BOLT, W., H. VALENTIN u. H. VENRATH: Über die Ätiologie des Hochdrucks bei Atemmuskelgelähmten. Dtsch. Arch. klin. Med. **198**, 474 (1951). — BOLT, W., u. L. WULLEN: Das Verhalten der Kreislaufgrößen im Verlaufe des Typhus abdominalis und des Paratyphus B. Z. Kreisl.-Forsch. **39**, 24 (1950). — BORMANN, F. v.: Klinische Beobachtungen über das Verhalten des Blutdrucks bei Infektionskrankheiten, besonders bei Abdominaltyphus. Z. klin. Med. **101**, 475 (1925). — BOUVRAIN, Y., et F. COSTEAS: Les péricardites aigues non spécifiques. Presse méd. **1952**, 781. — BOWER, A. G., L. CHUDNOFF a. CHANEY: Calif. Med. **73**, 406 (1950). Zit. nach LYON 1956. — BOWER, A. G., F. M. MORGAN and A. L. CHANEY: Amer. J. Med. Sci. **223**, 532 (1952). Zit. nach LYON 1956. — BOWER, B. D., J. GERARD and M. E. McGREGOR: Acute benign pericarditis. A report of four cases in childhood. Brit. med. J. **1953** I, No 4804, 244. — BOYER, N. H., and L. WEINSTEIN: Diphtheric myocarditis. New Engl. J. Med. **239**, 913 (1953). — BRADFORD, H. A., and L. ANDERSON: Electrocardiographic observations during a poliomyelitis epidemic. Ann. intern. Med. **32**, 270 (1950). — BRAINERD, H., H. B. BRUYN: Diphtheria: the present day problem. Calif. Med. **75**, 290 (1955). — BREDEMANN, W.: Klinische Beobachtungen bei der Poliomyelitis der Nachkriegsjahre 1946—1949. Dtsch. Arch. klin. Med. **199**, 24 (1951). — BREEN, G. E., R. T. D. EDMOND and R. V. WALLEY: Waterhouse-Friderichsen syndrome treated with cortisone. Report of two cases. Lancet **1952**, 1140. — BRENNING, R.: Encephalomyocarditis acuta. A disease sui generis. Acta Soc. Med. upsalien. **56**, 51 (1951). — Zit. nach Excerpta med. (Amst.), Sect. VI **5**, 7079 (1951). — BROUSTET, P., R. CASTAING, L. BLANCHOT, H. MARTY, R. BRICAUD et M. ROBERT: La péricardite aigue bénigne. Presse méd. **17**, 372 (1954). Soc. méd. Hôp. Bordeaux. — BROW, D. R.: The heart in thyphoid fever. Canad. med. Ass. J. **20**, 606 (1929). — BRUGSCH, TH.: Nephritis infectiosa. Z. ges. inn. Med. **1**, 1 (1946). — BRUGSCH, TH., u. H. H. HENNEMANN: Akute benigne Perikarditis. Z. ges. inn. Med. **7**, 673 (1952). — BURKHARDT, E. A., C. EGGLESTON and L. W. SMITH: Electrographic changes and peripheral nerve palsies in toxic diphtheria. Amer. J. med. Sci. **195**, 301 (1938). — BURKHARDT, L.: Probleme der Diphtherie, vom Standpunkt des Pathologen. Ärztl. Wschr. **1947**, 680.

CANNON, W. B., and A. ROSENBLÜTH: Autonomic neuroeffector systems. New York: Macmillan & Co. 1937. — CAREY, T. N.: Adrenal hemorrhage with purpura and septicemia (Waterhouse-Friderichsen syndrome) with recovery; case report. Ann. intern. Med. **13**, 1740 (1940). — CARSLAW, R. W.: Hypertension in scarlatinal nephritis. Lancet **1938** I, 999. — CARTAGENOVA, L.: Sindrome di Waterhouse-Friderichsen, a decorso acutissimo e letale, da aerobacter aerogenes. Aggiorn. Mal. Infez. **1**, 401 (1955). Zit. nach Excerpta med. (Amst.), Sect. VI **10**, 7121. — CATANZARO, F. J., C. A. STETSON, A. J. MORRIS, A. CHAMOVITZ, C. H. RAMMELKAMP jr., B. L. STOLZER and W. D. PERRY: The role of the streptococcus in the pathogenesis of rheumatic fever. Amer. J. Med. **17**, 749 (1954). — CATEL, W.: Diphtherie und Blutdrucksteigerung. Mschr. Kinderheilk. **64**, 373 (1936). — CAVELTI, PH.: Experimentelle Studien über die Pathogenese der diffusen Glomerulonephritis. Schweiz. med. Wschr. **1946**, 1082. — Arch. Path. (Chicago) **39**, 148 (1945); **40**, 158, 163 (1945). — CÉLICE, J., F. PLAS, A. PELTIER et S. PAPAZIAN: Localisation cardiaque à type de pericardite aigue par mononucleose infectieuse. Presse méd. **64**, 425 (1956). — CHAPELLE, Č. E. DE LA, and C. E. KOSSMANN: Myokarditis. Circulation **10**, 747 (1954). — CHASIS, H., H. A. RANGES, W. GOLDRING and H. W. SMITH: The control of renal blood flow and glomerular filtration in normal man. J. clin. Invest. **17**, 683 (1938). — CHIARI, H.: Zur Kenntnis der Encephalomyokarditis. Wien. klin. Wschr. **35**, 653 (1952). — CHIN, K. Y., and G. H. HUANG: Myocardial necrosis in diphtheria. Amer. Heart J. **22**, 690 (1941). — CHIORBOLI, L.: Glomerulonephrite acuta mortale da brucella. Policlinico, Sez. prat. **58**, 581 (1951). Zit. nach Excerpta med. (Amst.), Sect. VI **6**, 105 (1955). — CLARK, E.: Serum carditis. The morphologic cardiac alterations in man associated with serum disease. J. Amer. med. Ass. **110**, 1098 (1938). — Clement, D. H., and L. K. Diamond: Purpura in infante and children. Amer. J. Dis. Child. **85**, 259 (1953). — Cobet, R.: Tuberkulose und Kreislauf. Berlin u. Wien: Urban & Schwarzenberg 1941. — Coblentz, B., L. Funck-Brentano et J. Lenègre: Formes récidivantes des péricardites aigues bénignes cryptogénétiques. A propos de 3 observations. Sem. Hôp. Paris **1952**, 2923. — Code, C. F.: The mechanism of anaphylactic and allergic reactions: An evoluation of the role of histamine and their production. Ann. Allergy **2**, 457 (1944). — Cowie, D. M., J. P. Parsons and K. Lowenberg: Clinico-pathologic observations on infantile peralysis: Report of 125 acute cases etc. Ann. intern. Med. **8**, 521 (1934). — Crowell, J. W., and W. L. Read: Hyperreactivity of the blood coagulability control mechanism — a possible cause of irreversible shock. Abstr. Amer. J. Med. **19**, 138 (1955). — Custer, R. P., and E. B. Smith: The pathology of infectious mononucleosis. Blood **3**, 830 (1948).

Dahl, E.: Über Herztuberkulose und tuberkulöse Intimaveränderungen in großen Gefäßen. Norsk. Mag. Laegevidensk. **96**, 449 (1935). Zit. nach Kongr.-Zbl. ges. inn. Med. **83**, 197. — Daniels, W. B.: Cause of death in meningococcic infection. Analysis of 300 fatal cases. Amer. J. Med. **84**, 468 (1950). — Davies, D. H.: Acute benign pericarditis of unknown origin. Brit. Heart J. **14**, 309 (1952). — Davis, H. A.: Shock and allied forms of failure of the circulation. New York: Grune & Stratton 1949. — Dawson, Lord of Pen: Discussion on hyperpiesia. Brit. med. J. **1925** II, 1161. — Degen jr., J. A.: Visceral pathology in measles, a clinicopathologic study of 100 fatal cases. Amer. J. med. Sci. **194**, 104 (1937). — Dehn, H., H. Feil, K. E. Kinderknecht: Electrocardiographic changes in cases of infectious hepatitis. Amer. Heart J. **31**, 183 (1946). — Dieckhoff, J.: Kreislauf bei toxischer Diphtherie bzw. experimenteller Diphtherieintoxikation und seine Beeinflussung durch Veritol. Klin. Wschr. **1937** II, 1154. — Stoffwechseluntersuchungen bei Diphtherie. II. Mitt. Eiweißstoffwechseluntersuchungen bei toxischer Diphtherie und experimenteller Diphtherieintoxikation. Z. ges. exp. Med. **105**, 622 (1939). — Über die Ursache des Kollapses bei Diphtherie-, Scharlach- und Ruhrerkrankungen. Mschr. Kinderheilk. **90**, 193 (1942). — Diefenbach, W. C. L.: Tuberculosis of the heart. A review. Amer. Rev. Tuberc. **62**, 390 (1950). — Diehl, H. S., and M. Hessdorfer: Changes in blood pressure of young men in a seven year period. Arch. intern. Med. **52**, 948 (1937). — Diem, E.: Über die klinische Bedeutung der Capillarresistenz. Cardiologia (Basel) **10**, 25 (1946). — Dingle, J. H., C. H. Rammelkamp jr. and L. W. Wannamaker: Epidemiology of streptococcal infections and their non-suppurative complications. Lancet **1953** I, 736. — Dönhardt, A.: Herz und Kreislauf im akuten Stadium der Poliomyelitis. Z. Kreisl.-Forsch. **42**, 580 (1953). — Doerner, A. A., C. F. Naegele and F. D. Regan: Hemolytic streptococcic sore throat. Cortisons in the treatment of poststreptococcic state. J. Amer. med. Ass. **146**, 641 (1951). — Doerr, R.: Immunitätsforschung. Band VI, VII Anaphylaxie, VIII Allergie. Wien: Springer 1948. — Doerr, W.: Morphologische Veränderungen bei Wolhynischem Fieber. Münch. med. Wschr. **1944**, 456. — Dolgopol, V. B., and M. D. Crayan: Myocardial damage in poliomyelitis. Arch. Path. (Chicago) **46**, 202 (1948). — Domschke-Wolf, U.: Über Capillarresistenzverminderung bei rheumatischen Erkrankungen. Z. Rheumaforsch. **8**, 206 (1949). — Dublin, W. B., and C. P. Larson: Pathologic findings in poliomyelitis. Amer. J. clin. Path. **13**, 15 (1943). — Duesberg, R., u. W. Schroeder: Pathophysiologie und Klinik der Kollapszustände. Leipzig: Hirzel 1944.

Eagles, A. Y.: Analysis of a four years epidemic of mumps. Arch. intern. Med. **80**, 374 (1947). — Ebert, C. J., u. C. Schimmelbusch: Die Blutplättchen und die Blutgerinnung. Virchows. Arch. path. Anat. **103**, 396 (1886). — Ebert, R. V., and E. A. Stead jr.: Circulatory failure in acute infections. J. clin. Invest. **20**, 671 (1941). — Eck, H.: Über einige nicht alltägliche Fälle von „plötzlichem Tode". Münch. med. Wschr. **1940** I, 564. — Eckert, H., J. Geiss u. F. Küster: Beiträge zur Pathogenese des akuten Rheumatismus. I. Mitt. Bedeutung der Permeabilitätsstörung. Z. Kinderheilk. **72**, 452 (1953). — Eckert-Moebius, J.: Beitrag zur Frage der Scharlachmyokarditis. Arch. Kreisl.-Forsch. **9**, 91 (1941). — Eckhardt, P.: Die Herzinsuffizienz bei Diphtherie. Verh. dtsch. Ges. Kreisl.-Forsch. **12**, 388 (1939). — Edelmann, J. A.: Über den Blutdruck bei Scharlach. Jb. Kinderheilk. **125**, 167 (1929). — Edmunds, C. W., and R. G. Cooper: Action of cardiac stimulants in circulatory failure due to diphtheria. J. Amer. med. Ass. **85**, 1798 (1925). — Ehrström, M. C.: Beiträge zur Frage der allergischen Pathogenese der diffusen Glomerulonephritis. Acta med. scand. **106**, 182 (1941). — Enke, G.: Kreislaufstudien bei Infektionskrankheiten. II. Z. klin. Med. **111**, 349 (1929). — Eppinger, H.: Die seröse Entzündung. Berlin: Springer 1935. — Eppinger, H., u. A. Schürmeyer: Über den Kollaps und analoge Zustände. Klin. Wschr. **1928**, 7, 777. — Evans, A. D., D. E. B. Powell and C. D. Burrell: Fatal Endocarditis associated with Q-fever. Lancet **1959**, No 7078, 864. — Evans, W. F., and A. Graybiel: Electrocardiographic evidence of complications in infectious mononucleosis. Amer. J. med. Sci. **211**, 220 (1946).

Fahr, Th.: Beiträge zur Frage der Herz- und Gelenkveränderungen bei Gelenkrheumatismus und Scharlach. Virchows Arch. path. Anat. **232**, 135 (1921). — Vergleichende Herzuntersuchungen bei Scharlach, Streptokokkeninfektion und rheumatischer Granulomatose. Beitr. path. Anat. **85**, 445 (1931). — FAIVRE, G., P. LAMY, C. PERNOT, J. HUEBLER et C. MAINGOT: A propos de 7 observations de péricardite aigue bénigne dite ,,à virus". Presse méd. **24**, 518 (1954). — FANCONI, G.: Klinische und serologische Beiträge zum Scharlachproblem. Abh. Kinderheilk. (Beih. J.-Buch, Kinderheilk.) **13** (1926). — FANCONI, G., u. W. FRISCHKNECHT: Tachykardie bei Pertussis. Helv. paediat. Acta **5**, 133 (1950). — FAULKNER, J. M., E. H. PLACE and W. R. OHLER: The effect of scarlet fever upon on the heart. Amer. J. med. Sci. **189**, 352 (1935). — FELKNOR, G. E., and R. L. PULLEN: Mumps myocarditis review of literature and report of a case. Amer. Heart J. **31**, 238 (1946). — FIEDLER, A.: Über akute interstitielle Myokarditis. Zbl. inn. Med. **21**, 212 (1900). — FINE, I., H. BRAINERD and M. SOKOLOW: Myocarditis in infectious diseases. A clinical and electrocardiographic study. Circulation **2**, 859 (1950). — FINLAND, M., F. PARKER jr., M. W. BARNES and L. S. JOLIFFE: Acute myocarditis in influenza A infectious. Two cases of non venterial myocarditis with isolation of virus from the lungs. Amer. J. med. Sci. **209**, 455 (1945). — FINNERTY, F.: Does vascular damage follow toxemia of pregnancy. J. Amer. med. Ass. **154**, 1075 (1954). — Circulation **12**, 704 (1955). — FISCHEL, E. E.: Immune reactions in human glomerulonephritis. J. chron. Dis. **5**, 33 (1957). — FISHBERG, A.: Hypertension and Nephritis, 4. edit. Philadelphia: Lea and Febiger 1939. — FLEMING, J.: An epidemic of acute nephritis. Lancet **1948** I, 763. — FORMIJE, P.: On an epidemic of acute glomerulonephritis in Amsterdam. Acta med. scand. **123**, 509 (1948). — FOWLER jr., J. T.: Waterhouse-Friderichsen syndrome. Recovery of a patient treated with cortisone. Calif. Med. **75**, 369 (1951). Zit. nach Excerpta med. (Amst.), Sect. VI **6**, 4268 (1952). — FRAENKEL, E.: Gefäßwandschäden bei Meningokokkenmeningitis. Beitr. path. Anat. **63**, 60 (1916). — Beiträge zur Biologie des Scharlachinfektes. Blutbild, Wasserhaushalt und Zirkulation beim Scharlach und Scharlachnephritis. Berl. klin. Wschr. **1921** II, 1041. — FRANK, O.: Zit. nach WEZLER u. GREVEN, Z. ges. exp. Med. **105**, 545 (1935). — FRANKE, H.: Infektion und Capillarwanddichte. Z. klin. Med. **140**, 343 (1942). — FREILICH, J. K.: Acute nonspecific pericarditis complicated by the development of a fibrous pericardium. Ann. intern. Hosp. **37**, 388 (1952). — FRENCH, A. J., and C. WELLER: Interstitial myocarditis following the clinical and experimental use of sulfonamide. Amer. J. Path. **18**, 109 (1942). — FREI, W.: Allgemeine pathologische Physiologie des vegetativen Nervensystems bei Infektionskrankheiten und Immunitätsvorgängen. Ergebn. allg. Path. path. Anat. **34**, 181 (1939). — FRIDRICHSEN, C.: Nebennierenapoplexie bei kleinen Kindern. Jb. Kinderheilk. **87**, 109 (1918). — FRIEDEMANN, W., u. H. DEICHER: Pathogenese der Scharlachnephritis. Z. klin. Med. **108**, 737 (1928). — FRIEDEMANN, W., u. A. ELKELES: 1. Experimentelle Untersuchungen über die Diphtherievergiftung. Z. ges. exp. Med. **74**, 293 (1930). — FRISCHKNECHT, W., u. H. ZELLWEGER: Elektrokardiogramm bei Poliomyelitis. Helv. paediat. Acta **5**, 448 (1950). — FROEHNER, M.: Übergangsformen zwischen Meningokokkenmeningitis und Waterhouse-Friderichsen-Syndrom. Arch. Kinderheilk. **127**, 174 (1942).

GALMICHE, P., J. DUSSY et M. MAISONDIEU: The capillary resistance in rheumatology. Sem. Hôp. Paris **29**, 3555 (1953). — GARNUNG, H., M. FERRAND et E. MOREL: Néphrites chroniques post-vaccinales. Lyon méd. **183**, 145 (1950). — GARRETON, S. A., L. HERVE et A. SOLAR, DEL: Les alterations de l'electrocardiogramme au cours du typhus exanthématique. Arch. Mal. Coeur **28**, 265 (1935). — GARRISON, R. F., and R. C. SWISHER: Myocarditis of unknown etiology (Fiedler's?) treated with ACTH. Report of a case in a 7-year-old boy with improvement. J. Pediatr. **42**, 591 (1953). — GASSER, E.: Ein schweres Sklerödem (Buschke) bei einem zwölfjährigen Knaben im Verlaufe eines Scharlachs. Öst. Z. Kinderheilk. **2**, 415 (1949). — GAUER, O. H.: Wechselbeziehungen zwischen Herz und Venensystem. Verh. dtsch. Ges. Kreisl.-Forsch. **22**, 61 (1956). — GAZES, P. C., L. J. GOLDBERG and T. D. DARBY: Heart force effects of sympathicomimetic amines as a basis for their use in shock accompanying moycardial infarction. Circulation **8**, 883 (1953). — GEFTER, W. J., W. G. LEAMANN, W. F. LUCCHESI, J. E. MAHER and M. DWORIN: The heart in acute anterior poliomyelitis. Amer. Heart J. **33**, 228 (1947). — GEORG, J., T. HILDEN and B. VIMTRUP: Cardiac involvement in poliomyelitis. Ugeskr. Laeg. **1953**, 886. Zit. nach Kongr.-Zbl. ges. inn. Med. **150**, 18 (1954). — GERMINI, P., R. POLIMENI: Su di un caso di endocardite brucellare. Progr. med. (Napoli), **11**, 527 (1955). — GIBBON jr. J. H., and E. M. LANDIS: Vasodilatation in the lower extremities in response to immersing the forearms in warm water. J. clin. Invest. **11**, 1019 (1932). — GIROUD, P., J. COUZIGOU, F. ROGER et N. DUMAS: Syndrome d'encephalomyocarditis avec hyperthermie répondant à un antigène à la limite des rickettsioses du de la psittacose. Presse méd. **76**, 1583 (1954). — GIUNCHI, G., G. PUSIC e S. M. TAMBURELLO: Endocardite brucellare. Cuore c Circol. **35**, 129 (1951). — GLANZMANN, E.: Das Scharlachherz. In Handbuch der inneren Medizin, 3. Aufl., Bd. I, S. 391. Berlin: Springer 1934. — GODEL, R.: Electrocardiograms taken during cholera. Arch. Mal. Coeur **41**, 43 (1948). Zit. nach Excerpta med. (Amst.), Sect. VI **3**, 226 (1949) — GOLDRING, W. A., and H. CHASIS: Hypertension and hypertension disease. New York: Commonwealth Fund. 1944. — GOOD, R. A., and L. THOMAS: Studies on the generalized Shwartzman-Reaction IV. Prevention of the local and generalized Shwartzmanreactions with heparin. J. exp. Med. **97**, 871 (1953). —

Goormaghtigh, N.: L'hypertension artérielle au cours de la scarlatine. Rev. belge Sci. méd. 5, 453 (1933). — Gore, J.: Myocardial changes in fatal diphtheria. A summary of observations in 221 cases. Amer. J. med. Sci. 215, 257 (1948). — Gore, J., and O. Saphir: Myocarditis, a classification of 1402 cases. Amer. Heart J. 34, 827 (1947). — Myocarditis, associated with acute and subacute glomerulonephritis. Amer. Heart J. 36, 390 (1948). — Goyette, E. M.: Acute idiopathic pericarditis. Ann. intern. Med. 39, 1032 (1953). — Grace, W. H., C. V. Harrison and T. B. Davie: Suprarenal haemorrhage in meningococcal septicaemia. Lancet 1940 II, 102. — Graff, A. C. de, J. C. Travell and J. A. Yager: Electrocardiographic study of the heart in lobar pneumonia. J. clin. Invest. 10, 633 (1931). — Graser, E.: Zur Frage der selbständigen Stellung des Waterhouse-Friderichsen-Syndroms. Z. Kinderheilk. 63, 251 (1942). — Griffith, G. C., and L. M. Herman: Persistent complete heart block in diphtheric myocarditis. J. Amer. med. Ass. 148, 279 (1952). — Grollmann, A.: Schlagvolumen und Zeitvolumen. Ergebn. Kreisl.-Forsch. 5, 215 (1935). — Gross, H.: Die Kapillarveränderungen bei der Diphtherie und die praktische Anwendung der Kapillarmikroskopie bei der Lenkung der Kreislauftherapie. Öst. Z. Kinderheilk. 6, 262 (1951). — Grosse-Brockhoff, F.: Die Häufigkeit von Herzerkrankungen im Verlaufe des rheumatischen Fiebers und die medikamentöse Behandlung der Carditis rheumatica und verwandter Krankheiten. Dtsch. med. Wschr. 79, 15 (1954). — Grubschmidt, H. A., G. C. Graham and E. C. Jessup: A case of fulminating meningococcaemia exhibiting the Waterhouse-Fridrichsen syndrome and demonstrating the value of cortical extract administration. Ann. intern. Med. 26, 294 (1947). — Gsell, O.: Die Leptospirosen. Bern: Huber 1951. Siehe auch Bd. I/2 dieses Handbuches, S. 364. — Günther, G. W.: Die Diphtherie des Menschen unter dem Gesichtswinkel einer Pathologie des protrahierten Kollapses. Frankfurt. Z. Path. 54, 550 (1940). — Gukelberger, M.: Experimentelle Untersuchungen über Beginn und Ausbreitung der Myocarditis diphtherica. Helv. med. Acta 3, 887 (1936).

Habs, H.: Herzmuskelschaden bei Ruhr. Dtsch. med. Wschr. 1947, 477. — Hackel, D. B.: Myocarditis in association with varicella. Amer. J. Path. 29, 369 (1953). — Hangarter, W.: Das Erbbild der rheumatischen und chronischen Gelenkerkrankungen. Dresden u. Leipzig: Theodor Steinkopff 1939. — Hanhart, E.: Erblichkeit des Rheumatismus. In Handbuch der Erbbiologie des Menschen, Bd. II. 1940. — Hansen, K.: Über die Entwicklung und neuere Ergebnisse der Allergielehre. Dtsch. med. Wschr. 1953, 78, 769, 807. — Hantschmann, L.: Der krankhaft erhöhte Blutdruck. Stuttgart: Georg Thieme 1952. — Hart, F. D., A. Morgan and B. Lacey: Brucella abortus endocarditis. Brit. med. J. 1951 I, No 4714, 1048. — Hartmann, S. H., and E. F. Bland: Rheumatic fever Glomerulonephritis. Amer. J. Med. 10, 47 (1951). — Heinecker, R., u. F. Kemper: Über den Einfluß der Influenzainfektion auf Herz und Kreislauf. Dtsch. med. Wschr. 1956, 703. — Heintz, R.: Peliosis rheumatica (M. Schönlein-Henoch) und diffuse Glomerulonephritis als allergisches Syndrom. Ärztl. Wschr. 1952, 352. — Hellwich, G., u. K. Hellwich: Elektrokardiographische Untersuchungen bei penizillinbehandeltem Scharlach. Dtsch. Gesundh.-Wes. 6, 1015 (1951). — Hengel, F., G. A. Kausche, H. Laur u. K. Rabenschlag: Q-Fieber. Ergebn. inn. Med. Kinderheilk., N. S. 5, 218 (1954). — Hensen, A. E.: Myocardite de Fiedler. Ned. T. Geneesk. 98, 216 (1954). Zit. nach Presse méd. 24, 509 (1954). — Hering, H. E.: Die reflektorische Selbststeuerung des Blutdrucks vermittels der Blutdruckzügler. Z. Kreisl.-Forsch. 19, 410 (1927). — Herkel, W., R. Rauschen: Gehäuftes Auftreten von Nephritis bei einer Scharlachepidemie. Wiss. Mitt. Baln. Univ. Inst. Nauheim, 1950, S. 11. — Herrlich, A.: Störungen der inneren Sekretion nach Infektionskrankheiten, insbesondere nach bazillärer Ruhr. Med. Mschr. 4, 744 (1950). — Herzog, H.: Über familiäre Nephritis. Schweiz. med. Wschr. 1951, 349. — Herzog, E., u. H. Rodriguez: Die Beteiligung des Myokards bei Fleckfieber (Myocarditis rheumatica). Beitr. path. Anat. 96, 431 (1936). — Hess, W. R.: Die Organisation des vegetativen Nervensystems. Basel: Benno Schwabe & Co. 1948. — Heymans, C.: Introduction to the regulation of blood pressure and heart rate. Springfield: R. E. Pitts 1950. — Heymans, C., and G. van den Heuvel-Heymans: New aspects of blood pressure regulation. Circulation 4, 581 (1951). — Hildes, J. A., A. Schabery and A. J. W. Alcock: Cardiovascular collaps in acute poliomyelitis. Circulation 12, 986 (1955). — Hillman, C. C., R. L. Levy, W. D. Stroud and P. D. White: Observations based upon an analysis of 22741 officers of the U.S. Army. J. Amer. med. Ass. 123, 937 (1943). — Studies of blood pressure in army officers. J. Amer. med. Ass. 125, 699 (1944). — Himwich, H. E.. K. M. Bowmann, W. Goldfarb and J. F. Fazekas: Science 90, 398 (1939). — Hines, E. A.: The significance of vascular hyperreaction as measured the cold pressure test. Amer. Heart J. 19, 408 (1940). — Range of normal blood-pressure and subsequent development of hypertension. A follow up study of 15522 patients. J. Amer. med. Ass. 115, 271 (1940). — Significance of hyperreactivity in the natural history of hypertension. Sympos. on essential hypertension. Boston, Mass.: Wright and Poller 1951. — Hoel, J., and A. Holst Berg: Persistent diphtheric heart disorders. (A follow-up investigation.) Acta med. scand. 145, 393 (1953). — Hoenig, V., and Z. Polakovou-Peukerovou: The capillary permeability in acute hepatitis. Čas. lék. čes. **92**, 711 (1953). Zit. nach Excerpta med. (Amst.), Sect. VI 8, 2932 (1954). — Klinische Infektionslehre. Heidelberg: Springer 1948. — Höring, F. O.: Hyperergie und Generalisation bei zyklischen Infektionskrankheiten. Medizinische **1953**, 1080. — Pathogenese der Rezidive bei Infektionskrankheiten. Dtsch. med. J. **1954**, 200. — Hoff, F.: Mit- und Nachkrankheiten der Ruhr. Dtsch. Mil.arzt **5**, 189 (1940). — Beobachtungen bei der Ruhr in Sowjetrußland 1941. Münch. med. Wschr. **1942**, 1049. — Klinische Physiologie und Pathologie. Stuttgart: Georg Thieme 1950. — Medizinische Klinik. Stuttgart: Georg Thieme 1948. — Holzmann, M.: Klinische Elektrokardiographie. Stuttgart: Georg Thieme 1957. — Horn, H., and O. Saphir: The involvement of the myocardium in tuberculosis. A review of the literature and report of 3 cases. Amer. Rev. Tuberc. **32**, 432 (1935). — Horstmann, D. M., J. L. Melnick, R. Ward and M. J. Sá Fleitas: The susceptibility of infant rhesus to poliomyelitis virus administered by mouth. A study of distribution of virus in tissues of orally infected animals. J. exp. Med. **86**, 309 (1947). — Hottinger, A.: Über die Scharlachepidemien in der Schweiz 1948 und 1949. Ärzt. Mh. berufl. Fortbild. **5**, 465 (1949/50). — Houck, G. H.: Involvement of the heart in infectious mononucleosis. Amer. J. Med. **14**, 261 (1953). — Hoyne, A., and N. T. Welford: Diphtheric myocarditis. A review of 496 cases. J. Pediat. **5**, 640 (1934). — Huber, S.: Beobachtungen der Bluteiweißfraktionen im Verlaufe des Typhus abdominalis unter Berücksichtigung der Chloromycetinanwendung. Wien. med. Wschr. **1953**, 478. — Hugentobler, F., u. R. Hoigne: Meningokokkenmeningitis mit Waterhouse-Friderichsen-Syndrom, geheilt unter Cortison und Antibiotika. Schweiz. med. Wschr. **1954**, 416. — Humphries, J.: Complications of mumps. Amer. J. med. Sci. **213**, 354 (1947). —

Irvin, M. Z., T. H. Bacherach and R. L. Pullen: Mumps myocarditis. Northw. Med. (Seattle) **50**, 583 (1951). — Isaacson, J.: Fulminating meningococcal septiaemia. Report of a case showing organisms in a direct blood smear: recovery. Clin. Proc. **6**, 71 (1947). Zit. nach Excerpta med. (Amst.), Sect. VI **2**, 972 (1948).

Jacob, H.: Poliomyelitisstudien. 1. Die postpoliomyelitischen Angiopathien als mögliche Grundlage postpoliomyelitischer Zustandsbilder und Nachkrankheiten. Dtsch. Z. Nervenheilk. **169**, 340 (1953). — Jacob, L.: Über eigenartige Rezidive bei Bazillenruhr. Münch. med. Wschr. **1917 I**, 125. — Jacobi, J., u. W. Dörschl: Erkenntnisse aus einem Nierensonderlazarett. Dtsch. Arch. klin. Med. **194**, 34 (1949). — Jaffe, H. L., L. E. Field and A. M. Master: The electrocardiogram in infectious mononucleosis. N.Y. St. J. Med. **48**, 1382 (1948). Zit. nach Excerpta med. (Amst.), Sect. VI **3**, 870 (1949). — Jahn, H., u. F. Küster: Gehäuftes Auftreten von Hypertonien bei Scharlachkranken. Dtsch. med. Wschr. **1940 I**, 431. — Johnson, C. H., S. Osborn and G. Scupham: IV. The effect of artificial fever on the pulse volume changes of the finger. Amer. J. med. Sci. **190**, 485 (1935). — Jungbluth, C. W., and J. Edwards: Isolation of poliomyelitis virus from the heart in fatal cases. Amer. J. Path. **21**, 601 (1951). — Jungbluth, C. W., and E. J. Huenekens: Studies of viraemia in poliomyelitis. J. Pediat. **44**, 20 (1954).

Kämmerer, H.: Zur Frage der allergischen Nephritis und ihres neuralen Faktors. Ärztl. Forsch. **2**, 11 (1948). — Kamp, E.: Arterial hypertension in poliomyelitis. Acta med. scand. **157** (II), 109 (1957). — Kelemen, L., L. Kasza u. A. Végh: L'hypertension pendant la scarlatine. Acta med. Acad. Sci. hung. **6**, 283 (1954). — Kempe, H. C., R. W. Olmsted and E. C. Curnen: Outbreak of acute nephritis in adolescent schoolboys. Pediatrics **8**, 393 (1951). Kirch, E.: Pathologie des Herzens. Ergebn. allg. Path. path. Anat. **22**, 1 (1927). — Kiss, P. v.: Über diphtherische Herzstörungen. Z. Kreisl.-Forsch. **28**, 753 (1936). — Über den Blutdruck von Diphtheriekranken. Klin. Wschr. **1937**, 1493. — Beiträge zur Behandlung der im Verlaufe der Diphtherie auftretenden Herzstörungen. Z. Kreisl.-Forsch. **33**, 841 (1941). — Klein, F.: Akute Glomerulonephritis. Acta med. scand. **129**, 156 (1947). — Kleinmaier, H., K. Goergen, H. G. Lasch, H. J. Krecke u. A. Bohle: Untersuchungen zur Frage der Gerinnungsstörung beim Sanarelli-Shwartzman-Phänomen des Kaninchens. Z. ges. exp. Med. **132**, 275 (1959). — Klinge, F.: Allergie und Ätiologie. Dtsch. med. Wschr. **1936**, 38, 1529. — Knipping, H. W., u. W. Bolt: Zur Therapie des Kreislaufkollapses. Med. Klin. **51**, 549, 625. — Koch, F.: Klinische Beobachtungen bei Scharlachnephritis. Z. klin. Med. **102**, 182 (1926). — Die Enzephalomyokarditis und ihre Abgrenzung von der Poliomyelitis. Z. Kinderheilk. **68**, 328 (1950). — Koch, E., H. Mies u. M. Nordmann: Arterieller Hochdruck durch Dauerausschaltung der Blutdruckzügler. Z. Kreisl.-Forsch. **19**, 585 (1927). — Koller, F., C. Gasser, G. Krüsi u. G. de Muralt: Purpura fulminans nach Scharlach mit Faktor V-Mangel und Antithrombinüberschuß. Acta haemat. (Basel) **4**, 33 (1950). — Koster, L., and J. Q. van Tilburg: Acute diffuse glomerulonephritis following primary vaccination against smallpox. Ned. T. Geneesk. **97**, 17 (1953). Zit. nach Excerpta med. (Amst.), Sect. VI **7**, 6117 (1953). — Krebs, A.: Über allergische Myokarditis. Dtsch. Gesundh.-Wes. **4**, 98 (1949). — Krook, H.: Acute nonspecific pericarditis. Study in 24 cases including descriptions of 2 with later development into constrictive pericarditis. Acta med. scand. **148**, 201 (1954). — Kuczinski, D.: Die

Beteiligung der Niere bei schweren Fällen von Influenza. Dtsch. Arch. klin. Med. **128**, 184 (1919). — Kühns, K.: Der Einfluß des Kaliums auf das Elektrokardiogramm und die Systolendauer. Z. Kreisl.-Forsch. **44**, 5 (1955). — Küster, F.: Akuter Rheumatismus und Scharlachrheumatismus. Arch. Kinderheilk. **148**, 38 (1954). — Kuhn, H.: Über elektrokardiographische Veränderungen bei lymphozytärer Meningitis (Poliomyelitis?). Cardiologia (Basel) **14**, 339 (1949). — Kulka, W. E.: Sarcoidosis of the heart. A cause of sudden and unexpected death. Circulation **1**, 772 (1950). — Kulrand, G. S., and H. S. Freedburg: The potentiating effect of ACTH use and of cortisone on pressor response to intravenous infusion of l-nor-epinephrine. Proc. Soc. exp. Biol. (N.Y.) **78**, 28 (1950).

Laake, H.: Myocarditis in poliomyelitis. Acta med. scand. **140**, 159 (1951). — Laberke, A. J.: Beobachtungen zur Nephritis infectiosa. Med. Klin. **1949**, 1536. — Laborit, H., et P. Huguenard: L'hibernation artificielle chez le grand choqué. Presse méd. **61**, 1029 (1953). Lachenmann, D.: Die gegenwärtige Bedeutung der Scharlachendokarditis, ihre Behandlung und Prognose. Arch. Kinderheilk. **145**, 66 (1952). — Lachmund, H.: Hochdruck bei Poliomyelitis. Dtsch. med. Wschr. **1950**, 450. — Lampen, H.: Über Entzügelungshochdruck bei Polyneuritis. Dtsch. med. Wschr. **1949**, 536. — Experimentelle Sinusblockade bei verschiedenen Hochdruckformen. Verh. dtsch. Ges. Kreisl.-Forsch. **15**, 388 (1949). — Chronische Meningitis tuberculosa und arterielle Hypertonie (Beitrag zum Problem des Entzügelungshochdrucks). Med. Welt **1951**, 779. — Akute Nephritis als Komplikation der anaphylaktoiden Purpura Schönlein-Henoch. Medizinische **48**, 1604 (1954). — Landon, J. F., and N. Greenfield: Occurence of complications in scarlet fever. Amer. J. Dis. Child. **76**, 165 (1948). — Lange, K., M. M. A. Gold, D. Weiner and V. Simon: Autoantibodies in human glomerulonephritis. J. clin. Invest. **28**, 50 (1949). — Lange, K., D. Weiner and L. J. Boyd: Nephrosis. New concepts of functional pathology and therapy. J. Amer. med. Assoc. **134**, 62 (1942). — Lasch, F.: Über die Beseitigung der Anoxaemie des Herzmuskels beim sog. „Frühmyokardschaden" der akuten Infektionskrankheiten durch Euphyllin (vorläufige Mitteilung). Med. Klin. **1950**, 45 (1929. — Lasch, F., u. O. Nowak: Zur Klinik und Therapie der Frühmyokarditis (Myokardose) bei akuten Infektionskrankheiten. Wien. Z. inn. Med. **32**, 370 (1951). — Lasch, H. G., u. L. Roka: Über die Prothrombinbildung in der Leber. Hoppe-Seylers Z. physiol. Chem. **294**, 30 (1953). — Lepeschkin, E.: Handbuch der Elektrokardiographie. Darmstadt: Dr. Dietrich Steinkopff 1957. — Leroy, D., et J. Gouffault: Contribution a l'étude de l'électrocardiogramme au cours de la poliomyélite. Arch. Mal. Coeur **44**, 915 (1951). — Letterer, E.: Über normergische und hyperergische Entzündung. Dtsch. med. Wschr. **1953**, 769. — Zur Deutung der Masugi-Nephritis als allergisch-hyperergisches Phänomen. Dtsch. med. Wschr. **1953**, 512. — Levitt, L. M.: Glomerulonephritis as a complication of the Schönlein-Henoch syndrome. New Engl. J. Med. **248**, 530 (1953). — Levy, R. L., and M. C. Patterson: Acute serofibrinous pericarditis of undetermined cause. Study of 27 cases. Amer. J. Med. **8**, 34 (1950). — Lian, C., et F. Siguier: La pan-angéite diffuse nécrotisante: entité anatomo-clinique nouvelle? Sem. Hôp. Paris **29**, 3666 (1953). Zit. nach Presse méd. **62**, 405 (1954). — Liebermeister, G.: Diskussionsbemerkung. Verh. dtsch. Ges. inn. Med. **37**, 246 (1925). — Linden, L.: Acute thrombocytopenic purpura in infectious mononucleosis. Nord. Med. **49**, 643 (1953). — Lohmeyer, K.: Nachuntersuchungsergebnisse bei Hungerkranken. Med. Klin. **1951**, 16. — Logue, R. B., and M. H. Wendklos: Acute pericarditis of benign type. Amer. Heart J. **36**, 587 (1948). — Longcope, W. T.: The pathogenesis of glomerular-nephritis. Bull. John Hopk. Hosp. **45**, 335 (1929). — Ludden, E. T., and J. E. Edwards: Carditis in poliomyelitis. An anatomic study of thirty-five cases and review of the literature. Amer. J. Path. **25**, 357 (1949). — Lüscher, E. F.: Die physiologische Bedeutung der Thrombozyten. Schweiz. med. Wschr. **86**, 345 (1956). — Lukoschek, P., u. H. Valentin: Tierexperimentelle Studien zur Frage der zentral bedingten diphtherischen Myokarditis. Z. Kreisl.-Forsch. **43**, 115 (1954). — Lustok, M. J.: Diphtheric heart disease. Wis. med. J. **46**, 215 (1947). — Lutembacher, R.: Maladie de Bouillaud. (Les tests d'identification.) Presse méd. **62**, 205 (1954). — Lutterotti, M. v.: Beitrag zur Frage der akuten idiopathischen Myokarditis. Z. Kreisl.-Forsch. **39**, 417 (1950). — Lutz, J. M.: Über Blutdrucksteigerung bei diphtherischen Kindern. Arch. Kinderheilk. **114**, 11 (1938). — Lyon, E.: Virus myocarditis. Cardiologia (Basel) **17**, 175 (1950). — Cardiovascular concepts in viral diseases of man. Cardiologia (Basel) **22**, 23 (1953). — Virus diseases and the cardiovascular system. New York: Grune & Stratton 1956. — Lyttle, J. D.: Discussion of a paper by Rubin and Rappaport. Amer. J. Dis. Child. **55**, 244 (1938).

Mackenzie, J.: Diseases of the heart. New York: Oxford University Press 1925. — Magida, M. G.: Epidemic parotitis complicated by pericarditis and serositis. Ann. intern. Med. **35**, 218 (1951). — Mainzer, F.: Electrocardiographic study in tybnoid myocarditis. Brit. Heart J. **9**, 145 (1947). — Maldonado-Allende, J.: Aspectos clinicos de la brucelosis cardiovascular. Pren. méd. argent. **1948**, 2623. — Manca, C.: Arch. ital. Anat. Istol. pat. **10**, 716 (1932). Zit. nach Wendkos u. Noll. — Manning, M. P., and P. N. G. Yu: Electrocardiographic changes in poliomyelitis. Analysis of 150 cases. Amer. J. med. Sci. **222**, 658

(1951). — MARQUÉZY, R. A.: Le syndrom malin au cours des maladies toxi-infectieuses. Rev. Pract. (Paris) 8, 3447 (1958). — MARQUÉZY, R. A., M. LADET et P. GAUTHIER-VILLARS: Les lésions viscérales au cours du syndrome malin toxi-infectieux. Le rôle du système neuro-végétatif. Bull. Soc. méd. Hôp. Paris 54, 923 (1938). — MARTINI, G., u. M. ENGELKAMP: Kapillarschäden durch Dysproteinämie und ihre Behandlung durch Rutin. Dtsch. med. Wschr. 1952, 833. MASSHOFF, W.: Untersuchungen über den Einfluß der Diphtherie auf die Größenverhältnisse des Herzens und auf die geweblichen Veränderungen am Herzmuskel. Arch. Kreisl.-Forsch. 3, 142 (1938). — MASTER, A. M.: Bewertung systolischer Geräusche. Arch. intern. Med. 81, 518 (1948). — MASTER, A. M., A. TOMANOFF, and H. JAFFE: Electrocardiographic changes in pneumonia. Amer. Heart J. 6, 696 (1931). — McCARTY, M.: Nature of rheumatic fever. Circulation 14, 1138 (1956). — McDOWELL, F. H., and F. PLUM: Arterial hypertension associated with acute anterior poliomyelitis. New Engl. J. Med. 245, 241 (1951). — McGUIRE, J., J. H. KOTTE and R. A. HELM: Acute pericarditis. Circulation 9, 425 (1954). — McKEOWN, F.: Non-rheumatic interstitial myocarditis. Brit. Heart J. 11, 412 (1949). — McLAREN-TODD, R.: Tuberculosis pericarditis. Arch. Dis. Child. 26, 78 (1951). — McLEAN, L. D., and M. H. WEIL: Hypotension (shock) in dogs produced by esherichia coli endotoxin. Circulat. Res. 4, 546 (1956). — McLEAN, L. D., M. H. WEIL, W. W. SPINK and M. B. VISSCHER: Canine intestinal and liver weight changes induced by E. coli endotoxin. Proc. Soc. exp. Biol. (N.Y.) 92, 602 (1956). — MECHELKE, K., u. A. LINKE: Der Blutdruck bei spinaler Kinderlähmung. Dtsch. med. Rdsch. 2, 250 (1948). — MENKIN, V.: Modern concepts of inflammation. Science 105, 538 (1947). — MESSMER, E.: Persönliche Mitteilung. — MICHEL, D.: Diss. Königsberg 1944. Zit. nach HABS 1947. — MIESCHER, G.: Über Periodizität in der Infektionspathologie. Schweiz. med. Wschr. 1948, 78, 1245. — MOENCH, A., ROTHER, C., H. J. SARRE u. H. SARTORIUS: Die nephrotische Komponente im Ablauf der experimentellen Nephritis nach Masugi. Dtsch. Ges. inn. Med. 59, 458 (1953). — MOLLARET, P.: Neueste Fortschritte in der Pathologie und Therapie der Poliomyelitis. Münch. med. Wschr. 1958, 761. — MONASTERIO, G.: Das Herz bei Maltafieber. Folia cardiol. (Milano) 5, 413 (1942). — MORTIMER, E. A.: Prophylaxis of rheumatic fever. Ciculation 14, 1144 (1956). — MÜLLER, F. v.: Ref. Heidelberg 1917. Veröff. Militärsan.-Wes. 65, 21 (1917). — MÜLLER, O.: Die feinsten Blutgefäße des Menschen in gesunden und kranken Tagen, S. 929ff. Stuttgart: Ferdinand Enke 1939. — MULE, F., and F. ANGELINI: Electrocardiograms of patients with poliomyelitis. Pediatria (Napoli) 59, 799 (1951). — MULLIGAN, J. L.: Infectious mononucleosis with cardiac involvement. J. Kentucky med. Ass. 53, 34 (1955). — MULMED, E. J., A. H. BAGGENSTOSS and H. B. BURSHELL: A case of chronic nephritis in childhood with later development of severe hypertension; renal biopsy. Ann. intern. Med. 30, 1033 (1949). — MUNK, F.: Klinische Studien beim Fleckfieber. Z. klin. Med. 82, 415 (1916). — Zur Klinik des Fleckfiebers. Dtsch. med. Wschr. 1941 II, 1256.

NAUCK, E. G.: Die Pathologie der Viruskrankheiten. Zbl. Bakt., I. Orig. 160, 139 (1953). — NAPOLEON, L.: Blood pressure above 200 mm a symptom of focal infection. — Ref. Z. Kreisl.-Forsch. 20, 454 (1928). — NEIDTHARDT, K. u A. RUMRICH: Myokarditis bei Tuberkulose. Dtsch. med. Wschr. 1950, 667. — NELSON, J., and N. GOLDSTEIN: Nature of Waterhouse-Friderichsen-syndrome. Report of a case with successful treatment with cortisone. J. Amer. med. Ass. 146, 1193 (1951). — NEUMANN, E.: Experimentelle Beiträge zur Frage des Diphtherietoxinnachweises im menschlichen Blut. Jb. Kinderheilk. 125, 311 (1929). — NIGGEMEYER, H.: Zur Pathomorphose der Diphtherie. Klinische Daten als Beitrag zum Pathomorphoseproblem und zur Frage der Prognostik aus dem initialen Krankheitsbild. II. Mitteil. Z. Kinderheilk. 68, 531 (1950). — NITSCHKE, A., u. B. KRÄTSCHELL: Blutveränderungen bei der toxischen Diphtherie und ihre Beziehung zum Nebennierenausfall. Klin. Wschr. 1938 I, 374. — NOETZEL, H.: Enzephalitis beim sog. Waterhouse-Friderichsen-Syndrom. Beitr. path. Ant. 110, 536 (1949). — NORDMANN, M., u. O. MÜLLER: Über die Lage eines blutdruckregulierenden Zentrums in der Medulla oblongata. Klin. Wschr. 1932, 1371. — NUZUM, F. R., and A. H. ELLIOT: Analysis of 500 instances of arterial hypertension. Amer. J. med. Sci. 181, 630 (1931).

ODEL, H. M., and W. S. TINNEY: Cardiac complications in acute glomerulonephritis. Amer. Heart J. 26, 239 (1943). — OHEIM, L.: Herzmuskelverkalkung bei Diphtherie. Beitr. path. Ant. 100, 222 (1938). — Herzmuskelveränderungen bei Diphtherie ihre zeitliche Aufeinanderfolge und topographische Verteilung. Beitr. path. Anat. 100, 195 (1938). — OHR, A.: Herzschädigung durch Fieber. Warum bekämpfen wir das Fieber? Mschr. Kinderheilk. 84, 13 (1940). — OTTO, E.: Über Kreislaufuntersuchungen bei schweren Hirninfektionen, insbesondere bei Meningitis und unter besonderer Berücksichtigung des Elektrokardiogramms. Dtsch. Z. Nervenheilk. 160, 308 (1949). — OTTO, H.: Der Herzmuskelschaden bei Mandelentzündung. Z. Kreisl.-Forsch. 29, 471 (1937). — Die Ruhr bei der Feldtruppe in Polen. Klin. Wschr. 1940 I, 241.

PAINTON, J. F., A. M. HICKS and S. HARTMANN: Clinical analysis of primary atypical pneumonies. Ann. intern. Med. 24, 775 (1946). — PAPAEMANUEL, S., J. PAPANICOLI et

P. Lazaron: Chronic cor pulmonale in tuberculous patients. Arch. Mal. Coeur 45, 259 (1952). — Parade, G. W.: Banale Angina tonsillaris und Herzmuskelerkrankung. Med. Klin. 1939 I, 269. — Paulley, J. W., R. Jones, W. P. D. Green and E. P. Kane: Myocardial toxoplasmosis. Brit. Heart J. 18, 55 (1956). — Peale, A. R., and P. F. Lucchesi: The cardiac muscle in poliomyelitis. Amer. J. Dis. Child. 65, 733 (1943). — Pearson, C. M., and R. J. Hall: Electrocardiographic findings in epidemic hemorrhagic fever. Circulation 10, 855 (1954). — Perlstein, M. A., M. B. Andelman, D. C. Rosner and P. Wehrle: Incidence of hypertension in poliomyelitis. Pediatrics 11, 628 (1953). — Perry, C. B.: Persistent conduction defects following diphtherie. Brit. Heart J. 1, 117 (1939). — Pfeffer, K. H.: Über Störungen der vegetativen Regulationen in der Fleckfieberrekonvaleszenz. Dtsch. med. Wschr. 1948, 596. — Pfeiffer, E. F., u. W. E. Bruch: Die Autoallergie in der Pathogenese der diffusen Glomerulonephritis. Ergebn. inn. Med. Kinderheilk. 4, 670 (1953). — Pfeil, K.: Beiträge zur Herzpathologie bei der Lungentuberkulose. Beitr. Klin. Tuberk. 89, 161 (1937). — Pickering, G. W.: Observations on the mechanism of arterial hypertension in acute nephritis. Clin. Sci. 2, 363 (1936). — Pilgerstorfer, W.: Die Nephritiden. Wien: Urban & Schwarzenberg 1948. — Pirquet, C. v.: Allergie. Münch. med. Wschr. 1906, 1457. — Pohl, A. W.: Acute Pericarditis. A report of 8 cases in which etiology was „non specific" or „cryptic". Ann. intern. Med. 32, 935 (1950). — Poli, M., A. Stramignoni and R. Trainito: A peracute syndrome of Waterhouse-Friderichsen type in an Esch. coli infection. Gaz. mal. inf. parass. 5, 21 (1953). — Porter, W. T., and N. Bloom: The heart in typhoid fever. Amer. Heart J. 10, 793 (1935). — Porter, W. T., L. H. Newburgh and J. Newburgh: The state of vasomotor apparatus in pneumonia. Amer. J. Physiol. 35, 1 (1914). — Potts, R. E., and A. A. Williams: Acute myocardial toxoplasmosis. Lancet 1956 I, No 6921, 483. — Prec, O., R. Rosenmann, K. Braun, R. Harris, S. Rodbard and L. N. Katz: The circulatory responses to hyperthermia induced by radiant heat. J. clin. Invest. 28, 301 (1949). — Pulver, W.: Zur Therapie des Waterhouse-Friderichsen-Syndroms. Schweiz. med. Wschr. 1954, 84, 89.

Quincke, H.: Über einfache Scharlachwassersucht. Berl. klin. Wschr. 1882, 409. — Der Hydrops bei Nephritis. Med. Klin. 1916, 13, 329.

Raab, W.: Die zentrogenen Formen des arteriellen Hochdrucks. Erg. inn. Med. 46, 452 (1934). — Rachmillewitz, M., and K. Braun: Electrocardiographic changes in typhoid fever and their reversibility following niacin treatment. Amer. Heart J. 36, 284 (1948). — Rammelkamp, C. H.: Glomerulonephritis. Proc. Inst. Med. Chicago 19, 371 (1953). — Microbiological aspects of glomerulonephritis. J. chron. Dis. 5, 28 (1957). — Rammelkamp, C. H., and R. S. Weaver: Acute glomerulonephritis. The significance of the variations in the incidence of the disease. J. clin. Invest. 32, 345 (1953). — Randerath, E.: Die pathologische Anatomie des Fleckfiebers. Med. Klin. 1941, 37, 376 (1943). — Pathologisch-anatomische Erfahrungen bei Fleckfieber. Dtsch. Mil.arzt 8, 376 (1943). — Erste Franz Volhard-Gedächtnisvorlesung. Stuttgart: F. Schattauer 1953. — Rantz, L. A.: Myocarditis in infection. Stanf. med. Bull. 7, 12 (1949). — Rantz, L. A., W. W. Spink and P. J. Boisnert: Electrocardiographic abnormalitics following hemolytic streptococcus sore throat. Arch. intern. Med. 77, 66 (1946). — Rappaport, R. S.: Der Blutdruck bei Scharlach der Kinder. Russkaja Klin. 3, 28 (1925). Ref. Zbl. ges. Kinderheilk. 18, 630 (1925). — Raynaud, R., et P. Bernasconi: Péricardites cryptogénétiques à rechute. A propos de trois observations. Bull. Soc. méd. Hôp. Paris 4, 77 (1953). Zit. nach Kongr.-Zbl. ges. inn. Med. 146, 198 (1954). — Raynaud, R., P. Bernasconi et H. Vleeschdraager: Considérations sur 11 cas de péricardite aigue cryptogénétique. Presse méd. 62, 437 (1954). — Rechenberg, H. K. v.: Zur perakuten Meningokokkensepsis (Waterhouse-Friderichsen-Syndrom). Dtsch. med. Wschr. 1954, 79, 1208. — Reeves, R. L.: The cause of acute pericarditis. Amer. J. med. Sci. 225, 34 (1953). — Reilly, J., A. Compagnon, A. Laporte et H. du Buit: Le rôle du système nerveux en pathologic rénale. Paris: Masson & Cie. 1942. — Reindell, H., H. Klepzig u. G. Mehnert: Untersuchungen über Kreislaufstörungen bei Diphtherie. Z. klin. Med. 146, 123 (1950). — Reubi, F.: Les diverses formes d'hypertension arterielle et leur traitement. Praxis 39, 806 (1953). — L'hypertension postinfectieuse aigue avec ou sans oedèmes. Schweiz. med. Wschr. 1953, 1259. — Reubi, F., et G. Burnstein: L'électrocardiogramme au cours de la poliomyélite aigue. Cardiologia (Basel) 18, 321 (1951). — Reubi, F., et H. Löffler: La signification du streptocoque hémolytique du groupe A type 12 pour le développement de la glomerulonéphrite aigue. Schweiz. med. Wschr. 1954, 1239. — Reuter, A. u. W. Schäfer: Feldnephritis und Wolhynisches Fieber. Münch. med. Wschr. 1943, 437. — Rhodin, G.: Acta paediat. (Uppsala) 16, Suppl., 336 (1936). — Ricker, W., and M. Clark: Sarcoidosis. A clinico pathologic review of three hundred cases, including twenty-two autopsies. Amer. J. clin. Path. 19, 725 (1949). — Riehm, W.: Allergie als Abwehrbereitschaft gegenüber Allergenen bzw. Krankheitserregern. Klin. Wschr. 1954, 404. — Rihl, J.: Frequenz des Herzschlages. In Handbuch der normalen und pathologischen Physiologie, Bd. VII/1, S. 515, Berlin: Springer 1926. — Robbers, H.: Cerebral bedingte Blutdrucksteigerung nach

Fleckfieber. Klin. Wschr. **1943**, 116. — ROBERTIS, E. DE, P. PASERGO and M. REISSIG: Electron microscopic studies of the action of thrombin on blood platelets. Blood 8, 587 (1953). — ROBERTSON, H. E., and A. J. CHESLEY: Pathology and bacteriology of acute anterior poliomyelitis. Arch. intern. Med. 6, 233 (1910). — RÖSSLE, R.: Verh. dtsch. path. Ges. 2, 18 (1923). — Allergie und Pathergie. Klin. Wschr. **1933**, 574. — ROMBERG, E., u. H. PÄSSLER: Untersuchungen über die allgemeine Pathologie und Therapie der Kreislaufstörung bei akuten Infektionskrankheiten. Dtsch. Arch. klin. Med. 64, 652 (1899). — ROSENOW, O. F., and C. J. CROSS: Acute benign pericarditis. Arch. intern. Med. 87, 795 (1951). — ROSENBAUM jr. J.: Hypertension in diphtheria. J. Pediat. 17, 210 (1940). — ROSENBERG, D. H.: Electrocardiographic changes in epidemic parotitis. Proc. Soc. exp. Biol. (N.Y.) 58, 9 (1948). — ROSTOSKI, O.: Über den dauernden Herzschaden nach überstandener Diphtherie. Z. Kreisl.-Forsch. **35**, 81 (1943). — ROTHMANN, A.: Bangsche Erkrankung mit ulceröser Endokarditis. Zbl. allg. Path. path. Anat. 63, 194 (1935). — ROUFOGALIS, S.: Interstitielle Nephritis bei Scharlach. Mschr. Kinderheilk. 80, 174 (1939). — ROULET, F.: Über Myokarditis bei Grippe. Virchows Arch. path. Anat. 285, 438 (1935). — RUDEBECK, J.: Clinical and prognostic apsects of acute glomerulonephritis. Acta med. scand. Suppl., 173 (1946). — RUTSTEIN, D. J., K. J. THOMSON, D. M. TOLMACH, W. H. WALKER and R. J. FLOODY: J. clin. Invest. 24, 2 (1945).

SACK, H., u. A. BERNSMEIER: Zur Frage der Hochdruckentstehung bei Affektionen des Nervensystems unter besonderer Berücksichtigung der polyneuritischen und poliomyelitischen Krankheitsbilder. Dtsch. med. Wschr. **1950**, 886. — SALFELDER, K.: Zur Frage rheumatischer Befunde und des morphologischen Substrates von Überempfindlichkeitsreaktionen im Herzmuskel unter besonderer Berücksichtigung der Fälle von Tuberkulose. (Untersuchungen an menschlichem Sektionsmaterial und Schlachttieren.) Frankfurt. Z. Path. 62, 88 (1951). — SALMI, L., and M. MALOSSI: Electrocardiogram in the acute phase of poliomyelitis. Clin. pediat. (Bologna) 34, 17 (1952). — SALUS, F.: Zur Frage des bulbären Hochdrucks. Klin. Wschr. **1932**, 1542. — SAPHIR, O.: Meningococcic myocarditis. Amer. J. Path. 12, 677 (1936). — Myocarditis. A general review with analysis of two hundred and forty cases. Arch. Path. (Chicago) **32**, 1000 (1941); **33**, 88 (1941). — Visceral lesions in poliomyelitis. Amer. J. Path. 21, 99 (1949). — Encephalomyokarditis. Circulation 6, 843 (1952). — SAPHIR, O., and G. D. AMROMIN: Myocarditis in instances of pneumonia Ann. intern. Med. 28, 963 (1948). — SAPHIR, O., G. D. AMROMIN and H. YOKOO: Myocarditis in viral (epidemic) hepatitis. Amer. J. med. Sci. 231, 168 (1956). — SAPHIR, O., and R. LANGENDORF: Nonspecific myocarditis in acute rheumatic fever. Amer. Heart J. 46, 432 (1953). — SAPHIR, O., and S. A. WILE: Myocarditis in poliomyelitis. Amer. J. med. Sci. 203, 781 (1942). — SAPHIR, O., S. A. WILE and J. M. REINHOLD: Myocarditis in children. Amer. J. Dis. Child. 67, 294 (1944). SARNOFF, S. J., R. B. CASE, E. BERGLUND and L. C. SARNOFF: The circulatory effects of aramine; Mechanism of action of vasopressor drugs in cardiogenic shock. Circulation 10, 84 (1954). — SARNOFF, S. J., J. V. MALONEY, L. C. SARNOFF, B. G. FERRIS and J. L. WHITTENBERGER: Electrophrenic respiration in acute bulbar poliomyelitis; its use in management of respiratory irregularities. J. Amer. med. Ass. 143, 1383 (1950). — SARRE, H.: Immunbiologische Vorgänge bei der akuten diffusen Glomerulonephritis. Verh. dtsch. Ges. inn. Med. 58, 144 (1952). — Nierenkrankheiten. Stuttgart: Georg Thieme 1958. — SARRE, H., u. K. ROTHER: Auto-Antikörper in der Nierenpathologie. Klin. Wschr. **1954**, 410. — SAUERBREI, H. U.: Über eine Häufung von Meningokokkenerkrankungen mit Waterhouse-Friederichsen-Syndrom. Dtsch. med. Wschr. **1954**, 79, 785. — SAYEN, J. J., H. S. POND, J. S. FORRESTER and F. C. WOOD: Scrub typhus in Assam and Burma. Medicine (Baltimore) 25, 2 (1946). — SCALABRINO, R., and G. PASQUARIELLO: Capillary permeability. Rheumatic fever and cortisone. (Use of the Landis test; reports on personal cases.) Rheumatismo 6, 69 (1954). — SCHERL, N. D.: Acute non-specific pericarditis. A survey of the literature and a study of 30 additional cases. J. Mt Sinai Hosp. 23, 293 (1956). — SCHITTENHELM, A.: Ruhr, Dysenterie. In Handbuch der inneren Medizin, 3. Aufl., Bd. 1. Berlin: Springer 1934. — SCHLEICHER, J.: Der symptomatische Hochdruck. Leipzig: Georg Thieme 1944. — SCHMIDT, E. C. H.: Virus myocarditis. Pathologic and experimental studies. Amer. J. Path. 24, 97 (1948). — SCHMIDT, H.: Neue Erkenntnisse des Allergieproblems. Medizinische **1952**, 6. — SCHNEIDER, K. W.: Über die Veränderungen der aktiven Blutmenge bei Infektionskrankheiten. Z. klin. Med. 151, 275 (1954). — SCHÖLMERICH, P.: Zur Kreislaufregulation im Fieber. Verh. dtsch. Ges. Kreisl.-Forsch. 16, 242 (1950). — SCHÖLMERICH, P., E. KOEHN u. W. OFFERMANN: Der Kreislauf im Fieber. Arch. phys. Ther. (Lpz.) 8, 144 (1956). — SCHOPPER, A.: Zur Pathologie des Fleckfiebers (insbesondere zur Frage der Myokardveränderungen und Extremitätengangrän bei Fleckfieber). Virchows Arch. path. Anat. 310, 70 (1943). — SCHRÖDER, J., u. P. ECKHARDT: Kreislaufregulation und Blutgehalt der Lunge bei Überwärmung. Arch. phys. Ther. (Lpz.) 4, 86 (1952). — SÉDALLIAN, P., et P. MONNET: Le syndrome malin tardif de la scarlatine. J. Méd. Lyon 28, 511 (1947). — SÉDALLIAN, M., P. MONNET et P. MONOD: Néphrite aigue de la période secondaire du cycle de l'infection tuberculeuse. J. Méd.

Lyon 28, 31 (1947). — Seidel, W.: Über 3 Fälle von akuter unspezifischer Perikarditis. Ärztl. Wschr. 1952, 1174. — Akute idiopathische Perikarditis. Medizinische 1955, 6, 210. —. Seidelmayer, H.: Symmetrische Gangrän der Hände bei Meningokokkensepsis. Med. Klin. 43, 152 (1948). — Selye, H.: The general adaptation syndrome and the diseases of adaptation. J. clin. Endocr. 6, 117 (1946). — The physiology and pathology of exposure to stress. A treatise based on the concepts of the general — adaption — syndrome and the diseases of adaptation. Acta Inc. Med. Publishers Montreal, Canada, 1950. — 1. Annual report on stress. Acta Inc. Med. Publishers Montreal, Canada, 1951. — Senett, L. W., M. A. Perlstein, M. B. Andelman, H. E. Barnett and H. Josephy: Hypertension in poliomyelitis with respiratory paralysis. Pediatrics 7, 529 (1951). — Siebeck, R.: Über die Beurteilung und Behandlung Kranker mit hohem Blutdruck. Klin. Wschr. 1952 I, 193. — Über die Entstehung des „nicht-renalen" Hochdrucks. Schweiz. med. Wschr. 1940, 349. — Siede, V.: Klinik der akuten Hepatitisformen. Dtsch. Z. Verdau.- u. Stoffwechselkr. Sondernummer, 140 (1952). Hepatitis epidemica. Leipzig: Johann Ambrosius Barth 1951. — Siedek, H., K. Kasperczik u. H. Fanta: Kreislaufstörungen in der Fleckfiebergenesungszeit. Klin. Wschr. 1943 I, 179. — Siegmund, H.: Veränderungen des Herzens und der Gefäßwände bei spezifischem Scharlach. Verh. dtsch. path. Ges. 26, 231 (1931). — Virchows Arch. path. Anat. 311, 180 (1943). — Silverman, D. N.: Heart complications in bacillary dysentery. New Orleans med. surg. J. 102, 481 (1950). Zit. nach Excerpta med. (Amst.), Sect. VI 4, 8662 (1950). — Simrock, W., H. Hörner, A. Borsche u. H. G. Haussmann: Beiträge zum Problem der infektiösen Mononukleose. I. Klinische und epidemiologische Untersuchungen. Z. Hyg. Infekt.-Kr. 140, 492 (1954). — Singer, E., O. Sussman and J. C. Barnett: Psittacosis in nothern New Jersey (human and bird transmitted). Amer. J. Med. 20, 153 (1956). — Smith, H.-E.: Salt and water receptors. Amer. J. Med. 23, 623 (1957). Smith, K. M., and A. C. Curtis: Brucellosis with endocarditis. Report of a case. Amer. J. med. Sci. 198, 342 (1939). — Söderhjeim, L., and B. Carpstensen: Tuberculous pericarditis. Acta tuberc. scand. 25, 108 (1950). — Sokolow, M., and L. H. Garland: Cardiovascular disturbance in convalescens tsutsu-gamushi disease. U. S. nav. med. Bull. 45, 1054 (1945). — Soloff, L. A., J. Zatuchni, O. H. Janson, Th. J. E. O'Heill and P. R. Glover: Reactivation of rheumatic fever following mitral commisurotomy. Circulation 8, 481 (1953). — Spain, D. M., V. A. Bradess and V. Parsonnet: Myocarditis in poliomyelitis. Amer. Heart J. 40, 336(1950). — Spang, K.: Das Elektrokardiogramm bei der Diphtherie. Arch. Kreisl.-Forsch. 12, 343 (1943). — Unterschwellige Herzmuskelschäden. Dtsch. med. Wschr. 1946. — Infektiös-toxische Myokarditis mit dem elektrokardiographischen Bilde des Herzmuskelinfarktes. Klin. Wschr. 1947, 342. — Rhythmusstörungen des Herzens. Stuttgart: Georg Thieme 1958. — Spang, K., u. A. Welsch: Das Herz bei Scharlach. Dtsch. Arch. klin. Med. 193, 88 (1947). — Spieler, F.: Zur familiären Häufung der Scharlachnephritis. Jb. Kinderheilk. 64, 57 (1906). — Spink, W. W.: Adrenocorticotrophic hormone and adrenal steroids in the management of infections disease. Ann. intern. Med. 43, 685 (1955). — Spühler, O.: Kreislaufstörungen bei der Pneumonie. Ergebn. inn. Med. Kinderheilk. 62, 1 (1942). — Spühler, O., u. H. U. Zollinger: Die chronische interstitielle Nephritis. Helv. med. Acta 17, 564 (1950). — Steinlin, H.: Die Herzschädigung bei Lungentuberkulose und ihre Behandlung mit Digitalisderivaten. Schweiz. med. Wschr. 1947, 77, 72. — Steinmann, B.: Akute Nephritis und Myokarditis als allergisch-entzündliche Vorgänge. Schweiz. med. Wschr. 1947, 1069. — Stewart, J. McD.: Systolic murmurs in 525 healthy young adults. Brit. Heart J. 13, 561 (1951). — Stoeber, E.: Über Myokarditis bei Jugendlichen, besonders Scharlachmyokarditis. Arch. Kinderheilk. 105, 193 (1935). — Weitere Untersuchungen über epidemische Myokarditis (Schwielenherz des Säuglings). Z. Kinderheilk. 71, 319 (1952). — Störmer, A.: Die Problematik der rheumatischen Karditis. Medizinische 1953, 703, 739. — Stone, W. J.: The heart muscle changes in pneumonia. Amer. J. med. Sci. 163, 659 (1922). — Straub, M., u. A. v. Westrienen: Influenza und doppelseitige Nebennierenblutung. Maandschr. Kindergeneesk. 11, 177 (1942). — Ströder, J.: Untersuchungen über Permeabilitätsprobleme bei diphtherischer Intoxikation. Studie zur Pathophysiologie der diphtherischen Intoxikation. Ergebn. inn. Med. Kinderheilk. 62, 532 (1942). — Zur Pathogenese der toxischen Diphtherie im Kindesalter. Mschr. Kinderheilk. 98, 51 (1950). — Sturm, A.: Das Fleckfieber und seine Bedeutung für die klinische Pathologie des Stammhirns. Klin. Wschr. 1942 I, 899. — Surawicz, B., and E. Lepeschkin: The electrocardiogram pattern of hypopotassemia with and without hypocalcemia. Circulation 8, 801 (1953). — Sweeney, J. A.: The cardiovascular system in pulmonary tuberculosis. Amer. Heart J. 20, 345 (1940).

Talbot, J. H., and R. M. Ferrandis: Collagen Diseases. New York: Grune & Stratton 1956. — Taubenhaus, M., and W. A. Brams: Treatment of acute nonspecific pericarditis with aureomycin. J. Amer. med. Ass. 142, 973 (1950). — Taussig, H., and M. Hecht: Studies concerning hypertension in childhood. Bull. Johns Hopk. Hosp. 62, 482 (1938). — Teloh, H. A.: Myocarditis in poliomyelitis. Arch. Path. (Chiacgo) 55, 408 (1953). — Thauer, R.: Der Mechanismus der Wärmeregulation. Ergebn. Physiol. 41, 607 (1939). — Thomas,

C. B.: The role of infection, injury or pregnancy in initiating or increasing the severity of essential hypertension. Symp. on Ess. Hypertension. Boston: Wright and Potter 1951. — THOMAS, L., and R. A. GOOD: Studies on the generalized Shwartzman-Reaction. J. exp. Med. 96, 605 (1952). — THOMPSON, A.: Acute nephritis — a clinical study. Irish J. med. Sci. 295, 342 (1950). — Zit. nach Excerpta med. (Amst.), Sect. VI 5, 1080 (1951). — THOMSON, K. J., D. D. RUTSTEIN, D. M. TOLMACH and W. H. WALKER: Electrocardiographic changes during and after pneumococcics pneumonia. Amer. Heart. J. 31, 565 (1947). — TOLPEGINA, T.: The development of bradycardia in typhoid fever. Arkh. Pathol. 13, 28 (1951). Zit. nach Excerpta med. (Amst.), Sect. VI 6, 5032 (1952). — TOMLIN, C. E., R. B. LOGUE and J. W. HURST: Recurrent nature of acute benign pericarditis. J. Amer. med. Ass. 1952, 1215 — TONUTTI, E.: Zur Analyse der pathophysiologischen Reaktionsmöglichkeit des Organismus. Klin. Wschr. 27, 569 (1949). — Behring-Werke, Mitt. 25, 92 (1952). — TUCH, F.: Über familiäre Häufung der Scharlachnephritis. Jb. Kinderheilk. 28 (1888). — TÜNNERHOFF, F.: Beobachtungen über vegetative Störungen bei Malaria. Dtsch. Arch. klin. Med. 194, 101 (1948). — TURIAF, J., et J. BRUN: La sarcoidose endothoracique de Besnier-Boeck-Schaumann. Localisations médiastino-pulmonaires et bronchioques, atteintes cardiaques. Expansion Scient. Franc. Paris, 1955. — TURNER, P., and R. V. DENT: Fulminating meningococcal septicaemia. An account of three cases, with one recovery. Brit. med. J. 1949 I, No 4603, 524.

UNGAR, H.: Diffuse interstitial myocarditis in a case of epidemic encephalitis. Amer. J. clin. Path. 18, 48 (1949).

VICKERS, H. D.: Anterior poliomyelitis. Relation to hypertension in young adults. N. Y. St. J. Med. 40, 55 (1940). — VOEGT, H.: Pathologische Anatomie der Hepatitis contagiosa. Klin. Wschr. 22, 318 (1943). — VORLANDER, K. O., K. W. FRITZ u. H. J. BRAUN: Rheumatismus und Nierenentzündung. Münch. med. Wschr. 1959, 150. — VOSS, R.: Blutdrucksteigerung nach Diphtherie. Mschr. Kinderheilk. 85, 301 (1941).

WALLGREN, A.: Tuberculous heart disease. Acta med. scand. Suppl. 196, 132 (1947). — WALTER, S. H.: Cardiac complications of pertussis. J. Pediat. 40, 200 (1952). — WALTHER, G.: Über das Nachfieber in der Ruhrrekonvaleszenz. Z. klin. Med. 138, 310 (1940). — Pulsbeschleunigung in der Ruhrrekonvaleszenz als Zeichen allergischer Vorgänge. Z. klin. Med. 138, 654 (1940). — Über den Ruhrrheumatismus. Z. klin. Med. 138, 663 (1940). — Anaphylaktischer Schock und andere allergische Vorgänge in der Ruhrrekonvaleszenz. Z. klin. Med. 138, 674 (1940). — Nachkrankheiten in der Ruhrrekonvaleszenz als Ausdruck allergischer Vorgänge. Münch. med. Wschr. 1941, 381. — Nachkrankheiten in der Fleckfieberrekonvaleszenz. Klin. Wschr. 1942 I, 269. — Die Phase der Hyperergie in der Rekonvaleszenz nach Infektionskrankheiten, insbesondere nach Bacillenruhr. Dtsch. Arch. klin. Med. 191, 267 (1943). — WALTHER, G., u. W. NORMANN: Die Phase der Hyperergie in der Pneumonierekonvaleszenz. Dtsch. Arch. klin. Med. 194, 474 (1949). — WATERHOUSE, R.: Lancet 1911 I, 577. — WECHSLER, H. F., A. H. ROSENBLUM and C. T. SILIS: Infectious mononucleosis. Report of an epidemic in an army post. Ann. intern. Med. 25, 113, 236 (1946). — WEDLER, H. W.: Stammhirn und innere Erkrankungen. Kasuistik, Statistik und Kritik am Beispiel Stammhirnstecksplitterverletzter. Heidelberg: Springer 1953. — WEIL, M. H.: Current concepts on the management of shock. Circulation 16, 1097 (1957). — WEIL, M. H., L. B. HINSHAW, M. B. VISSCHER, W. W. SPINK and L. D. MCLEAN: Haemodynamic effects of vasopressor agent metaraminol on hypotension in dogs produced by endotoxin. Proc. Soc. exp. Biol. (N. Y.) 92, 610 (1956). — WEIL, M. H., L. D. MCLEAN, M. B. VISSCHER and W. W. SPINK: Studies of the circulatory changes in the dog, produced by endotoxin from gram-negative microorganisms'. J. clin. Invest. 35, 1191 (1956). — WEINER, H. A.: Gangrene of the extremities. A recently recognised complication of severe meningococcic infection. Arch. intern. Med. 86, 877 (1950). — WEINSTEIN, L.: Cardiovascular disturbances in poliomyelitis. Circulation 15, 735 (1957). — WEINSTEIN, L., L. BACHRACH and N. H.BOYER: Observations on the development of rheumatic fever and glomerulonephritis in cases of scarlet fever treated with penicillin. New Engl. J. Med. 242, 1002 (1950). — WEINSTEIN, L., N. H. BOYER and M. GOLDFIELD: Rheumatic fever in scarlet fever patients treated with penicillin. A follow up study after seven years. New Engl. J. Med. 253, 1 (1955). — WEINSTEIN, L., and A. SHELOKOW: Cardiovascular manifestations in acute poliomyelitis. New Engl. J. Med. 244, 281 (1951). — WELSCH, A., u. E. WINTER: Über das Krankheitsbild der akuten gutartig verlaufenden Perikarditis unbekannter Ätiologie. Dtsch. med. Wschr. 79, 1291 (1954). — WENCKEBACH, K. F.: Über eine kritische Frequenz bei paroxysmaler Tachykardie. Dtsch. Arch. klin. Med. 101, 402 (1910). — WENCKEBACH, K. F., u. H. WINTERBERG: Die unregelmäßige Herztätigkeit, S. 134. Leipzig 1927. — WENDKOS, M. H., and J. NOLL jr.: Myocarditis caused by epidemic parotitis. Amer. Heart J. 27, 413 (1944). — WENDT, M. L.: Myokarditis bei Q-Fieber. Schriftenreihe Z. ges. inn. Med. 1, 93 (1953). — WETERINGS, P. A.: Waterhouse-Friderichsen-syndrome. Ned. T. Geneesk. 95, 2040 (1951). — WEZLER, K.: Physiologische Grundlagen der Wärmestauung. Arch. phys. Ther. (Lpz.) 2 (1950). — WEZLER, K., u. K. GREVEN: Über die Entstehung des dikroten Pulses. Z. ges. exp. Med. 105, 545

(1953). — Whitehill, M. R., W. T. Longcope and R. Williams: The occurence and signi-ficance of myocardial failure in acute hemorrhagic nephritis. Bull. Johns Hopk. Hosp. **64**, 83 (1939). — Wiesener, H.: Scharlachprobleme. Untersuchungen während einer Berliner Epidemie. Dtsch. med. Wschr. **78**, 120 (1953). — Wiggers, C. J.: Physiology of shock. New York: Commonwealth Fund. 1950. — Wiggers, C. J., and O. Orias: Circulatory changes during hyperthermia produced by short radio waves (radiothermia). Amer. J. Physiol. **84**, 587 (1928). — Wilbur, E. L.: Myocardial tuberculosis. A cause of congestive heart failure. Amer. Rev. Tuberc. **38**, 769 (1938). — Willard-Brand, R.: Fulminating meningococcemia (Waterhouse-Friderichsen-syndrome) with recovery. N. Y. St. J. Med. **49**, 2837 (1949). — Williams, H. L.: A phylogenetic concept of allergy. Proc. Mayo Clin. **24**, 516 (1949). — Wilson, M. G.: Rheumatic fever. Studies of the epidemiology manifestations, diagnosis and treatment of the disease during the first three decades. New York: Commonwealth Fund. 1940. — Winkenwerder, W. L., N. McLeod and N. Baker: Infection and hemor-rhagic nephritis. Arch. intern. Med. **56**, 297 (1935). — Wolbach, S. B., and F. W. Palfrey: Typhus fever. Med. Clin. N. Amer. **4**, 1877 (1921). — Wood, J. A.: Tuberculous pericarditis. A study of 41 cases with special reference to prognosis. Amer. Heart J. **42**, 737 (1951). — Wood, W. B.: The pathogenesis of fever. Amer. J. Med. **18**, 351 (1955). — Wright, J. H., and G. R. Minot: The viscous metamorphosis of the blood platelets. J. exp. Med. **26**, 395 (1917). Wuhrmann, F.: Die akute Myokarditis. Basel: S. Karger 1939. — Nephrose-Myokardose. Ärztl. Forsch. **5**, 153 (1951). — Über das Myokardose-Syndrom. Praxis **40**, 117 (1951).

Yesner, R., and M. Silver: Fatal myocardial sarcoidosis. Amer. Heart J. **41**, 777 (1951).

Zellweger, H.: Neurovegetative Störungen bei der Poliomyelitis. 1. Beitrag. Störungen, bedingt durch die Affektion der autonomen Zentren im Hirnstamm. Helv. paediat. Acta **5**, 195 (1950). — Zimmermann, O. v.: Über Klinik und Häufigkeit der Myokarditis. Wien. klin. Wschr. **1940** II, 763. — Zischinsky, H.: Eine ungewöhnliche Form von Gefäßschädigung beim Scharlach. Münch. med. Wschr. **1936** II, 1860. — Eine ungewöhnliche Form der Gefäß-schädigung beim Scharlach. II. Münch. med. Wschr. **1937** II, 1448. — Embolie im Rahmen der diphtherischen Kreislaufstörung. Münch. med. Wschr. **1938** II, 1221. — Über isolierte Myokarditis bei Polyarthritis rheumatica. Münch. med. Wschr. **1951**, 20. — Zollinger, H. W.: Die interstitielle, nicht-eitrige Nephritis. Neue med. Welt **1**, 147, 163 (1950). — Die interstitielle, nicht-eitrige Nephritis. Neue med. Welt **1**, 5 (1950). Die interstitielle Nephritis. Basel: Karger 1945. — Zweifach, B., A. L. Nagler and L. Thomas: The role of Epinephrine in the reactions produced by the endotoxins of gram-negative Bacteria. J. exp. Med. **104**, 881 (1953).

Herz und Kreislauf bei Operationen.

Von

H. Hartert und K. Matthes.

Mit 1 Abbildung.

Für den Chirurgen ist die Beurteilung der Gefährdung eines Patienten durch einen geplanten operativen Eingriff in Relation zu dem durch die Operation erreichbaren Gewinn eine tägliche verantwortungsvolle Aufgabe. Bei ihrer Lösung muß er Wissen und Erfahrung über die Belastung durch die verschiedenen Anästhesie- und Operationsverfahren mit der richtigen Abschätzung der zu erwartenden Reaktionsweise des Patienten vereinen, die durch Alter, Geschlecht, Ernährungszustand, Konstitution und psychische Verhaltensweise, in besonderem Maße auch durch die zur Stellung der Operationsindikation führende Grundkrankheit bestimmt ist. Liegt der Verdacht auf eine interne Erkrankung vor, so wird der Internist an dieser Verantwortung teilhaben; sei es, daß er selbst die Indikation zum operativen Eingriff stellt, sei es, daß ihm die Frage nach der Operabilität eines Patienten gestellt wird. Im Abwägen des Risikos ist neben der richtigen Erkenntnis und Beurteilung der Prognose des Grundleidens auch eine Kenntnis der Pathophysiologie der Belastung und Schädigung durch den operativen Eingriff besonders hinsichtlich der möglicherweise durch die interne Erkrankung beeinträchtigten Partialfunktionen notwendig. Eine differenzierende Urteilsbildung setzt auch ein Vertrautsein mit den modernen in steter Weiterentwicklung begriffenen Methoden der Anästhesie und des operativen Vorgehens voraus. Häufig werden nur Chirurg, Anästhesist und Internist gemeinsam die verantwortliche Entscheidung treffen können, und ihre Zusammenarbeit wird sich über die Operation hinaus auch auf die postoperative Phase erstrecken müssen.

I. Pathophysiologische Grundlagen der Wirkung von Anästhesie und Operationstrauma.

Die Wirkung der Anästhesie und des Operationstraumas auf den Organismus, besonders auf Herz und Kreislauf, ist mit keiner Art physiologischer Belastung irgendwie vergleichbar. Sie fordert daher von Herz, Kreislauf und Atmung nicht einfach eine Mehrleistung, d. h. eine Steigerung ihrer physiologischen Funktion. Es handelt sich vielmehr um eine Funktionsbeeinflussung besonderer Art, die eine Schädigung bestimmter Teilfunktionen in sich schließt. Reaktionen des Organismus auf solche Umstellungen bewirken weitere Verschiebungen der inneren Homöostase, die auch weitere Organfunktionen belasten. Die zunehmende Einsicht in das komplexe Geschehen läßt erkennen, welche durch Krankheit vorbelasteten und daher in ihrer Anpassungsfähigkeit geminderten Partialfunktionen besonders gefährdet erscheinen und wie solchen Schädigungen zu begegnen ist.

1. Wirkung der Narkose.

Thauer (1957) findet bei Hunden in Barbituratnarkose eine Zunahme der Herzfrequenz bei Abnahme des Schlagvolumens und sogar des Herzzeitvolumens bei reduzierter Blutdruckamplitude, aber leicht erhöhtem diastolischen Blutdruck. Entsprechend ist der periphere Gesamtwiderstand und auch E' erhöht. Das pulmonale Blutvolumen ist vermindert, der zentrale Venendruck und der linke Vorhofdruck normal oder sogar leicht erniedrigt. Auf Grund dieser Befunde glaubt Thauer (1957) eine Herzmuskelschädigung oder eine Beeinflussung der efferenten Vagusendigungen durch direkte Einwirkung des Narkoticums ausschließen zu können, zumal das Herz nicht vergrößert, das EKG unverändert ist und auch Vagusreizung und Vagusdurchschneidung bzw. Atropinisierung unverminderte Wirkungen zeigen. Auch als Ursache der Blutverschiebung vom kleinen in den großen Kreislauf erscheinen direkte toxische Einwirkungen des Narkoticums auf die Gefäßweite (Volumenzunahme der Kapazitätsgefäße im großen Kreislauf) nicht erwiesen, sodaß man auch die Abnahme des Herzzeitvolumens nicht auf solche direkten Gefäßwirkungen, die den venösen Rückstrom beeinflussen könnten, beziehen kann. Es erscheint vielmehr nach Thauer (1957) möglich, alle Wirkungen der Barbitursäure auf eine unterschiedliche reversible Beeinflussung bestimmter Strukturen des Zentralnervensystems zu beziehen. So wird in tiefer Narkose wohl in erster Linie durch die Dämpfung muskulärer Aktivität der Sauerstoffverbrauch des Gesamtorganismus auf ein Niveau gesenkt, das im Tierexperiment auch im tiefen, nicht medikamentös beeinflußten Schlaf erreicht wird und wohl dem echten „Grundumsatz" entspricht. Eine Senkung des Umsatzes unter dieses Niveau ist bei gleichzeitiger Senkung der Körpertemperatur möglich. Daß der Energieumsatz des intakten Gesamtorganismus durch Narkose unter das Niveau des echten, temperaturabhängigen Grundumsatzes meßbar gesenkt werden kann, erscheint nicht erwiesen (Thauer 1957).

Claude Bernard (1885) zeigte, daß Narkotica chemische Vorgänge in der Zelle reversibel hemmen. Meyer (1899) und Overton (1901) fanden um die Jahrhundertwende, daß die chemische Wirkung der Narkotica an hydrophobe Eigenschaften der Narkotica gebunden ist, die durch den Verteilungsquotienten beschrieben werden können (Lipoid-Theorie). Diese Eigenschaften zeigen bis heute alle bekannten Narkotica (Kohlenwasserstoffe, Alkohole, Äther, Urethane, Sulphone, Amide, Ureide, Barbiturate, Steroide usw.). Die Wirkung der Narkotica ist also nicht an eine spezifisch-chemische Struktur gebunden, sondern hängt von den physikalisch-chemischen Eigenschaften der Substanzen ab.

Warburg (1913, 1914) fand die narkotische Hemmung der Zellatmung und entdeckte zugleich die Lokalisation der Zellatmung in den Grana [Mitochondrien, Sarkosomen, Grana der Neurone, Grana der Synapse(?)]. Damit können die Lipoid-Theorie und die Atmungstheorie vereint werden, denn Grana zeichnen sich durch einen hohen Gehalt an Lipoiden (75%) aus. Gleichfalls ist der hohe Lipoidgehalt des Nervengewebes bekannt. Damit wird die von der Lipoid-Theorie geforderte Bedingung eines hydrophoben, lipoidhaltigen Mediums der narkotischen Wirkung erfüllt. Durch Anreicherung der Narkotica in diesem Medium kommt es zu einer Dislokation der Atmungsfermente und damit rein physikalisch-chemisch zu einer Hemmung des Mechanismus der Atmung. R. Stieve (1955) konnte in jüngster Zeit mit histologischen Methoden zeigen, daß unter narkotischen Bedingungen Mitochondrien parenchymatöser Organe sowie die Grana der parasympathischen und sympathischen Ganglien und anderer Neurone erhebliche reversible, strukturelle Änderungen aufweisen.

Durch die Arbeiten von QUASTEL (1937), ERNSTER u. Mitarb. (1955), CHANCE und HESS (1959) konnte der Ort der Dislokation der Atmungsfermente innerhalb der Kette der Atmungsfermente näher lokalisiert werden: es zeigte sich, daß Amytal und Evipan in narkotischen Konzentrationen den Elektronentransport zwischen den Pyridinfermenten und gelben Fermenten hemmen, den Fluß der Elektronen zum Sauerstoff unterbrechen und damit den Sauerstoffverbrauch der Zelle, der durch die Pyridinkatalyse zustande kommt, herabsetzen (Hirnschnitte, Leberzellen, Asciteszellen, Skeletmuskeln, isolierte Leberzellmitochondrien, Herz, Muskel, Sarkosomen). Dabei wird die Succinat- und Glycerin-1-phosphat-Atmung nicht gehemmt, da sie über das Cytochrom-b-System läuft.

Die Narkosetheorie kann damit kinetische Probleme der Zellphysiologie erklären. Das Ausmaß einer narkotischen Wirkung hängt von der Umsatzgröße an der Atmungskette ab. Am stärksten werden die Zellen betroffen, die die höchsten Umsätze an der Atmungskette zeigen. Ist eine Zelle physiologisch im Ruhezustand, wird also nur minimal umgesetzt, so tritt eine narkotische Beeinflussung der Zelle kaum in Erscheinung. Befindet sich jedoch eine Zelle in erregtem, aktivem Zustand, so findet sich ein entsprechend hoher Umsatz an der Atmungskette, der durch Narkotica entsprechend stark gehemmt wird. Der Umsatz an der Atmungskette ist eine Funktion des Energieverbrauchs der Zelle. Damit werden die Zellen narkotisch beeinflußt, die einen hohen energetischen Umsatz aufweisen. Verschiedene Autoren (BRONK und BRINK 1951; LARRABEE et al. 1952; MCILWAIN 1953; GOSH und QUASTEL 1954; LEWIS und MCILWAIN 1954; WOLLENBERGER 1954; QUASTEL 1956) haben in diesem Zusammenhang gezeigt, daß stimuliertes Nervengewebe (durch elektrische Reize oder durch Kaliumionen stimuliert) in seinem Atmungsumsatz durch Narkotica stark gehemmt wird, während nicht erregtes Nervengewebe kaum auf Narkotica anspricht.

Für die Interpretation der narkotischen Wirkung an komplexen geregelten Systemen können diese zellphysiologischen Unterschiede von großer Bedeutung sein. Man kann sich vorstellen, daß jeweils nur die den erregten Receptoren zugeordneten Zellen auf narkotische Wirkungen ansprechen, während andere nichterregte Bezirke des Nervengewebes noch unbeeinflußt bleiben. Schließlich hat auch die Narkose des Skeletmuskels oder der Leber keinen quantitativen Einfluß auf das Bewußtsein. Sie tritt möglicherweise simultan mit der Narkose des Nervengewebes ein. Ein Kriterium für die narkotische Wirkung am ganzen Organismus ist das Bewußtsein und nicht die Adynamie des Skeletmuskels. Am intakten Organismus läßt sich eine Abnahme des Sauerstoffverbrauchs des Gehirns unter der Einwirkung von Narcoticis nachweisen (WECHSLER, DRIPPS und KETY 1951). Bezüglich des Gesamtenergieumsatzes dürfte die Interpretation der Befunde schwierig sein, da der Umsatz einer Zelle sowohl durch nervöse Beeinflussung als durch direkte narkotische Einwirkung vermindert sein kann. Daß die Wirkung der Narkotica am Zentralnervensystem am besten nachweisbar ist, wird auch durch die Lipoidtheorie dem Verständnis näher gebracht.

Es ist nun überraschend, daß Senkung des Sauerstoffverbrauchs und Abnahme des Herzzeitvolumens sich weitgehend, wenn auch nicht völlig quantitativ, entsprechen, so daß die a-v O_2-Differenz annähernd konstant bleibt. Die Senkung des Herzzeitvolumens in Barbituratnarkose erscheint so als Anpassung an den erniedrigten Sauerstoffverbrauch auch ohne die Annahme einer toxischen Wirkung des Narkoticums auf Herz und Gefäße verständlich. Gleichzeitig würde eine solche Deutung implizieren, daß nutritive Reflexe, die normalerweise die Anpassung der lokalen Durchblutung an den lokalen Stoffwechsel vermitteln, mindestens teilweise in Narkose wirksam bleiben. Andere vegetative Reflexe erscheinen abgeschwächt oder modifiziert durch „narkotische" Beeinflussung der zentralen Schaltapparate. Zum Beispiel wird die der Situation der Herzzeit-volumenabnahme so gar nicht entsprechende Zunahme der Herzfrequenz im Verein mit dem Anstieg des diastolischen Blutdrucks auf eine partielle Blut-druckentzügelung zurückgeführt. Eine stufenweise Abschwächung bis zur Auf-hebung des Pressoreceptorenreflexes mit steigender Narkosetiefe konnte nach-gewiesen werden. Daß im Vergleich zur operativen Ausschaltung der Presso-receptoren die Dämpfung ihrer Funktion durch Barbiturate mehr die Herzwirkung als die konstriktive Wirkung auf die Widerstandsgefäße oder gar die Kapazitäts-gefäße des großen Kreislaufs (die, wie oben erwähnt, eher erweitert erscheinen) hervortreten läßt, mag an der nur partiellen Dämpfung der Schaltstellen dieser Reflexe liegen oder auch daran, daß die Tätigkeit der Zentren für die entsprechende Efferenz ebenfalls einer unterschiedlichen narkotischen Dämpfung unterliegt. Nachgewiesen ist auch, daß die mit den Pressoreceptorenreflexen wohl zu einem Teil identischen orthostatischen Reflexe während der Narkose abgeschwächt oder modifiziert sind (Gordh 1945), so daß die zirkulatorische Kompensation eines passiven Lagewechsels erschwert ist. Seit langem bekannt ist die Erschwerung der Thermoregulation in der Narkose; die Schwellen für die Kontraktion bzw. Dilatation der Hautgefäße sowie diejenigen für das Eintreten des Kältezitterns sind verschoben. Auch hier dürfte eine narkotische Beeinflussung der nervösen Zentralstellen wahrscheinlich sein.

Die unterschiedliche Ansprechbarkeit verschiedener Teile des Zentralnerven-systems auf die Narkose mag verständlich erscheinen, wenn man — wie oben begründet — annimmt, daß die Narkotisierbarkeit der Zelle vom Aktivitätsniveau, also auch von der Ausgangslage, abhängt.

Die Befunde beim Menschen in Penthotal-Narkose entsprechen im wesent-lichen diesen tierexperimentellen Ergebnissen. Auch hier ist eine Abnahme des Herzzeitvolumens bei sinkendem Gesamt-O_2-Verbrauch und gleichzeitiger Be-schleunigung der Herzfrequenz ein konstanter Befund (Fieldman, Ridley u. Wood 1955; Elder, Nagano et al. 1955). Das intrathorakale Blutvolumen nimmt deutlich ab (Etsten u. Li 1955). Pulmonalisdruck und rechter Vorhof-druck bleiben unverändert, der mittlere Arteriendruck kann je nach der Aus-gangslage bei verkleinerter Amplitude abnehmen oder ansteigen. Bei sehr rascher Injektion ist eine passagere Abnahme besonders der systolischen Drucke die Regel.

Nach Wechsler, Dripps u. Kety (1951) nimmt die Hirndurchblutung geringgradig zu, obwohl der Sauerstoffverbrauch des Gehirns deutlich absinkt und der Blutdruck abfällt. Die renale Durchblutung sinkt wesentlich stärker als das allgemeine Herzzeitvolumen, bei starkem Anstieg des renalen Gefäßwider-standes. Die Coronardurchblutung nimmt ab mit abnehmender Herzleistung. Auch die Splanchnicusdurchblutung nimmt ab. Dagegen nimmt die periphere Haut- und Muskeldurchblutung nach Lynn und Shakman (1951) zu, um bei sehr langer und tiefer Narkose ebenfalls abzusinken.

Aus allen diesen Befunden geht hervor, daß der Gesamtkreislauf in Barbiturat-narkose nicht vermehrt belastet ist. Die Verteilung des abgesunkenen Herzzeit-volumens erscheint allerdings unökonomisch, worauf besonders die Zunahme der Extremitätendurchblutung bei sehr stark eingeschränkter Nierendurchblutung hinweist. Die erwiesene Beeinträchtigung von Reflexen, die der Homöostase des Kreislaufs dienen, wie der Pressoreceptoren, der orthostatischen Reflexe, der thermoregulatorischen Reflexe, möglicherweise auch der volumenregulatorischen Reflexe, läßt erwarten, daß der Kreislauf zwar unter optimalen äußeren Bedingungen (Thermokonstanz, optimale Lagerung, ideale Beatmung) relativ störungsfrei arbeiten wird, daß jedoch eine Belastung (Abkühlung, Überwärmung, Lagerungswechsel, Hypoventilation) diese nur durch die äußeren Bedingungen stabilisierte Homöostase immer gefährden wird. Als eine Belastung bzw. Schädigung besonderer Art ist auch der in der Narkose stattfindende operative Eingriff anzusehen.

Andere Narkosearten zeigen ein in den Grundzügen übereinstimmendes, aber in Einzelheiten abweichendes Bild (SANCETTA 1957). Auf die Darstellung im speziellen Teil sei verwiesen.

Die geringe Belastung des Gesamtkreislaufs durch die Narkose macht es verständlich, daß auch kreislaufdekompensierte Herzkranke eine gut durchgeführte Narkose überstehen können. Gefährdet erscheint in erster Linie die Nierendurchblutung und die Coronardurchblutung. Die starke Einengung der Nierendurchblutung in tiefer Narkose kann, besonders wenn der Blutdruck zusätzlich abfällt, das postoperative ischämische Nierenversagen (Schockniere) vorbereiten. Dabei kommt es zu einer Hemmung der Diurese sowie der Elektrolytausscheidung (Na^+ und K^+). In diesem Stadium ist daher eine Ionensubstitution nicht erforderlich (HERKEN 1959).

Gefährdet kann auch bei vorliegender Coronarsklerose die Coronardurchblutung sein, wenn der Blutdruck stark absinkt. Meist wird allerdings die Coronardurchblutung nur entsprechend der Minderung der Herzarbeit abnehmen. Selbst bei der hohen Spinalanästhesie, bei der Blutdruck und Herzzeitvolumen besonders stark abnehmen, fanden HACKEL, SANCETTA und KLEINERMAN (1956) bei abfallendem Blutdruck und sinkender Coronardurchblutung ein Gleichbleiben des Sauerstoffgehaltes des Coronarvenenblutes.

Sehr viel ungünstiger gestalten sich die Verhältnisse, wenn zu der Narkosebelastung eine Ateminsuffizienz hinzukommt. Viele Narkotica, so auch Barbiturate, deprimieren die Atmung und erzeugen in tiefer Narkose eine alveolare Hypoventilation mit arterieller Hypoxie und Hyperkapnie. Dies wird um so mehr der Fall sein, wenn Störungen der alveolaren Ventilation präoperativ schon bestanden. Hypoxie und Hyperkapnie verstärken zu einem Teil die Kreislaufwirkungen der Barbituratnarkose. Sie sind andererseits nicht, wie besonders THAUER (1957) zeigte, für die Kreislaufumstellungen in Narkose verantwortlich, da diese auch bei künstlicher Ventilation mit Sauerstoff auftreten.

Es ist eine der wesentlichen Aufgaben des Anästhesisten, während der Operation eine alveolare Hypoventilation und damit Hypoxie und Hyperkapnie zu vermeiden. Es kann angenommen werden, daß dies, besonders wenn man von dem Hilfsmittel der Intratrachealnarkose Gebrauch macht, nahezu immer gelingt. Es kann aber nicht immer vermieden werden, daß postoperativ, wenn die Narkose noch nachwirkt oder zusätzlich abdominelle oder thorakale Wunden die Atmung erschweren, eine alveolare Hypoventilation eintritt. Es besteht Grund zu der Annahme, daß Hypoxie und Hyperkapnie während der Narkose die Neigung zu postnarkotischem Kollaps verstärkt. So fanden BUCKLEY, VAN BERGEN et al. (1953) bei Cyclopropannarkose nur dann während der Narkose einen Blutdruckanstieg und postnarkotisch einen Blutdruckabfall mit Anurie, wenn nicht künstlich beatmet wurde und daher während der Narkose eine respiratorische Acidose mit Hypoxämie entstand. Die Schädigung durch Hypoxämie infolge alveolarer Hypoventilation wird in erster Linie Patienten treffen, die schon präoperativ entweder eine nachweisbare Lungenfunktionsstörung oder infolge Herzinsuffizienz und Coronarsklerose eine allgemeine oder lokale zirkulatorische Hypoxie aufweisen.

Die „Compliance" von Lunge und Thorax (Dehnbarkeit in Liter Atemvolumen pro Zentimeter wirksame Druckdifferenz) zeigt nach Tierexperimenten von Mead und Collier (1959) in tiefer Narkose sowohl bei Spontanatmung als bei künstlicher Beatmung nach Curarisierung eine Tendenz zu fortschreitender Abnahme; ebenso sinkt die funktionelle Residualkapazität geringfüglg ab. Beides kann durch periodische Aufblähung der Lungen durch kurzfristige Erhöhung des Drucks in den Atemwegen verhindert, durch periodische Deflation sehr beschleunigt werden. An curarisierten und künstlich beatmeten gesunden Menschen fanden Frumin, Bergman et al. (1959) häufig eine beträchtliche alveolar-arterielle Sauerstoffspannungsdifferenz (über 20 mm Hg). Vorübergehende Erhöhung des Drucks in den Atemwegen führt zu Verminderung dieses Gradienten und Anstieg der arteriellen Sauerstoffspannung um 10 mm Hg und mehr. Diese Beobachtungen werden am besten erklärt durch eine besonders bei niedrigem Alveolarvolumen in tiefer langdauernder Narkose bestehende Tendenz zu lokaler Atelektasebildung vorwiegend in den abhängigen Partien, die durch Lungenblähung reversibel ist. Solche Atelektasen können nach langdauernden Narkosen auch autoptisch nachweisbar sein (Mead und Collier 1959).

2. Die Wirkung des Operationstraumas.

Das eigentliche Operationstrauma ist unterschiedlich, je nach Art und Ausdehnung des Eingriffs. Von Bedeutung ist zunächst der *Blutverlust*. Er kann meist erkannt und während der Operation durch Transfusion ausgeglichen werden. Präoperative Blutverluste und Anämien müssen dabei berücksichtigt werden. *Plasmaverluste* können durch Wundsekretion nach außen sowie infolge lokaler Erhöhung der Capillarpermeabilität durch lokale Exsudation oder Ödembildung erfolgen. *Wasser- und Elektrolytverluste* entstehen durch Erbrechen, Durchfälle und Diurese. Blut- und Plasmaverluste — ebenso wie Wasser- und Elektrolytverluste — verringern die zirkulierende Blutmenge und bringen den Operierten in die Gefahr des postoperativen Kreislaufschocks. Das lokale durch die Operation bedingte Gewebstrauma bewirkt Zellschädigungen, die zum Auftreten von Eiweißabbauprodukten führen, die zum Teil biologisch aktiv sind und einen Anteil haben an der Gestaltung der lokalen Entzündungs- und Reparationsvorgänge. Es entsteht im ganzen eine negative Stickstoffbilanz bei vermehrtem Eiweißkatabolismus, bei der vermehrt Rest-N-Substanzen im Harn ausgeschieden werden.

Es kann zu einer Eiweißverarmung des Körpers kommen, besonders wenn zusätzlich Prozesse vorliegen, die den Eiweißkatabolismus begünstigen, wie chronische Infekte und Eiterungen. Dann sinkt meist der Albumingehalt des Blutes auf niedrige Werte, der niedrige kolloid-osmotische Druck begründet eine Tendenz zu Blutvolumenmangel, die kollapsfördernd sein kann und auch die Aldosteronproduktion anregt.

Zu einem Rest-N-Anstieg im Blut kommt es bei vermehrten Anfall von Rest-N-Substanzen im allgemeinen nur, wenn die Ausscheidung der vermehrt anfallenden Substanzen zusätzlich infolge präexistenter Nierenerkrankung (chronische Glomerulonephritis, Pyelonephritis oder eines sich anbahnenden Schocknierensyndroms) erschwert ist. Als Indicator der Zellmembranschädigung wird, wie nach Myokardinfarkt oder Lebererkrankung, das vermehrte Auftreten intracellulärer Fermente wie GOT, GPT (Glutamat-Oxalacet-Transaminase, Glutamat-Pyrovat-Transaminase), Milchsäuredehydrogenase, Aldolase beobachtet. Als Folge der Zellmembranschädigung, die erst in der postoperativen Phase mit der Entwicklung reparativer Entzündungsvorgänge ihrem Höhepunkt entgegengeht, tritt Kalium und Phosphat aus den Zellen aus und gelangt in den Extra-cellularraum und ins Blut, während Natrium in die Zellen eindringt. Gleichzeitig wird die renale Ausscheidung von Na^+ fast vollständig gedrosselt, während Kalium vermehrt ausgeschieden wird (GAMBLE 1937). Es konnte gezeigt werden, daß diese Funktionsumstellung der Niere durch Mehrproduktion von Aldosteron hervorgerufen wird, welches im Harn in vermehrter Weise ausgeschieden wird (LLAURADO 1955; BLOCH et al. 1956). Fehlen der Aldosteronproduktion bei M. Addison kann postoperativ, trotz vermehrter ADH-Produktion, Na^+-Verluste, Exsiccose, Hämokonzentration, Blutvolumenmangel und Kollaps zur Folge haben. Auch die normal gesteigerte Aldosteronproduktion kann nicht verhindern, daß die Natriumkonzentration des Serums und der extracellulären Flüssigkeit oft schon unmittelbar nach der Operation absinkt, am 2. Tag ihr Minimum erreicht und erst am 5.—6. Tage wieder normal ist (ZIMMERMANN und WANGEN-STEIN 1952; ZIMMERMANN, CASEY und BLOCH 1956).

Andererseits erleichtert Aldosteron die renale Ausscheidung von K^+, ver-hindert dadurch einen gefährlichen Anstieg von K^+ im Plasma, begünstigt aber die Kaliumverarmung der Zellen und führt zu einer negativen Kaliumbilanz, die bei schweren Eingriffen bis zum 5. bis 6. Tag postoperativ anhalten kann. Meist bleibt dabei der Plasma-Kaliumspiegel normal; bei präoperativer Kaliumver-armung kann es jedoch zu gefährlichen Hypokaliämien kommen. Die Gefahr der Hypokaliämie droht besonders bei Patienten, die postoperativ eine Zeitlang parenteral ernährt werden müssen. Stark natriumhaltige Infusionen, z. B. physiologische Kochsalzlösung, begünstigen die Kaliumausscheidung und ver-stärken die Symptome der Hypokaliämie, selbst wenn Kalium gleichzeitig zuge-führt wird (HERKEN 1959; SCHWAB und KÜHNS 1959)

3. Die postoperative Phase.

Die Gesamtheit der Reaktionen des vegetativen Nervensystems und des Endokriniums auf das durch Narkose und Operation ausgelöste Trauma stellt ein phasenhaft ablaufendes Geschehen dar, welches auf komplizierte Weise der Restitution dient (HOFF; SELYE). REILLY (1952) bezeichnet es mit dem Akzent auf dem lokalen Geschehen als Irritationsphänomen. Neben den lokalen Vorgängen und den geschilderten Abläufen im Stoffwechsel, Ionenhaushalt und Endo-krinium umfaßt es Temperatursteigerung, Leukocytose, charakteristische Ver-schiebung des Differentialblutbildes, einen phasischen Ablauf im Gleichgewicht der Gerinnungsvorgänge usw. LERICHE (1958) bezeichnete die durch den Ablauf dieser Vorgänge ausgelösten Krankheitsvorgänge als ,,Maladie postoperatoire". Es ist charakteristisch für die moderne Chirurgie, daß die Gefahren operativer Ein-griffe sich oft erst in der postoperativen Phase manifestierten. Während des operativen Eingriffs ist die Kontrolle des autonomen Nervensystems über viele Körperfunktionen, wie Atmung, Thermoregulation, Kreislauf, durch die moderne Kombinationsnarkose gemindert; sie wird ersetzt durch die apparativ-technische Kontrolle dieser Funktionen. So ist seit Einführung der Intratrachealnarkose die Kontrolle der Atmung, der arteriellen Sauerstoffsättigung und der alveolaren CO_2-Spannung im Bereich der technischen Möglichkeiten. Ferner kann der Blutdruck kontrolliert und vorwiegend durch Infusionen von Blut und Plasma, durch blutdrucksenkende und blutdrucksteigernde Mittel sowie durch Lage-wechsel auf jedem gewünschten Niveau gehalten werden. Selbst Rhythmus-störungen des Herzens, Herzstillstand und Kammerflimmern können beherrscht werden und die Kontrolle und Variation der Körpertemperatur gehört zu den technischen Hilfsmitteln des Chirurgen. Postoperativ ist jedoch die Weiterführung dieser Kontrolle nur in sehr begrenztem Maße möglich, und der Organismus muß zu der Beherrschung jener Regulationsvorgänge zurückfinden, die die modernen Anästhesieverfahren ihm abgenommen hatten. Hier entscheidet es sich, ob durch Eingriff und Grundkrankheit die adaptiven Möglichkeiten des Organismus überfordert wurden.

Der Kreislauf als Ganzes wird während der postoperativen Krankheit ebenfalls zusätzlich beansprucht. CARLSTEN, NORLANDER und TROELL (1954) fanden während der ersten 24 Std nach Bauchoperationen ein um 30—50% erhöhtes Herzzeitvolumen, eine um etwa 5% gesenkte arterielle O_2-Sättigung und eine Erniedrigung des Gesamt-Kohlensäuregehaltes sowohl im arteriellen als auch im venösen Blut. Diese geringe Mehrbelastung des Gesamtkreislaufes tritt jedoch zurück gegenüber spezifischen Schädigungen, die ein Versagen des Kreislaufs auch bei normaler Belastung herbeiführen können. Im Rahmen der postoperativen Krankheit, die ihrem Wesen nach zu Restitution und Heilung tendiert, ergeben sich folgende Möglichkeiten eines sich oft letal auswirkenden Versagens:

a) Kardiorespiratorische Insuffizienz,

b) postoperativer Kreislaufschock,

c) postoperatives Nieren- und Leberversagen,

d) postoperatives Herzversagen,

e) postoperative thromboembolische Komplikationen.

a) Postoperative kardiorespiratorische Insuffizienz.

Narkose und Operation können in folgender Weise eine Lungenfunktionsstörung erzeugen bzw. eine bestehende verschlechtern:

1. Minderung des Atemvolumens durch zentrale Dämpfung infolge der Narkose bzw. Schmerzhemmung bei Operationswunden im Bereich des Thorax oder des Abdomens kann eine alveolare Hypoventilation erzeugen.

2. Die postoperative Entwicklung einer Bronchitis kann zu einer ventilatorischen Verteilungsstörung mit Erhöhung des Atembedarfs führen. Das Ergebnis ist eine leicht herabgesetzte arterielle O_2-Spannung bei normaler bis erniedrigter arterieller CO_2-Spannung (sog. Partialinsuffizienz nach ROSSIER). Infolge der Erhöhung des Totraums kann dies auch die Entwicklung in Richtung einer alveolaren Hypoventilation begünstigen.

3. Die schon während der Narkose bestehende Tendenz zu Atelektasebildung mit Kurzschlußdurchblutung besonders in den abhängigen Partien (S. 596) kann postoperativ verstärkt werden, besonders wenn weiterhin Hypoventilation bei niedrigem Alveolarvolumen besteht und eine stärkere bronchitische Sekretion hinzukommt. Den Extremfall stellt der sog. postoperative Lungenkollaps dar.

4. Bei thorakalen Eingriffen können Pleuraergüsse mit nachfolgender Verschwartung ventilatorische und respiratorische Funktionen der Lungen beeinträchtigen.

5. Bei Lungenresektionen wird der Querschnitt der Lungenstrombahn vermindert. Falls er in den verbleibenden Lungenabschnitten schon eingeschränkt war, kann es zu pulmonaler Hypertension und bei nicht ausreichender Kontaktzeit infolge vermehrter Strömungsgeschwindigkeit des Blutes zu Diffusionsstörungen kommen.

6. Postoperative Lungenembolien, besonders multiple Lungenembolien, können ein akutes oder chronisches Cor pulmonale zur Folge haben. Sie können in den Lungen eine zirkulatorische Verteilungsstörung erzeugen, die den Atembedarf durch Entstehung von Alveolartotraum beträchtlich erhöhen kann.

Jede alveolare Hypoventilation wird zu pulmonaler Hypertension und vermehrter Belastung des rechten Herzens führen. Sie wird infolge der arteriellen Hypoxämie den Herzzeitvolumenbedarf ansteigen lassen; ganz besonders wird der Stromvolumenbedarf des Coronarkreislaufs erhöht werden, da das Herz vermehrt belastet wird und der Coronarkreislauf eine Senkung der venösen Sauerstoffspannung nur in ganz geringem Umfang zuläßt. Insofern sind Patienten mit Coronarsklerose besonders gefährdet. Da die alveolare Hypoventilation sich postoperativ meist ziemlich akut entwickelt, wird sie immer von einer noch nicht kompensierten respiratorischen Acidose begleitet sein.

Bronchitis und eventuell Bronchopneumonie können auch durch die Infektkomponente Kreislauf und Allgemeinbefinden schädigen und den Herzzeitvolumenbedarf ansteigen lassen.

Eine gefährliche Einengung des Lungenkreislaufs durch Lungenresektionen dürfte sich bei richtiger Indikationsstellung zu diesem Eingriff nach sorgfältigen Lungenfunktionsprüfungen vermeiden lassen. Dies schließt jedoch nicht aus, daß im späteren Verlauf des Lebens, wenn mit Abheilung der Grundkrankheit die Anforderungen an den Kreislauf steigen, sich ein chronisches Cor pulmonale entwickelt. Die diese Entwicklung fördernde Bedeutung einer sich eventuell sekundär entwickelnden Pleuraschwarte und weiterer Emphysembildung läßt sich präoperativ schlecht abschätzen (s. Cor pulmonale-Abschnitt). Von allen Formen postoperativer kardiorespiratorischer Insuffizienz sind in erster Linie Patienten bedroht, die schon prae operationem eine ventilatorische oder respiratorische Insuffizienz aufwiesen. Es handelt sich um Emphysematiker und Asthmatiker, Patienten, die zu chronischer Bronchitis neigen, was bei fast allen alten Leuten angenommen werden kann; um Kyphoskoliose, Bechterewsche Erkrankung, sehr fettleibige Personen, Patienten mit chronischer Lungentuberkulose und Pleuraverschwartungen, mit Silikose und anderen Formen von Lungenfibrose. Bei Verdacht auf das Vorliegen einer dieser Erkrankungen empfiehlt sich neben anderen diagnostischen Maßnahmen vor einer notwendigen Operation die Durchführung einer sorgfältigen Lungenfunktionsprüfung. Bei abdominellen, besonders aber bei intrathorakalen Eingriffen ist mit einer vorübergehenden Verschlechterung einer schon herabgesetzten Lungenfunktion fast immer zu rechnen.

b) Postoperativer Kreislaufschock bzw. -kollaps.

Schock kann sich postoperativ, ausgelöst durch das Trauma von Narkose und Operation, entwickeln. Häufiger noch entsteht er nach Traumen, wie Verwundungen, Knochenbrüchen, Unfällen aller Art, Verbrennungen, aber auch nach inneren Blutungen, Magen-Darmperforationen, Ileus usw. Da alle diese Zustände Objekt chirurgischer Notoperationen sein können, so stellt sich das Problem des Schocks dem Chirurgen einerseits in Form der Frage nach der Zulässigkeit eines chirurgischen Eingriffs mit dem Ziele der Beseitigung der Schockursache im Zustand des latenten oder manifesten Schocks und andererseits in Form der Frage nach der Vermeidbarkeit der Schockauslösung durch den chirurgischen Eingriff selbst.

Bei bestimmten akut lebensbedrohlichen Zuständen, wie bei der Herztamponade nach Stichverletzung, bei sicher arteriellen inneren Blutungen, bei mechanischer Behinderung der Atmung durch Trachealkompression oder offenem Pneumothorax wird die operative Revision ohne Rücksicht auf den Zustand des Patienten, selbst beim Sterbenden im Schock, gewagt werden müssen. Bei anderen dringenden Operations-Indikationen wird es beim Vorliegen des klinischen Bildes des latenten oder manifesten Kreislaufschocks meist besser sein, den Eingriff um 2—3 Std zu verschieben und diese Zeit zu einer intensiven Bekämpfung des Schocks, die die richtige Diagnose der Schockursache voraussetzt, auszunützen.

Das klinische Bild des Kreislaufschocks entsteht bei akutem beträchtlichen Absinken des Herzzeitvolumens um mindestens 30% und mehr. Neben dem kardiogenen Schock (Ursache Herztamponade, Rhythmusstörungen, wie extreme Bradykardie oder Tachykardie, Myokardinfarkt, perakute Myokarditis) kommt in erster Linie der Schock infolge Blutvolumenmangel (nach Blutverlust, Plasmaverlust, Wasser- und Ionenverlust) in Frage. Dieser führt über eine Verminderung des venösen Rückstroms zum Herzen zur Verminderung des Herzzeitvolumens. Als weitere Schockursachen kommt eine plötzliche partielle mechanische Unterbrechung der Zirkulation (Lungenembolie, Kugelthrombus im Herzen) in Frage, ferner ein lokales oder allgemeines Versagen der zentralen sympathischen Gefäßkontrolle (Beispiel für lokale Sympathicusausschaltung: hohe Spinalanästhesie; für allgemeine Sympathicusausschaltung: Gefäßlähmung bei tiefster Narkose; akutes Versagen des Sympathicustonus z. B. bei der Ohnmacht), oder schließlich eine toxische oder metabolische Beeinflussung der Gefäße, durch welche lokal der Einfluß der regelnden zentralen Sympathicuserregung ausgeschaltet wird. Unterschiedliche Bilder können auch dadurch entstehen, daß die genannten lokalen Einflüsse einmal überwiegend auf die Kapazitätsgefäße des Niederdrucksystems, das andere Mal auch, oder vorwiegend, auf die Widerstandsgefäße des arteriellen Systems einwirken.

Beim postoperativen Kreislaufschock ist zunächst an nicht erkannte — aber vielleicht behebbare — Komplikationen im Bereich des Operationsgebietes zu denken, wie eine sich infolge von Nahtinsuffizienz entwickelnde lokale Peritonitis, eine innere Blutung, eine Pankreatitis, eventuell auch eine Fettembolie oder Thrombembolie. Ehe man sich mit der Annahme eines primären akuten Kreislaufversagens zufriedengibt, sollte man sich daran gewöhnen, die mit der speziellen Art des Eingriffes möglicherweise zusammenhängenden Komplikationen auszuschließen.

Im Zusammenhang mit Trauma und Operation können grundsätzlich alle Schockarten auftreten, jedoch ist die Schockauslösung durch Blutvolumenmangel überwiegend wichtig.

Eine rein neurogene Schock- oder besser Kollapsentstehung kommt etwa beim sog. primären traumatischen Schock in Frage, der im Grunde nichts weiter ist als eine im Moment des Traumas einsetzende Ohnmacht, die vorübergehend und harmlos ist, allerdings in den sekundären Schock übergehen kann. Bei Operationen kommen solche nervös-reflektorischen mit der Psyche in Zusammenhang stehenden schockbegünstigenden Faktoren nur bei Eingriffen in reiner Lokalanästhesie in Frage. Dieser Umstand macht die reine Lokalanästhesie für manche etwas größeren Eingriffe ungeeignet.

. Wenn darüber hinaus sicher mit Recht behauptet wird, daß der präoperative psychische Zustand relevant sei für den Ausgang des geplanten operativen Eingriffs und speziell die Schockneigung beeinflussen könne, so ist dies wohl mehr so zu verstehen, daß ein Stress-Faktor vorzeitig Reaktionsmöglichkeiten endokriner, vielleicht auch neurovegetativer Art erschöpft, die dann postoperativ nicht mehr voll zum Einsatz kommen können.

Rein neurogene Kollapsauslösung kann ferner bei bestimmten operativen Eingriffen am Zentralnervensystem erfolgen.

Der Kollaps im Gefolge einer hohen Spinalanästhesie beruht auf der Ausschaltung der sympathischen vegetativen Innervation großer Teile des Körpers.

Es ist bemerkenswert, daß bei einer derartigen Unterbrechung der sympathischen Innervation weiter Kreislaufgebiete der periphere Gesamtwiderstand zunächst absinkt, weil im denervierten Gebiet die Widerstandsgefäße weitergestellt werden — dann aber immer mehr zunimmt, weil durch Erweiterung auch der Kapazitätsgefäße im denervierten Kreislaufabschnitt der nervöse Rückstrom und damit auch das Herzzeitvolumen und der Blutdruck absinken und diesem Umstand sich der arterielle Gefäßwiderstand im innervierten Gebiet regelnd, im denervierten Gebiet dagegen passiv anpaßt (SANCETTA 1957).

Bei operativen Eingriffen wird die durch die Narkose bedingte Abschwächung der Pressoreceptorenreflexe, der Thermoreflexe, der orthostatischen Reflexe sowie wahrscheinlich des zentralen sympathischen Vasomotorentonus selbst (THAUER 1957) die Schockentstehung begünstigen, mindestens insoweit, als die bei plötzlichem Absinken des Herzzeitvolumens einzig mögliche Anpassung durch optimale Verteilung des reduzierten Herzzeitvolumens im Sinne der sog. Zentralisation nicht mehr optimal funktioniert. Klinisch-chirurgische Erfahrungen zeigen, daß Patienten im latenten oder manifesten Schock nahezu alle Narkosearten schlecht vertragen. Dies gilt in besonderem Maße für Spinal- und Plexusanästhesie und für die Barbituratnarkose. Am schonendsten dürfte eine Kombinationsinhalationsnarkose mit reichlicher Sauerstoffzufuhr sein (HEGEMANN 1958).

Metabolische und toxische Einflüsse werden, wenn sie direkt an der peripheren Strombahn angreifen, zu einer Weiterstellung von Kapazitätsgefäßen, besonders der Capillaren, führen. Dies wird der Fall sein, wenn der lokale Stoffwechsel ansteigt, wie das im traumatisierten und reparativ entzündeten Gewebe der Fall ist, oder wenn die Sauerstoffzufuhr infolge respiratorischer und zirkulatorischer Hypoxämie abnimmt. Klinische Erfahrungen haben gezeigt, daß nicht ausreichende Sauerstoffzufuhr, meist als Folge nicht optimal durchgeführter Narkose, die Entstehung des postoperativen Kreislaufschocks deutlich begünstigt. Auch in der febrilen Temperaturerhöhung kann wegen der stoffwechselsteigernden Wirkung des Fiebers ein schockbegünstigender Faktor gesehen werden. Toxische Einwirkung der Narkosemittel auf die periphere Strombahn werden bei der heute hochentwickelten Narkosetechnik kaum eine wesentliche schockbegünstigende Rolle spielen; eher werden toxische Substanzen, die im ischämischen Gewebe entstehen (Tourniquet-Schock) oder im Zusammenhang mit echt entzündlichen Prozessen bzw. bei gestörter Leber- oder Nierenfunktion entstehen, eine Rolle spielen können. Toxische und metabolische Einflüsse werden sich auch auf den Herzmuskel, der ebenfalls Teil der Endstrombahn ist, auswirken.

In allererster Linie ist jedoch der traumatische Schock als ein Blutvolumenmangelschock aufzufassen. Diese fundamentale Erkenntnis hat wesentliche Fortschritte der Schockbekämpfung und der Chirurgie ermöglicht. Man wird mindestens hinsichtlich der praktisch therapeutischen Konsequenzen nicht fehlgehen, wenn man bei jedem traumatisch-chirurgischen Schock zunächst an Volumenmangel denkt und die oben geschilderten nervalen, metabolischen und toxischen Faktoren nur als zusätzliche schockbegünstigende Faktoren auffaßt, von welchen der Sauerstoffmangel als der wichtigste anzusehen ist. Blutverlust (äußere und innere Blutung), Plasmaverlust (durch lokale Erhöhung der Capillarpermeabilität im geschädigten Gewebe) und Wasser- und Ionenverlust sind die wesentlichen Ursachen des Blutvolumenmangels. Der passende und ausreichende sofortige Ersatz des jeweils Fehlenden ist das Wichtigste bei der Prophylaxe und Therapie des traumatischen und chirurgischen Schocks.

Da jede schwerere Operation sowohl zu Blut- und Plasmaverlust als auch zu Wasser- und Ionenverarmung führen kann, ist es von Bedeutung, schon präoperativ derartige Mangelzustände zu erkennen und sie richtig zu beheben.

Anämien sind präoperativ durch Bluttransfusionen und entsprechende interne Therapie zu beheben.

Besteht nach einem schweren Verkehrs- oder Betriebsunfall, nach einer äußeren oder inneren Blutung oder nach einer Verbrennung präoperativ das Bild des latenten oder manifesten Kreislaufschocks, so ist bei vorwiegendem Blutverlust Blut, bei vorwiegendem Plasmaverlust Plasma oder ein Plasmaexpander (Periston, Makrodex) zu infundieren. Die zu infundierende Menge richtet sich nach der Größe des Verlustes und dürfte bei manifestem Schock zwischen 25 und 35% der Blutmenge liegen.

Erst nach ausreichender Volumensubstitution können peripher angreifende Sympathicomimetica wie Depot-Novadral, eventuell eine Arterenol-Dauerinfusion indiziert sein, falls der systolische Blutdruck noch niedriger als 90 mm Hg ist. Eine starke „Zentralisation" des Kreislaufs im Schock mit kalter und schlecht durchbluteter Haut und sehr kalten Extremitäten indiziert noch nicht die Anwendung gefäßerweiternder Mittel (z. B. Ganglienblocker), da erwartet werden kann, daß mit der Blutvolumensubstitution sich die Zentralisation zurückbildet. Falls jedoch mit der Zentralisation eine zentrale Hyperthermie einhergeht (da die Wärmeabgabe bei fehlender Hautdurchblutung sehr reduziert ist), ist eine Normalisierung des Kreislaufs durch Blutvolumensubstitution allein gewöhnlich nicht zu erwarten. Es empfiehlt sich daher, neben der Volumensubstitution eine pharmakologische Hibernation mit Senkung der Kerntemperatur bis zum Normalbereich durchzuführen. Ebenso ist zu verfahren, wenn postoperativ eine zentrale Hyperthermie mit oder ohne Schock eintreten sollte. Die Gefahr der zentralen Hyperthermie besteht besonders nach Schädelverletzungen und bei intrakraniellen Eingriffen.

Bei hohem Dünndarmileus wird man ebenfalls unter gleichzeitiger Absaugung des Magen- und Darminhaltes Plasma und Blut infundieren, da Elektrolytlösungen bei der vorliegenden lokalen Störung der Capillarpermeabilität nur die Sekretion in das Darmlumen vermehren. Ebenso wird man aus dem gleichen Grunde bei akuter Peritonitis verfahren.

Bei hochgradiger Oesophagusstenose oder bei langem Bewußtseinsverlust kann ein fast reiner Wassermangel vorliegen mit Hyperosmolarität des Extracellularraumes, hochkonzentriertem Harn und Abnahme des intracellulären Wassers. Bei hochgradiger Kachexie und Hypoproteinämie können trotzdem Ödeme vorhanden sein. Intravenöse Elektrolytlösungen werden den Zustand verschlimmern; notwendig ist zunächst nur Wasser (Glucoselösung intravenös, später Calorien- und Eiweißzufuhr).

Salzverluste, die zu Hyponatriämie führen, können besonders bei chronisch salzfrei ernährten Menschen ausgelöst werden; so bei Herzkranken, wenn Natriumverluste durch Diuretica, starkes Erbrechen, Schwitzen oder Durchfälle hinzukommen. Sie treten bei manchen Formen chronischer Nephritis unter salzfreier Diät spontan auf und werden durch eine Nebenniereninsuffizienz (Addisonsche Krankheit oder Hypophysenvorderlappeninsuffizienz) begünstigt. Auch bei Verbrennungen kommt es oft zu Hyponatriämie. Mangel an Na^+ und Cl^- führt zwangsläufig zu einer sehr erheblichen Abnahme des extracellulären Flüssigkeitsvolumens, damit zu starker Verminderung des Blutvolumens mit Hämokonzentration, arterieller Hypotension und Schock. Elektrolytfreie Flüssigkeit peroral und intravenös kann zu akuter Wasserintoxikation mit Hirnschwellung führen (vgl. Schwab und Kühns 1959). Notwendig ist hypertonische Kochsalzlösung. Die notwendige Natriumchloridmenge muß nach der Größe des Defizits im Extracellularraum berechnet werden. Ferner wird meist eine Behandlung mit DOCA oder Prednison notwendig sein. Die rechtzeitige präoperative Erkennung eines

M. Addison oder einer Hypophysenvorderlappeninsuffizienz dürfte besonders wichtig sein.

Eine Kaliumverarmung wird häufig übersehen werden, zumal sie zunächst nur den Intracellularraum betrifft und am Serumkaliumspiegel nicht immer erkennbar ist. Kaliummangel kann bei jeder Form des Salz und Wasserverlustes auftreten, z. B. beim Verlust intestinaler Sekrete, nach Gebrauch von Ionenaustauschern, nach Diureticis, auch nach den modernen Chlorothiaziden, besonders wenn gleichzeitig die Natriumzufuhr gewährleistet ist. Die Kaliumausscheidung ist ferner an den Eiweißkatabolismus eng gebunden. Jede Schädigung der Zellmembran, z. B. durch Hypoxie, führt zum Eindringen von Na^+ in die Zelle und zur Abgabe von K^+ an den Extracellularraum. Aldosteron sorgt für renale Na^+-Konservierung, fördert aber die renale Kaliumausscheidung, in geringerem Grade bewirkt ACTH das gleiche. Erst wenn der intracellulare K^+-Mangel fortgeschritten ist, wird auch im Plasma ein Absinken des Kaliumspiegels erkennbar. Bei allen Zuständen mit chronischer Aldosteron-Überproduktion, so bei Lebercirrhose, auch bei dekompensierten Herzleiden und Nephrosen, kann ein latenter, meist nur intracellulärer, Kaliummangel bestehen. Durch die zunehmende ärztliche Verwendung von Nebennierensteroiden, Ionenaustauschern, modernen Diureticis, z. B. Chlorothiaziden, Diamox usw., werden latente Kaliummangelzustände häufiger, besonders beim chronisch Leberkranken scheint sich ein Kaliummangel leicht zu entwickeln. Für die Diagnostik ist das EKG ebenso wichtig wie das Flammenphotometer, zumal es auch den cellulären Kaliummangel anzeigt, allerdings auch von vielen anderen Faktoren (Calcium, Hypoxie, Digitalis usw.) in ähnlicher Weise beeinflußt wird.

Die präoperative Erkennung des Kaliummangels ist wichtig, weil er sich durch die Einwirkung der Operation fast regelmäßig verstärkt. Bezüglich der einzelnen Wirkungen des Kaliummangels auf Herz und Kreislauf sowie die Beeinflussung der Digitaliswirkung durch den Kaliummangel sei auf das Kapitel Herz und Kreislauf bei Störungen des Ionenhaushaltes verwiesen. Es genügt, an dieser Stelle darauf hinzuweisen, daß Kaliummangel beim Menschen blutdrucksenkend wirkt, wahrscheinlich durch Beeinflussung des Tonus der glatten Gefäßmuskulatur, und daß gleichzeitig der Kontraktionsmechanismus des Herzens beeinträchtigt wird. Kaliummangel wird demnach die Neigung zu postoperativem Schock begünstigen.

Hyperkaliämie kann bei funktionstüchtiger Niere eigentlich nur artefiziell erzeugt werden, z. B. bei zu schneller Infusion kaliumhaltiger Elektrolytlösungen. Bei akutem Nierenversagen stellt die Hyperkaliämie mit ihren bedrohlichen Herzwirkungen (s. Ionenkapitel) eine große Gefahr dar und bestimmt meist die Indikation zur Behandlung mit der künstlichen Niere.

Zur präoperativen und postoperativen Schockprophylaxe gehört auch die Beachtung und, wenn irgend die Dringlichkeit des Eingriffs es erlaubt, die Behandlung einer Hypoproteinämie, gleich welcher Ursache.

Bei der durch die Operation zu erwartenden Steigerung des Eiweißkatabolismus wird der Eiweißmangelzustand vermehrt. Die ohnehin gefährdete Aufrechterhaltung des zirkulierenden Blutvolumens ist bei stark erniedrigtem kolloidosmotischem Druck erschwert. Damit ist die Schockgefahr erhöht. Die Verminderung der Infektresistenz bei allen mit Eiweißmangel und Kachexie einhergehenden Zuständen ist ebenfalls zu berücksichtigen.

Daß Infekte, die schon präoperativ vorhanden sind, oder sich postoperativ, besonders beim Vorhandensein größerer Wundflächen, entwickeln, den Gesamtkreislauf schädigen und besonders das Auftreten eines postoperativen Kollapses begünstigen, braucht kaum erwähnt zu werden. Ihre Bekämpfung nach den üblichen Regeln ist ein selbstverständlicher Bestandteil jeder postoperativen Therapie. Auf die Bedeutung des Infektes für die Entstehung von Schock und Kollaps, auch nach Blutungen und Traumen, hat besonders Fine und sein Arbeitskreis (1955) hingewiesen. Die Berechtigung der Verallgemeinerung dieser tierexperimentellen Befunde und ihre Übertragung auf den Menschen ist allerdings wohl mit Recht in Zweifel gezogen worden. Das Bild des posttraumatischen bzw. postoperativen Schocks kann auch durch embolische Prozesse (Thrombembolie, Fettembolie oder Luftembolie, ausgelöst werden. Diese Zustände sind an anderer Stelle dieses Handbuches ausführlich beschrieben (Bd. IX/1, Buchborn), so daß hier ein kurzer Hinweis genügt.

Die Differentialdiagnose kann sich bereits aus der Art des operativen Eingriffs bzw. des Traumas ergeben. So lassen Knochenläsionen, besonders Frakturen der großen Röhrenknochen, eventuell aber auch ausgedehnte Traumen des Fettgewebes oder Leberrupturen an die Möglichkeit einer Fettembolie denken. Luftembolien werden vorwiegend intraoperativ eintreten, wenn durch die Art des Eingriffs Gelegenheit zum Eintritt von Luft in Gefäße des Niederdrucksystems gegeben ist. Während die Luftembolie — ob sie den großen oder den kleinen Kreislauf betrifft — meist ein unverkennbares, plötzliches Ereignis ist, kann sich besonders der Schock bei der Fettembolie unter dem Bilde eines einfachen posttraumatischen oder postoperativen Schockes verbergen. Erscheinungen einer Fettembolie treten meist erst einen bis mehrere Tage nach dem auslösenden Ereignis ein; das klinische Bild läßt zunächst an eine Lungenaffektion denken — zunehmende Dyspnoe, Unruhe, Tachykardie, Lungenverschattungen, Temperatursteigerung; erst später kann es bei zunehmendem Versagen des rechten Herzens zu Blutdruckabfall und allgemeiner Asphyxie, also zu einem schockartigen Bilde, kommen, dem sich oft noch Symptome cerebraler Fettembolie zugesellen.

Differentialdiagnostische Schwierigkeiten werden vor allem dann entstehen, wenn die initialen Symptome der Fettembolie und das meist vorhandene freie Intervall durch einen gleichzeitig vorhandenen posttraumatischen Schock überdeckt werden, so daß die viel langsamer sich entwickelnde akute Kreislaufinsuffizienz bei der Fettembolie als eine zunehmende Verschlechterung des präexistenten Kreislaufschocks imponiert. Es ist dann wichtig, auf die Symptome des akuten Cor pulmonale zu achten, da die bei posttraumatischem Schock sonst übliche Infusions- und Transfusions-Therapie das Versagen des rechten Herzens nur beschleunigen würde.

Auch die thrombotische Lungenembolie kann neben den Symptomen des akuten Cor pulmonale das Bild eines akuten Kreislaufschocks bieten. Die Plötzlichkeit des Ereignisses, das charakteristische Intervall von 5—12 Tagen nach dem operativen Eingriff (Spohn 1951), werden meist die richtige Diagnose erlauben. Es sei aber daran erinnert, daß Lungenembolien oft sehr symptomarm verlaufen können, so daß allein eine leichte Verschlechterung des Allgemeinbefindens, eine Tachykardie, vielleicht ein Blutdruckabfall oder eine Temperatursteigerung, auf das Ereignis hindeuten. Bei jeder Verschlechterung der Kreislauflage muß daher an diese Möglichkeit gedacht werden und gegebenenfalls für sofortige Behandlung mit Antikoagulantien gesorgt werden.

Schließlich kann ein postoperativ eingetretener Herzinfarkt unter dem Bilde eines akuten Kreislaufversagens verlaufen und durch andere Erscheinungen der postoperativen Phase mehr oder weniger larviert sein.

Vorwiegend bei bestimmten geburtshelferischen Eingriffen, meist im Zusammenhang mit febrilen Aborten, ist ferner mit einer bestimmten Art des perakuten Kreislaufkollapses zu rechnen, der dem aus Tierexperimenten bekannten Sanarelli-Schwartzman-Phänomen analog ist.

Es kann bezüglich der Pathogenese dieses Phänomens auf Kapitel Herz und Kreislauf bei Infektionskrankheiten verwiesen werden. Wichtig ist es, bei perakuten Kollapsen mit oder ohne manifeste hämorrhagische Diathese klinisch an diesen Auslösungsmechanismus zu denken und auf die charakteristische Konstellation des Gerinnungssystems [hochgradige Fibrinogenopenie, Mangel an Faktor VIII (A.H.G.) und Faktor V (Acceleratorglobulin) und sekundäre Thrombopenie] zu achten, da Grund zu der Annahme besteht, daß rechtzeitige Gabe von Heparin das Gerinnungsphänomen stoppen und auch den Kollaps günstig beeinflussen kann. In einem Fall von allerschwerstem Kollaps nach Ausräumung eines fieberhaften Abortes im 3. Monat, bei dem gerinnungsanalytisch das Phänomen des Sanarelli-Shwartzman-Phänomens und eine hämorrhagische Diathese bestand, ist es sehr wahrscheinlich, daß Heparin-Dauertropfinfusion neben anderen sofort eingeleiteten Maßnahmen entscheidend dazu beigetragen hat, den letalen Ausgang zu verhindern.

c) Das postoperative Nieren- und Leberversagen.

Nierenversagen in Form einer akut einsetzenden Anurie oder extremer Oligurie (Harnmenge unter 300 cm³/Tag) kann postoperativ sowie nach schweren Traumen (Unfälle, Verbrennungen), im Verlauf schwerer, mit einem Darniederliegen des Kreislaufs einhergehender Infektionen, nach schweren Schockzuständen jeder Art (Myokardinfarkt, Lungenembolie, schwere Störungen des Ionen- und Wasserhaushaltes), nach schweren Leberschäden (hepatorenales Syndrom) auftreten. Häufig wird es beim Auftreten von freiem Hämoglobin oder Myohämoglobin im Serum, also bei akut hämolytischen Zuständen, bei Transfusionszwischenfällen, beim sog. Crush-Syndrom beobachtet. Eine ähnliche klinische Symptomatologie wird auch nach Vergiftungen, durch Sublimat, Tetrachlorkohlenstoff, Sulfonamide usw. beobachtet.

Ohne einer zu starken Schematisierung der Pathogenese das Wort zu reden, kann vermutet werden, daß bei der Mehrzahl dieser Zustände, besonders beim postoperativ und posttraumatisch auftretenden akuten Nierenversagen, eine akute, starke Verminderung der Nierendurchblutung im Rahmen der Zentralisation bei einem latenten oder manifesten Kreislaufkollaps als auslösende Ursache in Frage kommt. Es wären dann im Verlauf 3 Stadien zu unterscheiden: zunächst die meist nur vermutete, vorübergehende Ischämie der Niere, die mit der besonderen Benachteiligung der Nierendurchblutung im Rahmen der sog. Zentralisation bei Narkose und Kreislaufschock zusammenhängt — dann die anurische oder oligurische Phase bei meist wieder völlig restituiertem Kreislauf — und schließlich die reparative Phase, bei der sich als Folge einer noch nicht behobenen Zellschädigung im Bereich der Tubuli eine Hyposthenurie findet, die sehr große Harnmengen erfordert, wenn die täglich anfallenden Metaboliten ausgeschieden werden sollen und darüber hinaus die im Blut und Extracellularraum angesammelten Metaboliten vermindert werden sollen. Die klinische Erfahrung, daß akutes Nierenversagen häufig nach solchen Traumen, Operationen und schweren Erkrankungen eintritt, die von schweren und langdauernden Kreislaufschockzuständen begleitet waren, gibt einer solchen Auffassung recht. Es darf aber nicht übersehen werden, daß akutes Nierenversagen auch ohne nachweisbaren, vorhergehenden Kreislaufkollaps eintreten kann. So ist uns ein Fall von tödlichem akuten Nierenversagen in Erinnerung, der sich im Anschluß an die operative Entfernung eines kleinen Hautangioms in lokaler Anästhesie einstellte, ohne daß postoperativ eine Störung des Gesamtkreislaufs hätte beobachtet werden können. Ein latenter Schock mit nerval gesteuerter Kreislaufzentralisation wird allerdings kaum nach einem operativen Eingriff ausgeschlossen werden können; man kann wohl nur behaupten, daß eine Senkung des Blutdrucks auf Werte, die eine Filtration ausschließen, nicht conditio sine qua non für das Auftreten des akuten Nierenversagens ist.

Es kann nicht die Aufgabe dieser Übersicht sein, Symptomatologie und Therapie des akuten postoperativen Nierenversagens zu schildern. Es genügt der Hinweis, daß die Verhütung eines intraoperativen oder postoperativen akuten Kreislaufversagens zugleich die beste Prophylaxe gegenüber dem akuten Nierenversagen ist. Es kommt wohl mehr darauf an, daß immer ein ausreichendes Herzzeitvolumen zur Verfügung steht, als darauf, daß der Blutdruck einen bestimmten Wert nicht unterschreitet. Eingriffe unter Verwendung von Ganglienblockern haben nicht zu einer Häufung des akuten Nierenversagens geführt. Größte Vorsicht bei Blutübertragungen zur Vermeidung einer Chromoproteidnephrose dürfte eine Selbstverständlichkeit sein.

Ein postoperatives Leberversagen ergibt sich fast nie bei präoperativ gesunder Leber. Dies liegt wohl daran, daß die Leberdurchblutung sowohl in der Narkose sowie im Kreislaufschock besser gesichert erscheint als die Nierendurchblutung. Die Leberdurchblutung sinkt auch im schweren Schock nicht stärker ab als das allgemeine Herzzeitvolumen (Bradley 1955; Selkurt 1958). Ausnahmen mögen bestehen, wenn die Leberdurchblutung pathologisch erschwert ist. So ist das häufige akute Leberversagen in Form des Coma hepaticum im unmittelbaren Anschluß an eine zu vorübergehendem hämorrhagischen Schock führende schwere Blutung aus Oesophagusvaricen mit der erheblichen Minderdurchblutung der cirrhotischen Leber nach der den Pfortaderkreislauf entlastenden Blutung erklärt worden. Problematischer ist es schon, ob man das ebenfalls häufige Eintreten des Coma hepaticum nach einer ausgedehnten Ascitespunktion allein auf die wohl auch im Gefolge dieses Eingriffes aus verschiedenen Gründen eintretende Minderung der Leberdurchblutung zurückführen kann.

Unter den Umständen, die bei hochgradig funktionsgeschädigter Leber ein Coma hepaticum auslösen können, kann man, neben den schon genannten Zuständen, jede Form eines Kreislaufkollapses nennen, ferner auch die Wirkung von Natriureticis (Salyrgan, Diamox, Chlorothiaziden, Ionenaustauschern), besonders dann, wenn nicht für eine Kompensation des bei vorgeschädigter Leber so besonders leicht auftretenden Kaliumverlustes gesorgt ist. Auch eine Überlastung mit Eiweiß sowie eine Steigerung des endogenen Eiweißabbaues, eine Medikation von NH_4Cl und schließlich toxische Substanzen wie Halogenkohlenwasserstoffe usw. können ein Leberkoma auslösen.

Es erscheint unvermeidbar, daß bei operativen Eingriffen einige der genannten Bedingungen zusammentreffen, wie Zirkulationsminderung, vermehrter Eiweißabbau, Kaliumverluste, toxische Einwirkungen durch Narkotica. H. E. Bock (1959) berichtet, daß unter 6000 Operationen 119mal Leberkomplikationen mit 60 Todesfällen auftraten, 11mal entwickelte sich ein sog. hepatorenales Syndrom. Die Prophylaxe besteht einerseits in einer subtilen Leberdiagnostik, die operative Eingriffe bei drohendem Coma hepaticum nach Möglichkeit kontraindiziert, ferner im Falle von Notoperationen in der Vermeidung der oben genannten schädigenden Momente.

d) Postoperatives Herzversagen.

Die große Bedeutung, die dem postoperativen Schock und Kollaps mit Recht beigemessen wird erklärt gleichzeitig zu einem Teil, warum postoperatives akutes Auftreten einer echten Herzinsuffizienz mit Stauung selten ist. Wenn die allgemeine Tendenz im Laufe des operativen Traumas in Richtung einer Abnahme der zirkulierenden Blutmenge geht, wird nicht gleichzeitig eine Vermehrung der Stauung durch Zunahme der Blutmenge einsetzen können. Auch von einer vermehrten Belastung des Herzens kann kaum die Rede sein, da während Operation und Narkose Herzzeitvolumen und mittlerer Blutdruck eher absinken. Postoperativ auf der Höhe der „Maladie postoperatoire" findet sich allerdings meist eine Zunahme des Herzzeitvolumens. Unter den Ursachen von Schock und Kollaps, die sich postoperativ auswirken können, treten, wie oben angeführt, die kardiogenen weit hinter den in der Peripherie des Kreislaufs angreifenden zurück. Trotzdem enthalten Narkose und Operation eine Reihe von Belastungsmomenten auch für das Herz, die sich funktionell besonders dann auswirken können, wenn das Herz vorgeschädigt ist. Solche Momente sind nach WIEMERS und KERN (1957)

a) verschlechterte Sauerstoffversorgung und Kohlensäureausscheidung bei allen Komplikationen der Atmung;

b) verminderte Coronardurchblutung infolge Blutdruckabfall;

c) vermindertes Sauerstoffangebot an den Herzmuskel infolge Anämie;

d) Erhöhung der Druckarbeit des Herzens bei Blutdruckkrisen;

e) Widerstandserhöhung im kleinen Kreislauf bei Thoraxoperationen, besonders nach Lungenresektionen;

f) erhöhter Sauerstoffbedarf des Myokards bei gleichzeitiger vermehrter Volumenförderung im Fieber;

g) Stoffwechselstörungen, wie Kachexie, Acidose, Hypokaliämie, Hyperglykämie, Urämie;

h) toxische Einwirkungen bei Infektionen.

HEGEMANN (1959) erwähnt hierzu, daß der Tod eines Herzkranken in den ersten Tagen nach der Operation in den seltensten Fällen durch primäres Herzversagen (Myokardinfarkt, Kammerflimmern) herbeigeführt wird, sondern daß meist eine der üblichen postoperativen Komplikationen vorliegt. Am häufigsten sind Thromboembolie, Lungenatelektase, Lungenödem, Pneumonie oder Urämie. Das bedeutet, daß derartige typische postoperative Komplikationen von Herzkranken wesentlich schlechter vertragen werden als von Patienten mit gesundem Herzen. „Bei Herzkranken müssen derartige Komplikationen daher, von der ersten Stunde nach dem chirurgischen Eingriff beginnend, mit besonderer Aufmerksamkeit bekämpft werden." Nach HEGEMANN (1958) ist auch Vorsicht bei postoperativen Infusionen geboten. Wenn eine solche notwendig erscheint, so sollte in der Regel nur Zuckerlösung in Aqua dest. langsam intravenös mit Tropfinfusion gegeben werden. Blut, Plasma, Periston, Dextran und natriumhaltige Elektrolytgemische führen dagegen bei Herzkranken viel leichter zum Lungenödem und sollten nur bei strenger Indikationsstellung, z. B. bei Blut-, Plasmaoder Elektrolytverlusten gegeben werden.

Weitere Momente, die das vorgeschädigte Herz in der postoperativen Phase ungünstig beeinflussen können, sind eine Reihe von Narkotica, die für das Herz toxisch wirken. Diese müssen daher bei Herzkranken ausscheiden. Im übrigen ist es aber heute viel leichter, auch an schwer Herzkranken große operative Eingriffe mit Erfolg auszuführen, als sie dann auch sicher über die postoperative Phase hinwegzubringen. Dies bedeutet, daß schwere Herzinsuffizienz häufig zwar keine Gegenindikation für die modernen Operationsverfahren an sich bedeutet, wohl aber, daß man dann solche Patienten einer postoperativen Phase ausliefert, die den Hilfsmitteln der modernen Medizin viel weniger zugänglich ist als die operative Phase.

Als nicht so seltene postoperative Beobachtung erwähnt HEGEMANN (1958) das Auftreten von paroxysmaler Tachykardie, die auch unserer Erfahrung nach häufiger die Ursache für die konsiliarische Tätigkeit des Internisten ist. Die unmittelbar auslösende Ursache bleibt meist ungeklärt. In einer Reihe von Fällen findet sich eine entsprechende präoperative Anamnese. Hegemann (1958) beurteilt derartige Tachykardien als relativ harmlos, wenn sie nicht auf ein schon vorher insuffizientes Herz treffen. Daß postoperativ eine erhöhte Anfälligkeit für Rhythmusstörungen aller Art, besonders auch Extrasystolen, bestehen kann, erscheint bei der Häufigkeit von postoperativen Störungen des Ionenmilieus nicht verwunderlich. Meist treten in diesen Tagen jedoch nur Störungen auf, die auch präoperativ schon gelegentlich vorhanden waren. Die Therapie wird den auch sonst geltenden Richtlinien folgen.

Daß Coronarsklerotiker besonders gefährdet sein müssen, geht aus der Art der oben angeführten Schädigungsmomente horvor.

Nach Schaub (1956) ist die Häufigkeit postoperativer Herzinfarkte vor allem durch akutes Absinken des Blutdrucks nach der Operation zu erklären. Alle Momente also, die postoperativ zu einer latenten Kollapsbereitschaft führen oder die eine stärkere Hypoxämie oder sonstige schwere Zellstoffwechselstörungen verursachen, können bei primärer Mangeldurchblutung des Herzens, bei Coronarsklerose, zu einem akuten Zugrundegehen von Herzmuskelzellen führen, dessen Ausmaß vom Gewicht der beteiligten Faktoren abhängt.

Tritt im Anschluß an ein durch einen operativen Eingriff verursachtes Krankenlager eine langsam zunehmende Herzinsuffizienz mit Stauung ein, die durch die Grundkrankheit nicht erklärt ist, so wird man immer an die Möglichkeit denken, daß ein stummer Herzinfarkt oder noch häufiger eine stumme Lungenembolie postoperativ durchgemacht wurde.

e) Postoperative thromboembolische Komplikationen.

Thromboembolische Erkrankungen sind eine typische Komplikation der postoperativen Phase, besonders nach abdominellen Eingriffen, die nicht einmal sehr umfangreich gewesen sein müssen (z. B. Herniotomie). Thrombosen in der Vorgeschichte des Patienten oder als gehäuftes Vorkommnis in seiner Familie können auf eine besondere Thromboseneigung im einzelnen Fall hinweisen. Im übrigen gibt es eine Reihe prädisponierender Faktoren für die postoperative Thrombose, unter denen als allgemeinere zu nennen sind (nach Naegeli und Matis): Alter, Fettleibigkeit, Herz-, Infektions- und Blutkrankheiten (Polyglobulie, Anämie), maligne Prozesse. Bei $1/3$ der Fälle sind keine prädisponierenden Faktoren festzustellen. Daneben sind wichtig die Voraussagen über das postoperative Kreislaufverhalten, das eine enge kausale Verknüpfung mit der Entstehung der sog. Fernthrombose zeigt. Diese ist als intravasale Gerinnselbildung zu verstehen, die meist in den Beinen lokalisiert ist. Sie zeigt keine topographische Beziehung zum Ort der Operation. Die Neigung zur Entstehung der Fernthrombose wird vor allem auch durch Art und Umfang der Operation beeinflußt. Bluttransfusionen haben im allgemeinen keine Auswirkung auf die Thromboseentstehung, allenfalls einmal im Sinne einer Mobilisierung oder Propagation einer bereits vorhandenen Thrombose (Runge, I. Hartert u. Nobel 1955).

Nach der klassischen Theorie von Virchow entsteht die Fernthrombose durch Blutveränderungen (erhöhte Gerinnungsneigung), Veränderungen des Kreislaufs (Hypozirkulation) und durch lokal auslösende Gefäßveränderungen (Verlust der Unbenetzbarkeit durch hypozirkulatorische Stoffwechselstörungen?). Virchows Anschauung hat auch heute noch allgemeine Gültigkeit, obgleich der physiologische Aspekt des Blutgerinnungsvorganges inzwischen wesentlich komplizierter geworden ist (vgl. Hartert 1960). Über die möglichen lokalen Gefäßveränderungen als der einen auslösenden Ursache der Thrombose ist auch heute so gut wie nichts bekannt. Die Beziehungen zwischen Gerinnung und Kreislauf sind in neuerer Zeit vor allem von Lasch, Mechelke u. Mitarb. (1958) eingehend experimentell untersucht worden.

Hält sich das Blut in irgendwelchen Gefäßgebieten, wie z.B. in den Venen der immobilisierten Beine des postoperativen Patienten, wegen der verlangsamten Strömung lange auf, so kann es hier zum vollständigen Ablauf der Gerinnung kommen, also zur Entstehung einer Venenthrombose. Da in den Beinvenen im allgemeinen nicht Gerinnungs-, sondern Abscheidungsthromben entstehen, wirkt offenbar die Gefäßwand schlecht durchströmter Venen so begünstigend auf die Auslösung der Gerinnung, daß es wandständig zur ersten Manifestation, d.h. zur Entstehung eines Abscheidungsthrombus kommt. Sobald die ersten Gerinnsel an der Venenwand sich gebildet haben, setzt ein Mechanismus der Selbstpropagation des Thrombus ein, der auf dem Boden der allgemein erhöhten Gerinnungsneigung zu äußerst raschem Fortschreiten der Thrombosierung führen kann: Das sich retrahierende erste Gerinnsel preßt aktives Thrombin aus (vgl. Quick 1951), das eine weitere Apposition von Gerinnselmassen in Stromrichtung (herzwärts) bewirkt usf.

Der Mechanismus der Thromboseentstehung erhält sein endgültiges Gepräge durch eine Reihe von zusätzlichen Mechanismen, die sich gegenseitig beeinflussen können. So kommt es offenbar durch gegenregulatorische Vorgänge im tiefen Kollaps zu einer Heparinausschüttung, die es erklärt, warum nicht allgemein bei hypozirkulatorischen Zuständen eine verbreitete intravasale Gerinnung stattfindet. Statistisch gesehen ist dementsprechend die Häufigkeit postoperativer Thrombosen in den ersten 3 Tagen nach der Operation noch relativ gering, obgleich sich der Kreislauf hier eher im Stadium des Präkollapses befindet als später (ähnliche Vorgänge scheinen in der Hypothermie den Organismus vor Thrombosen zu schützen (Lasch, Sessner et. al. 1959).

Die folgenden Momente spielen in ihrem zeitlichen Ablauf offenbar ebenfalls eine Rolle bei der Thromboseentstehung: Nach Untersuchungen von F. Koller (1949) steigen nach einem Tiefstand am Ende der Operation die Thrombocyten postoperativ allmählich wieder an; ihre Zahl erreicht den ersten Höhepunkt etwa am 6. postoperativen Tage. Die Neuproduktion von Blutplättchen nach der Operation, durch die ein extremer Plättchenverbrauch stattgefunden hat, bringt eine hohe Zahl jugendlicher Plättchen in den Kreislauf. Dies schafft besonders günstige Bedingungen für Plättchenagglutinationen. Parallel ergibt sich oft eine Erholung des temporär minderdurchbluteten und zusätzlich toxisch geschädigten Leberparenchyms, die unter anderem zu einer überschießenden Produktion der zunächst verminderten Gerinnungsfaktoren führen kann.

Eine besondere, in ihrer normalen Funktion noch nicht geklärte Rolle, spielt die Fibrinolyse. Es ist durchaus denkbar, daß die fortgesetzte physiologische Produktion einer fibrinähnlichen Substanz auf der Innenoberfläche der Gefäße (Copley 1957; Duguid 1952; Astrup 1957) Unbenetzbarkeit und möglicherweise noch andere Funktionen bedingt (Lasch 1959; Hartert 1959). Bei Überfunktion würde dieser Vorgang zu einer Thrombose führen, wenn nicht normalerweise die fibrinolytische Aktivität im Blut regelrechte Thrombusbildungen im intakten Gefäßsystem verhinderte. Als gesichert kann angesehen werden, daß die Fibrinolyse durch verschiedene Bakterientoxine, zum anderen auch über eine allgemeine vegetative Reaktion angeregt werden kann. Auch beim experimentellen Peptonschock kommt es zu einer starken fibrinolytischen Aktivität.

Diese verschiedenen Vorgänge überlagern sich, so daß es im Endeffekt zu einem cyclischen Verlauf der Thrombosehäufigkeit nach der Operation kommt, dessen Form und Intensität so wechselt, daß außer einer deutlichen Zunahme etwa bis zum 6. Tage postoperativ keine verwertbaren Prognosen für den Einzelfall zu stellen sind. Die zunehmende Rehabilitation des operierten Patienten bis zu seiner Entlassung führt immer von neuem zu Überschneidungen der verschiedensten Regulationsvorgänge, die gerade in dem vom Kreislauf her gesehen labilen Stadium des ersten Aufstehens starke Änderungen des vegetativen Zustandes auslöst. Falls kein Antikoagulantienschutz besteht, bieten sich dabei vielfach günstige Voraussetzungen für die Thromboseentstehung. Denn es kommt bald zu einer Erschöpfung der Mechanismen, die z.B. durch Heparinausschüttung den hypozirkulatorischen Kreislauf vor Thrombosen schützen.

Wetterfaktoren können die Operationsmortalität — offenbar über vegetative Einflüsse — irgendwie beeinflussen. Besonders Wärme und Feuchtigkeit wirken sich bekanntermaßen direkt auf die Kollapsbereitschaft aus. Wetterfaktoren scheinen aber auch besonders bei der *Thromboseentstehung* bzw. der *postoperativen Lungenembolie* ein Rolle zu spielen.

Nach DAUBERT (1955) zeigen die Thrombosen und Embolien eine jahreszeitliche Häufung in den Monaten Februar/März, Oktober/November; tageszeitlich eine Häufung vormittags und nachmittags und einen Abfall in den Nachtstunden.

Bei den *Embolien* findet sich ein statistisch gesicherter Zusammenhang mit dem Durchgang von Okklusionsfronten, während „Gewittertage" oder „schwüle Tage" keinen Einfluß auf die Auslösung von Embolien haben. Sie bedürfen zu ihrem Auftreten starker meteorotroper Reize, d.h. einer voll im Gange befindlichen cyclonalen Tätigkeit, also Vorgängen auf der Vorderseite bzw. Süd- bis Nordostseite von Tiefdruckgebieten (ähnliche Wetterzusammenhänge wie für die Lungenembolie wurden auch für den Herzinfarkt gefunden). Ein wesentlicher Faktor in diesem Zusammenhang ist die Wetterempfindlichkeit, die nach DAUBERT nach dem letzten Kriege stark zugenommen hat.

Für die *Thromboseentstehung* — die hier nicht ohne weiteres dem Emboliegeschehen gleichzusetzen ist — spielt offenbar das Wetter am Operationstag eine Rolle. Begünstigend scheinen Wetterzustände bei Beendigung einer Hochdruckperiode zu wirken. Die Wettereinflüsse sind hier nach DAUBERT (1955) ausdrücklich über eine Mitbeeinflussung des Kreislaufs zu verstehen. Von zahlreichen weiteren Wetter- und Klimafaktoren, die in diesem Zusammenhang untersucht wurden, sind von gewisser Bedeutung offenbar auch die Sonnenflecken, die ihrerseits wieder das Wetter beeinflussen.

Kein Zusammenhang konnte nach DAUBERT (1955) zwischen bestimmten Ozonwerten in der Luft und dem Ausbruch bestimmter Krankheiten gefunden werden.

Es wurde bereits erwähnt, daß das Auftreten von Thrombosen und von Lungenembolien scheinbar nicht den gleichen Gesetzmäßigkeiten folgt. Dies liegt daran, daß Thrombosen meist erst dann klinisch in Erscheinung treten, wenn sie genügend lange bestanden haben, um eine sekundäre Irritation der Venenwand zu verursachen. Im weiteren Verlauf der Thrombosen kommt es dann meist zu einer entzündlichen Verklebung der frei flottierenden Thrombusschwänze, der der Abbau oder die Organisation der Thrombusmassen unmittelbar nachfolgt. Je mehr sich eine Thrombose klinisch bemerkbar macht, desto weniger Gefahr stellt sie demnach für eine Lungenembolie dar. Daher finden sich in der Statistik so häufig sog. blande Lungenembolien, denen keine klinisch merkbare Thrombose vorausgeht. (Eine ausführliche Darstellung der Klinik und Pathogenese der Lungenembolie findet sich im Abschnitt „Akutes Cor pulmonale" in diesem Band.)

Ursache für Lungenembolien sind offenbar ganz vorwiegend Thromben, die äußerst rasch — in Stunden — in den großen Venen der unteren Extremitäten oder im kleinen Becken entstehen und von dort zur Embolisierung führen, bevor die Thromben am Entstehungsort mehr als ganz unbestimmte Beschwerden verursachen konnten. Erschwert wird hier die Möglichkeit einer Diagnostik am Krankenbett noch dadurch, daß Thrombosen verschiedener Stadien nebeneinander bestehen können. So kann zwar angenommen werden, daß die Emboliegefährdung von seiten einer offensichtlich ins entzündliche Stadium getretenen Thrombose äußerst gering ist. Bei einem Patienten, der nicht mit Antikoagulantien behandelt

wird, kann jedoch nie ausgeschlossen werden, ob nicht gleichzeitig embolie-
gefährdende Thrombosen im Entstehen sind.

Es ist sehr wahrscheinlich, daß gerade die rasch wachsenden und zur Embolisierung führenden Thrombosen nur dann entstehen, wenn temporär eine stark
erhöhte Gerinnungsneigung im Blut besteht, wie sie z. B. mit dem Thrombelasto-
graphen (HARTERT 1951) nachweisbar ist. Es erscheint jedoch aus praktischen
Gründen nicht möglich, die Indikation zur Antikoagulantienbehandlung allein
von der Feststellung einer erhöhten Gerinnungsneigung abhängig zu machen (die
ja nur die Entstehung und nicht auch die Fortdauer einer Thrombose begleiten
muß). Denn hierzu wäre eine — technisch nicht durchführbare — Tag und
Nacht fortlaufende Kontrolle des Gerinnungspotentials notwendig. Auch bei
täglichen Blutkontrollen ist die Möglichkeit nicht auszuschließen, daß in der
Zeit zwischen den Blutentnahmen Phasen erhöhter Gerinnungsneigung auftreten
und zur Thrombose und Lungenembolie führen (Übersicht und Literatur bei
HARTERT 1960).

Eine generelle Antikoagulantienbehandlung bei allen Gefährdeten ist — unter
Beachtung der Gegenindikationen — also nicht zu umgehen. Die Antikoagulantienbehandlung ist aber nur von Wert, wenn sie bei ihrer geringen therapeutischen
Breite äußerst genau einreguliert wird. Andernfalls führt sie zu Blutungen oder,
was relativ häufiger ist, trotz der „Therapie" zu Thrombosen. Näher hierauf einzugehen, würde den Rahmen dieses Abschnitts überschreiten. Es sei hier nur auf
den am meisten problematischen Punkt der Antikoagulantienkontrolle hingewiesen: Daß nämlich mit der Bestimmung der sog. Thromboplastinzeit gerade
jene Faktoren des Gerinnungssystems nicht erfaßt werden, die eine wesentliche
Rolle für die Thromboseentstehung zu spielen scheinen. Nur eine empfindliche
Globaluntersuchung der Blutgerinnungsfaktoren hat sich uns hier als zuverlässig
erwiesen.

II. Spezielle Verfahren der Narkose und Anästhesie.

1. Narkoseverfahren.

Im folgenden wird eine kurze Übersicht über die heute üblichen Methoden
der Narkose und Anästhesie gegeben, um dem Internisten eine Mitsprache bei
der Frage nach der Wahl des für internistisch Kranke günstigsten Verfahrens zu
ermöglichen.

Die klassischen Narkoseverfahren unterscheiden sich einmal nach ihrer Appli-
kationsart (rectal, intravenös, Inhalation), zum anderen nach den verwandten
Pharmaka. Um das eigentliche Narkosemittel niedrig dosieren zu können, werden
heute in vielen Fällen zusätzlich Muskelrelaxantien, z. B. Curare und deren synthetische Verwandte gegeben.

Einen weiteren Schritt stellt die Ausschaltung oder Umsteuerung bestimmter
vegetativer Funktionsabläufe dar, z. B. durch die künstliche Blutdrucksenkung.
Die potenzierte Narkose sucht durch bestimmte Medikamente (vor allem Phenothiazine) das Vegetativum in seinen Reaktionen zu dämpfen. Dadurch wird eine
noch leichtere Narkotisierbarkeit erzielt, als es z. B. mit der kontrollierten Blutdrucksenkung möglich ist. Als pharmakologische Hibernation wird die Kombination der potenzierten Narkose mit geringer Abkühlung (etwa bis 33⁰, besonders
in Fällen mit zentraler Hyperthermie) bezeichnet — im Gegensatz zur wesentlich
tiefer gehenden kontrollierten Hypothermie, bei der die Abkühlung selbst das
eigentliche Narkoticum und Analgeticum ist.

Wir haben es also in der Beurteilung der Narkoseneben- und -nachwirkungen
einmal mit dem pharmakologischen Effekt der verschiedenen Narkosemittel und

zum anderen mit jenen modernen physikalischen und medikamentösen Maßnahmen zu tun, die die klassischen Narkosemittel in ihrer Wirkung potenzieren
und sogar weitgehend ersetzen.

a) Lokale Betäubung, Spinalanästhesie, Periduralanästhesie.

Generell ist bei Eingriffen in lokaler Betäubung eine Prämedikation (s. unten)
wünschenswert (Hegemann 1958), die dem Kranken die nicht selten verhängnis-
volle Angst nehmen soll. Der Zusatz von gefäßverengerndem Suprarenin kann bei
lokaler Betäubung unter Umständen zu extremer Ischämie mit Nekrosen führen,
wenn durch eine allgemeine Gefäßerkrankung, z.B. Endangiitis oder Arteriosklerose, schon von vornherein eine gewisse Mangeldurchblutung vorliegt.

Mit Noradrenalin an Stelle von Suprarenin ist nach Hegemann (1858) die Gefahr derartiger
Folgen geringer. Das gleiche gilt bei Patienten mit Diabetes mellitus und bei Hyperthyreose
wegen ihrer Überempfindlichkeit gegen Adrenalinkörper.

Wegen der möglichen Allgemeinreaktionen, die die Lokalanästhesie bei dekompensierten Herzfehlern verursachen kann, ist einmal ein mehr schrittweises
Vorgehen angezeigt, zum andern ist vor allem eine geeignete Prämedikation zu
wählen.

Die Spinalanästhesie ist eine Art stark erweiterter Lokal- bzw. Leitungsanästhesie; sie
geht nicht notwendigerweise mit einer Betäubung des Patienten einher. Eine besondere Kreislaufsituation entsteht jeweils in Abhängigkeit von Umfang und Lokalisation der von der
Anästhesie betroffenen Dorsalsegmente, da es in ihrem Bereich zu einem Ausfall der sympathischen Innervation der Gefäße kommt. Einer dadurch hervorgerufenen Kollapsbereitschaft
wird meist durch entsprechende Lagerung des Patienten — nach Bindung des Anaestheticums —
entgegengewirkt. Besonders bei hoher Spinalanästhesie (stärkerer Blutdruckabfall) ist ein gut
funktionierender Rest der Kreislaufregulation die Voraussetzung für ihre Anwendung. Hohe
Spinalanästhesie ist bei Coronarerkrankung und stärkerer Hypertonie kontraindiziert (Hegemann 1958) und z.B. bei alten Leuten ungünstig (vgl. den Abschnitt „Alter und Operabilität“),
da sie die Tätigkeit der Atemmuskulatur beeinträchtigt.

Enger begrenzt als die Spinalanästhesie, die durch Injektion in den Liquorraum das
Anaestheticum direkt in Berührung mit den im Liquor verlaufenden scheidenlosen Nerven
bringt, ist die sog. Periduralanästhesie, bei der die Depots des Anaestheticums extradural
angelegt werden. Die hierbei notwendigerweise viel höhere Dosierung des Anaestheticums
stellt einen erheblichen Nachteil gegenüber der Spinalanästhesie dar, da es viel leichter
zu katastrophalen Überdosierungserscheinungen kommen kann (z.B. Lähmung des Atem-
und Vasomotorenzentrums). Da die Schmerzempfindung sowohl bei Spinal- als auch bei
Periduralanästhesie nicht völlig ausgeschaltet ist, sind häufig zusätzliche Anästhesie-Maß-
nahmen notwendig.

b) Prämedikation.

Bei größeren chirurgischen Eingriffen, vor allem auch bei solchen, die eine Vollnarkose
erfordern, wird eine sog. Prämedikation vorgenommen, die auf medikamentösem Wege die
störende Sekretion der Speicheldrüsen und des Respirationstraktes, sowie die Reflexbereit-
schaft in Rachen und Kehlkopf (Intubation!) herabsetzt.

Weiterhin dämpft die Prämedikation den Stoffwechsel, die Neigung zu Herz-
rhythmusstörungen (z.B. infolge besonderer Nebenwirkungen der Narkotica),
sowie die Schmerzempfindung.

Die Ziele der Prämedikation werden durch die Kombination verschiedener Medikamente
erreicht, deren quantitative und qualitative Zusammensetzung vor allem von der Art der nachfolgenden Narkose und vom Allgemeinzustand des Patienten abhängig gemacht wird.

Im wesentlichen gehören zur Prämedikation neben den beruhigenden Barbituraten die
beruhigenden und schmerzlindernden Opiate — letztere wegen ihrer Nebenwirkungen zusammen mit einem Parasympathicushemmer (Atropin, Scopolamin) gegeben; oder das Dolantin, das die Wirkung eines Opiates mit der etwa von Atropin kombiniert.

Bei Herzinsuffizienz, Schockzuständen, reduziertem Allgemeinzustand, wird
die Prämedikation verringert, bei allen Zuständen mit Stoffwechselsteigerung

(Fieber, Hyperthyreose usw.) dagegen verstärkt. (Über die Prämedikation mit den sog. potenzierenden Pharmaka s. unten.)

Neben der medikamentösen Prämedikation ist der persönliche Kontakt des Patienten mit seinem Anästhesisten (bzw. Operateur) vor der Operation von Bedeutung. Er nimmt dem Kranken mehr oder weniger die Angst, die zu unerwünschten Störungen bei der Narkose führen kann: z. B. vermehrte Adrenalinausschüttung, Tachykardie, Herz-Rhythmusstörungen, Hyperventilation, Grundumsatzerhöhung u. a. (RAGINSKY 1950). (Vgl. auch den Abschnitt über Einfluß des Alters auf die Operabilität.)

Bei den eigentlichen Narkoseverfahren sind die folgenden Gruppen zu unterscheiden:

c) Intravenöse Narkose.

Der Vorteil der intravenösen Narkose ist im allgemeinen eine geringe Belästigung des Kranken mit dem Narkoseverfahren und seinen Nebenerscheinungen (keine Erstickungsangst, keine Reizerscheinungen am Respirationstrakt, keine Eingangsexzitation, kaum postnarkotisches Erbrechen oder Übelkeit). Nachteilig ist die geringe Steuerbarkeit der intravenösen Narkose, z. B. gegenüber der Inhalationsnarkose.

Von wesentlichem Nachteil bei den intravenösen Narkotica ist darüber hinaus, daß sie — mit Ausnahme der Steroidnarkose — alle *Barbiturate* sind und als solche Atemdepressionen, vor allem bei Kindern und alten Leuten, sowie Kreislaufveränderungen (die gewöhnlichen Barbiturate weniger als die Thio-Barbiturate) verursachen. Eine ausreichende Erschlaffung z. B. für Bauchoperationen wird nur mit gefährlich hoher Dosierung erreicht.

Von Bedeutung ist die meist unerwünschte parasympathicomimetische Wirkung, besonders des Barbiturats Pentothal, die aber durch entsprechende Prämedikation ausgeglichen werden kann.

Der Anwendungsbereich der intravenösen Narkotica wird durch die sog. Kombinationsnarkose (s. unten) noch erweitert.

Eine besondere Form der intravenösen Narkose ist die *Steroidnarkose*. SELYE beobachtete 1941, daß gewisse Steroide narkotisch wirken. Gluco- sowie Mineralocorticoide und einige Sexualhormone wirken z. B. narkotisch, wenn bei Versuchstieren $2/3$ der Leber entfernt werden (nach HOHMANN 1958).

Praktisch verwendet wurde das Viadril (21-Hydroxypregnandion-3,20).

MAYRHOFER und REINES (1957) benutzten das Viadril als Basisnarcoticum. Postoperativ fand sich retrograde Amnesie und Euphorie. In der Verwendung als Basisnarcoticum werden keine Kontraindikationen gesehen. Es war bei Klappenfehlern, Myokardschäden, Leber- und Nierenschäden, Hypertonie, Lungenemphysem und bei Kachexie erfolgreich.

Die Vorteile bestehen nach MAYRHOFER und REINES (1957) in angenehmem Einschlafen und Erwachen, im Fehlen von Atemdepressionen, Fehlen von Neigung zu Spasmen, in einer Reflexdämpfung und praktisch dem Fehlen jeder Toxicität. Als Nachteile werden die langsame Narkose-Einleitung (20 min), der länger dauernde deutliche Blutdruckabfall und die starke Neigung zu Thrombosen in den zur Injektion benutzten Venen angesehen.

Ein neueres Präparat ist das Hydroxydion (Dihydro-Desoxycorticosteron-Hemisuccinat-Na; vgl. HOHMANN, s. oben).

d) Rectale Narkose.

Die rectale Narkose wird nur in Verbindung mit anderen Narkoseverfahren angewandt. Sie ist für den Patienten noch schonender als die intravenöse Narkose, jegliche Exzitation fehlt; die Steuerbarkeit ist jedoch noch schlechter als bei der letzteren. Als kurzwirkende rectale Narkotica werden *Barbiturate*, als langdauerndes das *Avertin* (EICHHOLTZ) verwandt. Im ersteren Falle wird die rectale Narkose nur zur Narkose-Einleitung (speziell bei Kindern), im letzteren Falle nur als langdauernde Basis für ein anderes Narkosemittel gegeben, das die eigentliche Narkose auf dem Basisnarcoticum aufbaut. Die Avertin-Basisnarkose kommt daher besonders bei sehr langdauernden Operationen zur Anwendung.

Avertin hat kaum eine unmittelbare Herzwirkung, es dämpft aber schon relativ früh und nachhaltig das Atem- und Vasomotorenzentrum (Killian und Weese 1954); der systolische Blutdruck sinkt regelmäßig um etwa 25 mm Hg ab, bei Hypertonikern mehr.

e) Inhalationsnarkose.

Die Inhalationsnarkose hat den Vorteil der unmittelbaren Steuerbarkeit. Als Narkosemittel werden die Dämpfe leicht verdunstender Flüssigkeiten (Äther, Chloroform, Chloräthyl, Trichloräthylen usw.) oder Gase (Lachgas u.a.) verwendet. Mit den verschiedensten technischen Verfahren, einfachsten wie komplizierten, wird erreicht, daß gleichzeitig mit der Inhalation des Narkosemittels auch noch genügend Sauerstoff inhaliert und die Kohlensäure wieder ausgeatmet werden kann. Die Notwendigkeit genügender O_2-Zufuhr schränkt z.B. die Verwendbarkeit von Lachgas insofern ein, als der erforderliche Sauerstoffanteil keine so hohe Lachgas-Konzentration zuläßt, wie sie für eine tiefe Vollnarkose nötig wäre.

Insbesondere die Sicherung einer ausreichenden O_2-Zufuhr und CO_2-Abfuhr macht bei einigen Verfahren der Inhalationsnarkose apparative Vorkehrungen notwendig, die die Einhaltung eines konstanten bzw. regulierbaren Verhältnisses zwischen O_2 und Narkosemittel garantieren. Unumgänglich sind apparative Verfahren, wenn bei Operationen am offenen Thorax eine Überdrucknarkose erforderlich ist.

Sowohl die einzelnen Narkoseverfahren als auch die benutzten Narkosemittel haben die verschiedenartigsten Vor- und Nachteile. An kaum einer großen Klinik wird eine größere Anzahl solcher Verfahren nebeneinander angewandt. Es ist meist nur eine sehr kleine Auswahl an Mitteln und Verfahren, die dem Narkotiseur bzw. Operateur den Vorzug bieten, daß er mit ihnen auf Grund eigener Erfahrungen vertraut ist. Es läßt sich also keine absolute Wertskala bei den Narkoseverfahren aufstellen, d.h. die Wirksamkeit oder Gefährlichkeit eines Narkosemittels ist letzten Endes immer nur in Verbindung mit dem Anästhesisten ausreichend zu beurteilen, der es anwendet.

Im folgenden werden einige Eigenschaften der gebräuchlichen Inhalationsnarkotica kurz charakterisiert:

Äther ist technisch einfach zu applizieren. Eigentliche Kreislauf- und Atemstörungen kommen kaum vor. Es verändert — ebenso wie Cyclopropan — so lange es allein gegeben wird, kaum den O_2-Verbrauch.

Der Blutdruck verhält sich unterschiedlich (Buckley, van Bergen u. Mitarb. 1953).

Die Exzitation bei Äther wird vermieden, wenn zur Einleitung Barbiturate oder Chloräthyl gegeben werden.

Bei Herzkranken ist die Einleitung der Äthernarkose am schonendsten mit Lachgas, vorausgesetzt, daß die Äther-Exzitation durch entsprechende Prämedikation vermieden wird. Diese Kombination ist nach Hegemann (1958) die sicherste Allgemeinnarkose bei Herzkranken, sie erfordert aber einen Narkoseapparat mit künstlicher O_2-Zufuhr.

Nachteilig ist die Reizwirkung des Äthers auf die Schleimhäute, die unter anderem zu Husten führt. Eine vagolytische Prämedikation ist daher erwünscht.

Das *Cyclopropan* (Trimethylen) — ein relativ häufig angewandtes Anæstheticum — ähnelt in seiner pharmakologischen Wirkung auf den Kreislauf weitgehend dem Äther. Sowohl bei Äther als auch bei Cyclopropan findet sich eine ausgesprochene Mehrdurchblutung von Haut und Muskulatur.

Auf Grund seiner Wirkung auf das Reizleitungssystem des Herzens ist Cyclopropan bei herzgeschädigten Patienten kontraindiziert. Häufige Anwendung findet es in der Geburtshilfe.

Wie bei Chloroform und Chloräthyl kann auch bei Cyclopropannarkose im Anfluten reflektorischer Herzstillstand eintreten.

Bei einer gewissen Ähnlichkeit der Nebenwirkungen des Cyclopropans mit denen des Chloroforms hat ersteres den Vorzug, daß die gesetzten Schäden gegenüber den Chloroform-Nachwirkungen relativ rasch reversibel sind.

Sehr umstritten ist das *Chloroform* als Narkosemittel. Von HEGEMANN (1958) wird es z. B. nicht unter den gebräuchlichen Narkotica geführt. KILLIAN und WEESE vermerken, daß es bereits in Dosen herz- und kreislaufschädigend wirkt, die für eine mittlere Narkose benötigt werden. Besonders im Anfluten der Narkose kommt es zu starker Vaguserregung mit Bradykardie, die durch entsprechende Prämedikation (Atropin) gedämpft wird. Vorherige Digitalisierung ist in diesem Sinne ungünstig, da sie die Vaguserregung unter Chloroform begünstigt.

Nach HAID (1955) verliert das Chloroform von seiner Gefährlichkeit, wenn es vom damit erfahrenen Anästhesisten unter zusätzlicher Sauerstoffapplikation so verabfolgt wird, daß auch nur kurzdauernde Hypoxien vermieden werden. Es ist dann auch nur wenig gefährlicher als die Äther- oder Cyclopropannarkose. Chloroform hat gegenüber Äther den Vorzug, daß es für den Patienten subjektiv angenehmer zu ertragen ist als letzterer.

Chloräthyl — ähnlich im Verhalten sind Bromäthyl und Divinyläther (Vinethene) — wird zur sog. Rauschnarkose und ausschließlich mit der einfachen Tropfmethode verwandt. Es reizt im Gegensatz zu Äther die Schleimhäute nicht. Es eignet sich aber auch wegen seiner geringen therapeutischen Breite nicht zu tiefen Vollnarkosen. Zu rasche Anflutung verursacht reflektorische Atemsperre und Exzitation. Bei mehr allmählicher Überdosierung kann es unmittelbar im Anschluß an Exzitation und Analgesie zu schweren Krampfzuständen, Dyspnoe und schließlich tödlicher Asphyxie kommen. Daher darf das analgetische Stadium nicht überschritten werden und auch nicht längere Zeit ausgedehnt werden. Ist eine tiefere Narkose notwendig, so muß z. B. auf Äther übergegangen werden.

Chloräthyl wirkt ebenso wie die übrigen halogenhaltigen Narkotica für Herz und Kreislauf bereits in Dosen schädlich, die bei einer mittleren Narkose gebraucht werden (KILLIAN und WEESE 1954). Es schädigt sowohl die Reizbildung als auch die Reizleitung am Herzen und schließlich offenbar auch die Kontraktilität des Muskels (KILLIAN 1954). Es ähnelt in pharmakologischer Hinsicht vielfach dem Chloroform, wenn es höher dosiert bzw. über längere Zeit gegeben wird. Bei Chloräthyl (wie bei Chloroform) kann es zum Herztod im Anfluten des Narkosemittels kommen, besonders, wenn gleichzeitig der Trigeminus in noch oberflächlicher Narkose gereizt wird.

Bei ernsteren Reizleitungsstörungen des Herzens ist Chloräthyl ebenso wie andere Halogenverbindungen zu vermeiden. Gleiches gilt für Schockzustände. Hypertonie ist keine Gegenindikation.

Die Analgesie mit *Lachgas* (N_2O, Stickoxydul) belästigt den Patienten praktisch nicht. Es wird im Körper nicht chemisch verändert. Bei genügender Sauerstoffzufuhr ist es auch für alle Körperfunktionen völlig indifferent, insbesondere für Atmung und Kreislauf. Auch postnarkotische Nebenerscheinungen sind meist nicht zu verzeichnen. Mit N_2O allein läßt sich aber eine tiefe Narkose nicht erzeugen, da hierzu eine unzulässig starke Verminderung des O_2-Anteils im Narkose-Gasgemisch notwendig wäre.

Lachgas wird in der Chirurgie vielfach zur Kombinationsnarkose, z. B. zusammen mit Äther, gebraucht. Der Vorteil gegenüber der reinen Äthernarkose ist ein rascheres und gleichzeitig gefahrloseres An- und Abfluten der Narkose.

Wenn das Grundleiden des zu narkotisierenden Patienten von vornherein mit einem O_2-Defizit einhergeht, z. B. bei cyanotischen kongenitalen Herzfehlern, Pneumonosen, oder wenn es sich um Kleinkinder handelt, die gegen Sauerstoffmangel besonders empfindlich sind, dann sollte man Lachgas allein überhaupt nicht verwenden, sondern nur im Rahmen der Kombinationsnarkose.

Trichloräthylen (Trilene) allein ist unzureichend für eine Vollnarkose. Es ist zwar reizlos für die Schleimhäute, führt aber unter Umständen schon bei leichter Narkose im Beginn des Toleranzstadiums zu tödlicher Herzrhythmusstörung. Trichloräthylen eignet sich aber gut zur Inhalationsanalgesie. Die Art der Narkose ähnelt der mit Lachgas leichteren Grades. Außer gelegentlich in der Geburtshilfe wird es nicht für länger dauernde Eingriffe verwendet.

Absolute Kontraindikationen für Trichloräthylen sind schwere Leberleiden, dekompensierte Herzfehler, Bradykardie, Rhythmusstörungen, Eklampsie. Bei vorgeschädigtem Herzmuskel wirken alle Halogen-Narkotica, wie auch das Trichloräthylen, weiter schädigend auf den Herzmuskel.

2. Hilfsmittel der Narkose und besondere Narkoseverfahren.

a) Muskelrelaxantien.

Zu den Hilfsmitteln der Narkose bzw. Analgesie gehören die *Muskelrelaxantien*, die ihrer Natur nach Synapsen-Gifte sind.

Sie schalten die Synapsen der Willkürmotorik in Hirnstamm und Rückenmark aus, sowie die Nerv-Muskelverbindungen am quergestreiften Muskel. Sie stören nicht nur den humoralen Anteil der Reizübertragung in Konkurrenz zum Kalium oder Acetylcholin, sondern auch die elektrische Reizpropagierung. Es besteht nur eine geringe therapeutische Breite zwischen der Muskelerschlaffung und der peripheren Atemlähmung. Muskelrelaxantien sollten daher nur von erfahrenen Narkoseärzten angewandt werden. Ihr Vorteil ist generell die Möglichkeit, das Narkosemittel selbst niedriger zu dosieren.

Neben dem Curare sind eine Reihe von Verbindungen im Gebrauch, die auf den verschiedensten Wegen Muskelerschlaffung bewirken.

Magnesiumverbindungen werden zur Reflexdämpfung, z.B. bei Äthernarkosen, intravenös gegeben. Sie sind *kontraindiziert* bei *digitalisierten* Herzen, da sie die Überleitungszeit verlängern. Ganz kontraindiziert ist Magnesium bei Herzoperationen in Hypothermie (s. unten).

Die Mittel der *Curaregruppe* hindern durch kompetitive Hemmung das Acetylcholin an der Einwirkung auf den Muskel, die der *Dekamethoniumgruppe* depolarisieren spezifisch die Muskelmembran gegenüber der motorischen Endplatte, also unabhängig und peripher vom Acetylcholinmechanismus; die Verbindungen der *Myanesingruppe* (Guajacolglycerinäther, Myocain, Coniumalkaloide) sind im Rückenmark angreifende Relaxantien, sie vermindern die Aktivität der internuntialen Neuronen.

Die Nebenwirkungen der klinisch angewandten Muskelrelaxantien sind bei sachgemäßer Benutzung unerheblich. Abgesehen von der Wirkung des Magnesium-Ions auf das Reizleitungssystem des Herzens (als Ca-Antagonist) finden sich keine spezifischen Herz-Kreislaufwirkungen, soweit solche nicht über den histaminartigen Effekt der Curaregruppe ausgelöst werden können, der in etwa 5% der Fälle zu beobachten ist (R. Frey 1955).

Überblickt man die Medikamente der modernen Anästhesie, so kann man prinzipiell die schlafmachenden, die analgesierenden und die muskelerschlaffenden Mittel unterscheiden, durch deren verschiedenartig zusammengesetzte Anwendung sich jeder gewünschte Effekt bei größtmöglichster Schonung des Patienten erzeugen läßt.

Nach R. Frey (1955) schädigen z.B. 30 min einer Avertin-Äther-Narkose alten Stils den Kranken mehr und bringen ihn dem toxischen Schock näher als 3 Std einer kunstgerechten modernen Barbiturat-Lachgas-Sauerstoffnarkose mit Erschlaffung durch ein Muskelrelaxans.

Über diese Mittel und Hilfsmittel der Anästhesie hinaus gewinnen unter den Zusatzverfahren der Narkose drei weitere in neuester Zeit zunehmend an Bedeutung. Das eine ist die kontrollierte Blutdrucksenkung, das andere die potenzierte Narkose bzw. die pharmakologische Hibernation und das dritte die eigentliche Hypothermie.

b) Kontrollierte Blutdrucksenkung.

Die kontrollierte Blutdrucksenkung bewirkt gleichzeitig mit der Drucksenkung eine Hemmung des neurovegetativen Systems. Es kommt zu einem verringerten Arteriolenwiderstand mit abgeflachtem Druckgefälle, wobei der Capillardruck und das Minutenvolumen normal bleiben. Eine Anwendung der künstlichen Blutdrucksenkung in Kombination mit der potenzierten Narkose oder der pharmakologischen Hibernation (s. unten) bringt eine Reihe von Vorteilen für beide Methoden. Jede tiefe Narkose an sich senkt im übrigen schon den Blutdruck, besonders bei Anwendung von Barbituraten, Avertin und Chloroform. Zu einer gewissen Hypotension per se führt auch schon die potenzierte Narkose bzw. die „pharmakologische Hibernation".

Die kontrollierte Blutdrucksenkung als selbständiges Narkosezusatzverfahren wird vornehmlich durch pharmakologischen Eingriff mittels der Ganglienblocker erreicht. Bei dem künstlichen Blutdruckabfall bleibt der Patient rosig, warm und trocken im Gegensatz zum fahlen, kaltfeuchten und tachykarden Zustand des Schockpatienten.

Der Hypertoniker jeder Genese reagiert empfindlicher und beantwortet bereits normale Dosen von Ganglienblockern mit einer Verkleinerung von Schlag- und Minutenvolumen. Abgesehen davon besteht eine starke Lageabhängigkeit der Organdurchblutung mit den diesbezüglichen Folgen (was durch entsprechende Lagerung des Patienten kompensiert wird).

Die Gefährdung der Coronardurchblutung in künstlicher Hypotension wird dadurch vermindert, daß der O_2-Verbrauch des Herzmuskels oft stärker absinkt als die Coronardurchblutung (ECKENHOFF, zit. nach KUCHER 1955). Dennoch gilt eine sichere Coronarsklerose als Kontraindikation gegen künstliche Hypotension. Dagegen kommt es mit künstlicher Blutdrucksenkung bei pulmonaler Hypertension auch zu einer gewissen Entlastung des Lungenkreislaufs und damit des rechten Herzens. Die Senkung des Blutdrucks in beiden Kreisläufen ist häufig auch eine Voraussetzung für Herzoperationen.

Bei einer Reihe von Fällen wurde ein mehr oder weniger eindeutiger Zusammenhang zwischen kontrollierter Blutdrucksenkung und thromboembolischer Erkrankung gesehen (BEACONSFIELD 1952; ZIMMERMANN 1952; LOEW 1952).

c) Potenzierte Narkose.

LABORIT und HUGUENARD (1954) haben ein spezielles Verfahren entwickelt, dessen Prinzip schon in der kontrollierten Blutdrucksenkung durch die Dämpfung des Vegetativums zum Ausdruck kommt.

Beim erschöpften Organismus rufen nach ihrer Ansicht seine Abwehrversuche ungeordnete Reaktionen hervor, die die Erschöpfung im Circulus vitiosus verstärken können (vgl. „maladie postoperative" von LERICHE 1958). Daher muß nach LABORIT und HUGUENARD der Organismus daran gehindert werden, übermäßige Abwehrreaktionen in Gang zu bringen. Dies soll erreicht werden durch die Kombination verschiedener Medikamente (cocktail lytique), die durch ausgedehnte Hemmung des vegetativen Nervensystems die postaggressorische Krankheit und den Operationsschock zu verhindern vermögen. Die vegetative Dämpfung führt gleichzeitig zu einer leichten Senkung des Stoffwechsels, die durch zusätzliche geringe Unterkühlung (pharmakologische Hibernation, s. unten) noch verstärkt werden kann. Ein weiterer Effekt dieser Medikamente ist eine Potenzierung der Narkotica und Analgetica (COURVOISIER u. Mitarb. 1953; ZIPF und ALTSTAEDTER 1954), so daß man quantitativ mit wesentlich weniger Narkotica auskommt.

Nach ALLUAUME (1952) werden in der Ausschaltung des vegetativen Nervensystems drei Stufen unterschieden:
1. erleichterte Narkose mit Atosil und Dolantin,
2. potenzierte Narkose mit Megaphen, Atosil und Dolantin,
3. künstlicher Winterschlaf, ähnlich 1. und 2., aber mit geringer Unterkühlung.

Eine große Zahl von Stoffen wird neben den Standardzusammenstellungen benutzt. Die tragenden Medikamente sind in allen Mischungen vorwiegend die Phenothiazine, von denen hier das Megaphen und das Atosil genannt werden.

Da die Reaktion auf das operative Trauma durch die potenzierte Narkose nur aufgeschoben oder zeitlich in die Länge gezogen wird (FEURSTEIN 1955), muß die vegetative Dämpfung anschließend an die Operation über 1—2 Tage fortgesetzt werden.

Bewährt hat sich die potenzierte Narkose bei erhöhter Schockgefahr, langer Operationsdauer, ausgedehntem Trauma; bei hohem Alter, Kachexie, Erschöpfung, hohem Fieber sowie akuten Infektionen. Besonders günstig ist sie bei den spezifischen Belastungen der Lungenchirurgie (chronische Tbc-Infektionen, Bronchiektasen, Lungenabsceß), sowie bei Herzoperationen. Hierbei ist das anscheinend verminderte Auftreten heterotoper Reizbildungen von Bedeutung (Prophylaxe des Kammerflimmerns durch pharmakologische Hibernation).

Die leichte Senkung des Stoffwechsels durch potenzierte Narkose erweist sich als günstig bei Basedow-Operationen; es scheint auf diese Weise auch ein Schutz gegen hyperthyreotische Krisen zustande zu kommen.

Ganz allgemein stößt die vegetative Blockade bei kräftigen Patienten auf Widerstand. Sie erscheint bei erträglicher Operationsbelastung auch unnötig. Dagegen läßt sie sich leicht bei erschöpften und geschwächten Patienten durchführen und ist hier auch gerade dann indiziert, wenn schwere Eingriffe geplant sind.

d) Pharmakologische Hibernation.

Die sog. pharmakologische Hibernation („künstlicher Winterschlaf") ist im Grunde eine potenzierte Narkose mit zusätzlicher geringer Unterkühlung bzw. mit Absenkung erhöhter Temperaturen bei Fieber oder zentral ausgelöster Hyperthermie bei Hirnoperationen. Die Abkühlung wird physikalisch vorgenommen (z.B. Eisbeutel auf die großen Gefäßstämme). Dabei wird die durch Abkühlung bedingte Gegenregulation der erhöhten Wärmeproduktion (s. unten) durch die potenzierte pharmakologische Wirkung unterbunden. Die Dauer der pharmakologischen Hibernation beträgt 12—48 Std. Schwierig und kompliziert ist die Phase der Wiedererwärmung (s. unter Hypothermie). Sie führt, wenn sie zu schnell erfolgt, zur Kreislaufdekompensation und zu Thrombosen. Der Stoffwechsel darf nicht wieder ansteigen, bevor der Kreislauf wieder in die Lage versetzt ist, ihm zu folgen.

Es sei erwähnt, daß die pharmakologische Hibernation auch in der Inneren Medizin verschiedene Indikationen gefunden hat: Herzinfarkte (Ratschow 1953), schwere hochfieberhafte Erkrankungen, Asthma bronchiale, akute Porphyrie, Leuchtgasvergiftung, Tetanus.

e) Hypothermie.

Die Maßnahme der Unterkühlung steht im Vordergrund bei der eigentlichen Hypothermie. Der Zweck, eine ausgesprochene Senkung des Stoffwechsels, ist nur durch eine stärkere Abkühlung möglich, als sie z.B. bei der pharmakologischen Hibernation angewandt wird — obgleich sich zwischen beiden Verfahren fließende Übergänge finden. Die Hypothermie wird vor allem bei Hirn- und Herzoperationen angewandt, um den Kreislauf für einige Zeit vollständig stillegen zu können.

Die Senkung des O_2-Verbrauchs unter den Minimalumsatz ist durch rein pharmakologische Maßnahmen — vgl. Hibernation — nicht möglich (Thauer 1957), sondern nur durch Steigerung des physikalischen Wärmeentzuges. Dieser ruft jedoch experimentell eine mächtige Gegenregulation in Form stark erhöhter Wärmeproduktion (Kältezittern) bis zum Sechsfachen des Minimalumsatzes (Brendel 1957) mit entsprechendem Mehrverbrauch von Sauerstoff hervor. Die schonendste Unterdrückung dieser Gegenregulation ist die Narkose. Von ihrer Tiefe hängt es ab, bei welchem Grade der Abkühlung der Minimalumsatz unterschritten wird. In diesem Sinne erscheint eine geringe Unterkühlung mit tiefer Narkose günstig. Schon bei 35^0 wird dabei der Minimalumsatz unterschritten. Bei 30^0 beträgt der O_3-Verbrauch noch 70%, bei 20^0 noch etwa 35% des Minimalumsatzes (Brendel 1957).

Die Schwierigkeiten bei der klinisch angewandten Hypothermie wachsen sowohl mit abnehmender Temperatur als auch mit der zusätzlich tieferen Narkose; bei Temperaturen von 30—27° C nehmen sie ganz erheblich zu, weil die Neigung des Herzens zu Kammerflimmern oder Stillstand an dieser Grenze unvermittelt stärker wird. Eine weitere Schwierigkeit ist die Tatsache, daß der Kreislauf bei der Wiedererwärmung kein Spiegelbild des Kreislaufs bei der Abkühlung ist (Brendel 1957). Ab etwa 30° C aufwärts kann es zu einem Kreislaufkollaps kommen.

Um den Ruhestoffwechsel des Myokards während des Herzstillstandes bei Herzoperationen zu decken, wird hierbei neuerdings eine intracoronare Perfusion mit O_2-angereichertem Blut vorgenommen (Graham 1957; Wittenstein 1958). Außerdem wird gleichzeitig mit der Abklemmung der großen Gefäße das Herz momentan mit KCl oder Acetylcholin (Wittenstein 1958) stillgelegt, um keine einzige Kontraktion ohne die entsprechende Blutversorgung zuzulassen.

Die Methodik auf dem Gebiet der Hypothermie ist noch weitgehend in Fluß. Angestrebt wird eine Unterkühlung, bei der das zeitliche Höchstmaß an Kreislaufstillstand erreicht werden kann. Es beträgt etwa 2 Std; nach noch länger andauerndem Stillstand findet sich auch bei tiefster Temperatur immer eine Hirnschädigung. Die Zeit von maximal 2 Std würde aber ausreichen, um auch die kompliziertesten Herzoperationen ohne Herz-Lungenmaschine — aber eventuell mit Perfusion der Coronarien — zu bewältigen. Nach Ansicht amerikanischer Arbeitsgruppen (Wittenstein 1958) genügt dazu eine Hypothermie von etwa 18°, da weitere Abkühlung keinen zeitlichen Gewinn bringen würde.

Die speziellen Gesichtspunkte, die sich klinisch und pathophysiologisch bei den mit künstlichem Kreislauf oder in extremer Hypothermie durchgeführten modernen Herzoperationen ergeben, sind dem entsprechenden Kapitel dieses Handbuchs vorbehalten.

III. Die Beurteilung der Operabilität.

Der Chirurg teilt von der Dringlichkeit des Eingriffs her etwa folgendermaßen ein:

1. Akut lebensbedrohliche Zustände, zu deren Abwendung ohne jede Rücksicht auf den Zustand des zu Operierenden sofort, selbst am Sterbenden, ein Eingriff gewagt werden muß.

Beispiel: Herztamponade bei äußerer Herzverletzung, Herzstillstand durch Kammerflimmern, unstillbare arterielle Blutung, offener Pneumothorax usw.

2. Lebensbedrohende, nur durch Operation abwendbare Zustände, die jedoch einen Aufschub von einigen Stunden zulassen, wenn diese Zeit mit Vorteil zur Behebung schwerer, den Eingriff sonst aussichtslos erscheinen lassender Zustände genützt werden kann.

Beispiel: Schwerer Kreislaufschock, andere schwere Störungen des Ionen- und Wasserhaushaltes, Eiweißmangelzustände, Anämien, schwere Stoffwechselleiden (dekompensierter Diabetes mellitus, M. Addison) bei gleichzeitiger lebensrettender Operationsindikation.

In diesen Fällen braucht über die Notwendigkeit des Eingriffs nicht diskutiert zu werden, die Zusammenarbeit des Chirurgen mit dem Internisten beschränkt sich auf die schnellste Erkennung und Beseitigung der dem Eingriff entgegenstehenden Störung der Zusammensetzung der Körpersäfte bzw. der Stoffwechselstörung oder des Inkretmangels sowie auf die postoperative Überwachung. Einige Einzelbeispiele dieser Art werden in Kapitel I, 3 b besprochen.

3. Lebensnotwendige Eingriffe, die einen Aufschub von Tagen bis Wochen dulden, z.B. Eingriffe bei malignen Tumoren.

4. Nicht lebensnotwendige und nicht sehr dringliche Eingriffe.

Die dem Internisten gestellten Fragen nach der Operabilität beziehen sich meist auf Fälle der Gruppe 3 und 4. In Frage steht meist, ob der Eingriff überhaupt gewagt werden soll und ob sofort oder erst nach einem durch interne Behandlung auszufüllenden Zeitraum operiert werden soll.

Für den Internisten ist es oft nicht ganz leicht, sich einen Eindruck über das vergleichende Risiko verschiedener Eingriffe zu verschaffen. Statistische Mortalitätsziffern beziehen sich meist nur auf typische Eingriffe. Sie zeigen die Abnahme der Mortalität mit fortschreitender Technik (HEGEMANN 1959) an den führenden Kliniken und Krankenhäusern. So kann man feststellen, daß Eingriffe, wie Cholecystektomie, Magenresektionen bei Ulcus, Appendektomie, Strumektomie, Amputation, heute eine Mortalität von unter 1% haben. Eingriffe zur Beseitigung maligner Tumoren haben meist noch eine höhere Mortalität, so Magenresektion wegen Carcinom 4,3% (AUTHUN 1952), Rectumamputation 3% (GULEKE 1947). Eingriffe an Hirn, Herz, Aorta, Leber, Pankreas haben noch heute eine höhere Mortalität. Mortalitätsziffern haben hier nur für eine bestimmte Klinik und für einen genau spezifizierten Eingriff einen Sinn.

Das Operationsrisiko im Einzelfalle hängt ab „vom technischen Können des hier beteiligten Chirurgen, von der Geschicklichkeit der gerade jetzt arbeitenden Internisten, von der apparativen und personellen Ausrüstung der betreffenden Abteilung, von dem Allgemeinzustand des einzelnen Kranken und von den für diesen Patienten richtig ausgewählten prä- und postoperativen Unterstützungsmaßnahmen. Keiner dieser Faktoren ist mit Ziffern zu messen" (HEGEMANN 1959).

Auf seiten des Patienten liegen einige Faktoren, wie Alter, Ernährungszustand, allgemeinverbindliche Erfahrungen vor. Den Rest abzuschätzen, bleibt der Sorgfalt und ärztlichen Erfahrung des Beurteilers überlassen.

1. Einfluß des Alters auf die Operabilität.

Eine schematische Beurteilung ist dadurch erschwert, daß das tatsächliche Alter und der Grad der Funktionsbeeinträchtigung der einzelnen Organsteme oft so wenig übereinstimmen. Im Alter ist eine Zunahme der Häufigkeit von Veränderungen des Gefäßsystems im Sinne der Arteriolosklerose für jedes Organsystem zwar statistisch signifikant nachweisbar, aber die individuellen Unterschiede in der Ausbildung und Verteilung der Arteriolosklerose sind doch so groß, daß man geneigt ist, die Arteriolosklerose als einen zwar im Prinzip unvermeidlichen, aber doch als einen in dem jeweiligen dominanten Organbefall pathologischen Zustand zu betrachten. Dasselbe gilt für das Altersemphysem der Lunge mit seinen charakteristischen Funktionsstörungen, für die Altersosteoporose usw. Es gilt in vermehrtem Maße für diejenigen Seiten der Altersbiomorphose, die vorwiegend durch das Verhalten des Betroffenen mitgestaltet werden. So bedingt die Inaktivität, zu der manche alte Leute genötigt sind oder tendieren, eine Atrophie der Körpermuskulatur, ein mangelndes Trainiertsein des Herzens und der Gefäße, die morphologisch z. B. zu einer braunen Atrophie des Herzmuskels führen kann — in ähnlicher Weise wie bei einem jahrelang bettlägerigen jüngeren Kranken. Auf sich selbst angewiesene alte Leute vernachlässigen oft ihre Ernährung, und es kommt dann zu dem Mangel anabol auf den Eiweiß-Stoffwechsel wirkender Hormone ein exogenes Moment hinzu. Das Ergebnis kann sein Hyperproteinämie, Abnahme der zirkulierenden Blutmenge, Neigung zur Zunahme des extracellulären Wassers.

Wie groß der Einfluß solcher exogener, aber oft von der Psyche her bestimmter Faktoren auf das Operationsrisiko sein kann, zeigte kürzlich eine Arbeit von Moritsch (1955), der die Operationsletalität einer Gruppe von Heimasylierten im Alter von 70—95 Jahren verglich mit der einer vergleichbaren Gruppe von Patienten, die aus dem Arbeitsalltag zur Operation kamen. Die Heimasylierten schnitten mit 35% Letalität gegen 23% der Kontrollgruppe wesentlich schlechter ab.

Bei allen Untersuchungen an alten Leuten wird es schwer sein zu entscheiden, was physiologischer Alterungsvorgang, Folge von Alterskrankheiten und Lebensgewohnheiten des Alters sind.

So erfaßt man mit der Bestimmung der vita maxima (Pulsfrequenz und Sauerstoffaufnahme bei maximaler Arbeit), die im statistischen Mittel eine Abnahme der maximalen Sauerstoffaufnahme und der maximalen Pulsfrequenz mit zunehmendem Alter zeigt (Robinson 1938; Valentin, Venrath et al. 1955; Master 1935), sicher einen von Lebensgewohnheiten und Training in hohem Maße abhängigen Faktor. Es hat sich gezeigt, daß Arbeitsgeübte und muskelkräftige alte Leute Operationen viel besser aushalten als arbeitsentwöhnte, muskelschwache, und deshalb — und nicht so sehr als Herzfunktionsprüfung — hat sich die Spiroergometrie in der Hand des Knippingschen Arbeitskreises bei der Beurteilung des Operationsrisikos sehr bewährt (Hoffmann, Knipping et al. 1957).

Wenn Hegemann (1959) aus der praktischen Erfahrung heraus auf das latente Blutvolumendefizit so großen praktisch-therapeutischen Wert legt, so wird dies in erster Linie auf Patienten mit Alterskachexie, Eiweißmangel und Hypoproteinämie zutreffen, und steht nicht in Widerspruch dazu, daß Barner,

BRACHARZ und SCHRÖDER (1957) sowie COHN und SHOCK (1949) das Blutvolumen bei gesunden alten Leuten im Normbereich fanden.

WEZLER (1958) spricht von einer physiologischen Altersinsuffizienz des Herzens und meint damit nicht das, was der Kliniker unter Herzinsuffizienz versteht, nämlich eine in Relation zum diastolischen Füllungsdruck schon verminderte Druckvolumenleistung, sondern eine geänderte Arbeitsweise des Herzens, die in einer unvollständigen Entleerung des Herzens in der Systole, d. h. in einer Erhöhung des Verhältnisses von Restvolumen zu Schlagvolumen besteht.

Die vermehrte Beanspruchung des alternden Herzens ergibt sich schon aus dem statistisch gesicherten Anstieg des diastolischen Blutdrucks und der Blutdruckamplitude mit dem Alter (PICKERING 1955), bei gleichbleibendem bzw. nur wenig absinkendem Herzzeitvolumen. Die Belastung des Ventrikels wird weiter dadurch vermehrt, daß sich das systolische Druckmaximum nach WEZLER (1958) infolge einer bei erhöhter Pulswellengeschwindigkeit durch reflektierte Druckwellen bedingten Drucküberhöhung am zentralen Windkesselende in den späteren Phasen der Systole, im Alter zunehmend zum Ende der Systole hin verschiebt.

Die zunehmende Erstarrung des zentralen Windkessels (Zunahme der Pulswellengeschwindigkeit) wird zwar durch Vermehrung des Windkesselvolumens (Erweiterung und vermehrte Schlängelung der zentralen Arterien) kompensiert, so daß $E' = \frac{c}{q}$ annähernd konstant bleibt. Da jedoch die Wellengeschwindigkeit mit dem Mitteldruck im Alter immer steiler ansteigt, ist eine solche Kompensation nur für *ein* Druckniveau, z. B. den diastolischen Druck, denkbar, während mit dem systolischen Blutdruckanstieg E' druckpassiv bei älteren Menschen stärker erhöht wird als bei jüngeren, was in dem Anstieg der Druckamplitude seinen Ausdruck findet. Auch der periphere Strömungswiderstand W wird im Alter nicht nur langsam gesetzmäßig zunehmen, sondern es wird wegen der zunehmenden Erstarrung möglicherweise auch seine pulssynchrone druckpassive Variabilität vermindert. So wird am Ende der Systole dem vermehrten Anstieg von E' eine geringere Abnahme von W entsprechen. Umgekehrt wird W enddiastolisch weniger ansteigen und dadurch einer schnelleren Entleerung des Windkessels Vorschub leisten, was wiederum eine Tendenz zu höherer Schlagfrequenz nach sich ziehen muß.

Das Herz selbst wird im Alter durch zunehmende Vermehrung des Bindegewebes (EHRENBURG 1954) und Degeneration der Muskelfasern an diastolischer Dehnbarkeit ebenso abnehmen wie an Kontraktilität. WEZLER (1958) vermutet darüber hinaus, daß auch die aktive Diastole, die durch den Ausgleich der systolisch zwischen den Faserschichten des Myokards entstehenden interfasciculären Spannungen zustande kommt, abnehmen müsse (BRECHER und KISSEN 1957; MEESMANN 1958; RUSHMER, CRYSTAL und WAGNER 1953).

Da der Venendruck im Alter eher abzunehmen scheint (TECHEL 1943: ODENTAHL 1949), sollte sich die Versteilerung der Ruhe-Dehnungs-Kurve schlagvolumenmindernd, eventuell auch frequenzanstiegfördernd auswirken.

Entsprechend den erschwerten Arbeitsbedingungen (Blutdruckanstieg) findet WEZLER (1958) bis zum 55. Lebensjahr eine Zunahme der relativen Austreibungszeit (Entleerungszeit pro Pulsdauer), während sich bei sehr alten Menschen auch bei klinisch durchaus suffizientem Kreislauf eine starke Verkürzung der relativen Austreibungszeit als Zeichen einer beginnenden muskulären Herzschwäche findet. Bei solchen Menschen ist, wenn auch das Ruheherzzeitvolumen noch normal ist, die Leistungsreserve deutlich vermindert, da der nächste Schritt zu einer Zunahme der Restblutmenge und schließlich zu einer Abnahme des Herzschlagvolumens führt.

Die verschiedenen angeführten Umstände, die nach Wezler zu einer latenten Insuffizienz des greisen Herzens führen, belasten zu einem Teil sowohl den rechten als den linken Ventrikel. Durch den Anstieg des Blutdrucks im Alter ist jedoch elektiv die linke Herzkammer belastet. Dazu kommt, daß die dickeren Muskelfasern der linken Herzkammer, besonders, wenn diese infolge des Blutdruckanstiegs noch eine weitere Hypertrophie zeigt, verwundbarer sind gegenüber coronaren Durchblutungsstörungen sowie gegenüber zusätzlicher Hypoxie (Meesmann 1958). Bei intravenösen Infusionen ist daher besondere Vorsicht notwendig, damit nicht eine Linksinsuffizienz bzw. ein Lungenödem ausgelöst wird.

Die Zirkulationsgeschwindigkeit des Blutes ist im Bereich der Arterien deutlich verlangsamt, da einem etwa normalem Herzzeitvolumen eine erhebliche

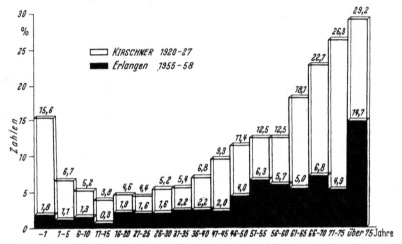

Abb. 1. Postoperative Mortalität in verschiedenen Altersklassen. (Nach Hegemann 1959.)

Erweiterung und Schlängelung der Arterien entspricht (Matthes, Gross und Göpfert 1940; Matthes und Schleicher 1938; Dyk 1956; Gross 1945). Dagegen ist die Umlaufzeit des Blutes kaum verändert, da bei normalem Herzzeitvolumen auch die Blutmenge normal ist. Dies schließt nicht aus, daß lokal auch im Venensystem eine verminderte Zirkulationsgeschwindigkeit vorliegt, die wenigstens zu einem Teil die bei alten Leuten so sehr gesteigerte Neigung zu thromboembolischen Prozessen zu erklären vermag.

Auffallend ist, daß im Alter ein hypodynames Verhalten der orthostatischen Blutdruckregelung häufiger beobachtet wird als bei jüngeren Leuten (Schlomka 1958; Mechelke und Christian 1960). Dies könnte darauf hinweisen, daß es dem arteriellen System weniger gut gelingt, durch sympathisch vermittelte arterielle Vasoconstriction sich an die plötzliche Verminderung des venösen Rückflusses und des Herzzeitvolumens beim Aufstehen anzupassen.

Beim Kälte-Test (cold pressure-test; Hines) werden bei alten Leuten unabhängig von der Höhe des Blutdrucks stärkere pressorische Reaktionen beobachtet als bei jüngeren (Literatur bei Mechelke und Kuhn 1958; Mechelke und Christian 1960); ebenso erfolgen bei experimentellen psychischen Belastungen stärkere Blutdruckreaktionen (Imhof, Hürlimann und Steinmann 1952). Bei alten Menschen vermag anscheinend die Blutdruckregelung — vermutlich infolge einer durch die Gefäßsklerose bedingten Verminderung der Reaktionsfähigkeit der arteriellen Gefäße — weniger gut Tendenzen entgegenzuwirken, welche sich — wie plötzliche Änderungen des Herzzeitvolumens — akut blutdrucksenkend oder -steigernd auswirken können. Dies erweckt Verständnis für das häufigere Auftreten sowohl von Kollapszuständen als von krisenhaften Blutdrucksteigerungen im Zusammenhang mit operativen Eingriffen.

Der Einfluß des Alters auf das Operationsrisiko ergibt sich aus einem in Abb. 1 wiedergegebenen Diagramm KIRSCHNERs, welches die postoperative Mortalität der Jahrgänge 1920—1927 in den verschiedenen Altersklassen darstellt. In dieses Diagramm sind die neueren und daher niedrigeren Mortalitätsziffern HEGEMANNs (1959) eingetragen. Man sieht, daß die größere Operationsgefährdung im Säuglings- und Greisenalter noch heute gilt, wenn auch die Mortalität 1959 bei den Kindern stärker als im mittleren Lebensalter und auch stärker als bei den Greisen gesenkt werden konnte. Aber auch bei den Greisen konnten die hohen Mortalitätsziffern prozentual stärker gesenkt werden als die geringeren Mortalitätszifferen der mittleren Lebensjahre.

Da das Säuglingsalter in diesem Handbuch außer Betracht bleiben kann, steht nur die Frage des größeren Operationsrisikos bei älteren Menschen zur Diskussion. Die Zunahme der operativen Mortalität bei älteren Leuten erfolgt bei den verschiedenen Eingriffen nicht gleichmäßig.

Bei den Leistenbruch-Operationen zeigt die geringe Mortalität mit dem Alter keinen signifikanten Anstieg. Auch größere Eingriffe im Bereich der Ohren, des Felsenbeins und des Kehlkopfs sowie orthopädische Eingriffe, wie Hüftgelenkresektionen, haben bei älteren Personen eine vergleichsweise geringe Mortalität. Bei Bauchoperationen nimmt die Operationsletalität mit dem Alter sehr viel stärker zu als die aller Operationen insgesamt. HEGEMANN (1959) betont allerdings, daß die Letalitätskurve der Magenresektionen wegen Ulcus keinen Altersgang mehr erkennen lasse, während die Mortalität der Operationen wegen Ileus bei Greisen heute noch erheblich größer sei als die in den mittleren Jahren. Dagegen finden HOFFMANN, KNIPPING et al. (1957) bei Magenresektionen wegen Ulcus einen Anstieg der Letalität von 3,5% bei Personen unter 60 Jahren auf 12,5% bei Personen über 60 Jahren. Bei Magenresektionen wegen Carcinom lauten die entsprechenden Zahlen: 20,0 und 28,0%. Besonders intrathorakale Eingriffe werden im höheren Alter schlecht vertragen, so daß HEGEMANN (1959) rät, im Alter über 70 Jahren in der Regel keine Thorakotomie mehr auszuführen.

Die Übersicht zeigt, daß bei der heutigen Technik von Narkose und Operation auch große Eingriffe am alternden Menschen mit Erfolg durchgeführt werden können. Es ist aber damit zu rechnen, daß häufiger als bei Jüngeren Komplikationen auftreten (HEWER 1949), am häufigsten nach abdominalen und intrathorakalen Eingriffen. So teilen STEWART und ALFANO (1954) mit, daß von 290 größeren Eingriffen an 204 Patienten über 70 Jahren 65% komplikationslos verliefen, während es bei 35% zu Komplikationen von seiten des Atemapparates, des Kreislaufsystems und der Operationswunde kam. Von den 13% Todesfällen kamen 6% auf das Konto von Carcinomen.

Da bei alten Leuten ein gewisser Grad von Emphysem physiologisch ist und sehr oft eine Neigung zu Bronchitis und leichter ventilatorischer Verteilungsstörung besteht, so daß das arterielle Blut meist ein Sauerstoffsättigungsdefizit aufweist, das dem eines Jüngeren bei einem Aufenthalt in 2000—3000 m Höhe entspricht (DILL, GRAYBIEL et al. 1940), kann es nicht wundernehmen, daß kardiorespiratorische Komplikationen (Bronchitis, Bronchopneumonie, mit stärkerem Hervortreten von Störungen der Lungenfunktion sehr häufig sind (COLLINS 1952; POSTH 1954) und daß so respiratorische Hypoxie und Acidose besonders leicht entstehen.

Unter den typischen Kreislaufkomplikationen wird ein postoperativer Kollaps besonders dann leicht eintreten, wenn ein Patient im schlechten Allgemeinzustand zur Operation kommt, also etwa eine Hypalbuminämie, ein vermindertes Blutvolumen und ein Ionendefizit, besonders Kaliummangel aufweist; ferner dann, wenn Infektkomplikationen seitens des Operationsgebietes, der Lungen oder der Blase auftreten. Daß solche Infekte bei alten Leuten leichter auftreten, liegt oft daran, daß besonders Lunge und Blase häufig der Sitz chronischer, zu Rezidiven neigender Infekte sind. Auch die Gefahr des Auftretens echter Herzinsuffizienz mit Stauung bzw. der akuten Linksinsuffizienz mit Lungenstauung ist bei sehr alten Leuten, besonders in der postoperativen Phase, immer gegeben. Ebenso können Rhythmusstörungen, z.B. Überleitungsstörungen, auftreten. Die langsamere Wundheilung bei alternden Menschen (Du Nouy 1939; Howes und Harvey 1932) sowie die infolge der Altersosteoporose schlechten Heilungstendenzen von Knochenbrüchen verzögern die Rekonvaleszenz und begünstigen das Auftreten von Infekten und anderen Komplikationen. Ganz besonders häufig muß mit dem Auftreten thromboembolischer Komplikationen gerechnet werden.

Da ältere Leute schon häufig präoperativ behebbare Mangelerscheinungen aufweisen können, kann eine gründliche Operationsvorbereitung von besonderem Wert sein. Hegemann (1959) weist auf die hohe Letalität von Notfalloperationen im höheren Alter hin, während die Letalität wohlvorbereiteter Eingriffe sehr gesunken sei. So empfiehlt Hegemann (1959) vor dem Eingriff, auch wenn keine Anämie vorliegt, Bluttransfusionen, soweit keine internistische Kontraindikation vorliegt, ebenso reichliche Flüssigkeitszufuhr und Ausgleich eines eventuell vorhandenen Ionenverlustes. Dem Eiweißmangel ist durch eiweißcalorien- und vitaminreiche Diät zu begegnen. Eine prophylaktische Strophanthin-Therapie ist bei Patienten über 75 Jahren immer zu empfehlen. Etwa bestehende Infekte sind antibiotisch zu 'behandeln. Hoffmann, Knipping et al. (1957) glauben, daß es möglich ist, auch die völlig arbeitsungewohnte Muskulatur mancher Greise durch eine präoperative Bewegungstherapie zu kräftigen.

Negativ auf die Reserven des Herzens können sich auch präoperative Hochdruckkrisen auswirken, die gelegentlich bei Älteren als Auswirkung einer meist nicht zugegebenen Operationsangst und aller möglicher Existenzvorsorgen und Regelungen in den letzten Wochen vor der Operation zu beobachten sind. Unmittelbar präoperativ sollten im übrigen auch Bronchographie, Bronchoskopie und ähnliches unterlassen werden, da sie trotz der scheinbar geringen Reaktivität der Alten doch eine erhebliche vegetative Vorbelastung für die Operation im Sinne einer vorzeitigen Erschöpfung bedeuten können.

Während der Operation ist eine respiratorische Hypoxie ebenso wie stärkere Blutdruckschwankungen dringend zu vermeiden. Die Prämedikation kann meist etwas niedriger dosiert werden als bei jüngeren Leuten; Scopolamin ist zu vermeiden. Für manche Eingriffe wird Lokalanästhesie ausreichen, die eventuell mit rasch abklingenden intravenösen Narkotica, z. B. Trapanal kombiniert werden kann (Hegemann 1958). Eine länger dauernde Allgemeinnarkose allein mit Barbituraten wird wegen der depressorischen Wirkung dieser Stoffe auf Kreislauf und Atmung zu vermeiden sein. Ebenso sollten Morphinderivate knapp dosiert werden. Unter den Muskelrelaxantien sollte man die kurz wirkenden Succinylderivate den Curare-Präparaten vorziehen (Hegemann 1958). Tiefe Spinalanaesthesie und Periduralanästhesie ist oft gut geeignet (Chott 1955), dagegen hohe Spinalanästhesie wegen der Kollapsgefahr unerlaubt. Aus dem gleichen Grunde sollte auf künstliche Blutdrucksenkung durch Ganglienblocker verzichtet werden. Alle größeren Eingriffe sollten in Intubationsnarkose mit Narkoseapparat durchgeführt werden, da so eine reichliche Sauerstoffzufuhr am besten gewährleistet ist und die Sekrete jederzeit abgesaugt werden können. Bei der leichten Narkotisierbarkeit alter Leute genügt oft Lachgas mit reichlicher Sauerstoffzufuhr (FOLDES 1950). Vertiefung der Narkose kann durch Zugabe von Äther oder Cyclopropan erfolgen.

Ein rasches Erwachen der Patienten aus der Narkose nach Beendigung des Eingriffs wird die Häufigkeit der respiratorischen Komplikationen und Kollaps in der postoperativen Phase herabsetzen. Postoperativ sind Bewegungsübungen sowie Frühaufstehen von besonderer Bedeutung zur Vermeidung der im Greisenalter so häufigen thromboembolischen Komplikationen. Besondere Sorgfalt erfordert auch die postoperative Kontrolle des Wasser- und Ionen-Haushaltes. Infusionen werden meist nötig sein. Es ist dabei zu berücksichtigen, daß die bei jüngeren Patienten in den ersten Tagen meist sehr ausgesprochene Natriumretention bei den älteren Leuten weniger deutlich ist, so daß schon in den ersten Tagen postoperativ Elektrolytlösungen notwendig sein können (HEGEMANN 1959).

2. Der Einfluß des Ernährungszustandes auf die Operabilität.

Bezüglich der Pathophysiologie der Einwirkung von Störungen des Ernährungszustandes von Herz und Kreislauf kann auf die Kapitel Herz und Kreislauf bei der Fettsucht sowie Herz und Kreislauf bei Unterernährung hingewiesen werden.

Hochgradige Fettsucht bedeutet schon technisch eine Erschwerung vieler operativer Eingriffe. Ob und inwieweit darüber hinaus das operative Risiko erhöht ist, kann nur individuell beurteilt werden. Wesentlich wird es dabei darauf ankommen, ob neben der Adipositas auch die Körpermuskulatur kräftig entwickelt und trainiert ist oder ob sie arbeitsungewohnt, schlecht entwickelt und atrophisch ist. Ferner darauf, ob die zwar nicht häufige, aber typische Störung der alveolaren Ventilation, die als Pickwick-Syndrom bezeichnet wird, nachgewiesen werden kann und ob eine allgemeine Arteriosklerose und besonders Coronarsklerose sowie eine Hypertension vorhanden ist. Auch auf die Neigung zu Varicosis der unteren Extremitäten, eine abgelaufene oder noch aktive Thrombose, wäre zu achten.

Besonders bei Fettleibigen mit stark unterentwickelter Körpermuskulatur besteht oft ein Mißverhältnis zwischen der Leistungsfähigkeit des Herzens und der Masse des Körpers, welches nach Belastung durch Trauma oder Operation zu kardiorespiratorischer Komplikation, besonders aber zu postoperativem Kreislaufschock disponiert. Auf die Häufigkeit thromboembolischer Prozesse bei Fettleibigen ist auch im Kapitel Cor pulmonale hingewiesen. Statistiken über die Erhöhung des operativen Risikos bei Fettleibigen besagen nicht viel, soweit nicht die oben erwähnten Begleitumstände mitberücksichtigt sind. Bei weniger dringlichen Operationen wird es sich immer empfehlen, vorher eine Gewichtsreduktion anzustreben, mindestens aber die Muskulatur durch entsprechendes Training zu kräftigen und, wenn nötig, eine Behandlung der Hypertension und des Herzens durchzuführen.

Magerkeit ist, soweit sie konstitutionell bedingt und nicht Folge von irgendeiner Form von Mangelernährung ist, eher ein das Operationsrisiko mindernder Faktor. Exogene Mangelernährung kann zu Hungerdystrophie führen. Somatisch ähnliche Zustände können auch auftreten bei der Anorexia nervosa, bei kachektischen Zuständen (maligne Tumoren, chronische Infekte, Lebercirrhose usw.).

Das Operationsrisiko ist in ausgesprochenen Fällen immer erheblich erhöht, um so mehr, je weniger es möglich ist, präoperativ durch eine entsprechende Therapie einen Teil der Mangelzustände zu beseitigen. Eiweißmangel mit der bekannten Tendenz zu Hypoproteinämie, Vermehrung der extracellulären Flüssigkeit, Verminderung des Blutvolumens, Hypotonie, Atrophie der Körpermuskulatur und auch der Herzmuskulatur, Absinken des Grundumsatzes und des Herzzeitvolumens reduziert die Anpassungsfähigkeit des Kreislaufs, vermehrt die Neigung zu postoperativem Schock, vermindert die Resistenz gegen Infekte. Auch eine latente Herzinsuffizienz, die bei Infusionen zu Linksinsuffizienz führen kann und eine präoperative Digitalis- bzw. Strophantin-Therapie indiziert, kann vorhanden sein. Besonders bei der Tumorkachexie ist auch die Neigung zu thromboembolischen Prozessen vermehrt, während eine exogene Mangelernährung nicht allzu schwerer Art die Zahl der thromboembolischen Komplikationen stark zurückgehen läßt, wie dies während und kurz nach beiden Weltkriegen in der europäischen Bevölkerung beobachtet werden konnte.

3. Die internistische Untersuchung zur Beurteilung der Operabilität.

a) Allgemeinuntersuchung.

Die ärztliche Untersuchung zur Beurteilung der Operabilität eines Kranken hat das Ziel, Störungen des Allgemeinzustandes einschließlich des psychischen Verhaltens richtig zu erfassen und daneben festzustellen, ob überhaupt neben der die Operationsindikation veranlassenden Störung eine Erkrankung vorliegt. Dabei ist besonders der Zustand von Herz, Kreislauf, Atmung, Leber, Niere sowie das Vorliegen von Stoffwechselkranken, Störungen der inneren Sekretion zu beachten.

Neben einer sehr gründlichen Anamnese, die sich auf die Biographie und besonders auf Lebensweise und Befinden in der dem geplanten Eingriff unmittelbar vorausgehenden Zeit und auch auf die körperliche Leistungsfähigkeit erstreckt, sowie einer sorgfältigen Untersuchung, empfiehlt es sich, die Blutsenkung, ein Elektrophoresediagramm bzw. einige Serumlabilitätsreaktionen mit Bestimmung des Serum-Gesamteiweißes, einen vollständigen Blutstatus mit Differentialblutbild, eine vollständige Harnanalyse mit Sedimentbefund anstellen zu lassen. Eine Röntgendurchleuchtung des Thorax mit Aufnahmen sollte vor allen größeren Eingriffen vorliegen, ebenso eine Bestimmung der Vitalkapazität und des Einsekundenwertes (Tiffeneau-Probe). Bei älteren Menschen sollte auch routinemäßig eine EKG-Untersuchung erfolgen. Ergibt eine solche Untersuchung keinerlei Anhaltspunkte für eine Erkrankung oder eine Störung des Allgemeinbefindens, so kann mit den durch Alter und Ernährungszustand gegebenen Einschränkungen die Frage nach der Operabilität bejaht werden.

Patienten, die abgehetzt aus einer aufreibenden beruflichen Tätigkeit zur Aufnahme kommen, sollte man, wenn irgendmöglich, einige Tage ruhigen Ausspannens gewähren, die gleichzeitig der Eingewöhnung in das Krankenhausmilieu dienen. Beseitigung der Angst und der inneren Unruhe ist eine wesentliche ärztliche Aufgabe. Die Zeit kann dazu genutzt werden, um Mangelzustände (Ernährung, Vitamine, Elektrolyte) auszugleichen, gegebenenfalls eine Herzbehandlung einzuleiten, die Einstellung eines Diabetes zu korrigieren usw.

Im allgemeinen wird man annehmen können, daß Patienten, die im täglichen Leben allen normalen Ansprüchen an die körperliche Leistungsfähigkeit in gleicher Weise wie ihre Altersgenossen gewachsen sind, auch hinsichtlich des Kreislaufs kein vermehrtes Operationsrisiko eingehen. Meist wird man durch die Anamnese auch über Zeichen einer beginnenden Herzinsuffizienz, wie abendliche Knöchelödeme, Nykturie, leichte Dyspnoe bei Anstrengungen, orientiert werden. Eine sorgfältige Anamnese ist der Ermittlung der Belastungsfähigkeit durch sog. Funktions- und Belastungsproben des Kreislaufs oft überlegen.

b) Die sog. Herzfunktionsproben.

Durch Belastungsproben wird gewöhnlich die Reaktion der Pulsfrequenz, des Blutdrucks, der Atemfrequenz und -tiefe, des Sauerstoffverbrauchs auf verschiedene physiologische Belastungen untersucht. Oft hat man auch die Wirkung solcher Belastungen auf Herzgröße und EKG festgestellt. Die Belastung wird meist durch verschiedene Arten standardisierter oder ergometrisch gemessener körperlicher Arbeit dargestellt. Man hat aber auch einen Lagewechsel, eine Temperaturänderung, das Atemanhalten, den Valsalvaschen Versuch oder auch die Injektion eines Pharmakons (Veritol-Test) als Belastung verwendet. Alle diese physiologischen Belastungen sind der funktionellen Beanspruchung des Kreislaufs durch Narkose und Operation in keiner Weise vergleichbar. Daher sind Voraussagen aus solchen Belastungen auf die Operabilität kaum möglich. Aber auch zur Messung der Leistungsreserve des Kreislaufs unter den verschiedenen Belastungen sind diese Proben nur sehr bedingt brauchbar, da die Messung des Herzzeitvolumens unter Belastung bzw. die Feststellung, ob die Zunahme des Herzzeitvolumens und der einzelnen Organdurchblutungsvolumina der jeweiligen Belastung adäquat ist, nicht einwandfrei mit einfacher Methode gelingt. Die Reaktion der leicht meßbaren Kreislaufgrößen auf Belastungen ist sehr stark von der vegetativen Struktur der untersuchten Persönlichkeit sowie von der Entwicklung der Körpermuskulatur und deren Training abhängig. Die entsprechenden Belastungsproben sind daher zur Charakterisierung der Reaktionsweise bestimmter vegetativer Persönlichkeitstypen geeignet. Sie sind deshalb im Kapitel Nervöse Herz- und Kreislaufstörungen abgehandelt. Sichere Unterschiede des Operationsrisikos zwischen Gesunden verschiedener vegetativer Struktur haben sich bisher nicht nachweisen lassen. Wenn auch die Leistungsfähigkeit bei den Belastungsproben sehr unterschiedlich sein kann, so braucht jemand, der bei Lagewechsel und bei der Preßdruckprobe leicht kollabiert, deswegen noch nicht zu einem postoperativen Kreislaufschock prädisponiert zu sein. Man kann wohl sagen, daß Personen, deren Muskulatur durch regelmäßige und vielseitige Beanspruchung gut entwickelt und trainiert ist, im Durchschnitt bessere Voraussetzungen für eine Operation mitbringen als ganz bewegungsungewohnte Menschen. Aber über solche allgemeinen Feststellungen hinaus zu differenzierteren Aussagen über die individuelle Prognose zu kommen, dürfte auch mit Hilfe der Belastungsproben schwierig sein. Andererseits läßt sich der Nachweis einer beginnenden Herzinsuffizienz oder Coronarsklerose, auf den es für das Operationsrisiko ankommt, meist durch die Kombination einer sehr sorgfältigen Anamnese, die die sehr vielseitigen Belastungen des Lebens in ihrer Auswirkung erfaßt, mit einer gründlichen Untersuchung des ruhenden Patienten zumindest ebenso gut führen. Die genannten Belastungsproben haben sich daher als Routinemethoden zur Abschätzung des Operationsrisikos nicht durchsetzen können. Diese etwas summarische Feststellung soll natürlich nicht ausschließen, daß spezielle gezielte Fragestellungen sich oft gerade mit Hilfe von Belastungsproben und nur dadurch beantworten lassen. So haben die Arbeiten der Knippingschen Schule (HOFFMANN, KNIPPING, BOLT et al. 1957) gezeigt, daß spiroergographische Untersuchungen in entsprechend erfahrenen Händen für die Einschätzung des Operationsrisikos bei alten Leuten recht nützlich sein können (s. o.) Auch im Rahmen der speziellen Lungenfunktionsprüfung spielen ergometrische Belastungsproben eine wesentliche Rolle.

Ergibt sich bei der orientierenden Allgemeinuntersuchung ein krankhafter Befund, so muß dieser hinsichtlich seiner Bedeutung für das Risiko der geplanten Operation mit allen diagnostischen Mitteln geklärt werden. Ein Einzelbefund, besonders wenn es sich um Laboratoriumsergebnisse handelt, darf dabei nur im Zusammenhang mit dem klinischen Gesamtbild gewertet werden. Dies gilt in besonderem Maße auch für die EKG-Untersuchung. Warnungen vor der Überschätzung der Ergebnisse dieser Methode (Hegglin 1956) beziehen sich in erster Linie auf die Tendenz zur Überbewertung des isolierten EKG-Befundes.

c) Die Rolle der EKG-Untersuchung.

Statistiken, die allein vom EKG-Befund ausgehen und etwa feststellen, daß beim Vorliegen bestimmter EKG-Befunde die Operationsmortalität beträchtlich erhöht ist, erfassen meist nicht hinreichend die Tatsache, daß ein bestimmter EKG-Befund erst in Zusammenhang mit anderen Befunden, die ein klinisches Krankheitsbild formen, ätiologisch deutbar wird und prognostisches Gewicht erhält (Lang und Ritzl 1958; Meissner 1959). Man sollte daher umgekehrt fragen, welche Hilfestellung das EKG bei der Erkennung bestimmter, für die Prognose der Operation wichtiger Krankheitsbilder geben kann. So bedarf die Diagnose eines Herzinfarktes immer der elektrokardiographischen Bestätigung. Da es klinisch stumme Herzinfarkte gibt, kann es vorkommen, daß ein frischer und viel häufiger ein alter Herzinfarkt nur durch des EKG aufgedeckt wird. Einem klinischen Befund, der auf eine Coronarsklerose hinweist, kann so das nötige Gewicht gegeben werden. Der klinische Verdacht auf das Vorliegen einer Lungenembolie, einer Perikarditis oder Myokarditis kann durch den elektrokardiographischen Befund gestützt werden. Die leichten Veränderungen des Kammerendteiles, die bei nervösen Herz- und Kreislaufstörungen vorkommen, werden im Rahmen des klinischen Gesamtbildes unter Zuhilfenahme von Steh- und Belastungs-EKG richtig gedeutet und von Veränderungen abgegrenzt werden können, die durch eine abgelaufene Myokarditis oder eine Hypoxie des Herzmuskels bei Coronarsklerose bedingt sind. Ebenso wird es bei Berücksichtigung der Anamnese, des Allgemeinzustandes und der blutchemischen Untersuchungen möglich sein, EKG-Veränderungen, die durch Digitalis, Störungen des Ionenstoffwechsels oder der Zusammensetzung der Blutweißkörper bedingt sind, richtig einzuschätzen. Das elektrokardiographische Bild eines mehr oder weniger kompletten Rechtsschenkelblocks wird seine besondere Note erhalten, je nachdem klinisch der Verdacht auf einen Vorhofseptumdefekt, ein beginnendes Cor pulmonale, einen abgelaufenen Myokardinfarkt oder keine dieser Veränderungen vorliegt. Analoge Überlegungen wird man beim Vorliegen eines Linksschenkelblockes anstellen müssen. Ein WPW-Syndrom kann den anamnestischen Verdacht auf das Vorliegen einer paraoxysmalen Tachykardie verstärken. Rhythmusstörungen können überhaupt nur anhand des elektrokardiographischen Befundes diskutiert werden. Eine Arrhythmia absoluta hat unterschiedliches Gewicht, je nachdem, ob eine Thyreotoxikose, ein Mitralfehler oder eine Myodegeneratio cordis bei Coronarsklerose vorliegt. Kammerextrasystolen, besonders wenn sie gehäuft auftreten und aus verschiedenen Kammerabschnitten stammen, mahnen zur Vorsicht bei Narkose und Operation und sollten nach Möglichkeit durch eine präoperative Behandlung beseitigt werden. Vorhofextrasystolen und einzelnen Kammerextrasystolen, besonders bei Jugendlichen, wird man diese Bedeutung nicht zuerkennen. Auch einen partiellen oder totalen AV-Block wird man wegen der Gefahr des Auftretens von Adams-Stokesschen Anfällen und Herzstillstand ernst zu nehmen haben, während eine einfache Überleitungsverzögerung meist die Prognose von Narkose und Operation nicht beeinflußt. So kann das EKG in verschiedenen Richtungen Hinweise geben, deren Deutung und prognostische Auswertung nur im Rahmen der klinischen Gesamtbeurteilung gelingt.

d) Die Beurteilung der Lungenfunktion.

Mehr als die Herzfunktionsprüfungen haben sich die Lungenfunktionsprüfungen einen Platz im Rahmen der präoperativen Funktionsdiagnose gesichert. Es liegt dies wohl daran, daß definierte Partialfunktionen geprüft werden können, von denen man weiß, daß sie im Laufe von Narkose und Operation eine zusätzliche Belastung erfahren und daß Hypoxämie und Hyperkapnie als Ergebnis eines Versagens der Lungenfunktion die postoperative Operationsprognose auf das schwerste belasten.

Orientierenden Wert hat die Bestimmung der Vitalkapazität, des Atemgrenzwertes bzw. des Einsekundenwertes (Tiffeneau-Probe). Sie sagen im Grunde nichts über die eigentliche Lungenfunktion, d.h. den Gasaustausch, aus. Bei völlig normalen Werten für Vitalkapazität und Atemgrenzwert kann die Lungenfunktion auf das schwerste gestört sein, wenn etwa eine Diffusionsstörung, eine Kurzschlußdurchblutung oder auch eine alveolare Hypoventilation zentraler Genese vorliegt. Andererseits sollte eine Verminderung von Vitalkapazität und Atemgrenzwert um mehr als 50% des Normalwertes eine gründliche Lungenfunktionsprüfung indizieren, wenn ein abdomineller oder thorakaler Eingriff geplant ist. Wenn diese Eingriffe mit Wahrscheinlichkeit zu einer weiteren Einschränkung der Lungenfunktion führen werden, sollte in jedem Falle eine eingehende Lungenfunktionsprüfung angesetzt werden. Die Feststellung eines gegenüber dem Sollwert beträchtlich erhöhten Ruheatemvolumens kann auf eine metabolische Acidose (Urämie, Diabetes) oder auf eine beträchtliche Vermehrung des funktionellen Totraumes hindeuten. In Relation zum Atemgrenzwert ergibt das Ruheatemvolumen eine Vorstellung von der Größe der ventilatorischen Reserven. Eine Vermehrung der Residualluft, besonders in Relation zur Totalkapazität (Residualluft + Vitalkapazität) der Lunge, ergibt einen Maßstab für das Vorhandensein eines Lungenemphysems, sagt jedoch nichts darüber aus, ob dieses funktionelle Bedeutung für den Gasaustausch hat. Ob die Atemwege frei sind oder ob sie — mit dem Ergebnis einer ventilatorischen Verteilungsstörung — durch Bronchialspasmen und Bronchialsekret teilweise behindert sind, ergibt sich am einfachsten aus der mit dem Infrarotanalysator fortlaufend aufgezeichneten Kurve der CO_2-Konzentration der Ausatmungsluft während einer Exspiration — zusammen mit dem Nachweis einer Erhöhung des funktionellen Totraums. Die Prüfung dieser Funktion kann wichtig sein, da die Durchgängigkeit der Bronchien sich postoperativ durch Bronchitis oft erheblich verschlechtert. Eine ventilatorische Verteilungsstörung bedingt oft eine sog. Partialinsuffizienz der Lungenventilation, die mit einer Verminderung der arteriellen Sauerstoffsättigung bei normaler oder erniedrigter arterieller CO_2-Spannung einhergeht. Diese kann bei einer Verschlimmerung der Bronchitis oder des Asthmas und natürlich auch postoperativ jederzeit in die globale alveolare Hypoventilation mit arterieller Hypoxämie und Hyperkapnie übergehen. Die Feststellung der alveolaren Hyperventilation und auch ihrer Vorstufe, der sog. Partialinsuffizienz, gelingt am besten mit Hilfe der Arterienpunktion und Feststellung der Sauerstoffspannung und Kohlensäurespannung des arteriellen Blutes. Alveolare Hypoventilation ist eine Kontraindikation gegen jeden operativen Eingriff, ganz besonders wenn sie akut auftritt und dann mit respiratorischer Acidose einhergeht. Aber auch eine chronische alveolare Hypoventilation mit ausgeglichenem p_H-Wert ist durch die Hypoxämie und das meist vorliegende Cor pulmonale für eine Operation sehr gefährlich. Es sollte unbedingt vor einem notwendigen Eingriff eine intensive interne Behandlung mit dem Ziele einer Besserung der Lungenfunktion stattfinden. Sind die Atemwege frei, wie die normale Infrarotanalysatorkurve aus-

weist, und besteht trotzdem ein stark erhöhtes Ruheatemminutenvolumen, ohne
daß die arterielle CO_2-Spannung nennenswert absinkt, so besteht oft eine
deutliche Differenz zwischen arterieller CO_2-Spannung und der aus dem Alveolarluftanteil der exspiratorischen Kohlensäurekonzentrationskurve ermittelten CO_2-
Spannung (Ulmer 1960). Dies weist meistens auf eine zirkulatorische Verteilungsstörung hin, die z. B. nach multiplen alten Lungenembolien oder bei Einschränkung der Lungenstrombahn anderer Ursache auftreten kann. Dann ist
zu fragen, ob eine pulmonale Hypertension einerseits, eine Diffusionsstörung
andererseits vorliegt. Die pulmonale Hypertension kann durch EKG und Röntgenbild wahrscheinlich gemacht und durch einen Herzkatheterismus nachgewiesen
werden. Eine Diffusionsstörung ist sehr wahrscheinlich, wenn in einem Ergo-
meterarbeitsversuch die oxymetrisch gemessene arterielle Sauerstoffsättigung
stark absinkt, während die endexspiratorische CO_2-Spannung (Infrarotanalysator)
in normalen Grenzen bleibt. Zur quantitativen Abschätzung des Ausmaßes
einer Diffusionsstörung sind kompliziertere funktionsanalytische Verfahren notwendig (Barthels, Bücherl et al. 1959).

Ein beträchtlicher Lungenkurzschluß (über 20% des Herzzeitvolumens) kann
durch den Nachweis eines Sauerstoffsättigungsdefizits des arteriellen Blutes nach
15 min O_2-Atmung festgestellt werden; zum Nachweis geringer Kurzschlußvolumina sind kompliziertere Untersuchungsmethoden notwendig (Barthels,
Bücherl et al. 1959).

Auch diese Untersuchungen können für die Operationsindikation sehr wichtig
sein, da der Nachweis eines Kurzschlusses unter Umständen eine Operation mit
dem Ziele der Beseitigung des Kurzschlusses indiziert (Lobektomie oder Segmentresektion des den Kurzschluß beherbergenden Lungenteils, Operation eines
pulmonalen a-v Aneurysmas), während der Nachweis einer Diffusionsstörung eine
Kontraindikation gegen jeden intrathorakalen Eingriff darstellt. Bronchospirographische Untersuchungen können ferner dringend notwendig sein, um die Funktion eines zu resezierenden Lungenteiles zu bestimmen. Schließlich kann auch
eine Herzkatheteruntersuchung zur Messung des Druckes in der Art. pulmonalis
vor Lungenoperationen erforderlich sein. Bei gleichzeitiger Registrierung des
Druckes im Hauptstamm der A. pulmonalis kann der zu einem zu resezierenden
Lungenteil führende Ast der Pulmonalarterie temporär durch Blockadekatheter
verschlossen werden, um die Belastung abzuschätzen, die das rechte Herz akut
durch den Anstieg des Pulmonalisdruckes erfährt. Es kann notwendig sein, solche
Untersuchungen auch unter ergometrisch kontrollierter Belastung durchzuführen
(Nordenström 1954). Erwähnt sei auch, daß die Angiographie besonders in
Form der selektiven Angiographie einzelner Lungenteile, etwa zum Nachweis
eines lokalen intrapulmonalen Kurzschlusses, ihre Bedeutung im Rahmen der
präoperativen Funktionsdiagnose hat.

IV. Das Operationsrisiko bei verschiedenen Erkrankungen.

Voll kompensierte *rheumatische Klappenfehler*, die noch nie eine Herzinsuffizienz mit Stauung durchgemacht haben, erhöhten das Risiko operativer Eingriffe
nicht. Dies gilt selbst dann, wenn das Röntgenbild eine deutliche Vitium-
konfiguration mit geringer Herzvergrößerung zeigt. Im Alter gilt dies allerdings
nur mit der Einschränkung, daß eine sich entwickelnde Coronarsklerose das hypertrophische Herz besonders gefährdet und damit auch das Operationsrisiko vermehrt.

Bei kompensierten echten *Mitralstenosen* ist allerdings die Gefahr eines plötzlich sich entwickelnden Lungenödems bei Erregungen und körperlichen Belastungen, die sich präoperativ, z. B. bei Gelegenheit des Herzkatheterismus, ent-

wickeln können, nie ganz auszuschließen. Andererseits haben die Erfahrungen mit der Valvulotomie gezeigt, daß auch Mitralstenosen mit leichter Lungenstauung ohne wesentlich erhöhtes Risiko operiert werden können. Vermehrte Gefährdung kann auch bei Aortenstenosen bestehen (SCHAUB 1956; FRIEDBERG 1959), wenn sie im fortgeschrittenen Stadium an Schwindel- und Kollapszuständen bei körperlichen Anstrengungen oder auch an Angina pectoris-Anfällen leiden. Solche Patienten vertragen ein plötzliches, durch periphere Arteriolenerweiterung ausgelöstes Absinken des Blutdrucks nicht und es können unter solchen Umständen spontan oder auch im Zusammenhang mit einem operativen Eingriff schwere Kollapse, unter Umständen der plötzliche Tod, eintreten. Ein ähnliches Syndrom (effort syncope [DRESSLER 1952; DELIUS u. WITZENHAUSEN 1951]) kann bei Stenosierung im Lungenkreislauf nach multiplen pulmonalen Embolien oder bei der primären und sekundären Pulmonalsklerose auftreten.

Auch bei der *Aortitis luetica* und der luetischen Aorteninsuffizienz kann es infolge Enge der Coronarostien zu Kollapsen und plötzlichem Tod kommen, wenn der arterielle Blutdruck absinkt. Narkose und Operationen können unter ungünstigen Umständen solche Ereignisse auslösen. Müssen daher solche Patienten (Aortenstenose, Pulmonalsklerose, luetische Aortitis) operiert werden, so ist auf das Vermeiden plötzlicher Blutdruckschwankungen größter Wert zu legen (rasche intravenöse Injektionen von Barbituraten, Ganglienblockern sowie die Spinalanästhesie sind zu vermeiden). Alle rheumatischen und kongenitalen Herzfehler sollten wegen der Gefährdung durch Endokarditis lenta unter Penicillinprophylaxe operiert werden.

Dekompensierte Herzklappenfehler und andere Fälle von *Herzinsuffizienz mit Stauung* sollten vor der Operation, wenn irgend möglich, durch stationäre Behandlung rekompensiert werden. Bei der nachfolgenden Operation sollte man in Rechnung stellen, daß durch salzfreie Diät, Ionenaustauscher und Diuretica eine Salzverarmung, ganz besonders Kaliumverluste, eingetreten sein können (Kontrolle durch EKG, Ionenbestimmung, gegebenenfalls Kaliumzufuhr). Auch mit vermehrter Neigung zu thromboembolischen Komplikationen ist zu rechnen. Während und nach der Operation sind rasche Infusionen von Blut, Plasma und natriumhaltigen Elektrolytlösungen ganz zu vermeiden oder mit größter Vorsicht durchzuführen, da bei latenter Linksinsuffizienz leicht ein Lungenödem ausgelöst werden kann. Wird nach völliger Rekompensation operiert, so ist auch bei großen Eingriffen das Risiko nicht sehr stark vermehrt. [HAMILTON (1926) verlor bei schweren operativen Eingriffen an dekompensierten Patienten 5,5%.] Fälle von intraktabler Herzinsuffizienz mit Stauung, die auch unter sorgfältiger und langdauernder interner Therapie nicht rekompensiert werden können, sollten — abgesehen von Notoperationen — nur operiert werden, wenn durch die Operation selbst die Hauptursache der Dekompensation beseitigt werden kann. So bei Mitralstenose, Pericarditis adhaesiva mit portaler Hypertension und allgemeiner Stauung, arteriovenösem Aneurysma usw. Die Erfahrung zeigt, daß solche Operationen selbst an schwer Dekompensierten erfolgreich durchgeführt werden können. Muß man bei noch vorliegender und nicht ausreichend behandelter Herzinsuffizienz mit Stauung operieren, so liegt die Hauptgefahr nicht so sehr in einer Verschlechterung der Dekompensation, als in dem Auftreten zahlreicher Komplikationen, wie Bronchitis mit Bronchopneumonie und respiratorischer Insuffizienz, thromboembolischen Komplikationen usw. Diese Komplikationen sind beim Dekompensierten nicht nur häufiger, sondern sie werden auch schlechter vertragen (BAKER, GRISMER et al. 1955).

Das *Cor pulmonale chronicum* hat, auch wenn eine Rechtsinsuffizienz mit Stauung nicht vorliegt, als eine Kontraindikation gegen jede irgendwie aufschiebbare Operation, besonders im Bereich des Abdomens und des Thorax zu gelten.

Beruht es auf einer chronischen, alveolaren Hypoventilation (Globalinsuffizienz nach Rossier 1956), so ist diese präoperativ mit allen Mitteln zu beseitigen, und gleichzeitig eine Strophanthinbehandlung zu empfehlen. Es muß immer damit gerechnet werden, daß postoperativ die alveolare Ventilation vorübergehend sich verschlechtert. Daher sind auch Fälle mit ausgesprochener ventilatorischer Verteilungsstörung bei noch annähernd normaler alveolarer und arterieller CO_2-Spannung immer gefährdet; auch sie sollten präoperativ sorgfältig therapiert werden. Ferner sollte der Grad der Lungenfunktionsstörung präoperativ auch hinsichtlich des Vorhandenseins von Alveolartotraum und Diffusionsstörung festgelegt werden. Liegt eine mit einfachen Methoden nachweisbare Diffusionsstörung vor, so ist jeder abdominelle oder thorakale Eingriff mit einem erheblichen Risiko verbunden, das sich auch durch eine präoperative Therapie meist nicht wesentlich herabsetzen läßt. Ein pulmonaler Hochdruck ohne irgendeine Form von Lungenfunktionsstörung dürfte selten sein; er ist bezüglich der Operationsprognose ähnlich zu beurteilen wie eine noch kompensierte Aortenstenose.

Ein Hochdruck im großen Kreislauf drückt die Prognose eines notwendigen operativen Eingriffs nicht nennenswert. Bei Hochdruckkranken, selbst bei Patienten mit sog. maligner Sklerose, sind zahlreiche schwere Eingriffe, deren Ziel die Besserung des Hochdrucks war, wie Sympathektomien, doppelseitige Adrenalektomien, Nierenexstirpationen mit nur geringer, etwa der des Gesunden entsprechenden Mortalität ausgeführt worden. Liegt eine Linksinsuffizienz mit Lungenstauung, eine beginnende Niereninsuffizienz mit Isosthenurie und Rest-N-Anstieg, eine Coronarsklerose oder ein Zustand nach apoplektischem Insult vor, so trübt sich die Prognose erheblich, und es sollte, wenn irgend möglich, eine präoperative internistische Behandlung stattfinden.

Auch die Prognose des urologischen Eingriffs bei Prostatahypertrophie kann nicht so bedenkenlos beurteilt werden, soweit es sich um Patienten mit Hypertonie und anderen krankhaften Herzbefunden handelt, da hier oft höheres Alter, Coronarsklerose, latente oder manifeste Urämie und ein uroseptischer Zustand zusammenkommen. Morrison (1948) fand bei der typischen suprapubischen Prostatektomie bei Herzkranken eine Mortalität von 19% gegenüber 7,5% bei sog. Herzgesunden.

Pathologische elektrokardiographische Befunde, die bisher zu keiner Beeinträchtigung der Leistungsfähigkeit im praktischen Leben geführt haben, erhöhen auch im allgemeinen das Operationsrisiko nicht, es sei denn, daß sie im Rahmen des klinischen Gesamtbildes als Hinweis auf das Vorliegen eines ernsten Leidens wie eines Cor pulmonale oder einer Coronarsklerose betrachtet werden müssen (Pfeiffer u. la Due 1949). Dies gilt besonders auch für Schenkelblockbilder, soweit diese seit Jahren konstant sind und Anamnese und Befund nicht auf einen abgelaufenen Herzinfarkt hindeuten (Gertler, Finkle et al. 1954). Bei den Störungen der a-v Überleitung liegt die Gefahr im Auftreten des Adams-Stokes-schen Symptomenkomplexes. Ergeben sich präoperativ Hinweise in dieser Richtung, so ist eine internistische Vorbehandlung, wenn sich die Operation aufschieben läßt, dringend anzuraten. In jedem Fall ist während der Operation und für die postoperative Phase ein Schrittmacher bereitzustellen und gegebenenfalls anzuwenden.

Patienten mit stabilem, totalen Herzblock ohne Neigung zu Herzinsuffizienz und Adams-Stokesschen Anfällen können operative Eingriffe ohne Komplikationen überstehen.

Eine Tachyarrhythmia absoluta sollte präoperativ durch eine internistische Behandlung auf eine annähernd normale Herzfrequenz gebracht werden. Das Operationsrisiko wird von der Grundkrankheit abhängen.

Bei Vorliegen eines frischen Herzinfarktes sollten auch dringende operative Eingriffe um wenigstens 14 Tage verschoben werden, um mindestens die Zeit der akuten Allgemeinreaktion mit den besonderen Gefahren hinsichtlich Kollaps und Rhythmusstörungen vorbeigehen zu lassen (HEGGLIN 1956). Bei Notoperationen wird die Entscheidung individuell getroffen werden müssen. Bei nicht unmittelbar dringenden Eingriffen, auch bei Operationen wegen maligner Tumoren, sollte man länger warten, am besten so lange, bis den Patienten auch die Belastungen des täglichen Lebens wieder zugemutet werden können, d. h. 3—4 Monate lang. Statistiken über operative Eingriffe vor Ablauf der ersten 4 Monate zeigen unterschiedliche Ergebnisse. So fanden ETSTEN und PROGER (1955) im Gegensatz zu BAKER et al. (1955) eine beträchtlich erhöhte Operationsletalität (ebenso BUTLER, FEENEY und LEVINE 1933). Um den frischen Infarkt, der stumm sein kann, auszuschließen, sollte präoperativ bei allen älteren Patienten und größeren Eingriffen ein EKG angefertigt werden. Ein Herzinfarkt kann in relativ seltenen Fällen auch postoperativ entstehen, und dann in der postoperativen Phase mit anderen Formen des Kreislaufschocks, eventuell auch der Lungenembolie, verwechselt werden. In dem Material von MASTER und JAFFE (1938) waren von 625 Infarkten 35 postoperativ entstanden.

Die elektrokardiographisch nachgewiesene alte Infarktnarbe und die entsprechende Anamnese weisen auf eine vorhandene Coronarsklerose hin. War der Patient in den letzten Jahren beschwerdefrei und voll leistungsfähig, so braucht das Operationsrisiko nicht wesentlich erhöht zu sein. Bestehen noch Beschwerden, die auf eine Coronarsklerose hindeuten, so bestimmt dieses Krankheitsbild die Beurteilung des Operationsrisikos.

Eine akute Myokarditis oder Perikarditis, sei es, daß es sich um eine akute rheumatische Pankarditis oder um eine begleitende Myokarditis bei Infektionskrankheit handelt, ist bezüglich des Operationsrisikos wie ein akuter Herzinfarkt zu betrachten. Abgesehen von Notoperationen ist abzuwarten, bis die akute Phase der Krankheit abgeklungen ist. Eine internistische Behandlung wird die Wartezeit zu überbrücken haben. Etwa wie beim Infarkt wird man als äußersten Termin für einen unaufschieblichen Eingriff 14 Tage nach Entfieberung angeben, bei weniger dringlichen Eingriffen jedoch eine Wartezeit von 3—4 Monaten empfehlen. Ein weniger dringlicher Eingriff sollte auch hier erst vorgenommen werden, wenn dem Patienten ohne Bedenken seine normale berufliche Tätigkeit wieder zugemutet werden kann. Bezüglich der besonderen Probleme, die für die Wahl des Zeitpunktes einer Commissurotomie aus der Rücksicht auf eine möglicherweise noch aktive und vielleicht noch rezidivierende Myokarditis entstehen, sei auf das entsprechende Kapitel dieses Handbuches hingewiesen.

Residuale EKG-Befunde nach sicher abgelaufener Myokarditis erhöhen das Operationsrisiko auch dann nicht, wenn noch subjektive Beschwerden auf Grund gleichzeitig vorhandener nervöser Herz- und Kreislaufstörungen bestehen.

Bei Patienten mit klinisch sicherer Coronarsklerose ist das Operationsrisiko erhöht. Die schon immer bestehende Gefahr einer Coronarthrombose oder des Auftretens von Rhythmusstörungen (Kammerflimmern usw.) wird während der Operation und besonders in der postoperativen Phase vermehrt sein. Darüber hinaus kann besonders, wenn es während oder nach dem Eingriff zu hypoxämischen Zuständen kommt, eine Herzinsuffizienz auftreten. Da besonders das linke Herz betroffen ist, begünstigt sie über eine Lungenstauung kardiorespiratorische Komplikationen (Bronchitis, Bronchopneumonie) und über eine Zirkulationsverlangsamung den postoperativen Kreislaufschock sowie thromboembolische Komplikationen. Dennoch überstehen oft Patienten mit klinisch sicherer Coronarsklerose auch große Eingriffe glatt. BRUNN und WILIUS (1939) erlebten bei 257 großen Operationen an Patienten mit Coronarsklerose, darunter 32 Patienten mit alten Infarkten, 12 Todesfälle, die auf das Herz bezogen werden mußten. Etsten und Proger (1955) hatten bei 517 großen und kleinen Eingriffen an Patienten mit sicherer Coronarsklerose 2,9% Mortalität, davon mußten 1,2% auf die Herzerkrankung bezogen werden.

Bei einem vergleichbaren Kollektiv von 517 Patienten ohne nachweisbare Coronarsklerose betrug die Gesamtmortalität 2%, die auf das Herz zurückzuführende Mortalität 0,2%. Auf Grund dieser Erfahrungen sollte bei sicherer Coronarsklerose präoperativ nach Möglichkeit eine internistische Vorbehandlung durchgeführt werden. Ganz besonders ist darauf Wert zu legen, daß die Patienten präoperativ Zeit und Gelegenheit haben, sich auszuruhen und zu entspannen, und daß die begreifliche Angst und Unruhe vor einem großen Eingriff den

Tabelle 1. *Die Bedeutung einzelner Herzerkrankungen für die Operationsgefährdung.*

Operationsrisiko *nicht* wesentlich vergrößert	Mit dem Entschluß zur Operation *zurückhaltend sein*	*Kondraindikation* für eine Operation
Nicht dekompensierte Klappenfehler.	Coronarinsuffizienz mit Angina pectoris	Frische Apoplexie
Herzgeräusche, Rhythmusstörungen und Abweichungen im EKG, die bei Belastung durch Beruf und Haushalt bisher ohne Störung vertragen wurden.	Dekompensierte Herzfehler (Ruhedyspnoe, Asthma cardiale, Stauungssymptome)	Frischer Myokardinfarkt Floride Myokarditis
Tachykardie und Arrhythmie beim Basedow (nach entsprechender Vorbereitung).	Tachyarrhythmia absoluta (besonders bei älteren Personen)	Cor pulmonale chronicum
Hypertension ohne stärkere Organschäden	Dekompensierte Hypertonie	Adams-Stokessche Anfälle

Patienten so weit wie möglich genommen wird. Emotionell bedingte, krisenhafte Blutdrucksteigerungen können die Prognose belasten.

Eine tabellarische Übersicht über die Operationsgefährdung bei einzelnen Herzkrankheiten hat Hegemann (1959) gegeben (Tabelle 1).

V. Spezielle therapeutische Gesichtspunkte.

Die internistische Behandlung Herzkranker, denen eine Operation bevorsteht, wird nach den auch sonst geltenden Regeln erfolgen. Auf die Notwendigkeit, präoperativ auch ein etwa vorhandenes Defizit an Ionen, Flüssigkeit, Eiweiß, Blutvolumen auszugleichen, wurde mehrfach anhand von Einzelbeispielen hingewiesen, ebenso auf die Wichtigkeit körperlicher und seelischer Ruhe in den dem Eingriff unmittelbar vorausgehenden Tagen.

Die eigentliche Herztherapie, d.h. die *Glykosid-Therapie,* sollte in Fällen, die nach gründlicher, langfristiger, internistischer Behandlung zur Operation vom Chirurgen übernommen werden, während und nach der Operation entsprechend der erfolgten Einstellung weitergeführt werden. Es besteht keine Veranlassung, einen gut auf perorale Digitalis-Präparate eingestellten Patienten präoperativ grundsätzlich auf Strophanthin umzustellen. Nur selten wird sich durch die Operation die Notwendigkeit ergeben, an der einmal gut eingestellten Erhaltungsdosis etwas zu ändern, etwa sie zu erhöhen. Dies entspricht der Erfahrung, daß nur selten postoperativ eine nennenswerte Verschlechterung der Herzinsuffizienz mit Stauung eintritt. Kommt es infolge einer Rhythmusstörung zu einer behandlungsbedürftigen Tachykardie, so kann meist, trotz der vorausgegangenen Dauer-digitalisierung, Digilanid intravenös gegeben werden. Ein präoperativ angefer-tigtes EKG wird meist ein Urteil ermöglichen, ob eine Überdigitalisierung vor-liegen kann. Auch an die relative Überdigitalisierung bei Störung des Kalium-Stoffwechsels ist zu denken.

Soll ein Herzkranker, der nicht auf Digitalis eingestellt ist, innerhalb weniger Tage auf eine Operation vorbereitet werden, so empfiehlt sich eine intravenöse Strophanthin-Therapie, es sei denn, daß eine sehr hohe Pulsfrequenz, z. B. bei Tachyarrhythmia absoluta, eine intravenöse Behandlung mit Digilanid oder Digitoxin zweckmäßiger erscheinen läßt.

Mit der Indikation zur Strophanthin-Therapie wird man angesichts der bevor-stehenden Operation großzügiger verfahren als sonst üblich. Man sollte also nicht nur Fälle von manifester Herzinsuffizienz mit Stauung so behandeln, sondern alle Patienten, die einmal dekompensiert waren oder ein vergrößertes Herz haben. Ebenso Fälle mit Hypertension, altem Herzinfarkt, manifester Coronarsklerose, schließlich alle Patienten über 65 Jahre. Diese prophylaktische Glykosid-Thera-pie sollte 3 Tage vor dem Eingriff einsetzen und eine Woche lang nach dem Ein-griff weitergeführt werden. Meist wird als Tagesdosis $1/_8$ mg Strophanthin ver-wendet werden.

Es ist auch möglich, falls dies aus besonderen Gründen zweckmäßig erscheint, an Stelle der prophylaktischen Strophanthin-Therapie eine perorale Digitalis-Therapie durchzuführen. Eine Ausweitung des von einer prophylaktischen Stroph-anthin- oder Digitalis-Therapie zu erfassenden Personenkreises über die oben genannten Gruppen hinaus erscheint unnötig und nicht zweckmäßig. Falls prä-operativ eine Neigung zu Rhythmusstörungen, z. B. gehäufte — besonders ventrikuläre — Extrasystolen, paroxysmale Tachykardie, Reizleitungsstörungen, erkennbar ist, kann auch in dieser Richtung eine prophylaktische, präoperative und postoperative Therapie mit Chinidin oder Novocainamid, bei Reizleitungs-störungen mit Aludrin, zweckmäßig sein.

Während der Operation hat der Anästhesist für reichliche Sauerstoffzufuhr und völlig freie Atemwege zu sorgen, damit ein Absinken der arteriellen Sauerstoff-sättigung unter allen Umständen vermieden wird. Ebenso sollte der Blutdruck keine krisenhaften Anstiege und besonders keinen stärkeren Abfall zeigen. Ferner müssen initiale Exzitation und postnarkotisches Erbrechen dringend vermieden werden.

Durch diese Forderungen, die darauf hinauslaufen, die Entstehung einer respiratorischen oder zirkulatorischen Hypoxie, durch die der erkrankte Herz-muskel besonders gefährdet wird, zu vermeiden, wird auch die Wahl der Narkose-mittel beeinflußt. Reichliche Sauerstoffzufuhr bedeutet bei der Inhalations-narkose einen Sauerstoffgehalt der Inspirationsluft von möglichst 50%. Diese Forderung ist bei Lachgas, welches sonst nahezu frei von Nebenwirkungen ist, kaum zu erreichen. Dieses wird daher nur in Ausnahmefällen in Kombination mit Curare, Dolantin und Barbitursäure verwendet werden können. Bei Patienten, die ohnehin zu respiratorischen Insuffizienzen neigen oder eine Shunt-Cyanose aufweisen, ist es ganz kontraindiziert. Cyclopropan ermöglicht einen höheren Sauerstoffgehalt der Inspirationsluft; es ist zudem gut verträglich, wirkt jedoch erregbarkeitssteigernd auf den Herzmuskel und kann sekundäre Reizbildungs-zentren aktivieren und so extrasystolische Arrhythmien und Tachykardien aus-lösen. Während es als einziges Narkosemittel daher besonders bei Patienten, die eine Coronarsklerose haben oder unter Digitalis stehen, nicht verwendet werden sollte (JOHNSTONE 1950), kann es in Kombination mit Äther (BELINKOFF 1946) oder zur Narkoseeinleitung (DRIPPS und VANDAME 1952) empfohlen werden, da es gegenüber der reinen Äthernarkose die postnarkotischen Erscheinungen (Übelkeit und Erbrechen) vermindert. Äther ist allein oder in Kombination mit Cyclopropan noch immer für Herzkranke das geeignetste Inhalationsnarkoticum, nur muß es bei diesen im Narkoseapparat zusammen mit möglichst viel Sauerstoff gegeben werden, und es muß durch eine geeignete Prämedikation und Einleitung der Betäubung, z. B. mit intravenösen Narkoticis, jede initiale Exzitation vermieden werden (Hegemann 1958). Unter den Inhalationsanalgeticis sind Chloroform, Chloräthyl und Trichloräthylen, unter den Muskelrelaxantien das Myanesin wegen ihrer direkten Herzwirkung kontraindiziert.

Lokale Infiltrationsanästhesie unter Verwendung von Arterenol, nicht Adrenalin, wird für manche kleinere Eingriffe ausreichen; ebenso ist eine tiefe Spinal- und Caudalanästhesie besonders bei Herzinsuffizienz günstig. Hohe Spinalanästhesie ist gefährlich und kontraindiziert, besonders bei Hypertonie und Coronarsklerose, wegen des blutdrucksenkenden und schockbegünstigenden Effektes.

Auch eine Steroidbasisnarkose soll sich bei Myokardschäden, Klappenfehlern usw. wegen der geringen Narkosebelastung bewährt haben (Mayrhofer und Reines 1957).

Unter den allgemeinen Gesichtspunkten bei der Narkose an Herzkranken ist deren mangelhafte reflektorische Kreislaufregulation hervorzuheben (Hegemann 1958). Dabei ist das vom venösen Rückstrom abhängige Blutdruckverhalten stark durch die Lagerung des Patienten beeinflußbar. Am günstigsten wird der herzkranke Patient in Rückenlage operiert. Die Hochlagerung von Bauch oder Becken, oder die Steinschnittlage, sind weniger günstig, weil damit die Vitalkapazität der Lunge deutlich kleiner wird. Bei Herzinsuffizienz mit ausgesprochener Stauung sollte der Patient nach Möglichkeit in halb sitzender Stellung operiert werden (Hegemann 1958).

Während und nach der Operation ist ferner darauf zu achten, eine Überlastung des linken Herzens, die zu Lungenödem führen könnte, zu vermeiden. Auf das linke Herz wirken sich ohnehin Belastungen durch Hochdruck, Coronarsklerose und zusätzliche akute Hypoxämie in elektiver Weise aus (Meesmann 1958). Daher ist Vorsicht geboten bei allen Infusionen, besonders soweit es sich um blutplasma- und natriumhaltige Elektrolyt-Lösungen handelt (Herken 1959). Andererseits müssen Blutverluste sofort ersetzt werden, ebenso Wasserverluste. Es kann notwendig sein, Erythrocytenkonzentrate zu infundieren oder Glucoselösungen anstelle von Elektrolytlösungen zu verwenden. Beim ersten Anzeichen einer zum Lungenödem tendierenden Lungenstauung sollte reichlich Sauerstoff unter positivem Druck von 5—10 mm Hg zugeführt werden. Die Atemwege sind durch Absaugen frei zu halten. Daneben die übliche Behandlung mit Cedilanid, bzw. Strophanthin intravenös, kleine Pendiomid-Dosen, Morphin, Euphyllin; eventuell Aderlaß.

Arrhythmien können während operativer Eingriffe so häufig und so überraschend auftreten, daß bei Operationen an besonders Gefährdeten (Coronarsklerose usw.) und bei intrathorakalen Eingriffen die fortlaufende Kontrolle des Herzschlags durch fortlaufende EKG- oder Blutdruck-Registrierung zweckdienlich erscheint (Campbell und Reynolds 1954). Unter den auslösenden Ursachen sind zu nennen: Hypoxie des Herzmuskels jeder Art, reflektorische Beeinflussung der Herznerven durch Manipulationen im Bereich des Herzens selbst, am Lungenhilus, oder in der Gegend der großen Nervengeflechte des Oberbauchs, toxische Einwirkung von Narkosemitteln (Cyclopropan), schließlich Hyperkapnie und Störungen des Ionenhaushaltes, besonders des Kalium-Haushaltes. Das rechtzeitige Erkennen der Arrhythmie ist wesentlich, da gelegentlich die Ursache (zu tiefe Narkose, respiratorische Acidose, Manipulationen an reflexogenen Zonen) beseitigt und eine Therapie eingeleitet werden kann. Auch kann das Auftreten einer Arrhythmie vor ernsteren Komplikationen wie Kammerflimmern und Herzstillstand rechtzeitig warnen.

Die Therapie wird den auch sonst in der inneren Medizin üblichen Richtlinien folgen. Gehäufte und polytope Kammerextrasystolien, ebenso wie *ventrikuläre Tachykardien*, kann man mit Procainamid oder Chinidin zu beeinflussen suchen. Bei *supraventrikulären Tachykardien* kann Digilanid intravenös aber auch Procainamid verwandt werden. Paroxysmales Vorhofflattern oder Flimmern mit Tachykardie wird am besten mit intravenösen Digitalis-Präparaten behandelt. Sehr starke Sinusbradykardien können die Anwendung von Atropin intravenös erfordern. Bei allen schwereren Rhythmusstörungen, ganz besonders aber bei Reizleitungsstörungen, empfiehlt es sich, die Narkose auszusetzen und sehr reichlich Sauerstoff zu geben.

Kommt es zum *funktionellen Herzstillstand* (Asystolie, Kammerflimmern, hypodyname, extrem bradykarde oder extrem tachykarde Herzaktion), so hängt alles davon ab, daß das Einsetzen des Herzstillstandes sofort erkannt wird, da bei völligem Herzstillstand schon nach 3—5 min eine irreversible Hirnschädigung eintritt. Nach einer Statistik von COLE (1953) über 350 Fälle, die auch den funktionellen Herzstillstand einschließt, betrug die Mortalität bei Herzstillstand von bis zu 5 min Dauer 14,9%, bei 5—10 min Dauer 66,7%.

Der Chirurg, der sich im Operationssaal einer derartigen Situation gegenübersieht, wird meist dazu neigen, den erfolgsichersten Weg zu gehen und sofort — ohne Zeitverlust durch weitere diagnostische Maßnahmen (Auskultation, EKG) oder wahrscheinlich nutzlose therapeutische Bemühungen wie intrakardiale Adrenalininjektionen, Stimulation des Herzens durch Nadelstiche — den Thorax, wenn nötig ohne Rücksicht auf Sterilität, mit wenigen Schnitten zu eröffnen und eine kunstgerechte Herzmassage einzuleiten. Bei abdominellen Eingriffen ist es mit geringeren Erfolgsaussichten auch möglich, transdiaphragmatical eine Herzmassage zu versuchen.

Die sofortige Freilegung des Herzens ermöglicht eine Diagnose (Asystolie oder Kammerflimmern) und gestattet zugleich durch Herzmassage einen Kreislauf mit systolischen Drucken bis zu 80 mm Hg über genügend lange Zeit aufrecht zu erhalten, bis entweder eine spontane Herzaktion wieder eintritt oder ein Defibrillator bzw. ein Schrittmacher herangeschafft und installiert werden kann. Falls man von Anfang an weiß, daß eine Asystolie oder extreme Bradykardie und kein Kammerflimmern vorliegt, wenn z.B. ein EKG automatisch mitregistriert wurde oder vorher Adams-Stokessche Anfälle aufgetreten sind, kann man sich ohne Thorakotomie mit der sofortigen Anlage eines elektrischen Schrittmachers begnügen. Falls der Herzstillstand außerhalb des Operationssaales eintritt, ist der leicht transportable Schrittmacher oft die einzige Chance, wenn die örtlichen Verhältnisse es nicht gestatten, sofort neben der Thorakotomie auch eine wirksame künstliche Atmung einsetzen zu lassen. Von einer transthorakalen Herzmassage, von intrakardialen Injektionen oder einer Stimulation des Myokards durch Nadelstiche (s. oben) ist kaum etwas zu erwarten.

Auch die postoperative Phase wird oft eine enge Zusammenarbeit zwischen dem Anästhesisten, dem Chirurgen und dem Internisten erfordern. Die dafür geltenden therapeutischen Gesichtspunkte wurden, soweit sie über das Allgemeininternistische hinausgehen, in den entsprechenden Kapiteln behandelt.

638   H. Hartert und K. Matthes: Herz und Kreislauf bei Operationen.

Literatur.

Alluaume, R.: Les différents degrés de l'hibernation artificielle. Anesth. et Analg. 2, 261 (1952). — Astrup, T.: The haemostatic balance. Thromb. diath. haem. 2, 347 (1958). — Authun: Zit. nach G. Hegemann, Die Operabilität unserer Kranken. Langenbecks Arch. klin. Chir. 292, 23 (1959).

Baker, H. W.: Risk of surgery in patients with myocardial infarction. Arch. Surg. (Chicago) 70, 739 (1955). — Baker et al.: Gastroenterology 28, 536 (1955). — Barthels, H., E. Bücherl, C. W. Hertz, G. Rodewald u. M. Schwab: Lungenfunktionsprüfungen. Berlin-Göttingen-Heidelberg: Springer 1959. — Beaconsfield, P.: Dangers de l'emploi de l'hexaméthonium en médicine et en chirurgie. Proc. méd. 60, 811 (1952). — Belinkoff, S.: Anesthesiology 7, 268 (1946). — Bernard, C.: Léçons sur les phénomènes de la vié, communs aux animaux et aux vegetaux. Paris 1885. — Bloch et al.: Zit. nach Zimmermann, Casey u. Bloch (s. dort). — Bock, H. E.: Leber und Nieren vor und nach Operationen. Langenbecks Arch. klin. Chir. 292, 52 (1959). — Börner, W., H. Bracharz u. J. Schröder: Über Zirkulieren des Plasmavolumen, Kreislaufzeit und Durchmischungsgeschwindigkeit von intravenös injiziertem J 131-Serumalbumin bei alten Männern. Verh. dtsch. Ges. Kreisl.-Forsch. 24, 235 (1957). — Bradley, S. E.: Shock and circulatory hemostasis. Transact. 5th Conf. Macy Found. 1955, S. 9. — Brecher, G. A., and A. T. Kissen: Relation of negative intraventricular pressure to ventricular volume. Circulat. Res. 5, 157 (1957). — Brendel, W.: Kreislauf in Hypothermie. Verh. dtsch. Ges. Kreisl.-Forsch. 23, 33 (1957). — Bronk, D. W., and F. Brink: Mechanism connecting impulse conduction and oxygen metabolism in peripheral nerve. Fed. Proc. 10, 19 (1951). — Brunn, H. J., and F. A. Wilius: J. Amer. med. Ass. 112, 2377 (1939). — Buckley, J. J., F. A. van Bergen, A. B. Doblein, E. E. Brown jr., F. A. Miller and R. L. Verco: Postanesthetic hypertension following cyclopropane: Its relationship to hypercapnia. Anesthesiology 14, 226 (1953). — Butler, S., N. Feeney and S. A. Levine: The patient with heart disease as a surgical risk. J. Amer. med. Ass. 95, 85 (1930).

Campbell, A.: Cardiac arrest: Further studies of the effect of p_H changes on vagal inhibition of the heart. Surgery 38, 615 (1955). — Carlsten, A., O. Norlander and L. Troell: Observations on the postoperative circulation. Surg. Gynec. Obstet. 99, 227 (1954). — Chance, B., and B. Hess: Metabolic control mechanisms. I. Electron transfer in the mammalian cell. J. biol. Chem. 234, 2404 (1959). — Chott, F.: Die Anaesthesie im Greisenalter. In: Lehrbuch der Anaesthesiologie v. R. Frey, W. Hügin u. R. Mayrhofer. Berlin-Göttingen-Heidelberg 1955. — Cohn, J. E., and N. W. Shock: Amer. J. med. Sci. 217, 388 (1949). — Cole, W. H.: Operability in the young and aged. Ann. Surg. 138, 145 (1953). — Collins, V. J.: Principles and practice of Anesthesiology. Philadelphia 1952. — Copley, A. L.: Neuere Auffassungen über Hämorrhagie, Hämostase und Thrombose. Ärztl. Forsch. 11 (I), 144 (1957). — Courvoisier, S., J. Fournel, R. Ducrot, M. Kolsky et P. Koetschet: Propriétés pharmodynamiques du chlorhydrate de chloro-3 (diméthylamino-3' propyl)-10 phenothiazine (4560 R.P.). Étude expérimentale d'un nouveau corps utilisé dans l'anesthésie potentialisée et dans l'hibernation artificielle. Arch. int. Pharmacodyn. 92, 305 (1953).

Daubert, K.: Meteorotrope Einflüsse bei der Entstehung der Thromboembolie. In: Die thromboembolischen Erkrankungen und ihre Behandlung. Stuttgart 1955. — Delius, L., u. R. Witzenhausen: Über die Entstehungsbedingungen der essentiellen und accidentellen pulmonalen Hypertonie. Z. Kreisl.-Forsch. 38, 87 (1949). — Dill, D. B., A. Graybiel, A. Hurtado u. A. Taquini: Der Gasaustausch in den Lungen im Alter. Z. Alternsforsch. 2, 1, 20 (1940). — Dressler, W.: Effort syncope as an early manifestation of primary pulmonary hypertension. Amer. J. med. Sci. 223, 131 (1952). — Dripps, R. D., and L. D. Vandam: The anesthetic management of patients with heart disease. Circulation 5, 927 (1952). — Duguid, J. B.: The fibrin lining. Lancet 1952 II, 207. — Dyk, P.: Über die Strömungsgeschwindigkeit des Blutes in den verschiedenen Altersstufen des Menschen. Z. Alternsforsch. 9, 125 (1955).

Ehrenberg, R.: Das Problem des Alterns. Naturwiss. 1954, 296. — Eichholtz, F.: Lehrbuch der Pharmakologie. Berlin 1951. — Elder, D. J., S. M. Nagano, D. W. Eastwood and D. Harnagel: Circulatory changes associated with Thiopental anesthesia in man. Anesthesiology 16, 394 (1955). — Ernster, L., O. Jalling, H. Löw and O. Lindberg: Alternative pathways of mitochondrial DPNH oxidation studied with amytal. Exp. Cell Res. Suppl. 3, 124 (1955). — Ernster, L., H. Löw and O. Lindberg: The action of 5-ethyl-5-isoamylbarbiturate (amytal) on the oxidation of reduced diphosphopyridine nucleotide (DPNH) in rat liver mitochondria. Acta chem. scand. 9, 200 (1955). — Etsten, B., and J. H. Li: Hemodynamic changes during Thiopental anaesthesia in humans; cardiac output strike volume, total peripheral resistance and intrathoracic blood volume. J. clin. Invest. 34, 500 (1955). — Etsten, B., and S. Proger:

Operative risk in patients with coronary heart disease. J. Amer. med. Ass. **159**, 845 (1955).

FEUERSTEIN, V.: Das postoperative Reaktionssyndrom nach Operationen in Ganglienblockade. Wien. klin. Wschr. **1953**, 15. — FIELDMAN, E. J., R. W. RIDLEY and E. H. WOOD: Hemodynamic studies during Thiopental sodium and nitrous oxide anesthesia in humans. Anesthesiology **16**, 473 (1955). — FINE, J.: Shock and circulatory homeostasis. Transact. 5th Conf. J. Macy Found. 1955, p. 36. — FOLDES, F. F.: Some problems of geriatric anaesthesia. Anaesthesiology **11**, 737 (1950). — FREY, R.: Die Muskelrelaxantien. In: Lehrbuch der Anaesthesiologie. Berlin-Göttingen-Heidelberg 1955. — FRIEDBERG, C. K.: Erkrankungen des Herzens. Deutsche Übersetzung von E. GILL. Stuttgart 1959. — FRUMIN, M. G., N. A. BERGMAN, D. A. HOLODAY, H. T. RACKOW and E. SALANITZE: Alveolar-arterial O_2-difference during artificial respiration in man. J. appl. Physiol. **14**, 694 (1959).

GAMBLE, J. L.: Bull. Johns Hopk. Hosp. **61**, 151 (1937). — GERTLER, M. M., A. L. FINKLE, P. B. HUDSON and E. G. NEIDLE: Cardiovascular evaluation in surgery: Operative risk in cancer patients with bundle branch block. Surg. Gynec. Obstet. **99**, 441 (1954). — GORDH, T.: Acta chir. scand. **92**, Suppl. 102 (1943). — GOSH, J. J., and J. H. QUASTEL: Narcotics and brain respiration. Nature (Lond.) **174**, 28 (1954). — GRAHAM, G. R.: Der Kreislauf in der Hypothermie beim Menschen. Verh. Ges. Kreisl.-Forsch. **23**, 79 (1957). — GROSS, D.: Amer. Heart J. **30**, 19 (1945). — GULEKE 1947: Zit. nach G. HEGEMANN, Die Operabilität unserer Kranken. Langenbecks Arch. klin. Chir. **292**, 23 (1959).

HACKEL, D. B., S. M. SANCETTA and J. KLEINERMAN: Effect of hypotension due to spinal anesthesia on coronary blood flow and myocardial metabolism in man. Circulation **13**, 92 (1956). — HAID, B.: Die Inhalationsnarkose. In: Lehrbuch der Anaesthesiologie, Berlin-Göttingen-Heidelberg 1955. — HAMILTON, B. E.: Surg. Clin. N. Amer. **6**, 637 (1926). — HARTERT, H.: Zur thrombelastographischen Kontrolle der Thromboembolieprophylaxe und -therapie. Z. klin. Med. **153**, 423 (1955). — Die Therapie des akuten Herzversagens. Therapiewoche **1956**, 240. — Role of thrombelastography in the management of thromboembolic disease. IIe Symposion de la Thromboelastographie, Paris 1958. — Pathogenesis of myocardial infarction and anticoagulant therapy. Dtsch.-amer. Ärztetreffen, Heidelberg 1959. — Die Blutgerinnung in Physiologie und Klinik. Heidelberg 1960 (in Vorbereitung.) — HEGEMANN, G.: Allgemeine Operationslehre. II. In: Allgemeine und spezielle Operationslehre. Berlin-Göttingen-Heidelberg 1958. — Die Operabilität unserer Kranken. Langenbecks Arch. klin. Chir. **292**, 23 (1959). — HEGGLIN, R.: Die Operabilität des Patienten. Schweiz. med. Wschr. **1956**, 747. — HERKEN, H.: Kritische Bemerkungen zur postoperativen Infusion von Elektrolytlösungen. Langenbecks Arch. klin. Chir. **292**, 90 (1959). — HEWER, C. L.: Anaesthesia in old age. In: Modern practice in anaesthesia, herausgeg. v. F. T. EVANS, London 1949. — HINES, L. E., and J. T. HUNT: Pulmonary infarction in heart disease. Ann. intern. Med. **15**, 644 (1941). — HOFFMANN, V., H. W. KNIPPING, W. BOLT, H.-E. POSTH, H. VALENTIN u. N. TIETZ: Über die Zumutbarkeit großer chirurgischer Eingriffe im hohen Alter vom Standpunkt der Herzklinik. Med. Klin. **1957**, 611, 975, 1501. — HOWES, E. L., and S. C. HARVEN: Age factor in velocity of growth of fibroblasts in the healing wound. J. exp. Med. **55**, 507 (1932).

IMHOF, HÜRLIMAN u. STEINMANN: Über Blutdrucksteigerung bei psychischer Belastung. Cardiologia (Basel) **31**, 272 (1952).

JOHNSTONE, R. W.: Fifty years of midwifery. Brit. med. J. **1950** I, 12.

KILLIAN, H., u. H. WEESE: Die Narkose. Stuttgart 1954. — KOLLER, F.: Helv. med. Acta, Ser. A 16, 184 (1949). — KUCHER, R.: Die künstliche Blutdrucksenkung. In Lehrbuch der Anaesthesiologie. Berlin-Göttingen-Heidelberg 1955.

LABORIT, H., et P. HUGUENARD: Pratique de l'hibernotherapie an chirurgie et en médecine. Paris 1954. — LANG, W., u. E. RITZL: Zur internistischen Beurteilung des Operationsrisikos bei Thoraxoperationen. Münch. med. Wschr. **1958**, 1690. — LARRABEE, M. G., J. G. RAMOS and E. J. BULBRING: Effect of anaesthetics on oxygen consumption and synaptic transmission in sympathetic ganglia. J. Cell. comp. Physiol. **40**, 461 (1952) — LASCH, H. G.: Über eine latente Gerinnung in der Blutbahn. Habil.schr. Heidelberg 1959. — LASCH, H. G., K. MECHELKE, E. NUSSER u. H. H. SESSNER: Über Beziehungen zwischen Blutgerinnung und Kreislauffunktion. Z. exp. Med. **129**, 484 (1958). — LASCH, H. G., H. H. SESSNER, K. SPOHN, E. KOLB, J. HEINZEL u. R. KRATZERT: Blutgerinnung bei tiefer Hypothermie, langdauerndem Herz-Kreislaufstillstand und bei Wiederbelebung. Klin. Wschr. **1959**, 182. — LERICHE, R.: Grundlagen einer physiologischen Chirurgie. Stuttgart 1958. — LEWIS, J. L., and H. McILWAIN: The action of some ergot derivatives, mescaline and dibenamine on the metabolism of separated mammalian cerebral tissues. Biochem. J. **57**, 680 (1954). — LLAURADO, I. G.: Increased excretion of aldosterone immediately after operation. Lancet **1955** I, 1295. — LOEW, F.: Bisherige Erfahrungen mit Pendiomid. Zbl. Chir. **12**, 82 (1952). — LYNN, R. B., and R. SHAKMAN: The peripheral circulation during general anaesthesia and surgery. Brit. med. J. **1951** II, 333.

Master, A. M., and H. L. Jaffer: EKG-changes after hemorrhage. J. Mt Sinai Hosp. 726 (1948). — Matthes, K., H. Göpfert u. H. Gross: Z. Altersforsch. **2**, 34 (1940). — Matthes, K., u. I. Schleicher: Über die Messung der Kreislaufzeit beim Menschen. Z. exp. Med. **105**, 755 (1938). — Mayrhofer, O., u. I. Reines: Basisnarkose mit dem Steroid Viadril. Anaesthesist **6**, 111 (1957). — McIlwain, H.: The effect of depressants on the metabolism of stimulated cerebral tissues. Biochem. J. **53**, 403 (1953). — Mead, J., and Cl. Collier: Relation of volume history of lungs to respiratory mechanics in anesthetized dogs. J. appl. Physiol. **14**, 669 (1959). — Mechelke, K., u. P. Christian: Die vegetativen Herz- und Kreislaufstörungen. 1960 (ds. Handbuch). — Mechelke, K., u. H. M. Kuhn: Über Kreislaufstörungen während Kälteeinwirkung (Kältetest) bei Patienten mit dynamisch-labiler Blutdruckregelung. Dtsch. Arch. klin. Med. **205**, 245 (1958). — Meesmann, W.: Zur Herzdynamik während der Systole. Verh. dtsch. Ges. Kreisl.-Forsch. **23**, 360 (1957). — Nachweis der diastolischen Sogwirkung der Herzkammern und deren Einfluß auf die intrakardialen Druckabläufe. Z. Kreisl.-Forsch. **47**, 534 (1958). — Meissner, F.: Die postoperative elektrokardiographische Untersuchung. Langenbecks Arch. klin. Chir. **292**, 81 (1959). — Meyer, H.: Zur Theorie der Alkoholnarkose. Naunyn-Schmiedeberg's Arch. exp. Path. Pharmak. **42**, 109 (1899); **46**, 338 (1901). — Moritsch, P.: Chirurgisches Handeln nach dem 70. Lebensjahr. Z. Altersforsch. **9**, 315 (1955). — Morrison, D. R.: Surgery **23**, 561 (1948).

Nordenström, B.: Temporary unilateral occlusion of the pulmonary artery, a method of roentgenexamination of the pulmonary vessels. Acta radiol. (Stockh.) Suppl. **108** (1954). — Du Nouy, P. L.: Das Altern und die physiologische Zeit. Z. Altersforsch. **1**, 301 (1939).

Odenthal, F.: Über altersbedingte Änderungen des peripheren Venendrucks bei gesunden Menschen. Dtsch. med. Wschr. **1949**, 112. — Overton, E.: Studien über die Narkose. Jena 1901.

Pfeiffer, D. R., and J. S. La Due: Amer. J. med. Sci. **217**, 369 (1949). — Pickering, G. W.: High blood pressure. London 1955. — Posth, H. E.: Die Beurteilung der Operationsgefährdung der über 60 Jahre alten Menschen, geprüft an Kreislaufuntersuchungen bei Magenresektionen. Habil.schr. Köln 1954.

Quastel, J. H.: Action of drugs on enzyme systems and enzyme units of biological structure and function. Herausgeg. v. O. H. Gaebler, S. 523. New York 1956. — Quick, A. J.: The physiology and pathology of hemostasis. Philadelphia 1951.

Raginsky, B. B.: Some psychomatic effects of general anesthesia. Anesthesiology **11**, 391 (1950). — Ratschow, M.: Der Heilschlaf mit Phenothiazinderivaten. Medizinische **42**, 1351 (1953). — Reilly: L'expérimentation sur le système sympathique. Somme de médicine contemporaire, Bd. 1, S. 170. Nice: La Diane Française 1952. — Reindell, H.: Operationsgefährdung durch Kreislauf- und Atemstörungen. Langenbecks Arch. klin. Chir. **292**, 39 (1959). — Riley, R. L., and A. Cournand: Analysis of factors affecting the concentration of oxygen and carbon chloride in the gas and blood of the lungs. J. appl. Physiol. **2**, 77 (1951). — Robinson: Z. Arbeitsphysiol. **10**, 251 (1938). — Rossier, P. H., A. Bühlmann u. K. Wiesinger: Physiologie und Pathophysiologie der Atmung. Berlin-Göttingen-Heidelberg: Springer 1956. — Runge, H., I. Hartert u. J. Nobel: Transfusion und Thromboembolie. Bibl. haemat. (Basel) **2**, 116—117 (1955). — Rushmer, R. F.: The functional anatomy of ventricular contraction. Circulat. Res. **1**, 162 (1955).

Sancetta, S. M.: The hemodynamic effects of anesthesia. Verh. dtsch. Ges. Kreisl.-Forsch. **23**, 61 (1957). — Schaub, F.: Kreislauf und Operabilität. Schweiz. med. Wschr. **1956**, 752. — Schlomka, G.: Die Lebenswandlungen der Kreislauforgane im Erwachsenenalter vom Standpunkt des Klinikers. Verh. dtsch. Ges. Kreisl.-Forsch. **24**, 174 (1958). — Schwab, M., u. K. Kühns: Die Störungen des Wasser- und Elektrolytstoffwechsels. Berlin-Göttingen-Heidelberg 1959. — Selkurt: Amer. J. Physiol. **193**, 599 (1958). — Selye, H.: Das allgemeine Anpassungssyndrom und die Anpassungskrankheit. Dtsch. med. Rdsch. **1948**, 161. — Einführung in die Lehre vom Adaptationssyndrom. Herausgeg. u. übers. v. Prof. D. H. Köbcke. Tübingen 1953. — Spohn, K.: Die tödlichen Lungenembolien an den Heidelberger Kliniken. Langenbecks Arch. klin. Chir. **269**, 518 (1951). — Stegemann, J.: Der Einfluß sinusförmiger Druckänderungen im isolierten Carotissinus auf Blutdruck und Pulsfrequenz beim Hund. Verh. dtsch. Ges. Kreisl.-Forsch. **23**, 392 (1957). — Stewart, J. D., and G. S. Alfano: Surgery of the elderly. J. Amer. med. Ass. **154**, 643 (1954). — Stieve, R.: Weitere Beobachtungen über den Einfluß verschiedener Narkosearten auf die Ganglienzellen des autonomen Nervensystems und die Leber. Zb. Chir. **80**, 5 (1955).

Techel, H.: Z. Altersforsch. **4**, 165 (1943). — Thauer, R.: Kreislauf in Narkose. Verh. dtsch. Ges. Kreisl.-Forsch. **23**, 3 (1957).

Valentin, H., H. Venrath, H. v. Mallinckrodt u. M. Güraker: Die maximale Sauerstoffaufnahme in den verschiedenen Altersklassen. Eine praktisch wichtige Herz-Kreislaufprüfung im Vita maxima-Bereich. Z. Altersforsch. **9**, 291 (1955).

WARBURG, O.: Über sauerstoffaufnehmende Körnchen aus Leberzellen und über Sauer-stoffatmung in Berkefeldfiltraten wäßriger Leberextrakte. Pflügers Arch. ges. Physiol. **154**, 599 (1913). — Beiträge zur Physiologie der Zelle, insbesondere über die Oxydationsgeschwin-digkeit in Zellen. Ergebn. Physiol. **1914**, 253. — WECHSLER, R. L., R. D. DRIPPS and S. S. KETY: Blood flow and oxygen consumption of the human brain during anesthesia produced by Thiopental. Anesthesiology **12**, 308 (1951). — WEZLER, K.: Die physiologische Alters-insuffizienz des Herzens. Verh. dtsch. Ges. Kreisl.-Forsch. **24**, 74 (1958). — WIEMERS, K., u. E. KERN: Die postoperativen Frühkomplikationen. Stuttgart 1957. — WITTENSTEIN, G. J.: Probleme der Herzchirurgie in USA. Vortrag, Heidelberg 1958. — WOLLENBERGER, A.: Action of protoveratrine on the metabolism of cerebral cortex. Biochem. J. **61**, 68 (1955).

ZIMMERMANN, B., J. H. CASEY and H. S. BLOCH: Surgery **39**, 161 (1956). — ZIMMERMANN, B., and O. H. WANGENSTEEN: Surgery **31**, 654 (1952). — ZIMMERMANN, K.: Vorteile und Ge-fahren des Hypotensionsverfahrens bei chirurgischen Eingriffen. Helv. chir. Acta **19**, 293 (1952). — ZIPF, H. F., u. R. ALTSTAEDTER: Luminal-Evipan-Kombinationen mit Phenothia-zinderivaten. Arzneimittel-Forsch. **4**, 14 (1954).

Herz und Kreislauf bei Erkrankungen des Blutes und der blutbildenden Organe.

Von

A. Linke und K. Matthes*.

Mit 1 Abbildung.

I. Herz und Kreislauf bei Anämien.

1. Kreislaufregulation bei chronischen Anämien.

a) Allgemeine Pathophysiologie der Regelung der lokalen Durchblutungsgrößen, der venösen Sauerstoffspannung und des Herzzeitvolumens.

Bei jeder schweren Anämie bedeutet die Verminderung an Transportkapazität für Sauerstoff, welche dem Verlust an Hämoglobin entspricht, sowohl für das gesunde als auch besonders für das kranke Herz eine erhebliche Belastung. Da der Organismus eine seinem Energieumsatz entsprechende Menge Sauerstoff verbraucht, muß auch bei verminderter Transportkapazität die notwendige Sauerstoffmenge zugeführt werden. Bei normaler Sauerstoffsättigung des arteriellen Blutes und unveränderter Blutzirkulation muß bei Abnahme der Transportkapazität die Sauerstoffsättigung des venösen Blutes abnehmen und damit die Sauerstoffspannung im Venenblut, Capillarblut und im Gewebe selbst sich verschlechtern. Ein solcher Abfall der Sauerstoffspannung wird verschiedene Gewebe unterschiedlich stark belasten und damit in verschiedenen Kreislaufabschnitten unterschiedliche Reaktionen hervorrufen. Zur teilweisen Kompensation eines Absinkens der venösen Sauerstoffspannung kommt in erster Linie eine lokale Mehrdurchblutung in Frage. Durch unterschiedlich starke Mehrdurchblutung verschiedener Kreislaufabschnitte kann sich eine Erhöhung des Herzzeitvolumens ergeben. Je größer die Sauerstoffausnutzung des ein bestimmtes Gewebe versorgenden Blutes normalerweise ist, in desto höherem Maße muß eine Mehrdurchblutung stattfinden, wenn die Sauerstofftransportkapazität des Blutes absinkt.

Da das Blut des Coronarvenensinus in der Ruhe bei 100% Hämoglobingehalt kaum mehr als 7 Vol.-% O_2 = 35% O_2 Hämoglobin = 20 mm pO_2 enthält, wird schon eine geringe Abnahme des Hämoglobingehaltes zu einer Coronarmehrdurchblutung führen müssen, wenn ein Absinken der venösen pO_2 unter den kritischen Druck, der je nach dem Energieumsatz des Herzens zwischen 2 und 14 mm pO_2 (Mittelwert 6 mm pO_2) schwanken kann, verhindert werden soll (BRETSCHNEIDER 1958). Andererseits enthält das Venenblut einer ruhenden Extremität oft mehr als 15 Vol.-% O_2 = 75% O_2 Hämoglobin = etwa 45 mm pO_2. In diesem Fall kann Hämoglobingehalt und damit Sauerstofftransportkapazität des Blutes schon beträchtlich absinken, ohne daß die kritische Schwelle des O_2-Druckes, die

---

* Unter Mitarbeit von B. FREUDENBERGER.

für die Extremitätenmuskel etwa ebenso hoch wie für den Herzmuskel liegen dürfte, erreicht wird.

Beim Menschen steigt die Durchblutung des Unterarms nach Messungen mit dem Venenverschlußplethysmographen von VEREL u. DUFF (1959) erst bei sehr schweren Anämien (unter 4 g-% Hämoglobin) meßbar an, wenn die Sauerstoffsättigung des Cubitalvenenblutes auf etwa 15% abgesunken ist. Demgegenüber wird eine Zunahme des allgemeinen Herzzeitvolumens bei Anämien von unter 7 g-% Hämoglobin meßbar (BRANNON, MERRILL u. Mitarb. 1945). Auch nimmt die Hirndurchblutung (KETY 1950) und die Coronardurchblutung (BING, VANDAM u. Mitarb. 1947) schon ab 9 g-% Hämoglobin meßbar zu. Die Steigerung des Herzzeitvolumens bei Anämien von 4—7 Vol.-% kommt also nicht den Extremitäten sondern anderen Organen, etwa dem Herzen und dem Gehirn, zugute.

Die Zunahme der Coronardurchblutung und der Hirndurchblutung kann durch Durchblutungsabnahmen in anderen Kreislaufgebieten kompensiert werden. So wurde eine Abnahme der Hautdurchblutung (FAHR u. RONZONE 1922; RICHARDS u. STRAUSS 1928; HISINGER-JAGERSKIÖLD 1932) und der Nierendurchblutung (BRADLEY und BRADLEY 1947) beobachtet.

Aus diesen Befunden geht hervor, daß mindestens in den Kreislaufgebieten, in denen bei Abnahme der Transportkapazität des Blutes noch keine meßbare Mehrdurchblutung erfolgt (wie etwa in den Extremitäten bei Anämien mit Hämoglobinwerten über 4 g-%), die venöse Sauerstoffsättigung und Sauerstoffspannung abfallen muß. Aus dem gleichen Grunde ist zu erwarten, daß Sauerstoffsättigung und Sauerstoffspannung des venösen Mischblutes absinken. Dieser Abfall der Sauerstoffspannung des venösen Mischblutes bedeutet so lange noch keine Verschlechterung des „Milieu interne" der Zellen, als die Minderung der venösen Sauerstoffspannung vorwiegend aus Capillargebieten stammt, deren Durchblutung aus irgendeinem Regelinteresse (z. B. Thermoregulation) höher liegt als dem Stoffwechsel des entsprechenden Gewebes entspricht.

Ein Abfall der *Sauerstoffsättigung* und *Sauerstoffspannung* des *venösen Mischblutes* beim Menschen, die mit großer Streuung annähernd entsprechend dem Abfall des Hämoglobingehaltes erfolgt, wurde von SHARPEY-SCHAFER (1944), WHITACKER (1956), BÄR, ZEILHOFER u. HECKEL (1956), BRANNON, MERRILL u. Mitarb. (1945), BISHOP, DONALD u. WADE (1955) gefunden. Bei Anämien mit einem Hämoglobingehalt unter 7 g-% beträgt der Sauerstoffgehalt des gemischten Blutes um 55% desjenigen des arteriellen Blutes (WHITACKER 1956; BRANNON, MERRILL u. Mitarb. 1945), d. h. 45% des im arteriellen Blut zur Verfügung stehenden Sauerstoffes werden ausgenutzt gegenüber etwa 20% beim nicht Anämischen. Die Werte streuen sehr; von einzelnen Autoren werden Ausnutzungswerte von 80—90% bei schweren Anämien angegeben (SHARPEY-SCHAFER 1944). Trotz der stärkeren Ausnutzung des im arteriellen Blut verfügbaren Sauerstoffs nimmt die arteriovenöse Sauerstoffdifferenz in Vol.-% wegen der sinkenden Transportkapazität mit fallenden Hämoglobinwerten ab. So betrug nach BRANNON, MERRILL u. Mitarb. (1945) die av-Differenz beim Normalen im Mittel 4 Vol.-% O_2, bei Anämien mit über 7 g-% Hämoglobin 3,8 Vol.-% und bei Anämien mit weniger als 7 g-% Hämoglobin 2,6 Vol.-%.

Das Herzzeitvolumen muß ansteigen, wenn die av-O_2-Differenz abzunehmen beginnt, d. h. wenn die Abnahme der O_2-Transportkapazität nicht mehr durch vermehrte Ausnutzung des im arteriellen Blut noch zur Verfügung stehenden O_2 ausgeglichen wird.

In der Regel wird bei Hämoglobinwerten unter 50% ein Anstieg des *Herzzeitvolumens* gemessen (DAUTREBANDE 1925; GOLDBLOOM 1936; HATCHER u. Mitarb.

1954; Nielsen 1934 u. Sharpey-Schafer 1944). Lundsgard (1919) fand eine Erhöhung des Herzzeitvolumens erst bei Hämoglobinwerten unter 30%. Andererseits stellten Liljestrand u. Stenström (1925) bereits bei Hämoglobinwerten von über 50% eine Erhöhung des Herzzeitvolumens fest. Bei einer gewissen Schwankungsbreite im Einzelfall treten bei den niedrigsten Hämoglobinwerten auch die höchsten Herzzeitvolumina auf (Brannon, Merrill u. Mitarb. 1945; Goldbloom 1936; Liljestrand u. Stenström 1925; Nielsen 1934; Plesch 1909; Starr u. Jonas 1943; Sharpey-Schafer 1944; und Whitacker 1956). Brannon, Merrill u. Mitarb. (1945) fanden bei einem Hämoglobin unter 5 g-% einen Herzindex von 6,5 (Liter/min/m² Körperoberfläche), bei einem Hämoglobin zwischen 5 und 7 g-% einen Herzindex von 4,7 und bei einem Hämoglobin zwischen 7 und 9 g-% einen Herzindex von 4,0. Bei einem Hämoglobin von 9 bis 13 g-% betrug der Herzindex 3,1. Von Leight u. Mitarb. (1954) wurden bei schweren Anämien Herzzeitvolumina bis zu 14,5 Liter/min gemessen.

Bei der Mehrzahl der Patienten mit Anämien mit Hämoglobinwerten unter 50% findet sich demnach ein hyperzirkulatorischer Zustand, der mit fallenden Hämoglobinwerten immer ausgeprägter hervortritt. Die klinische Erfahrung zeigt jedoch, daß bei gleichem Grade von Anämie das Ausmaß der Kreislaufbeteiligung sowie auch die Belastungsfähigkeit, die ja größtenteils vom Ausmaß der Kreislaufbeteiligung abhängt, sehr unterschiedlich sein kann. Dies findet auch in der erheblichen Streuung der oben genannten Meßwerte seinen Ausdruck.

Sieht man ab von individuellen Besonderheiten wie Alter des Patienten, Grad der Kreislaufbelastung durch zusätzliche Leiden wie Hypertension, Arteriosklerose, Art der Grundkrankheit, in deren Rahmen die Anämie auftritt, so gewinnt man den Eindruck, daß das Tempo der Entwicklung der Anämie, ob akut oder sehr chronisch, einen Einfluß auf das Ausmaß der Kreislaufbeteiligung hat, wenn auch der statistische Nachweis eines Einflusses der Dauer der Anämie auf den Grad der Hyperzirnulation nicht geführt ist (Sanghvi, Sharma u. Misra 1957). Relativ akut entstandene Anämien zeigen meist eine erhebliche Kreislaufbeteiligung, Ruhetachykardie und deutliche Einschränkung der körperlichen Leistungsfähigkeit, während gerade bei sehr chronischen sich über Jahre und Jahrzehnte hinziehenden Anämien, wie manchen chronischen Tropenanämien (Porter u. James 1953; Sanghvi, Sharma u. Misra 1957), häufig Fälle beobachtet werden, die trotz sehr niedrigem Hämoglobingehalt deutliche Zeichen von Hyperzirkulation vermissen lassen und mindestens während körperlicher Ruhe eine normale Pulsfrequenz haben. Auch in unseren Breiten hat man oft den Eindruck, daß Anämien, die langsam entstanden sind, wie manche chronische Eisenmangelanämie, auch manche Perniciosafälle, eine im Verhältnis zum Grade der Anämie geringere Kreislaufbeschleunigung bei guter körperlicher Leistungsfähigkeit aufweisen.

Es ist klar, daß an Herzzeitvolumen erheblich gespart werden könnte, wenn es möglich wäre, die lokale Durchblutung jeweils so weit zu drosseln oder nur so weit zu erhöhen, daß die Gewebssauerstoffspannung gerade den für das lokale Gewebe charakteristischen kritischen Sauerstoffdruck nicht unterschreitet. Untersuchungen der Sauerstoffspannung des venösen Mischblutes zeigen, daß eine solche theoretisch optimale Einstellung meist nicht annähernd erreicht wird. Ein unterschiedlicher Grad der Ökonomie dieser lokalen Durchblutungsregelung würde eine beträchtliche Streuung der Relation zwischen Hämoglobin-Verarmung und Hyperzirkulation durchaus erklären.

Mit dem Grade der Hyperzirkulation schon in der Ruhe sinkt die Funktionsreserve, die der Körper bei Belastung, besonders bei körperlicher Arbeit, einzusetzen in der Lage ist. Die Leistungsfähigkeit ist vermindert. Bei Belastung treten subjektive und objektive Zeichen sehr starker Hyperzirkulation wie Tachykardie, Herzklopfen und Dyspnoe auf.

b) Das Verhalten der leicht meßbaren Kreislaufgrößen (Herzfrequenz, Blutdruck, Blutvolumen, Blutgeschwindigkeit, Venendruck).

Die *Herzfrequenz* ist bei schweren Anämien meist deutlich erhöht, sie pflegt bei Besserung der Anämie abzusinken, jedoch sind die Angaben über den Grad der Pulsbeschleunigung unterschiedlich. BLUMGART u. ALTSCHULE (1948) halten eine Tachykardie von 90—100 Schläge/min für den normalen Befund bei mäßigen bis schweren Anämien, während BÄR, ZEILHOFER u. HECKEL (1956) auch bei ihren schwersten Anämien (20—40% Hämoglobin) eine durchschnittliche Pulsfrequenz von 86,5 finden und darauf hinweisen, daß eine stärkere Ruhetachykardie selbst bei schweren chronischen Anämien nicht ohne weiteres auf die Anämie bezogen werden dürfe. WHITACKER (1955), STEWART, CRANE u. DEITRICK (1937) sowie BISHOP, DONALD u. WADE (1955) sind der Meinung, daß bei chronischen Anämien die Zunahme des Schlagvolumens bedeutungsvoller sei als diejenige der Herzfrequenz. Viele chronische Anämien mit normaler Ruhepulsfrequenz lassen überhaupt eine Hyperzirkulation vermissen, indem die notwendige Mehrdurchblutung von Organen mit hohem Stoffwechsel durch Minderdurchblutung anderer Organe ausgeglichen wird. Bei akuten Anämien ist demgegenüber eine sehr deutliche Zunahme der Herzfrequenz mit Hyperzirkulation die Regel; eine Zunahme des Schlagvolumens ist nicht erwiesen.

Chronische Anämien mit Hyperzirkulation haben meist einen erniedrigten diastolischen Blutdruck. Der systolische Druck kann normal, erniedrigt oder erhöht sein. Erkennbar werden diese Veränderungen durch die Wirkung der Therapie, wenn mit Besserung der Anämie der diastolische Druck und oft auch der systolische ansteigt (WHITACKER 1955). Der periphere Gesamtwiderstand ist demnach während der anämischen Periode herabgesetzt. Der Anteil der Abnahme der Blutviscosität an der Herabsetzung des peripheren Widerstandes ist nicht sehr hoch zu veranschlagen, zumal auch bei der CO-Vergiftung und der Methämoglobinämie die Kreislaufverhältnisse grundsätzlich denen bei schweren Anämien entsprechen. Der Anstieg des mittleren Blutdrucks während der erfolgreichen Therapie einer Anämie kann so beträchtlich sein, daß nach STEWART, CRANE u. DEITRICK (1937) die Herzbelastung trotz Rückgang des Herzzeitvolumens nicht abnimmt und ein blutdrucksteigernder Effekt durch die Herabsetzung der Nierendurchblutung während der anämischen Periode diskutiert wird (WHITACKER 1955). Ein solcher Effekt ist jedoch nach BRADLEY u. BRADLEY (1947) abzulehnen, zumal die Entwicklung einer echten Hypertension weder im Verlauf noch nach der Ausheilung chronischer Anämien gehäuft beobachtet wird.

Das *mittlere Plasmavolumen* pro Kilogramm Körpergewicht bewegt sich auch bei schweren Anämien, solange keine Herzinsuffizienz mit Stauung vorliegt, innerhalb der Grenzen der Norm. Hieraus folgt, daß die *Gesamtblutmenge* entsprechend der Reduktion des Hämatokritwertes vermindert sein muß. Mit verschiedenen Methoden wurde übereinstimmend eine meist nicht sehr hochgradige Abnahme der zirkulierenden Blutmenge nachgewiesen (GIBSON 1939; SHARPEY-SCHAFER 1945). Nicht nur bei Herzinsuffizienz, sondern auch bei fortschreitender Anämisierung (Reduktion der Gesamtblutmenge) besteht eine Neigung zu Wasser- und Natriumretention (STRAUSS u. FOX 1948). Dies erklärt zu einem Teil die bei Anämien oft bestehende Ödemneigung, die nach PETERS u. EISENMAN (1933) durch die möglicherweise gleichzeitig bestehende Hypalbuminämie nicht ausreichend verständlich wird.

Ob die Abnahme der Gesamtblutmenge (entsprechend der Veränderung des Hämatokrits) oder die Verringerung der Nierendurchblutung oder eine Hypalbuminämie bei einer vielleicht als Folge des Sauerstoffmangels erhöhten Permeabilität der Capillaren für größere Moleküle oder mehrere dieser Faktoren zugleich zu der bei schweren Anämien häufig bestehenden Neigung zu Retention von Kochsalz und Wasser führen, ob Aldosteron und ADH dabei beteiligt sind, ist noch nicht hinreichend geklärt.

Wenn das Herzzeitvolumen erhöht und die zirkulierende Gesamtblutmenge vermindert ist, muß die Kreislaufzeit verkürzt, die Zirkulationsgeschwindigkeit erhöht gefunden werden. Viele Autoren haben *Blutumlaufzeit* und *Kreislaufgeschwindigkeit* mit verschiedenen Methoden gemessen, unterhalb von Hämoglobin = 50% wird übereinstimmend eine mit fallendem Hämoglobin und steigendem Herzzeitvolumen ansteigende Kreislaufgeschwindigkeit gefunden (Blumgart, Gargill u. Gilligan 1931; Stewart, Crane u. Deitrick 1937). Die Beschleunigung der Zirkulationsgeschwindigkeit betrifft besonders die zentralen Kreislaufanteile, sie läßt sich gut durch Bestimmung der Umlaufzeit des Blutes (Koch 1922; Jansen, Knipping, Stromberger 1932) sowie die Lungenzirkulationszeit (Gargill u. Gilligan 1931) nachweisen. Gleichzeitig kann die Blutgeschwindigkeit in den Extremitätenarterien normal oder sogar verlangsamt gefunden werden.

Der *Venendruck* ist bei chronischen Anämien in der Regel in der Ruhe normal, solange eine Herzinsuffizienz nicht vorliegt und auch nicht eine große Blutübertragung in den letzten 24 Std erfolgt ist (Brannon, Merrill, Warren 1944). Erhöhte oder hochnormale Werte können auf eine beginnende Herzinsuffizienz hinweisen. Sie sind nicht, wie Sharpey-Schafer (1944) glaubte, eine Vorbedingung für die Erhöhung des Herzzeitvolumens bei anämischen Zuständen. Hinsichtlich der Verteilung des Herzzeitvolumens auf verschiedene Kreislaufgebiete bei Anämie seien folgende Einzelheiten mitgeteilt.

c) Gehirndurchblutung.

Cerebrale und neurologische Symptome, die möglicherweise mit der Sauerstoffversorgung des Gehirns zusammenhängen, werden bei schweren Anämien ziemlich häufig beobachtet. Bei der perniziösen Anämie sind sie ein wesentlicher Bestandteil des Krankheitsbildes. Bei Blutungsanämien und Eisenmangelanämien äußern sich diese Störungen meist in depressiver oder hypochondrischer Verstimmung und Erschwerung der Konzentrations- und Merkfähigkeit (Literatur bei H. H. Meyer 1953). Bei akuten großen Blutverlusten kann man delirante Zustandsbilder oder auch euphorische Veränderungen der Stimmungslage beobachten.

Als anatomisches Substrat finden sich Erweichungen und disseminierte Nervenzellnekrosen in der Rinde, den Stammganglien und in den unteren Oliven (Literatur bei J. E. Meyer 1953). Weil diese anatomischen Veränderungen an das Vorhandensein eines sehr niedrigen Hämoglobinwertes gebunden sind, darf man sie als Folge einer transportativen Hypoxie auffassen.

Bei perniziöser Anämie sind andere Verhältnisse gegeben. Die psychischen und neurologischen Störungen kann man schon längere Zeit vor den eigentlichen Blutbildveränderungen beobachten. Eine transportative Hypoxie infolge Verminderung der Sauerstoffträger kommt dafür also nicht in Frage. Scheinberg (1951) fand bei seinen Patienten mit perniziöser Anämie mit nur leichter oder keiner Anämie eine deutlich herabgesetzte cerebrale Aufnahme von Sauerstoff

und Glucose, während die cerebrale Durchblutung vermindert und der cerebrale
Gefäßwiderstand erhöht war. Der Verfasser schließt daraus auf eine spezifische
Störung des Zellstoffwechsels, welche es den Zellen unmöglich macht, ausreichende
Mengen von Sauerstoff und Glucose aus dem strömenden Blut aufzunehmen. Zu
ähnlichen Ergebnissen kam KRUMP (1955) mit Hilfe von elektroencephalographischen Untersuchungen. Die bei der perniziösen Anämie auffallend häufig nachweisbaren pathologisch verlaufenden Stromkurven, die vom Schweregrad der
Anämie weitgehend unabhängig waren, werden auf eine Störung des cerebralen
Eigenstoffwechsels und auf eine endogene toxische Schädigung bezogen. ,,Der
histotoxischen Hypoxidose gebührt der Vorrang vor der rein transportativen,
anämischen Hypoxie'' (KRUMP 1955). Möglicherweise können auch Störungen
der Capillarpermeabilität eine Rolle spielen, wie sie O. MÜLLER (1939) mikroskopisch an den Hautcapillaren bei perniziöser Anämie nachgewiesen hat. Mit
Ausnahme dieser spezifischen Zellstoffwechselstörung verhält sich die perniziöse

Tabelle 1. *Gehirndurchblutung bei Anämie.*

	Blutdruck	Durchblutung	QO_2	W	Autor
Normal	85	54	3,3	1,6	
Sekundäre Anämie	78	79	3,3	1,0	KETY (1950)
Perniziöse Anämie					
Hämoglobin über 7 g-% .	89	44	2,8	2,1	SCHEINBERG (1951)
Hämoglobin unter 7 g-% .	69	96	2,0	0,8	
Sichelzellanämie					
ohne O_2	92	72	2,4	1,3	HEYMAN, PATTERSON
mit O_2	90	65	2,9	1,5	u. DUKE (1952)
Andere chronische Anämien					
ohne O_2	87	64	2,3	1,5	
mit O_2	85	54	2,6	1,7	

(Mittlerer arterieller Blutdruck; Durchblutung in $cm^3/100$ g/min; $QO_2 = O_2$-Aufnahme
in $cm^3/100$ g/min; W = Widerstand = Verhältnis von arteriellem Mitteldruck und Durchblutung).

Anämie hinsichtlich der Gehirndurchblutung ähnlich wie alle anderen Anämie-
formen. ROBIN u. GARDNER (1953) fanden bei perniziöser Anämie für den
cerebralen Sauerstoffverbrauch normale Werte.

Die Gehirndurchblutung bei verschiedenen Anämien wurde mit Hilfe der
Stickoxydulmethode nach KETY u. SCHMIDT u. Mitarb. (1948) untersucht
(Tabelle 1). Diese Autoren fanden übereinstimmend einen Anstieg der Gehirndurchblutung und eine Herabsetzung des cerebralen Gefäßwiderstandes. Nach
ROBIN u. GARDNER (1953) soll der Anstieg der Gehirndurchblutung proportional
der Verminderung des Erythrocytenvolumens sein. HEYMAN, PATTERSON u. DUKE
(1952) stellten bei der Sichelzellenanämie und bei anderen chronischen Anämien
ebenfalls erhöhte Werte für die Gehirndurchblutung bei einem herabgesetzten
Gefäßwiderstand fest, während die cerebrale Sauerstoffaufnahme mäßig herabgesetzt war. Durch Beatmung mit 85%igem bis 100%igem Sauerstoff sank die
Gehirndurchblutung bei diesen Patienten ab, während der Gefäßwiderstand anstieg. Häufig wurde dabei auch ein Anstieg der cerebralen Sauerstoffaufnahme
beobachtet. Die Untersuchungen bei einfachen Blutungsanämien ergaben ähnliche Befunde. Der cerebrale Stoffwechsel für Sauerstoff und Glucose jedoch war
dabei normal (KETY u. SCHMIDT 1950; SCHEINBERG 1949).

d) Nierendurchblutung.

Einen Einblick in das funktionelle Verhalten und die Hämodynamik der Niere bei Anämie brachten die Untersuchungen mit Hilfe von Clearancemethoden. Der am meisten überraschende Befund war, daß trotz der Erhöhung des Schlag- und Minutenvolumens die Nierendurchblutung vermindert gefunden wurde (AAS u. BLEGEN 1949; BRADLEY u. BRADLEY 1947; BRUCK 1953; ETTELDORF, SMITH u. Mitarb. 1955; ETTELDORF, TUTTLE u. CLAYTON 1952; WHITACKER 1956 und PATERSON 1951). Der normale Blutdurchfluß durch die Niere macht etwa 15 bis 20% des Herzminutenvolumens aus. Bei Anämie fand WHITACKER (1956) Werte zwischen 2% und 8,9% des Herzminutenvolumens. Diese relative Verminderung der Nierendurchblutung wird einerseits durch eine Abnahme des peripheren Gesamtwiderstandes und andererseits durch eine renale Vasoconstriction bedingt. BRADLEY u. BRADLEY (1947) fanden, daß der renale Plasmafluß nur wenig (bei Männern um 20%, bei Frauen um 11%) vermindert war, während wegen des erniedrigten Hämatokritwertes die Gesamtdurchblutung viel mehr — bei Männern um 44%, bei Frauen um 28% — eingeschränkt wird. Durch die renale Vasoconstriction wird also ähnlich wie beim Schock bei Männern annähernd 500 cm³ je Minute Blutdurchfluß eingespart. Auch nach AAS u. BLEGEN (1949) wird der renale Plasmafluß nur wenig eingeschränkt. PLATT (1952) nimmt einen Regelvorgang an, der bei wechselndem Hämatokritwert den Plasmadurchfluß auf annähernd normaler Höhe hält, um ein normales Glomerulusfiltrat zu gewährleisten. PATERSON (1951) sowie WHITACKER (1956) fanden besonders bei sehr schweren Anämien (Hämoglobin unter 5 g-%) eine noch wesentlich stärkere Einschränkung auch des renalen Plasmaflusses, die nach WHITACKER (1956) nach Heilung der Anämie nur zum Teil reversibel ist. Die arteriovenöse Sauerstoffdifferenz des Nierenblutes beträgt etwa 1,5 Vol.-% (SMITH 1940). Sie ist also wesentlich kleiner als im Mischblut des Herzens. Daraus ist verständlich, daß es zu einer weitgehenden Einschränkung der Nierendurchblutung kommen kann, ohne daß deshalb eine hypoxische Schädigung auftritt.

Die Inulinclearance ist im Durchschnitt geringfügig reduziert und kann in Einzelfällen normal gefunden werden. Entsprechend ist die Filtrationsfraktion niedrig normal bzw. leicht erniedrigt (H. SMITH 1955).

Die Tubulusfunktion wird bei Anämie nicht wesentlich beeinträchtigt. Die Werte für die maximale tubuläre PAH-Ausscheidung (TM-PAH) und die maximale tubuläre Glucoserückresorption (TM-Glucose) wurden im normalen Bereich gefunden (BRADLEY u. BRADLEY 1947; WARREN, BRANNON u. MERRILL 1944 und PATERSON 1951). BRADLEY u. BRADLEY (1947) fanden allerdings die Diodrast-Tm deutlich vermindert um 39% bzw. 22,5% bei Männern und Frauen.

Bei Patienten mit perniziöser Anämie ist öfters Isosthenurie und Hyposthenurie beobachtet worden. Auf Grund von tierexperimentellen Untersuchungen kamen HAYMAN, SHUMWAY u. Mitarb. (1939) zu der Meinung, daß eine hypoxämische Schädigung der Tubuli nicht als Ursache der Hyposthenurie angesehen werden kann. STIEGLITZ (1924) möchte dafür die bei perniziöser Anämie häufig nachweisbare Hämosiderose der Tubulusepithelien verantwortlich machen.

2. Respiratorische Funktionen bei chronischen Anämien.
a) Gesamtenergieumsatz.

In früheren Arbeiten wurde vermutet, daß bei anämischen Patienten der *Energieumsatz des Organismus* herabgesetzt wird (STARR, COLLINS, WOOD 1933).

Die meisten Arbeiten aber, die sich isoliert mit dieser Frage beschäftigten, konnten zeigen, daß bei Anämien der *Grundumsatz* hochnormal liegt (CURSCH-

MANN u. BACHMANN 1926; DU BOIS 1924; THIELE u. NEHRIG 1896; BOHLAND 1893; KRAUS 1893; LUKJANOW 1883; MORAWITZ u. RÖHMER 1908; BÜRGER 1958). Es darf als gesichert angenommen werden, daß bei Anämien stärkeren Ausmaßes eher eine Steigerung des Grundumsatzes vorliegt, daß also eher eine zusätzliche Belastung des Sauerstofftransportsystems zu vermuten ist. Auf keinen Fall scheint eine Minderung des Sauerstoffverbrauchs als Kompensationsmöglichkeit in Frage zu kommen. Eine seltene Ausnahme mögen die gelegentlich bei Myxödem vorkommenden megaloblastischen Anämien darstellen, wobei aber auch hier die Minderung des Grundumsatzes nicht Folge der Anämie, sondern die Anämie als Komplikation des Myxödems aufgefaßt werden muß.

BÖHLAU (1955) prüfte die Besserung der Leistungsfähigkeit mit Hilfe des sog. Erholungsquotienten

$$\frac{O_2\text{-Mehrverbrauch während der Arbeit}}{O_2\text{-Mehrverbrauch während der Erholung}}$$

bei Anämie vor und nach Bluttransfusionen. Der Erholungsquotient stieg parallel dem Hämoglobin und dem subjektiven Besserungsgefühl an.

Bei akuten Blutverlusten konnten allerdings BRÜNER u. BUTZENGEIGER (1940) bei Hunden eine auf eine Herabsetzung des Stoffumsatzes zurückzuführende Minderung der Sauerstoffaufnahme wahrscheinlich machen.

b) Verhalten der Sauerstoffbindungskurve.

Eine größere Anzahl von Autoren beschäftigt sich mit der Frage, inwieweit Verschiebungen der Sauerstoffdissoziationskurve zur besseren Sauerstoffversorgung des Organismus in Frage kommen. RICHARDS u. STRAUSS (1927), ODAIRA (1923), LITARCZEK, AUBERT u. COSMULESCO (1929), HENDERSON (1932), KENNEDY u. VALTIS (1954), ISAC, MATTHES u. YAMANAKA (1938) fanden eine mäßige Verschiebung der Sauerstoffdissoziationskurve nach rechts.

Eine solche Rechtsverschiebung der O_2-Bindungskurve wurde sowohl bei megaloblastischen als auch bei hypochromen Anämien nachgewiesen; ihr Vorkommen bei hämolytischen Anämien ist zweifelhaft (KENNEDY u. VALTIS 1954).

Über die Ursache dieser Verschiebung der *Sauerstoffbindungskurve des Blutes* bestehen noch unterschiedliche Auffassungen. Eine Plasmaacidose liegt nur in Ausnahmefällen vor (Anämie bei chronischer urämischer Nephritis). Häufiger findet sich bei Anämien eine leichte Plasmaalkalose. Die Rechtsverschiebung der Sauerstoffbindungskurve persistiert jedoch bei der Standard-p_{Hs} von 7,40 (DILL, BOCK u. Mitarb. 1928; ISAC, MATTHES u. YAMANAKA 1938). Nach KENNEDY u. VALTIS (1954) genügt eine nachgewiesene Verschiebung der Zell-p_H nach der sauren Seite, um den größten Teil der Verlagerung der Bindungskurve zu erklären.

Solange das arterielle Blut normal mit Sauerstoff gesättigt ist, bewirkt eine Rechtsverschiebung der Dissoziationskurve keine nennenswerte Verminderung der Sauerstoffaufnahme in der Lunge. Bei gleichgroßer Ausschöpfung des venösen Blutes ist es dem Organismus aber möglich, bei höheren Sauerstoffdrucken zu arbeiten. Bei Halbsättigung des venösen Blutes mit Sauerstoff (Hb = Hb O_2) beträgt der Gewinn an Sauerstoffspannung etwa 2—3 mm pO_2.

c) Regulation der Atmung.

Bei Anämien findet sich nahezu regelmäßig ein Anstieg des *Atemminutenvolumens*, wenn auch die Größe des Ventilationszuwachses nicht immer der Schwere der Anämie proportional ist (BEDDARD u. PEMBREY 1908; THOMAS

1948). KNIPPING, LEWIS u. MONTCRIEFF (1931) fanden bei schweren Anämien Atemäquivalente, die auf das Zweifache der Normalwerte erhöht waren. Durch diese Steigerung der Ventilation, die nur einen geringen Zuwachs an alveolarer Sauerstoffspannung erbringen kann, ist eine bessere Versorgung des Blutes mit Sauerstoff kaum zu erwarten. MORAWITZ u. RÖHMER (1908), HARROP (1919), HIMWICH u. LOEBEL (1927) sowie BLUMGART u. ALTSCHULE (1948) nehmen bei Anämien trotz der erhöhten Blutgeschwindigkeit eine etwa der Norm entsprechende Arterialisierung des Blutes an.

In neueren Arbeiten wurde aber recht überzeugend nachgewiesen, daß bei schweren Anämien das arterielle Blut häufig nicht mehr vollständig mit Sauerstoff gesättigt ist. RYANS u. HICKAN (1952) fanden bei anämischen Patienten einen signifikant höheren alveolär-arteriellen Sauerstoffspannungsgradienten als bei ihren Kontrollgruppen. Mit der Methode nach LILIENTHAL, RILEY, PROEMMEL u. FRANKE (1946) konnten diese Autoren bei verschiedenen Oxydationsstufen den Nachweis führen, daß das arterielle Sauerstoffdefizit durch vermehrte Kurzschlußdurchblutung bezugsweise durch verminderten Sauerstoffgehalt des Kurzschlußblutes bei gleichem Kurzschlußvolumen, nicht jedoch durch eine Verminderung der Kontaktzeit verursacht sein dürfte. ZEILHOFER, BÄR u. HECKEL (1956) bestätigten diese Befunde. Aber auch unter den Umständen einer durch Beimischung vermehrt ausgeschöpften venösen Blutes leicht verminderten arteriellen Sauerstoffsättigung wird eine Ventilationssteigerung für die Sauerstoffversorgung des Organismus keinen Gewinn bringen.

Die Ventilationssteigerung wird vorwiegend die Verschiebung des Säure-Basenhaushaltes auszugleichen haben. Durch die Abnahme des Erythrocytenvolumens wird die Transportkapazität des Blutes für CO_2 ebenfalls stark vermindert. Zwar ist, da Plasma bei gleichem CO_2-Druck mehr CO_2 aufnimmt als Erythrocyten, die Kohlensäurebindungsfähigkeit des anämischen Blutes gegenüber der des Normalblutes erhöht. Die CO_2-Bindungskurve des Anämikerblutes verläuft aber gleichzeitig flacher, sie schneidet wie die Plasma-CO_2-Bindungskurve, die Y-Achse ($p_{CO_2} = 0$) bei positiven Werten für den Plasma-CO_2-Gehalt (ROSSIER 1957). Falls die CO_2-Spannung des gemischten Venenblutes bei Anämie der des gesunden entspricht, muß daher die arterielle CO_2-Spannung des Anämikers durch Hyperventilation tiefer gesenkt werden, wenn die gleiche Menge CO_2 abgegeben werden soll. Dadurch kann eine leichte respiratorische Alkalose entstehen. Zusätzlich muß damit gerechnet werden, daß bei Anämikern als Folge der Hypoxie saure Valenzen im Blut auftreten, die die CO_2-Bindungsfähigkeit des Plasmas vermindern und so eine weitere Ventilationssteigerung notwendig machen.

BARR u. PETERS (1921) fanden bei schweren Anämien eine erniedrigte CO_2-Bindungskurve entsprechend einer verminderten Alkalireserve. JERVELL (1928) fand bei Patienten mit Anämien gesteigerte Blutmilchsäurewerte. JANSEN, KNIPPING u. STROMBERGER (1923) weisen darauf hin, daß die Blut-p_H-Werte schon deshalb nicht einheitlich sein können, weil auch Acidosen anderer Genese bei Anämien vorkommen, wie bei chronischer Urämie und bei Tumorkachexie.

BLUMGART u. ALTSCHULE (1948) diskutieren die Möglichkeit, daß bei manchen Anämien (nicht bei der Anaemia perniciosa) der Gehalt der roten Blutkörperchen an Carboanhydrase ein limitierender Faktor für die CO_2-Abgabe sein könnte, und daß dies dazu beitragen könnte, die Unterschiede des Dyspnoegefühles bei verschiedenen chronischen Anämien gleichen Hämoglobingehaltes zu erklären. Schließlich ist mit einem vermehrten Ansprechen der Sauerstoffmangel empfindlichen Chemoreceptoren bei schweren Anämien infolge lokaler zirkulatorischer Hypoxidose zu rechnen, nachdem erwiesen ist, daß diese Receptoren im Kollaps bei erniedrigtem Blutdruck trotz normaler arterieller Sauerstoffspannung in lebhafte Tätigkeit geraten (NEIL 1959). Auch kann möglicherweise eine zirkulatorische Hypoxie des Zentralnervensystems zu einer Ventilationssteigerung beitragen.

3. Das Herz bei chronischen Anämien.

a) Allgemeine Pathophysiologie.

Das Herz ist bei anämischen Zuständen durch die Zunahme des Herzzeitvolumens belastet und gleichzeitig durch die Hypoxie bedroht, die durch eine in Relation zur herabgesetzten Sauerstofftransportkapazität des Blutes zu niedrige Coronardurchblutung hervorgerufen werden kann. Im Vergleich zu anderen hyperzirkulatorischen Zuständen, die ebenfalls zur Herzinsuffizienz bei gegenüber der Norm erhöhtem Herzzeitvolumen (Hyperthyreose, av-Aneurysmen usw.) führen können, ist also ein zusätzliches Schädigungsmoment gegeben. Schon normalerweise liegt die Sauerstoffspannung des venösen Coronarblutes nur um 20 mm Hg, bei einer coronaren av-O_2-Differenz von über 60% der O_2-Totalkapazität des Blutes. Andererseits kann die kritische O_2-Spannung des Coronarvenenblutes, d. h. die Spannung bei deren Unterschreiten faßbare Stoffwechselwirkungen z. B. ein Anstieg des Verhältnisses der arteriovenösen Milchsäuredifferenz zur arteriovenösen Sauerstoffdifferenz auftritt, bei hohem Energieumsatz des Herzens, und ein solcher liegt im hyperzirkulatorischen Zustand bei schwerer Anämie wohl immer vor, bis zu 14 mm Hg betragen. Sie liegt im Mittel bei 6 mm Hg und kann bei sehr kleinem Energieumsatz bis auf 2 mm Hg absinken (BRETSCHNEIDER 1957). Der Spielraum ist also nur gering und auch eine geringe Abnahme der O_2-Kapazität des Blutes wird mit einer Coronarmehrdurchblutung beantwortet werden müssen. Tatsächlich fanden CASE, BERGLUND u. SARNOFF (1955) sowie BRETSCHNEIDER (1957) bei Anämie eine Coronarmehrdurchblutung schon dann, wenn arterielle und venöse Sauerstoffspannung des Coronarblutes noch im Normbereich lagen. Bei Anämien unter 7 Vol.-% O_2-Kapazität (30% Hämoglobin) ist diese Mehrdurchblutung im Tierexperiment maximal, da sie durch zusätzliche arterielle Hypoxie nicht mehr beeinflußt werden kann (BRETSCHNEIDER 1957). Aus diesen Ergebnissen wäre zu schließen, daß bei Anämien mit über 30% Hämoglobin in der Ruhe die kritische Sauerstoffspannung des Venenblutes nicht unterschritten wird, solange die Coronararterien normal reaktionsfähig und nicht pathologisch verändert sind. Die Coronarreserve im Falle der Arbeitsbelastung wird allerdings in jedem Fall beträchtlich vermindert sein. Nimmt man an, daß die venöse O_2-Spannung bei etwa 20 mm Hg konstant bleibt, so müßte die Coronardurchblutung bei einer Anämie von 50% auf das Doppelte, bei 25% auf das 4fache, bei 12,5% auf das 8fache ansteigen, wenn jeweils die gleiche O_2-Entnahme pro Zeiteinheit ermöglicht werden soll. Dazu käme noch der durch den Anstieg des Herzzeitvolumens bedingte zusätzliche Sauerstoffbedarf des Herzmuskels. Fällt die Sauerstoffspannung des Coronarvenenblutes auf 10 mm ab, wodurch die kritische Sauerstoffspannung schon fast erreicht sein dürfte, so vermindert sich der Durchblutungsbedarf bei den jeweiligen Hämoglobinstufen nur um etwa 25%. Da die maximale im Tierexperiment beobachtete Steigerung der Coronardurchblutung etwa das 6fache des Ausgangswertes erreichen kann, dürfte bei schwersten Anämien die normale Coronarreserve schon in der Ruhe voll ausgenutzt sein. Nimmt man an, daß Herzmuskelschäden immer dann eintreten, wenn die kritische Sauerstoffspannung des Coronarvenenblutes häufig und nicht nur ganz vorübergehend unterschritten wird, so läßt sich theoretisch ableiten, daß bei normalen Coronargefäßen auch schwere Anämien

bis herab zu 30—40% Hämoglobin ohne Herzmuskelschaden vertragen werden
können, wenn die Krankheit eine nahezu vollständige Ruhigstellung des Patienten
bedingt. Noch schwerere Anämien sollten besonders bei längerer Dauer wohl
immer zu Herzschäden führen. Körperliche Arbeit sollte die Gefahr der Herzschädigung ganz beträchtlich erhöhen. Ganz besonders ist aber zu erwarten, daß
organische Erkrankungen der Coronargefäße, die die notwendige Mehrdurchblutung nicht zulassen, schon bei mäßiger Anämie zu eindeutigen Symptomen
führen.

Eine Schädigung des Herzmuskels im Verlauf einer Anämie kann sich klinisch
bemerkbar machen
1. durch eine Herzvergrößerung;
2. durch elektrokardiographische Veränderungen;
3. durch Symptome von Angina pectoris;
4. durch das Auftreten einer Herzinsuffizienz mit Stauung.

b) Herzgröße und -form.

Seit Bamberger (1857) u. Friedreich (1861) ist immer wieder darauf hingewiesen worden, daß *Herzen* von Patienten mit *schweren Anämien* häufig *dilatiert*,
oft auch mehr oder weniger *deutlich hypertrophisch* erscheinen. Durch Röntgenfernaufnahmen wurde oft festgestellt, daß solche während der anämischen
Periode große Herzen sich nach einer die Anämie beseitigenden Therapie deutlich
verkleinern (Ball 1931; Ellis u. Faulkner 1939; Porter 1937). Daß eine
solche Größenabnahme des Herzens nach erfolgreicher Therapie durch Rückgang
eines Perikardialergusses vorgetäuscht ist, wie es Soloff u. Bello (1950) in je
einem Fall von Anaemia perniciosa und Cooleyscher Anämie beschrieben, dürfte
eine Ausnahme darstellen.

Autoptisch erscheint das Herz chronischer Anämien oft schlaff. Dilatation
und Hypertrophie können vorhanden sein. Es ist aber oft schwierig zu entscheiden, ob diese der Anämie allein zur Last gelegt werden dürfen. Charakteristisch ist die häufige Verfettung des Herzmuskels, die besonders am Endokard
und an den Papillarmuskeln in Form der als Tigerung bezeichneten senkrecht
zur Faserrichtung verlaufenden Streifung erkennbar ist. Diese fettige Degeneration ist nicht für Anämie spezifisch, aber möglicherweise durch die chronische
Hypoxie hervorgerufen.

Paplanus, Zbar u. Hays (1957) hielten Hunde 5 Monate lang durch periodische Aderlässe auf einem Hämoglobinwert zwischen 20 und 35%. Alle Tiere
hatten autoptisch eine statistisch einwandfreie nachweisbare Herzhypertrophie
mit Dilatation beider Herzkammern. Nennenswerte körperliche Arbeit war durch
Halten im Käfig ausgeschlossen.

Die klinische Erfahrung zeigt ziemlich selten Herzdilatationen oder Hyper-
trophien, die eindeutig allein auf eine Anämie bezogen werden müssen. Offensichtlich verursachen Anämien von begrenzter Dauer besonders bei bettlägerigen
Patienten keine auffallende Herzvergrößerung, solange nicht extrem niedrige
Hämoglobinwerte (unter 25%) vorliegen. Eine Ausnahme können sehr akut
auftretende schwere Anämien machen. So beobachteten wir vor kurzem eine
während der Schwangerschaft akut entstandene perniziöse Anämie, die kurz
nach der Geburt, die einen zusätzlichen Blutverlust herbeigeführt hatte, mit
18% Hämoglobin eingeliefert wurde, eine Herzdilatation mit Stauungsinsuffizienz,
die sich nach Ausheilung der Anämie restlos zurückbildete. Nach schweren
Magen-Darmblutungen mit extremem Hämoglobinabfall sind Herzdilatationen
mit Insuffizienz mehrfach auch bei jungen Menschen beobachtet. Hier mag

Kollaps und Blutdruckabfall neben der Anämie ursächlich eine Rolle spielen. Autoptisch beobachteten FRIEDBERG u. HORN (1939) in solchen Fällen ausgedehnte subendokardiale Myokardnekrosen besonders im Bereich des linken Ventrikels. Analoge Befunde erhoben BÜCHNER u. LUCADOU (1954) an Kaninchen.

Ferner werden Herzdilatationen gelegentlich bei sehr chronischen sich über viele Jahre hinziehenden, schweren und therapeutisch schlecht beeinflußbaren Anämien beobachtet, besonders wenn die Anämieträger nicht bettlägerig sind, sondern körperliche Arbeit verrichten. Beispiele aus unseren Breiten wären chronische aplastische Anämien oder Anämien, welche die Osteo-Myelosklerosen bzw. Myelofibrosen (LINKE 1954) und andere chronische Krankheiten begleiten. Aus der Zeit vor der Leberbehandlung wurde Herzdilatation und Hypertrophie häufiger bei Anaemia perniciosa beobachtet (GOLDSTEIN u. BOAS 1927; CABOT u. RICHARDSON 1919). Heute führen besonders die chronischen und nicht behandelten oder therapieresistenten Anämien tropischer Regionen in einem hohen Prozentsatz zu Herzdilatationen (PORTER 1937; SANGHVI, SHARMA u. MISRA 1957; GUNEWARDENE 1935; GELFAND 1946). Die Patienten sind meist nicht bettlägerig, sondern verrichten trotz niedrigem Hämoglobingehalt beträchtliche körperliche Arbeit (PORTER 1937). PORTER u. JAMES (1953) sowie SANGHVI, SHARMA u. MISRA (1957) weisen darauf hin, daß ein großer Teil dieser Patienten in der Ruhe die Zeichen der Hyperzirkulation vermissen lassen. SANGHVI u. Mitarb. (1957) berichten über 24 Patienten mit sehr schweren Anämien [Hämoglobin im Durchschnitt 4,5 g-% (2,0—7,5 g-%)] bei normaler Pulsfrequenz (50—88), normalem Herzzeitvolumen (3,0—5,3), von denen 18 einen Herzdurchmesser von mehr als 50% der Thoraxbreite (maximal 63%) und 10 einen Venendruck von mehr als 15 mm H_2O hatten. Herzdilatation und Herzinsuffizienz waren in dieser Gruppe etwa ebenso häufig als in einer anderen mit deutlicher Hyperzirkulation. Diese Beobachtungen stützen die Ansicht, daß Herzdilatation und Hypertrophie weniger Folge der Hyperzirkulation als der Hypoxie sind.

Neben der *Dilatation* findet sich bei chronischen Anämien auch gelegentlich eine *Herzhypertrophie*, die durch keinen anderen klinischen und anatomischen Befund erklärbar ist. Über Herzgewichte von 630 g (PORTER 1937) und 710 g (CABOT u. RICHARDSON 1919) wird berichtet.

Herzvergrößerungen aus anderen Ursachen (Hypertension, Coronarsklerose, Vitium usw.) können durch zusätzliche Anämie verstärkt werden, wie der teilweise Rückgang auch solcher Herzvergrößerungen nach Heilung der Anämie zeigt. Statistisch gelingt der Nachweis, daß unter Patienten mit starken Anämien große Herzen häufiger vorkommen als bei nicht anämischen (SANDKÜHLER u. BOLLE 1955; BÄR, ZEILHOFER, HECKEL 1956).

c) Auskultatorische und elektrokardiographische Befunde.

Die Kreislaufbedingungen bei der Anämie — erhöhte Strömungsgeschwindigkeit des Blutes, großes Schlagvolumen, weitoffene Gefäßperipherie, herabgesetzte Viscosität des Blutes — sind der Entstehung *akzidenteller Herz- und Gefäßgeräusche* besonders günstig (BRUNS 1959; SPITZBARTH 1955; REIMANN 1949). Sie entstehen durch Wirbelbildung an den intakten Klappen, wenn die kritische Geschwindigkeit überschritten wird (BONDI 1933). In geringerem Grade kann die Erweiterung der Herzhöhlen besonders der Klappenringe zur Geräuschentstehung beitragen. Systolische Geräusche sind am häufigsten über der Herzspitze und über der Pulmonalis im 2. und 3. Intercostalraum links hörbar, seltener über der Aorta, sie können sehr laut und über dem ganzen Praecordium hörbar sein, jedoch nur in Ausnahmefällen und bei Kindern auch am Rücken oder in der Axilla (PARSON u. WRIGHT 1939; GRASER 1956). Nur in seltenen Fällen wurde beobachtet, daß diesen Geräuschen eine palpable Vibration entspricht (SANGHVI, SHARMA u. MISRA 1957). Die Geräusche sind im Liegen und in Exspirationsstellung besser hörbar, sie verstärken sich nach körperlicher Anstrengung oder nach Amylnitrit. Besonders wenn die Herzfrequenz beschleunigt ist, kann gleichzeitig der 1. Ton sehr laut und ein 3. Ton im Anfang der Diastole hörbar sein (HUNTER 1946), was die Annahme eines Mitralvitiums nahelegen kann. Viel seltener und vorwiegend bei sehr schweren Anämien wurden auch diastolische Geräusche beobachtet (GOLDSTEIN u. BOAS 1927). Präsystolische Geräusche an der Herzspitze und protodiastolische Geräusche am linken Sternalrand (PORTER u. JAMES 1953; LUISADA, HARING und ZILLI 1955; HUNTER 1946) können an Mitralstenose oder Aorteninsuffizienz denken lassen und nur ihr Verschwinden nach Ausheilen der Anämie kann eine solche Annahme wiederlegen. Differentialdiagnostische Schwierigkeiten bezüglich der Abgrenzung von frischen Endokarditiden können besonders dann entstehen, wenn Fieber, Senkungsbeschleunigung und Gelenkerscheinungen vorliegen, was z. B. bei hämolytischen Krisen der Fall sein kann.

Von *Gefäßgeräuschen* sei das Nonnensausen erwähnt, das am stehenden oder sitzenden Patienten in der Gegend des Bulbus venae jugularis am äußeren und unteren Rande des Sternocleido-Mastoideus, rechts besser als links, gehört werden kann. Es handelt sich um ein kontinuierliches Geräusch, das sein Maximum im ersten Teil der Diastole, sein Minimum während der Anspannungszeit hat (HOLLDACK 1956). Man kann es durch Kompression der Vene zum Verschwinden bringen (ARNETH 1948). Geräusche von ähnlichem Charakter können gelegentlich auch an anderen Venen gehört werden. Die in Lehrbüchern öfters genannten Arteriengeräusche Durozierschos Doppelgeräusch, Traubescher Doppelton, sind bei reiner Anämie recht selten (MORSE 1924; SAHLI 1895, 1928).

Die *elektrokardiographischen Befunde* bei *schweren Anämien* können dem entsprechen, was bei Hypoxie des Herzmuskels beobachtet wird (s. S. 25 dieses Handbuchbandes). Die Häufigkeit elektrokardiographischer Veränderungen wird im ganzen wohl abhängig von der Schwere des untersuchten Krankenmaterials sehr unterschiedlich angegeben. Pathologische EKG-Befunde wurden von einigen Autoren bei 10—20%, von anderen in bis zu 85% der untersuchten Fälle beobachtet. Besonders die Zusammenstellung von SHANGHVI, MISRA u. Mitarb. (1958) zeigten deutlich die Beziehungen zur Schwere der Anämie und zur Herzgröße. Anämien unter 3 g-% Hämoglobin hatten in 92%, von 3—5 g-% in 90%, von 5—8 g-% in 62% abnorme EKGs. Normal große Herzen hatten in 68%, vergrößerte Herzen je nach dem Verhältnis der Herzbreite zum Thoraxdurchmesser bei 50—55% in 81%, bei 55—60% in 93% und bei über 60% in 100% pathologische EKG-Befunde. Immerhin zeigt auch diese Zusammenstellung, daß 4 Patienten mit Hämoglobinwerten unter 3 g-% und 7 unter 5 g-% völlig normale EKG hatten. Einfache Hypoxie des Herzmuskels bewirkt oft Veränderungen der P-Zacke (Abflachung, Verbreiterung oder Inversion) sowie Senkung der ST-Strecke mit Abflachung bis Inversion von T besonders in Abl. II und III, AVF und den linkspräkordialen Brustwandableitungen. Solche Veränderungen können sich völlig zurückbilden, wenn die Anämie sich bessert. Es kann sich jedoch, selbst wenn die Anämie sich bessert oder ausheilt, ein EKG-Typ ausbilden, der auf linksventrikuläre Hypertrophie oder vermehrte Linksbelastung hinweist (SHANGHVI, MISRA u. Mitarb. 1958; LINDO u. DOKTER 1955; PORTER u. JAMES 1953). Rechtshypertrophiekurven finden sich in erster Linie bei Fällen mit Sichelzellenanämie, bei denen oft besondere Kreislaufverhältnisse (Cor pulmonale) vorliegen. Ausgesprochene Negativierung der T-Zacke mit oder ohne gleichzeitige ST-Abweichung in einzelnen oder mehreren Brustwandableitungen können auftreten und sich mit Abheilung der Anämie zurückbilden, aber auch persistieren. PQ-Verlängerungen sind gelegentlich beobachtet (TUNG u. Mitarb. 1937), ebenso Verlängerungen von QT. EKG-Veränderungen können ihre Ursache haben in einer reversiblen Hypoxie einzelner Teile des Herzmuskels, aber auch in anatomischen Veränderungen wie subendokardialen Nekrosen, besonders im Bereich des linken Ventrikels und in Dilatation und Hypertrophie einzelner Herzabschnitte. Bei mit Besserung der Anämie irreversiblen EKG-Veränderungen muß auch an von der Anämie unabhängige Herzmuskelschäden (Folgen einer Coronarsklerose usw.) gedacht werden.

d) Coronardurchblutung und Angina pectoris.

Über das Zusammentreffen von schwerer *Anämie* und *Angina pectoris* sind viele kasuistische Mitteilungen erschienen. Jedem Kliniker sind Fälle bekannt, die im anämischen Zustand typische Angina pectoris-Anfälle besonders nach Anstrengungen hatten und die nach Besserung der Anämie eventuell schon nach einer Bluttransfusion verschwanden. Bei der starken Einschränkung, die die Coronarreserve bei jeder stärkeren Anämie durch die zwangsläufig notwendige Ruhe-Mehrdurchblutung der Coronararterien erfährt, sind solche Befunde zu erwarten. PICKERING u. WAYNE (1934) fanden unter 25 Fällen von schwerer Anämie 7 Fälle mit typischer Arbeitsangina. Sie berichten auch über das Auftreten typischer Claudicatio intermittens bei Anämie. Entsprechend fand COOMBS (1926) in 22% seiner Fälle von Anämie Angina pectoris. Demgegenüber ist es auffällig, daß andere Autoren in großen Zusammenstellungen auch bei schweren Anämien die Kombination mit Angina pectoris sehr viel seltener beobachteten. So fanden WILLIUS u. GIFFIN (1927) in 1560 Fällen von Anämie nur 43 Angina pectoris-Kranke (= 2,7%) und in den Zusammenstellungen von WILKINSON (1933), HOCHREIN u. MATTHES (1935), REICHEL (1929/30), DE MATTIES (1936), BLOCH (1935 u. 1938), ZIMMERMANN (1935), PARADE (1933) und PARADE und FRANKE (1940) sind zusammen weitere 1090 Fälle von Anämie mit 42 Angina pectoris-Kranken (= 4,0%) erfaßt. Bei der allgemeinen Häufigkeit der Angina pectoris ist demnach das Zusammentreffen nicht auffallend häufig. Dazu kommt, daß nahezu alle Patienten mit Anämie und Angina pectoris sich in einem Alter befinden, in dem mit dem Vorliegen einer Coronarsklerose gerechnet werden muß. FRIEDBERG (1959) sowie PORTER u. JAMES (1953) sind daher der Meinung, daß eine Coronarsklerose die Voraussetzung dafür ist, daß beim Auftreten einer Anämie, die eine höhere Coronardurchblutung erfordert, Angina pectoris eintritt, um bei Heilung der Anämie zu verschwinden. Die Mitteilungen in der Literatur über Angina pectoris bei Anämie mit autoptischen normalen Coronargefäßen (ELLIOT 1914) werden wohl zu Recht hinsichtlich ihrer Beweiskraft in Frage gestellt. Die Anämie wäre somit nur ein Faktor, der das Auftreten von Angina pectoris bei Coronarsklerose begünstigt, nicht ein unabhängiger ätiologischer Faktor. So erwähnten SANGHVI, SHARMA u. MISRA (1957) bei ihrem Material von 60 sehr schweren tropischen Anämien überwiegend jugendlicher Personen Angina pectoris gar nicht, obgleich $1/_3$ ihrer Fälle eine ausgesprochene Herzinsuffizienz mit Stauung aufwies. Das Herz kann also im Laufe einer Anämie infolge zirkulatorischer Hypoxie dilatieren, hypertrophieren und insuffizient werden, ohne daß es zu Anfällen von Angina pectoris kommt. Das gleiche kann bekanntlich bei respiratorischer Hypoxie der Fall sein.

Vielfach ist zur Erklärung der Seltenheit echter Angina pectoris bei Anämie auf die Bildung von Coronararterien-Anastomosen hingewiesen worden, die bei

Hypoxydose des Myokards vermehrt entstehen sollen (BAROLDI, MANTERO und SCOMAZZONI 1956). ZOLL, WESSLER u. SCHLESINGER (1951) sowie SCOTT (1950) fanden an sonst gesunden Herzen von Patienten mit Anämie 5mal häufiger Coronararterien anastomosen als an Herzen nicht anämischer Personen. ZOLL u. NORMAN (1952) konnten am Schwein, ECKSTEIN (1955) am Hunde eine Vermehrung intercoronarer Anastomosen bei Anämisierung nachweisen. In den Tierexperimenten von ECKSTEIN (1955) bildeten sich diese Anastomosen nach Ausheilung der Anämie wieder zurück. Beim Vorhandensein solcher Anastomosen wird tierexperimentell ein Coronarverschluß wesentlich besser vertragen, vermutlich wird auch dem Auftreten einer Angina pectoris entgegengewirkt. AMADEO (1944) erklärt die Seltenheit von Coronararterienerkrankungen bei der Bevölkerung von Puerto Rico als eine Auswirkung der dort viel verbreiteten Anämie.

Ein therapeutischer Effekt einer Anämisierung bei vorliegender Coronarsklerose ist kaum zu erwarten, da die Anämie zunächst die Hypoxidose verschlimmert und die klinische Symptomatologie verstärkt. Selbst die Entstehung von Herzinfarkten ist bei Coronarsklerose in zeitlichem Zusammenhang mit einer Anämisierung beschrieben worden (BLUMGART, SCHLESINGER u. DAVIS 1940; HORN, FIELD u. Mitarb. 1950).

Bei akut eintretender schwerer Anämie sind andere Verhältnisse gegeben. Angina pectoris-Symptome werden dabei häufig beschrieben. Meist handelt es sich um Blutungen aus dem Magen-Darmkanal (ASCHENBRENNER 1935; BERNSTEIN u. GINZBURG 1942; BOCKEL 1954; KÜHNE 1953; FLAUM u. JAGIC 1935; McKINLAY 1943; McLAUGHLIN, BAKER u. SHARPER 1940; CASE, BERGLUND und SARNOFF 1955; MASTER u. Mitarb. 1950). Dabei werden nach schweren Hämorrhagien sogar Infarktereignisse beobachtet. Wir konnten einen Patienten beobachten, bei dem es im Verlauf einer hämolytischen Krise zu schwersten Anfällen von Angina pectoris mit entsprechenden Veränderungen des EKGs kam. Diese Stenokardien entstehen durch die bei einer akut einsetzenden Anämie plötzlich verringerte O_2-Kapazität des Blutes meist in Kombination mit der durch die Kollapsneigung bei akuten Blutungen entstehenden Hypotension, die der notwendigen Steigerung der Coronardurchblutung entgegensteht.

e) Herzinsuffizienz und Stauung.

Wenn echte Herzinsuffizienz mit Stauung bei Patienten mit chronischer Anämie auftritt, so ist zunächst an eine zugrunde liegende organische Herzkrankheit zu denken. Chronische Anämien, z. B. Tumoranämie, Anaemia perniciosa treten oft in Lebensaltern auf, in denen Coronarsklerose und Hypertension schon häufig sind. Patienten mit Anämien bei chronischer Nephritis sind meist Hypertoniker. Die Anämie bei Endocarditis lenta überlagert sich einem organischen erworbenen oder angeborenen Herzvitium. In allen diesen Fällen wird die zugrunde liegende Herzerkrankung durch das Hinzukommen der Anämie mit ihrer zwangsläufigen Hyperzirkulation verschlechtert, und es kann dadurch die Herzinsuffizienz mit Stauung ausgelöst werden. Andererseits kann die Prognose einer Herzinsuffizienz, an deren Zustandekommen eine Anämie beteiligt ist, besser sein als eine vergleichbare Dekompensation beim nicht Anämischen, falls die Anämie therapeutisch beeinflußbar ist. Trifft eine Mitralstenose mit schwerer Anämie zusammen, so kann Lungenödem schon bei noch relativ weitem Mitralostium eintreten, und die Beseitigung der Anämie eröffnet eine zusätzliche Chance für die Rekompensation (CONIN, CAHEN u. THIVOLET 1958).

Waren Herzzeitvolumen und Blutgeschwindigkeit bei der schweren chronischen Anämie erhöht, so sinken sie ab, wenn eine Herzinsuffizienz mit Stauung hinzutritt. Im dekompensierten Zustand kann das Herzzeitvolumen normal oder erhöht sein. Die Blutgeschwindigkeit sinkt beim Eintritt von Herzinsuffizienz meist stärker ab als das Herzzeitvolumen, da gleichzeitig das Blutvolumen und damit der mittlere Gefäßquerschnitt zunimmt.

Herzinsuffizienz mit Stauung kann bei schwerer chronischer Anämie auch ohne zusätzliche Herzerkrankung selbst bei noch jungen Menschen auftreten (SHANGHVI, SHARMA u. MISRA 1957). Während in der gemäßigten Zone Herzinsuffizienz allein als Folge von Anämie selten ist, ist sie in den Tropen eine häufige Komplikation schwerer Anämien. Am meisten gefährdet sind Personen, die mit chronischen schweren Anämien zunächst noch imstande sind, körperliche Arbeit zu verrichten. Solche Personen zeigen häufig auch schon vor dem Ausbruch der Herzinsuffizienz eine im Verhältnis zur Schwere der Anämie geringere Erhöhung des Herzzeitvolumens in der Ruhe und daher eine bessere körperliche Leistungsfähigkeit. Die Anpassung an die erniedrigte Sauerstofftransportkapazität des Blutes wird in höherem Grade durch eine Änderung der Verteilung des Herzzeitvolumens erreicht, die eine gewisse Ähnlichkeit zur Zentralisation beim Schock hat. Daß gerade solche Personen von der Herzinsuffizienz nicht verschont bleiben, zeigt, daß die Hypoxie durch nicht zureichende Coronardurchblutung der für die Entwicklung der Herzinsuffizienz wichtigere Faktor ist als die Erhöhung des Herzzeitvolumens. Bei der Belastung durch körperliche Arbeit werden allerdings beide Faktoren gleichzeitig wirksam.

Die Diagnose der Herzinsuffizienz kann bei schwerer chronischer Anämie dadurch erschwert sein, daß einzelne Symptome, die an Herzinsuffizienz denken lassen, schon bei der Anämie allein auftreten können. So kann eine leichte Dyspnoe infolge der bei schweren Anämien notwendig werdenden Ventilationssteigerung auch bei suffizientem Herzen vorhanden sein. Bei eintretender Herzinsuffizienz kommt die Lungenstauung hinzu und läßt unter Umständen eine deutliche Orthopnoe in Erscheinung treten. Auch leichte Ödeme können bei schwerer Anämie ohne Herzinsuffizienz auftreten. Eine Leberschwellung kann bei vielen mit Anämie verlaufenden Erkrankungen Blutkrankheiten, Tumoren, Sichelzellenanämie vorhanden sein. Eine Herzvergrößerung kann ohne Herzinsuffizienz vorliegen. Die Diagnose der Herzinsuffizienz wird sich daher in erster Linie auf den Nachweis der venösen Stauung im großen Kreislauf mit Venendruckerhöhung und der Stauung und Blutüberfüllung im Lungenkreislauf sowie auf die Vermehrung der Plasmamenge zu stützen haben.

Die Therapie der Herzinsuffizienz bei Anämie wird neben der üblichen Behandlung mit Digitalis, Diät und Natriureticis eine möglichst schnelle Beseitigung der Anämie anzustreben haben. Bei Transfusionen kann es wichtig sein, eine Volumenüberlastung durch Zufuhr der Erythrocyten im kleinstmöglichen Volumen zu vermeiden.

4. Herz und Kreislauf bei akuter Blutungsanämie.

Eine akut auftretende Anämie durch einen größeren Blutverlust verursacht zunächst eine Verminderung der zirkulierenden Blutmenge. Als unmittelbare Folge kann eine Abnahme des venösen Rückflusses eintreten. Herzzeitvolumen und meist auch der Blutdruck sinken dann ab und es entsteht das klinische Bild des Kreislaufkollapses, der bei längerer Dauer in den Kreislaufschock übergehen kann. Herzzeitvolumen und Blutdruck werden beim Menschen in der Regel erst bei Aderlässen von 1000 cm³ und mehr beeinflußt. Blutentnahmen bis zu 800 cm³ bewirken lediglich eine Pulsbeschleunigung und eine geringe Abnahme des zentralen Venendruckes (SHARPEY-SCHAFER 1944; BRANNON, STEAD u. Mitarb. 1946).

Im Tierexperiment (Hund) ist eine Blutentnahme bis 16% der Blutmenge ohne Einfluß auf den Blutdruck; eine nachweisbare Blutverdünnung tritt nicht ein. Eine Senkung des arteriellen Blutdruckes auf 50 bzw. 35 mm Hg erfordert eine durchschnittliche Entblutung von 26 bzw. 49%. Nach Aderlässen bis zu 26% findet sich noch keine signifikante Abweichung der Erythrocyten- und Plasmavolumina von den aus Ausgangsvolumen und Aderlaßmenge berechneten Werten (Markierung der Erythrocyten mit Cr^{51}, Plasmabestimmung mit radioaktivem Albumin (J^{131}) und Evans-Blau. Es besteht jedoch eine weite Streuung der Meßwerte, die anzeigt, daß in diesem Bereich bei einem „kritischen"arteriellen Blutdruck von etwa 50 mm Hg Kompensationsmechanismen einsetzen. Bei einer Entblutung von durchschnittlich 49% zur Erreichung eines Blutdruckes von 35 mm Hg ist gegenüber den errechneten Werten das Plasmavolumen um 8,6 cm^3/kg Gewicht vermehrt und das Erythrocytenvolumen um 3,0 cm^3/kg vermindert. Auch nach Reinfusion der ganzen vorher entnommenen Blutmenge besteht überraschenderweise eine Diskrepanz zu den errechneten Werten. Denn das Plasmavolumen ist um 11,1 cm^3/kg und das Erythrocytenvolumen um 3,7 cm^3/kg vermindert. Die Plasmavolumina bleiben also nach der Entblutung durch Einstrom aus dem Extracellularraum und nach der Reinfusion durch Abstrom etwa gleich groß (Deavers, Smith, Huggins 1958).

Die Vermehrung der Blutmenge durch Blutverdünnung hat nach Shu Chien (1958) für die Aufrechterhaltung des venösen Rückflusses bei akutem Blutverlust quantitativ etwa die gleiche Bedeutung wie die Verengung der Kapazitätsgefäße im Rahmen der allgemeinen zentralen Sympathicuserregung. Daß beim Zusammentreffen von akuter Blutungsanämie mit Schock der Hämoglobingehalt und der Hämatokrit des Blutes kein Maßstab des tatsächlichen Blutverlustes sein kann, da die Blutverdünnung noch nicht erfolgt ist, eventuell sogar eine Hämokonzentration eingetreten sein kann, dürfte selbstverständlich sein (Wollheim u. Schneider 1951). In jedem Fall kann nach einer akuten Blutung die Blutverdünnung, d. h. die Entwicklung der Anämie so rasch erfolgen, daß der Mangel an Blutvolumen, der die Folge der Blutung selbst ist und mit jedem Blutungsrezidiv erneut auftreten kann, noch nicht vorüber ist. Infolgedessen kann eine Zunahme des Herzzeitvolumens als Kompensation der Anämie nicht erfolgen, da weiterhin die Tendenz zu Minutenvolumenabnahme und Schock besteht. Eine Anpassung an die verminderte Transportkapazität des Blutes kann nur dadurch erfolgen, daß das noch zur Verfügung stehende Herzzeitvolumen optimal verteilt, d. h. in bevorzugter Weise den Hirn- und Coronargefäßen zugeleitet wird. Trotzdem kann es dort und in anderen Kreislaufabschnitten zu einem für die Funktion kritischen Abfall der Sauerstoffspannung kommen. So kommt es nach akuten Blutungen häufig zu Bewußtseinseinengungen, sogar zu völligem Bewußtseinsverlust infolge des relativ niedrigen Erhaltungsstoffwechsels der Hirngefäße im Rahmen der „Zentralisation", bei akutem Kreislaufversagen allerdings selten zu bleibenden neurologischen Ausfällen und anatomischen Schäden. Solche können jedoch in Form beliebiger Herdbildungen auftreten, wenn ein durch cerebrale Arteriosklerose vorgeschädigtes Gehirn vorliegt.

Da der Coronarkreislauf eine Abnahme der Transportkapazität des Blutes wegen der schon normalerweise sehr niedrigen Sauerstoffspannung des Coronarvenenblutes (Bing u. Daley 1951) nur durch Mehrdurchblutung kompensieren kann, wird es trotz der den Hirngefäßen entsprechenden Sonderstellung der Coronargefäße und trotz einer gewissen Erleichterung, die die Herzarbeit bei einem Daniederliegen des Kreislaufs erfährt (Opdyke u. Foreman 1947) sehr leicht zu einer unzureichenden Herzdurchblutung kommen, wenn schwere Anämie und Blutungsschock zusammentreffen. Wie Wiggers (1950) und Sar-

NOFF, CASE u. Mitarb. (1954) tierexperimentell gezeigt haben, kommt es unter diesen Bedingungen zu einer Leistungsminderung des Herzens (Abflachung der Starling-Kurve, Druckanstieg im linken Vorhof), die den linken Ventrikel in höherem Grade betrifft als den rechten (CERLETTI, FERNANDEZ und TAESCHLER 1953; ROTHLIN, TAESCHLER und CERLETTI 1955; MEESMANN 1957). Klinisch ist daher Lungenstauung, eventuell sogar Lungenödem eine nicht seltene Komplikation solcher Zustände.

Für die Therapie ist es wichtig, an die Möglichkeit einer latenten Herzinsuffizienz zu denken. Bei den notwendigen Bluttransfusionen muß eine Überlastung des Herzens vermieden werden. Der Venendruck ist zu kontrollieren. Auf Rasselgeräusche im Bereich der Lungenunterfelder ist zu achten. Strophantingaben und Transfusion der notwendigen Erythrocyten in möglichst geringem Volumen kann erforderlich sein.

Zustände von Angina pectoris können im Anschluß an eine sich akut entwickelnde Blutungsanämie auftreten. Auch über einen Myokardinfarkt ohne vorausgehenden Coronarverschluß nach akuter Blutung wurde berichtet (FRIEDBERG u. HORN 1939). Symptome von seiten des Herzens werden am häufigsten dann auftreten, wenn ein durch Coronarsklerose, Klappenfehler usw. vorgeschädigtes Herz vorliegt.

Für das Auftreten von Leberschäden nach akuter Blutungsanämie ist das sich häufig an eine Oesophagusvaricenblutung anschließende Coma hepaticum das beste Beispiel. Auch hier handelt es sich um eine vorgeschädigte Leber. Bezüglich der Niere braucht nur auf das Auftreten akut anurischer Zustände nach schweren Blutungen hingewiesen werden. Im chronischen Zustand der Anämie verhindern Regulationen, die anscheinend darauf eingestellt sind, das Plasmavolumen konstant zu halten, sowie eine zusätzliche Neigung zu Natrium und Wasserretention, die oft zu leichter Ödembildung führt, daß die Entwicklung einer Anämie gleichzeitig eine Oligämie mit Kreislaufschocksymptomen hervorruft.

II. Herz und Kreislauf bei Polycythaemia vera.

1. Symptomatische Polyglobulien.

Reaktive Steigerung der *Erythropoese*, die zu symptomatischer Polyglobulie oder sekundärer Polycythämie führen kann, ist ein häufiges Symptom bestimmter Erkrankungen des Kreislaufapparates, welches hier, da in diesem Bande schon bei den einzelnen Erkrankungen abgehandelt, nicht ausführlich besprochen werden kann. Es sei erwähnt, daß Krankheiten, die mit einer konstanten Herabsetzung der arteriellen Sauerstoffspannung einhergehen, eine Tendenz zur Entwicklung dieses Symptoms regelmäßig aufweisen. Diese Tendenz bewirkt, wenn ihr nicht komplizierende Einflüsse entgegenstehen, eine inverse Beziehung zwischen dem Gesamt-Hämoglobingehalt und der Sauerstoffsättigung des arteriellen Blutes, durch die der O_2-Hämoglobingehalt des Blutes annähernd konstant gehalten wird. Man beobachtet ein solches Verhalten bei längerem Aufenthalt in großen Höhen, bei Herzfehlern mit Blutmischungscyanose infolge Rechts-zu-Links-Shunt, bei pulmonalem arteriovenösem Aneurysma und bei zentraler Atemdepression mit alveolarer Hypoventilation. Auch Störungen der Lungenfunktion, die zu einer Herabsetzung der arteriellen Sauerstoffsättigung führen, wie Diffusionsstörungen, partielle oder globale alveolare Hypoventilation, weisen diese Tendenz auf. Bei den Erkrankungen der Lunge, die mit solchen Funktionsstörungen einhergehen, stehen jedoch häufig andere Faktoren, wie chronische Infekte oder chronische Blutverluste, der Auswirkung dieser Tendenz entgegen, so daß die Entsprechung von arterieller Sauerstoffuntersättigung und Polyglobulie längst nicht mit der gleichen Regelmäßigkeit gefunden wird, wie bei der oben erwähnten Krankheitsgruppe.

Alle Fälle von Sauerstoffmangel-Polyglobulie haben untereinander gemeinsam, daß Trommelschlegelfinger häufig beobachtet werden. Dagegen gehören Leber und Milzschwellungen nicht zum Krankheitsbild. Die Hyperplasie der Knochenmarkszellen beschränkt sich auf die Erythropoese. Myelopoese und Thrombopoese sind nicht erfaßt; daher gehören Leukocytose und Thrombocytenvermehrung nicht zu den Krankheitssymptomen. Sauerstoffmangel-Polyglobulien haben, soweit dem nicht eine Herzinsuffizienz mit Stauung entgegensteht, eine Tendenz zur Hyperzirkulation, zur Vermehrung des Herzminutenvolumens, die in der Regel um so deutlicher ausgeprägt ist, je stärker die arterielle Hypoxie und je weniger sie durch Zunahme der Sauerstoffkapazität des Blutes kompensiert ist.

Polyglobulien, die im Gefolge endokriner Erkrankungen, wie Morbus Günther-Cushing auftreten, erhalten selten einen bedeutenden selbständigen Krankheitswert. Die Polyglobulie der schweren Adipositas ist wohl stets durch alveolare Hypoventilation vermittelt.

Steigerungen des Hämatokrits, des Hämoglobins und der Erythrocytenzahl, wie sie bei Bluteindickungszuständen (Schock, Exsiccose usw.) vorkommen, sind von Polyglobulie und Polycythämie wesensverschieden, da sie nicht mit Änderungen der Erythropoese einhergehen.

2. Blutbefunde bei Polycythaemia vera.

Gegenüber den genannten Zuständen stellt die *Polycythaemia vera Vaquez-Osler* — primäre benigne Panmyelose — ein wohl umschriebenes Krankheitsbild dar. Zur Abgrenzung von der O_2-Mangel-Polyglobulie kann der Nachweis einer normalen Sauerstoffsättigung des arteriellen Blutes von Bedeutung sein, ebenso wie die Beteiligung der Myelopoese und Thrombopoese am Krankheitsbild sowie das Vorhandensein eines Milztumors. Im Gegensatz zur Sauerstoffmangelpolyglobulie findet sich keine Tendenz zur Vermehrung des Herzzeitvolumens. Dagegen findet sich übereinstimmend mit den Verhältnissen bei der reaktiven Polyglobulie auch bei der Polycythaemia vera eine Vermehrung der Gesamtblutmenge, die der Zunahme des Erythrocytenvolumens etwa entspricht, so daß das Plasmavolumen annähernd konstant bleibt. Es besteht eine polycythämische Hypervolämie. Neben der Änderung der Blutzusammensetzung ergibt sich zwangsläufig auch eine Änderung der Blutverteilung.

a) Erythrocytenzahl, Hämoglobingehalt, Blutviscosität.

Die *Erythrocyten* sind pro Volumeneinheit vermehrt. Gewöhnlich werden 7—9 Mill. Erythrocyten pro Kubikmillimeter gezählt. Zahlen von 12 und mehr Millionen pro Kubikmillimeter gegenüber ist Kritik angebracht, da bei normalem Erythrocytenvolumen von 87 $c\mu$ des Erwachsenen (Wintrobe 1956) nur etwa 12 Mill. Erythrocyten im Kubikmillimeter Platz finden. Bei einer gegenüber der Norm größeren Streubreite der Erythrocyten-Einzelvolumina, wie sie in einer Verflachung der Price-Jones-Kurve zum Ausdruck kommt, ist das Erythrocytenvolumen in Fällen von Polycythaemia vera häufig vermindert. Der Mittelwert beträgt in den Fällen von Lawrence (1955) 85 $c\mu$ und bei Wintrobe (1956) (22 Fälle) 80 $c\mu$, davon bei Patienten 61 $c\mu$.

Entsprechend der Erhöhung der Erythrocytenzahl pro Kubikmillimeter wird ein erhöhter *Hämatokritwert* gemessen. Im Durchschnitt liegen die Werte zwischen 50 und 70% (Normalwerte 42—47%). Es werden aber auch Hämatokritwerte von 80% angegeben. Der höchste in der Literatur verzeichnete Hämatokritwert beträgt 92% bei 10,37 Mill. Erythrocyten (Zadek 1927).

Die Zunahme des Hämoglobins geht oft nicht mit der Zunahme der Erythrocytenzahl pro Volumeneinheit parallel, was sich zum Teil durch das verminderte *Erythrocyteneinzelvolumen* erklärt. Der Hämoglobingehalt der Einzelerythrocyten (HbE, normal 29—31 $\gamma\gamma$ Hämoglobin/ Erythrocyt, Mittelwert bei Polycythämie nach A. LAWRENCE (1955) 24,9 $\gamma\gamma$) ist oft mehr erniedrigt als die Erythrocyten-Einzelvolumina. Dadurch wird die durchschnittliche Hämoglobinkonzentration in den Erythrocyten (normal 35%) vermindert, im Mittelwert bei LAWRENCE (1955) auf 29%, entsprechend einer Hypochromasie im strengsten Sinne der Definition. Dies wird besonders bei Patienten mit häufigen Blutungen oder nach wiederholten therapeutischen Aderlässen beobachtet. Nach HEILMEYER und BEGEMANN (1951) soll in solchen Fällen ein relativer Eisenmangel vorliegen mit Erniedrigung des Serumeisengehaltes.

Das *Hämoglobin* wird häufig bei Polycythaemia vera zwischen 15 und 25 g-% bestimmt. Es wurden aber auch höhere Werte mitgeteilt. Bei den höchsten angegebenen Werten, so 240% Hb (= 38,4 g-% bei 11,2 Mill. Erythrocyten, KÖSTER 1906), muß die Bestimmung bezweifelt werden. Die Reticulocyten sind zwar gewöhnlich absolut vermehrt, prozentual aber normal oder leicht gesteigert, besonders nach Blutungen. Die Zahl der Leukocyten pro Volumeneinheit ist meist deutlich erhöht und es besteht eine Linksverschiebung, die bis zu Myelocyten gehen kann. Leukocytenzahlen von 50000 und mehr werden angegeben. LAWRENCE (1955) konnte bei seinen Fällen eine gute Übereinstimmung zwischen Milzgröße, Leukocytenzahl und Linksverschiebung feststellen. Die Vermehrung der Thrombocyten im peripheren Blut kann bis zum 10fachen der Normalzahlen gehen.

Die *Viscosität* des Vollblutes ist in Korrelation mit dem Hämatokritwert erhöht. Im Viscosimeter nach HESS werden Werte für die relative Viscosität des Blutes bei Polycythaemia vera, im Vergleich mit destilliertem Wasser = 1, von 7—20 bestimmt (Normalwert 4,5). Die relative Viscosität des Gesamtblutes hängt ab von der Plasmaviscosität, Zahl und Volumen der Leukocyten, CO_2-Spannung des Blutes, Größe der Erythrocyten und ganz besonders aber vom prozentualen Volumen der Erythrocyten (Hämatokritwert).

Von den verschiedenen angegebenen Methoden scheint die Bestimmung der Viscosität nach HESS die beste und einfachste zu sein. Die anderen angegebenen Methoden führen bei hochviscösem Blut wie bei Polycythaemia vera zu falschen Werten. (Zur Kritik der Viscosimetrie nach HESS s. KAGAN 1911.) Mit zunehmender Erythrocytenzahl steigen die Werte für die relative Viscosität in Form einer Hyperbel immer steiler an (NAEGELI 1919).

In neueren Untersuchungen fand NYGAARD (1935), daß in einem Bereich von 15—50% Hämatokritwert eine lineare Abhängigkeit besteht. Zwischen 60 und 70% wird nach NADAS (1957) der Anstieg außerordentlich steil. Hieraus würde hervorgehen, daß bei Werten über 70% Hämatokrit hämodynamische Schwierigkeiten als Folge der gesteigerten Blutviscosität zu erwarten sind.

Die Viscosität einer heterogenen Flüssigkeit wie Blut hängt bei konstanter Zusammensetzung von der Strömungsgeschwindigkeit und dem Durchmesser der durchflossenen Röhre ab. Da beide Größen im Gefäßsystem sich dauernd ändern, ist auch die Viscosität eine veränderliche Größe. WHITAKER und WINTON (1933) beobachteten bei Durchströmungsversuchen am isolierten Hinterbein des Hundes einen integralen Wert für die scheinbare Viscosität im Vergleich mit Ringerlösung, der nur halb so groß war, wie die mit Glasviscosimetern bestimmten Werte. Die Autoren bestimmten auch die Zunahme der scheinbaren Viscosität im „biologischen Viscosimeter" des Hundebeines bei ansteigenden Hämatokritwerten und fanden eine Erhöhung der scheinbaren Viscosität um das Doppelte bei einem Hämatokrit von 80%. Dies konnte von MENDLOWITZ (1948) am Menschen in Fällen von Polycythaemia vera mit einer ganz anderen Methode bestätigt werden. Die Viscosimeterbestimmungen haben demnach nur eine begrenzte Gültigkeit für die Verhältnisse in vivo.

b) Blut- und Plasmavolumen.

Schon vor der exakten Bestimmung von Blutwerten wurde von den Pathologen auf Grund der überreichen Blutfüllung der Organe bei der Sektion eine *Vermehrung der Blutmenge* bei Polycythaemia vera im Sinne des alten Begriffs der *Plethora vera* angenommen (v. RECKLINGHAUSEN 1883; BOLLINGER 1886; WESTENHOEFFER 1907). Die ersten Bestimmungen der *Gesamtblutmenge* in vivo wurden mit der Kohlenoxydmethode nach HALDANE-SMITH durchgeführt. HALDANE und ACLAND (1908), PARKES WEBER (1908), BOYCOTT und HUTCHINSON (1908), BOYCOTT und DOUGLAS (1908), PARKINSON (1912), WHITE und LOEWY (1912), v. BERGMANN und PLESCH (1911), WAHLUND (1954) fanden auf diese Weise eine Vermehrung der Blutmenge bis zum Dreifachen normaler Werte. Dies konnte auch plethysmographisch bestätigt werden (MORAWITZ und SIEBECK

1908). Es wurden aber auch Fälle beschrieben, in denen keine oder nur eine geringe Vermehrung der Blutmenge gefunden wurde (MOHR 1913; ZADEK 1927). Nach der Einführung der Plasmavolumenbestimmung durch Injektion von Farbstoffen wurden viele Untersuchungen bei Polycythaemia vera durchgeführt (BOCK 1942; BROWN und GIFFIN 1924; LAMPE 1925; SEYDERHELM und LAMPE 1925; HARTWICH und MAY 1926; KLEIN und NONNENBRUCH 1932; HADEN 1938; BERLIN, LAWRENCE und GARTLAND 1950; DONNER u. MALY 1955 u. a.). In neuester Zeit wurden auch radioaktive Isotope angewandt (LAWRENCE 1955; DONNER 1955). Kritische Einwände lassen sich gegenüber allen Methoden erheben. Sicher werden besonders mit den älteren Farbstoffmethoden zu hohe Werte bestimmt. Es ist jedoch sicher, daß das Gesamtblutvolumen bei der Polycythaemia vera gewöhnlich deutlich bis stark erhöht ist. Zunahmen bis zu 200% der normalen Blutmenge kommen sicher vor. Zuweilen werden aber auch normale Volumina bestimmt. STROEBEL, HALL u. Mitarb. (1951) fanden bei 53% von 191 Patienten mit Polycythaemia vera, die allerdings zum Teil vorher behandelt worden waren, eine signifikante Erhöhung der Gesamtblutmenge auf mehr als 110 ml/kg Körpergewicht (obere Grenze der Norm bei der Kongorotmethode der Autoren 100 ml/kg). In allen Fällen konnten sie eine Vermehrung des gesamten Erythrocytenvolumens feststellen. Dem entsprechen die Befunde der Mehrzahl der Autoren.

Im Gegensatz dazu verhält sich das *Gesamtplasmavolumen* unterschiedlich. Sehr oft wurde es mit den verschiedenen Methoden als annähernd normal bestimmt, seltener wurde auch eine leichte Vermehrung, häufiger eine mäßige Verminderung beschrieben. Von den 53 Patienten, die LAWRENCE (1955) untersucht hat (P^{32}), wurde bei 22 von 32 Patienten mit einem Hämatokrit von über 55% eine Verminderung des gesamten Plasmavolumens festgestellt; in keinem Fall eine Vermehrung. Bei Hämatokritwerten unter 50% war das Plasmavolumen bei 10 von 12 Patienten normal.

Wegen des unterschiedlichen Verhaltens der *Plasmamenge* besteht keine sichere Beziehung zwischen Erythrocytenzahl, Hämoglobingehalt und Hämatokritwert einerseits und dem Gesamtvolumen der Erythrocyten und des Plasmas andererseits (DONNER 1955; HARTWICH und MAY 1926; LAWRENCE 1955; PRENTICE, BERLIN und LAWRENCE 1952; WAHLUND 1954). Nach der Behandlung ihrer Patienten mit P^{32}, Y^{90} und Aderlässen fanden PRENTICE, BERLIN u. LAWRENCE (1952) regelmäßig eine Verminderung der Gesamtmasse der Erythrocyten, wobei etwa in der Hälfte der Fälle auch das Plasmavolumen abnahm. Bei der anderen Hälfte der Fälle konnte jedoch eine Vermehrung des Plasmavolumens festgestellt werden, die in wenigen Fällen sogar die Verminderung der Erythrocytenmasse übertraf. Vereinzelt wurden Patienten mit Polycythaemia vera beschrieben, die eine Verminderung der zirkulierenden Blutmenge mit starker Reduzierung der Gesamtplasmamenge zeigten (HARTWICH und MAY 1926; HITZENBERGER und TUCHFELD 1929; ERNST 1930). Dennoch ist daran festzuhalten, daß in typischen Fällen von Polycythaemia vera eine deutliche Vermehrung der gesamten Masse der Erythrocyten das konstanteste, diagnoseentscheidende Merkmal ist.

3. Herz- und Kreislaufregulation bei Polycythaemia vera.

a) Herzzeitvolumen und Kreislaufzeit.

Bestimmungen des *Schlag-* und *Minutenvolumens* des *Herzens* bei Polycythaemia vera wurden von LOEWY (1912), v. BERGMANN u. PLESCH (1911), RÖVER (1911), MOHR (1913), LILJESTRAND und STENSTRÖM (1925), KLEIN und NONNEN-

BRUCH (1932), GOLDBLOOM (1936), LAUTER (1951), ERNST (1930), ALTSCHULE, VOLK und HENSTELL (1940), GADERMANN (1952), BROOKS (1936) und STEWART, WHEELER und NORMAN (1941) durchgeführt. Nahezu alle Autoren fanden sowohl Herzzeitvolumen als auch Schlagvolumen normal. Einzelne Abweichungen können durch das Vorliegen komplizierender Erkrankungen erklärt werden.

Bei der Bestimmung der *Blutstromgeschwindigkeit* (Kreislaufzeit) mit den verschiedensten Methoden wurden sehr häufig verlängerte Werte gefunden, die sich nach Therapie meist normalisierten (KOCH 1922; HEILMEYER und RIEMEN-SCHNEIDER 1930; BROWN und GIFFIN 1926; BLUMGART, GARGILL und GILLIGAN 1931; LESCHKE 1931; KLEIN und NONNENBRUCH 1932; TARR, OPPENHEIMER u. SAGER 1933; HITZIG 1935; BAER und SLIPAKOFF 1938; GADERMANN 1952; LAWRENCE 1955). Diese Befunde stimmen mit den capillarmikroskopischen Beobachtungen überein (BROWN und SHEARD 1926; WRIGHT und DURYEE 1933). Es wurden aber auch Werte für die Kreislaufzeit im Bereich der Norm angegeben (HITZIG 1935; GOLDBLOOM 1936; BAER und SLIPAKOFF 1938; ALTSCHULE u. VOLK 1940; GADERMANN 1952). GADERMANN (1952) konnte zeigen, daß die Blutströmungsgeschwindigkeit meist parallel mit der Zunahme der Viscosität und Blutmenge langsamer wird.

b) Blutdruck.

Die Abtrennung einer besonderen Form der Polycythaemia vera, wie sie nach den Beobachtungen von GAISBÖCK (1922) als Polycythaemia hypertonica gefordert wurde, bei Bestehen einer *Blutdruckerhöhung* und fehlendem Nachweis eines Milztumors, wird heute allgemein abgelehnt. Nach WINTROBE (1956) können alle Grade und Kombinationen von Polycythämie, Hypertonie und Milztumor beobachtet werden. Es ist zu bedenken, daß es sich um eine Erkrankung des höheren Alters handelt, so daß unabhängig von der Blutkrankheit eine Blutdruckerhöhung gewöhnlich als Folge einer allgemeinen Gefäßsklerose bei vielen Patienten erwartet werden darf. Gegen eine pathogenetische Verknüpfung von Blutdruckerhöhung und Polycythaemia vera spricht die häufige Beobachtung, daß eine Blutdruckerhöhung erst im Verlaufe von Jahren nach der Diagnosestellung beobachtet werden konnte (ZADEK 1927). Eine Hypertonie wurde von TINNEY, HALL u. GIFFIN (1943) in 40%, von VIDEBAEK (1950) in 31% und von LAWRENCE (1955) in 50% ihrer jeweils größeren Zahl von Patienten festgestellt. Die Verteilung des systolischen und diastolischen Druckes bei 231 Patienten zeigen die Diagramme nach LAWRENCE (1955). HEILMEYER u. BEGEMANN (1951) fanden eher eine Erniedrigung der Blutdruckwerte, die auf eine Erweiterung der Strombahn bezogen wurde. Schließlich konnten auch bei der Verfolgung der Änderung der Blutvolumina nach Therapie keine konstanten Beziehungen zwischen deren Änderung und dem Verhalten des Blutdruckes festgestellt werden (PRENTICE, BERLIN u. LAWRENCE 1952). Die Venendruckwerte wurden von HITZIG (1935) und GOLDBLOOM (1936) normal gefunden.

c) Herz.

Das *Herz* des Polycythämikers ist, solange nicht eine Blutdrucksteigerung hinzutritt, nicht wesentlich mehr belastet als das Herz von gesunden Personen. Das kommt auch in dem von pathologisch-anatomischer Seite erhobenen Befund einer normalen Herzgröße bei Polycythaemia vera, die ohne Bluthochdruck abgelaufen ist, zum Ausdruck. Eine bei Polycythaemia vera gefundene Herzhypertrophie, Herzinsuffizienz mit Stauung oder Angina pectoris ist daher als das

Ergebnis von nicht notwendigerweise an die Blutkrankheit gebundenen Komplikationen, wie arterielle Hypertension, Coronarsklerose und andere organische Herzleiden aufzufassen. Die bei der manifesten Linksinsuffizienz auftretenden Lungenfunktionsstörungen können unter Umständen die Abgrenzung von symptomatischer Polyglobulie erschweren (Newman, Feltman und Devlin 1951).

d) Kreislaufperipherie.

Bei der Polycythaemia vera hat das *Regelsystem* des *Kreislaufs* die vermehrte Blutmenge bei veränderter Blutzusammensetzung auszugleichen. Die dargestellten Befunde zeigen, daß dies bei unkomplizierter Polycythaemia vera ohne wesentliche Änderung von Schlagvolumen, Herzzeitvolumen, arteriellem Blutdruck und Herzarbeit gelingt. Die Anpassung des Kreislaufsystems muß deshalb auch peripher, distal der Arteriolen, erfolgen. Die Veränderungen im *Capillargebiet*, die Vermehrung der offenen Capillaren im Bereich der Haut etwa um das 3fache pro Flächeneinheit (Brown und Sheard 1926), Veränderungen der Capillarschlingen und deren Erweiterung besonders im venösen Schenkel (Isaacs 1923, Wright und Duryee 1933), sowie die strotzend gefüllten Venen des subpapillären Plexus sind Anpassungen an die vermehrte Blutmenge. In diesem Zusammenhang ist wohl auch die häufig nachweisbare Vergrößerung der Milz und Leber bei Polycythaemia vera im Rahmen der Funktion dieser Organe als Blutspeicher zu verstehen. In der Tat spielt eine mögliche Blutbildung in Milz und Leber bei typischer Polycythaemia vera nur eine ganz untergeordnete Rolle (Zadek 1927; Linke 1954). Wenn eine vermehrte Erythropoese in diesen Organen mit Hilfe von Fe^{59} nachweisbar ist (Lawrence 1955), wurde das Knochenmark hypoplastisch und fibrotisch gefunden. Es handelte sich demnach um eine extramedulläre Blutbildung bei Knochenmarkfibrose, während bei Polycythaemia vera das Knochenmark hyperplastisch gefunden wird. Die Befunde von Berlin, Lawrence u. Gartland (1950) über das Verhalten von Milzgröße und Blutmenge während der Behandlung sprechen allerdings gegen eine reine Speicherfunktion der Milz bei Polycythaemia vera.

Die vermehrte Gesamtblutmenge befindet sich in den Blutspeichern sowie im venösen und capillaren Kreislaufanteil, zum Teil auch in den Lungengefäßen, also in den Kreislaufabschnitten, die Gauer und Henry (1956) als Niederdrucksystem bezeichnen. Da der Zufluß (Herzminutenvolumen) und entsprechend der Abfluß quantitativ in der Zeiteinheit normal sind, muß die Strömungsgeschwindigkeit im Blutreservoir und damit auch die Kreislaufzeit verlangsamt sein. Die Strömungsverlangsamung ist demnach Folge der Zunahme des Gesamtquerschnitts.

Die purpurrote Verfärbung der Haut — Senator (1906, 1909) sprach von einer Erythrosis —, die besonders im Gesicht und an den Akren beobachtet werden kann, ist Ausdruck einer Vermehrung der maximal erweiterten und prallgefüllten Capillaren und Gefäße des subpapillaren Plexus, wie sie in capillarmikroskopischen Studien von O. Müller (1939), Jürgensen (1931) und Altschule, Volk u. Henstell (1940) nachgewiesen werden konnten. Außer einer Erweiterung der Capillaren mit Verlangsamung des Blutstroms wurden auch Riesenschlingen beobachtet (Hisinger-Jagerskiöld 1923; Altschule, Volk u. Henstell 1940; Isaacs 1923; Villa 1955).

In gleicher Weise wurden am *Augenhintergrund* strotzend gefüllte, häufig geschlängelte und ausgebuchtete, abnorm dunkle Venen bei tiefroter Netzhaut und rubinroter Verfärbung der Papille beobachtet (Uhthoff 1906), so daß man wegen des charakteristischen Bildes von einem Fundus polycythaemicus (Ascher

1914), sprach. Conjunctiven, Lippen und Mundschleimhaut sind abnorm gerötet, häufig mit bläulichem Einschlag. Die Anordnung der Capillaren in der Haut ist konstitutionell bedingt, so daß die typische Hautverfärbung nicht bei allen Kranken mit einer Polycythaemia vera beobachtet wird (OSLER 1903; CHRISTIAN 1917; LAWRENCE 1955). Aus dem gleichen Grunde geht das Hautkolorit nicht mit der Erythrocytenzahl pro Volumeneinheit parallel.

Eine geringe *Cyanose* wird bei Patienten mit Polycythaemia vera häufig beobachtet. Seit den Untersuchungen von LUNDSGAARD (1919, 1921) ist bekannt, daß eine Cyanose klinisch manifest wird, sobald der absolute Gehalt an reduziertem Hämoglobin im Capillarblut 5 g-% übersteigt. Dies kann bei Polycythaemia vera auch bei prozentual normaler Sauerstoffsättigung des Blutes lokal der Fall sein.

Eine andere Erklärung für den bläulichen Einschlag im Hautkolorit in Fällen von Polycythaemia vera könnte darin liegen, daß die Haut nach einer bekannten physikalischen Erscheinung als trübes Medium über dem dunklen Hintergrund des tieferliegenden stark blutgefüllten Gefäßbettes bläulich erscheint.

Der *periphere Kreislauf* ist bei Polycythaemia vera noch unzureichend untersucht. Es ist nicht bekannt, in welchem Grade das Capillargebiet durch Eröffnung von arteriovenösen Anastomosen umgangen wird. Veränderungen am peripheren Gefäßsystem im Sinne einer Arteriitis und Thromboarteriitis wurden von NORMAN u. ALLEN (1937) bei 98 Polycythaemie-Kranken 33mal in verschiedensten Gefäßgebieten gefunden. PATRASSI und JONA (1936) beschrieben als Komplikation bei Polycythaemia vera Gangränbildung der Gliedmaßen.

e) Nierenzirkulation.

Pathologische Veränderungen des *Urins* wurden kasuistisch bei der Polycythaemia vera schon früh beschrieben (Literatur bei GAISBÖCK 1922; ZADEK 1927 und WINTROBE 1956). LAWRENCE (1955) fand bei 97 Patienten in 71% Veränderungen des Urins und zwar eine Proteinurie in 60%, Erythrocyten in 53%, Leukocyten in 34% und Zylinder in 30% der Fälle. Der Autor bezieht diese Befunde auf eine Nephrosklerose verschiedener Ausprägung, wie sie in der Altersgruppe, in welcher die Polycythaemia vera meistens beobachtet wird, oft festzustellen ist. Allerdings darf man aus dem Befund einer Verbesserung der pathologischen Urinveränderungen nach der Behandlung doch schließen, daß die Nierenveränderungen als direkte Folge der Polycythaemia vera unabhängig von der überwiegend eigengesetzlich ablaufenden Nierenarteriosklerose vorkommen können. LAWRENCE (1955) vermutete als Ursache der pathologischen Urinbefunde eine Verlangsamung des Blutstromes in den Nierengefäßen und Glomerulumschlingen. Eine orthostatische Proteinurie bei der Polycythaemia vera wurde von HERRNHEISER (1919) beschrieben.

Genauere Aussagen über die *Nierenfunktion* bei der Polycythaemia vera wurden mit Hilfe der Clearence-Methodik möglich. DE WARDENER, MCSWINEY und MILES (1951), DUTZ (1953), MALIZIA (1956), DOERING und WENKER (1956) führten diese Untersuchungen durch. Läßt man die Fälle außer acht, die eine Hypertonie mit Verdacht auf sekundäre Nierenveränderungen zeigten, so ist festzustellen, daß sich bei Anwendung der üblichen Clearence-Methoden ein Glomerulusfiltrat bestimmen läßt, das im Bereich der Norm liegt. Die effektive Nieren-Plasmadurchströmung ist vermindert, während die effektive Nieren-Blutdurchströmung gesteigert wird. Daraus errechnet sich eine Steigerung der Filtrationsfraktion zum Teil bis 40% und mehr. Der Gesamtwiderstand im Nierenkreislauf wurde signifikant erniedrigt gefunden (MALIZIA 1956; DOERING und WENKER 1956; Methode nach GOMEZ). Die Autoren schließen daraus auf eine

Vasodilatation der Nierengefäße. Die Vasodilatation der Nierengefäße konnte auch histologisch nachgewiesen werden.

Da Veränderungen der Clearence im gleichen Sinne wie bei der Polycythaemia vera auch bei sekundärer Polyglobulie gefunden wurden, wurde der erhöhte Hämatokritwert und die daraus resultierende Viscositätszunahme als Ursache der Clearenceveränderungen angenommen. Heidelmann, Krosch und Walther (1956) weisen mit Recht auf die Bedenken hin, die aus hämodynamischen Gründen gegen die Annahme einer Filtrationsfraktion von 0,4 erhoben werden können.

Über die Verhältnisse im *extracellulären Flüssigkeitsraum* bei der Polycythaemia vera liegen nur Beobachtungen von Freyschmidt, Mehl u. Krempin (1954) über die Verteilung von P^{32} im Gewebesaft bei fraktionierter Untersuchung nach der Methode von Bartelheimer vor. Wegen des Fehlens entsprechender Untersuchungen an Gesunden lassen sich aus den mitgeteilten Ergebnissen keine besonderen Schlüsse ziehen. Doering (1956) fand eine verzögerte Resorption für ein subcutanes Depot von J^{131}.

f) Hirnzirkulation.

Häufig sind es cerebrale Symptome und Beschwerden, die den Patienten mit einer Polycythaemia vera zum Arzt führen. Es werden vieldeutige *neurologische* und *psychische Störungen* wie Kopfschmerzen, Schwindelgefühle, Schlaflosigkeit, Gedächtnisstörungen, Migräneanfälle, depressive Verstimmungen oder Beschwerden, die als Neurasthenie angesehen werden und auch vegetative Störungen und psychogene Besonderheiten (Lange 1956) beobachtet. Daneben können auch neurologische Herdsymptome der verschiedensten Art festgestellt werden. Zur Kasuistik wird auf die älteren zusammenfassenden Arbeiten verwiesen (Gaisböck 1922, Zadek 1927). Bei den herdförmigen Ausfällen wird es sich vorwiegend um die Folgen von lokalisierten Blutungen oder Thrombosen handeln. Für die diffusen Störungen muß eine allgemeine Behinderung der cerebralen Nutrition angenommen werden.

Die *Gehirndurchblutung* nach der Methode von Kety und Schmidt (1950) wurde bei der Polycythaemia vera von verschiedenen Autoren bestimmt (Kety 1950; Scheinberg und Jayne 1952; Bodechtel 1953 und Nelson und Fazekas 1956). Die Gehirndurchblutung pro Zeiteinheit wurde regelmäßig erniedrigt gefunden, manchmal bis auf die Hälfte der normalen Werte. Der Sauerstoffverbrauch war gewöhnlich nur leicht vermindert, die arteriovenöse O_2-Ausnützung entsprechend erhöht.

Die Folge dieser Verhältnisse ist vielleicht auch die mehrfach gefundene Erhöhung des *Liquordruckes* (Böttcher 1920), für deren Zustandekommen neben einer Erhöhung des arteriellen Druckes in manchen Fällen vorwiegend der Einfluß einer venösen Stauung und Strömungsverlangsamung im Gehirnkreislauf (Lomann und Dameshek 1945) und eine Störung im Gleichgewicht von Liquorsekretion und -resorption zu diskutieren ist. Beweisende Untersuchungen stehen noch aus.

4. Respiratorische Funktionen bei Polycythaemia vera.

Röntgenologisch kann man bei der Polycythaemia vera häufig eine ausgeprägte Darstellung der *Lungengefäße* bis in die Peripherie hinein beobachten (Golubinin 1909; Röver 1911; Brednow 1933; Hitzenberger u. Tuchfeld 1929; Hodgson, Good u. Hall 1946; Richter 1959). Die sich in diesem

Befund ausdrückende vermehrte Blutfüllung auch der Lungengefäße bewirkt in der Regel keine faßbare Störung der Lungenfunktion. Vitalkapazität, Total-kapazität, Residualluft und Atemgrenzwert bewegen sich bei der überwiegenden Anzahl der Fälle in den Grenzen der dem Alter entsprechenden Normen (RATTO, BRISCOE u. Mitarb. 1955; FISHER, BEDELL und SEEBOHM 1957; NEWMAN, FELTMAN und DEVLIN 1951). Daß der Atemgrenzwert nach erfolgreicher Therapie zu-nehmen kann (NEWMAN, FELTMAN u. Mitarb. 1955), mag darauf hinweisen, daß die vermehrte Gefäßfüllung das elastisch viscöse Verhalten der Lunge beeinflußt. Die Sauerstoffsättigung des arteriellen Blutes wurde in Reihenuntersuchungen von RATTO, BRISCOE u. Mitarb. (1955) sowie FISHER, BEDELL und SEEBOHM (1957) und CASSELS und MORSE (1953) in der überwiegenden Mehrzahl der Fälle als völlig normal und altersentsprechend gefunden. Bei geringer Untersättigung des arteriellen Blutes muß man in Betracht ziehen, daß Patienten mit Poly-cythaemia vera meist über 50 Jahre alt sind, und daß im höheren Alter schon normalerweise die Sauerstoffsättigung des arteriellen Blutes leicht erniedrigt gefunden wird (GRÄFENSTEIN, KING u. Mitarb. 1952). Leichte Grade von Em-physem sind im höheren Alter häufig, eine alveolare Hypoventilation kann be-sonders bei adipösen älteren Menschen vorkommen. Rezidivierende thrombo-embolische Ereignisse können gerade bei Polycythaemia vera auftreten und den Lungenkreislauf beeinträchtigen und vielleicht die Diffusionskapazität der Lunge herabsetzen. So kann wohl kaum bezweifelt werden, daß arterielle Hypoxie auch bei echter Polycythaemia vera als Ergebnis eines mehr zufälligen Zusammen-treffens mit den genannten Zuständen auftreten kann. Andererseits spricht nichts dafür, daß Polycythaemia vera als solche eine Herabsetzung der arteriellen Sauerstoffsättigung bewirken kann. Wird im Einzelfall eine solche Kombination gefunden, so kann eine sehr differenzierte Lungenfunktionsprüfung nötig sein, um die Ursache der arteriellen Hypoxämie aufzuklären. Diese Voraussetzung war in älteren Arbeiten, die einen leichten Grad von arterieller Hypoxie für ein häufiges Symptom der Polycythaemia vera hielten, nach heutigen Maßstäben nicht immer gegeben. Eine Herabsetzung der Diffusionskapazität der Lunge, wie sie HARROP und HEATH (1927) vermuteten, scheint nach neueren Befunden (RATTO, BRISCOE u. Mitarb. 1955; LAWRENCE 1955) bei unkomplizierter Poly-cythaemia vera nicht vorzuliegen.

Beim Zusammentreffen von Polyglobulie und arterieller Hypoxämie wird immer eine sekundäre Polycythämie zu erwägen sein, besonders wenn Symptome wie Thrombocytose, Leukocytose, Milztumor, die im Zweifelsfall auf Poly-cythaemia vera hinweisen, aber auch eine unspezifische Genese haben können, wenig ausgeprägt sind oder fehlen. Nur ein sorgfältiges Abwägen des Gewichtes der einzelnen Symptome im Gesamtbild wird eine Entscheidung ermöglichen.

Die *Sauerstoffbindungsfähigkeit* des Blutes bei Polycythaemia vera entspricht völlig dem Hämoglobingehalt. Die *Dissoziationskurve des O_2-Hämoglobins* ver-läuft bei Polycythaemia vera normal (RICHARDS u. STRAUSS 1927; CASSELS und MORSE 1953). VALTIS und KENNEDY (1954) fanden in den ersten 2 Monaten nach Therapie mit P^{32} eine Abflachung der Dissoziationskurve, die die Autoren auf eine chemische Änderung des Hämoglobinmoleküls bezogen.

Kohlensäurebindungsfähigkeit und -gehalt des arteriellen und venösen Blutes sind deutlich erniedrigt (MORAWITZ und RÖMER 1908; ISAACS 1923; KLEIN und NONNENBRUCH 1932; HITZENBERGER 1934; MAINZER und HERSCH 1939; NEW-MAN, FELTMAN und DEVLIN 1951 und CASSELS und MORSE 1953). Da bei ge-gebener Kohlensäurespannung der CO_2-Gehalt des Plasmas größer ist als der des Erythrocytenanteils, kann man leicht verstehen, daß bei einer Zunahme des prozentualen Erythrocytenvolumens die Gesamtbindungsfähigkeit des Blutes für

Kohlensäure abnehmen muß. Die Kohlensäurebindungsfähigkeit des Plasmas wurde bei der Polycythaemia vera normal gefunden (CASSELS und MORSE 1953). Die CO_2-Bindungskurve verläuft als Ausdruck einer besonders guten Pufferung (vermehrter Hämoglobingehalt) steiler (STRAUB und MEIER 1919; MAINZER und HERSCH 1939). Das p_H des Blutes liegt im Bereich der Norm (NEWMAN, FELTMAN u. DEVLIN 1951; CASSELS u. MORSE 1953).

Über den *Grundumsatz* bei der Polycythaemia vera liegen viele Beobachtungen vor (Literatur bei ALTSCHULE, VOLK u. HENSTALL 1940). Es werden normale bis deutlich erhöhte Werte gefunden. LILJESTRAND und STENSTRÖM (1925) fanden in einem Falle eine Verminderung des Grundumsatzes um 30%. Teilweise wird eine Normalisierung des Grundumsatzes nach der Therapie beobachtet (GOLDSMITH 1936). In anderen Fällen wurden keine Änderungen des Grundumsatzes im Verlauf der Therapie gefunden (BLISS 1929, BROOKS 1936).

5. Verhalten der Blutgerinnung bei Polycythaemia vera.

a) Blutungsneigung.

Die häufigen *Blutungen* bei der Polycythaemia vera erklären sich nicht durch eine Verminderung der plasmatischen Gerinnungsfaktoren. Diese werden normal gefunden (D'AMBROSIO und TRIMARCHI 1946; DAMESHEK 1950; DE NICOLA 1957; WHITELAW u. THOMAS 1955). Vielleicht ist ein gelegentlich nachgewiesener Abfall der Gerinnungsfaktoren als Folge einer Leberfunktionsstörung anzusehen, die nicht unmittelbar im Zusammenhang mit der Polycythaemia vera steht (LASCH und LINKE 1953). Der Prozentgehalt des Plasmas an *Fibrinogen* ist normal (GRAM 1921) oder leicht vermindert (JÜRGENS und BACH 1934; BJÖRKMAN 1948; WHITELAW u. THOMAS 1955). Wegen der Zunahme des prozentualen Erythrocytenvolumens ist der Gehalt des Gesamtblutes an Fibrinogen aber niedrig, es besteht eine relative Fibrinogenopenie (DE NICOLA 1957, REIMANN 1955). In 4 sicheren Fällen wurde bisher eine absolute Fibrinogenopenie beobachtet (BJÖRKMAN 1948; OLESON und POULSEN 1921). Die Autoren nehmen keinen Zusammenhang mit der Grundkrankheit an, sondern diskutieren eine Leberfunktionsstörung oder eine hereditäre Fibrinogenopenie.

Die *Blutungs-* und *Gerinnungszeit* werden meist im Bereich der Norm gefunden. Es handelt sich dabei allerdings um Methoden mit großer Fehlerbreite (LÜDIN 1917; HIRSCHFELD 1925; GUTZEIT 1926; JÜRGENS und BACH 1934; GAISBÖCK 1922; ROSENTHAL 1949; LAWRENCE 1955). Auch die Capillarresistenz wurde als normal gemessen (BJÖRKMAN 1948; DAMESHEK 1950; WHITELAW u. THOMAS 1955). Damit stimmt gut überein, daß die *Blutungsneigung* bei der Polycythaemia vera nicht spontan im Rahmen einer allgemeinen hämorrhagischen Diathese auftritt, sondern sich nach Traumen wie Operationen, Zahnextraktionen usw. manifestiert (DAMESHEK 1950). Auch für die spontanen Blutungen besonders von seiten der Schleimhäute sind Traumatisierungen, wie sie das tägliche Leben mit sich bringt, nicht auszuschließen. Von allen Autoren wird der Gefäß-Status mit erweiterten und strotzend gefüllten Venen und Capillaren für die Blutungsneigung verantwortlich gemacht. REIMANN (1955) beobachtete, daß die häufig sehr starken Hämorrhagien immer aus größeren Gefäßen stammen. Zur Blutstillung in solchen Gefäßen ist die Ausbildung eines funktionell hochwertigen Gerinnsels ausschlaggebend. Hier wird ein weiterer pathogenetischer Faktor ersichtlich, der erklärt, warum eine einmal traumatisch ausgelöste Blutung nicht zum Stillstand kommt, sondern zu erheblichen Blutverlusten führen kann. Es wurde von verschiedenen Autoren beobachtet, daß sich das Gerinnsel zwar etwa normal schnell ausbildet, aber überhaupt keine oder nur eine geringe Retraktion zeigt (Lüdin 1917; Hirschfeld 1925; Gutzeit 1926; Björkman 1948; und Whitelaw u. Thomas 1955). Im Gegensatz dazu beobachtete Rosenthal (1949) eine beschleunigte Retraktion. Das Gerinnsel ist aber immer sehr schlaff zerbrechlich, was seinen Ausdruck im sog. Entschlüpfungsphänomen (Reimann 1955) zeigt, d. h. nach der Retraktion werden Erythrocyten im Serum gefunden. Die Ausbildung eines schlaffen Gerinnsels, welches bei der Retraktion gar nicht alle Erythrocyten in das Fibringerüst einbeziehen kann, wird auf die relative Fibrinogenopenie als Folge des hohen Hämatokritwertes bezogen (Reimann 1955, de Nicola 1957). Die indirekte Abhängigkeit von Gerinnselfestigkeit und Erythrocytenvolumen bei konstantem Plasmagehalt konnte experimentell auch von Wiegandt (1955) mit der Thrombelastographie nachgewiesen werden. In Fällen von Polycythaemia vera und symptomatischer Polyglobulie mit normalen Thrombocytenzahlen kam es zu verzögertem Gerinnselaufbau, und die verminderten Werte für die maximale Gerinnselfestigkeit lagen in den experimentell gefundenen Bereichen für entsprechende Erythrocytenvolumina. Das Phänomen der gesteigerten Retraktion, wie es Rosenthal (1949) beobachtete, ist zweifelsohne auf die Vermehrung der Thrombocyten zu beziehen, die häufig bei Polycythaemia vera erhöht sind (Rosenthal und Bassen 1938; Luedeke 1934, Lawrence 1955). Aber auch in diesen Fällen ist das entstehende Gerinnsel funktionell minderwertig.

Die *Blutungsneigung* bei Polycythaemia vera ist demnach Folge einer besonderen *Gefäßverletzlichkeit* in Anpassung an das vergrößerte Blutvolumen und einer schlechten spontanen Blutstillung als Folge der veränderten Blutzusammensetzung. Die Bedeutung der genannten Faktoren für das Auftreten von Blutungen wird dadurch bestätigt, daß bei symptomatischer Polyglobulie ebenfalls eine erhöhte Blutungsneigung beschrieben wird.

b) Thromboseneigung.

Es erscheint paradox, daß trotz der Blutungsneigung eine Neigung zu *Thrombosen* bei der Polycythaemia vera besteht. Eine Erklärung dafür ist durch die häufig zu beobachtende Thrombocytenvermehrung gegeben. Luedeke (1934) konnte in einer zusammenfassenden Arbeit den Zusammenhang von Thrombocytenvermehrung und Spontanthrombosen zeigen. Jürgens und Bach (1934) fanden Thrombosen in Fällen von Polycytheamia vera ebenfalls nur bei bestehender Plättchenvermehrung. Sie konnten eine erhöhte Gerinnungsneigung durch verkürzte Thrombosezeiten im Capillarthrombometer nach Morawitz nachweisen. Im hängenden Tropfen war eine vermehrte Plättchenagglutination zu beobachten. Auch Rosenthal (1949) beobachtete das Zusammentreffen von Plättchenvermehrung und Thrombose. Die Bedeutung einer Thrombocytose für die Entstehung von Thrombosen ist auch dadurch belegt, daß in den ersten Tagen nach einer Milzexstirpation parallel zum krisenhaften Ansteigen der Blutplättchenwerte eine deutliche Thromboseneigung besteht (Linke 1952).

Ein weiterer begünstigender Faktor ist in der verlangsamten Blutströmungsgeschwindigkeit zu sehen, wobei die Thrombocyten vermehrt im trägen Plasmarandstrom schwimmen. Die Bildung von Thrombocytenaggregaten mit Desintegration der Plättchen und Freisetzung von gerinnungsaktivierenden Stoffen wird dadurch begünstigt.

In tierexperimentellen Untersuchungen konnten Lasch, Mechelke, Nusser und Sessner (1958) eine Abhängigkeit der Gerinnungsaktivität des Plasmas von der Umlaufgeschwindigkeit des Blutes in dem Sinne nachweisen, daß während einer hypozirkulatorischen Kreislaufumstellung mit Verminderung der relativen mittleren Strömungsgeschwindigkeit eine Zunahme der Gerinnungsfaktoren VII und Prothrombin gefunden wurden. Die Verküpfung von Kreislauf und Gerinnungsaktivität des Plasmas wird durch eine dauernd peripher ablaufende latente Gerinnung erklärt (Lasch und Roka 1953). Die Bedeutung solcher Mechanismen auch beim Menschen wird von den Autoren diskutiert. Für bestimmte Kreislaufzustände konnten solche Zusammenhänge auch beim Menschen durch Schimpf (1957) wahrscheinlich gemacht werden. Entsprechende Untersuchungen bei der Polycythaemia vera wurden noch nicht veröffentlicht. Aber man könnte eine erhöhte Gerinnungstendenz des Blutes durch vermehrte Aktivität der Plasmafaktoren als Folge der besonderen Kreislaufverhältnisse bei der Polycythaemia vera durchaus diskutieren.

Bei der Polycythaemia vera wurden alle nur möglichen Lokalisationen für die *Blutungen* und *Thrombosen* beobachtet (Kasuistik bei Zadek 1927, Gaisböck 1922, Luedeke 1934, Videbaek 1950 und, Lawrence 1955). Nach Luedeke (1934) sollen für die häufig autoptisch beobachteten Thrombosen im Gehirn und im Pfortaderkreislauf die besonderen Kreislaufverhältnisse in diesen Gebieten bei der Polycythaemia vera anzuschuldigen sein. Thrombosen sind nach Videbaek (1950) in 30%, nach Stroebel, Hall u. Pease (1951) in 37,5% der verstorbenen Fälle die unmittelbare Todesursache. Insgesamt wird die Häufigkeit von Thrombosen von Videbaek (1950) mit 28%, Lawrence (1955) mit 31% und Stroebel, Hall u. Pease (1951) mit 19,6% angegeben. Blutungen sind nach Videbaek (1950) in 20% und nach Stroebel, Hall u. Pease (1951) in 19% als Todesursache anzusehen. Die Häufigkeit von Blutungen bei der Polycythaemia vera beträgt nach Videbaek (1950) 59% und nach Stroebel, Hall u. Pease (1951) nur 8,5%.

III. Herz und Kreislauf bei Leukämien.

Symptome von seiten des Herzens und Kreislaufes werden bei Leukämien nicht zu selten beobachtet. Ursächlich kommen dafür zwei Umstände in Betracht. Einmal kann es sich um Folgen der oft beträchtlichen Anämie handeln. Pathogenetisch ergeben sich hierfür keine neuen Gesichtspunkte gegenüber den Anämien anderer Ätiologie und ihren Auswirkungen, wie sie schon besprochen wurden. Allgemeine Schwäche, Herzklopfen, Tachykardie, Stenokardien, Belastungsdyspnoe, Kopfschmerzen und Schwindel können die ersten subjektiven Symptome einer Leukämie sein, besonders bei den unreifzelligen Formen. Darüber hinaus können aber auch leukämische Infiltrationen des Herzens und der Gefäße besondere Beschwerden verursachen. Pathologisch-anatomisches Bild, Symptomatik und Verlauf solcher Zustände sollen im folgenden beschrieben werden.

Anhand der Literatur wird in der folgenden Tabelle versucht, einen Überblick über die Häufigkeit pathologisch-anatomisch nachweisbarer Veränderungen am Herzen bei Leukämien zu gewinnen (Tabelle 2). Pathologisch-anatomisch sind demnach Herzveränderungen als Folge einer Erkrankung an Leukämie recht häufig nachzuweisen. Gewöhnlich handelt es sich dabei um diffuse, interstitielle Infiltrationen (Kirshbaum und Preuss 1943; Bisel u. Mitarb. 1953; De Loach und Haynes 1953; Burnett und Shimkin 1954). Im Gegensatz dazu sind klinische Berichte über solche Herzkomplikationen relativ selten, was sicher zum Teil daran liegt, daß entsprechende Symptome, die meist erst in fortgeschrittenen Stadien der Erkrankung auftreten, als Folge der Anämie und Kachexie gedeutet werden. Die Beschwerden und Befunde sind überdies uncharakteristisch, und die Diagnose läßt sich intra vitam nur vermuten, gewöhnlich aber nicht bestätigen.

Selten sind Herzsymptome das erste Krankheitszeichen überhaupt. Solche Fälle geben schwierige differentialdiagnostische Fragen auf. Ein *Perikarderguß* führte in einem Falle von WENDKOS (1941) zur Krankenhausaufnahme. Wegen Vergrößerung der mediastinalen Lymphknoten bei zunächst unauffälligem Blutbild wurde eine tuberkulöse Ätiologie angenommen. Erst im Verlaufe von zwei Monaten traten Blutbildveränderungen im Sinne einer chronisch-lymphatischen Leukämie auf, und es kam zur Vergrößerung von Milz, Leber und peripheren Drüsen. Bei einer von FAIVRE u Mitarb. (1957) beobachteten akuten Leukämie

Tabelle 2. *Herzbeteiligung bei Leukämien (pathologisch-anatomische Befunde).*

	Autor	Zahl der Pat.	Herzbeteiligung	
1. Myeloische Leukämien	SCOTT u. GARVIN (1939)	14	2	(Perikard 1; Myokard 1, Perikard u. Myokard 1)
	BISEL u. Mitarb. (1953)	73	29 (40%)	
	davon chronische Leukämie	20	7 (35%)	
	akute Leukämie	53	29 (40%)	
	DE LOACH u. HAYNES (1953)	45	12 (47%)	(Myokard 4; Perikard u. Myokard 8)
	YOUNG u. GOLDMAN (1954)	30	15 (50%)	
	BURNETT u. SHIMKIN (1954)	20	6 (30%)	
	OEHME u. NEUMANN (1956) akute Leukämie bei Kindern	41	12 (29%)	
2. Stammzellen-leukämien	KIRSHBAUM u. PREUSS (1943)	27	14 (54%)	
	BISEL u. Mitarb. (1953)	13	3 (23%)	
3. Monocyten-leukämien	BURNETT u. SHIMKIN (1954)	10	3 (30%)	
4. Unbestimmbare Leukämien	BURNETT u. SHIMKIN (1954)	3	3	
5. Lymphatische Leukämien	SCOTT u. GARVIN (1939)	11	6 (55%)	
	BISEL u. Mitarb. (1953)	41	18 (58%)	
	davon chronische Leukämie	17	10 (59%)	
	akute Leukämie	14	8 (57%)	
	DE LOACH u. HAYNES (1953)	62	15 (24%)	(Myokard 5; Perikard u. Myokard 10)
	YOUNG u. GOLDMAN (1954)	16	5 (31%)	
	BURNETT u. SHIMKIN (1954)	46	11 (24%)	
	KIRSHBAUM u. PREUSS (1943) akute lymphatische Leukämie	11	6 (54%)	

standen auch die Beschwerden von seiten einer fibrinösen Perikarditis mit Gelenkbeschwerden im Vordergrund, so daß auch an eine akute Polyarthritis rheumatica gedacht wurde Als *Polyserositis* (Perikard- und Pleuraergüsse) begann eine Stammzellenleukämie von RAYNOLDS u. Mitarb. (1955). Klinische Berichte über leukämische Perikarditiden sind sonst selten. BIERMAN u. Mitarb. (1952) beobachteten eine Perikarditis bei einer chronisch myeloischen Leukämie 11 Monate lang. Autoptisch bestand eine völlige Obliteration des Herzbeutels durch organisierendes Bindegewebe, das mit myeloischen Zellen durchsetzt war. In drei weiteren Fällen (zwei chronisch-lymphatische und eine chronisch-myeloische Leukämie) wurde eine Perikarditis terminal beobachtet. Im Falle einer chronisch myeloischen Leukämie von FRIEDMAN und SILVERMAN (1950) bildete sich ein fibrinös-lymphocytärer Perikarderguß nach Röntgentherapie wieder völlig zurück; der Patient überlebte noch 11 Monate. Eine Sektion wurde nicht durchgeführt. Ebenfalls bei einer chronisch myeloischen Leukämie von Faivre u. Mitarb. (1955) kam es nach Therapie mit Cytostatica und P^{32} zur Rückbildung der klinischen, elektrokardiographischen und röntgenologischen Befunde einer exsudativen Perikarditis. Pathologisch-anatomisch fanden Bisel u. Mitarb. (1953) nur in 3 von 52 Patienten mit Leukämie Veränderungen des Perikards, davon zweimal hämorrhagische Perikardergüsse. Das Epikard war sehr viel häufiger betroffen. Die Häufigkeit von Perikardveränderungen bei Scott und Garvin (1939) und de Loach u. Haynes (1953) ist aus der Tabelle zu entnehmen. Bierman u. Mitarb. (1952) fanden in je 2 Fällen von chronisch myeloischer Leukämie eine adhäsiv-obliterierende, in 2 Fällen von akuter lymphatischer Leukämie eine exsudative Perikarditis. Einzelmitteilungen von Sektionsbefunden stammen von Jaffe (1932; chronisch myeloische Leukämie mit Myeloblastenschub) und Köberle (1937; akute Leukämie).

Pathogenetisch werden von Faivre u. Mitarb. (1957) als Ursache der Perikarditis interkurrente, unspezifische Entzündungen diskutiert, die eventuell durch die allgemeine Abwehrschwäche begünstigt werden (Fälle von Jaffe und Friedman u. Silverman). In anderen Fällen, besonders bei akuten Leukämien, kann eine Blutung in den Herzbeutel Ursache einer entzündlichen Reaktion sein. Schließlich sind es häufig leukämische Infiltrate im Peri- und Epikard, die den klinischen Befund einer Perikarditis verursachen, die eigentliche *leukämische Perikarditis* im engeren Sinne. Eine Abhängigkeit vom Zelltyp der Leukämie oder von der Leukocytenzahl scheint nicht zu bestehen (Faivre 1957). Bei einer Punktion des Perikardergusses in den Fällen von Friedman (1950) und Wendkos (1941) wurde nur eine serös-sanguinolente Flüssigkeit gewonnen. Immerhin könnte es dadurch möglich sein, eine leukämische Perikarditis intra vitam zu diagnostizieren.

Die Beteiligung des *Myokards* äußert sich pathologisch-anatomisch in mehr oder weniger ausgebreiteter, diffuser Durchsetzung durch leukämische Zellen (Abb. 1). Herdförmige, chloromartige Infiltrate im Myokard des rechten Ventrikels bei einer chronisch myeloischen Leukämie mit hydropischer Verquellung der Herzmuskelfasern beobachteten Bierman u. Mitarb. (1952) und andere Autoren (Literatur s. Mönckeberg 1924). Die Herzmuskelfasern können durch leukämische Infiltrate unterbrochen sein (Aronson und Leroy 1947). Die kleineren Gefäße sind häufig mit leukämischen Zellen ausgefüllt, und in der Umgebung finden sich Blutungen (Kirshbaum und Preuss 1943; Aronson und Leroy 1947; Faivre 1957). Kleinere Bezirke von Herzmuskelnekrosen und Fibrose wurden gefunden (Dresdale u. Mitarb. 1949; Bisel u. Mitarb. 1953), weiterhin fettige Degenerationen, Fragmentationen und Tigerung der Herzmuskelfasern, interstitielles Ödem (Aronson und Leroy 1947; Faivre u. Mitarb. 1955, 1957). Während Kirshbaum und Preuss (1943) in je 54% leukämische Infiltrate im Herzen bei Stammzellenleukämie und chronischer lymphatischer Leukämie fanden gegenüber 25% und weniger bei allen anderen Leukämien, glauben Faivre u. Mitarb. (1955) eine Myokardbeteiligung häufiger bei chronischen Leukämien zu sehen.

Die Beschwerden in Form von Dyspnoe und Herzklopfen und die klinischen Befunde (leise Herztöne, Galopprhythmus, Herzgeräusche, Herzvergrößerung, Zeichen der Dekompensation und Rhythmusstörungen der verschiedensten Art) (Aronson und Leroy 1947; de Loach und Haynes 1953; Faivre 1955; Wintrobe 1956) lassen die Diagnose nur vermuten. Wintrobe und Mitchell (1940) berichteten über 2 Fälle von chronisch myeloischer Leukämie mit autoptisch gesicherten leukämischen Herzveränderungen, die längere Zeit wegen „Herzerkrankung mit paroxysmaler Tachykardie" und „Coronarinsuffizienz und Gallen-blasenentzündung" behandelt wurden. Nach KIRSHBAUM und PREUSS (1943) wurde in 7 ihrer 112 Fälle die Fehldiagnose eines rheumatischen oder arterio-sklerotischen Herzleidens oder einer Endocarditis lenta gestellt.

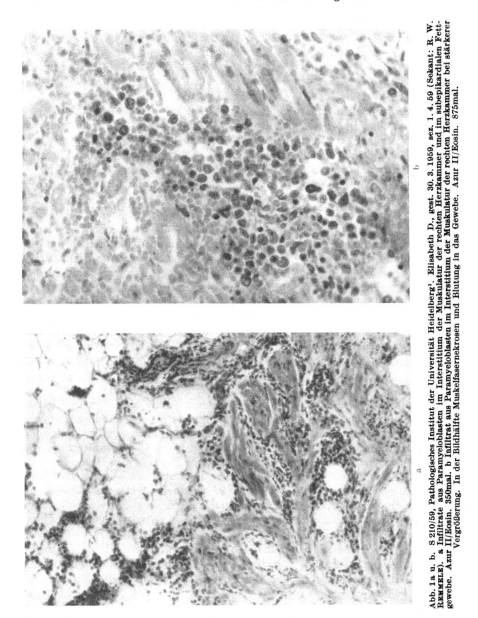

Abb. 1a u. b. S 210/59, Pathologisches Institut der Universität Heidelberg[1]. Elisabeth D., gest. 30. 3. 1959, sez. 1. 4. 59 (Sekant: R. W. REMMELE). a Infiltrate aus Paramyeloblasten im Interstitium der Muskulatur der rechten Herzkammer und im subepikardialen Fett-gewebe. Azur II/Eosin. 350mal. b Infiltrat aus Paramyeloblasten im Interstitium der Muskulatur der rechten Herzkammer bei stärkerer Vergrößerung. In der Bildhälfte Muskelfasernekrosen und Blutung in das Gewebe. Azur II/Eosin. 875mal.

Wie ARONSON und LEROY (1947) betonten, kann eine Anämie Ursache von allgemeiner Schwäche, Herzklopfen und Atemnot sein. Eine Tachykardie kann mit dem bei Leukämien oft beträchtlich erhöhten Grundumsatz oder einem

---

[1] Herrn Professor Dr. E. RANDERATH (Direktor des Pathologischen Institutes der Uni-versität Heidelberg) danken wir für die Überlassung der Befunde und Abbildungen.

Fieberzustand in Zusammenhang stehen. Ascites und Beinödeme brauchen nicht kardial bedingt sein, sondern sie können Zeichen einer Beeinträchtigung der Leber und peritonealen oder inguinalen Lymphknoten sein.

EKG-Veränderungen können ein Hinweis auf eine Beteiligung des Herzens am leukämischen Prozeß sein, allerdings gibt es keine für eine Leukämie spezifischen elektrokardiographischen Befunde. In vielen Fällen, besonders bei den akuten Leukämien, müssen Abweichungen im EKG als Folge einer Anämie berücksichtigt werden. Neben Niederspannung, Senkung der ST-Strecke, Abflachung von T und Biphasie der P-Zacke (Aronson und Leroy 1947; Faivre 1955) findet man vor allem *Rhythmusstörungen* in Form von Sinustachykardien, Extrasystolen und Bigeminie, deren Mannigfaltigkeit mit den Befunden verglichen werden kann, die man bei Infektionskrankheiten erheben kann (Faivre u. Mitarb. 1955). Die Ursache eines kompletten Blockes in einem Falle von akuter Leukämie konnte von Dresdale u. Mitarb. (1949) und Mahaim und Rossier (1950) durch eine histologisch nachweisbare leukämische Infiltration des Kammerseptums mit Affektion des spezifischen Gewebes des AV-Knotens geklärt werden. Ein ähnlicher Befund war histologisch im Falle einer chronisch myeloischen Leukämie von Antoniazzi (1931) zu erheben, bei dem eine Bradykardie um 40/min (Block?) mit Tachykardien abwechselte. Saigo (1908) und Mönckeberg (1924) berichteten von leukämischen Infiltrationen im AV-Knoten ohne Angabe klinischer Daten. Das Septum interventriculare erscheint den Autoren durch den lockeren gefäßreichen Aufbau des Stromas für Infiltrationen geradezu disponiert. Ein 2:1-Block im Falle einer chronisch myeloischen Leukämie von Blotner und Sosman (1944) verschwand vorübergehend auf Röntgenbestrahlung des Herzens. Einen Rechtsschenkelblock bei einer chronisch myeloischen Leukämie konnten Faivre u. Mitarb. (1955) registrieren, Aronson und Leroy (1947) fanden eine PQ-Verlängerung auf 0,24 sec. Berichte über Herzinfarkte bei Leukämien fehlen. Über typische EKG-Veränderungen bei klinisch oder autoptisch sicheren Fällen von Perikarditis bei Leukämie berichteten Wendkos (1941), Friedman und Silverman (1950), Bierman u. Mitarb. (1951), Faivre u. Mitarb. (1955, 1957) und Suarez u. Mitarb. (1956).

Leukämische Infiltrate der Herzklappen scheinen sehr selten zu sein. Reim (1916) beobachtete einen Fall von akuter lymphatischer Leukämie mit starken Veränderungen durch tumoröse Geschwulstmassen der Tricuspidalis, weniger der Mitral- und Aortenklappe. Köberle (1937) fand leukämische Infiltrationen im Falle einer akuten Myeloblastenleukämie an allen Herzklappen, besonders aber an der Mitralis und Tricuspidalis. Bei diesem Patienten war ein weiches systolisches Geräusch über der Basis zu hören; er verstarb an Herzinsuffizienz. Im Falle einer chronisch myeloischen Leukämie bestand an der Tricuspidalklappe eine herdförmige Infiltration durch leukämische Zellen (Bierman und Silverman 1952). Der häufige Befall gerade der Tricuspidalklappe spricht ebenso für eine hämatogene Metastasierung bei Leukämien wie die gewöhnlich diffuse Infiltration des Herzens und der Befund von Gefäßen, die prall mit leukämischen Zellen angefüllt sind. Einzigartig ist der von Costa (1933) mitgeteilte Befund einer Ruptur des linken Vorhofes und der Aorta descendens als Folge leukämischer Infiltrationen.

Bei Sektionen konnte festgestellt werden, daß *arteriosklerotische Gefäßveränderungen* in Fällen von *Leukämie* statistisch signifikant *in geringeren Schweregraden* festzustellen waren als bei anderen Verstorbenen in den gleichen Altersklassen (Nordmann 1952; Creed u. Mitarb. 1955; Janssen u. Mitarb. 1957). Diese Befunde konnten durch Untersuchungen bestätigt werden, in denen Gewicht, Ascherückstand, Calcium- und Cholesteringehalt der A. femoralis bei Leukämiepatienten untersucht wurden (HEVELKE 1959). Es fanden sich, besonders in den Altersklassen vom 6.—8. Lebensjahrzehnt, deutlich verminderte Analysenwerte. Bei Berechnung der Pulswellengeschwindigkeit (nach BÖGER u. WEZLER) war eine Verlangsamung, im Durchschnitt um 20—25%, bei Patienten mit chronischer Leukämie festzustellen gegenüber gleichaltrigen Kontrollpersonen (SCHULZ u. MICHEL 1955). Bei akuten Leukämien lagen die Werte der Pulswellengeschwindigkeit im Normbereich oder darüber.

Schon ROWNTREE, BROWN u. ROTH (1929) haben darauf hingewiesen, daß Patienten mit sehr großer Milz meist ein erhöhtes Plasmavolumen und damit, falls keine erhebliche Anämie vorliegt, ein vermehrtes Blutvolumen haben. Diese Befunde sind von späteren Untersuchern auch mit modernen Methoden bestätigt worden. So fanden BERLIN, HYDE u. Mitarb. (1952) bei 11 von 13 Fällen mit myeloischer Leukämie und großer Milz ein vermehrtes Plasmavolumen, während ihre Fälle mit lymphatischer Leukämie im Durchschnitt ein normales Plasmavolumen zeigten. Über entsprechende Ergebnisse konnte SCHNEIDER (1957) berichten. R. BERLIN (1959) fand sowohl bei myeloischer als bei lymphatischer Leukämie ein erhöhtes Plasmavolumen. Besonders 2 Fälle mit normalem Hämoglobingehalt und großer Milz hatten eine ausgesprochene Hypervolämie.

Bei Leukämie ist die Neigung zu thromboembolischen Komplikationen relativ gering. Die Ursache liegt wohl einerseits in der meist bestehenden Hyperzirkulation als Folge der Anämie mit ihrer Auswirkung auf die Gerinnungsverhältnisse, andererseits in der ebenfalls häufigen Thrombocytopenie begründet.

Nach GIRAUD, CAZAL u. Mitarb. (1955) bestehen folgende Charakteristika ,,leukämischer" Thrombosen (im Gegensatz zu phlebitischen Thrombosen): Makroskopisch erscheinen sie gelblich-weiß, sie sind homogen und ganz überwiegend aus Leukocyten mit wenigen Erythrocyten aufgebaut und das Fibrinnetz ist locker. Obwohl ein solcher Thrombus dem Gefäßendothel anliegt, ist dieses nicht entzündlich verändert. Eine Retraktion und damit eine Ablösung vom Gefäßendothel ist wegen des geringen Fibrinogengehaltes nicht möglich. Leukämische Thrombosen können deshalb kaum Ursache einer Embolie werden. Entsprechend werden embolische Ereignisse bei Leukämien auch selten beobachtet. Diese Art der Thrombose wird überwiegend bei reifzelliger myeloischer Leukämie mit stark erhöhter Zellenzahl beobachtet und scheint zur ,,Leukämie" im ursprünglichen Sinne der Vermehrung der zirkulierenden weißen Zellen Beziehung zu haben. Wegen des größeren Durchmessers und Volumens der Leukocyten gegenüber den Erythrocyten kann selbst bei einer gleichzeitigen geringen Anämie der Hämatokritwert erhöht sein mit der Folge einer vermehrten Viscosität (WINTROBE 1956). Es bestehen dann bei der reifzelligen myeloischen Leukämie der Polycythaemia vera vergleichbare Blutveränderungen. Weiterhin ist bei reifzelliger myeloischer Leukämie häufig eine — zum Teil sogar extreme — Erhöhung der Thrombocytenzahl zu beobachten, wodurch die Adhäsions- und Agglutinationsbereitschaft der Leukocyten verstärkt wird (GIRAUD, CAZAL u. Mitarb. 1955). Möglicherweise sind lokale Blutungen und eine organspezifische Disposition zu vasculären und perivasculären leukämischen Infiltraten von Bedeutung. FEYRTER (1956) spricht von einer ,,phlogistisch-angiitischen Diathese" bei Leukämie.

Es gibt einige bevorzugte Lokalisationen. Thrombosen der Corpora cavernosa penis mit dem Symptom des Priapismus spielten in der älteren Literatur eine große Rolle (s. HIRSCHFELD 1925); sie sind aber insgesamt selten (KIRSHBAUM u. PREUSS 1953; HEILMEYER u. BEGEMANN 1951). Im Augenhintergrund sind Thrombosen und in deren Folge Blutungen häufig (BORGESON u. WAGNER 1929).

Die Häufung von Thrombosen in diesen Organen sowie in Milz, Leber und Gefäßen des Nervensystems (Giraud, Cazal u. Mitarb. 1955) ist nach ihrer Ursache
nicht klar.

Bei der Leukämie kann eine Thrombose das erste klinische Symptom der
Krankheit sein. Mit Thrombosen und dem Bild einer Sepsis begann eine Lympho-
blastenleukämie von Fiessinger u. Mitarb. (1933). Venöse Thrombosen einer
Extremität waren das erste Symptom einer subakuten lymphatischen Leukämie
von Waitz u. Weber (1938), einer akuten lymphatischen Leukämie von Creyx
u. Mitarb. (1951), einer Monocytenleukämie von Janbon u. Bertrand (1953)
sowie bei einer selbstbeobachteten Paramyeloblastenleukämie. Boulet, Serre
u. Mitarb. (1951) beschrieben eine Monocytenleukämie, die sich mit einer arteriellen Thrombose einer Extremität manifestierte. Histologische Befunde von
diesen Fällen fehlen, so daß nicht sicher ist, ob es sich nicht doch um Thrombosen auf dem Boden einer entzündlichen Gefäßschädigung handelte. Diese
Vermutung dürfte um so mehr geäußert werden, als bei den angeführten Fällen
fast durchweg „aleukämische" bzw. „subleukämische" Leukämien bestanden.
Gefäßveränderungen durch leukämische Infiltrate, wie sie Vaucher (1947) beschrieb, können vielleicht einmal eine lokale Thrombose verursachen. Für die
Entstehung einer totalen intrakardialen Thrombose im Falle einer akuten Leukämie von Puech, Vidal u. Dufoix (1932), wobei sich das Gerinnsel hauptsächlich aus Lymphoblasten aufbaute, waren möglicherweise eine terminale Herz-
und Kreislaufinsuffizienz von Bedeutung. Das gilt wohl auch für den von Aubertin u. Rime (1925) mitgeteilten Tod an multiplen Thrombosen der Venen und
des Herzens bei einer reifzelligen myeloischen Leukämie. Husebye, Stickney
und Benett (1956) fanden unter 110 Autopsien bei Leukämie in 2 Fällen einer
akuten Leukämie und in einem Fall einer chronisch myeloischen Leukämie mit
Myeloblastenschub histologisch nachweisbare capillare Thrombenbildungen in
verschiedenen Organen (Nieren, Herz, Leber, Lunge u. a.) ähnlich, wenn auch
weniger zahlreich, wie in Fällen von sog. thrombotisch-thrombocytopenischer
Purpura Moschkowitz. Die Megakaryocytenzahl im Knochenmark war vermindert.

Als Behandlung einer „leukämischen" Thrombose im Verlauf einer Leukämie
empfiehlt sich selbstverständlich eine Therapie der leukämischen Grunderkran-
kung (Giraud, Cazal u. Mitarb. 1955). Eine Behandlung mit Antikoagulantien
ist wegen der häufig bestehenden Blutungsneigung kontraindiziert. Vielleicht
sollte man Butazolidin zur symptomatischen Behandlung benützen.

IV. Herzbeteiligung bei geschwulstartigen und systematisierten Neoplasien der blutbildenden Organe und des RES.

Eine Zusammenstellung der Häufigkeit kardialer Manifestationen der tumorartigen und systematisierten malignen Erkrankungen der blutbildenden Organe
und des RES, wie man sie bei der Autopsie findet, wird in Tabelle 3 versucht.
Die Übersicht beschränkt sich auf die häufigsten Diagnosen des Reticulosarkoms,
des Lymphosarkoms und einiger Fälle von Chlorom.

Im Gegensatz zu den relativ häufigen anatomisch-pathologischen Befunden
einer Herzbeteiligung wurde klinisch die Diagnose nur selten vermutet oder
gestellt. Dies ist noch am ehesten in solchen Fällen möglich, in denen die Diagnose
der malignen Erkrankung auf Grund anderer Lokalisationen bereits gestellt ist
und in denen im Verlauf der Krankheit Herzsymptome auftreten. So wurde

intra vitam die Diagnose einer kardialen Metastasierung bei Reticulosarkomatose von FISHBERG (1930), HSIUNG u. Mitarb. (1940), BRICK u. GREENFIELD (1947) und HURST u. COOPER (1955) gestellt. Fast unmöglich ist die Diagnose, wenn kardiale Symptome das erste und beherrschende Zeichen der neoplastischen Erkrankung sind, wie in den Fällen mit Reticulosarkomatose von CLERICI (1927), MALLORY (1941) und NABARRO (1953). Entsprechende Verläufe bei Lymphosarkomatose beschrieben LISA u. Mitarb. (1941) und STEVEN (1947). Die seltenen Fälle eines primären Reticulosarkoms des Herzens von DLUHOŠ (1948), DAGNINI (1950), KAUFMANN u. COHEN (1957) und FRENREISZ u. EPSTEIN (1959) wurden erst bei der Sektion geklärt.

In den Fällen, in denen klinische Befunde angegeben sind, werden immer wieder die Symptome einer Herzinsuffizienz unklarer Ätiologie mit rapidem

Tabelle 3. *Häufigkeit der Herzbeteiligung bei tumorartigen und systematisierten Neoplasien der blutbildenden Gewebe und des RES (pathologisch-anatomische Befunde).*

	Autor	Zahl der Fälle	Herzbeteiligung
1. Lymphosarkom . .	SCOTT u. GARVIN (1939)	13	1
	HERBUT u. MAISEL (1942)	16	3 (19%)
	BISEL u. Mitarb. (1953)	15	2 (13%)
	DE LOACH u. HAYNES (1953)	33	14 (42%) davon Myokard 5, Perikard u. Myokard 9
	YOUNG u. GOLDMAN (1954)	12	5 (41%)
2. Reticulosarkom	SCOTT u. GARVIN (1939)	9	6 (67%)
	BISEL u. Mitarb. (1953)	23	7 (30%)
	DE LOACH u. HAYNES (1953)	45	18 (40%) davon Perikard 2, Myokard 10, Perikard u. Myokard 6
	NABARRO (1953)	9	5 (55%)
	YOUNG u. GOLDMAN (1954)	7	2 (28%)
3. Chlorom	SCOTT u. GARVIN (1939)	3	2
Lymphosarkom und lymphatische Leukämie	NABARRO (1953)	27	6 (22%)
Lymphome (ohne Lymphogranulomatose u. lymphatische Leukämie)	BURNETT u. SHIMKIN (1954)	17	2 (12%)

Verlauf und ohne Beeinflussung durch die übliche Therapie beschrieben. Perikardergüsse wurden mehrfach beobachtet (GREINER 1940; BRICK u. GREENFIELD 1947; FRENREISZ 1959) zum Teil auch hämorrhagisch (WINDHOLZ 1930; LISA u. Mitarb. 1941; YOUNG u. GOLDMAN 1954; HURST u. COOPER 1955). Im Falle von LISA u. Mitarb. (Lymphosarkomatose) konnten bei 6mal wiederholter Perikardpunktion keine Tumorzellen nachgewiesen werden. Im Falle einer Reticulosarkomatose von FISHBERG (1930) wurden typische stenokardische Beschwerden angegeben. Bei der Sektion fand sich an der linken Kranzarterie eine Einengung des Lumens des Ramus circumflexus durch Tumorgewebe. Bei dem von FRENREISZ (1959) beschriebenen Falle eines primären Reticulosarkoms des Herzens mit stenokardischem Beschwerdebild konnten EKG-Veränderungen im Sinne einer schweren Durchblutungsstörung der rechten Coronararterie registriert werden. Bei der Sektion wurde ein Geschwulstthrombus in der Begleitvene des rechten absteigenden Kranzarterienastes gefunden. Das elektrokardiographische Bild eines Septuminfarktes bei einer Reticulosarkomatose wurde von

Hurst u. Cooper (1955) beschrieben. Neben Störungen der Erregungsrückbildung wurden besonders Rhythmusstörungen als Folge von Tumorinfiltrationen im Herzmuskel mehrfach beobachtet. Low voltage wurde von Brick u. Green-field (1947), Nabarro (1953), und Young u. Goldman (1954) und Verände-rungen im Sinne einer Perikarditis von Steven (1945), Young u. Goldman (1954) und Hurst u. Cooper (1955) registriert.

An Rhythmusstörungen sind Vorhofflimmern von Fishberg (1930) und Hurst u. Cooper (1955), ein partieller AV-Block von Mallory (1941) und je ein totaler AV-Block von Brick u. Greenfield (1947) und Dagnini (1950), im letzteren Falle mit Neigung zu Adams-Stokesschen Anfällen, beobachtet worden. In den letzten Fällen wurde entsprechend eine weitgehende Infiltration des Kammerseptums gefunden. Im Falle eines primären Reticulosarkoms des Herzens von Dluhoš (1948) war trotz weitgehender Durchwachsung des Vorhof- und Kammerseptums keine EKG-Veränderung festzustellen. Das Herzmuskel-gewebe kann mit Geschwulstzellen in diffuser Infiltration oder auch in knoten-förmiger Metastasierung durchsetzt sein. Perikard und Epikard sind oft mit-betroffen (Grawitz 1911; Wolf u. Giet 1922; Windholz 1930; Fishberg 1930; Hsiung u. Mitarb. 1940; Mallory 1941; Steven 1945; Brick u. Green-field 1947; Dagnini 1952; Nabarro 1953; Young u. Goldman 1954; Hurst u. Cooper 1955). Über meist nur kurz anhaltende Besserungen der kardialen Symptome nach Röntgenbestrahlung des Herzens berichteten Hsiung u. Mit-arb. (1940), Nabarro (1953) und Hurst u. Cooper (1955) bei Reticulo- und Lymphosarkomen.

V. Herzbeteiligung bei Lymphogranulomatose.

Wie aus Tabelle 4 hervorgeht, ist in Fällen von Lymphogranulomatose eine Beteiligung des Herzens bei Sektionen weniger häufig festzustellen als bei Leuk-ämien, Lymphosarkomatosen oder Reticulosarkomatosen. Erste pathologisch-anatomische Beobachtungen stammen von Murchison (1869), Gowers (1879) und Reed (1902). Der Befall des Herzens durch die Lymphogranulomatose erfolgt wohl in den meisten Fällen lymphogen von Lymphknoten des Media-stinums aus, wobei eine retrograde Verschleppung in den Lymphgefäßen an-zunehmen ist (Harrell 1939). Lignac (1932) beobachtete auch eine Ausbreitung per continuitatem als granulomatöse Lymphangitis und Perilymphangitis. Sel-tener ist ein direktes Einwachsen der Lymphogranulomatose in das Perikard und Myokard von mediastinalen Lymphknoten aus (Dalous u. Mitarb. 1936; Garvin 1941; Hagans 1952; Chevallier u. Mitarb. 1952 und in einem eigenen Fall). Bei der Sektion kann es dann unmöglich werden, das Herz aus der Tumor-masse herauszulösen.

Im Gegensatz zu der Häufigkeit pathologisch-anatomischer Beobachtungen wird eine Lymphogranulomatose des Herzens klinisch selten diagnostiziert. Die folgenden Symptome werden am häufigsten beobachtet (Nabarro 1953; Wintrobe 1956; Pernot u. Mitarb. 1957): 1. eine Perikarditis oder Perikard-ergüsse, 2. Rhythmusstörungen und EKG-Veränderungen, 3. Herzinsuffizienzen, die auf die übliche Therapie nicht ansprechen.

Entsprechend dem Ausbreitungsmodus der Lymphogranulomatose können Symptome von seiten des Herzbeutels erstes Zeichen eines Herzbefalls sein. Die Ergüsse bei diffuser oder herdförmiger Lymphogranulomatose des Peri- und Epikards (Gsell 1928; Terplan u. Mittelbach 1929; Rimbaud 1934; Harrell 1939; Scott u. Garvin 1939; Setzu 1942; Jackson u. Parker 1947; McCoy 1948; Nabarro 1953; Young u. Goldman 1954; Heckner 1958) sind oft hämorrhagisch, z. B. in den Fällen von JACKSON u. PARKER (1947), SYDNES (1951), PERNOT u. Mitarb. (1957), eigene Beobachtungen. Die Ergüsse können sehr umfangreich sein, ohne auffällige klinische Symptome zu verursachen (PERNOT u. Mitarb. 1957). Es kann aber auch zur trockenen Form einer Perikarditis kommen mit starken Schmerzen und typischen perikarditischen Reibegeräuschen (HAGANS 1950; GIRAUD u. Mitarb. 1951; DROUET u. Mitarb. 1954). Im weiteren Verlauf kann sich eine völlige Obliteration des Herzbeutels entwickeln, unter Umständen mit den Symptomen einer konstriktiven Perikarditis (TERPLAN u. MITTELBACH 1929; HAGANS 1952; CHEVALLIER u. Mitarb. 1952; NABARRO 1953; YOUNG u. GOLDMAN 1944 und RIMBAUD 1954).

Tabelle 4. *Herzbeteiligung bei Lymphogranulomatose.*

Autor	Zahl der Fälle	Herzbeteiligung	
KRUEGER u. MAYER (1936)	60	6 (10%)	3 Perikard, 3 Myokard
SCOTT u. GARVIN (1939)	22	1	
HERBUT u. MAISEL (1942)	13	2	
ROTTINO u. HOFFMANN (1952)	63	5 (8%)	
LUCIA u. Mitarb. (1952)	12 (Hodgkin-Granulom)	1	1 Epikard
	6 (Hodgkin-Sarkom)	3	1 Perikard, 2 Myokard
DE LOACH u. HAYNES (1953)	43	3 (7%)	2 Myokard, 1 Peri- u. Myokard
NABARRO (1953)	29	5 (17%)	
BISEL u. Mitarb. (1953)	14 (HODGKIN's disease)	4 (29%)	
	13 (HODGKIN's Sarkom)	4 (31%)	
	4 (HODGKIN's Granulom)	—	
BURNETT u. SHIMKIN (1954)	26	—	
YOUNG u. GOLDMAN (1954)	39	2	
FRESEN (1958)	108	10 (9,2%)	
LINKE (unveröffentlicht)	71	7 (9,8%)	

Schwierig ist die Diagnose, wenn die Herzbeteiligung zu den ersten klinischen Symptomen der Lymphogranulomatose führt. AYERZA u. CERNICH (1943) gelang es in einem solchen Falle im Perikardpunktat Sternbergsche Riesenzellen nachzuweisen. In den Fällen von HAGANS (1950) und PERNOT u. Mitarb. (1957) war das nicht möglich. APPIANI (1950) berichtete von einer Lymphogranulomatose, die unter dem Bilde einer Polyserositis begann. Bestehen bereits periphere Lymphknotenschwellungen, die eine Probeexcision gestatten, ist es schon eher möglich, eine Lymphogranulomatose als Ursache eines sonst unerklärbaren Perikardergusses anzunehmen (HAGANS 1950; PERNOT u. Mitarb. 1957; DUGHERA u. Mitarb. 1958). In vielen Fällen tritt eine lymphogranulomatöse Perikarditis erst in den späten Stadien der Krankheit auf, klinisch wird sie dann oft nicht beachtet oder fehlgedeutet, und erst die Sektion deckt dann die Zusammenhänge auf.

Lymphogranulomatöse Infiltrate im Myokard zeigen sich als multiple, grauweiße, kleinste bis bohnengroße und größere Herde (KREN 1919; SCHLAGENHAUFER 1920; MOUSSON 1929; JORDAN u. Mitarb. 1931; SYDNES 1951). Sklerotische und nekrotisierende Herde werden von DALOUS u. Mitarb. (1936), HAGANS (1952) und CHEVALLIER u. Mitarb. (1952) beschrieben. Wegen der massiven Durchsetzung des ganzen Herzens in ihrem Falle sprachen DALOUS u. Mitarb. von einer „Pancardite Hodgkinienne". Ähnlich ausgedehnt war das Herz von lymphogranulomatösem Gewebe in Fällen von Garvin (1941), Sydnes (1951), Chevallier u. Mitarb. (1952) und in einer eigenen Beobachtung durchsetzt. Einzigartig ist der von Catsaras u. Patsouri (1941) beschriebene Fall von ausgedehnten polypösen Wucherungen des Endokards beider Ventrikel.. Histologisch handelte es sich um subendokardial gelegene lymphogranulomatöse Herde, das Myokard war nicht betroffen und das Endokard selbst glatt und unversehrt. Gleichzeitig waren der Hauptstamm und die großen Leberäste der Pfortader mit lymphogranulomatösem Gewebe angefüllt. Die Autoren diskutieren für die subendokardialen Herde ihres Falles eine hämatogene Metastasierung. Mehrfach ist ein Einbruch lymphogranulomatösen Gewebes in den rechten Vorhof (Barone 1930; Krueger u. May 1936; Ritvo 1940; Garvin 1941; Sydnes 1951; Rottino u. Hoffmann 1952), oder in beide Vorhöfe (Voth 1949 und in einer eigenen Beobachtung) gesehen worden. Dabei können Stauungserscheinungen, eventuell mit Ausbildung eines Kollateralkreislaufes (Rottino), als Folge einer Stenose oder eines Verschlusses der V. cava inferior (Rottino, Voth), der V. cava superior (Ritvo) oder beider Hohlvenen (eigene Beobachtung) auftreten. Viel häufiger sind allerdings Stenosen der großen Gefäße oder lokale Zirkulationsstörungen und Stauungen infolge Kompression durch lymphogranulomatöse Lymphknoten (Hirschfeld 1925; Jagić 1930; Wintrobe 1956). Trotz massiver Durchsetzung des Herzmuskels können klinische Symptome fehlen oder nur sehr gering und spät in Erscheinung treten (Dalous u. Mitarb. 1936; Chevallier u. Mitarb. 1952). Soweit Symptome angegeben werden, sind es die allgemeinen einer Herzinsuffizienz (allseitige Herzdilatation, verminderte Pulsationen im Kymogramm, erhöhter Venendruck, Stauungserscheinungen im großen und kleinen Kreislauf, Tachykardie, Galopprhythmus). Herzgeräusche außer Perikardreiben wurden nicht beobachtet. Trommelschlegelfinger können als Folge einer ausgedehnten pulmonalen oder mediastinalen Lymphogranulomatose bestehen (Wintrobe 1956). Im Endzustand der Kachexie können Herzsymptome und Insuffizienzerscheinungen Folge der dann oft hochgradigen Anämie sein.

Im EKG ist eine Niederspannung häufig nachzuweisen. Entsprechend dem klinischen Bild können Veränderungen im Sinne einer Perikarditis registriert werden (Young u. Goldman 1954; Pernot 1957; Voth 1959; eigene Beobachtungen). Aber auch bei autoptisch nachgewiesenem Befall des Perikards kann der Erregungsablauf unauffällig sein (Hagans 1950; Sydnes 1951; Nabarro 1953). EKG-Veränderungen im Sinne eines Myokardinfarktes wurden nicht registriert. Fresen (1958) beobachtete bei einem 23jährigen Mann subepikardiale Knoten am Ramus descendens der linken Coronararterie. Hagans (1952) fand granulomatöses Gewebe im Sinus coronarius. Ein totaler aV-Block wurde von Dalous u. Mitarb. (1936) beobachtet. In einem eigenen Fall bestand ein aV-Block mit Knotenersatzrhythmus und zahlreichen ventrikulären Extrasystolen. Anfälle von paroxysmaler Tachykardie werden von Giraud u. Mitarb. (1951) und Voth (1959) mitgeteilt. Graber (1925) und Hirschfeld (1925) berichteten über paroxysmale Tachykardien, die von den Autoren als Folge einer Schädigung der Nn. vagi durch granulomatöses Gewebe angesehen wurden.

Alle Autoren stimmen darin überein, daß Insuffizienzerscheinungen als Folge einer kardialen Lymphogranulomatose auf die übliche Therapie nur wenig ansprechen. Die allein rationelle Behandlung besteht im Versuch der Beeinflussung des lymphogranulomatösen Prozesses durch Bestrahlung, Cytostatica oder Nebennierenrindenpräparate oder durch die Kombination dieser Therapiemöglichkeiten. Über keinen oder nur einen geringen Erfolg berichten Garvin (1941) mit Röntgenbestrahlung des Praecordiums und Rottino u. Hoffmann (1952) und Nabarro (1953) mit Stickstoff-Lost-Derivaten. Einen längeren stationären Zustand erzielten GIRAUD u. Mitarb. (1951) mit Stickstoff-Lost und VOTH (1959) mit einer kombinierten Behandlung (Röntgenbestrahlung, Prednison und Lost). Ähnliche Erfahrungen machten wir selbst bei der Anwendung von TEM und Röntgen-bestrahlungen. Ausgezeichnet war ein Pleuraerguß im Falle von HAGANS (1950) mit Stickstofflost zu beeinflussen. Bei der Sektion war es allerdings zu einer ausgedehnten Perikardverwachsung gekommen. PERNOT u. Mitarb. (1957) ver-suchten diese Komplikation durch wiederholtes Anlegen eines Pneumoperikards während einer intraperikardialen Behandlung mit Cortisonderivaten zu ver-meiden, soweit zu beurteilen, mit gutem Erfolg.

Da mit den heute zur Verfügung stehenden Behandlungsmöglichkeiten gute Erfolge möglich sind und da auch die Lymphogranulomatose heute in ihrem Verlauf therapeutisch günstig beeinflußbar ist, ist eine frühzeitige Diagnose einer Lymphogranulomatose des Herzens wichtig. Sobald Herzsymptome im Verlauf einer Erkrankung an Lymphogranulomatose auftreten, muß an einen granulomatösen Prozeß gedacht werden (HAGANS 1950; NABARRO 1953), um so mehr, wenn die übliche Herzbehandlung versagt und die Ursache der Herz-schädigung unklar ist.

VI. Herz und Kreislauf bei Hämochromatose.

Der erste Fall von Eisenspeicherungskrankheit wurde 1865 von TROUSSEAU beschrieben. Weitere Beobachtungen veröffentlichten TROISSIER (1871) und HANOT und CHAUFFARD (1882). Die heute geläufige Bezeichnung „Hämochroma-tose" hat v. RECKLINGHAUSEN (1889) eingeführt.

Makroskopisch und mikroskopisch wurde schon sehr früh eine auffällige braunrote Verfärbung des Herzmuskels mit Nachweis eisenhaltiger Pigmente beobachtet (ANSCHÜTZ 1899; HESS und ZURHELLE 1905; UNGEHEUER 1914 und zahlreiche andere Autoren). Klinische Symptome von seiten des Herzens und Kreislaufs wurden bei Fällen von Hämochromatose zuerst hauptsächlich von französischen Autoren mitgeteilt (BESANÇON, DE GENNES u. Mitarb. 1932; ALT-HAUSEN und KERR 1933; DE GENNES, DELARUE und DE VÉRICOURT 1935; DON-ZELOT 1936). In der deutschen Literatur haben SCHMID (1939) und STRÖDER (1942) zuerst darauf hingewiesen.

SHELDON überblickte 1935 in seiner Monographie über die Hämochromatose 311 Fälle in der Weltliteratur. Von 119 Patienten, deren Todesursache hin-länglich bekannt war, wurden 15% in einer gemischten Gruppe aufgeführt, die an verschiedenen interkurrenten Leiden oder Herzinsuffizienz gestorben sind. Noch 1953 schätzten LEVIN und GOLUM die Häufigkeit von Herzinsuffizienz bei Hämochromatose auf etwa 5%. Andererseits vermuteten ALTHAUSEN und KERR schon 1933, daß durch die bessere Einstellung der diabetischen Stoffwechsel-störung mit Insulin in Zukunft die Patienten an anderen Komplikationen ihrer Krankheit sterben würden und daß deshalb die Herzinsuffizienz bei der Hämo-chromatose als Todesursache zunehmende Bedeutung gewinnen würde.

Nach KLECKNER u. Mitarb. (1955) und HOUSTON (1957) steht heute als Todesursache die Herzinsuffizienz bei Hämochromatose an zweiter Stelle nach dem Leberversagen, nach MARBLE und STEINKE (1959) sogar an erster Stelle (34% von 35 Fällen). Diese Änderung des klinischen Bildes ist ohne Zweifel die Folge einer verbesserten Therapie des Diabetes mellitus und der Lebercirrhose, während gerade die Herzinsuffizienz bei Hämachromatose therapeutisch oft schwer zu beeinflussen ist. Immer häufiger werden Fälle mitgeteilt, bei denen Kreislaufsymptome die klinische Symptomatologie bestimmen und deshalb zur Klinikeinweisung führen (DONZELOT 1936; STRÖDER 1942; SCHULZE-BUSCHOFF,

SPANG u. STOLLREITER 1948; PETRIDES und WILD 1948; HARVIER, DI MATTÉO u. Mitarb. 1950; GRIFFIN, NELSON u. SEAL 1950; ALTHAUSEN, DOIG u. Mitarb. 1951; KAPPELER 1956).

Tabelle 5 soll einen Überblick über die Häufigkeit von Herzkomplikationen bei Hämochromatose geben, soweit das aus der Literatur abzusehen ist. Da jeder Autor wegen der Seltenheit des Krankheitsbildes selbst nur wenige Fälle gesehen hat und da die Mitteilungen über die erhobenen Befunde oft unzureichend sind, ist ein vollständiger Gesamtüberblick nur schwer zu gewinnen.

Tabelle 5.

Autor	Zahl der Patienten	Tod an Herzinsuffizienz	Klinische Symptome von Herzinsuffizienz	Objektive Befunde einer Herzschädigung (EKG)
1. BOULIN (1945)	70		11 (15%)	56 (80%)
2. SCHULZE-BUSCHOFF (1948)	15	2 (13%)	1 (7%)	11 (73%)
3. HARVIER (1950)	62	8 (13%)	9 (14%) 66% subjektive Beschwerden	40 (64%)
4. ALTHAUSEN (1951)	23		8 (34%)	4 (17%)
5. MARBLE (1951) MARBLE (1959)	27 35	6 (22%) 6 (17%) 6 (17%) Myokardinfarkt		
6. HEILMEYER (1954)	36		31 (86%) subjektive Beschwerden	16 (44%)
7. STAUFFER (1954)	25		5 (20%)	
8. KLECKNER (1954)	18	4 (22%) 1 Myokardinfarkt	9 (50%)	1
9. KLECKNER (1955)	35	11 (31%)		

[1] Pathologische EKG-Veränderungen bei 22 von 24 registrierten Patienten mit primärer und sekundärer Hämochromatose.

Klinisch bestehen die bekannten Zeichen der Herzinsuffizienz. Während anfangs meist eine Linksinsuffizienz vorhanden ist, steht später das Rechtsversagen im Vordergrund des klinischen Bildes. Typisch ist die diffuse und progrediente Schädigung des Herzmuskels. Man kann häufig eine Herzdilatation mäßigen bis starken Grades mit Verminderung der Amplitude der Pulsationen im Kymogramm nachweisen. Die „feuchte Dekompensation" mit Ödemen und Stauungsergüssen überwiegt. Nach HARVIER, DI MATTÉO u. Mitarb. (1950) wird diese Verlaufsform durch die ohnehin bei der Hämochromatose bestehende Neigung zur Ödembildung als Folge von Plasmaeiweißveränderungen durch die begleitende Lebercirrhose begünstigt.

Über pathologische Befunde des EKG bei der Hämochromatose ist vielfach berichtet worden. Sie sind häufig schon nachweisbar, wenn die klinischen Zeichen der Herzinsuffizienz noch fehlen (ENGEL 1934; DE GENNES, DELARUE u. VÉRICOURT 1936; SCHULZE-BUSCHOFF, SPANG und STOLLREITER 1948 und HARVIER, DI MATTÉO u. Mitarb. 1950).

Charakteristisch ist der Befund einer Niederspannung (DE GENNES, DELARUE u. VÉRICOURT 1936; STRÖDER 1942; PETRIDES und WILD 1948; HORNS 1949; HARVIER u. Mitarb. 1950; ALTHAUSEN, DOIG u. Mitarb. 1951; MARBLE, BAILEY

u. Mitarb. 1951; LEVIN und GOLUM 1953; SWAN und DEWAR 1952; BOURNE und CURETON 1953; LEWIS 1954; KAPPELER 1956).

Es ist noch nicht ganz entschieden, wie die Niederspannung des EKG bei Hämochromatose gedeutet werden soll. Extrakardiale Potentialverluste sind durch Ödeme der Haut sowie Ergüsse der Pleura und des Perikards möglich. Diese Erklärung trifft aber sicher nicht für alle Fälle von Hämochromatose zu. Wie später noch gezeigt werden soll, sind häufig histologische Veränderungen — insbesondere interstitielles Ödem, Fragmentierung von Herzmuskelfasern, Bindegewebsproliferationen und Herzmuskelschwielen — nachweisbar, die eine Änderung der bei der Erregung entstehenden Potentialdifferenzen im Myokard möglich erscheinen lassen. Es ist noch nicht völlig geklärt, ob allein die Ablagerung von Hämosiderin und Lipofuscin in den Herzmuskelzellen einen Potentialverlust bewirken kann.

Ebenso häufig wie die Niederspannung wurden Veränderungen der Erregungsrückbildung im EKG beobachtet. ST-Senkungen haben SCHULZE-BUSCHOFF, SPANG u. STOLLREITER (1948), HARVIER, DI MATTÉO u. Mitarb. (1950), BOTHWELL, VAN LINZEN u. Mitarb. (1952) und LEVIN und GOLUM (1953) mitgeteilt. Veränderungen von T, welches abgeflacht, diphasisch oder negativ sein kann, wurden von vielen Autoren beschrieben (ALTHAUSEN und KERR 1933; PETIT 1945; SCHULZE-BUSCHOFF, SPANG u. STOLLREITER 1948; TUCKER, MOSS u. WILLIAMS 1948; HORNS 1949; GRIFFIN, NELSON u. SEAL 1950; HARVIER, DI MATTÉO u. Mitarb. 1950; PLATTNER u. Mitarb. 1950; BOTHWELL, VAN LINZEN u. Mitarb. 1952; SWAN und DEWAR 1952; LEVIN und GOLUM 1953; LEWIS 1954 und KAPPELER 1956).

Zahlreich sind auch die Mitteilungen über Rhythmusstörungen, die bei Hämochromatose viel häufiger sind als sonst bei Fällen von Herzinsuffizienz (LEWIS 1954). Auriculäre und ventrikuläre Extrasystolen wurden oft beschrieben (ALTHAUSEN und KERR 1933; STRÖDER 1942; TUCKER, MOSS u. WILLIAMS 1948; HARVIER, DI MATTÉO u. Mitarb. 1950; BOTHWELL, VAN LINZEN u. Mitarb. 1952; LEVIN und GOLUM 1953 und LEWIS 1954).

Zustände von paroxysmaler supraventrikulärer (MURRAY LYON 1936; BOTHWELL u. Mitarb. 1952) und ventrikulärer Tachykardie (LEWIS 1954) wurden registriert. Noch häufiger trat Vorhofflattern und -flimmern auf (ALTHAUSEN u. KERR 1933; STRÖDER 1942; GRIFFIN u. Mitarb. 1950; SWAN u. DEWAR 1952; LEVIN u. GOLUM 1953; BOURNE u. CURETON 1954; KLECKNER u. Mitarb. 1954; LEWIS 1954; MYERSON u. CARROLL 1955; KAPPELER 1956). Seltenere Beobachtungen betreffen PQ-Verlängerungen (DONZELOT 1936; SCHULZE-BUSCHOFF u. Mitarb. 1948; HARVIER u. Mitarb. 1950 und LEWIS 1954), Wenckebachsche Perioden (STRÖDER 1942) sowie sinu-aurikuläre Blockierung (TUCKER u. Mitarb. 1948). Registrierungen von atrioventriculären (DE GENNES u. Mitarb. 1936; HARVIER u. Mitarb. 1950; BOURNE u. CURETON 1954) und intraventrikulären Leitungsstörungen (STRÖDER 1942; SCHULZE-BUSCHOFF u. Mitarb., PETRIDES u. WILD 1948; LEWIS 1954), in der Form des Schenkelblockes (SCHULZE-BUSCHOFF u. Mitarb. 1948; ALTHAUSEN u. Mitarb. 1951) oder Verzweigungsblockes (HARVIER u. Mitarb. 1950) bis zum totalen Block (ALTHAUSEN u. KERR 1933; DONZELOT 1936; STRÖDER 1942; PETIT 1945; HARVIER u. Mitarb. 1950) wurden veröffentlicht.

HARVIER u. Mitarb. zeigten, daß sich die pathologischen EKG-Veränderungen verstärken können, sobald die klinischen Symptome der Herzinsuffizienz auftreten. Andererseits wiesen diese Autoren auch auf die spontane Veränderlichkeit von EKG-Befunden während des Zeitraumes einer längeren Beobachtung hin. Sie konnten sogar manchmal eine vollkommene und anhaltende Rückbildung pathologischer EKG nachweisen. Von einer Besserung bei der EKG-Kontrolle berichteten auch SWAN u. DEWAR (1952). Die EKG-Veränderungen insgesamt sprechen für eine diffuse oder doch in verschiedenen Gebieten gleichzeitig ablaufende, prozeßhafte Schädigung des Myokards. Umschriebene Läsionen nach der Art eines Myokardinfarktes wurden nur selten beobachtet. HEDINGER (1953) fand bei der Sektion einen fibrosierten Vorderwandinfarkt. MARBLE u. BAILEY (1951) teilten mit, daß von 27 verstorbenen Patienten 3 an Myokardinfarkten (Todesalter 49, 61 und 67 Jahre) verschieden seien. Allerdings wurde die Diagnose nur in einem Falle durch die Sektion bestätigt. In einer zusammenfassenden Arbeit berichten MARBLE u. STEINKE (1959), daß von 35 verstorbenen Patienten 12 (34%) an Herzkomplikationen zugrunde gegangen seien, und zwar die Hälfte (6 Patienten = 17%) an Herzinfarkten. Angaben über die Bestätigung der Diagnose durch die Sektion fehlen.

Möglicherweise steht diese Häufung von Herzinfarkten bei den Autoren in Zusammenhang mit der Zusammensetzung des Krankengutes der Joslin-Klinik in Boston, wo die Patienten wohl wegen der vorherrschenden diabetischen Stoffwechselstörung aufgenommen wurden, so daß möglicherweise die Herzinfarkte Ausdruck eines diabetischen Gefäßleidens sind. DUNCAN u. Mitarb. (1958) zitieren aus der Literatur 3 Fälle von Hämochromatose mit Retinopathia diabetica; 2 Fälle wurden von MARBLE u. STEINKE selbst beobachtet. In Sektionsberichten werden Befunde im Sinne einer Angiopathia diabetica nicht erwähnt. WARREN u. DRAKE (1951) und HEDINGER (1953) wiesen ausdrücklich auf das Fehlen einer Glomerulosklerose vom Typ Kimmelstiel-Wilson hin, obwohl ein Diabetes mellitus oft sehr lange bestanden hat. Zur Beurteilung der Häufigkeit diabetischer Gefäßkomplikationen bei der Hämochromatose bedarf es aber noch weiterer, sorgfältiger Untersuchungen.

Attacken *pectanginöser Beschwerden* wurden mehrfach bei der Hämochromatose beschrieben. Zum Teil wurde die Diagnose eines Herzinfarktes gestellt, die aber bei der Sektion dann nicht bestätigt werden konnte (MURRAY LYON 1936; BLUMER u. NESBIT 1938; PETIT 1945; HORNS 1949; HARVIER u. Mitarb. 1950; MARBLE u. BAILEY 1951; SWAN u. DEWAR 1952; BOURNE u. CURETON 1953; HOUSTON 1957; LJUNG 1958). Auf die Pathogenese dieser Zustände soll später noch eingegangen werden. Eine *Arteriosklerose*, insbesondere auch der Coronargefäße, wurde nur auffallend selten bei der Eisenspeicherungskrankheit gefunden. BORK (1928) fand autoptisch bei 14 Fällen nur zweimal eine starke und einmal eine mittelstarke *Coronarsklerose*. SHELDON (1935) betont in seiner Monographie ebenfalls die Seltenheit der Arteriosklerose, die nach seiner Literaturzusammenstellung nur in 8 Fällen nachgewiesen worden sei. HARVIER u. Mitarb. (1950) nahmen klinisch bei 3 von 65 Patienten eine ausgesprochene Arteriosklerose an. Bei 12 sezierten Fällen sei das Fehlen sklerotischer Veränderungen an den Coronarien und im ganzen arteriellen System bemerkenswert gewesen. HEDINGER (1953) fand bei 34 Sektionen zweimal eine schwere allgemeine Arteriosklerose. Sonst waren die Gefäßveränderungen durchaus leichter Art. Insbesondere war an den Herzkranzgefäßen eine leichte Coronarsklerose in etwa der Hälfte der Fälle nachweisbar. MARBLE u. BAILEY (1951) stellten demgegenüber in 7 von 15 sezierten Fällen eine „teilweise extreme" Coronarsklerose fest. In der Regel ist eine starke Arteriosklerose nicht Ursache der Herzinsuffizienz bei Hämochromatose. Auch die pectanginösen Schmerzanfälle mehrerer Patienten dürften mit einer erheblichen Coronarsklerose nur selten zu erklären sein (BLUMER u. NESBIT 1938; LJUNG 1958).

Der *Blutdruck* liegt im allgemeinen bei normalen Werten oder zeigt eine Neigung zu Hypotonie. Im Mittel liegt der Blutdruck bei Werten von 110 bis 120 mm Hg systolisch und 70—80 mm Hg diastolisch (SHELDON 1935; HARVIER u. Mitarb. 1950; BROUSTET 1951; KALK 1953; LEWIS 1954). Hypertonien wurden nur vereinzelt beschrieben und auf eine Arteriosklerose oder ein chronisches Nierenleiden bezogen (SHELDON 1935; LOEPER 1937; HARVIER u. Mitarb. 1950; ALTHAUSEN u. Mitarb. 1951; STAUFFER u. Mitarb. 1954; KLECKNER u. Mitarb. 1955).

SCHULZE-BUSCHOFF, SPANG u. STOLLREITER (1948) berichteten über Ergebnisse einer physikalischen Kreislaufanalyse bei Patienten mit Hämochromatose.

Die Zeit des ersten Auftretens von Herzsymptomen, der Verlauf dieser Kreislaufkomplikationen und die therapeutische Beeinflußbarkeit zeigen bei der Hämochromatose einige Besonderheiten. Das Manifestationsalter der Eisenspeicherkrankheit liegt zwischen 20 und 70 Jahren. Es läßt sich eine Häufung mit zunehmendem Alter bis zu einem Gipfel im 5.—6. Lebensjahrzehnt nachweisen (SHELDON 1935; GUYE 1937; BUTT u. WILDER 1938; BOTHWELL u. Mitarb. 1952; HEDINGER, HOUSTON 1953; STAUFFER u. Mitarb., HEILMEYER 1954; RECHENBERGER 1955). BOULIN (1945) und HARVIER u. Mitarb. (1950) berechnen die größte Häufigkeit zwischen 35—50 Jahren. Das durchschnittliche Todesalter lag nach KLECKNER u. Mitarb. (1954) bei 59 Jahren bei einer Beobachtung des Krankheitsbildes von 2—3 und mehr Jahren. Wie STRÖDER (1942), HARVIER u. Mitarb. (1950) und LEVIN u. GOLUM (1953) betonen, sind es vorwiegend jüngere Erwachsene (33—49 Jahre, Durchschnittsalter 42 Jahre; HARVIER), welche Symptome einer Herzinsuffizienz zeigen. Nach PETIT (1945) lag das Alter von 25 Patienten aus der Literatur mit Herzkomplikationen mit 3 Ausnahmen unter 45 Jahren. BOTHWELL u. Mitarb. (1952) errechneten ein durchschnittliches Todesalter von 38 Jahren für die Patienten mit Herzinsuffizienz bei Hämochromatose gegenüber dem Manifestationsalter von 45—50 Jahren bei den Fällen ohne Herzkomplikationen.

Nach HARVIER u. Mitarb. geht der Feststellung unmittelbarer Herzsymptome oft eine ausgeprägte allgemeine Schwäche und auffällige Verstärkung der Pigmentierung voraus, während als erstes kardiales Symptom Belastungsdyspnoe und danach Ödeme auftreten. Der weitere Verlauf zeigt oft eine rapide Progression mit Tod an Herzversagen in einigen Tagen (TUCKER u. Mitarb. 1948; ALPER u. Mitarb. 1951; BOURNE u. CURETON 1953) oder in Wochen bis Monaten (PETIT 1945; GRIFFIN u. NELSON, HARVIER u. Mitarb. 1950; MARBLE u. BAILEY 1951; BOTHWELL u. Mitarb. 1952; LEVIN u. GOLUM 1953; LEWIS 1954; KAPPELER 1956). Selten werden Herzsymptome über Jahre hin beobachtet (HARVIER u. Mitarb. 6 Jahre; DONZELOT 7 Jahre). Durch Herzglykoside, Diuretica, Diät usw. ist die Herzinsuffizienz therapeutisch nur selten gut zu beeinflussen (BOTHWELL u. Mitarb. 1952; PETRIDES u. WILD 1948). In der Regel gelingt es die Dekompensation nur vorübergehend zu bessern. Dann kommt es zu einem unbeeinflußbaren Verlauf (STRÖDER 1942; PETIT 1945; SCHULZE-BUSCHOFF, SPANG u. STOLLREITER 1948; HARVIER u. Mitarb., GRIFFIN u. Mitarb. 1950; MARBLE u. BAILEY 1951; KAPPELER 1956).

Von FINCH u. Mitarb. wurde 1950 eine Therapie der Hämochromatose mit wiederholten Aderlässen vorgeschlagen und von DAVIS u. ARROWSMITH (1952) zuerst durchgeführt. Es bleibt abzuwarten, ob durch diese Behandlung eine nachhaltige günstige Beeinflussung der Herzkomplikationen erzielt werden kann, wie es bisher nur von LJUNG (1958) in einem Falle mitgeteilt wurde, in dem außer pectanginösen Beschwerden objektiv am Herzen kein besonderer Befund zu erheben war. Die günstige Wirkung der Aderlaßbehandlung auf das allgemeine Befinden und den Stoffwechsel steht außer Zweifel. Durch Leberbiopsien wurde auch mehrfach die Verminderung des Hämosiderins im Laufe der Therapie beobachtet und der Insulinbedarf wurde geringer (WARTHIN u. Mitarb. 1953; HOUSTON 1953; KLECKNER u. Mitarb. 1954; MYERSON u. CARROLL 1955; KAPPELER 1956; McALLEN u. Mitarb. 1957; MARBLE u. STEINKE 1959 u. a.). Es wurde beim Hämosiderin während der Alterung eine Umwandlung von einer amorphen Masse in einen kristallinen Zustand beobachtet (SCHWIETZER 1953). Es erscheint fraglich, ob dieses Hämosiderin dann noch zu mobilisieren ist. Schließlich ist eine Rückbildung fibrotischer Prozesse in den Organen, so auch im Myokard, durch die Aderlaßbehandlung nicht zu erwarten. Die Behandlung schließlich mit Chelatbildnern (Wishinsky u. Mitarb. 1953), die das Eisen-Ion komplex binden und über die Niere zur Ausscheidung bringen sollen, zeigten bisher keine ermutigenden Ergebnisse (Kleckner 1955; Klotz 1956; Vallat u. Warter u. Mitarb. 1957 u. a.).

Bei der „primären, idiopathischen" oder „endogenen" Hämochromatose kommt es zu einer Eisenanhäufung im ganzen Körper mit Bevorzugung bestimmter Organe wie Leber, Pankreas, Herzmuskel, Corium, Knochemnark u. a. Ein Gesamteisenbestand des Körpers bis zu 40 g und mehr wurde berechnet (Hess u. Zurhelle 1095; Sheldon 1935; Heilmeyer 1953 und andere Autoren) Es besteht eine Störung der Regulation der Eisenresorption. Aus der Nahrung wird trotz der Überladung des Körpers weiteres Eisen aufgenommen. Es soll sich um ein Versagen des sog. Mucosa-Blockes im oberen Dünndarm handeln, dessen genauer Mechanismus noch unbekannt ist. Jedenfalls konnte Ferritin in der Schleimhaut des oberen Dünndarms und in der Leber bei Hämochromatose nachgewiesen werden (Granick u. Michaelis 1947; Heilmeyer 1953). Konstitutionelle Faktoren spielen ohne Zweifel — zumindest bei einem Teil der Fälle — eine Rolle. Zunehmend wird über ein familiäres Vorkommen von Hämochromatose berichtet (Literatur bei Sheldon 1935; Löhr u. Reinwein 1952; Kalk 1953; Kappeler 1956). Verschiedene äußere Einflüsse scheinen aber die Manifestation des Leidens zu beeinflussen (Heilmeyer 1953; Demulder 1958). Im ganzen gilt immer noch Sheldons Feststellung eines „inborn error of metabolism, congenital in origin".

Pathologisch-anatomisch wird am *Herzen* makroskopisch außer einer braunroten Verfärbung des Myokards kein auffallender, etwa für die Hämochromatose charakteristischer Befund erhoben (Bork 1928; Sheldon 1935; Harvier u. Mitarb. 1950; Hedinger 1953). Mikroskopisch beobachtet man in der Regel eine Hämosiderose der Muskelfasern; nach Sheldon in 90% aller Fälle. Von ähnlicher Häufigkeit berichten auch Bork (1928), Harvier u. Mitarb. (1950), Hedinger (1953), Kleckner u. Mitarb. (1954) und Marble u. Steinke (1959). Das Hämosiderin wird diffus in allen Teilen des Herzmuskels gefunden. Innerhalb der Muskelfasern liegt das Pigment spindelförmig an den Polen des Kernes. Bei hochgradiger Pigmentierung ist es auch zwischen den Kernen, häufig in gleicher Höhe, verteilt, so daß eine sog. Tigerung entstehen kann (Hedinger 1953). Bei schwerer Hämosiderose kann das Pigment entlang der gesamten Muskelfasern verteilt sein. Man sprach von einer „Verrostung" des Herzmuskels (Herzenberg 1926; Doerr 1950). Eine Beziehung zwischen Herzgewichten und Grad der Hämosiderose des Myokards besteht nicht (Hedinger 1953). Von den eisenfreien Pigmenten, über deren Natur, Bezeichnung und Bedeutung noch keine Einigkeit besteht, lassen sich Hämofuscin und Lipofuscin, die nach Oebicke (1950) zu trennen sind, ebenfalls in reichlichem Grade in den Myofibrillen bei gleicher Lagerung wie Hämosiderin nachweisen. Oebicke tritt für die einheitliche Herkunft der vier bei Hämochromatose feststellbaren Pigmente (Hämosiderin, Hämofuscin, Lipofuscin und Melanin) aus dem Blutfarbstoff ein. Ihre morphologisch verschiedenen Merkmale seien nur Ausdruck eines verschiedenen Stoffwechsels der speichernden Zellen. Nach Harvier u. Mitarb. (1950) und auch nach Lewis (1954) kann man verschiedene Stadien von Veränderungen der Kerne und des Sarkoplasmas unterscheiden. Sehr häufig wird eine Vermehrung von Bindegewebe, welches untergegangene Herzmuskelfasern ersetzt, festgestellt. Hedinger (1953) konnte eine Fibrose in zwei Dritteln seiner Fälle nachweisen. Diese Fibrose war in der Hälfte der Fälle herdförmig und in je einem Viertel ausschließlich diffus oder in Verbindung mit Herden zu beobachten. In den Fällen mit Fibrose bestünde zwar häufig eine besonders schwere Hämosiderose. Ein eindeutiger Zusammenhang bestehe aber nicht, auch nicht zwischen den klinischen Symptomen und dem Grad der fibrotischen Herzveränderungen oder der Pigmentierung. Weitere pathologische Veränderungen des Herzens bestehen in trüber Schwellung (TUCKER u. Mitarb. 1948; KAPPELER 1956), fettiger Degeneration (JOHN 1939; PETIT 1945; LEVIN u. GOLUM 1953; BOURNE u. CURETON 1953) und Fragmentation von Herzmuskelfasern (HORNS 1949; KAPPELER 1956) sowie interstitiellem Ödem des Myokards (BEZANCON u. Mitarb. 1932; DE GENNES u. Mitarb. 1930; DE GENNES u. GERMAIN 1940; TUCKER u. Mitarb. 1948; HARVIER u. Mitarb. 1950; LEVIN u. GOLUM 1953). Veränderungen am Reizleitungssystem als Ursache von Rhythmusstörungen konnten in einem Falle bei sorgfältiger Untersuchung nicht nachgewiesen werden (JACOB 1951).

In der Frage der *Pathogenese* der Hämochromatose ist noch unentschieden, ob die Herzmuskelveränderungen (besonders die Fibrose), ebenso wie die fibrotischen Prozesse in Leber und Pankreas, Folge der Pigmenteinlagerung sind (UNGEHEUER 1914; HERZENBERG 1926; SCHMIDT 1940; LETTERER 1948; DOERR 1950), oder ob Fibrose und Siderose koordiniert entstehen als Ausdruck einer allgemeinen Stoffwechselstörung (SHELDON 1935; EPPINGER 1937; HARVIER u. Mitarb. 1950; HEDINGER 1953).

Ebenfalls wird die Frage verschieden beurteilt, ob die bei Hämochromatose feststellbaren anatomischen Herzveränderungen die Herzsymptome und den Tod an Herzinsuffizienz erklären. Während das von vielen Autoren bejaht wird (BLUMER u. NESBIT 1938; PETIT 1945; TUCKER u. Mitarb. 1948; HORNS 1949; GRIFFIN u. Mitarb. 1950; LEVIN u. GOLUM 1953), betonen andere Autoren die Diskrepanz von klinischem und pathologisch-anatomischem Befund (POSTERNAK 1942; HARVIER u. Mitarb. 1950; BROUSTET 1951; BOURNE u. CURETON 1952; LEWIS 1954). BOTHWELL u. Mitarb. (1952) vermuten, daß nicht der absolute Eisengehalt des Myokards, sondern die Einlagerungsgeschwindigkeit für die funktionelle Schädigung entscheidend sei.

DE GENNES, DELARUE u. DE VÉRICOURT (1935, 1936) berichteten über Todesfälle an Herzinsuffizienz junger Männer mit Hämochromatose, bei denen ausgeprägte Symptome einer Hodeninsuffizienz bestanden. Die unterschiedliche Ausprägung der anatomischen Veränderungen am Herzen bei der Sektion führte die Autoren dazu, für solche Fälle überwiegend Störungen des hormonellen Gleichgewichtes und der Leberfunktion mit Rückwirkung auf das Herz im Sinne einer Myokardie von LAUBRY als Ursache der kardialen Dekompensation anzusehen. Diese Autoren prägten für solche Fälle den Begriff des sog. ,,Syndrome endocrino-hépato-cardiaque" (DE GENNES u. Mitarb. 1935). Dagegen wurde angeführt, daß sonst bei Schädigung oder Ausfall endokriner Drüsen, insbesondere der Testes, der Ovarien, der Nebennieren und des Hypophysenvorderlappens, eine Herzinsuffizienz nicht zu beobachten sei (FROMENT u. LORAS 1937; BROUSTET 1951; KAPPELER 1956). Eine Ausnahme stellt das Myxödemherz dar, welches aber eine andere Symptomatologie zeigt (SCHULZE-BUSCHOFF 1948). Zwar wurden vereinzelt Fälle von Hämochromatose mit vermindertem Grundumsatz beschrieben (ALTHAUSEN u. KERR 1953; SHELDON 1936; DONZELOT 1936; ORGEL u. DARR 1936; CACHERA u. LAMOTTE 1948; HEILMEYER 1954). Auch die Schilddrüse zeigt häufig (90% nach SHELDON) Pigmenteinlagerung und teilweise Fibrose mit weitgehendem Umbau des Organs (BEZANÇON u. Mitarb. 1932; DONZELOT 1936). Gewöhnlich besteht aber bei Hämochromatose keine Hypothyreose, der Grundumsatz ist eher gesteigert. HEDINGER (1953) konnte bei Hämochromatose keinen Zusammenhang zwischen Größe der Schilddrüse und Grad der Hämosiderose feststellen. Das gleiche gilt auch beim Vergleich von Hämosideringehalt und Atrophie von Nebennieren und Hypophyse. Auch eine Nebennieren-Insuffizienz, die in Einzelfällen beobachtet wurde (Siebert 1930; Pariscenti u. Mitarb. 1950; Heilmeyer 1954), ist in der Regel nicht die Ursache der Herzinsuffizienz und der Neigung zu hypotonen Blutdruckwerten (Swan u. Dewar 1952).

Der Begriff der „Myokardose" nach Wuhrmann (1950) entspricht weitgehend der „Myokardie" französischer Autoren. Dabei werden sog. „degenerative Myokardveränderungen" (trübe Schwellung, Verquellung der Muskelfasern, Verfettung und interstitielles Ödem) beobachtet. Wuhrmann u. Oppenheim (1950) sehen auch in der Herzbeteiligung bei Hämochromatose eine Myokardose. Da bei Fällen von Lebercirrhose in einem hohen Prozentsatz (in 62% bei Überlebenden, in 100% bei Verstorbenen [Oppenheim]) EKG-Veränderungen und klinische Symptome einer Schädigung des Herzens festgestellt werden können, die als Folge der Dysproteinämie (Wuhrmann) angesehen werden, da andererseits eine Lebercirrhose trotz der Befunde von Kalk (1953) zu den Kardinalsymptomen einer Hämochromatose gehört (Hedinger 1953), kann man diskutieren, ob bei der Eisenspeicherkrankheit die Herzsymptome ganz oder zum Teil Folge der Lebercirrhose und deren Auswirkung auf den Stoffwechsel sind. Auch bei Lebercirrhose besteht häufig wie bei Hämochromatose, eine Therapieresistenz gegen Herzglykoside (Oppenheim 1950), was vielleicht zum Teil durch die gestörte Vehikelfunktion der Plasmaproteine infolge Hypalbuminämie erklärt werden kann.

Die Pathogenese der Hämochromatose und besonders auch die der Herzkomplikationen ist noch ungeklärt. Es sei noch erwähnt, daß Lewis (1954) durch das vermehrte Eisen eine Hemmung der Glycerinphosphat-Dehydrogenase und damit der Bildung von ATP diskutiert. Eine Porphyrinämie bei Hämochromatose (Vanotti 1937) wird von Jacob (1951) speziell in bezug auf die Herzkomplikationen als pathogenetisches Prinzip angesehen. Häufiger wurden bei Hämochromatose *plötzliche Attacken von Schmerzen* beschrieben, die teils präkordial, teils abdominell im rechten oder linken Epigastrium lokalisiert wurden. Ein anhaltender Blutdruckabfall mit Ausbildung eines *Schockzustandes* und eventuell Tod können dem Ereignis folgen. Die Symptome gleichen dann einem Myokardinfarkt oder einer akuten Herzinsuffizienz (Harvier u. Mitarb. 1950; McClatchie u. Mitarb. 1950; Heilmeyer 1954; Kappeler 1956; Houston 1957). Diese Zustände wurden durch Freisetzung von Ferritin erklärt (Taylor u. Mitarb. 1951; Kappeler 1956; Houston 1957), welches mit dem „vasodepressor-material" (VDM) der Leber identisch ist (Mazur u. Shore 1948). Howard u. Mitarb. (1954) konnten bei einem terminalen Kollapszustand einen Serumeisenwert von $4020\,\gamma$-% bestimmen, während im Laufe einer Aderlaßtherapie bei gutem Wohlbefinden mehrmals ein Eisengehalt des Serums von 7100—$8000\,\gamma$-% festgestellt werden konnte. Zur Klärung des Einflusses von Ferritin auf die Kreislauffunktion bei Hämochromatose bedarf es noch weiterer Untersuchungen.

Literatur.

I. Anämie.

Aas, K., and E. Blegen: The renal blood flow and the glomerular filtration rate in congestive heart failure and some other clinical conditions. Scand. J. clin. Lab. Invest. 1, 22 (1949). — Allen, D. W., J. Wyman jr., and C. A. Smith: The oxygen equilibrium of fetal and adult, human hemoglobin. J. biol. Chem. 203, 81 (1953). — Amadeo, J. A.: A suggestion for improving the structure of the cardiac coronary circulatory system without surgical intervention. Amer. Heart J. 28, 699 (1944). — Apperly, F. L., and M. K. Cary: The mechanism of the compensatory changes in anemia especially as regards blood CO_2 and p_H.

Amer. J. med. Sci. **197**, 219 (1939). — Apt, L., M. Pollycove and I. F. Ross: Idiopathic pulmonary hemosiderosis. A study of the anemia and iron distribution using radioiron and radiochromium. J. clin. Invest. **36**, 1150 (1957). — Arneth, J.: Leitfaden der Perkussion und Auskultation. 7. Aufl. Münster: Regensberg'sche Verlagsbuchhandlung 1948. — Aschenbrenner, A.: Magenblutung und Anoxie des Herzmuskels. Z. klin. Med. **127**, 160 (1935).

Ball, D.: Changes in size of the heart in severe anemia with the report of a case. Amer. Heart J. **6**, 517 (1931). — Bamberger, H.: Lehrbuch der Krankheiten des Herzens. Wien: W. Braumüller 1857. — Baroldi, G., O. Mantero e G. Scomazzoni: Il circolo anastomotico arterioso coronarico nel cuore normale e patologico. Edizioni del Premio Ganassini. Milano 1956. — Barr, D. P., and J. P. Peters jr.: The carbon dioxide absorption curve and carbon dioxide tension of the blood in severe anemia. J. biol. Chem. **45**, 571 (1921). — Bartels, H.: Neuere Anschauungen über den Gasaustausch in der Lunge. Verh. dtsch. Ges. inn. Med. **62**, 25 (1956). — Becklake, M. R., S. B. Griffiths, M. McGregor, H. J. Goldman and I. P. Schreve: Oxygen dissoziation curves in sickle cell anemia and in subjects with the sickle cell trait. J. clin. Invest. **34**, 751 (1955). — Beddard, A. P., and M. S. Pembrey: Observations on pulmonary ventilation in disease. Brit. med. J. **2**, 580 (1908). — Behrmann, V. G., W. D. Griest, G. H. Mangun and F. W. Hartmann: Comparison of arterial O_2 saturation with tissue O_2 levels. Fed. Proc. **9**, 10 (1950). — Bennet, M. A.: Some changes in the acid-base equilibrium of the blood caused by hemorrhage. J. biol. Chem. **69**, 675 (1926). — Berlin, N. J., G. M. Hyde, R. L. Parsons and J. H. Lawrence: The blood volume in various medical and surgical conditions. New Engl. J. Med. **247**, 675 (1952). — Berne, R., J. R. Blackemon and H. Gardner: Hypoxemia and coronary blood flow. J. clin. Invest. **36**. 1101 (1957). — Bernstein, S. S., and L. Ginzburg: Status anginosus due to profound anemia. Complete relief fellowing resection of gastric and sigmoid carcinomata. J. Mt Sinai Hosp. **9**, 142 (1942). — Bing, R. J.: Coronary circulation in health and disease as studied by coronary sinus catheterization. Bull. N.Y. Acad. Med. **27**, 407 (1951). — The role of coronary circulation in shock. Ann. N.Y. Acad. Sci. **55**, 367 (1952). — Bing, R. J., J. D. Choudhury, G. Michal and K. Kako: Myocardial metabolism. Ann. intern. Med. **49**, 1201 (1958). — Bing, R. J., and R. Daley: Behavior of myocardium in health and disease as studied by coronary sinus catheterization. Amer. J. Med. **10**, 711 (1951). — Bing, R. J., L. D. Vandam, F. Gregoire, J. C. Handelsman, W. T. Goodale and J. E. Eckenhoff: Catheterization of the coronary sinus and the middle cardiac vein in man. Proc. soc. exp. Biol. (N.Y.) **66**, 239 (1947). — Bishop, J. M., K. W. Donald and O. L. Wade: Circulatory dynamics at rest and on exercise in hyperkinetic states. Clin. Sci. **14**, 329 (1955). — Bloch, C.: Angina pectoris und Anämie. I. Mitt. Wien. Arch. inn. Med. **26**, 143 (1935). — Herzbeschwerden und Elektrokardiogrammbefunde bei Anämie. Acta med. scand. **93**, 543 (1938). — Blumgart, H., and M. Altschule: Clinical significance of cardiac and respiratory adjustments in chronic anemia. Blood **3**, 329 (1948). — Blumgart, H. L., S. L. Gargill and D. R. Gilligan: Studies in the velocity of blood flow. J. clin. Invest. **9**, 679 (1931). — Blumgart, H. L., M. G. Schlesinger and D. D. Davis: Studies of the relation of clinic manifestations of angina pectoris, coronary thrombosis and myocardial infarction to the pathological findings. Amer. Heart. J. **19**, 1 (1940). — Bockel, P.: Herzinfarktsymptome durch akute Blutungsanämie. Münch. med. Wschr. **1954**, 1251. — Böhlau, V.: Prüfung der körperlichen Leistungsfähigkeit. Leipzig: Georg Thieme 1955. — Bohland, K.: Über den respiratorischen Gaswechsel bei verschiedenen Formen der Anämie. Berl. klin. Wschr. **1893**, 417. — Bondi, S.: Entstehung und Bedeutung der Herzgeräusche. Wien. klin. Wschr. **1933**, 741, 774. — Die Entstehung der Herzgeräusche. Ergebn. inn. Med. Kinderheilk. **50**, 308 (1936). — Bondi, S., u. A. Müller: Über Schlagvolumen und Herzarbeit des Menschen. Dtsch. Arch. klin. Med. **97**, 569 (1909). — Borgström, K. E., and J. Gynning: Roentgenographic changes in the lungs and vertebrae following intense rotation roentgen therapy of esophageal cancer. Acta radiol. (Stockh.) **47**, 281 (1957). — Bradly, St. E., and G. P. Bradly: Renal function during chronic anemia in man. Blood **2**, 192 (1947). — Brannon, E. S., A. J. Merrill, J. V. Warren and E. A. Stead jr.: The cardiac output in patients with chronic anemia as measured by the technique of right atrial catheterization. J. clin. Invest. **24**, 332 (1945). — Brannon, E. S., E. A. Stead jr., J. V. Warren and A. J. Merrill: Hemodynamics of acute hemorrhage in man. Amer. Heart J. **31**, 407 (1946). — Bretschneider, H. J.: Über den Mechanismus der hypoxischen Coronarerweiterung. Probleme der Coronardurchblutung. Bad Oeynhausener Gespräche II. Berlin: Springer 1958. — Bruck, E.: Renal function in anemia. Amer. J. Dis. Child. **86**, 511 (1953). — Brüner, H., u. K. H. Butzengeiger: Über experimentelle Änderungen der Blutmenge. Arch. Kreisl.-Forsch. **6**, 34 (1940). — Bruns, D. L.: A general theory of the causes of murmurs in the cardiovascular system. Amer. J. Med. **27**, 360 (1959). — Büchner, F., u. W. V. Lucadou: Elektrokardiographische Veränderungen und disseminierte Nekrosen des Herzmuskels bei experimenteller Coronarinsuffizienz. Beitr. path. Anat. **93**, 169 (1934). — Bürger, M.:

Pathologische Physiologie, 6. Aufl. Leipzig: Georg Thieme 1958. — BULLRICH, R. A.: Influencia pathogenica de los estados naemicos sabre la angina de pecho. Semana méd. (B. Aires) 2, 1137 (1925).

CABOT, R. C., and O. RICHARDSON: Cardiac hypertrophy in pernicious anemia. A note on 19 necropsies. J. Amer. med. Ass. 72, 991 (1919). — CASE, R. B., E. BERGLUND and ST. J. SARNOFF: Ventricular function. VII. Changes in coronary resistance and ventricular function resulting from acutely induced anemia and the effect thereon of coronary stenosis. Amer. J. Med. 18, 397 (1955). — CERLETTI, A., E. FERNANDEZ u. M. TAESCHLER: Über das verschiedene Verhalten des rechten und linken Herzens bei induzierter und spontaner Insuffizienz des Herz-Lungenpräparates. Helv. physiol. pharmacol. Acta 11, C 13 (1953). — CHESNER, C.: Hemochromatosis. J. Lab. clin. Med. 31, 1029 (1946). — CHRISTENSEN, E. H.: Die Lebenswandlungen der Kreislauffunktionen in Abhängigkeit von Alter und Geschlecht. Verh. dtsch. Ges. Kreisl.-Forsch. 24, 60 (1958). — CHRISTIAN, H. A.: Renal function in pernicious anemia as determined by dietary renal tests. Arch. intern. Med. 18, 429 (1916). — CODOUNIS, A., and G. SPANOLIOS: Heart disease due to anemia. Bibl. haemat. (Basel) 3, 147 (1955). — CONIN, A., P. CAHEN et J. THIVOLET: Le rétrécissement mitral oedémateux anémique; l'oedème aigu pulmonaire dans le rétrécissement mitral peu serré par anémia élevant le débit cardiaque. Arch. Mal. Coeur 50, 1115 (1958). — COOMBS, C. F.: A note on the cardiac symptoms of pernicious anemia with particular reference to cardiac pain. Brit. med. J. 2, 185 (1926). — CURSCHMANN, H., u. F. BACHMANN: Über den respiratorischen Stoffwechsel bei perniciöser Anämie. Dtsch. Arch. klin. Med. 152, 280 (1926).

DACK, S., E. CORDAY and A. M. MASTER: The heart in acute hemorrhage: a clinical and electrocardiographic study. Amer. Heart J. 42, 161 (1951). — DANIELS, A. L., and L. BURRIGHT: Heart weight of normal and anemic animals. Proc. Soc. exp. Biol. (N.Y.) 30, 857 (1932). — DARLING, R. C., and F. J. W. ROUGHTON: Effect of methemoglobin on equilibrium between oxygen and hemoglobin. Amer. J. Physiol. 137, 56 (1942). — DAUTREBANDE, L.: L'alcalose paradoxale de l'anémie pernicieuse. C. R. Soc. Biol. (Paris) 93, 1031 (1925). — Le débit cardiaque dans l'anémie. C. R. Soc. Biol. (Paris) 93, 1029 (1925). — DEAVERS, S., E. L. SMITH and R. A. HUGGINS: Critical role of arterial pressure during hemorrhage in the dog on release of fluid into the circulation and tragging of red cells. Amer. J. Physiol. 195, 73 (1958). — DONALD, K. W., J. M. BISHOP, G. CUMMING and O. L. WADE: Effect of exercise on cardiac output and circulatory dynamics of normal subjects. Clin. Sci. 14, 37 (1955). — DONALD, K. W., J. M. BISHOP and O. L. WADE: A study of minute to minute changes of arterio-venous oxygen content difference, oxygen uptake and cardiac output and rate of achievement of a steady state during exercise in rheumatic heart disease. J. clin. Invest. 33, 1146 (1954). — DONNER, L., and V. MALY: The total quantity of blood in some blood disease. Sborn. lék. 57, 125 (1955). — DU BOIS, E. F.: Basal metabolism in health and disease. Philadelphia: Lea and Febiger 1924. — DUBUS, P.: La péricardite hémo-pigmentaire (contrubution à l'étude de la péricardite hémorrhagique). Ann. anat. path. 14, 37 (1937). — DUNN, J. R., S. DEAVERS, R. A. HUGGINS and E. L. SMITH: Effect of hemorrhage on red cell and plasma volume of various organs of the dog. Amer. J. Physiol. 195, 69 (1958).

ECKSTEIN, R. W.: Development of interarterial coronary anastomoses by chronic anemia. Disappearance following correction of anemia. Circulat. Res. 3, 306 (1955). — EDER, H. A., C. A. FINCH and R. W. McKEE: Congenital methemoglobinemia; clinical and biochemical study of case. J. clin. Invest. 28, 265 (1949). — EDWARDS, W. S., A. SIEGEL and R. J. BING: Studies on myocardial metabolism. III. Coronary blood flow, myocardial oxygen consumption and carbohydrate metabolism in experimental hemorrhagic shock. J. clin. Invest. 33, 1646 (1954). — EISMAYER, G.: Über die Utilisation des Blutes und das Minutenvolumen des Herzens bei Anämischen. Naunyn-Schmiedeberg's Arch. exp. Path. Pharmak. 167, 196 (1932). — EISMAYER, G., u. F. SCHMITT: Experimentelle Untersuchungen über die Förderleistung des Herzens und die Utilisation des Blutes bei akuten Blutverlusten. Naunyn-Schmiedeberg's Arch. exp. Path. Pharmak. 170, 719 (1933). — ELLIOT, A. H.: Anemia as the cause of angina pectoris in the precence of healthy coronary arteries and aorta. Report of a case. Amer. J. med. Sci. 187, 185 (1934). — ELLIS, L. B., and J. M. FAULKNER: The heart in anemia. New Engl. J. Med. 220, 943 (1939). — ETTELDORF, J. N., J. D. SMITH, A. H. TUTTLE and L. W. DIGGS: Renal hemodynamic studies in adults with sickle cell anemia. Amer. J. Med. 18, 243 (1955). — ETTELDORF, J. N., A. H. TUTTLE and G. W. CLAYTON: Renal hemodynamics in children with sickle cell anemia. Amer. J. Dis. Child. 83, 185 (1952). — EVANS, C. J.: The reaction of the blood in secondary anemia. Brit. J. exp. Pharmacol. 2, 105 (1921).

FAHR, G., and E. RONZONE: Circulation compensation for deficient oxygen carrying capacity of the blood in servere anemias. Arch. intern. Med. 29, 331 (1922). — FLAUM, E., u. N. JAGIÓ: Über Erscheinungen von Myokardischämie in einem Fall von Ulcusblutung. Wien. Arch. inn. Med. 27, 113 (1935). — FOUTS, P. J., and O. M. HELMER: Urea clearance in pernicious anemia. Arch. intern. Med. 61, 87 (1938). — FRIEDBERG, CH. K.: Erkrankungen des Herzens. Stuttgart: Georg Thieme 1959. — FRIEDBERG, CH. K., and H. HORN: Acute myocardial infarction not due to coronary artery occlusion. J. Amer. med. Ass. 112, 1675 (1939). — FRIEDREICH, N.: Die Krankheiten des Herzens. Im Handbuch der speziellen Pathologie und Therapie, Bd. 5. Erlangen: Ferdinand Enke 1861. — FUHRMAN, G. J., F. A. FUHRMAN and J. FIELD: Metabolism of rat heart slices, with special reference to the effects of temperature and anoxia. Amer. J. Physiol. 163, 642 (1950).

GELFAND, H. J.: Heart in severe anemia. J. trop. Med. Hgg. 49, 108 (1946). — GESELL, R., H. KRIEGER, G. GORHAM and T. BERNTHAL: The regulation of the respiration. A study of the correlation of numerous factors of respiratory control during hemorrhage and reinjection. Amer. J. Physiol. 94, 365 (1930). — GIBSON, Q. H., and D. C. HARRISON: Familial idiopathic methaemoglobinaemia. Lancet 1947 I, 941. — GOLDBLOOM, A. A.: Clinical studies in circulatory adjustment. Int. Clin. 3, 206 (1936). — GOLDBLOOM, A. A., and A. LIEBERSON: Clinical studies in circulatory adjustment. V. Amer. J. med. Sci. 197, 182 (1938). — GOLDSTEIN, B., and E. P. BOAS: Functional diastolic murmurs and cardiac enlargement in severe anemia. Arch. intern. med. 39, 226 (1927). — GRASER, F.: Das Verhalten von Herz und Kreislauf bei jungen Kindern mit schweren Anämien. Mschr. Kinderheilk. 104, 113 (1956). — GROLLMANN, A.: The cardiac output of man in health and disease. Baltimore: Ch. C. Thomas 1932. — GROOVER, T. A., A. C. CHRISTIE and E. A. MERRITH: Intrathoracic changes following roentgen treatment of breast carcinoma. Amer. J. Roentgenol. 10, 471 (1923). — GUNEWARDENE, H. O.: Heart disease in the Tropics. Calcutta: Butterworth & Company. 1935. — GUNZ, F. W., and R. F. HOUGH: Acute leukemia over the age of fifty: A study of its incidence and natural history. Blood 11, 882 (1956).

HACKEL, D. B., W. T. GOODALE and J. KLEINERMAN: Effects of hypoxia on the myocardial metabolism of intact dogs. Circulat. Res. 2, 169 (1954). — HAGGARD, H. W., and J. HENDERSON: Hemorrhage as a form of asphyxia. J. Physiol. (Lond.) 46, 11 (1922). — HARROP, I. A.: The oxygen and CO_2 content of arterial and venous bloods in normal individuals and in patients with anemia and heart disease. J. exp. Med. 30, 241 (1919). — HATCHER, J. D., F. A. SUNAHARA, O. G. EDHOLM and J. M. WOOLNER: The circulatory adjustments to posthemorrhagic anemia in dogs. Circulat. Res. 2, 499 (1954). — HAYMAN jr., J. M., N. P. SHUMWAY, P. DUMKE and M. MILLER: Experimental hyposthenuria. J. clin. Invest. 18, 195 (1939). — HEILMEYER, L., u. G. RIEMENSCHNEIDER: Gleichzeitige Bestimmung von Blutmenge, Blutströmungsgeschwindigkeit und Durchmischungsgeschwindigkeit bei Blut- und Kreislaufkranken. Verh. dtsch. Ges. inn. Med. 42, 232 (1930). — HELLEMS, H. K., et L. LEIGHT: Effet de l'anémie chronique sur le système cardio-vasculaire. Acta cardiol. (Brux.) 9, 638 (1954). — HENDERSON, L. J.: Blood (deutsch von Tannenbaum). Leipzig 1932. — HENDERSON, L. J., E. M. RADLOFF and L. A. GREENBERG: Anoxemia, asphyxia and acidosis. Amer. J. Physiol. 105, 49 (1933). — HERRICH, J. B.: On the combination of angina pectoris and severe anemia. Amer Heart J. 2, 351 (1927). — HERRICH, J. B., and F. R. NUZUM: Angina pectoris. Clinical experience with twohundred cases. J. Amer. Med. Ass. 70, 67 (1918). — HERZOG, G.: Zum Wesen der sog. idiopathischen Haemosiderosis pulmonum. Ber. oberhess. Ges. Naturwiss. Heilk., N. F. Naturwiss. Abt. 27, 199 (1954). — HEYMAN, A., J. L. PATTERSON and T. W. DUKE: Cerebral circulation and metabolism in sickle cell and other chronic anemias, with observation on effect of oxygen inhalation. J. clin. Invest. 31, 824 (1952). — HIMWICH, H. E., and R. O. LOEBEL: Oxygen saturation of hemoglobin in arterial blood of exercising patients. J. clin. Invest. 5, 113 (1927). — HINES, E. A.: Fibrosis of the lung following x-ray treatment for tumor. J. Amer. med. Ass. 79, 720 (1922). — HISINGER-JAGERSKIÖLD, E.: Klinische Kapillarstudien bei Blutkrankheiten und Zirkulationsstörungen. Acta med. scand. 58, 231 (1923). — HITZENBERGER, K.: Autotoxische Cyanose. Wien. Arch. inn. Med. 23, 85 (1933). — HITZENBERGER, K., u. F. TUCHFELD: Die Blutreaktion der perniciösen Anämie in schlechtem und gutem Zustand. Z. klin. Med. 117, 607 (1931). — HOCHREIN, M., u. K. MATTHES: Anämie und Angina pectoris. Dtsch. Arch. klin. Medizin 177, 1 (1935). — HÖRLEIN, H., u. G. WEBER: Über chronische familiäre Methämoglobinämie und eine neue Modifikation des Methämoglobins. Dtsch. med. Wschr. 73, 476 (1948). — HOLLDACK, K., u. D. WOLF: Atlas und kurzgefaßtes Lehrbuch der Phonokardiographie. Stuttgart: Georg Thieme 1956. — HORN, H., L. E. FIELD, S. DACK and A. M. MASTER: Acute coronary insufficience: pathological and physiological aspects. Amer. Heart J. 40, 63 (1950). — HUNTER, A.: The heart in anemia. Quart. J. Med. 15, 107 (1946).

ISAC, C., K. MATTHES u. YAMANAKA: Untersuchungen über den Transport des Sauerstoffs im menschlichen Blut. 2. Mitt. Der Sauerstofftransport im Blut bei verschiedenen Krankheiten. Naunyn-Schmiedebergs' Arch. exp. Path. Pharmak. 189, 615 (1938). —

JANSEN, K., H. W. KNIPPING u. K. STROMBERGER: Klinische Untersuchungen über Atmung und Blutgase. Beitr. Klin. Tuberk. 80, 304 (1932). — JERVELL, O.: Investigation of the concentration of lactic acid in blood and urine under physiologic and pathologic conditions. Acta med. scand. Suppl. 24 (1928).

KAY, C. F.: The heart in anemia. Amer. Practit. 2, 587 (1951). — The clinical use of digitalis preparations. Circulation 12, 291 (1955). — KEEFER, C. S., and W. H. RESNIK: Angina pectoris. A syndrome caused by anoxemia of the myocardium. Arch. intern. Med. 41, 769 (1928). — KENNEDY, A. C., and D. J. VALTIS: The oxygen curve in anemia in various types. J. clin. Invest. 33, 1372 (1954). — KETY, S. S.: Circulation and metabolism of human brain in health and disease. Amer. J. Med. 8, 205 (1950). — KETY, S. S., and C. F. SCHMIDT: The nitrous oxide method for the determination of cerebral blood flow in man; theory, procedure and normal values. J. clin. Invest. 27, 476 (1948). — KINS-MAN, J. M., J. W. MOORE and W. F. HAMILTON: Studies on the circulation: Analysis of some problems of the circulation in man in the normal and in pathological states by the use of the injection method. Kentucky med. J. 31, 285 (1933). — KLINGMÜLLER, G., u. M. KIESE: Der Einfluß partieller Hämiglcbinbildung auf die Sauerstoffbindung des Blutfarbstoffes. Naunyn-Schmiedeberg's Arch. exp. Path. Pharmak. 208, 195 (1949). — KNIPPING, H. W., W. LEWIS u. A. MONTCRIEFF: Über die Dyspnoe. Beitr. Klin. Tuberk. 79, 1 (1931). — KNIPPING, H. W., u. G. ZIMMERMANN: Über die Sauerstofftherapie bei Herz- und Lungen-kranken. Z. klin. Med. 124, 435 (1933). — KOCH, E.: Die Stromgeschwindigkeit des Blutes. Dtsch. Arch. klin. Med. 140, 39 (1922). — KOZA, F., u. J. MELKA: Die Dissoziationskurve des Oxyhämoglobins des Blutes bei Anämien, speziell bei den perniciösen. Bratisl. lek. Listy 9, 826 (1929) [Tschechisch]. — KRAUS, F. R.: Über den Einfluß von Krankheiten besonders bei anämischen Zuständen auf den respiratorischen Gasstoffwechsel. Z. klin. Med. 22, 449 (1893). — KRUMP, J. E.: Die klinische Bedeutung des Hirnstrombildes (EEG) bei perniciöser Anämie. Dtsch. Arch. klin. Med. 201, 730 (1955). — KÜHNE, H.: Die Mangeldurchblutung des Herzmuskels beim blutenden Magengeschwür. Bruns' Beitr. Chir. 168, 418 (1953). — KUNZ, H. W., G. W. MELLIN, M. W. CHEUNG and E. L. PRATT: Impairment of urinary con-centration in sickle cell anemia. Amer. J. Dis. Child. 86, 512 (1953).

LANDIS, E. M.: Micro-injection studies of capillary permeability. III. Amer. J. Physiol. 83, 528 (1920). — LAUGHLIN, C. W., C. P. BAKER and J. C. SHARPE: Bleeding duodenal ulcer complicated by myocardial infarction. Neb. St. med. J. 25, 266 (1940). — LEIGHT, L., TH. H. SNIDER, G. O. CLIFFORD and H. K. HELLEMS: Hemodynamic studies in sickle cell anemia. Circulation 10, 653 (1954). — LILIENTHAL jr., J. L., R. L. RILEY, D. D. PROEMMEL and R.E. FRANKE: Experimental analysis in man of oxygen pressure gradient from alveolar air to arterial blood during rest and exercise at sea level and at altitude. Amer. J. Physiol. 147, 199 (1946). — LILJESTRAND, G., and N. STENSTRÖM: Clinical studies on the work of the heart during rest. II. Acta med. scand. 63, 130 (1925). — LINDO, C. L., and L. R. DOCTOR: The electrocardiogram in sickle-cell anemia. Amer. Heart J. 50, 218 (1955). — LINKE, A.: Erythroleukämie und erythroleukämische Reaktion. Habil.-Schr. Heidelberg 1954. — LITAR-CZECK, G., H. AUBERT et I. COSMULESCO: Sur l'affinité de l'hémoglobine pour l'oxygéne exprimée par la constante de dissociation de l'oxyhémoglobine dans quelques cas d'anémies. C. R. Soc. Biol. (Paris) 101, 202 (1929). — LOESCHKE, G. u. H.: Über den Milchsäureaustausch zwischen arteriellem Blut und Hirngewebe und seine Veränderungen im Sauerstoffmangel. Pflügers Arch. ges. Physiol. 249, 521 (1948). — LUISADA, A. A., O. M. HARING and A. B. ZILLI: Apical diastolic murmurs simulating mitral stenosis. Ann. intern. Med. 42, 644 (1955). — LUKJÀNOW: Über die Aufnahme von Sauerstoff bei erhöhtem Prozentgehalt desselben in der Luft. Hoppe-Seylers Z. physiol. Chem. 8, 336 (1883). — LUNDSGAARD, C.: Studies of oxygen in the venous blood. J. exp. Med. 30, 147 (1919).

MAIER, C., A. BÜHLMANN u. M. HOTZ: Die O₂-Dissoziationskurve bei Sulf- und Met-hämoglobinämien. Z. ges. exp. Med. 118, 105 (1951). — MASTER, A. M., S. DACK, H. HORN, B. I. FREEDMAN and L. E. FIELD: Acute coronary insufficiency due to acute hemorrhage: an analysis of one hundred and three cases. Circulation 1, 1302 (1950). — MATTEIS, F. DE: Angina pectoris und schwere Anämie. Minerva med. (Torino) 27 (1936). — MCCRORY, W. W., N. GOREN and D. GORNFELD: Demonstration of impairment of urinary concentration ability, or „Pitressinresistance" in children with sickle-cell anemia. Amer. J. Dis. Child. 86, 512 (1953). — MCGINTY, D. A., and R. GESELL: The regulation of respiration. XIV. Amer. J. Physiol. 83, 335 (1927). — MCKINLAY, C. A.: Coronary insufficiency precipitated by hemor-rhage from duodenal ulcer. Lancet 1943 I, 31. — MCMICHAEL, J.: Circulatory failure. Schweiz. med. Wschr. 1946, 851. — MEESMANN, W.: Die verschiedenen Leistungsbedingungen beider Herz-kammern in Ruhe. Klin. Wschr. 35, 557 (1957). — MOHR, L.: Über regulierende und kompensie-rende Vorgänge im Stoffwechsel der Anämischen. Z. exp. Path. Ther. 2, 435 (1905). — MONTGO-MERY, H.: Oxygen tension of tissues in vivo. Circulation 15, 646 (1957). — MORAWITZ, P., u. W. RÖHMER: Über die Sauerstoffversorgung bei Anämien. Dtsch. Arch. klin. Med. 94, 528 (1908). — MORSE, J. L.: Functional diastolic murmurs in the aortic area and pistol shot sounds in the groins in infancy and childhood. Arch. Pediat. 61, 559 (1924). — MÜLLER, O.: Die feinsten Blutgefäße des Menschen, 1. Aufl., Bd. 1 u. 2. Stuttgart: Ferdinand Enke 1937 u. 1939.

NEUSCHLOSS, S. M.: Untersuchungen über den Säure-Basenhaushalt während schwerer durch Blutverluste verursachter Anämie. Z. ges. exp. Med. 95, 637 (1935). — NIELSEN,

H. E.: Der Kreislauf bei Zuständen von Anämie. Hospitalstidende **76**, 1017 (1933). — The circulation in anemia conditions. Acta med. scand. **81**, 571 (1934).

ODAIRA, R.: The changes in the reserve alkali and oxygen dissoziationcurve of blood in clinical and experimental anemias. Tôhoku J. exp. Med. **4**, 423 (1923). — OPDYKE, D. F., and R. C. FOREMAN: A study of coronary flow under conditions of hemorrhagic hypotension and shock. Amer. J. Physiol. **148**, 728, (1947). — OPITZ, E., u. M. SCHNEIDER: Über die Sauerstoffversorgung des Gehirns und den Mechanismus von Mangelwirkungen. Ergebn. Physiol. **46**, 126 (1950).

PAPLANUS, S. H., M. J. ZBAR and J. W. HAYS: Cardiac hypertrophy as a manifestation of chronic anemia. Amer. J. Path. **34**, 149 (1958). — PARADE, G. W.: Die arterielle Blutversorgung des Herzens und ihre Störungen. Ergebn. inn. Med. Kinderheilk. **45**, 337 (1933). — PARADE, G. W., u. H. FRANKE: Elektrokardiographische Untersuchungen bei Anämien und mit Anämie einhergehenden Bluterkrankungen. Z. klin. Med. **139**, 1 (1940). — PARSONS, C. G., and F. H. WRIGHT: Circulatory function in anemias of children; effect of anemia on exercise tolerance and vital capacity. Amer. J. Dis. Child. **57**, 15 (1939). — PATERSON, J. C. S.: Effect of chronic anemia on renal function in the dog. Amer. J. Physiol. **164**, 682 (1951). — PETERS, J. P., and A. J. EISENMAN: The serumproteins in diseases not primarily affecting the cardiovascular system or kidneys. Amer. J. med. Sci. **186**, 808 (1933). — PICKERING, G. W., and E. J. WAYNE: Observations on angina pectoris and intermittens claudication in anemia. Clin. Sci. **1**, 305 (1934). — PLATT, R.: Structural and functional adaption in renal failure. Brit. med. J. **1951 I**, 1352. — PLESCH, J.: Hämodynamische Studien. Z. exp. Path. Ther. **6**, 380 (1909). — PORTER, W. B.: The association of angina pectoris and anemia. Virginia med. Monthly **58**, 806 (1932). — PORTER, W. B.: Heart changes and physiologic adjustments in Hookworm anemia. Amer. Heart J. **13**, 550 (1937). — PORTER, W. B., and G. W. JAMES: The heart in anemia. Circulation **8**, 111 (1953). — PRUITT, R. D., C. H. KLAKEG and L. E. CHAPIN: Certain clinical states and pathologic changes associated with deeply inverted T waves in the precordial electrocardiogram. Circulation **11**, 517 (1955).

REICHEL, J.: Beiträge zur Kenntnis der perniciösen Anämie und der akuten Leukämie. Wien. Arch. inn. Med. **18/19**, 241 (1929/30). — REID, W. D.: The heart in pernicious anemia. J. Amer. med. Ass. **80**, 534 (1923). — REIMANN, F.: Zur Entstehung der anämischen Geräusche. Ein Beitrag zur Rheologie des Blutes. Bull. Fac. Méd. Istanbul **12**, 287 (1949). — RICHARDS jr., D. W., and M. L. STRAUSS: Oxy-haemoglobin-dissociationcurves of whole blood in anemia. J. clin. Invest. **4**, 105 (1927). — Circulatory adjustments in anemia. J. clin. Invest. **5**, 161 (1928). — ROSSIER, P. H., A. BÜHLMANN u. W. WIESINGER: Physiologie und Pathophysiologie der Atmung. Heidelberg: Springer 1956. — ROSSIER, P. H., P. MERCIER et G. GLATZ: Remarques sur la courbe de dissociation de l'acide carbonique du sang. Courbes expérimentales et courbes calculées. Anémie et courbe de dissociation. Acta Soc. Helv.Sci. nat. **1933**, 415. — ROTHLIN, E., M. TAESCHLER u. A. CERLETTI: Zur Dynamik der beiden Ventrikel bei experimenteller Herzinsuffizienz. Ref. auf der Jahresversammlung der Schweiz. Kardiolog. Ges. in Genf, 13.—15. 5. 1955. Zit. nach Schweiz. med. Wschr. **85**, 754 (1955). — RYANS, I. M., and I. B. HICKAN: The alveolar-arterial oxygen pressure gradient in anemia. J. clin. Invest. **31**, 188 (1952).

SAHLI, H.: Über diastolische accidentelle Herzgeräusche. Korresp.-Bl. schweiz. Ärz. **25**, 33 (1895). — SAHLI, H.: Lehrbuch der klinischen Untersuchungsmethoden, 7. Aufl. Leipzig u. Wien: Franz Deuticke 1928. — SANDKÜHLER, ST., u. U. BOLLE: Über Anämie und Herzgröße. Dtsch. Arch. Klin. Med. **201**, 676 (1955). — SANGHOI, L. M., and K. BASSERJEE: Ballistocardiogramm in chronic severe anemia. Circulation **19**, 41 (1959). — SANGHOI, L.M., S. N. MISRA, K. BANNERJI and K. D. GUPTA: Electrocardiogram in chronic severe anemia. Amer. Heart J. **56**, 79 (1958). — SANGHOI, L. M., R. SHARMA and S. N. MISRA: Cardiovascular disturbances in chronic severe anemia. Circulation **15**, 373 (1957). — SARNOFF, S. J., R. B. CASE, P. E. WHAITE and J. P. ISAACS: Insufficient coronary flow. and myocardial failure as a complicating factor in late hemorrhagic shock. Amer. J. Physiol. **176**, 439 (1954). — SASLOW, G.: The relation between the oxygenation of fluids and the occurance of edema in the perfused frog web. Amer. J. Physiol. **124**, 360 (1938). — SCHEINBERG, P.: Blood **6**, 213 (1951). — SCOTT, R. W.: Prognosis of coronary artery disease. Ass. Life Insurance Med. Directors of Amer. **24**, 56 (1950). — SHARPEY-SCHAFER, E. P.: Cardiac output in severe anemia. Clin. Sci. **5**, 125 (1944). — SHU CHIEN: Quantitative evaluation of the circulatory adjustment of splenectomized dogs to hemorrhage. Amer. J. Physiol. **193**, 605 (1958). — SJÖSTRAND, T.: Die pathologische Physiologie der Korrelationen zwischen Herz und Gefäßsystem. Verh. dtsch. Ges. Kreisl.-Forsch. **22**, 144 (1956). — SMITH, H. W.: Physiology of the renal circulation. Harvey Lect. **35**, 166 (1940). — SOLOFF, L. A., and C. T. BELLO: Pericardial effusion mistaken for cardiac enlargement in severe anemia. Circulation **2**, 298 (1950). — SOMERS, K.: Acute reversible heart failure in severe iron-deficiency anemia associated with hookworm infestation in Uganda Africans. Circulation **19**, 672 (1959). — SPITZ-

BARTH, H.: Klinische Studien zur Entstehung der accidentiellen systolischen Geräusche über der Auskultationsstelle der Pulmonalklappe. Arch. Kreisl.-Forsch. 22, 1 (1955). — STARR jr., I., J. H. COLLINS jr. and F. C. WOOD: Studies of the basal works and output of the heart in clinical conditions. J. clin. Invest. 12, 13 (1933). — STARR jr., I., I. S. DONAL, A. MARGIOLIES, R. SHAW, J. H. COLLINS and C. J. GAMBLE: Studies of the heart and circulation in disease; estimations of basal cardiac output, metabolism, heart size and blood pressure in 235 subjects. J. clin. Invest. 13, 561 (1934). — STARR jr., I. and L. JONAS: Supernormal circulation in resting subjects (hyperkinemia) with a study of the relation of kinemic abnormalities to the basal metabolic rate. Arch. intern. Med. 71, 1 (1943). — STEWART, H. J., N. F. CRANE and I. E. DEITRICK: Studies of the circulation in pernicious anemia. J. clin. Invest. 16, 431 (1937). — STIEGLITZ, E. J.: Disturbances of renal function in pernicious anemia. Arch. intern. Med. 33, 58 (1924). — STRAUSS, M. B., and H. J. FOX: Anemia and water retention. Amer. J. med. Sci. 200, 454 (1940).

THIELE, O., u. O. NEHRIG: Untersuchungen des respiratorischen Gaswechsels unter dem Einfluß von Thyreoideapräparaten und bei anämischen Zuständen des Menschen. Z. klin. Med. 30, 41 (1896). — THOMAS, D.: Fortlaufende Registrierung der Alveolarluft bei Herzkranken und Anämischen. Klin. Wschr. 26, 228 (1948). — TUNG, C. L., W. N. BIEN and C. CH'Y: The heart in severe anemia. Chin. med. J. 52, 479 (1937).

ULMER, W. T.: Untersuchungen zur Analyse der alveolären Ventilationsstörung beim chronischen Cor pulmonale. Verh. dtsch. Ges. Kreisl.-Forsch. 21, 360 (1955).

VEREL, D., and R. S. DUFF: Circulatory adjustment of voluntary muscle in anemia. J. appl. Physiol. 14, 225 (1959).

WARREN, J. V., E. S. BRANNON and A. J. MERRILL: Method of obtaining renal venous blood in unanesthetized persons with observations on extraction of oxygen and sodium paraamino hippurate. Science 100, 108 (1944). — WARREN, J. V., E. S. BRANNON, E. A. STEAD jr. and A. J. MERRILL: The effect of venesection and the pooling of blood in the extremities on the atrial pressure and cardiac output in normal subjects with observation on acute circulatory collaps in three instances. J. clin. Invest. 24, 337 (1945). — WEINGÄRTNER, L.: Zur Frage der idiopathischen Lungenhämosiderose. Fortschr. Röntgenol. 87, 482 (1957). — WEISS, W., and S. O. WAIFE: Tuberculosis and sickle-cell anemia. Amer. Rev. Tuberc. 65, 735 (1952). — WEYMAN jr., J., and D. W. ALLEN: Heme interactions in hemoglobin and the basis of the Bohr-effect. J. polymer. Sci. 7, 499 (1951). — WHIPPLE, G. H., and W. L. BRADFORD: Mediterranean disease thalassemia (erythroblastic anemia of Cooley). Associated pigment abnormalities simulating hemochromatosis. J. Pediat. 9, 279 (1946). — WHITAKER, W.: Some effects of severe chronic anemia on the circulatory system. Quart. J. Med., N. s. 25, 175 (1956). — WIGGERS, C. J.: Physiology of Shock. New York: Commonwealth Fund 1950. — WILKINSON, J. F.: Diseases associated with pernicious anemia, a study of 370 cases. Quart. J. Med. 2, 281 (1933). — WILLIUS, F. A., and H. Z. GIFFIN: The anginal syndrome in pernicious anemia. Amer. J. med. Sci. 174, 30 (1927). — WINTROBE, M. M.: The cardiovascular system in anemia: with a note on the particular abnormalities in sickle-cell anemia. Blood 1, 121 (1946). — WOLFERTH jr., C. C., A. BOYD jr. and W. T. FITTS jr.: Polarographic studies on the circulation of the dog. Relationship of oxygen tension of blood flow in an isolated denervated resting skeletal muscle. In Surgical Forum V, p. 157. Philadelphia: W. B. Saunders Company 1954. — WOLLHEIM, E., u. C. W. SCHNEIDER: Das Blutvolumen bei Anämien. Compt. Rend. 3. Congr. Soc. Internat. Europ. d'Hémat., Rome 1951, p. 27.

YATER, W. M., and G. H. HANSMANY: Sickle cell anemia: A new cause of cor pulmonale. Amer. J. med. Sci. 191, 474 (1936). — YOUMANS, W. B.: Mechanism of high output circulatory failure. Ann. intern. Med. 41, 747 (1954).

ZEILHOFER, R., C. G. BÄR u. K. HECKEL: Untersuchungen über die arterielle Sauerstoffsättigung bei chronischer Anämie. Z. klin. Med. 154, 216 (1956). — ZIMMERMANN, O.: Angina pectoris bei schweren Anämien. Klin. Wschr. 14, 847, 922, 1702 (1935). — ZOLL, P. M., and L. R. NORMAN: The effects of vasomotor drugs and of anemia upon interarterial coronary anastomoses. Circulation 6, 832 (1952). — ZOLL, P. M., S. WESSLER and M. J. SCHLESINGER: Interarterial coronary anastomoses in the human heart, with particular reference to anemia and relative cardiac anoxia. Circulation 4, 797 (1951). — ZONDEK, H., u. G. KÖHLER: Blutbild und innere Sekretion (Polycythämie, Anämie und Leukämie). Klin. Wschr. 5, 876 (1926).

II. Polycythaemia vera.

ALTSCHULE, M. D., M. C. VOLK and H. HENSTELL: Cardiac and respiratory function at rest in patients with uncomplicated polycythemia vera. Amer. J. med. Sci. 200, 478 (1940). — AMBROSIO, E., et A. TRIMARCHI: Le protrombinemia in alcune emopatie. Haematologica 28, 29 (1946). — ASCHER, J.: Polycythämie und Auge. Klin. Mbl. Augenheilk. 53, 388 (1914).

BAER, S., and B. SLIPAKOFF: Measurement of circulation times and the agents used in their determination. Amer. Heart J. 16, 29 (1938). — BENCE, J.: Klinische Untersuchungen über die Viskosität des Blutes. Z. klin. Med. **58**, 203 (1906). — BERGMANN, G. v., u. J. PLESCH: Über Hyperglobulie. Münch. med. Wschr. **58**, 1849 (1911). — BERLIN, N. J., J. H. LAWRENCE and J. GARTLAND: Blood volume in polycythemia as determined by P^{32} labeled red blood cells. Amer. J. Med. **9**, 747 (1950). — BLISS, T. L.: Basal metabolism in polycythemia vera. Ann. intern. Med. **2**, 1155 (1929). — BLUMGART, H. L., S. L. GARGILL and D. R. GILLIGAN: The velocity of blood flow and other aspects of the circulation in patients with primary and secondary anemia and in two patients with polycythemia vera. J. clin. Invest. **9**, 679 (1931). BOCK, A. V.: Constancy of volume of blood plasma. Arch. intern. Med. **27**, 83 (1921). — BOCK, H. E.: Hämatologische Beobachtungen bei Polycythämie. Zbl. inn. Med. **63**, 769, 785, 801 (1942). — BODECHTEL, G.: Zur Klinik der zerebralen Kreislaufstörungen. Verh. Dtsch. Ges. Kreisl.-Forsch. **19**, 109 (1953). — BÖTTNER, A.: Zur Spinaldruckerhöhung und zur Einteilung der echten Polycythämieformen mit Berücksichtigung ihrer Augenhintergrundsveränderungen. Dtsch. Arch. klin. Med. **132**, 1 (1920). — BJØRKMAN, S. E.: Three cases of polycythemia with fibrinopenia. Acta med. scand. **129**, 472 (1948). — BJØRKMAN, S. E., C. B. LAURELL and J. M. HILSON: Serum proteins and fibrinolysis in polycythemia vera. Scand. J. clin. Lab. Invest. **8**, 304 (1956). — BOLLINGER: Münch. med. Wschr. 1886, Nr 5. Ref. nach MORAWITZ u. SIEBECK. — BOYCOTT, A. E., and C. G. DOUGLAS: The total oxygen capacity and blood volume in three cases of splenomegalic polycythemia. J. Path. Bact. **13**, 117 (1908). — BOYCOTT, A. E., and R. HUTCHINSON: Unpublizierter Fall. Ref. bei PARKES F. WEBER. Fol. haemat. **5**, 701 (1908). — BREDNOW: Polycythaemia vera im Röntgenbild, zugleich ein Beitrag zur röntgenologischen Darstellung der Stauungslunge. Röntgenpraxis **5**, 732 (1933). — BROOKS, W. D. W.: Circulatory adjustments in polycythemia rubra vera. Proc. roy. Soc. Med. **29**, 1379 (1936). — BROWN, G. E., and H. Z. GIFFIN: Amer. J. med. Sci. **166**, 489 (1924). Zit. nach HARTWICH u. MAY. — Studies of the vascular changes in cases of polycythemia vera. Amer. J. med. Sci. **171**, 156 (1926). — Peripheral arterial disease in polycythemia vera. Arch. intern. Med. **46**, 705 (1930). — BROWN, G. E., and C. SHEARD: Measurements of the skin capillaries in cases of polycythemia vera and the rôle of those capillaries in the production of erythrosis. J. clin. Invest. **2**, 423 (1926).

CASSELS, D. E., and M. MORSE: The arterial blood gases, the oxygen dissoziatio-curve and the acid-base balance in polycythemia vera. J. clin. Invest. **32**, 52 (1953). — CHRISTIAN, H. H.: Nervous symptoms of polycythemia vera. Amer. J. med. Sci. **154**, 547 (1917).

DAMESHEK, W.: Physiopathology and course of polycythemia vera as related to therapy. J. Amer. med. Ass. **142**, 790 (1950). — DAMESHEK, W., and H. H. HENSTELL: The diagnosis of polycythemia. Ann. intern. Med. **13**, 1360 (1940). — DOERING, P.: Die Gewebsclearance bei der Polycythämie (unveröffentlicht). Zit. nach DOERING u. WENKER. — DOERING, P., u. H. WENKER: Nierenfunktion u. intrarenale Hämodynamik bei der Polycythaemia rubra vera. Klin. Wschr. **1956**, 1028. — DONNER, L., and V. MALY: The total quantity of blood in some blood diseases. Sborn. lék. **57**, 117, 125 (1955). — DUTZ, H.: Die Bedeutung der Clearancemethodik zur Prüfung der Nierenfunktion für die Klinik unter besonderer Berücksichtigung differentialdiagnostischer Fragestellungen. 2. Mitt. Z. ges. inn. Med. **8**, 456 (1953).

ENGELHARDT, A.: Die Rückwege des Blutes aus der Peripherie zum Herzen. Medizinische **1958**, 914. — ERNST, C.: Beitrag zur Frage des Kreislaufes bei der Polycythaemia vera. Z. klin. Med. **114**, 757 (1930).

FÅHRAEUS, R., and T. LINDQUIST: The viscosity of the blood in narrow capillary tubes. Amer. J. Physiol. **96**, 562 (1931). — FISHER, J. M., G. N. BEDELL and P. M. SEEBOHM: Differentiation of polycythemia vera and secondary polycythemia by arterial oxygen saturation and pulmonary function tests. J. Lab. clin. Med. **50**, 455 (1957). — FREYSCHMIDT, P., H. G. MEHL u. J. KREMPIN: Fraktionierte Gewebssaftuntersuchung. VI. Mitt. Vergleichende Bestimmung der Radioaktivität im Blut, Plasma und Gewebssaft nach Injektion von radioaktivem Phosphor ^{32}P bei Polycythämikern. Z. ges. exp. Med. **123**, 177 (1954).

GADERMANN, E.: Über das Verhalten des Kreislaufs bei der Polycythaemia rubra vera. (Einfluß der Blutbeschaffung auf die Hämodynamik.) Klin. Wschr. **1952**, 884. — GAISBÖCK, F.: Die Polycythämie. Ergebn. inn. Med. Kinderheilk. **21**, 234 (1922). — GAUER, O. H., u. J. P. HENRY: Beitrag zur Homöostase des extraarteriellen Kreislaufs. (Volumenregulation als unabhängiger physiologischer Parameter.) Klin. Wschr. **34**, 356 (1956). — GIBSON, J. G., A. W. HARRIS and V. W. SWIGERT: Clinical studies of the blood volume. VII. J. clin. Invest. **19**, 621 (1939). — GLAESSNER, K.: Beitrag zur Pathologie der Polycythaemia rubra. Wien. klin. Wschr. **19**, 1475 (1906). — GOLDBLOOM, H. H.: Clinical studies in circulatory adjustments; clinical evaluation of cardiac ouptput studies. Int. Clin. **3**, 206 (1936). — GOLDSMITH, G.: Cardiac output in polycythemia vera. Arch. intern. Med. **58**, 1041 (1936). — GOLUBININ: 16. Internat. Ärztekongr. in Budapest 1909. Zit. nach ZADEK. — GRÄFENSTEIN, F. E., R. M. KING, S. S. LATCH and J. H. COMROE jr.: Pulmonary function studies in healthy men and women 50 years and older. J. appl. Physiol. **4**, 641 (1952). — GRAM, H. C.: Studier over Fibrinmæengden i Menneskets Blod og Plasma. Thesis, Kopenhagen, 1921. Zit. nach OLESEN

u. POULSEN. — GUTZEIT, K.: Zur Pathologie und Genese der Polycythaemia rubra. Dtsch. Arch. klin. Med. 141, 30 (1926).

HADEN, R. L.: The red cell mass in polycythemia in relation to diagnosis and treatment. Amer. J. med. Sci 196, 493 (1938). — HALDANE, O. S., u. ACLAND: Unpublizierter Fall. Ref. nach PARKES WEBER. Fol. haemat. 5, 701 (1908). — HALLOCK, PH.: Polycythaemia of morbus caeruleus. Proc. Soc. exp. Biol. (N.Y.) 44, 11 (1940). — HARROP, G. A., and E. H. HEATH: Pulmonary gas diffusion in polycythemia vera. J. clin. Invest. 4, 53 (1927). — HARTWICH, A., u. G. MAY: Blutmengenbestimmung mittels der Farbstoffmethode. I. Mitt. Technik. Untersuchung an Normalen, Polycythämien, Anämien und Chlorosen. Z. ges. exp. Med. 51, 497 (1926). — HEIDELMANN, G., H. KROSCH u. H. WALTHER: Beitrag zur Frage der glomerulären Primärharnbereitung. Viskositätsmessung am eingedickten menschlichen Blut. Ärztl. Forsch. 10, 381 (1956). — HEILMEYER, L., u. H. BEGEMANN: Handbuch der inneren Medizin, 4. Aufl. Bd. II: Blut und Blutkrankheiten. Berlin-Göttingen-Heidelberg: Springer 1951. — HEILMEYER, L., u. G. RIEMENSCHNEIDER: Gleichzeitige Bestimmung von Blutmenge, Blutströmungsgeschwindigkeit und Durchmischungsgeschwindigkeit bei Blut- und Kreislaufkranken. Verh. dtsch. Ges. inn. Med. 42, 232 (1930). — HERRNHEISER, G.: Polycythaemia rubra vera. Dtsch. Arch. klin. Med. 130, 315 (1919). — HIRSCHFELD, H.: Zur pathologischen Anatomie der Plethora vera. Med. Klin. 1906, Nr 23. — Erythrämie und Erythrocytose. Berl. klin. Wschr. 1907, 1304. — Die Krankheiten des Blutes und der blut- bildenden Organe, Bd. II. Berlin: Springer 1925. — HISINGER-JAGERSKIÖLD, E.: Klinische Kapillarstudien bei Blutkrankheiten und Zirkulationsstörungen. Acta med. scand. 58, 231 (1923). — HITZENBERGER, K.: Die Sauerstoffsättigung des arteriellen Blutes bei Polycythämien. Z. klin. Med. 126, 495 (1934). — HITZENBERGER, K., u. F. TUCHFELD: Über einen Fall von Polycythämie mit verminderter Gesamtblutmenge. Klin. Wschr. 1929, 1083. — HITZIG, W. M.: The use of ether in measuring the circulation time from the antecubital veins to the pulmonary capillaries. Amer. Heart J. 10, 1080 (1935). — HNÁTEK, J,: Polycythaemia myelopathica. Čas. Lék. čes. 1907, Nr 25. Ref. Fol. haemat. 10, 205 (1910). — HODGSON, J. R., G. A. GOOD and B. E. HALL: The roentgenographic aspects of polycythemia vera. Proc. Mayo Clin. 21, 152 (1946). — HUTCHINSON, R., and H. C. MILLER: A case of spleno- megalic polycythemia with report of post-mortem examination. Lancet 1906.

ISAACS, R.: Pathologic physiology of polycythemia vera. Arch. intern. Med. 31, 289 (1923).

JÜRGENS, R., u. K. BACH: Thrombosebereitschaft bei Polycythaemia vera. Dtsch. Arch. klin. Med. 176, 625 (1934). — JÜRGENSEN, E.: Vergleichende Mikrokapillar- und Haut- sekretionsbeobachtungen bei Blutkrankheiten. Dtsch. Arch. klin. Med. 172, 233 (1931).

KAGAN, G.: Zur Technik der Viskositätsbestimmung. Dtsch. Arch. klin. Med. 102, 190, (1911). — KETY, S. S.: Circulation and metabilism of human brain in health and disease. Amer. J. Med. 8, 205 (1950). — KLEIN, O., u. W. NONNENBRUCH: Zum Verhalten der Blut- gase bei der Polycythämie. Med. Klin. 1932, 264. — KOCH, E.: Die Strömungsgeschwindig- keit des Blutes. Dtsch. Arch. klin. Med. 140, 39 (1922). — KÖSTER, M.: Zur Kasuistik der Polycythämie, zugleich ein Beitrag zur Ätiologie der Migraine ophthalmique. Münch. med. Wschr. 1906, 1056. — KORPÀSSY, B., u. E. KELEMEN: Vaquez-Oslersche Krankheit — Pan- myelose. Acta haemat. (Basel) 2, 110 (1949).

LAMPE, W.: Blutmengenbestimmungen bei Polycythaemia vera. Dtsch. med. Wschr. 51, 2025 (1925). — LANGE, E.: Außergewöhnlicher Verlauf einer Polycythaemia vera mit zere- bralen Störungen und psychischen Besonderheiten als Hauptsymptome. Dtsch. Gesundh.- Wes. 1956, 460. — LASCH, H. G.: Untersuchungen zur Dynamik im System der Gerinnungs- faktoren („latente Gerinnung in der Blutbahn"). Habil.-Schr. Heidelberg, 1959. — LASCH, H. G., u. A. LINKE: Die Bestimmung von Acceleratorglobulin und Prothrombin als Leber- funktionsprobe. Dtsch. Arch. klin. Med. 200, 290 (1953). — LASCH, H. G., K. MECHELKE u. E. NUSSER: Über Änderungen der Gerinnungsfaktoren Prothrombin und VII bei hyper- und hypozirkulatorischen Kreislaufumstellungen der Katze. Dtsch. Arch. klin. Med. 204, 1 (1957). — LASCH, H. G., K. MECHELKE, E. NUSSER u. H. H. SESSNER: Über Beziehungen zwischen Blutgerinnung und Kreislauffunktion. Z. exp. Med. 129, 484 (1958). — LASCH, H. G., u. L. ROKA: Über den Bildungsmechanismus der Gerinnungsfaktoren Prothrombin und Faktor. VII. Klin. Wschr. 1954, 465. — LAUTER: Nicht publiziert. Zit. nach HEILMEYER u. BEGEMANN. — LAWRENCE, J. H.: Polycythemia. Physiology, Diagnosis and Treatment based on 303 cases. New York u. London: Grune & Stratton 1955. — LESCHKE, E.: Kreis- laufzeit und Blutgeschwindigkeit. Münch. med. Wschr. 1931 II, 2117. — LILJESTRAND, G., and N. STENSTRÖM: Clinical studies on the work of the heart during rest. II. The influence of variations in the haemoglobin content on the blood flow. Acta med. scand. 63, 130 (1925). — LINKE, A.: Vergleichende Untersuchungen über die Wirkung von Dicumarol und Tromexan auf den Prothrombingehalt des Blutes, die Kapillarresistenz und die Kapillarpermeabilität. Dtsch. med. Wschr. 1952, 775. — Erythroleukämie und erythroleukämische Reaktion. Habil.-Schr. Heidelberg 1954. — LINKE, A., u. H. G. LASCH: Ein Beitrag zur Chemotherapie der Polycythaemia vera. Dtsch. med. Wschr. **1953**, 1952. — LOEWY, A.: Blut und Blutkreislauf in einem Falle von Polycythaemia rubra megalosplenica. Berl. klin. Wschr. **46**, 1393 (1909). — LOEWY, J.: Über Polycythaemia rubra. Med. Klin. **1912**, 1464. — LOMANN, J., and W. DAMESHEK: Plethora of the intracranial venous circulation in a case of polycythemia. New Engl. J. Med. **232**, 394 (1945). — LUCKNER, H.: Die Funktionen der arteriovenösen Anastomosen. Kapillaren und Interstitium. Morphologie-Funktion-Klinik. Hamburger Symposion vom 29.—31. 10. 1954, herausgeg. von H. BARTELHEIMER u. H. KÜCHMEISTER. Stuttgart: Georg Thieme 1955. — LUEDEKE, H.: Über Thrombosebereitschaft bei Polycythaemia vera. Virchows Arch. path. Anat. **293**, 218 (1934). — LÜDIN, M.: Ein Beitrag zur Kenntnis der Symptomatologie und Therapie der primären Polycythaemie. Z. klin. Med. **84**, 460 (1917).

MAINZER, F., u. P. HERSCH: Die Atmungsfunktion des Blutes bei Polycythaemia vera. Helv. med. Acta **6**, 102 (1939). — MALIZIA, E.: Renal function and hemodynamics in primary and secondary polycythemia. Acta med. scand. **154**, 399 (1956). — MATTHES, M.: In E. v. BEHRING, Meine Blutuntersuchungen. Beiträge zur experimentellen Therapie, Heft 12., Berlin 1911. — MENDLOWITZ, M.: The effect of anemia and polycythemia on digital intravascular blood viscosity. J. clin. Invest. **27**, 565 (1948). — Digital vascular resistance in normal, polycythemic and hypertensive states. Circulation **3**, 694 (1951). — The Digital Circulation. New York: Grune & Stratton 1954. — MILLER, H. R.: The occurrence of coronary artery thrombosis in polycythemia vera. Amer. J. med. Sci. **198**, 323 (1939). — MOHR, J.: Zur Klinik der Polycythämie. Münch. med. Wschr. **60**, 1739 (1913). — MORAWITZ, P., u. W. RÖHMER: Über die Sauerstoffversorgung bei Anämien. Dtsch. Arch. klin. Med. **94**, 529 (1908). — MORAWITZ, P., u. R. SIEBECK: Untersuchungen über die Blutmengen bei Anämien. Naunyn-Schmiedeberg's Arch. exp. Path. Pharmak. **59**, 364 (1908). — MORRIS, L. E., and H. L. BLUMGART: Velocity of blood flow in health and disease. Circulation **15**, 448 (1957). — MOSCHCOWITZ. E,: Essays on the biology of disease. Chapter 6. The biology of polycythemia vera. J. Mt Sinai Hosp. **11**, 232 (1944). — MÜLLER, O.: Die feinsten Blutgefäße des Menschen, Bd. II. Stuttgart: Ferdinand Enke 1939.

NAEGELI, O.: Blutkrankheiten und Blutdiagnostik, 3. Aufl. Berlin u. Leipzig: W. de Gruyter & Co. 1919. — NELSON, D., and J. F. FAZEKAS: Cerebral blood flow in polycythemia vera. Arch. intern. Med. **98**, 328 (1956). — NEWMAN, W., J. A. FELTMAN and B. DEVLIN: Pulmonary function studies in polycythemia vera. Results in five probable cases. Amer. J. Med. **11**, 706 (1951). — NICOLA, P. DE: La diagnosi dei difetti di coagulazione. Pavia 1957. — NORMAN, I. L., and E. V. ALLEN: The vascular complications of polycythemia. Amer. Heart J. **13**, 157 (1937). —

OLESEN, K. H., and L. POULSEN: Polycythemia vera with fibrinopenic hemorrhagic diathesis. Acta med. scand. **139**, 415 (1921). — OSLER, W.: Chronic cyanosis with polycythemia and enlarged spleen. A new clinical entity. Amer. J. med. Sci. **126**, 187 (1903).

PARE, P., and L. LOWENSTEIN: Polycythaemia associated with disturbed function of the respiratory center. Blood **11**, 1076 (1956). — PARENTI, G. C.: Policitemia vera con diatesi thromboplastica. Riv. Clin. med. **36**, 287 (1935). — PARKINSON, J.: Erythremia, with an account of six cases. Lancet **1912**, 1425. — PATRASSI y JONA: Riv. Clin. med. **37**, 166, 193 (1936). — PLEHN, A.: Einige seltene Fälle von Erkrankungen der blutbildenden Organe. Dtsch. med. Wschr. **39**, 351 (1913). — PRENTICE, T. C., N. I. BERLIN and J. H. LAWRENCE: Effect of therapy on blood volume, blood pressure and spleen size in polycythemia vera. Arch. intern. Med. **89**, 584 (1952).

RATTO, O., W. A. BRISCOE, J. W. MORTON and J. H. COMROE: Anoxemia secondary to polycythemia and polycythemia secondary to anoxemia. Amer. J. Med. **19**, 958 (1955). — RECKLINGHAUSEN, F. D. v.: Handbuch der allgemeinen Pathologie des Kreislaufs und der Ernährung, S. 179. Stuttgart 1883. — REIMANN, F.: Über die Gerinnungsstörung bei der Erythrämie, eine Betrachtung über die Bedeutung der „dritten Phase" der Gerinnung (Retraktion). Bull. Fac. Méd. Istanbul **18**, 418 (1955). — RICHARDS jr., D. W., and M. L. STRAUSS: Oxy-Hemoglobin dissociation curves of whole blood in anemia. J. clin. Invest. **4**, 105 (1927). — RICHTER, K.: Pulmonale Gefäßveränderungen bei Polycythaemia vera. Fortschr. Röntgenstr. **90**, 179 (1959). — RÖVER, F.: Über Hyperglobulie. Münch. med. Wschr. **58**, 2791 (1911). — ROSENTHAL, N., and F. A. BASSEN: Course of polycythemia. Arch. intern. Med. **62**, 903 (1938). — ROSENTHAL, R. L.: Blood coagulation in leucemia and polycythemia: value of the heparin clotting time and clot retraction rate. J. Lab. clin. Med. **34**, 1321 (1949).

SCHEINBERG, P., and H. W. JAYNE: Factors influencing cerebral blood flow and metabolism. Circulation **5**, 225 (1952). — SCHIMPF, K.: Über Änderungen der Gerinnungsfaktoren beim Menschen unter Wärme- und Kälteeinfluß sowie während körperlicher Arbeit. Dtsch. Arch. klin. Med. **204**, 472 (1957). — SCHRÖDER, W.: Zur Physiologie der arterio-venösen Anastomosen. Verh. dtsch. Ges. Kreisl.-Forsch. **18**, 289 (1952). — SENATOR, H.: Über den Lungengaswechsel bei Erythrocytosis. Z. klin. Med. **60**, 357 (1906); **68**, 349 (1909). — SEYDER-

Helm, R., u. W. Lampe: Die Blutmengenbestimmung und ihre klinische Bedeutung. Ergebn. inn. Med. Kinderheilk. **27**, 245 (1925). — Sjöstrand, T.: Blutverteilung und Regulation des Blutvolumens. Klin. Wschr. **34**, 561 (1956). — Stewart, H., C. H. Wheeler and F. C. Norman: The circulatory adjustments in polycythemia vera. Amer. Heart J. **21**, 511 (1941). Straub, H., u. K. Meier: Die Bestimmung der Blutreaktion aus der Kohlensäurebindungskurve. Dtsch. Arch. klin. Med. **129**, 54 (1919). — Stroebel, C. F., B. E. Hall and G. L. Pease: Evaluation of radiophosphorus therapy in primary polycythemia. J. Amer. med. Ass. **146**, 1301 (1951).

Tancré: Zur Polycythaemia rubra. Dtsch. Arch. klin. Med. **123**, 435 (1917). — Taquini, A. C., I. R. E. Suárez and A. Villamil: Circulation and respiration in erythremia. Medicina (B. Aires) **9**, 241 (1950). — Tarr, L., D. S. Oppenheimer and R. V. Sager: The circulation time in various clinical conditions, determined by the use of sodium dehydrocholate. Amer. Heart J. **8**, 766 (1933). — Tinney, W. S., B. E. Hall and H. Z. Giffin: Cardiac disease and hypertension in polycythemia vera. Proc. Mayo Clinic **18**, 94 (1943).

Uhthoff: Über einen ophthalmoskopischen Befund bei sog. Polycythämie. Klin. Mbl. Augenheilk. **44**, 449 (1906).

Valtis, D. J., and A. C. Kennedy: The effect of therapeutic radio-phosphorus on the affinity of haemoglobin for oxygen in patients with polycythemia vera. J. clin. Path. **7**, 284 (1954). — Videbaek, A.: Polycythemia vera. Course and prognosis. Acta med. scand. **138**, 179 (1950). — Villa, L.: Zit. nach J. H. Lawrence.

Wahlund, H.: The total amount of haemoglobin and the blood volume in polycythaemia vera treated with radiophosphorus. Acta med. scand. **150**, 199 (1954). — Wardener, H. E., de:, R. R. McSwiney and B. E. Miles: Renal haemodynamics in primary polycythaemia. Lancet **1951 II**, 204. — Wasserman, L. R., R. L. Dobson and J. H. Lawrence: Blood oxygen studies in patients with polycythemia and in normal subjects. J. clin. Invest. **28**, 60 (1949). — Weber, F. Parkes: A case of „splenomegalic" or „myelopathic" polycythaemia with true plethora and arterial hypertonia without cyanosis. Med.-chir. Trans. **88**, 191 (1905). — Die Zunahme der gesamten Blutmenge bei myelopathischer oder splenomegalischer Polycythämie (Erythrämie) und bei sekundärer Polycythämie (Erythrocytosis). Folia haemat. **5**, 701 (1908). — Weber, F. Parkes u. O. B. Bode: Polycythaemia, Erythrocytosis and Erythraemia (Vaquez-Osler Disease). London: Lewis 1921. — Westenhoeffer, M.: Ein Beitrag zur pathologischen Anatomie der Plethora vera. Dtsch. med. Wschr. **33**, 1446 (1907). — Whitaker, S. R. F., and F. R. Winton: The apparent viscosity of blood flowing in the isolated hindlimb of the dog and its variation with corpuscular concentration. Amer. J. Physiol. **78**, 339 (1933). — White, H.: Three cases of erythraemia in one of which the total volume of blood was estimated. Lancet **1912**, 7. — Whitelaw, M., and G. E. Thomas: Massive subcutaneous haemorrhage in polycythaemia vera. Canad. med. Ass. J. **72**, 128 (1955). — Wiegandt, R.: Der Einfluß der Erythrocytenzahl auf das Thrombelastogramm. Inaug.-Diss. Heidelberg 1955. — Wintrobe, M. M.: Oslers chronic cyanotic polycythemia with splenomegaly. Bull. Johns Hopk. Hosp. **85**, 74 (1949). — Clinical Hematology, 4. Aufl. London: Kimpton 1956. — Wright, I. S., and A. W. Duryee: Human capillaries in health and disease. Arch. intern. Med. **52**, 545 (1933).

Zadek, I.: Die Polycythämien. Ergebn. ges. Med. **10**, 355 (1927).

III. Leukämie.

Antoniazzi, E.: Disturbo del ritmo cardiaco d'origine leucemia. Clin. med. ital. **62**, 53 (1931). — Aronson, S. F., and E. Leroy: Electrocardiographic findings in leukemia. Blood **2**, 356 (1947). — Aubertin, Ch., et G. Rimé: La mort par thromboses multiples dans la leucémie myéloide. Bull. Soc. méd. Hôp. Paris **41**, 1146 (1925).

Berlin, R.: Blood volume in chronic leukemia. Acta med. scand. **164**, 257 (1959). — Berlin, N. J., G. M. Hyde, R. L. Parsons and J. H. Lawrence: The blood volume in various medical and surgical conditions. New Engl. J. med. **247**, 675 (1952). — Bierman, H. R., E. K. Perkins and P. Ortega: Pericarditis in patients with leukemia. Amer. Heart J. **43**, 413 (1952). — Bisel, F., F. Wroblewski and J. S. LaDue: Incidence and clinical manifestations of cardiac metastases. J. Amer. med. Ass. **153**, 712 (1953). — Blotner, H., and M. C. Sosman: X-ray therapy of the heart in a patient with leukemia, heart block and hypertension; report of a case. New Engl. J. Med. **230**, 793 (1944). — Boulet, P., H. Serre, G. Vallat, J. Mirouze, C. Béchard et A. Pages: Obstruction artérielle aigue d'un membre; première manifestation d'une réticulose histio-monocytaire. Soc. des Sc. méd. et biol. Montpellier, 20. April 1951. Zit. von Janbon u. Bertrand 1953. — Burnett, R. C., and M. B. Shimkin: Secondary Neoplasms of the Heart. Arch. intern. Med. **93**, 205 (1954).

Costa, A.: Sperimentale. Arch. Biol. (Firenze) **85**, 117 (1931). Zit. nach Wintrobe u. Mitchell 1940. — Creed, D. L., F. Baird and R. Fisher: The severity of aortic arteriosclerosis in certain diseases: a necropsy study. Amer. J. med. Sci. **230**, 385 (1955).

DRESDALE, D. T., D. SPAIN and F. PEREZ-PINA: Heart block and leucemic cell infiltration of interventricular septum of heart. Amer. J. Med. 6, 530 (1949). — DROUET, P. L., G. FAIVRE, P. LAMY et A. LARCAN: Les syndromes cardio-hématiques. Sem. Hôp. (Paris) 32, 233 (1956).

FAIVRE, G., P. LAMY et A. LARCAN: Le coeur des leucémiques. Arch. Mal. Coeur 48, 1156 (1955). — FAIVRE, G., P. LAMY, A. LARCAN et J.-M. GILGENKRANTZ: Leucose aigue avec atteinte myocardo-péricardique. Péricardite leucémique. Presse méd. 65, 1943 (1957). — FEYRTER, F.: Über die Anfälligkeit für örtliche Kreislaufstörung und entzündliches Geschehen bei der Leukämie. Wien. med. Wschr. 106, 3 (1956). — FIESSINGER, N., M. ALBENEAUX-FERNET et C. LAUR: La forme thrombosante de la leucémie subaigue à lymphoblastes. Bull. Soc. méd. Hôp. Paris 49, 407 (1933). — FRIEDMAN, N. H., and J. J. SILVERMAN: Benign pericardial effusion in the course of chronic myelogenous leukemia. Blood 5, 916 (1950).

GIRAUD, G., P. CAZAL, P. JZARN et A. LÉVY: Les thromboses leucémiques. Montpellier méd. 48, 394 (1955). — GIRAUD, G., H. LATOUR, P. PUECH, J. ROUJON et A. PAGES: Infiltration lymphoblastique du myocarde; troubles rhythmiques dissociatifs intéressant les trois étages du coeur. Arch. Mal. Coeur 50, 720 (1957).

HEVELKE, G.: Zum Problem der Physiosklerose. Die angiochemische Sonderstellung der Arteria femoralis von Leukämikern. Z. Alternsforsch. 13, 1 (1959). — HIRSCHFELD, H.: In Handbuch der Krankheiten des Blutes und der blutbildenden Organe. Herausgegeb. von A. SCHITTENHELM. Berlin: Springer 1925. — HUSEBYE, K. O., J. M. STICKNEY and W. A. BENETT: Platelet thrombosis in leukemia. Ann. intern. Med. 44, 975 (1956).

JAFFE, R. H.: Morphology of the inflammatory defense reactions in leukemia. Arch. Path. (Chicago) 14, 177 (1932). — JANBON, M., and L. BERTRAND: Thromboses veineuses multiples au cours d'une leucose à monocytes. Bull. Soc. méd. Hôp. Paris 69, 483 (1953). — JANSSEN, W., G. HEVELKE, H. G. MIELKE u. F. H. SCHULZ: Leukämie und Arteriosklerose. Z. ges. inn. Med. 12, 543 (1957).

KIRSHBAUM, J. D., and F. S. PREUSS: Leukemia, clinical and pathologic study of 123 fatal cases in a series of 14400 necropsies. Arch. intern. Med. 71, 777 (1943). — KÖBERLE, F.: Über leukämische Infiltrate in der Herzklappe. Z. Kreisl.-Forsch. 29, 785 (1937).

LOACH, J. F. DE, and J. W. HAYNES: Secondary tumors of heart and pericardium. Arch. intern. Med. 91, 224 (1953).

MAHAIM, I., et P. H. ROSSIER: Leucémie myéloide aigue, diathèse hémorrhagique, bloc auriculo-ventriculaire. Lésions du tissu spécifique. Cardiologia (Basel) 15, 196 (1950). — MÖNCKEBERG, J. G.: Handbuch der speziellen pathologischen Anatomie und Histologie, Bd. II, S. 498. Berlin: Springer 1924.

NORDMANN, M.: Die Grundlagen der Arteriosklerose nach allgemein-pathologischen Gesichtspunkten. Z. Alternsforsch. 6, 214 (1952).

OEHME, J., u. H.-D. NEUMANN: Klinische und pathologisch-anatomische Befunde bei der akuten Leukose des Kindesalters. Ärztl. Wschr. 11, 993 (1956).

PUECH, A., J. VIDAL et M. DUFOIX: Thrombose totale intracardiaque au cours d'une leucémie aiguë. Montpellier méd. 13, 23 (1932).

RAYNOLDS, A. H., R. G. OLIVETTI and R. W. EKSTRAND: Aleucemic stem cell leukemia with polyserositis. Blood 10, 81 (1955). — REIM: Ein seltener Herzbefund bei akuter lymphatischer Leukämie. Berl. klin. Wschr. 53, 475 (1916). — RIZZI, D.: Sindromi cardio-leucemiche. G. Clin. med. 40, 501 (1959). — ROWNTREE, L. G., G. E. BROWN and G. M. ROTH: The volume of the blood and plasma in health and disease. Philadelphia: W. B. Saunders Company 1929.

SAIGO, Y.: Die Purkinjeschen Muskelfasern bei Erkrankungen des Myokards. Beitr. path. Anat. 44, 2 (1908). — SCHNEIDER, K. W.: Das Blutvolumen bei Leukämien. Abstracts VI. Congrès de la Societé Européenne d'Hématologie. Copenhagen 1957. — SCHULZ, F. H., u. D. MICHEL: Das altersfremde Verhalten des arteriellen Gefäßsytems bei chronischen Leukämien; Untersuchungen der Pulswellengeschwindigkeit. Z. Alternsforsch 9, 111 (1955). — SCOTT, R. W., and C. F. GARVIN: Tumors of the heart and pericardium. Amer. Heart J. 17, 431 (1939). — SHIMKIN, M. B., ST. R. METTIER and H. BIERMAN: Myelocytic leukemia: an analysis of incidence, distribution and fatality, 1910—1948. Ann. intern. Med. 35, 194 (1955). — SUAREZ, C. R., M. C. LOREZA y J. C. VILLASENOR: Manifestaciones electrocardiograficas en las leucemias. Arch. Inst. Cardiol. Méx. 26, 193 (1956).

VAUCHER, C.: Leukämische Infiltrate in der Intima der Aorta. Schweiz. Z. Path. 10, 193 (1947).

WENDKOS, M. H.: Leucemic pericarditis: Report of a case of lymphatic leucemia in which massive pericardial effusion was the earliest and most outstanding manifestation. Amer. Heart J. 22, 417 (1941). — WINTROBE, M. M.: Clinical Hematology, 4. Aufl. London: Kimpton 1956. — WINTROBE, M. M., and D. M. MITCHELL: Atypical manifestations of leukaemia. Quart. J. Med. 9, 67 (1940).

YOUNG, J. M., and I. R. GOLDMAN: Tumor metastasis to the heart. Circulation 9, 220 (1954).

IV. Geschwulstartige und systematisierte Neoplasien der blutbildenden Organe und des RES.

V. Lymphogranulomatose.

Appiani, L.: La polisierosite come sintomo iniziale del granuloma maligno. Tumori 42, 371 (1956). — Ayerza, L., e R. Cernich: Granuloma maligno primitivo del pericardio (caso princeps). Rev. Asoc. méd. argent. 57, 981 (1943).

Barone, V. G.: Sopra un caso di linfogranulomatosa maligna cervico-mediastinica con infiltrazione secondaria de cuore e dei pulmone. Rif. med. 46, 1949 (1930). — Bisel, F., F. Wroblewski and G. S. La Due: Incidence and clinical manifestations of cardiac metastases. J. Amer. med. Ass. 153, 712 (1953). — Brick, I. B., and M. Greenfield: Reticulum cell sarcoma with cardiac metastasis. Report of two cases with antemortem diagnosis of one. Amer. Heart J. 34, 599 (1947). — Burnett, R. C., and M. B. Shimkin: Secondary neoplasms of the heart. Arch. intern. Med. 93, 205 (1954).

Carinci, M. P.: Su di un caso di localizzazione pericardica del linfogranuloma maligno. Rev. Anat. pat. 11, 1191 (1956). — Catsaras, J., u. E. Patsouri: Über eine blastomatös wachsende Form von Herz- und Leberlymphogranulomatose. Virchows Arch. path. Anat. 307, 297 (1941). — Chevallier, P., J. Bernard, D. Christol et M. Boiron: Maladie de Hodgkin avec granulomatose du myocarde et granulomatose pulmonaire à forme cavitaire. Sang 23, 704 (1952).

Dagnini, G.: Reticolosarcoma primitivo del coure. Arch. ital. Anat. Istol. pat. 23, 470 (1950). — Dalous, J. Fabre et H. Pons: Un cas de pancardite Hodgkinienne. Arch. Mal. Coeur 29, 89 (1936). — Dluhoš, M.: Primárni retothelsarkom srdce. Čas. Lék. čes. 641 (1948). — Drouet, P. L., G. Faivre et P. Lamy: Les péricardites de contiguités. Bull. Soc. méd. Hôp. Paris 70, 921 (1954). — Dughera, L., A. Meda e V. Nazzi: La pericardite, guale segno precoce di localizzazione mediastinica nelle affezioni neoplastiche sistemiche del tessuto linforeticulare. Minerva med. (Torino) 49, 4201 (1958).

Fishberg, A. M.: Auricular fibrillation and flutter in metastatic growths of the right auricle. Amer. J. med. Sci. 180, 629 (1930). — Frenreisz, St., u. O. Epstein: Retikulosarkom des Herzens. Zbl. allg. Path. path. Anat. 99, 126 (1959). — Fresen, O.: Zur pathologischen Anatomie und Nosologie der Lymphogranulomatose. Ergebn. inn. Med. Kinderheilk., N. F. 9, 38 (1958).

Garvin, C. F.: Hodgkins disease of the herart and pericardium. J. Amer. med. Ass. 117, 1876 (1941). — Giraud, G., P. Cazal, H. Latour et P. Puech: Pleurésie et péricardite de la maladie de Hodgkin. Montpellier méd. 1951, 629. — Giraud, G., H. Latour, P. Puech et G. Olivier: Tachycardie paroxystique ventriculaire et péricardite par maladie de Hodgkin; contrôle oesophagien d'une crise tachycardique et de sa réduction. Arch. Mal. Coeur 51, 635 (1958). — Gowers, W. R.: Hodgkins Disease. In J. R. Reynolds, A System of Medicine, vol. 5, p. 306. Philadelphia: J. P. Lippincott & Co. 1879. — Graber, V. C.: Paroxysms of tachycardia occuring in a case of Hodgkin's disease in which the vague nerves were degenerated by the pressure of enlarged mediastinal glands. Amer. Heart J. 1, 564 (1925). — Grawitz: Lymphosarkoma thymicum, ins Myocard eingedrungen. Dtsch. med. Wschr. 1911, 2357. — Greiner, D. J.: Reticulum cell sarcoma involving the heart and pericardium. Bull. School Med. Univ. Maryland 25, 44 (1940). — Gsell, O.: Miliare generalisierte Granulomatose mit eingelagertem Amyloid. (Atypische Lymphogranulomatose.) Beitr. path. Anat. 81, 426 (1928).

Hagans, J. A.: Hodgkin's granuloma with pericardial effusion. An unusual case of Hodgkin's disease presenting initially the signs and symptoms of pericarditis with effusion. Amer. Heart J. 40, 624 (1950); 42, 636 (1952). — Harrel, G. T.: Hodgkin's disease with invasion of pericardium and gallbladder. Arch. Path. (Chicago) 28, 58 (1939). — Herbut, P. A., and A. L. Maisel: Secondary tumors of the heart. Arch. Path. (Chicago) 34, 358 (1942). — Hirschfeld, H.: Leukämie und verwandte Zustände, in Handbuch der Krankheiten des Blutes und der blutbildenden Organe, herausgeg. von A. Schittenhelm, Bd. I, S. 549—550. Berlin: Springer 1925. — Hsiung, J. C., C. Szutu, C. K. Hsieh and V. T. Lieu: Metastatic tumors of the heart. Chin. med. J. 57, 1 (1940). — Hurst, J. W., and H. R. Cooper: Neoplastic disease of the heart. Amer. Heart J. 50, 782 (1955).

Jackson, H. J., and F. Jr. Parker: Hodgkin's disease and Allied Disorders. London: Oxford University Press 1947. — Jagić, N. v., u. R. Klima: Zur Klinik der Lymphogranulomatose. Münch. med. Wschr. 1935 I, 466. — Jordan, A., Schamschin u. Staroff: Schwierigkeiten bei der Diagnose der Hodgkinschen Krankheit. Derm. Wschr. 1931 II, 1361.

Kaufmann, B. H., and S. E. Cohen: Primary tumor of the heart (reticulum cell sarcoma). N.Y. St. J. Med. 57, 2652 (1957). — Kren, O.: Die Lymphogranulomatosis. Arch. Derm. Syph. (Berl.) 125, 561 (1919). — Krueger, F. J., and G. O. Meyer: Lymphogranulomatosis (Hodgkin's Disease), a review of 66 cases. J. Lab. clin. Med. 21, 682 (1936).

Lignac, G. O. E.: Zur lymphogenen Verbreitung des Lymphogranuloms. Krankh.-Forsch. 9, 125 (1932). — Linke, A.: Unveröffentlichte Ergebnisse. — Lisa, J. R., L. Hirsch-

HORN and C. A. HART: Tumors of the Heart, Report of 4 cases and Review of literature. Arch. intern. Med. **67**, 91 (1941). — LOACH, J. P. DE, and J. W. HAYNES: Secondary tumors of heart and pericardium. Arch. intern. Med. **91**, 224 (1953). — LUCIA, S. P., H. MILLIS, E. LOWENHAUPT and M. L. HUNT: Visceral involvement in primary neoplastic diseases of the reticuloendothelial system. Cancer (Philad.) **5**, 1193 (1952).

MCCOY, J. J.: Hodgkin's disease involving the epicardium. Report of a case. U. S. nav. med. Bull. 48, 172 (1948). — MOUSSON: Generalisierte Lymphogranulomatose von ungewöhnlicher Ausdehnung unter dem klinischen Bilde der Mycosis fungoides verlaufend. Acta derm.-venereol. (Stockh.) **10**, 186 (1929). — MURCHISON, C.: Case of a new morbid growth, composed of muscular tissue, in the intestine, liver, kidneys, lymphatic glands, heart and other organs. Trans. path. Soc. Lond. **20**, 192 (1869).

NABARRO, J. D. N.: Cardiac involvement in malignant lymphoma. Arch. intern. Med. **92**, 258 (1953).

PERNOT, C., P. SCHOUMACHER, M. PERNOT et P. MASSE: Péricardite chronique hodgkinienne à grand épanchement. Action favorable de l'yperite nitrée par voie intrapéricardiaque. Presse méd. **65**, 2193 (1957). — PILCHER, R. B.: Lymphosarcoma invading the heart: A report of 3 cases with autopsy findings. Med. J. Austr. **2**, 366 (1950).

REED, D. M.: On the pathological changes in Hodgkin's disease. Johns Hopk. Hosp. Rep. **10**, 133 (1902). — RIMBAUD, P.: L'évolution de la lymphogranulomatose maligne; développement insidieux d'une forme médiastinale avec localisations viscérales multiples. Ann. Anat. path. méd.-chir. **11**, 43 (1954). — RITVO, M.: Hodgkin's disease. Report of a case with unusual longevity and invasion of the heart and pericardium. New Engl. J. Med. **223**, 891 (1940). — ROTTINO, A., and G. T. HOFFMAN: Cardiac involvement in Hodgkin's disease. Amer. Heart J. **43**, 115 (1952).

SCHLAGENHAUFER, F.: Beiträge zur pathologischen Anatomie der Granulomatosis des Magen-Darmtrakts. Virchows Arch. path. Anat. **227**, 74 (1920). — SCOTT, R. W., and C. P. GARVIN: Tumors of the heart and pericardium. Amer. Heart J. **17**, 431 (1939). — SETZU, A.: Sulla localizazzione cardiaca nel granuloma maligno. Pathologica **34**, 145 (1942). — STEVEN, R. A.: Heart tumor. Report of a case. Amer. Heart J. **30**, 411 (1945). — SYDNES, O. A.: Lymphogranulomatosis cordis. Ein Fall von Hodgkin-Sarkom im Herzmuskel. Nord. Med. **46**, 1794 (1951).

TERPLAN, K., u. M. MITTELBACH: Beiträge zur Lymphogranulomatose und zu anderen eigenartigen, verallgemeinerten Granulomen der Lymphknoten. Virchows Archiv path. Anat. **271**, 759 (1929).

WINDHOLZ, F.: Über massige Geschwulstmetastasen im Herzmuskel. Z. Kreisl.-Forsch. **32**, 1 (1930). — WOLF et GIET: Lymphosarcome médiastinal — Envahissement du myocarde. Bull. Soc. anat. Paris **92**, 340 (1922).

YOUNG, J. M., and I. R. GOLDMAN: Tumor metastasis to the heart. Circulation **9**, 220 (1954).

VI. Hämochromatose.

ALPER, T., D. V. SAVAGE and T. H. BOTHWELL: Radioiron studies in case of hemochromatosis. J. Lab. clin. Med. **37**, 665 (1951). — ALTHAUSEN, T. L., R. K. DOIG, S. WEIDEN, R. MOTTERAM and C. N. TURNER: Hemochromatosis. Investigation of twenty-three cases. Arch. intern. Med. **88**, 553 (1951). — ALTHAUSEN, T. L., and W. J. KERR: Hemochromatosis. II. A report of three cases with endocrine disturbances and notes on a previously reported case: Discussion of etiology. Endocrinology **17**, 621 (1933). — ANSCHÜTZ, W.: Über den Diabetes mit Bronzefärbung der Haut, zugleich ein Beitrag zur Lehre von der allgemeinen Hämochromatose und der Pancreasschrumpfung. Dtsch. Arch. klin. Med. **62**, 411 (1899).

BEZANÇON, F., L. DE GENNES, J. DELARUE et V. OUMANSKY: Cirrhose pigmentaire avec infantilisme, insuffisance cardiaque et aplasies endocriniennes multiples. Bull. Soc. méd. Hôp. Paris **48**, 967 (1932). — BLUMER, G., and R. R. NESBIT: Case of hemochromatosis with degeneration of heart muscle and death from congestive heart failure. New Engl. J. Med. **218**, 295 (1938). — BORK, K.: Zur Lehre von der allgemeinen Hämochromatose. Virchows Arch. path. Anat. **269**, 178 (1928). — BOTHWELL, T. H., B. VAN LINZEN, T. ALPER and M. L. DU PREEZ: The cardiac complications of hemochromatosis. Amer. Heart J. **43**, 333 (1952). — BOULIN, R.: Etude statistique de 70 cas de diabète bronzé. Presse méd. **1**, 326 (1945). — BOURNE, G., and R. J. R. CURETON: Haemochromatosis of the heart. Lancet **1953 II**, 917. — BROUSTET, P.: Les cardiopathies pigmentaires. Sem. Hôp. Paris **27**, 1139 (1951). — BÜCHMANN, P., u. G. SCHENZ: Hämachromatose und Eisenstoffwechsel. Beih. z. Med. Mschr., Heft 5, 1948. — BUTT, H. R., and R. M. WILDER: Hemochromatosis: Report of thirty cases in which the diagnosis was made during life. Arch. Path. (Chicago) **26**, 262 (1938).

CACHERA, R., et M. LAMOTTE: Myxoedème et signes neurologiques associés au cours d'une cirrhose pigmentaire. Paris méd. **38**, 445 (1948).

DAVIS jr., W. D., and W. R. ARROWSMITH: The effect of repeated phlebotomies in hemochromatosis. J. Lab. clin. Med. **39**, 526 (1952). — DEMULDER, R.: Iron. Metabolism, biochemistry and clinical pathological physiology — reviev of recent literature. Arch. intern. Med. **102**, 254 (1958). — DOERR, W.: Herzmuskelveränderungen bei Hämochromatose. Verh. dtsch. Ges. Path. **34**, 266 (1950). — DONZELOT, E.: L'insuffisance cardiaque bronzée. Arch. Mal. Coeur **29**, 1 (1936). — DUNCAN, L. J. P., A. MACFARLANE and J. S. ROBSON: Diabetic retinopathy and nephropathy in pancreatic diabetes. Lancet **1958 II**, 822.

ENGEL, R.: Insulinrefraktärer Diabetes bei schwerem Leberschaden. Klin. Wschr. **1934**, 1682. — EPPINGER, H.: Die Leberkrankheiten. Wien: Springer 1937.

FINCH, C. A., M. HEGSTED, T. D. KINNEY, E. D. THOMAS, C. E. RATH, D. HASKINS, S. FINCH and R. G. FLUHARTY: Iron metabolism. Blood **5**, 983 (1950). — FROMENT, R., et O. LORAS: Les complications cardiaques des cirrhoses pigmentaires. Leur pathogénie. Gaz. méd. Fr., 187 (1937).

GENNES, L. DE, J. DALARUE et R. DE VÉRICOURT: Sur un nouveau cas de cirrhose pigmentaire avec infantilisme et myocardie. Le syndrome endocrino-hépatocardiaque. Bull. Soc. méd. Hôp. Paris **51**, 1088 (1935). — Le syndrome endocrino-hépato-cardiaque. (Etude des cirrhoses pigmentaires avec infantilisme et myocardie.) Presse méd. **44**, 377 (1936). — Sur un nouveau cas de cirrhose pigmentaire avec infantilisme et myocardie: le syndrome endocrino-hépato-cardiaque. Bull. Soc. méd. Hôp. Paris **51**, 1088 (1953). — GENNES, L. DE, et A. GERMAIN: Sur deux nouveaux cas de cirrhose pigmentaire avec infatilisme et défaillance cardiaque (syndrome endocrino-hépato-cardiaque). Bull. Soc. méd. Hôp. Paris **56**, 665 (1940). — GÖRL, P.: Zur Kasuistik der Hämochromatose. Klin. Wschr. **6**, 1334 (1927). — GRANICK, S., and L. MICHAELIS: The presence of ferritin in the duodenal mucosa and liver in hemochromatosis. Proc. Soc. exp. Biol. (N.Y.) **66**, 296 (1947). — GRIFFIN, W. R., H. G. NELSON and J. R. SEAL: Hemochromatosis with auricular fibrillation. A case report. Amer. Heart J. **39**, 904 (1950). — GUYE, P.: La cirrhose pigmentaire. Helv. med. Acta **4**, 209 (1937).

HANOT, V. CH., et A. M. E. CHAUFFARD: Cirrhose hypertrophique pigmentaire dans le diabète sucré. Rev. méd. **2**, 385 (1882). — HARVIER, P., J. DI MATTÉO, R. DEUIL et J. BESCOL-LIVERSAC: Les manifestations cardiaques des cirrhoses pigmentaires. Ann. Méd. **51**, 101 (1950). — HEDINGER, CH.: Zur Pathologie der Hämochromatose, Hämochromatose als Syndrom. Helv. med. Acta Suppl. 32, zu Jg. **20** (1953). — HEILMEYER, L.: Pathologische Physiologie des Eisenstoffwechsels der Leber. Verh. dtsch. Ges. Verdau.- u. Stoffwechselkr. **17**, 32 (1953). — Die Hämochromatose: Klinik, Eisenstoffwechsel und Pathogenese. Acta haemat. (Basel) **11**, 137 (1954). — Neuere Ergebnisse der Eisenstoffwechselforschung bei der Hämochromatose. Dtsch. med. Wschr. **79**, 280 (1954). — HERZENBERG, H.: Über Hämochromatose (mit besonderer Berücksichtigung des Fe-Pigmentes im Gehirn). Virchows Arch. path. Anat. **260**, 110 (1926). — HESS, O., u. E. ZURHELLE: Klinische und pathologisch-anatomische Beiträge zum Bronzediabetes. Z. klin. Med. **57**, 344 (1905). — HORNS, H. L.: Hemochromatosis. Cardiac failure associated with extensive hemosiderosis of the myocardium. Amer. J. Med. **6**, 272 (1949). — HOUSTON, J. C.: Phlebotomy for haemochromatosis. Lancet **1953 I**, 766. — Haemochromatosis. Brit. med. Bull. **13**, 129 (1957). — HOWARD, R. B., W. M. BALFOUR and R. CULLEN: Extreme hyperferremia in two instances of hemochromatosis with notes on the treatment of one patient by means of repeated venesection. J. Lab. clin. Med. **43**, 848 (1954).

JACOB, W.: Über Veränderungen des Herzmuskels, insbesondere des Reizleitungssystems bei Hämochromatose. Z. ges. inn. Med. **6**, 567 (1951). — JOHN, H. J.: Hemochromatosis without pigmentation of skin. J. Amer. med. Ass. **112**, 2272 (1939).

KALK, H.: Klinik der Hämochromatose. Verh. dtsch. Ges. Verdau.- u. Stoffwechselkr. **17**, 48 (1953). — KAPPELER, R.: Familiäre Hämochromatose. Zugleich ein Beitrag zur Frage der Herzinsuffizienz und zur Aderlaßtherapie bei Hämochromatose. Schweiz. med. Wschr. **86**, 477 (1956). — KLECKNER, M. S., A. H. BAGGENSTOSS and J. F. WEIR: Hemochromatosis and transfusional hemosiderosis. Amer. J. Med. **16**, 382 (1954). — KLECKNER, M. S., R. M. KARK, L. A. BAKER, A. Z. CHAPMAN, and E. KAPLAN: Clinical features, pathology and therapy of hemochromatosis. J. Amer. med. Ass. **157**, 1471 (1955). — KLOTZ, H.-P., I. AVRIL, R. PARIENTE et C. DREUX: Etude de l'élimination urinaire du fer par un chélateur (E.D.T.A. calcique) dans une hémochromatose. Bull. Soc. méd. Hôp. Paris 724 (1956).

LAWRENCE, R. D.: Haemochromatosis and heredity. Lancet **1935 II**, 1055. — LETTERER, E.: Speicherungskrankheiten. Dtsch. med. Wschr. **73**, 147 (1948). — LEVIN, E. B., and A. GOLUM: The heart in hemochromatosis. Amer. Heart J. **45**, 277 (1953). — LEWIS, H. P.: Cardiac involvement in hemochromatosis. Amer. J. med. Sci. **227**, 544 (1954). — LJUNG, A. O.: Hjärtat vid hemochromatosis. Nord. Med. **60**, 1422 (1958). — LÖHR, K., u. H. REINWEIN: Konkordantes Auftreten von Lebercirrhose und Diabetes mellitus (Hämochromatose) bei eineiigen Zwillingen. Dtsch. Arch. klin. Med. **200**, 53 (1952)

MARBLE, A.: The heart in hemochromatosis. Editorials. Diabetes **2**, 72 (1953). — MARBLE, A., and C. C. BAILEY: Hemochromatosis. Amer. J. Med. **11**, 590 (1951). — MARBLE,

A., u. J. STEINKE: Hämochromatose. Bericht über 42 Fälle mit Diabetes. Medizinische **1959**, 19. — MASSHOFF, W.: Eisenstoffwechsel und Leber. Verh. dtsch. Ges. Verdau.- u. Stoffwechselkr. **17**, 3 (1953). — MAZUR, A., and E. SHOR: Hepatorenal factors in circulatory homeostasis. IX. The identification of the hepatic vasodepressor substance, VDM, with ferritin. J. biol. Chem. **176**, 771 (1948). — McCLATCHIE, S., H. E. TAYLOR and A. T. HENRY: Acute abdominal pain and shock associated with haemochromatosis. Canad. med. Ass. J. **63**, 485 (1950). — MURRAY LYON, R. M.: Hemochromatosis: A report of three cases. Brit. med. J. **1936**, 1297. — MYERSON, R. M., and I. N. CARROLL: Treatment of hemochromatosis by massive venesection. Arch. intern. Med. **95**, 349 (1955).

OEBICKE, B.: Wesen und Herkunft endogener Pigmente und ihre besondere Bedeutung für die Pigmentstoffwechselstörung der Hämochromatose. Veröffentlichungen aus der morphologischen Pathologie, Heft 56. Jena: Gustav Fischer 1950. — OPPENHEIM, M.: Die Myokardose bei Lebercirrhose. Schweiz. med. Wschr. **80**, 795 (1950). — ORGEL, M. N., and D. BARR: Thyroid dysfunction in hemochromatosis. Endocrinology **20**, 839 (1936).

PARISCENTI, P.: Osservationi sul cuore nell'emocromatosi. Folia cardiol. (Milano) **9**, 345 (1950). — PARISCENTI, F., P. SILVESTRINI e P. CARBONERA: Emocromatosi grave e diffusa con sindrome addisoniana predominante. Folia endocr. (Pisa) **3**, 759 (1950). — PETIT, D. W.: A case of hemochromatosis with complete heart block, with discussion of cardiac complications. Amer. Heart J. **29**, 253 (1945). — PETRIDES, P., u. H. WILD: Zur Klinik der Hämochromatose. (Mit besonderer Berücksichtigung der Herzbeteiligung und der Pathogenese.) Klin. Wschr. **26**, 521 (1948). — POSTERNAK, J.: La cirrhose pigmentaire. Thèse Genève 1942. Lausanne: Poyat 1942.

RECKLINGHAUSEN, F. D. v.: Über Hämochromatose. Tagbl. 62. Verslg Dtsch. Naturforscher und Ärzte in Heidelberg 1889, S. 324. 1890.

SCHMID, A.: Zur Frage der Hämochromatose. Inaug.-Diss. Heidelberg 1939. — SCHMIDT, M. B.: Störungen des Eisenstoffwechsels und ihre Folgen. Ergebn. allg. Path. path. Anat. **35**, 105 (1940). — SCHULZE-BUSCHOFF, H., K. SPANG u. H. STOLLREITER: Herz und Kreislauf bei der Hämochromatose. Dtsch. Arch. klin. Med. **193**, 416 (1948). — SCHWIETZER, C. H.: Untersuchungen über das Hämosiderin. Acta haemat. (Basel) **10**, 174 (1953). — SHELDON, J. H.: Haemochromatosis. Lancet **1934** II, 1031. — Haemochromatosis. London: Oxford University Press 1935. — SIEBERT, P.: Über menschliche Hämochromatose. Beitr. path. Anat. **84**, 111 (1930). — STAUFFER, M. H., H. R. BUTT and M. B. DOCKERTY: Hemochromatosis: Clinical features and methods of diagnosis in 27 cases. Gastroenterology **27**, 31 (1954). — STRÖDER, U.: Infantilismus und Myocardfibrose bei der Hämochromatose. Dtsch. Arch. klin. Med. **189**, 141 (1942). — SWAN, W. G. A., and H. A. DEWAR: The heart in hemochromatosis. Brit. Heart J. **14**, 117 (1952).

TAYLOR, H. E.: The possible role of ferritin in the production of shock in hemochromatosis. Amer. J. clin. Path. **21**, 530 (1951). — TROISSIER, CH. E.: Diabète sucré. Bull. Soc. anat. Paris **46**, 231 (1871). — TROUSSEAU, A.: Clinique médiacle de l'Hôtel Dieu de Paris, 2. Aufl., Bd. 2. Paris: I.-B. Baillière et Fils 1865. — TUCKER, H. S. G., L. F. Moss and J. P. WILLIAMS: Hemochromatosis with death from heart failure. Amer. Heart J. **35**, 993 (1948).

UNGEHEUER, H.: Ein Fall von Bronzediabetes mit besonderer Berücksichtigung des Pigments. Virchows Arch. path. Anat. **216**, 86 (1914).

VALLAT, I. N., J. TEXIER, J. C. LAURES, J. DELUCHAT et G. FAUCHER: Hémochromatose chez un castrat. Traitement par un agent chélateur (calcique). Presse méd. **65**, 2223 (1957). — VANNOTTI, A.: Porphyrine und Porphyrinkrankheiten. Berlin: Springer 1937.

WARREN, S., and W. L. DRAKE: Primary carcinoma of the liver in hemochromatosis. Amer. J. Path. **27**, 573 (1951). — WARTER, J., et J. P. WEILL: Les agents chélateurs dans l'hémochromatose. Presse méd. **65**, 1371 (1957). — WARTHIN, TH. A., E. W. PETERSON and J. H. BARR: The treatment of idiopathic hemochromatosis by repeated phlebotomy. Ann. intern. Med. **38**, 1066 (1953). — WERNER, H.: Insulinresistenter Bronzediabetes. Zbl. inn. Med. **63**, 721 (1942). — WISHINSKY, H., T. WEINBERG, E. M. PREVOST, B. BURGIN and M. MILLER: Ethylene diamine tetraacetic acid in molibization and removal of iron in a case of hemochromatosis. J. Lab. clin. Med. **42**, 530 (1953). — WUHRMANN, F.: Myocarditis-Myokardose-Myocardie. Schweiz. med. Wschr. **80**, 715 (1950).

Vegetative Herz- und Kreislaufstörungen.

Von

K. Mechelke und P. Christian.

Mit 41 Abbildungen.

Einleitung und Begriffsbestimmung.

„Vegetative Herz- und Kreislaufstörungen" sind Fehlregulationen des gesamten Kreislaufs, des Herzens oder bestimmter Gefäßabschnitte ohne nachweisbare Organschädigung; charakteristisch ist die enge Beziehung zur individuellen Reaktionsart, zur Erlebnisweise und Persönlichkeit des Kranken.

Das *Wesen* der vegetativen Herz- und Kreislaufstörungen ist eine Labilität der Regulationen; genauer:· die mangelhafte Sicherung jener Einrichtungen, welche normalerweise die *Stabilität* des Kreislaufs garantieren als geordnete Anpassung der Blutverteilung, des Blutdrucks, der Herzaktion und der Atmung an innere und äußere Anforderungen. Zu ihrem Wesen gehört ferner die enge Verflechtung des *subjektiven* mit dem *objektiven* Störungsanteil. So ist die subjektive Beeinträchtigung meist größer, als die objektive Störung dies erwarten läßt; Regulationsstörung und Befinden beeinflussen sich wechselseitig. Vegetative Herz- und Kreislaufstörungen sind deshalb viel mehr von Umwelt, Milieufaktoren und seelischen Belastungen abhängig als organische Erkrankungen: In geschützten und affektpositiven Situationen sind die Beschwerden meist geringfügig, bei Belastung und in affektnegativen Situationen erreichen sie nicht selten erheblichen Krankheitswert. Klinisches Bild und Krankheitsgefühl werden schließlich weitgehend von der *Persönlichkeit* geformt: Die Störungen können Ausdruck von Neurosen oder Begleitsymptome einer konstitutionell geprägten charakterologischen Eigenart sein.

Entsprechend ist auch die Art der *Klagen* anders als bei organisch Kranken: Die vielgestaltigen Organsensationen werden meist weniger durch die Regulationsstörung selbst verursacht. Sie sind oft mehr Ausdruck einer abnormen Gestimmtheit. Die von Kranken mit hypertoner Regulationsstörung und dynamisch labiler Blutdruckregelung häufig geklagten Beschwerden wie Herzklopfen, Beklemmung, Unruhe, Schlaflosigkeit sind nicht allein subjektive Korrelate gestörter Funktionen, sondern auch Ausdruck des *Befindens* und *Verhaltens*: Zeichen einer verstärkten Impressibilität, eines ängstlichen Getriebenseins mit der Unfähigkeit zur Entspannung. Bestimmte Grund- und Allgemeingefühle, welche mit der Tätigkeit der Kreislauforgane verknüpft sind, werden vom ausgeglichenen Menschen nicht empfunden, wohl aber vom Nervösen und Labilen. Man kann zwar versuchen, etwa das „Syndrom des sensitiven Herzens" (DELIUS und HOMANN 1953) *objektiv* zu begründen und als Senkung der sensiblen Reizschwellen zu erklären (SCHAEFER 1943). Ebenso berechtigt ist es aber, die Besonderheit des „sensitiven Herzens" als veränderte *Erlebnisweise* des Kranken *phänomenologisch* zu analysieren (KAUDERS 1947; BUYTENDIJK 1948; PLÜGGE 1955; CHRISTIAN 1958). In der Tat bestehen solche Unterschiede der Erlebnisweise gegenüber den organisch Herz- und Kreislaufkranken: Extrasystolien,

Tachykardien, örtliche Durchblutungsstörungen werden beim organisch Kranken meist weniger „erfahren" als vielmehr „bemerkt". Hingegen haben die oft ängstlich verarbeiteten Palpitationen, Extrasystolien und die als „Spannung", „Enge" oder „Druck" erlebten Sensationen bei vegetativen Störungen einen anderen Erlebnischarakter: Sie stehen dem Subjektiven näher als die mehr distanzierten Empfindungen beim organisch Kranken. So ist leicht verständlich, daß sich die Beschwerden in seelischen Krisenlagen verstärken und eng mit der Gesamtverfassung des Kranken verflochten sind.

Fast alle vegetativen Herz- und Kreislaufstörungen haben diese doppelte Struktur einer objektiven und zugleich subjektiven Störung. Es ist deshalb erforderlich, sich der Klinik und Pathogenese in *mehreren* Denkformen zu nähern: *Meßbar* sind Form und Größe der mangelhaft gesicherten Regulationen durch Untersuchung der Kreislaufänderungen bei oder nach physiologischen Belastungen. Einer *objektiven* Analyse zugänglich sind die elektrobiologischen Verhältnisse im EKG und EEG, ferner die Reaktionsweise des Vegetativums und seiner Partialfunktionen auf mechanische oder chemische Belastung. Objektivierbar sind ferner die Merkmale des Habitus, der Konstitution und in Grenzen auch subjektive Symptome, wie z.B. die Empfindlichkeit gegenüber Genußgiften, Temperatur- und Klimawechsel („Vegetative Anamnese", BIRKMAYER und WINKLER 1951). Zugang zur *ungegenständlichen* Seite der vegetativen Herz- und Kreislaufstörungen vermittelt die Kenntnis umwelt- und motivbezogener Zusammenhänge sowie die Beachtung der Erlebnis- und Verhaltensweisen des Kranken. In einer umfassenden Darstellung kann deshalb auf die Anwendung phänomenologischer und psychologischer Begriffe und Methoden nicht verzichtet werden.

Körperlicher Vorgang, psychophysische *Verhaltensweise* und *personaler* Bereich sind also die drei Seiten, die in Klinik und Pathogenese gleichermaßen zu berücksichtigen sind. Sofern vegetative Fehlregulationen in besonderer Weise mit dem Insgesamt der *Person* zusammenhängen — „Person" verstanden als Einheit von konstitutioneller Begründung und lebensgeschichtlicher Entwicklung — sind allgemeine Aussagen über die Pathogenese nur begrenzt möglich. Das Verständnis der Zusammenhänge vermittelt dann die „biographische Anamnese" (v. WEIZSÄCKER 1938, 1951). Gemeint ist damit nicht die Hervorhebung rein psychologischer Faktoren („Psychogenie"), sondern umfassend die „Fehlentwicklung der Person aus Anlage und Erlebnis" (SIEBECK 1953). Soweit hier also auch die Anlage einbegriffen wird, so doch nur als Reaktionspotenz, auf welche hin körperliche oder seelische Belastungen des Lebens pathogenetische Bedeutung gewinnen.

Eine solche *mehrdimensionale* Betrachtung der klinischen und pathogenetischen Gesichtspunkte — objektive Untersuchungsbefunde und experimentelle Analyse, Verhaltensbeschreibung des Patienten und seiner Umwelt, phänomenologische und biographische Erläuterungen — scheint dem vielschichtigen Problem der vegetativen Herz- und Kreislaufstörungen am besten angemessen und bewahrt vor einseitigen Ausdeutungen, sei es der objektiven Befunde oder der psychologischen Daten.

I. Häufigkeit, Alters- und Geschlechtsverteilung, Relation diagnostischer Untergruppen.

1. Häufigkeit.

Die größte Statistik enthält der Bericht über die Nachmusterung von 5000 wegen Herz- und Kreislaufstörungen ausgeschiedenen Militäranwärtern der amerikanischen Armee im letzten Krieg (FENN, KERR, LEVY, STROUD und WHITE 1944).

Von 2 Millionen Männern zwischen 18 und 38 Jahren wurden durch die Musterungskommissionen in den USA 1 Million zurückgestellt, davon 10% wegen „Cardiovascular disease". Wegen dieser überraschend hohen Zahl wurden auf Veranlassung des National Research Council Washington 5000 ausgemusterte „Herzkranke" durch Spezialistengruppen nachuntersucht, das Ergebnis kritisch berichtet und statistisch belegt. 82,7% der Exploranden wurden endgültig zurückgewiesen, 17,3% wieder eingestellt. In der Gruppe der Zurückgewiesenen standen organische Schäden an Herz und Kreislauf an erster Stelle, an zweiter Stelle Hypertonien und an dritter Stelle die *neurozirkulatorische Asthenie*. Da in der Statistik die Diagnosen sowohl für die Zurückgewiesenen als auch für die Wiedereingestellten aufgeschlüsselt sind und neben der Neurozirkulatorischen Asthenie auch die Zahlen für nichtorganische Rhythmusstörungen, transiente Hypertonien („nervous origin") usw. mitgeteilt sind, können die Zahlen den deutschen Begriffsbestimmungen der vegetativen Herz- und

Tabelle 1.

Exploranden	Anteil ohne organischen Befund %	Autoren
5000 wegen kardiovasculärer Erkrankung nachgemusterte Rekruten der amer. Armee	13,3	FENN, KERR, LEVY, STROUD und WHITE (1944)
1831 Herz- und Kreislaufkranke der Medizinischen Klinik Heidelberg 1946—1951	38,4	CHRISTIAN, HASE und KROMER (1954)
1000 Herz- und Kreislaufkranke aus New York C. und -Land 1946—1948	38,4	MASTER (1952)
631 Kontrollen von „Herzkranken" (Arbeitsamt New York) durch Card. Abt. Bellevue Hosp. 1941—1950	28,0	GOLDWATER, BRONSTEIN und KRESKY (1952)
3000 Herz- und Kreislaufkranke; gleichmäßig ausgewählt aus Klinik, Allgemein- und Konsiliarpraxis	19,3	CRAIG und WHITE (1934)
260 Herz- und Kreislaufkranke ohne genauere Angaben der Herkunft	26,0	MORGAN (1937)
300 ambulante Patienten	38,0	JUKES (1936)
5000 Herzkranke ohne genaue Angaben der Herkunft	10,0	EDWARDS und WHITE (1934)
3000 Herzkranke; Amb. u. Hosp. New England	10,0	WHITE und JONES (1928)

Kreislaufstörungen angeglichen werden (CHRISTIAN, HASE und KROMER 1954): Die Auswertung dieser Statistik ergibt dann im Durchschnitt einen Anteil von 13,3% vegetativer Herz- und Kreislaufstörungen.

Bei einem *klinischen* Krankengut mit etwas größerem Altersumfang ist der Anteil der vegetativen Herz- und Kreislaufstörungen erwartungsgemäß höher: von 1831 stationär aufgenommenen Kranken unter 50 Jahren mit Herz- und Kreislaufstörungen im Zeitraum von 1946—1951 hatten 703 (= 38,4%) keinen mit klinischen Methoden faßbaren organischen Befund an Herz und Gefäßen (CHRISTIAN, HASE und KROMER 1954). Den gleichen Prozentsatz fand MASTER (1952) bei 1000 untersuchten Herz- und Kreisaufkranken. Die Übereinstimmung ist deshalb bemerkenswert, weil MASTER ebenfalls moderne Untersuchungsmethoden (Rö., EKG mit Belastung, Kreislauffunktionsprüfung in Form des „2-Stufen-Tests" mit Doppelbelastung) herangezogen hat. Auch bei einem etwas anders zusammengesetzten Krankengut (Nachuntersuchung von zugewiesenen „Herzkranken" des Arbeitsamts New York durch die Cardiac Clinic des Bellevue Hosp.) ergab sich der relativ hohe Prozentsatz von 28% nichtorganischer Störungen unter Zugrundelegung der diagnostischen Kriterien der New York Heart Association (GOLDWATER, BRONSTEIN und KRESKY 1952). (Vergleichszahlen dieser und anderer Autoren s. Tabelle 1.) Nach MENNINGER (1937) haben 20—50% aller

Herz- und Kreislaufpatienten keinen organischen Befund. Toro Villa (1947) nennt die Zahl von 50%; Delius (1958) schätzt den Anteil der vegetativen Herz- und Kreislaufstörungen auf 30—40%.

Der Anteil der vegetativen Herz- und Kreislaufstörungen an der *Gesamtmorbidität* wird mit 2—5% angegeben; die Stadtbevölkerung ist häufiger betroffen als die Landbevökerung (Roth und Luton 1943; McCullagh 1944; Gross 1948; Wheeler, White et al. 1950; Cohen und White 1951; Christian, Hase und Kromer 1954). In der ärztlichen Allgemeinpraxis ist der Anteil wahrscheinlich noch höher: Nach Schmidt-Voigt (1951) leiden 15% aller Patienten, welche die Sprechstunde des praktischen Arztes aufsuchen, an Kreislaufbeschwerden. Dabei entfallen auf einen organisch Herzkranken etwa 10 Kreislaufgestörte.

2. Häufigkeitszunahme der vegetativen Herz- und Kreislaufstörungen.

Mit steigender Lebenserwartung nimmt zwangsläufig auch die Gesamtzahl organischer und nichtorganischer Kreislauferkrankungen zu. So haben die Krankmeldungen infolge Herz- und Kreislaufstörungen bei 300 westdeutschen Krankenkassen zwischen 1938 und 1951 von 13,7% auf 22,6% zugenommen (Borgolte 1955). Es unterliegt aber keinem Zweifel, daß die vegetativen Herz- und Kreislaufstörungen innerhalb dieser Gesamtzahlen an Bedeutung und Häufigkeit eine stetige Progression aufweisen. Nach Abb. 1 ist der relative Anteil der vegetativen Herz- und Kreislaufstörungen stetig angestiegen und hat sich gegenüber 1946 mehr als verdoppelt. Diese Feststellung deckt sich mit der Mitteilung von Gerfeldt (1952), nach der nervös-regulative Herz- und Kreislaufstörungen gegenüber der Vorkriegszeit um 115% zugenommen haben bei einem

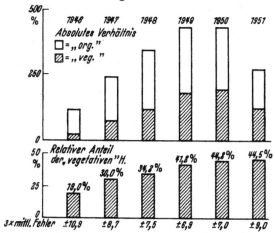

Abb. 1. Absolutes und relatives Verhältnis von 703 Patienten mit vegetativen Herz- und Kreislaufregulationsstörungen zum Total aller Herz- und Kreislaufkranken unter 50 Jahren der Medizinischen Klinik Heidelberg 1946—1951. (Nach Christian, Hase und Kromer 1954.)

Anstieg der organischen Kreislaufkrankheiten um 65%. Nach Ermittlungen von Christian, Hase und Kromer (1954) besteht eine statistisch gesicherte Progression der vegetativen Herz- und Kreislaufstörungen, die nicht auf einen Wandel der Diagnostik oder auf die absolute Zunahme der Kreislaufkrankheiten zurückgeführt werden kann.

3. Altersverteilung.

Die organischen Herz- und Kreislaufleiden nehmen nach dem 40. Lebensjahr erheblich zu. Die vegetativen Herz- und Kreislaufstörungen hingegen haben einen Häufigkeitsgipfel zwischen dem 26. und 30. Lebensjahr mit einer relativ breiten Altersverteilung auf das zweite und dritte Lebensjahrzehnt (Abb. 2). Übereinstimmende Angaben stammen von McCullagh (1944), Hegglin (1949), Goldwater, Bronstein und Kresky (1952). Das Durchschnittsalter wird mit

31,5 Jahren angegeben (Craig und White 1934). Vor dem 18. und nach dem 38. Lebensjahr ist die neurozirkulatorische Asthenie selten (Cohen 1949).

Zu einer etwas anderen Altersverteilung kommt Master (1952) bei 382 Patienten mit funktionellen Herz- und Kreislaufstörungen: Die neurozirkulatorische Asthenie und die funktionellen Herzrhythmusstörungen haben einen breiten Gipfel zwischen 30 und 49 Jahren; eine weitere Gruppe (171 Patienten mit „Chest pain" = kardiorespiratorischem Symptomenkomplex) wurde besonders zwischen 40 und 49 Jahren gefunden.

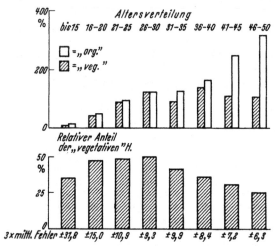

Abb. 2. Altersverteilung von 703 Patienten mit vegetativen Herz- und Kreislaufstörungen im Verhältnis zur Summe aller Herz- und Kreislaufkranken unter 50 Jahren. (Nach Christian, Hase und Kromer 1954.)

4. Geschlechtsverteilung.

In der größten einschlägigen Statistik über 703 vegetative Herz- und Kreislaufstörungen beiderlei Geschlechts entfallen 63,3% auf Frauen, 36,7% auf Männer (Christian, Hase und Kromer 1954). Eine ähnliche Verteilung finden White und Jones (1928), Wood (1941), McCullach (1944), Cohen (1949).

Es gibt auch entgegengesetzte Angaben, die jedoch mit der Auswahl der Patienten zusammenhängen. So überwiegt der männliche Anteil in der Statistik von Goldwater, Bronstein und Kresky (1952), da es sich um Kontrollen von Zugewiesenen des Arbeitsamts New York handelte. Auch das Verhältnis von 3:1 zu Lasten der Männer in der großen Statistik von Master (1952) scheint auf einer bestimmten Selektion zu beruhen, denn das Geschlechtsverhältnis war auch bei organischen Herz- und Kreislaufkranken gleich dem der nichtorganischen Störungen.

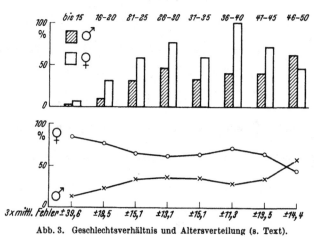

Abb. 3. Geschlechtsverhältnis und Altersverteilung (s. Text).

Die Frage nach dem Überwiegen der Frauen mit vegetativen Herz- und Kreislaufstörungen ist nicht eindeutig geklärt, aber schon die Einflüsse des Klimateriums, die vasolabilere Erbkonstitution (Curtius 1954), die größere Standarddeviation des Blutdrucks von der Norm (Pickering 1955), das Vorkommen von bestimmten Formen der vegetativen Herz- und Kreislaufstörungen ausschließlich bei der Frau („Vegetativ-endokrines Syndrom" von Curtius und Krüger [1952], Erythrocyanosis puellarum, M. Raynaud) sprechen für die Wahrscheinlichkeit einer häufigeren Betroffenheit des weiblichen Geschlechts.

Über Geschlechtsverhältnis und Altersverteilung unterrichtet Abb. 3. In den jüngeren Lebensjahren überwiegt der Anteil der Frauen den der Männer, erreicht einen relativen Gipfel um das 40. Lebensjahr (Klimakterium) und übertrifft hier den Prozentsatz der Männer um das Doppelte, um dann steil abzufallen. In den höheren Altersgruppen gewinnt der Anteil der Männer das Übergewicht.

Tabelle 2. *Verteilung diagnostischer Untergruppen bei insgesamt 700 Patienten mit vegetativen Herz- und Kreislaufstörungen* (CHRISTIAN, HASE und KROMER 1954).
Die Gruppierung erfolgte auf Grund klinischer Untersuchungsmethoden: Vegetative Anamnese, Rö., Ruhe-, Steh- und Belastungs-EKG, Schellong-Test).

5. Relation diagnostischer Untergruppen in bezug auf Häufigkeit und Lebensalter.

In einer Statistik von CRAIG und WHITE (1934) über 579 Fälle von „unimportant functional cardiovascular abnormities" entfielen auf die Gruppe des Effortsyndroms und der neurozirkulatorischen Asthenie 52,3%. Diese Syndrome sind vergleichbar (wenn auch nicht identisch) mit „Fehlregulationen des Gesamtkreislaufs" in Tabelle 2 (= 51,4%). Auf Rhythmusstörungen entfielen bei CRAIG und WHITE 28% (14,1% „premature contractions", 13,5% paroxysmale Tachykardien, 0,5% erhebliche Sinusarrhythmien).

Diagnose	Anzahl der Fälle	%
Fehlregulation des Gesamtkreislaufs		
a) hypoton-hypodyname Formen, orthostatische Reaktion im EKG starke Vasolabilität	275	39,3 } 51,4
b) hypertone Regulationsstörung . .	85	12,1
Herzbetonte Regulationsstörungen (Extrasystolie, habituelle Sinustachykardie, paroxysmale Tachykardien u.a.)	100	14,3
Beschwerden ohne objektivierbaren Befund	240	34,3
Total	700	100,0

Die *Altersverteilung* der verschiedenen Untergruppen zeigt Abb. 4. Die objektivierbaren Regulationsstörungen (Gruppe 1—3) sind mehr auf die jüngeren Altersgruppen verteilt, während herzbetonte subjektive Beschwerden

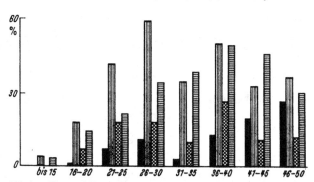

Abb. 4. Altersverteilung diagnostischer Untergruppen der vegetativen Herz- und Kreislaufstörungen. ■ Hypertone Regulationsstörungen, ▥ Störung der gesamten Kreislaufregulation, ▨ Herzbetonte Regulationsstörungen, ▤ Beschwerden ohne Befund. (Nach CHRISTIAN, HASE und KROMER 1954.)

ohne gleichzeitige Regulationsstörungen mehr höheren Lebensaltern zugehören. Dies entspricht der allgemeinen Erfahrung, daß vegetative Herz- und Kreislaufstörungen mit gleichzeitig nachweisbaren *Regulationsstörungen* vorwiegend bei jüngeren und mittleren Altersklassen bestehen und im Alter seltener sind. Verschiedenes spricht dafür, daß kreislaufbetonte Beschwerden *ohne* gleichzeitige Betriebsstörungen mit ihrem statistischen Gipfel um das 40. Lebensjahr mehr im Rahmen von Psychoneurosen vorkommen, bei psychischen Versagenszuständen im Klimakterium oder als sog. „Vitalgefühle" bei Verstimmungen verschiedener Art. Auch FAHRENKAMP (1941) fand bei 1270 stationär beobachteten

„Herzkranken" den Häufigkeitsgipfel von Herzneurosen oder psychogen über-
lagerten Kreislaufstörungen um das 40. Lebensjahr. In dieser Altersgruppe könnte
es sich zum Teil um Beschwerden bei noch nicht objektivierbaren Coronarsklerosen handeln.

Die *orthostatischen Regulationsstörungen* haben einen Häufigkeitsgipfel zwischen
dem 26. und 30. Lebensjahr (Christian, Hase und Kromer 1954; Parr 1957).
Nach Schmidt-Voigt (1951) liegt der Gipfel zwischen dem 16. und 25. Jahr.

Die Altersverteilung der *hypertonen Regulationsstörungen* zeigt Abb. 5. Der
Jugendgipfel nimmt nach dem 30. Lebensjahr wieder ab, jenseits des 35. Lebens-
jahrs steigt die Kurve wieder steil an. In die Gruppe der hypertonen Regulationsstörungen der *älteren* Jahrgänge gehören sicher größtenteils die Frühformen der

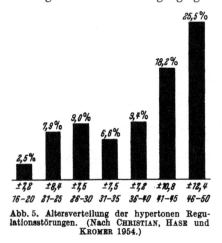

Abb. 5. Altersverteilung der hypertonen Regulationsstörungen. (Nach Christian, Hase und
Kromer 1954.)

primären arteriellen (essentiellen) Hypertonie („Prehypertension"; Page und Corcoran 1949). Der *Frühgipfel* umfaßt vor
allem die transiente juvenile Hypertonie
(„kardiale Hyperzirkulation", Hadorn
1952; „transient hypertension of nervous
origin", Fenn, Kerr, Levy, Stroud und
White 1944). (Vgl. Klinik der hypertonen
Regulationsstörung mit dynamischer Labilität der Blutdruckregelung, Absatz IV1.)

Herzbetonte Regulationsstörungen (habituelle Sinustachykardie, paroxysmale
Sinustachykardie und andere nichtorganische Rhythmusstörungen) zeigen nach
Abb. 4 keine typische Altersverteilung.
Diese Feststellung deckt sich mit der allgemeinen Erfahrung, daß herzbetonte ve-
getative Regulationsstörungen in allen Lebensaltern, auch in der Kindheit, vorkommen (Wenckebach und Winterberg 1927; Holzmann 1952; Master 1952;
Spang 1957).

II. Historische Entwicklungslinien und Ergänzungen zur Begriffsbestimmung.

1. Deutschland.

Der Bereich der nervösen bzw. vegetativen Herz- und Kreislaufstörungen war
früher weit gesteckt: So enthält die in Virchows Handbuch 1867 erschienene
Bearbeitung der Herzkrankheiten von Friedreich eine längere Abhandlung über
„Herzneurose", die neben „Herzklopfen", „Basedowscher Erkrankung" auch die
Angina pectoris umfaßt. Auch Trousseau (1868) zählte die Angina pectoris
noch zu den Herzneurosen. Der Begriff „Neurose" wurde damals noch im *organischen* Sinn gebraucht: 1867 beschrieb Nothnagel ein Syndrom von Akro-
parästhesien, Angiospasmen, Ohnmacht und Herzbeschwerden und meinte,
„daß der ganze Symptomenkomplex durch eine Affektion der vasomotorischen
Nerven hervorgebracht wird". Nothnagel beschrieb auch die „Angina pectoris
vasomotorica". Guttmann (1868) gebrauchte den Begriff „vasomotorische Neurosen", ebenso Eulenburg und Landois (1867, 1868), Eulenburg (1872).
Rosenbach berichtete 1897 über einen Symptomenkomplex bei jungen Männern
mit Luftmangel und Herzbeschwerden und nannte diesen „Neurose des Vagus";
ähnlich v. Noorden (1893) („Vagusneurose"). H. Oppenheim (1892) prägte den

Ausdruck „vasoneurotischer Symptomenkomplex". Mit den Begriffen „Vasoneurose", „Vagusneurose", „Angina pectoris vasomotorica" war aber immer die Vorstellung einer *organischen Nervenaffektion* verknüpft.

1901 gab A. HOFFMANN die erste monographische Darstellung unter dem Titel „Pathologie und Therapie der Herzneurosen und der functionellen Kreislaufstörungen". Von grundsätzlicher Bedeutung sind hier folgende Sätze: „Ich möchte mit dem Namen ‚funktionelle Herzkrankheiten' die Erkrankungen des Herzens zusammenfassen, in welchen nachweisbare organische Veränderungen des Herzens und der Gefäße nicht aufzufinden sind und doch Störungen von seiten der Kreislauforgane beobachtet werden. Ein Teil dieser Erkrankungen wird mit dem Namen Herzneurosen am treffendsten bezeichnet, denn in diesen Fällen sind wir in der Lage, aus dem Verhalten der Herztätigkeit selber, sowie ganz besonders aus dem Verhalten des Nervensystems und der übrigen Organe mit großer Wahrscheinlichkeit auf eine Störung in den Nerven des Herzens zu schließen." Diese Sätze enthalten zwei Gesichtspunkte, welche die weitere Entwicklung in Deutschland kennzeichnen: Einmal die *Abgrenzung* gegenüber organischen Erkrankungen des Herzens und des Kreislaufs und zweitens der *Begriffswandel* des Wortes „Neurose". Das Krankheitsbild der vegetativen Herz- und Kreislaufstörungen wurde in Deutschland anders als in England und Amerika aufgefaßt, nämlich wesentlich als *negative* diagnostische Umschreibung: d.h. der Begriff der nervösen Störung der Herztätigkeit wurde gebraucht, wenn organpathologische Befunde nicht nachweisbar waren. Ganz in diesem Sinne hat auch KÜLBS (1928) die „Nervösen Erkrankungen der Zirkulationsorgane" in der dritten Auflage dieses Handbuches definiert.

Diese Alternative: „funktionell" oder „organisch" ist für die weitere deutsche Entwicklung des Begriffs der vegetativen Herz- und Kreislaufstörungen maßgebend geworden. Mit der Verbesserung der Untersuchungsmethoden wurde versucht, die Grenze vom nachweisbar Organisch-Morphologischen her vorzuschieben, um dann das Übrigbleibende, also das „Funktionelle", auszugliedern.

Daneben gab es aber schon frühzeitig Versuche, den Begriff des „Funktionellen" *positiv* zu fassen: Noch für OPPENHEIM (1913) waren „Vasomotorischer Symptomenkomplex" und „Herzneurose" eine organische neurologische Erkrankung; ihr Wesen wurde in einer lokalen, nicht faßbaren Schädigung der Innervation gesehen. Später wurde diese Auffassung der Neurose als eine organische Erkrankung der Nerven revidiert: Man lernte das „Funktionelle" als eine Ordnungsstörung der Regulationen zu begreifen und versuchte das „Neurotische" als eine besondere Ausdrucksform abnormer seelischer Vorgänge zu verstehen, zumeist auf dem Hintergrund der Konstitution. Das „Nervöse" war für KREHL weitgehend identisch mit dem „Psychischen". Er sagte schon 1913: „Psychische Faktoren beeinflussen den Körper in mannigfaltigster Hinsicht, auch im Sinne des Erkrankens." „In Begleitung seelischer Erregungen und Depressionen sehen wir eine Beeinflussung des Herzens einhergehen, namentlich Veränderungen seiner Schlagfolge und der mit ihr verbundenen Empfindungen."

In der Folgezeit wurde unter dem Einfluß der *funktionellen Pathologie* (v. BERGMANN 1930, 1936) die Auffassung vertreten, daß vorwiegend neurotisch geprägte, psychophysisch komplexe Störungen an Herz und Kreislauf die Entwicklung einer organischen Herzerkrankung begünstigen können. Unter dem Einfluß der funktionellen Pathologie erwuchsen dann die sorgfältigen Bemühungen, zwischen rein funktionellen Störungen, Kreislauffrühschäden und organischen Kreislauferkrankungen nicht nur zu unterscheiden, sondern auch in Längsschnittbeobachtungen fließende Übergänge nachzuweisen (DELIUS 1939, 1944; REINDELL 1949; REINDELL, SCHILDGE et al. 1955).

Eine andere Entwicklungsrichtung in der Auffassung, Einteilung und Gruppierung der vegetativen Herz- und Kreislaufstörungen leitet sich von der *Konstitutionspathologie* her. Der Lehre von der „konstitutionellen Vasolabilität" haben Curtius, Krüger und Töwe (1953) eine spezielle medizinhistorische Abhandlung gewidmet. Bereits 1899 schilderte v. Krafft-Ebing Kreislaufstörungen als Teilerscheinung der konstitutionellen Neurasthenie. 1907 prägte Rosenfeld den Ausdruck „konstitutionelle Vasolabilität". Oppenheim (1892) bezog den „vasoneurotischen Symptomenkomplex" auf eine angeborene Gefäßdisposition. Oppenheim (1892) und Goldflam (1901) prägten den Ausdruck „angiospastische Diathese". Später haben J. Bauer (1924), Brugsch (1931), O. Müller (1922) die vegetative Labilität ganz aus der Perspektive der Konstitution gesehen. Von Fr. Kraus (1905) stammt der Begriff des „hypoplastischen Herzens" beim Astheniker. Martini und Pierach (1926) beschrieben den Symptomenkomplex der „konstitutionellen Hypotonie" im Zusammenhang mit dem asthenischen Körperbautyp. Am konsequentesten in der Rückführung vegetativ-nervöser Kreislaufstörungen auf die Konstitution waren Curtius und Krüger (1952), die neuerdings versucht haben, den besonderen Systemcharakter der konstitutionellen Vasolabilität beim „Vegetativ-endokrinen Syndrom der Frau" herauszuarbeiten.

Für die Auffassung der vegetativen Herz- und Kreislaufstörungen ist besonders der dynamische Konstitutionsbegriff von Bedeutung: er umfaßt nicht nur die Anlage, die morphologischen, funktionellen und psychologischen Eigenheiten des Individuums, sondern enthält auch die besondere *Reaktionsrichtung* und die *Bereitschaft* zu vegetativen Störungen (Kretschmer 1951). Wie der Astheniker zur Erschöpfbarkeit und zu hypotonen Regulationsstörungen neigt, so disponieren Pykniker und Athletiker auf Grund der Einheit von Körperbau, Vegetativum und expansiver Temperamentslage eher zu hypertonen Regulationsformen. Mit dieser konstitutionsdynamischen Auffassung wird auch das gehäufte Auftreten vegetativer Herz- und Kreislaufstörungen bei Jugendlichen mit der Vorverlegung oder Asynchronie der Reifung erklärt („Acceleration der Jugendlichen", Bennholdt-Thomsen 1952).

Eine dritte Entwicklungsrichtung der Klinik und Systematik vegetativer Herz- und Kreislaufstörungen geht auf Eppinger und Hess (1910) zurück, die zwei polare Typen unterschieden haben: die „Sympathicotoniker" und „Vagotoniker". Zu einer ähnlichen Einteilung kamen Kraus und Zondeck: Für Fr. Kraus (1919, 1926) war die Wechselbeziehung zwischen Sympathicus und Vagusstoffen, zwischen Elektrolyten, Hormonen, dem physikochemischen Zustand der Blutkolloide und den Grenzmembranen führend für die Konzeption der „vegetativen Tiefenperson" (1926). Er sah also das Vegetativum nicht nur unter dem Gesichtspunkt von Vagus—Sympathicus, sondern komplexer, hat aber dennoch die Vorstellung „Vagotonie" und „Sympathicotonie" als polare funktionelle Änderung des Erregungszustandes der Tiefenperson akzeptiert. In kritischer Auseinandersetzung mit einer solchen dualen Einteilung und im Hinblick auf die vielfältigen Überschneidungen in der Klinik hat v. Bergmann (1930) den Begriff des „Vegetativ Stigmatisierten" eingeführt. In verwandtem Sinn sprachen Wichmann (1934) von „Vegetativer Dystonie", Siebeck (1935) von „Vegetativer Labilität" und Hochrein (1941) von „Neurozirkulatorischer Dystonie".

Das Bemühen um eine Ordnung hat neuerdings Wezler u. Mitarb. (1939, 1941), sowie Hoff und seine Schüler (1952, 1957) veranlaßt, in ausgedehnten Untersuchungen die Frage nach den Grundformen vegetativer Regulationen und ihrer Störungen erneut zu überprüfen. Sie haben die vegetative Struktur des

Individuums an Hand der einzelnen Kreislaufgrößen analysiert und Einteilungen geschaffen, welche wieder auf die polaren Typen („ergotroper Typus" bzw. „sympathicotone Einstellung" und „histiotroper Typus" bzw. „Vagotonie") zurückgehen. Dabei werden *gruppengleiche* Reaktionsweisen des vegetativen Systems bei den verschiedenen physiologischen und pharmakologischen Belastungstesten besonders hervorgehoben und auf diencephal verankerte Koordinationsorgane mit globalen Reaktionspotenzen bezogen. Dieser entscheidende Fortschritt ist von W. R. HESS (1948, 1949) durch die Ordnung des vegetativen Systems nach *Funktionszielen* vorbereitet worden: Bestimmte vegetative Gruppenreaktionen haben Beziehung zu einer vom Organismus geforderten biologischen Leistung, und die Ausrichtung des vegetativen Systems nach Funktionszielen im Sinne von W. R. HESS umfaßt sowohl sympathische wie parasympathische Reaktionsweisen. SCHIMERT (1953) hat dieses Ordnungsprinzip auf die Klinik angewendet und gezeigt, daß das Wesen der vegetativen Herz- und Kreislaufstörungen als Mißverhältnis von ergotroper und trophotroper Funktionsausrichtung zur aktuell geforderten biologischen Leistung — also als Fehlanpassung — beschrieben werden kann. BIRKMAYER und WINKLER (1951) wählten eine analoge Betrachtungsweise, wenn sie eine anhaltend ergotrope Funktionsausrichtung als „sympathische Hypertonie" und eine inadäquate histiotrope Einstellung als „parasympathische Hypertonie" bezeichnen.

Die Erfassung dieser vegetativen Grundeinstellungen führt zu einer *statischen* Ordnung. Eine andere Systematik vegetativer Herz- und Kreislaufstörungen ergibt die Prüfung der *Leistungsfähigkeit* des Kreislaufs durch Untersuchung seiner Anpassung bei und nach Belastung. Da man bei diesen Untersuchungen vorwiegend den Blutdruck mißt, werden Abweichungen des Drucks vom normalen Verhalten als „hypotone, hypodyname oder hypertone Regulationsstörungen" unterschieden (SCHELLONG 1938, 1954; DELIUS 1944; REINDELL u. Mitarb. 1949, 1955). Auch für gleichzeitig gemessene oder errechnete weitere Kreislaufgrößen (Schlag- und Minutenvolumen, peripherer Strömungswiderstand, zirkulierende Blutmenge) werden die Abweichungen vom Normverhalten beschrieben und zur Deutung der Druckänderungen verwendet.

Bei diesen Belastungsprüfungen wird im Grunde immer die Leistungsbreite des Kreislaufs bestimmt, die Regulation also indirekt geprüft. Es müßte aber das Ziel sein, die Regulationen *direkt* zu untersuchen, um schlüssige Einblicke in die Formen ihrer Störung zu gewinnen. Hier setzt die jüngste Entwicklung der Betrachtungsweise an, welche das Prinzip der *technischen Regelung* auf den Kreislauf anwendet (DITTMAR und MECHELKE 1955; MECHELKE und NUSSER 1955; KRUMP, MECHELKE et al. 1956; MECHELKE und CHRISTIAN 1958; MECHELKE 1957, 1959). In Übertragung regelungstheoretischer Begriffe ergibt sich die Unterscheidung von „stabilen" (optimalen) und „labilen" (mangelhaften) Regelungen. Durch Prüfung der „Regelgüte" wird die *Form* der instabilen Regelung direkt ermittelt, z. B. als statische oder dynamische Labilität der Blutdruckregelung. Diese Einteilung der vegetativen Herz- und Kreislaufstörungen erlaubt Rückschlüsse auf zusammengehörige klinische Syndrome.

Auch zur Entwicklung einer *psychosomatischen* Betrachtung der vegetativen Herz- und Kreislaufstörungen hat die deutsche Klinik wesentlich beigetragen. Schon lange bevor die Psychotherapie Eingang in die Klinik der vegetativen Herz- und Kreislaufstörungen gefunden hat, wurden psychosomatische Zusammenhänge gesehen: 1914 machte WENCKEBACH auf die Bedeutung seelischer Einflüsse aufmerksam, besonders auf die Häufigkeit von Extrasystolien psychischen Ursprungs. KREHL hat schon 1913 wohl als erster deutscher Kliniker die Psychologie des Unbewußten und die Ergebnisse der Psychoanalyse FREUDs in der Pathogenese der vegetativen Herz- und Kreislaufstörungen diskutiert. O. Müller (1922) und nach ihm Fahrenkamp (1929, 1941) wiesen nachdrücklich darauf hin, daß seelische Störungen nicht nur für vorübergehende, sondern auch für lang anhaltende Blutdruckänderungen in Betracht kommen. Bestimmte Persönlichkeiten haben eine Bereitschaft, Affekte aller Art mit Kreislaufreaktionen zu beantworten, insbesondere dann, wenn diese Affekte in eine neurotische Dynamik eingebaut sind. „Das Gefäßsystem bildet die bemerkenswerteste Einbruchstelle seelischer Spannungen in die Körperlichkeit", schrieb Siebeck (1938), und mit dieser später von der psychosomatischen Medizin aufgenommenen Problemstellung haben sich in Deutschland besonders Heyer (1925), Fahrenkamp (1929, 1941), v. Bergmann (1930, 1936), Mohr (1930), Wittkower (1937), J. H. Schultz (1937, 1939), v. Weizsäcker (1938, 1939), v. Witzleben (1939) u. a. beschäftigt. (Übersicht bis 1941 bei Stokvis.)

2. England und Amerika.

England und Amerika sind in der Auffassung und Abgrenzung vegetativer Herz- und Kreislaufstörungen eigene Wege gegangen. 1870 hat Myers, wahrscheinlich als erster, den Begriff der „Neurocirculatory asthenia" geprägt. Schon 1867 hat MacLean bei britischen Soldaten ein Krankheitsbild beschrieben, dem Da Costa 1871 auf Grund seiner Beobachtungen an Soldaten im amerikanischen Unabhängigkeitskrieg eine gründliche klinische Studie gewidmet hat. Beide gebrauchten die Bezeichnung „Irritable heart". Im Gegensatz zu MacLean hat Da Costa schon damals klar zum Ausdruck gebracht, daß das beschriebene Krankheitsbild vorwiegend *funktioneller* Natur sei. Der Titel seiner Veröffentlichung lautete bezeichnenderweise: "On irritable heart; a clinical study of a functional cardiac disorder and its consequences." Osler zeigte dann 1886, daß dieselben Symptome, welche Da Costa bei Soldaten beschrieben hat, nicht selten auch bei Zivilisten vorkommen ("The irritable heart of civil life"). Die Bezeichnung „funktionelle Störung" ("Functional disorder of the heart") gebrauchten Broadbent und Broadbent (1897) sowie Allbutt (1898). Die klinischen Symptome waren jedoch von Da Costa schon so vollständig beschrieben und zum erstenmal zu einer Krankheitseinheit zusammengefaßt worden, daß im Schrifttum mit Recht die funktionellen Herz- und Kreislaufstörungen gelegentlich heute noch als „Da Costa's syndrome" bezeichnet werden (z. B. Wood 1941).

Wiederentdeckt und bestätigt wurde das „Da Costa's syndrome" im ersten Weltkrieg bei der britischen Truppe 1916 durch Mackenzie („Soldier's heart"), Parkinson (1916), Fraser und Wilson (1918), Hume (1918) und vor allem durch Th. Lewis („The effort syndrome" 1918, 1919). Lewis hatte schon 1918 unter dem Titel „Report on neurocirculatory asthenia" über die erstaunlich hohe Zahl von 70000 britischen Soldaten berichtet, die wegen funktioneller Herz- und Kreislaufstörungen vermindert tauglich waren und ärztlich behandelt werden mußten. Durch Oppenheimer, Levine et al. (1918) wurde der Begriff „Neurocirculatory asthenia" auch im amerikanischen Schrifttum eingebürgert, inhaltlich aber etwas anders definiert.

Es ist für die Entwicklungsgeschichte des Begriffs „Neurocirculatory asthenia" interessant, daß die genannten Autoren Offiziere des Medical Reserve Corps der USA waren, die an das Militärkrankenhaus für Herzkranke in Colchester, England, abgestellt waren, um die Arbeitsmethode von Sir Th. Lewis kennenzulernen. Die Amerikaner erklärten aber, es wäre ein Fehler, den Begriff ‚Disordered action of the heart' in die amerikanische Armee einzuführen. Denn nachdem einmal ein Soldat so beurteilt würde, sei es schwierig, ihn später zu überzeugen, daß er an nichtorganischen Herzbeschwerden leide. Dies verzögere seine

Heilung. Darum schlugen sie die Einführung des nicht bindenden, rein beschreibenden und weniger mißverständlichen Begriffs „Neurocirculatory asthenia" vor. (Mitgeteilt von EDWARDS und WHITE 1934.)

LEWIS hielt allerdings am organischen Hintergrund des „Soldier's heart" fest und sah die Ursache in der Trias von „Strain, infection and trauma" („trauma" ist bei LEWIS ein zusammenfassender Begriff für Angstüberwältigung, Trommelfeuer, Nahkampf: „shellshock"). Diese Trias veranlaßte LEWIS, aus dem Begriff der „Neurocirculatory asthenia" den des „Effort syndrome" zu entwickeln. LEWIS wollte damit zum Ausdruck bringen, daß dieser Symptomenkomplex auch inadäquat — also ohne die entsprechende schwere körperliche Belastung — für sich allein als pathologische Reaktionsform auftreten kann. Als klinische Symptome hat er beschrieben: Atemnot, Engigkeit über der Brust, präkordiale Schmerzen, Erschöpfungsgefühl, Extrasystolen, Neigung zu Ohnmachten, vermehrte Reizbarkeit und Schlaflosigkeit. Ferner stellte er Tachykardien bis zu 140 und 160 Schlägen pro Minute fest, vermehrte Schlagvolumina, laute Herztöne, cyanotische Blässe, feuchte, kühle Hände und Füße.

Die *Ursache* des „Effort syndrome" sahen LEWIS sowie FRASER und WILSON (1918), HURST (1939, 1940), FRASER (1940) vor allem in körperlichen Überlastungen, besonders durch vorausgegangene Infekte. Der Infekttheorie von LEWIS wurde bald widersprochen: BROOKS (1929) stellte im Gegensatz zu LEWIS fest, daß Infekte bei Patienten mit „Effort syndrome" nicht häufiger waren als bei der gleichen Anzahl Kreislaufgesunder. Kranke mit „Neurocirculatory asthenia" seien allerdings infolge ihrer Labilität eher zu Infekten disponiert als Gesunde. Entscheidenden Wert legte BROOKS auf die Anamnese und fand, daß die Symptome der funktionellen Kreislaufschwäche bei den meisten Betroffenen bereits lange vor ihrer Einziehung zum Militär bestanden haben. Damit kommt ein zweiter Gesichtspunkt in die Diskussion: die *Konstitution*.

ROBEY und BOAS sahen 1918 in der „Neurocirculatory asthenia" ein Merkmal des konstitutionell nervösen Menschen; ROTHSCHILD hat 1930 festgestellt, daß 70% an einer „Constitutional asthenia" leiden. Von GRANT (1940) sind zu Beginn des zweiten Weltkrieges 600 Patienten mit „Effort syndrome" untersucht worden. Er unterschied 4 Gruppen: Die erste Gruppe umfaßt die *konstitutionelle* regulatorische Kreislaufschwäche. GRANT sah also in der Konstitution, die bei LEWIS nur am Rande vermerkt wird, einen ausschlaggebenden pathogenetischen Faktor. In derselben Weise äußerte sich SPILLANE (1940). Die zweite Gruppe bilden Patienten, die durch ungewöhnliche Anstrengung überfordert wurden, eine dritte Gruppe sind Patienten mit verzögerter Rekonvaleszenz nach überstandenem Infekt; die vierte Gruppe umfaßt latente chronische Infekte. VENNING (1919) hat über 7000 britische und französische Soldaten mit funktionellen Herz- und Kreislaufstörungen berichtet und erklärt diese allgemein durch „Mental and physical strain of warfare".

Die Geschichte der vegetativen Herz- und Kreislaufstörungen in den USA und in England im Wandel der letzten 40 Jahre ist, wie in Deutschland, zugleich eine Geschichte der Anschauung über das Wesen der Neurose und des funktionellen Denkens in der Kardiologie. So muß man sich vergegenwärtigen, daß gegen Ende des ersten Weltkrieges die „Neurose" noch häufig als eine organische Erkrankung des Nervensystems aufgefaßt wurde, und die Unterscheidung zwischen „neurotisch", „funktionell" und „organisch" erst langsam gebräuchlich wurde. So kam es, daß eine Reihe von Autoren schon früh eine *neuroregulatorische* Störung als das Wesen der vegetativen Kreislaufleiden erkannt, aber dies unter mißverständlichen Bezeichnungen zum Ausdruck gebracht hat: So hat CULPIN (1920) behauptet, daß es sich um eine Störung der tieferen Schichten des

Zentralnervensystems handele, also derjenigen Zentren, in denen die autonomen Funktionen kontrolliert würden. Bemerkenswerterweise stammt diese Theorie aus einer Zeit, in der man von der Bedeutung des Hypothalamus für die vegetative Regulation noch kaum etwas wußte. Culpin redet zwar von einer „Neurosis", meint aber eine zentralnervöse, lokalisierbare Erkrankung. Kessel und Hyman (1923) beobachteten 86 Patienten und definierten die „Neurocirculatory asthenia" als „*Autonomic imbalance*". In den Arbeiten von Crile (1931, 1934) ist in gewisser Hinsicht schon eine moderne Definition der „Neurocirculatory asthenia" enthalten, wenn sie als „pathologische Physiologie eines nicht angepaßten, morphologisch zwar intakten, aber abnorm tätigen Organs" gekennzeichnet wird. Die neurozirkulatorische Asthenie ist demnach eigentlich nicht eine „Schwäche", wie der Ausdruck „asthenia" besagt, sondern eine nervöse Regulationsstörung mit dem Akzent auf der Hypo- oder Hyperreaktivität.

In der Linie von Culpin (1920), Kessel und Hyman (1923), Boas (1928) hat sich dann in den USA eine Richtung entwickelt, welche die „Neurocirculatory asthenia" konsequent als eine neuroregulatorische Störung auffaßt, die vom Zwischenhirn ausgeht. Kerr, Dalton und Gliebe (1937) versuchten in diesem Zusammenhang eine physiologische Theorie der Angstneurose zu geben. Sie zeigten das häufige Zusammentreffen von funktionellen Kreislaufstörungen mit Hyperventilation bei Angstzuständen und bezogen dies auf eine zweifache — corticale und diencephale — Gleichgewichtsstörung. Der entschiedenste Vertreter dieser „neurologischen Richtung" ist heute Friedman, der in seinen Arbeiten (1944—1946) und in seiner zusammenfassenden Monographie über „Functional cardiovascular disease" 1947, die Theorie einer „*Cortico-hypothalamic imbalance*" vertritt: "Functional Cardiovascular Disease will be used to designate that syndrome of cardiovascular dysfunction which stems from an essential change in normal cortical and hypothalamic activities and relationships" (Friedman 1947). Diese Theorie hätte allerdings kaum aufgestellt werden können ohne die spezielle Entwicklung der amerikanischen Neurophysiologie, in der besonders die corticale Repräsention der vegetativen Effektoren des Kreislaufs und die cortico-thalamischen und corticohypothalamischen Steuerungen experimentell eingehend erforscht wurden (Ranson 1933; Ranson und Magoun 1939; Ranson, Kabat und Magoun 1934, 1935; Kabat, Magoun und Ranson 1935; Übersicht: Christian 1954).

Aber auch eine völlig entgegengesetzte Richtung in der Erforschung der funktionellen Herz- und Kreislaufstörungen ist typisch für die USA: die Auffassung und Begründung als *Psychoneurose*. Im gleichen Jahr, in dem Th. Lewis seinen „Report on neurocirculatory asthenia" publizierte, veröffentlichten Oppenheimer und Rothschild (1918) eine Arbeit unter dem Titel: „The psychoneurotic factor in the irritable heart of soldiers". Sie fanden bei der Hälfte ihrer Patienten eine Neurose. 1919 erschien der Bericht von A. E. Cohn über „The cardiac phase of the war neuroses", in dem 200 Titel der damaligen Literatur zusammengefaßt und kritisch gesichtet wurden. Cohn kam zum Ergebnis: Die Störung ist im wesentlichen immer neurotischer Struktur, sie hängt von Angst und Furcht ab und wird beseitigt durch die Auflösung der erregenden Ursache und geheilt durch Maßnahmen, die geeignet sind, den neurotischen Zustand zu beeinflussen.

Wie bereits erwähnt, ist die begriffliche Entwicklung dessen, was etwa unter „Cardiac neurosis" ursprünglich verstanden wurde, ebenfalls ein Stück Geschichte der Neurosenpsychologie einerseits und der Kardiologie andererseits: Wenn z. B. J. Parkinson in seiner Arbeit „Effort syndrome in soldiers" 1941 so weit geht zu behaupten, daß fast alle Patienten, die an funktionellen Kreislaufstörungen leiden, Neurotiker seien, so ist zunächst zu fragen, was er unter „Neurose" versteht. PARKINSON definiert Neurose als „offensichtlich mangelhafte Anpassung" und spricht von „unbewußten Verdrängungen, Hemmungen und Konflikten". Es wird ersichtlich, daß hier *tiefenpsychologische* Begriffe mit dem „Effort syndrome" verbunden werden, obwohl PARKINSON gleichzeitig versucht, in den Begriff der Psychoneurose auch den der Konstitution einzubeziehen. Wenn P. D. WHITE in seinem Buch „Heart disease" (1944) von der neurozirkulatorischen Asthenie schreibt, „sie ist nur eine Art von Herzneurose oder Irritabilität des Herzens, deren Ursachen unbekannt sind", so versteht er unter „Neurose" ganz allgemein nur „nervöse Überempfindlichkeit".

Mit Recht lehnte es PARKINSON trotz der besonderen Bewertung neurotischer Faktoren für die Pathogenese ab, den klinischen Begriff des „Effort syndrome" mit einer Psychoneurose zu identifizieren, wie es später COHEN und WHITE (1951), allerdings in sehr breiter Fassung des Neurosenbegriffs, getan haben. Denn ungeklärt bliebe die Frage, so lautete die kritische Feststellung von PARKINSON, ob die mit der funktionellen Kreislaufstörung verbundene Neurose eine *spezifische* Struktur habe, und falls dies zuträfe, die weitere Frage, warum gerade der Kreislauf von der Psychoneurose betroffen werde und nicht ein anderer Funktionszusammenhang. Solange diese ätiologische Frage ungeklärt sei, bleibe die Neurose nur ein pathogenetischer Faktor, und eine Vermischung derart, das Effort syndrome als somatisierte Neurose aufzufassen, müsse abgelehnt werden.

PARKINSON hat mit dieser kritischen Feststellung eine Position eingenommen, wie sie umgekehrt auch von *psychologischer* und *psychiatrischer* Seite gegen die Kardiologen bezogen worden ist: MILES und COBB (1951) sowie WEISS (1952) distanzierten sich kritisch von der Auffassung von COHEN (1949), COHEN und WHITE (1951), welche die „Neurocirculatory asthenia" mit der Angstneurose („Anxiety neurosis") einfach identifizieren. MILES und COBB betonen mit Recht, daß zwar Tachykardie, Dyspnoe und vegetative Übererregbarkeit weitgehend Begleiterscheinungen von Angst seien, und umgekehrt die emotionale Labilität ein Symptom der neurozirkulatorischen Asthenie sei. Hinter dieser deskriptiven Symptomverwandtschaft verberge sich aber eine grundverschiedene Pathogenese, die nur im tiefenpsychologischen Verfahren klar zum Ausdruck komme. Aus dieser Auseinandersetzung wird ersichtlich, daß eine Reihe amerikanischer Autoren ziemlich großzügig „Neurocirculatory asthenia", „Neurasthenia", „Effort syndrome" und „Anxiety neurosis" für ein und dasselbe halten. FRIEDBERG (1959) meint von der neurozirkulatorischen Asthenie, daß es sich um nichts anderes handle als um das proteusartige Bild der Psychoneurose, die beim vorliegenden Symptomenkomplex ausschließlich oder vorwiegend unter dem klinischen Bild von Herz- und Kreislaufsymptomen auftritt.

Unabhängig vom Meinungsstreit in der pathogenetischen oder gar ätiologischen Frage wurde das häufige *Zusammentreffen* von *charakterologischen* bzw. *psychologischen* Eigentümlichkeiten mit *vegetativen Herz- und Kreislaufstörungen* schon früh und richtig gesehen. Die amerikanische Literatur ist außerordentlich reich an solchen Studien über die Beziehung von psychischen Faktoren und Kreislaufregulationsstörungen. Diese Entwicklung hängt eng zusammen mit der frühen Entfaltung der *psychosomatischen Medizin* in den USA (D. WYSS hat 1951 hierüber eine zusammenfassende Übersicht vorgelegt).

Es ist nicht leicht, eine Ordnung und Übersicht dieser Arbeitsrichtungen herzustellen: Zweifellos sieht die Mehrzahl der führenden Kardiologen in den USA und in England gegenwärtig in der „Neurocirculatory asthenia" ein vorwiegend *konstitutionelles* Leiden, bei dem psychische Faktoren eine sehr wesentliche, aber *nicht obligate* Rolle spielen. Was der psychologisch nicht ausgebildete Kliniker unter „psychischem Faktor" versteht, ist meist sehr vage: Der Begriff reicht unverbindlich von „Emotional disturbances" bis zu sicheren Psychoneurosen. Man muß also offenlassen, was z. B. CRAIG und WHITE (1934) verstehen, wenn sie angeben, daß bei 75—80% von 100 Fällen „Psychogenic bzw. neurogenic elements" festzustellen seien.

Im psychosomatischen Schrifttum zeichnen sich drei Arbeitsrichtungen ab. Die Arbeiten von WISHAW (1937), WITTKOWER, RODGER und WILSON (1941), STEVENSON, DUNCAN et al. (1950) u. a. suchen bei vegetativ labilen Kreislaufgestörten bereits nach einer spezifisch *neurotischen* Struktur. Am konsequentesten hat sich diese Richtung bei WEISS und ENGLISH (1949) sowie F. ALEXANDER (1950) entwickelt. Diese versuchen aus den besonderen Formen triebpsychologischer Fehlentwicklung und deren tiefenpsychologischer Dynamik das klinische Bild der Kreislauflabilität pathogenetisch abzuleiten. Mehr *charakterologisch* bzw. *typologisch* orientiert ist eine andere Richtung, die besonders von F. DUNBAR (1947, 1948, 1954) vertreten wird. Hier geht es weniger um die spezielle Psychodynamik, als um die Korrelation („interrelationships") von Charakterprofilen zum Krankheitsbild der vegetativen Herz- und Kreislaufstörungen. Von allgemeinerer Bedeutung ist schließlich eine vierte Arbeitsrichtung, die Umweltschäden und Milieufaktoren als *unspezifische* Reize („stress") in das Adaptationssyndrom von SELYE (1950) einbezieht und auf dieser Basis die neurozirkulatorische Asthenie als Adaptationskrankheit interpretiert. SELYE selbst hat die pathogenetische Bedeutung des „Emotional stress" immer wieder betont und in diesem Zusammenhang auf die Bedeutung des Kreislaufs bei der Antwort des Organismus auf „strain" und „stress" hingewiesen. H. G. WOLFF u. Mitarb. (1950a, b) haben in einer Reihe von Arbeiten die Anpassung des Kreislaufs an körperliche Belastungen bei Gesunden, Neurotikern und bei Patienten mit „Effort syndrome" untersucht. WOLFF fand bei Kreislaufgesunden und regulatorisch leistungsfähigen Neurotikern hyperzirkulatorische Antworten auf Belastung, beim Effortsyndrom hypozirkulatorische Reaktionen. Er konnte zeigen, daß beide Formen durch Psychotherapie weitgehend normalisierbar sind. Nach WOLFF u. Mitarb. gibt es keinen spezifisch psychogenen Faktor, sondern das, was sie „Life stress" nennen, ist schlagwortartig die ganze Lebensbelastung unserer Zeit mit ihrer zunehmenden Betriebsamkeit, Überlastung, ihrem Konkurrenzkampf gepaart mit dauernder Angst vor Versagen (Übersicht bei WOLFF, WOLF und HARE 1950).

Fassen wir diese vielschichtige Entwicklung in England und Amerika zusammen, so zeigt sich, daß dort Begriffsinhalt, klinische Abgrenzung und Deutung der vegetativen Herz- und Kreislaufstörungen anders gestaltet worden sind. Es erscheint deshalb notwendig, den Unterschied zur deutschen Auffassung genauer zu präzisieren.

In der deutschen Klinik sprechen wir von vegetativen Herz- und Kreislaufstörungen, wenn ohne morphologisch faßbare Veränderungen der Organe eine größere Bereitschaft zu regelwidrigen Reaktionen besteht. Eine solche Abgrenzung ist wesentlich *subtraktiv* bestimmt; sie ergibt sich nach Ausschluß von organischen Herz- und Gefäßkrankheiten.

Im angloamerikanischen Schrifttum wird dagegen der *Beschwerdekomplex* der „Neurocirculatory asthenia" (Herzklopfen, Beengungsgefühl mit Druck auf der Brust, Ermüdung und Erschöpfbarkeit, Kollapsneigung, Vasomotorenlabilität usw.) ins Auge gefaßt und dieser positiv als etwas *Zusammengehöriges* definiert. Findet man diesen Komplex in charakteristischer Ausprägung, so wird die Diagnose einer „Neurocirculatory asthenia" gestellt. Entsprechend lautet die Definition von COHEN und P. D. WHITE (1950): "Neurocirculatory asthenia (anxiety neurosis, neurasthenia, effort syndrome) is a disorder, the chief symptoms of which are: breathlessness, palpitation, nervousness, irritability, chest discomfort, fatigability, spells of dizziness, faintness and anxiety attacks in the absence of other medical or neuropsychiatric diseases to explain them". Das gleichzeitige Vorliegen von *organischen* Schäden ist kein absoluter Hinderungsgrund für diese Diagnose. Eine neurozirkulatorische Asthenie kann z. B. als klinisches Syndrom auf ein organisches Herzleiden aufgepfropft sein (Auffassung von EDWARDS und WHITE 1934; CRAIG und WHITE 1934; FRIEDBERG 1959). CRAIG und WHITE fanden z. B. den Symptomenkomplex der „Neurocirculatory asthenia" in 50% bei

organischen Herzschädigungen, in 50% ohne nachweisbare Herzerkrankung. Hier trennt sich also der Begriff der „Neurocirculatory asthenia" von der deutschen Auffassung. Er erscheint als klinischer Symptomenkomplex, der sowohl bei organischen als auch bei funktionellen Erkrankungen auftritt. „Die Diagnose sollte aber auch dann gestellt werden, wenn die neurozirkulatorische Asthenie bei einer gleichzeitig vorliegenden organischen Herzkrankheit auftritt, indem man eine analoge Analyse der bestehenden Symptome durchführt und auf Grund einer mangelnden Beziehung dieser Symptome zur Art und der Schwere einer organischen Erkrankung des Herzens. Die Diagnose der neurozirkulatorischen Asthenie sollte nicht nur per exclusionem gestellt werden, d. h. indem eine organische Herzkrankheit ausgeschlossen wird, sondern auch durch positive Befunde, durch welche die psychogene Basis der Symptomatologie unterstützt wird" (FRIEDBERG 1959).

Tabelle 3. *Symptome der neurozirkulatorischen Asthenie in Prozent ihrer Häufigkeit.*
(Nach COHEN und WHITE 1951.)

Symptome	60 Patienten	102 gesunde Kontrollpersonen
Herzklopfen	96,7	8,8
Vorschnelle Ermüdung . .	95,0	18,6
Kurzatmigkeit	90,0	12,7
Nervosität	87,6	26,5
Chest pain[1]	85,0	9,8
Seufzer	79,3	15,7
Schwindel	78,3	15,7
Schwächegefühl	70,0	11,8
Konzentrationsschwäche .	60,7	2,9
Kopfschmerz	58,3	25,5
Parästhesien	58,2	7,2
Schwäche	56,0	3,0
Enge auf der Brust	52,7	3,9
Schlaflosigkeit	52,7	4,0
Mißgestimmtheit	50,0	2,1
Andauernde Müdigkeit . .	45,1	5,9
Vermehrtes Schwitzen . .	44,9	33,0
Schwere Erwartungsangst .	41,8	2,0
Erstickungsgefühl	39,7	3,9
Ohnmachtsneigung	36,7	10,8
Frösteln	24,4	—
Nervöse Pollakisurie . . .	18,6	2,1
Nervöses Erbrechen und Diarrhoen	14,0	—
Anorexie	12,3	3,0

[1] Nervöses Atemsyndrom (vgl. V₄).

Diese Abgrenzung eines Symptomenkomplexes, der sich wesentlich auf die klinischen Phänomene bezieht und nicht unbedingt an die Alternative organisch oder funktionell gebunden ist, enthält übrigens ein Problem, das bei uns nicht gesehen werden konnte, da ex definitione die vegetativen Herz- und Kreislaufstörungen außerhalb der Organkrankheiten stehen. STEVENSON, DUNCAN et al. (1950) untersuchten auch organisch Herzkranke und fanden, daß das organisch geschädigte Herz zur Ausbildung abnormer Erregbarkeit neigen kann, die dann leicht in das Ausdrucksgeschehen von Angst, Aggression oder Ärger einbezogen wird. Die Fragestellung lautet dann, warum bei gleichen Organprozessen dies einmal der Fall ist, das andere Mal jedoch nicht.

Kennzeichnend für die angloamerikanische Auffassung ist also die Einstellung, die neurozirkulatorische Asthenie mehr auf Grund *klinischer Phänomene*, also durch den charakteristischen Beschwerdekomplex, zu bestimmen. Ein großer Teil der Arbeiten beschäftigt sich deshalb damit, die Häufigkeit und Rangordnung der Beschwerden bei der neurozirkulatorischen Asthenie statistisch aufzustellen. Tabelle 3 stammt aus einer vielzitierten Arbeit von COHEN und WHITE (1951). Diese Liste enthält die klinische Phänomenologie der neurozirkulatorischen

Asthenie, und viele Autoren richten sich in ihrer Diagnose nach dieser Symptomgruppierung. Auf dieser Basis unterscheidet auch Wood (1941) nochmals zwischen „Effort syndrome" und „funktioneller Herzstörung". Bei letzterer stehen nach seiner Ansicht manifeste Psychoneurosen im Vordergrund, während bei dem ersten Organbeschwerden vorherrschen. In den Musterungsstatistiken der amerikanischen Armee (Fenn, Kerr, Levy, Stroud und White 1944), kommt diese besondere Abgrenzung des Begriffs „Neurozirkulatorische Asthenie" klar zum Ausdruck. Denn in dieser großen Statistik erscheinen Sinustachykardien und nervöse Herz-Rhythmusstörungen, transiente Hypertonien („nervous origin") und andere Regulationsstörungen, die nach deutscher Diagnostik ohne weiteres unter die vegetativen Herz- und Kreislaufstörungen rubriziert würden, *getrennt* neben der „Neurocirculatory asthenia".

Ordnungsversuche der vegetativen Herz- und Kreislaufstörungen auf Grund des *Kreislaufverhaltens* unter verschiedenen Bedingungen (Ruhe, Stehen, Arbeitsbelastung) analog den deutschen Einteilungen, etwa als „hypotone", „hypodyname", „hypertone" Regulationsstörungen, „Regulationsstörungen mit verminderter oder überschießender Kreislaufleistung" sind im angloamerikanischen Schrifttum kaum vertreten. Die entsprechenden Kreislaufdaten wurden jeweils für eine führende Beschwerdegruppe oder eine klinische Symptomgemeinschaft untersucht und besprochen. So enthält z. B. die Monographie von Friedman („Functional cardiovascular disease" 1947) unter der Kapitelüberschrift „Giddiness" (Schwindelgefühl) experimentelle hämodynamische Unterlagen. Die dort angeführten Tabellen über Blutdruck, Pulsfrequenz und Venendruckänderungen bei Lagewechsel sowie beim Flack-Test zeigen, daß es sich vorwiegend um Patienten mit hypotonen Regulationsstörungen handelt. In denselben Tabellen sind aber unter der Gruppe mit „Giddiness" auch einige hypertone Regulationsstörungen aufgeführt. Ebenso werden unter dem Titel „The respiratory phenomena of functional cardiovascular disease" alle Patienten zusammengefaßt, die vorwiegend über Beklemmungen, Schwindel und Herzsensationen klagen („Chest pain" nach Master 1952). Für diese Gruppe werden dann Atemminutenvolumen, Ventilationsindex, der Quotient von O_2-Verbrauch und Ventilation in Ruhe und bei Belastung, Preßdruck sowie die hämodynamischen Veränderungen untersucht (White und Hahn 1929; Cohen und White 1947; Friedman 1947). Das mangelnde Durchstehvermögen und die Erschöpflichkeit als Kardinalsymptome des „Effort syndrome" bilden den Ausgangspunkt, unter dem Oberbegriff „Fatigue" standardisierte Arbeitsbelastungen vorzunehmen (Cohen und White 1947, 1951; Cohen 1949). Die mitgeteilten Befunde entsprechen nach der deutschen Nomenklatur meist den „hypotonen Regulationsstörungen". Eine Ausnahme bildet die *orthostatische Hypotension* mit Kollapsneigung. Bei der „Orthostatischen Hypotension", seit Bradbury und Eggleston (1926) „Postural hypotension" genannt, wurde das Beschwerdebild im Zusammenhang mit dem Kreislaufverhalten gesehen. Später haben dann Nylin und Levander (1948) die „Sympathicotonic-" von der „hypo- und asympathicotonic hypotension" unterschieden.

III. Pathophysiologie der vegetativen Herz- und Kreislaufstörungen. Untersuchungsmethoden.

1. Grundeinstellungen vegetativer Regulationen und ihre Bedeutung für die Systematik vegetativer Herz- und Kreislaufstörungen.

Vegetative Funktionen, seien es Atmung, Kreislauf, Endokrinium oder Stoffwechsel sind in sich zu einem Ganzen reguliert. Durch Anstoß an irgendeiner Stelle wird das ganze System betroffen; die innige Verflechtung der verschiedenen vegetativen Regulationen führt zu einer Integration von Zentral- und Erfolgsorganen und ermöglicht die Betrachtung des autonomen Systems als ein *Ganzes*. Vor einer solchen synthetischen Betrachtungsweise steht aber die Analyse der Einzelglieder und die Frage nach dem Nutzen einer Ordnung, die von *Teilsystemen* ausgeht, wie sie erstmals LANGLEY (1900) mit der Unterscheidung von „Sympathicus" und „Parasympathicus" gegeben hat. Da nervale und humorale, bzw. hormonale Faktoren zwei unterscheidbare funktionelle Einheiten bilden, haben GASKELL (1916) zwischen „katabolischen" und „anabolischen", später DALE (1935) zwischen „adrenergischen" und „cholinergischen" Systemen unterschieden.

Der erste Schritt auf dem Weg zu einer *klinischen* Systematik vegetativer Regulationen war der Entwurf von EPPINGER und HESS (1910), in dem der *Antagonismus* zwischen Sympathicus und Parasympathicus zum beherrschenden Prinzip der vegetativen Funktionen erhoben wurde. Diese Vorstellung vom Antagonismus führte zu der Konzeption, daß „Störungen der gegenseitigen Kontrolle, zu starke oder zu geringe Reizbarkeit bzw. zu hoher oder zu kleiner Nerventonus der einzelnen Antagonisten ein Anlaß für pathologische Zustände werden kann" (EPPINGER und HESS 1910). Unter diesem Gesichtspunkt der Polarität bzw. des Antagonismus ergaben sich dann zwangsläufig Einteilungen vegetativer Grundeinstellungen in „Sympathicotonie" und „Vagotonie" mit quantitativen Übergängen.

Diese Auffassung erhielt eine breitere Basis durch die Ergebnisse von WEZLER (1939), F. HOFF (1930, 1956, 1957) und deren Schulen. So haben WEZLER und BÖGER (1939), WEZLER, THAUER und GREVEN (1940) die vegetative Struktur durch physikalische Bestimmung einzelner Kreislaufgrößen näher untersucht: Sie sprechen von „Vagotonie" (vagotonischer Einstellung), wenn Schlag- und Minutenvolumen sowie Pulsfrequenz erheblich erniedrigt, der periphere Widerstand erhöht und der „elastische Widerstand" (E') vermindert sind; von „Sympathicotonie", wenn sich die angeführten Kreislaufgrößen umgekehrt verhalten. Beim Vagotoniker ist der arterielle Mitteldruck etwas erniedrigt und das Herzminutenvolumen vermindert, beim Sympathicotoniker ist die Herzleistung bei geringgradig erhöhtem Mitteldruck gesteigert.

Die Unterschiede des Herzminutenvolumens bei den verschiedenen Typen sind nach WEZLER größer als es den Unterschieden des Sauerstoffverbrauchs entspricht, das Herzminutenvolumen korreliert invers mit der Sauerstoffutilisation. Die geringere Kreislaufleistung sowie der niedrige Sauerstoffverbrauch der vagotonen Einstellung ist als Auswirkung der Sparfunktion des parasympathischen Nervensystems angesehen worden, der dann die Dissimilation fördernde Sympathicuswirkung gegenübersteht. Diese Ausdrucksweise läßt jedoch nicht klar erkennen, ob diese Sparfunktion primär auf dem Organstoffwechsel beruht, dem sich die Durchblutung immer anpaßt (soweit nicht andere Regelinteressen dem entgegenstehen), oder ob unter Nerveneinfluß die Organdurchblutung in Relation zum Stoffwechsel verändert werden kann, so daß auch lokal unterschiedliche Utilisationswerte resultieren. Dies könnte zweifellos der Fall sein bei Organen, deren Durchblutung durch arteriovenöse Anastomosen regional veränderlich ist. Über Änderungen der regionalen Durchblutungsverteilung bei vegetativen Herz- und Kreislaufstörungen wissen wir aber noch sehr wenig.

Über diese Einteilung nach Kreislaufgrößen hinausgehend haben F. HOFF und seine Schüler eine Vielzahl anderer vegetativer Funktionen für eine polare Ordnung zugrunde gelegt. Von 108 untersuchten Gesunden waren 18 eindeutig „parasympathicoton" eingestellt, während 16 „sympathicoton" reagierten. Die übrigen Fälle waren Mischformen (Abb. 6). HOFF weist aber ausdrücklich darauf hin, daß die untersuchten Personen noch im physiologischen Bereich einzuordnen sind und zeigt damit, wieweit sich die Grenzen des Normalen erstrecken: „Solange diese vegetativen Typen in sich geordnet sind, können sie trotzdem gesund sein, und erst Abweichungen, die ein Gegeneinander in die harmonische Ordnung bringen, können vielleicht Krankheit sein" (HOFF 1956).

Diese polaren vegetativen Grundeinstellungen sind *konstitutionell* verankert.

Für die *Erbbedingtheit* sprechen Zwillingsuntersuchungen. Eineiige Zwillinge verhalten sich auf pharmakologische Reize gleichsinnig (Adrenalin, SCHROEDER 1929; Atropin, Pilocarpin und Histamin, WERNER 1935). Die vasomotorische Erregbarkeit der Haut, der Blutdruck, die Herzform und -größe (WEITZ 1924), sowie das Hirnstrombild (ARNDT, LOSSE und HÜTWOHL 1956) sollen bei monozygotischen Zwillingen übereinstimmen. Auch bei vegetativen Dysregulationen verhalten sich eineiige Zwillinge konkordant: Pathologische Veränderungen im EKG, respiratorische Arrhythmie und Zeichen einer vegetativen Übererregbarkeit stimmen bei ihnen weitgehend überein (WEITZ 1924; v. VERSCHUER 1927; CURTIUS und KORKHAUS 1931; PARADE und LEHMANN 1939; GRAF 1939; KABAKOFF und RYVKIN 1934; KAHLER

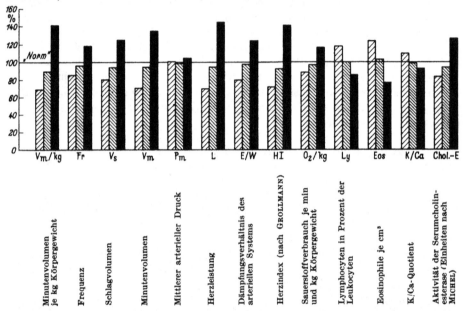

Abb. 6. Die vegetative Struktur bei Sympathicotonikern und Parasympathicotonikern. (Nach HOFF und LOSSE 1955.) Übersicht über die prozentuale Abweichung charakteristischer Größen des Kreislaufs, Gasstoffwechsels und Blutes von der „Norm" bei Sympathicotonikern, Parasympathicotonikern und Mischtypen (Mittelwerte der entsprechenden Gruppen). „Norm"-Mittelwerte aus allen Versuchen. ■ Parasympathicotoniker, ▨ Mischtypen, ▨ Sympathicotoniker.

und WEBER 1940). Konkordanz bei monozygotischen und Diskordanz bei heterozygotischen Zwillingen wurden dahingehend interpretiert, daß „die vegetative Grundstruktur Erbeinflüssen weitgehend unterworfen ist" (LOSSE, KRETSCHMER et al. 1956). Auch die Zuordnung bestimmter vegetativer Züge zu den verschiedenen *Konstitutionstypen* — Pykniker neigen in Blutdruck, Pulsfrequenz und Minutenvolumen mehr zu Sympathicotonie, Leptosome dagegen mehr zur Parasympathicotonie (LOSSE, KRETSCHMER et al. 1956; siehe Teil V, 2) — wurde im Sinne einer anlagebedingten Koppelung von Habitus, Körperbau und Vegetativum verwertet.

Die vegetativen Grundeinstellungen sind in diesem Sinne zwar festgefügt, aber nicht starr. So verschiebt sich im *Alter* die Grundeinstellung zur Parasympathicotonie (LASCH und MÜLLER-DEHAM 1930; WEZLER 1935; HEIM 1944; BÜRGER 1954; HOFF 1957. Auch der *Tag-Nacht-Rhythmus*, der weibliche *Cyclus* und die *Schwangerschaft*, sowie das sportliche *Training* haben einen modifizierenden Einfluß auf die vegetative Grundeinstellung (HERXHEIMER 1923, 1924; REINDELL 1940; SCHNEIDER und CRAMPTON 1940; DELIUS 1944; HEIM und RÖDIGER 1946, 1947; STOLLREITER 1950; HOFF 1957). Selbst unter der Betrachtungsweise von „Sympathicotonie" und „Parasympathicotonie" ist die jeweilige vegetative Lage nur im Sinne eines regulatorischen Gleichgewichtes zu verstehen, welches mittels ungleicher antagonistischer Innervation stabilisiert ist. So wird bei erniedrigtem peripheren Strömungswiderstand, also niedrigem sympathischen Tonus der Stellglieder, auch bei vermehrter Volumenleistung des Herzens, wie sie bei Zunahme sympathischer Einflüsse auftritt, eine arterielle Druckerhöhung verhindert.

Einwände gegen eine Systematik vegetativer Regulationen und Regulationsstörungen unter dem Gesichtspunkt des Antagonismus von Sympathicus und Parasympathicus erhoben die *Klinik*, die *Pharmakologie* (unter anderem wegen des oft widersprüchlichen Ausfalls pharmakologischer Testmethoden) und schließlich die *Physiologie*.

Zur Klinik: Das Schema der antagonistischen Innervation hat dazu verleitet, Verschiebungen des vegetativen Gleichgewichtes so zu deuten, als sei der Sympathicus oder in anderen Fällen sein Antagonist (Parasympathicus) einseitig überaktiv und dadurch im Effekt überwiegend. Theorie und Klinik sprechen dagegen: CO_2 wirkt vasoconstrictorisch und bradykard, erregt also gleichsinnig Vagus und Sympathicus (GELLHORN 1957; MARGUTH, RAULE und SCHAEFER 1951/52). Der gespannte und erregte Mensch hat neben seiner sympathicotonen Kreislauflage gleichzeitig eine parasympathische Erregung seines Darms, des Pankreas und der Blase; der M. Basedow zeigt eine gleichsinnige Erregbarkeitssteigerung in beiden Systemen (v. BERGMANN 1936). Da extreme Typen einer polaren vegetativen Einstellung selten sind, die Mischformen überwiegen und bei vegetativen Störungen verschiedene Organe sehr unterschiedlich beteiligt sein können, haben WICHMANN (1934) die Bezeichnungen „vegetative Dystonie", SIEBECK (1935) „vegetative Labilität", v. BERGMANN (1936) „vegetative Stigmatisierung", HOCHREIN (1941) den Begriff der „neurozirkulatorischen Dystonie" vorgezogen. In England und Amerika haben Einteilungen der vegetativen Dysregulation nach Grundeinstellungen überhaupt keinen Fuß gefaßt (s. Teil II, 2), wohl aber in der französischen Klinik (GUILLAUME 1928; DANIELOPOLU 1932; DECHAUME 1949; COSSA 1950).

a) Vegetative Grundeinstellungen und pharmakologische Testmethoden.

Die pharmakologischen Teste zeigen die Schwierigkeiten einer *statischen* Ordnung im Sinne polarer bzw. antagonistischer Grundformen. Die Teste fallen nicht nur unterschiedlich aus, sondern ein und dieselbe Person kann im wiederholten pharmakologischen Versuch unter gleichen Bedingungen verschieden reagieren (BAUER 1919; FALTA, NEWBURGH und NOBEL 1911; CSEPAY 1921; v. BERGMANN 1936; SIEBECK 1949; HOFF 1957). WILDER (1931, 1957) hat deswegen den Versuch unternommen, mit seiner Ausgangswertregel eine gewisse Gesetzmäßigkeit in die vegetativen Reaktionen nach pharmakologischer Belastung zu bringen. Nach seiner Definition verhalten sich bekanntlich Erregung und Erregbarkeit umgekehrt proportional. Durch die Ausgangswertregel können einige Widersprüche bei pharmakodynamischer Prüfung vegetativer Funktionen geklärt werden (GREMELS und ZINNITZ 1935; WEZLER, THAUER und GREVEN 1940; WEGEMER 1943; ZIPF 1946/47; STOLLREITER 1948). Auch jene nicht unerhebliche Zahl von vegetativen Reaktionen, die nach gleicher pharmakologischer Belastung nicht nur quantitativ verschieden, sondern gegensinnig zur Erwartung verlaufen, wird mit dem zweiten Teil der Wilderschen Ausgangswertregel zu erklären versucht. Wenn der Erregungs- bzw. Aktionszustand vor einer Reizung einen extremen Grad erreicht hat, kommt es infolge des Antagonismus im autonomen Nervensystem zu einer „paradoxen Reaktion" („Kippschwingung" im Sinne von SELBACH 1953).

Die neuere Physiologie hat zwar die theoretische Grundvorstellung der Wilderschen Regel, nämlich das einfache Antagonistenprinzip im vegetativen System, in Frage gestellt, aber gleichwohl hat die Ausgangswertregel ihre praktische Bedeutung behalten.

Bei den von Wilder hinsichtlich Blutdruck und Pulsfrequenz nach kleinen Adrenalin- und Atropingaben untersuchten Personen läßt sich in 75% der Fälle eine gute Übereinstimmung mit der Ausgangswertregel feststellen. Zahlreiche, mit exakten Methoden gewonnene Untersuchungsergebnisse haben inzwischen eine begrenzte Abhängigkeit der vegetativen Reaktion auf physiologische und pharmakologische Belastungen bestätigt. Neben Kreislaufgrößen sind als Kriterien einer vegetativen Funktion auch Größen aus dem Zuckerstoffwechsel, Mineralhaushalt, Endokrinium u. a., sowie das morphologische Blutbild und die Temperatur, pharmakodynamisch geprüft und für die Gültigkeit der Wilderschen Regel angeführt worden (Wegemer 1943; Zinnitz 1938a, b; Genuit und Kübel 1943; Genuit und Mussgnug 1943; Delius, Berg und Waibel 1951/52; Koch 1931; Mechelke und Meitner 1950a; Dale 1906; Widman 1950; Linke, van Ransbeek und Schricker 1956; Leites 1936; Kleinsorge 1950; Klopp und Selbach 1951; Heinecker 1959).

Die Kreislaufanalysen von Wezler (1939) zeigen für pharmakologische und physiologische Belastungen eine sichere Abhängigkeit der Reaktionsweise von der Ausgangslage. Bei Arbeitsversuchen ist die maximale, prozentuale Steigerung des Minutenvolumens und der Herzleistung um so höher, je niedriger das Ausgangsvolumen war. Auch die bei intravenöser Gabe von Sympatol (0,06 cm³) und Pitressin (3 E) beobachtete Abhängigkeit der Reaktion von der Ausgangslage könnte einschließlich der beobachteten Reaktionsumkehr (paradoxe Reaktion) im Sinne der Regel Wilders gedeutet werden. Für die Formen der respiratorischen Sinusarrhythmie (tachykaro, indifferent, bradykard) läßt sich eine Abhängigkeit von der Ruhepulsfrequenz zeigen und mit der verschiedenen Wirksamkeit nervaler Einflüsse erklären (Mechelke und Meitner 1950b).

Durch neuere Ergebnisse erfährt allerdings die Wildersche Regel zumindest eine quantitative Einschränkung. Entgegen den Angaben von Wilder, der in nur 25% eine Abweichung von seiner Regel feststellte, fanden Delius, Berg und Waibel (1951/52) in 40% der Fälle eine Diskrepanz zwischen dem gemessenen und dem zu erwartenden Befund. Die mangelnde Übereinstimmung ist um so deutlicher, je extremer die Ausgangslage vor der Belastung mit kleinen Dosen von Adrenalin war. Dies zeigt, daß die Wildersche Regel am ehesten in einem Mittelbereich gilt. Für den Versuch einer *statischen* Ordnung des vegetativen Systems bedeutet dies, daß nur bei normaler Ruhelage eine gewisse Vorhersage einer pharmakodynamischen Reaktion möglich ist. Hingegen reagieren Kranke mit Verschiebung ihrer Ruhelage in unvorhersehbarer Weise, zumindest unvorhersehbar im Sinne der Wilderschen Regel. Für die Klinik verliert damit diese Regel an Wert. Proppe und Bertram (1952), sowie Hungerland und Walter (1957) haben kürzlich anhand eines Lotteriemodells statistisch bewiesen, daß das Wesen der Wilderschen Regel mit den Schwankungen biologischer Werte um einen Mittelwert nach Art der Gaussschen Verteilungskurve erklärt werden kann.

Überträgt man mit Hoff (1957) diese Regel auf das antagonistische Schema von Sympathicus und Parasympathicus, so folgt, daß bei einer primär vorherrschenden sympathicotonen Einstellung eine Neigung zur parasympathicotonen Reaktion vorliegt und umgekehrt. Über den rein pharmakodynamischen Funktionstest hinaus wäre dann zu erwarten, daß auch die vegetativen „en bloc-Mechanismen", wie sie Hoff (1930) als „vegetative Gesamtumschaltung" beschrieben hat, von der jeweiligen Ausgangslage abhängig sind. Diese vegetative Gesamtumschaltung, deren 3-Phasenrhythmus im Adaptationssyndrom von Selye (1950) ebenfalls zum Ausdruck kommt, wird somit nach Hoff (1930) zum Prinzip einer allgemeinen Reaktion, die sich als unspezifischer Abwehrmechanismus auf der Basis einer statischen Ordnung vegetativer Reaktionen aufbaut. Nach dem

Schema von Regulation und Gegenregulation führt eine antagonistisch geglie-
derte Mehrphasenreaktion wieder zur Ruhelage. Die Erhaltung der *vegetativen
Grundeinstellung* ist das Ziel dieses Kompensationsmechanismus, und für die
Klinik folgt daraus, daß die vegetative Störung dort beginnt, wo die normale
Ruhelage nach Belastungsreaktionen nicht mehr erreicht wird.

b) „Sympathicotonie" und „Parasympathicotonie" vom Standpunkt der neueren Physiologie.

An dieser Stelle muß der Kritik der neueren *Physiologie* am polaren Wir-
kungsschema von Sympathicus und Parasympathicus Ausdruck gegeben werden.

Schon aus anatomischen Gründen trifft der Antagonismus von Sympathicus
und Parasympathicus für den Kreislauf nur sehr begrenzt zu: Das Vasomotorenzentrum ist ein ausschließlich sympathisches Zentrum (FOLKOW 1959), das
durch Zu- und Abnahme des Vasoconstrictorentonus die Gefäßweite generell
reguliert. Ein parasympathischer Antagonist fehlt. Der Parasympathicus wirkt
nur reflektorisch von der Peripherie her und dort nur regional. Parasympathische
vasodilatatorische Fasern ziehen, soweit bekannt, nur zu den Pia-Gefäßen und den
Gefäßen der äußeren Genitalorgane. Auch die Vasodilatation im Gastrointestinal-
trakt ist kein antagonistisch-parasympathischer Effekt, sondern beruht wahrscheinlich auf der sekundären Freisetzung eines lokalen Gewebshormons (Bradykinin;
HOLTZ 1959; FOLKOW 1959). Der eigentliche Antagonist des Sympathicus mit seinem allgemein vasoconstrictorischen und katabolen Effekt ist aller Wahrscheinlichkeit nach das Gewebsmilieu, der lokale Stoffwechsel und der örtliche dilatatorische
Effekt der Katecholamine (SCHAEFER 1952). Ein *nervaler* Antagonismus braucht
demnach gar nicht vorzuliegen, denn der Antagonist des Sympathicus ist seine
eigene Wirkung am Erfolgsorgan. Man könnte sich also vorstellen (SCHAEFER 1952),
daß der „Sympathicotonus", der generell stoffwechselaktivierend wirkt, über den
effektiven Stoffwechsel im Gleichgewicht gehalten wird. Daß das Antagonisten-
schema im Prinzip entbehrlich ist, zeigt ja auch die Blutdruckregelung. Der
„sympathicoton" gesteigerte Blutdruck regelt sich normalerweise über die
Pressoreceptoren zurück, wobei der Sympathicus sich über seine eigene Wirkung
selbst im Zügel hält. Der Antagonist ist hier wiederum der *Effekt*, obwohl im
Fall der Blutdruckregelung auch der Herzvagus ins Spiel kommt. Aber die
Rolle des Vagus ist hier *nicht* die eines Antagonisten, sondern eines Teilgliedes
einer Regelung. Demnach sind „vegetative Einstellungen" Resultate von Vorgängen, die teils als multiple Gleichgewichte, teils als Regelungen beschrieben
werden können. Davon wird in Kapitel III, 3 ausführlicher die Rede sein. Jedenfalls ist das Schema eines Antagonismus von Sympathicus und Parasympathicus theoretisch kaum haltbar: Begriffe wie „parasympathische Hypertonie" (BIRKMAYER u. WINKLER 1951; „Vagotonie" im alten Sinne) mögen
klinisch etwas Richtiges beschreiben, aber vom Kreislauf her gesehen entsprechen
Einstellungen mit niedrigem Niveau der Ruheleistung (Bradykardie und niedriges Minutenvolumen) nicht dem „Vagotoniker", sondern einem Sympathicotoniker mit zu niedrigem Sympathicotonus.

Ein weiterer Einwand gegen den (nervalen) Antagonismus von Sympathicus
und Parasympathicus kann nur am Rande erwähnt werden. Seitdem man weiß,
daß alle autonomen Nervenwirkungen durch Freiwerden des einen oder anderen
chemischen Überträgerstoffes (Acetylcholin oder Noradrenalin) an ihren Faserendi-
gungen übertragen werden, scheint es zweckmäßiger, eine funktionelle Terminologie zu benutzen. Seit DALE (1935) sagt man, daß postganglionäre Fasern parasympathischer Nerven vorwiegend „cholinergisch" und die der sympathischen

vorwiegend „adrenergisch" sind. *Präganglionär* herrschen aber Ausnahmen: z. B. sind die *sympathisch* sekretorischen Nerven des Nebennierenmarkes rein *cholinergisch*, ebenso die sympathisch vasodilatorischen Fasern der Skeletmuskulatur (Eliasson, Folkow et al. 1951; Folkow u. Gernandt 1952; Lindgren u. Uvnäs 1953a, b; Folkow 1959). Weiter ist zu bedenken, daß periphere Ganglien (Gl. stellatum, intramurale Plexus des Darmes oder des Herzens) eine eigene Reaktionsfähigkeit und eine eigene pharmakologische Reaktionsweise haben. Schließlich hat die *Zelle* selbst ihre eigenen Antagonisten: *Depolarisierend*, also erregungsauslösend, wirken körpereigene Stoffe (sympathico-adrenale Wirkstoffe, Hypophysenhinterlappenhormone, Kaliumsalze, Acetylcholin, Histamin, Serotonin, Bradykinin; von körperfremden und möglicherweise für die vegetativen Regulationsstörungen bedeutsamen Stoffen sind Nicotin und Coffein depolarisierend). *Repolarisatoren*, also Agonisten, sind alle die Grenzmembran abdichtenden Wirkstoffe und Aktionssubstanzen.

Von der neueren Physiologie, insbesondere *Biochemie* des autonomen Nervensystems sind demnach die älteren Vorstellungen vom polaren bzw. antagonistischen Schema Sympathicus-Parasympathicus im Grunde nicht mehr aufrechtzuerhalten. Welches sind dann aber brauchbare Prinzipien für eine Systematik vegetativer Störungen? Zwei Vorstellungen scheinen gegenwärtig am geeignetsten: a) die Ordnung nach Funktionszielen (W. R. Hess 1948) und die Definition einer vegetativen Störung als Fehlanpassung an die jeweilige aktuelle Situation bzw. Leistung und b) das Prinzip der biologischen Regelung.

Zu a): Fragt man nach dem *Ziel* einer vegetativen Ordnung, steht nicht mehr die *statische* Ruhe- bzw. Ausgangslage im Mittelpunkt, sondern die *dynamische* Reaktion des vegetativen Systems auf potentielle und effektive Belastungen bzw. geforderte Leistungen. Seit W. R. Hess (1948) gilt die Einteilung in das *ergotrope* und das *trophotrop-endophylaktische* (histiotrope) System und gibt eine Ordnung für auch recht verwickelte Beziehungen. Diese Ausrichtung des vegetativen Systems nach Funktionszielen hebt den Antagonismus Sympathicus-Parasympathicus weitgehend auf, denn in der Ordnung nach Funktionszielen sind Sympathicus und Parasympathicus fallweise Antagonisten und Synergisten. Diese Betrachtung wird einer Ordnung vegetativer Grundeinstellungen für die Klinik vegetativer Herz- und Kreislaufstörungen eher gerecht.

So haben Zustände mit einem niedrigen Niveau der Ruheleistung des Kreislaufs eine verschiedene klinische Wertigkeit. Bradykardie und niedriges Ruheminutenvolumen bei einem trainierten Sportsmann sind das Korrelat besonders hoher körperlicher Leistungsfähigkeit. Es liegt nahe, anzunehmen, daß hier die Skeletmuskulatur sowie der Herzmuskel eine besonders hohe Leistungsreserve haben. Das große Restvolumen des Sportherzens ergibt eine beträchtliche Reserve für die inotrope Leistungssteigerung. Entsprechend kann eine niedere Ruhedurchblutung der Muskulatur eine besonders große Funktionsreserve der Muskeldurchblutung für die Arbeit bereitstellen. Hypotension, Bradykardie und kleines Herzminutenvolumen bei chronischer Unterernährung, bei hypophysärer und adrenaler Unterfunktion, aber auch bei vegetativen Herz- und Kreislaufstörungen mit niedriger Ruheleistung zeigen dagegen eine deutlich verminderte Fähigkeit zu körperlicher Leistung. Das Herz ist klein (mit geringer Reserve für die Inotropie), die regionale Durchblutungsverteilung ist teils Folge maximaler Ökonomisierung des Stoffwechsels (Hunger), teils vielleicht Ausdruck einer nicht optimalen Anpassung.

Die Beispiele zeigen, daß die Ruheausgangslage des Kreislaufs das Wesen der Regulation nicht erfaßt. Erst die Antwort auf verschiedene Grade und Formen der *Belastung* (Orthostase, Arbeitsversuch) entscheiden über die Leistungsfähigkeit der Regulationen. Die vagotone Ausgangslage kann besonders günstig für Arbeit und Dauerleistung sein, während dies bei einer ergotropen Ausgangslage keineswegs der Fall ist, mindestens nicht für körperliche Dauerleistungen (Mechelke und Nusser 1955). „Das Wesen der vegetativen Herz- und Kreislaufstörungen liegt demnach im Mangel einer sinnvollen Koordination von körperlicher Leistung einerseits und Kreislauf- bzw. Stoffwechselfunktion andererseits" (Schimert 1953). Bei einer Einteilung nach ergotrop und endophylaktisch-trophotrop würde dies bedeuten, daß vom Organismus über die Phasen der geforderten Aktivität hinaus eine ergotrope Kreislaufeinstellung eingehalten wird oder umgekehrt. Hierin liegt die Fehlanpassung, und damit ist ein möglicher Ansatz für eine Einteilung vegetativer Herz- und Kreislaufstörungen gegeben. Die Gegenüberstellung von „sympathischer Hypertonie" bei anhaltend ergotroper und von „parasympathischer Hypertonie" bei inadäquater trophotroper Einstellung (Birkmayer und Winkler 1951) entsprechen einer solchen Ordnung.

Zu einer Einteilung vegetativer Herz- und Kreislaufstörungen haben vor allem die Untersuchungen der Kreislaufänderungen bei oder nach physiologischen Belastungen (Lagewechsel oder körperliche Arbeit) geführt. Mit diesen Funktionsprüfungen wird die Anpassung des Kreislaufs an bestimmte Leistungen festgestellt (Reindell 1949, Delius 1944). Da bei diesen Untersuchungen vorwiegend der Blutdruck gemessen wird, werden Abweichungen des Drucks vom „normalen" Verhalten als hypotone oder hypertone Regulationsstörungen unterschieden. Auch für gleichzeitig gemessene oder errechnete weitere Kreislaufgrößen (Schlag- und Minutenvolumen, peripherer Strömungswiderstand, zirkulierende Blutmenge) werden die Abweichungen vom Normalverhalten beschrieben und zur Deutung der Druckänderungen verwendet (vgl. die nächsten Abschnitte).

Zu b): *Ordnung der vegetativen Herz- und Kreislaufstörungen nach den Formen der Blutdruckregelung.* Die Erfassung vegetativer Grundeinstellungen führt zu einer *statischen* Ordnung, die aus den genannten Gründen das Wesen der Regulationen nicht erschöpfend erfassen kann. Die polaren Typen zeigen nur die Grenzen der Regulation und die Ausgangslage, auf der die Labilität der Regulation erst entsteht. Zur Erfassung der *Dynamik* der vegetativen Regulationsvorgänge benötigt man Prüfverfahren, deren standardisierte Formen im folgenden beschrieben werden. Die dadurch gewonnenen Einteilungen der vegetativen Herz- und Kreislaufstörungen bleiben jedoch auf quantitative Vorgänge im Kreislauf beschränkt und erfassen die Regulationsstörungen nur *indirekt*.

Ersetzt man den unscharfen Begriff „Regulation" durch das aus der Technik entnommene Prinzip der „*Regelung*" und überträgt es auf die Einzelglieder des Kreislaufs, dann gewinnt man einen neuen und *direkten* Ansatz für die Beurteilung regulativer Störungen (Kramer 1941, Drischel 1952/53, Wagner 1954, Schaefer 1956). Die Güte eines Regelsystems, seine *Stabilität* bzw. im negativen Fall seine *Labilität* werden dann zum Kriterium für die Einteilung vegetativer Störungen. Die vor allem bei der Blutdruckregelung gefundenen Formen und Einteilungen nach den Oberbegriffen Stabilität und Labilität, wie sie von Dittmar u. Mechelke (1955), Mechelke u. Nusser (1955), Krump, Mechelke et al. (1956), Mechelke u. Christian (1958), Mechelke 1957, 1959) in die Klinik der vegetativen Herz- und Kreislaufstörungen eingeführt wurden, ergibt eine auch klinisch nützliche Einteilung. Auf Vergleiche mit Normalgruppen kann verzichtet werden, weil die Eigenschaften von Regelvorgängen unmittelbar angegeben werden können (s. Kap. III, 3).

2. Kreislaufänderungen beim Wechsel der Körperlage vom Liegen zum Stehen (orthostatische Belastung)[1].

a) Die normale Regulation.

Sowohl beim passiven als auch beim aktiven Wechsel vom Liegen zum Stehen ändert sich unter dem Einfluß der Schwerkraft die Blutverteilung im Kreislaufsystem. Während sich im Liegen etwa 25—30% der gesamten Blutmenge im Thorax befinden, nimmt im Stehen diese dem linken Herzen als Sofort-Depot zur Verfügung stehende Blutmenge ab, da ein erheblicher Teil in die untere Körperhälfte verlagert wird, vornehmlich in die Gefäße der Beine (Asmussen 1943, Sjöstrand 1952) und die subpapillären Plexus der Haut (Wollheim 1927).

Allein die Beingefäße können dabei etwa 500 cm³ Blut aufnehmen (Atzler und Herbst 1923), ein Befund, der von Sjöstrand (1952) etwa in der gleichen Größenordnung (643 cm³) bestätigt wurde. Die Funktion der intrathorakalen Gefäße als Volumenreservoir ist bei der Stehbelastung auch röntgenologisch nachzuweisen. Beim Stehen hellt sich der Lungenschatten auf und das pulmonale Gefäßband verkleinert sich. Die Bedeutung dieses intrathorakalen Depots zur Aufrechterhaltung eines normalen Minutenvolumens bei verringertem venösem Rückstrom aus der Peripherie ist offensichtlich. Der Anstieg der Vitalkapazität während der Orthostase ist wiederum Folge des verminderten Blutgehaltes der Lungengefäße (Lawrence, Hurxthal und Block 1927; Budelmann 1934; Sjöstrand 1953). Durch diese Volumenverlagerung in die Peripherie nimmt der Umfang der Beine beim Stehen zu (Atzler und Herbst 1923; Thompson, Thompson und Dailey 1928; Waterfield 1931; Grill 1937; Asmussen, Christensen und Nielsen 1939, 1940; Frey 1940). Die zirkulierende Blutmenge ist kaum verändert (Wollheim 1928b, 1931; Schellong und Heinemeier 1933a, b), die Plasmakonzentration steigt etwas an (Thompson, Thompson und Dailey 1928; Waterfield 1931; Krogh, Landis und Turner 1932; Youmans, Wells et al. 1934; Asmussen, Christensen und Nielsen 1940; Brun, Knudsen und Raaschou 1945b).

Der Venendruck ist in den abhängigen Partien deutlich erhöht. Die Druckerhöhung in der Vena saphena am Fußgelenk entspricht bei ruhigem Stehen den berechneten hydrostatischen Druckwerten (Grill 1937; Pollack, Taylor et al. 1949; Pollack, Wood und Engström 1949; Davis und Shock 1949; Brecher 1956). Dabei werden in oberflächlich gelegenen (V. saphena) und in tiefen Venen (V. tibialis posterior, V. poplitea) übereinstimmende Ergebnisse erhalten (Höjensgard und Stürup 1952). Der Venendruck fällt in der oberen Körperhälfte ab, der rechte Vorhofdruck ist vermindert (Davis und Shock 1949; Wilkins, Bradley und Friedland 1950; Brigden, Howarth und Sharpey-Schafer 1950; Lagerlöf, Eliasch et al. 1951). Die Strömungsgeschwindigkeit in den Beinen ist verlangsamt (Grollman 1928; Bock, Dill und Edwards 1930; Schellong und Heinemeier 1933a, b; Wright und Osborn 1952; Proger und Dexter 1934).

Sieht man mit Gauer und Henry (1956) die aus Blutvolumen und Gefäßtonus resultierende Abstimmung im Niederdrucksystem mit dem Ziel der Aufrechterhaltung eines adäquaten intrathorakalen Blutvorrats als *die* entscheidende Voraussetzung für das Gleichgewicht zwischen dem venösen Rückfluß zum rechten Herzen und dem Minutenvolumen des linken Herzens an, dann bedeutet die orthostatische Volumenverschiebung eine momentane Gefährdung dieses Funktionszieles. Die dabei auftretenden Änderungen von Herzaktion und Kreislauf-

---

[1] Unter Mitarbeit von H. Kuhn.

einstellung können unter diesem Gesichtspunkt als unmittelbare Folgen oder als kompensatorische Mechanismen zur Behebung der Störung der Blutvolumenverteilung aufgefaßt werden.

So nehmen bei der plötzlichen Reduzierung des venösen Angebotes auch das diastolische Volumen und das Schlagvolumen des Herzens ab. Bei abnehmender Füllung ändern sich Herzform und -größe, die Kontraktionselemente werden verschieden beansprucht, und der Ventilebenenmechanismus tritt verstärkt in Aktion (BÖHME 1936a, b). Die orthostatische Verkleinerung des Herzgefäßschattens wird somit nicht nur durch eine füllungsbedingte Verkleinerung des Herzens und Verengerung der großen Gefäße bedingt, sondern auch durch ihre gleichzeitige Umformung und Umlagerung (DIETLEN 1909; ZDANSKY 1949; MUSSHOFF und REINDELL 1956). Bleibt auch bei längerem Stehen die Herzgröße vermindert, so zeigt dieser Befund, daß bei veränderter Blutverteilung ein neues Gleichgewicht der Zirkulation besteht: Die dem Kreislauf entzogenen Blutmengen können vom Niederdrucksystem regulativ nicht vollkommen ausgeglichen werden.

Bei der orthostatischen Belastung ändern sich Herzfüllung und Minutenvolumen gleichsinnig (FIELD und BOCK 1925/26; HARTL 1930; BOCK 1934; DONAL, GAMBLE und SHAW 1934; WEZLER 1949; BAYER 1949, 1950; BREHM und WEZLER 1953). Besonders im Beginn der Belastung fällt das Herzzeitvolumen deutlich ab und führt zu einer Blutdrucksenkung. So entsteht eine über die Pressoreceptoren vermittelte Sympathicuserregung mit Tachykardie und peripherer Vasoconstriction (WITZLEB 1953). Gleichzeitig könnten positiv inotrope Einflüsse auf den Herzmuskel das Schlagvolumen wieder vergrößern. Es scheint noch nicht letztlich gesichert, ob dabei nur die arteriellen oder auch die venösen Gefäße enger gestellt werden. Zahlreiche Untersuchungen zeigen, daß bei Druckänderungen im Carotissinus nervale Umstellungen den Kontraktionszustand der Arteriolen- und auch der Venenwände beeinflussen. Danach nimmt auch der Venenquerschnitt ab, wenn bei Drucksenkung im Carotissinus die arteriellen Gefäße konstringiert werden (FLEISCH 1930; HOLT, RASHKIND et al. 1946; CHARLIER und PHILIPPOT 1947; CHARLIER 1948; DUGGAN, LOVE und LYONS 1953; ALEXANDER 1954; PAGE, HICKAM et al. 1955; SALZMAN 1957). Auch für die Katecholamine, die während der orthostatischen Belastung vermehrt auftreten (SUNDIN 1956; HICKLER, WELLS et al. 1959), ist der constrictorische Effekt auf die glatte Muskulatur der Venen beschrieben worden (PETERSON 1951, 1952; CELANDER 1954). GAUER, THRON und SCHEPPOKAT (1958) haben jedoch im Stehen bei erhöhtem peripherem Strömungswiderstand keine wesentliche Änderung des Kontraktionszustandes oder sogar eine leichte Tendenz zur Erschlaffung der kapazitiven Gefäße in der Hand festgestellt. In diesem Zusammenhang könnte auch auf die Übereinstimmung der Drucke in den Beinvenen mit den errechneten hydrostatischen Werten hingewiesen werden. Der Tonus der kapazitiven Gefäße wird offenbar relativ konstant so eingestellt, daß „normale Belastungen durch Lagewechsel oder kleine Änderungen des Blutvolumens ertragen werden, ohne eine reflektorische Tonussteigerung zu erfordern" (GAUER, THRON und SCHEPPOKAT 1958).

Auch die orthostatischen Änderungen der anderen, den venösen Rückstrom fördernden Faktoren (BRECHER 1956) können das zentrale Blutvolumen nicht normalisieren. So kommt bei der Orthostase dem Muskelinnendruck und seinen Variationen (sog. Muskelpumpe) eine besondere Bedeutung zu (zusammenfassende Literatur s. BAYER 1949, 1950; DELIUS, ODENTHAL und HOMANN 1950). Ebenso werden während der Orthostase eine Verstärkung des negativen intrathorakalen Drucks während der Inspiration sowie ein Funktionswechsel des Herzens mit Hervortreten des Ventilebenen-Mechanismus den Rückstrom des Blutes vermehren. Auch der kleinere Druckgradient Arterie/rechter Vorhof sowie die Erhöhung des peripheren Widerstandes werden den venösen Rückfluß weniger fördern.

Eine Auffüllung der verminderten intrathorakalen Blutmenge kann dann erwartet werden, wenn volumenregulatorische Mechanismen die Gesamtblutmenge entsprechend erhöhen. Gauer u. Mitarb. (Gauer 1956; Gauer und Henry 1956; Henry, Gauer und Reeves 1956) vermuten, daß langdauernde Änderungen von Druck und Volumen, wie sie bei orthostatischer Belastung bestehen, als adäquater Reiz für einen volumenregulatorischen Mechanismus angesehen werden können, der über nervale Vasomotoreneinflüsse die Diurese vermindert. Es besteht jedoch keine Klarheit darüber, ob dieser reflektorische Mechanismus unabhängig von hormonalen Regulationen betrachtet werden kann, welche ebenfalls während der Orthostase in Gang gesetzt werden: Bei erhöhter Aldosteronaktivität im Stehen wird die Natriumbilanz positiv und die Osmolarität verändert, die Adiuretinsekretion nimmt zu und vermehrt das Flüssigkeitsvolumen im Organismus. Diesen venösen und hormonalen Einflüssen wird jedoch von Sjöstrand (1956) nur eine geringe Bedeutung zuerkannt, wenn er das Verhältnis von Blutvolumen und Gefäßkapazität als ein sich selbst regulierendes Gleichgewicht ansieht. Die über die Nierenfunktion wirkenden Regelmechanismen haben eine lange Laufzeit, so daß sie akut nur wenig zu einer Wiederauffüllung des Gefäßsystems beitragen können. Wenn letztlich im Niederdrucksystem durch die Anpassung des Blutvolumens an die Gefäßkapazität eine neue stabilisierte Gleichgewichtslage erreicht wird, so muß diese zwangsläufig das Herzzeitvolumen und damit die Füllung des arteriellen Systems verändern. Bei reduziertem Minutenvolumen wird der periphere Strömungswiderstand erhöht und so ein Abfall des Blutdrucks verhindert.

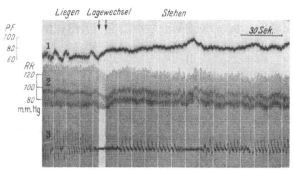

Abb. 7. Patient O. W., 31 Jahre. *1* Pulsfrequenz; *2* Blutdruck; *3* Atmung. Stabile Blutdruckregelung.

Ein initialer Blutdruckabfall nach dem Aufrichten wird als physiologisch bezeichnet. Innerhalb weniger Sekunden kehrt der Druckwert unter normalen Verhältnissen auf seine Ausgangslage zurück (Green, Iglauer und McGuire 1948). Die Veränderungen werden um so deutlicher, je schneller der Lagewechsel erfolgt (Loman, Dameshek et al. 1936; Reindell 1949; Brehm und Wezler 1953; Schellong und Lüderitz 1954). Bei geringem Abfall des systolischen und gleichzeitigem Anstieg des diastolischen Drucks wird die Druckamplitude eingeengt (Erlanger und Hooker 1903; Schellong und Heinemeier 1933 a, b; Reindell 1949; Brehm und Wezler 1953; Mechelke 1953 c; Schellong und Lüderitz 1954). Der arterielle Mitteldruck bleibt im wesentlichen unverändert (Brehm und Wezler 1953; Mechelke 1953 c) (Abb. 7). Steigt der periphere Widerstand an, so kann die Kontraktion der muskulären peripheren Arterien an der Verminderung des Quotienten der Pulswellengeschwindigkeit muskulärer und elastischer Arterien erkannt werden (Wezler und Goyert 1937). Auch Haut- und Unterhauttemperatur nehmen ab (Mayerson und Toth 1939).

Mit zunehmendem Alter wird die charakteristische orthostatische Blutdruckreaktion von einer mehr „hypodynamen" Regulationsform abgelöst (NORRIS, SHOCK und JIENGST 1953; MICHEL 1955; SCHLOMKA 1958) (Abb. 8).

Das hier in der Bilanz dargestellte Verhalten von Herz und Kreislauf während der orthostatischen Belastung resultiert integrativ aus dem Zusammenwirken der einzelnen Gefäßprovinzen, die abhängig von Lage und spezifischer Funktion zum Teil unterschiedliche Einstellungen erkennen lassen. Dies wird deutlich, wenn man etwa die Hämodynamik von Gehirn, Niere oder Leber vergleichend betrachtet.

So fällt nach SCHEINBERG und STEAD (1949) der cerebrale Blutfluß im Stehen ab. Gleichzeitig sinken Gefäßwiderstand und effektiver arterieller Druck. Die arteriovenöse Sauerstoffdifferenz nimmt dabei nicht unbeträchtlich zu. Graduelle Unterschiede lassen sich bei passivem Lagewechsel in unmittelbarer Abhängigkeit von Ausmaß und Geschwindigkeit der experimentellen Orthostase differenzieren (PATTERSON und CANNON 1951).

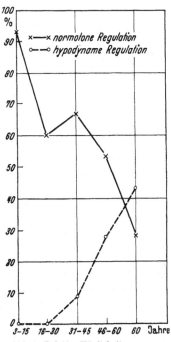

Abb. 8. Relative Häufigkeit von normotonen und von hypodynamen Regulationstypen in den einzelnen Altersbereichen (Meßwerte von MICHEL 1955). (Nach SCHLOMKA 1958.)

Das Verhalten der Nierendurchblutung und -funktion ist nicht allein aus unmittelbaren hämodynamischen Umstellungen zu verstehen, sondern darüber hinaus mit der neurohumoral induzierten Stellung der Niere im Volumenhaushalt des Organismus zu erklären. In aufrechter Körperhaltung nehmen Nierendurchblutung und Menge des Glomerulusfiltrates ab. Auch die Natrium- und Chloridausscheidung wird reduziert (NI und REHBERG 1931; SMITH, GOLDRING und CHASIS 1938; SMITH, FINKELSTEIN und SMITH 1940; MAYERSON 1940; GÖMÖRI und GREINER 1942; SMITH 1943, 1951; BRUN, KNUDSEN und RAASCHOU 1945a, b; WHITE und ROLF 1948; KATTUS, SINCLAIR-SMITH et al. 1949; WERKÖ, BUCHT und JOSEPHSON 1949; CLARK, BARKER et al. 1950; LINOSSIER und LEMOINE 1903; ERLANGER und HOOKER 1903; WHITE, ROSEN et al. 1926; SIMPSON 1929; EPSTEIN, GOODYER et al. 1951; LEWIS, BUIE et al. 1950).

Die Leberdurchblutung nimmt bei unverändertem arteriellem Mitteldruck während der Orthostase ab, wie BRADLEY, INGELFINGER et al. (1945) bei Prüfung des „estimated hepatic blood flow" mit einer modifizierten Bromsulfalein-Methode feststellen und errechnen konnten. Es handelt sich dabei um eine integrative Methode, die die Stromstärke in der A. hepatica und der V. portae ermittelt. Diese beiden Stromgebiete verhalten sich bei Durchblutungsänderungen der Leber häufig gegensinnig. In weitem Umfang ist das Splanchnicusgebiet in die Kreislaufregulationen im Rahmen der sog. „Zentralisation" einbezogen. Dabei nimmt der Pfortaderdruck ab und die Sauerstoffversorgung der Leber wird eingeschränkt. In tierexperimentellen Untersuchungen wurde gezeigt, daß unter solchen Bedingungen der Strömungswiderstand im Bereich der Leberarterie erheblich abfällt. Diese Widerstandsänderung wird mit der großen Empfindlichkeit der Leber gegenüber Sauerstoffmangel erklärt (MEESMANN und SCHMIER 1955). Damit wird verständlich, daß die integrativ gemessenen Änderungen der

Leberzirkulation in keiner proportionalen Beziehung zu den passiven hydrostatischen Effekten wie Änderungen der Pulsfrequenz, des Blutvolumens, des intraabdominellen Drucks oder des arteriovenösen Druckgradienten stehen (Culbertson, Wilkins et al. 1951; Freis, Culbertson und Wilkins 1951; Wilkins, Bradley und Ingelfinger 1951).

b) Die hypotone Regulationsstörung.
(Sympathicotonic hypotension, Nylin und Levander 1948.)

Der Symptomenkomplex der hypotonen Regulationsstörung kann als eine quantitative Steigerung der beim Gesunden dargestellten orthostatischen Herz- und Kreislaufänderungen aufgefaßt werden. Diesen Begriff hat Schellong (1933) nach den Blutdruckänderungen bei orthostatischer Belastung aus dem Formenkreis der vegetativen Herz- und Kreislaufstörungen abgesondert. Es finden sich in der Literatur, je nach der Ansicht des Autors, verschiedene Synonyme: „Arterial orthostatic anaemia" (Bjure und Laurell 1927), „Orthostatisches Syndrom mit kapillärer Betriebsstörung" (Wollheim 1928a, b; Parr 1957), „Kreislaufinsuffizienz" (Asmussen, Christensen und Nielsen 1939), „Sympathicotonic orthostatism" (Nylin und Levander 1948), „Orthostatisches Kreislaufversagen" (Schmidt-Voigt 1951), „Orthostatisch labiles Verhalten" (Brehm und Wezler 1953), „Orthasthenie" (Dennig, Hauser und Schwörer 1956) oder „Statisch-labile Druckregelung" (Dittmar und Mechelke 1955; Mechelke und Nusser 1955; Mechelke und Christian 1958; Mechelke 1957, 1959).

Bei orthostatischer Belastung des Kreislaufgesunden wird durch adäquate Anpassungsvorgänge im Niederdruck- und arteriellen System ein ausreichendes Herzzeitvolumen gefördert. Diese Mechanismen reichen bei Patienten mit hypotoner Regulationsstörung trotz Akzentuierung einzelner Kompensationsmaßnahmen nicht mehr voll aus. Primäre hämodynamische Ursache dieser Störung ist ein ungenügender venöser Rückstrom zum Herzen während der Orthostase. Häufig ist jedoch die Kreislaufleistung schon im Liegen entsprechend einer vagotonen Funktionsausrichtung eingeschränkt. Bei beträchtlich vermindertem Ruheminutenvolumen können dann auch schon normale orthostatische Blutverteilungsänderungen oft nur ungenügend ausgeglichen werden. Sowohl konstitutionelle Faktoren als auch schädigende Einflüsse auf das vegetative System rufen den hypotonen Symptomenkomplex hervor, wenn sie das venöse Blutangebot so erheblich reduzieren, daß der Blutdruck nicht mehr auf ausreichender Höhe stabilisiert werden kann und dadurch die Zirkulation in einzelnen Gefäßprovinzen gestört wird.

Die von Wollheim (1928a, b) angenommene, später von Parr (1957) diskutierte „kapilläre Betriebsstörung" verlegt die primäre Funktionseinschränkung in die Blutreservoire der Haut, in die subpapillären Plexus, in denen eine weit über das normale Maß hinausgehende Speicherung von Blut erfolgen soll, das somit für den Ausgleich des intrathorakalen Reservoirs nicht zur Verfügung steht. Die Akrocyanose ist dabei nur eine lokalisierte klinische Erscheinungsform dieser kapillären Betriebsstörung.

Ein weiteres pathogenetisches Moment des ungenügenden venösen Rückstroms bei hypotoner Reaktion ist die Insuffizienz des Venenklappenapparates. Bei Kranken mit hochgradiger Varicosis ist diese Klappeninsuffizienz organisch fixiert, während bei Rekonvaleszenten mit langem Krankenlager (Schellong und Lüderitz 1954), Dystrophikern, dysplastischen Patienten und bei extremer

Fettsucht mehr funktionelle Momente, insbesondere wohl eine ungenügende Wirkung der Extremitätenmuskulatur („Muskelpumpe") auf den Venenapparat der Beine im Vordergrund stehen, die im Sinne einer relativen Klappeninsuffizienz wirksam werden (BOHNENKAMP 1922, 1938; HENDERSON 1925a, b, 1931, 1936, 1938; MATEEFF und PETROFF 1932, 1934; BUDELMANN 1934, 1938, 1941a, b; MATEEFF 1935; BEIGLBÖCK und JUNK 1937; BEIGLBÖCK und STEINLECHNER 1938; FREY 1940; SCHNELL 1943; APPERLY und CARY 1948; BAYER 1949, 1950; DELIUS, ODENTHAL und HOMANN 1950). Während der Schwangerschaft mag eine mechanische Abflußbehinderung der unteren Extremitäten darüber hinaus eine zusätzliche Rolle spielen. Da insuffiziente Venenklappen die hydrostatische Volumensäule nicht mehr in kleinere Segmente zerlegen können, werden die Venenwände in den abhängigen Körperteilen überdehnt, und damit wird ein Circulus vitiosus geschlossen.

Neben dem niedrigen Tonus der Extremitätenmuskulatur können bei Asthenikern das tiefstehende abgeflachte Zwerchfell und die schlaffen Bauchdecken den venösen Rückstrom nur mangelhaft unterstützen und schaffen so zusätzlich ungünstigere Bedingungen für den ausreichenden Zuschub von Blut aus der Peripherie zum Herzen (ZDANSKY 1949). Weiterhin soll bei Kranken mit hypotoner Regulationsstörung auch die für den Blutrückfluß zum Herzen wichtige Venoconstriction abgeschwächt sein. Nach den Untersuchungen von PAGE, HICKAM et al. (1955) kann eine geringere Wirkung der über den Carotissinus vermittelten, reflexbedingten allgemeinen Venoconstriction zu der schlechten Anpassung des Kreislaufs in aufrechter Stellung sogar wesentlich beitragen. Bei Patienten mit gedeckten Hirnverletzungen können zentralnervöse Einflüsse die Kreislaufregulation verändern (TÖNNIS 1943, 1948).

Die gesteigerte Sauerstoffausnutzung im Blut der unteren Extremitäten, die bei Kranken mit hypotoner Regulationsstörung mit + 33% deutlich gegenüber Gesunden mit nur 13,4% im Durchschnitt differiert, weist auf eine erhebliche Verlangsamung der Blutströmung hin (SCHELLONG und HEINEMEIER 1933a, b). Daß sich diese lokale Verlangsamung nicht in einer verlängerten Gesamtzirkulation ausdrückt, mag daran liegen, daß die Strömungsgeschwindigkeit in anderen Kreislaufgebieten erheblich zunimmt. So hat PARR (1957) bei 3 Kranken mit hypotoner Regulationsstörung im Liegen, Sitzen und Stehen eine etwa annähernd gleiche Kreislaufzeit nachgewiesen.

Die Verminderung der zirkulierenden Blutmenge wird bei hypotoner Regulationsstörung auch nicht durch eine mögliche Entleerung von Blutspeichern kompensiert, da das aus ihnen zur Verfügung gestellte Blut zum Großteil in die Stagnation in den Beinen einbezogen wird und so der allgemeinen Zirkulation verlorengeht (WOLLHEIM 1928a, b, 1952, 1955). Im Durchschnitt nehmen im Stehen das Plasmavolumen um etwa 15—20% (WATERFIELD 1931; SCHELLONG und HEINEIMEIER 1933a, b; PARR 1957) und in sehr viel geringerem Maße auch das Zellvolumen ab. Während des Sitzens beträgt die Abnahme des Plasmavolumens bei Kranken mit hypotoner Regulationsstörung im Durchschnitt 10,3% (PARR 1957). Die stärkere Zunahme des Umfangs der unteren Extremitäten erklärt sich so aus der größeren Blutanschoppung (ATZLER und HERBST 1923), die nach den Wägungsuntersuchungen von UDE (1934) über den hämostatischen Druck auch zum Flüssigkeitsaustritt ins Gewebe führt.

Wenn beim Astheniker mit kleinerer Restblutmenge in den Ventrikeln, Vorhöfen und Lungenvenen eine Neigung zum peripheren Blutversacken auftritt, wird das Schlagvolumen im Stehen erheblich abnehmen (DELIUS 1943, 1944; BREHM und WEZLER 1953; REINDELL, SCHILDGE et al. 1955; PARR 1957). Die

verminderte Herzfüllung wird röntgenographisch in einer deutlichen Verkleinerung des Herzens sichtbar (Reindell, Schildge et al. 1955). Gleichzeitig werden
auch charakteristische Änderungen der Pulsation des Herzens beobachtet. Während sich im Liegen der rechte Ventrikel deutlich konvex ins Lungenfeld vorwölbt, ist er im Stehen abgeflacht und nach medial verlagert. Die betonten Ven-
trikelpulsationen stehen dabei im Gegensatz zu den fast fehlenden Vorhof-
pulsationen. Die im Kymogramm bei orthostatischer Belastung nachweisbare
Akzentuierung der Randpulsationen kann bei besonders ausgeprägter hypotoner Regulationsstörung in Form der sog. „Schleuderzacken" in Erscheinung
treten (Reindell, Musshoff et al. 1954).

Obwohl im Vergleich zum Gesunden der Anstieg der Pulsfrequenz größer ist,
nimmt das Herzzeitvolumen gegenüber der normalen Kreislaufregulation erheblich ab (Schellong und Heinemeier 1933a, b; Delius 1943, 1944; Reindell
1949; Gadermann 1952, 1953; Brehm und Wezler 1953; Parr 1957). Eine hieraus
resultierende Senkung des Blutdrucks bewirkt über die Pressoreceptoren eine
Sympathicusaktivierung, die auch in einem Anstieg der Blutkatecholamine zum
Ausdruck kommt (Hickler, Wells et al. 1959). Eine besonders intensive Erhöhung des peripheren Strömungswiderstandes verhindert in der Regel eine
anhaltende diastolische Drucksenkung. Mehrfach steigt der diastolische Druck
sogar etwas an. Der systolische Blutdruck fällt jedoch ab, so daß immer eine für
diese Regulationsform charakteristische Verkleinerung der Druckamplitude
erfolgt (Wollheim 1931, 1952, 1955; Schellong und Heinemeier 1933a, b;
Mechelke 1953c; Parr 1957). Der arterielle Mitteldruck ist vermindert
(Mechelke 1953c, 1954). Diese Veränderungen des Blutdrucks sollen nach den
Ergebnissen von Schellong u. a. (zusammenfassende Literatur s. Schellong
und Lüderitz 1954) in etwa Grad und Ausmaß der hypotonen Regulationsstörung kennzeichnen.

Demgegenüber haben Reindell und sein Arbeitskreis (Reindell 1949;
Reindell, Schildge et al. 1955) betont, daß die Überprüfung von Druck
und Frequenz in Ruhelage und im Stehen für die Diagnostik einer hypotonen
Regulationsstörung nicht immer ausreicht. Sieht man das Primum movens der
hypotonen Kreislaufregulation in Störungen der Volumenregulation im Niederdrucksystem, dann stehen mit der Röntgenbeurteilung der Herzgröße, der Herzform und -kontraktionen, dem EKG, sowie der Anspannungs- und Austreibungszeit
im Sinne Blumbergers während der Orthostase weitere Kriterien für eine Beurteilung zur Verfügung. Aus dem Blutdruck- und Pulsfrequenzverhalten sind nur
mit Vorbehalt quantitative Rückschlüsse auf Änderungen des Schlag- und
Minutenvolumens, des peripheren Strömungswiderstandes und des sog. elastischen
Widerstandes (E') möglich (Brehm und Wezler 1953).

Wenn bei hypotoner Regulationsstörung nur eine quantitative Zunahme der
Herz-Kreislaufumstellungen im venösen und arteriellen System gegenüber Gesunden nachzuweisen ist, werden auch für die einzelnen Gefäßprovinzen nur
graduelle Unterschiede gegenüber der Norm zu erwarten sein. So findet man
im Cerebralkreislauf eine deutliche Abnahme von arteriellem Mitteldruck und
Gefäßwiderstand. Solange in aufrechter Stellung der Sauerstoffbedarf der
Zentren gedeckt ist, werden keine Funktionsausfälle festzustellen sein. Bei
kontrollierter Hypotonie mit Ganglienblockern läßt sich im akuten Versuch eine
Korrelation von Gehirndurchblutung und cerebraler Funktion auf der einen Seite
und dem arteriellen Mitteldruck auf der anderen aufzeigen (Moyer und Morris
1954). Bei Druckwerten unter 55 mm Hg können Symptome einer cerebralen
Hypoxie auftreten.

Entsprechend dem angeführten Verhalten der Nierenzirkulation während der Orthostase des Gesunden nimmt beim Kranken mit hypotoner Regulationsstörung die Nierendurchblutung bei einer Verminderung des Minutenvolumens ab (PARR und ULLRICH 1954a, b). Entsprechende Funktionsausfälle der Niere können in gewisser Korrelation zur veränderten Nierenzirkulation festgestellt werden. So haben PARR und ULLRICH (1954a, b) darauf hingewiesen, daß die tubuläre Sekretion von Phenolrot besonders stark abnimmt. Dieser Befund beruht entweder auf einem verminderten Angebot von Phenolrot an die Nieren (Minutenvolumenabnahme) oder auf einer Funktionsstörung der Tubuli durch orthostatische Hypoxie oder auf beidem. Die gleichen Überlegungen gelten auch für die Erklärung der Ergebnisse von CORCORAN, BROWNING und PAGE (1942), die eine Abnahme der Inulin- und Diodrast-Clearance bei Kranken mit hypotoner Regulation nach passivem Lagewechsel um 60° feststellten. Mit der Kreatinin-Clearance läßt sich nach PARR und ULLRICH (1954a, b) zeigen, daß das Glomerulusfiltrat beim orthostatischen Syndrom regelmäßig und unabhängig von der sich ändernden oder gleichbleibenden Nierendurchblutung abnimmt. Dieser Befund könnte mit einer Erweiterung der Vasa efferentia erklärt werden, bei der es auch zu einer Verminderung des Filtrationsdruckes und damit des Glomerulusfiltrates kommt. Die von BACHMAN und YOUMANS (1953) nachgewiesene Abnahme der Natriumausscheidung könnte so eine Ursache in einer verminderten Filtratmenge haben. Eher wird sie aber auf eine veränderte Rückresorptionsquote im Tubulusapparat zurückzuführen sein. Die ohnehin als ein Reiz für die Aldosteronsekretion anzusehende aufrechte Körperhaltung (MÜLLER, MANNING und RIONDEL 1958) könnte bei der hypotonen Regulationsstörung für die Gewinnung von Volumen akzentuiert in Funktion treten.

Entsprechend den Verhältnissen bei der Nierenzirkulation nimmt auch die Leberdurchblutung bei orthostatischer Belastung ab. Ihre Funktion wird aber erst bei erheblich vermindertem Minutenvolumen eingeschränkt (PARR und SCHMIDT 1957).

Zusammenfassend können die orthostatischen Umstellungen bei hypotoner Regulationsstörung als Kreislaufzentralisation gekennzeichnet werden (DUESBERG und SCHROEDER 1944). Vom Ausmaß der Blutverteilungsänderungen und der sich dabei ergebenden Minutenvolumenabnahme wird es abhängen, ob eine optimale Sympathicusaktivierung und eine wahrscheinlich gleichzeitig auftretende Adrenalinausschüttung (GREEVER und WATTS 1959) einen für die Organdurchblutung adäquaten Druck aufrechterhalten können. Bei weiterer sukzessiver Verminderung des venösen Blutangebotes und damit auch des Herzzeitvolumens werden auch diese Kompensationsmechanismen ein Absinken des Blutdrucks nicht verhindern. Es entwickeln sich dann bei zentralisiertem Kreislauf die hämodynamischen Symptome des orthostatischen Kollapses: erniedrigter Blutdruck bei vermindertem Minutenvolumen und im Verhältnis zur Gesamtkapazität des Gefäßsystems relativ ungenügende zirkulierende Blutmenge. Die verschiedene Ausprägung der klinischen Zeichen: blasse, kühle, mit kaltem Schweiß bedeckte Haut, Schwindelgefühl, leichte Cyanose der Finger und Zehen, motorische Unruhe und Einengung des Bewußtseins wird in enger Verbindung mit dem Grad der Blutverlagerung und der Gegenregulation gesehen werden müssen. Bei unzureichender Gehirndurchblutung kann es schließlich zum Bewußtseinsverlust kommen. Eine Erschöpfung der sympathicotonen Kompensationsmechanismen ist beim orthostatischen Kollaps wenig wahrscheinlich. Häufig unterbricht eine vagovasale Synkope (Fainting) die Sympathicusaktivierung (Kreislaufzentralisation) und beschleunigt die Entwicklung eines orthostatischen Kollapses (Abb. 20).

c) Die hypodyname Regulationsstörung.

(Hyposympathicotonic und asympathicotonic hypotension bzw. orthostatism,
Nylin und Levander 1948.)

Wenn man mit Schellong und Lüderitz (1954) die orthostatischen Blutdruckänderungen als Leitsymptom einer Ordnung der Kreislaufregulationsstörungen verwendet, kann von der hypotonen eine hypodyname Regulationsstörung unterschieden werden. Inwieweit die Bezeichnungen hypoton und hypodynam glücklich gewählt sind (Brehm und Wezler 1953), ist von sekundärem Interesse, gilt es doch zunächst die Frage zu beantworten, ob und in welchem Ausmaß beide Gruppen nach pathogenetischen und klinischen Gesichtspunkten unterschieden werden können.

Bei der hypotonen Regulationsstörung wird die erhebliche Minutenvolumenabnahme durch eine entsprechende Zunahme des peripheren Strömungswiderstandes so ausgeglichen, daß der diastolische Druck· nicht abfällt. Demgegenüber ist bei der hypodynamen Regulationsstörung die Anpassung des arteriellen Systems an die Änderungen des Herzzeitvolumens weniger vollkommen: Der diastolische Blutdruck sinkt während der Orthostase ab, obwohl der venöse Rückfluß im Gegensatz zur hypotonen Regulationsstörung anfänglich weniger stark abnimmt. Der entscheidende Faktor bei der hypodynamen Regulationsstörung kann somit in einer ungenügenden Funktion der sympathischen Innervation des Herz- und Gefäßsystems gesehen werden. Es ist dann auch nicht verwunderlich, daß diese Störung vor allem im Blutdruck- und Pulsfrequenzverhalten, also dort zutage tritt, wo die Anpassung an eine veränderte Situation vornehmlich von der Sympathicuserregung abhängt.

Nicht nur bei der Orthostase zeigt sich der ungenügende Ausgleich der Blutverschiebung gegenüber der Schwerkraft, sondern auch in der Kopftieflage (Bradbury und Eggleston 1926; Dietrich 1941; Nylin und Levander 1948). So fiel bei dem Patienten von Nylin und Levander (1948) der Blutdruck im Stehen bei einer Ausgangslage von 125/80 mm Hg auf 40/30 mm Hg ab und stieg bei Kopftieflage auf 175/100 mm Hg an. Wenn bei diesem Kranken bei den Druckschwankungen auch keine Änderungen der Herzfrequenz beobachtet wurden, so kann dies nicht als charakteristisch für die hypodyname Regulationsstörung angesehen werden. Auffällig ist jedoch, daß die Herzschlagfolge sich in der Regel auch bei stärkeren Druckabweichungen nur wenig ändert (Ewert 1938; Rosecan, Glaser und Goldman 1952). Ein verschiedenes Verhalten der Pulsfrequenz (Übergänge von Tachykardie bis zu gleichbleibender Herzschlagfolge) hat aber letztlich doch zum Versuch einer Unterteilung der hypodynamen Regulationsstörung in eine asympathicotonic (unveränderte Pulsfrequenz) und hyposympathicotonic hypotension (Zunahme der Pulsfrequenz) geführt (Nylin und Levander 1948). Unabhängig hiervon lassen sich auch quantitative Unterschiede der Blutdrucksenkung nachweisen. So kann der Druck auf erniedrigtem Niveau verharren oder aber nach Lagewechsel verschieden schnell abfallen. Bei zunehmender Drucksenkung wird auch das Minutenvolumen weiter abnehmen und die Kollapsentwicklung gefördert werden. Im Gegensatz zur hypotonen Regulationsstörung entstehen die hämodynamischen Symptome des Kollapses aber nicht bei „zentralisiertem" Kreislauf (Abb. 9 und 10).

Nach den Ergebnissen von Rosecan, Glaser und Goldman (1952) wird bei 81% der Kranken mit der Trias „postural hypotension, anhidrosis und impotence" ein Abfall des systolischen Drucks über 50 mm Hg, bei 84% eine Verminderung des diastolischen Blutdrucks um mehr als 30 mm Hg gefunden. Dabei entspricht die während der Orthostase in die abhängigen Partien verlagerte Blutmenge etwa den Verhältnissen beim Gesunden. Inwieweit das Splanchnicusgebiet dabei als Speicher in Funktion tritt (Ghrist und Brown 1928), ist nach den Ergebnissen von Stead und Ebert (1941) noch unbewiesen.

Die Veränderungen der übrigen Kreislaufgrößen erscheinen gegenüber denen bei Kranken mit hypotoner Regulation weniger ausgeprägt. Die Verminderung von Schlag- und Minutenvolumen ist zunächst weniger ausgesprochen (ELLIS und HAYNES 1936; NYLIN und LEVANDER 1948; ROSECAN, GLASER und GOLDMAN 1952). Die ungenügende Funktion des sympathischen Nervensystems könnte auch über eine unzureichende Venoconstriction (HICKAM und PRYOR 1951; PAGE, HICKAM et al. 1955) schließlich den venösen Rückstrom vermindern und damit zu einer nun erheblichen Abnahme des Herzzeitvolumens führen.

NYLIN und LEVANDER (1948) fanden im Gegensatz zu älteren Untersuchungen eine verlangsamte Zirkulationsgeschwindigkeit (GANSHORN und HORTON 1934; BICKEL und DEMOLE 1936; ELLIS und HAYNES 1936).

Die Unterfunktion des sympathischen Systems tritt bei Kranken mit hypodynamer Regulationsstörung auch bei anderen klinischen und pharmakologischen Kreislaufuntersuchungen zutage. So fällt beim Preßdruckversuch der Blutdruck im Sinne einer synkopotropen Reaktion BÜRGERS (1926a) oft rasch auf unmeßbare Werte ab (EWERT 1938; GAMBILL, HINES und ADSON 1944; MACLEAN, ALLEN und MAGATH 1944; PAGE, HICKAM

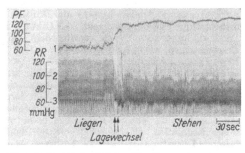

Abb. 9. Patient B. O., 28 Jahre. Hypodyname Regulationsstörung. *1* Pulsfrequenz; *2* Blutdruck; *3* Atmung.

et al. 1955). Bei mechanischer Reizung des Carotissinus werden häufig keine Kreislaufänderungen beobachtet (DAVIS und SHUMWAY-DAVIS 1937; KORNS und RANDALL 1939; CAPACCIO und DONALD 1938; BROWNE und HORTON 1939; JEFFERS, MONTGOMERY und BURTON 1941; BENESTAD und BØE 1954; WAGNER 1957). Bei einigen Patienten werden dabei jedoch Effekte wie bei einer Überempfindlichkeit der Receptoren festgestellt (HUGHES und YUSAF 1935; ELLIS und HAYNES 1936; EWERT 1938; THOMAS 1939; SPINGARN und HITZIG 1942).

Auch beim „cold pressor test" hat man unterschiedliche Drucksteigerungen beobachtet. Der Druckanstieg kann ausbleiben (CAPACCIO und DONALD 1938), in anderen Fällen tritt er selbst bei erniedrigtem Blutdruck noch auf (ALVAREZ und ROTH 1935). Die Stromstärke im Finger zeigt nur geringe Spontanschwankungen und ändert sich nicht während lokaler Kälte- und Schmerzreize (JEFFERS, MONTGOMERY und BURTON 1941; STEAD und EBERT 1941). Gegensätzliche Wirkungen werden bei Belastungen mit pressorischen und depressorischen Pharmaka gesehen. SPINGARN und HITZIG (1942), NYLIN und LEVANDER (1948) sowie WAGNER und BRAUNWALD (1956) finden eine Überempfindlichkeit gegenüber diesen Stoffen. LUFT und v. EULER (1953) beobachten normale Blutdruck- und Pulsänderungen nach Noradrenalin.

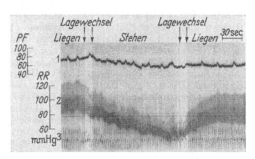

Abb. 10. Patient K. W., 53 Jahre. Asympathicotonic Hypotension. *1* Pulsfrequenz; *2* Blutdruck; *3* Atmung.

Lobelin (3—6 mg) stimuliert die Atmung nur kurzfristig (NYLIN und LEVANDER 1948). Nach Histamin (0,5 mg) treten keine subjektiven Beschwerden auf; die üblicherweise danach zu erwartende Adrenalinausscheidung bleibt aus. Auch nach intravenöser Gabe von Insulin vermissen LUFT und v. EULER (1953) die beim Gesunden üblichen Symptome der Hypoglykämie: Schweißausbruch, Erregung und Palpitation. Die Patienten sind dösig und abnorm schläfrig und können ohne klinische Prodromi in einen hypoglykämischen Schock geraten. Die Adrenalinausscheidung nimmt nicht zu. Dementsprechend fehlen auch die für eine sekundäre Hyperadrenalinämie typischen Blutdruck- und Pulsfrequenzänderungen. Die Kreislaufwirkung des Atropins ist aufgehoben (BRADBURY und EGGLESTON 1926; NYLIN und LEVANDER 1948; ROSECAN, GLASER und GOLDMAN 1952).

Man wird bei der Frage nach charakteristischen Unterschieden, die eine Einordnung der Kranken dieser Gruppe in hypotone und hypodyname Regulationsstörung ermöglichen, bedenken müssen, daß es natürlich Übergänge zwischen beiden Formen gibt, die mehr oder minder profiliert die Züge des einen oder

anderen Extrems aufweisen. So ist auch eine „reine" hypodyname Regulationsstörung außerordentlich selten.

Infolge der möglichen Übergangsformen ist die Differentialdiagnose nicht immer einfach.
So wird man den Angaben der Literatur auch insofern mit einer gewissen Kritik entgegen-
treten, als hier je nach der Auffassung des Autors der Akzent verschieden gesetzt und dementsprechend die Patienten relativ willkürlich einer der beiden Gruppen zugeordnet werden.
Auch Verwechslungen zwischen hypotoner und hypodynamer Regulationsstörung sind nicht
ausgeblieben (Sanders 1931, 1932; Spingarn und Hitzig 1942).

Den ersten Fall haben Laubry und Doumer (1891) untersucht und 1932 als „l'hypotension
orthostatique" bekanntgemacht. Bradbury und Eggleston haben ihre Patienten mit
„postural hypotension" 1926 veröffentlicht. In der Folgezeit sind unter diesen und anderen
Bezeichnungen, wie „l'ipotensione ortostatica" bzw. „orthostatische Hypotension" (Moretti
1933, 1934), „orthostatic hypotension" (Allen und Magee 1934), „l'hypotension arterielle
orthostatique" (Lian und Blondel 1933; Bickel und Demole 1936), „Poikilotension"
(Dietrich 1941), „orthostatic circulatory insufficiency" (Spingarn und Hitzig 1942),
„asymphaticotonic (hyposympathicotonic) hypotension bzw. orthostatism" (Nylin und
Levander 1948), „primär vasculäre Hypotonie" (Raab 1955), „capilläre Betriebsstörung
mit Abnahme der aktiven Blutmenge in aufrechter Haltung und mit ungenügender arterieller Regulation" (Parr 1957), weitere Beobachtungen mitgeteilt worden (zusammenfassende Literatur s. Barker 1933; Chew, Allen und Barker 1936; Spingarn und Hitzig
1942; Nylin und Levander 1948; Rosecan, Glaser und Goldman 1952). Rosecan, Glaser
und Goldman (1952) führen in einer kritischen Übersicht einschließlich ihrer beiden
Kranken insgesamt 37 Patienten der Weltliteratur an, bei denen die „hypodyname"
Regulationsstörung in charakteristischer Kombination mit Anhidrosis und Impotenz vorlag.

Klinik. Die hypodyname Regulationsstörung findet sich als genuine Erkrankung (Nylin
und Levander 1948) oder tritt, namentlich bei Personen im fortgeschrittenen Alter, mit
anderen Krankheiten zusammen auf. Häufig ist die Kombination mit neurologischen Er-
krankungen. So findet man sie bei Tabes dorsalis (Strisower 1931; Ellis und Haynes 1936;
Chew, Allen und Barker 1936; Dietrich 1941; Jeffers, Montgomery und Burton
1941; Massee 1942; Spingarn und Hitzig 1942; Freeman und Robertson 1942;
Laplace 1942; Woofter und Deibert 1943; MacLean, Allen und Magath 1944;
Hickam und Pryor 1951), Arteriosklerose (Barker und Coleman 1931; Moretti 1933;
Jeffers, Montgomery und Burton 1941; Massee 1942), Diabetes mellitus bzw. diabetischer
Neuritis (Ellis und Haynes 1936; MacLean, Allen und Magath 1944; Rundles 1945;
Hickam und Pryor 1951), Parkinsonismus (Young 1944; Nylin und Levander 1948),
als Zustand nach Encephalitis (Alvarez und Roth 1935; Laufer 1942), Hypopituita-
rismus (Schellong 1931; MacLean, Allen und Magath 1944), Myasthenia gravis (MacLean
und Horton 1937), Syringomyelie (Ellis und Haynes 1936; Hickam und Pryor 1951)
sowie traumatischer Querschnittsmyelitis (Ellis und Haynes 1936). Auch bei Addisonscher
Krankheit (Duggan und Barr 1931; Spingarn und Hitzig 1942; Sorkin 1949) und exogen
hervorgerufenen Zuständen nach ausgedehnten Operationen am sympathischen Nervensystem
(Roth 1937; Allen und Adson 1938; MacLean und Allen 1940; Hammarström 1942;
Gambill, Hines und Adson 1944) oder nach Anwendung von Ganglienblockern (Finnerty,
Witkin et al. 1954) können die einer hypodynamen Kreislaufregulationsstörung entspre-
chenden Blutdruckänderungen beobachtet werden.

Das klinische Bild ist bereits von den ersten Autoren, insbesondere von Brad-
bury und Eggleston (1926) ausführlich beschrieben worden. Eine zusammenfassende Darstellung findet sich bei Rosecan, Glaser und Goldman (1952).
Die Patienten klagen im Stehen über Schwindel, besonders am Morgen, nach den
Mahlzeiten, bei Hitze und im Anschluß an körperliche Arbeit. Schon geringen
Belastungen sind sie nicht gewachsen. Auch beim Gehen fühlen sie sich unsicher.
Im warmen Wasser verstärken sich die Beschwerden (Chew, Allen und Barker
1936). Eine ausgeprägte vegetative Symptomatik, wie man sie bei der hypotonen Regulationsstörung häufig beobachtet, fehlt. Selten bestehen Obstipation
oder Durchfall. Der Schlaf kann durch eine Nykturie gestört werden. Häufig
gehört eine Impotenz zu den ersten Symptomen des Leidens. Die Störung verläuft langsam progredient über viele Jahre mit nur geringen Spontanschwankungen (Rosecan, Glaser und Goldman 1952).

Leichtere orthostatische Beschwerden können schon im Gehen auftreten. Sie
stören manchmal jede manuelle Tätigkeit. Tritt zu Schwindel und Schwäche noch

Benommenheit hinzu, so droht bei zunehmender cerebraler Anoxie der Bewußtseinsverlust. Der für den orthostatischen Kollaps charakteristische Schweißausbruch fehlt (EWERT 1938), auch eine Hautblässe braucht kaum ausgeprägt
zu sein (STEAD und EBERT 1941). Bei einem Kranken sind vor dem Kollaps
konvulsive Zuckungen (JEFFERS, MONTGOMERY und BURTON 1941), bei einem
anderen unwillkürliche Schüttelbewegungen der Arme (LANGSTON 1936) beschrieben worden. Die Kreislaufregulation kann auch sehr schnell und ohne Prodromi
zusammenbrechen. Die älteren Patienten fühlen sich durch die Synkopen, auch
wenn sie gehäuft auftreten, auffallend wenig beeinträchtigt. Oft besteht für die
Anfälle eine retrograde Amnesie.

Der cerebrale Blutfluß, der beim stehenden Patienten kontinuierlich abnimmt
(PATTERSON und CANNON 1951), unterschreitet in der Synkope einen Grenzwert
von 31,5 cm³/min/100 g. Dieser wird auch bei gesunden Personen gefunden, bei
denen die Blutdrucksenkung im Gefolge einer Hexamethoniumgabe auftritt
(FINNERTY, WITKIN et al. 1954). Im EEG sieht man diffuse langsame Wellen als
Ausdruck der Gehirnhypoxie (BENESTAD und BØE 1954; HICKLER, WELLS et al.
1959). Lokalisierte EEG-Veränderungen sprechen im Zusammenhang mit der
Anamnese für einen umschriebenen Gefäßprozeß (HICKLER, WELLS et al. 1959).
Zuweilen findet man im Anfall auch eine halbseitige neurologische Symptomatik.

Im EKG sieht man im Sitzen, Stehen und während der Synkope keine Veränderungen der Erregungsrückbildung (CAPACCIO und DONALD 1938; EWERT
1938; JEFFERS, MONTGOMERY und BURTON 1941; BENESTAD und BØE 1954).
BENESTAD und BØE (1954) haben im Anfall gelegentlich einen sinuauriculären
Block oder einen Knotenrhythmus beobachtet.

Die Erkrankung tritt vorwiegend bei älteren Menschen auf. Anamnestisch
lassen sich die ersten Beschwerden viele Jahre zurückverfolgen. Männer erkranken
häufiger als Frauen (ROSECAN, GLASER und GOLDMAN 1952).

Die unmittelbare Untersuchung ergibt einen altersentsprechenden Befund.
Die Haut ist bisweilen trocken, rauh und schuppend. Im Bereich der Beine kann
sie ungewöhnlich warm sein, so daß sich der Vergleich mit dem Zustand nach
lumbaler Sympathektomie aufdrängt (ALVAREZ und ROTH 1935). Da die Regulationsstörung häufig ein Symptom neurologischer Erkrankungen ist, werden ver-
ständlicherweise daneben auch andere neurologische Manifestationen der Grundkrankheit beobachtet. Auf die Trias „postural hypotension, anhidrosis, impotence"
haben EAST und BRIGDEN (1941) erstmals hingewiesen. Die Anhidrosis wird
mit dem Heizkasten nicht durchbrochen. Erst mit dem peripher wirksamen
Pilocarpin kann ein generalisierter Schweißausbruch provoziert werden (ALVAREZ
und ROTH 1935; WEIS 1935). Bemerkenswert ist auch eine Unempfindlichkeit
gegen Kälte (ENGEL 1950).

Laboratoriumsbefunde. Der Grundumsatz ist häufig erniedrigt (BRADBURY und EGGLESTON
1926; MORETTI 1934; BICKEL und DEMOLE 1936; SPINGARN und HITZIG 1942; NYLIN und
LEVANDER 1948). Hin und wieder findet man eine sekundäre Anämie (BRADBURY und EGGLE-
STON 1926; MACLEAN, ALLEN und MAGATH 1944; NYLIN und LEVANDER 1948). Der renale
Blutfluß nimmt in aufrechter Stellung ab, wenn der Blutdruck stärker sinkt (CORCORAN,
BROWNING und PAGE 1942). Entsprechend werden Kreatinin- und Harnstoff-Clearance
(NYLIN und LEVANDER 1948; BENESTADT und BØE 1954), sowie Glomerulusfiltrat, Natrium-
und Chloridausscheidung geringer (BACHMAN und YOUMANS 1953; SCHERBA 1954). Diese
kreislaufabhängige Störung der Nierenfunktion tritt auch dann zutage, wenn man nach einem
Wasserstoß beim liegenden Patienten eine starke Diurese mit normaler Verdünnung, beim
stehenden Kranken aber eine erhebliche Einschränkung der Harnsekretion mit Konzen-
trationsanstieg beobachtet (GHRIST und BROWN 1928; RIECKER und UPJOHN 1930; CROLL,
DUTHIE und MACWILLIAM 1935; NYLIN und LEVANDER 1948). Dementsprechend werden
nachts große Urinmengen mit niedrigem spezifischem Gewicht und tagsüber geringe Portionen mit hohem spezifischem Gewicht ausgeschieden (BRADBURY und EGGLESTON 1926;
GHRIST und BROWN 1928; KORNS und RANDALL 1939; NYLIN und LEVANDER 1948).

Pathogenese. Wird bei funktioneller Betrachtung des Kreislaufs zwischen arteriellem System und Niederdrucksystem unterschieden, so kann bei verschiedener Beanspruchung eine ökonomische Kreislaufleistung dann erwartet werden, wenn die Regelmechanismen beider Systeme die Störungen im Sinne einer funktionellen Einheit ausgleichen. Bei der hypotonen Regulationsstörung kann die ungenügende Funktion des Niederdrucksystems durch eine Anpassung des arteriellen Systems weitgehend kompensiert werden. Bei der hypodynamen Fehlanpassung wird die ungenügende Funktion des arteriellen Systems noch kompensiert, solange die Stromstärke durch ein ausreichendes Angebot aus dem Niederdrucksystem aufrechterhalten werden kann.

Obwohl die unzureichende Anpassungsfähigkeit des Herz-Kreislaufsystems augenscheinlich ist, da sie bereits bei alltäglichen physiologischen Belastungen zutage tritt, kann sie doch nur als Teil einer umfassenderen Koordinationsstörung im Sinne einer „allgemeinen Unterfunktion des autonomen Nervensystems" (Hickler, Wells et al. 1959) gedeutet werden. Da jede Aktivierung des Kreislaufs über das sympathische System vermittelt wird, werden Störungen in diesem Bereich überwiegen und so den pathogenetischen Akzent setzen (Stead und Ebert 1941; Young 1944). Von Bradbury und Eggleston (1926), Ghrist und Brown 1928), Wagner und Braunwald (1956) sowie von Wagner (1957) wird jedoch gleichzeitig auch eine Beeinträchtigung der parasympathischen Funktion diskutiert. Wie zu erwarten, wird bei der herabgesetzten sympathischen Aktivität auch Noradrenalin im Urin vermindert ausgeschieden (Luft und v. Euler 1953; Benestad und Bøe 1954; Raab und Gigee 1954). Während der orthostatischen Belastung steigt die Katecholaminkonzentration im Blut nicht an (Hickler, Wells et al. 1959). Die Störung wird vor allem in die vegetativen Zentren lokalisiert. Ebenso kann eine Schädigung der Receptoren im Carotissinus und Aortenbogen, sowie der Afferenzen (Glossopharyngicus, Vagus) oder Efferenzen (Vagus, Sympathicus) die Symptomatik erklären. Wegen der häufigen Kombination der hypodynamen Regulationsstörung mit einer Beeinträchtigung der Schweißsekretion hat man die Schädigung vor allem im Bereich des Hypothalamus vermutet (Nylin und Levander 1948; Rosecan, Glaser und Goldman 1952), eine Deutung, deren pathologisch-anatomische Bestätigung allerdings noch aussteht. Nur bei einem Patienten ist das Ergebnis der Hirnsektion bekannt: es fand sich eine Encephalomalacie (Hammarström und Lindgren 1942).

Die Störungen im vegetativen System scheinen auch die Funktionen anderer Organe zu beeinträchtigen, wie Prüfungen der Nierenfunktion gezeigt haben (Corcoran, Browning und Page 1942; Wagner 1957).

Therapie. Die symptomatische Behandlung der hypodynamen Regulationsstörung wird eine Vermehrung der zirkulierenden Blutmenge und einen Ausgleich der mangelnden Gefäßinnervation mittels Sympathicomimetica anstreben müssen. Physikalische Maßnahmen, wie Beinbewegen, Leibkorsetts und auch die Anwendung des sog. „head up bed" (MacLean und Allen 1940; MacLean Allen und Magath 1944) können ebenso eine Vermehrung der zirkulierenden Blutmenge bewirken, wie etwa die direkte Volumenvermehrung durch Dauergabe von Doca und Kochsalz (Corcoran, Browning und Page 1942; Laufer 1942; Spingarn und Hitzig 1942; MacLean, Allen und Magath 1944; Luft und Sjögren 1949). Der günstige Effekt von Hypophysenhinterlappenextrakten mag neben seiner vasopressorischen Wirkung auch möglicherweise auf einer Vermehrung der zirkulierenden Blutmenge durch Einschränkung der Wasserausscheidung beruhen (Wagner und Braunwald 1956; Wagner 1957).

Als Sympathicomimetica sind Ephedrin (Bradbury und Eggleston 1926; Ghrist und Brown 1928; Weis 1935; Chew, Allen und Barker 1936; Ewert

1938; Nylin und Levander 1948; Rosecan, Glaser und Goldman 1952; Raab 1955), Neosynephrine (Capaccio und Donald 1938), Benzedrin (Davis und Shumway-Davis 1937; Korns und Randall 1939) und Paredrin (Korns und Randall 1939) symptomatisch mit mehr oder weniger gutem Erfolg angewendet worden. Kombinationspräparate mit der Tendenz, die cerebrale Erregbarkeitsschwelle herab- und gleichzeitig den Tonus der Gefäßmuskulatur heraufzusetzen (Amphetamin mit Veritol) sollen den rein sympathicomimetisch erzielten Therapieeffekt übertreffen (Jeffers, Montgomery und Burton 1941). Ist die hypodyname Regulationsstörung symptomatischer Ausdruck einer Allgemeinerkrankung, wie bei Tabes, Morbus Addison oder hypophysärer Insuffizienz, dann wird mit der erfolgreichen Behandlung der Grundkrankheit auch die Symptomatik der hypodynamen Regulationsstörung gebessert werden können.

3. Vegetative Herz- und Kreislaufstörungen unter dem Gesichtspunkt der Regelung.

In der Technik ist „Regelung (das Regeln) ein Vorgang, bei dem der vorgegebene Wert einer Größe *fortlaufend* durch Eingriff auf Grund von *Messungen* dieser Größe hergestellt und aufrechterhalten wird" (DIN-Normenblatt 19226; 1954). Hierdurch entsteht ein Wirkungsablauf, der sich in einem *geschlossenen Kreis*, dem *Regelkreis* vollzieht, denn der Vorgang läuft ab auf Grund von Messungen einer Größe, die durch ihn selbst wieder beeinflußt wird. Eine „Regelgröße" wird auf einen „Sollwert" eingestellt und jede Abweichung vom Sollwert durch eine gegenläufige Bewegung ausgeglichen. Da sich beim Vergleich technischer Regler mit biologischen Regelungsvorgängen Parallelen ergeben und beide mit gleichen mathematischen Begriffen beschrieben werden können, ist es möglich, die Begriffsbildungen der Technik mit gewissen Einschränkungen auch auf biologische Regelungen anzuwenden. Geregelte Kreislaufgrößen in diesem Sinne sind der *Blutdruck* (Kramer 1941; Wagner 1950, 1954; Ranke 1951; Drischel 1952/53; Hensel 1954; Aschoff 1955; Dittmar u. Mechelke 1955; Schaefer 1956, 1957; Stegemann 1957) und nach den Ergebnissen von Gauer und Henry (1956) auch das *Blutvolumen*. Ob auch das Minutenvolumen und die Pulsfrequenz als Sollwerte eines Reglers angesehen werden können, ist bisher nicht erwiesen.

Eine Betrachtung des Begriffes „Sollwert" zeigt jedoch bereits einige Verschiedenheiten der technischen und biologischen Regler (Schaefer 1956, 1957). Beide haben zwar Sollwerte zur Voraussetzung; bei technischen Reglern wird jedoch der Sollwert entsprechend dem gewünschten Zweck der Anlage jeweils absichtlich fremdtätig festgesetzt, während bei biologischen Regelvorgängen der statistische Normwert als Sollwert definiert wird. Für den Blutdruckregelkreis wird angenommen, daß der arterielle Mitteldruck im Liegen mit dem Sollwert übereinstimmt. Tatsächlich ist jedoch ein fester Sollwert des Blutdrucks nicht bekannt; mindestens mit gleichem Recht könnte man beim Menschen als Lebewesen mit aufrechter Haltung den arteriellen Mitteldruck im Stehen mit dem Sollwert gleichsetzen. Zweckmäßiger wäre es daher, zunächst nur vom Istwert zu sprechen. Ob Sollwert und Istwert übereinstimmen, ist im Einzelfall ungeklärt. Letztlich ist der Sollwert des Blutdrucks, wie alle biologischen Sollwerte, von der jeweiligen *Organleistung* definiert, zu deren optimaler Erfüllung er Voraussetzung ist: Nach H. Schaefer (1956) sind Sollwerte im biologischen Bereich „dadurch gefordert, daß bei einer Regelabweichung eine Störung auftritt, welche nicht nur den Mechanismus der Regelung ausklinkt, was ja der technische Regler auch tut. Die Regelabweichung stört vielmehr die Leistung des biologischen Systems, was sie im technischen Regler nur insofern tut, als eine zu große Regelabweichung dem Zweck der Einrichtung nicht mehr genügt. Im Biologischen ist Zweck durch Leistung oder Funktion ersetzt" (Schaefer 1956). Damit kann nicht gesagt werden, daß die Blutdruckregelung ein technischer Regelvorgang *ist*, sondern es kann nur gefragt werden, ob regeltechnische und biologische Wirkungsabläufe, wie die Blutdruckregelung, ein gemeinsames *Prinzip* enthalten, welches für das Verständnis funktioneller Zusammenhänge und deren Störungsformen eine grundsätzliche Bedeutung hat.

Das gemeinsame Prinzip ist folgendes: In der Technik sind Regelungen Hilfsmittel einer Zweckverwirklichung; in der Biologie sind Regelvorgänge funktionelle Hilfsmittel für Leistungen, wenn man unter „Funktion" eine Verrichtung unter dem Gesichtspunkt der Zweckmäßigkeit des Ganzen und seiner Teile versteht. „Zweck" (präziser gesagt: „Leistung") der Blutdruckregelung ist die Konstanthaltung des normalen Blutdrucks im Dienst der ausreichenden Blutversorgung aller Organe und Gewebe. Diese Leistung wird nur erfüllt, wenn die normale Beschaffenheit und Funktion der einzelnen Regelkreisglieder die Stabilität der Regelung gewährleistet. Statisch und dynamisch instabile Regler sind in der Technik unbrauchbar. Dasselbe gilt für biologische Regler. Auch bei stabiler Regelung ermöglicht jedoch die Vielzahl der Regelglieder eine Plastizität der Gesamtregelung. Diese ist notwendig, da jedes einzelne Regelglied neben der Blutdruckregelung auch anderen Regelzwecken dienen kann (Stegemann u. Maggio 1958).

Das Verständnis biologischer Regelvorgänge erfordert zunächst eine kurze Einführung in die *technische* Regelung.

a) Technische Regelung.

Der Techniker hat dem Wort Regelung eine ganz bestimmte Bedeutung gegeben: „Er versteht darunter das Erzwingen eines gewollten Zustandes, indem dieser fortlaufend überwacht wird, sobald sich der Zustand von seinem Sollwert entfernt. Aus dieser Festlegung heraus ergeben sich bereits schon die wesentlichen Bauglieder einer Regelanlage:

1. Es muß eine Einrichtung zur Überwachung, also zur „Messung" des zu regelnden Zustandes, vorgesehen sein.

2. Der Sollwert des zu regelnden Zustandes muß irgendwie festgelegt sein, und es muß eine Vergleichseinrichtung vorhanden sein, in der der Istwert und der Sollwert miteinander verglichen werden.

3. Eine Eingriffsmöglichkeit muß bestehen, mittels der der zu regelnde Zustand verändert werden kann, und dieser Eingriff muß in Abhängigkeit von der Abweichung des Istwertes vom Sollwert erfolgen. Fällt der Istwert mit dem Sollwert zusammen, dann wird also nicht eingegriffen" (Oppelt 1956).

Das Beispiel Abb. 11 zeigt eine aus diesen 3 Bausteinen gebildete Regelanlage. In einem mit Zu- und Abfluß versehenen Behälter soll die Höhe des Wasserspiegels konstant bleiben, Sollwert der Regelgröße ist der gewollte Flüssigkeitsstand im Behälter *1*. Der jeweilige Flüssigkeitsstand wird mit Hilfe eines Schwimmers *2* gemessen. Dieser Meßwert wird über ein Hebelgestänge *3* auf einer Skala *4* angezeigt. Schwimmer, Hebelgestänge und Skala sind der erste Baustein der Regelanlage: die *Meßeinrichtung*.

Der zweite Baustein: Das *Auswertesystem* vergleicht den aktuellen Zustand (Istwert) mit dem Soll-Zustand und veranlaßt eine etwa nötige Korrekturbewegung. In dem erwähnten Beispiel vergleicht ein Bedienungsmann, der sich in einem Kasten *5* befindet, ständig den jeweiligen Flüssigkeitsstand auf der Skala mit dem auf derselben Skala vorgegebenen Sollwert. Mit einem Handrad *6* kann der Bedienungsmann einen Schieber 7 verstellen. Dieser Eingriff ändert den Abfluß aus dem Behälter, d. h. der zu regelnde Zustand kann verändert werden und Abweichungen des Istwertes vom Sollwert können ausgeglichen werden.

Diese einfache „Handregelung" wird in der Technik nur noch selten verwendet. Der Bedienungsmann wird durch eine automatisch arbeitende Anlage ersetzt. Das einfache Beispiel zeigt jedoch den Regelvorgang in besonders übersichtlicher Form. Eine Abweichung des Flüssigkeitsstandes vom Sollwert wird vom Bedienungsmann beobachtet, der daraufhin das Handrad betätigt, um mit einer entsprechenden Verstellung des Schiebers den Istwert auf den Sollwert zurückzuführen. Es besteht also ein Wirkungskreis, der nur in einer Richtung ablaufen kann, und in dem keine Massen oder Energien weitergereicht werden, sondern „Nachrichten", „Informationen". „Die im Regelkreis weitergegebenen Nachrichten nennt man ‚Signale'. Alle Bauglieder des Regelkreises übermitteln solche Signale" (OP-PELT 1956).

Die Glieder des Regelkreises werden mit bestimmten Begriffen gekennzeichnet. Die Meßeinrichtung ist der *Fühler* (oder Steuerkörper). Derjenige Teil der Anlage, der im Beispiel dem Kasten mit dem Bedienungsmann entspricht, ist das *Auswertesystem* (oder der Kraftschalter) und das Handrad mit dem Schieber das *Stellglied*. Der den Wasserbehälter bis zum Schieber umfassende Teil der Anlage entspricht der *Regelstrecke* mit der *Regelgröße* „Flüssigkeitsstand". Die Stellung

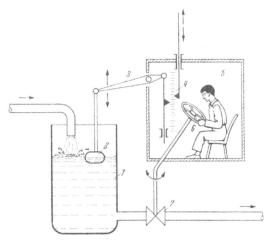

Abb. 11. Handregelung des Flüssigkeitsstandes in einem mit Zu- und Abfluß versehenen Behälter. (Nach OPPELT 1956.)

des Schiebers ist die „Stellgröße". Die vorgegebene feste Marke auf der Skala des Meßgerätes gibt den „*Sollwert*" an, der mit dem Augenblickswert, dem „*Istwert*", verglichen werden soll. Der Sollwert kann in unserem Beispiel verändert werden, wenn die seinen Wert festlegende Skalenmarkierung durch einen Eingriff von außen verschoben wird. Diese Verschiebung erfolgt mit Hilfe der „*Führungsgröße*".

Der Ablauf eines Regelvorganges nach einer Abweichung der Regelgröße von ihrem Sollwert wird vom Zeitverhalten, sowie den Übertragungsfaktoren (Empfindlichkeit) der einzelnen Glieder des Regelkreises bestimmt. Zeigt das Meßgerät auf der Skala eine Störung an, so dauert es eine gewisse Zeit, bis der Bedienungsmann den Vorgang erfaßt und die Korrekturbewegung ausführt. Mit der Verstellung des Schiebers ist aber der Ausgangszustand noch nicht sofort wieder hergestellt. Die Form der Rückführung ist vor allem von der Geschwindigkeit der Ausgleichsbewegung abhängig. Optimal wird der Sollwert erreicht, wenn bei der Rückführung die Regelgröße einen aperiodischen oder wenig überschwingenden Verlauf zeigt. Erfolgt der Ausgleich überaperiodisch gedämpft, wird der Sollwert nur sehr verzögert erreicht. Bei einer zu starken Korrekturbewegung wird der Sollwert überschritten, während der darauffolgenden Gegenbewegung kann er jedoch wieder etwas unterschritten werden: Die Regelgröße wird in periodisch gedämpfter Form auf den Sollwert zurückgeführt. Kann der Bedienungsmann den Istwert dem Sollwert nicht angleichen, dann bewegt sich die Regelgröße auf und ab: d.h. sie schwingt um den Sollwert, die noch mögliche Angleichung erfolgt mit laufenden Schwingungen. Diese Ausgleichsvorgänge treten in gleicher Form auch bei automatisch arbeitenden Regelanlagen auf, in denen also der Bedienungsmann apparativ ersetzt ist.

Will man einen Regler auf sein Zeitverhalten prüfen, dann wird absichtlich eine plötzliche, sprungartige Störung gesetzt. Der Einschwingvorgang vom Moment der Auslenkung bis zur Beruhigung wird dabei aufgezeichnet. Die resultierende Weg-Zeit-Kurve des Istwertes, die sog. „Übergangsfunktion", gestattet Rückschlüsse auf die „Regelgüte". Als einfaches Maß wird die vom Einschwingvorgang umschlossene „Regelfläche" verwendet.

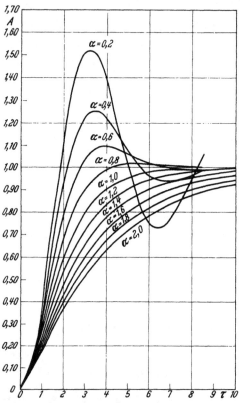

Abb. 12. Einschwingvorgänge einfacher, schwingungsfähiger Systeme mit einem Freiheitsgrad. Abszisse: τ relative Zeit; Ordinate: A relative Amplitude. Die Kurven $\alpha = 0,2$ bis $\alpha = 0,6$ sind periodisch gedämpft, die optimale Dämpfung liegt zwischen $\alpha = 0,6$ und $\alpha = 0,8$ (kritische oder aperiodische Dämpfung). Die Kurven $\alpha = 1,0$ bis $\alpha = 2,0$ sind überaperiodisch gedämpft und erreichen den Ruhewert kriechend. (Nach HANSEN 1949 und WARBURG 1950.)

Die Abb. 12 zeigt Einschwingvorgänge einfacher schwingungsfähiger Systeme bei verschiedenen Dämpfungsgraden. Der aperiodische sowie der periodisch gedämpfte Einschwingfall werden in der Regeltechnik als stabil, laufende Schwingungen als Stabilitätsgrenze und anwachsende Schwingungen als unstabil bezeichnet. Außer diesen dynamisch stabilen und unstabilen Einschwingformen kann der Regler auch statisch unstabil arbeiten, der Istwert weicht dabei anhaltend stärker vom Sollwert ab.

Mit einer weiteren Methode, die jedoch einen wesentlich größeren apparativen Aufwand erfordert, kann der Frequenzgang des Reglers geprüft werden. Dabei wird der Fühler mit sinusförmigen Schwingungen erregt. Die erzeugten Eingangsschwingungen werden mit den Schwingungen der Ausgangsglieder verglichen. Aus der zeitlichen Differenz zwischen *beiden* Schwingungen und ihren Amplituden können die Konstanten des Systems berechnet werden. Den Abstand der beiden Schwingungen bezeichnet man als „Phasenwinkel" oder „Phase". Eilt die Ausgangsschwingung der Eingangsschwingung nach, so ist der Phasenwinkel negativ, im umgekehrten Fall positiv.

b) Die Regelung des Blutdrucks.

Regelgröße ist der mittlere arterielle Blutdruck; seine Konstanthaltung unter Ruhebedingungen und während zusätzlicher Kreislaufbelastungen ist die Aufgabe des Blutdruckreglers. Innerhalb eines gewissen Bereiches (Regelbereich) kann der Sollwert der Regelgröße gegenüber Störungen (Temperatureinflüsse, Arbeit,

Gravitation) festgehalten werden („Haltepunkt" des „Haltereglers"). Die Darstellung dieses biologischen Haltereglers von RANKE (Abb. 13) zeigt, daß die Regelgröße Blutdruck bei vorgegebenem Elastizitätsmodul der Gefäße von dem Gleichgewicht zwischen zu- und abfließendem Volumen abhängig ist. Damit wird auch das Herz als Regelglied in den Blutdruckregelkreis einbezogen und eine Vermaschung der Blutdruckregelung mit der Blutvolumenregelung deutlich. Das Herz selbst ist nach der Formulierung von REICHEL (1956) eine „Regelstrecke mit Ausgleich, die ohne (nervale oder hormonelle) Regelung das Gleichgewicht zwischen Zufluß- und Abflußvolumen herstellt". Im Dienste der Blutdruckregelung stehende nervale und humorale Einflüsse überlagern jedoch den einfachen Starling-Mechanismus und gleichen Blutdruckabweichungen durch Änderungen der Herzfrequenz und des Schlagvolumens aus.

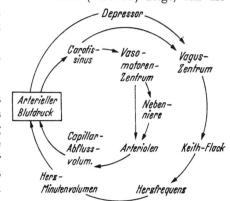

Abb. 13. Schema der Blutdruckregelung.
(Nach RANKE.)

Die Abb. 14 von STEGEMANN und MAGGIO (1958) zeigt für die Regelung der „Kreislaufgrößen" ein System miteinander vermaschter Regelkreise. Dabei wird angenommen, daß die 3 Regelkreise für arteriellen Blutdruck, Pulsfrequenz und Schlagvolumen auf konstante Ruhesollwerte eingestellt sind, und daß diese unabhängig voneinander verstellt werden können. Die Vielzahl der Regelglieder ermöglicht die große Plastizität der Gesamtregelung. Diese ist notwendig, da jedes einzelne Regelglied neben der Blutdruckregelung noch anderen Regelzwecken dient. Ein Regelzweck kann ferner bestimmte Regelglieder für den anderen blockieren: Die Gefäße eines Organs mit einem erhöhten Stoffwechselbedarf, z. B. die des arbeitenden Muskels, auch die eines Organs, welches sich im Zustand der reaktiven Hyperämie befindet, sind dem gefäßverengernden Einfluß medullärer zentralnervöser Impulse weitgehend entzogen; das gleiche gilt für eine

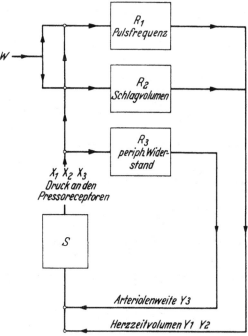

Abb. 14. Schema der Kreislaufregelung. R Regler; S·Regelstrecke; W Führungsgröße; X Regelgröße; Y Stellgröße. „Meßwerk aller Regler, die an der Regelstrecke angreifen, ist der Druck an den Pressoreceptoren des arteriellen Systems. Von hier aus geht der Regler R_3, der bei Steigerung des arteriellen Druckes den peripheren Widerstand vermindert, ferner die Regler R_2 und R_1, die bei Erhöhung des arteriellen Druckes das Herzzeitvolumen verkleinern. Der Regler R_2 beeinflußt hierbei das Schlagvolumen, der Regler R_1 die Herzfrequenz. Alle Regelkreise sind auf konstante Ruhesollwerte für arteriellen Blutdruck, Pulsfrequenz und Schlagvolumen eingestellt". (Nach STEGEMANN und MAGGIO 1958.)

im Interesse der Wärmeregulation notwendig werdende Dilatation der Hautgefäße. Die Einsatzfähigkeit jedes Regelgliedes ist sowohl von dessen meist durch afferente Impulse kontrollierten augenblicklichen Zustand, als auch von anderen Regelzwecken des Organismus abhängig. So muß der Regelzweck unter Umständen durch sehr verschiedenartigen Einsatz der Regelglieder erreicht werden.

α) Meßeinrichtung des Blutdruckregelkreises.

Die im Blutdruckregelsystem als Fühler bzw. Steuerkörper bisher bekannten Receptoren (Carotissinus- und Aortendepressor) messen sowohl die absolute

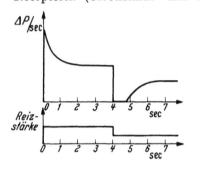

Höhe des Blutdrucks (p), als auch die Steilheit des Druckanstieges, also die zeitliche Druckänderung (dp/dt). Sie haben somit gleiche Eigenschaften wie die Sinneszellen der Sinnesorgane (Keidel 1956). Ihre Übergangsfunktion nach einem Rechteckreiz ist charakteristisch für einen PD-Steuerkörper (P: Bestimmung des Absolutwertes der zu messenden Größe bzw. der linearen Abweichung von einem vorgeschriebenen Sollwert; D: Bestimmung des ersten Differentialquotienten der Meßgröße nach der Zeit [Abb. 15]). Die Abbildung zeigt, daß die von Landgren (1952) registrierten, von Receptoren des Carotissinus ausgehenden Impulse nach schneller Erhöhung eines nicht pulsierenden Druckes im Carotissinuspräparat diese Grundform der Übergangsfunktion des PD-Steuerkörpers

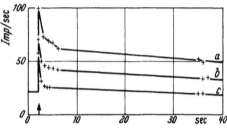

Abb. 15. Oberes Bild: Grundform der Übergangsfunktion des Einzelreceptors gegenüber Rechteckreiz: PD-Verhalten mit initialem Overshoot, Endwertanzeige und silent period. Reines P- und reines D-Verhalten sind Extremfälle des PD-Steuerkörpers, die sich durch besonders großen (D-Form) oder besonders kleinen (P-Form) Leckstoffwechsel auszeichnen. (Nach Keidel 1956.) Unteres Bild: Die Impulsfrequenz einer großen Druckreceptoreinzelentladung als Antwort auf rasche Druckerhöhungen, die vom gleichen Ausgangsniveau zu verschiedenen Druckhöhen ansteigen. Der Druckanstieg beginnt beim Pfeil (2 sec nach Beginn). Registriert wurden a) ein Druckanstieg von 110 zu 180 mm Hg; b) von 110 zu 120 mm Hg; c) von 110 zu 111 mm Hg. (Nach Landgren 1952.)

zeigen. Dabei sprechen die Receptoren des Carotissinus nicht direkt auf die Regelgröße selbst an, sondern auf die von ihr verursachten Änderungen der Spannung der Arterienwand (Hauss, Kreuziger u. Asteroth 1949; Heymans 1955). Zwischen Arteriendruck und Wandspannung gilt die Beziehung S (Spannung) $= P$ (Druck) $\times R$ (Radius) (Burton 1952). Außerdem besitzen die Receptoren die noch schwer zu erklärende Fähigkeit, zwischen passiver Wandspannung und aktiver Tonuszunahme der Gefäßmuskulatur zu unterscheiden. Bringt man von außen auf den Carotissinus eine Substanz, die eine Tonusvermehrung der glatten Muskulatur bewirkt, z.B. Arterenol, so werden die Receptoren durch den gleichbleibenden Innendruck stärker erregt, obwohl die Wandspannung abnimmt (Heymans 1955).

So ist schon die Empfindlichkeit des Fühlers im Blutdruckregelkreis durch nervale und humorale Einwirkungen verstellbar, d. h. der Übertragungsfaktor des Meß- bzw. Fühlergliedes kann verändert werden. Diese Fühlerempfindlichkeit wird um so niedriger, je höher der Sympathicustonus der Gefäßmuskulatur ist. Verstellungen des Blutdruck-Sollwertes können so durch Einwirkung auf den Fühler bewirkt werden. Vielleicht spielt es für die Blutdruckhöhe eine Rolle, daß im Alter der Gefäßinnendruck mehr durch passive Elemente (elastische und kollagene Fasern) als durch den aktiven Muskeltonus getragen wird (VOLHARD 1949). Bei der Arteriosklerose sind die Gefäßwände im Bereich der Fühler weniger dehnbar, so daß gleiche Druckschwankungen ihre Receptoren weniger erregen. Erst eine Erhöhung des Blutdrucksollwertes wird dabei eine Verminderung der Impulsfolge der Fühler verhindern. McCUBBIN, GREEN u. PAGE (1956) haben gezeigt, daß beim experimentellen nephrogenen Hochdruck die Empfindlichkeitsschwelle der Pressoreceptoren in einen höheren Druckbereich verschoben wird. Dabei funktionieren die Carotissinusreflexe normal, so daß lediglich eine Verlagerung des Empfindlichkeitsbereiches bei sonst unveränderten Eigenschaften der Einzelreceptoren angenommen werden kann. Es ist nicht bekannt, ob bei einer Änderung des zentralnervösen Erregungszustandes auch über histiotrope Wirkungen die Empfindlichkeit der Receptoren selbst beeinflußt wird (im Sinne einer Änderung der „Einflußgrade" nach DRISCHEL).

Im Regelkreis wird die geschilderte Beeinflussung der Fühlerempfindlichkeit durch den Tonus der Gefäßmuskulatur im Bereich des Receptors als sog. „Rückführung" wirken: ein efferenter Impuls, der den Vasoconstrictorentonus allgemein und auch lokal im Carotissinus erhöht, steigert gleichzeitig die Empfindlichkeit des Receptors und leitet die rückführende Gegenregelung ein, bevor noch eine merkliche Drucksteigerung erfolgt ist, verbessert also die Regelgüte. Die Wirkung entspricht derjenigen einer direkt nerval vermittelten Einflußgradänderung der peripheren Steuerkörper wie sie von DRISCHEL (1952/53) diskutiert wird. Ob und inwieweit auch andere Informationen, die über kardiale und extrakardiale Receptoren vermittelt werden, die Blutdruckregelung modifizieren, ist im einzelnen noch nicht bekannt (Übersicht: NEIL 1959; KRAMER 1959).

β) Das Auswertesystem.

Die Impulse der Pressoreceptoren wirken im Niveau der Medulla oblongata aktivierend auf den Tonus des Herzvagus, aber hemmend auf den allgemeinen Vasoconstrictorentonus. Eine auf die Medulla oblongata eingeengte Betrachtung vernachlässigt jedoch die ausgedehnte Repräsentation kardiovasculär aktiver Areale in den verschiedenen Regionen des Zentralnervensystems (Übersicht: OBERHOLZER 1959). Die Zellgruppen des sog. Vasomotorenzentrums sind Teil des absteigenden retikulären Systems und haben die biologischen Eigenschaften der Formatio reticularis. Dieses sog. unspezifische System des Hirnstamms moduliert sowohl auf- wie absteigend das Erregungsniveau des Zentralnervensystems (Übersicht: POECK 1959). Das medulläre Kreislaufzentrum wird zusätzlich von den hypothalamischen Kerngebieten beeinflußt.

Änderungen des Blutdrucks, der Blutverteilung, der Herzfrequenz, wie sie RANSON und MAGOUN (1939), HESS (1954a) bei Zwischenhirnreizen erhalten haben, können auch von umschriebenen Stellen der orbito-frontalen Rinde des Stirnhirns, der Präzentralregion, des Gyrus cinguli und der Spitze des Temporalhirns erzielt werden (HOFF und GREEN 1936; GREEN und HOFF 1937; DELGADO und LIVINGSTON 1948; KAADA, PRIBRAM und EPSTEIN 1949; WALL und DAVIS 1951; KAADA 1951). Neuerdings wurde dies auch am Menschen bestätigt (POOL und RANSOHOFF 1949; CHAPMAN, LIVINGSTON et al. 1950; CHAPMAN, LIVINGSTON und POPPEN 1950). Von diesen kreislaufwirksamen Arealen des Vorderhirns ziehen doppelläufige, wiederum als Regelkreise aufzufassende Projektionen entweder direkt oder nach Umschaltung über die Kerngebiete des Thalamus zum Zwischenhirn. Teilweise umgehen sie den Hypothalamus und ziehen direkt zum medullären Vasoconstrictorenzentrum (BAILEY, v. BONIN u. McCULLOCH 1950). Die topische Überschneidung dieser Areale mit den Zentren der Willkürmotorik kann die Sofortumstellung des Kreislaufs bei extraversiven motorischen Leistungen erklären. Die Kreislaufareale im orbitobasalen Stirnhirn, Gyrus cinguli und der frontalen Konvexität sind verknüpft mit der Verkörperungsfunktion von affektiven und emotionalen Vorgängen. Ferner sind direkte und indirekte Projektionen von den Seh-, Hör- und Hautsinnesfeldern zu den genannten Kreislaufarealen des Vorderhirns bekannt (Übersicht: Papez 1937; Wright 1949; Fulton 1951, 1952; Christian 1954). Bemerkenswert ist jedenfalls, daß die corticalen Kreislaufareale gerade dort vertreten sind, wo sensorische und sensible Reizverarbeitung, Antriebsfunktionen, Ausdrucks- und Handlungspotenzen zentralnervös organisiert sind.

In verschiedenen Ebenen des Gehirns sind also eine Vielzahl von „Aktivatoren" und „Entlastern" des Kreislaufs fokussiert, welche besonderen Regelfunktionen dienen und sich wechselseitig im Gleichgewicht halten. Alle diese kreislaufaktiven Areale besitzen eine Spontanaktivität, die durch intracorticale Verbindungen jeweils eine Förderung (facilitation) oder Hemmung (inhibition) erfahren kann.

Die kreislaufaktiven Zentren haben für die Blutdruckregelung die Aufgabe eines „Auswertesystems", d. h. die vom Fühler (oder Steuerkörper) fortlaufend übermittelten Informationen über den momentanen Ist-Wert werden im Auswertesystem mit dem Soll-Zustand verglichen und etwa notwendige Korrekturbewegungen veranlaßt. Entsprechend der ausgedehnten Anordnung der Zentren erfolgt eine mehrfache synaptische Informationsverarbeitung, bevor ein neuer Korrekturbefehl (als Efferenz) den Stellgliedern übertragen wird.

Werden vasoconstrictorische Impulse übermittelt, so ist deren Wirkung auch von dem bestehenden Gefäßspannungszustand (Elastizitätsmodul der Gefäßwand) abhängig.

γ) Das dynamische Verhalten des Blutdruckregelkreises.

Abschließend stellt man die Frage, welche Möglichkeiten zur Prüfung des dynamischen Verhaltens des Blutdruckreglers gegeben sind, obwohl seine Kompliziertheit eine isolierte Betrachtung zunächst kaum möglich erscheinen läßt. Stegemann (1957) hat den Frequenzgang des Blutdruckreglers am aufgeschnittenen Regelkreis untersucht: Der Druck im isolierten Carotissinus (Fühler) wird sinusförmig geändert und der Phasenwinkel zwischen dieser Störgröße und der Änderung der Regelgröße (arterieller Blutdruck) für verschiedene Frequenzen bestimmt. Nach den Ergebnissen von Stegemann arbeitet der Regler noch in einem Bereich von 1,3 Hz. „Eine höhere Reizfrequenz konnte bisher noch nicht angewandt werden, da über 1,3 Hz (entspricht etwa 70 Pulsen/min) bereits die Pulsamplitude mit der Regelamplitude des Blutdrucks interferiert, und dadurch keine genaue Phasenwinkelauswertung mehr möglich ist" (Stegemann 1957). Im Vergleich zu technischen Druckreglern spricht Stegemann (1957) jedoch von einer langen Totzeit des Blutdruckreglers. Bei dieser Regelverzögerung kann die systolische Druckwelle, die den Carotissinus erreicht, bei einer Pulsfrequenz von 70/min und einem Phasenwinkel von 225° während der nächsten Austreibungszeit die Weite der peripheren Gefäße beeinflussen. „Jede Systole vermindert über den Carotissinus während der Austreibungszeit der nächsten Systole den peripheren Widerstand... Die Druckwelle des Herzens wird also nicht allein vom elastischen System des Windkessels bei gleichem peripheren Widerstand aufgefangen, sondern zusätzlich wird der periphere Widerstand während der Systole verkleinert, die Herzarbeit damit verringert" (Stegemann 1957).

Bei dieser Frequenzanalyse des in der Regelstrecke unterbrochenen „arteriellen Regelkreises" wird jedoch seine komplizierte Vermaschung insbesondere mit den Volumenänderungen nicht erfaßt. Es war daher naheliegend, den Frequenzgang des gesamten Kreislaufsystems mit Hilfe „sinusförmiger" Volumenänderungen zu prüfen, die über venöse Zuflußschwankungen oder Änderungen des Windkesselvolumens selbst erzeugt werden. Diese bisher unveröffentlichten tierexperimentellen Ergebnisse werden im folgenden teilweise mit berücksichtigt (DITTMAR, MECHELKE und NUSSER).

c) Die labile Blutdruckregelung bei Patienten mit vegetativen Herz- und Kreislaufstörungen.
(Übergangsfunktionen bei stabiler und labiler Regelung.)

Beim Menschen kann durch schnellen Lagewechsel eine annähernd sprungförmige Abweichung der Regelgröße „Blutdruck" von ihrem Sollwert erzwungen werden. Der durch den Lagewechsel verursachten Blutverteilungsänderung wirkt die Blutdruckregelung entgegen und verhindert eine anhaltende Drucksenkung. Normalerweise wird der abfallende Druck auf einen nahe dem Ausgangsdruck liegenden Wert zurückgeführt. Registriert man diese Rückführung der Regelgröße „Blutdruck" während der sprungförmigen Abweichung, so erhält man die Übergangsfunktion des Regelsystems und kann seine Güte beurteilen (DITTMAR und MECHELKE 1955).

Abb. 16 zeigt Beispiele der bei Gesunden und Patienten mit vegetativen Herz-

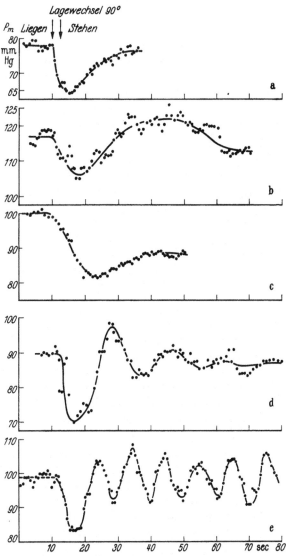

Abb. 16a—e. Charakteristische Beispiele der Einschwingformen des Blutdrucks nach schnellem Lagewechsel [Übergangsfunktion $p_m(t)$]. a Einschwingvorgang aperiodisch gedämpft, stabile Regelung. b Einschwingvorgang aperiodisch gedämpft mit Überregelung. c Einschwingvorgang aperiodisch gedämpft; erhebliche Abweichung des Haltewertes vom Sollwert; statisch-labile Druckregelung. d Periodisch gedämpfter Einschwingvorgang, dynamische Stabilitätsgrenze. e Laufende Schwingungen, dynamisch-labile Blutdruckregelung. Die registrierten Kurven wurden auf eine einheitliche Abszisse und Ordinate umgezeichnet. Dabei wurde die Störung auf gleiche Zeit bezogen. Abszisse: Zeit in Sekunden. Ordinate: arterieller Mitteldruck (mm Hg). (Nach DITTMAR und MECHELKE 1955.)

und Kreislaufstörungen beobachteten Formen der Übergangsfunktion des Blutdruckregelsystems. Wie die Abbildung zeigt, sind die Einschwingformen die gleichen, wie sie auch aus dem Verhalten technischer Regelkreise bekannt sind (DITTMAR und MECHELKE 1955).

Die Blutdruckregelung ist statisch und dynamisch stabil, wenn keine erhebliche Sollwertverstellung und keine Schwingungen anwachsender oder fortlaufender Art auftreten. Der aperiodisch gedämpfte Ausgleichsvorgang bildet die kleinste Regelfläche. Es besteht eine optimale Güte der Blutdruckregelung (Abb. 16 a).

Von einer überschießenden Regelung oder Überregelung spricht man, wenn nach dem Ausgleichsvorgang der Sollwert vorübergehend überschritten wird (Abb. 16 b).

Wird unter aperiodischer Dämpfung die Regelgröße auf einen erheblich vom Sollwert abweichenden Haltewert eingestellt, dann entspricht dieser Befund einer statischen Labilität (Abb. 16 c).

Der Ausgleichsvorgang Abb. 16 d zeigt eine periodisch gedämpfte Einschwingform bei dynamischer Stabilitätsgrenze der Blutdruckregelung. Die Regelfläche ist im Vergleich zum stabilen Ausgleichsvorgang vergrößert.

Die Einschwingform Abb. 16 e ist charakteristisch für die dynamisch labile Blutdruckregelung. Die dynamische Stabilitätsgrenze ist überschritten. Die Dämpfung des Blutdruckregelsystems ist unzureichend. Die Regelfläche ist unendlich.

Die Analyse der Übergangsfunktionen zeigt also *zwei Grundformen der instabilen Blutdruckregelung:* die *dynamische* und die *statische* Labilität. Dabei sind zwei Tatsachen wichtig: Beide Grundformen der labilen Druckregelung kommen bei verschiedener Ruheausgangslage des Kreislaufs vor; die dynamische Labilität wird bei manchen Patienten gleichzeitig mit einer statisch-labilen Druckregelung beobachtet (Dittmar und Mechelke 1955; Mechelke und Nusser 1955; Mechelke und Christian 1958; Mechelke 1957, 1959).

Wenn hier in Abweichung von der technischen Nomenklatur der periodisch gedämpfte Einschwingvorgang als Stabilitätsgrenze und laufende Schwingungen als dynamisch labil bezeichnet werden, so sollen damit die kontinuierlichen Übergänge von der Stabilität zur dynamischen Labilität zusammengefaßt, sowie die mögliche Entgleisungsrichtung angedeutet werden: Bei Patienten mit periodisch gedämpftem Einschwingvorgang werden bei längerer orthostatischer Belastung häufig laufende Schwingungen gesehen. Wenn laufende Schwingungen anwachsen, kann sich der sympathicovasale Anfall entwickeln, d. h. die Regelung versagt in dem von der Technik als instabil bezeichneten Sektor.

Mit diesen drei Möglichkeiten einer Blutdruckbewegung als Antwort auf eine erzwungene Abweichung der Regelgröße ist eine Regelung weitgehend bewiesen. Die Kenntnis der Übergangsfunktion gestattet dann, die Regelung als optimal (stabil) oder als mangelhaft (instabil) zu beurteilen. Die Instabilität hat wiederum, wie bei der technischen Regelung, zwei mögliche Formen: die dynamische und die statische Labilität. Man kann also die Blutdruckregelung wie eine technische Regelung exakt beschreiben, ohne zunächst etwas über die Mechanismen zu wissen, welche ihr biophysikalisch zugrunde liegen. Welche Regelkreisglieder faktisch die Erhöhung oder Erniedrigung des Übertragungsfaktors bewirken, müssen weitere analytische Untersuchungen ergeben.

d) Beziehung der labilen Blutdruckregelung zu anderen klinischen Einteilungen. Pathogenese der Grundformen der abnormen Blutdruckregelung.

α) Die statisch labile Druckregelung.

Die statische Labilität der Druckregelung entspricht der hypotonen (und hypodynamen) Regulationsstörung (Delius 1944; Reindell 1949; Schellong und Lüderitz 1954). Hierzu kann auf das vorige Kapitel verwiesen werden.

Auch die Erklärung der statischen Labilität kann auf die Befunde bei hypotoner Regulationsstörung zurückgreifen.

Der verminderte Muskelinnendruck, eine Venenerweiterung und die Herabsetzung des reflektorischen Venomotorentonus begünstigen die Verlagerung des Blutes in Venen und Capillaren und entziehen dem Kreislauf erhebliche Blutmengen. Solange der Verlust an zirkulierender Blutmenge ausgeglichen werden kann, wird ein orthostatischer Kollaps verhindert und der Blutdruck auch bei erheblich vermindertem Minutenvolumen auf einem erniedrigten Niveau stabilisiert.

Vom Standpunkt der Regelung ist die Ursache der statischen Labilität die Veränderung des *Übertragungsfaktors* der *Stellglieder:* Mangelnder venöser Rückfluß (Venenschwäche) und unzureichender Ausgleich durch arterielle Vasoconstriction. Der arterielle Druck bleibt erniedrigt, wenn die Minutenvolumenabnahme im Stehen nicht durch Erhöhung des peripheren Strömungswiderstandes ausgeglichen werden kann (BREHM u. WEZLER 1953).

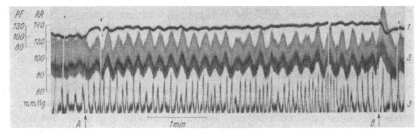

Abb. 17. Pat. E. N., 42 Jahre. Dynamisch labile Blutdruckregelung. *1* Pulsfrequenz; *2 Blutdruck*; *3 Atmung*; *A—B* orthostatische Belastung.

Bei anhaltender Minutenvolumenabnahme versagt schließlich die Druckregelung, sobald ihr Regelbereich unterschritten wird: es kommt zum orthostatischen Kollaps (vgl. Abb. 20 und 29).

β) Dynamisch labile Druckregelung.

Mit dem Begriff der dynamischen Labilität, der zweiten Grundform der gestörten Druckregelung, wird eine neue Bezeichnung für die sehr ausgeprägten rhythmischen Blutdruckwellen höherer Ordnung gegeben, welche bei Patienten mit nervösen Kreislaufstörungen in Ruhe und nach einer erzwungenen Störung des Blutdruckregelsystems (passiver Lagewechsel, körperliche Arbeit, Valsalvascher Preßversuch) auftreten (Abb. 17). Auch bei Gesunden — vor allem bei psychisch Labilen — finden sich bei fortlaufender Aufzeichnung des Blutdrucks im Liegen einzelne oder mehrere Blutdruckwellen, die als schneller Typ der Wellen dritter Ordnung (MATTHES 1951), Traube-Hering-Mayer-Wellen (THM-Wellen) oder 10 sec-Rhythmus des Blutdrucks (GOLENHOFEN u. HILDEBRANDT 1958) bekannt sind. Psychische Erregung soll ihre Ausprägung verstärken (WAGNER und SCHRÖCKSNADEL 1942; MATTHES 1951; STEINMANN, RICKENBACH und GIANOLI 1953). Diese unter verschiedenen Bezeichnungen bekannten Blutdruckwellen haben die gleiche Periodendauer, unabhängig davon, ob sie bei Gesunden vereinzelt eben nachweisbar oder bei Kranken schon im Liegen deutlich ausgeprägt sind und sich während einer Belastung verstärken.

Erstes Anliegen der formalen Pathogenese ist die Erklärung der konstanten Druckwellenfrequenz sowohl hinsichtlich der *Periodendauer* als auch des *Entstehungsortes* und der *Ursache*.

Zur Periodendauer der Blutdruckwellen.

Zur Prüfung des Frequenzganges und der Schwingungsfähigkeit des komplizierten, arterielle und venöse Anteile umfassenden Blutdruckregelkreises kann man im Tierversuch mit Hilfe kleiner periodischer Volumenänderungen im venösen System (Vena cava caudalis) deutliche Blutdruckwellen erzeugen (Dittmar, Mechelke und Nusser). Dabei zeigt sich, daß bei sehr langsamen Schwingungen (etwa 0,025 Hz) die erzwungenen Blutdruckwellen den erregenden Volumenschwankungen voreilen, dagegen mit den gleichzeitig erzeugten venösen Druckwellen etwa synchron verlaufen. Erhöht man die Schwingungsfrequenz, so verringert sich der Vorlauf der arteriellen Druckschwankungen. Dabei laufen diese Blutdruckschwingungen den venösen Druckschwingungen nach. In allen Versuchen stimmen dann bei gleicher Frequenz erzwungene Blutdruck- und erzwingende Volumenschwingungen überein. Gleichzeitig ist die Periode der arteriellen Druckschwingung gegenüber der venösen um etwa 90° phasenverschoben. Werden die Blutdruckwellen mit Hilfe kleiner Volumenänderungen erzeugt, so bleiben die Amplituden der Druckwellen bis zu einer Frequenz von etwa 0,07 Hz gleich. Werden die Druckwellen mit Hilfe größerer Volumenänderungen erzeugt, dann nehmen ihre Amplituden mit Annäherung an diese Frequenz zu und sind in diesem Bereich deutlich überhöht. Bei schnelleren Schwingungen nehmen die Amplituden der erzeugten Druckwellen wieder ab und laufen den erzwingenden Volumen- und Druckschwingungen nach.

Diese Befunde lassen vermuten, daß es im Blutdruckregelkreis zu einem „Resonanzeffekt" kommt, der in diesem Fall durch die Phasengleichheit von erregender Volumen- und erzwungener Blutdruckschwingung, sowie den Nachlauf des arteriellen gegenüber dem venösen Druck um —90° und die Amplitudenüberhöhung des Blutdrucks im Resonanzbereich charakterisiert ist. Zur Unterscheidung vom Resonanzeffekt mechanischer schwingungsfähiger Systeme kann diese Periodendauer unter Berücksichtigung der im Herz- und Kreislaufsystem vorliegenden Vermaschungen und Nichtlinearitäten besser als *kritische Frequenz* des Blutdruckregelkreises bezeichnet werden: Die kritische Frequenz stimmt mit der Frequenz der spontanen Druckwellen der gleichen Tierspecies annähernd überein. Erzeugt man gleiche Druckschwingungen mit Hilfe kleiner Volumenänderungen im arteriellen System, so erhält man keine Schwingungen in der kritischen Frequenz.

Erzwungene arterielle Druckschwingungen, das Phasenverhältnis der Druckwellen zur Erzwingenden bei verschiedenen Frequenzen und die Amplitudenerhöhung im Resonanzbereich („Resonanzüberhöhung") zeigen demnach die Kriterien von erzwungenen Schwingungen. Sie können deswegen auch wie mechanische oder elektrische Schwingungen mathematisch behandelt werden. Zur klaren Unterscheidung von mechanischen Schwingungssystemen muß jedoch betont werden, daß sich die Gesetzmäßigkeiten einfacher schwingungsfähiger Systeme nur formal, aber nicht reell, auf die biologischen Verhältnisse des Blutdruckregelkreises übertragen lassen. Denn bei nichtlinearen, vermaschten Systemen, wie sie hier vorliegen, können z.B. Schwingungen konstanter Amplitude auftreten, auch ohne daß auf das System eine periodische Kraft gleicher Frequenz und Form einwirken muß. Das hindert nicht, den Blutdruckregelkreis als schwingungsfähiges System zu behandeln, wenn er dessen Kriterien aufweist und die mathematische Substitution eine Aussage darüber ermöglicht, welche Leistungen quantitativ aus einer Anzahl aufeinander im Wirkungskreis reagierender Elemente zu entnehmen sind.

Wenn man die beschriebenen tierexperimentellen Befunde nun zur Deutung der Druckwellenfrequenz beim Menschen heranzieht, so liegt es nahe, daß auch die 10 sec-Wellen (0,1 Hz) der kritischen Frequenz des komplizierten Blutdruck-regelkreises entsprechen. Einen Hinweis hierfür geben die Befunde von GOLEN-HOFEN und HILDEBRANDT (1958). Sie haben die Blutdruckschwingungen eben-falls mit Hilfe periodischer Volumenänderungen durch Taktatmung im venösen System erzeugt. Dabei nehmen die Amplituden der Blutdruckwellen erheblich zu, wenn sich die Atemfrequenz dem blutdruckeigenen Rhythmus (10 sec-Rhyth-mus) nähert. Stimmen beide Frequenzen überein, so bestehen Druckschwingungen mit maximaler Amplitude. Dieser „Resonanzeffekt" wird jedoch unter Berück-sichtigung des von STEGEMANN (1957) gefundenen Frequenzganges im arteriellen System nicht als Eigenfrequenz des Blutdruckregelkreises selbst, sondern als Eigenfrequenz „eines höheren spontanen Blutdruckrhythmus" erklärt. Beim Menschen bzw. im Ganztierversuch wird hingegen wohl vor allem der venöse Kreislaufabschnitt mit seiner großen Volumenmasse das Blutdruckreglersystem beeinflussen und als trägster Teil dessen kritische Frequenz mitbestimmen.

In Tierversuchen hat ROTHLIN (1954) gezeigt, daß gleichsinnig mit den Druck-wellen der A. femoralis Durchblutungsschwankungen beider Femoralarterien sowie der Vena femoralis verlaufen. Auch in der A. carotis schwankt die Stromstärke synchron mit dem Blutdruck, ebenso das Atemvolumen der Lunge. Dieser Befund wird mit Weitenänderungen der Bronchialmuskulatur erklärt, welche auch im Blutdruckrhythmus erfolgen (MECHELKE und NUSSER 1955). Beim Menschen wurden den Druckwellen parallele Änderungen des peripheren Volumens (Finger) und des Venendrucks gefunden (MECHELKE 1953d).

Bei kritischer Frequenz könnten die Druckschwankungen durch gleichsinnige und gleichzeitige Querschnittsänderungen im arteriellen und venösen System entstehen. Möglicherweise werden die arteriellen Druckwellen durch in gleicher Periodik wechselnde inotrope Einflüsse verstärkt.

Die Frequenz der laufenden Schwingungen kann aus dem Verhältnis von Lauf-zu Übergangszeit angenähert erschlossen werden. Bei stabilen Einschwingvor-gängen ergibt sich aus ihren Werten bei Annäherung der Übergangsfunktion durch die Wendetangente oder zwei e-Funktionen für mögliche Schwingungen eine Peri-odendauer von 9—12 sec. Bei dynamischer Labilität ist der Übertragungsfaktor des gesamten Systems größer (Verhältnis der Eingangs- zur Ausgangsempfind-lichkeit des Reglers), und damit ändert sich das Verhältnis von Lauf- zu Über-gangszeit. Dies besagt aber nicht, daß sich auch die Frequenz der laufenden Schwingungen ändern muß.

Über die Ursache der Blutdruckwellen.
Die zentralnervöse Erklärung der dynamischen Labilität.

Wenn man annimmt, daß die Periodendauer der spontanen Druckwellen des Menschen der kritischen Frequenz des Blutdruckregelkreises entspricht, wird man nach dem Ort fragen, welcher die Entstehung und Aufrechterhaltung der Blut-druckschwingungen bestimmt.

Für die spontanen Blutdruckwellen (THM-Wellen) wird übereinstimmend eine zentralnervöse Genese diskutiert (WAGNER und SCHRÖCKSNADEL 1942; WEZLER 1949; MATTHES 1951; MECHELKE 1953c; STEINMANN, RICKENBACH und GIANOLI 1953; WAGNER 1954; ROTHLIN und CERLETTI 1949; DITTMAR und MECHELKE 1955; ILLIG 1955; GOLENHOFEN und HILDEBRANDT 1958; KOEPCHEN und THURAU 1958).

BONVALLET, DELL und HIEBEL (1954) beobachteten Beziehungen zwischen Blutdruckschwankungen dritter Ordnung und bestimmten Frequenz- und Ampli-tudenänderungen des EEGs: Während des Anstiegs und im Gipfel der ar-teriellen Druckschwankungen frequentere Hirnwellen und eine eindrucksvolle

Mydriasis, während des Druckabfalls Miosis mit langsameren Frequenzen. Diese parallelen cyclischen Variationen kann man mit der Annahme direkter Korrelationen zwischen den beiden Arten der Aktivität und dem arteriellen Druck erklären. Aktivitätsschwankungen des reticulären Systems dürften für die antagonistischen Effekte verantwortlich sein. In ähnlicher Weise erklärt W. R. HESS (1954a, b) die Blutdruckwellen dritter Ordnung als Wettstreitphänomen zwischen trophotrop und ergotrop wirkenden Arealen bzw. als Balanceschwankungen um eine regulatorische Gleichgewichtslage. Er fand ein wellenförmiges Pendeln um den Mitteldruck bei Reizorten zwischen vorderem und hinterem Hypothalamus. Spontane rhythmische Schwankungen des Blutdruckes wurden von WEZLER (1949) beim Übergang in den Schlafzustand an nicht narkotisierten Hunden beobachtet. CASPERS (1955) fand, daß der fluktuierenden cerebralen Dysrhythmie im leichten Schlaf eine entsprechende vegetative Labilität in der Peripherie parallel geht. Wird das Erregungsniveau der unspezifischen Reticulärsysteme des Hirnstammes durch subnarkotische Dosen von Barbituraten gedämpft, so werden gleichzeitig die periodischen Entladungen des Vasomotorenzentrums gehemmt und die spontanen Druckwellen im Tierexperiment zum Verschwinden gebracht (BABKIN und KITE 1950; MC QUEEN, BROWNE und WALKER 1954). Durch Reiz- und Abtragungsversuche wurde von BABKIN und KITE (1950) zwar eine corticale Kontrolle der spontanen Blutdruckwellen im Frontallappen dicht bei der sensomotorischen Region nachgewiesen; der corticale Regulationsmechanismus erwies sich aber für das Auftreten von Blutdruckwellen dritter Ordnung weit weniger wichtig als die Regulationsmechanismen des Hirnstammes. Dem Hypothalamus kommt nach der Meinung der Autoren hierbei eine führende Rolle zu. Keinen Zusammenhang der hypothalamischen Entladungen mit ausgelösten Blutdruckschwankungen sahen GELLHORN, KOELLA und BALLIN (1955) bei hypothalamischer Reizung.

Bei extremer Ausprägung der spontanen Blutdruckwellen in Form der dynamischen Labilität kann die zentralnervöse Erklärung durch folgende klinische Befunde gestützt werden: Mehr als die Hälfte der Patienten mit einer deutlichen dynamischen Labilität im Blutdruckregelsystem haben ein abnormes EEG. Der Grundrhythmus ist deutlich unregelmäßiger (frequenzlabiler), es besteht eine „Dysrhythmie" (hohe, langsame Schwankungen von wechselnder Frequenz in einem schon an sich unregelmäßigen Grundrhythmus), gelegentlich treten einzelne 7 Hz-Gruppen auf. Zum elektroencephalographischen Befund gehören das „syndrom d'hyperexcitabilité neuronique" (GASTAUT 1950) und schließlich häufige hochfrontale, sog. „amplitudengroße Alpha-Wellen" (SCHÜTZ und MÜLLER 1951). Dieser Grenzbefund zwischen noch normal und abnorm wird eindeutig pathologisch, wenn die Dysrhythmie noch stärker ausgeprägt ist und zusätzlich eine vermehrte β-Aktivität oder hypersynchrone Ausbrüche mit und ohne sharp waves schon in Ruhe oder nach Hyperventilation beobachtet werden. In fließenden Übergängen von abnorm zu pathologisch wurde dieser elektroencephalographische Befund bei über 50% der Patienten gleichzeitig mit der dynamischen Labilität der Blutdruckregelung festgestellt. Je länger die dynamische Labilität bestand und je stärker sie ausgeprägt war, um so deutlicher waren die elektroencephalographischen Veränderungen (KRUMP, MECHELKE et al. 1956). Bei statischer Labilität der Regelung ist das EEG dagegen normal.

Die häufige Korrelation des beschriebenen elektroencephalographischen Befundes mit der dynamischen Labilität der Blutdruckregelung erlaubt für die Theorie der Blutdruckschwingungen folgende Rückschlüsse: Die im EEG erfaßten bioelektrischen Veränderungen der *corticalen* Tätigkeit (hochfrontale, bilaterale, symmetrische Frequenzen mit großer Amplitude und zum Teil steilen Abläufen,

Frequenzlabilität, diffuse und paroxysmale Dysrhythmien, Frequenzlabilität im Bereich des α- und β-Bandes) sind nach allgemeiner Auffassung *subcortical* induziert und beruhen auf einer *übermäßigen Erregungsausbreitung* im Zentralnervensystem. Normalerweise wird eine solche pathologische Erregungsausbreitung durch eine aktive Erregungsbegrenzung verhindert: die physiologischen Hirnrhythmen sind bereits Teilerscheinung von Bremsvorgängen (Übersicht bei JUNG 1953). Das abnorme Hirnwellenbild bei Patienten mit dynamisch-labiler Blutdruckregelung charakterisiert demnach keine *physiologische* Aktivierung der Hirntätigkeit, sondern eine Aktivierung bei zugleich mangelhafter Erregungsbegrenzung. Das heißt, es handelt sich um die *Instabilität* eines erhöhten cerebralen Aktivitätszustandes. Diese Unterscheidung zwischen Stabilität und Instabilität der Hirnaktivität ist wichtig: Die Anregung der spontanen rhythmischen Aktivität der corticalen Zellverbände durch die Formatio reticularis des Hirnstamms (MORUZZI und MAGOUN 1949; Übersicht GLEES 1957) und die Sympathicusaktivierung über deszendierende Projektionen führen zu einer *stabilen* Einregelung der Hirnaktivität. Sie ist dagegen *instabil*, wenn dieser erhöhte Aktivitätszustand gleichzeitig mit einer mangelhaften *Erregungsbegrenzung* (mangelhaften „Bremsung" nach JUNG 1953) einhergeht. Dasselbe gilt auch für die Einregelung auf einen erniedrigten Aktivitätszustand. Ohne Erregungsbegrenzung ist eine differenzierte zentralnervöse Tätigkeit nicht möglich. Stabile Regelungen der Kreislaufgrößen sind nur bei in sich *ausgeglichenem* und *geordnetem* (erhöhtem, mittlerem oder erniedrigtem) Erregungszustand gewährleistet (WAGNER 1954).

Wie der elektroencephalographische Befund und dessen neurophysiologische Bedeutung wiederum in die *regeltheoretische* Interpretation der labilen Blutdruckregelung einzufügen ist, wäre künftig zu klären. Der regeltheoretische Begriff „Dämpfung", welcher die dynamische Labilität als ein mangelhaft gedämpftes Regelungssystem bezeichnet, kann nicht ohne weiteres auf die Verhältnisse des Zentralnervensystems übertragen werden. Definierte Feldeigenschaften neuronaler Verbände, wie z. B. unzureichende Erregungsbegrenzung, sind nicht identisch mit dem zentralnervösen Korrelat, das die mangelhafte Dämpfung im Blutdruckregelsystem bewirkt. Es kann nur vermutet werden, daß bei den geschilderten abnormen zentralnervösen Verhältnissen der Übertragungsfaktor des Blutdruckregelsystems erhöht ist und dadurch das Verhältnis von Lauf- zu Übergangszeit geändert wird. Dies wird zwangsläufig die Güte der Regelung beeinflussen.

Die Theorie der Regelung bietet schließlich noch eine andere mögliche Erklärung der spontanen Blutdruckwellen: Der vasoconstrictorische Anteil des Vasomotorenzentrums unterliegt nach BARRON (1955) einer rhythmischen Beeinflussung durch das Atemzentrum. Dieser Einfluß soll die Blutdruckschwankungen hervorrufen. Im Sinne der Regelung würde dann am Blutdruckregler eine „Führungsgröße" angreifen, die den Sollwert periodisch verstellt. GOLENHOFEN und HILDEBRANDT (1958) stützen ihre Ansicht, „daß dem 10 sec-Rhythmus des Blutdrucks rhythmisch steuernde Einflüsse auf das Regelsystem im Rang von Sollwertverstellungen zugrunde liegen", mit dem Nachweis einer relativen Koordination zwischen Atemrhythmus und Blutdruckrhythmus. Gleiche Beziehungen finden KOEPCHEN und THURAU (1958).

Es ist jedoch nicht bewiesen, daß die kritische Frequenz des vermaschten Blutdruckregelkreises mit dem zentralnervösen Rhythmus eines „höheren" Regelkreises übereinstimmt. Die elektroencephalographischen Befunde bei Patienten mit dynamisch-labiler Druckregelung sprechen gegen die Steuerung des 10 sec-Rhythmus durch eine Führungsgröße. Denn die im EEG abgeleitete neuronale Dysrhythmie, Frequenzlabilität und Hypersynchronie sind Zeichen einer pathologischen Erregbarkeit *ausgedehnter* neuronaler Strukturen und nicht der Auswirkung einiger kleiner Zellkomplexe wie des Atmungs- und Kreislaufzentrums.

Es ist daher zu erwarten, daß bei Patienten mit dynamisch labiler Druckregelung auch andere vegetative und animalische Funktionen gestört sind, die gleichfalls durch reticuläre Strukturen beeinflußt werden: So das Schlaf-Wachverhalten, die Psychomotorik und die Thermoregulation. Wie später im klinischen Teil IV, 1 gezeigt wird, ist dies auch der Fall. Da ferner durch reticulocorticale Erregungskreise der Cortex in seinem Aktivitätsniveau beeinflußt wird, sind auch in der Verarbeitung von Sinnesreizen, affektiven Antrieben und Erlebnisweisen überschießende Reaktionen zu erwarten. Das würde bedeuten, daß die dynamische Labilität im Druckregelsystem zwar nur eine gestörte Partialfunktion darstellt, daß sie aber in gewissem Sinne als Indicator einer viel umfassenderen Allgemeinstörung aufgefaßt werden muß. Die Instabilität des zentralnervösen Erregungszustandes erklärt also nicht nur die dynamische Labilität des Druckregelsystems, sondern auch die übrige vegetative Symptomatik und die Beschwerden der Patienten. Wagner (1954) betont, daß das Vasomotorenzentrum in der Medulla zwar die für die Blutdruckregelung höchste Instanz über- und untergeordneter Zentren des Blutdruckregelsystems ist, daß es aber für die Korrelation des Blutdruckreglers mit anderen Regelsystemen (Thermoregulation, Stoffwechsel, Atmung) dem Zwischenhirn untergeordnet ist. Dort erfolgt die Abstimmung der verschiedenen Regelkreise unter übergeordneten Gesichtspunkten: ,,Das Zusammenspiel dieser Einzelapparate im komplexen Geschehen der Lebensvorgänge derart zu bewerkstelligen, daß das Spiel der einzelnen Regler von dem übergeordneten Standpunkt der Lebenserhaltung zusammengefaßt wird, dürfte eine Hauptaufgabe der Zwischenhirnzentren sein." ,,Daß von ihnen aus auf kürzestem Wege auf den Blutdruckregler Einfluß genommen und im Vasomotorenzentrum selbst solche Einflüsse wirksam werden können, ist bekannt."

Die verschiedenen Regelkreise werden so abgestimmt, daß sie sich gegenseitig nicht stören und für jeden einzelnen ,,ein Maximum von dynamischer Stabilität erzielt wird". ,,Wo ein einziger dieser Regelkreise instabil wird und versagt, versagen schließlich alle anderen" (Wagner 1954).

In der Klinik finden wir die dynamische Labilität nahezu regelmäßig bei den Patienten, die nach anderer Einteilung der hypertonen Regulationsstörung oder der sympathischen Hypertonie zugeordnet werden. Die dynamisch labile Druckregelung kann jedoch auch gleichzeitig mit einer statisch labilen auftreten. Bei diesen Kranken findet sich dann ebenfalls häufig eine abnorme hirnelektrische Aktivität, die bei Patienten mit statischer Labilität allein vermißt wird. Auch dies würde bedeuten, daß die zentralnervöse Instabilität und die dynamisch labile Druckregelung unabhängig von dem bestehenden Ruhegleichgewicht des Kreislaufs oder den etwa vorliegenden konstitutionellen Besonderheiten der Stellglieder des Blutdruckregelsystems entstehen. Bei diesen Kranken findet man eine klinische Symptomatik, die sowohl Züge aus der einen als auch aus der anderen Grundform nervöser Kreislaufstörungen aufweist.

e) Sympathicovasale Krise und vagovasale Synkope unter dem Gesichtspunkt der Regelung.

Spontane sympathicovasale Krisen und Anfälle kommen nur bei dynamisch labiler Blutdruckregelung vor: die Blutdruckwellen wachsen an, der Blutdruck steigt gelegentlich bis zu extremen Werten, die Herzschlagfolge nimmt zu, die

Atmung ist vertieft und beschleunigt (Abb. 18). Blutdrucksteigerung, Tachykardie und Tachypnoe sind im sympathicovasalen Anfall nur Teilsyndrom eines
allgemeinen krisenhaften ergotropen Erregungszustandes: die Pupillen werden
weit, die Haut fleckig marmoriert, gleichzeitig erhöht sich die Körpertemperatur
unter Fröstelgefühl bis zum Schüttelfrost (BROSER 1958); oft überlaufen Piloarek-
tionswellen den ganzen Körper. WEZLER und THAUER (1940) haben im sympathicovasalen Anfall mit der Herzaktion synchrone Muskelzuckungen beobachtet.
Es wird über akute innere Unruhe, Spannung bis zur Oppression, gelegentlich
verbunden mit Retrosternalschmerz geklagt; ferner bestehen Kopfdruck mit
Hitzegefühl bei gleichzeitigen Parästhesien der Extremitäten.

BIRKMAYER u. WINKLER (1951) beobachteten die sympathicovasalen Anfälle
bei Kranken mit „sympathischer Hypertonie", sie kommen vor beim hypertensiv-
diencephalen Syndrom nach PAGE (1935), HEGGLIN (1949). POLZER und SCHOBER

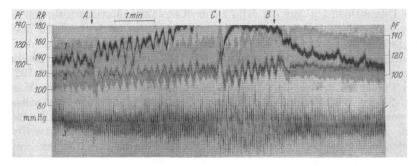

Abb. 18. Patient K. M., 36 Jahre. *1* Pulsfrequenz; *2* Blutdruck; *3* Atmung. *A—B* Orthostatische Belastung,
dynamisch labile Blutdruckregelung. *C* Pulsfrequenz in den Registrierbereich verstellt. Während der orthostatischen Belastung steigt der Blutdruck an, die Pulsfrequenz nimmt zu, die Atmung wird schneller und tiefer
(sympathicovasaler Anfall).

(1948) fanden sie bei allgemein gesteigerter nervöser Erregbarkeit. In der
Kasuistik sympathicovasaler Anfälle von BROSER (1958) handelte es sich um
leicht erregbare, überaktive Persönlichkeiten mit den vegetativen Symptomen
einer sympathischen Hypertonie. In einem seiner Fälle ist ein elektroencephalo-
graphischer Befund mitgeteilt mit Allgemeinveränderungen und zum Teil steilen
Zwischenwellen von unregelmäßiger Form, ein Befund wie bei dynamischer
Labilität der Druckregelung. Offensichtlich besteht also eine enge Beziehung
zwischen sympathicovasalen Krisen und einer permanent ergotrop-sympathico-
tonen Grundeinstellung. Der sympathicovasale Anfall wird ausgelöst, wenn
die mangelhafte Erregungsbegrenzung der Hirnaktivität ein bestimmtes Ausmaß erreicht oder plötzlich erheblich abnimmt.

Die vagovasalen Synkopen („fainting") entstehen bei einer vagoton-histio-
tropen Funktionsausrichtung. Auch hier gelten die Ausführungen auf S. 755:
Eine mangelhafte Erregungsbegrenzung im Zentralnervensystem kann *sowohl*
bei erhöhtem als auch erniedrigtem Aktivitätszustand die differenzierte Tätigkeit
neuronaler Strukturen verhindern. In *beiden* Fällen ist also die *Instabilität* die
Basis für eine paroxysmal auftretende, ungehemmte Erregungsausbreitung.
Auch im vagovasalen Anfall zeigt das EEG einen verlangsamten α-Rhythmus
über allen Hirnregionen, kleine Zwischenwellen, die rasch in große δ-Wellen
von 2—3 sec übergehen (ROMANO und ENGEL 1945; BROSER 1958).

Die kardiovasculären Krisen, die Labilität im Blutdruckregelsystem und
die veränderte hirnelektrische Aktivität zeigen die gleichzeitigen Entgleisungen
in verschiedenen Funktionssystemen. Spontane vago- und sympathicovasale

Anfälle entstehen durch autochthonen zentralnervösen Eingriff in die Blutdruckregelung. Das heißt mit den Begriffen der Regelung: Steuerimpulse blockieren die
noch mögliche Regelung dynamisch labiler Systeme.

f) Kausale Pathogenese der statischen und dynamischen Labilität.

Abschließend stellt man die Frage, *wodurch* die Störungen der Kreislaufregelung entstehen. Die Theorie der Regelung bietet hierbei die Möglichkeit,
auch kausal zu ordnen:

Wie die Klinik zwischen Prozeß und Funktion unterscheidet, so enthält auch
der technische Regler zwei grundsätzlich verschiedene Möglichkeiten seiner
Störung. Entweder ist in Analogie zum organischen Prozeß das Reglersubstrat primär geschädigt, oder die Regelwirkung (die Funktion) ist mangelhaft
bei sonst intakten Mechanismen (vgl. Schaefer 1956, 1957). Die Anwendung
dieser Unterscheidung auf die Klinik der Kreislaufregulationsstörungen ist im
ersten Falle klar, denn der Eingriff am Reglersubstrat ist zugleich auch die
Ursache der Regelstörung: Durch zentralnervöse Prozesse werden dieselben
sympathicovasalen Anfälle ausgelöst, wie bei dynamisch-labiler Blutdruckregelung: diesmal in Form sog. ,,autonomic attacks", wie sie Penfield (1929) bei
einem Tumor im dritten Ventrikel, Geoghegan und Mueller (1952), Mandelbaum, Spatt und Fierer (1951), sowie Schober (1952) und wir selbst bei
bulbopontiner Virus- und metastatischer Herdencephalitis mehrfach beobachtet
haben. Es handelt sich um Benzodioxan- und Regitin-refraktäre, anfallsweise
auftretende Blutdrucksteigerungen mit Tachykardie, wellenförmig an- und abschwellender Hautröte im Gesicht und Halsbereich bei gleichzeitiger Extremi-
tätenblässe, paroxysmaler Dysrhythmie im EEG mit Aufschießen von syn-
chronisierten steilen, langsamen 6 Hz-Wellen. Blutdruckregelstörungen entstehen
auch bei primär-organischer Insuffizienz der peripheren Stellglieder, so die
statische Labilität der Druckregelung bei konstitutioneller Venenschwäche. Bei
manchen Formen des sog. ,,hypersensitiven Carotissinussyndroms" sind pathologisch-anatomische Veränderungen im Receptorengebiet nachweisbar. Diese
Störungen, die primär am Regelsubstrat angreifen, haben eo ipso eine somatische Ursache.

Weniger selbstverständlich ist die andere Möglichkeit: Regelabweichungen bei
morphologisch nicht verändertem Regelsubstrat. Sie sind das Modell der sog.
,,funktionellen" Kreislaufregulationsstörungen mit ihrer vielschichtigen, oft um-
welt- und motivbezogenen, mit der Erlebnisverarbeitung zusammenhängenden
Pathogenese.

Die Möglichkeit, auch diese in eine regeltheoretische Betrachtung einzubeziehen, ist in zweifacher Weise gegeben: a) von seiten der Anordnung und Wirkungsweise der verschiedenen kreislaufwirksamen Zentren und b) dadurch, daß
das Individuum in gewisser Hinsicht in das System der Regelungen selbst eingreifen kann.

Zu a. Die corticalen kreislaufwirksamen Areale sind zugleich Träger von
Bewußtseinsfunktionen, sensorischer und affektiver Erlebnisverarbeitung. Man
kann sich daher auch denken, daß eine Massierung von endogenen und exogenen
Sinnesreizen diese zentralnervösen Systeme zu beeinflussen vermag. Die ,,Toni-
sierung der Zentren erfolgt vorwiegend durch die ständigen Informationen der
peripheren Receptoren" (Schaefer 1957). Ferner treten auf verschiedenen
Ebenen des Hirnstamms die afferenten sensorischen Bahnen einschließlich der
Hirnnerven durch Kollateralen mit der Formatio reticularis in Beziehung.
Letztere wird ihrerseits wieder durch corticoreticuläre Verbindungen beeinflußt

(Übersicht: POECK 1959). Die Formatio reticularis reagiert so in unspezifischer Weise auf die verschiedenartigsten spezifischen Afferenzen. Ein anhaltend vermehrter Impulseinstrom kann die normale cerebrale Erregungsordnung stören und das Gleichgewicht von Erregung und Hemmung verändern. Dabei ist zu bedenken, daß das Problem der Tonisierung der Zentren nicht nur vom naturwissenschaftlichen Standpunkt gesehen werden kann: ,,Psychisches bricht in diesen Kreis zentraler Tonisierungen in unerwartet hohem Maße ein, ohne daß wir natürlich eine experimentelle Kenntnis der Art dieses Einbruchs haben'' (SCHAEFER 1957). In gleichem Sinne wird das Wesen der vegetativen Herz- und Kreislaufstörungen von FRIEDMAN (1947) erklärt, wenn er von einer ,,cortico-hypothalamic imbalance'' spricht und dabei annimmt, daß diese durch äußere Einwirkungen entstehen kann, die eine auf die Dauer untragbare emotionelle Belastung darstellen. Wird schließlich die hemmende Kontrollfunktion der Gehirnrinde über den Hypothalamus durch Überbeanspruchung vermindert, können Hirnstammechanismen ,,entzügelt'' werden.

Zu b. Es ist im Grunde eine Abstraktion, den ,,Kreislauf'' aus der Gesamtleistung des Organismus auszugliedern: Sollwerte des Kreislaufs sind ihrerseits wieder Regelgrößen anderer Regelkreise (z. B. der Regelung der Körpertemperatur, der Motorik, wahrscheinlich auch hormoneller Vorgänge). Daß Sollwerte selbst wieder Regelgrößen in anderem Bereich werden, trifft vermutlich für alle biologischen Regelungen zu, einfach deshalb, weil die Art des Ineinandergreifens der Organe sowohl der Homoiostase des Organismus dient, als auch tätige Leistungen des Individuums ermöglicht, welche ihrerseits dann wieder (wie z. B. die Motorik) als geregelte beschrieben werden können. Regelungen haben also nicht nur die Aufgabe, das innere Milieu aufrechtzuerhalten, sondern ebenso die Aufgabe, das innere Milieu mit extraversiven Leistungen in einen geordneten Zusammenhang zu bringen. Die Umweltbewältigung ist aber eine *intentionale* Leistung, deren Vollzug Regelungen voraussetzt: Die Sollwertverstellungen des Blutdrucks in der Notfallsituation, in der Erwartung körperlicher Arbeit, in affektiven Verhaltensweisen, die Tagesschwankungen des Blutdrucks, die in Grenzen wie eine ,,Zeitplanregelung'' willkürlich verändert werden können, sind Beispiele dafür, daß geregelte Kreislaufgrößen vom individuellen Verhalten beeinflußt werden. Es ist deshalb grundsätzlich möglich, daß das Individuum auch durch abnorme Verhaltensweisen in Regelungsvorgänge eingreifen kann.

g) Über den Wert einer Ordnung der vegetativen Herz- und Kreislaufstörungen nach den Formen der Blutdruckregelung.

Die verschiedenen Ordnungsversuche vegetativer Regulationsstörungen und damit der vegetativen Herz- und Kreislaufstörungen zeigen, daß alle Einteilungen vom Untersuchungsverfahren bestimmt sind. Auch die theoretische Begründung der Einteilungsprinzipien hängt davon ab, was die jeweilige Methode leistet (s. Abschnitt III, 1). Der Begriff ,,*Regulation*'' wird häufig sowohl für Wechselwirkungen, Regelungs- und Steuerungsvorgänge verwendet als auch für die Beschreibung stabiler und labiler Gleichgewichtszustände sowie für die Zusammenfassung geordneter chemischer oder physikalischer Abläufe. Man sollte daher die Art des Ineinandergreifens besser definieren, Teilkomponenten der Regulation wie Regelung und Steuerung unterscheiden und zum Prinzip einer Ordnung machen, insbesondere dann, wenn es gelingt, Regelvorgänge direkt zu prüfen. Kriterium für die Einteilung vegetativer Störungen wird dann die Güte der Regelung. Man kann stabile und labile Regelvorgänge eindeutig beschreiben, ohne eine vollständige Kenntnis der biophysikalischen Teilglieder des Regelkreises zu besitzen. Dabei kann auf Vergleiche mit Normalgruppen verzichtet werden, da es sich um eine dem Regelvorgang immanente Bewertung handelt.

Entsprechende Einteilungen bewähren sich *klinisch*, da gruppengleiche Störungen auch im Bereich anderer vegetativer Regelkreise bestehen. Aus der Theorie der Regelung können auch Ansätze für eine kausale und nicht nur formale Pathogenese der Kreislaufregulationsstörungen gewonnen werden.

4. Faint — Ohnmacht.

Mit den Bezeichnungen Faint, Ohnmacht, vaso-vagal syndrome oder vagovasaler Anfall (Synkope) wird eine besondere Form des Kreislaufversagens mit einer kurzdauernden Bewußtseinssperre gekennzeichnet. Meist geht ein Schwäche-

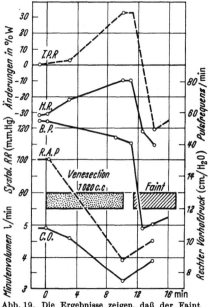

Abb. 19. Die Ergebnisse zeigen, daß der Faint nicht einer kardialen Synkope entspricht. Während des Faint nimmt bei dieser Person das Minutenvolumen zu. (Nach Barcroft, Edholm et al. 1944; aus Barcroft u. Swan 1953).

und Schwindelgefühl, Nausea, Schweißausbruch und Blässe voraus. Veränderungen der Atmung, Seufzen und Gähnen können erste Symptome des drohenden Anfalls sein. Der Blutdruck sinkt dann plötzlich ab, die Herzschlagfolge wird abrupt vermindert und die Atmung unregelmäßig. Der Druckabfall wird mit einer beträchtlichen Abnahme des peripheren Strömungswiderstandes erklärt. Die zusätzliche Bradykardie verstärkt die Drucksenkung. Das Minutenvolumen ändert sich nur wenig, ebenso der rechte Vorhofdruck, der eher etwas ansteigt (Barcroft, Edholm et al. 1944; Warren, Brannon et al. 1945; Schellong und Heinemeier 1933a, b; Weissler, Warren et al. 1957) (Abb. 19). Im EKG finden sich keine Zeichen einer Anoxie des Herzmuskels. Im Gegenteil, die für die Sauerstoffmangelatmung typischen elektrokardiographischen Änderungen normalisieren sich, wenn unter Hypoxie eine vagovasale Synkope auftritt (Benzinger, Döring und Hornberger 1942).

Fortlaufende intraarterielle Druckschreibungen zeigen, daß der Mitteldruck bis auf 40 mm Hg absinken kann (Brigden, Howarth und Sharpey-Schafer 1950; Cooper, Edholm et al. 1950; Mechelke 1953c, 1954). Die maximale Verlangsamung der Herzfrequenz wird 20—30 sec nach Faint-Beginn erreicht (Edholm 1952). Atropin verhindert die Bradykardie, jedoch nicht die Drucksenkung (Weiss, Wilkins u. Haynes 1937; Wilkins, Haynes und Weiss 1937; Weissler, Warren et al. 1957). Besonders im Bereich der Muskulatur werden die Gefäße erweitert, so daß dort die Stromstärke erheblich zunimmt (Weissler, Warren et al. 1957; Barcroft, Edholm et al. 1944; Anderson, Allen et al. 1946; Brigden, Howarth und Sharpey-Schafer 1950; Greenfield 1951; Barcroft und Edholm 1945). Steigt der Blutdruck wieder an, so nähert sich auch die Stromstärke im Muskelgebiet ihrem Normalwert. Während der Vasodilatation nimmt die arteriovenöse Sauerstoffdifferenz ab. Von einigen der vorgenannten Autoren wird der geringere Abfall der venösen Sauerstoffsättigung mit einer zusätzlichen Eröffnung arteriovenöser Anastomosen erklärt.

Der Venendruck kann etwas ansteigen (SCHELLONG und HEINEMEIER 1933a, b; McDOWALL 1938; ERSHLER, KOSSMAN und WHITE 1943). Gleichzeitig findet sich eine Vasoconstriction der Hautgefäße (BARCROFT und EDHOLM 1945). Die von RUSHMER (1944) gefundene Vasodilatation in den Fingerspitzen könnte bei verminderter Stromstärke der Hautgefäße mit einer Eröffnung der dort zahlreich vorhandenen arteriovenösen Anastomosen gedeutet werden.

Auch Leber, Gehirn, Nieren, sowie Colonschleimhaut werden weniger durchblutet (BEARN, BILLING et al. 1951; DE WARDENER und McSWINEY 1951; GRAYSON und SWAN 1951; LENNOX, GIBBS und GIBBS 1935; PATTERSON und CANNON 1951; MOYER und MORRIS 1954; FINNERTY, WITKIN et al. 1954). Ohne Kenntnis der jeweilig bestehenden Druck-Stromstärkebeziehungen für diese verschiedenen Kreislaufabschnitte ist es jedoch nicht möglich, exakte Aussagen über die Widerstandsänderungen zu machen. Es wird eine Vasodilatation diskutiert, wenn bei erheblicher Drucksenkung die Stromstärke nicht entsprechend abnimmt.

Während der vagovasalen Synkope wird aus der Leber vermehrt Glucose abgegeben. Im Blut erhöht sich der Milchsäurespiegel (BEARN, BILLING et al. 1951). Die Urinsekretion ist vermindert (BRUN, KNUDSEN u. RAASCHOU 1945a, b). HICKLER, WELLS et al. (1959) haben bei 3 Patienten unmittelbar vor Faint-Beginn und in einem Fall während der Ohnmacht das Maximum des Katecholaminanstieges im Venenblut festgestellt. Die Bedeutung der Katecholaminerhöhung für die einzelnen Faint-Symptome läßt sich jedoch kaum von den neurogenen Faktoren und anderen humoralen Einflüssen (Pitressin-Wirkung) abgrenzen. Am ehesten könnten die Kohlenhydratstoffwechseländerungen damit in Verbindung gebracht werden.

Pathogenese. Fainting wird häufig bei Blutverteilungsänderungen beobachtet, die den venösen Zustrom zum Herzen vermindern, so daß der rechte Vorhofdruck abfällt (Abb. 19). Hierfür ist die *orthostatische Belastung* ein alltägliches Beispiel (Abb. 20). Die Entwicklung des orthostatischen Kollapses wird häufig durch eine vagovasale Synkope, welche die Sympathicusaktivierung unterbricht, erheblich beschleunigt (s. Teil III, 2b).

Richtungsmäßig gleichartige Kreislaufänderungen vor dem Faint-Eintritt erfolgen während einer ausgiebigen Blutentnahme (Aderlaß), bei der Spinalanästhesie oder unmittelbar nach körperlichen Anstrengungen, sowie beim Nachlassen einer erheblichen Thoraxkompression während tiefer Inspiration (BRIGDEN, HOWARTH und SHARPEY-SCHAFER 1950; MATEEFF 1935; EICHNA, HORVATH und BEAN 1947; LENNOX, GIBBS und GIBBS 1935).

Auch die Nahrungsaufnahme und die damit verbundene Vasodilatation im Splanchnicusgebiet kann zu vagovasalen Synkopen führen. Die sog. „postcenale Ohnmacht" tritt mit abdominellen Prodromi meist in den ersten 10—20 min nach größeren Mahlzeiten auf (SCHRADE und HEINECKER 1954a, b; BROSER 1958).

Für die vagovasalen Synkopen bei organischen Erkrankungen (hypersensitives Carotis-Sinus-Syndrom, Herzklappenfehler, Störungen der pulmonalen Zirkulation) werden diese und andere pathogenetische Momente im Zusammenhang mit der jeweiligen Grundkrankheit erörtert werden müssen (LEWIS 1932; WEISS, CAPPS et al. 1936; FRIEDMAN 1945; CATELL und WELCH 1947; DRAPER 1950; FRANKE 1951; STEAD 1952; HICKLER, WELLS et al. 1959). (Siehe Teil VIII: Spezielle Syndrome und Differentialdiagnose.)

Zum Formenkreis der Ohnmacht gehören außer dem orthostatischen Faint (orthostatisch synkopale Anfallsform, SCHULTE 1949) die vagovasale *Schreck-* und *Schock*synkope, sowie die *psychasthenisch-psychogene* Ohnmacht. Abzugrenzen ist hingegen die hysterische Ohnmacht, bei der die typischen Kreislaufsymptome fehlen (ROMANO und ENGEL 1945).

Die Schreckohnmacht und ebenso die durch sensiblen oder sensorischen *Schock* hervorgerufene Synkope unterscheiden sich vom Faint durch ihre „Knock-out-Symptomatik". Bradykarder Drucksturz, Bewußtseinssperre und motorische Atonie treten akut und simultan auf. Der akute Tonusverlust der Muskulatur, die Bewußtseinssperre, vagovasale Kreislaufsymptome, sowie die ganz kurz der Synkope vorauslaufenden schreckmotorischen Reaktionen („secousses brusques"; Straus 1929; Hurt und Landes 1936) haben einen globalen Stereotypie-

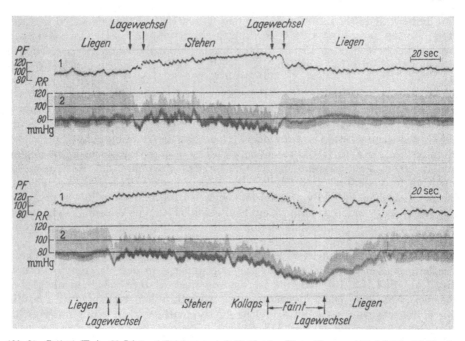

Abb. 20. Patient W. A., 32 Jahre. *1* Pulsfrequenz; *2* Blutdruck. Obere Kurve: statisch-labile Blutdruck-regelung. Die untere Kurve zeigt eine zweiphasische Kreislaufumstellung. Zunächst kommt es über eine Sym-pathicuserregung zu einer Tachykardie. Trotzdem kann ein weiterer Druckabfall nicht verhindert werden. Erst dann nimmt die Herzschlagfolge plötzlich ab. Dieses Frequenzverhalten ist ein Symptom für die vagovasale Synkope (Faint), die bei orthostatischen Blutverteilungsänderungen auftritt und die Sympathicuserregung unterbricht.

charakter, der für eine zentralnervös präformierte Reaktion spricht. Gewisser-maßen spiegelbildlich zur Notfallfunktion handelt es sich um eine protektive Reaktion vom parasympathisch-histiotropen Typus. Eine solche protektive Reaktion läßt sich durch nociceptive Reize (Hodenquetschung, Crédéschen Handgriff, Peritoneumreizung, Goltzschen Klopfversuch und in Analogie dazu durch Boxschlag auslösen [Jarisch 1941, 1948; Wawersik 1950; Zipf 1950]. Ein gewisser Personenkreis scheint indes gegenüber nociceptiven Reizen emp-findlicher zu sein und entsprechend leichter mit synkopalen Reaktionen zu rea-gieren (Seidel 1944). Es liegt nahe, daß alle diese protektiven Reaktionen vom Hypothalamus ausgehen, der als das „diencephale Sammelbecken" (W. R. Hess) für alle auf Entspannung und Entlastung ausgerichteten Reflexafferenzen auf-zufassen ist. Dafür sprechen die zentralnervöse Apomorphinwirkung und die nach Stimulationen im Gebiet der vorderen Hypothalamuskerne und der Nuclei supraoptici ausgelösten vagovasalen Syndrome (White 1935; Edholm 1952; Gowin 1943; Gsell 1943; Wothe 1943; Schneider 1943; Ehlich und Wällisch 1943; Bertolini und Jarisch 1944; Seidel 1944; Jarisch 1941, 1948). Eine diencephale Globalreaktion mit typischen Symptomen der vagovasalen Synkope tritt auch beim sog. gedehnten elektrischen Abortivschock auf (zusammenfassende Literatur bei SELBACH, dieses Handbuch V/3, 1953, S. 1083ff.).

Die *psychasthenisch-psychogene* (jedoch nicht hysterische!) Ohnmacht hat hingegen, wie der orthostatische Faint, eine gewisse Anlaufzeit, die prämonitorisch meist durch Gähnen, Seufzen, Leeregefühl und Nausea eingeleitet wird. Häufige Anlässe sind überfüllte Räume, bestimmte Formen des Abscheus und Ekels, der Anblick des eigenen Blutes („Metzgerohnmacht"), numinose Räume („Kirchenohnmacht"). In einer experimentellen Untersuchungsreihe bekamen von 19 Psychasthenikern bei banaler Venenpunktion, die allerdings absichtlich etwas dramatisiert wurde, 12 Patienten eine Ohnmacht (SEIDEL 1944). Wie beim orthostatischen Faint verhindert Atropin bei der typischen psychasthenischen Ohnmacht die Bradykardie, jedoch nicht die Drucksenkung (SEIDEL 1944). Das EEG zeigt bei der psychasthenischen Ohnmacht amplitudengroße langsame Wellen von 2—3/sec (ROMANO und ENGEL 1945).

Die psychasthenische Ohnmacht ist situationsbedingt: Die äußeren Umstände sind jedoch nicht der zureichende Grund, sondern die jeweilige persönliche „Sinnentnahme" (E. STRAUS 1930), welche der Situation dann eine individuelle Bedeutung verleiht. Dafür spricht schon die Erfahrung, daß die psychasthenische Ohnmacht besonders leicht bei belanglosen ärztlichen Eingriffen auf dem besonderen Hintergrund der ängstlich-bedeutsamen Erwartung des Patienten auftritt, die mit diesen Eingriffen verbunden ist. Psychosomatische Schulen sehen den psychologischen Kern der Ohnmacht in der seelischen Spannung bei gleichzeitigem Zwang zu Untätigkeit und Wehrlosigkeit: Simplifiziert gesagt, wenn bei Gefahr jeder Ausdruck von Furcht unterdrückt werden muß (ROMANO und ENGEL 1945; ENGEL, FERRIS und ROMANO 1945; ALEXANDER 1951). Für diese psychologische These sprechen auch Erfahrungen der Luftfahrtmedizin (WELTZ 1944; BENZINGER, DÖRING und HORNBERGER 1942; MATTHES und SCHLAUDRAFF 1943): Etwa 2 min nach Beginn der O_2-Mangel-Atmung — meist mit Gemischen, deren Sauerstoffgehalt etwa einer Höhe von 8000 m entspricht — kann ein plötzlicher Faint die geplante Untersuchung unterbrechen. WELTZ (1944) glaubt, „daß sie typische psychogene Ohnmachten sind". Denn es ist nicht erwiesen, daß diese meist blassen, schlankwüchsigen, jungen Männer gegenüber O_2-Mangel oder Hypokapnie besonders empfindlich sind, da sich bei Kontrolluntersuchungen häufig ein normales Verhalten der Kreislaufregulation während der Sauerstoffmangelatmung findet (vgl. „Höhenkollaps" bei K. MATTHES: Herz und Kreislauf bei atmosphärischem Unterdruck und Überdruck in diesem Handbuch). So wurden gehäufte Ohnmachten auch bei Scheinversuchen in der Unterdruckkammer beobachtet (ROMANO, ENGEL, WEBB et al. 1943). Mit dem Begriff „psychogen" soll in Übereinstimmung mit WELTZ (1944), SEIDEL (1944), ROMANO und ENGEL (1945), ALEXANDER (1951) zum Ausdruck gebracht werden, daß angstbetonte Erwartungsspannung bei gleichzeitiger Ausweglosigkeit induzierende Faktoren der Ohnmacht sind. Die psychasthenisch-psychogene Ohnmacht tritt niemals ein, solange eine aktive Bewältigung des Notstandes möglich ist. Das gilt auch für die akute Lebensgefahr: Während des Luftkrieges wurden bei der Zivilbevölkerung in Deutschland (PANSE 1952) und England (VERNON 1941, 1942) auch unter vitaler Bedrohung keine psychasthenischen Ohnmachten beobachtet.

Die Pathogenese des Fainting in der speziellen Form der psychasthenisch-psychogenen Ohnmacht überschreitet den physiologischen Bereich. Wenn EDHOLM (1952) schreibt: "Fainting is a phenomon of interest both to psychologists and physiologists", so deutet er die Notwendigkeit einer umfassenderen Betrachtung der Herz- und Kreislauftätigkeit an. Bei allen Formen des Fainting sind vagovasale, vegetative Symptome, animalische Reaktionen (Muskelerschlaffung)

und psychische Phänomene unlösbar miteinander verbunden. Die psychasthenische Ohnmacht bzw. der „Erregungskollaps" bei emotioneller Belastung
(Dennig 1953) sind im Grunde auf die Situation abgestimmte protektive Ver-
haltensschablonen, die je nach der Bedeutung einer Situation gefördert oder
auch verhindert werden können (Christian 1959a). Die psychasthenische
Ohnmacht tritt besonders bei Jugendlichen auf; eine Beziehung zur Form der
Blutdruckregelung besteht nicht und ist auch nicht zu erwarten. Die orthostatische Ohnmacht kann hingegen nicht unter dem Gesichtspunkt einer Ver-
haltensschablone aufgefaßt werden, es sei denn, man begreift auch die aufrechte Haltung als eine ausgezeichnete Verhaltensweise des Menschen, die eine
besondere Form der Beanspruchung, aber auch der Gefährdung ist. Immerhin
ist es bemerkenswert, daß es ein Fainting beim Tier nicht gibt.

Im Zusammenhang vegetativer Herz- und Kreislaufstörungen ist zu fragen,
ob bei bestimmten Regulationsstörungen und Formen der instabilen Blutdruckregelung vagovasale Synkopen häufiger beobachtet werden. Für die psychasthenisch-psychogene Ohnmacht ergibt sich keine Beziehung zur Güte der Blutdruckregelung. Sie wird sowohl bei Patienten mit stabiler als auch instabiler
Regelung beobachtet. Andere Bedingungen sind bei Patienten gegeben, bei
denen nicht psychisch induzierte, sondern sozusagen „spontane" vagovasale
Synkopen auftreten. Bei diesen besteht in der Regel eine histiotrope Funktionsausrichtung sowie eine statisch und dynamisch labile Blutdruckregelung. Die
häufig gleichzeitig veränderte hirnelektrische Aktivität ist Ausdruck der gestörten
cerebralen Erregbarkeitsverhältnisse (Krump, Mechelke et al. 1956). Bei
plötzlicher spontaner Änderung des instabilen cerebralen Erregungsniveaus kann
dann das Syndrom des Faint bzw. der Ohnmacht paroxystisch auftreten.

Wie bei der Ohnmacht die akute Vaguserregung bzw. die plötzliche Minderung des Sympathicustonus ausgelöst werden, bleibt allerdings letztlich unklar, ganz unabhängig davon,
ob die vagovasale Synkope nach Blutverteilungsänderungen oder durch psychogene Einflüsse
in Gang gesetzt wird. Stead (1952) faßt zusammen: "The common faint is the result of a
widespread stimulation of both the sympathetic and parasympathetic systems. The afferent
stimuli may be from the emotional content of thought or from any sensory nerve. The sweat-
ing, pallor, nausea, dilated pupils, increased intestinal activity, slow pulse and fall in arterial
pressure are all symptoms of this widespread stimulation of the autonomic nervous system.
The fall in arterial pressure does not produce these symptoms as they may all be present before
the arterial pressure falls. Actual loss of consciousness while the patient is standing does
seem to result from cerebral ischemia secondary to the hypotension. The decrease in urine
output is caused by neurogenic discharge of antidiuretic hormone by the postpituitary gland.
It is possible that the antidiuretic hormone concentration may be increased sufficiently to
account for some of the intense skin vasoconstriction, but no observations are available
on this point."

5. Kreislaufänderungen während und nach körperlicher Belastung.

Die mit Arbeitsbeginn einsetzenden Kreislaufumstellungen sollen die ausreichende Blutversorgung der Körperabschnitte gewährleisten, von denen eine
erhöhte Leistung und vermehrte Energieproduktion gefordert wird. Gleichzeitig
muß eine genügende Durchblutung aller lebensnotwendigen Kreislaufgebiete
gesichert sein. Über zentralnervöse Impulse wird die Kreislaufleistung sofort
mit Arbeitsbeginn gesteigert. Bei längerer Arbeitsbelastung bestimmt dann der
erhöhte Sauerstoffbedarf der arbeitenden Muskulatur das Ausmaß der Kreislauf-
und Gasstoffwechselumstellungen.

Die erhöhte Aktivität des sympathischen Nervensystems findet ihren stoff-
lichen Ausdruck in einer vermehrten Ausscheidung von Katecholaminen im Urin.
Sicherlich erfaßt man bei deren Bestimmung nur wenige Prozente des in der
Gefäßwand anfallenden Überträgerstoffes Noradrenalin bzw. des aus dem Neben-

nierenmark ausgeschütteten Adrenalins. Doch läßt sich eindeutig zeigen, daß
bei körperlicher Belastung ein Anstieg der Katecholaminausscheidung bis zum
Zehnfachen des Ruhewertes auftritt (HOLTZ, CREDNER und KRONEBERG 1947;
v. EULER und HELLNER 1952). Hierbei ist das Verhältnis von Adrenalin zu
Noradrenalin nicht verändert. Nur bei erschöpfender Arbeit finden GRAY und
BEETHAM (1957) einen erhöhten Adrenalinspiegel im Plasma, dagegen ist der
Noradrenalingehalt schon bei geringerer Belastung vermehrt.

Unmittelbar nach Arbeitsbeginn nimmt das Herzminutenvolumen gleichzeitig mit der Pulsfrequenzsteigerung zu, da Restblut und Depotblut aus den vorgeschalteten Lungengefäßen dem Herzen für den Auswurf sofort zur Verfügung
stehen. Arbeitsungewohnte Personen steigern ihr Minutenvolumen vor allem mit
Hilfe der Pulsfrequenz; offenbar nimmt das Schlagvolumen auch bei stärkerer
Belastung nur wenig zu (DONALD, BISHOP und WADE 1954; SLONIM, RAVIN et al.
1954; CHAPMAN und FRASER 1954; GREGG, SABISTON und TAYLOR 1955; BISHOP,
DONALD und WADE 1955; BÜHLMANN, SCHAUB und LUCHSINGER 1955; SJÖSTRAND
1956; KATSAROS 1957; HOHNEN und KLENSCH 1959). Der trainierte Organismus
dagegen vergrößert das Schlagvolumen unter Einbeziehung seines größeren Restvolumens (REINDELL und DELIUS 1948). Der Herzschatten kann während und
nach Arbeitsleistung kleiner werden (ZDANSKY 1949; REINDELL und DELIUS
1948), ein Befund, der mit Einschränkungen Rückschlüsse auf gleichsinnige
Änderungen des Restvolumens gestattet (GAUER 1956: „Funktionswechsel des
Herzens"). Mit eintretender Ermüdung sinkt das Minutenvolumen bei wieder
abnehmender Herzschlagfolge (RANKE 1941).

Nicht nur eine Minutenvolumenzunahme, sondern vor allem auch gleich-
zeitige Blutverteilungsänderungen ermöglichen die erhebliche Mehrdurchblutung
der Arbeitsmuskulatur (KRAMER, OBAL und QUENSEL 1939; BARCROFT und SWAN
1953). Im ruhenden Muskel dagegen ändert sich die Durchblutung nur wenig.
Die Stromstärke der Pfortader und des Splanchnicusgebietes wird zugunsten der
Blutversorgung der Gewebe mit gesteigertem Stoffwechsel eingeschränkt (BAR-
CROFT und FLOREY 1929; HERRICK, GRINDLEY et al. 1939; MEESMANN und
SCHMIER 1955; BISHOP, DONALD und WADE 1955; MYERS 1955; WADE, COMBES
et al. 1956). Auch Nierendurchblutung, Filtrationsfraktion und Salzausscheidung
sind während schwerer Arbeit vermindert (LOEWENTHAL, HARPUDER und BLATT
1952; SMITH, ROBINSON und PEARCY 1952; BUCHT, EK et al. 1953; McQUEEN,
SUMMERFIELD und TREVIN 1953). Für den peripheren Gesamtströmungswider-
stand werden in der Regel erniedrigte Werte errechnet (H. U. MATTHES 1934;
KAGAN, KUSTANOVITSCH und BORSCHEWSKY 1934; DEPPE und BIERHAUS 1938;
WEZLER, THAUER und GREVEN 1940; DEPPE und DIEFENHARDT 1939; DEXTER,
WHITTENBERGER et al. 1951; ASMUSSEN, NIELSEN et al. 1952). Der Venendruck
steigt etwas an (LANDIS, BROWN et al. 1946; POLLACK, TAYLOR et al. 1949;
POLLACK und WOOD 1949; BRECHER 1956; KÖNIG und ZÖLLNER 1956). Die mittlere Blutumlaufzeit nimmt ab (CHAPMAN und FRASER 1954; KAUFMANN 1957).
In den arbeitenden Muskeln ist die Geschwindigkeit des Blutstroms erheblich
erhöht, in den ruhenden Muskeln dagegen normal oder etwas verlangsamt
(MATTHES und MALIKIOSIS 1936; MATTHES und HAUSS 1936). Der Lungenkreislauf paßt sich den Durchblutungsschwankungen während und nach Körperarbeit weitgehend an, so daß nur geringe Druckschwankungen in der A. pulmonalis auftreten (HICKAM und CARGILL 1948; RILEY, HIMMELSTEIN et al. 1948;
DEXTER, WHITTENBERGER et al. 1951; SLONIM, RAVIN et al. 1954; RIVIER 1957).
Eine Zunahme der zirkulierenden Blutmenge fand WOLLHEIM (1931). NYLIN
(1947), GILBERT und LEWIS (1950) sowie SJÖSTRAND (1953, 1956) haben hingegen eine Verminderung des Gesamtblutvolumens beobachtet.

Bei stärkeren Belastungen und entsprechend erhöhtem Sauerstoffbedarf ist das Herzzeitvolumen etwa parallel zur Sauerstoffaufnahme gesteigert (Christensen 1931; Dexter, Whittenberger et al. 1951; Sleator, Elam et al. 1951; Lehmann 1953; Rivier 1957; Katsaros 1957; Müller 1958). Der alveoläre Kohlensäuredruck steigt bei längerer Arbeit regelmäßig an, und der respiratorische Quotient vergrößert sich. Nur während der ersten halben Minute sinkt der Kohlensäuredruck vorübergehend unter den Ausgangswert (Hickam, Pryor et al. 1951; Bannister und Cunningham 1954; Rossier, Bühlmann und Wiesinger 1958; Kirchhoff und Reindell 1956; Ulmer, Katsaros und Hertle 1959).

Von besonderer Bedeutung für die Leistungsbreite des Kreislaufs ist die Sauerstoffreserve des venösen Blutes (De Carrasco 1936; Zaeper 1937; Asmussen und Nielsen 1952; Slonim, Ravin et al. 1954; Donald, Bishop und Wade

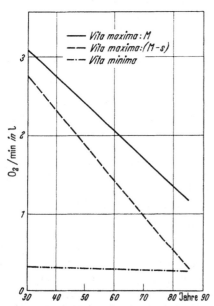

Abb. 21. Synoptische Darstellung des Altersganges der durchschnittlichen O₂-Aufnahme unter der Vita maxima (M) (nach den Daten von Valentin, Venrath et al. 1955) und der zugehörigen unteren Streuungsgrenze (M-s). (Nach Schlomka 1958.)

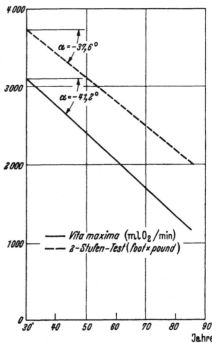

Abb. 22. Synoptische Darstellung des Altersganges für die O₂-Aufnahme unter der Vita maxima und für den 2-Stufen-Test nach Master. (Nach Schlomka 1958.)

1954; Bühlmann, Schaub und Luchsinger 1955; König, Reindell et al. 1959; Reindell und Kirchhoff 1956). Mit der Arbeitsintensität vergrößert sich die arteriovenöse Sauerstoffdifferenz (Rahn und Otis 1949; Sleator, Elam et al. 1951; Lehmann 1953; Sjöstrand 1956).

„Die Sauerstoffschuld, die ein Organismus maximal einzugehen vermag, beträgt etwa 15—20 Liter. Bis zu einer Schuld von 4 Litern steigt dabei der Milchsäuregehalt des Blutes nicht an... Wird jedoch das Mißverhältnis zwischen O₂-Angebot und -Bedarf größer, dann steigt der Milchsäuregehalt des Blutes linear mit der wachsenden Sauerstoffschuld an, bis bei einem Gehalt von 150 mg-% im Blut das tolerierte Maximum erreicht ist. Durch die Milchsäure kommt es zunächst zu einer kompensierten, dann zu einer dekompensierten Acidose und damit schließlich zu einem Zusammenbruch, der die Beendigung der Arbeit erzwingt" (Rein und Schneider 1956).

Beim gesunden Organismus sind die bestimmenden Faktoren der Leistungsfähigkeit des Kreislaufs so aufeinander abgestimmt, daß ihre Leistungsgrenze etwa gleichzeitig erreicht wird (KNIPPING 1958). Daher ist bei Gesunden die Pulsfrequenz ein guter Indicator für die Leistungsfähigkeit des Kreislaufs und seiner einzelnen Glieder. Arbeitsintensität und Arbeitspulssumme ändern sich gleichsinnig. Bei größerer Leistungsfähigkeit des Kreislaufs wird bei gleicher Arbeitsintensität die Arbeitspulssumme geringer (ALLERÖDER und LANDEN 1943; MÜLLER und REEH 1950; MÜLLER 1950; MÜLLER und KARRASCH 1951; LEHMANN 1953; KAO und RAY 1954; ROSSIER, BÜHLMANN und WIESINGER (1958). Nach Arbeitsende sinkt die Pulsfrequenz ab. Zwischen Arbeits- und Erholungspulssumme besteht eine direkte Beziehung. Die Rückkehr der Pulsfrequenz zur Ausgangslage verzögert sich sowohl bei größerer Arbeit als auch bei Kürzung der Erholungsphasen während einer intermitterenden Arbeit gleicher Intensität (CHRISTENSEN 1931; TIITSO und PEHAB 1937; ATZLER 1938; MÜLLER und KARRASCH 1951, 1955; MATTHES 1951; SCHNEBEL und ELBEL 1952; MÜLLER und HEISING 1953; MÜLLER 1955; MECHELKE und NUSSER 1955).

Bei der Beurteilung der Leistungsfähigkeit des Kreislaufs werden auch die Blutdruckänderungen besonders berücksichtigt. Der Blutdruck steigt ebenso wie Pulsfrequenz und Minutenvolumen sofort mit Arbeitsbeginn an: „Möglicherweise ist dies darauf zurückzuführen, daß mit Beginn der Arbeit über

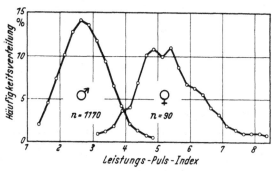

Abb. 23. Häufigkeitsverteilung des Leistungs-Puls-Index bei Männern und Frauen. (Nach E. A. MÜLLER 1958).

die vegetativen Zentren des Stirnhirns und des Zwischenhirns das ‚Reglerniveau‘ höher eingestellt wird, auf das dann die pressoreceptorischen Reflexe einregeln“ (REIN und SCHNEIDER 1956).

Die Höhe des systolischen Druckanstieges ist ebenfalls von der Arbeitsintensität abhängig. Gleichzeitig vergrößern sich die Druckamplituden. Der diastolische Druck verhält sich verschieden (ESKILDSEN, GØTZSCHE und HANSEN 1950; HENSCHEL, DE LA VEGA und TAYLOR 1954; FRASER und CHAPMAN 1954). Bei der gleichen Person kann er während einer Arbeit von 10,2 mkg je sec sinken, bei Verdoppelung dieser Arbeit jedoch ansteigen (MECHELKE und NUSSER 1955). Dabei sind die Änderungen des peripheren Strömungswiderstandes nicht bekannt.

Unmittelbar nach Arbeitsende sinken systolischer und diastolischer Druck ab, und die Druckamplituden verkleinern sich (ELDAHL 1934; ILLJIN-KAKUJEFF 1937; BRUCE, LOVEJOY jr. et al. 1949; MATTHES 1951; MÜLLER und KARRASCH 1951; MILLER jr. 1952; LEHMANN 1953; REINDELL, WEYLAND et al. 1954). Nach besonders schwerer Arbeit werden die Ausgangswerte häufig längere Zeit unterschritten.

Diese einleitende Zusammenfassung soll zeigen, daß die Anpassungsfähigkeit des Kreislaufs an Körperarbeit und damit seine Leistungsbreite und -grenze von dem geordneten Zusammenwirken aller nervösen, hormonalen sowie lokalchemischen Regulationen abhängig ist. Vermehrung des Minutenvolumens und gleichzeitige Blutverteilungsänderung bei Aufrechterhaltung eines genügenden Druckgefälles im Kreislauf ermöglichen auch bei schwerer Arbeit die notwendige, sehr erhebliche Mehrdurchblutung der Gebiete gesteigerten Stoffwechsels.

Man wird fragen, ob bei den vegetativen Herz- und Kreislaufstörungen, insbesondere bei den verschiedenen Formen der labilen Blutdruckregelung, auch eine verminderte *Leistungsbreite* des Kreislaufs besteht. Dies setzt die Kenntnis der „normalen" Änderungen der zur Beurteilung verwendeten Kreislauf- oder Atemgrößen voraus. Alter und Geschlecht, Arbeitsform und -intensität müssen bekannt sein, ebenso aber auch, ob der Kranke gewöhnt ist, eine bestimmte Arbeit zu leisten (Bürger 1957, 1958).

Die Notwendigkeit einer Berücksichtigung des Altersfaktors hat Schlomka (1958) besonders bei Prüfungen der Höchstleistungen betont, und auf die Befunde von Valentin, Venrath et al. (1955) über die Altersabhängigkeit der Sauerstoffaufnahme im Bereich der „vita maxima" verwiesen (Abb. 21). Auch für den Zweistufentest nach Master (1935) ergibt sich eine Altersregression, deren Neigungswinkel kaum nennenswert unter demjenigen für die Sauerstoffaufnahme der vita maxima liegt (Schlomka 1958) (Abb. 22). Die Geschlechtsunterschiede der Beziehungen zwischen Leistungsgröße und Kreislauffunktion sind besonders deutlich (Bürger 1958; Müller 1958) (Abb. 23).

a) Arbeitsbelastung bei statisch-labiler Druckregelung
(hypotone Regulationsstörung).

Für die statisch-labile Druckregelung ist eine verminderte Leistungsbreite des Kreislaufs bei unökonomischer Arbeitsweise des Herzens kennzeichnend. Im Vergleich zu den Befunden bei stabiler Blutdruckregelung vergrößern sich die Druckamplituden während Belastung nur wenig, der systolische Druckanstieg ist gering. Mit zunehmender Arbeitszeit fällt der systolische Blutdruck wieder ab und die Druckamplituden verkleinern sich. Dabei steigt die Pulsfrequenz stark an und bleibt auch nach Arbeitsende lange Zeit erhöht (Abb. 24). Die Arbeits- und Erholungspulssummen sind beträchtlich größer als bei Gesunden. Der erhöhte Leistungspulsindex zeigt die geringere muskuläre Dauerleistungsfähigkeit an. Die eingeschränkte Arbeitstoleranz kann die Durchführung einer geforderten Leistung verhindern, die Patienten unterbrechen die Arbeit (Mechelke und Nusser 1955). Nach Knipping und seiner Schule können die „wirklichen Leistungsgrenzen des Herzens, des peripheren Kreislaufs, der Lungen bzw. der Skeletmuskulatur" mit den ergospirographischen Untersuchungen im Bereich der „vita maxima" quantitativ bestimmt werden (Knipping 1958). Dabei setzt die Messung der Herzleistungsgrenzen voraus, daß pulmonale Faktoren die Sauerstoffaufnahme nicht behindern, die Anpassung der peripheren Zirkulation die muskuläre Arbeitsfähigkeit nicht begrenzt, sowie der Wille zur Durchführung der geforderten Arbeit besteht. Ergospirographische Untersuchungen sollen bei Patienten mit cor nervosum vor allem Frühschäden erfassen und Funktionseinbußen ausschließen. Wenn sich in „hohen Wattstufen normale O_2- und Atemvolumen-Werte, keine Defizite und keine Abweichungen im Heliumversuch" finden, „dann kann man sicher sein, daß die Störungen rein nervöser Art sind" (Heinen, Knipping und Loosen 1954; Knipping, Bolt et al. 1955; Valentin 1956).

Bei herzgesunden Menschen muß jedoch der große Streubereich für die Sauerstoffaufnahme unter vita maxima-Bedingungen besonders berücksichtigt werden. Bei leistungsschwachen herzgesunden Personen sowie Patienten mit hypotoner Regulationsstörung ist die Sauerstoffaufnahme — wie bei Herzkranken — häufig beträchtlich vermindert (Reindell, Schildge et al. 1955; Reindell und Kirchhoff 1956; Reindell, Musshoff et al. 1958).

Über das verringerte Durchstehvermögen liegen weitere experimentelle Untersuchungen amerikanischer Autoren vor (COHEN, JOHNSON et al. 1944, 1946; COHEN, CONSOLAZIO und JOHNSON 1947; COHEN, WHITE und JOHNSON 1948; COHEN 1949; COHEN und WHITE 1947, 1950). Nach den mitgeteilten Befunden gehören die Patienten mit „Effort syndrome" größtenteils zur Gruppe der Regulationsstörungen mit verminderter Kreislaufleistung.

Untersucht wurden pulmonale Ventilation (Liter/m² und min), O_2-Verbrauch, Puls- und Atemfrequenz, Erholungspulssummen während dreier verschiedener Zeiten der Erholung, Blutzucker und Blutmilchsäure bei standardisierten Arbeitsbelastungen verschiedenen Grades.

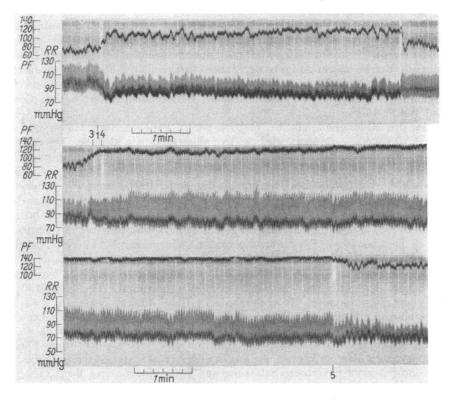

Abb. 24. Pat. E. H., 18 Jahre, statisch labile Druckregelung. *1—2* orthostatische Belastung; *3—4* Antreten des Ergometers; *4—5* Arbeit mit 100 Watt Belastung. (Nach MECHELKE und NUSSER 1955.)

In *Ruhe* bestanden gegenüber gesunden Kontrollpersonen keine wesentlichen Differenzen. Bei *mäßiger* Anstrengung (Gehen von 3,5 Meilen/Std bei 9% Steigung) ist die pulmonale Ventilation (Atemminutenvolumen) gegenüber Gesunden erhöht, die O_2-Aufnahme jedoch dieselbe; entsprechend ist der ventilatorische Effekt („Ventilatory efficiency" nach HARRISON = oxygen consumption/pulmonary ventilation) erniedrigt (COHEN und WHITE 1947). Bei stufenweise *zunehmender* Belastung bis zur *erschöpfenden Anstrengung* (Treppensteigen in der Tretmühle: 20-inch-Stufe, 30 Stufen/min) waren die Durchhaltezeiten bis zur Hälfte verkürzt. Der „Index of fitness" (JOHNSON, BROUHA und DARLING 1942), errechnet durch Division der Laufzeit durch die Erholungspulssummen nach 1, 7 und 41 min, sinkt beim Effortsyndrom mit dem Grad der Belastung erheblich ab. Im Vergleich zum Gesunden ist dieser Leistungsindex durchschnittlich um die Hälfte erniedrigt.

Bei stärkeren Belastungen erklären Cohen und White (1950) die verminderte O_2-Aufnahme bei gleichzeitig vermehrter Blutmilchsäure hypothetisch mit einem abnormen anaeroben Metabolismus, der im Gegensatz zum Gesunden nicht erst bei Höchst- und Dauerleistungen, sondern als Folge einer Stoffwechselregulationsstörung schon bei geringen Anstrengungen auftritt. Trainierte Personen erreichen dieselben, oder noch erheblich höhere, Blutmilchsäurekonzentrationen erst bei schwerer körperlicher Belastung (Cohen, Consolazio und Johnson 1947). Nach Cohen und White (1950) beruht das geringe Durchstehvermögen auf einer verminderten Regulationsbreite, welche nicht nur den Kreislauf, sondern auch den Stoffwechsel betrifft.

Bei vorzeitigem Abbruch der Arbeitsbelastung wurden auch die subjektiven Beschwerden nach Art und Häufung registriert. Während Gesunde bei erschöpfender Arbeit verhältnismäßig einförmig nur muskuläres Versagen und Luftnot angeben, welche sie zur Aufgabe der Arbeit zwingen, sind die Beschwerden beim Effort-Syndrom vielfältiger: Kollapsgefühl, Kopfschmerz und Schwindel, Beschwerden vom Typ der nervösen Dyspnoe, Herzklopfen, Zittern u. dgl. (Cohen und White 1950).

Da das Minutenvolumen bei statisch-labiler Druckregelung vorwiegend mit der Pulsfrequenz vergrößert wird, ist es naheliegend, die kleineren Druckamplituden, also das „hypotone Druckverhalten" während der Belastung, vor allem mit einer zu geringen Schlagvolumenzunahme zu erklären. Bei dieser unökonomischen Arbeitsweise des Herzens ist der Sauerstoffpulswert (= Sauerstoffäquivalent = Menge des aufgenommenen Sauerstoffs pro Herzschlag) erniedrigt (Kirchhoff und Reindell 1956; Reindell, Kirchhoff et al. 1956; Reindell, Musshoff et al. 1958). Eine ungenügende Sauerstoffausnutzung des Blutes ist jedoch nicht bewiesen. Für die arterio-venöse Differenz ergeben sich bei Patienten mit hypotoner Regulationsstörung innerhalb des eingeengten Leistungsbereiches gleiche Änderungen wie bei Gesunden. Der niedrige Sauerstoffpuls wird somit allein von der geringeren Schlagvolumengröße bestimmt. Der Sauerstoffpuls steigt mit zunehmendem Herzvolumen an. Diese direkte Beziehung zwischen Herzvolumen und Sauerstoffpuls unterstreicht die Bedeutung der Restblutmenge des Herzens als „Schlagvolumenreserve". Reindell, Musshoff et al. (1958) fassen zusammen: „Wollen wir die Funktion des Herzens, d.h. seine Förderleistung überprüfen, so können wir aus den Ergebnissen der Sauerstoffaufnahme während forcierter Ergometer-Belastung und unter vita maxima-Bedingungen in Anbetracht der großen Streubreite der maximalen O_2-Aufnahme bei Gesunden noch keine sicheren Aussagen über den Zustand des Herzens machen. Wir können zwar durch eine geringe Sauerstoffaufnahme feststellen, daß die Leistungsbreite des Kreislaufs bzw. des Herzens klein ist. Es ist aber durch die Spiro-Ergometrie allein differentialdiagnostisch nicht zu klären, ob diese geringe Leistungsfähigkeit Ausdruck eines kleinen und gesunden Herzens oder aber Folge einer Kontraktionsschwäche ist. Zu dieser Unterscheidung ist es notwendig, die Ergebnisse der spiroergometrischen Leistungsprüfung, insbesondere den maximalen Sauerstoffpuls in Beziehung zur Größe des Herzvolumens zu setzen. Die Leistungsbreite des gesunden Herzens ist abhängig von der Größe seines schon in Ruhe angelegten Hubraumes. Ist der Herzmuskel nicht geschädigt, so nimmt die Leistungsbreite des Herzens mit seiner Größe zu."

Diese Befunde zeigen, daß bei Patienten mit statisch labiler Druckregelung die eingeschränkte Leistungsfähigkeit des Kreislaufs bei unökonomischer Arbeitsweise des Herzens mit der geringeren Leistung ihrer kleinen, aber gesunden Herzen erklärt werden kann. Trotz der eingeengten Leistungsbreite des Kreislaufs ist jedoch eine ungenügende Minutenvolumenzunahme während der noch möglichen Leistung nicht erwiesen.

Es ist aber zweckmäßig, die während der Arbeits- und Erholungsphase bestimmten Werte des Minutenvolumens kritisch zu beurteilen. So schreiben CHAPMAN und FRASER (1954): "Because of the wide variation in response of the cardiac output to exercise in normal individuals, normal standards are difficult to construct. It would, therefore, be hazardous to compare results of the test in the group of normals. Comparision of groups of individuals who have cardiovascular disease with normal groups on the other hand, is possible." Hämodynamische Untersuchungen, bei denen die physikalischen Kreislaufgrößen zur Berechnung des Schlag- und Minutenvolumens verwendet werden, können erhebliche Abweichungen zeigen, da der Blutdruck während und nach der Arbeit mit der auskultatorischen Methode nur unsicher gemessen werden kann (ROBERTS, SMILEY und MANNINGS 1953; HENSCHEL, DE LA VEGA und TAYLOR 1954; VAN BERGEN, WEATHERHEAD et al. 1954).

In der Erholungsphase kann der Blutdruck bei Kranken mit statisch-labiler Druckregelung bis auf *Kollapswerte* absinken, wenn der Patient nach Arbeitsende die sitzende Körperhaltung beibehält (MECHELKE und NUSSER 1955). Auch bei trainierten Personen, die nach Belastungsende in aufrechter Haltung verbleiben, kann es im Anschluß an eine kurzdauernde, aber maximale Anstrengung zum Kollaps kommen (MATEEFF und PETROFF 1932; MATEEFF und SCHWARZ 1935). Sowohl der orthostatische Kollaps als auch der Gravitationsschock nach Belastung oder der Überlastungskollaps (RANKE 1937) können nur eintreten, wenn ein Versagen der Venomotorik den Blutrückfluß entscheidend reduziert. Das Bandagieren beider Beine oder die Atmung eines 4—7%igen CO_2-Gemisches verhindern nach schwerer Körperarbeit den in senkrechter Haltung auftretenden Kollaps (MATEEFF 1935; KARPOVICH 1947). Beide Maßnahmen verhüten die „Selbstverblutung" in das Muskelcapillarnetz und in die venösen Gefäße.

Beim *Zusammentreffen von Orthostase und Erholungsphase nach Körperarbeit* wird der Blutdruckregler, ähnlich wie bei einem Preßversuch im Stehen, stärker beansprucht, da beide Bedingungen die Verlagerung des Blutes in venöse Kreislaufabschnitte begünstigen und damit den Blutrückfluß erheblich reduzieren. Es ist daher zu erwarten, daß in dieser Situation häufiger Kollapse auftreten, als bei orthostatischer Belastung allein (MECHELKE und NUSSER 1955).

Abschließend stellt man die Frage nach der Leistungsfähigkeit des Kreislaufs bei Kranken mit ausgeprägter Kollapsneigung. Es ist naheliegend, dann eine besonders intensive Regulationsstörung zu vermuten. Besteht die Kollapsneigung bei einer hypotonen Regulationsstörung, so ist die Leistungsfähigkeit dieser Patienten beträchtlich eingeschränkt. Wenn dagegen kurz nach dem Lagewechsel eine vagovasale Synkope auftritt, so wird erst die Arbeitsbelastung die Diagnose einer Regulationsstörung ermöglichen. Bei Personen mit stabilen Regulationen ist die Leistungsfähigkeit des Kreislaufs auch bei bestehender Faint-Neigung nicht vermindert (MECHELKE und NUSSER 1955).

b) Arbeitsbelastung bei hypertoner Regulationsstörung mit dynamisch-labiler Druckregelung.

Wenn hier dynamisch-labile Druckregelung und hypertone Regulationsstörung einander zugeordnet sind, so soll damit angedeutet werden, daß das pathogenetische Prinzip der dynamischen Labilität möglicherweise auch für die hypertone Regulationsstörung gilt.

Die hypertone Regulationsstörung ist von der hypotonen auf Grund des gegensätzlichen Blutdruckverhaltens nach Belastung unterschieden worden. Bei hypertoner Regulationsstörung ist die Leistung des Herzens schon in

Ruhe gesteigert und vor allem der systolische Blutdruck häufig erhöht (vergrößerte Druckamplitude, gesteigertes Schlag- und Minutenvolumen bei verschiedenem Verhalten des peripheren Strömungswiderstandes). Bei hypotoner Regulationsstörung besteht dagegen in Ruhe eher eine eingeschränkte Kreislaufleistung (niedriger Blutdruck, kleine Druckamplitude und herabgesetztes Schlag- und Minutenvolumen bei höherem peripheren Widerstand) (Delius 1943, 1944; Delius und Reindell 1944; Reindell 1949; Mechelke und Nusser 1955; Schimert 1953; Reindell, Schildge et al. 1955) (Abb. 25 und 26).

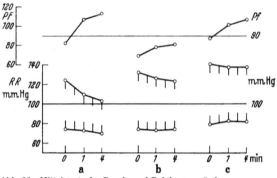

Abb. 25. Mittelwerte der Druck- und Pulsfrequenzänderungen vor (0) und während orthostatischer Belastung (1 und 4) bei Patienten mit stabiler und labiler Blutdruckregelung. Dauer der orthostatischen Belastung: 4 min. a statisch labile Druckregelung; b stabile Druckregelung; c hypertone Regulationsstörung mit dynamisch labiler Druckregelung. (Nach Mechelke und Nusser 1955.)

Für die hypertone Regulationsstörung mit dynamisch-labiler Druckregelung ist ebenfalls eine verminderte Leistungsbreite des Kreislaufs kennzeichnend. Bei

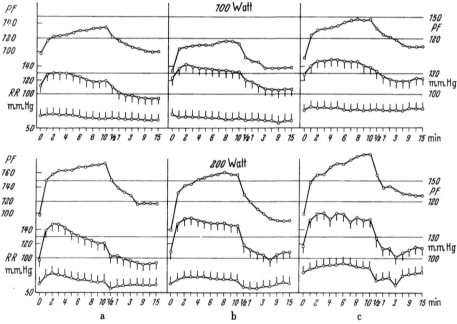

Abb. 26. Mittelwerte der Druck- und Pulsfrequenzänderungen während und nach der 100 Watt Arbeit (obere Reihe) im Vergleich zu denjenigen der 200 Watt Belastung (untere Reihe) bei Patienten mit stabiler und labiler Blutdruckregelung. a statisch labile Druckregelung; b stabile Druckregelung; c hypertone Regulationsstörung mit dynamisch labiler Druckregelung. (Nach Mechelke und Nusser 1955.)

eingeschränkter Arbeitstoleranz kann die geforderte Leistung manchmal nicht erreicht werden (Mechelke und Nusser 1955; Reindell und Kirchhoff 1956).

Im Vergleich zu den Befunden bei stabiler Blutdruckregelung steigen während der Arbeit systolischer und diastolischer Druck stärker an bei geringerer Zunahme der Druckamplituden. „Weit mehr als die eigentliche Blutdruckerhöhung stehen die starken Schwankungen des Blutdrucks im Vordergrund" (REINDELL, SCHILDGE et al. 1955), ein Befund, der eine dynamische Labilität der Blutdruckregelung sehr wahrscheinlich macht (Abb. 27). Dementsprechend ändern sich auch die Befunde der physikalischen Kreislaufanalysen bei dem gleichen Patienten. Häufiger ist der „Minutenvolumenhochdruck", seltener überwiegt die Zunahme des peripheren Strömungswiderstandes. Findet sich bei erheblicher Minutenvolumenbelastung eine ungenügende Verminderung des peripheren Strömungs-

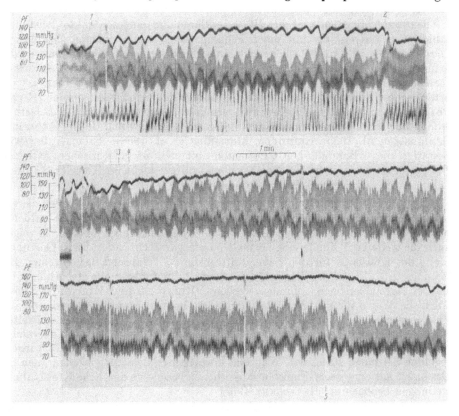

Abb. 27. Pat. H. Kr., 27 Jahre. Hypertone Regulationsstörung mit dynamisch labiler Druckregelung. *1—2* orthostatische Belastung; *3—4* Antreten des Ergometers ohne Belastung auf 70 Umdrehungen pro Minute; *4—5* Arbeit mit Belastung von 100 Watt. (Nach MECHELKE und NUSSER 1955.)

widerstandes, so entspricht dies einer Kombination von Minutenvolumen- und Widerstandshochdruck. Auch eine Erhöhung des sog. „elastischen Widerstandes" (E') wird oft errechnet (DELIUS 1944; REINDELL 1949; REINDELL, SCHILDGE et al. 1955; KÖNIG, REINDELL et al. 1959). Wie bei statisch-labiler Druckregelung finden sich erheblich größere Arbeits- und Erholungspulssummen (MECHELKE und NUSSER 1955). Da die Sauerstoffaufnahme bei den einzelnen Belastungsstufen normal ist, sind während der starken Pulsfrequenzsteigerungen die Werte für den Sauerstoffpuls erniedrigt. Der in Ruhe und während Arbeit vermehrten Volumenleistung paßt sich das Herz regulativ an und nimmt etwas an Größe zu (REINDELL und DELIUS 1948). „Die Volumenvergrößerung durch regulative Dilatation ist bei hypertonen Regulationsstörungen mit vermehrter Volumenbelastung kein Zeichen einer Kontraktionsinsuffizienz des linken Ventrikels, vielmehr liefert sie

erst die Voraussetzung für eine vergrößerte Schlagvolumenleistung des Herzens"
(Reindell und Kirchhoff 1956). Häufig ist jedoch auch der diastolische Blutdruck schon in Ruhe etwas erhöht und steigt während der Arbeit erheblich an.
Es wäre vorstellbar, daß anhaltend vermehrte sympathische Impulse die ausreichende Erniedrigung des peripheren Strömungswiderstandes verhindern. Diese
besonders unökonomische Kreislaufregulation, die sich in gleicher Form auch bei
Superposition von emotionaler Belastung und physischer Arbeit findet, kann als
ein Symptom der generalisierten Erregbarkeitssteigerung des erkrankten Organismus gedeutet werden (Schaefer 1957).

Reindell, Schildge et al. (1955) erklären die eingeschränkte Leistungsfähigkeit des Kreislaufs mit einer Fehlanpassung der peripheren Zirkulation.
Diese Deutung ist jedoch bisher nicht hinreichend bewiesen. Bestimmungen der
arteriovenösen Sauerstoffdifferenz in isolierten Gefäßprovinzen, etwa der arbeitenden Muskulatur, sind nicht bekannt. Nur bei wenigen Patienten ist die
arteriovenöse Sauerstoffdifferenz des Gesamtkreislaufs gemessen worden. Gegenüber der Norm waren die Ruhewerte vermindert, auch während der Belastung
wurde nur eine geringere Zunahme festgestellt (Reindell 1949; Reindell,
Schildge et al. 1955; Reindell, Musshoff et al. 1958). Sjöstrand (1956)
bestätigt diese Befunde bei 6 Patienten mit neurozirkulatorischer Asthenie.
Bei gestörter Anpassung des Gefäßsystems soll ein kleinerer Teil des Minutenvolumens die arbeitenden Muskeln durchströmen.

Wenn eine überschießende Blutdrucksteigerung während der Arbeit als zu-
fälliges Symptom bei einer Reihenuntersuchung gesunder Menschen entdeckt
wird und von diesen Personen keine Beschwerden angegeben werden, so zeigen
auch die weiteren Befunde eine normale oder sogar leicht vergrößerte Leistungsbreite des Kreislaufs für den Sauerstofftransport. „Während der einzelnen Belastungsstufen liegen die Werte für die Sauerstoffaufnahme alle etwas höher, als
sie bei Normalpersonen gefunden werden" (Reindell und Kirchhoff 1956).
Auch die Werte für das Sauerstoffäquivalent können etwas höher sein, da der
Pulsfrequenzanstieg für alle Belastungsstufen den bei Gesunden ermittelten
Werten entspricht. Es erscheint zweifelhaft, ob man bei diesen Personen überhaupt
von einer Störung der Regulation sprechen kann, vor allem, da die Blutdruckregelung bei ihnen stabil ist. Während körperlicher Belastung werden auch bei
Gesunden mit ergotroper Funktionsausrichtung besonders deutliche Kreislaufum-
stellungen beobachtet (Heinecker 1959).

Wie mit der Orthostase gewinnt man auch mit den während und nach der
Dauerbelastung gemessenen Blutdruckwerten und ihrem Abweichen vom „normalen" Verhalten die Möglichkeit, die vegetativen Herz- und Kreislaufstörungen
zu ordnen. Gerade bei der Arbeitsbelastung können die charakteristischen Symptome der hypertonen Regulationsstörung erkannt werden.

Die Leistungsfähigkeit des Kreislaufs ist sowohl bei hypo- als auch bei hyper-
tonem Druckverhalten vermindert, wie bereits die erheblich erhöhten Arbeits-
und Erholungspulssummen zeigen. So sind schließlich die Kranken beider Gruppen nicht mehr in der Lage, die gestellten Anforderungen zu erfüllen. Die verminderte Regulationsbreite der „Hypotonen" betrifft nicht nur den Kreislauf
(geringe Schlagvolumenreserve der kleinen Herzen), sondern vielleicht auch
den Stoffwechsel. Die Patienten mit hypertoner Regulationsstörung und dynamisch-labiler Druckregelung hingegen verbrauchen infolge ihrer dauernd ergotropen Einstellung bereits in Ruhe einen Teil ihrer Kreislaufreserve, was letztlich
auch zu einer ungenügenden Leistungsbreite führen muß. Ob dabei die Leistungsgrenze des „peripheren Kreislaufs" vor der des Herzens erreicht wird, bedarf
weiterer Untersuchungen.

6. Valsalvascher Versuch (Bürgersche Preßdruckprobe).

Während des Valsalvaschen Preßversuches, den BÜRGER als Preßdruckprobe zur Prüfung der Herzkreislauffunktion in die Klinik eingeführt hat, treten
erhebliche Änderungen der Blutverteilung auf (BÜRGER 1926a, b, 1939; BÜRGER
und MICHEL 1957). Die plötzliche Erhöhung des intrathorakalen und intraabdominellen Druckes führt zu einer Behinderung des Blutrückstromes zum
Herzen (WALZ und ZIMMERMANN 1951; STUCKI, HATCHER et al. 1955; CANDEL
und EHRLICH 1953; BOLT, MICHEL et al. 1956). Als Folge der Venendrucksteige-
rung im Bereich der extrathorakalen und paravertebralen Venen kommt es zu
einer erheblichen Erhöhung des Liquordruckes. Der verminderte Zufluß zum Herzen kann bis zu einem gewissen Grade durch einen erleichterten Bluteinstrom aus
dem Bauchraum kompensiert werden, wenn der Druck im Abdomen stärker als
im Thorax ansteigt (NORDENFELT 1934; MATTHES 1938; MILLS 1950). Nach
Befunden von LÜTHY (1956) ist der pressorische Druckgradient zwischen Abdomen und Thorax von der Preßdruckhöhe abhängig: Bei nur geringer Preßhöhe
ist der intrathorakale Druck höher als der intraabdominale, bei mittleren Preßdrucken (40—50 mm Hg) sind beide gleich hoch, bei hohen Preßdrucken übersteigt der intraabdominale den intrathorakalen. In diesem Zusammenhang wird
noch ein Sperrmechanismus im Zwerchfellbereich diskutiert, der den venösen
Zufluß vom Abdomen zum Thorax einschränken soll (LÜTHY und STUCKI 1955).
Herz- und Gefäßband werden kleiner entsprechend der verminderten Füllung von
Gefäßen, Vorhöfen und Ventrikeln sowie durch die Einbeziehung der Restblut-
menge des Herzens in die Zirkulation (NOLTE 1934, 1937; BÜRGER 1926a, 1939;
REINDELL, MUSSHOFF et al. 1954). Befunde von BOLT, MICHEL et al. (1955); BÄR,
HECKEL und ZEILHOFER (1956); LEE, MATTHEWS und SHARPEY-SCHAFER (1954);
BJÖRK und MALMSTRÖM (1955); BJÖRK, MALMSTRÖM und UGGLA (1954); GOLD-
BERG, ELISBERG und KATZ (1952) u. a. zeigen, daß während des Pressens das
normale Druckgefälle zwischen dem rechten und linken Herzen aufrechterhalten
wird, da das Druckniveau im rechten Herzen, kleinen Kreislauf und linken Vorhof annähernd gleichmäßig um die Preßhöhe gehoben wird. BOLT, MICHEL et al.
(1956) haben keine verstärkte Kontrastmittelfüllung in den größeren Ästen und
dem Hauptstamm der A. pulmonalis gesehen, im Gegenteil, die beobachtete ausgeprägte capillare Füllungsphase läßt eine pressorisch erweiterte terminale
pulmonale Strombahn vermuten. Für das rechte Herz besteht somit keine Ent-
leerungsbehinderung.

Der verminderte venöse Rückstrom ist die wesentlichste mechanische Kreislaufumstellung während des Pressens. Zu Beginn des Pressens ist bei schon er-
schwertem venösem Rückstrom der arterielle Blutabstrom noch begünstigt;
erst die Zunahme der venösen Stauung beeinträchtigt auch die arterielle Zirkulation. Der Preßversuch kann nur geleistet werden, wenn die pressorische
Schlag- und Minutenvolumenabnahme ausgeglichen werden kann (BÖGER 1932;
WEZLER und KNEBEL 1937a, b, 1939; MÜLLER und WACHSMUTH 1940; KLENSCH
1957) und damit eine Mindestdurchblutung der Organe aufrechterhalten wird.
Nur dann tritt kein pressorischer Kollaps auf. Das Gleichgewicht zwischen Zu-
und Abfluß im arteriellen System wird mit Hilfe einer Sympathicusaktivierung
erreicht. Der periphere Strömungswiderstand steigt erheblich an (BÖGER 1932;
MÜLLER und WACHSMUTH 1940; McINTOSH, BURNUM et al. 1954). Die periphere
Volumenpulsamplitude nimmt ab, ebenso der Blutgehalt der Fingerkuppe (ME-
CHELKE und MEITNER 1950a; MATTHES 1951; MECHELKE 1953a), sowie die
Stromstärke in peripheren Gefäßgebieten (KROEKER und WOOD 1956).

Diese einleitende Zusammenfassung soll zeigen, daß mit der Bürgerschen
Preßdruckprobe, ähnlich wie bei der orthostatischen Belastung, die Anpassung

des Kreislaufs an eine rasch eintretende erhebliche Minutenvolumenabnahme festgestellt wird. Man prüft die Leistungsfähigkeit des Kreislaufs bei plötzlicher Kraftentfaltung, die immer mit intrathorakaler Drucksteigerung einhergeht. „Ein großer Teil unserer Bewegungen, Arbeiten und Verrichtungen läuft unter den Bedingungen des Preßdrucks ab, praktisch bei allen Sportdisziplinen können intrathorakale Drucksteigerungen wirksam sein" (Bürger und Michel 1957). Da man beim Preß- und Orthostase-Versuch vorwiegend den Blutdruck gemessen hat, werden nach den Abweichungen des Druckes vom „normalen Verhalten" besondere Reaktionstypen unterschieden.

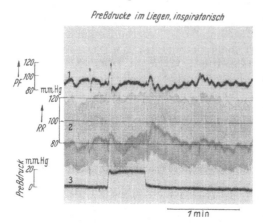

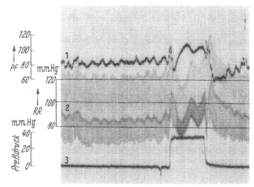

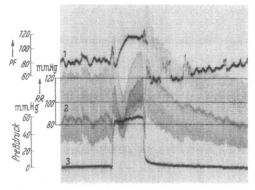

Abb. 28. Pat. W. K. 27 Jahre. Stabile Blutdruckregelung. Preßversuche mit verschiedener Preßhöhe bei gleicher Preßdauer. *1* Pulsfrequenz; *2* Blutdruck; *3* Preßhöhe.

Den mehrphasischen Ablauf der Druck- und Pulsfrequenzänderung beim Preßversuch einer Person mit *stabiler Blutdruckregelung* zeigt Abb. 28. Das *prä- und postpressorische Verhalten der Pulsfrequenz* kann durch reflektorische Einflüsse erklärt werden. Die präpressorische tiefe Inspiration führt zu einem vermehrten Blutangebot an das rechte Herz; dabei tritt eine Tachykardie auf. Postpressorisch wird beim Einstrom des extrathorakal gestauten venösen Blutes während der abrupten Blutdrucksenkung eine beschleunigte Herzschlagfolge gesehen. Welche Reflexmechanismen diese Frequenzschwankungen bestimmen, ist nicht eindeutig geklärt (Koepchen und Thurau 1957, 1959; Overbeck, Koepchen und Kramer 1956; Mühl, Scholderer und Kramer 1956; Stegemann und Maggio 1958; Overbeck, Koepchen und Brechtelsbauer 1956; Mechelke und Meitner 1949, 1950a, b; Mechelke 1953a, b; Schroeder und Brehm 1952; Matthes 1951; Wagner 1954). Die Dauer der arteriellen postpressorischen Drucksenkung entspricht der Lungenpassagezeit des Blutes. Die anschließende postpressorische Blutdrucksteigerung löst über pressoreceptorische Reflexe die Bradykardie aus.

Die *prä- und postpressorischen Blutdruckänderungen* werden durch wechselnde Auswurfleistungen des Herzens und über Änderungen des peripheren Strömungswiderstandes ausgelöst. Das Auftreten eines präpressorischen, durch die tiefe Inspiration bedingten Blutdruckanstieges ist von der Zeitdauer zwischen Inspirations- und Preßbeginn abhängig. Erfolgt der Preßversuch während der Lungenpassagezeit, so wird die inspiratorisch bedingte Drucksteigerung gleichzeitig mit der durch die intrathorakale Druckerhöhung bewirkten Heraufsetzung des arteriellen Drucks auftreten. Postpressorisch fällt der Blutdruck kurzfristig ab, da der intrathorakale Druck plötzlich sinkt und das linke Herz noch kein vermehrtes Volumen auswerfen kann. Erst mit dem anschließenden Blutmehrangebot an das linke Herz führt die Schlag- und Minutenvolumenzunahme zu erheblicher postpressorischer Druckerhöhung.

Die *pressorischen Blutdruckschwankungen* zeigen einen mehrphasischen Verlauf (PETERSON 1950). Das präpressorische atembedingte Blutmehrangebot, eine mögliche Blutvolumenabnahme der Lunge, ein erleichterter Blutzustrom aus dem Abdomen sowie die Erhöhung des intrathorakalen Drucks erklären den mit Preßbeginn erfolgenden abrupten Blutdruckanstieg. In etwa einem Drittel der Fälle findet sich eine initiale allseitige Vergrößerung des Herzens vor der anschließenden pressorischen Verkleinerung (NOLTE 1934, 1937). Der folgende Blutdruckabfall mit Druckamplitudenverkleinerung erklärt sich durch die geringere Füllung des arteriellen Systems. Bei vermindertem Zustrom nimmt die Auswurfleistung des Herzens ab, der Blutabstrom aus der Aorta in die Peripherie dagegen ist noch nicht erschwert (WAGNER und SCHROECKSNADEL 1942). Nach Einbeziehung des Reserveblutes aus Herz und Lunge sowie des im Abdomen gespeicherten Blutes in die Zirkulation wird der Blutnachschub vorwiegend von der Druckdifferenz Thorax—Bauchraum abhängig sein (SCHLOMKA und LAMMERT 1935). Besonders die Gegenüberstellung der Preßversuche in In- und Exspirationsstellung legt diese Auffassung nahe (MECHELKE und MEITNER 1950a; MECHELKE 1953a).

Beim exspiratorischen Preßdruck tritt ein größeres Druckgefälle Bauchraum — Thorax auf (MILLS 1950), da bei dieser Art des Pressens die Bauchpresse stärker eingesetzt wird und das hochstehende Zwerchfell bessere Wirkungsmöglichkeiten hat als das flach ausgespannte beim inspiratorischen Preßversuch. Auch eine wesentliche, respiratorisch bedingte, initiale Entleerung der abdominalen Blutspeicher ist beim exspiratorischen Pressen nicht zu erwarten, so daß während der pressorischen Phase eine größere Blutmenge für den Blutnachschub zur Verfügung steht. Hierdurch werden der geringere initiale pressorische Blutdruckabfall und die größeren pressorischen Blutdruckamplituden beim exspiratorischen Pressen erklärt.

Das pressorische Blutdruckverhalten ist abgesehen vom Blutnachschub von den Anpassungsvorgängen des Herz- und Gefäßsystems an die Minutenvolumen-abnahme abhängig. Die Acceleranswirkung hat auch positiv inotrope Einflüsse auf das Herz (KEIDEL 1949; REICHEL 1938/39, 1946/47, 1956; BAUEREISEN und REICHEL 1946/47; FREY und FREY 1948; MECHELKE und NUSSER 1950; HILD und HERZ 1955; ULLRICH, RIECKER und KRAMER 1954; SARNOFF 1955; OPDYKE 1952; SARNOFF und BERGLUND 1954; KJELLBERG, RUDHE und SJÖSTRAND 1951; GUYTON 1955; REINDELL und DELIUS 1948). Dabei werden jedoch eine verlängerte Anspannungs- und verkürzte Austreibungszeit sowie eine stärkere Abnahme der mechanischen Systolendauer gefunden (GATZEK und MECHELKE 1948). Von besonderer Bedeutung für die Druckänderungen während des Pressens ist die Zunahme des peripheren Strömungswiderstandes. Die venöse Stauung erniedrigt die Differenz zwischen arteriellem Mitteldruck und Venendruck und erschwert so zunehmend den Blutabstrom aus dem arteriellen System, so daß der Blutdruck erneut ansteigt. Darüber hinaus diskutieren BÜRGER und MICHEL (1957) für die häufige Druckerhöhung über den präpressorischen Wert „dominierende zentrale Einflüsse, bedingt durch Erhöhung der CO_2-Spannung und eventuell Asphyxie". Es ist jedoch nicht erwiesen, ob während des Pressens der Kohlensäuredruck so erheblich ansteigt, daß die zentralnervöse Erregbarkeit verändert wird. Auch ein Einfluß auf vasomotorische Zentren ist fraglich, da die Sauerstoffsättigung des Blutes erst nach längerer Preßdauer absinkt (Matthes 1938, 1951).

Auch die *pressorischen Frequenzänderungen* zeigen einen zweiphasischen Ablauf: Nach initialer Abnahme nimmt die Herzschlagfolge oft beträchtlich zu. Die folgende anhaltende Frequenzerhöhung ist ebenso wie die periphere Widerstandszunahme und die Umstellung der Herzdynamik ein Symptom der sympathicotonen Kreislaufumstellung während des Pressens. Da die Aortenwand durch den erhöhten intrathorakalen Druck entlastet wird, ist eine veränderte Impulsfolge ihrer Druckreceptoren wahrscheinlich (Wagner und Schröcksnadel 1942).

Ausmaß und zeitlicher Ablauf der pressorischen Puls- und Blutdruckänderungen zeigen bei Personen mit stabiler Blutdruckregelung eine weitgehende Übereinstimmung. Auch beim *Pressen im Stehen* treten bei ihnen keine Kollapserscheinungen auf. Die Druckamplituden werden jedoch pressorisch stärker eingeengt, die postpressorische Druckerhöhung ist erheblich. Für die Deutung dieser Druckänderungen müssen die orthostatischen Kreislaufumstellungen berücksichtigt werden.

Beim Zusammentreffen von Orthostase und Preßdruck wird der Blutdruckregler stärker beansprucht, da beide Bedingungen den venösen Rückfluß erschweren und das Schlagvolumen vermindern. Im Stehen wird für den Blutrückfluß während des Pressens ein geringeres abdominelles Blutvolumen zur Verfügung stehen. Während der orthostatischen Blutverteilungsänderungen nehmen auch der Blutgehalt der Lunge und die Restblutmenge des Herzens ab. Wenn beim Pressen im Stehen die Minutenvolumenabnahme so beträchtlich wird, daß die sympathicotone Kreislaufumstellung einen weiteren Druckabfall nicht verhindern kann, werden mit Unterschreiten des Blutdruckregelbereiches Kollapserscheinungen auftreten. Bürger und Michel (1957) erwarten „diese Dekompensation der Kreislaufregulation" vor allem dort, „wo bereits bei ruhigem Stehen keine optimalen Verhältnisse vorliegen, also bei jener Gruppe, die meist durch die Merkmale des asthenischen Habitus gekennzeichnet ist. In diesen Fällen kann der im Stehen vorgenommene Preßdruck die vielleicht sonst nicht besonders auffällige orthostatische Labilität geradezu demaskieren. ... In jedem Fall aber, wo derartige Kollapszustände bisher beobachtet wurden, waren sie Begleiterscheinungen einer im Stehen durchgeführten Preßdruckprobe, und niemals traten sie im Liegen auf." In Übereinstimmung hiermit werden kontinuierliche pressorische Blutdrucksenkungen mit Druckamplitudenverkleinerung und präkollaptischen Allgemeinsymptomen während des Pressens im Stehen nur bei Patienten mit *statisch labiler Blutdruckregelung* gesehen (Mechelke 1953a) (Abb. 29). Bei diesen Personen wird auch im Liegen nur ein geringer pressorischer Wiederanstieg des Drucks gefunden oder überhaupt vermißt. Die postpressorische Druckerhöhung ist abgeschwächt oder fehlt. Nach Pressen im Stehen kann bei den Patienten ein postpressorischer Kollaps eintreten, wenn der venöse Rückfluß nicht wieder zu-, sondern weiter abnimmt. Eine postpressorische Drucksteigerung wird nur selten beobachtet, ein Befund, den Bürger und Michel (1957) bei Personen mit asthenischem Habitus (synkopotrope Typen) finden. Auch MacLean und Allen (1940) erklären den pressorischen Kollaps beim Orthostatiker (hyposympathicotonic hypotension) mit einem mangelhaften venösen Rückfluß. Die gleichen Befunde, wie sie bei Patienten mit statisch-labiler Druckregelung gesehen werden, kann man bei Personen mit stabiler Kreislaufregulation erheben, wenn man vor dem Preßversuch das vegetative System mit sympathicolytischen oder ganglienblockierenden Pharmaka beeinflußt. Eine Beeinträchtigung der Reizübertragung im sympathischen System verhindert — wie eine Sympathektomie — die bei Abnahme des Minutenvolumens notwendig werdende sympathicotone Kreislaufumstellung (Sarnoff, Hardenbergh und Whittenberger 1948; Athanasiou 1949; Freis, Stanton et al. 1949; Bunnell, Greene und Kunz 1951; Elis-

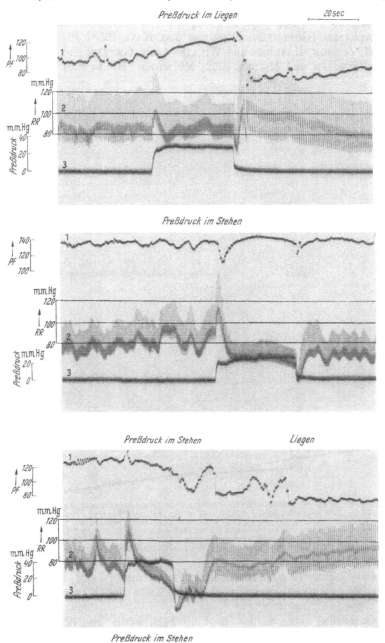

Abb. 29. Pat. W. A., 32 Jahre. Preßversuche im Liegen und Stehen. *1* Pulsfrequenz; *2* Blutdruck; *3* Preßhöhe. Die Abbildung zeigt das verschiedene Blutdruck- und Pulsfrequenzverhalten bei gleicher Preßdauer und Preß- höhe im Liegen und Stehen (obere und mittlere Kurve) sowie einen pressorischen Kollaps bei Pressen gegen höheren Druck im Stehen (untere Kurve). Vergleiche Abb. 20: Orthostatische Belastung bei dem gleichen Kranken.

BERG, Singian und Miller 1952; Elisberg, Miller et al. 1953; Greene und Bunnell 1953; Price und Conner 1953; Mechelke 1953a; McIntosh, Burnum et al. 1954; Lee, Matthews und Sharpey-Schafer 1954; Stucki, Stampbach und Lüthy 1954; Heinzel, Matthes et al. 1952). Ebenso wird bei Behinderung des Bluttransportes vom rechten zum linken Herzen der Druck postpressorisch nicht ansteigen. Dies zeigen die Ergebnisse bei Herzkranken und Patienten mit Lungenemphysem (Goldberg, Elisberg und Katz 1952; Elisberg, Singian et al. 1953; Judson, Hatcher und Wilkins 1955; Greene und Bunnell 1953; Elisberg, Singian und Miller 1952; McIntosh, Burnum et al. 1954; Bur-

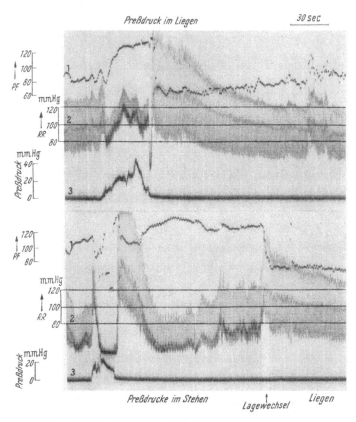

Abb. 30. Pat. H. F., 24 Jahre. Preßversuche im Liegen und Stehen. *1* Pulsfrequenz; *2* Blutdruck; *3* Preßhöhe. Der Patient hält die ihm vorgeschriebene Preßhöhe und -dauer nicht ein. Während des ungleichmäßigen, unzulänglichen Pressens im Liegen verkleinern sich die Blutdruckamplituden erheblich und die Pulsfrequenz nimmt zu (obere Kurve). Beim Pressen im Stehen (untere Kurve) fällt wenige Sekunden nach Preßbeginn der Blutdruck plötzlich ab und die Herzschlagfolge wird extrem verlangsamt. Der Preßversuch wird abgebrochen. Bei dem gleichen Patienten wurde eine dynamisch labile Blutdruckregelung nachgewiesen.

roughs und Bruce 1956; Stucki, Stampbach und Lüthy 1954; Sharpey-Schafer 1955; Freis, Stanton et al. 1949; Mills und Kattus 1958; Lüthy 1956).

Bürger (1926a) unterscheidet einen mit Tachykardie und Blutdrucksenkung einhergehenden und möglicherweise durch Hirnanoxie ausgelösten pressorischen Kollaps von einem bradykarden, bei „besonderer Erregbarkeit des vagischen Apparates" eintretenden Kreislaufversagen. Die abrupte Drucksenkung und Pulsfrequenzabnahme, wie sie Abb. 30 bei einem Patienten mit dynamisch-labiler Druckregelung zeigt, kann mit dem plötzlichen Überwiegen kreislauf-hemmender zentralnervöser Effekte gedeutet werden. Gerade bei dynamischer Labilität der Druckregelung besteht die Neigung zu krisenhaften Entgleisungen

in sympathicotoner und vagotoner Richtung (sympathico- oder vagovasaler
Anfall s. Teil III, 3).

BÜRGER und MICHEL (1957) betonen, daß Kollapszustände ,,vorwiegend bei
asthenischen, also muskelschwachen Individuen auftreten", die beim Preßversuch ,,keine sehr wirkungsvolle Bauchpresse" entwickeln. Auch KLAUS (1939)
findet eine Abhängigkeit des Valsalva-Effektes von der Körperkonstitution.

Nach den *Blutdruckänderungen* unterscheiden BÜRGER und MICHEL (1957) ein ,,normales",
ein ,,synkopotropes Kreislaufverhalten und eine optimale Kreislaufregulation" (Abb. 31).
Die Blutdruckmessung hat sich beim Preßversuch zur Erfassung ,,synkopotroper Kreislauf-
schwächlinge" bewährt. BÜRGER betont die besondere Bedeutung seiner Preßdruckprobe
für sportärztliche Fragen: ,,Die Preßdruckprobe ist entstanden aus sportärztlichen Erwägungen heraus unter dem Eindruck der Schwierigkeiten, die entstehen, wenn es gilt, ein ge-
sundes, an sich leistungstüchtiges Herz- und Kreislaufsystem hinsichtlich seines Verhaltens
bei Höchst- und Grenzleistungen zu beurteilen. In der Aussiebung der sog. synkopotropen
Typen unter den Sportlern ist das Hauptanwendungsgebiet der Preßdruckprobe zu sehen. Darüber hinaus ist sie aber grundsätzlich dort angebracht, wo bei intaktem oder geschädigtem
Herzkreislaufsystem die Angaben des Patienten eine Versagensbereitschaft möglich erscheinen
lassen, ohne daß diese aus der klinischen Untersuchung bestätigt werden kann. Dagegen ist es
mehr oder weniger sinnlos, bei nachweisbaren kardialen Dekompensationserscheinungen die
Funktion des Herzens zu prüfen."

BÜRGER und MICHEL (1957) stellen prophylaktische Gesichtspunkte in den Vordergrund:
,,Wer bei der Preßdruckprobe ein synkopotropes Blutdruckverhalten erkennen läßt, dem ist
dringend von einer Hochgebirgstour abzuraten, der ist vor Tauchübungen zu warnen, der
soll sich nicht dem Kraftsport widmen." Mehrfache Kontrolluntersuchungen haben gezeigt,
daß im Anschluß an Infektionskrankheiten und Fokalinfektionen eine derartige Versagensbereitschaft auch bei Leistungssportlern vorübergehend vorhanden sein kann.

Von FLACK (1921), FLACK und BURTON (1922) werden während des Pressens im Stehen
gegen 40 mm Hg vor allem die *Änderungen der Pulsfrequenz* gewertet. Ein kontinuierlicher
steiler Frequenzanstieg oder ein Abfall nach anfänglichem Ansteigen findet sich bei mangelhaften Regulationsmechanismen (Abb. 32). Bei stabilem Kreislauf kann die Pressung für
50—70 sec aufrechterhalten werden. Vegetativ labile Personen (Orthostatiker) kollabieren
häufig schon nach 10 sec (MACLEAN und ALLEN 1940; SARRE 1949). Auch gesunde, jugendliche Sportler unterbrechen die Pressung mehrfach bereits nach 25 sec. PLAS, BOURDINAUD
und MISSENARD (1950) unterscheiden 5 Typen der pressorischen Pulsfrequenzänderungen:

1. Die Pulsfrequenz bleibt konstant.

2. Die Pulsfrequenz steigt zu Beginn des Preßversuches etwas an und bleibt dann auf dem
erhöhten Niveau.

3. Die Pulsfrequenz steigt anfänglich etwas stärker an, bleibt aber dann auf höherem
Niveau gleich.

4. Nach raschem erheblichem Anstieg erfolgt ein ausgeprägter pressorischer Abfall der
Frequenz unter den Ausgangswert.

5. Bei Ruhetachykardie fällt die Pulsfrequenz während der Pressung auf normale Werte.

Personen des Typs 4 sollen Gravitationseinflüssen (Flugzeug) nicht ausgesetzt werden.
Es wird jedoch angeraten, den Flack-Test mit anderen Kreislauffunktionsproben zu kombinieren.

Die pressorischen *Venendruckänderungen* können nach den Ergebnissen von BÜRGER und
MICHEL (1957), LIEDHOLM (1939), BUDELMANN (1936) und RUSHMER (1947) nicht zur Herz-
kreislauffunktionsprüfung herangezogen werden. Ebenso hat die *physikalische Kreislaufanalyse* für die Preßdruckprobe keine Bedeutung erlangt, obwohl VENHOFEN und ANGSTER
(1952) sowie BÖGER (1932) ihre Anwendung während der postpressorischen Phase empfehlen.

Abschließend wäre zu erörtern, ob bestimmte Reaktionstypen BÜRGERs bei
orthostatischen Regulationsstörungen und den verschiedenen Formen der Blutdruckregelung häufiger auftreten. Es zeigt sich zunächst, daß wesensmäßig
zwischen orthostatischer und pressorischer Belastung kein Unterschied besteht.

,,In beiden Fällen handelt es sich um eine Erschwerung des venösen Rückflusses mit
konsekutiver Herabsetzung des Schlagvolumens und ihrer Folgen für die einzelnen Kreislaufgrößen, aber auch für die Ingangsetzung reflektorischer Umstellungsvorgänge, die letztlich
dem Zweck dienen, eine ausreichende Versorgung der unmittelbar lebensnotwendigen Zentren
und Organe zu gewährleisten. Da aber unter den Bedingungen des Preßdrucks die Anforderungen an den Kreislauf weitaus größer sind als beim bloßen Stehen, glauben wir zu der Behauptung berechtigt zu sein, daß der Preßdruckversuch besser als der Stehversuch geeignet

ist, eine Kreislaufinsuffizienz im allgemeinen und eine orthostatische Labilität im besonderen aufzudecken. Wir neigen um so eher zu diesem Urteil, als eine mangelnde Stehreaktion einmal nicht selten erst durch die Preßdruckprobe demaskiert werden kann, und zum anderen das von Schellong in verschiedene Reaktionstypen zusammengefaßte Puls- und Blutdruckverhalten keineswegs so charakteristisch ist, wie man auf Grund verschiedener Veröffentlichungen annehmen sollte" (Bürger und Michel 1957).

Diese Erfahrungen beziehen sich jedoch nur auf Ergebnisse mit der auskultatorischen Methode der Blutdruckmessung im Stehen und während der Preßdruckprobe. Werden für beide Belastungsverfahren — Orthostatik sowie Preßdruck —

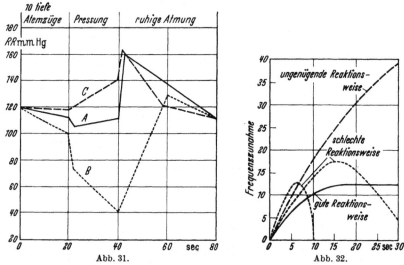

Abb. 31.   Abb. 32.

Abb. 31. Unterschiedliches Blutdruckverhalten bei der Preßdruckprobe. *A* normales Verhalten; *B* synkopotrope Typen; *C* optimale Kreislaufregulation. „Die 3 Reaktionstypen wurden mit *A*, *B* und *C* bezeichnet. Der Typus *A* ist dadurch gekennzeichnet, daß während der präpressorischen vertieften Inspiration ein minimaler systolischer Blutdruckabfall eintritt, der sich mit Beginn der Pressung zunächst noch verstärkt, um im weiteren Verlauf des Pressens wieder langsam anzusteigen, wobei der Ausgangswert zwar nicht ganz, aber annähernd erreicht wird. Postpressorisch erfolgt dann ein deutlicher Anstieg, der den präpressorischen Wert weit übertrifft. Dieses Blutdruckverhalten charakterisiert nach Bürger den normalen gesunden Probanden.
Beim Typus *B* ist der präpressorische Blutdruckabfall stärker ausgeprägt als beim Typus *A*. Sofort nach der Steigerung des intrathorakalen Drucks fällt der systolische Druck ganz exzessiv weiter ab. Werte von 40 mm Hg und darunter wurden von Bürger registriert. Nach Freigabe der Atmung steigt der Blutdruck langsam wieder an. Der Ausgangswert wird jedoch erst nach einer gewissen Zeit erreicht. Er kann, in der Regel aber nur unbedeutend, überschritten werden. Das unter Typ *B* rubrizierte Blutdruckverhalten wird vor allem bei Asthenikern angetroffen. Sie stellen das Gros derer, die während der Pressung kollabieren. Bürger hat deshalb die Sonderbezeichnung ‚synkopotrope Typen' eingeführt. Typus *C* schließlich zeigt präpressorisch fast keine Veränderungen. Pressorisch kommt es im Mittel dann zu einem von Beginn an nachweisbaren kontinuierlichen Anstieg, der nach Wiedereinsetzen der Atmung zunächst noch verstärkt wird, um dann, wie beim Typus *A* langsam auf den Ausgangswert abzusinken. Diese Reaktionsform wurde in erster Linie bei gut trainierten Personen, also bei Sportlern, gefunden." (Nach Bürger und Michel 1957.)

Abb. 32. Verschiedene Verhaltensformen des Pulses beim Flack-Test (schematisch). (Nach Bürger und Michel 1957.)

die methodischen Unsicherheiten durch Verwendung der intraarteriellen Druckschreibung ausgeschaltet, so können die Befunde vergleichend betrachtet werden. Es zeigt sich, daß bei stabiler Druckregelung während des Pressens im Liegen und Stehen keine Kollapserscheinungen auftreten (vgl. Abb. 28). Bei statisch labiler Blutdruckregelung dagegen läßt sich im Stehen eine Abhängigkeit zwischen der Preßhöhe und der pressorischen Drucksenkung nachweisen. Wird gegen höhere Drucke gepreßt, so kollabieren die Kranken häufiger (vgl. Abb. 29). Abrupte Druck- und Frequenzsenkungen kurz nach Preßbeginn sind sehr selten bei Kranken mit dynamisch-labiler Druckregelung beobachtet worden (vgl. Abb. 30).

Wenn beim Preßversuch nur Blutdruckmessungen und Pulsfrequenzbestimmungen durchgeführt werden, kann über die Anpassungsfähigkeit des Herzmuskels an die wahrscheinliche Verminderung der Coronardurchblutung während des Pressens keine Aussage gemacht werden.

BÜRGER und MICHEL (1957) diskutieren die Möglichkeit einer Beeinträchtigung der Herz-funktion besonders bei bereits geschädigten Herzen. „Bestimmte elektrokardiographische und phonokardiographische Veränderungen sowie die ausbleibende röntgenologische Ver-kleinerung des Herzens" sollen ihre Ursache in kardialen Faktoren haben (BÜRGER und MICHEL 1957; FRANKE 1944). BÜRGER und MICHEL empfehlen das Preßdruck-EKG bei „allen laten-ten Schädigungen verschiedenster Genese", betonen aber, daß es „keine spezifischen EKG-Veränderungen beim Preßdruck gibt". Auch die Auswertung phonokardiographischer Befunde kann nach BÜRGER und MICHEL etwas über die Herzfunktion beim Preßversuch aussagen.

7. Kreislaufänderungen während Kälteeinwirkung (Kältetest) bei Patienten mit dynamisch-labiler Blutdruckregelung.

Jede Änderung der Beschaffenheit oder der Funktion eines Regelgliedes im Blutdruckregelkreis wird nach dem allgemeinen Prinzip der Regelung das ganze Blutdruckregelsystem beeinflussen. Es liegt daher nahe, bei Patienten mit dy-namisch-labiler Druckregelung auch eine verstärkte Reaktion der Gefäße zu ver-muten, insbesondere dann, wenn gleichzeitig eine hypertone Regulationsstörung besteht. Letztere entspricht nach WOLLHEIM (1956) dem latenten oder prä-hypertensiven Stadium der essentiellen Hypertonie (Prehypertension nach PAGE und CORCORAN 1949). Die dynamische Labilität als eine spezielle Form der Fehl-regulation könnte dann einer der möglichen pathogenetischen Faktoren der essentiellen Hypertonie sein, da dem Faktor „Dysregulation" eine wesentliche Bedeutung für die Entstehung der essentiellen Hypertonie zukommt (ROTHLIN und CERLETTI 1949; WOLLHEIM 1957). Diese Frage ist für die dynamische La-bilität der Druckregelung noch nicht geklärt.

Außerdem soll ein hyperreaktives Verhalten der Gefäße die Entwicklung der essentiellen Hypertonie begünstigen. Nach den Untersuchungen von HINES et al. kann eine solche Hyperreaktivität des Gefäßsystems mit dem Kältetest nach-gewiesen werden (HINES und BROWN 1932, 1933, 1935, 1936a, b; HINES 1937a, b, 1939, 1940a—e, 1951a—c; HINES und LANDER 1941; GODDEN, ROTH und HINES 1955). Der deutliche Blutdruckanstieg während kurzfristiger Kälteein-wirkung wird dabei auf eine übernormale Vasoconstriction bezogen.

Es zeigt sich jedoch, daß auch bei Patienten mit hypertoner Regulationsstörung und dynamisch-labiler Blutdruckregelung ein positiver Kältetest nicht häufiger auftritt als bei Patienten mit stabiler oder statisch-labiler Druckregelung. Nur bei älteren Personen nimmt die Zahl der positiven Kälteteste unabhängig von der Form der Druckregelung zu (MECHELKE und KUHN 1958) (Abb. 33 und 34). Diese Ergebnisse bei hypertoner Regulationsstörung und dynamischer Labilität im Blutdruckregelkreis bestätigen somit die von zahlreichen Nachuntersuchern geäußerten Zweifel, daß die mit dem Kältetest ermittelte sog. Hyperreaktivität ein charakteristisches Merkmal der essentiellen Hypertonie sei und auch bei nor-malem Blutdruck eine konstitutionelle Prädisposition für diese Krankheit anzeige.

Der Kältetest ist bei Gesunden und bei einem umfangreichen Krankengut durchgeführt, mehrfach nachgeprüft und mit anderen sog. „Hyperreaktivitätstesten" wie dem Atemanhalte-test (AYMAN und GOLDSHINE 1939; FELDT und WENSTRAND 1941; GLOCK, VOUGHT et al. 1956), dem CO_2-Inhalationstest (HARDGROVE, ROTH und BROWN 1938), dem Amytal- und Nitrittest (HAMMARSTRÖM 1947) und der Injektion von Natriumbromidlösung im sog. ge-kreuzten Test (SARACOGLU 1951) verglichen worden. Die Ergebnisse von HINES u. Mitarb. wurden nicht einheitlich bestätigt. Insbesondere ist im Folgezeit bestritten worden, daß der positive Kältetest ein charakteristisches Merkmal der essentiellen Hypertonie ist und schon bei normalem Blutdruck eine konstitutionelle Prädisposition für diese Krankheit anzeigt (HINES 1935, 1936b, 1937a, b, 1940c). So fanden BRIGGS und OERTING (1933) bei den meisten ihrer Hypertoniker unter Berücksichtigung der Hinesschen Kriterien nur geringe Kälte-reaktionen. ALAM und SMIRK (1938) beobachteten mit einem modifizierten Kältetest sowohl unter den Normotonikern als auch Hypertonikern normal und überschießend reagierende

Individuen. Reisinger (1941) fand bei 73 % der essentiellen Hypertoniker, bei 50 % der Normotonen positive Teste. Pickering und Kissin (1935/36) sowie Todd (1944) sahen keinen eindeutigen Unterschied zwischen Personen mit normalem Blutdruck und Hypertonikern gleicher Altersstufe. Armstrong und Rafferty (1950) konnten bei einer katamnestischen Untersuchung von 166 Air-Force-Offizieren nach 7 Jahren keine Korrelation zwischen der Größe des systolischen Druckanstiegs im Kältetest und der Zunahme des Ruheblutdrucks aufdecken. Beobachtungen, wonach sich bei Personen mit positivem Kältetest viel häufiger Hypertonien in der Familienanamnese finden als bei Personen mit normaler Reaktion (Hines und Brown 1935; Hines 1937a), werden von Dieckmann und Michel (1935), sowie Briggs und Oerting (1937) angeführt, jedoch von Pickering und Kissin (1935, 1936), Reid und Teel (1938), Feldt und Wenstrand (1941), Russek (1943) sowie von Todd (1944) nicht bestätigt.

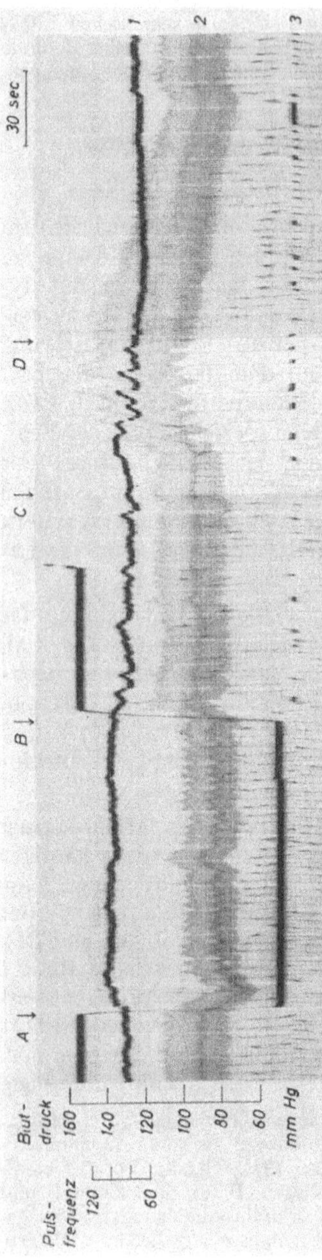

Von den 50 Patienten Brummers (1947) mit neurozirkulatorischer Dystonie reagierten nur 4 Kranke im Kältetest eindeutig positiv. Dabei ergab sich keine Korrelation zwischen emotionellem Druckanstieg und Kältereaktion. Paasonen, Waris und Peltonen (1953) haben bei „Vagotonikern" und „normalen" Individuen keine nennenswerten Unterschiede gesehen; auch 5 Patienten mit psychischer Labilität und entsprechender vegetativer Symptomatik haben sich nicht hyperreaktiv verhalten. Ebenso hat die von Igersheimer (1953) untersuchte psychoneurotische Patientengruppe im Kältetest kein auffälliges Verhalten gezeigt.

Man wird fragen, wovon der Ausfall des Kältetestes eigentlich abhängig ist. Vom Standpunkt der Physiologie ergibt sich beim Kältetest eine Korrelation zwischen Druckerhöhung und Reizintensität, wenn die Versuche bei der gleichen Person nacheinander ausgeführt werden, ein verständlicher Befund, da die einzelne Sinneszelle reizproportional in Erregung gerät. Wolf und Hardy (1941) fanden dabei mit zunehmender Reizstärke zusätzliche Symptome einer Sympathicuserregung (schnelle unregelmäßige Atmung, motorische Unruhe, Schweißausbruch).

Der Blutdruckanstieg im Kältetest wird mit einer Vasoconstriction erklärt (Hines und Brown 1933, 1936a; Wolf und Hardy 1941; Reiser und Ferris 1948; Bugár-Meszaros und Okos 1956;

Abb. 33. Pat. We., Albert, 43 Jahre. *1* Pulsfrequenz; *2* Blutdruck; *3* Atmung. *A—B* orthostatische Belastung; *C—D* Kältetest. Klinische Diagnose: Cholecystopathie. Ruheblutdruck 110/75 mm Hg, Pulsfrequenz 78/min. Prüfung der Blutdruckregelung: Statische Labilität. Kältetest: positiv (40/28 mm Hg). Der Blutdruckanstieg beginnt etwa 10 sec nach Testbeginn (E). Gleichzeitig wird die Atmung langsamer und tiefer. (Nach Mechelke und Kuhn 1958.)

Wezler 1949; Thauer 1952), die auch die Nieren- und Gehirngefäße mit einbezieht (Clearance-Befunde: Odell und Aragon 1947; Wolf, Pfeiffer et al. 1948; funktionelle Dynamometrie: Weigelin und Althaus 1952). Befunde von

LARSSON (1948), HAMMARSTRÖM (1947) und WHITTOW (1955) zeigen, daß die Druckzunahme beim „cold pressor test" vom jeweiligen peripheren Gefäßtonus abhängig ist. Bei trophotroper Kreislaufeinstellung nimmt das Minutenvolumen während der Kälteeinwirkung weniger ab als bei ergotroper Funktionsausrichtung (HEINECKER 1959).

Da eine unterschiedliche Empfindlichkeit und Zahl der peripheren Receptoren wenig wahrscheinlich ist, können bei gleicher Reizstärke die verschiedenen Testergebnisse — gleiches Lebensalter sowie normale Beschaffenheit und Funktion von Herz und Kreislauf vorausgesetzt — nur mit einer verschiedenen Reizverarbeitung erklärt werden. Es wäre also zu fragen, ob die Sympathicusaktivierung bei positivem Kältetest durch die Reizverarbeitung zusätzlich verstärkt wird, und ob diese Verstärkung von der peripheren Reizintensität relativ unabhängig ist. Beim Kältetest darf nicht übersehen werden, daß unter 10° Temperatur vor allem Schmerzreceptoren erregt werden. Bei der üblichen Testtemperatur von 4° wird die Erregungsgröße wesentlich vom nociceptiven Apparat gebildet und nur noch zum geringeren Teil vom temperaturempfindlichen Sinnesorgan. Die Grenze liegt etwa bei 10°, unterhalb dieser überwiegt zunehmend der Schmerzsinn den Temperatursinn (v. FREY 1910; REIN und SCHNEIDER 1956). Deshalb werden beim Kältetest vorwiegend Nociceptoren angesprochen, die neben der Schmerzempfindung Abwehrreflexe und das allgemeine Alarmsignal Schmerz auslösen. Die Schmerzreceptoren

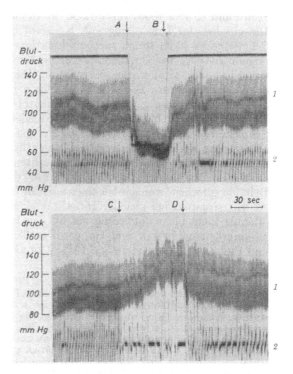

Abb. 34. Pat. Pfe., August, 16 Jahre. *1* Blutdruck; *2* Atmung; *A—B* orthostatische Belastung; *C—D* Kältetest. Klinische Diagnose: abklingende Nephritis nach Angina tonsillaris. Ruheblutdruck 130/80 mm Hg, Pulsfrequenz 66/min. Prüfung der Blutdruckregelung: „faint". Kältetest: positiv (23/27 mm Hg) bei unruhiger, ungleichmäßiger Atmung und einem Pulsfrequenzanstieg von 18 Schlägen pro Minute; stufenförmiger Druckanstieg. (Nach MECHELKE und KUHN 1958.)

unterscheiden sich ferner von den Kältereceptoren durch ihre fast fehlende Adaptation: dies und die Unterbindung des nociceptiven Abwehrreflexes beim Kältetest führen zum verstärkten Schmerzaffekt, der seinerseits wieder den Sympathicus stimuliert.

Schon HINES und BROWN (1936a) haben als auslösende Ursache für die Drucksteigerung den durch die Unterkühlung verursachten Schmerz diskutiert. BRIGGS und OERTING (1933), DIECKMANN und MICHEL (1935), PICKERING und KISSIN (1935/36), REID und TEEL (1938), AYMAN und GOLDSHINE (1938), REISINGER (1941), WOLF und HARDY (1941), RUSSEK (1943) und WOLFF (1951) weisen auf die quantitativen Beziehungen zwischen empfundener Schmerzintensität und Blutdruckanstieg im Kältetest hin. WAGNER, ATHANASIOU und BAUEREISEN (1951) haben gezeigt, daß bei sehr starken örtlichen Kälteeinwirkungen auf die Haut von Hand, Fuß, Brust und Nacken der Blutdruck nur dann ansteigt, wenn ein Kälteschmerz verspürt wird. „Der Beginn dieses Blutdruckanstieges fällt zeitlich stets mit dem Einsetzen des Kälteschmerzes zusammen."

Das im Kältetest geprüfte Blutdruckverhalten ist demnach im Grunde eine Schmerzreaktion und wie jede Schmerzreaktion komplexer Natur. Der Kältetest ist zudem unphysiologisch, weil der nociceptive Abwehrreflex unterbunden wird, was gewissermaßen eine unbewältigte Notfallsituation darstellt. Geprüft wird letzthin eine individuelle Verhaltensweise gegenüber dem Testreiz Schmerz. Dafür sprechen folgende experimentellen Befunde: Bei stärkeren Druckerhöhungen ändern sich gleichzeitig Atemform und -größe (Mechelke und Kuhn 1958; vgl. Abb. 33 und 34). Dabei zeigen sich die gleichen Atemformen, wie sie als typisch für affektive Verhaltensweisen beschrieben wurden (Christian, Mohr und Ulmer 1955; Christian, Mohr et al. 1955; Christian 1957, 1958). Die gleichzeitige Umstellung von Kreislauf und Atmung während eines Kälte-Schmerzreizes kann somit auch als funktioneller Ausdruck einer umfassenderen Gesamtleistung des Organismus verstanden werden, wie sie bei der Notfall-situation oder vitalen Schreckreaktion bekannt ist. Beim Kältetest könnte die Verarbeitung des Bedeutungsgehaltes der Reizsituation die von den Kälte- und Schmerzreceptoren vermittelte Sympathicusaktivierung erheblich verstärken. Dabei sind möglicherweise die individuellen Unterschiede der empfundenen Schmerzintensität von besonderer Bedeutung. Diese Verstärkung der Sympathi-cuserregung wird das Testergebnis wesentlich beeinflussen und wahrscheinlich den während des Tests häufig zu beobachtenden *zweiten* stufenförmigen Druck-anstieg auslösen (Abb. 33 und 34). Für diese Auffassung würden auch die Befunde sprechen, wonach bei einer zweiten Untersuchung der gleichen Personen die Reizsituation bei gleicher Intensität eine andere Bedeutung erlangt, die es offenbar nicht mehr notwendig macht, den Reiz mit Hilfe einer Notfallreaktion zu verarbeiten (Ayman und Goldshine 1938; Reid und Teel 1938; Chesley und Chesley 1939; Reisinger 1941; Goldring und Chasis 1944; Mechelke und Kuhn 1958).

Im Gegensatz zu den teilweise gegensinnigen Befunden sind die Ergebnisse über den Ein-fluß des Alters auf den Kältetest einheitlicher. Feldt und Wenstrand (1941), Russek (1943), Russek und Zohman (1945) finden eine mit dem Alter parallel laufende Zunahme positiver Kälteteste. Ein verstärkter Druckanstieg im Kältetest beim alternden Menschen wird zwar von Miller und Bruger (1939) sowie Windesheim, Roth und Hines (1955) bezweifelt, ist aber sowohl bei Normotonen als auch bei Hypertonikern von Pickering und Kissin (1935/36), Yates und Wood (1936), Alam und Smirk (1938), Hines 1940c, Russek (1943) sowie Russek und Zohman (1945) gefunden worden. Der Anstieg des diastolischen Blutdrucks ist dabei besonders deutlich.

Bei psychischer Belastung (Kopfrechnen, freies Gespräch) haben dagegen Imhof, Hürli-mann und Steinmann (1957) in höheren Altersstufen ausgeprägtere Steigerungen besonders des systolischen Blutdrucks nachgewiesen. Der Befund wird mit der Altersstarre der Gefäße erklärt, bei der eine gleich große Schlagvolumenzunahme zu einem stärkeren systo-lischen Druckanstieg führt (Moret, Cuénod und Duchosal 1957). Auch die von Raab (1953) für den Altersanstieg postulierte kontinuierliche systolische Druckzunahme während der CO_2-Atmung kann mit dem physiologischen Dehnbarkeitsverlust der Gefäße hinreichend erklärt werden. Ein Anstieg der „central vasomotor irritability" in höheren Altersstufen — wie Raab (1953) vermutet — ist damit aber nicht bewiesen.

Es erscheint naheliegend, die größeren systolischen Druckanstiege beim Kältetest in höheren Altersstufen mit den physiologischen Alternsvorgängen der Gefäße, insbesondere der zu-nehmenden Starre ihrer Wand zu erklären (Wezler 1942). Bei Berücksichtigung des Lebens-alters würden vermutlich die verschiedenen klinischen Ergebnisse einheitlicher erscheinen.

Abschließend ist es notwendig, auf die Problematik des Begriffs „Hyper-reaktivität" hinzuweisen: Eine „wirkliche" Hyperreaktivität (Redleaf und Tobian 1958), d.h. eine stärkere Verkürzung der Gefäßmuskulatur nach Gabe einer pressorischen Substanz ist bei normalem Blutspiegel der vasopressorischen Stoffe und normaler Arterenolfreisetzung an den sympathischen Nervenendigungen nicht bewiesen. Eine „scheinbare" Hyperreaktivität kann auftreten, wenn mor-phologische Gefäßwandveränderungen oder die Zunahme des „cellulären und

reflektorischen Tonus" der Gefäßmuskelzelle (SCHAEFER 1952) den Elastizitätsmodul der Gefäße erhöhen (Basaltonus: FOLKOW 1952; MECHELKE, NUSSER und
HEY 1955). Bei so verändertem Ausgangszustand der Gefäßmuskelspannung werden
gleiche Querschnittsabnahmen zu einem stärkeren Druckanstieg führen. Mit dem
Kältetest kann aber weder eine „wirkliche" noch eine „scheinbare" Hyperreaktivität des Gefäßsystems sicher erfaßt werden. Die Intensität der Vasoconstriction
und somit die Drucksteigerung sind von der Änderung des bestehenden Gefäß-
spannungszustandes durch die zusätzliche Sympathicuserregung abhängig. Bei
gleicher Empfindlichkeit und Zahl der Kälte-Schmerz-Receptoren können die
verschiedenen Testergebnisse nur verstanden werden, wenn angenommen wird,
daß die Verarbeitung des Bedeutungsgehaltes der jeweiligen Reizsituation den
Sympathicus verschieden aktiviert. Gleichzeitige Umstellung von Kreislauf und
Atmung beim Kältetest sind der funktionelle Ausdruck einer umfassenderen
Gesamtleistung des Organismus. Der Kranke reagiert nicht nur auf den Reiz,
sondern auch auf die Bedeutung der Reizsituation.

8. Das Elektrokardiogramm
bei vegetativen Herz- und Kreislaufstörungen[1].
α) Ruhe-EKG.

Bei der Mehrzahl aller Patienten mit vegetativen Herz- und Kreislaufstörungen
ist das Ruhe-EKG normal und zwar auch dann, wenn Belastungsprüfungen ausgeprägte Regulationsstörungen erkennen lassen (LEWIS 1917; WHITE, COHEN
und CHAPMAN 1947; REINDELL, SCHILDGE et al. 1955; Literaturübersicht bei
LEPESCHKIN 1951; FRIESE und HAID 1959). Von der Norm abweichende Elektrokardiogramme kommen vor, werden aber bei Vergleichsgruppen gesunder
junger Menschen etwa ebenso häufig beobachtet (GRAYBIEL und WHITE 1935;
STEWART und MANNING 1944). WHITE, COHEN und CHAPMAN (1947) sprechen deswegen von „nonexistence of any characteristic pattern or pathognomonic evidence
of neurocirculatory asthenia in the electrocardiogram."

Beim Vergleich mit Gesunden finden sich jedoch bei Patienten mit vegetativen
Herz- und Kreislaufstörungen gewisse elektrokardiographische Kennzeichen, die
aber noch in der physiologischen Variationsbreite liegen: Die Pulsfrequenz ist
rascher, die Sinusarrhythmie ausgeprägter, QRS zeigt eine höhere Spannung,
die Amplitude der T-Zacken ist kleiner und die relative QT-Dauer länger. Diese
Veränderungen sind bei Frauen ausgeprägter als bei Männern (FRIESE und HAID
1959). Auch Extrasystolen werden häufiger beobachtet (CRAIG und WHITE
1934; LOGUE, HANSON und KNIGHT 1944; HEINEN, KNIPPING und LOOSEN
1954; FRIESE und HAID (1959). Unterscheidet man zwischen hypertoner und hypotoner Regulationsstörung, so zeigt das EKG dieser beiden Gruppen geringe, aber
erkennbare Unterschiede: Bei der hypertonen Form ist die Herzschlagfolge
schneller, die Sinusarrhythmie ausgeprägter, die Amplitude von QRS kleiner
und die T-Zacken höher (FRIESE und HAID 1959) (Tabelle 4 und 5).

Nur bei wenigen Patienten ist das Ruhe-EKG pathologisch. Die Zahl der
Arbeiten, in denen krankhafte Veränderungen mitgeteilt wurden, täuscht, denn
oft handelt es sich um Kranke, die unter dem Leitgedanken „pathologisches
EKG bei organisch gesundem Herzen" eigens ausgesucht worden sind. Nur
LOGUE, HANSON und KNIGHT (1944) sowie CURTIUS und KRÜGER (1952)
fanden mehrfach krankhafte Abweichungen des Kammerendteils. Als pathologische Änderungen werden angegeben: Erhebliche Sinustachykardie oder
-bradykardie, Höhenzunahme von P in den Ableitungen II und III, gelegentlich

---

[1] Unter Mitarbeit von G. FRIESE.

Tabelle 4. *Die Abweichungen des EKGs von der Norm bei Kranken mit nervösen Herz- und Kreislaufstörungen.* (Nach Friese und Haid 1959.)

In Ruhe

1. Pulsfrequenz	In Ruhe nur gering erhöht (um 13%).
2. Sinusarrhythmie	ausgeprägter
3. Lagetyp	Unter Berücksichtigung der Konstitution keine Abweichung von der Norm.
4. P-Zacke	Im allgemeinen keine signifikante Abweichung, in Einzelfällen in den Abl. II und III große Amplitude von P.
5. PQ	Vereinzelt wurde eine Verlängerung beschrieben.
6. QRS	Höhere Spannung von QRS (R_2 erhöht).
7. ST	Bei Reihenuntersuchungen sind Verlagerungen der ST-Strecke nach oben oder nach unten nicht häufiger als bei herz- und kreislaufgesunden Personen. In Einzelfällen ST-Senkungen in den Abl. II und III.
8. T-Zacke	Amplitude von T kleiner. In Einzelfällen kann T isoelektrisch bzw. negativ sein. Überhöhung von T kommt vor, Patienten mit flachen T-Zacken überwiegen jedoch.
9. Produkt aus T-Amplitude und Pulsfrequenz . . .	unverändert
10. R_2/T_2-Quotient	vergrößert
11. QT-Dauer	relativ lang
12. Extrasystolie	Wahrscheinlich häufiger als bei herz- und kreislaufgesunden Personen.

Im Stehversuch

1. Pulsfrequenz	deutlich erhöht (nach 3 min um 20%).
2. Sinusarrhythmie	ausgeprägter
3. Lagetyp	Im allgemeinen gleiche Änderung wie bei herz- und kreislaufgesunden Personen. Manchmal kann die Rechtsabweichung des Vektors von QRS ausgeprägter sein.
4. P-Zacke	Höhenzunahme, abhängig von Frequenz und Typenwandel.
5. PQ	verkürzt sich
6. QRS	wie in Ruhe
7. ST	Häufiger als bei herz- und kreislaufgesunden Personen ST-Senkungen in den Abl. II und III, häufig einhergehend mit hohen P-Zacken (Überlagerung von ST durch Ta-Wellen).
8. T-Zacke	Deutliche Amplitudenabnahme
9. Produkt aus T-Amplitude und Pulsfrequenz . . .	verkleinert
10. R_2/T_2-Quotient . . .	vergrößert
11. QT-Dauer	relativ verlängert

Nach Belastung

1. Pulsfrequenz	erhöht (um 20%).
2. Sinusarrhythmie	ausgeprägter (trotz höherer Pulsfrequenz).
3. Lagetyp	Keine Abweichung von der Norm bekannt.
4. P-Zacke	In Einzelfällen manchmal auffallend hoch und spitz.
5. PQ	Vereinzelt Verlängerung beobachtet, die sich nach Belastung nicht zurückbildet.
6. QRS	R_2 höher als bei Kreislaufgesunden.
7. ST	Häufiger als bei herz- und kreislaufgesunden Personen flüchtige ST-Senkungen, nur in Einzelfällen ST-Senkungen, die noch 6 min nach Belastung nachweisbar sind.
8. T-Zacke	Amplitude verkleinert.
9. Produkt aus T-Amplitude und Pulsfrequenz . . .	Gegenüber Kreislaufgesunden kein signifikanter Unterschied.
10. R_2/T_2-Quotient	—
11. QT-Dauer	—

Tabelle 5. *Die Abweichungen des EKGs von der Norm bei hypertoner und hypotoner Kreislauf-regulationsstörung.* (Nach FRIESE und HAID 1959.)

	hypertone	hypotone Form
In Ruhe		
1. Pulsfrequenz .	beschleunigt	weicht nicht vom Normwert ab
2. Sinusarrhythmie	ausgeprägter als bei der hypotonen Form	deutlicher als bei Kreislaufgesunden
3. QRS	R_2 erhöht	R_2 erhöht
4. T-Zacke . . .	weicht nicht von der Norm ab	kein signifikanter Unterschied
5. Produkt aus T-Amplitude und Pulsfrequenz .	vergrößert	kein signifikanter Unterschied
6. R_2/T_2-Quotient	vergrößert	vergrößert
7. QT-Dauer . . .	relativ lang	kein signifikanter Unterschied
Im Stehversuch		
1. Pulsfrequenz .	deutlich erhöht, ausgeprägter als bei der hypotonen Form	deutlich erhöht
2. Sinusarrhythmie	ausgeprägter als bei Kreislaufgesunden	im Normbereich
3. QRS	R_2 erhöht	R_2 erhöht
4. T-Zacke . . .	gegenüber Kreislaufgesunden kein signifikanter Unterschied	deutliche Amplitudenabnahme
5. Produkt aus T-Amplitude und Pulsfrequenz .	vergrößert	verkleinert
6. R_2/T_2-Quotient	wenig vergrößert	vergrößert
7. QT-Dauer . . .	relativ verlängert	relativ verlängert
Nach Belastung		
1. Pulsfrequenz .	beschleunigt	beschleunigt
2. Sinusarrhythmie	ausgeprägter als bei Kreislaufgesunden	ausgeprägter als bei Kreislaufgesunden
3. QRS	—	—
4. T-Zacke . . .	entspricht der Norm	Verkleinerung, die aber nicht signifikant ist
5. Produkt aus T-Amplitude und Pulsfrequenz .	vergrößert	keine Abweichung vom Normwert
6. R_2/T_2-Quotient	—	—
7. QT-Dauer . . .	relativ verlängert	relativ verlängert

Verlängerung der Überleitungszeit, ST-Senkungen, Abflachung bzw. Inversion von T, besonders in den Ableitungen II und III und eine relativ lange QT-Dauer (CRAIG und WHITE 1934; GRAYBIEL und WHITE 1935; DRY 1938; DELIUS 1943; LOGUE, HANSON und KNIGHT 1944; WINTON und WALLACE 1946; LJUNG 1949; REINDELL 1949; BIRKMAYER und WINKLER 1951; LEPESCHKIN 1951; CURTIUS und KRÜGER 1952; HEINEN, KNIPPING und LOOSEN 1954; KÄRST 1954; TOBIASCH 1954; HOLZMANN 1955; REINDELL, SCHILDGE et al. 1955). Für die Bewertung dieser Abweichungen müssen ,,Tagesschwankungen" berücksichtigt werden (HERMANN 1938; KORTH 1938; VESA 1939; NORDENFELDT 1941; SCHELLONG 1950; BIRKMAYER und WINKLER 1951; MOELLER 1952; BÖCKH 1953; HEINEN, KNIPPING und LOOSEN 1954; MARK 1954; HAFEMEISTER 1955). ST-Hebungen und Überhöhungen der T-Zacken entsprechen noch physiologischen Variationen der Herzstromkurve (BATTRO und COBO 1936; SCHMIDT-VOIGT 1949; MOELLER 1952; HEINEN, KNIPPING und LOOSEN 1954; MARK 1954; HAFEMEISTER 1955). Veränderungen von QRS sind bei vegetativen Herz- und Kreislaufstörungen nicht bekannt: Bei dem Patienten von Dry (1938) hat wahrscheinlich ein WPW-Syndrom vorgelegen. Eine häufige Abweichung der „elektrischen Herzachse nach rechts" fand Master (1943), dieser Typ ist aber bei seinem Krankengut mit asthenischem Körperbau, tiefstehendem Zwerchfell und kleinem Herzen nicht ungewöhnlich. Einmal wurde ein sinuauriculärer Block beschrieben (Dry 1938).

β) Das EKG nach Belastung.

Nach Arbeitsbelastung wird der charakteristische Verlauf der EKG-Veränderungen (z. B. sofort, nach 1, 3 und 6 min) gewertet (Schlomka 1934, 1935;

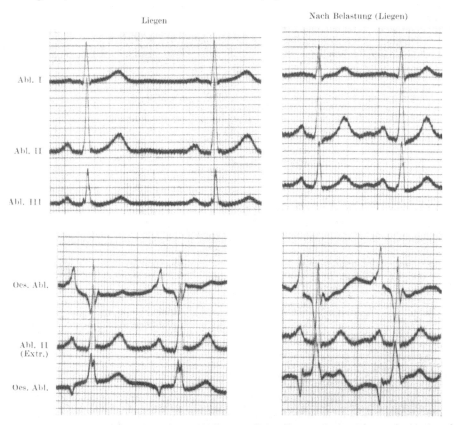

Abb. 35. Obere Kurvenreihe: Extremitäten-Ableitungen. Untere Kurvenreihe (von oben nach unten): rechter Arm — Oesophagus, Abl. II, Oesophagus — linkes Bein. Die Oesophaguselektrode lag in Höhe des linken Vorhofs. Im Liegen normales Extremitäten-EKG und normale Oesophagusableitungen. Nach Belastung werden in den Abl. II und III die P-Zacken höher und es erscheinen ST-Senkungen. Die Oesophagusableitungen zeigen, daß mit der Amplitudenzunahme von P auch die Amplitude von Ta größer wird. Die ST-Senkungen des Extremitäten-EKG liegen im Bereich der Ta-Wellen, können demnach durch Überlagerung mit Ta-Wellen vorgetäuscht sein. (Nach Friese 1952.)

Schlomka und Reindell 1935; Schlomka, Reindell und Malamani 1939; Walser 1946). Eine Beurteilung der Einzelkurve ist deshalb nur bei Kenntnis der Belastungsintensität und des Zeitpunktes der Schreibung nach Belastungsende möglich. Dabei muß bekannt sein, ob und inwieweit der Kranke an körperliche Arbeit gewöhnt ist. Die Art der Arbeit — Treppensteigen, Kniebeugen — ist nicht entscheidend. Master (1935) wählte den „two-step-test" mit verschiedenen Belastungsgraden in Abhängigkeit von Geschlecht, Alter und Körpergewicht (weitere Angaben zur Methodik des Belastungs-EKGs: Kienle 1946; Lepeschkin 1951).

Auch das Belastungs-EKG kann bei vegetativen Herz- und Kreislaufstörungen normal sein (REINDELL, SCHILDGE et al. 1955). Andererseits findet sich beim Vergleich mit Gesunden eine Akzentuierung der schon in Ruhe häufigen Befunde: Die Pulsfrequenz steigt noch stärker an, die Sinusarrhythmie ist ausgeprägter, die Amplitude von QRS wird größer und die von T kleiner. Geringe flüchtige ST-Senkungen werden in 37%, bei Gesunden nur in 22,7% gesehen (FRIESE und HAID 1959). DELIUS (1944), REINDELL (1949), BIRKMAYER und WINKLER (1951), REINDELL, SCHILDGE et al. (1955) beobachteten pathologische Veränderungen des Kammerendteils besonders bei der hypotonen Regulationsstörung. Sie kommen aber auch bei der hypertonen Regulationsstörung unmittelbar nach Belastung vor. Wenn ST-Senkungen nach Belastung mit einer hohen P-Zacke einhergehen, können sie durch überlagerte Ta-Wellen vorgetäuscht werden (FRIESE 1952) (Abb. 35).

γ) EKG im Stehen.

Folgende Technik hat sich bewährt: Das EKG wird im Liegen, sofort nach dem Aufstehen und nach 3 und 10 min abgeleitet. Im Liegen wird dann nach 2 min eine weitere Kurve registriert. Um flüchtige orthostatische Reaktionen zu erfassen, ist es wichtig, sofort nach dem Aufstehen zu schreiben. Es ist nicht notwendig, die Patienten länger als 10 min stehen zu lassen, da sich orthostatische Regulationsstörungen erfahrungsgemäß während dieser Zeit zeigen. Nach dem Stehversuch kann man sofort registrieren, da orthostatische Veränderungen mit dem Lagewechsel verschwinden.

Beim *Gesunden* findet man beim Übergang vom Liegen zum Stehen eine geringe Zunahme der Herzfrequenz, das EKG wird rechtstypischer, die Amplitude von P nimmt in den Abl. II und III etwas zu, die T-Zacken werden flacher, QT ist relativ verlängert, aber meist so gering, daß die Abweichung oft noch in der Meßfehlerbreite liegt (SCHLOMKA und REINDELL 1936; ÅKESSON 1937; HINRICHS 1937; ERKELENS 1937; JANZEN 1938; SIGLER 1938; SCHLOMKA und RADEMACHER 1939; LUTTERBECK 1942). Mit zunehmendem Lebensalter sind orthostatische EKG-Veränderungen weniger deutlich (JANZEN 1938; MICHEL 1954).

Das Steh-EKG zeigt bei *vegetativen Herz- und Kreislaufstörungen* gleichartige, aber stärker ausgeprägte Veränderungen. Die Herzfrequenz nimmt erheblich zu, der Typenwandel ist auffälliger, P wird in den Abl. II und III höher und die relative Verlängerung der QT-Dauer deutlicher. Zusätzlich treten ST-Senkungen und eine Abflachung oder Invertierung von T auf, besonders in den Abl. II und III (SANDERS 1931; ÅKESSON 1937; JANZEN 1938; DELIUS 1944; LOGUE, HANSON und KNIGHT 1944). Die gleichen Veränderungen des Kammerendteils finden sich auch in den Brustwandableitungen, besonders in V₅ und V₆ (LAURENTIUS und THIESEN 1952). Wie im Belastungs-EKG können die ST-Senkungen durch Ta-Wellen vorgetäuscht werden (FRIESE 1952). Der von den QRS- und T-Vektoren eingeschlossene Winkel wird größer, der Ventrikelgradient kleiner (FRISCHKNECHT 1949; KÜHNS und VOGEL 1951; GLADEWITZ und BERG 1952; MICHEL 1954). Der Ventrikelgradient nimmt dabei stärker ab, als es die Zunahme der Herzfrequenz allein erklären kann (GLADEWITZ und BERG 1952). Patienten mit organischen Herzleiden zeigen im Stehen andersartige Veränderungen (s. MICHEL 1954).

a) Zur Erklärung der EKG-Veränderungen.

Bei vegetativen Herz- und Kreislaufstörungen können die Abweichungen im Steh-EKG nur im Zusammenhang mit der gleichzeitigen Änderung der Herzform, der Herzgröße und -lage, der unterschiedlichen Inanspruchnahme der einzelnen Kontraktionselemente, der Betonung des Ventilebenenmechanismus („Funktionswechsel des Herzens" nach GAUER 1956) verstanden werden. Gleichzeitig sind nervale Einflüsse wirksam. Inwieweit einzelne Faktoren überhaupt eine Rolle spielen und in welcher Weise sie zusammenwirken, kann nicht sicher gesagt werden, da sie die Herzstromkurve gleichzeitig und teilweise gleichsinnig beeinflussen.

Ausgeprägte orthostatische EKG-Veränderungen treten bei hypotoner Regulationsstörung zugleich mit den Druck- und Pulsfrequenzänderungen auf (Abb. 36 a und b; Mechelke und Friese 1953). Bei Verkleinerung der Blutdruckamplitude nimmt die T-Fläche ab, die relative QT-Dauer nimmt zu und umgekehrt (Friese und Mechelke 1955; Friese, Mechelke und Ulmer 1955). Ebenso besteht eine Beziehung zwischen der Herzschlagfolge und der Amplitude, sowie der Fläche von T: Mit Anstieg der Herzfrequenz wird die T-Fläche kleiner (Sjöstrand 1950; Friese, Mechelke und Ulmer 1955). Bei relativer Verkürzung nach Arbeitsbelastung und postextrasystolischen Schlägen betonen Schwingel (1937) und Marx (1939) einen möglichen Zusammenhang mit der gleichzeitigen Schlag-

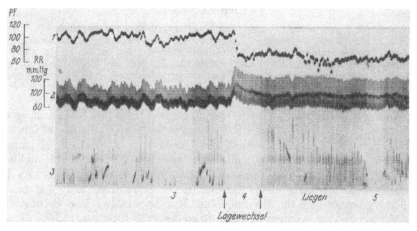

Abb. 36a. Patient H. W., 31 Jahre, statisch labile Blutdruckregelung bei geringer dynamischer Labilität. *1* Pulsfrequenz; *2* Blutdruck; *3* Atmung. (Nach Mechelke und Friese 1953.)

volumenzunahme. Abel (1958) findet bei 5 Gesunden eine Verkleinerung des Ventrikelgradienten bei größeren Schlagvolumina und umgekehrt (ballistische Methode). Wenn man annimmt, daß die Blutdruckamplituden vorwiegend von Schwankungen des Schlagvolumens abhängen, können auch Beziehungen zwischen Herzfüllungsänderungen und QT-Dauer und zwischen Schlagvolumen und Erregungsrückbildung vermutet werden (kleines Schlagvolumen bei niedriger T-Amplitude) (Friese und Mechelke 1955; Friese und Haid 1959).

Tierexperimentelle Prüfungen der EKG-Abweichungen während hämodynamischer Umstellungen sind wenig ergiebig. Bei Variation des venösen Füllungsdruckes, des arteriellen Widerstandes und damit der Schlag- und Minutenvolumina (Herz-Lungen-Präparat) ändern sich der PQ-Abstand, die QRS-Dauer, sowie die Größe und Richtung der Flächenvektoren von QRS, T und des Ventrikelgradienten nicht regelmäßig (Bock, Dormann und Trautwein 1954). Auch am isolierten Schildkrötenherzen haben Hafkesbring und Ashman (1926) bei Änderungen des Füllungsdruckes keine wesentlichen Abweichungen der RT-Dauer gesehen. Dagegen hat Rothschuh (1952) gezeigt, daß bei vermehrter Herzfüllung die Spannung des Herzaktionsstromes abnimmt und bei verringerter Herzfüllung zunimmt. Dieser nur unter extremen Bedingungen zu beobachtende Wechsel der Ausschlaghöhe wird mit der Shunt-Wirkung des intrakardialen elektrischen Feldes durch die größere Blutfüllung erklärt.

Die bei Gesunden und Kranken mit vegetativen Herz- und Kreislaufstörungen gefundenen mittelbaren Beziehungen zwischen hämodynamischen Größen und EKG-Befunden können lediglich etwas über die Entstehungsbedingungen bestimmter EKG-Veränderungen aussagen. Wodurch diese EKG-Abweichungen unmittelbar hervorgerufen werden, ist nicht bekannt. Diese Gesichtspunkte berücksichtigen SCHLOMKA und REINDELL (1936), JANZEN (1938), DELIUS (1943), LOGUE, HANSON und KNIGHT (1944), REINDELL (1949), GLADEWITZ und BERG (1952), wenn sie die ortho-statischen EKG-Abwei-chungen im Zusammen-hang mit der veränderten Hämodynamik des Kreis-laufs und der Arbeitsweise des Herzens diskutieren. Beobachtet man typische orthostatische EKG-Be-funde ohne entsprechende Kreislaufumstellungen, so werden andere pathogene-tische Zusammenhänge er-örtert (PERSCHMANN 1939; FRISCHKNECHT 1949; SCHENETTEN 1943; DE-LIUS 1943; SCHAEFER 1951; HOLZMANN 1955). Diese Autoren haben das EKG und die Kreislauf-regulation jedoch nicht gleichzeitig untersucht.

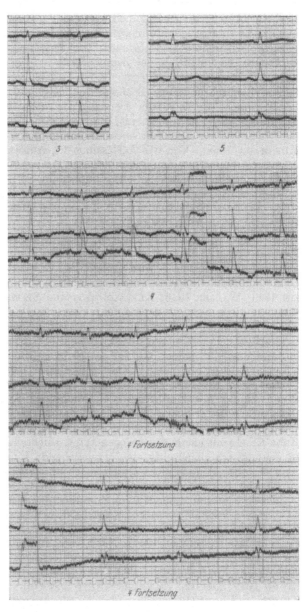

Besonders Änderungen der *Coronardurchblutung* und Einflüsse des *autono-men Nervensystems* wer-den für die Deutung der EKG-Abweichungen häu-fig herangezogen. Deutet man die Abweichungen des Kammerendteils im Stehen und nach Bela-stung mit einer ungenü-genden *Coronardurchblu-tung*, muß gleichzeitig eine ausgeprägte hypotone Re-gulationsstörung beste-hen. Auch wenn dabei das Minutenvolumen er-heblich abnimmt, ist eine unzureichende Strom-stärke in den Coronarge-fäßen nicht erwiesen. Die Hypothese einer Coronar-insuffizienz kann ebenso-wenig mit dem Hinweis auf die Ähnlichkeit mit den beobachteten Verän-derungen des Kammer-

Abb. 36b. Ausschnitte der gleichzeitig aufgenommenen EKGs (Wieder-gabe des Lagewechsels vom Stehen zum Liegen; die Zahlen entsprechen denen der Abb. 36a). *3* EKG im Stehen: Pulsfrequenzzunahme, deut-licher Typenwandel (rechtstypischer), ST_2 und ST_3 leicht gesenkt, Inver-sion von T_2 und T_3. *5* Normales EKG im Liegen, wie vor der Belastung. *4* Übergang vom Stehen zum Liegen: noch während des Kippvorganges nimmt die Pulsfrequenz ab, die Kurve wird linkstypischer, die P-Zacken werden flacher, die ST-Senkungen verschwinden, T_2 wird positiv. (Nach MECHELKE und FRIESE 1953).

endteils nach steigender Sauerstoffmangelatmung gestützt werden. Auch die häufig zitierten Orthostaseversuche am Kaninchen (MEESSEN 1937; TATERKA

1939) können nicht ohne Vorbehalt auf den Menschen übertragen werden. Sie
genügen nicht als Beweis einer im Stehen auftretenden Coronarinsuffizienz,
denn Veith (1940) hat bei Kaninchen ohne vorherigen orthostatischen Kollaps
nach mehrmaligem Aufspannen auf das Untersuchungsbrett gleiche, wenn
auch nicht so ausgedehnte morphologische Veränderungen am Herzmuskel nachgewiesen. Durchblutungsstörungen der linken Coronararterie und ihrer Äste
verändern die Potentiale der Zellmembran nur, wenn sie effektiv zu einer Hypoxie des Herzmuskels führen. Es ist jedoch wenig wahrscheinlich, daß auf
hämodynamischem Wege Stoffwechselumstellungen so schnell eintreten und
verschwinden, wie es für die Deutung der orthostatischen EKG-Abweichungen
zu fordern wäre (Mechelke und Friese 1953). Tierexperimentelle Befunde bei
Coronardrosselung sprechen ebenfalls dagegen (Sayen, Sheldon et al. 1954;
Meesmann 1958). Von der Auffassung des Autors hängt es ab, welche pathogenetische Bedeutung den Durchblutungsänderungen der Coronararterien für die
EKG-Abweichungen des Kammerendteils im Stehen und nach Belastung eingeräumt wird (Schlomka und Reindell 1936; Schlomka und Rademacher
1939; Åkesson 1937; Lauer 1940; Reindell 1949; Reindell, Schildge et al.
1955; Holzmann 1955; Parr 1958).

Auch das *autonome Nervensystem* beeinflußt gleichzeitig die Arbeitsweise des
Herzens und das EKG. Bei Überwiegen des Sympathicus nimmt die Frequenz
zu, die Amplitude von P wird größer, PQ verkürzt sich, die R-Amplitude wird
kleiner, die T-Zacke nimmt ab und die relative QT-Dauer zu (Leitner und Steinlin 1943; Walser 1946; Kleinschmidt und Spitzbarth 1948; Mechelke und
Meitner 1949; Schaefer 1951; Hafemeister 1955; Übersicht bei Lepeschkin
1951). Bei Vagusüberwiegen ändert sich das EKG gegensinnig. Zusätzlich können
Ersatzrhythmen auftreten (Mechelke und Meitner 1949). Der hemmende Einfluß des Vagus ist jedoch nur für die Erregungsbildung im Sinusknoten und die
Erregungsleitung bis zum AV-Knoten bewiesen (Übersicht bei Schütz 1958).

Das Ruhe-EKG bei Patienten mit vegetativen Herz- und Kreislaufstörungen
ähnelt häufig der Kurvenform, die man bei Sympathicusüberwiegen sieht.
Gelegentlich findet man auch Befunde, wie sie für „vagale Einflüsse" als typisch
angesehen werden. Damit liegt es nahe, noch physiologische Abweichungen des
Ruhe-EKGs mit einem Überwiegen sympathicotoner oder vagotoner Wirkungen
zu deuten. Ob gleichzeitig eine entsprechende Funktionsausrichtung des Kreislaufs besteht, ist noch nicht systematisch untersucht.

Für die Erklärung der orthostatischen EKG-Abweichungen wird ein Sympathicusüberwiegen — häufig im Zusammenhang mit den bereits besprochenen
Faktoren — besonders betont (Ewert 1938; Nordenfeldt 1939, 1941; Schaefer
1951; Holzmann 1955; Schenetten 1943, 1953; Kienle 1946; Laurentius und
Thiesen 1952; Tobiasch 1954). Nach Gabe angeblich sympathicolytisch wirkender Medikamente werden die EKG-Abweichungen geringer oder verschwinden
vollständig (Nordenfeldt 1939; Wendkos und Logue 1946; Spühler 1947;
Ljung 1949; Delius, Hammerschmidt und Odenthal 1950; Tobiasch 1954).
Kühns und Vogel (1951) zeigen, daß die Wirkungen des Ergotamins auf das EKG
mit der gleichzeitigen Pulsfrequenzabnahme erklärt werden können.

Die während *psychischer* Belastungen auftretenden EKG-Abweichungen oder
deren Verstärkung sind Ausdruck nervaler Einflüsse. Psychische Reize beeinflussen in hohem Maße den zentralnervösen Tonus (Schaefer 1957). Das zeigen
Hypnoseversuche, bei denen seelische Erlebnisse suggeriert werden (Kleinsorge
und Klumbies 1949; Reindell, Schildge und Klepzig 1949; Polzien 1952).
Auch während der Besprechung einer Begebenheit, die für den Patienten bedeutsam ist, können Formänderungen des EKGs und Rhythmusstörungen auftreten

(WOLFF 1950, 1952). Wird die Konfliktsituation gelöst, so verschwinden die pathologischen EKG-Abweichungen (REINDELL und BAYER 1942; LOFTUS, GOLD und DIETHELM 1945; WINTON und WALLACE 1946; ESSEN 1949; WOLFF 1952). Auch bei Angstzuständen werden ST-Senkungen und Abflachungen der T-Zacken gesehen (LJUNG 1949; MAGENDANTZ und SHORTSLEEVE 1951; MAINZER 1953). Außer diesen Änderungen des Kammerendteils werden bei psychischen Belastungen auch Extrasystolen, paroxysmale Tachykardien und paroxysmales Vorhofflimmern beschrieben (MOERSCH 1930; STOKVIS 1948; STEVENSON, DUNCAN et al. 1950; DUNCAN STEVENSON und RIPLEY 1950; Überblick über die ältere Literatur bei STOKVIS 1941; REINDELL und BAYER 1942; LEPESCHKIN 1951).

Ebenso können die EKG-Veränderungen während Hyperventilation nicht von den gleichzeitig vermehrten sympathicotonen Einflüssen getrennt werden. Dies erklärt bei einigen Patienten mit vegetativen Herz- und Kreislaufstörungen die weitgehende Ähnlichkeit ihrer Ruhe-Elektrokardiogramme mit denen bei Hyperventilation (Zusammenfassung bei LEPESCHKIN 1951). Auch die Befunde von THOMPSON (1943), der häufig ST-Senkungen und T-Veränderungen findet, wenn Patienten im Rahmen einer Angstneurose hyperventilieren, sind so zu deuten.

Mit der Beschreibung von EKG-Veränderungen im Zusammenhang mit nervalen Einflüssen werden zunächst nur mittelbare Beziehungen aufgezeigt. Schon die Änderung der Herzschlagfolge kann jedoch die noch im physiologischen Bereich liegenden Abweichungen des Ruhe-EKGs, sowie die Befunde nach Arbeitsbelastung erklären. Eine Pulsfrequenzzunahme vermindert die Inhomogenität der Erregungsrückbildung, d.h. T wird flacher (TRAUTWEIN und DUDEL 1954; TRAUTWEIN 1957). Diese Wirkung könnte durch eine gleichzeitige sympathicotone Beeinflussung aller Herzmuskelzellen verstärkt werden. TRAUTWEIN (1957) diskutiert für die Adrenalinwirkung eine mögliche Aktivierung der „vom oxydativen Stoffwechsel energetisch unterhaltenen ‚Pump'-Mechanismen". Die Ionenpermeabilität würde dann primär nicht passiv beeinflußt, wie es beim Acetylcholin der Fall sein soll, sondern ihre Änderungen wären an Stoffwechselumstellungen geknüpft, die von den Redoxsystemen (Adrenalin, Arterenol) beeinflußt werden können. Die erforderliche Geschwindigkeit derartiger Stoffwechseländerungen ist bisher nicht durch entsprechende Experimente an der Herzmuskelzelle direkt nachgewiesen worden. In Versuchen an Modellzellen sind sehr schnelle Stoffwechseländerungen bekannt. Im Sinne einer raschen Verschiebung der Flußgeschwindigkeit von Stoffwechselprozessen können einmal die Ergebnisse von HESS und CHANCE (1959) angeführt werden, wonach der Zusatz von Glucose zu Ehrlich-Ascitestumorzellen in weniger als einer Sekunde eine Änderung der stationären Atmung um das 6—10fache bei entsprechender Verschiebung der stationären Redoxverhältnisse auslöst. Auch die Beobachtungen von JÖBSIS und CHANCE (1957), die bei einer einmaligen elektrischen Reizung der Muskulatur (Krötennackenmuskel) innerhalb 190 msec Änderungen der stationären Konzentration eines Atmungsferments (Cytochrom B) sahen, wären als indirekter Beweis für eine außerordentlich rasche Verschiebung bestimmter Fließgleichgewichte im Stoffwechsel auch für die hier zur Diskussion stehende Frage des Herzmuskels heranzuziehen. Darüber hinaus — und das scheint für diese Frage besonders wichtig — ist bekannt, daß die Permeabilität der erregbaren Membranen für Natrium und Kalium sich in weniger als 1 msec ändern kann (HODGKIN und HUXLEY 1952). Auch das morphologische Bild des Herzmuskels, das eine dichte und regelmäßige Verteilung der Sarkosomen als Energiestoffwechselzentren über die gesamte Muskulatur zeigt, macht es vorstellbar, daß bei den kleinen Diffusionswegen ein Reiz schnelle Änderungen im steady state des Energiestoffwechsels nach sich ziehen kann. Die hypothetische Vorstellung, daß ein Sympathicusreiz über rasche Stoffwechsel- bzw. Membranumstellungen der Herzmuskelzellen auch entsprechende EKG-Signale nach sich ziehen wird, sollte aber nicht darüber hinwegtäuschen, daß wir nicht wissen, auf welche Weise Stoffwechsel und Membran kausal verknüpft sind.

Dieser kausalpathogenetische Ansatz wird zu bedenken sein, wenn nervale Wirkungen auf die Herzmuskelzellen als Ursache der elektrokardiographischen Befunde diskutiert werden (DELIUS 1943; REINDELL 1949; LJUNG 1949; REINDELL, SCHILDGE et al. 1955).

Eine vergleichende Betrachtung der elektrokardiographischen Abweichungen im Stehen und nach Belastung zeigt jedoch eindeutig, daß die Veränderungen des Kammerendteils bei der typischen orthostatischen Reaktion mit einer Sympathicuswirkung allein nicht erklärt werden können.

Wenn einleitend der Zusammenhang der EKG-Abweichungen im Stehen (ST-Senkungen und Abflachung oder Invertierung der T-Zacken) mit dem Funktionswechsel des Herzens betont wird, so ist dies in der Absicht geschehen, nach Erörterung anderer pathogenetischer Faktoren die Notwendigkeit dieser Verknüpfung für eine hypothetische Deutung aufzuzeigen. Die Änderung der Herzlage selbst beeinflußt die Kammerendschwankung wohl nur gering, da sich im Stehen die Vektoren von QRS und T gegensinnig verschieben (KATZ und ROBINOW 1936; v. PEIN, PAPAGEORGIOU und TÖLKEN 1938; SCHLOMKA und RADEMACHER 1939; KÜHNS und VOGEL 1951). Der Typenwandel dagegen ist Ausdruck der veränderten Richtung des Integralvektors von QRS und setzt sich zusammen aus der Rechtsdrehung des Vektors im Stehen und der Rechtsdrehung des Vektors bei Zunahme der Pulsfrequenz. Auch die Höhenzunahme von P wird mit Lageänderungen des Herzens erklärt. Dabei werden die relative Amplitudenzunahme von P in den Abl. II und III mit einer Drehung des Herzens um die Sagittalachse, die darüber hinaus erfolgende absolute Höhenzunahme von P auf die gleichzeitige Drehung um die anatomische Achse im Uhrzeigersinn in Zusammenhang gebracht (FRIESE und BÄR 1953). Mit der Zunahme der P-Amplituden nimmt Ta gegensinnig zu und kann so ST-Senkungen einer bestimmten Form vortäuschen (FRIESE 1952, 1954). Weitgehend ungeklärt bleiben die T-Abweichungen und die relative Verlängerung der QT-Zeit. Folgende Hypothese sei zur Diskussion gestellt: SCHAEFER (1951) erklärt das zu QRS konkordante Verhalten von T mit einem „apicobasalen Erregungsrückgang". Bei abnehmender Inhomogenität der Erregungsrückbildung zwischen Herzspitze und Herzbasis oder auch den inneren und äußeren Myokardschichten (KÜHNS und VOGEL 1951) kann eine stärkere Abflachung oder Inversion der T-Zacken auftreten. SCHAEFER (1951) deutet den apicobasalen Erregungsrückgang mit einem möglicherweise differenten mechanischen Verhalten von Herzbasis und Herzspitze. Eine schnelle Änderung des Kontraktionsmodus im Sinne einer vorwiegenden Kontraktion der Längsmuskeln bei gleichzeitiger Betonung des Ventilebenenmechanismus ist jedoch bei plötzlichen Füllungsänderungen des Herzens erwiesen (GAUER 1956). Dieser Funktionswechsel des Herzens könnte dann auch die raschen Änderungen der Kammerendschwankung des EKGs bei passivem Lagewechsel erklären. Wodurch dabei die Inhomogenität der Erregungsrückbildung erheblich vermindert oder aufgehoben wird, bleibt unklar. Da die Kreislaufumstellungen bei passivem Lagewechsel kaum mit anderen verglichen werden können, kann auch eine Einfügung des Befundes der relativen QT-Verlängerung in diese Deutung nicht näher begründet werden. Weiteren Untersuchungen wird es vorbehalten sein, die Zusammenhänge zwischen Herzmechanik, Herzstoffwechsel und den Änderungen der Aktionspotentiale im einzelnen aufzuzeigen. Vorerst widerspricht diese hypothetische Deutung eines klinischen Befundes den Ergebnissen der Physiologie, die gezeigt haben, „daß ein Parallelismus zwischen elektrischer und mechanischer Betätigung des Herzens nicht aufrechtzuerhalten ist" (SCHÜTZ 1958).

b) Die Bedeutung des EKGs für die Diagnose der vegetativen Herz- und Kreislaufstörungen.

Da die Abweichungen des Ruhe-EKGs bei Patienten mit vegetativen Herz- und Kreislaufstörungen meist im Bereich der physiologischen Variationsbreite liegen, haben sie keine wesentliche diagnostische Bedeutung. Auch die selten vorkommenden pathologischen Abweichungen des Kammerendteils können keinen sicheren Hinweis geben, da gleiche Veränderungen bei anderen Erkrankungen auftreten (z. B. schwere Allgemeinerkrankungen, entzündliche und toxische Herzmuskelerkrankungen).

Das Belastungs-EKG (höhere Pulsfrequenz, stärkere Sinusarrhythmie, flachere T-Zacken) kann auch nur als unsicheres diagnostisches Zeichen gewertet werden. Nur das Steh-EKG ist bei vorliegender Regulationsstörung charakteristisch verändert. Dabei besteht die Schwierigkeit, noch „physiologische" von bereits „pathologischen" Stehveränderungen zu trennen. Meist genügt dazu die Beurteilung der Amplitude von T_2: Nimmt sie um mehr als die Hälfte ab, kann man von einer leichten orthostatischen Reaktion sprechen. Wird T_2 bei normaler Amplitude im Liegen isoelektrisch, besteht eine mittelgradige orthostatische Reaktion. Eine ausgeprägte orthostatische Reaktion ist dann anzunehmen, wenn T_2 invertiert ist. Mit der Berechnung des Ventrikelgradienten kann der Grad einer orthostatischen Reaktion noch genauer festgelegt werden (GLADEWITZ und BERG 1952). Auch die einfache Bestimmung des R/T-Quotienten hat sich bewährt (FRIESE und HAID 1959).

Mit Hilfe der elektrokardiographischen Untersuchungen können vegetative Herz- und Kreislaufstörungen von anderen Erkrankungen nicht sicher abgegrenzt werden (vgl. auch STEINMANN, KAUFMANN und CARNET 1951). Besonders nachteilig ist dies für die differentialdiagnostische Abgrenzung der Coronarinsuffizienz. Dafür gibt jedoch das Belastungs-EKG einige Hinweise: Bei Patienten mit vegetativen Herz- und Kreislaufstörungen sind die gelegentlich auftretenden ST-Senkungen gering und meist flüchtig, d.h. sie sind 6 min nach Belastung in der Regel nicht mehr nachweisbar. T_1 und T_2 werden kleiner, aber nicht diphasisch oder negativ. Wenn bei der Coronarinsuffizienz ST-Senkungen auftreten, sind sie in der Regel auch noch nach 6 min vorhanden und verlaufen auffallend gestreckt. Diese sind oft ausgeprägter als die sofort nach Belastung beobachteten Abweichungen. Häufig sieht man gleichzeitig eine —+-Diphasie von T mit unmittelbarem Übergang der gesenkten ST-Strecke in den negativen Anteil der T-Zacke.

Der Hypoxämie-Test ist für die Abgrenzung vegetativer Herz- und Kreislaufstörungen von der Coronarinsuffizienz nicht geeignet. Auch bei vegetativ labilen Patienten ohne organische Herzleiden sind die Testergebnisse häufig positiv (BJÖRCK und PANNIER 1947).

IV. Klinik.

1. Die hypertone Kreislaufregulationsstörung mit dynamisch labiler Blutdruckregelung.

Quantitative Herz- und Kreislaufbefunde, experimentelle Ergebnisse und pathophysiologische Zusammenhänge sind im vorangehenden Teil III dargestellt. Der Zusammenhang der dynamischen Labilität der Blutdruckregelung mit dem instabilen zentralnervösen Erregungszustand macht es wahrscheinlich, daß auch andere vegetative Regulationen und darüber hinaus auch animalische und psychische Funktionen in ähnlicher Weise gestört sind.

Die dynamische Labilität der Blutdruckregelung ist nur *ein* Symptom einer umfassenden Allgemeinstörung. Die dauernd vermehrte Aktivierung des sympathischen Systems sowie der instabile zentralnervöse Erregungszustand erklären die überschießende Energieentfaltung, die jedoch häufig in keinem Zusammenhang mit biologischen Bedürfnissen steht. Dieses Mißverhältnis führt zum Syndrom der „gespannten Erschöpfung" (Delius 1958; „tension and fatigue": H. G. Wolff 1948). Die Bezeichnung „gespannte Erschöpfung" weist auf eine charakteristische Koinzidenz von Gegensätzlichkeiten hin: Die Patienten quält eine ständige Unruhe, sie empfinden ihr dauerndes Angestrengtsein, aber sie finden keine Ruhe und Entspannung. Diese Gegensätzlichkeiten zeigen sich auch im *Befinden* und *Verhalten:* Die Stimmung schwankt zwischen Wohlbefinden und Unlust; Zeiten gesteigerter Leistungsfähigkeit wechseln mit Phasen von Unproduktivität und gereizter Mißstimmung. Der erhöhten sensoriellen und psychischen Aktivität („Vigilanz" im Sinne von Head) mangelt die Stetigkeit und Konzentration. In ähnlicher Weise besteht auch eine Gegensätzlichkeit in der *seelischen* Verfassung in Form verstärkter ambivalenter Tendenzen.

Alle Beschwerden, auch die Störungen des Verhaltens, sind wechselnd ausgeprägt. Sie werden oft krisenhaft verstärkt, wenn besondere Leistungen gerade in einer Phase der Mißstimmung und Unrast gefordert werden. Die augenblicklichen subjektiven Symptome (Status praesens) müssen daher für den einzelnen Patienten immer im Zusammenhang mit der Entwicklung seiner Person gesehen werden. Nur durch diese zweidimensionale Betrachtungsweise (Quer- und Längsschnitt) wird es möglich, die Variationen der Klagen zu verstehen und zu werten. So ergibt sich häufig, daß Beschwerden nicht zufällig auftreten, sondern in Verbindung mit einer bestimmten Situation: Im Stehen tritt nicht *immer* ein Kollaps auf. Das zeigt der oft negative Ausfall des experimentellen Stehversuchs. Die Untersuchungsmethode kann *das* Stehen nicht reproduzieren, bei dem ein Mensch unter bestimmten Umständen in einer für ihn bedeutsamen Situation kollabiert. Wann die vegetativen Beschwerden in der persönlichen Entwicklung erstmals aufgetreten sind, ob sie sich in einer Verstrickung mit sozialen, beruflichen oder familiären Konflikten verstärkt haben, macht manches verständlich, was im Status praesens zufällig oder unwichtig erscheint. Eine solche Betrachtungsweise im Quer- und Längsschnitt ist die Voraussetzung für die umfassende Beurteilung und damit auch für eine gezielte Therapie. Dies sollen die in diesem Absatz eingefügten biographischen Anamnesen zeigen.

a) Beschwerden und vegetative Symptomatik.

Psychomotorik: Die Patienten klagen über Spannungsgefühl und Bewegungsdrang. Beim Zwang zu motorischer Inaktivität — etwa bei Schreibtischarbeit — spüren sie einen „Druck über dem ganzen Körper" oder ein „Kribbeln und Vibrieren"; sie können nicht stillsitzen und sich konzentrieren. Die Eigenreflexe sind meist lebhaft; gelegentlich bestehen Fingertremor, Lidflattern und vermehrte Ausdrucksbewegungen.

Schlafstörung: Die Patienten können entweder nicht einschlafen oder wachen wiederholt auf, sie schlafen flach und unruhig. Häufig besteht eine gewisse Angst vor dem Einschlafen trotz Müdigkeit und Schlafbedürfnis; Tagessorgen werden in Form ängstlich gestimmter Träume verarbeitet. In den frühen Morgenstunden ist der Übergang zur Wachphase erschwert.

In der *Tageskurve der Leistung* ist das Optimum der Produktivität gegenüber dem Gesunden zeitlich verschoben: Es liegt meist gegen Mittag und Abend. In sich ist die Leistungskurve ungleich: Stundenweise vorzügliche Produktivität, dann wieder Leerlauf. Eingeschaltete Pausen, wie Mittagsschlaf, wirken meist gegenteilig: Eine richtige Entspannung ist nicht möglich, nach der Pause besteht oft paradoxerweise eine verstärkte Müdigkeit.

Schlafstörung und Leistungskurve zeigen, daß der normale *24-Stunden-Rhythmus*, der das Zusammenspiel der sympathicoton-katabolen und histiotrop-anabolen Einstellung widerspiegelt, verändert ist. Dieser Tagesrhythmus läßt sich beim Gesunden in Form einer Sinuskurve mit einem Maximum der trophotropen Phase zwischen 2 und 4 Uhr und der ergotropen Phase zwischen 17 und 19 Uhr darstellen (MENZEL 1942).

Die Regelung der Schlaf-Wachrhythmik und in diesem Zusammenhang auch der Wechsel von Aktivität und Inaktivität ist eine spezifische Leistung reticulärer Strukturen (W. R. HESS 1954; MORUZZI und MAGOUN 1949). Die Periodik ist im allgemeinen gleitend-einwellig, wie 24-Stunden-Kontrollen im EEG gezeigt haben (RICHTER 1955). Die Schlaf-Wachperiodik ist bei Patienten mit hypertoner Regulationsstörung in Richtung der ergotropen Einstellung verlagert und die Tageskurve der Leistung nach den Abendstunden hin verschoben (SCHIMERT 1955; JOCHHEIM 1955).

MENZEL (1955) hat bei hartnäckig Schlaflosen gezeigt, daß auch die für Wachen und Schlafen charakteristische vegetative Begleitsymptomatik gestört ist. Bei schlafgestörten Vegetativ-Labilen liegt nicht nur eine *Zeitverschiebung* der 24-Stunden-Periodik vor, sondern auch eine Störung des normalerweise einwelligen sinusförmigen Rhythmus. Die Sinuskurve ist beim Gesunden nur durch kleinere Perioden von Aktivität und Ruhe überlagert (SCHIMERT 1955), bei Schlafstörungen kommt es jedoch zur Intensivierung dieser Labilität bis zu einer pathologischen *Mehrwelligkeit* der Kreislaufeinstellung in der ganzen Tagesperiodik.

Die Störung dieser rhythmischen Ordnung ist charakteristisch für die vegetative Instabilität der Patienten mit hypertoner Regulationsstörung. Im gleichen Sinne können die manchmal beobachteten abendlichen Erhöhungen der *Körpertemperatur* gedeutet werden (WOLF und WOLFF 1942; FRIEDMAN 1944, 1947; BIRKMAYER und WINKLER 1951).

Die Patienten klagen auch über Schwitzen der Hände oder Füße, sowie über plötzliche Schweißausbrüche. Sonnenbestrahlung und Wärme werden unangenehm empfunden. Häufig bestehen eine Inappetenz mit vorschnellem Sättigungsgefühl, vermehrter Durst und Trockenheit im Hals. In Einzelfällen kann das Körpergewicht abnehmen. Mehrfach werden auch gastrointestinale Erscheinungen (Gastritis, Motilitätsstörungen mit krampfartigen Schmerzen, Neigung zu Obstipation) beobachtet. Anomalien der Eßgewohnheiten (hastiges, unregelmäßiges Essen) können diese Störungen mitbedingen. *Genußmittel* werden oft schlecht vertragen: Kaffee führt weniger zur Leistungssteigerung als zu erhöhter Reizbarkeit und verstärkt die motorische Unruhe. Besonders Nicotin löst bei einem Teil der Patienten Herzklopfen oder anginöse Beschwerden aus. Wahrscheinlich ist die nervöse Unruhe die primäre Ursache des starken Rauchens. Sehr häufig besteht eine ausgesprochene *Wetterempfindlichkeit*. Föhn und Gewitter verstärken die Allgemeinbeschwerden und verursachen Kopfdruck und -schmerzen.

W. FREY (1955) meint, daß für die Wetterempfindlichkeit (Föhn, Gewitter) weniger Temperatur, Feuchtigkeit und Barometerstand als die Einwirkung luftelektrischer Vorgänge wesentlich seien. Normalerweise sei das atmosphärische Potential positiv, jede stärkere Herabsetzung dieses Potentials (z. B. bei Gewitter) oder der Übergang von positivem zu negativem Potential seien von einer Erniedrigung der Zirkulationsgrößen (Absinken von Schlag- und Minutenvolumen) begleitet. Diese Abnahme werde in der Regel durch Gegenregulationen sofort ausgeglichen oder überkompensiert. Vegetativ Labile sollen leichter als der Normale in der entsprechenden Reaktion verharren oder ungewöhnlich stark reagieren, eventuell mit Dominieren der Gegenreaktion.

Im Zusammenhang mit der erhöhten Empfindlichkeit gegenüber klimatischen und thermischen Reizen wird auch häufig über vermehrte *Lärm-* oder

Schmerzempfindlichkeit geklagt. Dabei ist unbekannt, ob es sich um eine echte Reizschwellensenkung oder um eine erhöhte Ansprechbarkeit auf Reize — also um eine verstärkte Reaktivität — handelt.

Vorwiegend *örtliche* Beschwerden, besonders des Herzens: Im Vordergrund stehen Mißempfindungen wie „Herzklopfen", präkordialer Druck, meist kombiniert mit „Engigkeit über der Brust" und zeitweise auftretende „Herzstiche" („Kardialgisches Syndrom", DELIUS 1958). Von leichtesten Mißempfindungen („ich spüre, daß ich ein Herz habe") bis zu ausgesprochenen Präkordialschmerzen gibt es fließende Übergänge. Auch die sog. „reflektorischen und algetischen Krankheitszeichen" (Headsche und Mackenziesche Zonen) werden bei kardialen Mißempfindungen in derselben Art und Ausprägung wie bei organischen Herzschäden, gefunden (BAKER 1942).

Nahezu alle Patienten klagen über *Kopfschmerzen*. H. G. WOLFF (1948) beschreibt sie speziell im Zusammenhang mit der „gespannten Erschöpfung" („tension and fatigue"). BIRKMAYER und WINKLER (1951) charakterisieren sie bei der sympathischen Hypertonie als krampfartig-migränös oder als diffusen Kopfdruck mit einer Steigerung gegen Abend. Nach Lagewechsel, körperlicher und geistiger Belastung (längeres Lesen) werden die Beschwerden intensiver. Häufig wird zusammen mit dem Kopfschmerz über einen — unsystematischen — *Schwindel* geklagt, ferner über Kopfröte und Hitze, in selteneren Fällen über Ohrensausen und Augenflimmern („Encephalea vasomotorica"). Der Kopfschmerz ist nach Art und Form eine Kombination intra- und extrakranieller gefäßbedingter Störungen. Typisch ist dafür, daß er in nervösen und psychischen Spannungssituationen verstärkt auftritt („tension headache"). HEYCK (1956) hat bei Jugendlichen Formen des Kopfschmerzes beschrieben, die zusammen mit anderen vegetativen Krisen auftreten, von exogenen Belastungen abhängig sind und gelegentlich mit synkopalen Anfällen einhergehen. Im EEG fanden sich häufige mittelhohe bis hohe 4 sec-Wellen, unter Hyperventilation auffallend hohe 3 sec-Wellen mit paroxysmalem Charakter. Bei einigen Patienten fand HEYCK auch schon im Ruhe-EEG Dysrhythmie mit paroxysmalen generalisierten hohen δ- und ϑ-Wellen. Dieser EEG-Befund ist identisch mit dem bei dynamisch labiler Blutdruckregelung in Teil III, 3 beschriebenen abnormen EEG.

b) Psychosomatische Befunde.

Hypertone Reaktionen durch psychische Einflüsse sind in der Regel passagerer Natur („Situationshypertonie", PALMER 1950; H. G. WOLFF 1952). Langdauernde seelische Belastungen (GRAHAM 1945; MAJOROW 1954), insbesondere psychodynamische Fehlentwicklungen der Persönlichkeit können aber wesentliche Faktoren für die Entwicklung der hypertonen Regulationsstörung sein.

Herz, Kreislauf und Atmung dienen dem Ausdruck affektiven Erlebens (WITTKOWER 1936; OEHME 1951, 1959; BUYTENDIJK 1956). Affekte und Emotionen bestimmen die Richtung des Gesamtverhaltens, welche vom Antrieb des betreffenden Gefühls abhängig ist, Gleichzeitige vegetative Phänomene sind Bestandteile dieses Verhaltens. Antriebe und Bedürfnisspannungen drängen auf Verarbeitung und werden im Falle ihrer Blockierung oder inadäquaten Bewältigung nicht ausgeglichen. Dabei können sich die vegetativen Begleiterscheinungen der Affekte (in der Regel Sympathicusimpulse) verstärken und mit der Dauer zu Regulationsstörungen führen (Übersichten: STOKVIS 1959; CHRISTIAN 1959).

Pulsfrequenz- und Blutdruckschwankungen bei emotioneller Labilität sind besonders bei Jugendlichen vielfach beschrieben (LANDES und GUILETTE 1925; FAHRENKAMP 1926; KYLIN 1930; J. H. SCHULTZ 1939; STOKVIS 1941; MORRIS 1935, 1941, 1949; DUNBAR 1948, 1954;

REINDELL, SCHILDGE et al. 1955). ARMSTRONG (1938) hat bei 700 Kandidaten des zivilen Luftdienstes durch statistische Interpolation bei Zuordnung von Kreislauflabilität und „Emotional instability" einen hohen Quotienten (= 88) errechnet. Nach NESBIT (1939) bestehen bei vegetativ Labilen in 66% schon im klinischen Bild psychische Auffälligkeiten. Zu ähnlichen Ergebnissen kommen S. WEISS (1932) und DUNN (1942). JONES und AUBREY LEWIS (1941) berichten, daß bei 200 Soldaten der britischen Armee in 76% die Kreislauf-regulationsstörung von phobischen Symptomen und Angst begleitet war. WYSS (1955a, b) hat 14 Patienten mit juveniler Hypertonie psychotherapeutisch behandelt und 5 Jahre beob-achtet: Bei 9 von 14 war teils durch therapeutische Auflösung der Neurose, teils ohne zwingenden Zusammenhang mit der Behandlung der Blutdruck nach einiger Zeit normali-siert. Diese Mitteilung ist wichtig, da zwar ein sehr umfangreiches psychosomatisches Schrift-tum über die essentielle Hypertonie vorliegt, aber nur wenige psychotherapeutische Beiträge über die hypertone Regulationsstörung mit katamnestisch nachgewiesenen Dauer-Remis-sionen bekannt sind (HILL 1935; DRAPER 1935). Bei 10 von 14 Fällen stand die Regulations-störung im Zusammenhang mit einer lebensgeschichtlichen Krisensituation; alle wiesen phobische, angsthysterische oder hypochondrische Symptome auf (WYSS 1955a). Ferner bestanden charakterneurotische Störungen verschiedener Art (Konflikte zwischen Ehrgeiz und Minderwertigkeitsgefühlen, Leistungsüberforderung, Leistungsversagen), sowie mannigfaltige Berufs- und Kontaktstörungen. Gewisse charakterologische Befunde stimmen mit den bei essentiellen Hypertonikern gefundenen seelischen Konstellationen überein (verdrängte und ge-hemmte Aggressivität und mangelhafte Selbstsicherheit) (SAUL 1939; GRESSEL, SHOBE et al. 1949; HALLIDAY 1949; ALEXANDER 1951; MITSCHERLICH 1954; ENKE und GERCKEN 1955).

Nach den Katamnesen von WYSS haben sich hypertone Regulationsstörungen mit der Konsolidierung des persönlichen und beruflichen Lebensraumes spontan zurückgebildet. Der statistische Gipfel liegt zwischen dem 23. und 28. Lebensjahr (s. Teil I), also in einer Altersspanne, in der die entscheidende persönliche und soziale Einordnung in die Umwelt vollzogen wird. Zugleich mit der häufigen Spontanremission um das 30. Lebensjahr ist der Leistungsraum gefestigt: Berufs- und Partnerwahl sind getroffen, übersteigerte Ich-Ideale inzwischen abgebaut. Wollen und Können sind durch Erfahrung und Einsicht aufeinander abgestimmt, und die Ich-Reifung setzt der Selbsteinschätzung angemessene Grenzen. WYSS (1955 b) hat auch kasuistisch bei analytisch behandelten Patienten zeigen können, daß die Beziehung zur Leistung für die hypertone Regulationsstörung bedeut-sam ist. Er findet 2 Typen: Einen, der sich durch ständige Selbstüberschätzung überfordert, und den anderen, der durch Unterschätzung seiner Leistung ständig versagt. Tiefenpsychologisch ist der erste Typ durch ein hochgespanntes Ich-Ideal charakterisiert, das in einem starken Gegensatz zu Regressions- und Depen-denzwünschen steht. Der andere Typus, der „Leistungsversager", ist durch mangelndes Selbstvertrauen mit niedrigem „level of aspiration" und wenig ent-wickeltem Ich-Ideal gekennzeichnet. Während bei dem ersten Typ mit hoch-gespannter Leistungshaltung die ergotrope Funktionsentgleisung ohne weiteres verständlich ist, verknüpft WYSS die hypertone Regulation bei den Leistungs-versagern mit einer ständigen Hyperreaktivität, die aus dem Versagen heraus entwickelt wird.

Eine an die Namen HOPPE (1930), MURRAY (1938), ALLPORT (1943), FRANK (1935), GARDNER (1940), HOLT (1945), SEARS (1941) geknüpfte Arbeitsrichtung hat sich mit dem Ver-hältnis von Intention und Leistung näher auseinandergesetzt. Die wesentlichen Gesichtspunkte sind folgende: Eine Leistung kann entweder von außen gefordert oder von innen kraft Ziel-setzung bestimmt werden. In die Leistung geht nun die individuelle Eigenart der Person insofern ein, als intendierte Ziele von der Leistungserwartung und der Selbsteinschätzung, dem Zutrauen der Person zu sich selbst und zu ihrer Leistung, bestimmt werden. Je höher dieses Niveau, z. B. in Form eines übertrieben ehrgeizigen und sich selbst überschätzenden Zieles, ist — im englischen Sprachgebrauch heißen diese verschiedenen Abstufungen der Intention „level of aspiration" —, um so stärker ist das Engagement und die Intensität der Beteiligung („ego-involvement" nach FRANK). Je intensiver diese Ich-Beteiligung und damit die Kraft ist, mit der sich die Person mit ihrem Vorhaben identifiziert, um so stärker reagiert sie auch emotional auf Erfolg oder Mißerfolg. Der Mißerfolg wird dann als Selbstwertkonflikt ausgetragen mit der Konsequenz einer wiederum intensiveren Ich-Beteiligung. Es besteht also ein circulus vitiosus.

Wohl stecken in dieser Konzeption geläufige Begriffe, z. B. in „level of aspiration" das Ich-Ideal der Psychoanalyse und in „involvement" die Begriffe „stress" und „strain" des allgemeinen Adaptationssyndroms (Selye 1950). Der Vorteil gegenüber der psychologischen Auffassung liegt aber darin, daß die Begriffe „aspiration" und „involvement" auch das körperliche Beteiligtsein mit umfassen. Aber nicht die Energiegröße der Belastung definiert das Anstrengungssyndrom, sondern das Mißverhältnis von Intention und Anspannung einerseits und Verwirklichungsgrad andererseits. Berkeley (1952) konnte in einer experimentellen Prüfsituation nachweisen, daß bei schrittweise zunehmender Belastung z. B. die Ausscheidung von Corticoiden gerade dann erheblich zunimmt, wenn bei intensivem Leistungswillen und entsprechender Anspannung der erwartete Erfolg ständig ausbleibt — also ein chronisches Mißverhältnis zwischen Wollen und Können besteht. Ist das Verhältnis von Wollen und Können ausgeglichen, so ist die Corticoidausscheidung geringer bei sonst objektiv gleich großer Belastung.

Es scheint also, daß die abnorme Beziehung zur Leistung ein wichtiger pathogenetischer Faktor der hypertonen Regulationsstörung ist (Boss 1954; Wyss 1955a, b; Kleinsorge und Klumbies 1959). Dies wird in den beiden folgenden Biographien gezeigt.

c) Lebensgeschichtliche Zusammenhänge.
(Biographische Anamnesen.)

E. N., 48 Jahre. Pyknomorpher Habitus; nervös-unrastiges Verhalten. Klagen über quälende Schlaflosigkeit, Leistungsschwäche, Unruhe, Kopfschmerzen, anhaltende Herz- und Atembeschwerden. RR: schwankend zwischen 160/95 und 120/80 mm Hg. Erhöhte Ruhepulsfrequenz um 100/min. Dynamische Labilität der Blutdruckregelung (vgl. Abb. 17, S. 751). Internistischer Befund sonst o. B. Grundumsatz +6%. EEG: Starke Unregelmäßigkeit des Grundrhythmus, Form- und Frequenzlabilität, vermehrt eingestreute langsame α-Wellen und Zwischenwellen frontal und temporal.

Zur *Biographie*: Sohn eines erfolgreichen, dominierenden Vaters, wählte N. den gleichen akademischen Beruf und brachte es bald zu einer namhaften Position. Das Erreichte genügte ihm jedoch nicht: Sich selbst herausfordernd, aber in Überschätzung seiner Kräfte, engte N. seine Lebensziele in pathologischer Verkehrung des Ehrgeizes immer mehr auf Geltenwollen und äußeren Erfolg ein. In der Bedrängnis zwischen hochgespanntem Ich-Ideal und eigenen Möglichkeiten, im Mißverhältnis von Wollen und Können, steigerte sich N. neurotisch in eine chronische Überforderung hinein. Diese Überforderung hatte deswegen neurotischen Charakter, weil N. in seinem Beruf bereits alles Erreichbare erzielt hatte. Es gab für ihn keine weitere wirtschaftliche oder akademische Aufstiegsmöglichkeit mehr, da solche nur in einer Universitätslaufbahn gegeben wäre, in die sich N. aber keineswegs mehr eingliedern könnte. Dennoch stellte er sich solche fruchtlosen Forderungen.

Was hier biographisch angedeutet ist, wurde in einer analytischen Psychotherapie deutlich: Eine nicht vollzogene Ablösung vom Vater und die Konkurrenz mit zwei vom Vater vorgezogenen Geschwistern bestimmte seine innere Entwicklung. Ein überkompensierender Ehrgeiz kam zunächst im Verhältnis zu Kollegen und Vorgesetzten und später in pathologischer Verkehrung im Beruf zum Ausdruck in Form unrealistischer Ambitionen und Selbstüberforderung. Charakteristisch für das zwiespältige Verhalten zur Leistung und für die Ambivalenz zweier gegensätzlicher Tendenzen ist ein Traum aus der Therapie: N. stürzt im Hochgebirge ab und findet keinen Ausweg. Da kommt ein ehemaliger Kollege, ein schlichter, maßhaltender Mann und führt ihn lächelnd ins Freie mit den Worten: „Das ist doch ganz einfach." Nach Abschluß der Behandlung haben sich Beschwerden und Regulationsstörung zurückgebildet.

E. K., 36 Jahre. Pyknisch-athletischer Habitus. Klagt über Atemnot, Beklemmungen und Herzklopfen, nervöse Unruhe, schlechten Schlaf mit nächtlichem Aufschrecken. Bei der früher gern gespielten Schachpartie wird er ungeduldig, unkonzentriert und muß abbrechen. Blutdruck schwankend zwischen 150/90 und 130/90 mm Hg. Kreislauffunktionsprüfung: Dynamische Labilität der Blutdruckregelung. EKG in Ruhe und nach Belastung normal. Grundumsatz +3%. Internistischer Befund o. B. EEG: Zwischenwellendysrhythmie über den vorderen Hirnabschnitten. Frontal bilateralsymmetrische f-Wellengruppen um 5 Hz.

Auszug aus der *Biographie*: K. ist in einer kinderreichen Familie in einer Kleinstadt aufgewachsen. Er erlernte das Autoschlosserhandwerk und meldete sich bald nach der Gesellenprüfung freiwillig für die 12jährige Militärdienstzeit, um Geschirrmeister zu werden. Während der Kriegsjahre in Rußland wurde er zwar mehrmals verwundet, erkrankte aber trotz größter Strapazen nicht. 1944 lernte er seine spätere Frau kennen und übernahm nach Kriegsende in ihrer Heimat eine Landkreis-Fahrbereitschaft mit 10 Wagen. Er arbeitete „Tag und Nacht". 1948 wurde diese Fahrbereitschaft vom Roten Kreuz übernommen und ihm als dem „tüchtigsten" Fahrer der Dienstwagen des Landrats anvertraut. Vielfach arbeitete er 17 Std und hatte selbst am Sonntag kaum dienstfrei. Beim Fahren sei er „die Ruhe selber", in der Werkstatt jedoch gehe ihm keine Arbeit schnell genug. 1954 wurde ihm in einem undurchsichtigen Ränkespiel die private Benutzung des Dienstwagens vorgeworfen, und 2 Wochen lang verhörte ihn täglich ein Kriminalbeamter. Sein Chef war inzwischen abgelöst worden. Auf eigenen Wunsch ließ sich K. dem Untersuchungsrichter vorführen, und schließlich bestellte ihn der Regierungspräsident zu sich. Dieser bezeichnete die Angelegenheit als belanglos und rehabilitierte K. vollständig. Während der Vernehmungen bangte er sehr um seine Stellung und litt unter dem Gedanken, „unverschuldet rausgeschmissen" zu werden. Wenn der sonst sehr ruhige Mann von den „gemeinen Methoden" spricht, mit denen man ihn aus seiner Stellung entfernen wollte, wird er sehr erregt und eine schwer zurückgehaltene Aggression wird in seinem Ausdruck und seiner Haltung deutlich. Von seinem Familienleben berichtet er farblos und nur dann, wenn er durch Fragen dazu angeregt wird.

Entwicklung der Beschwerden: Schon 1951 suchte er einmal wegen unbestimmter Herzbeschwerden den Arzt auf. Das EKG war normal. Die „nervösen Störungen" wurden mit Tabletten behandelt. Im Januar 1954, einige Tage nachdem die Anklage gegen ihn erhoben worden war, erfolgte ein Zusammenbruch: Als er morgens vom Kaffeetisch aufstand, wurde ihm schwarz vor den Augen, er bekam keine Luft mehr, sein Herz krampfte sich zusammen, und er verspürte heftige Schmerzen in der Herzgegend. Nach einer Effortil-Injektion konnte er den ganzen Tag über arbeiten. Am Abend wiederholten sich jedoch die Beschwerden, so daß er nicht ins Bett zu gehen wagte. Obwohl die Untersuchungsbefunde, einschließlich Belastungs-EKG normal waren, wurden ihm Arbeit und Sport verboten. „Seitdem mache ich so herum." Da sich Herzbeschwerden, Schwächegefühl und die innere Unruhe nicht besserten, schickte ihn der Hausarzt in ein Walderholungsheim. Während der Kur nahmen jedoch die Beschwerden zu. Der Patient meint: „Ich spüre selber, daß es eine nervöse Sache ist."

Die Grundzüge dieser Biographie sind folgende: K. stammt aus einer einfachen, kinderreichen, arbeitsamen Handwerkerfamilie, in der jeder bemüht war, mit Regsamkeit und Fleiß voranzukommen. Rechtschaffenheit, Tüchtigkeit und öffentliches Ansehen waren die Maßstäbe, nach denen auch K. sein Leben ausrichtete. Sein Bedürfnis nach einem menschlich erfüllten Leben in der Familie oder mit Freunden stellte er dahinter zurück. Erlernter Beruf und Ehrgeiz halfen K. in seiner militärischen Dienstzeit, bald Geschirrmeister zu werden. Nach 1945 widmete er seine Zeit und Kraft so ausschließlich dem Beruf, daß sein Familienleben dabei verkümmerte und er sich immer mehr mit Frau und Kindern auseinanderlebte. Wie beim Militär hing sein Selbstgefühl allein von äußeren Anerkennungen ab, ohne dabei einen Ruhepunkt zu erreichen. Als dieses soziale Selbstwertgefühl entscheidend gefährdet war, nahmen seine bis dahin leichten vegetativen Herzbeschwerden krisenhaft zu. Die bei noch kompensierten äußeren Verhältnissen übergangene Beziehung zu seiner Frau offenbarte sich in einer beruflichen Existenzkrise in ihrer ganzen Unerfülltheit. Das Familienleben war ihm nicht mehr Stütze und Ausgleich. Sein sozialer Selbstwertkonflikt wurde damit auch zu einem familiär-individuellen: Es traten Potenzstörungen, Insuffizienzgefühle und schließlich die vegetativen Störungen auf.

K., 32jähriger Postbote. Klagt über Leistungsunfähigkeit, Erschöpfungsgefühl, Herzbeschwerden und feuchte Hände. Der schmächtige kleine Patient (Größe 1,53 m) sieht bekümmert und abgespannt aus. Blutdruck 165/90 mm Hg. Kreislaufregulationsprüfung: Dynamisch-labile Blutdruckregelung. EKG in Ruhe und nach Belastung o.B. Grundumsatz: +7%, lebhafter Dermographismus. Klinisch sonst kein krankhafter Befund.

Auszug aus der Biographie: K. wuchs als Arbeiterkind mit 3 anderen Geschwistern in harmonischen Familienverhältnissen auf. Schon in der Schule litt er darunter, der körperlich Kleinste zu sein. Seine Leistungen seien nie befriedigend gewesen. Während des Krieges wurde er bei einer Flakeinheit im Heimatgebiet verhältnismäßig wenig belastet. Nach der Heimkehr konnte ihm sein früherer Arbeitsplatz in einer Fabrik nicht mehr zugewiesen werden.

Seine Mutter starb während des Krieges, der Vater hatte wieder geheiratet. Zur Stiefmutter fand K. keine Beziehung. Er erhielt als Postbote eine neue Stellung in einem jederzeit kündbaren Arbeiterverhältnis und heiratete 1947. Besonders seine Frau, die von einem rücksichtslosen Arbeitgeber loskommen wollte, habe zu diesem Schritt gedrängt. Beide erhofften von der baldigen Heirat ein Anrecht auf eine Wohnungszuweisung und Verbesserung ihrer persönlichen Verhältnisse, obwohl die gegenseitige Zuneigung nicht allzu groß war. Der Wohnungswunsch erfüllte sich nicht, sie lebten schließlich auf das Äußerste beengt in einer Ein-Zimmerwohnung mit 4 Kindern. Es fehlte K. die Initiative für die Beschaffung einer größeren Wohnung. Er wußte nicht, wo er sich antikonzeptionell beraten lassen konnte, zumal dieses Problem für ihn religiöse Schwierigkeiten bot. Er fürchtete jedoch eine neue Schwangerschaft um so mehr, da die beiden letzten Kinder schon unerwünscht waren. 4 Monate vor der Klinikeinweisung verspürte er erstmals Herzbeschwerden. 3 Monate zuvor war er im Dienst ohnmächtig geworden. Während einer beruflichen Mehrbelastung kam es erneut zu einem Schwächeanfall. Nach 14 Tagen Bettruhe wurde er, da ein organischer Befund nicht festgestellt werden konnte, gesundgeschrieben. Er nahm anschließend seinen Urlaub in der Hoffnung, durch weitere körperliche Schonung leistungsfähiger zu werden. Nach anfänglicher Besserung verschlechterte sich sein körperliches Befinden gegen Urlaubsende. Kurz nach Arbeitsaufnahme versagte er schließlich ganz.

Nach mehreren ärztlichen Aussprachen, Hausbesuch, Vorsprache bei seiner Behörde und weiterer ärztlicher Führung war K. schließlich wieder imstande, seine Arbeit aufzunehmen.

S. J., 40jährige, für ihr Alter jugendlicher aussehende, pyknisch-athletische Patientin, sportlicher Typ. Klagt über berufliches Versagen, Hemmungen, Druck in der Herzgegend, Unrast, schlechten Schlaf. Häufig kongestive Kopfbeschwerden mit Schwindelgefühl. Unbestimmte Angst mit dem Drang, „irgendwo hinzugehen, wo ich nichts mehr hören und sehen muß". Die Beschwerden bestehen seit etwa einem Jahr, verstärkten sich aber akut, als die Patientin in einem pharmakologischen Laboratorium Versuchstiere mit einer Drahtschlinge zu töten hatte. An sich war sie als medizinisch-technische Assistentin an Tierversuche gewöhnt und während ihrer früheren Tätigkeit in Kliniken und Praxis nie empfindsam. Sie selbst äußerte die Vermutung, daß dieses Nichttötenkönnen der Versuchstiere im Zusammenhang mit der massiven Verstärkung ihrer Beschwerden etwas Symbolisches für ihre Situation sei.

Objektiv: Dynamisch-labile Blutdruckregelung. Normales Ruhe-EKG, im Stehen orthostatische Reaktion. Grundumsatz +8%. Internistisch sonst o.B. EEG: Diskontinuität der α-Wellen mit erhöhten α-Gruppen, Betonung der rascheren Frequenzen. Seltene Zwischen- und f-Wellen.

Zur *Biographie:* Dominierender Vater, jetzt über 70 und immer noch vital, robust und trinkfreudig. Der Tochter gegenüber verhielt er sich grob und rücksichtslos, aber im Grunde gutmütig. Seine auf extravertierten, geselligen Lebensgenuß gerichtete Art bestimmte als Vorbild auch das Leben der Tochter. Als Kind war J. temperamentgeladen und schon früh triebhaft wach. Wenn sie über die Stränge schlug, habe das den Vater wenig bekümmert, die Mutter begnügte sich mit Ermahnungen, wirkte aber nie im Sinne einer wirklichen Führung und Leitung. Im späteren Leben schwankte sie zwischen expansiver Ungebundenheit und Anlehnungsbedürfnis. Sie ist, wie sie sagt, „ein Konglomerat von Gegensätzen". Sie hatte viele Verhältnisse, in denen sie sich zwar triebhaft engagierte, aber weder Liebe und Wärme aufbrachte, noch fand. „Ich war Männern verfallen, auch wenn sie mir unsympathisch waren." Sie lebte so gegen ihre teils unentwickelte, teils verdrängte echte Weiblichkeit, und darum endeten die meisten Verhältnisse mit Enttäuschungen und Selbstvorwürfen. Als Assistentin eines verheirateten Vorgesetzten kam es zu einer beiderseitigen sexuellen Abhängigkeit ohne wirklich tiefere Zuneigung; der Mann beging Suicid, und J. reagierte mit quälenden Selbstvorwürfen. Mit einem etwas älteren Kaufmann stand sie 6 Jahre lang in einer ebenso unbefriedigenden Beziehung und kämpfte mit dem ständigen Entschluß sich zurückzulösen. Vor der manifesten Erkrankung hatte sie eine Beziehung zu einem 12 Jahre jüngeren Studenten, dem sie offenbar wirkliche Liebe entgegenbrachte, der sich aber bald mit einer anderen verlobte. Sie wechselte daraufhin Stadt und Tätigkeitsfeld, ging als technische Assistentin in ein Industrielaboratorium, um nunmehr als 40jährige künftig mit sich allein fertig zu werden und im Beruf Erfüllung zu suchen. Aber dies gelang nicht, sie wurde immer unzufriedener, ihre Berufstätigkeit wurde ihr zuwider, Beschwerden traten auf, und schließlich wurde sie manifest krank, als sie Katzen mit der Drahtschlinge töten sollte. Dieses Töten war, wie ihr in der psychotherapeutischen Behandlung später deutlich wurde, Symbol ihres lebenslangen Agierens gegen ihre eigene Weiblichkeit.

Die psychotherapeutische Behandlung zeigte Zusammenhänge, die schon an Hand der äußeren Lebensgeschichte zu vermuten waren: Der egozentrischen sexuellen Expansivität ermangelte die gleichzeitige Wärme, die zugehörige echte Gefühlsbeziehung und frauliche

Hingabe. Es fehlte in ihrem Leben das Leitbild der Mutter, die zeitlebens gegenüber dem vitalen und zügellosen Vater eine untergeordnete Rolle gespielt hat. J. hat durch eine solche Prägung bis zu ihrem 40. Lebensjahr keinen Weg zur echten Weiblichkeit gefunden. Ihre Träume und Assoziationen waren voll von verzerrten Abbildern von lieblosen Männern und hilflosen Frauen. Die Verdrängung der Weiblichkeit in ihrem Leben hatte insofern eine destruktive Seite, als sie mit Schuldgefühlen und Selbstvorwürfen kompensiert wurde und de facto jede wirkliche Liebesbeziehung verhindert hat. Erst in ihrer Beziehung zu dem viel jüngeren Studenten brach etwas von der anderen Seite durch, aber zu spät, beim falschen Partner, der sie seinerseits durch seine Verlobung mit einer anderen am entscheidenden Punkt ihrer eigenen Entwicklung tief verletzte und kränkte.

Die Anführung der 4 Biographien zeigt den Zusammenhang der hypertonen Regulationsstörung mit der lebensgeschichtlichen Entwicklung, jedoch ohne die Prätention, aus den Krankengeschichten allgemeingültige pathogenetische Prinzipien abzuleiten. Im ersten und letzten Fall war sicher eine Entwicklungsneurose für die Entstehung der Regulationsstörung von Bedeutung. Im zweiten Fall war es ein Aktualkonflikt und bei der dritten Krankengeschichte vorwiegend die ständige Überforderung einer unneurotischen, aber konstitutionell nur in Grenzen belastbaren Persönlichkeit.

d) Zur nosologischen Stellung der hypertonen Regulationsstörung mit dynamisch-labiler Blutdruckregelung.

Die Beschwerden und Befunde bei Patienten mit hypertoner Regulationsstörung werden von WOLLHEIM und MOELLER (vgl. das Kapitel „Hypertonie" in diesem Handbuch) als wichtige Frühsymptome der essentiellen Hypertonie bewertet. Einmalige oder wiederholte vorübergehende Blutdrucksteigerungen sind nach ihrer Meinung Ausdruck der konstitutionellen Grundlage der essentiellen Hypertonie. Jugendliche Patienten mit hypertoner Regulationsstörung, einer transitorischen oder hyperreaktiven Hypertonie werden als essentielle Hypertoniker im latenten oder prähypertensiven Stadium dieser Krankheit angesehen.

Die Verlaufsbeobachtungen zeigen jedoch, daß die hypertone Fehlregulation häufig reversibel ist. Damit erscheint eine besondere Betrachtung dieser Regulationsstörung und ihre Abgrenzung von der eigentlichen essentiellen Hypertonie zweckmäßig und sinnvoll.

Seit Einführung der Blutdruckmessung in die Klinik sind bei Patienten mit wechselnden Blutdrucksteigerungen die gleichzeitig bestehenden Symptome vegetativer Labilität bekannt. Sie sind bei Jugendlichen besonders ausgeprägt, finden sich jedoch auch bei älteren Patienten, solange der Blutdruck nicht auf einem erhöhten Niveau stabilisiert ist. Von der „fixierten Hypertension" wird das klinische Bild der „labilen Hypertonie" abgegrenzt und angenommen, daß dieses häufig die beginnende Entwicklung einer essentiellen Hypertonie anzeigt (HEIM 1900; O'HARE 1920; PAL 1921; DURIG 1923; KAHLER 1924; KAUFFMANN 1924a, b, 1927; O'HARE, WALKER und VICKERS 1924; KYLIN 1925, 1937; MOOG und VOIT 1927; v. BERGMANN 1928; SCHELLONG 1930; BRAUN und SCHELLONG 1936; BOHNENKAMP 1937; LANGE 1941; BALZER und VOGT 1942; SARRE 1942; STURM 1942, 1944; GOLDRING und CHASIS 1944; SPÜHLER 1950; HANTSCHMANN 1952; KAPPERT 1952; KÜHNS und HÖPFNER 1952; BILECKI 1955; PICKERING 1955).

DELIUS (1944) und REINDELL (1949) haben die labilen Hochdruckformen als hypertone Regulationsstörung charakterisiert. Mit dieser Bezeichnung soll die zentralnervöse Genese sowie die fakultative Rückbildungsfähigkeit dieser Störung ausgedrückt werden. Für den einzelnen Patienten ist eine Abtrennung der hypertonen Regulationsstörung von der prähypertensiven Phase der essentiellen Hypertonie jedoch kaum möglich (DELIUS 1956). "The problem is how to differentiate those with simple vasomotor lability from those who are prehypertensive. At present there is no sure way. But it is salutary to realize that there is a difference" (Page und Corcoran 1949).

Kühns und Höpfner (1952) unterscheiden zwischen dem hyperreaktiven (transitorischen) jugendlichen Hochdruck, der begrifflich von der hypertonen Regulationsstörung nicht getrennt werden kann, und der essentiellen jugendlichen Hypertonie, bei der bereits Organveränderungen bestehen. Nur letztere wird als Frühstadium der essentiellen Hypertonie gewertet. Auch Kappert (1952) spricht von einer eigentlichen jugendlichen Hypertonie im Sinne einer Frühform des essentiellen Hochdrucks, wenn die Gefäße bereits verändert sind. Die Blutdruckerhöhungen bei Jugendlichen sind nach seinen Erfahrungen größtenteils nur Symptome der vasomotorischen Labilität. Bei diesen hypertonen Regulationsstörungen bestehen jedoch keine morphologischen Veränderungen. Erst die weitere Beobachtung wird entscheiden, ob eine transiente Hypertension oder eine eigentliche Prähypertonie vorgelegen hat. Die Wahrscheinlichkeit für den Übergang einer hypertonen Regulationsstörung in eine essentielle Hypertonie wird größer, wenn eine hereditäre Belastung besteht, eine Adipositas hinzutritt oder die Lebenssituation mit häufigen psychischen Erregungen verknüpft ist (Levy, White et al. 1947). So ist auch die Beurteilung der vorliegenden katamnestischen Untersuchungen jugendlicher Hypertoniker nur mit Vorbehalt möglich, da diese und andere pathogenetische Faktoren der essentiellen Hypertonie nicht immer gleichzeitig berücksichtigt wurden. Gesichert erscheinen Zusammenhänge zwischen der Häufigkeit der Entwicklung einer essentiellen Hypertonie und dem Alter der Patienten, in dem die hypertone Regulationsstörung manifest geworden ist, sowie den zusätzlichen Einflüssen der Adipositas und der sympathicotonen Kreislaufeinstellung. Vancura (1950) berichtet, daß von 116 Patienten im Alter von 15—34 Jahren mit transienter Hypertonie 43,8% und 58% von 80 Patienten im Alter von 35—44 Jahren nach 20 Jahren eine essentielle Hypertonie hatten. Auch die Ergebnisse von Levy, White et al. (1947) zeigen den Faktor „Alter" als kausalpathogenetisches Moment in der Entwicklung von hypertoner Regulationsstörung zur essentiellen Hypertension: Bei der Untersuchung von 22 741 Offizieren der amerikanischen Armee war eine vorübergehende Hypertension (über 150/90 mm Hg) bei den 25—29jährigen in 5,9%, den 30—35jährigen in 9%, den 35—39jährigen in 10,4%, den 40—44jährigen in 12,7% und bei den 45—49jährigen in 16,2% der Fälle nachzuweisen. Nachuntersuchungen ergaben, daß sich später bei diesen Männern 3,6mal so häufig eine essentielle Hypertonie entwickelt hatte als bei Personen mit normalem Blutdruck. Der Prozentsatz war um so höher, je älter die Männer während der ersten Beobachtung waren. Bestand während der transitorischen Hypertonie gleichzeitig eine Tachykardie, so erhöhte sich die Häufigkeit der Hypertonieentwicklung auf 7,5 mal. Dies zeigt die Bedeutung der Sympathicuswirkung für die Pathogenese der essentiellen Hypertonie. Wenn als dritter Faktor eine Adipositas vorlag, wurde später 12,3mal so häufig eine essentielle Hypertonie gefunden wie bei Gesunden. Auch den Nachuntersuchungen von Evans (1957) kann entnommen werden, daß bei jüngeren Soldaten unter 20 Jahren eine hypertone Regulationsstörung sehr oft (in 26 von 28 Fällen) wieder ausgeglichen wird. Einzelbeobachtungen von Evans zeigen, daß später nahezu regelmäßig eine essentielle Hypertonie auftritt, wenn die Druckerhöhung erstmals im mittleren Lebensalter gefunden wird. Graham (1945) hat im letzten Krieg über seine Erfahrungen bei 695 englischen Soldaten einer Panzerbrigade berichtet, welche mindestens 1 Jahr im Einsatz gestanden hatten und großen seelischen und körperlichen Belastungen ausgesetzt waren. Er fand bei 38% dieser 20—38jährigen Männer eine systolische Druckerhöhung über 160 mm Hg und bei 27% eine diastolische Druckerhöhung über 100 mm Hg. Zum Teil betrugen die Werte bis 180/115 mm Hg. Von 33 Beobachteten hatten 2 Monate später 28 wieder einen normalen Druck. Man sieht also, daß hier die allgemeinen Lebensbelastungen eines Soldaten im Krieg zu einer vorübergehenden, aber dann sich wieder normalisierenden Blutdrucksteigerung führen. ALVEREZ, WULZEN und MAHONEY (1923), DIEHL und SUTHERLAND (1925), PALMER (1930), PALMER und MUENCH (1953), sowie DIEHL und HESDORFFER (1933) fanden bei 12—22% der jugendlichen transienten Hypertoniker später eine essentielle Hypertonie. Diese katamnestischen Angaben sowie eigene klinische Erfahrungen liegen den summarischen Schätzungen von ARNOLD und KAPPERT zugrunde. So meint ARNOLD (1958), daß nur bei $^1/_4$ aller juvenilen Hypertoniker die Druckerhöhung über das 30. Lebensjahr hinaus fortbesteht. Damit wird jedoch indirekt die Altersabhängigkeit der Prognose hypertoner Regulationsstörungen betont. KAPPERT (1952) vermutet, daß sich bei der Hälfte der Jugendlichen mit neurozirkulatorisch ausgelösten Hypertonien später eine essentielle Hypertonie entwickelt.

Über die statistischen Feststellungen hinaus, daß eine hypertone Regulationsstörung Bedeutung in der Pathogenese der essentiellen Hypertonie erlangen kann, wird man die Frage nach dem pathogenetischen Mechanismus dieser möglichen kausalen Verknüpfung zu stellen haben. Dabei gilt es zunächst zu untersuchen, inwieweit die Regulationsstörung als solche unmittelbar die Voraussetzung schafft und zu Strukturveränderung einzelner Regulationsglieder führt. Diese sind am ehesten dann zu erwarten, wenn eine vermehrte und über längere Zeit anhaltende Belastung solche Regulationsglieder des Kreislaufs bzw. ihre Organsubstrate trifft, die in Verbindung mit den physiologischen Lebenswandlungen des Kreislaufsystems verändert werden. Mit zunehmendem Lebensalter werden ohnehin die physiologischen Anpassungsvorgänge des Kreislaufs eingeengt. Die Altersveränderungen der Gefäße erklären sowohl die zunehmende Häufigkeit hypodynamer Regulationsformen bei orthostatischer Belastung als auch die stärkeren Druckerhöhungen bei einer Kreislaufaktivierung.

Bei einem 20jährigen wird eine hypertone Regulationsstörung zunächst nicht als Frühstadium einer späteren essentiellen Hypertonie gewertet werden müssen, da die Fehlregulation in der überwiegenden Mehrzahl der Fälle verschwindet. In diesem Lebensalter führt die Mehrbeanspruchung des Gefäßsystems offensichtlich nur sehr selten zu strukturellen Veränderungen. Bei der hypertonen Regulationsstörung des 40jährigen dagegen ist ein Übergang in die essentielle Hypertonie wahrscheinlich, wenn es nicht gelingt, die Fehleinstellung zu beseitigen.

Weitere pathogenetische Momente wie Fettsucht, Stoffwechselstörungen und übermäßige psychische Belastungen werden entweder über eine schnellere Progredienz der physiologischen Alterung der Gefäße oder gleichzeitig mit der Regulationsstörung durch strukturelle Veränderungen den Boden schaffen, auf dem gewissermaßen die hypertone Regulationsstörung die essentielle Hypertonie induzieren kann. Ob und inwieweit die rhythmischen Gefäßweitenänderungen, die der dynamisch labilen Druckregelung zugrunde liegen, ein besonderer pathogenetischer Faktor für diese Entwicklung der essentiellen Hypertonie aus der hypertonen Regulationsstörung sind, ist bisher nicht erwiesen.

2. Die hypotone Kreislaufregulationsstörung (statisch-labile Blutdruckregelung).

Die Beziehung der hypotonen Regulationsstörung zu vegetativen Grundeinstellungen, die Änderungen der Kreislaufgrößen bei orthostatischer Belastung und körperlicher Arbeit, EKG-Befunde, sowie die Charakterisierung der hypotonen Regulationsstörung als statisch-labile Form der abnormen Blutdruckregelung sind in Teil III „Pathophysiologie", abgehandelt.

Ebenso wie die hypertone Regulationsstörung ist auch die hypotone Form der Kreislaufregulation Teil einer umfassenderen vegetativen Ordnungsstörung und darüberhinaus Teil der Gesamtverfassung der Patienten überhaupt. Jedoch scheint eine schematische Analogie derart, daß es sich um eine spiegelbildliche Reaktionsform zur hypertonen Regulationsstörung handelt, nicht möglich: Entsprechend der globalen Reaktionsweise des Sympathicus prägt die vermehrte Tonisierung dieses Systems ein klinisches Bild mit *generalisierter* vegetativer Symptomatik, so daß von einer Entgleisung in sympathicotoner Funktionsrichtung oder sympathischer Hypertonie gesprochen wird. Eine analoge Betrachtung für die hypotonen Regulationsstörungen und ihre Gleichsetzung etwa mit einer „parasympathischen Hypertonie" (BIRKMAYER und WINKLER 1951) stößt dagegen auf Bedenken: Entsprechend der dezentralisierten Organisationsform des parasympathischen Systems wären bei einer vermehrten Tonisierung vor allem *partielle* Lokalsymptome zu erwarten. Die berechtigten Zweifel an der Gültigkeit des Prinzips der antagonistischen sympathisch-parasympathischen Innervation aller Organe, die von BERGMANN veranlaßten, die Vorstellung von EPPINGER und HESS über den Gegensatz von Vagotonie und Sympathicotonie aufzugeben und dafür von vegetativer Stigmatisierung zu sprechen, sollten dann schon in der Terminologie berücksichtigt werden. Auch für eine gegenseitige Abgrenzung sind die Begriffe „parasympathische Hypertonie" und „sympathische Hypotonie" schwer vertretbar. Damit soll nicht gesagt werden, daß die von BIRKMAYER und WINKLER unter diesen Namen bezeichneten Syndrome keine abgrenzbare klinische Realität haben. Die Verwendung der Worte „Hypertonie" und „Hypotonie" mit verschiedener Bedeutung — zur Bezeichnung der Blutdruckhöhe einerseits, zur Charakterisierung des sympathischen und parasympathischen Tonus andererseits — erscheint aber begrifflich wenig zweckmäßig.

Die hypotone Kreislaufregulation wird erst bedeutsam, wenn gleichzeitig vegetative Beschwerden bestehen. Ob solche von den Patienten empfunden werden, ist von dem Ausmaß der Blutverteilungsänderungen und ihren Auswirkungen auf einzelne Gefäßprovinzen abhängig. Dabei ist zu bedenken, daß bei diesen Patienten die geklagten Beschwerden nicht allein subjektive Korrelate gestörter Funktionen sind, sondern auch Ausdruck ihres Befindens. Denn häufig werden die durchschnittlichen Ruheblutdruckwerte unterschritten, ohne daß die Leistungsfähigkeit und das Gesundheitsgefühl beeinträchtigt sind. Man wird dann die Hypotonie als eine belanglose Variante der Blutdruckeinstellung bewerten (s. den Beitrag „Hypotonie" von WOLLHEIM und MOELLER in diesem Handbuch). Ebenso wie die konstitutionelle Hypotonie, können auch die erworbenen Druckerniedrigungen etwa beim Sportler und bei unterernährten Personen nicht im Sinne einer gestörten, sondern einer adäquaten Blutdruckeinstellung mit normaler Regulation verstanden werden. Eine hypotone Regulations*störung* kann also *nur dann* angenommen werden, wenn während der Belastungsprüfungen (Orthostase, Arbeit) die in Teil III beschriebenen, charakteristischen Abweichungen der Kreislaufgrößen bestehen. Es erscheint allerdings nicht geklärt, ob eine Hypotonie in Ruhelage im definitiven Sinne einer Regulationsstörung von der eigentlichen orthostatischen hypotonen Fehlregulation abgrenzbar ist. In der Klinik wird daher nur selten zwischen essentieller Hypotonie und hypotoner Regulationsstörung unterschieden. Schließlich ist zu bedenken, daß die hypotone Regulationsstörung (statische Labilität der Blutdruckregelung) auch bei normo- und hypertonen Blutdruckwerten auftritt.

a) Beschwerden und vegetative Symptomatik.

Während Patienten mit hypertoner Regulationsstörung über innere Unruhe, Spannung und Erregtheit klagen und dieser vermehrte Antrieb das vegetative Gesamtverhalten prägt, ist bei den Patienten mit hypotoner Regulationsstörung gerade das Gegenteil der Fall: Bei ihnen ist der Antrieb vermindert, sie ermüden rascher und sind schneller erschöpft. Sie haben ein vermehrtes Schlafbedürfnis. Ihre körperliche Leistungsfähigkeit ist begrenzt und bei manchen ist auch die seelische und geistige Spannkraft herabgesetzt (MARTINI und PIERACH 1926; WEITZ 1949; SCHMIDT-VOIGT 1951; BIRKMAYER und WINKLER 1951; PIERACH und HEYNEMANN 1959). Gestört sind jedoch nicht die psychischen und geistigen Fähigkeiten an sich, sondern der Aktivitätshintergrund, welcher das Substrat der Regsamkeit bildet: Die Beschwerden über geistige Leistungsschwäche, über Konzentrationsunfähigkeit oder Gedächtnisschwäche sind Ausdruck dieser primären Hypotenazität (KAUDERS 1947). Es bedarf dann eines vermehrten Sich-Aufraffens, diese zu überwinden und damit eines Mehraufwandes an Energie, was zu einer besonderen psychischen Erschöpfung führen kann. Zwischen Hypotenazität und der psychischen Kompensationsleistung besteht insofern ein direkter Zusammenhang, als insbesondere differenziertere Persönlichkeiten diesen Zwang zur Kompensation lästig und quälend empfinden.

Viele Patienten klagen über Schwindelgefühl. Besonders bei längerem Stehen, nach schwerer körperlicher Arbeit (Bückarbeit), sowie in überfüllten Räumen oder bei psychischen Verstimmungen treten Nausea-ähnliche Beschwerden auf: Benommenheit des Kopfes mit dem Gefühl der Leere, leichtem Schwindel und Übelkeit, verbunden mit abdominellen Mißempfindungen, Schweißausbruch, Flimmern vor den Augen, Ohrensausen, Gähnen und veränderter Atmung. Häufig sind dies die Prodromi der folgenden Ohnmacht (s. Teil III, 4). Die Intensität der Beschwerden wechselt. Zusätzliche Belastungen wie Infekte, Hitze, Cyclustage bei der Frau, Hunger und unzureichender Schlaf können sie erheblich verstärken.

Es ist auffällig, daß nur gelegentlich Mißempfindungen geäußert werden, die sich auf die Herztätigkeit beziehen. Herzklopfen, Unregelmäßigkeit in der Herzschlagfolge (bei Extrasystolen) und blitzartige stechende Schmerzen in der Herzgegend werden dann geklagt. Häufiger sind Akrocyanose, Cutis marmorata, Neigung zu Ödemen der unteren Extremitäten nach der Tagesarbeit und kalte Extremitäten bei gleichzeitig vermehrter Schweißsekretion.

Oft wird nur eine eigenartige Form der Dyspnoe (Zwang zum tiefen Luftholen und Engegefühl über der Brust) störend empfunden. Vermehrte entero- und exterozeptive Reize (Temperatur, Schmerz, Erregung) können zu einer abnormen Ventilationssteigerung führen (s. Teil IV, 4: „Das nervöse Atmungssyndrom").

Bei Patienten mit Effort-Syndrom ist häufig ein Kontrast von geminderter Spannkraft einerseits und psychästhetischer und körperlicher Überempfindlichkeit andererseits beobachtet worden. Gegen Schmerz sowie Temperaturreize sind diese Patienten vermehrt empfindlich. Die Reizschwelle ist zwar normal, aber die Reaktionen fallen verstärkt aus (COHEN, WHITE und JOHNSON 1948; COHEN 1949).

Entsprechend der allgemeinen Hypotenazität ist die Tagesleistungskurve im ganzen verkürzt, das Optimum liegt am Vormittag. Phasen von Stimmungsabfall und Unproduktivität können das Gleichmaß der Leistungsfähigkeit stören.

Die Altersverteilung der Patienten mit hypotonen Regulationsstörungen wird verschieden angegeben: SCHMIDT-VOIGT (1951) fand eine zweigipflige Kurve mit Maxima zwischen 10 und 25 sowie zwischen 40 und 50 Jahren. Beim ersten

Häufigkeitsgipfel in der Pubertät und Adoleszenz sind beide Geschlechter etwa gleich häufig vertreten, das zweite Maximum bilden vorwiegend Frauen im Klimakterium. Nach Martini und Pierach sind alle Altersklassen betroffen.

b) Habitus.

Patienten mit hypotonen Regulationsstörungen haben häufig einen asthenischen, leptosomen Habitus (Stiller 1907; Kraus 1922; Larimore 1923; Friedlaender 1924; Martini und Pierach 1926; Catsch und Ostrowsky 1942; Bayer 1949, 1950; Pellegrini 1955). Es handelt sich um aufgeschossene Menschen mit Hautblässe, Zurückbleiben des Körpergewichts gegenüber der Körperlänge, sowie des Brustumfanges gegenüber dem Hüftumfang, mit schlaff-enteroptotischen Intestinalorganen, hypotonen Langmägen und kleinen steilen Herzen. Auf die relativ häufige Kombination von asthenischem Habitus mit hypophysärdysgenitalen Einschlägen haben Martini und Pierach schon 1926 hingewiesen. Sie haben dabei eine Konstitutionsanomalie angenommen und keine primär gestörten endokrinen Organsysteme: Eine Konstitutionsform, die heute als „dysplastisch-leptomorph mit dysgenitalen Stigmen" bezeichnet wird.

Während des Lebens sind die Grundeigentümlichkeiten der hypoton regulierten Astheniker offenbar ziemlich konstant: Als Kinder sind sie schwächlich und zart, oft besteht schon seit der Jugend eine gewisse Neigung zu Schwindel, Ohnmacht, orthostatischem Kollaps, sowie Unverträglichkeit gegenüber kinetischen Belastungen (Karusselfahren, Schiffschaukel). In der Streckungsphase der Pubertät können sich diese Beschwerden verstärken (Kretschmer 1955; Schmidt-Voigt 1951; Hirschmann 1954; Genz und Stolowsky 1956; Pierach und Heynemann 1959). Bei Frauen überwiegt die Kleinwüchsigkeit und der insgesamt grazile Typ bei sonst identischem Habitus.

c) Magen- und Darmstörungen.

Häufig klagen Patienten mit hypotonen Regulationsstörungen über Magenbeschwerden: Sie scheinen zu gastro-intestinalen Funktionsstörungen, zu Gastritis und Ulcuskrankheit disponiert. Auch eine spastische Obstipation kann zum führenden Symptom werden. Martini und Pierach (1926) deuten die Magen-Darmstörungen als Begleitsymptom der essentiellen Hypotonie bei einem gemeinsamen konstitutionellen Hintergrund. Die Art der Störung der Magen-Darmfunktion weist darauf hin, daß parasympathische Impulse überwiegen. Dafür sprechen auch die Ergebnisse der Motilitätsstudien des Dünndarms (Sielaff 1958).

d) Verwandtschaft mit dem Formenkreis der Hypadrenie.

Die bei hypotonen Regulationsstörungen häufige Adynamie, Psychasthenie, Neigung zu Hypoglykämie, eingeschränkte Libido, Menstruationsstörungen, der therapeutische Effekt von Nebennierenhormonen haben mehrfach zur Vermutung einer Nebenniereninsuffizienz geführt (Friedlaender 1924; Fossier 1926). Martini und Pierach (1926) haben auf die Ähnlichkeit mit dem Bild der Nebenniereninsuffizienz hingewiesen, aber eine Identifizierung als unbewiesen abgelehnt. Pellegrini (1955), Piotti und Bonomi (1953), Piotti, Bonomi und Bonamino (1955), Piotti, Drovanti und Rovati (1952a, b) nehmen bei den untersuchten Patienten mit hypotoner Regulationsstörung auf Grund verminderter Steroidausscheidung, mehrfach pathologisch gefundener Thorn- und Robinson-Kepler-Power-Tests eine Nebenniereninsuffizienz an. Demgegenüber fanden Cohen und White (1947) beim Effort-Syndrom die 17-Ketosteroidausscheidung normal. Birkmayer und Winkler (1951) beziehen die von ihnen charakterisierte „sym-

pathische Hypotonie" auf eine Verarmung an sympathicomimetischen Wirkstoffen als Folge einer vorangegangenen erschöpfenden sympathischen Dauerbelastung.

Die Beweisführung einer konstitutionellen oder erworbenen Nebenniereninsuffizienz steht noch aus. Die Frage scheint eher dahin zu gehen, wieweit
konstitutionelle Formen der Hypadrenie [„Addisonismus" (JORES 1949), „Débilité
surrénal congénitale" (CHATAGNON und CHATAGNON 1938), „Endokrine Heredodegeneration" (BOENHEIM 1925), „Hypadrenie" (KAPPERT 1947a, b)] eine besondere, endokrin akzentuierte Konstitutionsgruppe darstellen, die fließende
Übergänge zur konstitutionellen Asthenie bildet. CHATAGNON und CHATAGNON
(1938) beschreiben in diesem Zusammenhang einen besonderen Typus der
konstitutionellen Nebenniereninsuffizienz, der leptosom und introvertiert sei;
durch verminderte somatische und psychische Leistungsfähigkeit, dysphorische
Verstimmungen ausgezeichnet ist mit Hypotonie und Unfähigkeit zu längerer
orthostatischer Belastung. Sie nennen die Patienten deswegen „les allongés".
Ähnliche Versuche, eine Konstitutionsgruppe mit relativer Nebenniereninsuffizienz vom eigentlichen Morbus Addison abzugrenzen, stammen von THADDEA
(1941), KAPPERT (1947a, b), BOITELLE (1949), FRANKL (1949a, b).

Diese Bemühungen weisen darauf hin, daß es offenbar fließende Übergänge
von der konstitutionellen Asthenie bzw. Neurasthenie zu Konstitutionen gibt, bei
denen Zeichen der Nebenniereninsuffizienz besonders ausgeprägt sind. Im Unterschied zum Morbus Addison zeigen sie jedoch nie einen prozeßhaften Verlauf.
Daß für die überwiegende Mehrzahl eine solche Zuordnung zum hypadrenalen
Formenkreis möglich ist, erscheint jedoch zweifelhaft (vgl. Teil VI, „Spezielle
Syndrome und Differentialdiagnose").

e) Die hypotone Regulationsstörung im Längsschnitt der Krankengeschichte.

E. D., 161 cm große, 35jährige, blasse und magere (49 kg) Hausfrau. Dysplastisch-
leptomorpher Konstitutionstyp. RR 120/70 mm Hg. Kreislauffunktionsprüfung: Statische
Labilität der Blutdruckregelung (vgl. Abb. 20, S. 762).

Mit 14 Jahren wollte D. gerne nähen lernen, aber der als tyrannisch geschilderte Vater
nahm sie aus der Lehrstelle und schickte sie in eine Zigarrenfabrik. Um diese Zeit setzte eine
monatelange Dyspepsie ein, abwechselnd mit schwerer Obstipation. Bei der Arbeit Ohnmachten, Stirnkopfschmerzen und Herzklopfen. Eine längere klinische Beobachtung ergab
keinen Anhalt für ein organisches Leiden. 1939 heiratete sie, ein Jahr später bekam sie ein
Kind. Mit der Trennung vom elterlichen Zuhause, Aufgabe des verhaßten Berufes und Auf-
gehen in der eigenen Familie verschwanden die Beschwerden weitgehend. 1946 kehrte der
Ehemann aus dem Krieg und der Gefangenschaft, innerlich verändert und aus seiner Berufs-
laufbahn geworfen, zurück. Es kam zu ehelichen Spannungen und zur Entfremdung. D. wurde
frigide. Seitdem wieder Schwindelzustände, Ohnmachten, Magenbeschwerden und Abnahme
der Leistungsfähigkeit. Eine jahrelange symptomatische ärztliche Behandlung bis 1953
war ohne jeden Effekt. Der therapeutische Mißerfolg, wahrscheinlich auch die ärztlich ausgesprochene Resignation, führten bei Patientin und Ehemann zur Auffassung eines unbeeinflußbaren Insuffizienzzustandes. Der Mann konzentrierte sich deshalb ausschließlich auf
seine Arbeit, ließ die Dinge laufen und suchte seine Geselligkeit außerhalb der Familie.
Krankheitsgefühl und objektive Symptome verschlechterten sich. Erst eine konsequente
therapeutische Auflösung der resignierenden Einstellung, Durcharbeitung der Konflikte
und Abbau der bisher zwecklosen medikamentösen Therapie besserten die Beschwerden.
Auch der Ehemann wurde in die Therapie einbezogen. Damit kam es zu einer langsamen,
aber vollständigen Besserung. Während Erholungskuren anfangs immer mit Verstärkung der
Beschwerden einhergegangen waren, weil sie in der damaligen Entfremdungsphase mit dem
Ehemann neue Sorgen mit sich brachten, trugen sie später zur Besserung bei.

Die Krankengeschichte zeigt, daß Leistungsfähigkeit, Krankheitsgefühl und
zum Teil auch die objektiven Symptome in engem Zusammenhang mit der persönlichen Entwicklung stehen und nur in krisenhaften Lebensabschnitten Krank-

heitswert angenommen haben. Ferner ergab sich rückblickend, daß der erste Hausarzt erheblich mehr Zeit für eine zwecklose symptomatische Therapie aufwenden mußte, als später eine lebensordnende, psychotherapeutisch unterstützte gezielte Behandlung in Anspruch nahm.

3. Hypotone Regulationsstörung mit dynamisch labiler Blutdruckregelung.

Wie im Teil III, 3 dargelegt wurde, kann die dynamisch labile Druckregelung auch bei der hypotonen Regulationsstörung (statisch labilen Blutdruckregelung) auftreten. Bei diesen Patienten findet sich dann häufig eine abnorme hirnelektrische Aktivität, die bei Patienten mit hypotoner Regulationsstörung allein vermißt wird.

Wenn bei Patienten mit hypotoner Regulationsstörung *gleichzeitig* eine dynamisch labile Blutdruckregelung besteht, findet sich eine klinische Symptomatik, die sowohl die Züge der einen als auch der anderen Grundform der labilen Blutdruckregelung aufweist. Die Beschwerden der hypotonen Regulationsstörung (s. IV, 2) sind mit denen der zentralnervösen Instabilität verknüpft: Die ohnehin leistungsbegrenzten, schnell erschöpften Patienten klagen dann zusätzlich über lästige Unruhe, innere Spannung, Erregung sowie Schlafstörungen, also über Symptome der vegetativen Labilität, wie sie bei verändertem zentralnervösen Erregungszustand im Rahmen der hypertonen Regulationsstörung mit dynamisch labiler Blutdruckregelung bestehen (s. IV, 1). Auch die häufigen, spontanen vagovasalen Anfälle dieser Patienten entstehen bei krisenhafter Entgleisung der Regulation, deren Richtung die hypotone Grundstörung bestimmt (s. Teil III, 3). Delius (1958) kennzeichnet diese Symptomatologie als Kombination von asthenisch-adynamen Zeichen einerseits und dem Syndrom der „gespannten Erschöpfung" andererseits. Im Sinne eines circulus vitiosus kann die zentralnervöse Instabilität und Erregbarkeitssteigerung die geringere Leistungsfähigkeit dieser Kranken noch mehr einengen. So führen schließlich kleine Mehrbelastungen zum Leistungsversagen.

Häufig begnügen sich Patienten mit hypotoner Regulationsstörung mit ihrer begrenzten Spannkraft. Zielstrebige Persönlichkeiten und Menschen, die im beruflichen Wettbewerb zu besonderen Leistungen gezwungen werden, können sich jedoch nicht mit ihrer Leistungsschwäche abfinden und erstreben eine dauernde Kompensation. Daß eine derartige ausgleichende Anstrengung mit der Zeit zum weiteren Störungsfaktor werden kann, ist wahrscheinlich, zumal sie in der Regel mit der psychischen Spannung einer dauernden Versagensangst verbunden ist.

Ein Beispiel ist folgende Krankengeschichte:

Die 28jährige Arbeiterin Sp. kollabierte in der Sprechstunde des Hausarztes und wurde der Klinik mit der Diagnose „Kreislaufkollaps" zugewiesen.
Kleine, schmächtige Patientin (162 cm, 45 kg). Dysplastisch leptosomer Konstitutionstyp. Kreislauffunktionsprüfung: Statisch und dynamisch labile Blutdruckregelung (Abb. 37). RR 120/90 mm Hg, niederster Wert morgens im Liegen: 95/60. EKG: Ausgesprochene Sinusarrhythmie, normaler Erregungsablauf. Im Steh-EKG orthostatischer Effekt. Sofort nach Belastung verstärkte Sinusarrhythmie, vereinzelte Kammerextrasystolen, Lungenfunktionsprüfung: Hyperventilation (Atemminutenvolumen + 64% über dem Soll), unruhiger Atemtyp. Sonst kein krankhafter Befund.
Vegetative Anamnese. Menarche mit 17 Jahren, Periode später unregelmäßig und schmerzhaft. Mit 18 Jahren erstmalig Stechen in der Herzgegend und unangenehme Erschwerung der Durchatmung. Mit 20 Jahren verstärkte Beschwerden, besonders Herzklopfen bei Anstrengungen. Sie habe vorher Leichtathletik getrieben, dann suchte sie wegen Kurzatmigkeit, Schwindel und Übelkeit den Hausarzt auf, der ihr den Sport untersagte. Mehrfache „Herz-

kuren" (Strophanthin, Myokombin, Strophoral) unter der Diagnose „Myokardschaden". Mit 26 Jahren Klagen über zunehmende Müdigkeit, Abgeschlagenheit, mangelnden Appetit, Übelkeit und Brechreiz. Beim Aufenthalt in einem Erholungsheim Hyperventilationsanfälle mit Dyspnoe, Stechen in der Herzgegend, Zittern, Parästhesien und Angstzuständen. Häufig Kollapserscheinungen im Betrieb, beim Warten an der Haltestelle, im Wartezimmer des Arztes. Bei einer kirchlichen Feier Schweißausbruch, Schwindel und Ohnmacht. Schon während der Schulzeit hatte sie mehrfach Ohnmachten, zum ersten Mal mit 10 Jahren. Außer diesen typischen Beschwerden der hypotonen Regulationsstörung gab Sp. aber auch solche an, wie sie sonst bei gesteigerter zentralnervöser Erregbarkeit von Patienten mit hypertoner Regulationsstörung geklagt werden: Einschlafstörungen, unruhiger, flacher Schlaf, Gespanntheit und Unrast, anfallsweises Hitzegefühl der Kopfregion, dranghafte Kribbeligkeit, besonders wenn ihr eine Arbeit nicht schnell genug von der Hand ging.

Zur *Biographie:* Der Vater war Fabrikarbeiter und wurde mit 50 Jahren invalidisiert. Egozentrisch, mit dem Leben unzufrieden, verbreitete er zu Hause eine mißmutige Atmosphäre. Die fleißige und rechtschaffene Mutter arbeitete als Putzfrau. Ihre Brüder wurden der Patientin sichtlich vorgezogen. Der jüngere Bruder litt jahrelang an Magenulcera. In der Schule war Sp. durch Angst und einen Sprachfehler so gehemmt, daß sie ihr Wissen nicht zur Geltung bringen konnte. Damals traten schon mehrfach Ohnmachten auf. Ihren Wunsch, einen Pflegeberuf zu erlernen, lehnte der Vater ab und schickte sie des Verdienstes wegen sofort in die Fabrik. Dort leistete sie während des Krieges von Anfang an 10 Std Akkordarbeit im Stehen. Da sie dienstfertig und intelligent war, wollte man ihr eine (sitzende) Bürotätigkeit geben. Dies lehnte ihr Meister ab, da er sie selbst gern behalten wollte. Sie gab ungern nach und im gleichen Jahr traten erstmals Herzbeschwerden und Rückenschmerzen auf. Vom Werksarzt wurde sie mit Strophanthin behandelt. Die ärztliche Diagnose „Myokardschaden" veranlaßte sie 1946 die Fabrikarbeit aufzugeben. Seit 1947 war sie als Haushaltshilfe, dann im Kindergarten tätig. Sie war trotzdem häufig wegen Schwächezuständen und Herzbeschwerden arbeitsunfähig. 1952 klinische Durchuntersuchung: kein organischer Befund. Auf ärztlichen Rat und mit ärztlicher Hilfe wurde sie mit 28 Jahren zur Schwesternhelferin umgeschult, also in einen Beruf, den sie sich schon als Kind gewünscht hatte. In diesem Beruf ist sie nunmehr ununterbrochen tätig. Die Vorgesetzten schildern sie als übereifrig, ehrgeizig, sie werde aber leicht nervös. Ohnmachten traten seit Jahren nicht mehr auf. Sie gilt als tüchtig, fleißig und gehorsam, verträgt aber keinerlei Mißhelligkeiten und ist bei solchen noch oft erregt.

Krankheitsgeschichte und Biographie zeigen hier eine konstitutionelle hypotone Regulationsstörung, deren Klagen und Symptome sich bis in die Kindheit zurückverfolgen lassen. Gleichzeitig bestehen Beschwerden wie bei gesteigerter zentralnervöser Erregbarkeit. Auch Verhalten und charakterologische Struktur enthalten Züge, wie sie für die hypertone Regulationsstörung charakteristisch sind: Die Patientin ist ehrgeizig, übereifrig, von gehemmter Aggressivität einerseits und Anlehnungsbedürftigkeit andererseits.

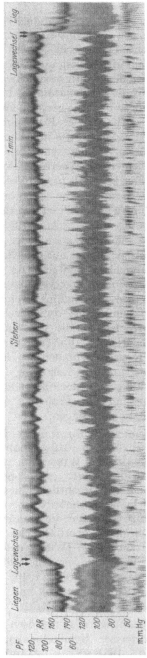

Abb. 37. Patient A. Sp., 28 Jahre. *1* Pulsfrequenz; *2* Blutdruck; *3* Atmung. Statisch und dynamisch labile Blutdruckregelung. Nach dem Lagewechsel weicht der Haltewert deutlich vom Sollwert ab. Gleichzeitig bestehen laufende Druckschwingungen. Im Stehen ist die Atmung ungleichmäßig beschleunigt und vertieft.

4. Das nervöse Atmungssyndrom.

Beim nervösen Atmungssyndrom bestehen dyspnoische Beschwerden, es findet sich meist eine akute Hyperventilation, die mit erheblichen Mißempfindungen einhergeht. Gesunde empfinden bei gleicher Mehratmung noch keine Belästigung. Charakteristisch ist auch die Vielfalt abnormer Atemformen. Organische Störungen der Ventilation fehlen.

Mit diesem Syndrom wird bei Patienten mit vegetativen Herz- und Kreislaufstörungen nur eine gestörte Partialfunktion beschrieben. Dies zeigt ein Vergleich der Ergebnisse der Ruhespirometrie mit denen der orthostatischen Belastung bei 26 Patienten des in Abb. 38 wiedergegebenen Kollektivs (40 Patienten mit nervösem Atmungssyndrom). Trotz entsprechender Beschwerden fand sich bei 6 Patienten mit hypertoner Regulationsstörung und dynamisch-labiler Blutdruckregelung keine Hyperventilation. Bei 18 Patienten mit deutlicher Hyperventilation bestand eine hypotone Regulationsstörung. Eine stabile Blutdruckregelung wurde bei den 2 Patienten mit der stärksten Hyperventilation gefunden (Mechelke und Nusser 1955). Eine solche Gegenüberstellung zeigt die erheblichen Schwierigkeiten jeder Einteilung der vegetativen Herz- und Kreislaufstörungen, bei der nur die Klagen der Patienten und die klinische Symptomatik berücksichtigt werden. Die gleichen Beschwerden lassen sowohl ein Hyperventilationssyndrom als auch eine dynamisch-labile Blutdruckregelung vermuten. Dies wird verständlich, wenn man bedenkt, daß die spontanen krisenhaften Entgleisungen bei dynamisch labiler Blutdruckregelung in Form der sympathicovasalen Anfälle mit einer erheblichen Hyperventilation verknüpft sind (s. Teil III, 3, Abb. 18). Eine funktionelle Verbindung von Ruhehyperpnoe und Kreislaufbefunden bei hypotoner Regulationsstörung ist nicht erwiesen. Die gleichmäßige Steigerung der Atemfrequenz und -tiefe ist bei hypotoner Regulationsstörung jedoch besonders häufig. Wie in Teil III, 5 erwähnt, entsprechen die Befunde der Patienten mit Effort-Syndrom weitgehend denen hypotoner Regulationsstörungen.

Beim *Effort-Syndrom* werden ventilatorische Beschwerden am häufigsten angegeben (Lewis 1919; Wood 1941; Cohen und White 1947, 1950; Rossier, Bühlmann und Wiesinger 1958). Nach Craig und White (1934) finden sich „Chest discomfort", „Chest pain" bei 77% der Patienten mit „Neurocirculatory asthenia". Gelegentlich wird daher der Ausdruck „Chest pain" als diagnostische Bezeichnung im Schrifttum verwendet (Friedman 1947; Master 1952). White hat 1920 als erster die verkürzte apnoische Pause beschrieben, Christie (1935) die unruhige, oberflächliche und frequente Atmung. Bei 80% besteht eine „Seufzeratmung" (White und Hahn 1929). Später wurde die Hyperventilation als Leitsymptom herausgestellt (Kerr, Dalton und Gliebe 1937; Rossier 1939; Guttmann und Jones 1940; Wood 1941; White 1942; Friedman 1945, 1947; Meili 1948; Stevenson und Ripley 1952; Christian, Mohr und Ulmer 1955; Ulmer 1955).

Synonyme des nervösen Atmungssyndroms sind: „Kardiorespiratorisch-tetanieformer Symptomenkomplex" bzw. „Kardiorespiratorisches Syndrom" (Delius 1951, 1958), „Atmungstetanie" (Rossier 1939; Meili 1948), „Flying strain" (Flack 1921), „Pulmonale Dystonie" (Hochrein u. Mitarb. 1940, 1949, 1951, 1952).

Beschwerden. Die Patienten klagen über Lufthunger und Zwang, tief durchatmen zu müssen. Gleichzeitig wird Engigkeit über der Brust („Gürtel- und Reifengefühl") oder ein unangenehmes Druck- und Beklemmungsgefühl über dem Herzen angegeben. Gelegentlich werden anginöse Schmerzen mit Ausstrahlung in

die Schulter oder den linken Arm empfunden. Nach FRIEDMAN (1945, 1947) und
HEGGLIN (1949) lassen sich 2 Schmerztypen unterscheiden: Stichartige Schmerzen
(sharp pain) und dumpfer Druck (dull ache). Der Präkordialschmerz ist zwar
nicht so intensiv wie bei der Angina pectoris, aber dieser ähnlich: So konnte

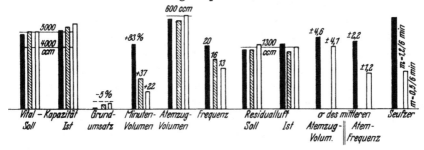

Abb. 38. Durchschnittswerte der Spirometrie bei 40 Patienten mit nervösem Atmungssyndrom, 15 Vegetativ-
Labilen ohne Atembeschwerden und 30 Gesunden. Durchschnittsalter 30 Jahre. ▮ nervöses Atmungssyndrom;
▨ Vegetativ-Labile; ☐ Gesunde. (Nach CHRISTIAN, MOHR und ULMER 1955.)

BAKER (1942) zeigen, daß Schmerzlokalisation und Headsche Zonen mit denen der
Angina pectoris übereinstimmen. Auch Klagen über Schwindel, Parästhesien,
Konzentrationsschwäche und Unruhe bis zu erheblichem Angstgefühl sind mit

der veränderten Ventila-
tion verknüpft. Meist verschlimmern sich die Be-
schwerden bei Anstren-
gungen.

*Ergebnisse der
Lungenfunktionsprüfung.*

Das Atemminutenvo-
lumen liegt durchschnitt-
lich 96% (ROSSIER 1939)
bzw. 83% über dem Soll
(CHRISTIAN, MOHR und
ULMER 1955; ULMER 1955)
(Abb. 38). Die Ventila-
tionssteigerung erfolgt
vorwiegend über eine er-
höhte Atemfrequenz. Die
Atmung ist meist unruhig,
die Seufzerquote ist er-
höht (Abb. 38). Der Mit-
telwert der Residualluft
liegt innerhalb der normalen Fehlerbreite (Abb. 38).

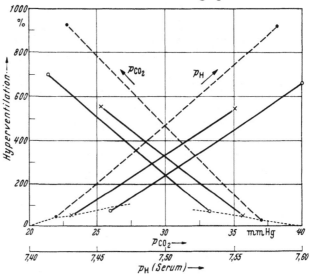

Abb. 39. Ordinate: Hyperventilation in Prozent der Sollwerte. Abszisse:
CO_2-Spannung bzw. Wasserstoffionenkonzentration des arteriellen
Serums. Die Fußpunkte sind die nach 10 min Ruhespirometrie beob-
achteten Werte, obere Punkte nach 2 min willkürlicher Hyperventilation.
○──○ Patienten mit nervösem Atmungssyndrom; ×──× Vegetativ-
Labile ohne Atembeschwerden; ●--● Gesunde. (Nach CHRISTIAN,
MOHR und ULMER 1955.)

Schon während der Ruhespirometrie sind arterieller Kohlensäuredruck und Wasserstoffionenkonzentration erniedrigt (Abb. 39). Diese respiratorische Alkalose
entsteht nach kurzdauernder Hyperventilation, die wohl im Zusammenhang mit
der Untersuchungssituation (Arterienpunktion) steht. Entsprechend dem Ausmaß
der Ruhehyperventilation ist bei den einzelnen Gruppen die Hypokapnie verschieden deutlich. Bei einer etwa gleichbleibenden Hyperventilation über mehrere
Tage wäre eine Kompensation der in den alkalischen Bereich verschobenen

Wasserstoffionenkonzentration zu erwarten. Solche kompensierten respiratorischen Alkalosen werden jedoch nur sehr selten beobachtet. Auch nach einer will-

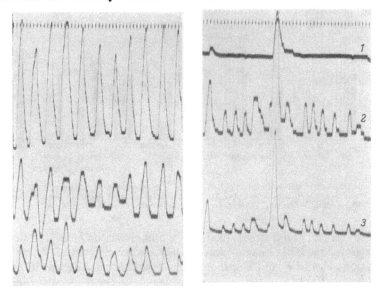

Abb. 40. Registrierung der Atembewegung beim nervösen Atmungssyndrom durch fortlaufende Messung der Umfänge von Thorax, Flanke und Bauch mit Impendanzmeßbrücken nach der Methode von Göpfert (1955). *1* Thorax; *2* Flanke; *3* Bauch. Links thorakal betonte hyperventilatorische Form (Atemminutenvolumen +104%); rechts costosternale Fixierung (ohne Hyperventilation).

kürlichen Hyperventilation verschieben sich die Blutgaswerte bei Patienten mit nervösem Atmungssyndrom in gleichem Ausmaß wie bei Gesunden (Abb. 39).

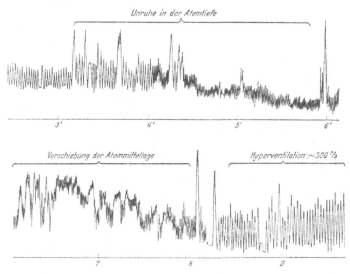

Abb. 41. Hyperventilation mit unruhiger Atmung (Minutenvolumen +300% bei einer hysterischen Neurose.) (Nach Christian, Mohr et al. 1955.)

Diese Befunde zeigen, daß die Belüftung des Alveolarraumes bei Kranken und Gesunden in Ruhe und während Hyperventilation mit gleicher Wirksamkeit erfolgt. Anfallsweise können bei einigen Patienten Hyperventilationen über 500%

auftreten mit entsprechend hochalkalischen pH-Werten bis zu 7,7. Dies zeigt die fließenden Übergänge des nervösen Atmungssyndroms zur Hyperventilations-tetanie. Der Hyperventilationsindex (der Quotient von Atemanhaltezeit nach 45 sec Hyperventilation und Atemanhaltezeit nach maximaler Inspiration) ist vermindert, und zwar im akuten Zustand deutlicher als im Intervall (FRIEDMAN 1945, 1947; CHRISTIAN, MOHR und ULMER 1955).

MEILI (1948), ROSSIER (1939), ROSSIER, BÜHLMANN und WIESINGER (1958) haben eine deutlich inspiratorisch verschobene Atemmittellage und einen ver-größerten funktionellen Totraum gefunden. MEILI (1948) diskutiert einen Zu-sammenhang zwischen Atemmittellageverschiebung, Totraumvergrößerung und dadurch bedingter Hyperventilation. Nach Untersuchungen von HERBERG, REICHEL und ULMER (1960) führt eine Atemmittellageverschiebung bei Gesunden jedoch nicht zu einer Erhöhung des funktionellen Totraumes. Lediglich bei Pa-tienten mit oberflächlicher frequenter Atmung könnte eine vermehrte Totraum-ventilation eine gewisse Steigerung des Atemminutenvolumens notwendig machen. Sind jedoch, wie in den meisten Fällen, der arterielle CO_2-Druck und die Wasser-stoffionenkonzentration entsprechend der Ventilationssteigerung erniedrigt, kann eine durch den Atemtyp bedingte Hyperventilation nicht vorliegen.

Die nervöse Atemstörung führt nicht nur zur Hyperventilation, sondern findet auch ihren Ausdruck in verschiedenen *Atemformen*. FRIEDMAN (1945) sowie WILLARD, SWAN und WOLF jr. (1950) haben häufig eine verstärkte Thorakal- bei verringerter Zwerchfellatmung beobachtet. Bei erheblichen Hyperventilationen werden vor allem costosternale Thoraxabschnitte bewegt. Es gibt aber auch Atem-formen, bei denen der Thorax fast stillgelegt ist (Abb. 40). Patienten dieses Atemtyps klagen besonders über ein „Gürtel- oder Reifengefühl" über der Brust. Das nervöse Atmungssyndrom ist gegenüber dem Gesunden durch die größere Va-riation der Atemformen ausgezeichnet: Neben „ruhigen" Formen der Polypnoe mit gleichmäßiger Steigerung von Atemtiefe und Frequenz gibt es eine ausge-prägte Form von „Seufzeratmung" oder den „unruhigen Atemtyp" mit erheb-lichen Schwankungen der Atemmittellage, Wechsel von Atemtiefe und Frequenz (Abb. 41).

Zur Erklärung des nervösen Atmungssyndroms.

Bestimmte Beschwerden der Patienten können als Hypokapniefolgen gedeutet werden. Die Hyperventilation selbst ist jedoch weder durch die Blutgase noch durch eine ventilatorische oder zirkulatorische Verteilungsstörung und auch keineswegs ausreichend durch den veränderten Atemtyp zu erklären. HOCHREIN und DINICHIOTU (1940) sowie SCHLEICHER und KLIMPEL (1951) diskutieren für die pulmonale Dystonie funktionelle Umstellungen im Lungenkreislauf, die zu größeren arteriovenösen Kurzschlüssen führen sollen. Die normale arterielle Sauerstoffsättigung widerlegt diese Deutung (ULMER 1955; CHRISTIAN, MOHR und ULMER 1955; ROSSIER, BÜHLMANN und WIESINGER 1958).

Es ist bekannt, daß Änderungen des arteriellen Kohlensäuredrucks die Gehirn-durchblutung erheblich beeinflussen. Die Konzentrations-Wirkungskurve ver-läuft so steil, daß bei einer Hyperventilation um das Doppelte die Gehirndurch-blutung auf etwa die Hälfte absinkt (Literatur bei SCHNEIDER 1954). Insbesondere bei akutem Hyperventilationsanfall kann der Bereich geminderter Hirndurch-blutung schon erreicht werden, bevor die Regulationen von der Gewebsseite her einsetzen, welche die weitere Senkung der Hirndurchblutung wieder verlangsamen. So wäre denkbar, daß durchblutungsbedingte Bewußtseinsveränderungen auf-treten: Eingenommenheit des Kopfes, Schwindel, leichte Benommenheit, un-bestimmtes Gefühl des Unbehagens, innere Unruhe mit Unlust und Konzentrationsschwäche. In der Alkalose ändert sich auch die Erregbarkeit der sensiblen Nerven (Senkung der Rheobase, Verkürzung des negativen und Vertiefung des positiven Nachpotentials des Aktionsstroms und dadurch Neigung zu rhythmischer Entladung; Schaefer 1942). Die Parästhesien und wahrscheinlich auch zum Teil die erhöhte Schmerzempfindlichkeit (Brust- bzw. Retrosternalschmerzen) können vielleicht dadurch erklärt werden. Als Ursache des Präkordialschmerzes bei Hyperventilation diskutiert Rossier (1939) eine pH-bedingte Verschiebung der O_2-Dissoziationskurve. Eine Deutung dieser Beschwerden als Folge der Alkalose ist jedoch auf akute erhebliche Hyperventilationen beschränkt.

Meist ist die Wasserstoffionenkonzentration nicht so deutlich in den alkalischen Bereich verschoben, daß damit der Beschwerdekomplex der Patienten mit nervösem Atmungssyndrom als Hyperventilationsalkalose aufgefaßt werden könnte (Ulmer 1955; Rossier, Bühlmann und Wiesinger 1958). Von etwa 20% der Kranken werden die gleichen Mißempfindungen geklagt, ohne daß überhaupt eine stärkere Hyperventilation nachgewiesen werden kann. Es ist jedoch zu bedenken, daß die Untersuchungsbedingungen nicht mit den Situationen des täglichen Lebens verglichen werden können, unter denen die Beschwerden der Patienten auftreten. Eine physiologische Begründung der subjektiven Störung ist somit meist nicht möglich. Ebensowenig bekannt sind die Gründe für die frühzeitige und intensive Verstärkung der Beschwerden im Hyperventilationsversuch. Sie können vielleicht am ehesten die geringere Hyperventilationsleistung erklären.

Für die Änderungen der Atemform und -größe geben experimentelle Untersuchungen pathogenetische Hinweise: Bei Reizung supramedullär gelegener Areale, gleichgültig ob im Diencephalon, der Zentralregion oder oralen Cortex, ändert sich die Atemgröße (ohne wesentliche Beeinflussung von Frequenz und Atemtiefe) oder die Atemgröße zugleich mit dem Atemtyp in Form abrupter hochfrequenter Atmung, starker Amplituden- und Mittellagenschwankungen (Kaada, Pribram und Epstein 1949; Ranson und Magoun 1939; Delgado und Livingston 1948; Glusman, Ransohoff et al. 1953). Die neuronalen Atemsubstrate im Hirnstamm (formatio reticularis) arbeiten kraft Eigenrhythmus auf einem mittleren Aktionsniveau, wobei jedoch die Spontanautomatie durch chemische und synaptische Antriebe fortlaufend moduliert wird. Zu den synaptischen Antrieben im Sinne von Gesell (1940) gehören auch Impulse aus höheren Zentren, die sich entweder zur Summe aller Antriebe hinzuaddieren oder die Empfindlichkeit der primären Atemzentren mittelbar verändern. Theoretisch wäre auch denkbar, daß bei ruhiger Mehratmung die Summe der Atemantriebe durch zusätzliche Faktoren vergrößert wird: Impulse, die von einem vermehrt tonisierten Zwerchfell, der Intercostal- oder Skeletmuskulatur ausgehen (Faulkner 1941; Wolf 1947). Das Resultat wäre in jedem Fall ein erhöhtes respiratorisches Fördervolumen bei normalen Reizgrößen seitens der Blutgase. Diese Vorstellungen ermöglichen es, die Hyperventilation als Folge vermehrter synaptischer Antriebe aus der Peripherie sowie von höheren Zentren auf die bulbären Atemsubstrate zu deuten (Christian, Mohr und Ulmer 1955; Christian, Mohr et al. 1955). Rossier, Bühlmann und Wiesinger (1958) hingegen vermuten eine erhöhte Erregbarkeit des Atemzentrums bei allgemeiner vegetativer Dystonie.

Die verschiedenen Formen der unruhigen Atmung und die Hyperventilationen können jedoch auch im Zusammenhang menschlicher Verhaltensweisen beschrieben werden (Christian, Mohr et al. 1955; Christian 1957, 1959). Bei Affekten (Schmerz, Angst) sind die Umstellungen der Atemform und -größe Ausdruck einer umfassenden Gesamtleistung des Organismus, wie etwa bei der Notfallsituation oder der vitalen Schreckreaktion. Diese Ventilationsänderungen finden sich bei Gesunden und Kranken. In diesem Sinne sind die gleichzeitigen Änderungen von

Atmung und Kreislauf während des cold-pressure-Testes gedeutet worden (MECHELKE und KUHN 1958; s. Kapitel III, 7).

Patienten mit nervösem Atmungssyndrom reagieren auf endogene und exogene Reize offenbar häufiger und intensiver mit einer Hyperventilation als Gesunde. KRETSCHMER und SCHÖNLEBER (1952) haben eine unausgewählte Neurosengruppe untersucht und durchschnittlich eine erhöhte Atemfrequenz mit größerer Streuung der Atemtiefe sowie verstärkte subjektive Beschwerden gefunden. Nach CHRISTIE (1935), KERR, DALTON und GLIEBE (1937), ROSSIER (1939), ALEXANDER und SAUL (1940), WILLARD, SWAN und WOLF jr. (1950), ROSSIER, BÜHLMANN und WIESINGER (1958) ist die unruhige Atemform beim nervösen Atmungssyndrom Ausdruck einer Neurose. Die bewußtseinsnähere Atmung wird offenbar eher in das abnorme Verhalten der Kranken einbezogen als der Kreislauf: Die einleitend angeführten 2 Patienten mit extremer Hyperventilation und Atemunruhe zeigten eine stabile Blutdruckregelung. Wenn akuten Hyperventilationen psychogene Störungen zugrunde liegen, so können die Regulationen selbst stabil sein wie bei der psychogenen Ohnmacht.

Therapie.

Durch zusätzliche Totraumbildung, CO_2-Anreicherung der Einatmungsluft sowie durch mechanische Atmungserschwerungen, z.B. mit Bandagen, läßt sich das übermäßige Abrauchen der Kohlensäure verhindern. Eine Abschwächung, insbesondere der Hyperventilationsanfälle, läßt sich kurzfristig mit intravenöser Calciumgabe erreichen. Behandlung mit AT 10 oder Parathormon ist zwecklos. Häufig lassen sich die Hyperventilationsanfälle durch beruhigendes Eingehen auf den Patienten unterbrechen, bzw. durch Ablenkung und Sedativa verhindern. Diese Hilfen sind symptomatisch und auf die Dauer unwirksam.

Wirksamer sind Atemtherapie und das autogene Training nach I. H. SCHULTZ (1952, 1953). Von der Atemgymnastik unterscheidet sich die *Atemtherapie* grundsätzlich, da nicht eine Leistungssteigerung der Atmung (wie etwa bei der Emphysembehandlung), sondern die Zurückführung der abnormen (meist Brust-) Atmung auf eine lockere Zwerchfell-Bauchatmung erzielt werden soll. Sie wird über differenzierte Entspannungshilfen geleistet (FAUST 1949; FUCHS 1949, 1953, 1954). Bei Anwendung des autogenen Trainings genügt meist die Grundstufe: Die Einübung einer konzentrierten Einstellung auf ein Ruhe- und Schwereerlebnis, welche bei richtiger Technik des autogenen Trainings zunächst zur örtlichen Entspannung der Armmuskulatur, dann fortschreitend zur Lockerung der Gesamtmuskulatur führt.

Der Wert einer systematischen Psychotherapie steht außer Zweifel, soweit eine Neurose im engeren Sinne besteht.

5. Die sog. „Herzneurose" (Cardiac neurosis).

„Herzneurose" ist nicht nur ein schlecht gebildeter Begriff, sondern auch eine vieldeutige Diagnose: Eine „Herzneurose" im eigentlichen Sinn gibt es nicht, „denn nicht das Herz ist neurotisch, sondern der Klagende und Leidende" (SIEBECK 1953). Zudem wird unter „Herzneurose" Verschiedenes bezeichnet: a) Die *Kardiophobie* bei phobischen und die *Herzhypochondrie* bei hypochondrischen Fehlhaltungen; b) die herzbetonten somatischen Manifestationen von Neurosen im Sinne des Begriffs *Organneurose* und c) abnorme Herzsensationen bei *Dysthymien.* Soweit Herzbeschwerden im Rahmen sog. „Vitalgefühle" bei cyclothymen Depressionen bestehen, ist die Bezeichnung „Herzneurose" eine Fehldiagnose (vgl. Teil VIII, „Differentialdiagnose").

Die *Kardiophobie* und *Herzhypochondrie.*

Es handelt sich bei der Kardiophobie um quälende ängstliche Befürchtungen um das Herz (,,Kollapsphobie", ,,Infarktphobie", ,,Insultphobie"; FRANKL 1956), die mit dem Hinweis auf normale Untersuchungsbefunde — also rational — nicht zu beheben sind. Im Gegensatz zur cyclothymen Depression bestehen keine tiefergreifenden melancholischen Verstimmungen, vitale Hemmung und depressiven Wahnbildungen. Nicht selten beginnt die Kardiophobie (im Unterschied zur Herzhypochondrie) *plötzlich* nach einem sympathicovasalen Anfall, Kollaps oder Ohnmacht, wenn sich eine phobische Haltung mit Erwartungsangst vor einem neuen Anfall entwickelt. Diese kann sich bis zur Sterbeangst verstärken (KULENKAMPFF 1959). Im Unterschied zur Platzangst, Klaustrophobie oder Ekelangst ist die Phobie nicht an der Umwelt orientiert, sondern am eigenen Leib. Der Kardiophobe kann also vor seiner Angstquelle nicht wie der Patient mit Platz- oder Dunkelangst ausweichen. Dadurch wird der Zustand noch quälender. Auch nach belanglosen, aber für den Vegetativ-Labilen charakteristischen Erregungen (verstärktes Herzklopfen, Beklemmung, z.B. nach örtlicher Betäubung mit adrenalinhaltigen Anaesthetica) kann sich eine Herzphobie entwickeln. Ein reales geringfügiges Ereignis am Herzen wird so zur Einbruchspforte der Herzphobie: In Analogie zur traumatischen Neurose wird eine Situation fixiert und immer wieder imaginiert. Nach FRANKL (1956) sind daher Vegetativ-Labile zu Kardiophobie disponiert. Nach KULENKAMPFF (1959) beträgt das Durchschnittsalter von 33 Patienten mit Kardiophobie 36 Jahre.

Zum Verständnis der Kardiophobie führt am besten das Phänomen der natürlichen Angst (,,Realangst"). Sie ist die normale Reaktion auf Bedrohung und ist auf ein bestimmtes Objekt gerichtet. Bei der neurotischen Angst (Phobie, Angsthysterie, ,,anxiety neurosis") ist die auslösende Angstquelle durch den neurotischen Verdrängungsmechanismus verborgen: Angsterleben und körperliche Angstreaktion mit zugehörigen kardiovasculären Begleiterscheinungen sind zwar mit der physiologischen Realangst identisch, jedoch fehlt bei der Kardiophobie ein überschaubarer äußerer Angstgrund. Dabei tritt der *Angsteffekt* (Unruhe, Tachykardie, Herzsensationen) an die Stelle eines Realgrundes für die Angst: Der Patient empfindet Herzklopfen und sieht darin den Grund einer Erkrankung des Organs, weil ein Realgrund für ihn nicht vorhanden ist. Der Kreislauf*effekt* der Angst wird seinerseits zum Angst*motiv*, und so entsteht der circulus vitiosus der Kardiophobie. Sie ist, wie man sagt, eine ,,Phobophobie": eine Angst vor der Angst. Eine oft langwierige psychotherapeutische Behandlung vermag den Zustand zu bessern (zusammenfassende Literatur: STÖRRING 1934; LÓPEZ-IBOR 1952; J. H. SCHULTZ 1952; FRANKL 1956; v. GEBSATTEL 1959a).

Bei der *Herzhypochondrie* steht weniger die massive Herzangst im Vordergrund des klinischen Bildes, als eine hartnäckige und zwanghafte Beschäftigung mit dem Herzen und damit eine Abwendung von der eigenen Gesamtsituation im Leben (BRÄUTIGAM 1956). Bei der Herzhypochondrie ist die naive ,,Gelebtheit des Leibes" gestört: Die quälende, reflektierende Rückwendung zum eigenen Leib tritt an die ,,Stelle des tragenden Leibes" (BRÄUTIGAM 1956; PLÜGGE 1957, 1960; ZUTT 1958). Hierzu ein phänomenologischer Gesichtspunkt: Das Herz wird relativ unbestimmt und nicht als so verfügbar erlebt, wie z.B. eine Extremität. Diese Unüberschaubarkeit enthält schon primär die Möglichkeit der Angst. Dieses besondere Verhalten des Subjekts zum Organ ,,Herz" — die relative Autonomie einerseits und die Ich-Zugehörigkeit andererseits — macht die Doppeldeutigkeit des Herzerlebens aus. In der Herzphobie und -hypochondrie kommt es dann dazu, daß ,,das Herz mich ‚hat', wie ich es ‚habe'" (PLÜGGE 1955).

Auch die Patienten mit Herzhypochondrie sind wie die mit Kardiophobie rationalen Argumenten unzugänglich. Nicht selten entwickeln sich die Fehlhaltungen im Anschluß an Fehldiagnosen („Myokardschaden") (HEART 1959). Unbehandelt können sie viele Jahre bestehen; sie sind relativ häufig: JAHRREISS (1930) fand unter 100 Hypochondern 10 mit einer reinen Herzhypochondrie. Nach BRÄUTIGAM (1956) sind es die Jugendlichen und die Menschen mittleren Alters, darunter mehr Männer als Frauen, die gerade das *Herz* in den Mittelpunkt ihrer hypochondrischen Selbstbeobachtung rücken. Im höheren Alter wird dagegen mehr der Oberbauch, der Darm usw. Objekt der hypochondrischen Aufmerksamkeit. Beide, Kardiophobie und Hypochondrie sind abnorme Formen der Angst; aber die hypochondrischen Formen sind weniger an äußere Ereignisse geknüpft, sondern Teil einer besonderen Fehlhaltung (zusammenfassende Literatur: WEITBRECHT 1951; SATTES 1955; WULFF 1958; RUFFIN 1959; v. GEBSATTEL 1959b).

Die „*Organneurose des Herzens*" ist die körperliche Manifestation neurotischer Fehlhaltungen vom Typus der Verdrängung (STOKVIS 1941, 1959). In diesem Zusammenhang werden Extrasystolien, paroxysmale Sinustachykardien, atriale und supraventrikuläre Tachykardien, Anfälle von Vorhofflimmern und Kammertachykardien beobachtet (STARR 1936; v. WEIZSÄCKER 1940; HARVEY und LEVINE 1948; STEVENSON, DUNCAN et al. 1949; DUNCAN, STEVENSON und RIPLEY 1950; WOLFF 1950; EVANS und SWANN 1954; REINDELL, SCHILDGE et al. 1955; SPANG 1957; KLEINSORGE und KLUMBIES 1959).

Auch bei den somatischen Manifestationen der Neurose des Herzens spielt die Angst eine bestimmende Rolle: Eine Patientin von v. WEIZSÄCKER (1946) (paroxysmale Tachykardie) sagte von sich: „Die Anfälle kommen von der Angst, und darum habe ich Angst vor den Anfällen." Der erste Anfall trat mit 19 Jahren beim plötzlichen Tod ihres Vaters auf, spätere Anfälle im Zusammenhang mit seelischen Belastungen, wobei diese vorwiegend symbolhaften und stellvertretenden Charakter für die eigentliche Konfliktsituation hatten. Darin liegt eben das Wesen der Organneurose, daß bei *symbolhaft* erlebten Bedrohungen die Reizbildungs- und Rhythmusstörungen auftreten und nicht während manifester psychischer und physischer Belastungen. Das psychotherapeutische Gespräch kann bei Berührung der Konfliktpunkte solche Organmanifestationen provozieren (STEVENSON, DUNCAN et al. 1949; WOLFF, WOLF und HARE 1950). Ein Beispiel für eine psychogen induzierte paroxysmale Tachykardie brachte STARR (1936): Ein 22jähriges Mädchen bekam eine supraventrikuläre paroxysmale Tachykardie immer dann, wenn ein junger Mann sie zum Tanzen aufforderte. Ein anderes Beispiel von STOKVIS (1948): Ein Hochschullehrer jüdischer Abstammung bekam in der Emigration im Zusammenhang mit konkreten Angstsituationen (Haussuchung, Verhör) Anfälle von paroxysmaler Tachykardie. Später genügte der Ton der Türklingel oder sogar das Lauschen nach der Klingel, um eine paroxysmale Tachykardie auszulösen. Hierzu gehört auch FERRYs (1946) Beobachtung: Ein Flieger bekam über lange Zeit jedesmal bei Erinnerung an seine Fallschirmabsprünge anfallsweises Herzjagen.

Die Genese solcher Rhythmusstörungen kann nur durch sorgfältige biographische Anamnesen, oft nur im Zusammenhang mit einer längeren Psychotherapie geklärt werden. Wenn bei Herzneurosen im Sinne von „Organneurose" ebenfalls die Angst eine bestimmende Rolle spielt, so ist es wichtig zu wissen, daß der *Erlebnisanteil* des Angstverhaltens aus dem Bewußtsein verdrängt sein kann und ebenso das ursprünglich angstverursachende *Motiv*. Es bestehen dann nur noch die *körperlichen* Angstreaktionen: Psychomotorische Unruhe, Tachykardie, abnorme Atmung, Oppression, sympathicovasale Krisen, Rhythmusstörungen. Diese sind dann die Fragmente des ursprünglichen Totalphänomens der Angst. (Über die psychosomatische Pathogenese vgl. Teil V.)

Dysthymie. Unter der Bezeichnung „Neurotische Depression" (Völkel 1959), „vegetative Depression" (Lemke 1949) wurden depressive Entwicklungen beschrieben, die von den endogenen Depressionen abzugrenzen sind, und die häufig mit Herzbeschwerden einhergehen. Beschrieben werden „Herzanfälle" mit Tachykardie und Todesangst, paroxysmale Tachykardien zusammen mit pectanginösen Beschwerden, innerer Unruhe, Angstgefühl und Schlaflosigkeit. Bei den von Völkel (1959) mitgeteilten Fällen gingen fast immer internistische Behandlungen unter der Diagnose „neurozirkulatorische Dystonie" voraus.

Ein Beispiel (Völkel 1959):

Die 33jährige Frau Karin M. war schon einmal vor rund einem Jahr in poliklinischer Behandlung. Damals hatte sie ihr Hausarzt wegen unklarer vegetativer Störungen und eines depressiven Erschöpfungszustandes überwiesen. Außer den Anzeichen einer allgemeinen vegetativen Übererregbarkeit war neurologisch nichts Krankhaftes gefunden worden. Sie hatte vor allem über nächtliche Angstanfälle geklagt, die mit Herzjagen und Zittern am ganzen Körper einhergingen, außerdem über schnelle Ermüdbarkeit, Appetitmangel, Initiativelosigkeit, Unsicherheitsgefühl auf der Straße sowie schlechten Schlaf mit schweren Träumen. Einige Monate lang war sie internistisch behandelt worden, wobei die Diagnosen zwischen Herzneurose, latenter Tetanie, vegetativer Dystonie und Schilddrüsenüberfunktion gewechselt hatten. In der Poliklinik war Sedaraupin, später Eusedon verordnet worden; außerdem wurde Frau M. zum autogenen Training angeleitet. In den psychotherapeutischen Gesprächen hatte man als bedeutsamen pathogenetischen Faktor einen tiefgehenden Ehekonflikt festgestellt und versucht, eine gewisse Änderung der Einstellung zu ihrem Mann herbeizuführen.

Aber ein Jahr später wurde M. in einem schweren *depressiven Verstimmungszustand* wieder eingewiesen. Sie lag weinend im Bett, nahm keine Nahrung zu sich, schlief nicht, war bedrückt und in sich gekehrt; nur mit Mühe war sie zu bewegen, das Bett zu verlassen. Eine längere Psychotherapie griff nochmals die Eheprobleme der Patientin auf. Die Sinnerhellung der funktionellen Symptome und der psychischen Erscheinungen führten zusammen mit systematischen Entspannungsübungen und roborierenden Maßnahmen zur Besserung der vegetativen Krankheitserscheinungen. Die depressive Verstimmung wurde hingegen tiefer. Die *Grundstimmung*, die *jetzt* in den Vordergrund trat, war Ausdruck eines depressiven „Lebensentwurfs", dessen Lösung zum großen Teil außerhalb der psychotherapeutischen Möglichkeiten und Kompetenzen lag.

Das Beispiel zeigt die fließenden Übergänge zwischen vegetativen Störungen bei Lebenskrisen, welche psychotherapeutisch zu klären sind und den depressiven Hintergrundsreaktionen („Untergrundsdepressionen"; K. Schneider 1955), die über die Neurose hinausgehen. Solche neurotischen Depressionen mit vegetativer Symptomatik treten besonders im mittleren Lebensalter auf (Völkel 1959). Es ist möglich, daß Divergenzen zwischen Lebensentwurf und Wirklichkeit und die Verzichte, die mit dem Eintritt in die zweite Lebenshälfte verbunden sind, eine determinierende Rolle spielen.

Über die Abgrenzung gegenüber den abnormen Herzgefühlen („Vitalgefühlen") bei endogenen Psychosen vgl. Teil VIII („Spezielle Syndrome und Differentialdiagnose").

V. Pathogenese.

Für die Entstehung vegetativer Herz- und Kreislaufstörungen ist eine Unterscheidung zwischen formal-funktioneller Pathogenese (Pathologische Physiologie) und kausaler Genese (Ätiologie) schwierig. Denn es liegt im Wesen der Regulation, daß ihre Störung auf den Regulationsvorgang zurückwirken kann und dadurch selbst ätiologische Bedeutung gewinnt.

Bei der hypertonen Regulationsstörung weisen klinische Symptome und experimentelle Befunde wie dynamisch labile Blutdruckregelung, gesteigerte hirnelektrische Aktivität (EEG), sympathicovasale Anfälle auf einen veränderten zentralnervösen Erregungszustand hin. Die neurophysiologischen Mechanismen der Erregungsförderung und -begrenzung können dann zur formalpathogenetischen Erklärung der dynamischen Labilität der Blutdruckregelung herangezogen werden. Darüber hinaus gibt uns die Kenntnis der Wechselwirkungen von corticaler und subcorticaler Impulsgebung eine Möglichkeit, auch die allgemeine vegetative Labilität in die *formale* Pathogenese einzubeziehen. Untersuchungsbefunde und klinische Symptomatologie können somit unter einem gemeinsamen Gesichtspunkt geordnet werden (s. Teil III, 3).

Eine *kausalpathogenetische* Darstellung muß hingegen die vielfachen Ursachen der hypertonen Regulationsstörung aufzeigen. Wie für die hypertone Regulationsstörung wird man auch bei der hypotonen Regulationsstörung nach den Ursachen fragen, die den ungenügenden venösen Rückfluß bedingen (s. Teil III, 2). Entsprechend wäre bei den anderen Regulationsstörungen eine gesonderte Erörterung der Ätiologie notwendig.

Es liegt im Wirkungsprinzip der Regulationen, daß eine getrennte formal- und kausal-pathogenetische Darstellung nicht möglich ist: Jeder Effekt einer Regulation wirkt entweder im Sinne der Wechselwirkung (Rückkopplung) oder der Regelung auf sie selbst zurück. („Das Regulierende wird immer auch vom Regulierten reguliert", v. WEIZSÄCKER 1939.) Ein einmal eingeleiteter Vorgang kann sich über sich selbst in Gang halten und verstärken. So kann eine Regulationsstörung selbst zum kausal-pathogenetischen Faktor ihrer eigenen Entwicklung werden. Da alle biologischen Regeleinrichtungen zusammenhängen, wird eine gestörte Partialfunktion zwangsläufig auch andere beeinflussen. Ursache und Wirkung sind dann in einem circulus vitiosus rückgeschlossen. Diese komplizierte Verflechtung von *ätiologischen* Faktoren mit den *Entstehungsbedingungen* und *Abläufen* vegetativer Herz- und Kreislaufstörungen wird in jeder pathogenetischen Darstellung berücksichtigt werden müssen. So sollen die verschiedenen pathogenetischen Ansätze letztlich auch eine Zusammenschau mehrerer Forschungsrichtungen ermöglichen.

1. Fehlregulation als Anpassungs-(Leistungs-)Störung.

Pathogenetische Überlegungen, die vom Begriff der biologischen *Leistung* (W. R. HESS 1947, 1950; 1954a, b; v. WEIZSÄCKER 1939, 1950) ausgehen, haben den Vorteil, sich nicht auf innerorganische Vorgänge zu beschränken, denn auch die Anpassung an die Umwelt ist eine regulatorische Leistung. Zu fragen wäre nach den Ursachen der Fehlanpassungen: etwa chronische Überlastung, abnorme Lebensgewohnheiten oder seelische Fehlhaltungen. Vorstellungen vom Adaptationssyndrom, verhaltenswissenschaftliche Auffassungen und psychosomatische Theorien knüpfen hier an.

Die Herz- und Kreislaufumstellungen im Rahmen der „vegetativen Gesamtumschaltung" (HOFF 1957) sind *normale* Anpassungsvorgänge. Das gleiche gilt für sympathicotone Reaktionen bei elementarer Angst oder momentaner Höchstbeanspruchung. Die Regulationen sind erst dann gestört, wenn sie dem aktuellen Erfordernis nicht mehr entsprechen. So kann die Kreislaufleistung bei Patienten mit vegetativen Herz- und Kreislaufstörungen während und nach Belastungstesten zu gering oder zu hoch sein. Die Regulationsstörung wird erst durch eine vergleichende Betrachtung der quantitativen Befunde mit denen Gesunder objektiv erkannt. Schon bei gleichen oder sogar geringeren Kreislaufumstellungen treten bei diesen Patienten häufig erhebliche Beschwerden auf. Ob und inwieweit diese Mißempfindungen dann als qualitativ geänderte nervale Funktionen bei gleichzeitigen quantitativen Abweichungen der Regulation gedeutet werden können, ist nicht geklärt.

Vegetative Fehlanpassungen an die verschiedenen Anforderungen werden von BIRKMAYER und WINKLER (1951), sowie WEZLER (1939) als „*Funktionswandel*" gekennzeichnet. Dieser Begriff stammt aus der Neurologie und wurde zur Unterscheidung von Ausfall und Umformung nervöser Funktionen im pathologischen Bereich geprägt (Stein und v. Weizsäcker 1928; v. Weizsäcker 1950). Das Wesen ist der Formwandel der Erregbarkeit, d. h. die zeitlichen, örtlichen und qualitativen Eigenschaften der nervösen Leistungen sind verändert. Im Funktionswandel, etwa bei Sensibilitätsstörungen, kommt es zu verstärkter örtlicher und zeitlicher Summation (Irradiation, Neigung zu globalen Reaktionen), zur Schwellenlabilität, Über- oder Unterempfindlichkeit, Abnahme der Diskrimination und mangelnder Absicherung der einzelnen Leistungen, z. B. Schmerzempfindung bei taktiler Berührung. Der sensible Funktionswandel im Sinne von v. Weizsäcker kann bei toxischen Einflüssen, durch Ermüdung, sowie bei zentralnervösen Störungen entstehen, jedoch *nicht* beim kompletten Ausfall eines peripheren oder vorgeordneten Neurons.

Diese Definition des ,,Funktionswandel" läßt sich bei Patienten mit vegetativen Herz- und Kreislaufstörungen auch auf instabile Regelungsvorgänge übertragen: Auch hier wird angenommen, daß die Glieder der Regelkreise anatomisch intakt sind und die Regelkreise nur durch Änderung des Erregungszustandes nervöser Substrate beeinflußt werden.

a) Infekte.

Infektiöse Erkrankungen, die unmittelbar am *Substrat* der Kreislaufregulation angreifen (Encephalitis lethargica, Fleckfieber, bulbäre Formen der Poliomyelitis, metastatische und perivenöse Herdencephalitis) oder aber die Herz- und Gefäßmuskelzellen schädigen, führen nicht zu funktionellen, sondern zu *organisch* bedingten Störungen der Regulation.

Nach akuten Infekten — besonders häufig nach Streptokokkeninfektionen, aber auch bei anderen bakteriellen Erregern und Virusinfekten — tritt jedoch bei einigen Kranken eine deutliche Neigung zu hypertonen Regulationsstörungen oder auch für begrenzte Zeit eine konstante Blutdrucksteigerung auf. Von Arnold (1949, 1950) wird die Druckerhöhung als eine hyperergisch bedingte Kreislaufumstellung im Rahmen immunbiologischer Vorgänge gedeutet. Gleichzeitig bestehen häufig Beschwerden und Symptome der vegetativen Labilität wie bei der hypertonen Regulationsstörung mit dynamisch-labiler Blutdruckregelung (Teil IV, 1, a). Diese postinfektiöse Hypertonie, die vor allem bei Jugendlichen auftritt, geht aber nur sehr selten in eine persistierende, dann jedoch fast stets labile Hypertonie über. Inwieweit renale Faktoren an der Entstehung der postinfektiösen Druckerhöhung beteiligt sind, werden weitere Untersuchungen klären müssen. Arnold (1958) meint, daß der Infekt eine bestehende konstitutionelle Bereitschaft für hypertone Kreislaufumstellungen auslösen kann (s. O. H. Arnold: ,,Herz- und Kreislaufstörungen bei Infektionskrankheiten" in diesem Handbuch).

Ebenso können in der Rekonvaleszenz hypotone Regulationsstörungen auftreten und einige Zeit bestehen. Besonders nach längerer Bettruhe vermag bereits die Tonusminderung der Muskulatur vorübergehende orthostatische Beschwerden auszulösen. Anhaltende hypotone Regulationsstörungen können jedoch nicht als unmittelbare Infektfolgen angesehen werden (Wood 1941; Friedman 1947; Cohen und White 1950). Wenn ein solcher Zusammenhang bei einzelnen Patienten erörtert wird, dann ist eher eine zeitlich begrenzte Verschlechterung einer bereits vor der Erkrankung bestehenden Funktionsstörung wahrscheinlich. Während der Nachinfektperiode können jedoch vermehrte physische und psychische Belastungen die Normalisierung der vegetativen Regulationen verzögern, hypo- und hypertone Regulationsstörungen verstärken und möglicherweise in Einzelfällen zu deren Fixierung beitragen.

FRIEDMAN (1944, 1945, 1947) vermutet, daß sich die Mehrzahl der Autoren, die den Infekt als Ursache andauernder vegetativer Herz- und Kreislaufstörungen ansehen, nur auf die anamnestische Infektangabe der Patienten bezogen haben. Er selbst hat bei vegetativ Labilen während und nach dem Infekt keine Verstärkung der Beschwerden beobachtet. In seiner Monographie faßt FRIEDMAN zusammen: "No pathological extensions of infection, injury or trauma can set off the functional cardiovascular disease state but the reaction of the patient's personality to such extensions can." So können die Mitteilungen von CRAIG und WHITE (1934) oder LEWIS (1919), die bei 25% und 33% ihrer Kranken Infekte als auslösende Ursache angeben, nur mit Vorbehalt gewertet werden. Das gleiche gilt auch für das ältere angloamerikanische Schrifttum, in welchem der Infekt als pathogenetischer Faktor der "Neurocirculatory asthenia" und des "Effort syndrome" diskutiert wird (MACKENZIE 1916; PARKINSON 1916; FRIEDLANDER und FREYHOF 1918; VENNING 1919; KENNEDY, DAVIS und HYSLOP 1922; ROTHSCHILD 1930; GRANT 1940). (Vergleiche II, 2 „England und Amerika".)

Seit PÄSSLER (1909) wird auch die *Fokalinfektion* immer wieder mit vegetativen Herz- und Kreislaufstörungen in Zusammenhang gebracht (GUTZEIT 1937; PARADE 1937, 1938; SIEGMUND 1939, 1948; GUTZEIT und PARADE 1939; BOHN 1939; SLAUCK 1940; VEIL 1942; PROELL 1947; GLASER 1954; RATSCHOW 1954; REINDELL, SCHILDGE et al. 1955). Als indirekter Beweis für eine kausale Verknüpfung von Fokalherden mit vegetativen Herz- und Kreislaufstörungen wird angeführt, daß funktionelle Störungen sowie vegetative Allgemeinbeschwerden nach der Herdsanierung verschwinden können. Nach katamnestischen Erhebungen von FEIEREIS und KÄRST (1955) besserten sich bei Frauen mit „vegetativ endokrinem Syndrom" die Beschwerden nach vollständiger Fokalsanierung nicht.

Der Wirkungsmechanismus der Fokalinfektion ist nicht geklärt (HOFF 1953; PISCHINGER 1954; MATHIS 1956). Ein allergisches Geschehen kann auch bei Fokalherden nur mit Hilfe des Antigennachweises bewiesen werden. Derartige Befunde einer spezifischen Sensibilisierung sind jedoch bei Patienten mit vegetativen Herz- und Kreislaufstörungen nicht bekannt. Auch Deutungen, die von der „Relationspathologie" (RICKER 1924) ausgehen, erscheinen einseitig, da sie die biologische Grundtatsache unberücksichtigt lassen, nach der jede Struktur des Organischen, nicht nur die nervöse, auf Reize unmittelbar mit ihrer spezifischen Leistung reagiert (BÜCHNER 1955). Ein Fokalherd könnte möglicherweise im Sinne des "trigger point" wirksam werden, wenn gleichzeitig eine Bereitschaft zur vegetativen Labilität besteht. Da es aber nicht erwiesen ist, daß der Fokalherd diese Bereitschaft hervorruft, kann er auch nicht als alleinige Ursache vegetativer Herz- und Kreislaufstörungen angesehen werden (BLUMENCRON 1951). Letztlich ist die Bedeutung des Fokalgeschehens für die Pathogenese noch weitgehend ungeklärt und wird daher je nach Auffassung der einzelnen Autoren verschieden bewertet.

b) Genußmittel und toxische Einflüsse.

Die Bedeutung der *Genußmittel* (Nicotin, Kaffee, Tee, Alkohol) für die Pathogenese der vegetativen Herz- und Kreislaufstörungen ist schwer einzuschätzen: Empfindlichkeit und Verträglichkeit sind individuell sehr verschieden, es kann sich eine Tachyphylaxie entwickeln. Das pathogenetische Problem des Abusus liegt wie bei allen Genußmitteln weniger am Genußgift selbst, als an der Persönlichkeit, die zu ihm greift.

Nicotin wirkt in nichttoxischen Dosen erregend auf alle peripheren autonomen Ganglien und das Zentralnervensystem. Es aktiviert insbesondere den

Sympathicus, führt zur Adrenalinausschüttung und erregt die motorischen Endplatten (Møller 1953; Glees 1957). Dies erklärt seine anregende Wirkung und damit die Gefahr des gewohnheitsmäßigen Mißbrauchs, wenn der psycho-motorisch anregende Effekt zur chronischen Stimulierung und Unterdrückung der Ermüdung benutzt wird.

Im Zusammenhang mit pathogenetischen Fragen sind die Kreislaufwirkungen des Nicotins häufig untersucht worden: Es drosselt beim inhalierenden Rauchen schon einer Zigarette die Hautdurchblutung, vermindert gleichzeitig die vaso-motorische Spontanrhythmik und vermehrt die Muskeldurchblutung (Matthes 1951; Ruef, Bock und Hensel 1955). Die Vasoconstriction der Haut ist an den Extremitätenenden am stärksten (Franke und Schröder 1955). Bei stärkerer Nicotinzufuhr steigen Pulsfrequenz, systolischer und diastolischer Blutdruck (Weatherby 1942; Roth, McDonald und Sheart 1944; Shepherd 1951; Møller 1953). Die Nicotinempfindlichkeit ist sehr verschieden (Hauss 1954). Bei vegetativen nicotinsensiblen Jugendlichen nimmt die Hautdurchblutung schneller und stärker ab. Bei Gewohnheitsrauchern wurden in 60% nur geringe Reaktionen, bei 30% jedoch stärkere Wirkungen beobachtet. Diese traten bei „ausgesprochen vegetativen rauchsensiblen Personen" auf (Franke und Schrö-der 1955). Nach den Untersuchungen von Eyband (1949), Franke und Schrö-der (1955) ist die Nicotinempfindlichkeit vor allem von der vegetativen Grund-konstitution und der aktuellen vegetativen Disposition abhängig. Körperliche und geistige Ermüdung, der emotionale Zustand, die vorausgegangene Nahrungs-aufnahme und schließlich die Nicotingewöhnung werden die jeweilige vegetative Reaktionslage mitbestimmen.

Bei Patienten mit Neigung zu peripheren Durchblutungsstörungen ist die Rauchtoleranz verringert. Auch bei labilen Hypertonikern haben Franke und Schröder (1955) eine besondere Nicotinempfindlichkeit mit starker Durch-blutungsdrosselung, langer Manifestationszeit und Rauchnachwirkungsdauer gefunden. Bei Patienten mit hypertoner Regulationsstörung und dynamisch labiler Blutdruckregelung führt der Nicotinabusus oft zu einer Verstärkung der vegetativen Labilität, zu einer zusätzlichen Erhöhung der Pulsfrequenz und wahrscheinlich auch des Blutdrucks. Starkes Rauchen kann auch über die gleichzeitige CO-Intoxikation (Konzentrationen bis zu 10% CO-Hb, Wennes-land 1945) Kopfschmerz, Schwindel, Schlafstörungen, Herzklopfen, Extrasystolen und anginöse Herzschmerzen („Tabakangina", „Nicotinherz" (Eichholtz 1957) mit auslösen. Die Bedeutung des Nicotins für vegetative Herz- und Kreis-laufstörungen ist aber im Grunde weniger ein pharmakologisches als psycho-pathologisches Problem: Gewohnheitsmäßiges Rauchen enthält wie Kaffee-, Tee- und Alkoholabusus gewisse Elemente der Sucht (Matussek 1958), d. h. bei entsprechender psychischer Disposition führt das Rauchen zum zwanghaften Verlangen und zur Abhängigkeit vom Genußgift. Bei einer an sich schon be-stehenden nervösen Erregung ist diese wiederum Anlaß zum Rauchen mit dem Effekt zusätzlicher Stimulierung.

Dieselben pathogenetischen Gesichtspunkte gelten für den Kaffee- bzw. Tee-abusus. *Coffein* und *Teein* haben eine anregende Wirkung auf das Zentralnerven-system, insbesondere auf das Großhirn („Psychotonica"). Dem hypoton Regu-lierten mit physischer und psychischer Erschöpfbarkeit sind Coffein und Teein deswegen wertvolle Hilfen. Bei hypertonen Regulationsstörungen werden hin-gegen Tachykardie, innere Unruhe und Schlaflosigkeit verstärkt. Schädliche Nebenwirkungen hängen also wie bei Nicotin weniger von der zugeführten Coffein-menge als von der vegetativen Ausgangslage und der aktuellen vegetativen Dis-position ab.

Alkohol in nichttoxischen Dosen (die Intoxikationen und Toxicomanie sind hier nicht zu erörtern) spielt in der Pathogenese vegetativer Herz- und Kreislauf-störungen wahrscheinlich nur insofern eine Rolle, als die gesellschaftliche Ver-ankerung des Alkoholgenusses in unserer Kultur zunehmend auch die Jugend-lichen erfaßt (DERWORT 1959). Alkohol führt gerade bei diesen zu psychischen Effekten, die ihrerseits das vegetative Gleichgewicht stören: Die mit dem Alkohol-genuß einhergehende Weitung des Selbstgefühls und Förderung des Exzessiven schaffen den Anreiz, sich gewohnheitsmäßig zu stimulieren. Der euphorische Effekt dient der Distanzierung von Lebensschwierigkeiten und die hypnotische Wirkung bei höheren Dosen der unphysiologischen Erzwingung des Schlafs. Ab-gesehen von den Ausnahmefällen einer individuellen Alkoholunverträglichkeit liegt der pathogenetische Einfluß nicht in der Eigenwirkung des Alkohols sondern in seiner Bedeutung im Ganzen der abnormen Lebensführung.

Der mögliche Einfluß toxischer Faktoren auf vegetative Herz- und Kreislauf-störungen, die mit den Bedingungen der *Hochzivilisation* zusammenhängen [De-naturierung und Industrialisierung der Ernährung, toxische Fremdstoffe bei Ge-nußmitteln (SHERMAN 1946; EICHHOLTZ 1956), Luftverunreinigung in Städten durch Schwefeloxyde und Kohlenoxyd] ist nicht genauer bekannt.

Zu den *gewerblichen* toxischen Einflüssen, die vegetative Regulationsstörungen hervorrufen können, gehören alle neurotoxisch wirkenden Stoffe: z. B. Blei, Quecksilber, Mangan, Thallium; organische Metallverbindungen (die Bleiäthyle), Metalloide (Arsen), die organischen Gifte, besonders Kohlenoxyd, Halogen- und aromatische Kohlenwasserstoffe (Benzole, Trichloräthylen und andere organische Reinigungs- und Lösungsmittel). Die *Abgrenzung* dieser toxischen Einflüsse in der Pathogenese vegetativer Herz- und Kreislaufstörungen ist jedoch Aufgabe der Differentialdiagnose und gehört zum Bereich der Toxikologie und Arbeitsmedizin. (Übersichten: TELECKY 1955; LOCKET 1957; MOESCHLIN 1959; BAADER 1960). Es ist aber nicht auszuschließen, daß als *ökologisches* Faktum der Zivilisation eine ubiquitäre Exposition mit einer Summe kleiner und kleinster toxischer Einflüsse — toxikologisch unabgrenzbar — eine pathogene Rolle spielen.

c) Überlastung.

Die Kreislaufregulation ist ebenso wie das gesamte Vegetativum einem *Tagesrhythmus* unterworfen, der durch Anpassung und Gewöhnung nur schwer, ja vielleicht überhaupt nicht wesentlich verändert werden kann. Die maximale „parasympathische Einstellung" des Kreislaufs wird etwa um 4 Uhr morgens erreicht (JORES 1935; MENZEL 1942, 1955; s. S. 799). Eine in dieser Erholungsphase erzwungene Umschaltung auf Leistung (Schicht- und Nachtarbeit) bedeutet einen Eingriff in den natürlichen Rhythmus. Die Umstellung im Sinne der Interferenz zweier gegensätzlicher Einstellungen führt bei Nachtschichtarbeitern häufig zu vegetativen Beschwerden: Schlaflosigkeit, Kopfschmerzen, Abnahme der Konzentrationsfähigkeit, Appetitmangel, gastri-tischen Störungen (Report III. Int. Labor Organ. Genf 1952, FORSGREN 1955; MENZEL 1958). Nach mehreren Wochen Nachtdienst fallen die systolischen Blut-druckwerte nach Mitternacht nicht mehr entsprechend dem normalen Grundrhyth-mus ab (PIERACH 1953). Die vegetative Symptomatik bei Nachtschichtarbeitern gleicht demnach in vielem dem Beschwerdekomplex der hypertonen Regulations-störung. Ebenso können chronischer Schlafmangel oder eine dauernd fehlende Arbeitspause zu Ermüdung und Erschöpfung des Organismus führen (LEHMANN 1953). Auch eine grobe Mißachtung des Schlaf- und Wachrhythmus, wie sie bei Geistesarbeitern häufig ist, stört die vegetative Abstimmung erheblich.

Nach vergleichenden elektrophysiologischen Befunden über Weckeffekte (Schütz und Caspers 1954) kann die corticale Aktivität die Dämpfung reticulärer Strukturen hemmen. Auf Grund dieses Befundes wird verständlich, daß eine gesteigerte Hirnrindentätigkeit, z. B. bei intensiver geistiger Tätigkeit, den Schlafbeginn hinauszögert oder gar verhindert.

Ein weiteres Beispiel für die Unmöglichkeit einer ökonomischen Anpassung an mehrere heterogene Leistungen *zugleich* ist die *Superposition* von physischer Arbeit und emotionaler Belastung: Bei erhöhtem Minutenvolumen besteht dann gleichzeitig eine ungenügende periphere Gefäßerweiterung. Es kommt zu einem stärkeren Anstieg von Pulsfrequenz und Blutdruck (Wolf und Wolff 1946; Stevenson, Duncan und Wolff 1949; Stevenson und Duncan 1950; Pfeiffer und Wolff 1950; Übersicht bei Thauer 1952). Eine verstärkte Vasoconstriction in den Gefäßgebieten, die nicht vom vermehrten Stoffwechsel betroffen sind, könnte hierfür verantwortlich sein. Thauer (1952) vermutet, daß psychische Einflüsse die vegetative Ausgangslage verändern, so daß bei zusätzlichen körperlichen Belastungen andere Kreislaufumstellungen auftreten, als bei physischer Belastung allein zu erwarten wären.

In diesem Zusammenhang soll als allgemeines Prinzip hervorgehoben werden: Die Interferenz heterogener Leistungen mit ihrer jeweiligen, oft gegensätzlichen vegetativen Einstellung führt nicht nur zum mangelhaften Austrag dieser verschiedenen Leistungen, sondern auch zur Fehlregulation, wenn solche Interferenzen chronisch erzwungen werden. Im gleichen Sinn ist auch der blockierte Affekt oder die gehemmte körperliche Reaktion auf Sinnesreize eine Anpassungsstörung, weil die Kreislaufmobilisierung nicht in eine entsprechende physische Aktivität einmündet. Die Bedingungen des modernen Arbeitsmilieus sind in diesem Sinne häufig unphysiologisch: „Arbeit" nimmt zunehmend mehr die Form einer affektiven Erwartung und Kontrollspannung an ohne gleichzeitige körperliche Betätigung.

Unphysiologisch ist auch die Massierung von *Sinnesreizen*. So führen z. B. Flickerlicht und Geräuschbelastungen zu erheblichen Umstellungen von Kreislauf und Atmung sowie zu vegetativen Allgemeinbeschwerden: Der mittlere Blutdruck wird erhöht, der periphere Strömungswiderstand nimmt zu bei wechselnden Änderungen des Minutenvolumens. Das Atemminutenvolumen schwankt besonders bei gleichzeitig erheblichen Mißempfindungen (zusammenfassende Literatur bei Heinecker (1959), Lehmann und Tamm (1956). Zwischen der Stärke der subjektiven Beschwerden und dem Ausmaß der Kreislaufreaktion besteht nur selten eine Übereinstimmung (Heinecker 1959). Bei Lärmstufen von 70 Phon und mehr ist die psychische Einstellung zum Geräusch ohne Bedeutung für die Kreislaufreaktion (Lehmann und Tamm 1956). Die vegetativen Reaktionen verstärken sich, und deutliche Kreislaufänderungen treten nahezu regelmäßig auf.

Die „Reizüberflutung" als ätiologischer Faktor der Kreislaufregulationsstörungen kann auch pathophysiologisch begründet werden: Akustische, optische und Hautsinnesreceptoren haben nicht nur Afferenzen zu den zentralnervösen Sinnesarealen sondern auch Verbindungen zu kreislaufaktiven Zentren. Deren Aktivierung erfolgt in doppelter Weise: Die afferenten sensiblen und sensorischen Bahnen einschließlich der Hirnnerven treten auf verschiedenen Ebenen des Hirnstamms durch Kollaterale mit der Formatio reticularis in Beziehung. Insofern haben die sensorischen und sensiblen Impulse nicht nur einen spezifischen Informationswert sondern auch eine unspezifische Wirkung. Sie aktivieren das aufsteigende reticuläre System und erhöhen damit indirekt den cerebralen Erregungszustand. (Übersicht: Glees 1957; Gellhorn 1957; Poeck 1959). Das Erregungsniveau des Cortex wirkt wieder auf die Aktivität reticulärer Stammhirnformationen zurück (Schütz und Caspers 1954).

Das pathogenetische Moment der Überlastung und das relativ Unspezifische der auslösenden Faktoren hat insbesondere Selye (1950) für die Ausbildung seines „*Allgemeinen Adaptationssyndroms*" betont: Es sei gleichgültig, ob innere oder äußere Noxen vorlägen, oder ob die Belastungsfaktoren mehr körperlicher oder psychischer Art seien. Inwieweit diese im Tierexperiment gewonnenen pathogenetischen Vorstellungen auch für den Menschen gültig sind, ist nicht erwiesen.

d) Regulative Fehlanpassung als Ich-Umweltstörung.

Schon der von W. R. Hess gewählte Ausdruck „dynamogene Zone" weist darauf hin, daß im hinteren Hypothalamus Kreislauf, Atmung, Stoffwechsel und Psychomotorik in bezug auf äußere Funktionsziele integriert sind. Die entsprechenden Zonen stehen im Dienst relativ elementarer Verhaltensweisen, wie sensomotorischer Aktivität, Feindabwehr und Nahrungssuche. Die *supradiencephalen* Systeme (Thalamus und Cortex; „visceral brain" Fulton 1951, 1952) sind für die Abstimmung dieser elementaren Verhaltensweisen auf die jeweilige Umweltsituation von Bedeutung (Wright 1949, Fulton 1951). So entstehen biologische Leistungen in kontinuierlichem, gleichsam kreisförmigen Zusammenspiel von Organismus und Umwelt (v. Weizsäcker 1950). Im Sinne des Neo-Jacksonismus ist die Umwelt gewissermaßen ein erweitertes Körperschema: die Aktion wird am Effekt jeweils zurückkontrolliert und vom Erfolg her modifiziert.

Friedman (1947) hat diese Vorstellungen auf die Pathogenese vegetativer Herz- und Kreislaufstörungen angewandt. Regulationsstörungen sind Folge einer „cortico-hypothalamic imbalance": Der Cortex kontrolliert die Einwirkungen der Außenwelt und kann ihr Fortwirken auf tiefer gelegene Bereiche hindern. Ist diese Kontrollfunktion geschwächt, so reagiert der Hypothalamus auf Situationen, auf die er normalerweise nicht anspricht (z. B. mit einer dynamogenen Antwort). Die Kontrollfunktion des Cortex besteht, wie Friedman an Beispielen zeigt, in einer Situationsanalyse der Umwelt für reaktives Handeln. Sie ist also an das Bewußtsein und an die Erfahrung gebunden. Die zunehmend komplexere Umweltsituation des modernen Zivilisationslebens erfordert eine Apparatur, die schon viele Eindrücke automatisch selegiert und bewältigt, ohne daß sie Gegenstand eigens darauf gerichteter Überlegungen werden. Der Mensch ist dann „angepaßt". Ist aber dieser corticale Analysator überbeansprucht, so treten zunehmend phylogenetisch ältere Reaktionsschablonen in Tätigkeit. Bei so gesteigerter Reaktionslage und erhöhtem Aktivitätszustand der dynamogenen Hypothalamuszone kann die Umweltanpassung noch gewährleistet werden. Andererseits können jedoch „pauschale Hirnstammechanismen" leichter entzügelt werden, besonders wenn bereits normale Reize zum Störungsfaktor werden.

Nach Friedman kann eine „cortico-hypothalamic imbalance" außer durch Reizüberflutung auch bei untragbaren emotionellen Belastungen entstehen. Eine erbliche Disposition wird bei der Mehrzahl der Patienten angenommen.

Friedman greift damit die alte Vorstellung Heads (1921) von der „power of adaptation" wieder auf: Der Hypothalamus kann sich der Kontrolle der Rinde entziehen („escape from control"), entweder durch „break through" infolge eines dominierenden Cortexeinflusses oder durch verminderte Funktion des corticalen Kontrollorgans. Jacksons „dynamische Zentrenlehre" hatte bereits die Vorstellung vorweggenommen, daß die Rinde insofern nur Erfolgsorgan der subcorticalen Vitalzentren sei, als zwar bei psychischen Reizen eine — durch etagenweise zunehmende Hemmung gekennzeichnete — Differenzierung überwiege, dagegen bei Ausfall oder bei Erkrankungen und Störungen der höheren Zentren die tieferen Schichten enthemmt würden. Diese tieferen Schichten repräsentieren funktionell automatisierte, ältere Reaktionsschablonen. Diese Vorstellung hat auch Kretschmer (1956) entwickelt. Sie wird in mechanistischer Ausprägung von russischen Autoren vertreten [historisch schon bei Wedenski (1903), später bei Pawlow (1926): „Kurative" und „protektive" Cortexhemmung]. Auch heute steht die Wechselwirkung Rinde-Subcortex im Vordergrund der russischen Vorstellungen über die Pathogenese nervöser Kreislauf- und Atemstörungen (Bykow 1953; Iwanow-Smolenski 1954; Übersicht: Pickenhain 1955).

Eine Ich-Umweltanpassung steht aber nicht nur unter dem Einfluß äußerer Notwendigkeiten, sondern ist auch durch *endogen-leibliche* Gegebenheiten bestimmt. Bei der Frau z. B. bestehen abhängig vom Cyclus periodische Stimmungsschwankungen. Bei jedem Menschen gibt es spontane, psychologisch nicht rückführbare Variationen des Stimmungsgefüges („Untergrundschwankungen", K. SCHNEIDER 1959). Ob im Zusammenhang mit diesen physiogenen Stimmungsschwankungen vegetative Störungen auftreten, hängt von der gleichzeitig bestehenden psychischen Gesamtsituation (inneren Belastungsfähigkeit) sowie den Umweltbedingungen ab. Fällt eine normalerweise ausgleichbare Verstimmungsphase mit vermehrter äußerer Belastung zusammen, so können vegetative Beschwerden sowohl erstmalig auftreten als auch verstärkt werden. Klinische Beispiele sind das prämenstruelle Syndrom, die neurotische Depression (VÖLKEL 1959) und die vegetative Depression (LEMKE 1949; DICHGANS 1952; vgl. Teil IV).

Da vegetative Herz- und Kreislaufstörungen ständig zunehmen, werden Zusammenhänge mit *Lebensbelastungen* und *Zivilisationseinflüssen* („Life stress", H. G. WOLFF 1950) kaum mehr bestritten. Problematisch ist allerdings, worin das *Wesen* dieser Belastung besteht. Es ist offenbar weniger die Summation exogener Reize als vielmehr deren individueller Bedeutungsgehalt. So haben Kriegserfahrungen und Beobachtungen in Konzentrationslagern gezeigt, daß funktionelle Störungen entgegen der Erwartung nicht vermehrt aufgetreten sind. Während des Luftkrieges kam es bei der Zivilbevölkerung der Großstädte unter dem Einfluß von Angst und vitaler Bedrohung mit der Zeit zwar zu einer vermehrten Bereitschaft zu kardiovasomotorischen Reaktionen, aber weder in England noch in Deutschland wurden *anhaltende* Funktionsstörungen beobachtet (VERNON 1941; PANSE 1952). KRAL (1951) hat bei 140000 Häftlingen des Konzentrationslagers Theresienstadt nur selten Neurosen und psychosomatische Störungen gesehen. Im „Bomber Command" der englischen Luftwaffe wurden durch STAFFORD-CLARK (1949) Zahlenvergleiche angestellt: Im zweiten Weltkrieg überlebten nur 36%. Trotz ständiger Lebensangst traten nur bei 5% der Flieger manifeste vegetative Beschwerden auf. Diese Störungen wurden vor allem in 3 Situationen beobachtet: Zu Beginn des ersten Einsatzes, beim Fliegertod nahestehender Kameraden und gegen Kriegsende. Ähnliche Feststellungen haben die Amerikaner im Koreafeldzug gemacht (LIFTON 1953). Bei soziologischen Untersuchungen amerikanischer Flugzeugführereinheiten im zweiten Weltkrieg zeigte sich, daß die Krankheitsanfälligkeit um so geringer war, je mehr die Gruppe von echtem Gemeinschaftsgefühl getragen wurde (NEWCOMB und CHARTERS 1959). Diese Beispiele sollen veranschaulichen, daß weniger die Schwere der Belastung entscheidend ist als vielmehr der Zusammenhang mit der persönlich und mitmenschlich bedeutsamen Situation (Übersichten: PAUL 1959; FRANKL 1959). HELWEG-LARSEN u. Mitarb. (1952) betonen in ihren Untersuchungen, in denen internationale Ergebnisse mitberücksichtigt sind, daß bei Heimkehrern aus Konzentrationslagern häufig erst nach Monaten vegetative Beschwerden auftraten: Ruhelosigkeit, Müdigkeit, Erregbarkeit, Gedächtnis- und Konzentrationsschwäche, Reizbarkeit, Depressionen und Kopfschmerzen. 78% zeigten neurotische Symptome; 47% klagten über Angstträume. Oft vergingen bis zu sechs und mehr Monate, bevor sich die mannigfaltigen Symptome entwickelten. Sie zeigten dann aber häufig einen protrahierten Verlauf, in einigen Fällen ohne Heilungstendenz, so daß viele (44%) 4 Jahre nach der Heimkehr oder länger noch an Folgezuständen des Konzentrationslagers litten. Die Anstrengungen bei der Wiedereingliederung in die Gesellschaft sind häufig gravierender als die elementare Bedrohung. Auch bei Heimkehrern aus der Kriegsgefangenschaft sind die Schwierigkeiten und

Konflikte im Zusammenhang mit der Resozialisierung ebenso belastend wie die Not der Gefangenschaft selbst. So kann auch der *Wegfall* einer Belastung, die Entlastung, von der gleichen Bedeutung sein wie die vorausgegangene übermäßige Belastung (Pflanz und v. Uexküll 1952). Schulte (1951): Die Fähigkeit, die neue Lage mit Zielen zu erfüllen, sie sinnvoll zu meistern, ist dann entscheidender als die äußere Situation allein. Wichtig erscheint, daß die gewählten Ziele noch im Verhältnis zur vorhandenen Leistungsfähigkeit stehen.

Nach Gehlen (1952) ist der Wesenskern *zivilisatorischer Einflüsse* auf die Morbidität vegetativer Herz- und Kreislaufstörungen folgender: Alle geordneten Leistungen des Menschen bestehen in der Fähigkeit, in *einer* wirksamen Antwort die zahlreichen und sehr verschiedenen inneren und äußeren Reize und Forderungen zu bewältigen, die in einer gegebenen Situation liegen können. Individuelle und soziale Motive, Erfahrungen der Vergangenheit und die Anregungen und Stimuli der äußeren Lage werden nur dann zureichend integriert, wenn sie in eine affektive und effektive Bewegung hineingeholt werden können. Für eine solche Integration gibt es Hilfen: traditionelle Konventionen, familiäre und berufliche Kontinuitäten. Diese führen zur Vereinfachung und damit zur Entlastung. So kann das individuelle vom eingelebten Verhalten der Gruppe mitgetragen werden. Das ist heute allenfalls noch bei traditionsgebundener ländlicher Bevölkerung der Fall. In der modernen Massengesellschaft sind diese Vereinfachungsfaktoren weitgehend verlorengegangen; wir können die verschiedenen Anforderungen nicht mehr auf das gleiche oder ein ähnliches Verhalten hin abbilden. Es wird zunehmend schwerer, die vielfältigen Ansprüche zu integrieren und sie in bestimmten Verhaltensformen zu beherrschen. „Too much discriminative strain" ist eine kurze amerikanische Formulierung für diese Überlastung mit Unterscheidungs- und Entscheidungszumutungen. Letztlich gibt es nur eine beschränkte Zahl von Verhaltensmöglichkeiten, die eingestellt und stabilisiert werden können. So wird verständlich, daß mehrere heterogene Leistungen, die gleichzeitig bewältigt werden sollen, auch bei dauernder Anspannung nur unökonomisch gemeistert werden können oder aber überhaupt nicht erreicht werden. Die Folge ist eine erhöhte Reaktionsbereitschaft, ohne daß die Intentionen richtig vollzogen werden. Diese und andere Erläuterungen des Zivilisationsbegriffes (Mitscherlich 1955; Freyer 1955, 1957; Übersicht und Literatur bei Wiesenhütter 1959) werden in ähnlicher Form auch in Amerika diskutiert. So wird bei Patienten mit nervösen Herz- und Kreislaufstörungen von einer unterdrückten „hostility" und „aggression" gesprochen: In der Massengesellschaft führt die Anpassung an stets wechselnde, fremde Partner und verschiedenartige Situationen zur Überreizung einerseits und zu einer konformistischen Einstellung in einer mittleren Verhaltenslinie andererseits. Dabei werden persönliche Bedürfnisse und aufgestaute Affekte nicht mehr ausgetragen (Merton 1945; Weiss und English 1949).

Begriffe wie „life stress", Zeit- und Zivilisationseinflüsse können nicht quantitativ ausgelegt werden. Die jeweilige Bedeutung dieser Faktoren und die Form ihrer individuellen Verarbeitung bestimmen, was Belastung ist und was nicht. Biographische Anamnesen bei Frauen mit funktionellen Kreislaufstörungen zeigen, daß hier nicht wie beim Mann Hetze, Berufskonflikte und Ehrgeizstreben („Manager") im Vordergrund stehen sondern andere Belastungsformen: Störungen der Wirkungs- und Entfaltungsmöglichkeit der fraulichen Existenz, so z. B. unterhöhlte Ehen, Unausgefülltsein und Flucht in den Beruf (Doppelbelastung durch Berufstätigkeit und Hausstand; A. Mayer 1956; Christian und Fink 1957). Auch vom Standpunkt der Anthropologie ist es sehr verschieden, wie Mann und Frau denselben Reiz, dieselbe äußere Belastung und Lebensschwierigkeit verarbeiten.

Die kausal-pathogenetische Bedeutung der Lebensbelastungen und Zivilisationseinflüsse für vegetative Herz- und Kreislaufstörungen kann in allgemeinem nur indirekt aus den statistischen Untersuchungen bewiesen, aber letztlich nur individuell erschlossen werden. Dabei bleibt im Grunde unbekannt, auf welchem Weg diese Faktoren die Regulation verändern.

2. Konstitution.

Fast alle Autoren betonen im Rahmen der Pathogenese vegetativer Herz- und Kreislaufstörungen den Einfluß der „Konstitution". Die verwendeten Begriffe („konstitutionelle Nervosität", „angeborene Disposition zur Vasolabilität", „angiospastische Diathese", „Heredität", die Bezugsetzung zu Körperbauformen und Charaktertypen) zeigen allerdings, daß unter Konstitution verschiedenes verstanden wird.

Die Klinik muß davon ausgehen, daß sich die Konstitution aus Genom und Peristase bildet (s. Curtius in diesem Handbuch Bd. VI/1). „Konstitution wird in der individuellen Lebensgeschichte geschaffen durch die aufeinanderfolgenden Entwicklungsreaktionen auf die Umweltbedingungen nach der erblich festgelegten Reaktionsnorm" (A. Kühn 1950). Nach Kretschmer (1949, 1955, 1956) schließt jede Konstitution eine bestimmte *vegetative Reaktionslage* und ihre mögliche *Entgleisungsrichtung* ein. Pykniker, besonders Hyperplastisch-Pyknomorphe, sowie Athletiker, neigen zu sympathicotoner Ruhekreislaufeinstellung. Dagegen ist bei Leptosomen, insbesondere Hypoplastisch-Leptomorphen, die Kreislaufleistung in Ruhe eher vermindert (Literatur bei Bayer 1949, 1950; Losse, Kretschmer et al. 1956; Hoff 1957; Catsch und Ostrowsky 1942). Der Konstitution ist ferner eine bestimmte *Temperamentslage* eigen, die ihrerseits in Wechselwirkung mit der Umwelt zu charakteristischen, fast vorhersehbaren Störungen disponiert. Hypomanische Pykniker neigen zu rasch aufflammenden Affekten mit Blutdruckdrucksteigerung und lebhafter Vasomotorenbeteiligung, Hyperplastisch-Pyknomorphe, besonders Athletiker, zu lang anhaltender Affektanstauung und massiven, explosiven Affektkrisen mit entsprechenden Kreislaufreaktionen.

Nach Kretschmer (1949) sind auch *Charaktereigenschaften,* wie etwa autistische und extravertierte Haltungen konstitutionell gebunden und zeigen in ihren Merkmalskoppelungen mit dem Körperbau Korrelationen zwischen 70 und 90%. Abnorme Verhaltensweisen sind unter diesem Gesichtswinkel in erster Linie krankhafte Ausformungen konstitutionell-temperamentsmäßiger und triebhafter Leitlinien des Menschen. Persönlichkeiten mit sthenischen Temperamenten muten sich körperlich und seelisch viel zu oder lassen sich ein Übermaß von Aufgaben aufdrängen; sie fordern Widerstände heraus und finden entsprechende. Dieses konstitutionell sthenische Temperament bestimmt eine hochkomplexe, aber fest eingeschliffene Verhaltensweise, welche ihrerseits die Erlebnisverarbeitung und Lebensbewältigung charakterisiert. Diese Expansivpersönlichkeiten lassen keine Ermüdung aufkommen, bekämpfen sie gegebenenfalls mit Reizmitteln. Dieselben Naturen reagieren aber auch auf äußere Mißerfolge besonders intensiv mit Selbstwertkonflikten und Depressionen. Momentane Krisen oder aktuelle Lebensschwierigkeiten, bei denen häufig vegetative Beschwerden auftreten, haben dann nicht den Akzent der „Neurose" (im Sinne der primären „Psychogenie"), sondern sind Ausdruck einer konstitutionell vorbereiteten Fehlentwicklung der Persönlichkeit (Mauz 1936; J. H. Schultz 1938; Siebeck 1953. Übersicht: W. Kretschmer, „Neurose und Konstitution" 1959). Finden und Nichtfinden des angepaßten Lebensraumes ist also gewissermaßen das

Schicksal der konstitutionell begründeten Persönlichkeit. Hierzu gehört die Peristase im weitesten Sinn: Milieu, Erziehung, Beruf, körperliche und seelische Belastungen. Was im einzelnen bedeutsam ist, kann demnach nur vom Individuum aus bestimmt werden (s. die Krankenbeispiele in Teil IV „Klinik"). Deshalb ist es schwierig, spezifische Belastungs- und Überlastungsschäden, spezielle Genußgifte, Infekte oder psychische Einflüsse als allgemeine Faktoren in der Pathogenese der vegetativen Herz- und Kreislaufstörungen hervorzuheben. Diese Faktoren sind an sich weitgehend unspezifisch, spezifisch ist, wie das Individuum mit seiner Konstitution auf sie reagiert.

Ob die konstitutionelle Bereitschaft (Disposition) zur Entwicklung vegetativer Störungen manifest wird, ist somit vor allem von den Wechselbeziehungen zwischen dem Individuum und den Umweltfaktoren abhängig. Von entscheidender Bedeutung wird diese Abstimmung für die Lebensabschnitte der körperlichen und psychischen *Reifung*, der *sozialen Einordnung* sowie der *Involution*.

Seit der Jahrhundertwende wird in den Kulturländern eine Beschleunigung der körperlichen Entwicklung der Jugend besonders in den Städten beobachtet („*Acceleration*"; KRETSCHMER 1939, 1949, 1956; BENNHOLDT-THOMSEN 1942, 1951, 1952, 1957, 1959; HIRSCHMANN 1954). Neben der harmonischen Acceleration finden sich disharmonische Entwicklungsbeschleunigungen: bevorzugt einseitiges Längen- bzw. Dickenwachstum oder überstürzte Geschlechtsentwicklung. Die Accelerierten mit vorgeprelltem Längenwachstum neigen besonders zu orthostatischen Kreislaufstörungen (SCHMIDT-VOIGT 1951). Vergleichende statistische Untersuchungen der Jugendlichen mit früher, rechtzeitiger und später Entwicklung ergaben bei den Accelerierten häufiger eine Vasolabilität (PETERSEN 1939, HEIDLER v. HEILBORN 1950; BENNHOLDT-THOMSEN 1942, 1952). Wohl noch anfälliger für Regulationsstörungen sind Jugendliche mit sog. „*asynchronen Reifungshemmungen*". Bei ihnen besteht ein Mischbild von Acceleration und Retardierung, da gewisse Bereiche der körperlichen und seelischen Reifung vorzeitig entwickelt sind, andere zurückbleiben. Diese Unausgeglichenheit [„Sprengung der Harmonie der Entwicklung" (SCHULZE 1924)] wird auch die vegetativen Regulationen erheblich beeinträchtigen; jede zusätzliche psychische oder physische Belastung kann dann die Labilität der vegetativen Regulationen verstärken.

Die entscheidenden Einflüsse der *Umweltfaktoren* auf hereditäre Reaktionspotenzen zeigt die Zwillingsstudie von FLYNN, KENNEDY und ST. WOLF (1950).

Von den monozygotischen Zwillingen im Alter von 21 Jahren hatte Elsa eine labile Hypertonie (170/110 bis 150/95 mm Hg). Der andere Zwilling, Karen, war normoton (115/75); nur Testmethoden zeigten auch bei ihr eine hypertone Reaktionslage. Die Zwillinge sind konstitutionsbiologisch von maßgebender Seite (SHELDON) genau untersucht: Sie sind eineiig, nach der Sheldonschen Typologie endo-mesomorph (entspricht etwa dem Pyknisch-Athletischen) und waren bis zum 18. Lebensjahr größen- und gewichtsmäßig gleich. Verschieden war dagegen die Entwicklung: Der hypertone Zwilling wurde immer etwas zurückgesetzt, war öfter krank als die andere, in den Schulleistungen schwächer, in der Reifung unausgeglichen; er fühlte sich gegenüber der gesunden Schwester unterlegen und wurde auch so behandelt. Zur Zeit der Untersuchung war die Gesunde ausgeglichen, robuster, extravertiert; die andere in der Reifung retardiert, ängstlich, sensibel, selbstunsicher und zurückhaltend. Im Verhalten war sie gespannter („tense and apprehensive"), die Normotone gelockert und ausgeglichen („relaxed"). Elsa hatte Enttäuschungen, Zurücksetzungen und Anpassungsschwierigkeiten auf sich nehmen müssen, die andere hatte diese Belastungen nicht.

Für die Entwicklung der labilen Hypertonie war hier eindeutig die *Peristase* als Summe ungünstiger Einflüsse maßgebend. Hierzu rechnen, ohne daß dies im einzelnen abzugrenzen wäre: gehäufte Infekte, Zurücksetzung in der Geschwisterreihe, Reifungshemmung, psychische Konflikte und eine zunehmend fixierte seelische Fehlhaltung, die nach den mitgeteilten psychologischen Befunden dem

Charakterprofil der „hypertonen Persönlichkeit" entspricht (s. S. 838). Eine ähnliche Beobachtung haben Friedman und Kasanin (1943) mitgeteilt. Die Zwillingsstudie von Flynn, Kennedy und Wolf (1950) zeigt, daß die hereditäre Anlage für die einzelne Person kaum abgegrenzt werden kann. Letztlich ist eben Konstitution die Resultante aus „Anlage und Erlebnis" (Siebeck 1953) und damit nur phänotypisch erfaßbar. So kann auch die auffällige Häufung vegetativer Herz- und Kreislaufstörungen bei Kindern, deren Eltern an neurozirkulatorischer Asthenie leiden (Cohen und White 1950), hinsichtlich der erblichen Anlage oder der „Scheinheredität" nicht näher aufgeschlüsselt werden. (Einfluß der Milieufaktoren, Übernahme von Lebensgewohnheiten, Identifikationsmechanismen: Oehme 1951; Boss 1954; Mitscherlich 1947/48.) (Weitere Untersuchungen zur Erbgebundenheit der vegetativen Struktur bei ein- und zweieiigen Zwillingen s. Losse, Kretschmer et al. 1956; dort Literaturübersicht und bei Curtius in diesem Handbuch Bd. VI/1.)

Die besonderen konstitutionellen Unterschiede zwischen *Mann* und *Frau* erfordern ergänzende Überlegungen. Unabhängig von der Involutionsphase bestehen zwischen beiden Geschlechtern tiefgreifende biologische und anthropologische Verschiedenheiten. Bei der Frau ist die Koordination zwischen generativen und vegetativen Funktionskreisen enger als beim Mann (Bickenbach und Döring 1951; Elert 1955). Jede Störung dieser harmonischen Abstimmung wird daher bei der Frau auch intensivere Folgen haben. So finden Catsch und Ostrowsky (1942) bei Frauen häufiger als bei Männern eine periphere Vasomotorenlabilität (betonter Dermographismus, habituell kalte Hände und Füße, deutliche respiratorische Arrhythmie, Erythema fugax, Akrocyanose und Cutis marmorata). Curtius und Krüger (1952) haben als „vegetativ-endokrines Syndrom der Frau" die häufige Koppelung von vasomotorischen Regulationsstörungen und ovariellen Dysfunktionen besonders betont (s. den Beitrag Curtius: „Konstitution" in diesem Handbuch, Bd. IV/1, sowie Teil VIII, 3, b „Spezielle Syndrome" dieser Darstellung). Auch die klimakterischen Beschwerden sind nur Anpassungsstörungen an die physiologischen Änderungen der Homoiostase zwischen generativen und vegetativen Funktionskreisen.

Beim *Mann* können vegetative Störungen während der physiologischen Involution auftreten, insbesondere wenn soziale Faktoren bisherige Gewohnheiten und Anforderungen weiterhin erzwingen. Das „Hineinwachsen in die Altersrolle" (v. Baeyer 1959) ist durch die heutige, auf genormte Höchstleistungen ausgerichtete Arbeitswelt erschwert. Mit der biologisch begründeten Altersdevitalisierung und ihren sog. Untergrundverstimmungen kommt es häufig zu hypochondrisch gefärbten kardiovasculären Beschwerden ohne nachweisbare Regulationsstörungen.

Abschließend fragt man, inwieweit konstitutionspathogenetische Kenntnisse die formal-funktionellen Bedingungen vegetativer Herz- und Kreislaufstörungen ätiologisch erläutern. Letztlich werden durch konstitutionsbiologische Befunde nur Einzelbilder der individuellen Entwicklung sichtbar. Genetisch bestimmt sind die strukturellen und funktionellen organischen Gegebenheiten und damit auch eine bestimmte Disposition ihrer Entgleisungsrichtungen. Ob diese Bereitschaft latent bleibt oder aber in manifesten Störungen zutage tritt, ist von den äußeren und inneren Bedingungen während der individuellen lebensgeschichtlichen Entwicklung abhängig. Für die hypotone Regulationsstörung sind die konstitutionell strukturellen Faktoren der Astheniker offenbar von besonderer Bedeutung (Absatz IV/2). Die Entwicklung der hypertonen Regulationsstörung dagegen ist weniger von der Struktur des Organismus als von den vielfältigen Wechselbeziehungen zwischen Anlage und „Peristase" abhängig.

3. Psychophysiologie und psychosomatische Gesichtspunkte.

Nahezu in jeder größeren klinischen Darstellung werden seelische Faktoren bei funktionellen Herz- und Kreislaufstörungen erörtert (KREHL 1913; WENCKEBACH 1914; FAHRENKAMP 1929, 1941; SIEBECK 1947, 1949, 1953; v. BERGMANN 1936; HOCHREIN 1941, 1943; J. H. SCHULTZ 1937; v. WITZLEBEN 1939; DELIUS 1944; REINDELL 1949; SPANG 1957; BIRKMAYER und WINKLER 1951; HOFF 1957; REINDELL, SCHILDGE et al. 1955). In Amerika und England: WOOD (1941), FRIEDMAN (1947), COHEN (1949), COHEN und WHITE (1951), FRIEDBERG (1959). (Literatur bis 1941 s. die Monographie von STOKVIS.) Einen Einblick in spezielle Richtungen der psychosomatischen Medizin geben die Kapitel über Herz- und Kreislaufstörungen in den Sammelwerken von FL. DUNBAR (1948, 1954), HALLIDAY (1948), WEISS und ENGLISH (1949), ALEXANDER (1951).

In den USA wird die internistisch diagnostizierte neurozirkulatorische Asthenie meist nicht von der aus psychiatrischer oder psychotherapeutischer Sicht als Angstzustand („Anxiety state") und Angstneurose („Anxiety neurosis") aufgefaßten Verhaltensstörung unterschieden (COHEN, WHITE und JOHNSON 1948; COHEN 1949; WHEELER, WHITE et al. 1950; COHEN und WHITE 1951; MILES und COBB 1951; FRIEDBERG 1959). Die erste Bezeichnung betont vor allem die pathophysiologische Manifestation, der zweite und dritte Ausdruck die psychopathologischen Phänomene derselben Krankheit. E. WEISS (1952) folgerte: „Ob man mehr von Neurozirkulatorischer Asthenie, Aktualangst und Angstneurose redet, hängt davon ab, wer durchs Ocular schaut."

Ein solcher Standpunkt, der Regulationsstörung, Angst und Angstneurose als klinisch Zusammengehöriges betrachtet, gibt Veranlassung, das Phänomen der Angst *psychophysiologisch* zu analysieren. Hier sind die Zusammenhänge von Affekten und Kreislaufreaktionen besonders deutlich.

Psychophysiologie.

Die Angst wird als „spezifische Sinnesempfindung des Herzens" (L. BRAUN 1920) bezeichnet, sei es, daß man es bei Angst „am Herzen spürt" oder umgekehrt, daß man, wenn man „es am Herzen spürt", auch Angst hat. Tatsächlich klagen Vegetativ-Labile, besonders Patienten mit nervösem Atmungssyndrom, häufig über ängstliche Beklemmung und Beengung. Patienten mit hypertoner Regulationsstörung empfinden innere Unruhe, Oppressionsgefühle, Herzklopfen, Trockenheit im Hals und ein ziehendes Gefühl in den Extremitäten, also jene Symptome, die (PANSE 1952) für die ängstliche Gespanntheit genauer herausgearbeitet hat. Beim Vegetativ-Labilen in ängstlicher Grundstimmung können schon die Untersuchungssituation oder die Blutdruckmessung zu Pulsbeschleunigung und Blutdrucksteigerung führen (FAHRENKAMP 1926; STOKVIS 1941; PALMER 1950). Künstliche Reproduktionen von Angstsituationen im Gespräch oder während der Hypnose führen gleichfalls zu Blutdrucksteigerungen, die über den Spontanschwankungen liegen und die Effekte anderer Blutdruckteste, so auch die Blutdrucksteigerung beim cold-pressure-Test (PALMER 1950), erheblich übertreffen können (DEUTSCH und KAUF 1923a, b; WITTKOWER 1930, 1933; STOKVIS 1941; MALMO und CHAGASS 1952).

Bei künstlich erzeugten psychischen Belastungen nehmen Schlag- und Minutenvolumen zu, Pulsfrequenz und arterieller Mitteldruck steigen an. In einzelnen Fällen wird der periphere Strömungswiderstand nicht erniedrigt, sondern gleichzeitig erhöht (Übersicht bei BOGDONOFF, COOMBS et al. 1959; STEAD, WARREN et al. 1945; WOLF und WOLFF 1946; STEVENSON, DUNCAN und WOLF 1949; STEVENSON und DUNCAN 1950; THAUER 1952). HICKAM, CARGILL und GOLDEN

(1948) haben bei einigen Patienten einen Kollaps beobachtet, bei anderen eine Zunahme des peripheren Strömungswiderstandes bei gleichbleibendem Minutenvolumen. Die Richtung der Kreislaufeinstellungen während experimenteller Angst kann daher nicht immer sicher vorausgesagt werden (s. Teil III/4 „Faint" — „Ohnmacht"). In die vasoconstrictorischen Vorgänge, die für die Hautdurchblutung eindeutig erwiesen sind (Matthes 1951; Golenhofen und Hildebrandt 1957), werden auch die Nierengefäße einbezogen (Pfeiffer, Wolf und Winter 1950; Pfeiffer und Wolf 1950). Dagegen nimmt die Muskeldurchblutung zu. Golenhofen und Hildebrandt (1957) deuten diesen Effekt mit vasomotorischen Einflüssen sowie mit einer gleichzeitigen Steigerung des reflektorischen Muskeltonus. Die reflektorisch-tonischen Muskelaktionsströme nehmen an Zahl und Größe zu, gleichzeitig wird der Gesamtstoffwechsel gesteigert (Göpfert, Bernsmeier und Stufler 1953; v. Eiff 1957). Die Potentiale der Muskelaktionsströme zeigen starke Schwankungen mit wechselnden Periodenbildungen. Diese experimentell erzeugten, unregelmäßig auftretenden, manchmal salvenartigen Verstärkungen der Muskelaktionsströme werden bei nervösen und vegetativlabilen Menschen auch im „Ruhezustand" gefunden (Göpfert 1950).

Nur bei einigen ihrer Probanden haben Golenhofen und Hildebrandt (1957) während psychischer Belastungen eine Mehrdurchblutung der Muskulatur, ähnlich wie nach kleinen Adrenalininjektionen, beobachtet. In Übereinstimmung hiermit wird bei psychischer Belastung nicht immer eine vermehrte Catecholaminausscheidung gefunden. Die Ergebnisse zeigen erhebliche individuelle Unterschiede (v. Euler und Lundberg 1953/54; Elmadjin, Lamson und Neri 1956).

Während über die Effektoren einiges bekannt ist, fehlen sichere Kenntnisse über die *sensiblen Afferenzen*. Dies erschwert bei Patienten mit vegetativen Herz- und Kreislaufstörungen die Deutung der Angina pectoris-ähnlichen Beschwerden. Der Herzschmerz ist ein Muskelschmerz, der bei einem Mißverhältnis von Muskelstoffwechsel und Coronardurchblutung entsteht, er ist letztlich also Folge der Hypoxie des Herzmuskels. Häufig wird zu seiner Erklärung ein Coronarspasmus angenommen. Dieser soll über eine sympathisch vermittelte Coronarconstriction oder über direkte constrictorische Wirkungen des Adrenalins oder auch des Noradrenalins an den Coronarien ausgelöst werden. Unter physiologischen Bedingungen ist jedoch weder eine direkte noch eine reflektorische Vasoconstriction der Coronargefäße erwiesen. Eine solche Constriction müßte eine Myokardischämie erzeugen und erhalten, die aber ihrerseits als wirksamster Faktor für die Coronardilatation bekannt ist (Meesmann 1958). Trotz aller Bemühungen um die pathophysiologischen Zusammenhänge hat aber auch jede andere Erklärung noch immer vorwiegend hypothetischen Charakter.

Die ältere Anschauung, daß der Parasympathicus vasoconstrictorische Fasern für die Coronarien enthalte, hat sich nicht bestätigen lassen (Alella 1958). Gefäßerweiternde Wirkungen des Vagus sind am Herzen „in situ" dann nachzuweisen, wenn bei Vagusreizung die Kranzgefäße von einem Spendertier durchströmt werden (Heidenreich und Schmidt 1956). Es erscheint jedoch zweifelhaft, ob der Vagus die Coronarien überhaupt direkt beeinflußt oder ob die parasympathischen Gefäßwirkungen nicht vielmehr nur indirekte sind (Witzleb 1958).

Inwieweit dem Adrenalin bei der Angina pectoris eine Bedeutung zukommt, ist noch nicht hinreichend bekannt. Der Gehalt des Herzmuskels an Adrenalin ist 1—1½ Zehnerpotenzen niedriger als an Noradrenalin (Paasonen und Krayer 1958). Die Reizung der sympathischen Nervenfasern erhöht den Gehalt des Herzmuskels an Noradrenalin mehr als an Adrenalin (Raab 1956). Outschoorn und Vogt (1952) konnten nach Sympathicusreizung nur Noradrenalin vermehrt im Coronarblut nachweisen. Auch nach Myokardinfarkt wird während der ersten 3 Tage Noradrenalin vermehrt ausgeschieden. Gleichzeitig ist auch die Glucocorticoid- und 17-Ketosteroidausscheidung erhöht (Forssmann 1954). Gazes, Richardson und Woods (1959) fanden während der ersten 36 Std nach dem Infarkt einen erheblich erhöhten Noradrenalinspiegel im Blut. Die Adrenalinwerte steigen dagegen im Serum nicht oder nur wenig an. Auch nach körperlicher Belastung finden diese Autoren bei Angina pectoris-Kranken einen mehrfach gegenüber der Norm erhöhten Noradrenalingehalt im Blut bei nur geringfügig erhöhtem Adrenalinspiegel. Ob der Herzmuskel wirklich in der Lage ist, Noradrenalin durch Methylierung in Adrenalin umzuwandeln (FORST und DEININGER 1952), ist noch nicht sicher erwiesen. Die bisherigen Befunde lassen vermuten, daß dies zumindest nicht in physiologisch bedeutsamem Ausmaß geschieht.

Noradrenalin, Adrenalin und Sympathicusreizung führen zu einer Mehrdurchblutung der Coronararterien (GREEN, WEGRIA und BOYER 1942; MARSH, PELLETIER und ROSS 1948; FOLKOW, FROST und UVNÄS 1949; KRAYER und VAN MAANEN 1949; KRAYER und FUENTES 1958; GOLLWITZER-MEIER und WITZLEB 1952; ECKENHOFF, HAFKENSCHIEL und LANDMESSER 1947; WINBURY und GREEN 1952; MEESMANN und SCHMIER 1956), und zwar auch dann, wenn Blutdruck und Herzfrequenz unverändert gehalten werden (ECKSTEIN, STROUD et al. 1950). Nur in den Untersuchungen von LU und MELVILLE (1951), sowie BROSE und SCHAEFER (1953) wurden nach kleinsten Dosen Noradrenalin Durchblutungsabnahmen der Coronararterien festgestellt. Demnach kann Noradrenalin die Capillaren und Arteriolen der Coronargefäße wie die aller anderen Gefäße primär konstringieren. Diese direkte Gefäßwirkung des Noradrenalins wird jedoch bei höheren Dosierungen und bei Sympathicuserregungen sehr wahrscheinlich durch stärkere, stoffwechselabhängige indirekte Gefäßreaktionen überspielt.

Es ist noch nicht sicher, ob diese sekundären vasodilatierenden Effekte des Noradrenalins durch Katabolite ausgelöst werden etwa in der Weise, daß man wie beim Adrenalin (MOHME-LUNDHOLM 1953; LUNDHOLM 1956) die dilatierende Wirkung mit einer zunehmenden Milchsäurebildung im Gewebe erklären könnte. Nach neueren Ergebnissen ist es auch zweifelhaft (ELLIS 1959), daß für die glatte Muskelzelle eine so einfache Abhängigkeit der Adrenalinwirkung von oxydativen Metaboliten besteht. Es ist nicht bekannt, daß diese sekundär dilatierende Wirkung höherer Noradrenalindosen an den Coronarien von einer erneuten Constriction, also etwa im Sinne eines Spasmus, überspielt wird.

Der sauerstoffverschwendende Effekt des Noradrenalins ist nicht so groß wie der des Adrenalins. Der Sauerstoffverbrauch des Herzens steigt jedoch auch bei Noradrenalinfreisetzung über den Mehrbedarf, den die gleichzeitig erhöhte Herzleistung bei sympathischer Herz- und Kreislaufaktivierung erfordert. Erfolgt nun eine solche Sympathicuserregung bei mehr oder weniger vorgeschädigtem (sklerotischem) Coronargefäßsystem mit eingeschränkter Coronarreserve, dann kann allein durch nervalen Antrieb (Sympathicuserregung) eine Gewebshypoxie zustande kommen. Mit diesen Erörterungen sind jedoch die Bedingungen für das Auftreten der Herzschmerzen noch keineswegs klar übersehbar. So können auch schwere Herzinfarkte schmerzlos verlaufen. Ob bei Patienten mit vegetativen Herz- und Kreislaufstörungen funktionelle Einflüsse plötzlich so intensiv wirksam werden, etwa bei sympathicovasalem Anfall oder starken Blutdruckschwankungen, daß sie auch bei wenig veränderten Coronarien Herzschmerzen auslösen, die dem Angina pectoris-Schmerz ähnlich sind, kann nur vermutet, aber im einzelnen nicht näher begründet werden.

Diese Zusammenfassung psychophysiologischer Befunde gibt gewisse formalpathogenetische Hinweise, die allerdings nur zeigen können, wie und in welchem Ausmaß Kreislaufumstellungen bei künstlich suggerierter Angst, Furcht und Berührung konflikthafter Erlebnisse im Gespräch erfolgen. Der Gewinn liegt auf dem Nachweis der objektiven Reaktionen, der Nachteil darin, daß künstlich gesetzte „Affekte" in ihren psychologischen Voraussetzungen nicht definierte Radikale sind: Sie sind aus dem Sinnganzen personaler und lebensgeschichtlicher Zusammenhänge ausgegrenzt. Deswegen kann aus den psychophysiologischen Experimenten nur allgemein geschlossen werden, daß seelische Vorgänge mit Kreislaufreaktionen einhergehen und sensible und sensorische Begleitvorgänge (Herzschmerz und -angst) bei vegetativen Herz- und Kreislaufstörungen wiederum die Labilität der Regulationen verstärken und unterhalten können. Es ist bekannt, daß die Wiederholung von Angstaffekten zu einer Art Sensibilisierung im Psychischen wie Somatischen führt (H. G. WOLFF 1950; PANSE 1952). Die frühere Meinung, daß wiederholte Affekte abstumpfen (z. B. HOCHE 1917), ist unrichtig. Dies haben vor allem die russischen Autoren gezeigt, die an die Ergebnisse von PAWLOW anknüpfen (Literatur bei IWANOW-SMOLENSKI 1954; BYKOW 1953). Auch H. G. WOLFF (1950) spricht von einer „bedingten Reaktion" als dem „Zwang, in besonderer Weise auf Reize zu reagieren, die an sich biologisch ohne Wirkung sind, wenn diese Reize vorher direkt oder indirekt mit irgendeiner biologisch bedeutsamen Erfahrung gekoppelt werden".

Psychosomatische Gesichtspunkte.

Im Unterschied zur Psychophysiologie untersucht die psychosomatische Medizin die Einflüsse von bewußten und unbewußten emotionalen Konflikten bei vegetativen Regulationsstörungen durch *methodische Analyse* der seelischen Struktur des Patienten. Seelische Realitäten liegen nur teilweise offen: Eine z. B. in der Kindheit an entscheidender Stelle der Entwicklung erlebte und dann verdrängte Angst wird als Reaktionsweise fixiert. Alle späteren Hindernisse des Lebens werden zu unbewußten Bedrohungen und symbolischen Wiederholungen einer ursprünglich spezifischen Angstsituation. Erst die methodische Analyse und Bewußtmachung der Zusammenhänge vermag dann die chronische Angsthaltung aufzuklären und dadurch zu durchbrechen. Für die psychosomatische Pathogenese sind somit weniger aktuelle affektive Belastungen bedeutsam, als chronische Konfliktspannungen und eine meist in der Kindheit angelegte persönlichkeitseigene „psychodynamische Konstellation" (ALEXANDER 1951). Die *Erfahrung* bestätigt diese psychosomatischen Zusammenhänge; wie sie zu *denken* sind, ist hier nicht zu erörtern (Übersicht über die gegenwärtigen Theorien: STOKVIS 1959).

FL. DUNBAR (1948, 1954) benutzt tiefenpsychologische Erfahrungen und Aussagen, um mit ihrer Hilfe zu krankheitsspezifischen „*Persönlichkeitsprofilen*" zu kommen. Bei hypertonen Regulationsstörungen und essentiellen Hypertonien zählt die Autorin folgende Persönlichkeitsmerkmale auf: Spannung, ängstliche Grundstimmung, Leistungsehrgeiz mit oft besonderer Neigung zu zwanghaftem Verhalten, Ambivalenz und Explosivität der Gefühlsäußerungen. Die bisher sorgfältigsten und größten charakterologischen Untersuchungen sind die von GRESSEL, SHOBE et al. (1949) und SASLOW, GRESSEL et al. (1950): Bei 3 Vergleichsgruppen (1. Normotoniker, 2. Normotoniker mit Neurosen und Psychosen, 3. Hypertoniker) wurden durch genaue Testschemata sowie Gegenkontrollen durch verschiedene Untersucher bestimmte Charaktereigenschaften gradmäßig getestet und statistisch ausgewertet. Dabei ergab sich, daß Erregbarkeit („Impulsiveness") sowie hysterische und depressive Züge mehr oder weniger auch bei den beiden Kontrollgruppen zu finden waren. Dagegen waren verstärkte Angstreaktionen bei der Gruppe der Hypertoniker häufiger, ebenso zwanghaft getriebenes Verhalten („Obsessive-compulsive behavior") mit zu geringem Vermögen, sich gegenüber anderen durchzusetzen („Subnormal assertiveness"). Diese Charakterzüge sind bei Hypertonikern übereinstimmend, gleichgültig, ob primär neurogene, nephrogene oder endokrine Faktoren ätiologisch überwiegen. Psychodiagnostische Untersuchungen [z. B. ENKE und GERCKEN (1955) mit projektiven Testmethoden] ergaben bei Hypertonikern ähnliche Charakterzüge. Durch solche statistischen Untersuchungen wurde unterbaut, was SAUL (1939), BINGER, ACKERMANN et al. (1945), ALEXANDER (1951), FL. DUNBAR (1948, 1954), E. WEISS (1942), BOSS (1948/49), WYSS (1955a, b), HALLIDAY (1948), SCHULTZ-HENKE (1951) als psychische Eigentümlichkeiten des essentiellen Hypertonikers und der Patienten mit hypertoner Regulationsstörung kasuistisch herausgearbeitet haben: Gehemmte Aggressivität unter der Maske einer nach außen hin angepaßten Nachgiebigkeit, Selbstbeherrschung bis zum Zwang bei verdrängten Aggressionstendenzen, betontes Leistungsstreben und Ehrgeiz mit Überbetonung kollektiver und konventioneller Normen.

Diese charakterologischen Profile treffen jedoch wahrscheinlich nur für die besonderen Bedingungen eines bestimmten Lebensraumes und für bestimmte Menschengruppen der europäisch-amerikanischen Welt zu (OEHME 1951; Boss 1948/49). Auch ist nicht erwiesen, ob solche Charakterstrukturen für Patienten mit hypertonen Regulationsstörungen und essentieller Hypertonie „spezifisch" sind oder in ähnlicher Ausprägung nicht auch bei anderen Krankheiten (z.B. Ulcus, Asthma) vorkommen können. Diese somatischen und psychischen Korrelationen ermöglichen diagnostische und therapeutische Folgerungen, präjudizieren jedoch keine psychosomatische Pathogenese. Das gilt auch für die Befunde von HARRIS, SOKOLOW et al. (1953). Sie fanden bei *gesunden* Studentinnen, die unmittelbar vor dem Examen einen besonders erhöhten Blutdruck aufwiesen, ähnliche Charakterprofile wie bei essentiellen Hypertonikern. Dies zeigt die Verknüpfung von körperlichen und seelischen Reaktionsweisen. Bei Patienten mit vegetativen Herz- und Kreislaufstörungen besteht oft eine zeitliche Beziehung zwischen bestimmten Lebenssituationen, Konflikten, neurotischen Krisen und einer klinischen Verschlechterung. Schließlich ist vielfach gezeigt worden, daß sich funktionelle Störungen nach therapeutischer Auflösung einer Neurose oder Überwindung einer schwierigen Lebenssituation bessern oder auch verschwinden.

Die *analytische* Psychotherapie von Patienten mit *hypertonen Regulationsstörungen* bzw. *juvenilen Hypertonien* hat bei allen behandelten Kranken eine neurotische Einstellung ergeben. Diese wird in ihrer psychodynamischen Struktur relativ übereinstimmend beschrieben. Es finden sich überwertige, bis in die Kindheit zurückreichende und von dort her motivierte Leistungsimpulse sowie Aggressionstendenzen in den zwischenmenschlichen Bezügen. Diese Antriebe werden durch charakteristische Reaktionsbildungen mehr oder weniger vollständig verdrängt, so daß nach außen hin oft zunächst nur eine zwanghafte Anpassung und Konformität auffällt. Bei anderen Patienten mit einer weniger vollständigen Verdrängung und Anpassung äußert sich der tief verwurzelte latente Konflikt in einer Angst- und Zwangssymptomatik. Die Art der Verdrängung ist komplex. Aus der Zurückdrängung der spontanen Emotionalität entwickelt sich ein intensiver, intellektuell kontrollierter Leistungswille. Aber dieser ist *Kompensation* der verdrängten Gefühlswelt. So entstehen Unrast, Getriebenheit und Unruhe der Patienten mit hypertoner Regulationsstörung bei gleichzeitig äußerlicher Beherrschtheit und Angepaßtheit (HILL 1935; DRAPER 1935; Boss 1948/49, 1954; ALEXANDER 1951; THOMAE 1953/54; WYSS 1955a, b). Bei Patienten mit *paroxysmalen Tachykardien* fand WYSS (1955c) bei analytischer Behandlung eine charakteristische Erwartungshaltung, welche eine hochgespannte Leistung vorwegnimmt. Das besondere ist die unentschlossen-verharrende Erwartungshaltung als Folge einer inneren Ambivalenz oder einer äußeren Hemmung der realen Handlung.

Den Zusammenhang von neurotischen Fehlentwicklungen und vegetativen Herz- und Kreislaufstörungen wird in vielen Fällen niemand bestreiten. Kritisch einzuwenden ist, daß die zur psychoanalytischen Behandlung kommenden Patienten eine bestimmte Auslese darstellen. Schon damit ist die von psychosomatischer Seite behauptete *primäre* Psychogenie problematisch, nach der den vegetativen Herz- und Kreislaufstörungen in der Kindheit zentrierte neurotische

Fehlentwicklungen *obligat* vorausgehen und die Bedingung (Ursache) der Regulationsstörung darstellen. Gegen eine Psychogenese, welche die „infantilen Triebschicksale" als pathoplastisch auffaßt, kann weiter eingewandt werden, daß psychoanalytisch immer nur die gleichen Konfliktsituationen in der Kindheit (frühe Versagungen, ödipale Situation, Regressionstendenzen) gefunden werden. Es werden bei allen psychosomatischen Krankheiten praktisch immer die gleichen psychogenetischen Entwicklungen beschrieben. Es ist bemerkenswert, daß die neuere Entwicklung der Tiefenpsychologie die infantil-genetischen Prämissen der Freudschen Psychoanalyse zunehmend vernachlässigt und die typischen Konfliktsituationen des *Erwachsenen* (die *aktuelle* Psychodynamik) für bedeutsamer hält. Damit gewinnen die Zielsetzungen und Werthaltungen der sozialen Schichten und soziologischen Gruppen besondere Bedeutung (Fromm 1941, 1947; Sullivan 1947; Alexander 1948, 1957; Horney 1950; Fromm-Reichmann 1959; Jores 1960; Übersicht: Hofstätter 1959).

Zusammenfassend kann die Kenntnis von charakterologischen und tiefenpsychologischen Gruppenbefunden wichtige Richtlinien für die Therapie und seelische Führung vermitteln. Eine psychotherapeutische Angstentlastung, Neuordnung der Wertmaßstäbe und Zielsetzungen der Patienten sowie Abbau von Fehlhaltungen führen bei vegetativen Herz- und Kreislaufstörungen ebenso zur Stabilisierung der Regulationen, wie eine medikamentöse Behandlung z. B. bei hypertonen Regulationsstörungen zur psychischen Entspannung führen kann.

VI. Therapie.

Bei vegetativen Herz- und Kreislaufstörungen besteht ein Geflecht körperlicher, seelischer und situationsbedingter Faktoren. Es ist daher notwendig, im Rahmen der Therapie neben der pharmakologischen und physikalischen Behandlung auch psychotherapeutische und soziale Maßnahmen zu erörtern.

Im Gespräch mit dem Arzt vermag der Patient Einsicht in den Zusammenhang seiner Beschwerden mit sozialen Bedingungen, seiner Lebensführung und möglichen Konfliktsituationen zu gewinnen. Damit ist das Gespräch nicht allein Mittel zur Diagnose, sondern kann zu einem wesentlichen Bestandteil der Therapie werden. Obgleich ärztliche Erfahrung und Geschick im Umgang mit Menschen schon intuitiv einen gewissen Einblick in leib-seelische und geistige Bereiche ermöglichen, wird das therapeutische Ziel sicherer und schneller erreicht, wenn der Arzt bereits im ersten Gespräch *methodisch* vorgeht.

1. Zur Methodik und Bedeutung der Anamnese.

Für die Anamnese ist zunächst die möglichst lückenlose Erfassung der vegetativen Beschwerden erforderlich. Sie sind in der Gesprächsführung die „indifferenten Eröffnungszüge" (Balint 1957). Die von Birkmayer und Winkler (1951) angegebene Reihenfolge der Fragen für die vegetative Anamnese mit der Unterteilung in allgemeine und örtliche Beschwerden hat sich bewährt.

Im Gespräch wird zu klären sein, ob und wieweit Beginn und Wechsel der Beschwerden im zeitlichen Zusammenhang mit bestimmten Lebenssituationen stehen. Häufig ergibt sich dabei eine auffällige Korrelation im Sinne gleichzeitiger Störungen im somatischen und psychischen Bereich. Die Bedeutung dieser psychosomatischen Zusammenhänge wird nur erkannt, wenn die Anamnese zur biographischen Krankengeschichte erweitert wird. Mit ihr wird ein „gemeinsamer Boden für den körperlichen, seelischen und geistigen Anteil der menschlichen Person geschaffen" (V. v. Weizsäcker 1935). So kann auch bei vegetativen Herz-

und Kreislaufstörungen trotz des komplexen Ursachen-Wirkungsgefüges eine einheitliche Auffassung vom Kranken gewonnen werden.

Ein solches Personverständnis ist aber nur möglich, wenn der Lebenslauf des Patienten bekannt ist. Er umfaßt die vielfachen Verbindungen mit der Umwelt, die den Patienten mitgeformt und getragen haben (Kindheit, Elternhaus, Erziehung, Familie, Beruf). Dem alten Hausarzt waren die biographischen Zusammenhänge bekannt. Der heutige Arzt wird hingegen Patienten begegnen, die sehr heterogenen gesellschaftlichen, sozialen und kulturellen Bereichen angehören. Für ihn sind deshalb methodische Anregungen für die erste Gesprächsführung mit dem Patienten von besonderem Wert. Vorschläge für eine Methodik der ,,biographischen Anamnese'' finden sich bei v. WEIZSÄCKER (1935), J. H. SCHULTZ (1953b), SIEBECK (1953), CLAUSER (1955) und JORES (1960).

Vom ersten ärztlichen Gespräch kann der weitere Verlauf der vegetativen Herz- und Kreislaufstörungen entscheidend beeinflußt werden (MAUZ 1936). So können sich die Störungen verschlechtern, wenn es nicht gelingt, den Patienten von ihrer funktionellen Art zu überzeugen. Eine gründliche Untersuchung sowie ein ernsthaftes Eingehen auf seine Beschwerden werden dies verhindern und erhalten damit auch eine therapeutische Bedeutung.

2. Soziologische Gesichtspunkte zur Therapie.

Biographische Anamnesen, sozialmedizinische und soziologische Erfahrungen zeigen bei Patienten mit vegetativen Herz- und Kreislaufstörungen Einflüsse der Gesellschaftsstruktur und der industriellen Arbeitswelt, so daß soziologische Zusammenhänge für eine rationelle Therapie berücksichtigt werden müssen (Übersichten: Medizin-Soziologie, hersgg. von R. KÖNIG und M. TÖNNESMANN 1958; FREYER 1955, 1960; HUEBSCHMANN 1956; RÜSTOW 1957; MICHEL 1959; PAUL 1959; WIESENHÜTTER 1958, 1959c).

Die modernen Lebensbedingungen sind weitgehend durch Industrialisierung, Verstädterung und die Herausbildung des sog. ,,sekundären Systems'' (FREYER 1955) bestimmt. Darunter ist folgendes zu verstehen: Die Produktionssteigerung und die zunehmende Differenzierung der Bedürfnisse, die Spezialisierung und Teilung der Arbeit führen zu immer zahlreicheren sachbedingten *Zwangsläufigkeiten*. Der einzelne wird in diese versachlichte Umwelt einbezogen und von ihr *abhängig*. Rational-technische Bedingungen und Gesetze bestimmen zunehmend die menschliche Tätigkeit; geschichtliche Ordnungen, kulturelle und persönliche Bedürfnisse sind von sekundärer Bedeutung. Die Arbeit hat weitgehend das persönliche und individuell schöpferische Gepräge verloren und fordert in der Industrie nur noch den umstellungsfähigen, an die technischen Bedingungen angepaßten Menschen. Der einzelne steht dann nur noch als Objekt in der Arbeitsorganisation, aber nicht mehr als Person und Kulturwesen. Wert und Stellung werden durch Ein- und Unterordnung in die Institution entschieden: ,,Im gegenwärtigen Zeitalter ist der Mensch an die gesellschaftliche Apparatur angepaßt und durch sie reduziert'' (FREYER 1955).

Für die *soziogene* Entstehung vegetativer Störungen und ihre Therapie ergeben sich hieraus 3 Gesichtspunkte: Erstens der Einfluß der Organisationsform der modernen *Arbeit* auf die Entwicklung vegetativer Regulationsstörungen und deren Behandlung durch Hilfen im Arbeitssystem selbst. Zweitens die Störung *zwischenmenschlicher Beziehungen* in der Industriegesellschaft und ihre Behandlung durch die ,,Gruppenpflege''. Drittens die Auswirkungen auf *Konsumanspruch*, *Freizeit* und *Familie* und ihre Korrektur durch ärztliche Führung und Gesundheitserziehung.

Der Einfluß der Arbeit. Die rationalisierte Organisationsform der modernen Arbeit mit Zeitplan, Akkord, Mechanisierung und Standardisierung von Arbeitsdetails bedeutet für viele Menschen keine Schwierigkeit, solange es ihnen gelingt, die Tätigkeit durch Routine systemrichtig zu vollziehen. Zwangsläufig wird aber dadurch eine einseitig perfektionistische Haltung erzeugt. Schöpferische Fähigkeiten, deren natürlicher Anreiz die frühere Handwerksarbeit war, liegen brach. Damit hängen die Neigung zur Passivität, der Mangel zur selbstgestalteten Abwechslung im Tageslauf und in der Freizeit zusammen. Für andere, mehr auf Vielseitigkeit und Individualität angelegte Personen, bedeutet das einseitig durchregulierte und durchorganisierte Verhalten in der Industriearbeit ein ständiger Anpassungszwang. Die erschwerte Anpassungsfähigkeit wird als Leistungsstörung empfunden und eine vegetative Symptomatik verstärkt oder erstmalig bemerkt. Es handelt sich insofern um *soziogene* Störungen: In der Durchschnittsbevölkerung haben 17—27% vegetative Symptome ohne Krankheitsgefühl (H. Hoff 1955; Hoyer 1956; Frisk, Holmgren et al. 1957; Pasamanik, Dean et al. 1957; v. Uexküll 1958). Es ist wahrscheinlich, daß ein Teil dieses Personenkreises mit „vegetativen Herz- und Kreislaufstörungen" erst dann zum Arzt kommt, wenn sich ein Krankheitsgefühl im Gefolge einer ständigen Anpassungsschwierigkeit an bestimmte Arbeitsformen eingestellt hat. Diese Personen sind nicht „krank", können aber bestimmte technisierte Arbeitsformen wegen der damit verbundenen Monotonie, Tempo, manueller Anforderung, dauernder Aufmerksamkeitsspannung und ähnlichen Faktoren nicht richtig vollziehen. Vegetativ-Labile sind in bestimmten Arbeitszweigen (Lärmbetriebe, Nachtschichtbetriebe, höchstrationalisierte Industrien mit hoher Arbeitsgeschwindigkeit) unangepaßt, ebenso Patienten mit hypotonen Regulationsstörungen in vorwiegend stehenden Berufstätigkeiten. Die *Therapie* besteht dann in Arbeitshilfen, notfalls im Arbeitsplatzwechsel. Zuständig sind Werks- und Sozialarzt und der berufskundlich geschulte Arzt der staatlichen Arbeitsvermittlung (Übersicht: Hollmann 1957; Paul 1959; Wiesenhütter 1959a; Stück 1958). Die primäre Prävention (Eignungsuntersuchung) erscheint in Zukunft wichtiger als sekundäre Prävention und Rehabilitation. So waren nach einer Ermittlung von Jech (1955) von 802 Neueingestellten nur 405 für die qualifizierte Hauptarbeit eines Betriebes geeignet, während die restlichen 337 von vornherein für Akkordarbeit nicht in Frage kamen.

Gesellschaftseinflüsse und Gruppenpflege. Ein Zeichen unserer Zeit ist die Verstädterung und Vermassung. Sie führen zur Auflösung gewachsener Gemeinschaften und zur Vereinsamung des Menschen (Freyer 1955; Schelsky 1956; Michel 1959). Der zunehmenden Leere an zwischenmenschlichen Gehalten entspricht nach soziologischer Auffassung ein enthemmter Bedarf und ein gesteigertes Konsumbedürfnis: Der modernen Industriegesellschaft korreliert eine hochindustrialisierte Verbrauchergesellschaft. Ebenso wie der Mensch von der Produktionsmaschinerie abhängig ist, so ist er wiederum abhängig von der Massenproduktion. Diese Strukturveränderung des gesellschaftlichen Lebens reicht bis in das private Leben hinein. Es ist ein Irrtum, daß mit Ende des 8 Std.-Tages oder der 40 Std.-Woche der Anpassungszwang aufhört: Wer tagsüber Fließbandarbeit geleistet hat, leistet abends „kollektiviertes Konsum- und Zuschauerinteresse, am Wochenende konformistisch vorgezeichnete Freizeit" (Gehlen 1957). Schelsky (1956) ist sogar der Auffassung, daß die zwingende Gewalt der dauernden Wunscherzeugung (Reklame) heute eine stärker nivellierende Kraft zu besitzen scheine, als die Routinierung, Spezialisierung und Automatisierung der Arbeit. Die Verbraucherhaltung erfaßt als Verhaltensweise fast alle Sozialschichten. Der einzelne wird in die Bedarfslenkung zunehmend passiv einbezogen. Die Absättigung des Bedarfs geht dann über die freiwillige Mehrarbeit (= Mehrverdienst). Hierfür wird die Freizeit verkürzt. Die soziologisch bedingte Aufforderung zum „Konsum" im weitesten Sinn ist heute so massiv, daß der einfache ärztliche Rat zur Einschränkung in der Regel fruchtlos bleibt. Gezielte Prävention und Rehabilitationsmaßnahmen sind wirksamer, wenn sie dort erfolgen, wo eine Umstellung der Lebensführung zum Ziel gesetzt wird (vgl. Abs. 3 „Rehabilitation, Prävention und Gesundheitserziehung"). Durch innerbetriebliche Gemeinschaftsbildungen („formelle und informelle Gruppen", GARDNER und MOORE 1955) kann der Vermassung und den kollektiven Einflüssen weitgehend entgegengearbeitet werden. Es ist für die Therapie von Bedeutung, diese Verhältnisse zu kennen. Denn Gruppen mit innerer Gestaltungskraft können bei Patienten mit vegetativen Herz- und Kreislaufstörungen korrektive Aufgaben übernehmen: Erholung, Entspannung sowie die gegenseitige Hilfe durch Entlastung von Sorgen im Gespräch werden am besten in der kleinen Gruppe ermöglicht. Es gehört deshalb zur Therapie, mit den Patienten zu erörtern, wo für ihn eine echte Gruppe besteht. Dem Patienten mit hypotoner Regulationsstörung einfach „körperliches Training" anzuempfehlen, ist meist fruchtlos. Aber über die Mitgliedschaft in einer Gruppe wird dies eher gelingen. Ebenso ist es meist zwecklos, dem Patienten mit hypertoner Regulationsstörung „Ausspannung" anzuraten. Eine sinnvolle Freizeitgestaltung in einer Gruppe, die gewissermaßen das „Negativbild der Arbeitsmotivation" pflegt („hobby horse group"), wird dies vielleicht erreichen (PAUL 1959).

Gesellschaftliche Einflüsse haben auch die Struktur der *Familie* geändert. Der patriarchalische Aufbau der Großfamilie hat sich in die partnerschaftliche Struktur der Kleinfamilie gewandelt (SCHELSKY 1955; WURZBACHER 1951; HOFFMANN und KERSTEN 1959). Die Folge ist eine Mehrbelastung der Frau, die heute viele Aufgaben selbständig übernehmen muß (Berufstätigkeit, wirtschaftliche Interessen, Kindererziehung). Als kleinste, intimste und soziologisch stabilste Gruppe hat die Familie die Aufgabe, Gegenpol zur Arbeit und Ort der Sammlung und Erholung zu sein. Sie ist dieser Aufgabe nicht mehr gewachsen, wenn die Überforderung der Frau zunimmt. Es ist kein Zufall, daß vegetative Herz- und Kreislaufstörungen bei Frauen überwiegen. Die Therapie hat daher die Aufgabe, auch soziale Hilfen anzusprechen, z.B. Arbeitsvermittlung für Halbtagsbeschäftigung, Erziehungsberatung und Child Guidance (ADLER und PAPANEK 1959), Eheberatung (BOVET 1959), Familienfürsorge und Müttererholungswerk.

Ein letzter soziologischer Gesichtspunkt: Nicht jede vegetative Herz- und Kreislaufstörung bedarf ärztlicher Hilfe. Im Zeitalter des Industrialismus und der Konsumwirtschaft entsteht — in der Regel unbewußt — die Einstellung, daß Mißempfindungen und unwesentliche Störungen wie eine Sache oder Handelsware auf Kosten des Versicherungsträgers beim Arzt gegen Wohlbefinden ausgetauscht werden könnten. Die Behandlung geringfügiger vegetativer Herz- und Kreislaufbeschwerden ist kontraindiziert, wenn sie zur normalen Lebensbewältigung gehören und keinerlei Krankheitswert haben (FRIEDBERG 1959, SCHAEFER 1959).

3. Rehabilitation, Prävention und Gesundheitserziehung.

Wiedergewinnung der Leistungsfähigkeit und Wiedereingliederung des Patienten in die Gesellschaft ist Ziel der *Rehabilitation*. Kurative Medizin, berufliche und soziale Maßnahmen werden gleichzeitig dafür eingesetzt. Die gesetzlichen Grundlagen für die Rehabilitation sind in den Vorschriften der verschiedenen Sozialversicherungsträger verankert. In dem Gesetz zur Neuregelung des Rechts der Rentenversicherung der Arbeiter (Februar 1957) heißt es: „Für die im Einzelfall durchzuführenden Maßnahmen der Heilbehandlung, Berufsförderung und sozialen Betreuung ist so früh wie möglich ein Gesamtplan in Zusammenarbeit mit allen an der Durchführung Beteiligten aufzustellen" (Übersichten über Rehabilitation: Jochheim 1958; Rusk und Taylor 1959; Wiesenhütter 1959b; Jacob 1960. Speziell bei vegetativen Herz- und Kreislaufstörungen: Beckmann 1958, 1959a, b, c; in USA White, Rusk et al. 1958).

Im Krankenhaus ist diese Zusammenfassung der medizinischen, beruflichen und sozialen Aufgaben zur Rehabilitation von Patienten mit vegetativen Herz- und Kreislaufstörungen kaum möglich. Deshalb sind Kuren mit gleichzeitiger Gesundheitserziehung in Spezialanstalten angezeigt. Ein Modell ist die „Anstalt für Gesundheitserziehung und Übungsbehandlung" der Landesversicherungsanstalt Unterfranken in Ohlstadt/Obb. Bei den dortigen Kuren ist die aktive Mitarbeit des Patienten von zentraler Bedeutung. Die Wiederherstellung der Bereitschaft dazu ist darum das vordringlichste Behandlungsprinzip (Beckmann 1959a, b, c). Die Kuren umfassen hydrotherapeutische Maßnahmen, Haut- und Bürstenmassagen, Atem- und Schwunggymnastik, Belastungstraining in verschiedensten Kombinationen, verbunden mit regelmäßigen Liegezeiten zwischen den einzelnen Übungen und täglichem Wandern. Dabei besteht die Möglichkeit eines individuellen und zwanglosen Gesprächs mit dem Arzt über gesunde Lebensführung und Krankheitsverhütung. Die einzelnen Maßnahmen sind einfach, damit sie am Wohnort fortgesetzt werden können. Diese Behandlungen haben zu anhaltenden Erfolgen geführt (Beckmann 1959a, b, c). Nach dem Ohlstadter Vorbild sind weitere Anstalten eingerichtet worden, in denen Kuren als Frühheilverfahren für Patienten mit vegetativen Herz- und Kreislaufstörungen durchgeführt werden. Die Rehabilitation der vegetativen Herz- und Kreislaufstörungen nach dem amerikanischen Modell des „Casework" wird in Deutschland erst entwickelt. Sie vereinigt kurative, soziale, sozialpsychologische und psychagogische Aufgaben (Übersicht: Kraus 1950; Heidberg 1954; Wexberg 1959).

Die Vorsorge (Prävention) greift als sog. „primäre Prävention" bei der Umwelt und deren Gefahren an; die sekundäre beginnt mit der prophylaktischen Behandlung von Frühsymptomen des noch in Arbeit stehenden und sich nicht krank fühlenden Menschen. Einrichtungen für die Prävention vegetativer Herz- und Kreislaufstörungen bei den durch Schicht-, Schwer- und Lärmarbeit gefährdeten Bergarbeitern sind z.B. die Vorsorgeheime der Ruhrknappschaft. Die dortige Gesundheitserziehung und Psychohygiene soll eine selbstverantwortliche Krankheitsvorsorge fördern (Smellie 1949; Ruppert 1955; Bock 1959; Gerfeldt 1959; Schauwecker 1960). Für Frauen mit vegetativen Herz- und Kreislaufstörungen sind ähnliche Einrichtungen durch das Deutsche Rote Kreuz und die Landesversicherungsanstalten im Aufbau (Fischer 1959).

Die Gesundheitserziehung (Übersicht: Meinecke 1957) ist Aufgabe der Sozialhygiene. Sie ist durch ihre aufklärende Breitenwirkung eine Hilfe der Prävention und kann das Verständnis ärztlicher Maßnahmen erleichtern.

4. Bewegungs- und physikalische Therapie.

Vielen Patienten mit vegetativen Herz- und Kreislaufstörungen fehlt der physiologische Reiz körperlicher Bewegung. So werden die Regulationen weniger beansprucht. Die Leistungsbreite des Kreislaufs nimmt ab, und die Entwicklung hypotoner Störungen wird gefördert. Aber auch für Patienten mit hypertoner Regulationsstörung ist die körperliche Bewegung von wesentlicher Bedeutung. Es fehlt diesen gespannten, unruhigen Patienten, die auf tägliche Reize mit überschießenden sympathicotonen Reaktionen reagieren, der so notwendige entspannende Ausgleich im Tagesablauf. Nach REINDELL, SCHILDGE et al. (1955) gibt es keine nachhaltigere und günstigere Behandlungsmöglichkeit als eine Bewegungstherapie. Bei den Laufübungen erlebt der Patient seine zunehmende Leistungsfähigkeit und sein Selbstvertrauen wird gesteigert. Die Angst, ein krankes Herz zu haben, verschwindet. Wir kennen Patienten, die jeden Abend einen Lauf durchführen und seit dieser Zeit wieder ein großes Arbeitsprogramm ohne vegetative Beschwerden bewältigen. Diese Therapie hat den Vorteil, daß sie überall angewendet werden kann. Sie bedarf jedoch ärztlicher Überwachung. Ihr Erfolg ist davon abhängig, ob es der ärztlichen Führung gelingt, sie im Tageslauf des Patienten als Dauerbehandlung zu verankern. Sportliche Übungen zur Behandlung hypertoner Regulationsstörungen sollen eine Entspannung ermöglichen und keine Spitzenleistungen anstreben. Auch Spaziergänge, Angelsport und Golfspiel können diese übererregten Patienten beruhigen. Bei hypotonen Regulationsstörungen sind dagegen kurzdauernde Kraft- oder Spannungsübungen besonders zu empfehlen (Kurzstreckenlauf, Springen, Tennis, Fechten). Für den klinischen Betrieb ist die Gruppengymnastik sehr geeignet (SIEBECK 1947; CLAUSER 1955). Bei Patienten mit hypertonen Regulationsstörungen dämpft die abendliche Gymnastik mit rhythmischen entspannenden Lockerungsübungen (Schwunggymnastik) die Übererregbarkeit des vegetativen Systems (KOHLRAUSCH und TEIRICH-LEUBE 1958). Dagegen aktiviert die morgendliche Gymnastik mit Spannungsübungen — nach einer kalten Abwaschung des ganzen Körpers — das sympathische System, ein Effekt, der bei Patienten mit hypotonen Regulationsstörungen besonders erwünscht ist. Bewegungstherapie und rhythmische Übungen sollten bei ihnen vor einer medikamentösen Therapie versucht werden. Schon in der Klinik oder während der Kur soll die Gymnastik möglichst so durchgeführt werden, daß der Patient diese erlernten Behandlungsformen selbst fortführen kann. In die Gymnastik werden zweckmäßigerweise auch die verschiedenen Formen der Heilatmung eingefügt (HOCHREIN und HOCHREIN-SCHLEICHER 1953). Dies ist für die Therapie der Patienten mit nervösem Atmungssyndrom von besonderem Wert. Häufig gelingt es, mit den Methoden der Heilatmung die abnormen Atemtypen und damit die Beschwerden zu beseitigen (J. L. SCHMITT 1956; M. FUCHS 1949, 1953, 1954, 1959).

Mit den verschiedenen Formen der *Massage* stehen dem Arzt weitere Therapiemöglichkeiten zur Verfügung. Bei hypotonen Regulationsstörungen hilft die anregende Wirkung stärkerer mechanischer Reize, die morgendliche Müdigkeit zu überwinden. Bürstenmassagen nach kalten Waschungen sind besonders empfehlenswert. Entspannende, sedierende Effekte der Streich- oder auch der Bindegewebsmassage können bei hypertonen Regulationsstörungen günstig wirken. Reflektorische Zonen im Muskel- und Bindegewebe bei vegetativ labilen Personen gelten als spezielle Indikation der Bindegewebsmassage. Für den Heilerfolg und zur Vermeidung von Schäden ist eine Zusammenarbeit zwischen Arzt und Heilgymnastin unerläßlich (HOFF 1949; BIRKMAYER und WINKLER 1951; GLÄSER und DALICHO 1952; HOCHREIN und HOCHREIN-SCHLEICHER 1953; SCHIMERT 1955; KOHLRAUSCH und TEIRICH-LEUBE 1958; HELMRICH 1959; HOLMGREN, JONSSON et al. 1959).

Hydrotherapeutische Maßnahmen ergänzen die Bewegungsbehandlung und Massage, da sie das vegetative Nervensystem durch mechanische, thermische und chemische Reize besonders intensiv beeinflussen. Nach den Erfahrungen von DREXEL (1960) ist bei hypotonen Störungen die Hydrotherapie der medikamentösen Behandlung überlegen. In einem Heilbad oder einer Klinik soll der Patient die günstige Wirkung mehrerer natürlicher Heilmethoden erleben, damit er sie anschließend in seinen Tageslauf einfügt.

Bei Patienten mit hypertoner Regulationsstörung kann mit einschleichenden Erwärmungsbädern begonnen werden. Kalte Teil- und Ganzwaschungen am Abend haben oft einen nachhaltig sedierenden Effekt. Morgendliche Kältereize fördern die Aktivierung des sympathischen Systems. Bei hypotonen Störungen werden Kaltwaschungen oft unangenehm empfunden, so daß zunächst weniger intensive Reize empfohlen werden. Die gute Wirkung der Kohlensäurebäder ist bei hyper- und hypotonen Regulationsstörungen erwiesen. Auch die günstigen Wirkungen der Sauna können in den ambulanten Therapieplan eingefügt werden (A. Hoff 1949, 1958; Ott 1948, 1959; Fey 1950; Vogt und Amelung 1952; Hochrein und Hochrein-Schleicher 1953; Dirnagl 1955; Beckmann 1958b; Deutscher Bäder-Kalender 1958; Amelung 1959; Delius 1959).

5. Ärztliche Beratung der Lebensführung, psychotherapeutische Kurzbehandlung und Indikationen für die große Psychotherapie.

Bei Patienten mit vegetativen Herz- und Kreislaufstörungen ist die eingehende ärztliche Beratung ausreichend, wenn eine abnorme Lebensführung offen zutage liegt und deren Motive im ärztlichen Gespräch leicht geklärt werden können. Die Beratung soll direkte Gebote und Verbote, sowie Appellationen an Energie und Willen vermeiden. Der Patient muß vielmehr gewonnen und überzeugt werden, indem er unter der Anleitung des Arztes die Einengungen seiner Lebensführung *selbst* findet und einsieht. Liegt eine dauernde Überforderung vor, ist es wichtiger, die Motive aufzufinden, als Ratschläge aufzuzwingen. Übersteigerte Ziele und Ansprüche müssen vom Patienten durch eigene Einsicht und Überzeugung begrenzt werden. Ob und wieweit Faktoren der Vergangenheit unverarbeitet nachwirken oder überwunden sind, hat Clauser (1955) an der methodisch nützlichen Unterscheidung von ,,Verzicht" und ,,Resignation" deutlich gemacht. Die Einstellung auf echten Verzicht ermöglicht die Neugestaltung der Lebensführung, während die Resignation die Fehlhaltung eher versteift. Werden im Gespräch aktuelle Konfliktsituationen aufgedeckt, so müssen diese gemeinsam durchgesprochen werden. Der Rat zur Erholung und Ausspannung ist bei noch ungelösten Konfliktsituationen kontraindiziert, weil ,,hierdurch einer Entscheidung aus dem Wege gegangen wird und gerade die für die vegetative Störung verantwortlichen Faktoren eine Verstärkung erfahren" (Friedberg 1959). Den Entschluß zu einer Neuordnung kann der Arzt nur *ermöglichen*, ihn für den Patienten selbst zu treffen, widerspricht den Grundsätzen der ärztlichen Beratung. Wenn Konflikte zunächst nicht in der individuellen, sondern auf der überpersönlichen Ebene allgemeiner menschlicher Konflikthaftigkeit durchgesprochen werden, so bewahrt das vor zu aktiver und den Patienten in seiner Entscheidungsfreiheit einengenden Gesprächsführung (Mauz 1960). Gelingt dem Patienten eine notwendige Entscheidung nicht und leidet er weiter unter dem Druck einer ungelösten Situation, so ist dies eine Indikation für eine psychotherapeutische Behandlung.

Meist sind aber nicht die inneren Konflikte Gegenstand der Behandlung, sondern Unbesonnenheiten und eingefahrene Stereotypien in der Lebensführung. So ist bei unrastigen, gespannten Patienten die vernünftige Tageseinteilung ein wichtiger Gegenstand der Beratung. Dazu muß genau durchgesprochen werden, wie in einer natürlichen Lebensführung Arbeit und Ruhe einerseits, die mehr passive Erholung und die mehr aktiv gestaltete Freizeit andererseits sinnvoll geordnet sind (vgl. Paul: ,,Psychohygiene der Arbeit, Erholung und Freizeit" 1959). Nach längerer angestrengter Arbeit ist vor der Freizeit eine Erholungspause zu empfehlen (Graf 1956).

Besonders bei unruhiger ängstlicher Gespanntheit der Patienten mit hypertoner Regulationsstörung ist das *autogene Training* (J. H. SCHULTZ 1952, 1953 a, b) eine wertvolle Hilfe. Das Wesentliche dieser Methode ist der übende Selbsterwerb einer effektiven und am Erlebnis kontrollierten Entspannung. Ähnlich wie bei der Hypnose kommt es beim autogenen Training zu Schwere- und Wärmeempfindungen als den subjektiven Zeichen der Entspannung und Gefäßerweiterung. Es genügt, in 6—10 Übungsstunden die Unterstufe (Schwere- und Wärmeerlebnis) methodisch zu lernen. Das später selbständig fortgeführte autogene Training steigert nicht nur dessen Wirkung, sondern hat auch den Vorteil, daß der Patient die Entspannungshilfe als eigene Leistung wertet und nach Bedarf selbständig anwenden kann.

Die *psychotherapeutische Kurzbehandlung* setzt größere Erfahrungen in der Menschenführung und gewisse tiefenpsychologische Kenntnisse voraus. Sie beginnt methodisch schon mit der biographischen Anamnese, wenn im Gespräch konflikthafte Situationen thematisch herausgearbeitet werden. Das therapeutische Gespräch wird so gelenkt, daß Verdrängungen aufgelöst werden und korrigierende Einsichten reifen. Die psychotherapeutische Kurzbehandlung ist indiziert, wenn akute Konfliktsituationen vorliegen, an denen neurotische Ausweichtendenzen Anteil haben und in deren Zusammenhang vegetative Symptome und Beschwerden entstanden sind oder verstärkt wurden. Dabei soll der Patient nicht in der Distanz des „Falles" oder der „Verordnung" stehen, sondern durch die Gesprächsführung auf seine Innerlichkeit hin angesprochen und angenommen werden. Träume können in der Kurztherapie benützt werden, sollen dem Patienten aber nicht gedeutet, sondern nur in ihrem bildhaften Aussagegehalt betrachtet werden. Bei einem solchen psychotherapeutischen Eingehen auf den Patienten besteht keine Gefahr, Neigungen zu Hypochondrie und Selbstbeobachtung zu steigern, weil das ärztliche Gespräch gerade von den Symptomen weg auf das Umfassendere seiner gesamten Lebensprobleme lenkt. Das *Methodische* der psychotherapeutischen Verfahren — passives Aufnehmen bei „gleichschwebender Aufmerksamkeit" (FREUD 1943), emotionelle Neutralität und nur Einsicht vermittelnde Spiegelfunktion des Arztes — ist insofern wichtig, als es von kurzschlüssigen Ratschlägen, vorgefaßten Entscheidungen, Aufmunterungen und Tröstungen der Sprechstundenroutine wegführt.

Indikation zur *psychotherapeutischen Fachbehandlung* besteht bei Kardiophobie, bei Herzhypochondrie und kardiovasculären Beschwerden im Sinne der sog. „Organneurose", wie sie im Teil IV, 5 aufgeführt sind. Eine weitere Indikation ist die Gleichzeitigkeit von manifesten neurotischen Zügen und vegetativen Herz- und Kreislaufstörungen. Unbedingte Indikation ist eine phobische Fehlhaltung, ein starres Zwangsverhalten und Symptome der sog. „freien Angst". Psychotherapie ist immer zu empfehlen bei häufig wiederkehrenden Konfliktspannungen gegenüber Vorgesetzten im Beruf oder in der Ehe. Auch jahrelange Mißerfolge anderer Behandlungsmethoden sind notwendiger Anlaß, die Indikation einer großen Psychotherapie zu überprüfen. Die *Methoden* der großen Psychotherapie sind hier nicht zu erörtern (vgl. Handbuch der Neurosenlehre und Psychotherapie, hersgg. von FRANKL, v. GEBSATTEL und SCHULTZ 1960). Der Internist hat aber die Aufgabe, eine Neurose oder eine neurotische Komponente bei vegetativen Herz- und Kreislaufstörungen, welche eine spezielle Psychotherapie erfordern, möglichst frühzeitig zu erkennen. Durch die sachliche Aufkärung über den Wert einer seelischen Behandlung kann der Arzt die Einleitung einer großen Psychotherapie beträchtlich erleichtern.

6. Die medikamentöse Behandlung der vegetativen Herz- und Kreislaufstörungen[1].

a) Pharmaka mit vorwiegend peripherer Wirkung auf das vegetative Nervensystem.

Das Gefäßsystem ist in seiner Funktion von nervalen und humoralen Reizen abhängig. Dabei sind in der „Peripherie" des vegetativen Systems beide Komponenten untrennbar verbunden, da nervöse Impulse auf die Gefäßmuskelzelle über die Freisetzung „humoraler" Überträgerstoffe (Noradrenalin oder Acetylcholin) wirken. Die Wirkung der Kontraktion bzw. Erschlaffung der Gefäßmuskelzellen auf die Gefäßweite ist von der morphologischen Struktur der Gefäßwand abhängig.

Es wäre naheliegend, Noradrenalin, den natürlichen humoralen Überträgerstoff des sympathischen Systems zu verwenden, wenn eine Blutdruckerhöhung erwünscht ist. Bei den sehr seltenen hypodynamen Regulationsstörungen ist ein Catecholaminmangel von besonderer Bedeutung (Hickler, Wells et al. 1959, Luft und v. Euler 1953). Die große chemische Labilität des Noradrenalins verhindert jedoch eine perorale Therapie. Für sie steht die große Gruppe der synthetischen Sympathicomimetica zur Verfügung.

Unter ihnen ist *Effortil* (1-(3-Hydoxyphenyl)-1-hydroxy-2-äthylamino-äthanhydrochlorid) in experimentellen und klinischen Untersuchungen eingehend geprüft worden. Es führt bei intravenöser, subcutaner und peroraler Applikation zu einer anhaltenden Zunahme des Herzschlag- und Minutenvolumens. Der systolische Blutdruck steigt nur mäßig an, ebenso der arterielle Mitteldruck und die Herzschlagfolge. Der periphere Strömungswiderstand sinkt meist ab. Die Änderungen dieser Kreislaufgrößen werden vor allem mit einer Erhöhung des Venomotorentonus, einer Mobilisierung der Reserveblutmengen, einer Zunahme der zirkulierenden Blutmenge und einem direkt tonisierenden Effekt auf das Endstromgebiet erklärt. Auch der für die Blutverteilungsänderungen im Stehen wichtige Muskelinnendruck nimmt zu. Die Wirkung ist von der vegetativen Ausgangslage abhängig. So kann bei Hypotonikern die Mitteldrucksteigerung und Zunahme des Herzminutenvolumens besonders ausgeprägt sein. Bei Patienten mit vorwiegend sympathicotoner Kreislaufeinstellung kann das Herzminutenvolumen abnehmen und der periphere Strömungswiderstand ansteigen. Die Wirkung der Sympathicomimetica wurde vor allem mit sphygmographischen Methoden geprüft (Hildebrand, Block und Jacobi 1950; Berg, Delius et al. 1951; Küchmeister 1952; Gadermann 1953; Gisinger, Grabner und Kaindl 1955; Homann und Delius 1952; Schreiner 1955; Zickgraf 1953; Schneider 1957). Aus der Klinik wird über gute Wirkungen des Effortils bei sekundären Hypotonien nach Infekten, bei Fokaltoxikosen, in der Rekonvaleszenz nach Operationen und Entbindungen, jedoch auch bei genuinen, konstitutionellen Hypotonien der Jugendlichen berichtet (Hildebrand, Block und Jacobi 1950; Bolt und Wullen 1951; Paul 1954; Huss 1955; Hammerl und Mostbeck 1955). Dabei werden die verschiedenen Formen der Kreislaufregulationsstörungen häufig nicht genauer unterschieden. Auch bei Kindern werden hypotone Regulationsstörungen durch Effortil günstig beeinflußt. Der gute klinische Effekt ist bei ihnen durch Kreislaufanalysen vor und nach Effortilbehandlung nachgewiesen worden (Kirchhoff 1955; Kirchhoff und Eichler 1954, 1955; Rett 1953). Die Besserung der Regulationsstörungen ist auch im Stehversuch nachweisbar. Als

---

[1] Unter Mitarbeit von H. Dengler.

Dosierung werden im allgemeinen 1—3mal täglich 10 mg Effortil per os empfohlen, die man vormittags und in den frühen Nachmittagsstunden verabreichen soll.

Ähnlich wie Effortil, jedoch schwächer, wirkt *Sympatol* (1(4-Hydroxyphenyl)-1-hydroxy-2-methylaminoaethan). Wegen seiner unsicheren Wirkung bei peroraler Anwendung ist es jedoch bei den genannten Indikationen dem Effortil erheblich unterlegen (MATTHES 1951; BERG, DELIUS et al. 1951).

Am Beispiel des *Veritol* (1-(p-Hydroxy-phenyl)-2-methylaminopropan), das prinzipiell die gleiche mehrphasische Kreislaufreaktion wie alle Sympathico-mimetica auslöst, kann die Problematik der Anwendung vorwiegend constrictorisch wirkender Substanzen bei hypotonen Zuständen gezeigt werden (MATTHES 1951; MECHELKE und NUSSER 1950; MECHELKE, BAUMGÄRTNER und GUTTMANN 1950). Diese Pharmaka führen zwar auch zu einer Blutdrucksteigerung, vermindern aber das Herzzeitvolumen und erhöhen den peripheren Strömungswiderstand. Gerade bei der hypotonen Regulationsstörung ist aber der Arteriolentonus bereits erhöht und das Minutenvolumen verringert. Diese Kreislauffehleinstellung kann durch gefäßconstrictorische Mittel weiter verschlechtert werden (PARR 1950a; SCHMIDT-VOIGT 1951; STÖRMER 1951). Nach BOEGER, DEPPE und WEZLER (1938) sollte ein Kreislaufanalepticum sowohl den Blutdruck etwas erhöhen, besonders aber zur Zunahme des Herzminutenvolumens und der Organdurchblutung führen. Diese Überlegungen veranlaßten WEZLER und THAUER (1943), ein Kombinationspräparat aus Ephedrin und Theophyllin-Diäthanolamin zu entwickeln *(Peripherin)*. In dieser Kombination wird die vasoconstrictorische Wirkung des Ephedrins abgeschwächt (GATZEK und MECHELKE 1948; KNEBEL 1947). Jetzt enthält Peripherin Theophyllin-Ephedrin und Oxyäthyltheophyllin.

Bei gleichen Indikationen wie bei Effortil wird der Therapieeffekt des Peripherins klinisch gut beurteilt. Besonders stenokardische Beschwerden sollen gebessert werden (AMMONN 1950; DELIUS 1951; GRASER und NELL 1952; HASLER 1952; HOCKERTS 1951; SCHMIDT-VOIGT 1951; STÖRMER 1951; VOGT 1951; ZERWECK 1951; BREHM 1955). Auch Störungen bei wetterempfindlichen Personen werden oft günstig beeinflußt, ebenso manche Formen des Kopfschmerzes, deren Zusammenhang mit Kreislaufregulationsstörungen nicht ohne weiteres erkennbar ist (STRAUBE und AUELL 1952; REIFFERSCHEIDT 1954; THIERFELDER und WANNINGER 1954; REMKY 1951; SARRE 1950). Die perorale Dosierung soll individuell erfolgen, das übliche „3 × 10 Tropfen-Schema" wird häufig mit Herzklopfen und innerer Unruhe beantwortet. Man beginnt daher im allgemeinen mit 2 × 5 Tropfen und steigert nach Bedarf. Zweckmäßig ist eine kurmäßige Behandlung von 3—5 Wochen. Die Schwierigkeit der Peripherintherapie liegt in der richtigen Abschätzung der zentralanaleptischen Wirkung. Sie verbietet die Verabreichung am späten Nachmittag und Abend und wird bei Patienten mit dynamisch-labiler Blutdruckregelung als Kontraindikation gewertet werden müssen. Bei Patienten mit hypotoner Regulationsstörung ist die Aktivierung meist erwünscht, sie fühlen sich besonders leistungsfähig und angeregt, von einigen wird sie jedoch unangenehm empfunden. Dann kann mit Effortil meist ein besserer Erfolg erzielt werden.

Ein ähnlich zusammengesetztes Präparat ist das *Carnigen*, das ein Sympathicomimeticum (Suprifen) und einen nucleosidhaltigen Extrakt aus Warmblüterorganen enthält, der auf einen konstanten Adenosingehalt eingestellt ist. Günstige Wirkungen sind bei Patienten mit orthostatischen Regulationsstörungen, neurozirkulatorischer Dystonie, klimakterischen Kreislaufstörungen und dem orthostatisch-hypotonen Syndrom im Kindesalter bekannt (LÖSCH 1953; SCHMIDT-VOIGT 1951, 1954; GERSTNER 1955; GROSS 1955; CAPEK-SCHACHNER und SWOBODA

1955; Schembra 1955). Wir haben den Eindruck, daß es auch stenokardische Beschwerden älterer Menschen bessert. Es werden meist 3mal täglich 15—20 Tropfen gegeben, wobei sich eine Dosis morgens vor dem Aufstehen bewährt.

Gegen eine Therapie mit Sympathicomimetica könnte man einwenden, daß sie zu einer ergotropen Dauereinstellung führt. Dies würde bei den sekundären Hypotonien häufig die biologisch sinnvolle Rekonvaleszenz beeinträchtigen und bei vorwiegend konstitutionell bedingter hypotoner Regulationsstörung zu keinem Dauererfolg führen. Wir glauben, daß man diese Therapie trotz dieser Bedenken in vielen Fällen bejahen muß, da es bei Patienten mit hypotonen Regulationsstörungen oft darauf ankommt, eine kritische Phase zu überbrücken. Dies gilt besonders für hypotone Zustände nach Infekten, Schwangerschaften und Lebererkrankungen sowie bei Dystrophikern. Selbstverständlich muß gleichzeitig die allgemeine Behandlung fortgesetzt werden. Mit den Sympathicomimetica wird oft eine schnelle Besserung erreicht, deren psychisch stimulierende Wirkung man nicht gering einschätzen soll. Auch Patienten mit vorwiegend konstitutioneller Hypotonie sind vor allem in Situationen vermehrter Belastung dankbar, wenn ihre Leistungsfähigkeit unmittelbar gebessert wird. Bei der Verabreichung der Medikamente muß man den natürlichen Rhythmus berücksichtigen: die erste Dosis morgens, besonders günstig vor dem Aufstehen, und eine zweite nach der Mittagspause. Auch erscheint es wenig sinnvoll, einem Kranken, der nach erheblichen Belastungen in einen Versagenszustand mit Hypotonie gerät, Sympathicomimetica zu geben. Hier ist vorerst Ruhe die dringliche Forderung. Sicher ist auch die auf die Dauer oft wirksamere Behandlung mit Nebennierenrindenhormonen (DOCA) durch die schematische Gabe von „Kreislaufanaleptica" zu Unrecht in Vergessenheit geraten.

Im Gegensatz zu den Sympathicomimetica spielen die Pharmaka mit erregender Wirkung auf das vagale System (Parasympathicomimetica) in der Behandlung der Kreislaufregulationsstörungen nur eine geringe Rolle (Hochrein und Hochrein-Schleicher 1953).

Bei orthostatischen Regulationsstörungen ist die günstige Wirkung des Prostigmins, das als Cholinesterase-Inhibitor einen „erhöhten Vagustonus" einstellt, theoretisch interessant, wenn auch wohl für die Therapie von geringerer Bedeutung (Störmer 1951; Störmer, Schrott und Lösch 1952; Bayer und Ganter 1952). Bei Patienten mit labiler Hypertonie kann nach Doryl eine länger anhaltende Drucksenkung eintreten (Bosse 1936; Raab und Friedmann 1936). Diese Wirkung könnte auf einer Verminderung des Herzzeitvolumens beruhen, wie sie Schimert (1951) bei vorwiegend sympathicotoner Kreislaufeinstellung („erethischer Kreislauf") nach 0,5 mg Prostigmin i. m. nachgewiesen hat. Nach unserer Erfahrung läßt sich der akute sympathicovasale Anfall durch die subcutane Injektion von 0,25 mg Doryl oft coupieren. Doryl entspricht in der Wirkung dem Acetylcholin, übertrifft jedoch als Carbaminoylester dessen Wirkungsdauer. Wir haben den Eindruck, daß man damit häufig schneller einen guten Therapieerfolg erzielen kann als etwa mit Hydergin.

Die Lytica des vegetativen Nervensystems vermögen die meisten Wirkungen der Reizung vegetativer Nerven wie auch der Überträgerstoffe aufzuheben oder abzuschwächen. Ihre Anwendung hat eine Verschiebung des vegetativen Tonus im peripheren Effektororgan zur Folge, wenn man die zentrale Wirkungskomponente außer Betracht läßt. Der peripheren Wirkung verdanken die Parasympathicolytica ihre ausgedehnte Verwendung bei spastischen Zuständen des Magen-Darmtraktes und anderer glatt-muskulärer Organe. Besonders bei hypotonen Regulationsstörungen erfordern gleichzeitig bestehende intestinale Beschwerden häufig eine entsprechende zusätzliche Therapie.

Außer in Kombinationspräparaten, auf deren spezielle Problematik später eingegangen werden soll, haben sich die Stoffe der Atropingruppe besonders bei einigen krisenhaften Kreislaufentgleisungen bewährt. Bei den vagovasalen Anfällen ist die prompte Wirkung des Atropins bereits in der ersten klinischen Beschreibung durch LEWIS beobachtet und später oft bestätigt worden (POLZER und SCHOBER 1948). Hohe Atropindosen (2 mg i. m.) unterbrechen auch die Reflexbradykardie bzw. Asystolie beim Carotissinussyndrom (WEISS und BAKER 1933; FRANKE und HANN 1954). Der primär depressorische, mit Vasodilatation einhergehende Anfall wird nicht beeinflußt, da die Gefäßerweiterung vor allem durch ein Nachlassen des sympathischen Tonus zustande kommt.

Bei der Anwendung eines *Sympathicolyticums* zur Therapie von Kreislaufregulationsstörungen soll keine vollständige Sympathicolyse erzielt werden, da eine solche Wirkung jede Kreislaufregelung unterbricht. Infolgedessen werden Pharmaka, mit denen in therapeutischen Dosen ein derartiger Zustand zu erreichen wäre (z. B. Regitin, Dibenamin), nicht verwendet. Die natürlichen und halbsynthetischen Mutterkornalkaloide (Ergotamin- und Ergotoxingruppe) haben neben einer peripher-sympathicolytischen noch zentrale Wirkungskomponenten.

Die sehr komplizierte pharmakologische Wirkungsanalyse der Mutterkornalkaloide (ROTHLIN und CERLETTI 1949, 1953) sei kurz charakterisiert: Die Stoffe besitzen eine direkt an der Gefäßmuskulatur angreifende vasoconstrictorische Wirkung, die bei den hydrierten Derivaten zum Teil erheblich abgeschwächt ist. Sie haben außerdem zentrale Effekte, wobei neben einer allgemein sedativen Wirkung eine „zentrale Sympathicusdämpfung" im Sinne von KRAUSE (1956) (Hemmung der Pressoreceptoren- und Chemoreflexe) von besonderer Bedeutung ist. Die Koppelung von Sympathicolyse und sedativer Wirkung stellt möglicherweise ein allgemeines pharmakologisches Wirkungsprinzip dar. Das gemeinsame Substrat dürfte der adrenergische Anteil des reticulären Systems sein. So würde auch die Hemmung der Psychomotorik verständlich (SCHNEIDER 1955; ROTHLIN und CERLETTI 1952). Zu den zentralen Wirkungen der Dihydroderivate gehören auch die durch zentrale Vaguserregung bedingte Bradykardie, der Blutdruckabfall durch zentrale Tonussenkung und die Temperaturabnahme. Diese Effekte treten bei Dosierungen auf, die noch keine periphere Sympathicolyse bewirken. Sie ist beim Menschen mit therapeutisch anwendbaren Dosen wahrscheinlich überhaupt nicht zu erzielen. Lediglich die im Hydergin enthaltenen Dihydroderivate zeigen eine sog. „latente" Sympathicolyse peripherer Art, die erst nach Belastung mit Adrenalin und Noradrenalin oder nach Sympathicusreizung in Erscheinung tritt (ROTHLIN 1934; ROTHLIN und CERLETTI 1949).

In klinischen Untersuchungen wird auf die Beeinflussung der orthostatischen EKG-Veränderungen durch Mutterkornalkaloide hingewiesen. Ergotamin und — etwas weniger wirksam — Dihydroergotamin (DHE) hemmen die Ausbildung der orthostatischen EKG-Veränderungen, während diese unter Hydergin, dem als einzigen eine gewisse periphere Sympathicolyse zukommt, sogar zunehmen. Die Frage nach dem diesbezüglichen Wirkungsmechanismus ist schwer zu beantworten, da die Ursachen der orthostatischen EKG-Veränderungen selbst noch Gegenstand der Diskussion sind (KÜHNS und VOGEL 1951; STRÖDER 1950; PARR 1950a, 1958, s. Teil III/8 „Das Elektrokardiogramm bei vegetativen Herz- und Kreislaufstörungen"). Die Wirkungen der verschiedenen Alkaloide können am ehesten mit ihrem Einfluß auf die Pulsfrequenz (Bradykardie) erklärt werden, für den nicht nur sympathicolytische Eigenschaften maßgebend sind.

Diese pharmakologischen Untersuchungen werden durch klinische Erfahrungen gestützt. STRÖDER (1950) hat auf die verminderte Kollapsneigung nach DHE und den verschlechternden Effekt des Hydergins hingewiesen. Bei sympathektomierten

Hypertonikern (Peet 1948; Smithwick 1948; Kux 1950) ist diese gegensätzliche Wirkung der beiden Alkaloide besonders deutlich. An einem größeren Krankengut haben Delius, Hammerschmidt und Odenthal (1950) einen regularisierenden Effekt von DHE bei hypo- und hypertonen Kreislaufregulationsstörungen gefunden. Auch Bayer und Ganter (1952) empfehlen diese Therapie bei Orthostatikern. Eindrucksvolle Behandlungserfolge mit Hydergin hat Wagner (1955) beim klimakterischen Symptomenkomplex erzielt. Sie werden am ehesten mit einer Minutenvolumenabnahme bei sympathicotoner Kreislaufeinstellung erklärt (Schimert 1951). Gleichzeitig werden pectangiöse Beschwerden gebessert. Richtungsmäßig gleiche Befunde hat Völker (1952) für das Dihydroergocristin, einen Bestandteil des Hydergins, mitgeteilt.

Daß die Mutterkornalkaloide keineswegs nur auf den Kreislauf wirken, zeigen Untersuchungen von Sturm, Wawersik und Becher (1951), die bei Hypertonikern nach Hyderginvorbehandlung auch eine Normalisierung pathologischer Blutzucker- und Leukocytenkurven beobachtet haben.

Als Sympathicolyticum mit ebenfalls zentral-dämpfenden Eigenschaften wird *Opilon* zur Behandlung hypertoner Regulationsstörungen angewendet. Es bessert vegetative Störungen und Kopfschmerzen nach Schädelhirntraumen (Werner 1950; Lindenberg 1953). Hier ließe sich das pharmakologisch so polyvalente Chlorpromazin anfügen, das in geringer Dosierung ebenfalls die beiden Wirkungskomponenten der Sympathicusdämpfung und peripheren Adrenolyse aufweist, während bei höheren Dosen die dämpfende Wirkung auf das Zentralnervensystem in den Vordergrund tritt (Krause 1956; Courvoisier, Fournel et. al. 1953). Als neurophysiologische Grundlage des Tranquillizer-Effektes werden eine Aktivierung des Hemmsystems im Nucleus amygdalae, eine Hemmung des reticulären Systems, speziell dessen adrenalinbedingte Aktivierung, sowie aktivierende Effekte im trophotropen Anteil des Hypothalamus diskutiert (Bonvallet, Dell und Hiebel 1954; Bente und Itil 1954; Rinaldi und Himwich 1955; Preston 1956; Killam, Killam und Shaw 1957; Terzian 1952; weitere Literatur psychopharmakologischer Fragen bei Garattini und Ghetti 1957). Dagegen erklären Brodie u. Mitarb. (1957, 1959) die Effekte des Chlorpromazins mit einer Blockade zentraler adrenergischer Systeme. Auch die Blutdrucksteigerung nach Reizung des Hirnstamms läßt sich durch Phenothiazine aufheben (Gunn, Jauvet und King 1955). Dies erscheint wichtig, da neuerdings behauptet wird, die diencephalen Anfälle mit Blutdruckkrisen, Tachykardie und vasomotorischen Phänomenen seien nicht durch die übliche antiepileptische Behandlung, wohl aber durch Phenothiazine zu coupieren.

Für die Phenothiazin-Schlaftherapie, die entsprechend ihrer sehr weiten Indikationsstellung auch bei vegetativen Störungen versucht wurde, sind jedoch nach Broglie und Jörgensen (1954), sowie Ratschow (1955) schwere vegetative Dystonien ungeeignet. Dagegen berichtet Schmidt (1957) gute Erfolge mit einer kombinierten Phenothiazin-Heilschlafbehandlung bei vegetativen Störungen infolge nervöser Erschöpfungszustände.

Ein anderes Phenothiazinderivat, Pacatal, in dessen pharmakologischem Wirkungsbild ein negativ-bathmotroper Effekt auf das Herz hervortritt, hat sich speziell bei den Rhythmusstörungen bewährt. Eine hinreichende Dämpfung der vegetativen Erregbarkeit wird ohne wesentliche Schlafwirkung erreicht (täglich 100 mg per os). Auch orthostatische Störungen treten nicht auf, so daß die Voraussetzungen für eine ambulante Therapie gegeben sind. Tachykardien bei extrem sympathicotoner Einstellung werden nicht beeinflußt (Donath 1957; Moll 1957).

Eine Beeinflussung der Effektorgane wäre auf der nächst höheren Ebene durch *Hemmung der ganglionären Übertragung* möglich. Die Anwendung der sog.

Ganglienblocker vom Typ des Hexamethoniums ist jedoch der Behandlung der schweren Hypertonie vorbehalten.

b) Pharmaka mit vorwiegend zentraler Wirkung auf das vegetative Nervensystem.

Die Sedierung der Patienten mit vegetativen Herz- und Kreislaufstörungen ist bei entsprechender Indikation von maßgebender Bedeutung für die gesamte Therapie. Barbiturate und pflanzliche Sedativa sind die bevorzugt angewandten Medikamente. Wir besprechen zunächst das *Reserpin* dessen vorherrschende Wirkung eine allgemeine Sedierung bei trophotroper Umstellung des Organismus ist. Außer Beruhigung und Schlafneigung stellen sich Miosis, Hypotonie und Bradykardie ein. Der Wirkungsmechanismus ist für die zentralen und peripheren Effekte verschieden (BRODIE und SHORE 1957). Die zentral-sedative Wirkung ist wahrscheinlich auf eine Stimulierung des trophotropen Systems zurückzuführen, eine Verminderung des sympathischen Outputs ist nicht nachzuweisen (IGGO und VOGT 1959). Reserpin hebt die Speicherungsfähigkeit des Hirngewebes für Noradrenalin und Serotonin auf, die sedative Wirkung ist enger mit den Veränderungen des Serotoningehaltes als mit denen des Noradrenalins korreliert. Die kardiovasculären Effekte des Reserpins sind peripherer Natur und beruhen auf einem Mangel an Transmittersubstanz, da auch die peripheren Noradrenalinspeicher entleert werden (BEIN 1956), BERTLER, CARLSSON et al. 1958; PAASONEN und KRAYER 1958). Für die Klärung dieser Verhältnisse sind vor allem Untersuchungen mit Reserpin-Analogen von großer Bedeutung, in denen die Dissoziierung der zentralen und peripheren Wirkung und deren Korrelation mit den Gewebscatecholaminen gezeigt werden konnte (ORLANS, FINGER und BRODIE 1960; QUINN, SHORE und BRODIE 1959).

Klinisch bedeutsame Kreislaufwirkungen des Reserpins sind die Hemmung des pressorischen Carotissinusreflexes, des reflektorischen Blutdruckanstiegs nach Reizung des zentralen Ischiadicusstumpfes, der emotionellen Kreislaufreflexe, sowie die Bradykardie und Blutdrucksenkung. SCHNEIDER (1955) hat mit dem Mecholyltest (FUNKENSTEIN, GREENBLATT und SOLOMON 1948) den regularisierenden Effekt des Reserpins gezeigt.

In der inneren Klinik wird Reserpin vor allem bei Hypertonien angewendet; im Vergleich hierzu sind die Erfahrungen bei der Behandlung von Regulationsstörungen gering. Nach der pharmakologischen Wirkungsanalyse und den therapeutischen Beobachtungen scheinen jedoch hypertone Regulationsstörungen für die Rauwolfia-Behandlung geeignet (ARNOLD 1955; LEUTSCHAFT 1955; HANKE 1956; BOEDER 1958). Für diese Indikation ist bemerkenswert, daß ILLIG (1955) während der Reserpinbehandlung eine Amplitudenabnahme der Blutdruckwellen dritter Ordnung beobachtet hat. Reserpin verhindert nicht den orthostatischen Blutdruckabfall, dämpft aber die Zunahme der Herzfrequenz (WINSOR 1954). In geeigneter Dosierung werden jedoch auch orthostatische Beschwerden gebessert. Der hypotone Ausgangsblutdruck kann sogar ansteigen. Nervöse Herzbeschwerden wie verstärktes Herzklopfen, emotionelle Tachykardie- und Herzsensationen sollen ebenfalls günstig beeinflußt werden (HALPRIN 1955; WILKINS 1954). Die Dosierung liegt niedriger als in der Hochdrucktherapie, meist werden täglich 0,4—0,6 mg Reserpin gegeben.

Reserpin ist auch der maßgebliche Bestandteil des Kombinationspräparates Belcaloid. Es enthält zur Beseitigung der nach Reserpin eintretenden peripheren Adrenalinüberempfindlichkeit noch ein Sympathicolyticum sowie eine Substanz mit anticholinergischer Wirkung zur Vermeidung unerwünschter Magen-Darmstörungen (Klupp 1955). Auch hypotone und orthostatisch labile Zustände werden gebessert (Uhlich 1955; Hochrein und Hochrein-Schleicher 1955). Wir verwenden Reserpin bzw. Belcaloid nur bei schweren hypertonen Regulationsstörungen meist in Kombination mit Barbituraten und Hydergin. Diese Behandlung hat sich zusammen mit Hormongaben besonders bei klimakterischen Störungen bewährt. Man sollte die Therapie längere Zeit durchführen und die Medikamente nur langsam reduzieren; gegen Behandlungsende genügt oft ein Barbiturat-Kombinationspräparat (Plexonal).

Wohl die am meisten verwendeten Pharmaka für die Therapie der vegetativen Funktionsstörungen sind die zahlreichen Sedativa, meist auf Barbitursäurebasis. Dabei sind weder die pathophysiologischen Grundlagen noch die pharmakologische Wirkung völlig geklärt. Die Barbiturate dämpfen alle nervösen Substrate, jedoch bevorzugt das ascendierende retikuläre System, dessen Verbindungen zum Hypothalamus, das intralaminäre thalamische System und das unspezifische thalamo-corticale System. Die vermehrte „Affinität" der Barbiturate zu diesen Hirnarealen könnte möglicherweise auf deren höherem Stoffwechsel beruhen, wodurch der inhibitorische Effekt dieser Stoffe hier besonders wirksam werden kann. Die Erregbarkeitsschwelle der einzelnen Nervenzelle wird erhöht und ihre Refraktärzeit verlängert. Auch elektroencephalographische Befunde zeigen, daß die Barbiturate eine Aktivierung cerebraler Neurone durch afferente Reize erschweren oder verhindern. 10—20% der narkotischen Barbituratdosis führen zur Endoanaesthesie (Zipf 1953), also zu einem Zustand, in dem die Erregbarkeit vegetativer Receptoren vermindert oder aufgehoben ist. Diese Wirkung betrifft vorwiegend die peripheren Receptoren (Frey und Krause 1957). Im Gegensatz zum Reserpin können die Barbiturate auch die „cortically-triggered sympathetic blood pressure rises" aufheben (Bein und Meier 1954). Selbst nach Barbituratschlaf bei wahrscheinlich nur geringem Wirkstoffspiegel bestehen noch deutliche Veränderungen im psychologischen Test.

In ausgedehnten klinischen und experimentellen Studien fand Mark (1954) nach 3mal 2 Luminaletten täglich eine Annäherung zahlreicher vegetativer Symptome an die Norm und eine gute Besserung subjektiver Beschwerden. Bei ergotroper Kreislaufeinstellung tritt schon nach 5—10 mg Luminal i. v. regelmäßig eine anhaltende Verminderung des Minutenvolumens auf (Schimert 1953a, b). Bei verminderter Kreislaufleistung in Ruhe wird auch ein Anstieg des Herzzeitvolumens errechnet. Aus dem Elektrodermatogramm lesen Zinnitz und Fischer (1956) bei Patienten mit vegetativer Dystonie nach 5tägiger Luminalmedikation eine Verschiebung des vegetativen Tonus in Richtung des „Vagusüberwiegens" ab.

Die allgemeine Wertschätzung der Barbiturate entstammt jedoch nicht den experimentellen Befunden, sondern der klinischen Empirie. Auch heute noch gehören die Barbiturate bei vegetativen Störungen zu den wirksamsten Pharmaka. Besonders bei der hypertonen Regulationsstörung ist ihre Anwendung theoretisch gerechtfertigt und zeigt klinisch die besten Ergebnisse. In der Kombination mit anderen Medikamenten hat man eine Möglichkeit zu weiterer Wirkungssteigerung. Bei der Behandlung schwerer hypertoner Regulationsstörungen haben sich Kombinationen mit Hydergin und Reserpin besonders bewährt, ebenso der Zusatz von Scopolamin. Besonders zu Therapiebeginn sollen Sedativa in ausreichender Dosis gegeben werden.

Die Beschwerden der Patienten mit dynamisch labiler Druckregelung (innere Unruhe, Gespanntheit und ängstliche Erregung) können möglicherweise auch durch die in jüngster Zeit sehr propagierte Therapie mit Ataractica und Tranquillizer gebessert werden. Diese Stoffe können Angst- und Spannungszustände lösen, ohne primär müde zu machen wie die Barbiturate. Das bekannteste unter diesen Präparaten ist das Meprobamat (BERGER 1954; WHITELOCK, FURNESS et al. 1956; WHITELOCK, FURNESS und KETY 1957; GANGLOFF und MONNIER 1956). Es leitet sich vom Mephenesin ab, das — primär als Muskelrelaxans eingeführt — die multineuronalen Interneuronensysteme, besonders im Rückenmark dämpft. Eine ähnliche Hemmung corticothalamischer und corticosubthalamischer Strukturen ist für Meprobamat bewiesen (HENDLEY, LYNES und BERGER, s. GARATTINI und GHETTI 1957; MONNIER und KRUPP 1959). Diese Wirkung dürfte für die günstige Beeinflussung von Angst- und Spannungszuständen mit ihrem hohen zentralen Erregungsniveau von Bedeutung sein (SELLING 1955; BORRUS 1955). So berichtet SELLING, daß sich bei 30% der Patienten mit der Sammeldiagnose „vegetative Dystonie" die Symptome bessern, jedoch Angst- und Spannungszustände in 60—95% günstig beeinflußt werden. Funktionelle Herzbeschwerden, besonders Herzjagen und -klopfen sollen durch Meprobamat gut beeinflußt werden (LEIMGARDT und KNITTEL 1957; PFENNINGS 1958; LABERKE 1957). Die positiven Berichte bei der vegetativen Dystonie leiden an der mangelnden Differenzierung dieses Syndroms. Nach unseren nur geringen Erfahrungen bei Patienten mit hypertoner Regulationsstörung wirken Meprobamatpräparate nicht besser als Barbiturate.

Von einer planlosen und großzügigen ambulanten Verordnung dieser neuen Substanzen, die immerhin die Persönlichkeitsstruktur des Kranken erheblich verändern können, sei jedoch gewarnt und auf die sehr kritische Darstellung LAUBENTHALs (1957) hingewiesen.

Die früher viel verwendeten *pflanzlichen Sedativa*, vor allem Extraktstoffe aus Hopfen und Baldrian, sind in jüngster Zeit in den Ruf geraten, nur über eine psychische Beeinflussung wirksam zu sein. Selbst wenn dies so wäre, würden sie für den Arzt nicht an Bedeutung verlieren. Wenn er die Verordnung eines Medikaments einmal nicht umgehen kann, hätte er ein unschädliches Mittel zur Hand. Doch ist es sehr wahrscheinlich, daß geeignete Präparate auch eine pharmakologisch faßbare Wirkung entfalten. Wir verwenden vor allem zur abendlichen Sedierung gern Valeriana-Dispert. Es hat den Vorteil, geschmacklos zu sein, denn viele Patienten fühlen sich durch die Verordnung von „Baldrian" nicht ernst genommen.

Stoffe mit *zentral erregender Wirkung* sind bisher in der Therapie der vegetativen Herz- und Kreislaufstörungen wenig verwendet worden. Der Prototyp dieser Substanzen ist in Deutschland das Pervitin. Es besitzt neben einer peripher-sympathicomimetischen Komponente eine das pharmakologische Bild beherrschende zentrale Wirkung. Das zentrale Erregungsniveau wird erhöht; im Elektroencephalogramm tritt eine Desynchronisation und Verschiebung zu schnelleren Frequenzen auf (s. TOMAN und DAVIS 1949). Der primäre Angriffspunkt des dem Pervitin verwandten Amphetamin ist näher analysiert: er dürfte weniger im mesencephalen Reticulärsystem als in hypothalamischen Strukturen liegen (LONGO und SILVESTRINI 1957).

Nach Erfahrungen von SCHMIDT-VOIGT (1951) kann Pervitin beim schweren asthenisch-hypodynamen Syndrom unter strengster Indikation günstig wirken. Er empfiehlt eine abendliche Gabe von 3 mg unmittelbar vor dem Zubettgehen. Diese soll die morgendliche Müdigkeit der Patienten erheblich bessern, da sie die abnorm tiefe und verlängerte „vagotone Nachtphase" beeinflußt. Diese Rhythmusverschiebung mit der Schwierigkeit, auf die notwendige Ergotropie des Tages umzuschalten, ist bei hypotonen Regulationsstörungen häufig und rechtfertigt bei diesen Patienten auch die morgendliche Tasse Bohnenkaffee und die Verabreichung von Colapräparaten (FEIEREIS 1953).

Bei den sog. Stammhirnanaleptica ist die peripher-sympathicomimetische Komponente erheblich abgeschwächt. Ihr Effekt auf den Organismus entspricht einer nahezu reinen Funktionsumstellung in ergotroper Richtung (erhöhter Wachheitszustand, Steigerung der Motorik, Hyperzirkulation, Anregung der Atmung).

In diesem Zusammenhang sei daran erinnert, daß Stoffe vom Typ des Cardiazols, die man bisher als Analeptica schlechthin bezeichnete, die corticalen und spinalen Strukturen auch direkt erregen und parasympathische Kerngebiete aktivieren. Mit *Katovit*, das als wirksame Substanz 1-Phenyl-2-Pyrrolidino-Pentan (Kadatz und Pötzsch 1957) in Kombination mit Vitaminen enthält, sind gute Erfolge bei hypotonen und orthostatischen Kreislaufstörungen erzielt worden. Auch bei Ausschaltung des Placebo-Effektes wurden eindeutige, im Schellong-Versuch demonstrierbare Besserungen der Kreislaufveränderungen gesehen. Besonders hervorgehoben wird die Wiederkehr von Arbeits- und Lebensfreude und der günstige Einfluß auf die durch Konzentrationsschwäche gestörte geistige Tätigkeit (Bachmann und Bär 1957; Ehlert 1957; Engelhardt und Leibl 1958; Lienert 1957; Käfer 1957; Mies 1957; Woy und Beyer 1958; Zink 1957; Schöpp 1957). Im Zusammenhang mit der Besserung der orthostatischen Kreislaufregulation muß jedoch auch die von Kadatz und Pötzsch (1957) vermutete constrictorische Wirkung auf die Splanchnicusgefäße mit Zunahme der zirkulierenden Blutmenge erwähnt werden.

Schon früher empfahlen Juchem (1956) und Jochheim (1955) bei Patienten mit vorwiegend trophotroper Entgleisung und Einschränkung der geistigen Leistungsfähigkeit sowie Antriebsarmut, rascher Ermüdbarkeit und Hypotonie das ähnlich wirkende *Ritalin* (α-phenyl-(α-piperidil)-essigsäure-methylester-hydrochlorid). Bei mehr als der Hälfte ihrer Patienten besserte sich der Allgemeinzustand erheblich, obwohl die Hypotonie meist nicht beeinflußt wurde. Noch günstiger wirkte die Kombination mit einem Sedativum, wenn dieses die Tachykardie verminderte.

Den Indikationsbereich dieser Substanzen kann man vorerst so angeben: Sie können bei ausgeprägter hypotoner Regulationsstörung mit mangelnder situationsgemäßer Umstellung in ergotroper Richtung vorübergehend versucht werden, sofern der Zustand nicht als unmittelbar reaktive Folge einer vom Organismus nicht mehr durchgehaltenen Sympathicotonie aufgetreten ist. Hypotone Regulationsstörungen nach Infekten oder Operationen sollten erst dann behandelt werden, wenn sich die Beschwerden nach genügend langer Rekonvaleszenz nicht bessern. Die Medikation bedarf der genauen ärztlichen Überwachung. Die Patienten, die sich ja oft nur in ihrer müden Verfassung kennen, empfinden Überdosierungen häufig recht unangenehm. Da sie jedoch gerade unter ihrer Leistungsminderung sehr leiden, liegt es nahe, daß sie auch unkontrolliert zu diesen Medikamenten greifen. Auf induzierte Zustände zentraler Erregung kann dann ein Abkippen in das Gegenteil mit weiterer Verstärkung der vegetativen Beschwerden erfolgen. Man wird deshalb bei der Anamnese nach einem Mißbrauch dieser Stoffe fragen müssen. Bei hypertoner Regulationsstörung mit dynamisch labiler Blutdruckregelung sind diese Medikamente kontraindiziert.

Die weitaus größte Rolle in der Behandlung vegetativer Störungen spielen heute die *Kombinationspräparate*, deren Zahl ständig zunimmt, und die der Arzt aus persönlicher Erfahrung kaum kritisch beurteilen kann. Das von Rothlin (1934) eingeführte *Bellergal*, eine Kombination von Extr. Belladonnae, Ergotamin und Acidum phenylaethylbarbituricum, war wohl das erste Präparat dieser Art, und an ihm sollen auch die theoretischen Probleme der Kombination mehrerer lytischer Pharmaka besprochen werden. Sicher ist, daß die einzelnen Komponenten in der Kombination ihre spezifischen Wirkungen behalten (Rothlin

1934). Sowohl Ergotamin als auch die Atropa-Alkaloide verstärken die Sedativ-
wirkung der Barbiturate (FRIEDBERG 1931). Man fragt jedoch nach den theoretischen Vorstellungen, die einer gleichzeitigen Anwendung sympathico- und
parasympathicolytischer Substanzen zugrunde liegen. Nach Modellvorstellun-
gen von C. und H. SELBACH (1956) soll jede Auslenkung von der vegetativen
Mittellage in ergo- oder trophotroper Richtung über den Weg der sukzessiven
vegetativen Induktion zwangsläufig auch im anderen „vegetativen Halbpart-
ner" zu einer Spannungszunahme führen. Wenn dadurch eine Rückführung auf den Ausgangswert nicht gelänge, bliebe die einseitige Auslenkung
bestehen und die Labilität im vegetativen System würde gesteigert. Eine Gleich-
gewichtseinstellung auf erhöhtem Erregungsniveau wäre demnach mit einer vermehrten vegetativen Labilität verbunden. Die zentralnervöse Störung würde
dann das bekannte Mischbild sympathico- *und* vagotoner Umstellungen in den
verschiedenen Organ- und Funktionssystemen induzieren. Entgegen der lange
Zeit betonten Vorstellung einer äqualen zweizügeligen vegetativen Steuerung
wird für einzelne Organe häufig die vermehrte Wirkung nur *eines* vegetativen
„Halbpartners" offensichtlich. Die sympathico- und parasympathicolytische
Wirkung der Kombination kann dann auch gegensätzliche Effekte der zentralnervösen Einflüsse auf die Organe vermindern. Man könnte sich dabei auf eine
allgemein-pharmakologische Regel stützen, daß erregte Strukturen durch Lytica
leichter beeinflußt werden und so im Sinne eines Differenzeffektes eine Rückführung auf eine Mittellage gelingt. Für die Vagolytica ist diese Regel experimentell bewiesen (NYMAN 1942). Für die üblicherweise verwendeten „Sympathicolytica" sind diese Überlegungen sicher unzureichend. Mit keinem der
bekannten Sympathicolytica kann durch direkte Wirkung auf das Herz eine
Abnahme seiner Frequenz erzielt werden, ein Effekt, den wir aber bei vegetativen
Störungen erwarten. Wir werden also für einen Erklärungsversuch zwangsläufig
auf zentrale Wirkungen verwiesen. Dabei werden die Begriffe des Sympathico-
bzw. Vagolyticums problematisch, da sich diese in ihrer klassischen Definition
ausschließlich auf periphere Wirkungen beziehen bzw. von ihnen abgeleitet
wurden. Für zentrale sympathicolytische Wirkungen wird die für periphere
Strukturen mögliche Gleichsetzung von Sympathico- und Noradrenolyse fraglich.
So enthält die „Arousal reaction" als der Prototyp einer ergotropen Funktionsumstellung in den mesencephalen Reticulärstrukturen mit Wahrscheinlichkeit
auch einen cholinergischen Anteil und ist dementsprechend atropinempfindlich.
Stoffe vom Typ der hydrierten Mutterkornalkaloide und Atropin könnten demnach zentrale Substrate synergistisch beeinflussen. Beide Lytica verhindern eine
Aktivierung des Reticulärsystems und senken das Erregungsniveau. Barbiturate
werden diese Wirkungen weiter verstärken. Bei einer Senkung des erhöhten
mittleren Erregungsniveaus wird sich auch die vegetative Labilität bessern. Mit
diesem Wirkungsmechanismus ergibt sich für die Bellergaltherapie als Haupt-
indikation die Behandlung der hypertonen Regulationsstörung mit dynamisch
labiler Blutdruckregelung. Für die vagoton betonten abdominellen Funktionsstörungen mag eine periphere Parasympathicolyse eine größere Bedeutung haben.
Trotz der verbreiteten klinischen Anwendung des Bellergals liegen nur relativ
wenig experimentelle Untersuchungen vor. Nach länger dauernder Bellergaltherapie normalisiert sich sowohl eine gesteigerte ergo- als auch histiotrope
Einstellung (SCHIMERT 1953 a, b). Besonders einheitlich und nachhaltig ist die
Wirkung bei Patienten mit ergotroper Kreislaufeinstellung. Auch in älteren
Versuchen von JORES und GOYERT (1936) sowie neuerdings von FÖLLMER (1951)
wurde nach Bellergal eine Normalisierung vegetativer Teste objektiviert. Kreislaufänderungen durch Adrenalin und Pilocarpin waren deutlich abgeschwächt.

Wenn man versucht, das umfangreiche, meist ältere Bellergal-Schrifttum auszuwerten, so stößt man auf Schwierigkeiten, da das behandelte Krankengut meist nach verschiedenen Gesichtspunkten geordnet ist. Eine besondere Indikation für bestimmte Kreislaufregulationsstörungen läßt sich kaum herausarbeiten. Immer wieder wird die Besserung der zahlreichen Symptome der vegetativen Dystonie angegeben. Wahrscheinlich werden die Beschwerden bei hypertoner Regulationsstörung besonders günstig beeinflußt (Bickel 1934; Hochrein und Schleicher 1942; Jablonzky 1938; Jores und Goyert 1936; Kumbruch 1934; Lampl 1935; Leu 1935; Schellong 1937; Wichmann 1934; Stepp 1940; Karnosh und Zucker 1945). Das gleiche gilt für die Behandlung vasomotorischer Störungen im Klimakterium (Harris 1948; MacFadyen 1951; Kavinoky 1952). Hier soll die Therapie mit hohen Dosen (täglich bis zu 6 Dragees) beginnen und dann sukzessiv abgebaut werden. Bemerkenswert ist schließlich die gute Besserung der sog. Tropenneurose der weißen Bevölkerung, zu deren vegetativer Symptomatik auch Kreislaufregulationsstörungen gehören (van Wulfften-Plathe 1933; Wechsler 1940; Ströder, Becker und Haas 1951).

Wir verwenden Mischpräparate vom Typ des Bellergals vornehmlich bei leichten bis mittelschweren hypertonen Regulationsstörungen, besonders jedoch dann, wenn gleichzeitig abdominelle Beschwerden (Magenschmerzen, Symptome des „spastischen Colon") angegeben werden. Bei diesen Patienten besteht in bestimmten Organsystemen eben auch eine parasympathisch vermittelte Tonussteigerung. Die Präparate bewähren sich ferner bei allgemeinen vegetativen Störungen, deren exakte Einordnung in definierte Krankheitsbilder unmöglich ist. Wir denken an die Klagen über vermehrtes Herzklopfen, die erhebliche Schweißneigung besonders nach Infekten, leichte Schlafstörungen, die abnorme Wetterempfindlichkeit, sowie intestinale Beschwerden. Die Behandlung sollte kurmäßig über längere Zeit mit ausreichenden Dosen (3mal 1—2 Dragees täglich) durchgeführt werden. Die Retard-Form gewährleistet einen länger anhaltenden Wirkstoffspiegel. Für viele etwa gleich zusammengesetzte Präparate gelten ähnliche Überlegungen und Indikationen. Mehrfach werden einzelne Stoffe durch pharmakologisch ähnlich wirkende ersetzt. So enthält *Pansedon* Opilon als Sympathicolyticum mit ebenfalls zentraler Wirkungskomponente und *Ergaloid*, das von Landgrebe (1957) und Heinrich und Heinrich (1958) empfohlen wird, zusätzlich Reserpin. Bei den zahlreichen Präparaten mit Yohimbin als sympathicolytischer Komponente ist zu bedenken, daß diese Substanz vorwiegend peripher wirksam ist und nur in geringem Maße die besonders erwünschte zentrale sympathicusdämpfende Wirkung besitzt. Kirchhoff und Eichler (1955) untersuchten bei vegetativ stabilen und labilen Kindern die tageszeitlichen Schwankungen der Kreislaufgrößen und fanden bei Labilen meist eine einseitige ergotrope Auslenkung mit deutlich eingeengter Variationsbreite (Regulationsstarre). Die Kreislaufänderungen normalisieren sich nach Behandlung mit *Emedian* (Kombination von Dihydroergocristin, dem atropinähnlichen Benzilpseudotropein und Prominal). Feiereis (1953) empfiehlt das Präparat, wenn nur eine geringe Dämpfung des vegetativen Systems erwünscht ist.

Von Davidoff und Goodstone (1942) wurde eine Kombination mit Weckaminen und Barbituraten in die psychiatrische Praxis zur Behandlung von Verstimmungszuständen eingeführt. Ähnliche Präparate, z.B. *Metrotonin*, werden auch zur Therapie vegetativer Fehlregulationen verwendet. Eine theoretische Begründung dieser Kombination ist schwierig, da beide Substanzen auf die gleichen Substrate — reticuläres System und Cortex — wirken. Im Gesamteffekt scheint letztlich eine Verschiebung der vegetativen Mittellage in ergotroper Richtung zu überwiegen. Das Hauptindikationsgebiet sind gehemmte Patienten mit depressiven Verstimmungen. Auch hypotone Regulationsstörungen (BECKER 1954) und „neurozirkulatorische Dystonien" (NITSCHKOFF 1955) werden gebessert. Etwa gleiche Erfahrungen wurden bei hypotonen Störungen mit Esanin mitgeteilt [Kombination eines Sedativums (Dihyprylon) mit einem zentral erregenden Körper aus der Weckamingruppe (Xylopropamin) unter Zusatz eines atropinähnlichen Spasmolyticums (WEBER und PELLMONT 1955; ALZHEIMER und HOHMANN 1956; HUSSEL 1956)].

c) Nebennierenrindenhormone.

Die Kreislaufwirkungen des Cortexon können hypotone Regulationsstörungen in manchen Fällen schnell und nachhaltig bessern.

Cortexon führt zu einer Verstärkung der pressorischen Catecholamineffekte, die mit einer Erregbarkeitssteigerung der Gefäßmuskulatur erklärt wird. Es erscheint jedoch zweifelhaft, ob die intracelluläre Natriumretention für die „Sensibilisierung" der contractilen Gefäßelemente von entscheidender Bedeutung ist (RAAB 1942; RAAB, HUMPHREYS et al. 1952), da die Erregbarkeit der Gefäßmuskelzellen auch vom intra/extracellulären Kaliumkonzentrationsgefälle abhängig ist. Die Höhe des Gradienten entspricht dem reziproken Wert der Erregbarkeit. Nach Cortexon nimmt die intracelluläre Kaliumkonzentration ab (BOHR 1958; BOHR, BRODDIE und CHEU 1958). TOBIAN und BINION (1952, 1954) weisen darauf hin, daß eine Hyperreaktivität der Gefäße nach Cortexon durch eine mechanisch bedingte Querschnittsabnahme vorgetäuscht werden kann, wenn in die Gefäßwände vermehrt Wasser eingelagert wird.

Für die Regulationen im Niederdrucksystem sind die Steroide mit vorwiegender Wirkung auf den Mineralstoffwechsel von besonderer Bedeutung. Die günstigen Therapieeffekte werden auch mit der Steigerung des Muskelinnendrucks erklärt (PARR 1950b; KÜCHMEISTER und PIRTKIEN 1954). Nach Cortexon nimmt der periphere Strömungswiderstand zu, nach Cortison und Prednison dagegen ab (HOFFMANN und EMMRICH 1959).

Besonders bei Patienten mit postinfektiöser capillärer Betriebsstörung hat PARR (1950b) mit der Desoxycorticosterontherapie gute Erfolge erzielt. Symptome und Beschwerden treten jedoch wieder auf, wenn die Behandlung nicht lange genug fortgeführt wird. Zu ihrer vollständigen Beseitigung sind oft bis zu 250 mg DOCA (täglich 10—20 mg) notwendig. Auch zur Behandlung der primären konstitutionellen Hypotonie und anderer sekundärer Hypotonieformen wird DOCA empfohlen. Bei der sog. „sympathischen Hypotonie" bezeichnen BIRKMAYER und WINKLER (1951) Cortexon als „Kernstück der medikamentösen Therapie". Für den Abschluß der Behandlung wird eine ausschleichende Dosierung angeraten. Bei leichteren hypotonen Störungen kann auch eine perlinguale Verabreichung in Frage kommen (FIEGEL und KELLING 1947; BIRKMAYER und WINKLER 1951; SCHMIDT-VOIGT 1951; GADERMANN 1953; PELLEGRINI 1955; PARR 1958).

Eine Therapie hypotoner Regulationsstörungen mit den eigentlichen Nebennierenrindenhormonen Cortison und Prednison ist im allgemeinen kontraindiziert. Diese Hormone können in höheren Dosen die vegetative Labilität eher verstärken.

Vor einer DOCA-Behandlung ist ein diätetischer Versuch mit reichlichen Kochsalz- und Vitamingaben zu empfehlen. Die gemischte eiweißreiche Kost soll auf mehrere Portionen verteilt werden.

d) Ionen.

Auch die *Ionenverhältnisse* haben enge Beziehungen zum vegetativen Tonus. Besondere Bedeutung wird dem K/Ca-Quotienten beigemessen, da seine Erniedrigung für ein Sympathicusüberwiegen und die Erhöhung für eine gegensinnige vegetative Reaktionslage charakteristisch sein soll. Ob jedoch die Wirkung der seit langem empfohlenen Calciumtherapie nur unter diesem Gesichtspunkt gesehen werden darf, erscheint fraglich; man denke nur an die ebenso bedeutsame Rolle des Calciums für die neuromuskuläre Erregungsübertragung und allgemeinen Erregungsphänomene.

Die klinische Erfahrung zeigt, daß sich durch Calcium eine Dämpfung sympathicotoner Zustände erreichen läßt (Birkmayer und Winkler 1951). Mark (1954) empfiehlt eine länger dauernde Calciumbehandlung bei Patienten mit vegetativen Dystonien, die auf Luminal schlecht ansprechen. Bei ähnlicher Indikation rät Schmidt-Voigt (1951) sogar zu einem Versuch mit AT 10 (3 Wochen täglich 3mal 10 Tropfen). Uns fehlen eigene Erfahrungen. Es sei nur bemerkt, daß der Erfolg von Calciuminjektionen nicht zur Diagnose einer Tetanie berechtigt. Mehrfach wird diese Diagnose nur mit dem Therapieeffekt begründet und eine hypertone Regulationsstörung mit sympathicovasalen Anfällen nicht erkannt. Auch diese Patienten klagen über Hyperventilationsanfälle mit Paraesthesien und tetanischen Symptomen.

Die Kreislaufwirkungen des Magnesiums sowie Indikationen und Erfolge der Magnesiumtherapie hat Grundner-Culemann in diesem Handbuchband dargestellt („Mineralstoffwechsel und Kreislauf"). Günstige Magnesiumwirkungen sind bei Regulationsstörungen im Klimakterium und vegetativen Dystonien bekannt (Frommelt 1954; Hommer 1948; Schliephake 1952; Nieper 1954). Besonders die gesteigerte Krampfneigung der Muskulatur sowie die allgemeine Übererregbarkeit werden durch Magnesiuminjektionen gut beeinflußt (Herrmann und Michaelis 1954). Auch bei Extrasystolen und paroxysmalen Tachykardien werden intravenöse Gaben von Magnesiumsalzen empfohlen (Zwillinger 1935; Spang 1957). Magnesium wird meist in Form des Sulfates, Thiosulfates und Ascorbinates angewendet.

e) Varia.

Die Anwendung von *Chinin* bei der vegetativen Dystonie entstammt der klinischen Erfahrung (Schellong 1952). Günstige Effekte sind bei der hypertonen Regulationsstörung wahrscheinlich, da das Minutenvolumen bei ergotroper Ausgangslage nach intravenöser Gabe von 0,125 g Chinin abnimmt (Schimert 1951). Tierexperimentell sind bei neurogenem Hochdruck anhaltende Drucksenkungen mit therapeutischen Dosen erzielt worden (Hiatt 1948, 1950).

Eine Kombination von Chinaalkaloiden mit Luminal, wie sie etwa im *Sedovegan* vorliegt, wird bei vegetativ bedingten Sinustachykardien und Extrasystolien sowie bei vasomotorischen Störungen im Klimakterium empfohlen (Korth und v. Lutterotti 1955; Sturm 1955; Hanke 1956). Bei letzterer Indikation wenden auch wir das Präparat gern an. Die Kreislaufstörungen der Europäer in den Tropen (Hypotonien und Extrasystolien) lassen sich durch ein ähnliches, zusätzlich Atropin enthaltendes Präparat (Krisan) günstig beeinflussen (Rübben 1956).

Die Pharmakologie des intravenös verabfolgten *Novocains* wird durch zahlreiche, verschieden dosisabhängige Wirkungskomponenten bestimmt (Eichholtz 1950). Mit dem Kombinationspräparat *Causat* (Novocain mit Zusatz von Luminal, Atropin und Nicotinsäure) haben zahlreiche Autoren gute Erfolge bei vegetativen Dystonien erreicht. Eine genauer definierte Indikation wird kaum angegeben. Die

Therapie soll den orthostatischen Symptomenkomplex, sympathische Erregungszustände, sowie klimatisch bedingte Kreislaufstörungen (Föhnkrankheit) bessern
(SCHMIDT-VOIGT 1951; BIRKMAYER und WINKLER 1951; BEYER 1955).

Die intravenöse Novocainbehandlung soll vor allem die vegetative Reaktionslage umstimmen und eine vorwiegend sympathicotone Einstellung dämpfen
(DITTMAR 1950; GRUNERT 1954). Die in kritischen Berichten bestätigte Schmerz-
linderung, besonders beim Migräneanfall, sowie eine in klinischen Dosen erreichbare „partielle Endoanaesthesie" (ZIPF 1953) könnte einen Therapieversuch bei
hypertoner Regulationsstörung rechtfertigen. Als Normdosis werden 5 cm³, der
üblichen Causatlösung angegeben, die sehr langsam (1 cm³/min) intravenös
injiziert werden sollen. Sicher ist in diesem Präparat die Novocaintoxicität
gemindert, und erfahrene Therapeuten heben das Fehlen ernsterer Nebenwirkungen hervor; dennoch muß man mit der Möglichkeit einer Novocain-
allergie rechnen, so daß man zu dieser Therapieform nur bei Versagen anderer
Maßnahmen und bei wirklich ernsten Beschwerden greifen wird.

VII. Prognose.

Die uneinheitliche Diagnostik und verschiedene Gruppierung der Kranken
mit vegetativen Herz- und Kreislaufstörungen erschwert einen Vergleich der
katamnestischen Ergebnisse. Für eine prognostische Wertung müßten auch die
Art der Behandlung, sowie biographische und soziale Angaben berücksichtigt
werden. Schließlich wäre katamnestisch das Ergebnis mit der Morbidität und
Letalität der gleichen Bevölkerungsgruppe zu vergleichen. Nur zwei statistische
Katamnesen erfüllen diese Voraussetzungen: die Studien von WHEELER, WHITE
et al. (1950) und ERNST (1959).

WHEELER, WHITE et al. haben 153 Patienten nachuntersucht, bei denen
P. D. WHITE 20 Jahre zuvor die Diagnose „Neurocirculatory asthenia (anxiety
neurosis, effort syndrome, neurasthenia)" gestellt hatte. 60 wurden persönlich
nachuntersucht, 93 durch ausführliche Fremdanamnesen erfaßt. 12% dieser
Patienten waren nach 20 Jahren symptomfrei und voll leistungsfähig, 35% hatten
zwar noch geringe Störungen, waren aber nicht leistungsgemindert, 38% bemerkten Beschwerden bei nur leichter Einschränkung der Arbeitsfähigkeit, bei
15% war die Leistungsfähigkeit erheblich eingeschränkt. Auffällig ist jedoch,
daß 88% der Patienten nie länger als ein Jahr völlig ohne Beschwerden waren.
Die Häufigkeit anderer Krankheiten, besonders die Entwicklung von organischen
Herz- und Kreislaufleiden und der essentiellen Hypertonie lag innerhalb der
statistischen Erwartung. Für die katamnestisch erfaßte Gruppe der neurozirkulatorischen Asthenie wurde eine geringere Sterblichkeit statistisch erwiesen.
Therapeutische Bemühungen verschiedenster Art einschließlich psychotherapeutischer Behandlungen hatten keinen sicheren Einfluß auf die Prognose.

Hinsichtlich der *Lebenserwartung* deckt sich dieses Ergebnis mit der Statistik
der deutschen Lebensversicherungen: Von 1923—1942 standen 4837 Personen
wegen „funktioneller Herzstörungen" unter erhöhtem Risiko. Die Nachprüfung
im Jahre 1954 ergab jedoch für diese Gruppe eindeutig eine größere Lebenserwartung. Dies zeigt, daß funktionelle Störungen für die Entwicklung organischer Krankheiten bedeutungslos sind (QUADE 1954). Nach DELIUS (1936)
haben sich bei etwa 20% der Kriegsteilnehmer des 1. Weltkriegs mit funktionellen
kardiovasculären Störungen später „organische Herzmuskelschäden" entwickelt.
1951 hat DELIUS diese katamnestischen Befunde eingeschränkt: Bei genaueren
diagnostischen Untersuchungsmethoden hätten wahrscheinlich viele „organische
Herzmuskelschäden" als vegetative Störungen eingeordnet werden können.

Bei Versorgungsempfängern aus dem ersten Weltkrieg haben die funktionellen Störungen häufig länger bestanden. Von 556 Patienten mit Effortsyndrom waren nach 7 Jahren nur 15% symptomfrei und 15% gebessert, mehr als die Hälfte der Patienten haben gleiche oder verstärkte Beschwerden angegeben (GRANT 1925/26). Ähnliche Befunde bei Versorgungsempfängern haben WISHAW (1939) sowie JONES und LEWIS (1941) mitgeteilt. Übersicht bei WHEELER, WHITE et al. (1950).

Die *statistischen* Auswertungen der Katamnesen besagen relativ wenig für die Prognose beim *einzelnen* Patienten. Diese ist um so günstiger, je früher die Patienten einer *gezielten* Therapie zugeführt werden (CLAUSER 1955; FRIEDBERG 1959; WIESENHÜTTER 1959 b). Von 214 *psychotherapeutisch* behandelten Patienten waren 3 Jahre später 35% beschwerdefrei (LUFF und GARROD 1935); ähnliche Angaben bei MIDDENDORP-MOOR 1956/57 und DÜHRSSEN 1957). Dabei ist allerdings zu bedenken, daß eine längere psycho-therapeutische Behandlung immer nur bei bestimmten behandlungswilligen, meist differenzierteren Personen möglich ist. *Herzneurosen* zeigen in Katamnesen nach 20 Jahren eine große Beharrungstendenz, wenn mit der Psychotherapie nicht rechtzeitig begonnen wurde oder eine spontane Besserung im Zusammenhang mit Berufs- und Milieuwechsel eintrat. Von 31 „*Angstkranken*" waren nach 24jähriger Katamnese nur 4 ganz angstfrei. Etwa die Hälfte hatte noch nach 20 Jahren Kontaktschwierigkeiten und Hemmungen (ERNST 1959). Auch bei Patienten mit neurozirkulatorischer Asthenie wird die Angst („Anxiety state") als besonders hartnäckiges Symptom beschrieben (WHEELER, WHITE et al. 1950). Nach ERNST (1959) mildert sich die Angstmanifestation in der zweiten Lebenshälfte. Eine vermehrte Anfälligkeit der Patienten mit Herzneurose für spätere organische Herzkrankheiten oder Hypertonie wurde nicht beobachtet.

Die *soziale* Prognose der vegetativen Herz- und Kreislaufstörungen weicht nach *statistischen* Ermittlungen von WHEELER, WHITE (1950) sowie ERNST (1959) nicht wesentlich von den Verhältnissen der Gesamtbevölkerung ab.

Richtlinien für die *sozialmedizinische Begutachtung:* Höchstens 10—15% aller Patienten erreichen im Längsschnitt eine derartige Leistungseinbuße, daß eine Minderung der Berufs- und Erwerbsfähigkeit im Sinne der Sozialversicherung diskutiert werden muß. Diese Feststellung berührt jedoch nicht die Behandlungsbedürftigkeit und Ansprüche auf Rehabilitation (Übersicht: CHRISTIAN 1959). Besondere Gesichtspunkte sind bei politisch Verfolgten und Emigranten mit chronisch-reaktiven Verstimmungen und vegetativen Herz- und Kreislaufstörungen zu berücksichtigen (vgl. Teil VIII/6 „Spezielle Syndrome und Differentialdiagnose").

Die Prognose der hypertonen Regulationsstörung wird davon abhängen, ob sie in eine essentielle Hypertonie übergeht (vgl. Teil IV, 1 d).

VIII. Spezielle Syndrome und Differentialdiagnose.

1. Reflektorische Beeinflussung von Herz und Kreislauf durch andere Organsysteme.

Vegetative Herz- und Kreislaufstörungen werden gelegentlich durch autonome Reflexwirkungen anderer Organe verursacht (Lit. bei SCHWEITZER 1937).

a) Das Cervicalsyndrom und andere vegetative Irritationsmechanismen.

Bereits HEBERDEN hat bei einigen Patienten die Abhängigkeit pectangiöser Beschwerden von Kopfbewegungen beschrieben. Diese Beobachtung wurde vielfach bestätigt und mit einer *Osteochondrose der Halswirbelsäule* in Zusammenhang gebracht (PARADE 1933; HAGLUND 1942; REISCHAUER 1949; GUTZEIT 1951. 1952; HOFF 1952; SCHRADER 1949).

So beschreibt SOLLMANN (1953), daß hartnäckige pectanginöse Beschwerden (ohne elektrokardiographischen oder sonstigen klinischen Befund) auf Extension mit der Glissonschlinge schlagartig verschwanden. Bei einem Patienten, der nach Infarkt echte Anfälle von Angina pectoris hatte, kam es während der Extension der Halswirbelsäule zu ziehenden Schmerzen in der Herzgegend, Blässe des Gesichtes, Schweißausbruch und Todesangst. Nach sofortiger Abnahme des Extensionszuges hörte der Anfall schlagartig auf. Ein zweiter Versuch bewirkte den gleichen Anfall, der ebenfalls nach Abnahme des Zuges aufhörte. Ähnliche Beobachtungen haben HAUSS (1954) und ALTMANN (1953) mitgeteilt.

Ursache dieser Fernwirkungen sind die besonderen gelenkmechanischen Verhältnisse bei der Osteochondrose der Halswirbelsäule und die topographisch weit ausgreifende Innervation des Herzens.

Die Deckplatten der Wirbel sind im Bereich der Halswirbelsäule nicht gerade, sondern sattelförmig. Die obere Deckplatte steigt seitlich beiderseits an und bildet eine Kante (Processus lunatus), während die untere Deckplatte eine entsprechende Einkerbung besitzt. Die Zwischenwirbelscheibe schmiegt sich diesen seitlichen Erhebungen an, so daß der Spalt zwischen den beiden Wirbelkörpern in den oberen Abschnitt des Foramen intervertebrale zu liegen kommt. Gerade an diesen hinteren seitlichen Anteilen der Wirbelkörperkanten findet man nun bei Osteochondrose Wulstbildungen, welche in das Foramen intervertebrale hineinragen und dieses verengen. Bei Bandscheibenverschmälerung kommt es im Bereich der Halswirbelsäule nicht nur zum apicocaudalen Näherrücken der benachbarten Wirbelkörper, sondern auch zur dorsoventralen Verschiebung, da bei der Halswirbelsäule sog. Schiebegelenke vorliegen (DUUS 1949, 1950; DUUS, KAHLAU und KUDER 1952). Bei einer Rückwärtsbeugung des Kopfes gleitet der obere Wirbelkörper über die schräge Gelenkfläche des Wirbelgelenkes etwas nach hinten und engt das Intervertebralloch zusätzlich ein. Diese besonderen gelenkmechanischen Bedingungen an der Halswirbelsäule erklären, daß bei Osteochondrosen Schmerzen und reflektorische Fernwirkungen besonders bei Rückwärtsbeugung und Drehung des Kopfes auftreten.

Die osteochondrotischen Prozesse führen zu radikulären und *vegetativen Reizerscheinungen*. Die letzteren sind aus der topographischen Lage des Grenzstranges und der Arteriae vertebrales verständlich.

Der N. vertebralis ist ein Ast des Ganglion cervicale caudale des Grenzstranges. Verbindungsäste gehen auch zu den vorderen Wurzeln von C_4—C_8. Außerdem treten vegetative Fasern an die Ligamente der Halswirbelsäule heran. Die Nn. vertebrales begleiten die Gefäße und werden durch spondylotische Veränderungen oder Prolaps der Bandscheibe gereizt. Auch die Kenntnis der topographisch weit ausgreifenden Innervation des Herzens ist für das Verständnis der vegetativen Symptome bedeutsam: Efferente Impulse zum Herzen werden nicht nur direkt über die oberen Brustganglien geleitet, sondern auch über die Halsganglien unter nochmaliger synaptischer Übertragung. Von diesen ziehen dann Fasern als obere, mittlere und untere Rami cardiaci zum Herzen (SHEEHAN 1952; Übersicht bei ZÜLCH 1950). Afferente Fasern durchziehen das mittlere und untere Halsganglion und werden nicht wie die efferenten im Grenzstrang auf ein anderes Neuron umgeschaltet. Therapeutische Erfahrungen bestätigen die letztere Feststellung: So können durch Novocainblockade oder Resektion des Ganglion stellatum Angina pectoris-Schmerzen beseitigt werden (LINDGREN 1950). Die anatomischen Gegebenheiten machen verständlich, daß sich Impulse sowohl im afferenten, als auch im efferenten Schenkel über *mehrere* Segmente auswirken, bzw. daß die Herzregulation auch über andere Segmente beeinflußt werden kann (LERICHE und FONTAINE 1925; BENTE, KRETSCHMER und SCHICK 1953).

Bestimmte vasomotorische Störungen beschränken sich nur auf Kopf-, Hals-, Arm- und oberste Brustsegmente. Man kennt diese Verteilung für die wechselnden Hautdurchblutungen bei diencephal-autonomen Krisen, beim psychischen Erröten (Schamröte) und bei klimakterischen Störungen (Wallungen).

Obwohl die Osteochondrose im Bereich der Halswirbelsäule die pathologisch-anatomische Grundlage für das „Cervicalsyndrom" bildet, weist SÄKER (1952) darauf hin, daß sich das Krankheitsbild nur bei etwa 30% der Patienten entwickelt, und zwar fast immer bei vegetativ Labilen. Die Intensität der

Beschwerden geht keineswegs mit der Schwere des organischen Prozesses parallel. Mechanische Reize führen meist nur dann zum Bild des Cervicalsyndroms, wenn gleichzeitig eine vegetative Übererregbarkeit besteht. Anatomische Veränderungen sind also nicht die alleinige Ursache, sondern nur *ein* pathogenetischer Faktor für die Entwicklung des Cervicalsyndroms (GUTZEIT 1954).

Eine besondere Form nervöser Kreislaufstörungen regionaler Art ist die von BÄRTSCHI-ROCHAIX (1949) beschriebene „*Migraine cervicale*": Halbseitige anfallsartige Nacken-Hinterkopfschmerzen verbunden mit Menièreschen Krisen und Ohrensausen. Die Anfälle sind besonders durch Seit-Rückwärtsbeugen des Kopfes auslösbar.

Als Ursache werden osteochondrotische Veränderungen der uncovertebralen Halbgelenke der oberen Halswirbel angesehen. Diese Pseudogelenke werden durch die seitlichen Teile der Bandscheiben gepuffert; wenn diese rupturieren, treten Seitenverschiebungen auf und benachbarte vegetative Fasern des N. vertebralis werden irritiert. Der N. vertebralis, aus dem Ganglion stellatum und den Rami communicantes der Cervicalwurzeln entspringend, bildet das periarterielle Geflecht der A. vertebralis, welche als Seitenast die A. auditiva interna abgibt. Mit der engen topographischen Beziehung zwischen Nerv und Gefäß werden die gleichzeitigen Symptome der Migräne, des Ohrensausens und des Schwindels erklärt.

Zum Cervicalsyndrom gehören ferner vasomotorische, radikuläre und trophische Mischbilder: *das sog. Schulter-Hand-Syndrom.* Das Syndrom wird in voller Ausprägung nur in schweren Fällen gefunden. Es gibt jedoch viele Übergänge an Intensität und Symptomkombinationen. Meist überwiegt der vegetative Anteil oder ist gemischt mit lokalen, reflektorischen sowie segmentären Erscheinungen. Durchblutungsstörungen an den Händen, die sich bis zu Durchblutungskrisen steigern können, werden beobachtet. Nach STEINBROCKER, SPITZER und FRIEDMAN (1948) handelt es sich um eine Kombination von schmerzhaften Gefäßspasmen (später Vasodilatation) im Bereich von Unterarm und Hand, Sudeckscher Atrophie, Schwellung, Palmar- und Fingerkontraktur („reflektorische Dystrophie" MILLER und DE TAKATS 1942). Die Auslösung kann sehr verschieden sein: z. B. nach *Herzinfarkten* (9 Fälle in STEINBROCKERs Material von 42; „postinfarctional sclerodactylia" in 21% von 178 Infarkten bei JOHNSON 1943; ERNSTENE und KINELL 1940; ASKEY 1941; KEHL 1943; SCHMIDT und ARMBRUST 1952; EDEIKEN und WOLFERTH 1936; BOAS und LEVY 1937; SCHLEGEL 1952). Das Schulter-Hand-Syndrom kann nach banalen *Traumen*, ebenso bei *Cervicalosteochondrose, Halsrippen, Scalenussyndrom*, Schädigungen von *Halsmark, Gehirn* oder auch ohne ersichtliche Ursache entstehen (STEINBROCKER, SPITZER und FRIEDMAN 1948).

Es finden sich folgende *neurovasculäre* Symptome: Im ersten Stadium ist die Hauttemperatur — besonders der Hand — erhöht und die Durchblutung (plethysmographisch und oscillographisch gemessen) vermehrt. Im zweiten Stadium vermindert sie sich, und die Hauttemperatur fällt ab. Im dritten Stadium ist die Hand kühl und cyanotisch. Differentialdiagnostisch ist wichtig, daß das Schulter-Hand-Syndrom meist nur inkomplett auftritt und sich nur auf eine *schmerzhafte* Vasodilatation oder Vasoconstriction beschränken kann.

Wie derartige reflexdystrophische Fernwirkungen, z. B. beim Myokardinfarkt, bei Traumen oder Cervicalosteochondrose entstehen, ist noch unklar: Man denkt an eine Ausbreitung afferenter Impulse auf eine Mehrzahl von Hals- und obere Dorsalsegmente über den gemeinsamen „internuntial pool" (LORENTE DE NÓ): ein sich über mehrere Segmente erstreckendes Netzwerk in der Substantia grisea centralis mit Summationseigenschaften.

Die besondere prämorbide vegetativ labile Verfassung der meisten Kranken wird nach elektroencephalographischen Vergleichsuntersuchungen als wesentliche

Voraussetzung für die Entstehung der Reflexdystrophie beim Schulter-Hand-Syndrom angesehen (KRUMP 1960).

Besonders in der amerikanischen Literatur wird das *Scalenus-* und *Costoclavicularsyndrom* häufig erwähnt (ADSON und COFFEY 1927; AYNESWORTH 1940; FALCONER und WEDDELL 1943; FOLEY, McDEVITT et al. 1953; HILL 1939; OCHSNER, GAGE und DE BAKEY 1935; OLJENICK 1929; SPURLING und BRADFORD 1938; TODD 1912).

Es handelt sich um Durchblutungsstörungen der Finger und Hände kombiniert mit Vertaubungs- und Kribbelgefühl. Bei Anomalien der Übergangsregion von der Hals- zur Brustwirbelsäule (Halsrippen, überlange Querfortsätze des 7. Halswirbels und durch entsprechende Anomalien des dort ansetzenden Muskelsehnenapparates der Skeletgruppe) werden Plexus brachialis und A. subclavia komprimiert. Das Scalenussyndrom tritt meist erst nach dem 30. Lebensjahr auf, vielleicht, weil die Schulter mit zunehmendem Alter etwas sinkt; die rechte Seite ist häufiger betroffen als die linke. Frauen sind in der Überzahl (Halsrippen sind auch bei Frauen häufiger als bei Männern). Röntgenuntersuchung, umschriebener Druckschmerz in der Supraclaviculargrube, Unabhängigkeit der Beschwerden von Kopfbewegungen, neurologische Ausfälle im Segmentgebiet von C_5—C_8 sichern die Diagnose. Unter Umständen kommt es bei tiefer Inspiration zur Kompression der A. subclavia mit einem Stenosegeräusch über der Subclavia und einem Pulsus paradoxus („Costoclavicular-Syndrom"). Eine Tenotomie des M. scalenus anticus kann die Beschwerden beseitigen.

b) Abdominalorgane.

Beim sog. gastro-kardialen Symptomenkomplex (pectanginöse Beschwerden bei Zwerchfellhochstand durch Blähung des Magens oder der linken Colonflexur; ROEMHELD 1912) werden verschiedene Kreislaufumstellungen beobachtet. Sie treten bei vegetativ-labilen Personen häufiger auf (STRAUCH 1947). Im Experiment läßt sich zeigen, daß die Richtung der Kreislaufänderungen von der Ruheeinstellung des Kreislaufs mitbestimmt wird. Bei „Sympathicotonikern" fand BAYER (1949) nach Aufblähung des Magens mit definierten Drucken eine Zunahme von Herzfrequenz, systolischem Blutdruck und der Blutdruckamplitude. „Vagotoniker" zeigten ein gegensinniges Verhalten. Bei einigen Patienten wurden vereinzelt Extrasystolen, einmal ein 2:1 aV-Block beobachtet. Dieser verschwand sofort nach dem Ablassen der Magenluft. Auch pectanginöse Beschwerden bei Aerophagie können dem gastro-kardialen Symptomenkomplex zugeordnet werden (HOFF 1953). Eine sog. „Schlucktachykardie" beschreiben SAKAI und MORI (1926). Bei einzelnen Patienten genügt die Berührung des Pharynx mit einer Sonde, um Adams-Stokessche Anfälle auszulösen (SCHERF 1945).

Beim sog. „*Dumping-Syndrom*", auch als „postgastrectomy syndrome" oder „syndrome de chasse" (MOUTIER 1950) bezeichnet, führen Kreislaufveränderungen zu charakteristischen Beschwerden. Bei Magenresezierten kann wenige Minuten nach der Nahrungsaufnahme ein Zustand von Schwäche, Schweißausbruch und Übelkeit auftreten. Gelegentlich entwickelt sich unmittelbar danach ein Kollaps. CUSTER, BUTT und WAUGH (1946) fanden bei 500 Magenresezierten eine Häufigkeit des Dumping-Syndroms von 5,6%. Bei vegetativ-labilen Personen tritt es öfter auf. (Eine ausführliche Darstellung von KATSCH und PICKERT findet sich im Band III/1 dieses Handbuches.)

Die Kreislaufänderungen beim Dumping-Syndrom werden durch eine besonders vermehrte postalimentäre Gefäßfüllung im Splanchnicusgebiet verursacht. Die zirkulierende Blutmenge nimmt ab, ebenso das Schlag- und Minutenvolumen

(Roberts 1954; Jordan, Overstreet und Peddie 1957; Mallet-Guy, Devic und Ricard 1954). Gleichzeitig erfolgt eine Sympathicusaktivierung mit Zunahme von Pulsfrequenz und peripherem Strömungswiderstand. Beschwerden und Kreislaufveränderungen können bei Operierten durch perorale Gaben von konzentrierter Glucoselösung erzeugt werden. Bei nicht operierten Personen treten sie auch nach intrajejunaler Glucosezufuhr auf. Wenn orthostatische Blutverteilungsänderungen hinzutreten, werden die Symptome verstärkt (Schrade und Heinecker 1954 a, b). Während der postcenalen Attacken werden im EKG ST-Senkungen sowie Abflachungen bzw. Invertierungen der T-Zacken gefunden, also ähnliche Veränderungen wie bei orthostatischen Regulationsstörungen.

Vom Ausmaß der Blutverteilungsänderungen und der Wirkung der sympathicotonen Gegenregulation wird es abhängen, ob ein adäquater Druck für die Organdurchblutung aufrechterhalten werden kann. Wird dem Kreislauf zunehmend mehr Blut entzogen, werden die Kompensationsmechanismen einen Druckabfall nicht verhindern. Wie beim orthostatischen Kollaps entwickeln sich dann bei zentralisiertem Kreislauf die hämodynamischen und klinischen Symptome des Kollapses. Diese Entwicklung kann durch eine vagovasale Synkope (Ohnmacht) beschleunigt werden. Die hochgradige Füllung der abdominalen Gefäße wird verhindert, wenn man den Leib vor dem Essen wickelt oder ein Spezialkorsett anlegt (Schrade und Heinecker 1954 a, b).

Differentialdiagnostisch ist schließlich zu bedenken, daß auch *Oberbauchaffektionen* (Magen- und Duodenalgeschwüre, Cholecystopathien, Pankreaserkrankungen, Hiatushernien) zu reflektorischen Störungen der Herztätigkeit führen können, die nach Beseitigung der Ursachen verschwinden (v. Bergmann 1932; Bohn 1941; Hochrein und Schleicher 1959; Scherf und Boyd 1955; Öhnell 1926; Babcock 1919; Scott und Ivy 1932).

2. Differentialdiagnostische Abgrenzung vegetativer Herz- und Kreislaufstörungen von Funktionsänderungen der Schilddrüse, der Nebennierenrinde und der Nebenschilddrüse.

a) Schilddrüse.

Die Abgrenzung vegetativer Herz- und Kreislaufstörungen von der Hyperthyreose ist insbesondere bei jenen oligosymptomatischen Formen der Schilddrüsenfunktion schwierig, die vorwiegend unter Maskierung des Grundleidens Herz- und Kreislaufsymptome verursachen. Die eigentlichen Fälle von „*Thyreokardiopathie*" (Martin 1947), „*Thyreocardiacs*" (Hamilton und Lahey 1924; Bortin und Yohalem 1950; Dias 1940) spielen dabei allerdings nicht die wesentliche Rolle, da hiervon in der Regel ältere Menschen betroffen werden, deren Neigung zu vegetativen Herz- und Kreislaufstörungen ohnehin geringer ist. Bei diesen Patienten kann aber die Differentialdiagnose zwischen „Thyreokardiopathie" und einer stoffwechselunabhängigen Herzinsuffizienz (Myodegeneratio cordis) Schwierigkeiten bereiten. Wichtig ist weiterhin die Abgrenzung derjenigen Hyperthyreosen, die mit einer lebhaften kardiovasculären Übererregbarkeit einhergehen gegenüber Patienten mit Struma, die gleichzeitig vegetativ labil sind, bei denen aber der Kropf in der Pathogenese der kardiovasculären Symptomatik funktionell und mechanisch bedeutungslos ist. Daneben ist noch jene Gruppe von vegetativ Labilen anzuführen, bei der zwar auch eine geringe Überfunktion der Schilddrüse besteht, die aber besonders ausgeprägte vegetative Symptome haben. Hierzu gehört der sog. „*Miniatur-Basedow*" (v. Bergmann 1936), das *Basedowoid* (Stern 1909) und der Formenkreis der wohl psychogen induzierten „*Situations-*

hyperthyreose" (BANSI, in diesem Handbuch, Bd. VII/1). Bei diesen Kranken ist die alleinige Behandlung der Schilddrüsenüberfunktion erfolglos (LEWIS 1925; MITTELMANN 1932; WELTI, BARUK und MATHEY 1938; CHATAGNON und SCHERRER 1942; CONRAD 1934; DELAY, BOITELLE und BOITELLE-LENTULO 1948; M. BLEULER 1954).

Eine Differentialdiagnose zwischen Hyperthyreose und vegetativer Herz- und Kreislaufstörung ex juvantibus wird auch dadurch erschwert, daß bei leichteren Formen einer Hyperthyreose die thyreostatische Therapie sehr viel weniger wirksam ist als beim Vollbild des Morbus Basedow. Offenbar muß man bei einigen Kranken mit vegetativen Herz- und Kreislaufstörungen die leichte Funktionssteigerung der Schilddrüse als paralleles Symptom einer allgemeinen vegetativen Regulationsstörung auffassen.

Obgleich vegetative Herz- und Kreislaufstörungen und Hyperthyreose manche Symptome (Übererregbarkeit, Tachykardie, Inappetenz, Schwitzen, subfebrile Temperaturen, Gewichtsabnahme und psychische Labilität) gemeinsam haben, läßt sich meist schon bei der klinischen Untersuchung die Differentialdiagnose an Hand einzelner Kriterien auch ohne Grundumsatzbestimmung stellen. Tremor, beschleunigte Darmtätigkeit und vor allen Dingen die Persistenz der Tachykardie im Schlaf sind im Sinne der echten Hyperthyreose zu werten (BANSI 1935; MARTIN 1947; KAHLER 1949). Ebenso kann das Auftreten von paroxysmalem Vorhofflimmern, wie überhaupt der Befund einer absoluten Arrhythmie, als Zeichen einer Schilddrüsenüberfunktion differentialdiagnostisch wichtig sein. Der Nachweis einer respiratorischen Arrhythmie hingegen weist auf das Vorliegen einer vegetativen Herz- und Kreislaufstörung hin (FRANKE 1928; PARADE und FÖRSTER 1936; SPANG und KORTH 1939; KAHLER 1949). Unter 228 Thyreotoxikosen fand BANSI nur 2 Fälle mit gehäuften Extrasystolen. Auch im EKG sind orthostatische Reaktionen und Extrasystolien bei echten Hyperthyreosen selten. Ebenso ist bei diesen die Blutdruckregelung stabil (MECHELKE und NUSSER 1955).

Zeichen eines „hyperzirkulatorischen Kreislaufs", wie warme Extremitäten, Capillarpuls, große Blutdruckamplitude mit vermindertem diastolischem Druck sprechen für eine Überfunktion der Schilddrüse. Bei Kranken mit vegetativen Herz- und Kreislaufstörungen findet man dagegen zwar auch feuchte, aber kühle und distal oft livide verfärbte Extremitäten. Bei vegetativ Labilen steigen bei Belastung häufig systolischer und auch diastolischer Blutdruck an, während bei Hyperthyreosen dann eine weitere Abnahme des diastolischen Blutdrucks gefunden werden kann. Trotz der vermehrten Herzbelastung werden bei Patienten mit Hyperthyreosen Herzbeschwerden wie Herzstiche oder Angina pectoris-ähnliche Schmerzen in der Regel vermißt. Derartige Klagen sind jedoch bei vegetativ labilen Patienten häufig.

Ältere Menschen mit einer Struma und Patienten, die wegen Thyreotoxikose strumektomiert wurden, bieten nicht selten ein klinisches Bild, das durch eine vermehrte Herz- und Kreislaufaktivität einerseits, sowie verminderte Hautdurchblutung und Magen-Darmfunktion andererseits charakterisiert ist (kühle Extremitäten, habituelle Obstipation). Bei diesen Mischbildern von hyper- und hypothyreotischen Symptomen (Dysthyreose: BANSI, in diesem Handbuch, Bd. VII/1), dissoziierte Hyperthyreose (BAYER und SCHÄFER 1949; v. FALKENHAUSEN 1947) wird eine regionär verschiedene Ansprechbarkeit der Organe auf das Schilddrüsenhormon angenommen. Auch sind hierbei endokrine Ausfallserscheinungen anderer Art (Hypophysenvorderlappen und Nebennierenrinde) nicht ungewöhnlich (SCHOLDERER 1935; HUET und HERSCHBERG 1939).

Auch bei leichten Formen von *Hypothyreose* beobachtet man oft periphere Durchblutungsstörungen mit kalten Händen und Füßen, Paraesthesien sowie

Migräne bei gleichzeitiger Obstipation und Menstruationsstörungen. Hier muß differentialdiagnostisch auch an das „vegetativ endokrine Syndrom der Frau" (Curtius und Krüger 1952) gedacht werden. Praktisch lassen sich solche Mischbilder klinisch oft kaum trennen und nur sorgfältige Kontrollen von Grundumsatz, Cholesterin und der Radiojodtest ermöglichen eine ätiologische Einordnung. Die oft schwierige diagnostische Klärung ist wichtig, da Kranke mit benigner Hypothyreose ihre vegetativen Symptome bei ausreichender Schilddrüsentherapie rasch verlieren (Seward 1935).

Der Grundumsatz wird nur bei eindeutiger Erhöhung im Sinne einer Hyperthyreose zu verwerten sein. Werte bis etwa 50% können auch bei Kranken mit vegetativen Herz- und Kreislaufstörungen gefunden werden, wenn sie sich während der Grundumsatzbestimmung nicht ausreichend entspannen (Göpfert und Schaefer 1937; Schaefer 1951; v. Eiff, Lottner et al. 1952; v. Eiff 1959). Die Bestimmung des Grundumsatzes in Narkose (Fellinger, Mannheimer und Vetter 1953; Bartels 1949; Meckstroth, Rapport et al. 1952) könnte hier — eine Aufstellung neuer Standardwerte vorausgesetzt — weiterhelfen. Auch der Radiojodtest bringt in jodarmen Gegenden keine sichere Entscheidung, da hier die Jodaufnahme durch die Schilddrüse auch bei Gesunden gesteigert sein kann. Die Bestimmung des Jodisotops im Plasma scheint differentialdiagnostisch bedeutungsvoller, da es gelingt, eine anorganische Jodphase (2 Std-Wert nach Isotopgabe) und eine hormonbedingte organische Jodphase zu unterscheiden. Der Vergleich von 2 Std-Wert und 24 Std-Wert nach Isotopgabe läßt in der Regel die Abgrenzung echter Hyperthyreosen von vegetativen Störungen zu (s. K. Matthes, S. 330 in diesem Band des Handbuches).

b) Nebennierenrinde.

Symptome wie Hypotonie, Erschöpflichkeit und Gewichtsverlust bei Patienten mit vegetativen Regulationsstörungen erinnern an das Krankheitsbild des Morbus Addison. Tatsächlich hat man auch versucht, von dem Formenkreis der nervösvegetativen hypotonen Regulationsstörungen eine Gruppe von Kranken mit einer „relativen" Nebennierenrindeninsuffizienz abzugrenzen, die als „Addisonismus" (Thaddea 1941) bzw. „benigne Hypoadrenia" (Goldzieher 1944), „Hypadrenie" (Kappert 1947), „Hypocorticose" (Frankl 1949 a, b) bezeichnet wird. So sind z. B. die postinfektiösen Hypotonien als Folge einer infektiös-toxischen Nebennierenrindenschädigung angesehen worden. In diesem Sinne wird die oft erniedrigte Harnsteroidausscheidung bei Patienten mit diesem Beschwerdekomplex gewertet. Eine verminderte Urinausscheidung an Nebennierenrindensteroiden beweist jedoch keineswegs immer eine Unterfunktion der Nebennierenrinde. So findet man z. B. bei der Anorexia nervosa trotz erniedrigter Corticoidwerte im 24 Std-Harn erhöhte Plasmawerte der 17-Hydroxycorticosteroide. Gegen eine „primäre Nebennierenrindeninsuffizienz" spricht auch die Tatsache, daß bei den als Addisonismus bezeichneten Krankheitszuständen nach 3tägiger ACTH-Gabe ein Anstieg der Harnsteroidausscheidung gefunden wird. Der Organismus solcher Patienten ist fähig, sich auch schwersten Belastungen anzupassen, ohne daß es zu den Zeichen eines Nebennierenrindenversagens oder einer lebensbedrohlichen Krise kommt. Bei den von Goldzieher (1944) der benignen Hypoadrenie zugeordneten morphologischen Nebennierenveränderungen wie trüber Schwellung, cystischer Degeneration, thrombotischen Prozessen fehlt der klinische Nachweis einer Nebennierenrindenunterfunktion (Labhart 1957).

Auch ist es nicht bewiesen, daß es funktionelle Störungen hypothalamischer Regulationszentren gibt, die zu einer sekundären Nebennierenrindeninsuffizienz führen (Weissbecker 1954).

Bei kritischer Betrachtung der bekannten Befunde scheint es deswegen ratsam, die Diagnose „relative Nebennierenrindeninsuffizienz" mit Zurückhaltung zu stellen. Alle Krankheitsbilder, bei denen sich eine organische primäre oder sekundäre Nebennierenrindeninsuffizienz nicht sicher nachweisen läßt, sollten — soweit sich andere mit Hypotonie einhergehende Erkrankungen ebenfalls ausschließen lassen — dem Formenkreis der nervösen hypotonen Regulationsstörungen zugeordnet werden.

Die Abgrenzung dieser Zustände von ausgeprägten Formen der primären oder sekundären Nebennierenrindeninsuffizienz ist nicht schwierig. Für die Differentialdiagnose gegenüber leichterer Nebennierenrindeninsuffizienz gibt die Anamnese wichtige Hinweise: Während vegetativ-labile Patienten im Laufe des Tages eher an Spannkraft gewinnen, nimmt die Hinfälligkeit und „lähmende Schwäche" des Addison-Kranken gegen Abend deutlich zu. Für die Annahme einer primären Nebennierenrindeninsuffizienz ist der Nachweis eines fehlenden Anstiegs der 17-Hydroxycorticoidausscheidung während einer 3tägigen Gabe von je 40 E ACTH unerläßlich. Die anderen Testmethoden (Mineralverschiebungen, Eosinophilentest, Wasserbelastung nach ROBINSON-KEPLER-POWER, Kohlenhydratbelastung) sind weniger zuverlässig. Besonders schwierig kann der Nachweis einer organischen partiellen Nebennierenrindeninsuffizienz im Rahmen einer Hypophysenvorderlappenunterfunktion sein. Hier ist besonders auf das gleichzeitige Bestehen von Zeichen einer sekundären Hypothyreose und sekundären Gonadeninsuffizienz zu achten (s. D. WITTEKIND: Herz und Kreislauf bei Hypophysenvorderlappeninsuffizienz und nach Hypophysektomie, in diesem Handbuch).

c) Nebenschilddrüse.

Die Tetanie ist ein Syndrom und kein ätiologisch einheitliches Krankheitsbild. Das Leitsymptom ist der tetanische Anfall, der unvermittelt oder mit einer Aura in Form von Unwohlsein, Paraesthesien und Gliederschmerzen beginnen und dann zu schmerzhaften tonischen Kontraktionen bestimmter Muskelgruppen führen kann. Auch die glatte Muskulatur (Bronchien, Kardia, Pylorus) kann davon betroffen werden. Bei Patienten mit tetanischen Anfällen wird die Differentialdiagnose nicht schwer zu stellen sein, insbesondere dann, wenn der Anfall Folge einer primären Störung des Mineralstoffwechsels ist (Ionenanalyse). Als Ursachen für diese sind der Hypoparathyreoidismus, der sekundäre Hyperparathyreoidismus, die Recalcifizierungstetanie nach Entfernung eines Epithelkörperchenadenoms, der Pseudohypoparathyreoidismus, der Vitamin D-Mangel (enterogene Tetanie, JESSERER 1956) und bestimmte Stoffwechselsituationen, wie Schwangerschaft und Lactation, anzuführen.

Von den normocalcämischen Formen der Tetanie spielt die alkalotische Tetanie die wesentliche Rolle. Hierfür kommen ursächlich respiratorische (Hyperventilation) oder metabolische (Erbrechen, Infusionen) Störungen in Frage, wobei die Alkalose offenbar auch direkt und nicht nur über die Entionisierung des Calciums tetanigen wirkt.

Die Differentialdiagnose zwischen Tetanie und vegetativen Herz- und Kreislaufstörungen wird jedoch dann schwierig, wenn die Tetanie in einem latenten Stadium ist und Anfälle fehlen. Solche Patienten klagen häufig über Arbeitsunlust, psychische Verstimmungen, körperliche Müdigkeit, Neigung zu Herzklopfen, pectanginöse Beschwerden, Paraesthesien, Erbrechen, Obstipation, Leibschmerzen, Ureteren- und Blasenkrämpfe und Kollapszustände, also über Beschwerden, wie sie teilweise auch von Patienten mit vegetativen Herz- und Kreislaufstörungen angegeben werden. Das Bestehen einer Anfallsbereitschaft ist häufig nur zu erkennen, wenn man mittels diagnostischer Handgriffe (Trousseau-scher Handgriff oder Hyperventilation) einen partiellen oder totalen Anfall aus-lösen kann. Besondere Beachtung verdient die differentialdiagnostische Ab-grenzung der latenten normocalcämischen Tetanie (idiopathische Tetanie), da es sich hierbei überwiegend um Patienten mit wechselnd ausgeprägter respira-torischer Alkalose ohne tetanische Anfälle handelt. Bemerkenswert ist dabei die Tatsache, daß die vegetative Symptomatik bei diesen Kranken fließende Über-gänge zu anderen vegetativen Störungen erkennen läßt. Differentialdiagnostisch ist zu werten, daß man bei diesen Patienten mit der Zufuhr von Calcium, Vit-amin D, AT 10 keinen günstigen Effekt erzielt, daß hingegen die Behandlung des nervösen Grundleidens Erfolg verspricht. Daß bei den organischen latenten Tetanien mit gleicher Symptomatik nur die Behandlung der zugrunde liegenden organischen Störung sinnvoll ist, ergibt sich aus der Pathogenese.

3. Vegetative Herz- und Kreislaufstörungen bei Änderungen der Ovarialfunktion.

a) Das Klimakterium.

Während der hormonalen Umstellungen im Klimakterium treten bei etwa 85% der Frauen vegetative Beschwerden auf [Council of the medical women federation (Scherf und Boyd 1955)]. Für die Erklärung der Genese erscheint es zunächst erforderlich, die neurohumoralen Umstellungen des Organismus während der Menopause aufzuzeigen. Da es nicht gelingt, eine kausale Verknüpfung von Be-schwerden mit definierten morphologischen oder funktionellen Änderungen wäh-rend des Klimakteriums nachzuweisen, können die einzelnen Faktoren nur der Reihe nach besprochen und ihre Wertigkeit in der Genese der Symptomatologie diskutiert werden. Der Ausfall der Follikelhormone und der günstige Therapie-effekt von Oestrogenen machen einen kausalen Zusammenhang der klimakterischen Beschwerden mit der nachlassenden Ovarialfunktion sehr wahrscheinlich. Es ist jedoch ungeklärt, inwieweit der Ausfall der Oestrogene in der Menopause die vege-tativen Regulationen unmittelbar oder nur mittelbar beeinflußt.

Im Klimakterium kommt es zu einer Funktionssteigerung der Hypophyse. Diese führt nicht nur zu einer vermehrten Bildung von Gonadotropin, was als Folge der Ausschaltung des peripheren Erfolgsorgans (Ovar) zu verstehen ist, sondern auch zur Aktivierung der anderen Hormone: Adrenocorticotropes Hormon (ACTH), Somatotropes Hormon (STH) und Thyreotropes Hormon (TH) (Lit. bei Wagner 1955). Morphologisch entspricht der Aktivitätssteigerung eine Zunahme der chromophilen Zellen (Schaede 1953). Akromegaloide Züge als Zeichen einer vermehrten Bildung des somatotropen Hormons können ebenso im Sinne einer erhöhten Hypophysenfunktion angesehen werden, wie die häufig zu beobachtende Überfunktion der Schilddrüse infolge einer gesteigerten Ausschüttung von thyreo-tropem Hormon (Maranon 1934). Die Hypertrophie der Zona fasciculata der Nebennierenrinde ist Folge der erhöhten ACTH-Produktion, ein Effekt, der durch Applikation von Oestrogenen reversibel ist.

Eine wichtige Teilkomponente in der Genese des Kreislaufsyndroms ist die vermehrte Tonisierung des sympathischen Systems. Im Harn klimakterischer Frauen werden vermehrt Catecholamine ausgeschieden (Dengler; Bilecki 1955). Die erhöhte Ansprechbarkeit der Effektororgane auf Catecholamine in der Menopause (Weissbecker 1954, Maranon, Sala und Arguelles 1934) kann jedoch bei sympathicotoner Reaktionslage auch als Thyroxineffekt im Rahmen der Funktionssteigerung der Hypophyse diskutiert werden (Lit. bei K. Matthes in diesem Band, S. 317).

Die Stärke der Beschwerden soll nach FLUHMANN und MURPHY (1939) in direkter Korrelation zur Höhe des Gonadotropinspiegels im Blut stehen. Auch eine Parallelität zwischen der Ausscheidung von Gonadotropin im Harn und vegetativen Symptomen (Hitzewallungen, Tachykardie und Kopfschmerzen) ist bekannt (ALBRIGHT 1936; RUST und HUBER 1940; RUST 1950). Diese Befunde beweisen jedoch nicht eine kausale Verknüpfung der Beschwerden mit der Gonadotropinwirkung. Wahrscheinlich werden Symptomatologie des Klimakteriums und Ausschüttung von Gonadotropinen unabhängig voneinander durch eine übergeordnete Störung ausgelöst (WESTMANN und JACOBSON 1937; HEROLD und EFFKEMANN 1938). Damit wäre das Gonadotropin nicht Initiator der Beschwerden, sondern Indicator für die Ausprägung des Syndroms. Wenn die vermehrte Produktion von Gonadotropinen auch als Folge des Wegfalls der Follikelhormone zwanglos erklärt werden kann, gilt das nicht im gleichen Maße für die Aktivierung der anderen Partialfunktionen der Hypophyse. Gerade diese scheinen aber für die Pathogenese der vegetativen Symptomatik des Klimakteriums von wesentlicher Bedeutung. Erst wenn die Nebennierenrinde durch gesteigerte Bildung von Oestrogenen und Androgenen die herabgesetzte oder erloschene Funktion der Ovarien ausgleicht, wird der Hypophysenvorderlappen wieder gebremst und es bildet sich das neue endokrine Gleichgewicht des Seniums. Man wird fragen, ob und inwieweit die Hypophysenvorderlappenaktivierung als Ausdruck einer Änderung der Reaktionslage im diencephal-hypophysären System verstanden werden kann (SPATZ 1951; BARGMANN 1954). Mit der Annahme labiler Erregbarkeitsverhältnisse zentralnervöser Substrate (BIRKNER und TRAUTMANN 1953; Lit. bei WAGNER 1955) wird eine übergeordnete Störung angenommen, unter der die einzelnen Symptome der Menopause besser eingeordnet werden können.

Bei der Frau ist die Koordination zwischen generativem und vegetativem Funktionskreis enger als beim Mann (BICKENBACH und DÖRING 1951). Folglich führen auch, abgesehen vom Klimakterium, primäre Ovarialinsuffizienz oder primäre Insuffizienz des Zwischenhirnhypophysensystems zu erheblichen Störungen der vegetativen Funktionen. ELERT (1955) hat in diesem Zusammenhang auf ein allgemeines Prinzip der vegetativen Leistungen bei der Frau aufmerksam gemacht: Generatives Funktionsziel und Homoiostase (Anpassung und Selbsterhaltung) sind bei der Frau eng aufeinander abgestimmt. Da diese beiden biologischen Funktionen teilweise mit gleichen neuro-hormonalen Wechselwirkungen einhergehen (Hypothalamus—HVL—Keimdrüsen = Arterhaltung; Hypothalamus—HVL—NN = Anpassung), sind gegenseitige Rückwirkungen der Systeme bei Störungen in einem derselben besonders nachhaltig: Körperliche und seelische Belastungen wirken bei der Frau intensiver auf die generative Funktion als beim Mann. Ein Beispiel ist die sog. „Notstandsamenorrhoe" (TIETZE 1951). Umgekehrt beeinträchtigen primär ovarielle Störungen die extraversiven Leistungen und die hierzu erforderlichen Regulationen. Es ist möglich, daß Anpassungsleistung und generative Funktion (bzw. gonadotroper und corticotroper Sektor) so gegeneinander abgestimmt sind, daß „Umstellungen en bloc" möglich werden („Sekretionsumschaltung", TONUTTI 1956). Dafür spräche, daß bei interkurrenten Infekten klimakterische Kreislaufstörungen vorübergehend verschwinden können (ELERT 1955).

Symptomatologie.

Die Patientinnen klagen vorwiegend über Herz- und Kreislaufstörungen. Charakteristisch sind die plötzlichen Hitzewallungen, die von den unteren Extremitäten bis zum Kopf aufsteigen, häufig verknüpft mit Schweißausbruch, Schwindel, Kopfschmerzen, Übelkeit und Ohrensausen sowie einer lästigen

Dyspnoe. Danach besteht ein unangenehmes Fröstelgefühl. Während der Wallungen ist der Blutdruck erhöht und die Pulsfrequenz beschleunigt. Zwischen der Ausprägung der Wallungen und der Höhe des krisenhaften Blutdruckanstieges besteht eine deutliche Beziehung (WAGNER 1955, 1956). Bei geringeren Beschwerden sind die Blutdruckschwankungen niedriger. CURTIUS und KRÜGER (1952) kennzeichnen diese paroxysmalen Blutdruckerhöhungen mit ihren vegetativen Begleitsymptomen als „Sympathicus-Krisen" des vegetativ endokrinen Syndroms der Frau. Wie bei der hypertonen Regulationsstörung charakterisieren demnach die erheblichen Schwankungen des Blutdrucks die Kreislauflabilität im Klimakterium. Für den möglichen Übergang der im Klimakterium auftretenden hypertonen Regulationsstörung in eine essentielle Hypertonie sind die gleichen Faktoren maßgebend wie bei der hypertonen Regulationsstörung des Mannes (s. Abschnitt IV, 1 d). Ein direkter Einfluß der hormonalen Umstellungen auf die Entwicklung der essentiellen Hypertonie ist nicht bewiesen. Auch bei ovarektomierten jüngeren Frauen wird die essentielle Hypertonie nicht häufiger beobachtet (TAYLOR, CORCORAN und PAGE 1947).

Die verschiedenen vegetativen Symptome treten auch unabhängig von den Wallungen auf. So können nervöse Atemstörungen, plötzliches Herzklopfen, Angina pectoris-ähnliche Beschwerden, zeitweiliger Kopfschmerz, Schwindelgefühl, Paraesthesien und eine allgemeine Schwäche einzeln oder in wechselnden Kombinationen in der Symptomatologie hervortreten.

Für die Diagnose der klimakterischen Zirkulationsstörungen sind nicht die gleichzeitigen Unregelmäßigkeiten der Menstruation entscheidend. Klimakterium und Menopause sind nicht identisch, da mit dem Sistieren von Ovulation und Corpus luteum-Bildung die Ansprechbarkeit auf das follikelstimulierende Hypophysenvorderlappenhormon nicht erlischt und Cyclusblutungen auch bei schon eingetretener Sterilität auftreten können. Eine zunächst probatorische Behandlung mit ausreichenden Oestrogendosen ist immer dann angezeigt, wenn nach der Charakteristik von Klagen und Befund das klimakterische Kreislaufsyndrom wahrscheinlich gemacht werden kann, also auch dann, wenn noch regelmäßige Cyclusblutungen vorhanden sind (HAWKINSON 1938).

Ein guter differentialdiagnostischer Hinweis auf klimakterische Störungen ist schließlich das veränderte psychische Verhalten. Früher nicht gewohnte Launenhaftigkeit, quälende Unruhe mit dem Akzent einer Verstimmtheit sowie depressive Züge treten auf. Bei einer endogen verstärkten Reizempfindlichkeit gelingt die Verarbeitung von Lebensbelastungen schwerer. Hieraus können dann leichter neurotische Fehlhaltungen entstehen.

b) Das „vegetativ-endokrine Syndrom der Frau".

CURTIUS und KRÜGER (1952) haben die häufige Kombination von Vasolabilität, Ovarialinsuffizienz und habitueller Obstipation in allen Altersklassen korrelationsstatistisch nachgewiesen und als „vegetativ-endokrines Syndrom der Frau" (VES) bezeichnet.

Unter das Allgemeinsymptom Vasolabilität werden Akrocyanose, Totenfinger, Erythema fugax, leichtes Erröten, Cutis marmorata, Akroparaesthesie, Neigung zu kalten Händen und Füßen sowie Erfrierungen, Schwindelgefühl, Kopfschmerzen, Schweißneigung und Ohnmachtsanfälle sowie Migräne eingeordnet. Manchmal kann eine Neigung zu Finger- und Beinödemen bestehen. Mehrfach werden subfebrile Temperatursteigerungen beobachtet. Der mittlere Blutdruck ist etwas erhöht. Die Neigung zu orthostatischen Regulationsstörungen ist auch bei ausgeprägtem VES gering, obwohl die Pulsfrequenz im Stehen stärker ansteigt. Stenokardische Beschwerden werden häufiger geklagt.

Mit der Kombination dieser Symptome der Vasolabilität mit Ovarialinsuffizienz oder Obstipation — also nur einem weiteren Symptom — kann die Diagnose VES begründet werden (vgl. CURTIUS, Konstitution, in diesem Handbuch, Bd. VI/1, S. 199).

Nach Vergleichsuntersuchungen bei eineiigen und zweieiigen Zwillingen kommen CURTIUS und FEIEREIS (1960) zu dem Schluß, daß die Einzelmerkmale des VES ganz überwiegend erbbedingt sind. Die Bedeutung der Erbdisposition sei wesentlich größer als die der modifizierenden Umweltfaktoren (Peristase).

Die Häufigkeit der ,,Akrocyanosis" und ,,Erythrocyanosis crurum puellarum" beim weiblichen Geschlecht ist bekannt. Akrocyanosis mit Hyperhydrosis treten während und nach der Pubertät sowie im Klimakterium öfter auf. Die Erythrocyanosis crurum puellarum ist eine Variante der Akrocyanose während der weiblichen Pubertät (KLÜKEN 1959). Ätiologie und formale Pathogenese dieser akrocyanotischen Zustandsbilder sind nicht bekannt. Es wird eine primäre Erweiterung der venösen Anteile der Endstrombahngefäße diskutiert bei gleichzeitiger Kontraktion der arteriellen Teile. Auch Störungen der Capillarfunktion können die klinische Symptomatik erklären (SCHERF und BOYD 1955). Für die Indikation einer Hormontherapie wird die Funktionsstörung der Gonaden maßgebend sein und nicht ein akrocyanotisches Zustandsbild. Besonders bei jungen Frauen — bei denen keine Ovarialinsuffizienz besteht — hat sich eine intensive physiko-mechanische Behandlung bewährt.

c) Das prämenstruelle Syndrom.

Im Rahmen des ,,prämenstruellen Syndroms" (GREENE und DALTON 1953, ,,premenstrual tension", FRANK 1931) werden bei Frauen ebenfalls vegetative Herz- und Kreislaufsymptome beobachtet. Anfälle von Tachykardie, anginöse Beschwerden, vasospastische Kopfschmerzen (Migräne, TEWES 1953) und Symptome eines nervösen Atmungssyndroms werden geklagt.

Es wird angenommen, daß dem Syndrom eine Hyperfollikulinie (GILBERT und DREYFUSS 1949) zugrunde liegt. Dabei bleibt es unklar, ob die größere Wirksamkeit des Follikelhormons Folge einer vermehrten Produktion, eines verminderten Abbaus oder einer gesteigerten Ansprechbarkeit seiner Effektorgane ist (ARGONZ und ABINZANO 1950; FREED 1945; GREENBILL und FREED 1941; WILLIAM und WEEKS 1952). Auch wird diskutiert, inwieweit eine Hyperfollikulinie neben dem prämenstruellen Syndrom während des gesamten Cyclus vegetative Symptome verursachen kann, die in der Phase des Praemenstruums nur eine besondere Akzentuierung erfahren (UFER 1951, 1952; RUST 1954). Die Differentialdiagnose gegenüber vegetativen Beschwerden anderer Genese (cytologischer Nachweis im Vaginalabstrich, Oestrogenbestimmung) ist wichtig, weil eine Therapie mit Androgenen Erfolg verspricht (SCHNEIDER 1955).

4. Differentialdiagnose synkopaler Zustände.

a) Carotissinus- und Glossopharyngeussyndrom, zentrale Form der Adams-Stokesschen Anfälle, Hustensynkopen und Anfälle bei Aortenstenose.

Sehr selten treten nach mechanischer Irritation der Gegend des *Carotissinus* durch bestimmte Kopfbewegungen (brüske Drehung oder Rückwärtsbeugung) sowie bei örtlichem Druck (Drüsen, Tumoren, Spannung des Hemdkragens, Rasieren) plötzliche Anfälle mit abruptem Blutdruckabfall und Bewußtseinsverlust auf. Die Synkopen werden öfter durch Schwindel und epigastrische

Sensationen eingeleitet. Kurze Verwirrtheit, retrograde Amnesie, flüchtige halluzinatorische Zustände sind nicht ungewöhnlich und müssen gegenüber Adams-Stokesschen Anfällen, Absencen, petit mal oder Dämmerattacken differentialdiagnostisch abgegrenzt werden. Entscheidend für die Diagnose ist der Auslösungsmechanismus des Anfalls durch Druck auf die Gegend des Carotissinus.

Bei genauer Untersuchung kann man 3 verschiedene Typen des Carotissinussyndroms unterscheiden: Bei dem *kardiovagalen* Typ wird besonders die Reizbildung gehemmt. Abrupte Drucksenkung und cerebrale Hypoxie können zu Bewußtlosigkeit und Krämpfen führen. Beim *vasomotorischen* (depressorischen) Typ erfolgt der Blutdruckabfall häufig ohne Bradykardie. Für den *zentralen* (cerebralen) Typ ist kennzeichnend, daß primäre Atemhemmung und Bewußtlosigkeit ohne nachweisbare Pulsfrequenz- und Blutdruckänderungen eintreten (WEISS und BAKER 1933; FERRIS, CAPPS und WEISS 1935; WEISS, CAPPS et al. 1936; LOTTENBACH 1951).

Für die Differentialdiagnose der Synkopen bei vegetativen Herz- und Kreislaufstörungen sind die cerebralen Formen des Carotissinussyndroms besonders wichtig, da sie nicht durch organische Schädigungen der Gefäße oder des Herzens erklärt werden können. Nach SCHERF und BOYD (1955) soll bei diesen zentralen Typen die Latenz zwischen Carotisdruck und Synkope besonders kurz sein.

FRANKE (1949a u. b, 1951) findet einen „hypersensitiven Carotissinusreflex" fast ausnahmslos bei Patienten mit Atheromatose oder anderen Gefäßwandschädigungen im Bereich des Carotissinus und gleichzeitigem Myokardschaden (Coronarsklerose). Auf die arteriosklerotische Basis dieses Syndroms haben auch MANDELSTAMM und LIFSCHITZ (1932) sowie MÖLLER (1942) hingewiesen; auf das Vorkommen bei Hochdruck und älteren Personen SIGLER (1933), NATHANSON (1946), STEINMANN (1954).

Auch bei *Glossopharyngeusneuralgie* kann es während oder nach den Schmerzattacken zu Synkopen kommen (RILEY 1942; RAY und STEWARD 1948; RICHBURG und KERN 1953). LENNARTZ (1953) beobachtete einen Patienten, bei dem regelmäßig kurz nach den Schmerzattacken Anfälle mit Bradykardie, Blutdruckabfall, Bewußtlosigkeit und Klonismen auftraten. Sie dauerten etwa 10 sec. Im Intervall fanden sich normale Herz- und Kreislaufbefunde. Nach Durchtrennung des N. glossopharyngicus verschwanden die Neuralgien und Synkopen.

Differentialdiagnostisch wird man gelegentlich *neurogen* bedingte *Morgagni-Adams-Stokessche Anfälle* abgrenzen müssen. Sie können bei Epilepsie sowie bei Gefäßerkrankungen oder Tumoren im Gebiet der zentralen und peripheren Vagusbahn auftreten (KAHLER 1923; JANTZEN 1951; BROSER und STÜHLER 1955; SPANG 1957).

Auch bei *paroxysmalen Tachykardien* kann es zu Ohnmachtsneigung und Bewußtseinsverlust kommen. Bei bestehender Anfallsbereitschaft genügen bei manchen Patienten psychische Einflüsse, um sie auszulösen. Daß nach traumatischen Schädigungen, bei Tumoren und anderen Irritationen des Zentralnervensystems heterotope Reizbildungsstörungen und auch paroxysmale Tachykardien auftreten können, ist bekannt (Lit. bei SPANG 1957; FRIESE und HAID 1959).

Mechanische oder chemische Reizung von Larynx, Trachea und Bronchien kann reflektorisch Synkopen auslösen (RICHET, GARRELON und SANTENOISE 1923; v. SAALFELD 1932; SMITH und MOODY 1933; REID und BRACE 1940).

In diesem Zusammenhang sind die „*Husten-Synkopen*" zu nennen („Vertige laryngé" CHARCOT 1876; „L'ictus laryngé des bronchitiques" LIAN und DANCET 1951; „Cough syndrome" WITHBY 1943; BAKER 1949; McCANN 1949; DRESSLER 1952; SHARPEY-SCHAFER 1953; KERR und DERBES 1953; SPANG 1954).

Meist handelt es sich um plethorische chronische Emphysematiker mittleren oder fortgeschrittenen Alters, die nach einem oder wiederholten Hustenstößen bewußtlos hinstürzen. In leichteren Fällen besteht nur eine kurze Bewußtseinstrübung. Schulte (1949) beschreibt folgenden Patienten:

„Ein vorwiegend athletisch gebauter Mann mit nur geringen Zeichen einer vegetativen Erregbarkeit, mit schwachen Sehnenreflexen und einem ausgeglichenen, fast trocken-sachlichen Wesen bekommt in seinem Leben 2 Anfälle, den ersten im Alter von 33 Jahren nach einer starken Erkältung. Er verschluckt sich beim Kaffeetrinken, hustet heftig und wird dabei plötzlich für wenige Minuten bewußtlos, fällt vom Stuhl und kommt, unten liegend, wieder zu sich. Ein halbes Jahr später erkältet er sich während einer Autofahrt. Wieder bekommt er einen Hustenanfall, fällt für eine Minute bewußtlos um und verletzt sich an der Nase und am Mund. Keine Krampferscheinungen. Interner Befund, Kreislauf, Blutdruck und EKG intakt.“

Nach anfänglicher Drucksteigerung kommt es während der Hustenstöße zum brüsken Blutdruckabfall. Die Synkope wird mit einer Unterbrechung der Zirkulation durch den hohen intrathorakalen Druck (200—300 mm Hg während der Hustenstöße) erklärt. Auffällig ist allerdings, daß gelegentlich schon ein einziger Hustenstoß diese Anfälle auslöst, so daß eine reflektorische Genese über intra- oder extrathorakale Baroreceptoren nicht ausgeschlossen werden kann (Lian und Dancet 1951). Auch Lachen oder Verschlucken kann diese Anfälle auslösen (Howard, Leathart et al. 1951).

Synkopen mit Blutdruckabfall und Bradykardie treten bei Patienten mit *Aortenstenose* nach plötzlicher Lageänderung, einer lebhaften Bewegung, aber auch in Ruhe auf (Scherf und Boyd 1955). Da die Anfälle nicht selten mit motorischen Krampferscheinungen einhergehen, wird gelegentlich die Fehldiagnose „Epilepsie“ gestellt (Gallavardin 1933 a—c, 1937; Gradier 1934, 1936; Marvin und Sullivan 1935; Contratto und Levine 1937; Kumpe und Bean 1948; Hammersten 1951). Ursache der Synkope ist die sekundäre Hirnanoxie durch plötzlichen Abfall des an sich schon ungenügenden Schlag- bzw. Minutenvolumens (Hammersten 1951).

b) Kardiovasomotorische Anfälle als Äquivalente der Epilepsie.

Jackson (1931), Lennox und Cobb (1933), Moore (1948), Penfield und Kristiansen (1951) haben auf paroxysmale abdominelle Beschwerden als Aura und Äquivalente der Epilepsie hingewiesen („Abdominal epilepsy“, Moore 1948). Auch kardiovasomotorische und respiratorische Krisen können Symptome einer Epilepsie sein. Es gibt Formen des sog. *kleinen Anfalls* (Absencen und petit mal), die mit plötzlichem Blutdruckabfall, Bradykardie, Blässe, postbradykarder Tachykardie und nur ganz flüchtiger Benommenheit einhergehen. Die Differentialdiagnose gegenüber vagovasalen Synkopen kann mit Hilfe des elektroencephalographischen Befundes gestellt werden.

Die sog. „vegetativen Anfälle“ (Pette 1942/43), die „vegetative Epilepsie“ (Jackson 1931), die „viscerale Epilepsie“ (Mulder, Daly und Bailey 1954) werden heute meist zur Temporallappenepilepsie gerechnet. Hierzu gehören wahrscheinlich auch die „endogen-cyclisch, vorwiegend autochthon, synkopalen Anfälle“ von Schulte (1949).

Für das Syndrom der *Temporallappenepilepsie* (Symonds 1954) werden auch folgende Bezeichnungen verwendet: „Psychomotorische Epilepsie“ (Gibbs, Gibbs und Fuster 1948), „Dämmerattacken“ (Meyer-Mickeleit 1950, 1953) und „oral petit mal“ (Hallen 1954). Motorische Erscheinungen in Form flüchtiger oraler Automatismen und Bewegungen der Hände, tonische Änderungen der Körperhaltung ohne generalisierte Krampferscheinungen finden sich nur bei einem Teil

der Kranken. Die psychischen Auraerlebnisse sind Angst, szenenhafte Halluzinationen und andere eigenartige psychopathologische Phänomene (Übersicht:
Sperling und Creutzfeldt 1959). An *vegetativen* Anfallssymptomen sind vasomotorische Phänomene im Gesichtsbereich, Tachykardie, Schweißausbruch, Sali-
vation besonders häufig. Gelegentlich entspricht die vegetative Symptomatik
dem sympathicovasalen Anfall mit krisenhafter Blutdrucksteigerung, Tachykardie, Gesichtsblässe, schneller Atmung, Pupillenerweiterung und Angstgefühl
(Hallen 1954). Von 100 Patienten mit „visceraler Epilepsie" hatten 50% anfallsweise kardiorespiratorische Symptome: Tachykardie, Präkordialschmerzen (manchmal mit Einstrahlung in Schulter und linken Arm wie bei Angina pectoris) und
Hyperventilationsattacken (Mulder, Daly und Bayley 1954). Bei 75% fand
sich im Elektroencephalogramm ein temporaler Krampfherd, bei den übrigen
generalisierte Krampfpotentiale. Besonders bei der hippocampalen Form der
Temporallappenepilepsie [Gyrus hippocampi und Ammonshorn] stehen die vegetativen Symptome während der Anfälle im Vordergrund (Gastaut 1953). Lennox
(1947), Gibbs, Gibbs und Fuster (1948) haben bei der Temporallappenepilepsie
auch im Intervall eine vasomotorische Labilität und Blutdruckschwankungen
beobachtet.

Die Temporallappenepilepsie tritt sowohl im Kindes- als auch im Erwachsenenalter auf, der Erkrankungsgipfel liegt nach Gibbs, Gibbs und Fuster (1948) im
dritten, nach Janz (1955) sowie Gastaut (1953) im zweiten Lebensjahrzehnt.

Die Diagnose kann durch genaue Beobachtung des Anfalls (orale Auto-
matismen) und das EEG gestellt werden. In der Anamnese sind anfallweise
Zustände von Angst, Leere, oneiroide Erlebnisse („Dreamy states") wichtige
Hinweise.

Die Kreislaufsymptome bei Epilepsieformen, die mit motorischen Krampferscheinungen oder deutlichen Absencen einhergehen, bereiten differentialdiagnostisch kaum Schwierigkeiten (vgl. Selbach, Bd. V/3 dieses Handbuches).

5. Diencephal-autonome Krisen.
(„Diencephalic autonomic attacks".)

Unter dem Titel „Diencephalic autonomic epilepsy" beschrieb Penfield
(1929) bei einer 41jährigen Patientin folgende Anfälle:

Nach einem Prodromalstadium mit Unruhe und Hitzegefühl kam es zu dunkler Rötung an
den Armen und im Gesicht, gleichzeitig stieg der Blutdruck von 110/75 auf 210/110 mm Hg
an, es bestanden Tachykardie, Tränenfluß, Pupillenerweiterung und Schweißausbruch. Nach
dem Anfall fiel der Blutdruck zunächst unter den Ruhewert und kehrte dann zur Norm
zurück. Motorische Krampferscheinungen fehlten. Einem schweren Anfall verstarb die
Patientin im Atemstillstand. Die Autopsie ergab einen kleinen Tumor im dritten Ventrikel.
Penfield erklärt die Anfälle mit einer intermittierend auftretenden Kompression der hypothalamischen Kerne in der Umgebung des dritten Ventrikels (Penfield 1929; Penfield und
Ericksen 1941).

Derartige Anfälle sind bei Tumoren gleicher Lokalisation wiederholt beobachtet worden (Dandy 1933; Engel und Aring 1945). Bei einem 4jährigen Knaben mit einem Ganglioglioma am Boden des dritten Ventrikels traten anfallsweise
Rötung und Hitzewellen über dem ganzen Körper sowie Tachykardie und heftige
Präkordialschmerzen auf (Gagel 1950).

Nach der ersten Mitteilung von Penfield (1929) sind unter dem Begriff
„Diencephalic autonomic attacks" mehrfach ähnlich verlaufende vegetative Krisen
beschrieben worden, ohne daß ein Tumor vorgelegen hätte. So kam es bei einem
Patienten nach einer Mumpsencephalitis zu anfallsweisem Blutdruckanstieg von
110/70 auf 200/110 mm Hg mit Tachykardie, Extrasystolen und wellenförmig an-

und abschwellender Hautröte. Die Anfälle verschwanden nach 12 Wochen (MANDELBAUM, SPATT und FIERER 1951). Auch von SCHOBER (1952) wurden sympathicovasale Krisen bei einem Patienten mit autoptisch gesicherter bulbo-pontiner Encephalitis gesehen. Wir selbst haben „Diencephalic autonomic attacks" bei einer 20jährigen Patientin mit Endocarditis lenta (kombiniertes Aortenvitium) beobachtet:

Einige Tage nach der Klinikaufnahme trat plötzlich ein erheblicher Blutdruckanstieg mit Tachykardie und fleckiger Rotfärbung am Hals und im Gesicht auf. Diese Anfälle wieder-holten sich öfter. Im EEG fanden sich im Anfall oder Intervall eine Verlangsamung der Rhythmen mit Zwischenwellenaktivität von 5—7 Hz und eine paroxysmale Dysrhythmie mit Aufschießen synchronisierter steiler langsamer Wellen, teils einzeln, teils in Gruppen mit unter-schiedlicher Form. Nach längerem Klinikaufenthalt hatte sich der Zustand durch eine inten-sive antibiotische Behandlung gebessert. Nach 3 Monaten wurde die Patientin wegen erneuter Hochdruckkrisen wieder aufgenommen. Nach einer anfänglichen Serie wurden die Anfälle immer seltener.

Wir haben die Anfälle als „Diencephalic autonomic attacks" bei einer metastatischen Herdencephalitis aufgefaßt. Die völlige Identität der Krisen mit entsprechenden Beob-achtungen in der Literatur sowie der EEG-Befund stützen diese Diagnose. Die normale Aus-scheidung pressorischer Substanzen im Urin nach den Anfällen, der negative Regitineffekt während der Druckerhöhung und die zunehmende Besserung der Krankheit berechtigen zum Ausschluß eines Phäochromocytoms.

Schilderung eines Anfalls: Die Pulsfrequenz (in Ruhe etwa 90/min) steigt auf 120—140 Schläge in der Minute. Meist auf der linken Seite beginnt am Hals eine fleckige Rötung auf-zuschießen (fünfmarkstückgroße Plaques, die sich rasch auf die linke Gesichtsseite, die Brust, bis zum Ansatz der Mammae, den Nacken und die rechte Gesichts- und Halsseite ausbreiten). Die linke Hälfte bleibt meist stärker gerötet als die rechte. Die Flecken sind hellrot und konfluieren auf der Höhe des Anfalls. Sie sind nicht erhaben, jedoch scharf von der meist blassen, nicht beteiligten Haut der Umgebung abgegrenzt. Sie sind vergleichbar mit Flecken, wie sie bei einer intraarteriellen Acetylcholin-Infusion auftreten, die Schweißbildung ist jedoch deutlich geringer. Die untere Körperhälfte und die Hände sind auffällig blaß. Die Patientin gibt in den Füßen meist ein Kältegefühl an, obwohl die Fußpulse gut tastbar sind und die Füße sich warm anfühlen. Die Atmung ist beschleunigt. Die Patientin ist sehr unruhig, klagt über geringe Atemnot und ein starkes Schwindelgefühl. Der Blutdruck steigt bis zu systo-lischen Werten von 300 mm Hg. Während des Anfalls tränen die Augen. Auch psychische Erregungen lösen die Anfälle aus. Während des Menses treten sie häufiger auf.

„Diencephalic autonomic attacks" können auch ohne nachgewiesene Grund-krankheit auftreten und nach einer Anfallsserie wieder verschwinden (GEOGHEGAN und MUELLER 1952). Nach MANDELBAUM, SPATT und FIERER (1951) bestehen bei „Diencephalic autonomic attacks" gleiche pathogenetische Bedingungen wie beim „Hypertensive diencephalic syndrome" von PAGE (1935). PAGE und CORCORAN (1949) bezeichnen die spontanen vegetativen Krisen mit dem Wort „diencephal", da eine gleiche Symptomatik bei allgemeiner Irritation der diencephalen Bereiche ausgelöst wird. Das „Hypertensive diencephale syndrome" wird häufig bei Frauen in jüngeren und mittleren Jahren beobachtet und nur selten bei Männern. Bei den Patienten besteht gleichzeitig eine labile Hypertonie („Neurogene Hyper-tonie", SCHROEDER und GOLDMAN 1949). Während der krisenhaften Blutdruck-steigerungen mit Tachykardie sind Gesicht und Oberkörper fleckig gerötet, die Extremitäten kalt, blaß und marmoriert. Auf den geröteten Hautpartien treten später Schweißperlen auf. Wie bei der von PENFIELD beschriebenen Patientin besteht vermehrter Tränenfluß. Die Anfälle können ohne ersichtlichen Anlaß oder aber bei Aufregungen und in Verlegenheitssituationen ausgelöst werden. Eine weitgehend ähnliche Symptomatik wird von CURTIUS und KRÜGER (1952) für die Sympathicuskrisen beim „Vegetativ endokrinen Syndrom der Frau" beschrieben. Sie haben Blutdrucksteigerungen nach Art Palscher Krisen (PAL 1921) besonders häufig bei Frauen mit angiospastischer Diathese im Klimakterium, aber auch wiederholt bei Jüngeren beobachtet. Bei diesen Frauen besteht gleichzeitig eine Neigung zu Hypertension und „sympathicotoner Stigmatisation". Die veränderte

Kreislaufregulation kann als labile Hypertonie oder hypertone Regulationsstörung charakterisiert werden.

Letztlich werden mit den Bezeichnungen „Diencephalic autonomic attacks", „Hypertensive diencephalic syndrome", Palsche Krisen, „Sympathicus-Krisen" oder „Sympathicovasale Anfälle" weitgehend gleichartig verlaufende vegetative Krisen mit Blutdrucksteigerung, Tachykardie und anderen vegetativen Symptomen beschrieben. Es ist daher naheliegend, auch gleiche pathogenetische Bedingungen für ihre Auslösung anzunehmen. Mit dem Wort „diencephalic" wird bereits auf eine zentral-nervöse Genese hingewiesen. Entsprechende morphologische Veränderungen in bestimmten zentralen Regionen belegen dies bei einigen Patienten. Bei den übrigen werden die Anfälle durch spontane Erregbarkeitsschwankungen bei instabilem zentralnervösem Erregungsniveau ausgelöst. Dafür sprechen die elektroencephalographischen Befunde bei Patienten mit hypertoner Regulationsstörung und dynamisch labiler Blutdruckregelung (s. Teil III/3). Da auch beim „Hypertensive diencephalic syndrome" und den Sympathicus-Krisen der Frau die gleiche Kreislaufregulationsstörung besteht, erscheinen für diese Krisen gleiche pathogenetische Erklärungen gerechtfertigt.

Differentialdiagnostisch muß bei diesen vegetativen Krisen immer ein Phäochromocytom ausgeschlossen werden.

6. Vegetative Herz- und Kreislaufstörungen bei Depressionen.

Bei allen Formen der Depression (endogene Depression, Erschöpfungsdepression, Involutions- und reaktive Depression, neurotische Depression) kommen Herz- und Kreislaufstörungen vor. Sie sind vegetativer Ausdruck des Verstimmungszustandes. Bei endogenen Verstimmungen werden kardiovasculäre Beschwerden in folgender Reihenfolge der Häufigkeit geklagt: Herzklopfen, anginöse Beschwerden, „Brennen hinter dem Brustbein", auf den ganzen Brustraum projizierte Oppressionsgefühle und dyspnoische Beschwerden in Art des nervösen Atmungssyndroms (Kirchhof 1942). Vegetative Allgemeinbeschwerden wie vasomotorische Kopfschmerzen, Schwindelgefühl, Appetit- und hartnäckige Schlafstörungen sind häufig; es finden sich sowohl hypertone als auch hypotone Regulationsstörungen (Kielholz 1957, 1959). Bei Dysthymien bestehen vegetative Symptome und Beschwerden in 64% der Fälle, bei reaktiven Depressionen in 27%, bei Involutionsdepressionen in 27% und bei der cyclothymen Kerngruppe in 10% (Weitbrecht 1952).

Insbesondere M. Bleuler (1948) hat darauf hingewiesen, daß der Depressive nicht selten den Arzt mit vegetativen Beschwerden aufsucht und seinen depressiven Gemütszustand verschweigt. Vor allem die erste depressive Phase wird oft vom Melancholiker selbst und von seiner Umgebung verkannt, da sie meist unterschwellig verläuft und durch somatische Störungen verschleiert wird. Erst bei der genaueren Exploration zeigen sich die gleichzeitige Antriebsleere, vitale Traurigkeit, uneinfühlbare Schuldgefühle, Suicidgedanken und -impulse. Das Lebensalter gibt keine differentialdiagnostischen Hinweise: Die endogene Form beginnt nicht selten in der Pubertät; eine vermehrte Bereitschaft zur endogenen Verstimmung besteht im Praeklimakterium der Frau und in der Praeinvolution des Mannes. Reaktive Depressionen sind zwischen dem 16. und 30. Jahr besonders häufig, also im gleichen Altersbereich wie vegetative Herz- und Kreislaufstörungen. Anamnese und genaue Exploration sind deshalb von besonderer Wichtigkeit: Uneinfühlbare depressive Themen, Ängste und Schuldgefühle, innere Leere und Gehemmtheit sind differentialdiagnostische Kriterien.

Spezielle Syndrome. Unter „*vegetativer Depression*" (LEMKE 1949; DICHGANS 1952) wird ein vorwiegend endogenes Krankheitsbild verstanden, in dem sich depressive Symptome mit vegetativen Störungen zu einer Krankheitseinheit verbinden. Vasomotorischer Kopfschmerz und kardiorespiratorische Beschwerden stehen an der Spitze aller Klagen. Objektiv wird eine Neigung zu Tachykardie, Extrasystolie und hypotoner Blutdruckeinstellung gefunden (HEMPEL 1938; LEMKE 1949; DICHGANS 1952). Bei 70 Patienten fand DICHGANS in der Aszendenz 10 endogene Depressionen. Frauen werden häufiger betroffen als Männer (CAMPBELL 1950). Die Prognose ist im allgemeinen gut: die Schwankungen kommen und gehen, sie können unter Umständen lange anhalten, aber dann auch unmerklich wieder verschwinden.

Zum Formenkreis der Depression gehört ein Syndrom mit erheblichen vegetativen Begleitsymptomen, das weder zu Cyclothymie, noch zur neurotischen Depression gerechnet wird (ROSENFELD 1938; KIRCHHOF 1942; M. BLEULER 1948; MAUZ 1949). WEITBRECHT (1942) spricht von „*Endo-reaktiver Dysthymie*". Es handelt sich um leicht erschöpfbare, depressiv reagierende, asthenische Patienten, bei denen auf Grund dieser Verfassung phasisch depressive Verstimmungszustände („Tiefs") mit vegetativen Begleitsymptomen auftreten. Vegetative Herz- und Kreislaufstörungen (vasomotorische Kopfschmerzen, Tachykardie, Schwindel, Herzklopfen, Neigung zu Extrasystolen und stenokardische Beschwerden) sind besonders häufig (WEITBRECHT 1952).

Vegetative Herz- und Kreislaufstörungen bei *chronisch reaktiven Verstimmungen* („Entwurzelungsdepression", H. STRAUSS 1957): Es gibt im Anschluß an schwerste Erschütterung der Daseinssicherheit Umstrukturierungen der Persönlichkeit, welche durch Dauerreaktionen depressiver, phobischer Art charakterisiert sind und die in die Leibsphäre irradieren können (v. BAEYER 1958). Dieses Syndrom wurde besonders bei rassisch und politisch Verfolgten und Emigranten beobachtet. Die Folgeerscheinungen sind chronische Verstimmungen und Versagenszustände, oft stille vergrämte Resignationen mit häufigen vegetativen Begleitsymptomen. Im Vordergrund stehen kardiovasculäre Beschwerden und Symptome (H. STRAUSS 1957). Die vegetativen Störungen sind in Einzelfällen entschädigungspflichtig, obwohl eine seelische Genese angenommen wird (H. STRAUSS 1957; v. BAEYER 1958; VENZLAFF 1958).

7. Kreislaufregulationsstörungen bei Schädel-Hirntraumen und intrakraniellen raumbeengenden Prozessen.

a) Schädel-Hirntraumen.

Im akuten Stadium einer Commotio cerebri, sowie nach gedeckten oder offenen Hirnverletzungen sind Kreislaufregulationsstörungen häufiger als andere vegetative Symptome. Erhebliche differentialdiagnostische Schwierigkeiten bereitet die Abgrenzung eines prolongierten posttraumatischen Syndroms von vegetativen Herz- und Kreislaufstörungen anderer Genese (BODECHTEL 1958).

Einen Hinweis gibt die besondere Art der Beschwerden im Kopfbereich, die sich von den Klagen der Patienten mit vegetativen Herz- und Kreislaufstörungen unterscheidet (vgl. WANKE 1948; BAY 1941, 1953; WEDLER 1953).

WEDLER und BOCK (1952a, b) haben die vegetative Herz- und Kreislaufsymptomatik von 789 Hirnverletzten im chronischen Stadium (3—18 Monate nach der Verletzung) mit derjenigen bei 400 Rekonvaleszenten nach inneren und chirurgischen Erkrankungen sowie 400 Gesunden statistisch vergleichend untersucht. Es zeigt sich, daß Hirnverletzte doppelt so häufig über *Schwindel* klagen als Rekonvaleszenten. Ein etwa gleiches Verhältnis ergibt sich beim *Bückversuch*, wenn als positive Kriterien dieser Prüfung nicht nur das Schwindelgefühl, sondern auch eine deutliche Gesichtsrötung und eine Pulsfrequenzänderung über 16 Schläge/min gewertet werden. Die Neigung zu Hypotonie (Grenzwerte 95/50 mm Hg) ist bei Hirnverletzten und Rekonvaleszenten gleich häufig. Unmittelbar nach dem Übergang vom Liegen zum Stehen ändern sich bei Hirnverletzten systolischer oder diastolischer Druck bei nur geringen Mitteldruckschwankungen erheblich stärker. Wedler und Bock (1952a, b) kennzeichnen dieses Verhalten als Blutdrucklabilität und grenzen es von der hypotonen Regulationsstörung ab. Letztere findet sich bei Hirnverletzten öfter als bei den Vergleichsgruppen. Sie bestätigen damit die Befunde von Tönnis (1948a, b), Tönnis, Loew und Bormann (1949). Auch indirekte Druckmessungen der A. centralis retinae ergeben bei 30% der Hirnverletzten erniedrigte Werte (Frowein und Harrer 1949, 1950).

Diese vegetativen Herz- und Kreislaufstörungen (Neigung zu Hypotonie, Blutdrucklabilität, hypotone Regulation, Pulslabilität und Tachykardie) sowie Kopfschmerzen und Schwindelgefühl treten bei Jugendlichen (17—23jährigen) häufiger und intensiver auf als bei älteren Hirnverletzten (33—47jährigen). Die Ausprägung der vegetativen Symptomatik ist nach Wedler und Bock (1952a, b) weniger von Sitz und Schwere der Läsion als von einer bereits bestehenden Bereitschaft zu funktionellen Störungen abhängig. Bei Jugendlichen sind die Regulationen weniger gesichert und damit leichter störbar. Die Beschwerden normalisieren sich bei ihnen daher nur langsam (Loew 1949a; Tönnis, Loew und Bormann 1949).

Der Ort der Hirnverletzung hat nach statistischen Ermittlungen von Wedler und Bock (1952a, b) keinen Einfluß auf die genannten Regulationsstörungen. Auch bei 53 Patienten mit Stammhirnverletzungen finden sie die gleiche vegetative Symptomatologie wie bei den Kranken mit anderen Hirntraumen. Dagegen haben Frowein und Harrer (1950) hypotone Regulationsstörungen und größere Tagesschwankungen des Blutdrucks öfter bei Stirnhirnverletzungen als bei Schädigungen anderer Hirnteile beobachtet. Eine Neigung zur Blutdruckerhöhung besteht nach Schädel-Hirntraumen nicht (Bay 1941; Speckmann und Knauf 1943; Bodechtel und Sack 1947; Sack 1947; Wedler und Bock 1952a, b; Wedler 1953; Bay, in diesem Handbuch, Bd. V/3).

Mit Hilfe der vegetativen Symptome ist eine Abgrenzung des posttraumatischen Syndroms gegenüber vegetativen Herz- und Kreislaufstörungen nicht sicher möglich. Die gleichen Beschwerden und Regulationsstörungen bestehen bei Rekonvaleszenten und vegetativ labilen Personen. Letztlich sind damit für die Differentialdiagnose die Erfahrungen über die durchschnittliche Dauer posttraumatischer Beschwerden von entscheidender Bedeutung. Das postkommotionelle Syndrom verschwindet im allgemeinen während der ersten 6 Monate; bei schweren Kommotionen können Beschwerden bis zu 12 Monaten traumatisch bedingt sein. Dies gilt auch dann, wenn primär keine Bewußtlosigkeit eingetreten ist, aber ausgeprägte vegetative Initialreaktionen bestanden haben (Erbrechen, erhebliche Puls- und Blutdruckschwankungen (Tönnis 1935, 1942, 1948a, b; Witter 1952; Bay 1941, 1948 und in diesem Handbuch, Bd. V/3). Auch bei gedeckten Hirnschädigungen klingen die vegetativen Störungen meist innerhalb der folgenden 12 Monate ab. Frowein und Harrer (1950) finden nach 2—5 Jahren nur noch bei 7% schwer Hirnverletzter nachweisbare vegetative Störungen. Bei anhaltenden posttraumatischen Beschwerden wird nur durch eine eingehende klinische und neurologische Untersuchung der noch mögliche Zusammenhang mit dem Schädel-Hirntrauma geklärt werden können. Tönnis, Loew und Bormann (1949) haben über 235 Patienten mit Schädel-Hirntraumen berichtet, von denen 156 mit Testmethoden fortlaufend untersucht wurden. Von diesen hatten 72% in den ersten

Tagen erhebliche hypotone Regulationsstörungen. Bei 30 Patienten bestand primär keine Bewußtlosigkeit. Nach 5 Tagen hatten nur noch 44% eine nachweisbare Regulationsstörung, nach 3 Wochen und später noch 15%. Auf Grund dieser Befunde schließen TÖNNIS u. Mitarb.: „Nach unseren Beobachtungen müssen Kreislaufstörungen dann als verdächtig auf andere Ursachen angesehen werden, wenn sie keine Rückbildungstendenz erkennen lassen; denn wir haben gesehen, daß bei traumatischer Genese immer ein Rückgang, zumindest des Störungsausmaßes — in leichten Fällen nach Tagen, in schweren spätestens nach 2—3 Wochen — zu erwarten ist. Immer gleichbleibende, eingradige hypotone oder tachykarde Störungen legen bei entsprechender körperlicher Veranlagung die Annahme der konstitutionellen vegetativen Dystonie nahe."

Die Prognose vegetativer Herz- und Kreislaufstörungen bei Schädel-Hirntraumen ist demnach im allgemeinen günstig. Eine Ausnahme bilden ältere Personen mit Cerebralsklerose und involutiven hirnatrophischen Prozessen, die gesondert zu beurteilen sind.

b) Intrakranielle raumbeengende Prozesse.

Mit der von TÖNNIS (1948 a, b) modifizierten Kreislaufregulationsprüfung nach SCHELLONG fand sich unter 338 Patienten mit Hirntumoren *ohne* allgemeine Hirndrucksteigerung in mehr als einem Drittel der Fälle eine erhebliche Labilität des Blutdrucks und der Pulsfrequenz (LOEW 1949 b). Bei Tumoren *mit* gleichzeitigem Hirndruck ist die begleitende Kreislauflabilität eine Funktion der intrakraniellen Drucksteigerung: Regulationsstörungen werden um so häufiger gefunden, je höher der Hirndruck ist, unabhängig von Tumorart oder -sitz. Regulationsstörungen bei raumbeengenden Prozessen mit Hirndruck bieten kaum differentialdiagnostische Schwierigkeiten, da Kopfschmerzen, Erbrechen, Stauungspapille und neurologischer Befund zur Diagnose führen. Fehldiagnosen von Kreislaufregulationsstörungen sind dagegen bei Tumoren ohne Hirndrucksteigerung und deutliche neurologische Lokalsymptome möglich. Bei Großhirntumoren ohne allgemeinen Hirndruck hatten 27%, bei Hirnstammtumoren ohne Hirndruck 52—70% Kreislaufregulationsstörungen (LOEW 1949).

Beispiel einer Fehldiagnose ist folgende Beobachtung:

Der 29jährige Sch. wurde vom Vertrauensarzt wegen „neurozirkulatorischer Dystonie" zur Beobachtung in die Klinik eingewiesen. Sch. war über ein Jahr wegen „Herzbeschwerden", „Kreislaufschwäche", „vegetativer Dystonie" jeweils mehrere Wochen arbeitsunfähig, ferner unter der Diagnose „neurozirkulatorische Dystonie" 2 Monate in einem Kneippbad. Ein vertrauensärztliches Gutachten und eine Klinik stellten die Diagnose „funktionelle Kreislaufbeschwerden".

Der Patient klagte über Herzklopfen, Lufthunger, Kollapsneigung, Schwindel und Kopfschmerz. Die Untersuchung ergab eine hypotone Regulationsstörung und im EKG eine deutliche orthostatische Reaktion.

Geringe, aber deutliche Pyramidenzeichen rechts, ein Herdbefund im EEG und eine beginnende Stauungspapille führte zur Diagnose eines linksseitigen Hirntumors. Die Operation ergab ein eigroßes Astrocytom links präzentral im Marklager.

ASCHENBRENNER und BODECHTEL (1938) haben besonders darauf hingewiesen, daß bei Jugendlichen mit Hirntumoren häufig zentral ausgelöste Reizbildungs- und Reizleitungsstörungen auftreten (Übersicht bei SPANG 1957).

Literatur.

ABEL, H.: Die Beziehungen des Ventrikelgradienten zum Schlagvolumen. Z. Kreisl.-Forsch. 47, 638 (1958). — ADLER, A., u. E. PAPANEK: Erziehungsberatung und Child Guidance. In Handbuch der Neurosenlehre und Psychotherapie, Bd. IV, S. 569ff. Herausgeg. von V. E. FRANKL, V. E. v. GEBSATTEL u. J. H. SCHULTZ. München u. Berlin: Urban & Schwarzenberg 1959. — ADSON, A. W., and J. R. COFFEY: Cervical rib; method of anterior approach for relief of symptoms by division of scalenus anticus. Ann. Surg. 85, 839 (1927). — Åkesson, S.: Untersuchungen über das Verhalten der Herz-Stromkurve beim Übergang vom Liegen zum Stehen. Z. klin. Med. 131, 687 (1937). — Alam, G. M., and F. H. Smirk: Blood pressure raising reflexes in health, essential hypertension, and renal hypertension. Clin. Sci. 3, 259 (1938). — Albright, F.: Studies on ovarian dysfunction; menopause. Endocrinology 20, 24 (1936). — Alella, A.: Steuerung der Coronardurchblutung. In: Probleme der Coronardurchblutung. Bad Oeynhausener Gespräche II vom 18.—19. 10. 57. Zusammengestellt von W. Lochner u. E. Witzleb. S. 10ff. Berlin-Göttingen-Heidelberg: Springer 1958. — Alexander, F.: Fundamentals of psychoanalysis. New York: W. W. Norton Comp. 1948. — Psychosomatic medicine: Its principles and applications. With a chapter on the functions of the sexual apparatus and their disturbances, by Th. Benedek. New York: W. W. Norton 1950. Dtsch. Übersetzung von P. Kühne. Berlin: W. de Gruyter & Co. 1951. — Psychoanalysis and psychotherapy. New York: W. W. Norton Comp. 1957. — Alexander, F., and L. J. Saul: Respiration and personality. Psychosom. Med. 2, 110 (1940). — Alexander, R. S.: The participation of the venomotor system in pressure reflexes. Circulat. Res. 2, 405 (1954). — Allbut, Th. C.: A system of medicine. London: Macmillan & Co. 1896—1998. — Allen, E. V., and A. W. Adson: Physiological effect of extensive sympathectomy for essential hypertension: further observations. Ann. intern. Med. 11, 2151 (1938). — Allen, E. V., and H. R. Magee: Orthostatic hypotension with syncope. Med. Clin. N. Amer. 18, 585 (1934). — Alleröder, H., u. H. Landen: Das Verhalten der Komplementärluft, der Reserveluft und der Sauerstoffaufnahme im Arbeitsversuch. Z. ges. exp. Med. 108, 406 (1941). — Allport, G. W.: The ego in contemporary psychology. Psychol. Rev. 50, 451 (1943). — Altmann, R.: Über den Zusammenhang von Wirbelsäulenveränderungen und Herzerkrankungen. Ther. d. Gegenw. 92, 441 (1952). — Alvarez, W. C., and G. Roth: Orthostatic hypotension: Report of a case with some unusual features. Proc. Mayo Clin. 10, 483 (1935). — Alvarez, W. C., R. Wulzen and L. J. Mahoney: Blood pressure in fifteen thousand university freshmen. Arch intern. Med. 32 (II), 17 (1923). — Alzheimer, Chr., u. H. Hohmann: Zur Behandlung vegetativer Störungen. Ärztl. Praxis 8, 9 (1956). — Amelung, W.: Physikalische und balneologisch-klimatische Unterstützung der Psychotherapie. In Handbuch der Neurosenlehre und Psychotherapie, Bd. IV, S. 252ff., herausgeg. von V. E. Frankl, V. E. v. Gebsattel u. J. H. Schultz. München u. Berlin: Urban & Schwarzenberg 1959. — Ammon, W.: Erfahrungsbericht über 97 mit Peripherin-Homburg behandelte Fälle. Neue med. Welt 1, 1557 (1950). — Anderson, D. P., W. J. Allen, H. Barcroft, O. G. Edholm and G. W. Manning: Circulatory changes during fainting and coma caused by oxygen lack. J. Physiol. (Lond.) 104, 426 (1946). — Apperly, F. L., and M. K. Cary: The control of circulatory stasis by the electrical stimulation of large muscle groups. Amer. J. Med. Sci. 216. 403 (1948). — Argonz, J., and C. Abinzano: Premenstrual tension treated with vitamin A. J. clin. Endocr. 10, 579 (1950). — Armstrong, H. G.: Blood pressure and puls rate as an index of emotional instability. Amer. J. Med. Sci. 195, 211 (1938). — Armstrong, H. G., and J. A. Rafferty: Cold pressor test; follow-up study for seven years on 166 Army officers. Amer. Heart J. 39, 484 (1950). — Arndt, Th., H. Losse u. G. Hütwohl: Vegetative Tonuslage und Hirnstrombild. Medizinische 1956, 622. — Arnold, O. H.: Akute Infektionskrankheiten und Hochdruck. Stuttgart: Georg Thieme 1949. — Zur Genese der arteriellen Hypertonie. Dtsch. med. Wschr. 75, 281 (1950). — Die Behandlung der arteriellen Hypertonie. Dtsch. med. Wschr. 80, 1489 (1955). — Der heutige Aspekt des Hochdruckproblems. Z. Kreisl.-Forsch. 47, 642 (1958). — Aschenbrenner, R., u. G. Bodechtel: Über EKG-Veränderungen bei Hirntumorkranken. Klin. Wschr. 17, 298 (1938). — Aschoff, J.: Regelgrößen des Kreislaufs: In Regulationsstörungen des Kreislaufs. Nauheimer Fortbild.-Lehrg. 20, 2 (1955). — Askey, J. M.: Syndrome of painful disability of shoulder and hand complicating coronary occlusion. Amer. Heart J. 22, 1 (1941). — Asmussen E.: The distribution of the blood between the lower extremity and the rest of the body. Acta physiol. scand. 5, 31 (1943). — Asmussen, E., E. H. Christensen u. M. Nielsen: III. Über die Kreislaufinsuffizienz in stehender Stellung bei normalem arteriellen Druck und herabgesetztem Minutenvolumen. Skand. Arch. Physiol. 81, 214 (1939). — The regulation of circulation in different postures. Surgery 8, 604 (1940). — Asmussen, E., and M. Nielsen: The cardiac output in rest and work determined simultaneously by the acetylene and the dye injection methods. Acta physiol. scand. 27, 217 (1952). — Asmussen, E., M. Nielsen and G. Wieth-Pedersen: On the regulation of circulation during muscular work. Acta physiol. scand. 6, 353 (1943). — Athanasiou, D. J.: Die pharmakologische Beeinflussung des Valsalva-Versuches bei fortlaufender Blutdruckregistrierung. Z. klin. Med. 145, 340 (1949). — Atzler, E.: Arbeitsphysiologie. Ergebn. Physiol. 40, 325 (1938). — Atzler, E., u. R. Herbst: Die Schwankungen des Fußvolumens und deren Beeinflussung. Z. ges. exp. Med. 38, 137 (1923). — Ayman, D., and A. D. Goldshine: Cold as a standard stimulus to blood pressure: A study of normal and hypertensive subjects. New Engl. J. Med. 219, 650 (1938). — Breath-holding test; simple standard stimulus of pressure. Arch. intern. Med. 63, 899 (1939). — Aynesworth, K. H.: The cervicobrachial syndrome; discussion of etiology with report of 20 cases. Ann. Surg. 111, 724 (1940).

BAADER, E.: Handbuch der gesamten Arbeitsmedizin. 5 Bde. 1960. Im Druck. — BAB-
COCK, R. H.: The diagnosis of chronic cholecystitis complicating cardiac lesions. J. Amer. med.
Ass. **73**, 1929 (1919). — BABKIN, B. P., and W. C. KITE jr.: Central nervous control of rhythmic variations of blood pressure. Amer. J. Physiol. **161**, 92 (1950). — BACHMANN, D. M., and
W. B. YOUMANS: Effects of posture on renal excretion of sodium and chloride in orthostatic
hypotention. Circulation **7**, 413 (1953). — BACHMANN, K., u. C. G. BÄR: Kreislaufuntersuchungen mit einem neuen Analepticum 1-Phenyl-2-pyrrolidinopentan. Ärztl. Forsch. **11** (I),
365 (1957). — BÄR, C. G., K. HECKEL u. R. ZEILHOFER: Untersuchungen über die Hämodynamik im kleinen Kreislauf beim Valsalvaschen Versuch. Ärztl. Wschr. **11**, 591 (1956). — BÄRT-
SCHI-ROCHAIX, W.: Migraine cervicale. (Das encephale Syndrom nach Halswirbeltrauma.)
Bern: Hans Huber 1949. — BAEYER, W. v.: Die Freiheitsfrage in der forensischen Psychiatrie
unter besonderer Berücksichtigung der Entschädigungsneurosen. Nervenarzt **28**, 337 (1957).—
Erlebnisreaktive Störungen und ihre Bedeutung für die Begutachtung. Dtsch. med. Wschr. **83**,
2317 (1958). — Psychohygiene der Lebensalter. Wien. Z. Nervenheilk. **17**, 1 (1959). — BAILEY,
P., G. v. BONIN and W. S. McCULLOCH: The isocortex of the chimpanzee. Chicago: University
Illinois Press 1950. — BAKER, C.: The cough syndrome. Guy's Hosp. Rep. **98**, 132 (1949). —
BAKER, D. N.: Cardiac symptoms in the neurosis. London: H. K. LEWIS 1942. — BALINT, M.:
Der Arzt, sein Patient und die Krankheit. Stuttgart: Ernst Klett 1957. — BALZER, E., u.
H. VOGT: Über essentielle Hypertension bei Jugendlichen. Z. klin. Med. **141**, 671 (1942). —
BANNISTER, R. G., u. D. J. C. CUNNINGHAM: The effects on the respiration and performance
during exercise of adding oxygen to the inspired air. J. Physiol. (Lond.) **125**, 118 (1954). —
BANSI, H. W.: Die Hyperthyreosen. In: Neue Deutsche Klinik, Erg.-Bd. III, S. 191. 1935. —
Situations-Hyperthyreose. Dtsch. med. Wschr. **67**, 10 (1941). — Krankheiten der Schilddrüse.
In Handbuch der inneren Medizin, Bd. VII/1: Innersekretorische und Stoffwechsel-Krank-
heiten, S. 457ff. Herausgeg. von G. v. BERGMANN, W. FREY u. H. SCHWIEGK. Berlin-Göttin-
gen-Heidelberg: Springer 1955. — BARCROFT, H., and O. G. EDHOLM: On vasodilatation in
human sceletal muscle during post-haemorrhagic fainting. J. Physiol. (Lond.) **104**, 161
(1945). — BARCROFT, H., O. G. EDHOLM, J. M. McMICHAEL and E. P. SHARPEY-SCHAFER:
Posthaemorrhagic fainting; study by cardiac output and forearm flow. Lancet **1944 I**, 489. —
BARCROFT, H., and H. J. C. SWAN: Sympathetic control of human blood vessels. London:
Edward Arnold & Comp. 1953. — BARCROFT, J. and H. FLOREY: Effects of exercise on the
vascular conditions in the spleen and colon. J. Physiol. (Lond.) **68**, 181 (1929). — BARGMANN,
W.: Das Zwischenhirn-Hypophysensystem. Berlin-Göttingen-Heidelberg: Springer 1954. —
BARKER, N. W.: Postural hypotension, report of a case and review of the literature. Med. Clin.
N. Amer. **16**, 1301 (1933). — BARKER, N. W., and J. H. COLEMAN: Postural hypotension
associated with arteriosclerosis. Med. Clin. N. Amer. **15**, 241 (1931). — BARRON, D. H.:
Physiology of the organs of circulation of the blood and lymph. Chapt. 36: Vasomotor regulation. In: J. F. FULTON, Textbook of physiology. 16th edit. p. 733ff. Philadelphia and London:
W. B. Saunders Company 1949. — BARTELS, E. C.: Basal metabolism testing under pentothal anesthesia. J. clin. Endocr. **9**, 1190 (1949). — BATTRO, A., y J. L. COBO: Modificaciones
electrocardiograficas observadas en la estania neurocirculatoria. Rev. argent. Cardiol. **111**,
215 (1936). — BAUER, J.: Die Blutdruckwirkung des Adrenalins. Dtsch. med. Wschr. **45**,
1217 (1919). — Konstitutionelle Disposition zu inneren Krankheiten. Berlin: Springer 1924. —
BAUEREISEN, E., u. H. REICHEL: Über die inotrope Wirkung der Herznerven. Klin. Wschr.
24/25, 785 (1946/47). — BAY, E.: Die Praxis der Erkennung und Beurteilung von Hirnverletzungen. Berlin: Springer 1941. — Die Untersuchung und Begutachtung von Kopfverletzten.
Nervenarzt **19**, 393 (1948). — Die traumatischen Hirnschädigungen. In Handbuch der inneren
Medizin. Bd. V/3: Neurologie, S. 373ff. Herausge. von G. v. BERGMANN, W. FREY und
H. SCHWIEGK. Berlin-Göttingen-Heidelberg: Springer 1953. — BAYER, O.: Über die reflektorische Beeinflussung des Herzens in ihrer Abhängigkeit von der Reaktionslage des vegetativen Nervensystems. Klin. Wschr. **27**, 459 (1949). — Die Bedeutung der morphologischen
Struktur für die Kreislaufdynamik. Hämodynamische, elektrokardiographische, kymographische, Gasstoffwechsel-, Venendruck- und Muskelinnendruckuntersuchungen unter verschiedenen Belastungsbedingungen bei den morphologischen Konstitutionstypen. Ein Beitrag
zur Beurteilung der Leistungsfähigkeit der Konstitutionstypen. 1. und 2. Teil. Arch. Kreisl.-
Forsch. **15**, 284 (1949); **16**, 82 (1950). — BAYER, O., u. H. GANTER: Zur Behandlung orthostatischer Kreislaufveränderungen. Medizinische **1952**, 1332. — BAYER, O., u. E. L. SCHÄFER:
Beitrag zur Frage der sogenannten „dissoziierten Hyperthyreosen". Dtsch. med. Wschr. **74**,
299 (1949). — BEARN, A. G., B. H. BILLING, O. G. EDHOLM and S. SHERLOCK: Hepatic blood
flow and carbohydrate changes in man during fainting. J. Physiol. (Lond.) **115**, 442 (1951). —
BECKER, W. F.: Neue Wege zur gezielten Behandlung psychisch-vegetativer „Verstimmungen." Ärztl. Forsch. **8** (I), 528 (1954). — BECKMANN, P.: Der Arzt und das Problem der Zivili-
sationsschäden. Ärztl. Mitt. (Köln) **43**, 820 (1958) a). — Kaltwasseranwendungen bei Kreislauf-
geschädigten. Sportmedizin **9**, 262 (1958 b). — Arbeitsbereiche der Medizin. Rehabilitation.
Ersatzkasse **39**, 205 (1959 a). — Fürsorge — Vorsorge — Rehabilitation. Ärztebl. Württemberg

14, 261 (1959b). — Gesundheitsvorsorge und medizinische Rehabilitation. Ärztl. Praxis 11, 165 (1959c). — Beiglböck, W., u. H. Junk: Der Muskeltonus und seine Beziehungen zum peripheren Kreislauf. (Ergebnisse von Messungen des Muskelinnendrucks nach Henderson.) Z. klin. Med. 131, 241 (1937). — Beiglböck, W., u. K. Steinlechner: Die Bedeutung des Muskeltonus für die Klinik. Verh. dtsch. Ges. Kreisl.-Forsch. 11, 301 (1938). — Bein, H. J.: The pharmacology of Rauwolfia. Pharmacol. Rev. 8, 435 (1956). — Bein, H. J., u. R. Meier: Zur Frage der Schockbekämpfung mit Pendiomid. Anaesthesist 3, 25 (1954). — Benestad, A. M., and J. Bøe: Idiopathic orthostatic hypotension. Clinical and laboratory studies with report of a case. Acta med. scand. 150, 1 (1954). — Bennholdt-Thomsen, C.: Die Entwicklungsbeschleunigung der Jugend. (Grundtatsachen, Theorien, Folgerungen des Accelerationsproblems.) Ergebn. inn. Med. Kinderheilk. 62, 1153 (1942). — Entwicklungswandlung. Studium gen. 4, 288 (1951). — Über das Accelerationsproblem. Z. menschl. Vererb. u. Konstit.-Lehre 30, 619 (1952). — Das Kind in der Zivilisation. Münch. med. Wschr. 99, 505 (1957). — Das Großstadtkind und seine Umwelt (unter Berücksichtigung der Acceleration und Retardierung). Ärztl. Mitt. (Köln) 44, 164 (1959). — Bente, D., u. T. Itil: Zur Wirkung des Phenothiazinkörpers Megaphen auf das menschliche Hirnstrombild. Arzneimittel-Forsch. 4, 418 (1954). — Bente, D., M. Kretschmer u. C. Schick: Die Krankheitsbilder bei cervikaler Osteochondrose und das Reizsyndrom des oberen Körperviertels. Arch. Psychiat. Nervenkr. 190, 342 (1953). — Benzinger, T. H., H. Döring u. W. Hornberger: Wissenschaftliche Grundlagen der Prüfung auf Höhenfestigkeit mittels Atmung definierter Gasgemische. Luftfahrtmed. 6, 234 (1942). — Berg, W., L. Delius, E. Raether u. W. Simon: Beiträge zur Behandlung des Kollapses und hypotoner Regulationsstörungen. Ther. d. Gegenw. 90, 48 (1951). — Bergen, F. H. van, D. S. Weatherhead, D. E. Trelvar, A. B. Dobkin and J. J. Buckley: Comparison of indirekt and direct methods of measuring arteriel blood flow pressure. Circulation 10, 481 (1954). — Berger, F. M.: The pharmacological properties of 2-Methyl-2-n-propyl-1,3-propandiol-dicarbamate (Miltown), a new interneuronal blocking agent. J. Pharmacol. exp. Ther. 112, 413 (1954). — Bergmann, G. v.: Blutdruckkrankheit. In: Neue Deutsche Klinik, Bd. 2, S. 103. 1928. — Klinische funktionelle Pathologie des vegetativen Nervensystems. In Handbuch der normalen und pathologischen Physiologie mit Berücksichtigung der experimentellen Pharmakologie. Bd. XVI/1: Correlationen II, S. 1019. Herausgeg. von A. Bethe, G. v. Bergmann, G. Embden u. A. Ellinger. Berlin: Springer 1930. — Das „epiphrenale Syndrom", seine Beziehung zur Angina pectoris und zum Kardiospasmus. Dtsch. med. Wschr. 58, 605 (1932). — Funktionelle Pathologie. Eine klinische Sammlung von Ergebnissen und Anschauungen einer Arbeitsrichtung, 2. Aufl. Berlin: Springer 1936. — Berkeley, A. W.: Level of aspiration in relation to adrenal cortical activity and the concept of stress. J. comp. physiol. Psychol. 45, 443 (1952). — Bertler, Å., A. Carlsson, M. Lindquist and T. Magnusson: On the catecholamine levels in blood plasma after stimulation of the sympatho-adrenal system. Experientia (Basel) 14, 184 (1958). — Bertolini, W., u. A. Jarisch: Reflexabschwächung und Nasenjucken nach Apomorphin. Naunyn-Schmiedeberg's Arch. exp. Path. Pharmak. 203, 93 (1944). — Beyer, E.: Kreislaufregulation vegetativ-labiler Kinder. Ärztl. Praxis 7, 23 (1955). — Bickel, G.: Des associations médicomenteuses en thérapeutique neurovégétative. Schweiz. med. Wschr. 64, 186 (1934). — Bickel, G., et M. Demole: L'hypotension artérielle orthostatique. Rev. méd. Suisse rom. 56, 1 (1936). — Bickenbach, W., u. G. K. Döring: Die neurohormonale Regulation der weiblichen Genitalfunktion. Dtsch. med. Wschr. 76, 504 (1951). — Bilecki, G.: Hoher Blutdruck. Jena: VEB Verlag Gustav Fischer 1955. — Die Bedeutung der biogenen Amine Adrenain und Noradrenalin bei der Hypertonie. 4. Symposion der Dtsch. Ges. Endokrinol. Berlin-Göttingen-Heidelberg: Springer 1957. — Binger, C. A. L., N. W. Ackermann, A. E. Cohn, H. A. Schroeder and J. H. Steele: Personality in arterial hypertension. Publication with the sponsorship of the American Society for research in psychosomatic problems. (Psychosomatic medicine monographs, 8.) New York: R. Brunner 1945. — Birkmayer, W., u. W. Winkler: Klinik und Therapie der vegetativen Funktionsstörungen. Wien: Springer 1951. — Birkner, R., u. J. Trautmann: Über die Abhängigkeit psychischer, Schlaf- und genitaler Funktionen von den vegetativen Steuerungszentren im Hypothalamus und die Beeinflußbarkeit dieser Funktionen durch Röntgenbestrahlungen des Zwischenhirngebietes mit kleinen Dosen. Strahlentherapie 91, 321 (1953). — Björck, G., u. R. Pannier: Hundra positiva hypoxämieprov. Nord. Med. 33, 315 (1947). — Björk, V. O., and G. Malmström: Simultaneous left and rigth atrial pressure curves during Valsalva experiment. Amer. Heart J. 50, 742 (1955). — Björk, V. O., G. Malmström and L. G. Uggla: Left atrial and pulmonary "capillary" pressure curves during Valsalva's experiment. Amer. Heart J. 47, 635 (1954). — Bjure, A., and H. Laurell: Abnormal static circulatory phenomena and their symptoms, arterial orthostatic anuria as neglected clinical picture. Upsala läk.-Fören. Förh. 33, 1 (1927). — Bleuler, M.: Die Depression in der ärztlichen Allgemeinpraxis, 2. Aufl. Basel: Benno Schwabe & Co. 1928. — Endokrinologische Psychiatrie. Stuttgart: Georg Thieme 1954. — Blumencron, W.:

Die Bedeutung der Herdinfektion für die Pathologie. Wien. med. Wschr. 101, 602 (1951). — BOAS, E. P.: Neurogenic disorders of the heart. Amer. J. med. Sci. 176, 789 (1928). — BOAS, E. P., and H. LEVY: Extracardiac determinants of site and radiation of pain in angina pectoris with special reference to shoulder pain. Amer. Heart J. 14, 540 (1937). — BOCK, A. V., D. B. DILL and H. T. EDWARDS: On relation of changes in velocity and volume flow of blood to change of posture. J. clin. Invest. 8, 533 (1930). — BOCK, H. E.: Das Minutenvolumen des Herzens im Liegen und Stehen. Z. ges. exp. Med. 92, 782 (1934). — Krankheitsverhütung, Rehabilitation. In F. HARTMANN, J. LINZBACH, R. NISSEN u. H. SCHAEFER, Medizin I. Fischer-Lexikon, Bd. 16, S. 214 ff. Frankfurt a. Main: Fischer 1959. — BOCK, K. D., R. DORMANN u. W. TRAUTWEIN: Versuche am Herzlungenpräparat über den Einfluß hämodynamischer Änderungen auf das EKG· Cardiologia (Basel) 25, 363 (1954). — BODECHTEL, G.: Zur Klinik der zerebralen Kreislaufstörungen (mit besonderer Berücksichtigung ihrer kardialen Genese). Verh. dtsch. Ges. Kreisl.-Forsch. 19, 109 (1953). — Differentialdiagnose neurologischer Krankheitsbilder. Stuttgart: Georg Thieme 1958. — BODECHTEL, G., u. H. SACK: Diencephalose und Hirntrauma. Med. Klin. 42, 133 (1947). — BÖCKH, E. M.: Ein Beitrag zur Frage der Tagesschwankungen im Ekg der Standard-Extremitäten-Ableitungen. Z. Kreisl.-Forsch. 42, 420 (1953). — BOEDER, K. J.: Beitrag zum Problem der Diagnostik und Therapie der orthostatischen Regulationsstörung. Medizinische 1958, 1207. — BOEGER, A.: Über die Einwirkung der Preßatmung auf den Kreislauf. Naunyn-Schmiedeberg's Arch. exp. Path. Pharmak. 166, 101 (1932). — BOEGER, A., B. DEPPE u. K. WEZLER: Die Dynamik des menschlichen Kreislaufes unter der Wirkung von Kreislaufmitteln. Naunyn-Schmiedeberg's Arch. exp. Path. Pharmak. 189, 480 (1938). — BÖHME, W.: Über den aktiven Anteil des Herzens an der Förderung des Venenblutes. Ergebn. Physiol. 38, 251 (1936a). — Weitere Untersuchungen über die Wirkung der Ventrikelsystole auf die Förderung des Venenblutes. Klin. Wschr. 15, 1631 (1936b). — BOENHEIM, F.: Über chronische benigne Hypofunktion der Nebennieren. Ein Beitrag zur Kenntnis der vegetativ-endokrinen Heredodegeneration. Klin. Wschr. 4, 1159 (1925). — BOGDONOFF, M. D., J. J. COOMBS jr., G. D. N. BRYANT and J. V. WARREN: Cardiovascular responses in experimentally induced alterations of affect. Circulation 20, 353 (1959). — BOHN, H.: Die Bedeutung des Fokalinfektes für Störungen der peripheren Kreislaufregulation. Zbl. inn. Med. 60, 251 (1939). — Über Herzstörungen als Folge von Gallenwegserkrankungen. Zbl. inn. Med. 62, 257 (1941). — BOHNENKAMP, H.: Über die Wirkungsweise der Herznerven. Pflügers Arch. ges. Physiol. 196, 275 (1922). — Über Blutdruckerhöhung und ihre Behandlung. Dtsch. med. Wschr. 63, 85 (1937). — Diskussionsbemerkung. Verh. dtsch. Ges. Kreisl.-Forsch. 11, 115 (1938). — BOHR, D. F.: Conference on electrolyte and adrenal factors in human and experimental renal hypertension. Circulation 17, 771 (1958). — BOHR, D. F., D. C. BRODDIE and D. H. CHEU: Effect of electrolytes on arterial muscle contraction. Circulation 17, 746 (1958). — BOITELLE, G.: Glandes surrénales et psychisme. Cah. Psychiat. 3, 101 (1949). — BOLT, W., D. MICHEL, W. SCHULTE, H. VALENTIN u. H. VENRATH: Angiographische Untersuchungen während der Bürgerschen Preßdruckprobe. Z. Kreisl.-Forsch. 45, 402 (1956). — BOLT, W., D. MICHEL, H. VALENTIN u. H. VENRATH: Über die Druckverhältnisse im kleinen Kreislauf, rechten Herzen und in dem Herzen vorgelagerten Venen unter den Bedingungen der Bürgerschen Preßdruckprobe. Z. Kreisl.-Forsch. 44, 261 (1955). — BOLT, W., u. L. WULLEN: Zur Therapie infektiöser Kollapszustände. Münch. med. Wschr. 93, 1313 (1951). — BONVALLET, M., P. DELL et G. HIEBEL: Tonus sympatique et activité électrique corticale. Electroenceph. clin. Neurophysiol. 6, 119 (1954). — BORGOLTE, W.: Sozialhygienische Probleme der Herz- und Kreislauferkrankungen. Öff. Gesundh.-Dienst 17, 1 (1955/56). — BORRUS, J. C.: Study of the effect of Miltown on psychiatric states. J. Amer. med. Ass. 157, 1596 (1955). — BORTIN, M. M., and ST. B. YOHALEM: Thyreotoxicosis factitia masked as heart disease. Amer. Heart J. 39, 894 (1950). — BOSS, M.: Die Blutdruckkrankheit als menschliches Problem. Psyche (Stuttgart) 2, 499 (1948/49). — Einführung in die psychosomatische Medizin. Sammlung innere Medizin und ihrer Grenzgebiete. Herausgeg. von P. H. ROSSIER u. O. SPÜHLER. Berlin u. Stuttgart: Hans Huber 1954. — BOSSE, V.: Die Wirkung des Carbaminoylchlorid „Doryl" Merck auf Kreislauf und Magendarmsystem. Klin. Wschr. 15, 1445 (1936). — BOVET, TH.: Eheberatung. In Handbuch der Neurosenlehre und Psychotherapie, Bd IV. S. 558 ff. Herausgeg. von V. E. FRANKL, V. E. v. GEBSATTEL u. J. H. SCHULTZ. München u. Berlin: Urban & Schwarzenberg 1959. — BRADBURY, S., and C. EGGLESTON: Postural hypotension. Amer. Heart J. 1, 73 (1925). — BRADLEY, S. E., F. J. INGELFINGER, G. P. BRADLEY and J. J. CURRY: The estimation of hepatic blood flow in man. J. clin. Invest. 24, 890 (1945). — BRÄUTIGAM, W.: Analyse der hypochondrischen Selbstbeobachtung. Beitrag zur Psychopathologie und zur Pathologie von jugendlichen Herzhypochondern. Nervenarzt 27, 409 (1956). — BRAUN, E., u. F. SCHELLONG: Über die konstitutionellen Grundlagen der essentiellen Hypertonie. Dtsch. med. Wschr. 62, 371 (1936). — BRAUN, L.: Herz und Psyche. Wien: Franz Deuticke 1920. — BRECHER, G. A.: Venous return. New York: Grune & Stratton 1956. — BREHM, H.: Der orthostatische Symptomenkomplex und seine Therapie. Z. Kreisl.-Forsch. **44**, 471 (1955). — Brehm, H., u. K. Wezler: Untersuchungen zur Frage der Kreislaufregulation des Menschen beim Wechsel der Körperlage. Z. ges. exp. Med. **120**, 481 (1953). — Brigden, W., S. Howarth and E. P. Sharpey-Schafer: Postural changes in peripheral blood-flow of normal subjects with observations on vasovagal fainting reactions as result of tilting, lordotic posture, pregnancy and spinal anaesthesia. Clin. Sci. **9**, 79 (1950). — Briggs, J. F., and H. Oerting: Vasomotor response of normal and hypertensive individuals to standard stimulus (cold). Minn. Med. **16**, 481 (1933). — The prognostic value of the cold test in pregnancy. Minn. Med. **20**, 382 (1937). — Broadbent, W. H., and J. F. H. Broadbent: Heart disease: with special reference to prognosis and treatment. Chapt. XXI: Functional affections (so-called) of the heart, p. 315ff. London: Baillière, Tindall & Cox 1897. — Brodie, B. B., and P. A. Shore: A concept for a role of serotonin and norepinephrine as chemical mediators in the brain. Ann. N.Y. Acad. Sci. **66**, 609 (1957). — Brodie, B. B., S. Spector and P. A. Shore: Interaction of drugs with norepinephrine in the brain. Pharmacol. Rev. **11**, 548 (1959). — Broglie, M., u. G. Jörgensen: Über die Anwendung von Phenothiazinkörpern in der inneren Medizin. Dtsch. med. Wschr. **79**, 1564 (1954). — Brooks H.: Neurocirculatory asthenia. Med. Dep. U.S. Army Gov. Print. Office (Wash.) **10**, 559 (1929). — Brose, W., H. Schaefer, W. Brendl u. H. Gladewitz: Über die Wirkung von Adrenalin und Noradrenalin auf die Coronardurchblutung. Z. Biol. **106**, 81 (1953). — Broser, F.: Die cerebralen vegetativen Anfälle. Berlin-Göttingen-Heidelberg: Springer 1958. — Broser, F., u. R. Stühler: Zur Kasuistik der neurogenen Form Adams-Stokesscher Anfälle. (Ein Morgagni-Adams-Stokesscher Anfall im EEG und EKG.) Nervenarzt **26**, 117 (1955). — Browne, H. C., and B. T. Horton: Postural hypotension, hourly and daily pressure variations. Minn. Med. **22**, 302 (1939). — Bruce, R. A., T. W. Lovejoy jr., R. Pearson, P. N. G. Yu, G. B. Brothers and F. Velasques: Normal respiratory and circulatory pathways of adaptation in exercise. J. clin. Invest. **28**, 1423 (1943). — Brugsch, Th.: Die Morphologie der Person. In: Die Biologie der Person. Ein Handbuch der allgemeinen und speziellen Konstitutionslehre. Herausgeg. von Th. Brugsch u. F. H. Lewy unter Mitarbeit zahlreicher Fachmänner. Bd. II: Allgemeine somatische und psychophysische Konstitution. Berlin-Wien: Urban & Schwarzenberg 1931. — Brummer, P.: Reponse of neurocirculatory dystonia patients to cold pressor test. Ann. Med. intern. Fenn. **36**, 405 (1947). — Brun, C., E. O. E. Knudsen and F. Raaschou: The influence of posture on the kidney function. I. The fowl of diuresis in the erect posture. Acta med. scand. **122**, 315 (1945a). — The influence of posture on the kidney function. II. Glomerular dynamics in the passive erect posture. Acta med. scand. **122**, 332 (1945b). — Bucht, H. J., J. Ek, H. Elias, J. Hohngreen, B. Josephson and L. Werkö: The effect of exercise in the recumbent position on the renal circulation and sodium excretion of normal individuals. Acta physiol. scand. **28**, 95 (1953). — Budelmann, G.: Untersuchungen über den Venendruck, die Vitalkapazität der Lunge und das Herzminutenvolumen bei Gesunden und Herzkranken in Ruhe und bei Kreislaufbelastung. Z. klin. Med. **127**, 16 (1934). — Zur Diagnose der latenten Herzinsuffizienz. Verh. dtsch. Ges. Kreisl.-Forsch. **9**, 256 (1936). — Zur Frage des orthostatischen Kollapses. Verh. dtsch. Ges. Kreisl.-Forsch. **11**, 291 (1938). — Der Muskeltonus und seine Beziehungen zum peripheren Kreislauf. Arch. Kreisl.-Forsch. **9**, 188 (1941a). — Zur Frage der Wechselbeziehung zwischen Muskeltonus und peripherem Kreislauf. Verh. dtsch. Ges. Kreisl.-Forsch. **14**, 113 (1941b). — Büchner, Fr.: Entwicklungslinien und Grenzen der Cellularpathologie. Klin. Wschr. **33**, 289 (1955). — Bühlmann, A., T. Schaub u. P. Luchsinger: Die Hämodynamik des Lungenkreislaufes während Ruhe und körperlicher Arbeit beim Gesunden und bei den verschiedenen Formen der pulmonalen Hypertonie. Schweiz. med. Wschr. **85**, 253 (1955). — Bürger, M.: Über die Bedeutung des intrapulmonalen Drucks für den Kreislauf und den Mechanismus des Kollapses bei akuten Anstrengungen. Klin. Wschr. **5**, 777, 825 (1926a). — Die Herzstromkurve unter der Einwirkung intrapulmonaler Drucksteigerung. Das Elektrokardiogramm beim Valsalvaschen Versuch. Z. ges. exp. Med. **52**, 321 (1926b). — Röntgenologische Herzfunktionsprüfung. Fortschr. Röntgenstr. **60**, 78 (1939). — Altern und Krankheit. Leipzig: VEB Georg Thieme 1957. — Geschlecht und Krankheit. München: J. F. Lehmann 1958. — Bürger, M., u. D. Michel: Funktionelle Engpässe des Kreislaufs. München: J. F. Lehmann 1957. — Bugár-Meszaros, A., u. G. Okos: Über das Verhalten der Oszillationen während des Verlaufes des „cold pressor test". Z. ges. inn. Med. **11**, 602 (1956). — Bunnell, I. L., D. G. Greene and W. W. Kunz: Influence of tetraethylammonium chloride on the circulatory responses to the Valsalva maneuver. J. appl. Physiol. **4**, 345 (1951). — Burroughs, R. W., and R. A. Bruce: Significance of abnormal phase II response to Valsalva maneuver in cardiac patients. — Circulation **14**, 72 (1956). — Burton, A. C.: Laws of physics and flow in blood vessels. In: Visceral circulation. A Ciba Foundation Symposion. London: J. & A. Churchill 1952. — Buytendijk, F. J. J.: Über den Schmerz. Bern: Hans Huber 1948. — Allgemeine Theorie der menschlichen Haltung und Bewegung. Berlin-Göttingen-Heidelberg: Springer 1956. — Das Menschliche. Wege zu seinem Verständnis. Stuttgart: K. F. Koehler 1958. — Bykow, K. M.: Großhirnrinde und innere Organe. Herausgeg. von M. Zetkin. Berlin: VEB Volk u. Gesundheit 1953.

CAMPBELL, J. D.: Mild manic-depressive psychosis, depressive type: psychiatric and clinical significance. J. nerv. ment. Dis. 112, 206 (1950). — CANDEL, S., and D. E. EHRLICH: Venous blood flow during the Valsalva experiment including some clinical applications. Amer. J. Med. 15, 307 (1953). — CAPACCIO, G. D., and C. DONALD: Orthostatic hypotension, report of a case treated with neosynephrine hydrochloride. J. Amer. med. Ass. 110, 1180 (1938). — CAPEK-SCHACHNER, E., u. W. SWOBODA: Zur Diagnostik und Behandlung orthostatischer Kreislaufregulationsstörungen im Kindesalter. Wien. klin. Wschr. 67, 678 (1955). — CARRASCO, H. O. DE: Über den Verlauf der Sauerstoffaufnahme unter Arbeit und bei kreislaufmäßigen und anderen Faktoren, welche die Grenze der maximalen Sauerstoffaufnahme bedingen. Klin. Wschr. 1936, 114. — CASPERS, H.: Über die Auslösung corticaler Krampfpotentiale und ihre Beziehungen zu vegetativen Tonusschwankungen im Schlaf. Z. ges. exp. Med. 125, 596 (1955). — CATELL, R. B., and M. L. WELCH: Carotid sinus syndrome; its surgical treatment. Surgery 22, 59 (1947). — CATSCH, A., u. H. OSTROWSKY: Korrelationspathologische Untersuchungen; Konstitution und vegetative Labilität. Z. menschl. Vererb.-u. Konstit.-Lehre 26, 189 (1942). — CELANDER, O.: Range of control exercised by "sympathicoadrenal system", quantitative study on blood vessels and other smooth muscle effectors in cat. Acta physiol. scand. 32, Suppl. 116, 1 (1954). — CHAPMAN, C. B., and R. S. FRASER: Studies on the effect of exercise on cardiovascular function. I. Cardiac output and mean circulation time. Circulation 9, 57 (1954). — III. Cardiovascular response to exercise in patients with healed myocardial infarction. Circulation 9, 347 (1954). — CHAPMAN, W. P., M. E. COHEN and S. COBB: Measurements related to pain in neurocirculatory asthenia, anxiety neurosis or effort syndrome: Levels of heat stimulus perceived as painful and producing wince and withdrawal reactions. J. clin. Invest. 25, 890 (1946). — CHAPMAN, W. P., R. B. LIVINGSTON, K. E. LIVINGSTON and W. H. SWEET: Possible cortical areas involved in arterial hypertension. Proc. Ass. Res. nerv. ment. Dis. 24, 775 (1950). — CHAPMAN, W. P., K. E. LIVINGSTON and J. L. POPPEN: Effect upon blood pressure of electrical stimulation of tips of temporal lobes in man. J. Neurophysiol. 13, 65 (1950). — CHARLIER, R.: Le role des regions sinusales et cardio-aortique dans la regulation reflexe du débit cardiaque. Acta cardiol. (Brux.) 3, 1 (1948). — CHARLIER, R., et E. PHILIPPOT: Débit cardiaque et pression intraauriculaire pendant l'occlusion des carotides. C. R. Soc. Biol. (Paris) 141, 201 (1947). — CHATAGNON, P. A., et C. CHATAGNON: Les allongés. Considérations médicosocials sur les insuffisances surrénales inapparentes. Bull. Acad. Méd. (Paris) 102, 409 (1938). — CHATAGNON, P. A., et P. SCHERRER: A propos des accidents psychiques des thyreotoxicoses. Ann. méd.-psychol. 100 (II), 372 (1942). — CHEW, E. M., E. V. ALLEN and M. W. BARKER: Orthostatic hypotension. Report of six cases and review of the literature. Northw. Med. (Seattle) 35, 297 (1936). Siehe auch Proc. Mayo Clin. 11, 535 (1936). — CHRISTENSEN, E. H.: Die Pulsfrequenz während und unmittelbar nach schwerer körperlicher Arbeit. Arbeitsphysiologie 4, 453 (1931). — CHRISTIAN, P.: Die funktionelle Bedeutung der Hirnrinde für die Kreislaufregulation. Arch. Kreisl.-Forsch. 21, 174 (1954). — Die Atembewegungen als Verhaltensweise. Nervenarzt 28, 243 (1957). — Herz und Kreislauf. In Handbuch der Neurosenlehre und Psychotherapie, Bd. I, S. 495ff. Herausgeg. von V. E. FRANKL, V. E. v. GEBSATTEL u. J. H. SCHULTZ. München u. Berlin: Urban & Schwarzenberg 1959. — Atmung. In Handbuch der Neurosenlehre und Psychotherapie, Bd. II, S. 517ff. Herausgeg. von V. E. FRANKL, V. E. v. GEBSATTEL u. J. H. SCHULTZ. München u. Berlin: Urban & Schwarzenberg 1959. — Die Beurteilung der M.d.E. bei „vegetativer Dystonie". Med. Sachverständige 55, 210 (1959). — CHRISTIAN, P., u. K. FINK: Zur Pathogenese funktioneller Herz- und Kreislaufstörungen. Eine sozialanthropologische Studie an 250 Frauen. Dtsch. med. Wschr. 82, 17 (1957). — CHRISTIAN, P., B. HASE u. W. KROMER: Statistische Untersuchungen über die sog. „Nervösen Herz- und Kreislaufstörungen". Arch. Kreisl.-Forsch. 20, 287 (1954). — CHRISTIAN, P., P. MOHR, M. SCHRENK u. W. ULMER: Zur Phänomenologie der abnormen Atmung beim „Nervösen Atmungssyndrom". Nervenarzt 26, 191 (1955). — CHRISTIAN, P., P. MOHR u. W. ULMER: Das nervöse Atmungssyndrom bei Vegetativ-Labilen. (Formen, Pathophysiologie und Pathogenese.) Dtsch. Arch. klin. Med. 201, 702 (1955). — CHRISTIE, R. V.: Some types of respiration in the neuroses. Quart. J. Med., N. s. 4, 427 (1935). — CLARK, J. K., H. G. BARKER, A. P. CROSLEY jr. and A. J. CUMMINS: Oxygen uptake and blood flow in the human kidney. Proc. 42th Ann. Meet. Amer. Soc. Clin. Invest. J. clin. Invest. 29, 804 (1950). — CLAUSER, G.: Vegetative Störungen und klinische Psychotherapie. In L. HEILMEYER, Lehrbuch der inneren Medizin. S. 1144ff. Berlin-Göttingen-Heidelberg: Springer 1955. — COHEN, M. E.: Symposium on recent advances in medicine; neurocirculatory asthenia. (Anxiety neurosis, neurasthenie, effort syndrome, cardiac neurosis). Med. Clin. N. Amer. 33, 1343 (1949). — COHEN, M. E., F. C. CONSOLAZIO and R. E. JOHNSON: Blood lactate response during moderate exercise in neurocirculatory asthenia, anxiety neurosis and effort syndrome. J. clin. Invest. 26, 339 (1947). — COHEN, M. E., R. E. JOHNSON, S. COBB, W. P. CHAPMAN and P. D. WHITE: Studies of work and discomfort in patients with neurocirculatory asthenia. J. clin. Invest. 23, 934 (1944). — COHEN, M. E., R. E. JOHNSON, F. C. CONSOLAZIO and P. D. WHITE: Low oxygen consumption and low ventilatory efficiency during exhausting work in patients with neurocirculatory asthenia, effort syndrome, anxiety neurosis. J. clin. Invest. **25**, 292 (1946). — Cohen, M. E., and P. D. White: Studies of breathing, pulmonary ventilation and subjective awareness of shortness of breath (dyspnoe) in neurocirculatory asthenia, effort syndrome, anxiety neurosis. J. clin. Invest. **26**, 520 (1947). — Life situations, emotions, and neurocirculatory asthenia. (Anxiety neurosis, neurasthenia, effort syndrome.) In H. G. Wolff, St. Wolf and C. C. Hare, Life stress and bodily disease. Proc. Ass. Res. nerv. ment. Dis. **29**, 832 (1950). — Life situations, emotions, and neurocirculatory asthenia. (Anxiety neurosis, neurasthenia, effort syndrome.) Psychosom. Med. **13**, 335 (1951). — Cohen, M. E., P. D. White and R. E. Johnson: Neurocirculatory asthenia, anxiety neurosis or effort syndrome. Arch. intern. Med. **81**, 260 (1948). — Cohn, A. E.: The cardiac phase of the war neuroses. Amer. J. med. Sci. **158**, 453 (1919). — Conrad, A.: The psychiatric study of hyperthyreoid patients. J. nerv. ment. Dis. **79**, 505 (1934). — Cooper, K. E., O. G. Edholm, L. H. Peterson and L. G. C. Pugh: Unpublished observations 1950. Zit. nach O. G. Edholm, Physiological changes during fainting. In: Visceral Circulation, p. 256. (A Ciba Foundation Symposium.) London: J. & A. Churchill 1952. — Corcoran, A. C., J. S. Browning and I. H. Page: Renal hemodynamics in orthostatic hypotension; effects of angiotonin and head-up bed. J. Amer. med. Ass. **119**, 793 (1942). — Cossa, P.: Physiologie du système nerveux (du mechanisme au diagnostic). 3. edit. Paris: Masson & Cie. 1950. — Courvoisier, S., J. Fourniel, R. Ducrot, M. Kolsky et P. Koetschert: Propriétés pharmacodynamiques du chlorhydrate de chloro-3-(diméthyl-amino-3'-propyl)-10-phenothiazine (4560 R. P.). Étude experimental d'un nouveau corps utilisé dans l'anesthésie potentialisée et dans l'hibernation arteficielle. Arch. int. Pharmacodyn. **92**, 305 (1953). — Craig, H. R., and P. D. White: Etiology and symptoms of neurocirculatory asthenia. Analysis of one hundred cases, with comments on prognosis and treatment. Arch. intern. Med. **53**, 633 (1934). — Crile, G. W.: Recurrent hyperthyreodism, neurocirculatory asthenia, and peptic ulcer. J. Amer. med. Ass. **97**, 1616 (1931). — Diseases peculiar to civilized man. Clinical management and surgical treatment. New York: Mcmillan & Co. 1934. — Croll, W. F., R. J. Duthie and J. A. MacWilliam: Postural hypotension; report of a case. Lancet **1935 I**, 194. — Csepay, K.: Zur Frage der Adrenalinempfindlichkeit des menschlichen Organismus. Dtsch. med. Wschr. **33**, 953 (1921).— Culbertson, J. W., R. W. Wilkins, F. J. Ingelfinger and St. E. Bradley: The effect of the upright posture upon hepatic blood flow in normotensive and hypertensive subjects. J. clin. Invest. **30**, 305 (1951). — Culpin, M.: The physiological aspect of the effort syndrome. Lancet **1920 II**, 184. — Curtius, Fr., u. H. Feiereis: Zwillingsuntersuchungen über die Erbveranlagung zum vegetativ-endokrinen Syndrom der Frau (VES). Z. Kreisl.-Forsch. **49**, 44 (1960). — Curtius, Fr., u. G. Korkhaus: Klinische Zwillingsstudien. Z. menschl. Vererb.-u. Konstit.-Lehre **15**, 229 (1931). — Curtius, Fr., u. K. H. Krüger: Das vegetativ-endokrine Syndrom der Frau. München u. Berlin: Urban & Schwarzenberg 1952. — Curtius, F., K. H. Krüger u. A. L. Töwe: Zur Entwicklung von der konstitutionellen Vasolabilität. Sudhoffs Arch. Gesch. Med. **37**, 170 (1953). — Curtius, L.: Klinische Konstitutionslehre. Berlin-Göttingen-Heidelberg: Springer 1954. — Custer, M. D., H. R. Butt and J. M. Waugh: The so-called "dumping-syndrome" after subtotal gastrectomy. A clinical study. Surgery **123**, 410 (1946).

Da Costa, J. M.: On irritable heart, a clinical study of a functional cardiac disorder and its consequences. Amer. J. med. Sci. **61**, 17 (1871). — Dale, H.: Reizübertragung durch chemische Mittel im peripheren Nervensystem. Vorlesung. Wien u. Berlin: Urban & Schwarzenberg 1935. — Dale, H. H.: On some physiological actions of ergot. J. Physiol. (Lond.) **34**, 163 (1906). — Dandy, W. E.: Tumors of the third ventricle. Diagnosis and treatment. Springfield, Ill.: Ch. C. Thomas 1933. — Danielopolu, D.: Le système nerveux de la vie végétative. Paris: G. Doin & Cie. 1932. — Davidoff, E., and G. Goodstone: Amphetamine-barbiturate-therapy in psychiatric conditions. Psychiat. Quart. **16**, 541 (1942). — Davis, J. O., and N. W. Shock: The effect of body position and reference level on the determination of venous and right auricular pressure. Amer. J. Med. Sci. **218**, 281 (1949). — Davis, P. L., and M. Shumway-Davis: Orthostatic hypotension, treatment of two cases with benzedrine sulphate. J. Amer. med. Ass. **108**, 1247 (1937). — Dechaume, J.: Traité de medecine. XVI. Affection du système nerveux végétatif. Paris: Masson & Cie. 1949. — Delay, J. G., G. Boittelle et C. Boittelle-Lentulo: Hyperthyreoidie et psychisme. Sem. Hôp. Paris **24**, 2671 (1948). — Delgado, J. M. R., and R. B. Livingston: Some respiratory, vascular and thermal responses to stimulation of orbital surface of frontal lobe. J. Neurophysiol. **11**, 39 (1948). — Delius, L.: Kreislaufkrankheiten und Nierenkrankheiten bei Kriegsbeschädigten. Häufigkeit, Erscheinungsform und Verlauf unter besonderer Berücksichtigung organisch-psychogener Grenzzustände. Nach katamnestischen, klinischen und statistischen Untersuchungen und Erhebungen im Bereich der Versorgungsämter Gießen und Freiburg i. Br. Heft 28, Arbeit und Gesundheit. Sozialmedizinische Schriftenreihe aus Gebieten des Reichs- und Preußischen Arbeitsministeriums. Herausgeg. von Prof. Dr. Martineck. Leipzig: Georg

Thieme 1936. — Beobachtungen und Folgerungen aus der Katamnese organisch-psychogener Grenzzustände bei Kriegsbeschädigten. Z. ges. Neurol. Psychiat. **156**, 735 (1936). — Über Kreislauffrühschäden. Klin. Wschr. **18**, 1306 (1939). — Beiträge zur pathologischen Physiologie und zur Klinik beginnender Herz- und Kreislaufstörungen. (Vergleichende hämodynamische und elektrokardiographische Untersuchungen.) Arch. Kreisl.-Forsch. **11**, 1 (1943). — Die „nervösen" Herz- und Kreislaufstörungen, 2. Aufl. Stuttgart: Ferdinand Enke 1944. — Zeitgeschehen, Kriegsschäden und Kreislaufstörungen. Lebensversicher.-Med. **3**, 33 (1951). — Welche Heilmittel stehen bei therapieresistenter Hypotonie von Männern um 40 Jahre zur Verfügung außer peripheren und zentralen Kreislaufmitteln, außer Nebennieren- und Sexualhormonen, wenn Fokalherde saniert sind ? Dtsch. med. Wschr. **76**, 1508 (1951). — Der Herzmuskel bei primären Störungen des Gefäßsystems. Verh. dtsch. Ges. Kreisl.-Forsch. **22**, 157 (1956). — Vegetative Regulationsstörungen des Herzens und des Kreislaufs. Z. Kreisl.-Forsch. **47**, 346 (1958). — Balneotherapie gestern, heute und morgen. Ein Diskussionsbeitrag. Z. angew. Bäder- u. Klimaheilk. **6**, 341 (1959). — DELIUS, L., W. BERG u. V. WAIBEL: Untersuchungen zur Regulation der Systolendauer. Dtsch. Arch. klin. Med. **199**, 554 (1951/52). — DELIUS, L., D. HAMMERSCHMIDT u. F. ODENTHAL: Über die Behandlung nervöser Herz- und Kreislaufstörungen mit Dihydroergotamin. Z. Kreisl.-Forsch. **39**, 664 (1950). — DELIUS, L., u. G. HOMANN: Das sensitive Herz. Dtsch. med. Wschr. **78**, 23 (1953). — DELIUS, L., F. ODENTHAL u. G. HOMANN: Untersuchungen zur Regulation des venösen Rückstroms. II. Mitt. Über den Einfluß der Skelettmuskulatur auf den venösen Rückfluß. Z. klin. Med. **146**, 237 (1950). — DELIUS, L., u. H. REINDELL: Die Kreislaufregulation in ihrer Bedeutung für Leistungsfähigkeit und Lebenswartung. Z. klin. Med. **143**, 29 (1944). — DENGLER, H.: Unveröffentlichte Ergebnisse. — DENNIG, H.: Über Kollaps und periphere Durchblutungsstörungen. Südwestdtsch. Ärztebl. **8**, 233 (1953). — DENNIG, H., S. HAUSER u. J. SCHWOERER: Über die orthostatische Kreislaufregulationsstörung, die Orthasthenie. Dtsch. med. Wschr. **81**, 400 (1956). — DEPPE, B., u. H. BIERHAUS: Die Dynamik des menschlichen Kreislaufs während Muskelarbeit und anschließender Erholungsphase. Z. Kreisl.-Forsch. **2**, 357 (1938). — DERWORT, A.: Aktuelle Fragen zur Entstehung und Therapie des Alkoholismus. Nervenarzt **30**, 211 (1959). — DEUTSCH, F., u. E. KAUF: Psycho-physische Kreislaufstudien. I. Mitt. Über die Ursachen der Kreislaufänderungen bei Muskelarbeit. Z. ges. exp. Med. **32**, 197 (1923). — II. Mitt. Über die Ursachen der Kreislaufstörungen bei den Herzneurosen. Z. ges. exp. Med. **34**, 71 (1923). — *Deutscher Bäderverband e. V., Bonn:* Deutscher Bäderkalender. Ausgabe 1958. Gütersloh: Ludwig Flöttmann 1958. — DEXTER, L. J., L. WHITTENBERGER, T. W. HAYNES, F. W. GOODALE, R. GORLIN and C. G. SAWYER: Effect of exercise on circulatory dynamics of normal individuals. J. appl. Physiol. **3**, 439 (1951). — DIAS, A.: Les thyreocardiopathies. Presse méd. **48**, 290 (1940). — DICHGANS, G.: Vegetative Depressionen. Dtsch. med. Wschr. **77**, 1602 (1952). — DIECKMANN, W. J., and H. L. MICHEL: Thermal study of vasomotor lability in pregnancy; preliminary report. Arch. internat. Med. **55**, 420 (1935). — DIEHL, H. S., and M. B. HESDORFFER: Changes in blood pressure of young men over a seven year period. Arch. intern. Med. **52**, 948 (1933). — DIEHL, H. S., and K. H. SUTHERLAND: Systolic blood pressures in young men, including a special study of those with hypertension. Arch. intern. Med. **36**, 151 (1925). — DIETLEN, H.: Über die klinische Bedeutung der Veränderungen am Zirkulationsapparat, insbesondere der wechselnden Herzgröße, bei verschiedener Körperstellung (Liegen und Stehen). Dtsch. Arch. klin. Med. **97**, 132 (1909). — DIETRICH, S.: Die Blutdruckregulation bei Einwirkung der Schwerkraft in wechselnder Richtung und ihre Störungen. Verh. dtsch. Ges. Kreisl.-Forsch. **14**, 283 (1941). — *DIN-Normenblatt 19226:* Regelungstechnik. Benennungen, Begriffe. Januar 1954. Deutscher Normenausschuß, Berlin W 15. — DIRNAGL, K.: Überblick über die wichtigsten Ergebnisse der experimentellen Einzelarbeiten. In: Experimentelle Beiträge zur Kneipp-Therapie. Nach Untersuchungen in Bad Wörishofen. Herausgeg. von der Kurverwaltung Bad Wörishofen in Zusammenarbeit mit dem Balneologischen Institut der Universität München. Bad Wörishofen: Hans Rösler 1955. — DITTMAR, A., u. K. MECHELKE: Über die Regelung des Blutdrucks bei gesunden Menschen und Personen mit nervösen Herz- und Kreislaufstörungen. Dtsch. Arch. klin. Med. **201**, 720 (1955). — DITTMAR, A., K. MECHELKE u. E. NUSSER: Unveröffentlichte Ergebnisse. — DITTMAR, F.: Über die Notwendigkeit und die Möglichkeiten einer vegetativen Therapie innerer Krankheiten. Z. inn. Med. **5**, 489 (1950). — DONAL jr., J. S., C. I. GAMBLE and R. SHAW: The cardiac output in man. An adaptation of the katharometer for the rapid determination of ethyl iodide in estimations of cardiac output by the ethyljodide method. A study of the effect of posture upon cardiac output and other circulatory and respiratory measurements. Amer. J. Physiol. **109**, 166 (1934). — DONALD, K. W., J. M. BISHOP and O. L. WADE: A study of minute to minute changes of arterio-venous oxygen content difference, oxygen uptake and cardiac output, and rate of achievement of a steady-state during exercise in rheumatic heart disease. J. clin. Invest. **33**, 1146 (1954). — DONATH, K.: Zur Beeinflussung von Funktionsstörungen des Herzens und Fehlsteuerungen des vegetativen Nervensystems. Dtsch. med. Wschr. 82, 382 (1957). — Draper, A. J.: Cardioinhibitory carotid sinus syndrome. Ann. intern. Med. 32, 700 (1950). — Draper, G.: The common denomination of disease. Amer. J. med. Sci. 190, 545 (1955). — Dressler, W.: Effort syncope as an early manifestation of primary pulmonary hypertension. Amer. J. Med. Sci. 223, 131 (1952). — Drexel, H.: Hydro- und Thermotherapie. In J. Grober: Klinisches Lehrbuch der physikalischen Therapie. Jena: VEB Gustav Fischer 1960. — Drischel, H.: Bausteine einer dynamischen Theorie der vegetativen Regulation. Eine Anwendung der allgemeinen Theorie der selbsttätigen Regelung auf organische Regulationssysteme. Wiss. Z. Univ. Greifswald. II. math.-naturwiss. Reihe. Nr 2, 99 (1952/53). — Dry, Th. J.: The irritable heart and its accompaniments. J. Ark. med. Soc. 34, 12 (1938). — Dührssen, A.: Die Beurteilung des Behandlungserfolges in der Psychotherapie. Z. psycho-som. Med. 3, 201 (1957). — Duesberg, R., u. W. Schroeder: Pathophysiologie und Klinik der Kollapszustände. Leipzig: S. Hirzel 1944. — Duggan, I. L., V. L. Love and R. H. Lyons: A study of reflex venomotor reactions in man. Circulation 7, 869 (1953). — Duggan, L. B., and D. P. Barr: Postural hypotension occurring in a negro with Addison's disease. Endocrinology 15, 531 (1931). — Dunbar, F.: Mind and body. Psychosomatic Medicine. New York: Random House 1947. — Synopsis of psychomatic diagnosis and treatment. V. edit. St. Louis: C. V. Mosby Comp. 1948. — Emotions and bodily changes, a survey of literature on psychosomatic interrelationships 1910—1953. IV. edit. New York: Columbia University Press 1954. — Duncan, Ch. H., J. P. Stevenson and H. S. Ripley: Life situations, emotions, and paroxysmal auricular arrhythmias. Psychosom. Med. 12, 376 (1950). — Dunn, W. H.: Emotional factor in neurocirculatory asthenia. Psychosom. Med. 4, 4 (1942). — Durig, A.: Der arterielle Hochdruck. Verh. Dtsch. Ges. Inn. Med. 35, 124 (1923). — Duus, P.: Zur neurologischen Differentialdiagnose der Wirbelsäulenerkrankungen. Allg. Z. Psychiat. 124, 188 (1949). — Die Einengung der Foramina intervertebralia und ihre klinische Bedeutung. Neue med. Welt 1950, 1403, 1413. — Duus, P., G. Kahlau u. W. Kuder: Allgemein-pathologische Betrachtungen über die Einengung der Foramina intervertebralia. Langenbecks Arch. klin. Chir. 268, 341 (1952).

East, T., and W. Brigden: Postural hypotension. Brit. Heart J. 8, 103 (1941). — Eckenhoff, J. E., J. H. Hafkenschiel and C. M. Landmesser: Coronary circulation in dog. Amer. J. Physiol. 148, 582 (1947). — Eckstein, R. W., M. Stroud, R. Eckel, C. V. Dowling and W. H. Pritchard: Effects of control of cardiac work upon coronary flow and O_2-consumption after sympathetic nerve stimulation. Amer. J. Physiol 163, 539 (1950). — Edeiken, J., and C. C. Wolferth: Persistent pain in shoulder region following myocardial infarction. Amer. J. med. Sci. 191, 201 (1936). — Edholm, O. G.: Physiological changes during fainting. In: Visceral Circulation, p. 256. (A Ciba Foundation Symposium.) London: J. & A. Churchill 1952. — Edwards, J. C., and P. D. White: Note on incidence of neurocirculatory asthenia with and without organic heart diseases. New Engl. J. Med. 211, 53 (1934). — Ehlert, H.: Neue Gesichtspunkte in der Behandlung orthostatischer Regulationsstörungen. Medizinische 1957, 1022. — Ehlich, W., u. R. Wällisch: Die Kreislaufwirkung des Apomorphins beim Menschen. Z. Kreisl.-Forsch. 35, 625 (1943). — Eichholtz, F.: Die Anwendung von Novocain in der inneren Medizin. Klin. Wschr. 28, 761 (1950). — Die toxische Gesamtsituation auf dem Gebiet der menschlichen Ernährung. Umrisse einer unbekannten Wissenschaft. Berlin-Göttingen-Heidelberg: Springer 1956. — Lehrbuch der Pharmakologie im Rahmen einer allgemeinen Krankheitslehre, 9. Aufl. Berlin-Göttingen-Heidelberg: Springer 1957. — Eichna, L. W., S. M. Horvath and W. B. Bean: Postexertional orthostatic hypotension. Amer. J. med. Sci. 213, 641 (1947). — Eiff, A. W. v.: Grundumsatz und Psyche. Berlin-Göttingen-Heidelberg: Springer 1957. — Eiff, A. W. v., B. Lottner, H. Göpfert, F. Pfleiderer u. Th. Steffen: Energieumsatz und Muskeltonus bei Psychosen. Dtsch. Arch. klin. Med. 199, 581 (1952). — Eldahl, A.: Blutdruckmessungen während schwerer Körperarbeit. Arbeitsphysiologie 7, 437 (1934). — Elert, R.: Störungen der Keimdrüsenfunktionen bei der Frau. In: Die Sexualität des Menschen. Handbuch der medizinischen Sexualforschung. S. 247 ff. Herausgeg. von H. Giese. Stuttgart: Ferdinand Enke 1955. — Eliasson, S., B. Folkow, P. Lindgren and B. Uvnäs: Activation of sympathetic vasodilator nerves to skeletal muscles in cat by hypothalamic stimulation. Acta physiol. scand. 23, 333 (1951). — Elisberg, E. J., E. Singian, G. Miller and L. N. Katz: The effect of the Valsalva maneuver on the circulation. III. The influence of heart disease on the expected post-straining overshoot. Circulation 7, 880 (1953). — Elisberg, E. J., G. Miller, S. L. Weinberg and L. N. Katz: Effect of Valsalva maneuver on circulation: role of autonomic nervous system in production of overshoot. Amer. Heart J. 45, 227 (1953). — Elisberg, E. J., E. Singian and G. Miller: Influence of heart disease of the expected overshot in blood pressure following a Valsalva maneuver. Fed. Proc. 11, 42 (1952). — Ellis, L. B., and F. Haynes: Postural hypotension, with particular reference to its occurence in disease of the central nervous system. Arch. intern. Med. 58, 773 (1936). — Ellis, S.: Relation of biochemical effects of epinephrine to ist muscular effects. Pharmacol. Rev. 11, 469 (1959). — Elmadjin, F., E. T. Lamson and R. Neri: Excretion of adrenaline and noradrenaline in human subjects. J. clin. Endocr. 16, 222 (1956). — ENGEL, G. L.: Fainting: Physiological and psychological considerations. Springfield, Ill.: Ch. C. Thomas 1950. — ENGEL, G. L., and C. D. ARING: Hypothalamic attacks with thalamic lesion. Arch. Neurol. Psychiat. (Chicago) 54, 37 (1945). — ENGEL, G. L., E. B. FERRIS and J. ROMANO: Studies of syncope. Cincin. J. Med. 26, 93 (1945). — ENGELHARDT, W., u. K. LEIBL: Ein neuer Weg zur Behandlung von Kreislaufregulationsstörungen. Med. Mschr. 12, 108 (1958). — ENKE, H., u. G. GERCKEN: Der seelische Befund bei essentiellen Hypertonikern. Psychodiagnostisch-statistische Untersuchungen. Klin. Wschr. 33, 551 (1955). — EPPINGER, H., u. L. HESS: Die Vagotonie. Berlin: Springer 1910. — EPSTEIN, F. H., A. V. M. GOODYER, F. D. LAWRASON and A. S. RELMAN: Studies of the antidiuresis of quiet standing: The importance of changes in plasma volume and glomerular filtration rate. J. clin. Invest. 30, 63 (1951). — ERKELENS, A. D.: De invloed der lickaamshouding op den vorm van het electrocardiogram. Ned. T. Geneesk. 81, 4557 (1937). — ERLANGER, J., and D. R. HOOKER: The relation of blood pressure and pulse pressure to the secretion of urine and to the secretion of albumin in a case of so-called physiological albuminuria. Amer. J. Physiol. 10, 16 (1903). — ERNST, K.: Die Prognose der Neurosen. Verlaufsformen und Ausgänge neurotischer Störungen und ihre Beziehungen zur Prognostik der endogenen Psychosen. (120 jahrzehntelange Katamnesen poliklinischer Fälle.) Berlin-Göttingen-Heidelberg: Springer 1959. — ERNSTENE, A. C., and J. KINELL: Pain in shoulder as sequel to myocardial infarction. Arch. intern. Med. 66, 800 (1940). — ERSHLER, J., C. E. KOSSMAN and M. S. WHITE: Venous pressure and circulation time during acute progressive anoxia in man. Amer. J. Physiol. 138, 593 (1943). — ESKILDSEN, P., H. GØTZSCHE and A. T. HANSEN: Measuring of intra-arterial blood pressure during exercise. Acta med. scand. 138, Suppl. 239, 245 (1950). — ESSEN, K. W.: Über Veränderungen des Elektrokardiogramms als Folge seelischer Belastungen. Verh. dtsch. Ges. inn. Med. 55, 611 (1949). — EULENBURG, A.: Über vasomotorische und trophische Neurosen. Vortr. gehalten in der Sitzg der Hufelandschen Ges. am 27. 10. 1872. Berl. klin. Wschr. 9, 13 (1872). — EULENBURG, A., u. L. LANDOIS: Die vasomotorischen Neurosen (Angio-neurosen). Kapitel I—XVI. Wien. med. Wschr. 17, 1009, 1025, 1059, 1073, 1105, 1140, 1191, 1249, 1283, 1332, 1383, 1444, 1473, 1523, 1539, 1587 (1867). — Kapitel XVII—XXXII. Wien. med. Wschr. 18, 108, 221, 255, 301, 317, 397, 509, 624, 728, 805, 965, 997, 1045, 1237, 1616, 1632 (1868). — EULER, U. S. v., and S. HELLNER: Excretion of noradrenaline and adrenaline in muscular work. Acta physiol. scand. 26, 183 (1952). — EULER, U. S. v., and U. LUNDBERG: Effect of flying on the epinephrine excretion on air force personnel. J. appl. Physiol. 6, 551 (1953/54). — EVANS, W.: Hypertonia or uneventful high blood pressure. Lancet 1957 II. — EVANS, W., and P. SWANN: Lone auricular fibrillation. Brit. Heart J. 16, 189 (1954). — EWERT, B.: Über orthostatische Kreislaufstörungen. Eine klinisch-elektrokardiographische Studie. Cardiologia (Basel) 2, 107 (1938). — EYBAND, M.: Nikotinempfindlichkeit und vegetative Tonuslage. Schweiz. Arch. Neurol. Psychiat. 64, 55 (1949).

FAHRENKAMP, K.: Die psychophysischen Wechselwirkungen bei den Hypotonieerkrankungen. Stuttgart u. Berlin: Hippokrates Verlag 1926. — Psychosomatische Beziehungen bei Herzkranken. Nervenarzt 2, 697 (1929). — Der Herzkranke, 2. Aufl. Stuttgart: Hippokrates-Verlag 1941. — FALCONER, M. A., and G. WEDDELL: Costoclavicular compression of the subclavian artery and vein; relation to scalenus anticus syndrome. Lancet 1943 II, 539. — FALKENHAUSEN, M. v.: Folgen chronischer Unterernährung im Bild innerer Erkrankungen. S.-B. ärztl. Ver. Hamburg. Med. Klin. 42, 384 (1947). — FALTA, L. H. NEWBURGH u. E. NOBEL: Über die Wechselwirkung der Drüsen mit innerer Sekretion. IV. Mitt. Über Beziehungen der Überfunktion zur Konstitution. Z. klin. Med. 72, 97 (1911). — FAULKNER, W. B.: The effect of the emotions upon diaphragmatic function. Psychosom. Med. 3, 187 (1941). — FAUST, J.: Aktive Entspannungsbehandlung: Neue Wege zur Behandlung der Nervosität und Neurasthenie sowie anderer funktioneller Neurosen mit Berücksichtigung der Atmung und Sprache, 4. Aufl. Stuttgart: Hippokrates-Verlag 1949. — FEIEREIS, H.: Beurteilung und Behandlung vegetativer Störungen in der Praxis. München: Riegersche Universitätsbuchhandlung 1953. — FEIEREIS, H., u. W. KÄRST: Fokalsanierung und Entspannungsbehandlung bei der vegetativen Labilität. Dtsch. med. Wschr. 80, 716 (1955). — FELDT, R. H., and D. E. W. WENSTRAND: The cold pressor and the breath-holding test: An analysis of results in two hundred subjects. Arch. intern. Med. 67, 1157 (1941). — FELLINGER, K., R. MANNHEIMER u. H. VETTER: Der Radiojod-Plasmatest. Wien. Z. inn. Med. 34, 359 (1953). — FENN, G. K., W. J. KERR, R. L. LEVY, W. D. STROUD and P. D. WHITE: Re-examination of 4,994 men rejected for general military service because of the diagnosis of cardiovascular defects: Individual reports by the chairmen of special medical advisory boards in fife cities in which the combined study was made. Amer. Heart J. 27, 435 (1944). — FERRIS jr., E. B., R. B. CAPPS and S. WEISS: Carotid sinus syncope and its bearing on the mechanism of the unconscious state and convulsions; study of 32 additional cases. Medicine (Baltimore) 14, 377 (1935). — FERRY, S.: Zit. nach J. SCHUNK: Psyche und Elektrokardiogramm. Z. psycho-som. Med. 1, 96 (1955). — Fey, Chr.: Hydrotherapie, dargestellt unter besonderer Berücksichtigung des Kneippschen Heilverfahrens. Saulgau i. Württ.: K. F. Haug 1950. — Fiegel, G., u. H. W. Kelling: Ein neuer depotwirksamer Steroidkörper und seine Auswirkungen auf Krankheitsbilder des hypotonen Formenkreises. Ärztl. Forsch. 11 (I), 21 (1947). — Field jr., H., and A. V. Bock: Orthopnoea and the effect of posture upon the rate of blood flow. J. clin. Invest. 2, 67 (1925/26). — Finnerty, F. A., L. Witkin, J. F. Fazekas, M. Langbart and W. K. Young: Cerebral hemodynamics during cerebral ischemia induced by acute hypotension. J. clin. Invest. 33, 1227 (1954). — Fischer, A.: Rehabilitation, Gesundheitspflege und Gesundheitserziehung. Ärztl. Praxis 11, 705 (1959). — Flack, M.: Respiratory efficiency in relation to health and disease. Lancet 1921 II, 693. — Flack, M., and H. L. Burton: An investigation into the physiological significance of the "40 mm. mercury test". J. Physiol. (Lond.) 56, 1 (1922). — Fleisch, H.: Venomotorenzentrum und Venenreflexe. 2. Mitt. Blutdruckzügler und Venenreflexe. Pflügers Arch. ges. Physiol. 226, 393 (1930). — Fluhmann, C. F., and K. M. Murphy: Estrogenic and gonadotropic hormones in blood of climacteric women and castrates. Amer. J. Obstet. Gynec. 38, 778 (1939). — Flynn, J. T., M. A. K. Kennedy and St. Wolf: Essential hypertension in one of identical twins. An experimental study of cardiavascular reactions in the Y twins. In: H. G. Wolff, St. Wolf and C. C. Hare, Life stress and bodily disease. Proc. Ass. Res. nerv. ment. Dis. 29, 944 (1950). — Föllmer, W.: Diskussionsbemerkung. 28. Tagg Dtsch. Ges. Gynäk. 1951. Z. Geburtsh. Gynäk. 135, 321 (1951). — Foley, W. T., E. McDevitt, J. A. Tulloch, M. Tunis and I. S. Wright: Sudies of vasospasm. I. The use of glyceryl trinitrate as a diagnostic test of peripheral pulses. Circulation 7, 847 (1953). — Folkow, B.: A study of the factors influencing the tone of denervated blood vessels perfused at various pressures. Acta physiol. scand. 27, 99 (1952). — The efferent innervation of the cardiovascular system. Verh. dtsch. Ges. Kreisl.-Forsch. 25, 84 (1959). — Folkow, B., J. Frost and B. Uvnäs: Action of acetylcholine, adrenaline, and nor-adrenaline on coronary blood flow of dog. Acta physiol: scand. 17, 201 (1949). — Folkow, B., and B. E. Gernandt: An electrophysiological study of the sympathetic vasodilator fibers of the limb. Amer. J. Physiol. 169, 622 (1952). — Forsgren, E.: Rhythmic function and dysrhythmias of digestive organs. In: General problems of hours of work in the chemical industries with particular reference to comparison of day work and shift work. Rep. IIIrd Internat. Lab. Org. Geneve 1951. Nord. Med. 46, 1811 (1951). — Forssmann, O.: Myocardial infarction and adrenal function. Acta med. scand. 150, Suppl. 296, 1 (1954). — Forst, A. W., u. R. Deininger: Die Methylierung des Nor-Adrenalins durch Acetylcholin. Naunyn-Schmiedeberg's Arch. exp. Path. Pharmak. 215, 378 (1952). — Fossier, A. E.: A cause of essential hypotension. Amer. J. med. Sci. 171, 496 (1926). — Frank, J. D.: Individual differences in certain aspects of the level of aspiration. Amer. J. Psychol. 47, 119 (1935). — Frank, R. T.: The hormonal cause of premenstrual tension. Arch. Neurol. Psychiat. (Chicago) 26, 1053 (1931). — Franke, H.: Der Einfluß des Valsalvaschen Preßversuches auf die Herzstromkurve bei internen Krankheiten. Arch. Kreisl.-Forsch. 14, 1 (1944). — Zur Pathogenese der kardialen Form des hypersensitiven Sinus-Caroticus-Reflexes. Verh. dtsch. Ges. inn. Med. 55, 595 (1949a). — Beitrag zur Klinik und Pathogenese der kardialen Form des gesteigerten Sinuscaroticus-Reflexes. Arch. Kreisl.-Forsch. 15, 198 (1949). — Zur Herzdynamik des hypersensitiven herzhemenden Carotissinus-Syndroms. Z. klin. Med. 148, 211 (1951). — Franke, H., u. J. Hann: Die Auswirkung des hypersensitiven Carotis-Sinus-Syndroms auf das Hirnstrombild des Menschen. Arch. Kreisl.-Forsch. 20, 83 (1954). — Franke, H., u. J. Schröder: Zum Problem der Wirkung des Rauchens auf das periphere Gefäßsystem bei Gesunden und Kranken. Dtsch. Arch. klin. Med. 202, 320 (1955). — Franke, W.: Das Elektrokardiogramm bei Schilddrüsenerkrankungen. Dtsch. Arch. klin. Med. 159, 180 (1928). — Frankl, V. E.: Über ein psych-adynamisches Syndrom und seine Beziehungen zu Funktionsstörungen der Nebennierenrinde. Schweiz. med. Wschr. 79, 1057 (1949). — Psychadynamie und Hypocortikose. Wien. klin. Wschr. 61, 735 (1949). — Theorie und Therapie der Neurosen. Einführung in Logotherapie und Existenzanalyse. Wien u. Innsbruck: Urban & Schwarzenberg 1956. — Psychohygienische Erfahrungen im Konzentrationslager. In Handbuch der Neurosenlehre und Psychotherapie, Bd. IV, S. 735. Herausgeg. von V. E. Frankl, V. E. v. Gebsattel u. J. H. Schultz. München u. Berlin: Urban & Schwarzenberg 1959. — Frankl, V. E., V. E. v. Gebsattel u. J. H. Schultz: Handbuch der Neurosenlehre und Psychotherapie, Bd. I, II, III, IV München u. Berlin: Urban & Schwarzenberg 1958/60. — Fraser, F., and R. M. Wilson: The sympathetic nervous system and the irritable heart of soldiers. Brit. med. J. 1918, 27. — Fraser, F. R.: Effort syndrome in the present war. Edinb. med. J. 47, 451 (1940). — Fraser, R. S., and C. B. Chapman: Studies on the effect of exercise on cardiovascular function. II. The blood pressure and pulse rate. Circulation 9, 347 (1954). — Freed, S. C.: The treatment of premenstrual distress with special consideration of the androgens. J. Amer. med. Ass. 127, 377 (1945). — Freeman, H. E., and J. E. Robertson: Orthostatic hypotension accompanying the tabetic form of dementia paralytica. Arch. Derm. Syph. (Chicago)

46, 796 (1942). — FREIS, E. D., J. W. CULBERTSON and R. W. WILKINS: Unpublished observations. Zit. nach J. W. CULBERTSON, R. W. WILKINS, F. J. INGELFINGER and ST. E. BRADLEY, The effect of the upright posture upon hepatic blood flow in normotensive and hypotensive subjects. J. Clin. Invest. **30**, 305 (1951). — FREIS, E. D., J. R. STANTON, J. W. CULBERTSON, J. LITTER, M. H. HALPERIN, CH. H. BURNETT and R. W. WILKINS: The hemodynamic effects of hypotensive drugs in man. I. Veratrum viride. J. clin. Invest. **28**, 353 (1949). — FREUD, S.: Ratschläge für den Arzt bei der psychoanalytischen Behandlung. In: Gesammelte Werke, Bd. VIII, S. 377. London: Imago Publ. Co. 1943. — FREY, B.: Atmosphäre und vegetatives Nervensystem. In: Verh. Weltkonf. Internat. Ges. Biol. Rhythmusforsch. Acta med. scand. Suppl. **307**, 53 (1955). — FREY, H. H., u. D. KRAUSE: Beeinflussung vegetativer Afferenzen durch Narkotika? Arzneimittel-Forsch. **7**, 635 (1957). — FREY, J.: Experimentelle Untersuchungen über den Blutkreislauf bei Einwirkung hydrostatischer Kräfte. Arch. Kreisl.-Forsch. **7**, 329 (1940). — FREY, J., u. E. FREY: Der Einfluß von Acetylcholin und Adrenalin auf die Ruhedehnungskurve und Refraktärzeit des isolierten Froschventrikels. Naunyn-Schmiedeberg's Arch. exp. Path. Pharmak. **205**, 590 (1948). — FREY, M. v.: Physiologie der Sinnesorgane der menschlichen Haut. Ergebn. Physiol. **9**, 351 (1910). — FREYER, H.: Theorie des gegenwärtigen Zeitalters. Stuttgart: Deutsche Verlags-Anstalt 1955. — Das soziale Ganze und die Freiheit der Einzelnen unter den Bedingungen des industriellen Zeitalters. Göttingen-Berlin-Frankfurt: Musterschmidt 1957. — Soziologische Aspekte zur Situation des Menschen in der Gegenwart. Therapiewoche **10** (1960). — FRIEDBERG, CH. K.: Über die verstärkende Wirkung des Atropins, Skopolamins und Hyoscyamins auf verschiedene Schlafmittel. Naunyn-Schmiedeberg's Arch. exper. Path. Pharmak. **160**, 276 (1931). — Diseases of the heart. Second edition. Philadelphia and London: W. B. Saunders Company 1956. Deutsche Übersetzung von E. GILL. Stuttgart: Georg Thieme 1959. — FRIEDLAENDER, A.: Clinical types of hypotension. J. Amer. med. Ass. **83**, 167 (1924). — FRIEDLAENDER, A., and W. L. FREYHOF: Intensive study of fifty cases of neurocirculatory asthenia. Arch. intern. Med. **22**, 693 (1918). — FRIEDMAN, M.: Studies concerning the etiology and pathogenesis of neurocirculatory asthenia. I. Hyperthermia as one of the manifestations of neurocirculatory asthenia. War Med. (Chicago) **6**, 221 (1944). — Anginal-syndrome as manifestation of hyperactivity of carotid sinus. Amer. Heart J. **29**, 37 (1945). — Studies concerning the etiology and pathogenesis of neurocirculatory asthenia. III. The cardiovascular manifestation of neurocirculatory asthenia. Amer. Heart J. **30**, 478 (1945). — The respiratory manifestation of neurocirculatory asthenia. Amer. Heart J. **30**, 557 (1945). — Functional cardiovascular disease. Baltimore: Williams & Wilkins Company 1947. — FRIEDMAN, M., and J. S. KASANIN: Hypertension in only one of identical twins. Arch. intern. Med. **72**, 767 (1943). — FRIEDREICH, N.: Krankheiten des Herzens. In Handbuch der speziellen Pathologoie und Therapie, Bd. V/2, S. 1 f., herausgeg. von R. VIRCHOW. 2. Aufl., Erlangen: Ferdinand Enke 1867. — FRIESE, G.: Über die Beeinflussung der ST-Strecke durch die Ta-Welle bei Patienten mit vegetativer Dystonie. Z. Kreisl.-Forsch. **41**, 597 (1952). — Über die Bedeutung der Ta-Welle für die elektrokardiographische Diagnostik. Z. Kreisl.-Forsch. **43**, 159 (1954). — FRIESE, G., u. CH. G. BÄR: Zur Frage der Frequenzabhängigkeit der P-Amplitude des normalen Elektrokardiogramms. Arch. Kreisl.-Forsch. **19**, 82 (1953). — FRIESE, G., u. F. HAID: Über das Elektrokardiogramm nervöser Herz- und Kreislaufstörungen. Arch. Kreisl.-Forsch. **29**, 201 (1959). — FRIESE, G., u. K. MECHELKE: Über die Beziehung der Blutdruckamplitude zur relativen QT-Dauer beim Lagewechsel vom Liegen zum Stehen. Z. Kreisl.-Forsch. **44**, 296 (1955). — FRIESE, G., K. MECHELKE u. W. ULMER: Über die Beziehung der Blutdruckamplitude zum Erregungsrückgang des Herzens bei Lagewechsel vom Liegen zum Stehen. Z. Kreisl.-Forsch. **44**, 517 (1955). — FRISCHKNECHT, W.: Das Orthostase-Elektrokardiogramm beim vegetativ-labilen Kind. Helv. paediat. Acta **4**, 327 (1949). — FRISK, A. R., A. HOLMGREN, G. STRÖM, L. WERKÖ, C. WESTMAN u. K. E. VIKTORSSON: Stockholms stads hälsoundersöking 1954. I. Planläggning och omfattning. (The 1954 health survey of Stockholm.) Nord. Med. **58**, 1437 (1957). — FROMM, E.: Escape from freedom. New York and Toronto: Rinehart Company 1941. — Man for himself. An inquiry into the psychology of ethics. New York and Toronto: Rinehart Company 1947. — FROMM-REICHMANN, F.: Principles of intensive psychotherapy. Chicago: University Chigaco Press 1950. Deutsche Übersetzung von K. HÜGEL. Stuttgart: Hippokrates-Verlag 1959. — FROMMELT, E.: Hochdruckbehandlung mit Magnesiumoleat. Medizinische **1954**, 1551. — FROWEIN, R., u. G. HARRER: Biologische Betrachtungen bei Untersuchungen vegetativer Regulationsvorgänge. Allg. Z. Psychiat. **124**, 278 (1949). — Über vegetative Syndrome und die Störungen der Kreislaufregulation nach traumatischer Hirnschädigung. Arch. Psychiat. Nervenkr. **184**, 151 (1950). — FUCHS, M.: Über Atemtherapie und entspannende Körperarbeit als Unterstützung der Behandlung vegetativer Störungen. Psyche (Stuttgart) **3**, 538 (1949). — Krankengymnastik **7**, 1 (1953). — Atemtherapie und Entspannung. Psychologe (Bern) **6**, 90 (1954). — Atemtherapie oder rhythmisierende Entspannungstherapie? Praxis Psychother. **4**, 173 (1959). — FULTON, J. F.: Frontal lobotomy and affective behavior. London: Chapman & Hall 1951. — Physiology of the nervous system.

Third edition. New York and London: Oxford University Press 1949. Deutsche Übersetzung von H. Förster u. P. Glees. Stuttgart: Ferdinand Enke 1952. — Funkenstein, D. H., M. Greenblatt and H. C. Solomon: Autonomic nervous system changes following electric shock treatment. J. nerv. ment. Dis. 108, 409 (1948).

Gadermann, E.: Über die Kreislaufwirkung des Effortil bei ortostatischer Kollapsneigung und hypotoner Regulationsstörung. Med. Klin. 47, 76 (1952). — Über die orthostatische Regulationsstörung des Kreislaufs und ihre medikamentöse Behandlung. Wien. med. Wschr. 103, 911 (1953). — Ggael, O.: Zur Pathogense des Angina pectoris-Anfalls. Arch. Psychiat. Nervenkr. 185, 743 (1950). — Gambill, E. E., E. A. Hines and A. W. Adson: The circulation in man in certain postures before and after extensive sympathectomy for essential hypertension. Amer. Heart J. 27, 360 (1944). — Gangloff, H., u. M. Monnier: Zur Elektrophysiologie und Pharmakologie des Rhinencephalons. Ther. Umsch. 13, 257 (1956). — Ganshorn, J. A., and B. T. Horton: Postural hypotension, report of a case. Proc. Mayo Clin. 9, 541 (1934). — Garattini, S., and V. Ghetti: Psychotropic drugs. International symposium on psychotropic drugs. New York: Elsevier Publ. Comp. 1957. — Gardner, D. B., and D. G. Moore: Human relations in industry. Homewood, Ill.: Irwin 1955. — Gartner, J. W.: Level of aspiration in response to a prearranged sequence of scores. J. exp. Psychol. 9, 191 (1940). — Gaskell, W. H.: The involuntary nervous system. London and New York: Longmans, Green & Comp. 1916. — Gastaut, H.: Die kombinierte Aktivierung des EEG mit Cardiazol und intermittierendem Licht. Verh. dtsch. Ges. inn. Med. 56, 82 (1950). — So-called „psychomotor" and „temporal" epilepsy. Epilepsia (Boston) 2, 59 (1953). — Gatzek, H., u. K. Mechelke: Zur Dynamik des Herzschlages beim Valsalvaschen Preßversuch. Z. Kreisl.-Forsch. 37, 425 (1948). — Zur Kreislaufwirkung des Peripherin „Homburg" und seiner Bestandteile. Z. Kreisl.-Forsch. 37, 673 (1948). — Gauer, O. H.: Die Wechselbeziehungen zwischen Herz- und Venensystem. Verh. dtsch. Ges. Kreisl.-Forsch. 20, 61 (1956). — Gauer, O. H., u. I. P. Henry: Beitrag zur Homöostase des extraarteriellen Kreislaufs. Volumenregulation als unabhängiger physiologischer Parameter. Klin. Wschr. 34, 356 (1956). — Gauer, O. H., H. L. Thron u. K. D. Scheppokat: Das Verhalten der kapazitiven und der Widerstandsgefäße der menschlichen Hand unter orthostatischer Belastung. Pflügers Arch. ges. Physiol. 268, 26 (1958). — Gazes, P. C., J. A. Richardson and E. F. Woods: Plasma catechol amine concentrations in myocardial infarction and angina pectoris. Circulation 19, 657 (1959). — Gebsattel, V. E. v.: Die phobische Fehlhaltung. In Handbuch der Neurosenlehre und Psychotherapie, Bd. III, S. 102, herausgeg. von V. E. Frankl, V. E. v. Gebsattel u. I. H. Schultz. München u. Berlin: Urban & Schwarzenberg 1959a. — Die depressive Fehlhaltung. In Handbuch der Neurosenlehre und Psychotherapie, Bd. III, S. 143, herausgeg. von V. E. Frankl, V. E. v. Gebsattel u. I. H. Schultz. München u. Berlin: Urban & Schwarzenberg 1959b. — Gehlen, A.: Der gegenwärtige Stand der anthropologischen Forschung. In: Krankheit und Kranksein. Eine Vortragsfolge über die empirischen Grundlagen der leib-seelischen Wechselbeziehungen, S. 11, herausgeg. von F. Stroebe u. H. Schulte. Bremen: Carl Schünemann 1952. — Die Seele im technischen Zeitalter. Sozialpsychologische Probleme in der industriellen Gesellschaft. Rowohlts Deutsche Enzyklopädie, H. 53. Hamburg: Rowohlt 1957. — Gellhorn, E.: Autonomic imbalance and the hypothalamus. Implications for physiology, medicine, psychology and neuropsychiatry. Minneapolis: University Minnesota Press 1957. — Gellhorn, E., W. P. Koella and H. M. Ballin: The influence of hypothalamic stimulation on evoked cortical potentials. J. Psychol. Neurol. 39, 77 (1955). — Genuit, H., u. W. Kübel: Zum Wirkungsmechanismus des Acetylcholins. I. Mitt. Naunyn-Schmiedeberg's Arch. exp. Path. Pharmak. 202, 110 (1943). — Genuit, H., u. G. Mussgnug: Zum Wirkungsmechanismus des Acetalcholins. II. Mitt. Naunyn-Schmiedeberg's Arch. exp. Path. Pharmak. 202, 120 (1943). — Genz, H., u. R. B. Stolowsky: Zur Diagnose und Therapie der orthostatischen Kreislaufstörung im Kindesalter. Dtsch. med. Wschr. 81, 407 (1956). — Geoghegan, T., and E. J. Mueller: Diencephalic autonomic attacks; report of case with predominantly sympathetic manifestations. New Engl. J. Med. 247, 841 (1952). — Gerfeldt, E.: Zur Soziologie der Herzkrankheiten. Ars medici (Liestal) 42, 250 (1952). — Förderung und Fortschritt auf dem Gebiet der Präventivmedizin. Int. J. prophyl. Med. u. Sozialhyg. 3, 2 (1959). — Gerstner, K.: Hypotone Regulationsstörungen des Kreislaufs und ihre Behandlung. Wien. med. Wschr. 105, 699 (1955). — Gesell, R.: A neurophysiological interpretation of the respiratory act. Ergebn. Physiol. 43, 477 (1940). — Ghrist, B. G., and G. E. Brown: Postural hypotension with syncope. Its successful treatment with ephedrin. Amer. J. Med. Sci. 175, 336 (1928). — Gibbs, E. L., F. A. Gibbs and B. Fuster: Psychomotor epilepsy. Arch. Neurol. Psychiat. (Chicago) 60, 331 (1948). — Gilbert, R. P., and J. K. Lewis: The effect of exercise on the plasma volume of patients with heart failure. Circulation 2, 402 (1950). — Gilbert-Dreyfuss, G.: Le syndrome hyperfolliculinique et son traitment par l'association testostérone-progestérone. Sem. Hôp. Paris 25, 2171 (1949). — Gisinger, E., G. Grabner u. F. Kaindl: Zur Wirkung eines Adrianoderivates auf den Lungenkreislauf. Klin. Med. (Wien) 10, 125 (1955). — Gladewitz, H., u. W. Berg: Beiträge zur vektoriellen Betrachtung des Orthostase Ekg's. Verh. dtsch. Ges. Kreisl.-

Forsch. 18, 107 (1952). — GLÄSER, O., u. A. W. DALICHO: Segmentmassage. Massage reflektorischer Zonen. Leipzig: VEB Georg Thieme 1952. — GLASER, M.: Angina pectoris und Herdtherapie. In: Therapie der Herderkrankungen. Nauheimer Tagung 1953. S. 221 ff. München: Carl Hanser 1954. — GLEES, P.: Morphologie und Physiologie des Nervensystems. Stuttgart: Georg Thieme 1957. — GLOCK, CH. Y., R. L. VOUGHT, M. D. SCHWEITZER, E. G. CLARK and J. KATZ: Studies in hypertension. IV. Comparison of reaction to three tests for hyperreactivity among 204 volunteres. J. chron. Dis. 4, 490 (1956). — GLUSMAN, M., J. J. RANSOHOFF and J. L. POOL: Electrical excitability of human uncus. J. Neurophysiol. 16, 528 (1953). — GODDEN, J. O., G. M. ROTH and E. A. HINES jr. The changes in the intraarterial pressure during immersion of the hand in ice-cold water. Circulation 12, 963 (1955). — GÖMÖRI, P., u. A. GREINER: Glomerularfiltration bei orthotischer Albuminurie. Klin. Wschr. 21, 1061 (1942). — GÖPFERT, H.: Die Aktivität der Muskulatur im sogenannten Ruhezustand. (Über den Zusammenhang von Grundstoffwechsel und Nervensystem.) Verh. dt. Ges. inn. Med. 56, 237 (1950). — GÖPFERT, H., A. BERNSMEIER u. R. STUFLER: Über die Steigerungen des Energiestoffwechsels und der Muskelinnervation bei geistiger Arbeit. Pflügers Arch. ges. Physiol. 256, 304 (1953). — GÖPFERT, H., u. H. SCHAEFER: Über den direkt und indirekt erregten Aktionsstrom und die Funktion der motorischen Endplatte. Pflügers Arch. ges. Physiol. 239, 597 (1937). — GOLDBERG, H., E. J. ELISBERG and L. N. KATZ: The effects of the Valsalva maneuver upon the circulation in normals and patients with mitral stenosis. Circulation 5, 38 (1952). — GOLDFLAM, S.: Weiteres über das intermittierende Hinken. Neurol. Zbl. 20, 197 (1901). — GOLDRING, W., and H. CHASIS: Hypertension and hypertensive disease. New York: Commonwealth Fund 1944. — GOLDWATER, L. C., L. H. BRONSTEIN and B. KRESKY: Study of one hundred seventy-five "cardiacs" without heart disease. J. Amer. med. Ass. 148, 89 (1952). — GOLDZIEHER, M. A.: The adrenal gland in health and disease. Philadelphia: F. A. Davis Comp. 1944. — GOLENHOFEN, KL., u. G. HILDEBRANDT: Psychische Einflüsse auf die Muskeldurchblutung. Pflügers Arch. ges. Physiol. 263, 637 (1957). — Die Beziehungen des Blutdruckrhythmus zu Atmung und peripherer Durchblutung. Pflügers Arch. ges. Physiol. 267, 27 (1958). — GOLLWITZER-MEIER, KL., u. E. WITZLEB: Die Wirkung von l-Noradrenalin auf die Energetik und die Dynamik des Warmblüterherzens. Pflügers Arch. ges. Physiol. 255, 469 (1952). — GOWIN, H. J.: Untersuchungen über die Wirkung des Apomorphins beim Menschen.. Z. Kreisl.-Forsch. 35, 225 (1943). — GRAF, L.: Das Elektrokardiogramm bei ein- und zweieiigen Zwillingen. Z. Kreisl.-Forsch. 31, 337 (1939). — GRAF, O.: Sicherheit durch Freizeit und Pause. In: Sicherheit und Gesundheit im Betrieb bei Transport und Verkehr. Verh. dtsch. Ges. Arbeitsschutz 4, 255 (1956). — GRAHAM, J. D. P.: High blood pressure after battle. Lancet 1945 I, 239. — GRANT, R. T.: Observations on the after histories of men suffering from the effort syndrome. Heart 12, 121 (1925/26). — Effort syndrome a) constitutional b) post-exposure hardwork c) delayed convalescence d) unrecognizable infection. Guy's Hosp. Gaz. 54, 216 (1940). — GRASER, F., u. E. NELL: Die postinfektiöse Kreislaufstörung im Kindesalter. Mschr. Kinderheilk. 100, 332 (1952). — GRAY, J., and W. P. BEETHAM: Changes in plasma concentration of epinephrine and norepinephrine with muscular work. Proc. Soc. exp. Biol. (N.Y.) 96, 636 (1957). — GRAYBIEL, A., and P. D. WHITE: Inversion of the T-wave in leads I or II of the electrocardiogram in young individuals with neurocirculatory asthenia with thyreotoxicosis, in relation to certain infections and following paroxysmal ventricular tachycardia. Amer. Heart J. 10, 345 (1935). — GRAYSON, J., and H. J. C. SWAN: Intestinal blood flow changes in man during fainting. Proc. Physiol. Soc. 14.—15. 7. 1950. J. Physiol. (Lond.) 112, 44 P (1951). — GREEN, H. D., and E. C. HOFF: Effects of faradic stimulation of cerebral cortex on limb and renal volumes in cat and monkey. Amer. J. Physiol. 118, 641 (1937). — GREEN, H. D., R. WEGRIA and N. H. BOYER: Effects of epinephrine and pitressin on coronary artery inflow in anesthetized dogs. J. Pharmacol. exp. Ther. 76, 378 (1942). — GREEN, R. S., A. IGLAUER and J. McGUIRE: Alterations of radial or tracheal intra-arterial blood pressure and of the electrocardiogram induced by tilting. J. Lab. clin. Med. 33, 951 (1948). — GREENBILL, J. P., and S. C. FREED: The electrolyte therapy of premenstrual distress. J. Amer. med. Ass. 117, 504 (1941). — GREENE, D. G., and I. L. BUNNELL: The circulatory response to the Valsalva maneuver on patients with mitral stenosis with and without autonomic blockade. Circulation 8, 264 (1953). — GREENE, R., and K. DALTON: The premenstrual syndrome. Brit. med. J. 1953 I, 1007. — GREENFIELD, A. D. M.: An emotional faint. Lancet 1951, 1302. — GREEVER, C. J., and D. T. WATTS: Epinephrine levels in the peripheral blood during irreversible hemorrhagic shock in dogs. Circulat. Res. 7, 192 (1959). — GREGG, D. E., D. C. SABISTON and E. O. THEILEN: Symposium on regulation of performance of heart; performance of heart: changes in left ventricular end-diastolic pressure and stroke work during infusion and following exercise. Physiol. Rev. 35, 132 (1955). — GREMELS, H., u. F. ZINNITZ: Über den Potentialwirkungscharakter des Acetylcholins. Naunyn-Schmiedeberg's Arch. exp. Path. Pharmak. 179, 229 (1935). — GRESSEL, M. D., F. O. SHOBE, G. SASLOW, PH. H. DU BOIS and H. A. SCHROEDER: Personality factors in arterial hypertension. J. Amer. med. Ass. 140, 265 (1949). — GRILL, C.: Investigations into the displacements in the blood mass due to changes in the body positions, and the resultant changes in the work of the heart, in the blood pressure and in the volume of the extremities under physiological conditions and in certain pathological conditions; a contribution for the pathogenesis of so-called arterial orthostatic anemia. Acta med. scand. 92, 267 (1937). — Grollman, A.: The effect of variation in posture on the output of the human heart. Amer. J. Physiol. 86, 285 (1928). — Gross, H.: Zur Frage der Wirksamkeit einiger Kreislaufmittel in der Kinderheilkunde. Z. Kreisl.-Forsch. 44, 45 (1955). — Gross, W. M.: Mental health survey in a rural area. Eugen. Rev. 40, 140 (1948). — Grunert, H.: 6 Jahre Causat. Ärztl. Wschr. 9, 25 (1954). — Gsell, M.: Das Verhalten der Hauttemperatur beim Erbrechen nach Apomorphin. Z. Kreisl.-Forsch. 37, 239 (1943). — Guillaume, A.-C.: Le sympathique et les systèmes associés. Vagotonies, sympathicotonies, neurotonies, II. édit. Paris: Masson & Cie. 1928. — Gunn, C. G., M. Jauvet and E. E. King: Effects of reserpine and chlorpromazine on central autonomic vasomotor mechanisms. Circulation 12, 717 (1955). — Guttmann, E., and M. Jones: Hyperventilation and effort syndrome. Brit. med. J. 1940 II, 736. — Guttmann, P.: Zur Casuistik der vasomotorischen Neurosen. Berl. klin. Wschr. 5, 275 (1868). — Gutzeit, K.: Durchblutungsstörungen des Herzmuskels und des Gehirns in Abhängigkeit von der Herdinfektion. Med. Klin. 33, 721, 757 (1937). — Wirbelsäule als Krankheitsfaktor. Dtsch. med. Wschr. 76, 3, 44 (1951). — Bandscheibenschäden und Schmerzzustände. Ein Beitrag zum Rheumaproblem. Med. Klin. 47, 1587 (1952). — Rheumatische und trophoneurotische Krankheitsbilder im Rahmen der vertebralen Symptomatik. Medizinische 1954, 1343. — Gutzeit, K., u. G. W. Parade: Fokalinfektion. Ergebn. inn. Med. Kinderheilk. 57, 613 (1939). — Guyton, A. C.: Determination of cardiac output by equating venous return curves with cardiac response curves. Physiol. Rev. 35, 123 (1955).

Hadorn, W.: Über Bluthochdruck. Schweiz. med. Wschr. 82, 585 (1952). — Hafemeister, R.: Das hohe T II im EKG bei vegetativer Dystonie. Acta neuroveg. (Wien) 10, 267 (1955). — Hafkesbring, R., and R. Ashman: Duration of electrogram and of mechanical response of turtle ventricle. Proc. Soc. exp. Biol. (N.Y.) 24, 883 (1926). — Haglund, F.: Die Bedeutung der cervicalen Discusdegeneration für die Entstehung von Verengerungen der Foramina intervertebralia. Acta radiol. (Stockh.) 23, 568 (1942). — Hallen, O.: Das oral petit-mal. Beschreibung und Zergliederung der als uncinate-fit (Jackson) und psychomotorfit (Lennox) bezeichneten epileptischen Anfälle. Dtsch. Z. Nervenheilk. 171, 236 (1954). — Halliday, J. L.: Psychosocial medicine, a study of the sick society. London and New York: W. W. Norton 1948. — Halprin, H.: Reserpine for the cardiac patient. J. med. Soc. N.J. 52, 616 (1955). — Hamilton, B. E., and F. H. Lahey: Thyreocardiacs; their diagnostic difficulties; their surgical treatment. Surg. Gynec. Obstet. 39, 10 (1924). — Hammarström, S.: Orthostatic hypotension after sympathectomy in hypertensives—the possible key to the beneficial effect of the operation. Acta med. scand. 110, 126 (1942). — Arterial hypertension. I. Variability of blood pressure. Acta med. scand. Suppl. 192, 1 (1947). — Hammarström, S., and A. G. H. Lindgren: Postural hypotension in a patient with multiple encephalomalacias. Acta med. scand. 111, 537 (1942). — Hammerl, H., u. A. Mostbeck: Experimentelle und klinische Erfahrungen mit Effortil. Klin. Med. (Wien) 10, 168 (1955). — Hanke, F.: Elektrokardiographische Veränderungen bei der vegetativen Dysregulation und die Erfolgsaussichten der Behandlung. Med. Klin. 51, 224 (1956). — Hansen, A. T., and E. Warburg: The theory for elastic liquid-containing membrane manometers. General part. Acta physiol. scand. 19, 306 (1950). — Hantschmann, L.: Die krankhafte Blutdrucksteigerung. Stuttgart: Georg Thieme 1952. — Hardgrove, M., G. M. Roth and G. E. Brown: The pressor reaction produced by inhalation of carbon dioxide: Studies of patients with normal blood pressure and with hypertension. Ann. intern. Med. 12, 482 (1938). — Harris, L. J.: Treatment of menopause. Canad. med. Ass. J. 58, 251 (1948). — Harris, R. E., M. Sokolow, L. G. Carpenter jr., M. Freedman and S. P. Hunt: Response to psychologic stress in persons who are potentially hypertensive. Circulation 7, 874 (1953). — Harvey, W. P., and S. A. Levine: Changing intensity of first sound in auricular flutter, an aid to diagnosis by auscultation. Amer. Heart J. 35, 924 (1948). — Hasler, E.: Ein Beitrag zur Behandlung der orthostatischen Kreislaufinsuffizienz. Schweiz. med. Wschr. 82, 903 (1952). — Hauss, W. H.: Angina pectoris. Entstehung, Erkennung, Beurteilung und Behandlung der Herzschmerzanfälle. Stuttgart: Georg Thieme 1954. — Hauss, W. H., H. Kreuziger u. H. Asteroth: Über die Reizung der Pressorezeptoren im Sinus caroticus beim Hund. Z. Kreisl.-Forsch. 38, 28 (1949). — Hawkinson, L. F.: The menopausal syndrome: One thousand consecutive patients treated with estrogen. J. Amer. med. Ass. 111, 390 (1938). — Head, H.: Release of function in the nervous system. Proc. roy. Soc. Med. 92, 184 (1921). — Heart, A. D.: Iatrogenics and cardiac neurosis a critique. J. Amer. med. Ass. 156, 1133 (1959). — Hegglin, R.: Über das Syndrom der funktionellen kardiovaskulären Störungen. Praxis 49, 1085 (1949). — Heidberg, H. S.: Betrieb und Familie. Sozialer Fortschr. 3, 62 (1954). — Heidenreich, O., u. L. Schmidt: Der Einfluß von Vagusreizung und Carotidenabklemmung auf die Coronardurchblutung. Pflügers Arch. ges. Physiol. 263, 315 (1956). — Heidler v. Heilborn, H.: Untersuchungen zum Accelerationsproblem an 12jährigen böhmischen Mädchen Prags. Z. menschl. Vererb.-u. Konstit.-Lehre **30**, 91 (1950). — HEIM, F.: Physiologische Schwankungen im Cholesteringehalt des menschlichen Serums. Klin. Wschr. **23**, 63 (1944). — HEIM, F., u. E. RÖDIGER: Tagesperiodische Schwankungen des Blutdrucks und der Blutdruckreaktion auf intravenöse Sympatolinjektionen. Klin. Wschr. 24/25, 426 (1946/47). — HEIM, P.: Das Verhalten des Blutdruckes bei neuropathischen Kindern. Dtsch. med. Wschr. 26, 320 (1900). — HEINECKER, R.: Individuelle Unterschiede in der Reaktion von Kreislauf und Gasstoffwechsel auf dosierte Belastungen: Cold Pressor Test, Flickerlicht, Lärm, körperliche Arbeit. (Über die Abhängigkeit der Reaktionsweise von der vegetativen Grundeinstellung.) Arch. Kreisl.-Forsch. **30**, 1 (1959). — HEINEN, W., H. W. KNIPPING u. H. LOOSEN: Über das Cor nervosum. Med. Klin. 49, 647, 873 (1954). — HEINRICH, K., u. G. HEINRICH: Über die Behandlung der vegetativen Dystonie mit einem neuen Kombinationspräparat. Medizinische **1958**, 1106. — HEINZEL, F., K. MATTHES, K. MECHELKE u. E. NUSSER: Die Kreislaufwirkung des Regitin beim gesunden Menschen. Cardiologia (Basel) 21, 743 (1952). — HELMRICH, H. E.: Die Bindegewebsmassage. Ein Lehrbuch über Basis, Technik, Methodik und Praxis der „Massage reflektorischer Zonen im Bindegewebe" nach E. DICKE, Bd. I. Ulm a. d. Donau: K. F. Haug 1959. — HELWEG-LARSEN, P., H. HOFFMEYER, J. KIELER, E. H. THAISEN, J. H. THAISEN, P. THYGESEN and M. H. WULFF: Famine disease in German concentration camps, complications and sequels, with special reference to tuberculosis, mental disorders, and social consequences. Acta med. scand. Suppl. **274**, 1 (1952). — HEMPEL, J.: Über die pathoplastische und konstitutionsbiologische Bedeutung der „vegetativen Stigmatisierung" in der Psychiatrie. Arch. Psychiat. Nervenkr. 108, 517 (1938). — HENDERSON, Y.: Two lectures on the efficiency of the heart and its measurement. Lecture I. The meaning and conditions of efficiency. Lancet **1925** Ia, 1265. — Lecture II. Applications and results on man. Lancet **1925** Ib, 1317. — Volume of circulation and its regulation by venopressor mechanism. J. Amer. med. Ass. **97**, 1265 (1931). — Atelektase, massiver Lungenkollaps und verwandte postoperative Zustände. Münch. med. Wschr. **83**, 305 (1936). — Die Bedeutung des Muskeltonus beim postoperativen Schock. Verh. dtsch. Ges. Kreisl.-Forsch. 11, 121 (1938). — HENRY, J. P., O. H. GAUER and J. L. REEVES: Evidence of the atrial location of receptors influencing urine flow. Circulat. Res. 4, 85 (1956). — HENSCHEL, A., F. DE LA VEGA and H. L. TAYLOR: Simultaneous direct and indirect blood pressure measurements in man at rest and work. J. appl. Physiol. **6**, 506 (1954). — HENSEL, H.: Biologische Regelvorgänge. Umschau in Wissenschaft und Technik, 1954, S. 289. — HERBERG, D., G. REICHEL u. W. T. ULMER: Untersuchungen über die Abhängigkeit des absoluten und funktionellen Totraumes von der Ausatemgeschwindigkeit, alveolären Kohlensäurekonzentration, Atemmittellage und vom Lebensalter. Pflügers Arch. ges. Physiol. 270, 467 (1960). — HERMANN, G.: Über Änderungen der ST- und T-Form des Elektrokardiogramms im Laufe des Tages („Tagesschwankungen"). Arch. Kreisl.-Forsch. **3**, 209 (1938). — HEROLD, L., u. G. EFFKEMANN: Die Bedeutung des vegetativen Nervensystems für die innersekretorische Funktion des Hypophysenvorderlappens. (Blockierung der gonadotropen Wirkung des Hypophysenvorderlappens nach Infundibulumdurchtrennung.) Arch. Gynäk. **167**, 289 (1938). — HERRICK, J. F., J. H. GRINDLEY, J. H. BALDES und F. C. MANN: The effect of exercise on the blood flow in the superior mesenteric, renal and common iliac artery. Amer. J. Physiol. **128**, 338 (1939). — HERRMANN, P., u. W. MICHAELIS: Über die Beeinflussung gesteigerter Krampfbereitschaft bei vegetativen Dystonien durch Magnesium. Dtsch. med. J. **5**, 217 (1954). — HERTOGHE, E.: Die Rolle der Schilddrüse bei Stillstand und Hemmung des Wachstums und der Entwicklung und des chronischen gutartigen Hypothyreoidismus. Deutsche Übersetzung von J. H. SPIEGELBERG. München: J. F. Lehmann 1900. — HERXHEIMER, H.: Zur Größe, Form und Leistungsfähigkeit des Herzens bei Sportsleuten. Z. klin. Med. **96**, 218 (1923). — Zur Physiologie des Trainings. Z. klin. Med. **98**, 484 (1924). — HESS, B., u. B. CHANCE: Über zelluläre Regulationsmechanismen und ihr mathematisches Modell. Naturwiss. 46, 248 (1959). — HESS, W. R.: Vegetative Funktionen und Zwischenhirn. Helv. physiol. pharmacol. Acta Suppl. 4, 1 (1947). — Symposion über das Zwischenhirn. Helv. physiol. pharmacol. Acta Suppl. 6, 1 (1950). — Das Zwischenhirn. 2. Aufl. Basel: Benno Schwabe & Co. 1954a. — Die funktionelle Organisation des vegetativen Nervensystems, 2. Aufl. Basel: Benno Schwabe & Co. 1954b. — HEYCK, H.: Neue Beiträge zur Klinik und Pathogenese der Migräne. Stuttgart: Georg Thieme 1956. — HEYER, G. R.: Das körperlichseelische Zusammenwirken in den Lebensvorgängen. An Hand klinischer und experimenteller Tatsachen dargestellt. Grenzfragen des Nerven- und Seelenlebens, H. 120. Begründet von L. LOEWENFELD u. H. KURELLA. Herausge. von E. KRETSCHMER. Wiesbaden u. München: J. F. Bergmann 1925. — HEYMANS, C.: Action of drugs on carotid body and sinus. Pharmacol. Rev. 7, 119 (1955). — HEYMANS, L. J. F.: Selbststeuerung des arteriellen Druckes und Hypertension. Medizinische **1955**, 1161. — HIATT, E. P.: Effects of repeated oral doses of quinine and quinidine on the blood pressure and renal circulation of dogs with experimental neurogenic hypertension. Amer. J. Physiol. **155**, 114 (1948). — Sympathicolytic effects of quinine and quinidine. Amer. J. Physiol. **160**, 212 (1950). — HICKAM, J. B., and W. H. CARGILL: Effect of exercise in cardiac output and pulmonary arterial pressure in normal persons and in patients with cardiovascular disease and pulmonary emphysema. J. clin. Invest. 27, 10 (1948). — HICKAM, J. B., W. H. CARGILL and A. GOLDEN: Cardiovascular reactions to emotional stimuli. Effect on the cardiac output, arteriovenous oxygen difference, arterial pressure, and peripheral resistance. J. clin. Invest. 27, 290 (1948). — HICKAM, J. B., and W. W. PRYOR: Cardiac output in postural hypotension. J. clin. Med. 30, 401 (1951). — HICKAM, J. B., W. W. PRYOR, E. B. PAGE and K. J. ATWELL: Respiratory regulation during exercise in unconditioned subjects. J. clin. Invest. 30, 503 (1951). — HICKLER, R. B., R. E. WELLS, H. R. TYLER and J. T. HAMLIN: Plasma catechol amine and electroencephalographic responses to acute postural change. Amer. J. Med. 26, 410 (1959). — HIEBEL, G., M. BONVALLET et P. DELL: Action de la chlorpromazine ("largactil", 4560 R.P.) au niveau du système nerveux central. Sem. Hôp. Paris 30, 2346 (1954). — HILD, R., u. G. HERZ: Das Druck-Volum-Diagramm des isolierten Katzenherzens unter dem Einfluß von Adrenalin. Z. Biol. 108, 42 (1955). — HILDEBRAND, K. H., A. BLOCK u. I. JACOBI: Experimentelle und klinische Erfahrungen mit einem Kollaps- und Hypotoniemittel aus der Adrianolreihe. Dtsch. med. Wschr. 75, 1225 (1950). — HILL, L. B.: Psychoanalytic observations on a case of essential hypertension. Psychoanal. Rev. 22, 60 (1935). — HILL, R. M.: Vascular anomalies of the upper limbs associated with cervical ribs; report of a casse and review of literature. Brit. J. Surg. 27, 100 (1939). — HINES jr., E. A.: The hereditary factor in essential hypertension. Ann. intern. Med. 11, 593 (1937a). — Reaction of blood pressure of 400 school children to standard stimulus. J. Amer. med. Ass. 108, 1249 (1937b). — Technic of cold-pressor test. Proc. Mayo Clin. 14, 185 (1939). — The hereditary factor and subsequent development of hypertension. Proc. Mayo Clin. 15, 145 (1940a). — Range of normal blood pressure and subsequent development of hypertension. J. Amer. med. Ass. 115, 271 (1940b). — The significance of vascular hyperreaction as measured by the cold pressor test. Amer. Heart J. 19, 408 (1940c). — Significance of hyperrreaction of usually normal blood pressure. Med. Clin. N. Amer. 24, 1089 (1940d). — Variability of blood pressure. Virginia med. Monthly 67, 757 (1940e). — Hypertension. Symposium by E. T. BELL. Minneapolis: University Minnesota Press 1951a. — The significance of hyperreactivity in the natural history of essential hypertension. A symposium on essential hypertenison, an epidemiologic approach. Edited by the Division of Epidemiology and the Bureau of Applied Social Research. Columbia University, Boston. Boston: Wright and Potter 1951b. — Vascular reactivity and hypertensive disease. Coll. Papers, Mayo Clin. 42, 317 (1951c). — HINES jr., E. A., and G. E. BROWN: A standard stimulus for measuring vasomotor reactions: Its applications in the study of hypertension. Proc. Mayo Clin. 7, 332 1932. — A standard test for measuring the variability of blood pressure: Its significance as an index of the prehypertensive state. Ann. intern. Med. 7, 209 (1933). — The hereditary factor in the reaction of blood pressure to a standard stimulus (cold); preliminary report. Proc. Mayo Clin. 10, 371 (1935). — The cold pressor test for measuring the reactibility of the blood pressure: Data concerning 571 normal and hypertensive subjects. Amer. Heart J. 11, 1 (1936a). — Arteriolar hypertonus without high blood pressure (latent hypertension). Proc. Mayo Clin. 11, 21 (1936b). — HINES jr., E. A., and H. H. LANDER: Factors contributing to the development of hypertension in patients suffering from renal disease. J. Amer. med. Ass. 116, 1050 (1941). — HINRICHS, A.: Welche diagnostischen Erkenntnisse vermittelt der Vergleich des Elektrokardiogramms beim liegenden und stehenden Menschen. Z. Kreisl.-Forsch. 29, 790 (1937). — HIRSCHMANN, J.: Vegetative Dystonie und psychische Phänomene. Regensburg. Jb. ärztl. Fortbild. 3, 434 (1954). — HOCHE, A.: Beobachtungen bei Fliegerangriffen. Med. Klin. 13, 905 (1917). — HOCHREIN, M.: Herzkrankheiten. Bd. I: Physiologie, Beurteilung und funktionelle Pathologie des Herzens. Dresden u. Leipzig: Theodor Steinkopff 1941. — Herzkrankheiten. Bd. II: Klinik der Coronarerkrankungen. Dresden u. Leipzig: Theodor Steinkopff 1943. — HOCHREIN, M., u. G. T. DINICHIOTU: Zur Pathogenese pulmonaler Zirkulationsstörungen. Z. Kreisl.-Forsch. 32, 297 (1940). — HOCHREIN, M., u. I. HOCHREIN-SCHLEICHER: Leistungssteigerung. Leistung, Übermüdung, Gesunderhaltung, 3. Aufl. Stuttgart: Georg Thieme 1953. — Die vegetative Dystonle beim Spätheimkehrer. Med. Klin. 50, 2177 (1955). — Herz- und Kreislauferkrankungen. Pathologische Physiologie und funktionelle Therapie. Zugleich vollkommene Neubearbeitung und Abschluß des Werkes: Herzkrankheiten. Bd. I: Kap. 1—6. Bd. II: Kap. 7—14. Darmstadt: Dr. Dietrich Steinkopff 1959. — HOCHREIN, M., u. I. SCHLEICHER: Chronische Ermüdung als Krankheitsursache. Münch. med. Wschr. 89, 47 (1942). — Pneumonose oder pulmonale Dystonie. Med. Klin. 44, 129 (1949). — Herzinsuffizienz und vegetatives Nervensystem. Med. Klin. 46, 737 (1951). — Zur therapeutischen Beeinflussung des cardiopulmonalen Systems. Med. Mschr. 6, 780 (1952). — HOCKERTS, TH.: Das Steh-EKG und seine Bedeutung für die Diagnostik funktioneller Kreislaufstörungen. Arch. Kinderheilk. 141, 28 (1951). — HODGKIN, A. L., and A. F. HUXLEY: A quantitative description and its application to conduction and excitation in nerve. J. Physiol. (Lond.) 117, 500 (1952). — HÖJENSGARD, J. C., and H. STÜRUP: Static and dynamic pressures in superficial and deep veins of the lower extremity in man. Acta physiol. scand. 27, 49 (1952). — HOFF, A.: Die naturgemäße Heilweise. Eine Einführung in Theorie und Praxis des Naturheilverfahrens im Rahmen der Gesamtmedizin. Stuttgart: Hippokrates-Verlag 1949. — Die Behandlung der vegetativen Dystonie nach Kneippschen Grundsätzen. Hippokrates (Stuttgart) **29**, 528 (1958). — HOFF, E. C., and H. D. GREEN: Cardiovascular reactions induced by electrical stimulation of cerebral cortex. Amer. J. Physiol. **117**, 411 (1936). — HOFF, F.: Unspezifische Therapie und natürliche Abwehrvorgänge. Berlin: Springer 1930. — Klinische Probleme der vegetativen Regulation und der Neuralpathologie. Stuttgart: Georg Thieme 1952. — Über Aerophagie. Münch. med. Wschr. **95**, 15 (1953). — Diskussionsbemerkungen zu den Vorträgen über allgemeine Herddiagnostik. In: Diagnose der Herderkrankungen. München: Carl Hanser 1953. — Grundformen vegetativer Regulationen. Z. menschl. Vererb.- u. Konstit.-Lehre **33**, 265 (1956). — Klinische Physiologie und Pathologie, 5. Aufl. Stuttgart: Georg Thieme 1957. — HOFF, F., u. H. LOSSE: Sympathicotonie und Parasympathicotonie. Dtsch. med. Wschr. **80**, 529 (1955). — HOFF, H.: Die Psychologie am allgemeinen Krankenbett. Med. Klin. **50**, 660, 743, 889, 1134, 1257, 1442 (1955). — HOFFMANN, A.: Pathologie und Therapie der Herzneurosen und der functionellen Kreislaufstörungen. Wiesbaden: J. F. Bergmann 1901. — HOFFMANN, A. C., u. D. KERSTEN: Frauen zwischen Fabrik und Familie. München: J. Pfeiffer 1959. — HOFFMANN, G., u. J. EMMRICH: Kreislaufwirkungen der Nebennierenrindenhormone. Verh. dtsch. Ges. Kreisl.-Forsch. **25**, 108 (1959). — HOFSTÄTTER, P. R.: Die amerikanischen Tochterschulen der Psychoanalyse. In Handbuch der Neurosenlehre und Psychotherapie, Bd. III, S. 507ff. Herausgeg. von V. E. FRANKL, V. E. v. GEBSATTEL u. J. H. SCHULTZ. München u. Berlin: Urban & Schwarzenberg 1959. — HOHNEN, H. W., u. H. KLENSCH: Ballistische Bestimmung von Schlag- und Minutenvolumen bei progressiven körperlichen Belastungen. Pflügers Arch. ges. Physiol. **268**, 221 (1959). — HOLLMANN, W.: Soziale Therapie und ärztliche Begutachtung der Arbeitsneurosen. Psychiatrie 8, 267 (1957). — HOLMGREN, A., B. JONSSON, M. LEVANDER, H. LINDERHOLM, F. MOSSFELDT, T. SJÖSTRAND and G. STRÖM: Effect of physical training in vasoregulatory asthenia, in Da Costa's syndrome, and in neurosis without heart symptoms. Acta med. scand. **165**, 89 (1959). — HOLT, J. P., W. J. RASHKIND, R. BERNSTEIN and J. C. GREISEN: Regulation of arterial blood pressure. Amer. J. Physiol. **146**, 410 (1946). — HOLT, R. R.: Effects of egoinvolvement upon levels of aspiration. Psychiatry 8, 299 (1945). — HOLTZ, P.: Allgemeine Physiologie der nervalen und humoralen Regulation des Kreislaufs. Verh. dtsch. Ges. Kreisl.-Forsch. **25**, 36 (1959). — HOLTZ, P., K. CREDNER u. G. KRONEBERG: Über das sympathicomimetische pressorische Prinzip des Harns (Urosympathin). Naunyn-Schmiedeberg's Arch. exp. Path. Pharmak. **204**, 228 (1947). — HOLZMANN, M.: Klinische Elektrokardiographie, 3. Aufl. Stuttgart: Georg Thieme 1955. — HOMANN, G., u. L. DELIUS: Über die Strychninwirkung bei Kreislaufstörungen. Medizinische **1952**, 532. — HOMMER, E.: Über die Beeinflussung der vegetativen Dysregulation durch Magnesiumsulfat. Klin. Wschr. **26**, 22 (1948). — HOPPE, F.: Erfolg und Mißerfolg. Psychol. Forsch. **14**, 1 (1930). — HORNEY, K.: Neurosis and human growth: The struggle toward self-realization. New York: W. W. Norton Comp. 1950. — HOWARD, P., G. L. LEATHART, A. C. DORNHORST and E. P. SHARPEY-SCHAFER: The "mess trick" and the "fainting lark". Brit. med. J. **1951** II, 382. — HOYER, H.: Einige Beobachtungen über die vegetative Dystonie im Rahmen von Reihenuntersuchungen bei Lehrkräften. Med. Mschr. **10**, 19 (1956). — HUEBSCHMANN, H.: Die soziale Funktion der Psychotherapie. Acta psychother. (Basel) Separat IV, fasc. 4, 313 (1956). — HUET, J. A., et A. D. HERSCHBERG: Pathogénie et traitement des hyperthyréoses climatériques. Rev. méd. Suisse rom. **59**, 610 (1939). — HUGHES, T. A., and M. YUSAF: Postural hypotension with tachycardia. Lancet **1935** I, 1101. — HUME, W. E.: A study of the cardiac disabilities of soldiers in France (V.D.H. and D.A.H.). Lancet **1918** I, 529. — HUNGERLAND, H., u. M. WALTER: Über die Bedeutung des Wilderschen Ausgangswert-Gesetzes. Klin. Wschr. **35**, 105 (1957). — HURST, A. F.: War neuroses. Brit. med. J. **1939**, 409. — Medical diseases of war. London: E. Arnold & Co. 1940. — HURT, W. A., and C. LANDES: The overt behavior pattern in startle. J. exp. Psychol. **19**, 309 (1936). — HUSS, A.: Klinische Untersuchungen und Erfahrungen mit dem neuen Kreislaufmittel Effortil. Wien. Z. inn. Med. **35**, 125 (1955). — HUSSEL, W.: Klinische Erfahrungen mit einem neurovegetativen Regulator. Medizinische **1956**, 91.

IGERSHEIMER, W. W.: Cold pressor test in functional psychiatric syndromes. Arch. Neurol. Psychiat. (Chicago) **70**, 794 (1953). — IGGO, A., and M. VOGT: The effect of reserpine on the electrical activity in preganglionic sympathetic fibres. J. Physiol. (Lond.) **147**, 14 P (1959). — ILLIG, R.: Über den Effekt des Reserpins (Serpasil) auf die Blutdruckwellen III. Ordnung und auf die Hypertension. Helv. med. Acta **22**, 607 (1955). — ILLJIN-KAKUJEFF, B. J.: Veränderungen des Blutkreislaufs in den ersten Minuten nach Beginn und Ende der körperlichen Arbeit. Arbeitsphysiologie 9, 138 (1937). — IMHOF, P., A. HÜRLIMANN u. B. STEINMANN: Über Blutdrucksteigerung bei psychischer Belastung. Cardiologia (Basel) **31**, 272 (1957). — IWANOW-SMOLENSKI, A. G.: Grundzüge der Pathophysiologie der höheren Nerventätigkeit nach den Forschungsergebnissen I. P. PAWLOWS und seiner Schule. Deutsche Übersetzung von U. BAUER, 2. Aufl. Berlin: Akademie Verlag 1954.

JABLONZKY, A.: Neuere Gesichtspunkte in der Behandlung der Erkrankungen des vegetativen Nervensystems. Mschr. ungar. Med. **12**, 23 (1938). — JACKSON, J. H.: In J. TAYLOR,

G. HOLMES and F. M. R. WALSHE, Selected writings of John Hughlins Jackson, vol. I. London: Hodder & Stoughton 1931. — JACOB, W.: Rehabilitation als klinisches Problem. Internat. Rundschau physikal. Med. Praeventivmed. H. 1 (1960). — JAHRREISS, W.: Das hypochondrische Denken. (Ein Beitrag zur Frage nach dem Aufbau hypochondrischer Ideen.) Arch. Psychiatr. Nervenk. **92**, 686 (1930). — JANZ, D.: Anfallsbild und Verlaufsform epileptischer Erkrankungen. Nervenarzt **26**, 20 (1955). — JANZEN, R.: Die Änderungen des Elektrokardiogramms beim Übergang aus dem Liegen in die aufrechte Körperstellung. Z. ges. exp. Med. **103**, 671 (1938). — Orthostatische Kollapszustände. (Zugleich ein Beitrag zur Differentialdiagnose der epileptiformen Anfälle.) Klin. Wschr. **17**, 622 (1938). — Das „Grenzland der Epilepsie". Fortschr. Neurol. Psychiat. **19**, 133 (1951). — JARISCH, A.: Vago-vasale Synkope. Z. Kreisl-Forsch. **33**, 267 (1941). — Die Ohnmacht und verwandte Zustände als biologisches Problem. Klin. Med. (Wien) **3**, 956)1948). — JECH, R.: Die psychische Hygiene der Arbeit. In E. BREZINA u. E. STRANSKY, Psychische Hygiene. S. 227ff. Wien u. Bonn: Wilhelm Maudrich 1955. — JEFFERS, W. A., H. MONTGOMERY and A. C. BURTON: Types of orthostatic hypotension and their treatment. Amer. J. med. Sci. **22**, 1 (1941). — JESSERER, H.: Die Tetanie des Erwachsenen und ihre Grenzzustände. Ergebn. inn. Med., N. F. **7**, 312 (1956). — JOCHHEIM, K. A.: Beitrag zur Beurteilung und Behandlung vegetativer Funktionsstörungen. Acta neuroveg. (Wien) **12**, 153 (1955). — Zentrale Stimulation bei vegetativen Funktionsstörungen unter besonderer Berücksichtigung des Ritalins. Med. Klin. **50**, 864 (1955). — Grundlagen der Rehabilitation in der Bundesrepublik Deutschland. In: Arbeit und Gesundheit. Sozialmedizinische Schriftenreihe aus dem Gebiete des Bundesministeriums für Arbeit und Sozialordnung, herausgeg. von M. BAUER, F. PAETZOLD u. CL. DIERKES. N. F., Heft 64. Stuttgart: Georg Thieme 1958. — JÖBSIS, F., and B. CHANCE: Time-relations between muscular contraction and response of cytochrome chain. Fed. Proc. **16**, 68 (1957). — JOHNSON, A. C.: Disabling changes in hands resembling sclerodactylia following myocardial infarction. Ann. intern. Med. **19**, 433 (1943). — JOHNSON, R. E., L. BROUHA and R. C. DARLING: A test of physical fitness for strenuous exercition. Rev. canad. biol. **1**, 491 (1942). — JONES, M., and A. LEWIS: Effort syndrome. Lancet **1941 II**, 813. — JORDAN jr., G. L., J. W. OVERSTREET and G. H. PEDDIE: Use of blood transfusions in treatment of postgastrectomy syndrome. Surgery **42**, 1055 (1957). — JORES, A.: Physiologie und Pathologie der 24-Stunden-Rhythmik des Menschen. Ergebn. inn. Med. **48**, 574 (1935). — Vom kranken Menschen. Ein Lehrbuch für Ärzte. Stuttgart: Georg Thieme 1960. — JORES, A., u. CL. GOYERT: Experimentelle und klinische Untersuchungen eines neuen Mittels bei vegetativer Übererregbarkeit. Fortschr. Ther. **12**, 159 (1936). — JUCHEM, A.: Zur Anwendung zentraler Stimulantien in der inneren Medizin. Dtsch. med. Wschr. **81**, 1603 (1956). — JUDSON, W. E., J. D. HATCHER and R. W..WILKINS: Blood pressure responses to the Valsalva maneuver in cardiac patients with and without congestive failure. Circulation **11**, 889 (1955). — JUKES, F.: Functional heart disorders. Ohio St. med. J. **32**, 319 (1936). — JUNG, R.: Allgemeine Neurophysiologie. In Handbuch der inneren Medizin, Bd. V, S. 1. Berlin-Göttingen-Heidelberg: Springer 1953.

KAADA, B. R.: Somato-motor, autonomic and electrocorticographic responses to electrical stimulation of „rhinencephalic" and other structures in primates, cat and dog; study of responses from limbic, subcallosal, orbito-insular, piriform and temporal cortex, hippocampus-fornix and amygdala. Acta physiol. scand. **24**, Suppl. 83, 1 (1951). — KAADA, B. R., K. PRIBRAM and J. EPSTEIN: Respiratory and vascular responses in monkeys from temporal pole, insula, orbital surface and cingulate gyrus; preliminary report. J. Neurophysiol. **12**, 347 (1949). — KABAKOFF, J. B., u. J. A. RYVKIN: Proc. Maxim Gorky Med. Genet. Res. Inst. Moskva **3**, (1934). Zit.nach M. GÄNSSLEN, K. LAMBRECHT u. M. WERNER, Erbbiologie und Erbpathologie des Kreislaufapparates. In Handbuch der Erbpathologie des Menschen, Bd. IV/1, S. 193ff. Herausgeg. von G. JUST in Gemeinschaft mit K. H. BAUER, E.HANHART u. J. LANGE. Berlin: Springer 1940. — KABAT, H., H. W. MAGOUN and S. W. RANSON: Electrical stimulations of points in the forebrain and midbrain. The resultant alterations in blood pressure. Arch. Neurol. Psychiat. (Chicago) **34**, 931 (1935). — KADATZ, R., u. E. PÖTZSCH: Pharmakologische Eigenschaften des neuen Analepticum 1-Phenyl-2-pyrrolidinopentan. Arzneimittel-Forsch. **6**, 344 (1957). — KÄFER, K.: Die Beeinflussung des hypotonen Symptomenkomplexes und der damit verbundenen Leistungsminderung im Arbeitsmilieu durch Phenylpyrrolidinopentan. Münch. med. Wschr. **99**, 951 (1957). — KÄRST, W.: Zum Ekg des vegetativen Nervensystems: Das P-sympathicum. Verh. dtsch. Ges. inn. Med. **60**, 572 (1954). — KAGAN, E. M., B. J. KUSTANOVITSCH u. A. S. BORSCHEWSKY: Korrelation der energetischen und hämodynamischen Funktionen bei verschiedenen Typen der Arbeit. Arbeitsphysiologie **8**, 502 (1934). — KAHLER, H.: Die Blutdrucksteigerung, ihre Entstehung und ihr Mechanismus. Ergebn. inn. Med. Kinderheilk. **25**, 265 (1924). — KAHLER, M.: Zur Kenntnis des neurogenen Adams-Stokes. Wien. Arch. inn. Med. **7**, 207 (1923). — KAHLER, O. H.: Zur Differentialdiagnose der Hyperthyreosen und vegetativen Regulationsstörungen mit besonderer Berücksichtigung der respiratorischen Arrhythmie. Arch. inn. Med. **1**, 192 (1949). — KAHLER, O. H., u. R. WEBER: Zur Erbpathologie von Herz- und Kreislauferkrankungen. Untersuchungen an einer auslesefreien

Zwillingsserie. I. u. II. Mitt. Z. klin. Med. **137**, 380, 507 (1940). — KAO, F., and L. H. RAY: Regulation of cardiac output in anesthetized dogs during induced muscular work. Amer. J. Physiol. **179**, 255 (1954). — KAPPERT, A.: Die klinische Form der relativen Nebenniereninsuffizienz und die Behandlung des Rindenausfalls. Klin. Wschr. **24/25**, 769 (1947a). — Die Diagnostik und Therapie des Nebennierenausfalls und das Krankheitsbild der relativen Nebennereninsuffizienz (Hypadrenie). Helv. med. Acta Suppl. **20**, fasc. 4/5, 14 (1947b). — Die Diagnostik und Therapie des Nebennierenausfalls und das Krankheitsbild der relativen Nebennieren-Insuffizienz (Hypadrenie). Basel: Benno Schwabe & Co. 1947. — Der jugendliche Hochdruck. Schweiz. med. Wschr. **82**, 821 (1952). — KARNOSH, L. J., and E. M. ZUCKER: A handbook of psychiatry. St. Louis: C. V. Mosby Comp. 1945. — KARPOVICH, P. V.: Exercise. Ann. Rev. Physiol. **9**, 149 (1947). — KATSAROS, B.: Untersuchungen über das Verhalten der alveolären Kohlensäurespannung in Ruhe und bei körperlicher Arbeit. Inaug.-Diss. Heidelberg: 1957. — KATTUS, A. A., B. SINCLAIR-SMITH, J. GENEST and E. V. NEWMAN: The effect of exercise on the renal mechanism of electrolyte excretion in normal subjects. Bull. Johns Hopk. Hosp. **84**, 344 (1949). — KATZ, L. N., and M. ROBINOW: Appearence of electrocardiogram in relation to position of heart within chest. Amer. J. med. Sci. **192**, 556 (1936). — KAUDERS, O.: Vegetatives Nervensystem und Seele, 3. Aufl. Wien: Urban & Schwarzenberg 1947. — KAUFFMANN, FR.: Über die Häufigkeit einzelner wichtigerer Klagen und anamnestischer Angaben bei Kranken mit arterieller Hypertension. Münch. med. Wschr. **71**, 1230 (1924a). — Klinisch experimentelle Untersuchungen zum Krankheitsbilde der arteriellen Hypertension. III. Teil. Über das Herzklopfen bei Kranken mit arterieller Hypertension. Z. klin. Med. **100**, 677 (1924)b. — Pathologie des arteriellen Blutdrucks. In Handbuch der normalen und pathologischen Physiologie, Bd VII/2, S. 1303. Heidelberg: Springer 1927. — KAUFMANN, G.: Über Kreislaufzeiten und Blutverteilung bei Arbeit. Cardiologia (Basel) **30**, 102 (1957). — KAVINOKY, N. R.: Nervous tension and the climacteric. J. Amer. med. Wom. Ass. **7**, 294 (1952). — KEHL, K. C.: Dupuytren's contracture as sequel to coronary artery disease and myocardial infarction. Ann. intern. Med. **19**, 213 (1943). — KEIDEL, W. D.: Über das Herztonbild bei Preßdruck. S.-B. phys.-med. Soz. Erlangen **75**, 15 (1949). — Vibrationsrezeption. Der Erschütterungssinn des Menschen. Erlanger Forschungen, Reihe B: Naturwissenschaft, Bd 2. Erlangen: Verlag Universitätsbund e. V. 1956. — KENNEDY, F., T. K. DAVIS and G. M. HYSLOP: An additional contribution to the symptomatology of epidemic encephalitis. Arch. Neurol. Psychiat. (Chicago) **8**, 40 (1922). — KERR jr., A., and V. J. DERBES: The syndrome of cough syncope. Ann. intern. Med. **39**, 1240 (1953). — KERR, W. J., J. W. DALTON and P. A. GLIEBE: Some physical phenomena associated with the anxiety state and their relation to hyperventilation. Ann. intern. Med. **11**, 961 (1937). — KESSEL, L., and H. T. HYMAN: The clinical manifestation of disturbances of the involuntary nervous system (autonomic imbalance). Amer. J. med. Sci. **165**, 513 (1923). — KIELHOLZ, P.: Diagnostik und Therapie der depressiven Zustandsbilder. Schweiz. med. Wschr. **87**, 87, 107 (1957). — Klinik, Differentialdiagnostik und Therapie der depressiven Zustandsbilder. Documentia Geigy. Acta psychosomatica, H. 2. Basel: J. R. Geigy S. A. 1959. — KIENLE, F.: Das Belastungs-Elektrokardiogramm und das Steh-Ekg. Leipzig: Georg Thieme 1946. — KILLAM, E. K., K. F. KILLAM and T. SHAW: The effects of psychotherapeutic compounds on central afferent and limbic pathways. Ann. N.Y. Acad. Sci. **66**, 784 (1957). — KIRCHHOFF, H. W.: Beitrag zur Therapie kindlicher hypotoner Kreislaufregulationsstörungen. Ther. d. Gegenw. **94**, 1 (1955). — KIRCHHOFF, H. W., u. R. EICHLER: Zur Therapie kindlicher Kreislaufregulationsstörungen. Med. Klin. **49**, 1379 (1954). — Zur Beeinflussung vegetativ bedingter Kreislaufregulationsstörungen im Kindesalter. Kinderärztl. Prax. **23**, 97 (1955). — KIRCHHOFF, H. W., u. H. REINDELL: Das Verhalten des respiratorischen Quotienten und des Atemäquivalentes beim Menschen unterschiedlicher Leistungsbreite im Belastungsversuch. Verh. dtsch. Ges. inn. Med. **62**, 587 (1956). — KIRCHHOF, J.: Poliklinik depressiver Störungen, speziell endogener Verstimmungen. Z. Neurol. Psychiat. **174**, 89 (1942). — KJELLBERG, S. R., U. RUDHE and T. SJÖSTRAND: The influence of the autonomic nervous system on the contraction of the human heart. Acta physiol. scand. **24**, 350 (1951). — KLAUS, E. J.: Über die Abhängigkeit des Valsalva-Effektes von der Körperkonstitution nach Untersuchungen in dosiertem Preßdruck an jugendlichen Wettkampfsportlern. Z. mensch. Vererb.- u. Konstit.-Lehre **22**, 356 (1939). — KLEIN, F.: Paroxysmale Tachykardie, hervorgerufen durch Pentamethylentetrazol (Corvis). Ned. T. Geneesk. **1939**, 5049. Zit. nach Kongr.-Zbl. ges. inn. Med. **103**, 235 (1940). — KLEINSCHMIDT, A., u. H. SPITZBARTH: Zur Frage des „Sympathikotonen Ekg". Klin. Wschr. **26**, 628 (1948). — KLEINSORGE, H.: Die Einwirkungen affektiver Erregungen auf das Blut. Ein Beitrag zur Erforschung des Ablaufs vegetativer Regulationen. Med. Habil.-Schr. Jena 1950. — KLEINSORGE, H., u. G. KLUMBIES: Herz und Seele (Hypnose und Ekg). Dtsch. med. Wschr. **74**, 37 (1949). — Psychotherapie in Klinik und Praxis. München u. Berlin: Urban & Schwarzenberg 1959. — KLENSCH, H.: Zit. nach M. BURGER u. D. MICHEL, Funktionelle Engpässe des Kreislaufes. Physiologie und Pathologie des Preßdrucks. München: J. F. Lehmann 1957. — KLOPP, H. M., u. H. SELBACH: Über die Gültigkeit der Ausgangswert-

Regel beim Epileptiker. Dtsch. Z. Nervenheilk. **167**, 130 (1951). — Klüken, N.: Angiolo-
pathien. In M. Ratschow, Angiologie, Pathologie, Klinik und Therapie der peripheren Durchblutungsstörungen, S. 773ff. Stuttgart: Georg Thieme 1959. — Klupp, H.: Pharmakologische Untersuchungen über Yohimboasäureäthylester (A 38) und 2-(p-butoxy-phenyl)-2-
(tetrahydro-1, 4-oxazinomethyl)-dioxolan-(1,3)-methobromid (Q 160) sowie den Einfluß dieser
Substanzen auf die Reserpinwirkung. Arzneimittel-Forsch. **5**, 433 (1955). — Knebel, R.:
Über die Kreislaufwirkung des Peripherin. Naunyn-Schmiedeberg's Arch. exp. Path. Pharmak.
204, 615 (1947). — Knipping, H. W.: Einige klinische Gesichtspunkte zur Funktionsanalyse
von Herz und Kreislauf im Bereich der Vita maxima. Aus: Die Funktionsdiagnostik des Her-
zens. 5. Freiburger Symposion an der Med. Univ.-Klinik vom 6.—8. 6. 57. Schriftleitung:
H. Klepzig. Berlin-Göttingen-Heidelberg: Springer 1958. — Knipping, H. W., W. Bolt,
H. Valentin u. H. Venrath: Untersuchung und Beurteilung des Herzkranken. Stuttgart:
Ferdinand Enke 1955. — Koch, E.: Die reflektorische Selbststeuerung des Kreislaufs.
Dresden u. Leipzig: Theodor Steinkopff 1931. — König, E., u. N. Zöllner: Das Verhalten
des Venendrucks nach körperlicher Arbeit bei Patienten mit und ohne Rechtsinsuffizienz.
Verh. dtsch. Ges. Kreisl.-Forsch. **22**, 245 (1956). — König, K., H. Reindell, H. Steim u.
K. Musshoff: Beitrag zur Hämodynamik hypertoner Regulationsstörungen. Z. Kreisl.-Forsch.
48, 923 (1959). — König, R., u. M. Tönnesmann: Probleme der Medizin-Soziologie. Sonder-
heft 3. Kölner Zeitschrift für Soziologie u. Sozialpsychologie. Herausgeg. von R. König. Köln-
Opladen: Westdeutscher Verlag 1958. — Koepchen, H.-P., u. K. Thurau: Über die Rolle des
Vagus bei den durch venöse Infusionen erzeugten Herzfrequenzsteigerungen (Bainbridge-
Reflex). Pflügers Arch. ges. Physiol. **264**, 573 (1957). — Untersuchungen über die Zusammen-
hänge zwischen Blutdruckwellen und Ateminnervation. Pflügers Arch. ges. Physiol. **267**, 10
(1958). — Über die Entstehungsbedingungen der atemsynchronen Schwankungen des
Vagustonus. (Respiratorische Arrhythmie.) Pflügers Arch. ges. Physiol. **269**, 10 (1959). —
Kohlrausch, W., u. H. Teirich-Leube: Lehrbuch der Krankengymnastik bei inneren
Erkrankungen, 5. Aufl. Stuttgart: Gustav Fischer 1958. — Korns, H. M., and W. R.
Randall: Benzedrine and paredrine in the treatment of orthostatic hypotension, with
supplementary case report. Ann. intern. Med. **12**, 253 (1939). — Korth, C.: Grenzen
der klinischen Elektrokardiographie. Arch. Kreisl.-Forsch. **3**, 1 (1938). — Korth, C.,
u. M. v. Lutterotti: Die Klinik der Rhythmusstörungen des Herzens. Klin. Gegenw.
1, 575 (1955). — Krafft-Ebing, R. v.: Nervosität und neurasthenische Zustände. Aus
H. Nothnagel, Spezielle Pathologie und Therapie, Bd. XII/2. Wien: Alfred Hölder
1899. — Kral, V. A.: Psychiatric observations under severe chronic stress. Amer. J. Psychiat.
108, 185 (1951). — Kramer, K.: Regelung des Blutkreislaufs. VDI-Z. **85**, 97 (1941). —
Die afferente Innervation und die Reflexe von Herz und venösem System. Verh. dtsch. Ges.
Kreisl.-Forsch. **25**, 142 (1959). — Kramer, R., F. Obal u. W. Quensel: Untersuchungen
über den Muskelstoffwechsel des Warmblüters. III. Mitt. Die Sauerstoffaufnahme des Muskels
während rhythmischer Tätigkeit. Pflügers Arch. ges. Physiol. **241**, 717 (1959). — Kraus, Fr.:
Konstitutionelle Herzschwäche. Ref.. Verein für Innere Medizin, Berlin, 6. November 1905.
Zit. nach L. v. Krehl, Die Erkrankungen des Herzmuskels und die nervösen Herzkrankheiten,
2. Aufl., S. 501. Wien u. Leipzig: Alfred Hölder 1913. — Allgemeine und spezielle Pathologie
der Person. Klinische Syzygiologie nach gehaltenen Vorlesungen. Allgemeiner Teil. Leipzig:
Georg Thieme 1919. — Konstitutionstherapie. Dtsch. med. Wschr. 48, 5 (1922). — Allgemeine
und spezielle Pathologie der Person. Klinische Syzygiologie. Besonderer Teil I. Tiefenperson.
Leipzig: Georg Thieme 1926. — Kraus, H.: Casework in USA, Theorie und Praxis der Einzel-
hilfe. (Wissenschaftliche Schriftenreihe des Institutes zur Förderung öffentlicher Angelegenheit in Frankfurt a. Main.) Frankfurt a. Main: Wolfgang Metzner 1950. — Krause, D.: Die
,,Systemwirkung" des N-(3'-dimethylamino)-propyl-3-chlorphenothiazin. Arzneimittel-Forsch.
6, 374 (1956). — Krayer, O., and J. Fuentes: Changes of heart rate caused by direct cardiac
action of reserpine. J. Pharmacol. exp. Ther. **123**, 145 (1958). — Krayer, O., and E. F. van
Maanen: Studies on veratrum alkaloids; inhibition by veratramine of positive chronotropic
effect of accelerans stimulation and of norepinephrine. J. Pharmacol. exp. Ther. **97**, 301 (1949).
Krehl, L. v.: Die Erkrankungen des Herzmuskels und die nervösen Herzkrankheiten, 2. Aufl.
Wien u. Leipzig: Alfred Hölder 1913. — Entstehung, Erkennung und Behandlung innerer
Krankheiten. Bd. 1: Die Entstehung innerer Krankheiten. Pathologische Physiologie. Berlin:
F. C. W. Vogel 1932. — Kretschmer, E.: Die konstitutionelle Retardierung und das Pro-
blem des sozialen Kontaktes und der Neurose. Allg. Z. Psychiat. **113**, 233 (1939). — Psycho-
therapeutische Studien. Stuttgart: Georg Thieme 1949. — Medizinische Psychologie, 11. Aufl.
Stuttgart: Georg Thieme 1956. — Körperbau und Charakter. Untersuchungen zum Konsti-
tutionsproblem und zur Lehre von den Temperamenten, 21. u. 22. Aufl. Berlin-Göttingen-
Heidelberg: Springer 1955. — Kretschmer jr., W.: Neurose und Konstitution. In Handbuch
der Neurosenlehre und Psychotherapie. Bd II, S. 44ff. Herausgegeb. von V. E. Frankl,
V. E. v. Gebsattel u. J. H. Schultz. München u. Berlin: Urban & Schwarzenberg 1959. —
Kretschmer, W., u. W. Schönleber: Die respiratorische und Kreislaufregulation bei

Neurosen. Z. Psychother. med. Psychol. 2, 144 (1952). — KROEKER, E. J., and E. H. WOOD: Beat-to-beat alterations in relationship of simultaneously recorded central and peripheral arterial pressure pulses during Valsalva maneuver and prolonged exspiration in man. J. appl. Physiol. 8, 483 (1956). — KROGH, A., E. M. LANDIS and A. H. TURNER: The movement of fluid through the human capillary wall in relation to venous pressure and to the colloid osmotic pressure of the blood. J. clin. Invest. 11, 63 (1932). — KRUMP, J. E.: Elektroencephalographische und oscillographische Untersuchungen beim Schulter-Hand-Syndrom. VIII. Symposion Internat. Ges. Neuroveg. Forschg., Genua, 1958. Acta neuroveget. (Wien) 21, 97 (1960). — KRUMP, J. E., K. MECHELKE, W. GERARDY u. H. M. KUHN: Über die Änderungen der hirnelektrischen Aktivität bei Patienten mit dynamisch-labiler Blutdruckregelung. (Ein Beitrag zur Pathogenese zentralnervöser Kreislaufregulationsstörungen.) Dtsch. Arch. klin. Med. 203, 559 (1956). — KÜCHMEISTER, H.: Capillar- und Gewebsinnendruckmessung zur Objektivierung der Wirkung eines Kreislaufmittels aus der Adrianolreihe. Klin. Wschr. 30, 944 (1952). — KÜCHMEISTER, H., u. R. PIRTKIEN: Die Bedeutung der Nebennierenrindenfunktionen für den Capillarbereich. Z. Kreisl.-Forsch. 43, 39 (1954). — KUHN, A.: Grundriß der Vererbungslehre, 2. Aufl. Heidelberg: Quelle & Meyer 1950. — KÜHNS, K., u. K. HÖPFNER: Differentialdiagnose des jugendlichen Hochdrucks. Dtsch. Arch. klin. Med. 200, 7 (1952). — KÜHNS, K., u. H. VOGEL: Das Elektrokardiogramm im Stehen. Arch. Kreisl.-Forsch. 17, 147 (1951). — KÜLBS, F.: Die nervösen Erkrankungen der Zirkulationsorgane. In Handbuch der inneren Medizin, herausgeg. von L. MOHR u. R. STAEHELIN, 2. Aufl., Bd II/1. S. 505ff. Berlin: Springer 1928. — KULENKAMPFF, T.: Über Herzphobie. Ref. a. d. Wanderverslg Südwestdtsch. Neurologen u. Psychiater in Baden-Baden 1959. Im Druck. — KUMBRUCH, O.: Zur Behandlung vasomotorischer Störungen mit vegetativen Wirkstoffen. Ther. Gegenw. 75, 524 (1934). — KUX, E.: Endoskopische Eingriffe am Brustsympathicus. Acta neurochir. (Wien) 1, 72 (1950). — KYLIN, E.: Zur Frage über die Ätiologie der essentiellen Hypertoniekrankheit. Klin. Wschr. 4, 806 (1925). — Die Hypertonie-Krankheiten. Berlin: Springer 1930. — Der Blutdruck des Menschen. Leipzig 1937.

LABERKE, J. A.: Zur Anwendung des Meprobamats in der inneren Medizin. Münch. med. Wschr. 99, 1026 (1957). — LABHART, A.: Klinik der inneren Sekretion. Berlin-Göttingen-Heidelberg: Springer 1957. — LAGERLÖF, H., H. ELIASCH, L. WERKÖ and E. BERGLUND: Orthostatic changes of pulmonary and peripheral circulation in man; preliminary report. Scand. J. clin. Lab. Invest. 3, 85 (1951). — LAMPL, O.: Zur Therapie der vegetativen Dystonien. Schweiz. med. Wschr. 65, 1003 (1935). — LANDES, C., and R. GUILETTE: Studies of emotional reactions. J. comp. Psychol. 5, 221 (1925). — LANDGREBE, B.: Behandlungsergebnisse mit einem neuen Kombinationspräparat bei vegetativen Funktionsstörungen und Verstimmungszuständen. Med. Klin. 52, 2207 (1957). — LANDGREN, S.: On excitation mechanism of carotid baroceptors. Acta Physiol. Scand. 26, 1 (1952). — LANDIS, E. M., E. BROWN, M. FATEUX and C. WISE: Central venous pressure in relation to cardiac "competence", blood volume and exercise. J. clin. Invest. 25, 237 (1946). — LANGE, FR.: Hypertonie und Sklerose der Blutstrombahn. Dresden u. Leipzig: Theodor Steinkopff 1941. — LANGLEY, J. N.: The sympathetic and other related systems of nerves. In: Textbook of physiology, vol. II, p. 616. Edit. by E. A. SCHÄFER. Edinburgh and London: Young J. Pentland 1900. — LANGSTON, W.: Orthostatic hypotension, report of a case. Ann. intern. Med. 10, 788 (1936). — LAPLACE, L. B.: Observations on case of intermittent postural hypotension. Ann. intern. Med. 17, 339 (1942). — LARIMORE, J. W.: A study of blood pressure in relation to types of bodily habitus. Arch. intern. Med. 31, 567 (1923). — LARSSON, Y.: The vasoconstrictor tone of the cutaneous arterioles in acroasphyxia, hypertension, and in the cold pressor test. Acta med. scand. 130, Suppl. 206, 146 (1948). — LASCH, F., u. A. MÜLLER-DEHAM: Experimentelle Untersuchungen über die Funktion des vegetativen Nervensystems im höheren Alter. Dtsch. Arch. klin. Med. 169, 369 (1930). — LAUBENTHAL, F.: Wert und Gefahren neuer Heilmittel mit zentraler Wirkung. Dtsch. med. Wschr. 82, 1749 (1957). — LAUBRY, C., et E. DOUMER: L'hypotension orthostatique. Presse méd. 11, 17 (1932). — LAUER, H.: Beobachtung von orthostatischer Coronarinsuffizienz und über deren nosologische Stellung. Dtsch. Arch. klin. Med. 186, 225 (1940). — LAUFER, S. T.: Orthostatic hypotension, report of a case. J. Canad. med. Ass. 46, 160 (1942). — LAURENTIUS, P., u. H. THIESEN: Über die elektrokardiographische Diagnostik der orthostatischen Kreislaufregulationsstörung im Extremitäten- und Brustwand-EKG. Klin. Wschr. 30, 737 (1952). — LAWRENCE, J. S., L. M. HURXTHAL, and A. V. BLOCK: Variations in blood flow with changes in position in normal and pathological subjects. J. clin. Invest. 3, 613 (1927). — LEE, de J. G., M. B. MATTHEWS and E. P. SHARPEY-SCHAFER: The effect of the Valsalva maneuver on the systemic and pulmonary arterial pressure in man. Brit. med. J. 16, 311 (1954). — LEHMANN, G.: Praktische Arbeitsphysiologie. Stuttgart: Georg Thieme 1953. — LEHMANN, G., u. J. TAMM: Über Veränderungen der Kreislaufdynamik des ruhenden Menschen unter Einwirkung von Geräuschen. Int. Z. angew. Physiol. 16, 217 (1956). — LEIMGARDT, H., u. E. KNITTEL: Klinische Erfahrungen mit Miltaun. Med. Klin. 52, 1271 (1957). — LEITES, S.:

The initial state principle and its importance in physiology and pathology. Lancet **1936 I**, 1348. — Leitner, St. J., and H. Steinlin: Einfluß des vegetativen Nervensystems auf das Ekg. Arch. Kreisl.-Forsch. **13**, 62 (1943). — Lemke, R.: Über die vegetative Depression. Psychiatrie **1**, 161 (1949). — Lennartz, H.: Kardiovasculäre Symptome und Krampfanfälle bei Tic douloureux des Nervus glossopharyngicus. Nervenarzt **24**, 470 (1953). — Lennox, W. G.: Epilepsy. Res. Publ. Ass. Nerv. ment. Dis. **26**, 13 (1947). — Lennox, W. G., and S. Cobb: Epilepsy. XIII. Aura in epilepsy; a statistical review of 1,359 cases. Arch. Neurol. Psychiat. (Chicago) **30**, 374 (1933). — Lennox, W. G., F. A. Gibbs, and E. L. Gibbs: Relationship of unconsciousness to cerebral blood flow and to anoxemia. Arch. Neurol. Psychiatry **34**, 1001 (1935). — Lepeschkin, E.: Modern electrocardiography. Baltimore: Williams & Wilkins Company 1951. — Leriche, R., et R. Fontaine: Sur la sensibilité de la chaine sympathique cervicale et des rameaux communicants chez l'homme. Rev. neurol. **1925 I**, 483. — Leu, A.: Zur Behandlung vegetativ Stigmatisierter. Fortschr. Ther. **11**, 356 (1935). — Leutschaft, R.: Behandlung vegetativer Dysregulationen mit Reserpin. Med. Klin. **50**, 1906 (1955). — Levy, R. L., P. D. White, W. D. Stroud and C. C. Hillman: Sustained hypertension; predisposing factors and causes of disability and death. J. Amer. med. Ass. **135**, 77 (1947). — Lewis jr., J. M., R. M. Buie, S. M. Sevier and T. R. Harrison: The effect of posture and of congestion of the head on sodium excretion in normal subjects. Circulation **2**, 822 (1950). — Lewis, N. D. C.: Psychological factors in hyperthyreoidism. Med. J. Rec. **122**, 121 (1925). — Lewis, T.: Medical research committee: Report upon soldiers returned als cases of "disordered action of the heart" (DAH) or "valvular disease of the heart" (VDH). London, 1917, His Majesty's Stationery Office. — Lewis, T.: Report on neurocirculatory asthenia. Milit. Surg. **42**, 409 (1918). — The soldiers heart and the effort syndrome. New York: P. B. Hoeber 1919. — Lecture on vasovagal syncope and carotid sinus mechanism, with comments on Gowers's and Nothnagels's syndrome. Brit. med. J. **1**, 873 (1932). — Lian, C., et A. Blondel: L'hypotension artérielle orthostatique. Presse méd. **1**, 179 (1933). — Lian, C. et P. Dancet: Notions cardiologiques nouvelles. Paris: Masson & Cie. 1951. — Liedholm, K.: Studien über das Verhalten des Venendrucks beim Valsavaschen Versuch. Acta med. scand. Suppl. **106**, 1 (1939). — Lienert, G. A.: Ein neuartiger Wirkstoff: 1-Phenyl-2-pyrrolidinopentan im psychologischen Test. Ärztl. Wschr. **12**, 1133 (1957). — Lifton, R. J.: Psychotherapy with combat fliers. U.S. armed Forces med. J. **4**, 525 (1953). — Lindenberg, W.: Medikamentöse Behandlung der Hirnverletzungsfolgen. Med. Klin. **48**, 633 (1953). — Lindgren, J.: Angina pectoris. A clinical study with special reference to neurosurgical treatment. Acta med. scand. Suppl. **243**, 1 (1950). — Lindgren, P., and B. Uvnäs: Vasodilator responses in the skeletal muscles of the dog to electrical stimulation in the oblongata medulla. Acta physiol. scand. **19**, 139 (1953 a). — Postulated vasodilator center in the medulla oblongata. Amer. J. Physiol. **176**, 68 (1953 b). — Linke, A., R. van Ransbeek u. K. Th. Schricker: Die Antwort des normalen und pathologischen Knochenmarks auf unspezifische Reize. Verh. dtsch. Ges. inn. Med. **62**, 544 (1956). — Linossier, G., et G. H. Lemoine: Influence de l'orthostatisme sur le fonctionnement du rein (I., II. und III.). C. R. Soc. biol. (Paris) **55**, 466, 469, 605 (1903). — Ljung, O.: Ekg-Koronarinsuffizienz bei vegetativer Labilität. Cardiologia (Basel) **14**, 191 (1949). — Locket, S.: Clinical toxicology. St. Louis: C. V. Mosby Comp. 1957. — Lösch, J.: Zur Therapie der orthostatischen Kollapsneigung mit Lacarnol-Suprifen. Münch. med. Wschr. **95**, 988 (1953). — Loew, F.: Akute und subakute Störungen der zentralen Kreislaufregulation nach gedecktem Hirnverletzungen. Zbl. Neurochir. **9**, 128 (1949 a). — Über Störungen der zentralen Kreislaufregulation bei intracraniellen raumbeengenden Prozessen. Zbl. Neurochir. **9**, 132 (1949 b). — Loewenthal, M., K. Harpuder and J. V. Blatt: Peripheral and visceral vascular effects of exercise and postprandial state in supine postion. J. appl. Physiol. **4**, 689 (1952). — Loftus, Th. A., H. Gold and O. Diethelm: Cardiac changes in the presence of intense emotion. Amer. J. Psychiat. **101**, 697 (1945). — Logue, R. B., J. F. Hanson and W. A. Knight: Electrocardiographic studies in neurocirculatory asthenia. Amer. Heart J. **28**, 574 (1944). — Loman, J., W. Dameshek, A. Myerson and D. Goldman: Effect of alterations in posture on the intraarterial blood pressure in man. I. Pressure in the carotid, brachial and femoral arteries in normal subjects. Arch. Neurol. Psychiat. (Chicago) **35**, 1216 (1936). — Longo, V. G., and B. Silvestrini: Effects of adrenergic and cholinergic drugs injected by intra-carotid route on electrical activity of brain. Proc. Soc. exp. Biol. (N.Y.) **95**, 43 (1957). — López-Ibor, J.: Angstzustände und ihre Behandlung. Med. Klin. **47**, 1526, 1562 (1952). — Losse, H., M. Kretschmer, G. Kuban u. K. Böttger: Die vegetative Struktur des Individuums. I. u. II. Mitt. Acta neuroveg. (Wien) **12**, 337, 374 (1956). — Lottenbach, K.: Die Wirkung des N,N,N′,N′,3-pentamethyl-N,N′-diaethyl-3-aza-pentan-1,5-diammonium-dibromid (Ciba 9295) auf die Kreislaufreflexe beim Carotissinussyndrom. Schweiz. med. Wschr. **81**, 310 (1951). — Lu, F. C., and K. J. Melville: Effects of noradrenaline on coronary flow and heart contraction, as recorded concurrently in isolated rabbit heart. J. Physiol. (Lond.) **113**, 365 (1951). — Lüthy, E.: Valsalvaversuch bei Gesunden und Emphysemkranken. Arch. Kreisl.-Forsch. **24**,

260 (1956). — Lüthy, E., u. P. Stucki: Der venöse Blutzufluß zum Herzen während pressorischer Anstrengungen (Valsalvasche Preßdruckprobe und alleinige Abdominalpresse). Helv. physiol. pharmacol. Acta 13, C24 (1955). — Luff, M. C., and M. Garrod: The afterresults of psychotherapy in fife hundred adult cases. Brit. med. J. 1935 II, 54. — Luft, R., and U. S. v. Euler: Two cases of postural hypotension showing a deficiency in release of norepinephrine and epinephrine. J. clin. Invest. 32, 1065 (1953). — Luft, R., and B. Sjögren: The effect of desoxycorticosterone acetate (DCA) and sodium chloride on blood pressure in postural hypotension and arterial orthostatic anemia. Acta endocr. (Kbh.) 2, 287 (1949). — Lundholm, L.: The mechanism of the vasodilator effect of adrenaline. I. Effect on skeletal muscle vessels. Acta physiol. scand. 39, Suppl. 133, 2 (1956). — Lutterbeck, H.: Untersuchungen über den Ursprungsort orthostatischer Ekg-Veränderungen. Z. Kreisl.-Forsch. 34, 81 (1942).

Macfadyen, B. V.: Functional disorders in gynecologic practice: a clinical study of 303 cases. Amer. Practit. 2, 1028 (1951). — Mackenzie, J.: The soldiers heart. Brit. med. J. 1916I, 117. — MacLean, A. R., and E. V. Allen: Orthostatic hypotension and orthostatic tachycardia. Treatment with „head up" bed. J. Amer. med. Ass. 115, 2162 (1940). — MacLean, A. R., E. V. Allen and Th. B. Magath: Orthostatic tachycardia and orthostatic hypotension: Defects in the return of venous blood to the heart. Amer. Heart J. 27, 145 (1944). — MacLean, A. R., and B. T. Horton: Myasthenia gravis with postural hypotension. Proc. Mayo Clin. 12, 787 (1937). — MacLean, W. C.: Diseases of the heart in the British Army. Brit. med. J. 1, 161 (1867). — Magendantz, H., and J. Shortsleeve: Electrocardiographic abnormalities in patients exhibiting anxiety. Amer. Heart J. 42, 849 (1951). — Mainzer, F.: Über den Einfluß der Angst auf das Elektrokardiogramm. Med. Klin. 48, 1651 (1953). — Majorow, P.: Zit. nach A. G. Iwanow-Smolenski, Grundzüge der Pathophysiologie der höheren Nerventätigkeit, 2. Aufl. Berlin: Akademie-Verlag 1954. — Mallet-Guy, P., G. Devic et A. Ricard: Sequelles générales de la gastrectomie pour ulcère et perturbatione du volume sanguin: effacité du retablissement de la massa sanguin. Lyon chir. 49, 913 (1954). — Malmo, R. B., and C. Shagass: Studies of blood pressure in psychiatric patients under stress. Psychosom. Med. 14, 82 (1952). — Mandelbaum, H., S. D. Spalt and L. E. Fierer: Diencephalic epilepsy and the diencephalic syndrome. Ann. intern. Med. 34, 911 (1951). — Mandelstamm, M., u. Sch. Lifschitz: Die Wirkung der Karotissinusreflexe auf den Blutdruck beim Menschen. (Vegetative Herzreflexe, IV. Mitt.) Wien. Arch. inn. Med. 22, 397 (1932). — Marañon, G.: Der klimakterische Hyperthyreoidismus. An. Med. int. 3, 329 (1934). — Marañon, G., P. Sala and G. Arguelles: Digestive symptoms in chronic suprenal insufficiency (Addisons disease). Endokrinologie 18, 497 (1934). — Marguth, H., W. Raule u. H. Schaefer: Aktionsströme im zentrifugalen Herznerven. Pflügers Arch. ges. Physiol. 254, 224 (1951/52). — Mark, R. E.: Klinik und Therapie der vegetativen Dystonie. Wien: Springer 1954. — Marsh, D. F., M. H. Pelletier and C. A. Ross: Comparative pharmacology of N-alkylarterenols. J. Pharmacol. exp. Ther. 92, 108 (1948). — Martin, L.: The features and treatment of thyreotoxic heart disease. Med. Press. 1947, 135. — Martini, P., u. A. Pierach: Der niedere Blutdruck und der Symptomenkomplex der Hypotonie. Klin. Wschr. 5, 1809, 1856 (1926). — Marx, L.: Die QT-Dauer im Elektrokardiogramm nach ventrikulären Extrasystolen. Z. Kreisl.-Forsch. 31, 42 (1939). — Massee, J. C.: Orthostatic hypotension. J. med. Ass. Ga. 31, 147 (1942). — Master, A.: The frequency of functional heart disturbances. J. Amer. med. Ass. 150, 195 (1952). — Master, A. M.: The two-step test of myocardial function. Amer. Heart. J. 10, 495 (1935). — Effort syndrome of neurocirculatory asthenia in the navy. U.S. nav. med. Bull. 41 666 (1943). — Mateeff, D.: Der orthostatische Kreislaufkollaps — Gravitationsshock (gravity shock) — beim Menschen nach körperlicher Arbeit. Arbeitsphysiologie 8, 595 (1935).— Mateeff, D., u. Chr. Petroff: Gravitationsshock beim Menschen nach Muskelarbeit. (Ein Beitrag zur Funktionsprüfung des Blutkreislaufs.) Z. ges. exp. Med. 85, 115 (1932). — Die Bedeutung des Muskeltonus für den Blutkreislauf. Klin. Wschr. 13, 217 (1934). — Mateeff, D., u. W. Schwarz: Der orthostatische Kreislaufkollaps — Gravitationsshock — bei vermindertem Luftdruck. Pflügers Arch. ges. Physiol. 236, 77 (1935). — Mathis, H.: Probleme der Herdinfektion. Zahnheilkunde in Einzeldarstellungen, Folge XII. München: Carl Hanser 1956. — Matthes, K.: Zur Physiologie der Bürgerschen Preßdruckprobe. Klin. Wschr. 17, 472 (1938).— Kreislaufuntersuchungen am Menschen mit fortlaufend registrierenden Methoden. Stuttgart: Georg Thieme 1951. — Matthes, K., u. W. H. Hauss: Untersuchungen über den Gasaustausch in der menschlichen Lunge. III. Mitt. Kreislauf und Atmung bei körperlicher Arbeit. Naunyn-Schmiedebergs' Arch. exp. Path. Pharmak. 181, 655 (1936). — Matthes, K., u. X. Malikiosis: Untersuchungen über die Strömungsgeschwindigkeit in menschlichen Arterien. Dtsch. Arch. klin. Med. 179, 500 (1936). — Matthes, K., u. K. Schlaudraff: Über das Verhalten des systolischen Blutdrucks beim Menschen im akuten Sauerstoffmangel. Luftfahrtmed. 8, 161 (1943). — Matussek, P.: Süchtige Fehlhaltungen. In Handbuch der Neurosenlehre und Psychotherapie. Bd II, S. 188ff. Herausgeg. von V. E. Frankl, V. E. v. Gebsattel u. J. H. Schultz. Berlin u. München: Urban & Schwarzenberg 1958. — Mauz, Fr.: Aufbau und

Behandlung des funktionellen Krankseins. Nervenarzt 9, 355 (1936). — Psychiatrie und Psychotherapie. Ärztebl. Hamburg 1949, 43. — Das ärztliche Gespräch. Therapiewoche (1960, im Druck). — Mayer, A.: Doppelberuf der Frau als Gefahr für Familie, Volk und Kultur. Münch. med. Wschr. 98, 649, 692 (1956). — Mayerson, H. S.: The influence of posture on blood flow in the dog. Amer. J. Physiol. 129, 421 (1940). — Mayerson, H. S., and L. A. Toth: The influence of posture on skin and subcutaneous temperatures. Amer. J. Physiol. 125, 474 (1939). — McCann, W. S., R. A. Bruce, F. W. Lovejoy, P. N. G. Yu and R. Pearson: Tussive syncope. Observations on the disease formerly called laryngeal epilepsy, with report of two cases. Arch. intern. Med. 84, 845 (1949). — McCubbin, J. W., J. H. Green and I. H. Page: Baroceptor function in chronic renal hypertension. Circulat. Res. 4, 205 (1956). — McCullagh, E. P.: Crile's disease peculiar to civilized man. New York: Macmillan & Co. 1944. — McDowall, R. J. S.: The control of the circulation of the blood. London: Longmans 1938. — McIntosh, H. D., J. F. Burnum, J. B. Hickam and J. V. Warren: Circulatory changes produced by the Valsalva maneuver in normal subjects, patients with mitral stenosis, and autonomic nervous system alterations. Circulation 9, 511 (1954). — McLean, A. R., and E. V. Allen: Orthostatic hypotension and orthostatic tachycardia. Treatment with „head up" bed. J. Amer. med. Ass. 115, 2162 (1940). — McQueen, E. G., M. P. Summerfield and E. Trewin: Pattern of renal response to circulatory stress. Med. J. Aust. 2, 323 (1953). — McQueen, J. D., K. M. Browne and A. E. Walker: Role of brainstem in blood pressure regulation in dog. Neurology 4, 1 (1954). — Mechelke, K.: Kreislaufveränderungen beim Valsalvaschen Preßversuch bei gesunden Menschen und Personen mit nervösen Herz- und Kreislaufstörungen, sowie nach pharmakologischer Belastung. Z. klin. Med. 150, 365 (1953a).— Über die Atemschwankungen des Blutdrucks und der Pulsfrequenz beim Menschen. Arch. Kreisl.-Forsch. 19, 204 (1953b). — Orthostatische Kreislaufänderungen bei Personen mit nervösen Herz- und Kreislaufstörungen. Z. klin. Med. 115, 551 (1953c). — Über die Beziehungen der Amplitude peripherer Volumenpulse zu den arteriellen Druckänderungen. Z. Kreisl.-Forsch. 42, 298 (1953d). — Über orthostatische Kreislaufstörungen. Therapiewoche, 4, 149 (1954). — Die Labilität der Blutdruckregelung bei nervösen Kreislaufregulationsstörungen als Ausdruck der vegetativen Gesamtverfassung. Z. Psychother. med. Psychol. 7, 79 (1957). — Die Störungen der nervalen Regulation des Kreislaufs. Verh. dtsch. Ges. Kreisl.-Forsch. 25, 187 (1959). — Form und Bedeutung der labilen Blutdruckregelung. Cardiologia (Basel) 35, 348 (1959). — Mechelke, K., F. Baumgärtner u. A. Guttmann: Über die Änderung der Anspannungs- und Austreibungszeit sowie der physikalischen Kreislaufgrößen nach Sympatol, Veritol und Ephedrin beim gesunden Menschen. Naunyn-Schmiedeberg's Arch. exp. Path. Pharmak. 210, 317 (1950). — Mechelke, K., u. P. Christian: Formen und Bedeutung abnormer Regelungsvorgänge im Kreislauf. Z. Kreisl.-Forsch. 47, 246 (1958). — Mechelke, K., u. G. Friese: Über die Ursache orthostatischer Ekg-Veränderungen. Dtsch. Arch. klin. Med. 200, 510 (1953). — Mechelke, K., u. H. M. Kuhn: Über Kreislaufänderungen während Kälteeinwirkung (Kältetest) bei Patienten mit dynamisch-labiler Blutdruckregelung. Dtsch. Arch. klin. Med. 205, 245 (1958). — Mechelke, K., u. H. J. Meitner: Zur Frage der reflektorischen Steuerung der respiratorischen Arrhythmie. Z. Kreisl.-Forsch. 38, 268 (1949). — Zur Physiologie des Valsalvaschen Preßversuches. Z. ges. exp. Med. 115, 269 (1950a). — Zur Frage der reflektorischen Steuerung der respiratorischen Arrhythmie. Z. ges. exp. Med. 115, 287 (1950b). — Das elektrokardiographische Bild vagischer Regulationen nach pharmakologischer und physiologischer Belastung. Arch. Kreisl.-Forsch. 16, 160 (1950)c. — Unterschiedliche Bilder der respiratorischen Sinusarrhythmie bei fortlaufender Registrierung der Pulsfrequenz. Z. Kreisl.-Forsch. 39, 525 (1950d). — Mechelke, K., u. E. Nusser: Über die Änderungen der Anspannungs- und Austreibungszeit sowie der physikalischen Kreislaufgrößen nach Adrenalin beim gesunden Menschen. Naunyn-Schmiedeberg's Arch. exp. Path. Pharmak. 210, 265 (1950). — Über Blutdruck- und Pulsfrequenzänderungen während und nach körperlicher Arbeit bei Personen mit stabiler und labiler Blutdruckregelung. Dtsch. Arch. klin. Med. 202, 599 (1955). — Mechelke, K., E. Nusser u. W. Hey: Über die Beziehung zwischen dem Druck und der Stromstärke in der Aorta ascendens bei „unbeeinflußtem" Kreislauf der Katze, im oligämischen Schock und nach der Dekapitierung. Pflügers Arch. ges. Physiol. 261, 527 (1955). — Meckstroth, Ch. V., R. L. Rapport, G. M. Curtis and S. J. Simcox: The laboratory diagnosis of extrathyroidal hypermetabolism. J. clin. Endocr. 12, 1373 (1952). — Meesmann, W.: Herzdynamik und Coronardurchblutung bei akutem Coronarverschluß. In: Probleme der Coronardurchblutung. Bad Oeynhausener Gespräche II vom 18.—19. 10. 1957. Zusammengestellt von W. Lochner u. E. Witzleb, S. 120ff. Berlin-Göttingen-Heidelberg: Springer 1958. — Meesmann, W., and J. Schmier: Durchblutungsstörungen im Einstromgebiet der Leber bei hypoxämischen Myocardinsuffizienzen. Pflügers Arch. ges. Physiol. 261, 495 (1955). — Auswirkungen einer elektrischen Milznervenreizung auf die Coronardurchblutung. Pflügers Arch. ges. Physiol. 263, 293 (1956). — Meessen, H.: Koronarinsuffizienz durch Histaminkollaps und durch orthostatischen Kollaps. Verh. dtsch. Ges. Kreisl.-Forsch. 10, 198 (1937). — Meili, E.: Zur Pathophysiologie des Effortsyndroms. Helv. med. Acta 15, 440

(1948). — MEINECKE, G.: Gesundheitserziehung. Ihre psychologischen Voraussetzungen und ihre zeitgemäße Organisation. Schriftenreihe aus dem Gebiet des öffentlichen Gesundheitswesens, Heft 4. Stuttgart: Georg Thieme 1957. — MENNINGER, W. C.: Functional cardiovascular disorders. Southwest. Med. **21**, 281 (1937). — Psychosomatic medicine; somatization reactions. Psychosom. Med. **9**, 92 (1947). — MENZEL, W.: Der 24 Stunden-Rhythmus des menschlichen Blutkreislaufs. Ergebn. inn. Med. Kinderheilk. **61**, 1 (1942). — Klinische Ziele der Rhythmusforschung. In: Verhandlungen der IV. Konferenz der Internat. Ges. für biologische Rhythmusforschung. Herausgeg. von W. MENZEL, J. MÖLLERSTRÖM u. T. PETRÉN. Acta med scand. **152**, Suppl. 307, 107 (1955). — Krankheit und biologische Rhythmen. Ärztl. Mitt. (Köln) **43**, 1201 (1958). — MERTON, R. K.: Sociology of knowledge. In G. GURVITCH, Twentieth century sociology, p. 366ff. New York: Philosophical library 1945. — MEYER-MICKELEIT, R. W.: Über die sogenannten psychomotorischen Anfälle, die Dämmerzustände der Epilepsie. Arch. Psychiat. Nervenkr. **184**, 271 (1950). — Die Dämmerattacken als charakteristischer Anfallstyp der temporalen Epilepsie. (Psychomotorische Anfälle, Äquivalente, Automatismen.) Nervenarzt **24**, 331 (1953). — MICHEL, D.: Kritische Betrachtungen zur Ursache und klinischen Bedeutung des Stehelektrokardiogramms. Dtsch. Arch. klin. Med. **201**, 17 (1954). — Kurze Mitteilung: Zur Altersabhängigkeit des I. Teiles der Schellongschen Regulationsprüfung. Z. Alternsforsch. **8**, 275 (1955). — MICHEL, E.: Der Prozeß Gesellschaft contra Person. Soziologische Wandlung im nachgoetheschen Zeitalter. Stuttgart: Ernst Klett 1959. — MIDDENDORP-MOOR, V.: Katamnestische Untersuchungen nach poliklinisch durchgeführter Kurzpsychotherapie. Psyche (Stuttgart) **10**, 664 (1956/57). — MIES, J.: Die Therapie von Kreislaufregulationsstörungen in betriebsärztlicher Sicht. Medizinische **1957**, 1949. — MILES, H. W., and ST. COBB: Neurocirculatory asthenia, anxiety and neurosis. New Engl. J. Med. **245**, 711 (1951). — MILLER, jr., A. T. The influence of oxygen administration on cardiovascular function during exercise and recovery. J. appl. Physiol. **5**, 165 (1952). — MILLER, D. S., and G. DE TAKATS: Posttraumatic dystrophy of the extremities; SUDECK's atrophy. Surg. Gynec. Obstet. **75**, 558 (1942). — MILLER, J. H., and M. BRUGER: The coldpressor reaction in normal subjects and in patients with primary (essential) and secondary (renal) hypertension. Amer. Heart J. **18**, 329 (1939). — MILLS, J. N.: The pressures developed in abdomen and thorax during the Flack tests. J. Physiol. (Lond.) **111**, 368 (1950). — MILLS, J. N., and A. A. KATTUS jr.: The emphysema response to forced straining (Valsalva's maneuver). — MITTELMANN, B.: A case of Grave's disease with neurotic character. Med. clin. N. Amer. **15**, 1259 (1932). — MITSCHERLICH, A.: Aktuelles zum Problem der Verwahrlosung. Psyche (Stuttgart) **1**, 103 (1947/48). — Zur psychoanalytischen Auffassung psychosomatischer Krankheitsentstehung. Psyche (Stuttgart) **7**, 561 (1954). — Großstadt und Neurose. Studium Gen. **8**, 135 (1955). — MÖLLER, F.: Der Karotisdruckversuch beim Normalen, bei der Hypertonie und anderen veränderten Kreislaufeinstellungen im Zusammenhang mit der reflektorischen Selbststeuerung. Arch. Kreisl.-Forsch. **10**, 185 (1942). — MOELLER, H. C.: Ekg-Veränderungen bei vegetativer Dystonie. Verh. dtsch. Ges. Kreislauf-Forsch. **18**, 232 (1952). — MØLLER, K. O.: Pharmakologie als theoretische Grundlage einer rationellen Pharmakotherapie, 2. Aufl. Deutsche Bearbeitung von O. WALKER. Basel: Benno Schwabe 1953. — MOERSCH, F. P.: Nervous and mental phenomena associated with paroxysmal tachycardia. Brain **53**, 244 (1930). — MOESCHLIN, S.: Klinik und Therapie der Vergiftungen, 3. Aufl. Stuttgart: Georg Thieme 1959. — MOHME-LUNDHOLM, E.: The mechanism of the relaxing effect of adrenaline on smooth muscle. Acta physiol. scand. **29**, Suppl. 108, 1 (1953). — MOLL, A.: Die Erkennung und Behandlung funktioneller Herzstörungen. Münch. med. Wschr. **99**, 1358 (1957). — MONNIER, M., u. P. KRUPP: Elektrophysiologische Analyse der Wirkungen verschiedener Neuroleptica (Chlorpromazin, Reserpin, Trofanil, Meprobamat). Schweiz. med. Wschr. **89**, 430 (1959). — MOOG, O., u. K. VOIT: Klinische Beobachtungen an jugendlichen Hypertonikern. Münch. med. Wschr. **74**, 9 (1927). — MOORE, M. T.: Abdominal epilepsy. Rev. Gastroenterol. (N. Y.) **15**, 381 (1948). — MORET, P., C.-L. CUÉNOD et P. W. DUCHOSAL: L'élasticité artérielle et ses rapports avec l'hemodynamique. Cardiologia (Basel) **31**, 258 (1957). — MORETTI, E.: Sull'ipotensione ortostatica. Studio clinico. Boll. poliamb. Ranzoni (Milano) **7**, 367 (1933). — Über orthostatische Hypotension. Zbl. inn. Med. **55**, 497 (1934). — MORGAN, P. W.: zit. bei: MENNINGER, W. C.: Functional cardiovascular disorders. Southwest. Med. **21**, 281 (1937). — MORRIS, D. P.: The effects of emotional excitement on pulse, blood sugar, blood pressure of normal human beings. J. biol. Med. **7**, 401 (1935). — Blood pressure and pulse changes in normal individuals under emotional stress, their relationship to emotional instability. Psychosom. Med. **3**, 4 (1941). — Some psychiatric aspects of cardiovascular disease. Dis. nerv. Syst. **10**, 11 (1949). — MORUZZI, G., and H. W. MAGOUN: Brain stem reticular formation and activation of the EEG. Electroenceph. clin. Neurophysiol. **1**, 455 (1949). — MOUTIER, F.: Ulcères et ulcérations gastriques et jéjunales après gastrectomie. Acta gastro-ent. belg. **13**, 973 (1950). — MOYER, J. H., and G. MORRIS: Cerebral hemodynamies during controlled hypotension induced by the continuous infusion of ganglionic blocking agents (Hexamethonium, Pendiomide and Arfonad). J. clin. Invest. **33**, 1081 (1954). — MÜHL, N., J. SCHOLDERER u. K. KRAMER: Über die Aktivität der intrathorakalen Gefäßrezeptoren und ihre Beziehung zur Herzfrequenz bei Änderungen des Blutvolumens. Verh. dtsch. Ges. Kreisl.-Forsch. **22**, 122 (1956). — MÜLLER, E. A.: Ein Leistungs-Pulsindex als Maß der Leistungsfähigkeit. Arbeitsphysiologie **14**, 271 (1950). — Regulation der Pulsfrequenz in der Erholungsphase nach ermüdender Muskelarbeit. Arbeitsphysiologie **16**, 35 (1955). — Die Beziehungen zwischen Pulsfrequenz und Muskelarbeit als Test der Herzfunktion. Aus: Die Funktionsdiagnostik des Herzens. 5. Freiburger Symposion an der Med. Univ.-Klinik vom 6.—8. 6. 1957. Schriftleitung: H. KLEPZIG. Berlin-Göttingen-Heidelberg: Springer 1958. — MÜLLER, E. A., u. A. HEISING: Die Armdurchblutung nach Arbeit der Unterarmmuskeln. Arbeitsphysiologie **15**, 134 (1953). — MÜLLER, E. A., u. K. KARRASCH: Das Verhalten der Pulsfrequenz in der Erholungsperiode nach körperlicher Arbeit. Arbeitsphysiologie **14**, 369 (1951). — Der Einfluß der Pausenordnung auf die Ermüdung bei Schwerarbeit. Arbeitsphysiologie **16**, 45 (1955). — MÜLLER, E. A., u. J. J. REEH: Die fortlaufende Registrierung der Pulsfrequenz bei beruflicher Arbeit. Arbeitsphysiologie **14**, 137 (1950). — MÜLLER, E. M., u. H. O. WACHSMUTH: Die cardio-pneumatische Bewegung, ihre Form, ihr Verhalten im niedrigen Preßdruckbereich. Beitrag zur Analyse des Valsalvaversuches. Arch. Kreisl.-Forsch. **6**, 22 (1940). — MÜLLER, O.: Die Kapillaren der menschlichen Körperoberfläche in gesunden und kranken Tagen. Stuttgart: Ferdinand Enke 1922. — MULDER, D. W., D. DALY, and H. A. BAILEY: Visceral epilepsy. Arch. intern. Med. **93**, 481 (1954). — MULLER, A. F., E. L. MANNING and A. M. RIONDEL: Influence of position and activity on the secretion of aldosterone. Lancet **1958** I, 711. — MURRAY, H. R.: Explorations in personality. New York: Oxford University Press 1938. — MUSSHOFF, K., u. H. REINDELL: Zur Röntgenuntersuchung des Herzens in horizontaler und vertikaler Körperstellung. I. Mitt. Der Einfluß der Körperstellung auf das Herzvolumen. Dtsch. med. Wschr. **81**, 1001 (1956). — MYERS, A. B. R.: On the etiology and prevalences of diseases of the heart among soldiers. The „Alexander" prize essay, p. 22. London: J. & A. Churchill 1870. — MYERS, J. D.: Splanchnic circulation. Shock and circulatory homeostases. New York: Josia Macy Foundation 1955.

NATHANSON, M. H.: Hyperactive cardioinhibitory carotid sinus reflex. Arch. intern. Med. **77**, 491 (1946). — NEIL, E.: The afferent innervation of the arterial system and the circulatory reflexes thereby engendered. Verh. dtsch. Ges. Kreisl.-Forsch. **25**, 131 (1959). — NESBIT, W. E.: The neurocirculatory syndrome. Tex. St. J. Med. **34**, 537 (1939). — NEWCOMB, T. M., and W. W. CHARTERS jr.: Social psychology. Dryden press publications in interpersonal relations. New York: Dryden 1950. Deutsche Übersetzung von L. CANDERS. Meisenheim/Glan: A. Hain 1959. — NI, T. G., and P. B. REHBERG: On the influence of posture on kidney function. J. Physiol. (Lond.) **71**, 331 (1931). — NIEPER, H. A.: Physiologische Grundlagen und Indikationen der Magnesiumtherapie. Medizinischen **1954**, 1282. — NITSCHKOFF, St.: Klinische Erfahrungen mit einem Diencephalicum. Ärztl. Praxis **7**, 9 (1955). — NOLTE, F. A.: Über die Veränderung der Herzform und -größe unter der Einwirkung intrapulmonaler Drucksteigerung nach kardiokymographischen Untersuchungen (das Kardiokymogramm im Valsalvaschen Versuch). Fortschr. Röntgenstr. **50**, 211 (1934). — Über die Veränderungen der Herzform und -größe unter der Einwirkung intrapulmonaler Drucksteigerung. Fortschr. Röntgenstr. **56**, 20 (1937). — NOORDEN, C. v.: Über hysterische Vagusneurosen. Charité-Ann. **18**, 249 (1893). — NORDENFELDT, O.: Studien über Valsalvas Versuch, in seiner Anwendung als „Bürgers Preßdruckprobe". Acta med. scand. **82**, 465 (1934). — Die Elektrokardiogrammveränderungen bei orthostatischen Kreislaufstörungen und Ergotamintartrat. Z. Kreisl.-Forsch. **31**, 761 (1939). — Über funktionelle Veränderungen der P- und T-Zacken im Elektrokardiogramm. Acta med. scand. Suppl. **119** (1941). — NORRIS, A. H., N. W. SHOCK and M. J. JIENGST: Age changes in heart rate and blood pressure responses to tilting and standardized exercise. Circulation **8**, 521 (1953). — NOTHNAGEL, H.: Zur Lehre von den vasomotorischen Neurosen. Dtsch. Arch. klin. Med. **2**, 173 (1867a). — Angina pectoris vasomotorica. Dtsch. Arch. klin. Med. **3**, 309 (1867b). — NYLIN, G.: The effect of heavy muscular work on the volume of circulating red corpuscles in man. Amer. J. Physiol. **149**, 180 (1947). — NYLIN, G., and M. LEVANDER: Studies on the circulation with the aid of tagged erythrocytes in a case of orthostatic hypotension (asympathicotonic hypotension). Ann. intern. Med. **28**, 723 (1948). — NYMAN, E.: Studien über die Atropingruppe. Untersuchungen über einige Wirkungen anticholinergischer Substanzen beim Menschen. Acta physiol. scand. **3**, Suppl. 10, 1 (1942).

OBERHOLZER, R. J. H.: Kreislaufzentren. Verh. dtsch. Ges. Kreisl.-Forsch. **25**, 57 (1959). — OCHSNER, A., M. GAGE and M. DE BAKEY: Scalenus anticus (Naffziger) syndrome. Amer. J. Surg. **28**, 669 (1935). — ODELL, L. D., and G. T. ARAGON: Cold pressor test and kidney function. Amer. J. Obstet. Gynec. **54**, 867 (1947). — OEHME, C.: Etwas vom Ausdruck. Dtsch. med. Wschr. **75**, 1500 (1950). — Hochdruck. Klin. Wschr. **29**, 237 (1951). — Die metaphysische und anthropologische Bedeutung der Ausdrucksphänomene. In: Medicus Viator, S. 71. Festgabe zum 75. Geburtstag von Prof. Dr. SIEBECK. Tübingen: J. C. B. Mohr (Paul Siebeck) 1959. (Stuttgart: Georg Thieme 1959.) — ÖHNELL, H.: Hernia diaphragmatica hiatus oesophagei vom internen klinischen Gesichtspunkt. Acta radiol (Stockh.) **6**, 23 (1926). —

O'Hare, J. P.: Vascular reactions in vascular hypertension. Amer. J. med. Sci. 159, 369 (1920). — O'Hare, J. P., W. G. Walker and M. C. Vickers: Heredity and hypertension. J. Amer. med. Ass. 83, 27 (1924). — Oljenick, I.: Bilateral cervical rib; clinical and experimental observations on case. Arch. Surg. 18, 1984 (1929). — Opdyke, D. F.: Effect of changes in initial tenison, initial volume and epinephrine on ventricular relaxation process. Amer. J. Physiol. 169, 403 (1952). — Oppelt, W.: Regelung in der Technik. Aus: Beihefte zur Regelungstechnik. Regelungsvorgänge in der Biologie. Vorträge der Tagg „Biologische Regelung" am 2. u. 3. 4. 1954 in Darmstadt, zusammengestellt von Dr. H. Mittelstaedt. München: R. Oldenbourg 1956. — Oppenheim, H.: Die traumatischen Neurosen, 2. Aufl., S. 170. Berlin: August Hirschwald 1892. — Zur Lehre von den neurovasculären Erkrankungen. Dtsch. Z. Nervenheilk. 41, 376 (1911). — Lehrbuch der Nervenkrankheiten für Ärzte und Studierende, 6. Aufl., Bd. I u. II. Berlin: S. Karger 1913. — Oppenheimer, B. S., S. A. Levine, R. A. Morison, M. A. Rothschild, W. H. St. Lawrence and F. N. Wilson: Report on neurocirculatory asthenia and its management. Milit. Surg. 42, 409 (1918). — Oppenheimer, B. S., and M. A. Rothschild: The psychoneurotic factor in the irritable heart of soldiers. J. Amer. med. Ass. 70, 1919 (1918). — Orlans, F. B., K. F. Finger and B. B. Brodie: Pharmalogical consequences of the release of peripheral norepinephrine by syrosingopine (Su 3118). J. Pharmacol. exp. Ther. (im Druck). — Osler, W.: The irritable heart of civil life. Canad. J. Med. 15, 617 (1886/87). — Ott, V. R.: Die Sauna. Ihre Geschichte, die Grundlagen ihrer Wirkung, ihrer Anwendung zur Prophylaxe und Therapie. Mit einem Anhang: Bau und Betrieb der Sauna. Basel: Benno Schwabe & Co. 1948. — Physikalische Medizin, Bäderheilkunde und praktischer Arzt. Therapiewoche 9, 463 (1959). — Outschoorn, A. S., and M. Vogt: The nature of cardiac sympathin in the dog. Brit. J. Pharmacol. 7, 319 (1952). — Overbeck, W., H. P. Koepchen u. H. Brechtelsbauer: Über die Wirkung von Druckänderungen im Gefäßsystem auf die Herzfrequenz bei schnellen Änderungen des Blutvolumens. Pflügers Arch. ges. Physiol. 263, 553 (1956). — Overbeck, W., H. P. Koepchen u. K. Kramer: Herzfrequenz bei Änderung des Blutvolumens. Verh. dtsch. Ges. Kreisl.-Forsch. 22, 118 (1956).

Paasonen, M. K., and O. Krayer: The release of norepinephrine from the mammalian heart by reserpine. J. Pharmacol. exp. Ther. 123, 153 (1958). — Paasonen, M. K., E. K. Waris and T. E. Peltonen: New observations on cold pressor test. (Neue Beobachtungen am pressorischen Kältetest.) Ann. med. exp. Fenn. 31, 63 (1953). — Pässler, H.: Über die Beziehungen einiger septischer Krankheitszustände zu chronischen Infektionen der Mundhöhle. Verh. dtsch. Ges. inn. Med. 26, 321 (1909). — Page, E. B., J. B. Hickam, H. O. Sieker, A. D. McIntosh and W. W. Pryor: Reflex venomotor activity in normal persons and in patients with postural hypotension. Circulation 11, 262 (1955). — Page, I. H.: A syndrome simulating diencephalic stimulation occurring in patients with essential hypertension. Amer. J. med. Sci. 9, 190 (1935). — Page, I. H., and A. C. Corcoran: Arterial hypertension, its diagnosis and treatment. Chicago: Year Book Publ. 1949. — Pal, I.: Hypertonie, Hypertension und Arteriosklerose. Wien. med. Wschr. 71, 917, 968, 1016 (1921). — Palmer, R. St.: The significance of essential hypertension in young male adults. J. Amer. med. Ass. 94, 694 (1930). — Psyche and blood pressure. One hundred mental stress tests and fifty personality surveys in patients with essential hypertension. J. Amer. med. Ass. 144, 295 (1950). — Palmer, R. St., and H. Muench: Course and prognosis of essential hypertension; follow-up of 453 patients ten years after original series was closed. J. Amer. med. Ass. 153, 1 (1953). — Panse, Fr.: Angst und Schreck in klinisch-psychologischer und sozialmedizinischer Sicht an Hand von Erlebnisberichten aus dem Luftkrieg. Stuttgart: Georg Thieme 1952. — Papez, J. W.: A proposed mechanism of emotion. Arch. Neurol. Psychiat. (Chicago) 38, 725 (1937). — Parade, G. L.: Die arterielle Blutversorgung des Herzens und ihre Störungen. Ergebn. inn. Med. Kinderheilk. 45, 337 (1933). — Parade, G. W.: Herzstörungen bei akuten und chronischen Mandelentzündungen und anderen Infekten. Münch. med. Wschr. 84, 1971 (1937). — Herzstörungen bei der fokalen Infektion, insbesondere bei der akuten und chronischen Tonsillitis. Z. klin. Med. 133, 395 (1938). — Parade, G. W., u. H. R. Foerster: Das Elektrokardiogramm bei Morbus Basedow. Z. klin. Med. 129, 198 (1936). — Parade, G. W., u. W. Lehmann: Elektrokardiogramme bei Zwillingen. Z. menschl. Vererb.- u. Konstit.-Lehre 22, 96 (1939). — Parkinson, J.: The cardiac disabilities of soldiers on active service. Lancet 1916 II, 133. — Effort syndrome in soldiers. Brit. med. J. 1941 I, 545. — Parr, Fr.: Zur Beeinflussung und Deutung des orthostatischen Symptomenkomplexes. Z. klin. Med. 147, 203 (1950). — Über die Wirkung von DOCA auf den orthostatischen Symptomenkomplex bei postinfektiöser Capillarschädigung. Z. klin. Med. 147, 261 (1950). — Zur Patho-Physiologie und Klinik der orthostatischen Kreislaufstörungen. Arch. Kreisl.-Forsch. 25, 101 (1957). — Über die Änderungen und Beeinflußbarkeit der Integralvektoren von QRS, T und des Ventrikelgradienten beim orthostatischen Syndrom. Arch. Kreisl.-Forsch. 28, 193 (1958). — Parr, F., u. W. Schmitt: Über die Beeinflussung der Bromthaleinkonzentration im Plasma durch akute Veränderungen der Kreislaufgrößen. Z. klin. Med. 154,

395 (1957). — Parr, F., u. K. J. Ullrich: Über die Abhängigkeit der Nierendurchblutung von Veränderungen des Herzminutenvolumens. Z. klin. Med. **151**, 232 (1954a). — Über die orthostatischen Veränderungen der Phenolrotausscheidung und über die Kreislaufgrößen im Sitzen mit und ohne Kollapserscheinungen. Z. klin. Med. **151**, 242 (1954b). — Pasamanik, W., D. W. Roberts, P. V. Lemkau and D. E. Krueger: A survey of mental disease in an urban population. I. Prevalence by age, sex, and severity of impairment. Amer. J. publ. Health, N. Y. **47**, 923 (1957). — Patterson jr., J. L., and J. L. Cannon: Postural changes in the cerebral circulation, studied by continuous oxymetric and pressure-recording techniques. Proc. 43rd Ann. Meet. Amer. Soc. Clin. Invest. J. clin. Invest. **30**, 664 (1951). — Paul, H.: Psychohygiene der Arbeit, Erholung und Freizeit. In Handbuch der Neurosenlehre und Psychotherapie. Bd. IV, S. 490ff. Herausgeg. von V. E. Frankl, V. E. v. Gebsattel, J. H. Schultz. München u. Berlin: Urban & Schwarzenberg 1959. — Kriegsgefangenschaft. In Handbuch der Neurosenlehre und Psychotherapie Bd. IV, S. 708ff. Herausgeg. von V. E. Frankl, V. E. v. Gebsattel u. J. H. Schultz. München u. Berlin: Urban & Schwarzenberg 1959. — Paul, K.: Über die Wirkung von Effortil. Wien. klin. Wschr. **66**, 392 (1954). — Pawlow, J. P.: Die höchste Nerventätigkeit (das Verhalten) von Tieren. Eine 20jährige Prüfung der objektiven Forschung. Bedingte Reflexe. Sammlung von Artikeln, Berichten, Vorlesungen und Reden. Deutsche Übersetzung von G. V. Volborth. 3. Aufl. München: J. F. Bergmann 1926. — Peet, M. M.: Hypertension and its surgical treatment by bilateral supradiaphragmatic splanchnicectomy. Amer. J. Surg. **75**, 48 (1948). — Pein, H. v., P. Papageorgiou u. L. Tölken: Über die Bewertung des Rechts- und Linkstyps im Extremitätenelektrokardiogramm. Münch. med. Wschr. **85**, 1017 (1938). — Pellegrini, G.: Die arterielle Hypotension als Syndrom. Sci. med. ital. **3**, 4 (1955). — Penfield, W. G.: Diencephalic autonomic epilepsy. Arch. Neurol. Psychiat. (Chicago) **22**, 358 (1929). — Penfield, W. G., and T. C. Ericksen: Epilepsy and cerebral localisation, p. 623ff. Springfield, Ill.: Ch. C. Thomas 1941. — Penfield, W. G., and K. Kristiansen: Epileptic seizure patterns: a study of the localizing value of initial phenomena in focal cortical seizures. Springfield, Ill.: Ch. C. Thomas 1951. — Perschmann, G.: Das Ekg bei orthostatischer Kreislaufreaktion. Z. Kreisl.-Forsch. **31**, 384 (1939). — Petersen, H.: Manifestation der persönlichen Eigenart im Körperbau. In: Individualpathologie. Die Konstitution des Einzelmenschen in ihrer Bedeutung für Entstehung und Verlauf von Krankheiten, S. 111ff. Eine Vortragsreihe, veranstaltet von der Berliner Akademie für ärztliche Fortbildung. Herausgeg. von C. Adam u. Fr. Curtius. Jena: Gustav Fischer 1939. — Peterson, L. H.: Some characteristics of certain reflexes which modify circulation in man. Circulation **2**, 351 (1950). — Participation of the veins in active regulation of circulation. Fed. Proc. **10**, 104 (1951). — Certain aspects of reflex and mechanical influences upon venous circulation. Fed. Proc. **11**, 122 (1952). — Pette, H.: Das Problem der wechselseitigen Beziehungen zwischen Sympathicus und Sensibilität. Dtsch. Z. Nervenheilk. **100**, 143 (1927). — Der sogenannte vegetative Anfall. Dtsch. Z. Nervenheilk. **154**, 272 (1942/43). — Pfeiffer, J. B., and H. G. Wolff: Studies in renal circulation during periods of life stress. In: H. G. Wolff, St. Wolf and C. C. Hare, Life stress and bodily disease. Proc. Ass. Res. nerv. ment. Dis. **29**, 929 (1950). — Pfeiffer, J. B., H. G. Wolff and O. S. Winter: Studies in renal circulation during periods of life stress and accompanying emotional reactions in subjects with and without essential hypertension; observations on the rôle of neutral activity in regulation of renal blood flow. J. clin. Invest. **29**, 1227 (1950). — Pfennings, K. B.: Die psychisch bedingte vegetative Dysregulation und ihre Behandlung mit Aneural. (Meprobamat.) Medizinische **1958**, 361. — Pflanz, M., u. Th. v. Uexküll: „Entlastung" als pathogenetischer Faktor, ein Beitrag zum Problem der Begriffe „Belastung" und „Entlastung". Klin. Wschr. **30**, 414 (1952). — Pickenhain, L.: Die höhere Nerventätigkeit. In J. Gottschick: Die Leistungen des Nervensystems, auf Grund anatomischer, experimenteller und klinischer Tatsachen dargestellt, 2. Aufl., S. 696ff. Jena: VEB Gustav Fischer 1955. — Pickering, G. W.: High blood pressure. London: J. & A. Churchill 1955. — Pickering, W., and M. Kissin: The effects of adrenaline and of cold on the blood pressure in human hypertension. Clin. Sci. **2**, 201 (1935/36). — Pierach, A.: Kreislaufüberlastungen und ihre Verhütung. Münch. med. Wschr. **95**, 597, 626 (1953). — Pierach, A., u. K. Heynemann: Der niedrige Blutdruck und die Hypotonie. Stuttgart: Ferdinand Enke 1959. — Piotti, L. E., e G. Bonomi: Comportamento steroideo nella prova del digiuno in soggetti con sindrome ipotensiva arteriosa. Policlinico, Sez. med. **60**, 370 (1953). — Piotti, L. E., G. Bonomi e L. Bonamomi: L'atteggiamento funzionale corticosurrenale nelle epatopatie. Boll. Soc. med.-chir. Pavia (1955). Zit. nach G. Pellegrini: Die arterielle Hypotension als Syndrom. Sci. med. ital. **3**, 640 (1955). — Piotti, L. E., S. Drovanti e G. C. Rovati: Studio della funzione mineraloattiva corticosurrenale nella sindrome ipotensiva arteriosa. Policlinico, Sez. med. **59**, 293 (1952a). — Valutazione della funzione idrosalino regolatrice negli ipotesi arteriosi essenziali. Boll. Soc. med.-chir. Pavia (1952b). Zit. nach G. Pellegrini, Die arterielle Hypotension als Syndrom. Sci. med. ital. **3**, 640 (1955). — Pischinger, A.: Pathophysiologische Grundlagen und Probleme der

Herdtherapie. In: Therapie der Herderkrankungen, S. 1ff. Nauheimer Tagg 1953. München: Carl Hanser 1954. — PLAS, F., J. BOURDINAUD et A. MISSENARD: Le test de Flack. Épreuve d'aptitude cardio-respiratoire. Presse méd. 58, 285 (1950). — PLÜGGE, H.: Über Herzschmerzen. Ärztl. Wschr. 10, 145 (1955). — Zur Phänomenologie des Leib-Erlebens, besonders bei inneren Krankheiten. In: Rencontre. Contributions a une psychologie humaine dédiées au professeur F. J. J. Buytendijk, p. 339f. Utrecht u. Antwerpen: Spectrum 1957. — Hypochondrische Patienten in der Inneren Medizin. Nervenarzt 31, 13 (1960). — POECK, K.: Die Formatio reticularis des Hirnstamms. (Physiologie und Klinik.) Nervenarzt 30, 289 (1959). — POLLACK, A. A., B. E. TAYLOR, T. T. MYERS and E. H. WOOD: The effect of exercise and body position on the venous pressure at the ankle in patients having venous valvular defects. J. clin. Invest. 28, 559 (1949). — POLLACK, A. H., E. H. WOOD, and R. ENGSTRÖM: Venous pressure in the saphenous vein at the ankle in man during exercise and changes in posture. J. appl. Physiol. 1, 649 (1949). — POLZER, K., u. W. SCHOBER: Die vegetativen Anfälle des Herzens. Wien: Wilhelm Maudrich 1948. — POLZIEN, P.: Erfassung latenter Regulationsstörungen durch das psychische Belastungs-EKG. Klin. Wschr. 30, 411 (1952). — POOL, J. L., and J. RANSOHOFF: Autonomic effects on stimulating rostral portion of cingulate gyri in man. J. Neurophysiol. 12, 385 (1949). — PRESTON, J. B.: Effects of chlorpromacine on the central nervous system of the cat. J. Pharmacol. exp. Ther. 118, 100 (1956). — PRICE, H. L., and E. H. CONNER: Certain aspects of hemodynamic response to Valsalva maneuver. J. appl. Physiol. 5, 449 (1953). — PROELL, F.: Dentale Herdinfektion. Dresden u. Leipzig: Theodor Steinkopff 1947. — PROGER, S. H., and L. DEXTER: Continuous measurement of velocity of venous blood flow in arm during exercise and change of posture. Amer. J. Physiol. 109, 688 (1934). — PROPPE, A., u. G. BERTRAM: Bemerkungen zum Wilderschen Ausgangswertgesetz. Strahlentherapie 88, 573 (1952).

QUADE, K.: Neue Untersuchungen über die Sterblichkeit erhöhter Risiken. Lebensversicher.-Med. 6, 1 (1954). — QUINN, G. P., P. A. SHORE and B. B. BRODIE: Biochemical and pharmacological studies of RO 1-9569 (tetra-benazine), a non-indole tranquilizing agent with reserpine-like effects. J. Pharmacol. exp. Ther. 127, 103 (1959).

RAAB, W.: Cardiovascular effects of desoxycorticosteron acetate in man. Amer. Heart J. 24, 365 (1942). — Hormonal and neurogenic cardiovascular disorders; endocrine and neuroendocrine factors in pathogenesis and treatment. Baltimore: Williams & Wilkins Company 1953. — Neurogenic and hormonal hypotension. Anesthesiology 16, 781 (1955). — The adrenergic-cholinergic control of cardiac metabolism and function; physio-pathological and clincal aspects. Bilb. cardiol. (Basel) 6, 65 (1956). — RAAB, W., u. R. FRIEDMAN: Zur Pharmakologie der menschlichen Vasomotorenzentren. Z. klin. Med. 129, 468 (1936). — RAAB, W., and W. GIGEE: Total urinary catecholamine excretion in cardiovascular and other clinical conditions. Circulation 9, 592 (1954). — RAAB, W., R. J. HUMPHREYS, N. MAKOUS, R. GRANDPRÉ and A. W. GIGEE: Pressor effects of epinephrine, norepinephrine and desoxycorticosterone acetate (DCA) weakened by sodium withdrawal. Circulation 6, 373 (1952). — RAHN, H., and A. B. OTIS: Continuous analysis of alveolar gas composition during work. Hyperpnoea, hypercapnia and anoxia. J. appl. Physiol. 1, 717 (1949). — RANKE, O. F.: Der Überlastungskollaps. Mil.arzt 2, 461 (1937). — Arbeits- und Wehrphysiologie. Leipzig: Quelle & Meyer 1941. — RANKE, O. H.: Persönliche Mitteilung 1951. — RANSON, S. W.: The hypothalamus: Its significance for visceral innervation and emotional expression. Trans. Coll. Phycns Philad. 4, 222 (1933). — RANSON, S. W., H. KABAT and H. W. MAGOUN: Autonomic reactions induced by electrical stimulation of the hypothalamus. Amer. J. Physiol. 109, 85 (1934). — Autonomic responses to electrical stimulation of hypothalamus, preoptic region and septum. Arch. Neurol. Psychiat. (Chicago) 33, 467 (1935). — RANSON, S. W., and H. W. MAGOUN: The hypothalamus. Ergebn. Physiol. 41, 56 (1939). — RATSCHOW, M., Die Bedeutung des Herdgeschehens in der inneren Medizin. In: Therapie der Herderkrankungen, S. 13ff. Nauheimer Tagg 1953. München: Carl Hanser 1954. — Wirkungen der Phenothiazinderivate auf den Kreislauf. Dtsch. med. Wschr. 80, 1234 (1955). — RAY, B. S., and H. J. STEWART: Glossopharyngeal neuralgia: cause of cardiac arrest. Amer. Heart J. 35, 458 (1948). — REDLEAF, P. D., and L. TOBIAN: The question of vascular hyper-responsiveness in hypertension. Circulat. Res. 6, 185 (1958). — REICHEL, H.: Mechanik des Herzens bei Ermüdung und Erholung. Z. Biol. 99, 527 (1938/39). — Die physiologischen Grundlagen der Herzmechanik. Klin. Wschr. 24/25, 1 (1946/47). — Die Herzdynamik unter dem Einfluß des peripheren Kreislaufs. Verh. dtsch. Ges. Kreisl.-Forsch. 22, 3 (1956). — REID, D. E., and H. M. TEEL: Study of "cold test" in normal and in toxemic pregnancy. Amer. J. Obstet. Gynec. 35, 305 (1938). — REID, L. C., and D. E. BRACE: Irritation of the respiratory tract and its reflex effect upon the heart. Surg. Gynec. Obstet. 70, 157 (1940). — REIFFERSCHEID, H.: Über den Einfluß des Wetters auf Leistung und Befinden bei Akkordarbeitern. Zbl. Arbeitsmed. 4, 112 (1954). — REIN, H., u. M. SCHNEIDER: Einführung in die Physiologie des Menschen, 12. Aufl. Berlin-Göttingen-Heidelberg: Springer 1956. — REINDELL, H.: Größe, Form und Bewegungsbild des Sportherzens. Arch. Kreisl.-Forsch. 7, 117 (1940). — Diagnostik der

Kreislauffrühschäden. Stuttgart: Ferdinand Enke 1949. — Reindell, H., u. O. Bayer: Über Kreislaufstörungen als Folge seelischer und vegetativ-nervöser Einflüsse unter besonderer Berücksichtigung der Neurosefrage. Z. klin. Med. 141, 151 (1942). — Reindell, H., u. L. Delius: Klinische Beobachtungen über die Herzdynamik beim gesunden Menschen. Dtsch. Arch. klin. Med. 193, 639 (1948). — Reindell, H., u. H. W. Kirchhoff: Über kombinierte Funktionsprüfungen des Kreislaufes und der Atmung. I. Mitt. Untersuchungen an Menschen mit durchschnittlicher Leistungsbreite und an Hochleistungssportlern. Dtsch. med. Wschr. 81, 592 (1956). — Über kombinierte Funktionsprüfungen des Kreislaufes und der Atmung. I. Mitt. 2. Teil: Untersuchungen an Menschen mit durchschnittlicher Leistungsbreite und an Hochleistungssportlern. Dtsch. med. Wschr. 81, 659 (1956). — Über kombinierte Funktionsprüfungen des Kreislaufes und der Atmung. II. Mitt. Untersuchungsergebnisse bei Patienten mit Regulationsstörungen des Kreislaufes und der Atmung. Dtsch. med. Wschr. 81, 1048 (1956). — Reindell, H., H. W. Kirchhoff, K. Musshoff u. H. Klepzig: Das Sauerstoffäquivalent, ein Maßstab für die Beurteilung der Leistungsbreite von Herz und Kreislauf. Verh. dtsch. Ges. Kreisl.-Forsch. 22, 108 (1956). — Reindell, H., K. Musshoff, H. Klepzig, H. Steim, P. Frisch, G. Metz u. K. König: Beitrag zur Funktionsdiagnostik des gesunden und kranken Herzens. Münch. med. Wschr. 100, 765 (1958). — Reindell, H., K. Musshoff, H. Klepzig u. R. Weyland: Über eine Art von Sofortdepot des Kreislaufs. Verh. dtsch. Ges. inn. Med. 60, 538 (1954). — Reindell, H., E. Schildge u. H. Klepzig: Über den Nachweis seelisch bedingter Kreislaufstörungen in Hypnose. Verh. dtsch. Ges inn. Med. 55, 605 (1949). — Reindell, H., E. Schildge. H. Klepzig u. H. W. Kirchhoff: Kreislaufregulation. Eine physiologische, pathophysiologische und klinische Studie. Stuttgart: Georg Thieme 1955. — Reindell, H., R. Weyland, H. Klepzig, K. Musshoff u. E. Schildge: Das Sportherz. Ergebn. inn. Med. Kinderheilk., N.F. 5, 306 (1954). — Reischauer, F.: Untersuchungen über den lumbalen und zervikalen Bandscheibenvorfall. Stuttgart: Georg Thieme 1949. — Reiser, M. F., and E. B. Ferris jr.: The nature of the cold pressor test and its significance in relation to neurogenic and humoral mechanisms in hypertension. J. clin. Invest. 27, 156 (1948). — Reisinger, J. A.: Cold-pressor test. Med. Ann. D. C. 10, 381 (1941). — Remky, H.: Therapie des Kopfschmerzes mit Peripherin bei Gefäßhypotonus. Therapiewoche 6, 326 (1951). — Rett, A.: Der Kollaps im Kindesalter als vegetative Regulationsstörung. Wien. med. Wschr. 103, 967 (1953). — Richburg, P. L., and C. E. Kern: Glossopharyngeal neuralgia with syncope and convulsions. J. Amer. med. Ass. 152, 703 (1953). — Richet, C., L. Garrelon et D. Santenoise: Le réflexe laryngocardiaque. C. R. Acad. Sci. (Paris) 176, 347 (1923). — Richter, R. R.: Zur elektrischen Aktivität des Gehirns bei Tag und Nacht. In: Verh. Weltkonf. Internat. Ges. Biol. Rhythmusforsch. Acta med. scand. Suppl. 307, 199 (1955). — Ricker, G.: Pathologie als Naturwissenschaft. Relationspathologie. Berlin: Springer 1924. — Riecker, H. H., and E. G. Upjohn: Postural hypotension, case report. Amer. Heart J. 6, 225 (1930). — Riley, H. A.: Glossopharyngeal neuralgia initiating or associated with cardiac arrest. Trans. Amer. Neurol. Ass. 68, 28 (1942). — Riley, R. L., A. Himmelstein, H. L. Motley, H. M. Weiner and A. Cournand: Studies of pulmonary circulation at rest and during exercise in normal individuals and in patients with chronic pulmonary disease. Amer. J. Physiol. 152, 372 (1948). — Rinaldi, F., and H. E. Himwich: Drugs affecting psychotic behavior and the function of the mesodiencephalic activating system. Dis. nerv. Syst. 16, 133 (1955). — Rivier, J. L.: Epreuve d'éffort et cathétérisme cardiaque. Cardiologia (Basel) 30, 259 (1957). — Roberts, K. E.: Cardiovascular blood-volume alteration resulting from intrajejunal administration of hypertonic solutions to gastrectomized patients: relationship of these changes to dumping syndrome. Ann. Surg. 140, 631 (1954). — Roberts, L. N., J. T. Smiley and G. W. Nannings: A comparison of dirct and indirect blood pressure determination. Circulation 8, 232 (1953). — Robey jr., W. H., and E. P. Boas: Neurocirculatory asthenia. J. Amer. med. Ass. 71, 525 (1918). — Roemheld, L.: Der gastrokardiale Symptomenkomplex, eine besondere Form sogenannter Herzneurose. Z. diät. physik. Ther. 16, 339 (1912). — Romano, J., and G. L. Engel: Studies of syncope. III. The differentiation between vasodepressor syncope and hysterical fainting. Psychosomat. Med. 7, 3 (1945). — Romano, J., G. L. Engel, J. P. Webb, E. B. Ferris, H. W. Ryder and M. A. Blankenhorn: Syncopal reactions during simulated exposure to high altitude in decompression chamber. War Med. 4, 475 (1943). — Rosecan, M., R. J. Glaser and M. L. Goldman: Orthostatic hypotension, anhydrosis, and impotence. Circulation 6, 30 (1952). — Rosenfeld, M.: Über einige Formen der vasomotorischen Neurose. Med. Klin. 3, 978 (1907). — Die vegetativen Systeme und ihre Beziehungen zu psychischen Störungen. Mschr. Psychiat. 100, 137 (1938). — Rossier, P. H.: Die Atmungstetanie. Schweiz. Med. Wschr. 69, 357 (1939). — Rossier, P., A. Bühlmann u. K. Wiesinger: Physiologie und Pathophysiologie der Atmung, 2. Aufl. Berlin-Göttingen-Heidelberg: Springer 1958. — Roth, G. M.: The postural effect on blood pressure following interruption of the vasomotor nerves of man. Amer. Heart J. 14, 87 (1937). — Roth, G. M., J. B. McDonald and C. Sheart: Effect of smoking cigarets and of intravenous administration of nicotine on electrocardiogram, basal metabolic rate, cutaneous temperature, blood pressure and pulse rate of normal persons. J. Amer. med. Ass. **125**, 761 (1944). — Roth, W. F., and F. H. Luton: The mental health program in Tennessee. Amer. J. Psychiat. **99**, 662 (1943). — Rothlin, E.: Über Wechselbeziehungen in der Wirkung neurovegetativer Pharmaka. Schweiz. med. Wschr. **64**, 188 (1934). — Die zentralnervösen Wirkungen von Heilmitteln. Stuttgart: Georg Thieme 1954. — Rothlin, E., u. A. Cerletti: Pharmakologie des Hochdrucks. Verh. dtsch. Ges. Kreisl.-Forsch. **15**, 158 (1949). — Über eine pharmakologische Untersuchung von Mäusen mit congenitaler Drehsucht. Helv. physiol. pharmacol. Acta **10**, 319 (1952). — Experimentelle Untersuchungen über die kardiale Wirkung hydrierter Mutterkornalkaloide. Z. ges. exp. Med. **122**, 335 (1953). — Rothschild, M. A.: Neurocirculatory asthenia. Bull. N.Y. Acad. Med. **6**, 223 (1930). — Rothschuh, K. E.: Über die elektrischen Begleiterscheinungen der akuten Ventrikeldehnung. Z. Kreisl.-Forsch. **41**, 801 (1952). — Rübben, H.: Die Behandlung vegetativ-cardialer Funktionsstörungen mit Krisan. Med. Klin. **51**, 150 (1956). — Ruef, J., K. D. Bock u. H. Hensel: Über die Wirkung des Rauchens auf die Muskeldurchblutung. Z. Kreisl.-Forsch. **44**, 272 (1955). — Rüstow, A.: Ortsbestimmung der Gegenwart. Eine universalgeschichtliche Kulturkritik. Band III: Herrschaft oder Freiheit. Erlenbach, Zürich u. Stuttgart: Eugen Rentsch 1957. — Ruffin, H.: Leiblichkeit und Hypochondrie. Nervenarzt **30**, 195 (1959). — Rundles, R. W.: Diabetic neuropathy. Medicine (Baltimore) **24**, 111 (1945). — Ruppert, J.: Vorbeugende Gesundheitspflege — präcurative Medizin — unter besonderer Berücksichtigung der Gesundheitsvorsorge. Adelsheim: W. Haag 1955. — Rushmer, R. F.: Circulatory collapse following mechanical stimulation of arteries. Amer. J. Physiol. **141**, 722 (1944). — Circulatory effects of three modifications of the Valsalva experiment. Amer. Heart J. **34**, 399 (1947). — Rusk, H. A., and E. J. Taylor: New hope for the handicapped. The rehabilitation of the disabled from bed to job. New York: Harper and Brothers 1959. — Russek, H. J.: The significance of vascular hyperreaction as measured by cold-pressor test; observation on 200 normal subjects over the age of 40. Amer. Heart J. **26**, 398 (1943). — Russek, H. J., and B. L. Zohman: Influence of age upon blood pressure response to the cold-pressor test. Amer. Heart J. **29**, 113 (1945). — Rust, W.: Über die Ausfallsfolgen nach Keimdrüsenstörungen unter besonderer Berücksichtigung ihrer Beziehungen zu den hormonalen Ausscheidungsverhältnissen des Hypophysenvorderlappens. Sammlung von Abhandlungen aus dem Gebiet der Frauenheilkunde und Geburtshilfe. Berlin-West: Carl Marhold 1950. — Konstitutionsgebundene Symptomenbilder sowie Abgrenzung in der therapeutischen Anwendung weiblicher oder männlicher Keimdrüsenhormone. Zbl. Gynäk. **76**, 70 (1954). — Rust, W., u. F. Huber: Über die Beziehungen zwischen klimakterischen Ausfallserscheinungen und den Ausscheidungsverhältnissen des Follikelreifungshormons im Urin. Arch. Gynäk. **170**, 193 (1940).

Saalfeld, E. v.: Herzreflexe pulmonalen Ursprungs. Pflügers Arch. ges. Physiol. **231**, 33 (1932). — Sack, H.: Zur Frage der zentralnervösen Regulationsstörungen bei Hirntraumatikern. Hamburg: H. H. Nölke 1947. — Säker, G.: Zur Genese des Halswirbelsäulensyndroms und der Behandlung des vegetativen Anteils mit Hydergin. Nervenarzt **23**, 333 (1952). — Sakai, K., u. F. Mori: Über einen Fall von sogenannter „Schlucktachykardie". Z. ges. exp. Med. **50**, 106 (1926). — Salzman, E. W.: Reflex peripheral venoconstriction induced by carotid occlusion. Circulat. Res. **5**, 149 (1957). — Sanders, A.: Postural hypotension: a case report. Amer. J. med. Sci. **182**, 217 (1931). — Postural hypotension with tachycardia. Amer. Heart J. **7**, 808 (1932). — Saracoglu, K.: Die Beurteilung der Hypertonie durch einen gekreuzten Test. Z. Kreisl.-Forsch. **40**, 422 (1951). — Sarnoff, S. J.: Myocardial contractility as described by ventricular function curves; observations on Starling's law of the heart. Physiol. Rev. **35**, 107 (1955). — Sarnoff, S. J., u. E. Berglund: Ventricular function. I. Starling's law of the heart studied by means of simultaneous right and left ventricular function curves in the dog. Circulation **9**, 706 (1954). — Sarnoff, S. J., E. Hardenbergh, and J. L. Whittenberger: Mechanism of the arterial pressure response to the Valsalva test. The basis of its use as an indicator of interchange of sympathetic outflow. Amer. J. Physiol. **154**, 316 (1948). — Sarre, H.: Blutdrucksteigerung bei Jugendlichen und ihre Beurteilung. Dtsch. med. Wschr. **68**, 457 (1942). — Klinik und Therapie der Hyper- und Hypotonie. Verh. dtsch. Ges. Kreisl.-Forsch. **15**, 137 (1949). — Differentialdiagnose und Therapie des Kopfschmerzes. Dtsch. med. Wschr. **75**, 1507 (1950). — Saslow, G., G. C. Gressel, F. O. Shobe, Ph. H. Dubois and H. A. Schroeder: The possible etiological relevance of personality factors in arterial hypertension. In H. G. Wolff, St. Wolf and C. C. Hare, Life stress and bodily disease. Proc. Ass. Res. nerv. ment. Dis. **29**, 775 (1950). — Saul, L.: Hostility in cases of essential hypertension. Psychosom. Med. **1**, 153 (1939). — Sayen, J. J., W. F. Sheldon, G. Peirce and P. T. Kuo: Motion picture studies of ventricular muscle dynamics in experimental localized ischemia correlated with myocardial oxygen tension and electrocardiograms. J. clin. Invest. **33**, 962 (1954). — Schaede, A.: Morphologische Veränderungen im Zellbild des Hypophysenvorderlappens des Kaninchens nach Kastration. Endokrinologie **30**, 1 (1933). — Schaefer, A.: Grundprobleme der vegetativen tonischen Innervation. Acta neuroveget. (Wien) 4, 201 (1952). — Schaefer, H.: Elektrophysiologie. Bd. I: Allgemeine Elektrophysiologie. Wien: Franz Deuticke 1940. — Bd. II: Spezielle Elektrophysiologie. Wien: Franz Deuticke 1942. — Über die Sensibilität von Herz- und Skelettmuskel und ihre klinische Bedeutung. Klin. Wschr. 22, 553 (1943). — Das Elektrokardiogramm. Theorie und Klinik. Berlin-Göttingen-Heidelberg: Springer 1951. — Die Stellung der Regelungstheorie im System der Wissenschaften. In: Beihefte zur Regelungstechnik. Regelungsvorgänge in der Biologie. Vortr. der Tagung „Biologische Regelung" am 2. und 3. 4. 1954 in Darmstadt, zusammengestellt von H. Mittelstaedt. München: R. Oldenbourg 1956. S. 26. — Elektrobiologie des Stoffwechsels. In Handbuch der allgemeinen Pathologie, Bd. IV, S. 2. Der Stoffwechsel II. Herausgeg. von F. Büchner, E. Letterer u. F. Roulet. Berlin-Göttingen-Heidelberg: Springer 1957. — Einige Probleme der Kreislaufregelung in Hinsicht auf ihre klinische Bedeutung. Münch. med. Wschr. 99, 69, 107 (1957). — Der ideale Patient. Bl. Wohlfahrtspflege 106, 346 (1959). — Schauwecker, W.: Zur Praxis der kurmäßigen Gesundheitsvorsorge bei der Ruhrknappschaft. Ärztl. Mitt. (Köln) 45, 276 (1960). — Scheinberg, P., and E. A. Stead jr.: The cerebral blood flow in male subjects as measured by the nitrous oxyde technique. Normal values for blood flow, oxygen utilization, glucose utilization, and peripheral resistance, with observations on the effect of tilting and anxiety. J. clin. Invest. 28, 1163 (1949). — Schellong, Fr.: Hypertonie bei Jugendlichen. Aus: Pathologie und Therapie der Zirkulationsstörungen. Nauheimer Fortbild.-Lehrg. 6 (1930). — Erkrankungen des Hypophysenvorderlappens mit eigenartiger Blutdrucksenkung. Verh. dtsch. Ges. inn. Med. 42, 62 (1930). — Störungen der Kreislaufregulation, ein neues Symptom bei Insuffizienz des Hypophysenvorderlappens. Klin. Wschr. 10, 100 (1931). — Arterielle Hypotension. Verh. dtsch. Ges. inn. Med. 45, 143 (1933). — Versuch einer Differentialdiagnose und -therapie des Herzklopfens. Dtsch. med. Wschr. 63, 421, 510 (1937). — Regulationsprüfung des Kreislaufs. Dresden u. Leipzig: Theodor Steinkopff 1938. — Begriffsbestimmung und Therapie des sogenannten Myokardschadens. Therapiewoche 1, 158 (1950). — Herz- und Kreislaufkrankheiten. In H. Dennig, Lehrbuch der inneren Medizin, Bd. I, Stuttgart: Georg Thieme 1952. — Schellong, Fr., u. M. Heinemeier: Über die Kreislaufregulation in aufrechter Körperstellung und ihre Störungen. I. Mitt. Z. ges. exp. Med. 89, 49 (1933a). — Über die Kreislaufregulation in aufrechter Körperstellung und ihre Störungen. II. Mitt. Gute Regulation und Übergang zum Kollaps. Z. ges. exp. Med. 89, 61 (1933b). — Schellong, Fr., u. B. Lüderitz: Regulationsprüfung des Kreislaufs. Funktionelle Differentialdiagnose von Herz- und Gefäßstörungen, 2. Aufl. Darmstadt: Dr. Dietrich Steinkopff 1954. — Schelsky, H.: Wandlungen der deutschen Familie. Stuttgart: Ferdinand Enke 1955. — Der gesellschaftliche Umwandlungsprozeß der Gegenwart. Universitas 11, 449 (1956). — Schembra, F. W.: Die Behandlung cardiovasculärer Störungen mit Carnigen in der Praxis. Med. Klin. 50, 827 (1955). — Schenetten, F.: Die orthostatisch bedingten Kreislaufumstellungen in ihrer Auswirkung auf Puls, Blutdruck und Ekg und ihre Beeinflussung durch Atropin. Arch. Kreisl.-Forsch. 11, 326 (1943). —Die orthostatische Belastung im Elektrokardiogramm als Funktionsprüfung des autonomen Nervensystems. Z. Kreisl.-Forsch. 36, 37 (1944). — Über die autonom-nervösen Faktoren des Orthostase-Elektrokardiogramms. Verh. dtsch. Ges. inn. Med. 59, 286 (1953). — Scherba, E. L.: Orthostatic hypotension and orthostatic tachycardia. Amer. J. Med. 17, 880 (1954). — Scherf, D.: Cardiac reflexes originating in the respiratory tract. N.Y. St. J. Med. 45, 1647 (1945). — Scherf, D., u. L. J. Boyd: Klinik und Therapie der Herzkrankheiten und der Gefäßerkrankungen, 6. Aufl. Deutsche Übersetzung von H. Kofler. Wien: Springer 1955. — Schimert, G.: Die Therapie der Coronarinsuffizienz im Lichte einer neuen Betrachtung der Pathogenese. Schweiz. med. Wschr. 81, 598, 643 (1951). — Über das Wesen der vegetativen Kreislaufstörung und ihre therapeutische Beeinflussung durch vegetativ wirkende Pharmaka. Münch. med. Wschr. 95, 950 (1953a). — Functional cardiovascular disturbances—their response to drugs acting on the autonomic nervous system. Amer. Heart J. 46, 726 (1953b). — Über die allgemeine und medikamentöse Therapie der Kreislaufregulationsstörungen. In: Regulationsstörungen des Kreislaufs. Nauheimer Fortbild.-Lehrg. 20, 53 (1955). — Schlegel, H.: Kasuistischer Beitrag zur Kenntnis des Schulter-Hand-Syndroms. Z. Kreisl.-Forsch. 41, 839 (1952). — Schleicher, I., u. W. Klimpel: Pulmonale Dystonie als klinisches Syndrom bei der neurozirkulatorischen Dystonie. Med. Klin. 46, 1325 (1951). — Schliephake, E.: Die Verwendung von Magnesiumverbindungen bei Störungen des Blutkreislaufes. Dtsch. med. Wschr. 77, 1508 (1952). — Schlomka, G.: Das Belastungs-Elektrokardiogramm. I. Mitt. Arbeitsphysiologie 8, 80 (1934). — Das Belastungs-Elektrokardiogramm. III. Mitt. Untersuchungen über Korrelationen im Belastungs-Elektrokardiogramm. Arbeitsphysiologie 8, 705 (1935). — Die Lebenswandlungen der Kreislauforgane im Erwachsenenalter vom Standpunkt des Klinikers. Verh. dtsch. Ges. Kreisl.-Forsch. 24, 174 (1958). — Schlomka, G., u. Cl. Lammert: Das Belastungs-Elektrokariogramm. IV. Mitt. Das Verhalten der Herzstromkurve bei der Preßdruckbelastung nach Bürger (Valsalva-Elektrokardiogramm). Arbeitsphysiologie 8, 742 (1935). — Schlomka, G., u. G. Rademacher: Beiträge zur klinischen

Elektrokardiographie. XIII. Mitt. Weitere Untersuchungen über das „Aufsteh-Ekg". Z. klin. Med. **135**, 745 (1939). — SCHLOMKA, G., u. H. REINDELL: Das Belastungs-Elektrokardiogramm. II. Mitt. Untersuchungen an Sportlern. Arbeitsphysiologie **8**, 172 (1935). — Beiträge zur klinischen Elektrokardiographie. V. Mitt. Untersuchungen über das Verhalten der Herzstromkurve beim Übergang vom Liegen zum Stehen. Z. klin. Med. **130**, 313 (1936). — SCHLOMKA, G., H. REINDELL u. V. MALAMANI: Beiträge zur klinischen Elektrokardiographie. Weitere Untersuchungen über das Belastungs-Elektrokardiogramm. Z. klin. Med. **136**, 367 (1939). — SCHMIDT, E.: Erfahrungen mit der Schlaftherapie, insbesondere bei nervösen Erschöpfungszuständen und Neurosen. Med. Klin. **52**, 1267 (1957). — SCHMIDT, H., u. K. ARMBRUST: Über das Schulter-Hand-Syndrom bei Herzerkrankungen. Med. Klin. **47**, 1306 (1952). — SCHMIDT-VOIGT, J.: Vorkommen und klinische Bedeutung der überhöhten T-Zacke im Ekg. Z. Kreisl.-Forsch. **38**, 101 (1949). — Kreislaufstörungen in der ärztlichen Praxis. Symptomatik, Diagnostik, Therapie. Aulendorf i. Württ.: Editio Cantor 1951. — Therapeutische Erfahrungen mit Carnigen bei orthostatischen Kreislaufstörungen. Medizinische **1954**, 513. — SCHMITT, J. L.: Atemheilkunst. München: H. G. Müller 1956. — SCHNEBEL, W. G., and E. R. ELBEL: Reaction of pulse to successive periods of exercise. J. appl. Physiol. **4**, 7 (1952). — SCHNEIDER, D. E.: The image of the heart and the principle of synergy in the human mind. Published under auspices of the foundation for psychosynergy. New York: International University Press 1956. — SCHNEIDER, E. C., and C. B. CRAMPTON: A comparison of some respiratory and circulatory reactions of athletes and non-athletes. Amer. J. Physiol. **129**, 165 (1940). — SCHNEIDER, G.: Das EKG im Apomorphinkollaps. Z. Kreisl.-Forsch. **35**, 636 (1943). — SCHNEIDER, J. A.: Über die Bedeutung der Hyperfollikulinie für die innere Medizin. Medizinische **1955**, 212. — SCHNEIDER, K.: Klinische Psychopathologie, 5. Aufl. Stuttgart: Georg Thieme 1959. — SCHNEIDER, K. W.: Untersuchungen über Veränderungen einiger Kreislaufgrößen unter der Wirkung sympathicomimetischer Substanzen. Arch. Kreisl.-Forsch. **25**, 1 (1957). — SCHNEIDER, M.: Durchblutung und Sauerstoffversorgung des Gehirns. Verh. dtsch. Ges. Kreisl.-Forsch. **19**, 3 (1954). — SCHNEIDER, M., u. H. REIN: Einführung in die Physiologie des Menschen, 12. Aufl. Berlin-Göttingen-Heidelberg: Springer 1956. — SCHNEIDER, R. A.: The acute effects of reserpine and of amytal on central sympathetic reactivity. Ann. N.Y. Acad. Sci. **61**, 1 (1955). — SCHNELL, J.: Über das Verhalten des Muskelbinnendruckes („Muskeltonus") bei akutem Sauerstoffmangel. Luftfahrtmed. **7**, 68 (1943). — SCHOBER, W.: Zur Differentialdiagnose sympathicovasaler Anfälle. Acta neuroveget. (Wien) **4**, 139 (1952). — SCHÖPP, W.: Zur Förderung der Rehabilitation der Kranken. Ärztl. Praxis **9**, 1 (1957). — SCHOLDERER, H.: Sekundäre Thyreosen. Klin. Wschr. **14**, 537 (1935). — SCHRADE, W., u. R. HEINECKER: Kreislaufveränderungen als Wesen des Dumping-Syndroms und einfache Möglichkeiten seiner Verhütung. IVe Congr. de Gastro-Enterologie, Paris 27. juin — 2. juillet 1954, p. 616. Paris: Masson et Cie. 1954a. — Über die alimentäre Kollapsneigung der Magenresezierten. Medizinische **1954b**, 34, 79. — SCHRADER, E. A.: Die Bedeutung des Bandscheibenprolapses für die Manifestation von arteriellen Durchblutungsstörungen. Dtsch. Z. Nervenheilk. **160**, 400 (1949). — SCHREINER, B.: Zur medikamentösen Beeinflussung des Muskelbinnendruckes und deren Bedeutung für die Therapie orthostatischer Kreislaufstörungen. Z. Kreisl.-Forsch. **44**, 806 (1955). — SCHROEDER, H. A., and M. J. GOLDMAN: Test for the presence of the „hypertensive diencephalic syndrome" using histamine. Amer. J. Med. **6**, 162 (1949). — SCHROEDER, W.: Über Anwendungsweise und Deutung pharmakodynamischer Untersuchungen beim Menschen. Ref. Verh. des Vereins für Inn. Med. u. Kinderheilk. Berlin (interne Sektion). Klin. Wschr. **8**, 1638 (1929). — SCHROEDER, W., u. H. BREHM: Untersuchungen über den adäquaten Reiz des Bainbridge-Reflexes. Pflügers Arch. ges. Physiol. **255**, 114 (1952). — SCHÜTZ, E.: Physiologie des Herzens. Lehrbuch der Physiologie in zusammenhängenden Einzeldarstellungen. Herausgeg. von W. TRENDELENBURG u. E. SCHÜTZ. Berlin-Göttingen-Heidelberg: Springer 1958. — SCHÜTZ, E., u. H. CASPERS: Über die bioelektrische Hirnrindenaktivität und ihre Steuerung durch Stammhirnstrukturen. Z. inn. Med. **9**, 1037 (1954). — SCHÜTZ, E., u. H. W. MÜLLER: Das kindliche Elektrencephalogramm. Klin. Wschr. **29**, 20 (1951). — SCHULTE, W.: Die synkopalen Anfälle. Sammlung psychiatrischer und neurologischer Einzeldarstellungen. Herausgeg. von K. CONRAD, W. SCHEID u. H. J. WEITBRECHT. 2. Aufl. Stuttgart: Georg Thieme 1949. — Die Entlastungssituation als Wetterwinkel für Pathogenese und Manifestierung neurologischer und psychiatrischer Krankheiten. Nervenarzt **22**, 140 (1951). — SCHULTZ, J. H.: Vegetative Steuerung und Psyche. Normale und krankhafte Alterung im menschlichen Organismus. Jena: Gustav Fischer 1937. — Die Vererbung des Charakters. Stuttgart: Ferdinand Enke 1938. — Psyche und Kreislauf. Z. ges. Neurol. Psychiat. **167**, 389 (1939). — Das autogene Training. (Konzentrative Selbstentspannung.) Versuch einer klinisch-praktischen Darstellung. 7. Aufl. Stuttgart: Georg Thieme 1952. — Übungsheft für das autogene Training. (Konzentrative Selbstentspannung.) 7. Aufl. Stuttgart: Georg Thieme 1953a. — Was muß der Praktiker heute über Psychotherapie wissen? I. Die psychotherapeutische Exploration. II. Heutiger Stand der Psychotherapie. Karlsruhe: Medizinisch-wissenschaftlicher Verlag 1953b. — SCHULTZ-HENKE, H.: Der gehemmte Mensch. Entwurf eines Lehr-buches der Neo-Psychoanalyse. 2. Aufl. Stuttgart: Georg Thieme 1947. — SCHULZE, W.: Weitere Untersuchungen über die Wirkung inkretorischer Drüsensubstanzen auf die Morpho-genie. III. Über die Sprengung der Harmonie der Entwicklung. Arch. mikr. Anat. **101, 338** (1924). — SCHUNK, J.: Das psychische Syndrom der verminderten Blutmenge. Nervenarzt **23,** 136 (1942). — SCHWEITZER, A.: Die Irradiation autonomer Reflexe. Basel: S. Karger 1937. — SCHWINGEL, E.: Das Elektrokardiogramm bei Vergrößerung des Schlagvolumens und bei Erhöhung der Herzfrequenz. Dtsch. med. Wschr. **63,** 434 (1937). — SCOTT, H. G. and A. C. IVY: Viscero-cardiac reflexes. An experimental study in frogs and dogs. Arch. intern. Med. **49,** 227 (1932). — SEARS, P. S.: Level of aspiration in relation to some variables of personality: Clinical studies. J. Social psychol. **14,** 311 (1941). — SEIDEL, H. H.: Die neuro-pathische Ohnmacht. Dtsch. Z. Nervenheilk. **157,** 148 (1944). — SELBACH, C., u. H. SELBACH: Phenothiazinwirkung und somatopsychische Dynamik. Nervenarzt **27,** 145 (1956). — SELBACH, H.: Die cerebralen Anfallsleiden: genuine Epilepsie, symptomatische Hirnkrämpfe und die Narkolepsie. In Handbuch der inneren Medizin, 4. Aufl., Bd. V/3, S. 1082ff. Be-gründet von L. MOHR, R. STAEHELIN. Herausge. von G. v. BERGMANN, W. FREY u. H. SCHWIEGK. Berlin-Göttingen-Heidelberg: Springer 1953. — SELLING, L. S.: Clinical study of a new tranquillizing drug: Use of miltown. J. Amer. med. Ass. **157,** 1594 (1955). — SELYE, H.: The physiology and pathology of exposure to stress. A treatise based on the concepts of the general-adaptation-syndrome and the diseases of adaptation. Montreal, Can.: Acta, Inc., Medical Publ. 1950. — SEWARD, B. P.: A clinical study of the mild grades of hypo-thyreoidism. Ann. intern. Med. **9,** 178 (1935). — SHARPEY-SCHAFER, E. P.: The mechanism of syncope after coughing. Brit. med. J. **1953 II,** 860. — Effects of Valsalva's maneuver on the normal and failing circulation. Brit. med. J. **1,** 693 (1955). — SHEEHAN, D.: Zit. nach J. F. FULTON, Physiology of the nervous system. New York: Oxford University Press 1949. Deutsche Übersetzung von H. FÖRSTER u. P. GLEES. Stuttgart: Ferdinand Enke 1952. — SHEPHERD, J. T.: Effect of cigarette-smoking on blood flow through hand. Brit. med. J. **1951 II,** 1007. — SHERMAN, H. C.: Chemistry of food and nutrition. New York and London: Macmillan & Comp. 1946. — SIEBECK, R.: Organisch, funktionell, neurotisch in Diagnose und Therapie. Dtsch. med. Wschr. **64,** 1753, 1792 (1938). — Die Beurteilung und Behandlung Herzkranker, 3. Aufl. Berlin u. München: Urban & Schwarzenberg 1947. — Neurotische Reaktionen und funktionelle Störungen des vegetativen Systems. In Lehrbuch der inneren Medizin, Bd. II, S. 761ff. Herausgeg. von H. SCHWIEGK u. A. JORES. Berlin-Göttingen-Heidelberg: Springer 1949. — Stimmung und Verstimmung bei inneren Krankheiten. Dtsch. med. Wschr. **74,** 1053 (1949). — Medizin in Bewegung. Klinische Erkenntnisse und ärztliche Aufgabe, 2. Aufl. Stuttgart: Georg Thieme 1953. — SIEGMUND, H.: Pathologisch-ana-tomische Befunde an dentalen Kieferherden bei pulpenlosen Zähnen (mit Bemerkungen zur Frage der chronischen Tonsillitis). Verh. dtsch. Ges. inn. Med. **51,** 534 (1939). — Probleme der Fokalinfektion unter relationspathologischen Gesichtspunkten. Dtsch. med. Wschr. **73,** 357 (1948). — SIELAFF, H. J.: Zur Pharmakodynamik des cholinergischen Wirkbildes am menschlichen Dünndarm. Naunyn-Schmiedeberg's Arch. exp. Path. Pharmak. **214,** 74 (1951). — Untersuchungen über die Motilität und kuti-viscerale Reflexerregbarkeit des menschlichen Dünndarms. Z. ges. exp. Med. **120,** 585 (1953). — Untersuchungen über die Wirkung der Ultraschallwellen auf die Motilität des menschlichen Dünndarms. Z. ges. exp. Med. **214,** 336 (1954a). — Über Erfassung und Behandlung von Motilitätsstörungen des menschlichen Dünndarms. Verh. dtsch. Ges. inn. Med. **60** (1954b). — Motilitätsreaktionen des Intestinaltraktes auf äußere physikalische Reize. Verh. dtsch. Ges. inn. Med. **61** (1955). — Motilitätsreaktionen am Intestinaltrakt nach peripheren und zentralen Röntgenstrahlen-und Ultrakurzwellenreizen. Fortschr. Röntgenstr. **84,** 110 (1956a). — Motilitätsreaktionen am Intestinaltrakt nach peripheren und zentralen Röntgenstrahlen- und Ultrakurzwellen-reizen. Strahlenforsch. u. Behandlung (Sonderbd. zur Strahlentherapie **35,** 249 (1956b). — Viscerographisch-röntgenologische Untersuchungen zur Diagnostik und Therapie funktioneller Dünndarmstörungen. Verh. dtsch. Ges. inn. Med. **63,** 484 (1957). — Viscerographische und röntgenologische Untersuchungen über das spontane und reaktive Verhalten der Motilität des menschlichen Intestinaltraktes. Habil.-Schr. zur Erlangung der Venia legendi für innere Medizin und Röntgenologie, Heidelberg 1958. — SIGLER, L. H.: Clinical observations on carotid sinus reflex; response to carotid sinus pressure at various ages and heart rates and rhythms. Amer. J. med. Sci. **186,** 118 (1933). — Electrocardiographic changes occurring with alternations of posture from recumbent to standing position. Amer. Heart J. **15,** 146 (1938). — SIMPSON, G. E.: Changes in the composition of urine brought about by sleep and other factors. J. biol. Chem. **84,** 393 (1929). — SJÖSTRAND, T.: Experimental variations in the T-wave of the electrocardiogram. Acta med. scand. **138,** 191 (1950). — The regulation of the blood distribution in man. Acta physiol. scand. **26,** 312 (1952). — Volume and distribution of blood and their significance in regulating circulation. Physiol. Rev. **33,** 202 (1953). — Blut-verteilung und Regulation des Blutvolumens. Klin. Wschr. **34,** 561 (1956). — Pathologische

Physiologie der Korrelation zwischen Herz und Gefäßfunktion. Verh. dtsch. Ges. Kreisl.-Forsch. **22**, 143 (1956). — SLAUCK, A.: Herderkrankung und Zahnarzt. Leipzig u. Berlin: Dr. Max Gehlen 1940. — SLEATOR jr., W., J. V. ELAM, V. N. ELAM and H. L. WHITE: Oxymetric determinations of cardiac output responses to light exercise. J. appl. Physiol. **3**, 649 (1951). — SLONIM, N. B., A. RAVIN, O. J. BALCHUM and S. H. DRESSLER: The effect of mild exercise in the supine position on the pulmonary arterial pressure of five normal human subjects. J. clin. Invest. **33**, 1023 (1954). — SMELLIE, W. G.: Preventive medicine and public health. New York: W. W. Norton Comp. 1949. — SMITH, F. F., u. W. B. MOODY: Über nervöse Receptorenfelder in der Wand der intrapulmonalen Bronchien des Menschen und ihre klinische Bedeutung, insbesondere ihre Schockwirkung bei Lungenoperationen. Dtsch. Z. Chir. **240**, 249 (1933). — SMITH, H. J., S. ROBINSON and M. PEARCY: Renal responses to exercise, heat and dehydration. J. appl. Physiol. **4**, 659 (1952). — SMITH, H. W.: Lectures on the kidney. University Extension Div., Univ. of Kansas, Lawrence, Kans., 1943. — The kidney. Structure and function in health and diesease. New York: Oxford University Press 1951. — SMITH, H. W., W. GOLDRING and H. CHASIS: Measurement of tubular excretory mass, effective blood flow and filtration rate in normal human kidney. J. clin. Invest. **17**, 263 (1938). — SMITH, W. W., N. FINKELSTEIN and H. W. SMITH: Renal excretion of hexitols (sorbitol, manitol, and ducitol) and their derivates (sorbitan, isomanide, and sorbide) and of endogenous creatinine-like chromogen in dog and man. J. biol. Chem. **135**, 231 (1940). — SMITHWICK, R. H.: Surgical treatment of hypertension. Amer. J. Med. **4**, 744 (1948). — SOLLMANN, A.: Mikrotraumen der Wirbelsäule. Dtsch. med. Wschr. **78**, 192 (1953). — SORKIN, S. G.: Addison's disease. Medicine (Baltimore) **28**, 371 (1949). — SPANG, K.: Rhythmusstörungen des Herzens. Systematik, Ursache und klinische Bedeutung, Therapie. Stuttgart: Georg Thieme 1957. — SPANG, K., u. C. KORTH: Das Elektrokardiogramm bei Überfunktionszuständen der Schilddrüse. Arch. Kreisl.-Forsch. **4**, 189 (1939). — SPATZ, H.: Neues über die Verknüpfung von Hypophyse und Hypothalamus. Acta neuroveg. (Wien) **3**, 1 (1951). — SPATZ, M.: Über Gegensätzlichkeit und Verknüpfung bei der Entwicklung von Zwischenhirn und „basaler Rinde". Allg. Z. Psychiat. **125**, 166 (1949). — SPECKMANN, K., u. H. W. KNAUF: Zentrogener Hochdruck und Trauma. Eine Stellungnahme zu den von H. VEIL und A. STURM über dieses Problem in ihrer Monographie „Die Pathologie des Stammhirns" niedergelegten Auffassungen und praktischen Folgerungen. Nervenarzt **16**, 329 (1943). — SPERLING, E., u. O. CREUTZFELDT: Der Temporallappen. Zur Anatomie, Physiologie und Klinik (mit Ausnahme der Aphasien). Fortschr. Neurol. **27**, 295 (1959). — SPILLANE, J. D.: Observations on effort syndrome. Brit. med. J. **1940 II**, 739. — SPINGARN, C. L., and W. M. HITZIG: Orthostatic circulatory insufficiency; its occurrence in tabes dorsalis and Addison's disease. Arch. intern. Med. **69**, 23 (1942). — SPÜHLER, O.: Die experimentelle Untersuchung eines neuen Sympathicolyticums, des Dihydroergotamins (DHE 45). Schweiz. med. Wschr. **77**, 28 (1947). — Die Differentialdiagnose der Hypertension als pathogenetische Betrachtung. Schweiz. med. Wschr. **80**, 538 (1950). — SPURLING, R. G., and F. K. BRADFORD: Scalenus neurocirculatory compression. Ann. Surg. **107**, 708 (1938). — STAFFORD-CLARK, D.: Morale and flying experience; results of wartime study. J. ment. Sci. **95**, 10 (1949). — STARR, J.: Acethyl-B-Methylcholin. IV. Further studies of its action in paroxysmal tachycardia and in certain other disturbances of cardiac rhythm. Amer. Med. Sci. **191**, 210 (1936). — STEAD jr., E. A.: Fainting. Amer. J. Med. **13**, 387 (1952). — STEAD jr., E. A., and R. V. EBERT: Postural hypotension. A disease of the sympathetic nervous system. Arch. intern. Med. **67**, 546 (1941). — STEAD jr., E. A., J. V. WARREN, A. J. MERRILL and E. S. BRANNON: The cardiac output in male subjects as measured by the technique of right atrial catheterization. Normal values with observations on the effect of anxiety and tilting. J. clin. Invest. **24**, 326 (1945). — STEGEMANN, J.: Der Einfluß sinusförmiger Druckänderungen im isolierten Karotissinus auf Blutdruck und Pulsfrequenz beim Hund. Verh. dtsch. Ges. Kreisl.-Forsch. **23**, 392 (1957). — STEGEMANN, J., u. M. MAGGIO: Die additive Wirkung der Führungsgrößen Hypoxämie und Muskelleistung bei der Regelung des Kreislaufes. Pflügers Arch. ges. Physiol. **265**, 541 (1958). — STEIN, H., u. V. v. WEIZSÄCKER: Zur Pathologie der Sensibilität. Ergebn. Physiol. **27**, 657 (1928). — STEINBROKER, O., N. SPITZER and H. FRIEDMAN: Shoulder-hand-syndrome in reflex dystrophy of the upper extremity. Ann. intern. Med. **29**, 22 (1948). — STEINMANN, B.: Über den Carotissinusreflex im Alter und beim Hochdruck. Schweiz. med. Wschr. **84**, 97 (1954). — STEINMANN, B., P. KAUFMANN u. G. CARNET: Über die Frage der Unterscheidung einer Herzmuskelschädigung von neurovegetativen Einflüssen im Elektrokardiogramm. Cardiologia (Basel) **19**, 30 (1951). — STEINMANN, B., K. RICKENBACH u. A. GIANOLI: Über das Verhalten der Blutdruckwellen beim normalen und erhöhten arteriellen Druck. Cardiologia (Basel) **23**, 154 (1953). — STEPP, W.: Zur Behandlung der Tachykardien und Tachyarrhythmien. Dtsch. med. Wschr. **66**, 29 (1940). — STERN, R.: Differentialdiagnose und Verlauf des Morbus Basedowii und seiner unvollkommenen Formen. Jb. Psychiat. Neurol. **29**, 179 (1909). — STEVENSON, J. P., and CH. H. DUNCAN: Alteration in cardiac function and circulatory efficiency during periods of life stress.

In H. G. Wolff, St. Wolf and C. C. Hare, Life stress and bodily disease. Proc. Ass. Res. nerv. ment. Dis. **29**, 799 (1950). — Stevenson, J. P., Ch. H. Duncan and H. G. Wolff: Circulatory dynamics before and after exercise in subjects with and without structural heart disease during anxiety and relaxation. J. clin. Invest. **28**, 1534 (1949). — Stevenson, J. P., C. H. Duncan, St. Wolf, H. G. Ripley and H. G. Wolff: Life situations, emotions and extrasystoles. Psychosom. Med. **11**, 257 (1949). — Stevenson, J. P., Ch. H. Duncan, St. Wolf and H. G. Wolff: The relation of life stress to cardiovascular symptoms and disease. Med. Clin. N. Amer. **34**, 817 (1950). — Stevenson, J., and H. G. Ripley: Variations in respiration and respiratory symptoms during changes in emotion. Psychosom. Med. **14**, 476 (1952). — Stewart, C. B., and G. W. Manning: A detailed analysis of the electrocardiograms of 500 R.C.A.F. aircrew. Amer. Heart J. **27**, 502 (1944). — Stiller, B.: Die asthenische Konstitutionskrankheit. (Asthenia universalis congenita. Morbus asthenicus.) Stuttgart: Ferdinand Enke 1907. — Störmer, A.: Zur Frage des therapeutischen Ausgleichs des orthostatischen Effektes im Steh-EKG. Verh. dtsch. Ges. Kreisl.-Forsch. **17**, 215 (1951). — Störmer, A., F. Schrott u. J. Lösch: Zur Pathogenese und Therapie des orthostatischen Effektes beim konstitutionellen Astheniker. Z. klin. Med. **149**, 211 (1952). — Störring, G. E.: Zur Psychopathologie und Klinik der Angstzustände. Sonderausgabe von: Abhandlungen aus der Neurologie, Psychiatrie, Psychologie und ihren Grenzgebieten. Berlin: S. Karger 1934. — Stokvis, B.: Psychologie und Psychotherapie der Herz- und Gefäßkrankheiten. Lochem: De Tijdstrom 1941. — Psychogenese und Psychotherapie der paroxysmalen Tachykardie. Ärztl. Mh. berufl. Fortb. **4**, 3 (1948). — Psychogenese und Psychotherapie der paroxysmalen Tachykardie. Cah. méd. (Schwarzenberg) **4**, 258 (1948). — Psychosomatik. In Handbuch der Neurosenlehre und Psychotherapie, Bd. III, S. 435ff. Herausgeg. von V. E. Frankl, V. E. v. Gebsattel u. I. H. Schultz. München u. Berlin: Urban & Schwarzenberg 1959. — Stollreiter, H.: Die Wirkung des Adrenalins auf das vegetative Gleichgewicht des Organismus. Dtsch. Arch. klin. Med. **193**, 403 (1948). — Die physikalische Schlagvolumenbestimmung und ihre Brauchbarkeit als klinische Herz- und Kreislauffunktionsprüfung. Arch. Kreisl.-Forsch. **16**, 174 (1950). — Straube, G., u. K. A. Auell: Neue Untersuchungen über wetterbedingte Reaktionslagen am Vegetativum und Versuch einer medikamentösen Beeinflussung. Arch. physik. Ther. (Lpz.) **4**, 32 (1952). — Strauch, F. W.: Die Behandlung des stenokardischen Symptomenkomplexes. Stuttgart: Wissenschaftliche Verlagsbuchhandlung 1947. — Straus, E.: Geschehnis und Erlebnis. Zugleich eine historiologische Deutung des psychischen Traumas und der Renten-Neurose. Berlin: Springer 1930. — Straus, H.: Das Zusammenbrechen. J. Psychiat. Neurol. (Lpz.) **39**, 111 (1929). — Strauss, H.: Besonderheiten der nicht psychotischen seelischen Störungen bei Opfern des nationalsozialistischen Verfolgung und ihre Bedeutung bei der Begutachtung. Nervenarzt **28**, 344 (1957). — Strisower, R.: Über bedeutende Blutdrucksenkung nach Arbeit und bei Änderung der Körperlage bei Tabes dorsalis. Z. klin. Med. **117**, 384 (1931). — Ströder, V.: Elektrokardiographische und kymographische Untersuchungen im Stehen vor und nach hydrierten Mutterkornalkaloiden unter Berücksichtigung des Leukozyten- und Blutzuckerverhaltens. Cardiologia (Basel) **17**, 127 (1950). — Ströder, V., F. Becker u. G. Haas: Über die Abhängigkeit des Herzinfarkteintrittes vom Wettergeschehen, Tagesrhythmus und von solaren Vorgängen. Klin. Wschr. **29**, 312 (1951). — Stucki, P., J. D. Hatcher, W. E. Judson and R. W. Wilkens: Studies of circulation time during the Valsalva test in normal subjects and in patients with congestive heart failure. Circulation **11**, 900 (1955). — Stucki, P., O. Stampbach u. E. Lüthy: Valsalva-Versuche bei Herzinsuffizienz. Cardiologia (Basel) **25**, 74 (1954). — Stück, H. G.: Anthropologische Grundlagen betrieblicher Arbeitsorganisation. Inaug.-Diss. Frankfurt a. Main 1958. — Sturm, A.: Bluthochdruck als Gehirnfunktion. Dtsch. med. Wschr. **68**, 110 (1942). — Hochdruck als einheitliches diencephales Symptom. Z. klin. Med. **143**, 156 (1944). — Schilddrüse und Zwischenhirn als Teilgebiet der Neuralmedizin. Münch. med. Wschr. **35**, 1125 (1955). — Sturm, A., F. Wawersik u. I. L. Becher: Ein Beitrag zur Wirkungsweise des Hydergins. Dtsch. med. Wschr. **76**, 1590 (1951). — Sullivan, H. S.: Conceptions of modern psychiatry. The first of the William Alanson White memorial lectures. Washington: William Alanson White Psychiatric Foundation 1947. — Sundin, T.: Influence of body posture on urinary excretion of adrenaline and noradrenaline. Acta med. scand. **154**, Suppl. 313, 1 (1956). — Symonds, C.: Classification of the epilepsies with particular reference to psychomotor seizures. Arch. Neurol. Psychiat. (Chicago) **72**, 631 (1954).

Taterka, W.: Vergleichende histotopographische und elektrokardiographische Untersuchungen über linksbetonte und rechtsbetonte Coronarinsuffizienz bei Collaps. Beitr. path. Anat. **102**, 287 (1939). — Taylor, R. D., A. C. Corcoran and I. H. Page: Menopause and hypertension. Amer. J. med. Sci. **213**, 475 (1947). — Teleky, L.: Gewerbliche Vergiftungen. Berlin-Göttingen-Heidelberg: Springer 1955. — Terzian, H.: Studio electroencefalografico dell'azione centrale de Largactil (4560 RP). Rass. Neurol. veg. **4**, 211 (1952). — Tewes, H.: Zur Frage der Bedeutung des Syndroms der Hyperfollikulinie für neurologisch-psychiatrische

Krankheitsbilder. Ärztl. Wschr. 8, 252 (1953). — THADDEA, S.: Die Nebenniereninsuffizienz und ihr Formenkreis. Stuttgart: Ferdinand Enke 1941. — THAUER, R.: Der Kreislauf unter physischer und psychischer Belastung. In: Überlastungs- und Aufbrauchsschäden an Herz und Kreislauf. Klinik, Prophylaxe, Therapie. Nauheimer Fortbild.-Lehrg. 17, 11 (1952). — THIERFELDER, A., u. G. WANNINGER: Über Befinden und Leistungsschwankungen bei Akkordarbeitern. Zbl. Arbeitsmed. 4, 7 (1954). — THOMAE, H.: Über einen Fall schwerer zentraler Regulationsstörung als Beispiel einer zweiphasigen Verdrängung. Psyche (Stuttgart) 7, 579 (1953/54). — THOMAS, H. M.: Transient paralysis from postural hypotension. Bull. Johns Hopk. Hosp. 65, 329 (1939). — THOMPSON, W. O., P. K. THOMPSON and M. E. DAILEY: The effect of posture upon the composition and the volume of the blood in man. J. clin. Invest. 5, 573 (1928). — THOMPSON, W. R.: The electrocardiogram in the hyperventilation syndrome. Amer. Heart J. 25, 372 (1943). — TIETZE, K.: Der weibliche Zyklus und seine Störungen. In L. SEITZ u. A. I. AMREICH, Biologie und Pathologie des Weibes. Ein Handbuch der Frauenheilkunde und der Geburtshilfe, Bd. II, S. 491 ff. Berlin u. Wien: Urban & Schwarzenberg 1942/1951. — TIITSO, M., u. A. PEHAB: Über den Einfluß von Körperarbeit auf die Pulsfrequenz. Arbeitsphysiologie 9, 51 (1937). — TOBIAN jr., L., and J. T. BINION: Tissue cations and water in arterial hypertension. Circulation 5, 754 (1952). — TOBIAN jr., L., and J. T. BINION: Artery wall electrolytes in renal and DCA hypertension. J. clin. Invest. 33, 1407 (1954). — TOBIASCH, V.: Über EKG-Veränderungen peripherer Kreislaufregulationsstörungen. Med. Wschr. 8, 297 (1954). — TODD, R. L.: Cold pressor test. J. Lancet (Minneapolis) 64, 410 (1944). — TODD, T. W.: The vascular symptoms in "cervical" rib. Lancet 1912 II, 362. — TÖNNIS, W.: Behandlung stumpfer Schädelverletzungen. Nervenarzt 8, 573 (1953). — Veränderungen an den Hirnkammern nach Verletzungen des Gehirns. (Ein Beitrag zur Bedeutung der Encephalographie für die Beurteilung der Folgezustände nach Hirnverletzungen.) Nervenarzt 15, 361 (1942). — Die Behandlung der frischen gedeckten Hirnverletzungen im Hinblick auf die Verhütung der Hirnleistungsschwäche. Nervenarzt 19, 201 (1948a). — Pathogenese und Klinik der gedeckten Hirnverletzungen. Ärztl. Forsch. 2, 179 (1948b). — Beobachtungen an frischen gedeckten Hirnverletzungen. Dtsch. med. Rdsch. 3, 770 (1949). — TÖNNIS, W., F. LOEW u. H. BORMANN: Die Bedeutung der orthostatischen Kreislaufbelastungsprobe (Schellong) für die Erkennung und Behandlung gedeckter Hirnverletzungen. Klin. Wschr. 27, 390 (1949). — TOMAN, J. E. P., and J. P. DAVIS: The effects of drugs upon the electrical activity of the brain. Pharmacol. Rev. 1, 425 (1949). — TONUTTI, E.: Hormone und örtliche Reizbeantwortung. Verh. dtsch. Ges. inn. Med. 62, 177 (1956). — TORO VILLA, G.: Cardiac neurosis. Amer. Heart J. 33, 700 (1947). — TRAUTWEIN, W.: Physiologie der Herzirregularitäten. In K. SPANG, Rhythmusstörungen des Herzens. Systematik, Ursache und klinische Bedeutung, Therapie, S. 47 ff. Stuttgart: Georg Thieme 1957. — TRAUTWEIN, W., u. J. DUDEL: Aktionspotential und Mechanogramm des Warmblüterherzmuskels als Funktion der Schlagfrequenz. Pflügers Arch. ges. Physiol. 260, 24 (1954). — TROUSSEAU, A.: Medicinische Klinik des Hôtel-Dieu in Paris. LIV. Angina seu Angor pectoris. Bd. II, S. 470 ff. Nach der 2. Aufl. deutsch bearbeitet von L. CULMANN. Würzburg: Stahelsche Buch- und Kunsthandlung 1868.

UDE, H.: Blutverschiebungen bei Änderung der Körperlage. Klin. Wschr. 13, 949 (1934). — UEXKÜLL, TH. V.: Funktionelle Syndrome in der Praxis. Psyche (Stuttgart) 12, 481 (1958). — UFER, J.: Zur Ätiologie und Therapie der Hyperfollikulinie. Ärztl. Wschr. 6, 577 (1951). — Hyperfollikulinie. Zbl. Gynäk. 74, 535 (1952). — UHLENBRUCK, P.: Die Herzkrankheiten im Röntgenbild und Elektrokardiogramm. Leipzig: Johann Ambrosius Barth 1949. — UHLICH, G.: Zur Behandlung der neurozirkulatorischen Dystonie. Ärztl. Praxis 7, 1 (1955). — ULLRICH, K. J., G. RIECKER u. K. KRAMER: Das Druckvolumdiagramm des Warmblüterherzens. Pflügers Arch. ges. Physiol. 259, 481 (1954). — ULMER, W.: Spirometrische und blutgasanalytische Untersuchungen bei gesunden Versuchspersonen und bei Patienten mit vegetativer Dystonie. Beitr. Klin. Tuberk. 113, 161 (1955). — ULMER, W., B. KATSAROS u. F. HERTLE: Das Verhalten des alveolären Kohlensäuredrucks bei Arbeitsbelastung. Ref. auf der 25. Tagg der Dtsch. Physiol. Ges. in Bad Nauheim vom 20. 5.—23. 5. 1959. Pflügers Arch. ges. Physiol. 270, 59 (1959).

VALENTIN, H.: Der Insuffizienzbegriff in der Herzklinik und die Abgrenzung der Arbeitsinsuffizienz unter besonderer Berücksichtigung klinischer Beurteilungsfragen. Arch. Kreisl.-Forsch. 24, 274 (1956). — VALENTIN, H., H. VENRATH, H. V. MALLINCKRODT u. M. GÜRAKAR: Die maximale Sauerstoffaufnahme in den verschiedenen Altersklassen. Eine praktisch wichtige Herz-Kreislauf-Funktionsprüfung im Vita-maxima-Bereich. Z. Alternsforsch. 9, 291 (1955). — VANCURA, A.: On transient hypertension in young subjects. Cardiologia (Basel) 16, 124 (1950). — VEIL, W. H.: Fokalinfektion und Bedeutung des Herdinfektes für die menschliche Pathologie: Ein Hinweis auf die Veränderungen der Grundlagen ärztlich-medizinischer Anschauung. 2. Aufl. Jena: Gustav Fischer 1942. — VEITH, G.: Experimentelle Untersuchungen zur Wirkung von Adrenalin auf den Herzmuskel. Arch. Kreisl.-Forsch. 6, 335 (1940). — VENHOFEN, J. M., u. H. ANGSTER: Klinische Erfahrungen mit Kreislaufanalysen nach BROEMSER und RANKE. I. Mitt. Über den Wert des Valsalvaschen Preßversuchs als Belastungsprüfung. Klin. Wschr. **30**, 130 (1952). — Venning, J. A.: Etiology of disordered heart. Brit. med. J. **1919 II**, 337. — Venzlaff, U.: Die psychoreaktiven Störungen nach entschädigungspflichtigen Ereignissen. (Die sogenannten Unfallneurosen.) Monographien aus dem Gesamtgebiete der Neurologie und Psychiatrie. Herausgeg. von H. W. Guhle, H. Spatz u. P. Vogel. Heft 82. Berlin-Göttingen-Heidelberg: Springer 1958. — Vernon, P. E.: Psychological effects of air-raids. J. abnorm. Psychol. (Albany) **36**, 457 (1941). — Verschuer, O. v.: Die vererbungsbiologische Zwillingsforschung. Ihre biologischen Grundlagen. Studien an 102 eineiigen und 45 gleichgeschlechtlichen zweieiigen Zwillings- und an 2 Drillingspaaren. Ergebn. inn. Med. Kinderheilk. **31**, 35 (1927). — Vesa, H.: Über Veränderungen der Form des Elektrokardiogramms im Laufe des Tages. Acta Soc. med. „Duodecim" **26**, 1 (1939). — Völkel, H.: Neurotische Depression. Ein Beitrag zur Psychopathologie und Klinik. Sammlung psychiatrischer und neurologischer Einzeldarstellungen. Herausgeg. von K. Conrad, W. Scheid, H. J. Weitbrecht. Stuttgart: Georg Thieme 1959. — Völker, R.: Kreislaufwirkungen des Dihydroergocristin. Klin. Wschr. **30**, 899 (1952). — Vogt, H., u. W. Amelung: Einführung in die Balneologie und medizinische Klimatologie. In Bäder- und Klimaheilkunde, 2. Aufl. Berlin-Göttingen-Heidelberg: Springer 1952. — Vogt, K. E.: Ernährungsschäden und Kreislaufbeschwerden. Dtsch. med. Wschr. **76**, 1265 (1951). — Volhard, Fr.: Die Pathogenese des Hochdrucks. Verh. dtsch. Ges. Kreisl.-Forsch. **35**, 40 (1949).

Wade, O. L., B. Combes, A. W. Childs, H. O. Whealer, A. Cournand and S. E. Bradley: The effect of exercise on the splanchnic blood flow and splanchnic blood volume in normal man. Clin. Sci. **15**, 457 (1956). — Wagner, H.: Das Klimakterium der Frau. Eine Studie zur Pathogenese und Therapie der klimakterischen Beschwerden. Stuttgart: Ferdinand Enke 1955. — Über die Bedeutung der paroxysmalen Hypertonie für das Klimakterium der Frau. Klin. Wschr. **34**, 379 (1956). — Wagner jr., H. N.: The influence of autonomic vasoregulatory reflexes on the rate of sodium and water excretion in man. J. clin. Invest. **36**, 1319 (1957). — Wagner jr., H. N., and E. Braunwald: The pressor effect of the antidiuretic principle of the posterior pituitary in orthostatic hypotension. J. clin. Invest. **35**, 1412 (1956). — Wagner, R.: Die Regulierung des Blutdruckes als Beispiel einer Regler-Einrichtung im Organismus. Naturwiss. **37**, 128 (1950). — Probleme und Beispiele biologischer Regelung. Stuttgart: Georg Thieme 1954. — Wagner, R., D. J. Athanasiou u. E. Bauereisen: Reaktionen des arteriellen Blutdrucks beim Menschen auf örtliche Kältereize. Z. Biol. **104**, 214 (1951). — Wagner, R., u. H. Schroecksnagel: Methodik und Ergebnisse fortlaufender Blutdruckschreibung am Menschen. Leipzig: Georg Thieme 1942. — Wall, P. D., and G. D. Davis: Three cerebral cortical systems affecting autonomic functions. J. Neurophysiol. **14**, 507 (1951). — Walser, A.: Über den Einfluß vegetativer Pharmaka auf den Ablauf der T-Zacken-Veränderungen im Arbeits-Elektrokardiogramm. Cardiologia (Basel) **10**, 231 (1946). — Walz, L., u. G. Zimmermann: Kreislaufzeituntersuchungen mit 32 p beim Valsalvaschen Preßversuch. Z. Kreisl.-Forsch. **40**, 2 (1951). — Wanke, R.: Pathologische Physiologie der frischen, geschlossenen Hirnverletzung, insbesondere der Hirnerschütterung; klinische, anatomische und experimentelle Befunde. Nebst Anhang: Therapeutische Folgerungen. Stuttgart: Georg Thieme 1948. — Wardener, H. H. de, and R. R. McSwiney: Renal haemodynamics in vaso-vagal fainting due to hemorrhage. Clin. Sci. **10**, 209 (1951). — Warren, J. V., E. S. Brannon, E. A. Stead jr. and A. J. Merrill: The effect of venaesection and the pooling of blood in the extremities on the atrial pressure and cardiac output in normal subjects with observations on acute circulatory collapse in three instances. J. clin. Invest. **24**, 337 (1945). — Waterfield, R. L.: The effect of posture on the circulating blood volume. J. Physiol. (Lond.) **72**, 110 (1931). — Wawersik, F.: Das Krampfsyndrom bei Lokalanaesthesie. Nervenarzt **21**, 263 (1950). — Weatherby, J. H.: Skin temperature changes caused by smoking and other sympathicomimetic stimuli. Amer. Heart J. **24**, 17 (1942). — Weber, H. J., u. B. Pellmont: Therapie neurovegetativer Störungen nach neuen Gesichtspunkten mit Esanin. Schweiz. med. Wschr. **85**, 1166 (1955). — Wechsler, Z.: Autonomic dystonia in the tropics and its treatment. J. trop. Med. Hyg. **43**, 21 (1940). — Wedenski, N. J.: Die Erregung, Hemmung und Narkose. Pflügers Arch. ges. Physiol. **100**, 1 (1903). — Wedler, H. W.: Stammhirn und innere Erkrankungen. Kasuistik, Statistik und Kritik am Beispiel Stammhirnstecksplitterverletzter. Monographien aus dem Gesamtgebiete der Psychiatrie und Neurologie. Herausgeg. von H. W. Gruhle, H. Spatz u. P. Vogel. Heft 76. Berlin-Göttingen-Heidelberg: Springer 1953. — Wedler, H. W., u. K. D. Bock: Das Kreislaufverhalten bei chronischen Hirnverletzungen. Dtsch. med. Wschr. **77**, 671 (1952). — Untersuchungen zur Vasolabilität Hirnverletzter. Dtsch. Arch. klin. Med. **199**, 206 (1952). — Wegemer, E.: Klinische Untersuchungen am vegetativen Nervensystem mit sog. Potentialstoffen. Naunyn-Schmiedeberg's Arch. exp. Path. Pharmak. **200**, 428 (1942/43). — Weigelin, E., u. H. Althaus: Untersuchungen an kreislaufgesunden Personen über das Verhalten des Netzhautarteriendruckes beim Kältetest nach Hines und Brown. Ophthalmologica (Basel) **124**, 1 (1952). — Weis, C. R.: Postural hypotension with syncope. A case cured with ephedrine sulphate. Ann. intern. Med. 8, 920 (1935). — WEISS, E.: Psychosomatic aspects of hypertension. J. Amer. med. Ass. 120, 1081 (1942). — Neurocirculatory asthenia. Psychosom. Med. 14, 150 (1952). — WEISS, E., and O. SP. ENGLISH: Psychosomatic medicine: The clinical application of psychopathology to general medical problems. Second edition. Philadelphia and London: W. B. Saunders Company 1949. — WEISS, S.: The interaction between emotional states in the cardiovascular system in health and diseases. Emm. Libman Anniversary 3, 1181 (1932). — WEISS, S., and J. B. BAKER: The carotid sinus reflex in health and disease: its role in the causation of fainting and convulsions. Medicine (Baltimore) 12, 297 (1933). — WEISS, S., R. B. CAPPS, E. B. FERRIS jr. and D. MUNRO: Syncope and convulsions due to hyperactive carotid sinus reflex; diagnosis and treatment. Arch. intern. Med. 58, 407 (1936). — WEISS, S., R. W. WILKINS and F. W. HAYNES: Nature of circulatory collapse induced by sodium nitrite. J. clin. Invest. 16, 73 (1937). — WEISSBECKER, L.: Klinik der Nebenniereninsuffizienz und ihre Grundlagen. Stuttgart: Ferdinand Enke 1954. — WEISSLER, A. M., J. V. WARREN, E. H. ESTES jr., H. D. MCINTOSH and J. J. LEONHARD: Vasodepressor syncope. Factors influencing cardiac output. Circulation 15, 875 (1957). — WEITBRECHT, H. J.: Über Hypochondrie. Dtsch. med. Wschr. 76, 312 (1951). — Zur Typologie depressiver Psychosen. Fortschr. Neurol. Psychiat. 20, 247 (1952). — WEITZ, W.: Studien an eineiigen Zwillingen. Z. klin. Med. 101, 115 (1924). — Über Hypotonie. Hamburg: Nölke 1949. — WEIZSÄCKER, V. V.: Ärztliche Fragen. Vorlesungen über allgemeine Therapie. 2. Aufl. Leipzig: Georg Thieme 1935. — Über seelische Einflüsse auf den Ablauf der Kreislaufkrankheiten. In: Aktuelle Kreislauffragen. Nauheimer Fortbild.-Lehrg. 14, 128 (1938). — Das Nervensystem und seine Korrelationen. Die Tätigkeit des Zentralnervensystems. In Handbuch der Inneren Medizin, 3. Aufl., Bd. V/1, S. 1ff. Herausgeg. v. G. v. BERGMANN, R. STAEHELIN u. V. SALLE. Berlin: Springer 1939. — Studien zur Pathogenese. Schriftenreihe zur Dtsch. med. Wschr. Herausgeg. von R. SIEBECK u. V. v. WEIZSÄCKER. Heft 2. 2. Aufl. Wiesbaden: Georg Thieme 1946. — Der Gestaltkreis. Theorie der Einheit von Wahrnehmen und Bewegen. 4. Aufl. Stuttgart: Georg Thieme 1950. — Der kranke Mensch. Stuttgart: K. F. Köhler 1951. — WELTI, H., H. BARUK et Y. MATHEY: Diagnostic des troubles psychiques basédowiens et des faux syndromes mentaux d'apparence thyroïdienne; importance du problème au point de vue chirurgical. Presse méd. 46, 1036 (1938). — WELTZ, G. A.: Die kleinen Ohnmachten des täglichen Lebens. Z. Kreisl.-Forsch. 36, 289 (1944). — WENCKEBACH, K. F.: Über die unregelmäßige Herztätigkeit und ihre klinische Bedeutung. Leipzig: Th. B. Engelmann 1914. — WENCKEBACH, K. F., u. H. WINTERBERG: Die unregelmäßige Herztätigkeit, 2. Aufl. Leipzig: Wilhelm Engelmann 1927. — WENDKOS, M. H., and R. B. LOGUE: Unstable T-waves in leads II and III in persons with neurocirculatory asthenia. Amer. Heart J. 31, 711 (1946). — WENNESLAND, R.: Erfaringer fra kulloksyd-gengass-undersökelser hos norske sjäfförer og arbeidere. Svenska Läk.-Tidn. 42, 397 (1945). — WERKÖ, L., H. BUCHT and B. JOSEPHSON: The renal extraction of paraamino-hippuric-acid and oxygen in man during postural changes of the circulation. Scand. J. clin. Lab. Invest. 1, 321 (1949). — WERNER, A.: Die Anwendung von Opilon in der Neurologie. Ärztl. Praxis 2, 3 (1950). — WERNER, M.: Erbunterschiede bei einigen Funktionen des vegetativen Systems nach experimentellen Untersuchungen an 30 Zwillingspaaren. Verh. dtsch. Ges. inn. Med. 47, 444 (1935). — WESTMANN, A., u. D. JACOBSOHN: Experimentelle Untersuchungen über die Bedeutung des Hypophysen-Zwischenhirnsystems für die Produktion gonadotroper Hormone des Hypophysenvorderlappens. Acta obstet. gynec. scand. 17, 235 (1937). — WEXBERG, L. E.: Ausbildung und Funktion der „social workers" in den Vereinigten Staaten. In Handbuch der Neurosenlehre und Psychotherapie, Bd. IV. S. 622ff. Herausgeg. von V. E. FRANKL, V. E. v. GEBSATTEL u. J. H. SCHULTZ. München u. Berlin: Urban & Schwarzenberg 1959. — WEZLER, K.: Abhängigkeit der Arterienelastizität vom Alter und dem Zustand der Wandmuskulatur. Z. Kreisl.-Forsch. 27, 721 (1935). — Die individuelle Reaktionsweise des menschlichen Organismus. In: Organismen und Umwelt, S. 106ff. 20 Vortr. Herausgeg. von R. OTTO in Gemeinschaft mit K. FELIX u. F. LINKE. Dresden u. Leipzig: Theodor Steinkopff 1939. — Vegetative Steuerung und Umstimmung. Pflügers Arch. ges. Physiol. 244, 622 (1941). — Altersanpassung im Kreislauf. II. Das Altern im Gefäßsystem. Z. Alternsforsch. 4, 1 (1942). — Zur Physiologie des Blutdrucks. (Mechanische Grundlagen und nervöse Regulation.) Verh. dtsch. Ges. Kreisl.-Forsch. 15, 1 (1949). — WEZLER, K., u. A. BÖGER: Die Dynamik des arteriellen Systems. Der arterielle Blutdruck und seine Komponenten. Ergebn. Physiol. 41, 292 (1939). — WEZLER, K., u. K. L. GOYERT: Eine Methode zur Funktionsprüfung der Blutdruckzügler am Menschen. Z. Kreisl.-Forsch. 29, 241 (1937). — WEZLER, K., u. R. KNEBEL: Über die Wirkung der intrapulmonalen Drucksteigerung auf den Kreislauf bei dem Valsalva-Versuch. Z. Biol. 98, 99 (1937a). — Die Analyse der zentralen und peripheren Pulse des Menschen im Valsalvaschen Versuch. Z. Biol. 98, 302 (1937b). — Zum zeitlichen Ablauf mechanisch und reflektorisch bedingter Änderungen der Kreislaufgrößen im Valsalvaschen Preßversuch. Z. Biol. 99, 355 (1939). — WEZLER, K., u. R. THAUER: Beobachtung über Synchronisierung von Herzschlag und chronischer Muskelzuckung. Z. ges. exp.

Med. 108, 398 (1940). — Beiträge zur Frage der Auswertung kreislaufaktiver Stoffe im Tier- und Menschenversuch. (Grundsätzliches zur Wirkung von Kreislaufmitteln auf Herz und Gefäße.) Naunyn-Schmiedeberg's Arch. exp. Path. Pharmak. 201, 105 (1943). — Wezler, K., R. Thauer u. K. Greven: Die vegetative Struktur des Individuums, gemessen am Kreislauf und Gasstoffwechsel in Ruhe. Z. exp. Med. 107, 673 (1940). — Wheeler, E. O., P. D. White, E. W. Reed and M. E. Cohen: Neurocirculatory asthenia. (Anxiety neurosis, effort syndrome, neurasthenia.) A twenty year follow-up study of one hundred and seventy-three patients. J. Amer. med. Ass. 142, 878 (1950). — White, H. L., and D. Rolf: Effects of exercise and some other influences on the renal circulation in man. Amer. J. Physiol. 152, 505 (1948). — White, H. L., I. T. Rosen, S. S. Fischer and G. A. Wood: The influence of posture on renal activity. Amer. J. Physiol. 78, 185 (1926). — White, J. C.: The autonomic nervous system. New York: Macmillan & Co. 1935. — White, P. D.: Observations on some tests of physical fitness. Amer. J. med. Sci. 155, 886 (1920). — The soldier's irritable heart. J. Amer. med. Ass. 118, 270 (1942). — Heart disease. III. edit. New York: Macmillan & Co. 1944. — White, P. D., M. E. Cohen and W. P. Chapman: The electrocardiogram in neurocirculatory asthenia, anxiety neurosis, or effort syndrome. Amer. Heart J. 34, 390 (1947). — White, P. D., and R. G. Hahn: The symptom of sighing in cardiovascular diagnosis with spirographic observations. Amer. J. med. Sci. 177, 179 (1929). — White, P. D., and T. D. Jones: Heart disease and disorders in New England. Amer. Heart J. 3, 302 (1928). — White, P. D., H. A. Rusk, P. R. Lee and B. Williams: Rehabilitation of the cardio-vascular patient. New York: McGraw-Hill Book Comp. 1958. — Whitelock, O. v. St., F. N. Furness and S. S. Kety: The pharmacology of psychotomimetic and psychotherapeutic drugs. Ann. N.Y. Acad. Sci. 66, 415 (1957). — Whitelock, O. v. St., F. N. Furness, F. S. Stahl and F. M. Berger: Meprobamate and other agents used in mental disturbances. Ann. N.Y. Acad. Sci. 67, 671 (1956). — Whittow, G. C.: The effect of different environmental and cold-bath temperatures on the cold pressor response in man. J. Physiol. (Lond.) 129, 72 (1955). — Wichmann, B.: Das vegetative Syndrom und seine Behandlung. Dtsch. med. Wschr. 60, 1500 (1934). — Widmann, H.: Tierexperimentelle Untersuchungen über die Beziehungen der Leucocyten-regulation zum „Ausgangswertgesetz" von Wilder. Klin. Wschr. 28, 331 (1950). — Wiesen-hütter, E.: Soziologie der Neurosen. In Handbuch der Neurosenlehre und Psychotherapie, Bd. I, S. 338ff. Herausgeg. von V. E. Frankl, V. E. v. Gebsattel u. J. H. Schultz. München u. Berlin: Urban & Schwarzenberg 1958. — Berufsberatung. In Handbuch der Neurosenlehre und Psychotherapie, Bd. IV, S. 544ff. Herausgeg. von V. E. Frankl, V. E. v. Gebsattel u. J. H. Schultz. München u. Berlin: Urban & Schwarzenberg 1959a. — Rehabilitation. In Handbuch der Neurosenlehre und Psychotherapie, Bd. IV, S. 632ff. Herausgeg. von V. E. Frankl, V. E. v. Gebsattel u. J. H. Schultz. München u. Berlin: Urban & Schwarzenberg 1959b. — Betriebsneurosen. In Handbuch der Neurosenlehre und Psycho-therapie, Bd. II, S. 761ff. Herausgeg. von V. E. Frankl, V. E. v. Gebsattel u. J. H. Schultz. München u. Berlin: Urban & Schwarzenberg 1959c. — Wilder, J.: Das „Aus-gangswert-Gesetz" — ein unbeachtetes biologisches Gesetz; seine Bedeutung für Forschung und Praxis. Klin. Wschr. 41, 1889 (1931). — Paradoxic reactions to treatment. N.Y. St. J. Med. 57, 3348 (1957). — The law of initial value in neurology and psychiatry. J. nerv. ment. Dis .125, 73 (1957). — Adrenaline and the law of initial value. J. exp. Med. 15, 47 (1957). — Wilkins, R. W.: Rauwolfia in the treatment of essential hypertension. Amer. J. Med. 17, 703 (1954). — Wilkins, R. W., J. W. Bradley and F. J. Ingelfinger: Unpublished obser-vations. Cit. nach J. W. Culbertson, R. W. Wilkins, F. J. Ingelfinger and St. E. Bradley: The effect of the upright posture upon hepatic blood flow in normotensive and hypertensive subjects. J. clin. Invest. 30, 305 (1951). — Wilkins, R. W., S. E. Bradley and C. K. Friedland: The acute circulatory effects of the head-down position (negative G) in normal man, with a note on some measures designed to relieve cranial congestion in this position. J. clin. Invest. 29, 940 (1950). — Wilkins, R. W., F. W. Haynes and S. Weiss: Role of venous system in circulatory collapse induced by sodium nitrite. J. clin. Invest. 16, 85 (1937). — Willard, H. N., R. C. Swan and G. A. Wolf jr.: Life situations, emotions and dyspnoe. Res. Publ. nerv. ment. Dis. 29, 583 (1950). — William, E.Y., and L. R. Weeks: Premenstrual tension associated with psychotic episodes. J. nerv. ment. Dis. 116, 321 (1952). — Winbury, M. M., and D. M. Green: Studies on nervous and humoral control of coronary circulation. Amer. J. Physiol. 170, 555 (1952). — Windesheim, J. H., G. M. Roth and E. A. Hines jr.: Direct arterial study of the blood pressure response to cold of normo-tensive subjects and patients with essential hypertension before and during treatment with various antihypertensive drugs. Circulation 11, 878 (1955). — Winsor, T.: Human pharmaco-logy of reserpine. Ann. N.Y. Acad. Sci. 59, 1 (1954). — Winton, S., and L. Wallace: An electrocardiographic study of psychoneurotic patients. Psychosom. Med. 8, 332 (1946). — Wishaw, R.: Anxiety and the heart. Med. J. Aust. 24, 360 (1937). — A review of the physical condition of one hundred and thirty returned soldiers suffering from the effort syndrome. Med. J. Aust. 2, 891 (1939). — Withby, C. W. M.: On the so-called laryngeal epilepsy. Brain

66, 43 (1943). — WITTER, H.: Zur Begutachtung psychosomatischer vegetativer Störungen nach stumpfen Schädeltraumen ohne Bewußtlosigkeit. Nervenarzt **23**, 62 (1952). — WITT-KOWER, E.: Zur Psychotherapie in der inneren Klinik. Nervenarzt **3**, 193 (1930). — Zur Frage der psychogenen Hypertensionen. Nervenarzt **6**, 7 (1933). — Einfluß der Gemüts-bewegungen auf den Körper. (Affektphysiologie und Organneurosen.) 2. Aufl. Wien u. Leipzig: Sensen-Verlag 1937. — WITTKOWER, E., T. F. RODGER and A. T. M. WILSON: Effort syndrome. Lancet **1941** I, 531. — WITZLEB, E.: Die reflektorische Selbststeuerung des Kreislaufs unter dem Einfluß hydrostatischer Druckeinwirkungen auf den Thorax. Z. ges. exp. Med. **121**, 589 (1953). — Nervöse Beeinflussung der Coronardurchblutung. In: Probleme der Coronardurchblutung, S. 94 ff. Bad Oeynhausener Gespräche II vom 18. —19. 10. 1957. Zusammengestellt von W. LOCHNER u. E. WITZLEB. Berlin-Göttingen-Heidelberg: Springer 1958. — WITZLEBEN, H. D. v.: Herz- und Kreislaufkrankheiten in ihren Beziehungen zum Nervensystem und zur Psyche: Eine Einführung für Nervenärzte und Internisten. Leipzig: Georg Thieme 1939. — WOLF jr., G. A., and H. G. WOLFF: Studies on the nature of certain symptoms associated with cardiovascular disorders. Psychosom. Med. **8**, 293 (1946). — WOLF, S.: Sustained contraction of the diaphragm, the mechanism of common type of dyspnoe and precordial pain. J. clin. Invest. **26**, 1201 (1947). — WOLF, S., and J. D. HARDY: Studies on pain. Observations on pain due to local cooling and on factors involved in "cold pressor" effect. J. clin. Invest. **20**, 521 (1941). — WOLF, S., J. B. PFEIFFER, H. S. RIPLEY, O. S. WINTER and H. G. WOLFF: Hypertension as reaction pattern to stress; summary of experi-mental data on variations in blood pressure and renal blood flow. Ann. intern. Med. **29**, 1056 (1948). — WOLF, S., and H. G. WOLFF: Intermittent fever of unknown origin; recurrent high fever with benign outcome in a patient with migraine and notes on "neurogenic" fever. Arch. intern. Med. **70**, 293 (1942). — WOLFF, H. G.: Headache and other head pain. New York: Oxford University Press 1948. — Life stress and cardiovascular disorders. Circulation **1**, 187 (1950). — Stress and disease. Springfield, Ill.: Ch. C. Thomas 1952. — WOLFF, H. G., ST. WOLF and C. C. HARE: Life stress and cardiovascular disease. Part X. In: Life stress and bodily disease. Proc. Ass. Res. nerv. ment. Dis. **29**, 775 (1950). — WOLFF, H. H.: The mechanism and significance of the cold pressor response. Quart. J. Med., N.s. **20**, 261 (1951).— WOLLHEIM, E.: Zur Funktion der subpapillären Gefäßplexus in der Haut. Klin. Wschr. **6**, 2134 (1927). — Zur funktionellen Bedeutung der Cyanose. Z. klin. Med. **108**, 248 (1928 a). — Die Bestimmung der zirkulierenden Blutmenge. Z. klin. Med. **108**, 463 (1928 b). — Die zirku-lierende Blutmenge und ihre Bedeutung für Kompensation und Dekompensation des Kreis-laufs. Z. klin. Med. **116**, 269 (1931). — Gefäßinsuffizienz, Schock, Kollaps und Minus-Dekompensation. Cardiologia (Basel) **20**, 327 (1952). — Die aktive Blutmenge bei Gefäß-insuffizienzen (einfache olygämische Gefäßinsuffizienz, Schock, Kollaps, Minus-Dekompen-sation). Klin. Wschr. **33**, 1065 (1955). — Diskussionsbemerkung. Verh. dtsch. Ges. Kreisl.-Forsch. **22**, 210 (1956). — Hypertonie, Symptom oder Krankheit? Med. Klin. **52**, 686 (1957).— WOOD, P.: Da Costas syndrome (or effort syndrome). (Goulstonian lecture I.) Brit. Med. J. **1941** I, 767. — Da Costa's syndrome (or effort syndrome); mechanism of somatic mani-festations. (Goulstonian lecture II.) Brit. med. J. **1941** I, 805. — Etiology of Da Costa's syndrome. (Goulstonian lecture III.) Brit. med. J. **1941** I, 845. — WOOFTER, A. C., and A. V. DEIBERT: Postural hypotension in tabes dorsalis; case report. Amer. J. Syph. **27**, 616 (1943). — WOTHE, K.: Der Sauerstoffgehalt des Venenblutes beim Erbrechen. Z. Kreisl.-Forsch. **35**, 235 (1943). — WOY, W., u. H. BEYER: Zur Behandlung des hypotonen Symptomen-komplexes im Kindesalter mit einem neuen Stammhirnanaleptikum. Landarzt **34**, 113 (1958). — WRIGHT, H. P., and S. B. OSBORN: Effect of posture on venous velocity, measured with ²⁴NaCl. Brit. Heart J. **14**, 325 (1952). — WRIGHT, S.: Physiology of the emotions. In N. E. HARRIS, Modern trends in psychological medicine. London: Harper and Brothers 1949. — WULFF, E.: Der Hypochonder und sein Leib. Nervenarzt **29**, 60 (1958). — WULFFTEN-PLATHE, P. M. VAN: Leiodystonia; endocrine-autonomic neurosis of tropics. Brain **56**, 479 (1933). — WURZBACHER, G.: Leitbilder gegenwärtigen deutschen Familien-lebens. Dortmund 1951. — WYSS, D.: Entwicklung und Stand der psychosomatischen Kreis-laufforschung in England und USA seit dem ersten Weltkrieg. Psyche (Stuttgart) (Referaten-heft) **5**, 81 (1951). — Die Psychotherapie der juvenilen Hypertonie. Katamnestische Beobachtungen. Dtsch. med. Wschr. **80**, 822 (1955a). — Psychosomatische Aspekte der juvenilen Hypertonie. Nervenarzt **26**, 197 (1955b). — Psychosomatische Aspekte der paroxys-malen Tachykardie. Z. klin. Med. **153**, 311 (1955c).

YATES, M. R., and J. E. WOOD jr.: Vasomotor response of nonhypertensive individuals to a standard cold stimulus. Proc. Soc. exp. Biol. (N.Y.) **34**, 560 (1936). — YOUMANS, J. B., H. S. WELLS, D. DONLEY and D. G. MILLER: The effect of posture (standing) on the serum protein concentration and colloid osmotic pressure of blood from the foot in relation to the formation of edema. J. clin. Invest. **13**, 447 (1934). — YOUNG, R. H.: Association of postural hypotension with sympathetic nervous system dysfunction. Ann. intern. Med. **15**, 910 (1944).

Zaeper, G.: Über die Bestimmung der Kreislaufleistung als Maß für die Beurteilung der sportlichen Leistungsfähigkeit. Klin. Wschr. 16, 1705 (1937). — Zdansky, E.: Röntgendiagnostik des Herzens und der großen Gefäße. Wien: Springer 1949. — Zerweck, W.: Konstitutionelle Faktoren bei orthostatischen Kreislaufregulationsstörungen. Med. Klin. 46, 1126 (1951). — Zickgraf, H.: Möglichkeiten und Grenzen der Therapie mit den peripheren vom Adrenalin abstammenden Kreislaufmitteln. Ärztl. Forsch. 7, 246 (1953). — Zink, O.: Kreislaufdynamik unter Phenylpyrrolidinopentan. Med. Klin. 52, 25 (1957). — Zinnitz, F.: Die Beziehung von Vaguswirkung und Blutdruck über den Wirkungsmechanismus des Acetylcholins. Naunyn-Schmiedeberg's Arch. exp. Path. Pharmak. 188, 328 (1938). — Der Potentialwirkungsmechanismus des Acetylcholins bei der Beeinflussung der Herztätigkeit. Naunyn-Schmiedeberg's Arch. exp. Path. Pharmak. 189, 697 (1938). — Zinnitz, F., u. P. Fischer: Die Wirkungsverschiebung im Vegetativum unter dem Einfluß von Prostigmin und Luminal. Z. ges. inn. Med. 11, 1135 (1956). — Zipf, H. F.: Zum „Ausgangswertgesetz" von Wilder. Klin. Wschr. 24/25, 545 (1946/47). — Natur, klinische Bedeutung und pharmakologische Beeinflussung des Bezold-Jarisch-Reflexes. Klin. Wschr. 28, 593 (1950). — Die Endoanaesthesie, ein pharmakologischer Weg zur Ausschaltung innerer sensibler Rezeptoren. Dtsch. med. Wschr. 78, 1587 (1953). — Zülch, K. J.: Bauplan und Leistung des peripheren vegetativen Nervensystems. In: Verh. 1. Neurochir. Tagg Freiburg vom 2.—4. 9. 1948. Bericht III. Das vegetative Nervensystem (peripherer Teil). Dtsch. Z. Nervenheilk. 162, 253 (1950). — Zutt, J.: Über den tragenden Leib. (Über den werdenden, wachsenden, blühenden, welkenden und vergehenden Leib.) Jb. Psychol. Psychother. 6, 166 (1958). — Zwillinger, L.: Über die Magnesiumwirkung auf das Herz. Klin. Wschr 14, 1429 (1935).

Bei der Zusammenstellung der Literatur und Durchsicht des Beitrags hat uns Dr. H. M. Kuhn unterstützt, Dr. K. Fink-Eitel durch soziologische und sozial-medizinische Hinweise. Beiden danken wir für diese wertvolle Hilfe.